JN448625

체계적 종합정리

보건의약 관계법규

2025년도

차남현 김경진 이현주 최경애 박준희 정은숙 권은중 권문희 황원주 외 편저

REGULATIONS *of* HEALTH & MEDICAL CARE

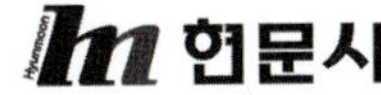

현문사

일/러/두/기

1. 법은 BOX 안에 활자를 크게 하였다.
2. **영**은 동법 시행령을 의미한다.
3. **규칙**은 동법 시행규칙을 의미한다.
4. **법칙**란은 숫자는 법률의 조문을 의미한다.

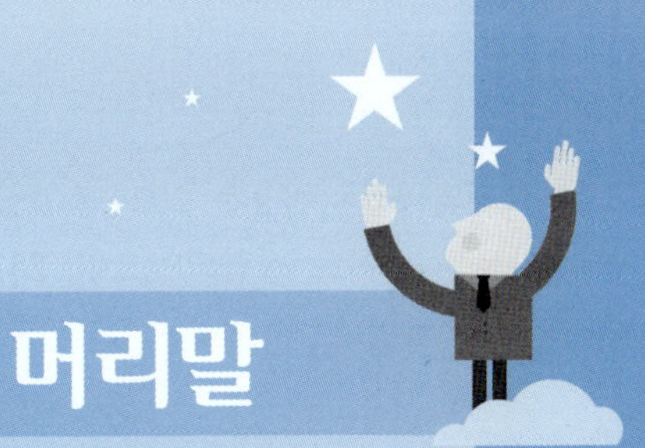

머리말

감염병 팬데믹 이후 국민의 건강에 대한 사회적 인식이 더욱 높아지면서, 보건의료전문가들은 첨단 의료기술과 최선의 진료를 제공하기 위해 끊임없이 노력하고 있다. 그럼에도 불구하고 다양한 직역과 환경에서 의료사고가 지속적으로 발생하고 있으며, 이에 따라 의료분쟁 및 소송도 증가하고 있는 실정이다. 이러한 현실 속에서 보건의료 전문가들은 건강 관련 법규에 대한 기본적인 이해를 바탕으로, 자신의 직무에 부합하는 법적 의무와 책임에 대해 알고 대응할 수 있는 준비가 되어 있어야 한다. 이에 본 교재는 간호대학생을 포함한 보건의료계 학생들과 의료인 등이 '보건의료 관계 법규'를 보다 쉽게 이해하고 실제 현장에서 활용할 수 있도록 구성되었다.

이 교재는 크게 두 부분으로 나뉘는데,

1부에서는 대한민국의 법체계와 기본적인 법률 용어에 대한 개요를 통해 법에 대한 기초적인 이해를 돕고자 하였다.

2부에서는 의료법과 관련된 주요 법령들(간호법 신설 등)을 포함하여 최근 개정된 내용의 본문과 핵심요약, 실전 문제, 판례 등을 수록함으로써, 법령의 변화 흐름을 한눈에 파악하고 학생들의 법 이해가 쉽도록 구성하였다.

본 교재의 구성은 다음과 같은 특징을 지닌다.

첫째, 각 법령에는 학습 목표와 핵심 요점을 요약하여 수록함으로써 학습자의 이해를 도왔으며, 중요한 사항과 문제풀이를 제시하여 자율 학습에 활용할 수 있도록 하였다.

둘째, 관련 하위 법령(시행령 및 시행규칙)을 포괄적이고 체계적으로 정리하고, 해당 법령에 따른 처벌 조항도 간략하게 덧붙여 이해를 돕고자 하였다.

셋째, 국내 주요 판례와 보건복지부의 해석 례 등을 포함하여, 실무 현장에서의 법 해석과 법적 쟁점을 구체적으로 이해할 수 있도록 하였다.

본 교재의 모든 내용은 2024년 6월 30일 기준으로 법제처(www.moleg.go.kr) 에서 발행된 최신 법령 자료를 근거로 집필되었으며, 2024년 이후 제정된 법률은 음영 처리하여 향후 적용 가능성에 대비하도록 하였다.

학생들과 보건의료인 여러분이 본 교재를 통해 보건의료 관계 법규를 쉽게 이해하고, 실제 임상이나 행정 현장에서 능동적으로 적용하는 데 많은 도움이 되기를 바란다. 아울러 이 책의 출판에 아낌없는 지원을 해주신 유해영 대표님과 관계자 여러분께 진심으로 감사의 말씀을 드린다.

2025년 8월

저자 일동

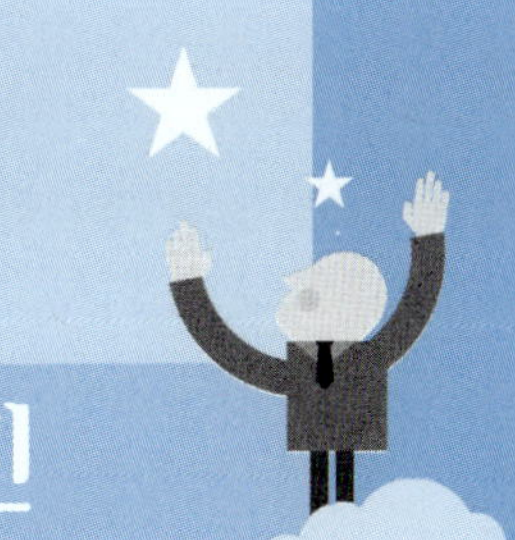

집필진

편집위원

차남현	국립경국대학교	**정은숙**	용인예술과학대학교
김경진	경복대학교	**권은중**	영진전문대학교
이현주	우석대학교	**권문희**	경동대학교
최경애	안산대학교	**황원주**	경희대학교
박준희	동남보건대학교		

집필진

김소연	선린대학교	**손현지**	문경대학교
김숙영	을지대학교	**유장학**	수원여자대학교
김영미	전남과학대학교	**이고운**	수원여자대학교
김종임	중원대학교	**이미희**	경북보건대학교
김지혜	신경주대학교	**이정숙**	대경대학교
김향란	경복대학교	**이준영**	경일대학교
김현경	백석문화대학교	**장정미**	용인예술과학대학교
류현숙	대진대학교	**정귀옥**	영남외국어대학교
박소연	전남과학대학교	**최은숙**	경북대학교

(가나다순)

차 례

1장

우리나라 법령체계

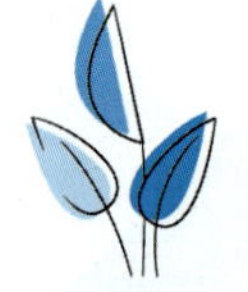

인간은 누구나 생활을 영위해 나가는데 있어 여러 법규에 의해 직접 또는 간접적으로 영향을 받게 된다. 대한민국의 법령체계는 최고 규범인 헌법과 헌법 이념을 구현하기 위한 법률 및 법률의 효과적인 시행을 위한 대통령령, 총리령, 부령 등의 행정입법으로 체계화되어 있다. 대한민국 법령은 일정한 위계를 형성하기 때문에, 상위법령의 위임 또는 상위법령의 집행을 위하여 제정되는 하위법령은 상위법령에 저촉되는 내용을 담을 수 없다. 우리나라 법은 성문법원으로 헌법, 법률, 조약, 명령, 행정규칙 및 자치법규가 있으며 불문법원으로는 관습법, 판례법 등이 있다.

이 중에서 헌법은 국가이념과 주권의 소재를 명시하고 있는 최고의 법규이자 근본법이다. 그리고 헌법을 근거로 각종 법률과 대통령령, 총리령 및 부령 등이 제정 공포되어 사회생활을 규율하는 강제적 규법으로써 영향력을 행사하게 되는 것이다.

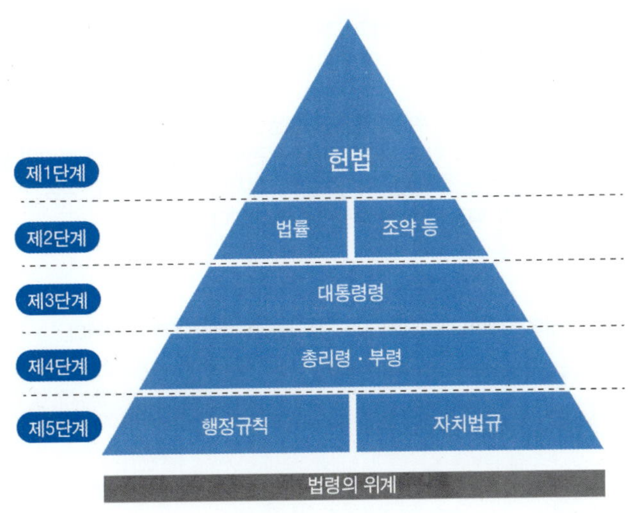

그림 1. 법령의 위계
[출처] 한국법제연구원

1. 성문법(成文法)

성문법은 문자로 표현되고 문서의 형식을 갖춘 법이다.

1) 헌법(憲法)

대한민국의 최상위 법규범으로, 국민의 권리와 의무, 정부구조, 경제 질서 및 선거관리 등에 관한 기본적인 사항을 규정한다.

헌법은 대한민국 모든 법령의 제정과 개정의 기준과 근거가 된다.

법률, 대통령령 등 법령은 헌법정신과 이념에 따라야 하고, 헌법이 보장하고 있는 국민의 기본권을 침해하지 않아야 한다.

만일 법률이나 대통령령 등이 헌법에 위반될 경우, 헌법재판소는 헌법규정, 헌법전문 및 헌법의 기본이념에 대한 해석을 통하여 당해 법령의 위헌여부 등을 결정한다.

2) 법률(法律)

법률은 국회에서 제정되는 성문법으로서, 우리가 말하는 법은 법률을 의미한다. 법률은 헌법에 비해 보다 구체적으로 국민의 권리 · 의무에 관한 사항을 규율하며, 행정의 근거로 작용하고 있기 때문에 법체계상 가장 중요한 근간을 이루고 있다.

국민의 모든 자유와 권리는 국가안전보장, 질서유지 또는 공공복리를 위하여 필요한 경우에 한하여 법률로써 제한할 수 있으며, 제한하는 경우에도 자유와 권리의 본질적인 내용을 침해할 수 없다.

3) 조약(條約)

조약이란 국가간의 문서에 의한 합의을 말하고, 일반적으로 승인된 국제법규란 국제사회에서 일반적으로 규범력이 인정된 국제관습을 말한다.

헌법에 의하여 체결, 공포된 조약과 일반적으로 승인된 국제법규는 국내법과 같은 효력을 가진다. 외국과 맺은 조약이 국민의 권리 · 의무에 관한 사항이나 국가 안보에 관한 사항을 담고 있으면 법률과 동등한 효력을 갖고 있다.

4) 명령

명령이란 행정권에 의하여 정립되는 법 규범을 총칭한다. 국민의 권리 · 의무에 관한 사항은 법률에 규정해야 하나, 법률에서는 국민의 권리 · 의무에 관한 기본적인 사항만을 정하고 그에 관한 구체적인 내용은 국가 정책을 집행하고 담당하는 중앙행정기관에서 정할 수 있도록 위임해주는 경우가 많다. 이처럼 법률에서 위임한 사항을 정하는 하위규범이 대통령령, 총리령, 부령이다.

대통령령은 행정권의 수반인 대통령이 발하는 위임명령과 집행명령으로서, 그 업무 소관은 행정작용 전반에 걸쳐 있다. 총리령은 국무총리가, 부령은 행정 각부의 장이 각각 그 소관사무에 관하여 법률이나 대통령령의 위임 또는 직권으로 발하는 것을 의미한다. 국무위원이 아닌 국무총리 소속기관인 국가보훈처, 인사혁신처, 법제처, 식품의약품안전처, 공정거래위원회, 금융위원회는 총리령으로 발령하며, 그 외 행정 각부는 부령으로 발령한다.

5) 행정규칙

행정규칙은 행정기관 내부에서 직무수행이나 업무처리기준을 제시할 목적으로 제정한다.

6) 자치법규(自治法規)

지방자치단제의 자치와 관련있는 법으로서, 지방자치단체가 제정한다.

2. 불문법(不文法)

불문법은 문장의 형식을 취하지 않는 법이다.

1) 관습법(慣習法)

관습법이란 국민의 전부 또는 일부 사이에 다년간 계속하여 같은 사실이 행동양식이 관행으로 반복되고 국민 일반의 법적 확인 또는 법적 인식에 의하여 법적 규범으로 인식된 경우에 성립되는 법 규범을 말한다.

민사(民事)에 관하여 법률에 규정이 없으면 관습법에 따르게 되므로(민법 제1조) 관습법은 성문법에 대한 보충적 효력을 가진다. 그러나 상사(商事)에 관하여는 상관습법(商慣習法)이 민법에 우선하는 예외가 있다(상법 제1조). 그밖의 여러 경우에도 관습법의 변경적 효력을 인정하여야 한다는 견해가 유력하다. 국제법에서는 국제사법재판소의 규정이 분쟁의 해결을 위한 법원으로서 조약과 관습법을 순차로 열거하고 있으나(국제사법재판소규정 제38조), 조약과 관습법 사이에 효력의 우열은 없는 것으로 본다.

2) 판례법(判例法)

판례법은 법원의 재판에서 동일한 판결이 되풀이됨으로써 형성되는 법으로 법률문제(사건)에 관한 재판의 선례가 그 뒤의 재판을 구속할 때, 이 판례가 법원(法源)으로 인정되는데, 이렇게 형성된 법을 말한다. 즉, 사건의 판결로 추상적인 법규의 내용이 구체화되고 판결에 내포된 합리성이 장래의 같은 종류의 사건에 대해서도 재판의 준거로서 적용될 수 있다는 점에서 판결의 일반적인 규범성이 인정되어 판례법이 성립된다. 실제로는 같은 종류의 사건에 대한 재판에서 같은 취지의 판결이 내려질 것이기 때문에 하급법원에서는 대법원에서 파기될 가능성이 명백한 판결을 내리기 어렵다. 또 일반인들도 패소하지 않으려고 판례에 따라 행동함으로써 판례는 사실상의 구속력을 지닌다.

3. 법률용어

1) 대통령령(大統領令)

그 성질과 효력에 따라 국민의 권리, 의무에 관계되는 법규명령과 행정조직 내부만을 규율하는 행정명령(행정규칙)으로 구분된다. 법규명령은 헌법이나 법률에 규정이 있을 때에만 효력을 발할 수 있으나, 행정명령은 직권의 범위 내에서 당연히 발할 수 있다. 대통령의 법규명령은 그 수권의 범위, 근거 및 효력에 따라 비상명령, 위임명령 및 집행명령의 셋으로 분류된다. 한국 헌법은 대통령이 비상명령, 위임명령 및 집행명령을 발할 수 있는 근거와 범위를 명시하고 있다.

2) 시행령(施行令)

법률이나 상위명령을 집행하기 위하여 필요한 규정을 주요내용으로 하는 법규명령으로 일반적으로 대통령령으로 제정된다.

3) 시행규칙(施行規則)

법령을 시행하기 위해서 법률이나 시행령의 위임사항 등을 상세히 규정한 규칙으로 대통령령의 시행에 관해 필요한 사항을 규정한 총리령, 부령(部令)을 말한다.

4) 총리령(總理令) · 부령(部令)

총리령 · 부령은 국무총리와 행정각부의 장관이 소관사무에 관하여 법률이나 대통령령을 집행하기 위하여 또는 법률이나 대통령령의 특별한 위임에 따라, 그리고 직권으로 발할 수 있는 법규명령이다.

5) 과징금(課徵金)

행정청이 일정한 행정법상의 업무(규약)를 위반한 자에 대하여 부과하는 금전적 제재를 말한다.

6) 가산금(加算金)

국세징수법에 의하여 국세를 납부기한까지 완납하지 아니한 때에는 그 납부기한이 경과한 날로부터 체납된 국세에 대하여 일정한 가산금을 징수하도록 하는 규정을 두고 있다. 가산금은 원래 금액에 일정한 비율로 덧붙여 매기는 금액이다.

7) 행정처분(行政處分)

행정청이 행하는 구체적 사실에 관한 법 집행으로서 공권력의 행사 또는 그 거부와 그밖에 이에 준하는 행정작용을 말하며, 행정처분은 행정심판법 제2조 제1항 제1호의 규정에 의한 처분을 의미한다.

8) 행정소송(行政訴訟)

행정소송은 행정청의 위법 또는 부당한 거부처분이나 부작위(不作爲)에 대하여 분쟁이 발생하는 경우 당사자의 불복제기에 의거하여 정식의 소송절차에 따라 판정하는 소송으로 일정한 처분을 하도록 청구하는 의무 이행 심판 등의 행정심판과 일정한 절차에 따라, 법원에 위법한 처분 등의 취소, 변경 또는 효력유무 또는 존재 여부의 확인을 청구하는 제도이다. 행정소송의 종류에는 항고소송, 당사자소송, 민중소송, 기관소송 등으로 구분하고, 항고소송은 다시 취소소송, 무효 등 확인소송, 부작위 위법확인소송으로 세분하고 있다(행정소송법 제3조, 제4조).

9) 손해배상(損害賠償)

어떤 사람이나 단체가 불법행위나 채무불이행 등으로 다른 사람이나 단체에 유형, 무형의 손해를 입힌 경우 법률에 따라 남에게 끼친 손해를 금전이나 그에 상당하는 것으로 손해가 없었던 상태로 되돌리는 것을 손해배상이라고 하는데, 위법행위에 따른 결과로 나타나는 손해만이 대상이 된다는 특징이 있다. 손해와 동시에 이익을 얻었을 경우, 이익만큼을 빼고 배상한다. 금전보상이 원칙이나 경우에 따라 원상회복을 하기도 한다.

10) 강제처분(强制處分)

행정법에서는 금전납부의무를 이행하지 않는 경우 국세체납처분에 의하여 강제징수하고 작위(作爲)의무나 부(不)작위의무를 불이행한 경우는 대집행(代執行)이나 집행벌(執行罰) 또는 집행강제의 방법으로 이를 이행시키는 것을 말한다. 형사소송법에서는 넓은 의미로 강제의 요소를 포함하는 일체의 처분을, 좁은 의미로는 검증 · 증인신문 · 감정 · 통역 · 번역 등을 제외한 증거조사의 성질을 가진 것만을 말한다.

형사 소송법에서, 증거 조사나 증거 보존을 위하여 사람이나 물건에 대하여 강제로 행하는 처분, 소환, 구속, 압수, 수색 따위가 있다.

11) 무과실책임주의(無過失責任主義)

어떤 손해가 발생하였을 때, 가해자에게 과실이 없더라도 그 가해자의 행위에 의하여 손해가 발생하였다는 인과관계가 있으면, 고의나 과실의 유무를 가리지 않고 손해를 일으킨 사람에게 그 손해의 배상 책임을 지게 한다는 원칙이다. 이러한 무과실책임주의는 위험한 환경에서 일하는 기업의 근로자 및 일반대중에 대한 책임문제가 과실책임의무만으로는 공정한 결론을 얻지 못한다는 비판에 따라 주장되었다. 우리나라에서는 현재 광업법(鑛業法)이 광해(鑛害)의 무과실배상제도를 인정하고 있다.

12) 권한위임(權限委任)

행정관청이 자신의 법령상 권한의 일부를 다른 행정기관에 이전하여, 수임관청(보통 하급관청)의 권한으로서 그 명의와 책임 하에 권한을 행사하게 하는 것을 말한다. 권한의 위임은 (1) 법령으로 정해진 권한배정의 변경을 의미하므로 법적 근거를 요하며, (2) 권한 자체가 이양되고, (3) 수임관청이 보통 상급관청인 점에서 권한의 대리와 구별된다.

REGULATIONS of HEALTH & MEDICAL CARE

2장

의료인을 위한 보건의약관계법규

1절 보건의료기본법
2절 의료법
3절 간호법
4절 지역보건법
5절 감염병의 예방 및 관리에 관한 법률
6절 후천성면역결핍증 예방법
7절 검역법
8절 마약류 관리에 관한 법률
9절 응급의료에 관한 법률
10절 국민건강보험법
11절 국민건강증진법
12절 혈액관리법
13절 호스피스 · 완화의료 및 임종과정에 있는 환자의 연명의료결정법에 관한 법률

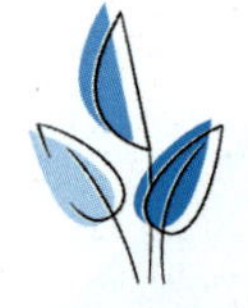

01절

보건의료기본법

제 1 장 총 칙
제 2 장 보건의료에 관한 국민의 권리와 의무
제 3 장 보건의료발전계획의 수립 · 시행
제 4 장 보건의료자원의 관리 등
제 5 장 보건의료의 제공과 이용
제 6 장 보건의료의 육성 · 발전 등
제 7 장 보건의료 통계 · 정보 관리

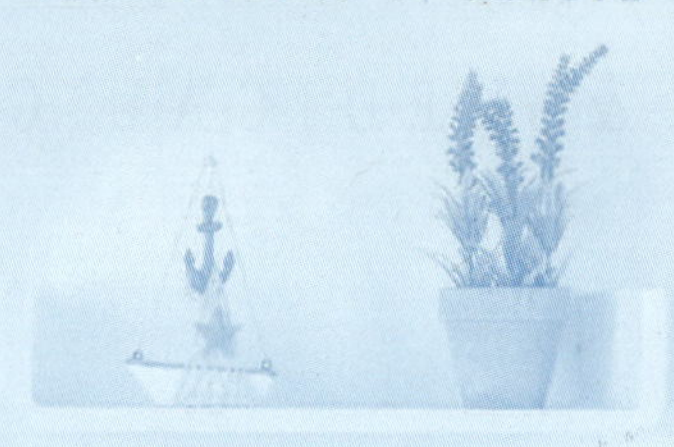

REGULATIONS of HEALTH & MEDICAL CARE

학습목표

1. 보건의료기본법 관련 용어를 정의한다.
2. 국가 및 지방자치단체의 책임을 설명한다.
3. 보건의료인의 책임을 설명한다.
4. 환자 및 보건의료인의 권리를 설명한다.
5. 보건의료정책 수립 등에 국민의 참여를 설명한다.
6. 건강권 등을 설명한다.
7. 보건의료에 관한 알 권리를 설명한다.
8. 보건의료서비스에 관한 자기결정권을 설명한다.
9. 보건의료서비스에 관한 비밀 보장을 설명한다.
10. 보건의료에 관한 국민의 의무를 설명한다.
11. 보건의료발전계획의 수립 등을 설명한다
12. 보건의료자원의 관리 등을 설명한다.
13. 보건의료의 제공 및 이용체계를 설명한다.
14. 평생국민건강관리체계를 설명한다.
15. 주요 질병관리체계를 설명한다.
16. 보건의료 육성 · 발전 등을 설명한다.
17. 보건의료 통계 · 정보 관리를 설명한다.

보건의료기본법

제정	2000. 1. 12.	법률 제6150호
개정	2020. 8. 11.	법률 제17472호
개정	2021. 3. 23.	법률 제17966호
개정	2024. 2. 6.	법률 제20216호
개정	2025 6. 21.	법률 제20589호, 2024.12.20., 일부개정

보건의료기본법 시행령

제정	2000. 7. 27.	대통령령 제16925호
개정	2020. 5. 19.	대통령령 제30682호
개정	2020. 9. 11.	대통령령 제31013호
개정	2024. 8. 7.	대통령령 제34810호, 2024.8.6., 일부개정

한국보건의료인국가시험원의 보건의료기본법 출제영역

영역	해당조문	
1. 국민의 권리와 의무, 보건의료의 제공과 이용 등	제10조	건강권 등
	제11조	보건의료에 관한 알 권리
	제12조	보건의료서비스에 관한 자기결정권
	제13조	비밀 보장
	제14조	보건의료에 관한 국민의 의무
	제29조	보건의료의 제공 및 이용체계
	제30조	응급의료체계
	제31조	평생국민건강관리사업
	제32조	여성과 어린이의 건강증진
	제33조	노인의 건강증진
	제34조	장애인의 건강증진
	제35조	학교 보건의료
	제36조	산업 보건의료
	제37조~제37조의4	환경 보건의료, 기후변화 보건의료, 기후변화에 따른 국민건강영향평가 등, 전담기관의 지정 등
	제38조	식품위생 · 영양
	제39조	주요질병관리체계의 확립
	제40조	감염병의 예방 및 관리
	제41조	만성질환의 예방 및 관리
	제42조	정신 보건의료
	제43조	구강보건의료

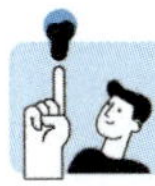

제 1 장 총 칙

제1조(목적)
이 법은 보건의료에 관한 국민의 권리 · 의무와 국가 및 지방자치단체의 책임을 정하고 보건의료의 수요와 공급에 관한 기본적인 사항을 규정함으로써 보건의료의 발전과 국민의 보건 및 복지의 증진에 이바지하는 것을 목적으로 한다.

영 제1조(목적)
이 영은 「보건의료기본법」에서 위임된 사항과 그 시행에 필요한 사항을 정함을 목적으로 한다.

제2조(기본 이념)
이 법은 보건의료를 통하여 모든 국민이 인간으로서의 존엄과 가치를 가지며 행복을 추구할 수 있도록 하고 국민 개개인이 건강한 삶을 영위할 수 있도록 제도와 여건을 조성하며, 보건의료의 형평과 효율이 조화를 이룰 수 있도록 함으로써 국민의 삶의 질을 향상시키는 것을 기본 이념으로 한다.

제3조(정의)
이 법에서 사용하는 용어의 뜻은 다음과 같다.

1. "보건의료"란 국민의 건강을 보호 · 증진하기 위하여 국가 · 지방자치단체 · 보건의료기관 또는 보건의료인 등이 행하는 모든 활동을 말한다.
2. "보건의료서비스"란 국민의 건강을 보호 · 증진하기 위하여 보건의료인이 행하는 모든 활동을 말한다.
3. "보건의료인"이란 보건의료 관계 법령에서 정하는 바에 따라 자격 · 면허 등을 취득하거나 보건의료서비스에 종사하는 것이 허용된 자를 말한다.
4. "보건의료기관"이란 보건의료인이 공중 또는 특정 다수인을 위하여 보건의료서비스를 행하는 보건기관, 의료기관, 약국, 그 밖에 대통령령으로 정하는 기관을 말한다.
5. "공공보건의료기관"이란 국가 · 지방자치단체, 그 밖의 공공단체가 설립 · 운영하는 보건의료기관을 말한다.
6. "보건의료정보"란 보건의료와 관련한 지식 또는 부호 · 숫자 · 문자 · 음성 · 음향 · 영상 등으로 표현된 모든 종류의 자료를 말한다.

제4조(국가와 지방자치단체의 책임)
① 국가와 지방자치단체는 국민건강의 보호 · 증진을 위하여 필요한 법적 · 제도적 장치를 마련하고 이에 필요한 재원을 확보하도록 노력하여야 한다.
② 국가와 지방자치단체는 모든 국민의 기본적인 보건의료 수요를 형평에 맞게 충족시킬 수 있도록 노력하여야 한다.
③ 국가와 지방자치단체는 식품, 의약품, 의료기기 및 화장품 등 건강 관련 물품이나 건강 관련 활동으로부터 발생할 수 있는 위해를 방지하고, 각종 국민건강 위해 요인으로부터 국민의 건강을 보호하기 위한 시책을 강구하도록 노력하여야 한다.
④ 국가와 지방자치단체는 민간이 행하는 보건의료에 대하여 보건의료 시책상 필요하다고 인정하면 행정적 · 재정적 지원을 할 수 있다.

제5조(보건의료인의 책임)

① 보건의료인은 자신의 학식과 경험, 양심에 따라 환자에게 양질의 적정한 보건의료서비스를 제공하기 위하여 노력하여야 한다.

② 보건의료인은 보건의료서비스의 제공을 요구받으면 정당한 이유 없이 이를 거부하지 못한다.

③ 보건의료인은 적절한 보건의료서비스를 제공하기 위하여 필요하면 보건의료서비스를 받는 자를 다른 보건의료기관에 소개하고 그에 관한 보건의료 자료를 다른 보건의료기관에 제공하도록 노력하여야 한다.

④ 보건의료인은 국가나 지방자치단체가 관리하여야 할 질병에 걸렸거나 걸린 것으로 의심되는 대상자를 발견한 때에는 그 사실을 관계 기관에 신고·보고 또는 통지하는 등 필요한 조치를 하여야 한다.

제6조(환자 및 보건의료인의 권리)

① 모든 환자는 자신의 건강보호와 증진을 위하여 적절한 보건의료서비스를 받을 권리를 가진다.

② 보건의료인은 보건의료서비스를 제공할 때에 학식과 경험, 양심에 따라 환자의 건강보호를 위하여 적절한 보건의료기술과 치료재료 등을 선택할 권리를 가진다. 다만, 이 법 또는 다른 법률에 특별한 규정이 있는 경우에는 그러하지 아니하다.

제7조(보건의료정책과 사회보장정책과의 연계)

국가와 지방자치단체는 보건의료정책과 관련되는 사회보장정책이 연계되도록 하여야 한다.

제8조(국민의 참여)

국가와 지방자치단체는 국민의 권리·의무 등 국민생활에 중대한 영향을 미치는 보건의료정책을 수립·시행하려면 이해관계인 등 국민의 의견을 수렴하여야 한다.

제9조(다른 법률과의 관계)

보건의료에 관한 법률을 제정하거나 개정할 때에는 이 법에 부합되도록 하여야 한다.

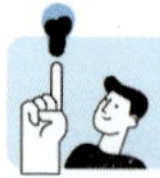

제 2 장 보건의료에 관한 국민의 권리와 의무

제10조(건강권 등)

① 모든 국민은 이 법 또는 다른 법률에서 정하는 바에 따라 자신과 가족의 건강에 관하여 국가의 보호를 받을 권리를 가진다.

② 모든 국민은 성별, 나이, 종교, 사회적 신분 또는 경제적 사정 등을 이유로 자신과 가족의 건강에 관한 권리를 침해받지 아니한다.

제11조(보건의료에 관한 알 권리)

① 모든 국민은 관계 법령에서 정하는 바에 따라 국가와 지방자치단체의 보건의료시책에 관한 내용의 공개를 청구할 권리를 가진다.

② 모든 국민은 관계 법령에서 정하는 바에 따라 보건의료인이나 보건의료기관에 대하여 자신의 보건의료와 관련한 기록 등의 열람이나 사본의 교부를 요청할 수 있다. 다만, 본인이 요청할 수 없는 경우에는 그 배우자·직계존비속 또는 배우자의 직계존속이, 그 배우자·직계존비속 및 배우자의 직계존속이 없거나 질병이나 그 밖에 직접 요청을 할 수 없는 부득이한 사유가 있는 경우에는 본인이 지정하는 대리인이 기록의 열람 등을 요청할 수 있다.

제12조(보건의료서비스에 관한 자기결정권)

모든 국민은 보건의료인으로부터 자신의 질병에 대한 치료 방법, 의학적 연구 대상 여부, 장기이식 여부 등에 관하여 충분한 설명을 들은 후 이에 관한 동의 여부를 결정할 권리를 가진다.

제13조(비밀 보장)

모든 국민은 보건의료와 관련하여 자신의 신체상·건강상의 비밀과 사생활의 비밀을 침해받지 아니한다.

제14조(보건의료에 관한 국민의 의무)

① 모든 국민은 자신과 가족의 건강을 보호·증진하기 위하여 노력하여야 하며, 관계 법령에서 정하는 바에 따라 건강을 보호·증진하는 데에 필요한 비용을 부담하여야 한다.

② 누구든지 건강에 위해한 정보를 유포·광고하거나 건강에 위해한 기구·물품을 판매·제공하는 등 다른 사람의 건강을 해치거나 해칠 우려가 있는 행위를 하여서는 아니 된다.

③ 모든 국민은 보건의료인의 정당한 보건의료서비스와 지도에 협조한다.

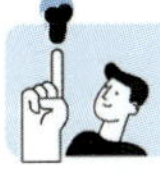

제 3 장 보건의료발전계획의 수립·시행

제15조(보건의료발전계획의 수립 등)

① 보건복지부장관은 관계 중앙행정기관의 장과의 협의와 제20조에 따른 보건의료정책심의위원회의 심의를 거쳐 보건의료발전계획을 5년마다 수립하여야 한다.

② 보건의료발전계획에 포함되어야 할 사항은 다음 각 호와 같다.

1. 보건의료 발전의 기본 목표 및 그 추진 방향
2. 주요 보건의료사업계획 및 그 추진 방법
3. 보건의료자원의 조달 및 관리 방안
4. 지역별 병상 총량의 관리에 관한 시책
5. 보건의료의 제공 및 이용체계 등 보건의료의 효율화에 관한 시책
6. 중앙행정기관 간의 보건의료 관련 업무의 종합·조정
7. 노인·장애인 등 보건의료 취약계층에 대한 보건의료사업계획
8. 보건의료 통계 및 그 정보의 관리 방안

9. 그 밖에 보건의료 발전을 위하여 특히 필요하다고 인정되는 사항
③ 보건의료발전계획은 국무회의의 심의를 거쳐 확정한다.

영 제2조(보건의료발전계획의 통보)
① 보건복지부장관은 「보건의료기본법」(이하 "법"이라 한다) 제15조제3항에 따라 보건의료발전계획이 확정되면 지체 없이 관계 중앙행정기관의 장 및 특별시장 · 광역시장 · 특별자치시장 · 도지사 · 특별자치도지사(이하 "시 · 도지사"라 한다)에게 통보하여야 한다.
② 제1항에 따라 통보를 받은 시 · 도지사는 지체 없이 이를 시장 · 군수 · 구청장(자치구의 구청장을 말한다. 이하 같다)에게 통보하여야 한다.

제16조(주요 시책 추진방안의 수립 · 시행)
보건복지부장관과 관계 중앙행정기관의 장은 보건의료발전계획이 확정되면 이를 기초로 하여 보건의료와 관련된 소관 주요 시책의 추진방안을 매년 수립 · 시행하여야 한다.

영 제3조(주요 시책 추진방안의 수립 · 시행)
관계 중앙행정기관의 장은 법 제16조에 따라 수립한 보건의료와 관련된 해당 연도 소관 주요 시책의 추진방안과 전년도 소관 주요 시책의 추진결과를 매년 2월말까지 보건복지부장관에게 제출하여야 한다.

제17조(지역보건의료계획의 수립 · 시행)
특별시장 · 광역시장 · 도지사 · 특별자치도지사(이하 "시 · 도지사"라 한다) 및 시장 · 군수 · 구청장(자치구의 구청장을 말한다. 이하 같다)은 보건의료발전계획이 확정되면 관계 법령에서 정하는 바에 따라 지방자치단체의 실정을 감안하여 지역보건의료계획을 수립 · 시행하여야 한다.

제18조(계획 수립의 협조)
① 보건복지부장관, 관계 중앙행정기관의 장, 시 · 도지사 및 시장 · 군수 · 구청장은 보건의료발전계획과 소관 주요 시책 추진방안 및 지역보건의료계획의 수립 · 시행을 위하여 필요하면 관계 기관 · 단체 등에 대하여 자료 제공 등의 협조를 요청할 수 있다.
② 제1항에 따른 협조 요청을 받은 관계 기관 · 단체 등은 특별한 사유가 없으면 협조 요청에 따라야 한다.

제18조의2(국회에 대한 보고)
보건복지부장관은 매년 보건의료발전계획의 주요 내용, 제16조에 따른 해당 연도 주요 시책의 추진방안 및 전년도 추진 실적을 확정한 후 지체 없이 국회 소관 상임위원회에 보고하여야 한다.

제19조(비용의 보조)
국가는 예산의 범위에서 지역보건의료계획의 시행에 필요한 비용의 전부 또는 일부를 지방자치단체에 보조할 수 있다.

제20조(보건의료정책심의위원회)
보건의료에 관한 주요 시책을 심의하기 위하여 보건복지부장관 소속으로 보건의료정책심의위원회(이하 "위원회"라 한다)를 둔다.

영 제5조(위원의 임기)

법 제20조에 따른 보건의료정책심의위원회(이하 "위원회"라 한다)의 위원(법 제21조제3항제1호의 경우는 제외한다)의 임기는 2년으로 하며, 연임할 수 있다.

영 제5조의2(위원의 해촉)

보건복지부장관은 위원회의 위원(법 제21조제3항제1호의 경우는 제외한다)이 다음 각 호의 어느 하나에 해당하는 경우에는 해당 위원을 해촉할 수 있다.

1. 심신장애로 인하여 직무를 수행할 수 없게 된 경우
2. 직무와 관련된 비위사실이 있는 경우
3. 직무태만, 품위손상, 그 밖의 사유로 인하여 위원으로 적합하지 아니하다고 인정되는 경우
4. 위원 스스로 직무를 수행하는 것이 곤란하다고 의사를 밝히는 경우

영 제6조(위원장의 직무 등)

① 위원회의 위원장은 위원회를 대표하며, 위원회의 사무를 총괄한다.

② 위원회의 위원장이 부득이한 사유로 직무를 수행할 수 없는 경우에는 위원장이 지명하는 위원이 그 직무를 대행한다.

영 제7조(회의 및 의사)

① 위원회의 회의는 위원회의 위원장이 필요하다고 인정하거나 재적위원 3분의 1 이상이 요구하는 경우에 위원장이 소집한다.

② 위원회의 회의는 재적위원 과반수의 출석으로 개의하고, 출석위원 과반수의 찬성으로 의결한다.

영 제8조(의견청취)

위원회는 그 업무수행에 필요할 때에는 관계 공무원이나 관계 전문가를 위원회에 출석하게 하여 의견을 들을 수 있다.

영 제9조(수당 및 여비)

위원회의 회의에 출석한 위원, 관계 공무원 또는 관계 전문가에게는 예산의 범위에서 수당과 여비, 그 밖에 필요한 경비를 지급할 수 있다. 다만, 공무원인 위원이나 관계 공무원이 소관 업무와 직접 관련하여 출석하는 경우에는 그러하지 아니하다.

영 제10조(간사)

① 위원회에 위원회의 사무를 처리할 간사 1명을 둔다.

② 간사는 보건복지부 소속 고위공무원단에 속하는 공무원 중에서 보건복지부장관이 지명한다.

영 제11조(위원회의 운영세칙)

이 영에서 규정한 사항 외에 위원회의 운영에 필요한 사항은 위원회의 의결을 거쳐 위원회의 위원장이 정한다.

제21조(위원회의 구성)

① 위원회는 위원장 1명을 포함한 25명 이내의 위원으로 구성하되, 공무원이 아닌 위원이 전체 위원의 과반수가 되도록 하여야 한다.

② 위원장은 보건복지부장관으로 한다.

③ 위원은 다음 각 호의 사람 중에서 보건복지부장관이 임명 또는 위촉한다. 이 경우 제2호에 따른 위원과 제3호에 따른 위원은 같은 수로 구성한다. 〈개정 2024.9.20.〉

1. 대통령령으로 정하는 관계 중앙행정기관 소속 공무원
2. 보건의료 수요자를 대표하는 사람으로서 노동자단체, 소비자·환자 관련 시민단체(「비영리민간단체 지원법」 제2조에 따른 비영리민간단체를 말한다) 등에서 추천하는 사람
3. 보건의료 공급자를 대표하는 사람으로서 「의료법」 제28조에 따른 의료인 단체(「간호법」 제18조에 따른 간호사중앙회를 포함한다), 「의료법」 제52조에 따른 의료기관단체, 「약사법」 제11조에 따른 약사회 등에서 추천하는 사람
4. 보건의료에 관한 학식과 경험이 풍부한 사람

④ 위원회의 회의를 효율적으로 운영하기 위하여 위원회에 실무위원회를 두고, 위원회의 심의사항을 보다 전문적으로 검토하기 위하여 분야별로 분과위원회를 둘 수 있다.

⑤ 이 법에서 규정한 것 외에 위원회·실무위원회 및 분과위원회의 구성·운영과 그 밖에 필요한 사항은 대통령령으로 정한다.

영 제4조(보건의료정책심의위원회의 구성)

법 제21조제3항제1호에서 "대통령령으로 정하는 관계 중앙행정기관 소속 공무원"이란 다음 각 호의 사람을 말한다. 이 경우 복수차관이 있는 기관은 해당 기관의 장이 지정하는 차관으로 한다.

1. 기획재정부차관
2. 교육부차관
3. 과학기술정보통신부차관
4. 행정안전부차관
5. 환경부차관
6. 고용노동부차관
7. 삭제 〈2017.8.9.〉
8. 삭제 〈2017.8.9.〉
9. 식품의약품안전처장

영 제12조(실무위원회의 구성 등)

① 법 제21조제4항에 따른 실무위원회는 위원장 1명을 포함한

25명 이내의 위원으로 구성한다.
② 실무위원회의 위원장은 보건복지부 소속 고위공무원단에 속하는 공무원 중에서 보건복지부장관이 지명하고, 위원은 제4조에 따른 관계 중앙행정기관 및 보건복지부의 3급 또는 4급 공무원과 보건의료분야에 관한 학식과 경험이 풍부한 사람 중에서 보건복지부장관이 위촉한다.
③ 실무위원회는 다음 각 호의 사항을 심의한다.
  1. 위원회의 심의에 앞서 관계 중앙행정기관의 협의 등 사전검토가 필요한 사항
  2. 위원회로부터 심의 요청을 받은 사항
  3. 그 밖에 위원회의 위원장이 심의에 부치는 사항
④ 실무위원회의 위원장이 부득이한 사유로 직무를 수행할 수 없는 경우에는 보건복지부 소속 공무원인 위원이 직무를 대행한다.
⑤ 실무위원회에는 보건복지부 소속 공무원 중에서 보건복지부장관이 지명하는 간사 1명을 둔다.
⑥ 실무위원회의 회의 및 그 위원의 임기 · 해촉 · 직무 등에 관하여는 제5조, 제5조의2, 제6조제1항, 제7조부터 제9조까지 및 제11조를 준용한다.

영 제13조(분과위원회의 구성 등)
법 제21조제5항에 따른 분야별 분과위원회 구성과 분과위원회 위원장의 임명은 위원회의 위원장이 정하는 바에 따르며, 분과위원회의 회의 및 그 위원의 임기 · 해촉 · 직무 등에 관하여는 제5조, 제5조의2, 제6조제1항, 제7조부터 제9조까지 및 제11조를 준용한다.

제22조(위원회의 기능)
① 위원회는 다음 각 호의 사항을 심의한다. 〈개정 2025.4.17.〉
  1. 보건의료발전계획
  2. 주요 보건의료제도의 개선
  3. 주요 보건의료정책
  4. 보건의료와 관련되는 국가 및 지방자치단체의 역할
  5. 제23조의2제1항 각 호에 해당하는 직종별 보건의료인력 양성 규모
  6. 그 밖에 위원장이 심의에 부치는 사항
② 위원회가 제1항제5호의 사항을 심의할 때에는 제23조의2에 따른 수급추계위원회의 심의 결과를 존중하여야 한다. 〈신설 2025.4.17.〉
③ 보건복지부장관이 고등교육법령에 따라 직종별 보건의료인력 양성 규모에 관하여 교육부장관과 협의할 때에는 제1항제5호의 심의 결과를 반영하여야 한다. 〈신설 2025.4.17.〉
[시행일] 제22조의 개정규정 중 의사를 제외한 직종의 수급추계에 관한 사항, 제23조의2제2항제2호 및 제3호의 개정규정에 따른 수급추계에 관한 사항은 2027년 1월 1일부터 3년을 넘지 아니하는 범위에서 보건복지부령으로 정하는 시점

제23조(관계 행정기관의 협조)
① 위원회는 관계 행정기관에 대하여 보건의료에 관한 자료의 제출과 위원회의 업무에 관하여 필요한 협조를 요청할 수 있다.
② 제1항에 따른 요청을 받은 관계 행정기관은 특별한 사유가 없으면 요청에 따라야 한다.

제23조의2(수급추계위원회)
① 보건의료인력에 대하여 주기적으로 중장기 수급추계를 실시하고, 그 결과를 심의하기 위하여 보건복지부장관 소속으로 다음 각 호의 직종별로 수급추계위원회(이하 "수급추계위원회"라 한다)를 각각 둔다.
  1. 「의료법」 제2조에 따른 의사 · 치과의사 · 한의사
  2. 「간호법」 제2조에 따른 간호사
  3. 「약사법」 제2조에 따른 약사 및 한약사
  4. 「의료기사 등에 관한 법률」 제1조의2에 따른 의료기사
  5. 그 밖에 보건복지부령으로 정하는 보건의료인력
② 수급추계위원회는 다음 각 호의 사항을 심의한다.
  1. 해당 직종의 보건의료인력 국가 단위 수급추계

2. 해당 직종의 보건의료인력 지역 단위 수급추계
3. 전문과목 및 진료과목 구분이 있는 직종 중 보건복지부령으로 정하는 직종의 전문과목 및 진료과목별 수급추계

③ 수급추계위원회는 제2항제1호의 사항을 심의하는 경우 같은 항 제2호 및 제3호의 지역 단위 수급추계, 전문과목 및 진료과목별 수급추계를 분석하여 그 결과를 반영하여야 한다.

④ 수급추계위원회는 위원장 1명을 포함하여 15명 이내의 위원으로 구성한다. 이 경우 수급추계위원회는 제6항제1호에 해당하는 위원이 과반수가 되도록 하여야 한다.

⑤ 수급추계위원회의 위원장은 제6항제3호의 위원 중에서 호선한다.

⑥ 수급추계위원회의 위원은 다음 각 호의 어느 하나에 해당하는 사람을 보건복지부장관이 위촉한다. 다만, 7일 이상의 기간을 정하여 위원 추천을 요청하였음에도 불구하고 다음 각 호의 단체 또는 기관으로부터 위원 추천이 없을 때에는 제4항 후단에도 불구하고 추천받은 위원 중에서 위촉하여 수급추계위원회를 운영할 수 있다.
1. 보건의료 공급자를 대표하는 단체로서 제1항 각 호에 따른 보건의료인력 직종별 단체 및 「의료법」 제52조에 따른 의료기관단체가 추천하는 전문가
2. 보건의료 수요자를 대표하는 단체로서 노동자단체, 소비자 · 환자 관련 시민단체 등이 추천하는 전문가
3. 보건의료 관련 학회, 연구기관 등이 추천하는 전문가

⑦ 수급추계위원회의 위원은 해당 직종별로 각각 위촉하되, 제6항제2호 및 제3호에 해당하는 위원은 모든 직종별 수급추계위원회의 위원이 되도록 한다.

⑧ 수급추계위원회의 위원은 다음 각 호의 자격을 모두 갖추어야 한다.
1. 경제학 · 보건학 · 통계학 · 인구학 등 수급추계 관련 분야를 전공한 사람
2. 인력정책 또는 인력수급추계 분야에 대한 전문지식 및 연구실적이 풍부한 사람
3. 대학의 조교수 이상이거나 연구기관의 연구위원 이상 또는 이와 동등한 자격을 갖춘 사람

⑨ 수급추계위원회는 업무를 효율적으로 수행하기 위하여 필요한 경우 분과위원회를 둘 수 있다.

⑩ 수급추계위원회는 「공공기록물 관리에 관한 법률」 제17조제2항에 따라 회의록을 작성하여야 하며, 회의록, 안건, 수급추계 결과, 그 밖에 수급추계에 활용한 참고자료로서 보건복지부령으로 정하는 자료를 공개하여야 한다.

⑪ 수급추계위원회는 그 운영에 있어 독립성과 자율성이 보장되며, 보건복지부장관은 수급추계위원회의 운영에 필요한 예산 확보 등 수급추계위원회가 그 권한에 속하는 업무를 독립적으로 수행할 수 있도록 지원하여야 한다.

⑫ 그 밖에 제1항에 따른 수급추계 방법과 주기, 수급추계위원회 및 제9항에 따른 분과위원회의 구성 · 운영 등에 필요한 사항은 보건복지부령으로 정한다.

[본조신설 2025.4.17.]

[시행일] 제23조의2의 개정규정 중 의사를 제외한 직종의 수급추계에 관한 사항, 제23조의2제2항제2호 및 제3호의 개정규정에 따른 수급추계에 관한 사항은 2027년 1월 1일부터 3년을 넘지 아니하는 범위에서 보건복지부령으로 정하는 시점

제23조의3(의료인력수급추계센터)

① 보건복지부장관은 수급추계위원회의 전문적 수급추계를 지원하기 위하여 다음 각 호의 어느 하나에 해당하는 기관을 의료인력수급추계센터(이하 "수급추계센터"라 한다)로 지정 · 운영할 수 있다.
1. 「정부출연연구기관 등의 설립 · 운영 및 육성에 관한 법률」에 따라 설립된 정부출연연구기관
2. 「공공기관의 운영에 관한 법률」에 따른 공공기관

② 보건복지부장관은 수급추계센터에 예산의 범위에서 사업 수행에 필요한 비용의 전부 또는 일부를 지원할 수 있다.

[본조신설 2025.4.17.]

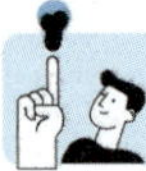

제 4 장 보건의료자원의 관리 등

제24조(보건의료자원의 관리 등)

① 국가와 지방자치단체는 보건의료에 관한 인력, 시설, 물자, 지식 및 기술 등 보건의료자원을 개발・확보하기 위하여 종합적이고 체계적인 시책을 강구하여야 한다.

② 국가와 지방자치단체는 보건의료자원의 장・단기 수요를 예측하여 보건의료자원이 적절히 공급될 수 있도록 보건의료자원을 관리하여야 한다.

제25조(보건의료인력의 양성 등)

국가와 지방자치단체는 우수한 보건의료인력의 양성과 보건의료인력의 자질 향상을 위하여 교육 등 필요한 시책을 강구하여야 한다.

제26조(보건의료인 간의 협력)

보건의료인은 국민에게 양질의 보건의료서비스를 제공하고 국민의 보건 향상에 이바지하기 위하여 보건의료서비스를 제공할 때에 그 전문 분야별로 또는 전문 분야 간에 상호 협력하도록 노력하여야 한다.

제27조(공공・민간 보건의료기관의 역할 분담 등)

① 국가와 지방자치단체는 공공보건의료기관과 민간보건의료기관 간의 역할 분담과 상호협력 체계를 마련하여야 한다.

② 국가와 지방자치단체는 제4조제2항에 따른 기본적인 보건의료 수요를 충족시키기 위하여 필요하면 공공보건의료기관을 설립・운영할 수 있으며, 이에 드는 비용의 전부 또는 일부를 지원할 수 있다.

③ 국가와 지방자치단체는 공공보건의료를 효율적으로 운영하고 관리하기 위하여 필요한 시책을 수립・시행하여야 한다.

④ 공공보건의료기관의 설립・운영 등 공공보건의료에 관한 기본적인 사항은 따로 법률로 정한다.

제28조(보건의료 지식 및 기술)

① 국가와 지방자치단체는 보건의료 지식과 보건의료 기술의 발전을 위하여 필요한 시책을 수립・시행하여야 한다.

② 보건복지부장관은 효율적인 보건의료서비스를 제공하기 위하여 새로운 보건의료 기술의 평가 등 필요한 조치를 강구하여야 한다.

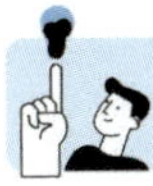

제 5 장 보건의료의 제공과 이용

제1절 보건의료의 제공 및 이용체계

제29조(보건의료의 제공 및 이용체계)

① 국가와 지방자치단체는 보건의료에 관한 인력, 시설, 물자 등 보건의료자원이 지역적으로 고루 분포되어 보건의료서비스의 공급이 균형 있게 이루어지도록 노력하여야 하며, 양질의 보건의료서비스를 효율적으로 제공하기 위한 보건의료의 제공 및 이용체계를 마련하도록 노력하여야 한다.

② 국가와 지방자치단체는 보건의료의 제공 및 이용체계를 구축하기 위하여 필요한 행정상·재정상의 조치와 그 밖에 필요한 지원을 할 수 있다.

제30조(응급의료체계)

국가와 지방자치단체는 모든 국민(국내에 체류하고 있는 외국인을 포함한다)이 응급 상황에서 신속하고 적절한 응급의료서비스를 받을 수 있도록 응급의료체계를 마련하여야 한다.

제2절 평생국민건강관리체계

제31조(평생국민건강관리사업)

① 국가와 지방자치단체는 생애주기별 건강상 특성과 주요 건강위험요인을 고려한 평생국민건강관리를 위한 사업을 시행하여야 한다.

② 국가와 지방자치단체는 공공보건의료기관이 평생국민건강관리사업에서 중심 역할을 할 수 있도록 필요한 시책을 강구하여야 한다.

③ 국가와 지방자치단체는 평생국민건강관리사업을 원활하게 수행하기 위하여 건강지도·보건교육 등을 담당할 전문인력을 양성하고 건강관리정보체계를 구축하는 등 필요한 시책을 강구하여야 한다.

제32조(여성과 어린이의 건강 증진)

국가와 지방자치단체는 여성과 어린이의 건강을 보호·증진하기 위하여 필요한 시책을 강구하여야 한다. 이 경우 여성의 건강증진시책에 연령별 특성이 반영되도록 하여야 한다.

제33조(노인의 건강 증진)

국가와 지방자치단체는 노인의 질환을 조기에 발견하고 예방하며, 질병 상태에 따라 적절한 치료와 요양이 이루어질 수 있도록 하는 등 노인의 건강을 보호·증진하기 위하여 필요한 시책을 강구하여야 한다.

제34조(장애인의 건강 증진)
국가와 지방자치단체는 선천적 · 후천적 장애가 발생하는 것을 예방하고 장애인의 치료와 재활이 이루어질 수 있도록 하는 등 장애인의 건강을 보호 · 증진하기 위하여 필요한 시책을 강구하여야 한다.

제35조(학교 보건의료)
국가와 지방자치단체는 학생의 건전한 발육을 돕고 건강을 보호 · 증진하며 건강한 성인으로 성장하기 위하여 요구되는 생활습관 · 정서 등을 함양하기 위하여 필요한 시책을 강구하여야 한다.

제36조(산업 보건의료)
국가는 근로자의 건강을 보호 · 증진하기 위하여 필요한 시책을 강구하여야 한다.

제37조(환경 보건의료)
국가와 지방자치단체는 국민의 건강을 보호 · 증진하기 위하여 쾌적한 환경의 유지와 환경오염으로 인한 건강상의 위해 방지 등에 필요한 시책을 강구하여야 한다.

제37조의2(기후변화 보건의료)
국가와 지방자치단체는 국민의 건강을 보호 · 증진하기 위하여 지구온난화 등 기후변화로 인한 건강상의 위해 방지와 기후변화에 대응한 건강관리 등에 필요한 시책을 강구하여야 한다.
[본조신설 2024.12.20.] [종전 제37조의2는 제37조의3으로 이동 〈2024.12.20.〉

제37조의3(기후변화에 따른 국민건강영향평가 등)
① 질병관리청장은 지구온난화 등 기후변화가 국민건강에 미치는 영향을 5년마다 조사 · 평가(이하 "기후보건영향평가"라 한다)하여 그 결과를 공표하고 정책수립의 기초자료로 활용하여야 한다. 〈개정 2024.12.20.〉
② 질병관리청장은 기후보건영향평가에 필요한 기초자료 확보 및 통계의 작성을 위하여 실태조사를 실시할 수 있다.
③ 질병관리청장은 관계 중앙행정기관의 장, 지방자치단체의 장 및 보건의료 관련 기관이나 단체의 장에게 기후보건영향평가에 필요한 자료의 제공 또는 제2항에 따른 실태조사의 협조를 요청할 수 있다. 이 경우 자료제공 또는 실태조사 협조를 요청받은 관계 중앙행정기관의 장 등은 정당한 사유가 없으면 이에 따라야 한다.
④ 기후보건영향평가와 실태조사의 구체적인 내용 및 방법 등에 필요한 사항은 대통령령으로 정한다.
[제37조의2에서 이동, 종전 제37조의3은 제37조의4로 이동 〈2024.12.20.〉

영 제13조의2(기후보건영향평가의 내용 및 방법 등)
① 법 제37조의2제1항에 따른 기후보건영향평가(이하 "기후보건영향평가"라 한다)의 내용은 다음 각 호와 같다.
1. 국민건강에 영향을 미치는 기후변화의 유형, 내용 및 특성 등에 관한 사항
2. 기후변화와 관련이 있는 질병 · 질환 등의 임상적 증상, 발생 추이 및 진료경과 등에 관한 사항
3. 기후변화와 관련이 있는 질병 · 질환 등의 성별 · 연령별 · 지역별 분포 및 특성 등에 관한 사항
4. 기후변화가 노인 · 장애인 · 임산부 · 어린이 등 보건의료 취약계층의 건강 및 생활 등에 미치는 영향
5. 그 밖에 제1호부터 제4호까지의 내용에 준하는 것으로서 기후변화가 국민건강에 미치는 영향을 고려하여 질병관리청장이 특히 필요하다고 인정하는 사항

② 질병관리청장은 기후보건영향평가에 대한 전문적 검토가 필요하다고 인정하는 경우에는 법 제37조의2제1항에 따라 기후보건영향평가의 결과를 공표하기 전에 위원회의 심의를 거치게 할 수 있다.
③ 질병관리청장은 국민건강의 보호 · 증진을 위하여 필요하다고 인정하는 경우에는 기후보건영향평가의 결과를 관계 중앙행정기관의 장, 시 · 도지사 및 시장 · 군수 · 구청장에게 알려야 한다.

④ 질병관리청장은 법 제37조의2제1항에 따라 기후보건영향평가의 결과를 공표하는 경우에는 질병관리청장이 지정하는 인터넷 홈페이지에 게재하여야 한다.

⑤ 제1항부터 제4항까지에서 규정한 사항 외에 기후보건영향평가의 내용 · 방법 및 절차 등에 필요한 세부 사항은 질병관리청장이 정한다.

영 제13조의3(실태조사의 내용 및 방법 등)

① 법 제37조의2제2항에 따른 실태조사(이하 이 조에서 "실태조사"라 한다)의 내용은 다음 각 호와 같다.

1. 기후변화에 따른 질병 · 질환 등의 발생 경로, 발생 현황 및 임상정보 등에 관한 사항
2. 기후변화에 따른 질병 · 질환 등의 진단 · 검사 · 처방 등 진료정보에 관한 사항
3. 기후변화에 따른 질병 · 질환 등의 분석 · 연구와 관련된 각종 문헌 및 자료 등의 조사에 관한 사항
4. 기후변화에 따른 질병 · 질환 등과 관련하여 노인 · 장애인 · 임산부 · 어린이 등 보건의료 취약계층의 진료경과에 관한 사항
5. 그 밖에 제1호부터 제4호까지의 내용에 준하는 것으로서 질병관리청장이 실태조사를 위하여 특히 필요하다고 인정하는 사항

② 질병관리청장은 실태조사의 실시를 위하여 필요하다고 인정하는 경우에는 질병관리청장이 정하는 바에 따라 실태조사반을 구성 · 운영할 수 있다.

③ 질병관리청장은 실태조사의 효율적 추진을 위하여 필요하다고 인정하는 경우에는 보건의료 관계 연구기관 · 단체 또는 전문가 등에게 실태조사를 의뢰하여 실시할 수 있다.

④ 질병관리청장은 기후변화에 따른 국민건강의 보호 및 관리를 위하여 필요하다고 인정하는 경우에는 실태조사 결과를 공개할 수 있다.

⑤ 제1항부터 제4항까지에서 규정한 사항 외에 실태조사의 내용 · 방법 및 절차 등에 필요한 세부 사항은 질병관리청장이 정한다.

제37조의4(전담기관의 지정 등)

① 질병관리청장은 기후보건영향평가를 전문적으로 수행하기 위하여 다음 각 호의 어느 하나에 해당하는 기관을 기후보건영향평가 및 운영 업무를 전담하는 기관(이하 "전담기관"이라 한다)으로 지정할 수 있다.

1. 국공립 연구기관
2. 「고등교육법」 제2조에 따른 학교(부설 연구기관을 포함한다)
3. 「정부출연연구기관 등의 설립 · 운영 및 육성에 관한 법률」 제2조에 따른 정부출연연구기관

② 전담기관은 기후보건영향평가 및 다음 각 호의 업무를 수행한다. 〈개정 2024.12.20.〉

1. 제37조의3제2항에 따른 실태조사 실시
2. 제1호에 따른 조사에 필요한 관련 정보의 수집 · 관리 및 제공
3. 그 밖에 대통령령으로 정하는 업무

③ 질병관리청장은 전담기관에 대하여 제2항에 따른 업무를 수행하는 데 필요한 비용의 전부 또는 일부를 지원할 수 있다.

④ 질병관리청장은 전담기관이 제5항에 따른 지정요건에 적합하지 아니하게 된 경우에는 지정을 취소할 수 있다.

⑤ 전담기관의 지정 및 지정취소의 요건 · 절차 등에 필요한 사항은 대통령령으로 정한다.

[제37조의3에서 이동 〈2024.12.20.〉

영 제13조의4(전담기관의 지정 · 지정취소 등)

① 질병관리청장은 법 제37조의3제1항에 따라 다음 각 호의 요건을 모두 갖춘 기관을 기후보건영향평가 및 운영 업무를 전담하는 기관(이하 "전담기관"이라 한다)으로 지정할 수 있다.

1. 다음 각 목의 어느 하나에 해당하는 사항과 관련된 업무를 수행한 실적이 있을 것
   가. 제13조의2제1항 각 호에 따른 기후보건영향평가의 내용
   나. 제13조의3제1항 각 호에 따른 실태조사의 내용
2. 법 제37조의3제2항에 따른 업무의 수행을 위한 3명 이상의 전담 인력과 조직을 갖출 것
3. 법 제37조의3제2항에 따른 업무의 수행에 필요한 사무실, 컴퓨터 등의 시설 및 장비를 갖출 것

② 전담기관으로 지정받으려는 자는 질병관리청장이 정하여 고시하는 전담기관 지정신청서에 제1항 각 호의 요건을 모두 갖추었음을 증명할 수 있는 서류를 첨부하여 질병관리청장에게 제출해야 한다.

③ 전담기관 지정의 유효기간은 3년으로 한다.

④ 질병관리청장은 전담기관을 지정한 경우에는 질병관리청장이 정하여 고시하는 전담기관 지정서를 해당 기관에 발급하고, 그 사실을 질병관리청의 인터넷 홈페이지에 공고해야 한다.

⑤ 질병관리청장은 전담기관이 다음 각 호의 어느 하나에 해당하는 경우에는 지정을 취소할 수 있다. 다만, 제1호에 해당하는 경우에는 지정을 취소해야 한다.

1. 거짓이나 그 밖의 부정한 방법으로 지정받은 경우

2. 제1항 각 호의 지정요건에 적합하지 않게 된 경우
3. 정당한 사유 없이 1개월 이상 지정받은 업무를 수행하지 않은 경우

⑥ 질병관리청장은 제5항에 따라 전담기관의 지정을 취소한 경우에는 지체 없이 해당 기관에 통지하고, 그 사실을 질병관리청의 인터넷 홈페이지에 공고해야 한다. 이 경우 전담기관은 전담기관 지정서를 질병관리청장에게 반납해야 한다.

⑦ 제1항부터 제6항까지에서 규정한 사항 외에 전담기관의 지정 및 지정취소 등에 필요한 사항은 질병관리청장이 정하여 고시한다.

[본조신설 2024.8.6.] [종전 제13조의4는 제13조의5로 이동 〈2024.8.6.〉

제38조(식품위생 · 영양)

국가와 지방자치단체는 국민의 건강을 보호 · 증진하기 위하여 식품으로 인한 건강상의 위해 방지와 국민의 영양 상태의 향상 등에 필요한 시책을 강구하여야 한다.

제3절 주요질병관리체계

제39조(주요질병관리체계의 확립)

보건복지부장관은 국민건강을 크게 위협하는 질병 중에서 국가가 특별히 관리하여야 할 필요가 있다고 인정되는 질병을 선정하고, 이를 관리하기 위하여 필요한 시책을 수립 · 시행하여야 한다.

제40조(감염병의 예방 및 관리)

국가와 지방자치단체는 감염병의 발생과 유행을 방지하고 감염병환자에 대하여 적절한 보건의료를 제공하고 관리하기 위하여 필요한 시책을 수립 · 시행하여야 한다.

제41조(만성질환의 예방 및 관리)

국가와 지방자치단체는 암 · 고혈압 등 주요 만성질환의 발생과 증가를 예방하고 말기질환자를 포함한 만성질환자에 대하여 적절한 보건의료의 제공과 관리를 위하여 필요한 시책을 수립 · 시행하여야 한다.

영 제13조의5(만성질환 장기 역학조사)

① 질병관리청장은 법 제41조에 따른 만성질환의 예방 및 관리 등을 위하여 만성질환의 발생원인과 위험요인을 규명하는 만성질환 장기 역학조사를 실시한다.

② 질병관리청장은 제1항에 따른 역학조사를 실시할 때 필요하면 관계 중앙행정기관의 장, 시 · 도지사, 시장 · 군수 · 구청장 및 「공공기관의 운영에 관한 법률」 제4조에 따른 공공기관의 장에게 협조를 요청할 수 있다.

[제13조의4에서 이동 〈2024.8.6.〉

영 제15조(민감정보 및 고유식별정보의 처리)

질병관리청장은 법 제41조에 따른 사무(제13조의4제1항에 따른 만성질환 장기 역학조사에 관한 사무만 해당한다)를 수행하기 위하여 불가피한 경우 「개인정보 보호법」 제23조에 따른 건강에 관한 정보, 같은 법 시행령 제19조제1호 또는 제4호에 따른 주민등록번호 또는 외국인등록번호가 포함된 자료를 처리할 수 있다. 〈개정 2024.8.6.〉

제42조(정신 보건의료)

국가와 지방자치단체는 정신질환의 예방과 정신질환자의 치료 및 사회복귀 등 국민의 정신건강 증진을 위하여 필요한 시책을 수립 · 시행하여야 한다.

제43조(구강 보건의료)
국가와 지방자치단체는 구강질환의 예방 및 치료와 구강건강에 관한 관리 등 국민의 구강건강 증진을 위하여 필요한 시책을 수립 · 시행하여야 한다.

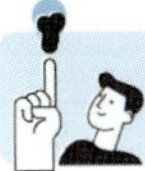

제 6 장 보건의료의 육성 · 발전 등

제44조(보건의료 시범사업)
① 국가와 지방자치단체는 새로운 보건의료제도를 시행하기 위하여 필요하면 시범사업을 실시할 수 있다.
② 국가와 지방자치단체는 제1항에 따른 시범사업을 실시한 경우에는 그 결과를 평가하여 새로 시행될 보건의료제도에 반영하여야 한다.

제45조(취약계층 등에 대한 보건의료서비스 제공)
① 국가와 지방자치단체는 노인 · 장애인 등 보건의료 취약계층에 대하여 적절한 보건의료서비스를 제공하기 위하여 필요한 시책을 수립 · 시행하여야 한다.
② 국가와 지방자치단체는 농 · 어업인 등의 건강을 보호 · 증진하기 위하여 필요한 시책을 수립 · 시행하여야 한다.

제46조(분쟁 조정 등)
① 국가와 지방자치단체는 보건의료서비스로 인하여 분쟁이 발생하면 그 분쟁이 신속하고 공정하게 해결되도록 하기 위하여 필요한 시책을 강구하여야 한다.
② 국가와 지방자치단체는 보건의료서비스로 인한 피해를 원활하게 구제하기 위하여 필요한 시책을 강구하여야 한다.

제47조(건강위해원인자의 비용 부담)
국가와 지방자치단체는 국민건강에 위해를 일으키거나 일으킬 우려가 있는 물품 등을 생산 · 판매하는 자 등에 대하여는 관계 법령에서 정하는 바에 따라 국민건강의 보호 · 증진에 드는 비용을 부담하게 할 수 있다.

제48조(보건의료 관련 산업의 진흥)
국가와 지방자치단체는 보건의료 기술의 연구개발과 지원 등 보건의료 관련 산업의 진흥을 위하여 필요한 시책을 강구하여야 한다.

제49조(한방의료의 육성 · 발전)
국가와 지방자치단체는 한방의료를 육성 · 발전시키도록 노력하여야 한다.

제50조(국제협력 등)
국가와 지방자치단체는 외국정부 및 국제기구 등과의 협력을 통하여 보건의료정보와 보건의료에 관한 기술을 교류하고 전문인력을 양성하며, 보건의료의 발전을 위한 국제적인 노력에 적극 참여하여야 한다.

제51조(보건의료사업의 평가)
국가와 지방자치단체는 매년 주요 보건의료사업의 성과를 평가하여 이를 보건의료시책에 반영하도록 하여야 한다.

제52조(보건의료서비스의 평가)
보건복지부장관은 보건의료서비스의 질적 향상을 위하여 관계 법령에서 정하는 바에 따라 보건의료서비스에 대한 평가를 실시하여야 한다.

제52조(보건의료서비스의 평가)
① 보건복지부장관은 보건의료서비스의 질적 향상을 위하여 관계 법령에서 정하는 바에 따라 보건의료서비스에 대한 평가를 실시하여야 한다. 〈개정 2024.12.20.〉
② 모든 국민은 제1항에 따른 보건의료서비스에 대한 평가 결과를 알 권리를 가진다. 〈신설 2024.12.20.〉
③ 보건복지부장관은 다른 법령에 따라 공개가 제한되는 경우를 제외하고는 제1항에 따른 보건의료서비스에 대한 평가 결과를 공개할 수 있다. 이 경우 평가 결과 공개의 기준 등에 관하여 필요한 사항은 대통령령으로 정한다. 〈신설 2024.12.20.〉
[시행일 2025.12.21.]

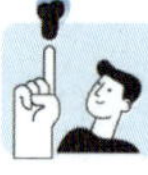

제 7 장 보건의료 통계 · 정보 관리

제53조(보건의료 통계 · 정보 관리시책)
국가와 지방자치단체는 보건의료에 관한 통계와 정보를 수집 · 관리하여 이를 보건의료정책에 활용할 수 있도록 필요한 시책을 수립 · 시행하여야 한다.

제54조(보건의료 정보화의 촉진)
국가와 지방자치단체는 보건의료 정보화를 촉진하기 위하여 필요한 시책을 강구하여야 한다.

제55조(보건의료 실태조사)
① 보건복지부장관은 국민의 보건의료 수요 및 이용 행태, 보건의료에 관한 인력 · 시설 및 물자 등 보건의료 실태에 관한 전국적인 조사를 5년마다 실시하고 그 결과를 공표하여야 한다. 다만, 보건의료정책 수립에 필요하다고 인정하는 경우에는 임시 보건의료 실태조사를 실시할 수 있다.
② 보건복지부장관은 제1항에 따른 실태조사를 위하여 관계 중앙행정기관, 지방자치단체 및 관계 기관 · 법인 · 단체에 자

료의 제출 또는 의견의 진술을 요청할 수 있다. 이 경우 요청을 받은 자는 정당한 사유가 없으면 이에 협조하여야 한다.
③ 제1항에 따른 실태조사의 내용, 방법 및 공표 등에 필요한 사항은 대통령령으로 정한다.

영 제14조(보건의료 실태조사)
① 법 제55조제1항에 따른 보건의료 실태조사의 내용은 다음 각 호와 같다.
1. 보건의료 수요 및 보건의료서비스의 이용 행태
2. 보건의료에 관한 인력 · 시설 및 물자 등의 현황
3. 그 밖에 보건복지부장관이 보건의료 실태조사를 위하여 필요하다고 인정하는 사항
② 보건복지부장관은 제1항에 따른 실태조사를 최근 3년간 보건의료에 관한 연구실적이 있는 연구기관, 법인 또는 단체에 의뢰하여 실시할 수 있다.
③ 보건복지부장관은 제1항에 따른 실태조사의 결과를 보건복지부 인터넷 홈페이지에 60일 이상 공개해야 한다.

제56조(보건의료정보의 보급 · 확대)
보건복지부장관은 보건의료기관, 관련 기관 · 단체 등이 보유하고 있는 보건의료정보를 널리 보급 · 확대하기 위하여 필요한 시책을 강구하여야 한다.

제57조(보건의료정보의 표준화 추진)
보건복지부장관은 보건의료정보의 효율적 운영과 호환성 확보 등을 위하여 보건의료정보의 표준화를 위한 시책을 강구하여야 한다.

학습요약

1 제정 목적 ✪✪✪

1) 보건의료에 관한 국민의 권리 · 의무와 국가 및 지방자치단체의 책임을 정하고
2) 보건의료의 수요와 공급에 관한 기본적인 사항 규정
3) 보건의료의 발전과 국민의 보건 및 복지의 증진에 이바지

2 기본 이념

1) 보건의료를 통하여 모든 국민이 인간으로서의 존엄과 가치를 가지며
2) 행복을 추구할 수 있도록 하고
3) 국민 개개인이 건강한 삶을 영위할 수 있도록 제도와 여건 조성
4) 보건의료의 형평과 효율이 조화를 이룰 수 있도록 함으로써
5) 국민의 삶의 질 향상

3 국가 및 지방자치단체 책임

1) 국민건강의 보호 · 증진을 위하여 필요한 법적 · 제도적 장치를 마련하고 이에 필요한 재원을 확보하도록 노력
2) 모든 국민의 기본적인 보건의료 수요를 형평에 맞게 충족시킬 수 있도록 노력
3) 식품, 의약품, 의료기기 및 화장품 등 건강 관련 활동으로부터 발생할 수 있는 위해를 방지하고, 각종 국민건강 위해 요인으로부터 국민의 건강을 보호하기 위한 시책을 강구하도록 노력
4) 민간이 행하는 보건의료에 대하여 보건의료 시책상 필요하다고 인정하면 행정적 · 재정적 지원

4 보건의료인 책임 ✪✪✪

1) 자신의 학식과 경험, 양심에 따라 환자에게 양질의 적정한 보건의료서비스를 제공하기 위하여 노력
2) 보건의료서비스의 제공을 요구받으면 정당한 이유 없이 이를 거부하지 못함
3) 적절한 보건의료서비스를 제공하기 위해 필요하면 보건의료서비스를 받는 자를 다른 보건의료기관에 소개하고 그에 관한 보건의료 자료를 다른 보건의료기관에 제공하도록 노력
4) 국가나 지방자치단체가 관리하여야 할 질병에 걸렸거나 걸린 것으로 의심되는 대상자를 발견한 때에는 그 사실을 관계기관에 신고 · 보고 또는 통지하는 등 필요한 조치

5 환자 및 보건의료인 권리

1) 환자: 건강보호와 증진을 위하여 적절한 보건의료서비스를 받을 권리
2) 보건의료인: 학식과 경험, 양심에 따라 환자의 건강보호를 위하여 적절한 보건의료기술과 치료재료 등을 선택할 권리

6 보건의료정책 수립 등에 대한 국민의 참여

국가와 지방자치단체는 국민의 권리 · 의무 등 국민생활에 중대한 영향을 미치는 보건의료정책을 수립 · 시행하려면 이해관계인 등 국민의 의견을 수렴하여야 함

7 건강권 ✪✪✪

1) 자신과 가족의 건강에 관하여 국가의 보호를 받을 권리
2) 성별, 나이, 종교, 사회적 신분 또는 경제적 사정 등을 이유로 자신과 가족의 건강에 관한 권리를 침해받지 아니할 권리

8 국민의 알 권리 ✪✪✪

1) 국가와 지방자치단체의 보건의료시책에 관한 내용의 공개를 청구할 권리
2) 보건의료인이나 보건의료기관에 대하여 자신의 보건의료와 관련한 기록 등의 열람이나 사본의 교부를 요청할 수 있는 권리
   (1) 본인이 요청할 수 없는 경우: 그 배우자 · 직계존비속 또는 배우자의 직계존속 요청 가능
   (2) 배우자 · 직계존비속 및 배우자의 직계존속이 없거나 질병이나 그 밖에 직접 요청을 할 수 없는 부득이한 사유가 있는 경우: 본인이 지정하는 대리인이 요청 가능

9 국민의 자기결정권 ✪✪✪

자신의 질병에 대한 치료 방법, 의학적 연구 대상 여부, 장기이식 여부 등에 관하여 충분한 설명을 들은 후 동의 여부를 결정할 권리

10 비밀 보장

보건의료와 관련하여 자신의 신체상 · 건강상의 비밀과 사생활의 비밀을 침해받지 아니할 권리

11 국민의 의무 ✪✪✪

1) 자신과 가족의 건강을 보호 · 증진하기 위하여 노력하여야 하며, 건강을 보호 · 증진하는 데 필요한 비용을 부담할 의무

2) 건강에 위해한 정보를 유포, 광고하거나 건강에 위해한 기구 · 물품을 판매, 제공하는 등 다른 사람의 건강을 해치거나 해칠 우려가 있는 행위를 하여서는 아니될 의무
3) 보건의료인의 정당한 보건의료서비스와 지도에 협조할 의무

12 보건의료발전계획 수립

1) **수립자:** 보건복지부장관
2) **절차:** 관계 중앙행정기관의 장과의 협의와 보건의료정책심의위원회 심의를 거쳐 확정
3) **수립시기:** 5년마다

13 평생국민건강관리체계 ✪✪✪

1) **국가 및 지방자치단체:** 생애주기별 건강상 특성과 주요 건강위험요인을 고려하고 평생 국민건강관리를 위한 사업을 시행함
2) **사업내용(국가 및 지방자치단체)**
   (1) 여성과 어린이의 건강 증진
   (2) 노인의 건강 증진
   (3) 장애인의 건강 증진
   (4) 학교 보건의료
   (5) 산업 보건의료
   (6) 환경 보건의료
   (7) 기후변화 보건의료
   (8) 기후변화에 따른 국민건강영향평가 등: 질병관리청장
   (9) 식품위생 · 영양

14 주요 질병관리체계 ✪✪✪✪

1) **주체: 국가 및 지방자치단체** 주요 질병관리체계의 확립 – 보건복지부장관이 국가 특별관리가 필요한 질병 선정 및 시책 수립 · 시행
2) **내용: 보건복지부장관**
   (1) 감염병의 예방 및 관리
   (2) 만성질환의 예방 및 관리
   (3) 정신 보건의료
   (4) 구강 보건의료

15 보건의료의 육성 · 발전

보건의료 시범사업: 국가 및 지방자치단체는 보건의료제도를 시행하기 위해 시범사업 실시

16 보건의료 통계 · 정보 관리

1) **보건의료 통계 · 정보 관리시책:** 국가와 지방자치단체 시행
2) **보건의료 실태조사:** 보건복지부장관이 국민의 보건의료 수요 및 이용 행태, 보건의료에 관한 인력 · 시설 및 물자 등 5년마다 조사, 보건복지부 인터넷 홈페이지에 60일 이상 공개

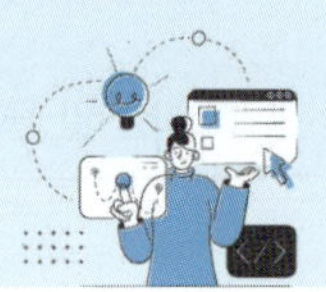

핵심문제

1. 국가와 지방자치단체의 책임으로 틀린 것은?

① 국가와 지방자치단체는 모든 국민의 기본적인 보건의료 수요를 형평에 맞게 충족시킬 수 있도록 노력하여야 한다.
② 국민건강의 보호·증진을 위하여 필요한 법적·제도적 장치를 마련하고 이에 필요한 재원을 확보하도록 노력하여야 한다.
③ 국가와 지방자치단체는 민간이 행하는 보건의료에 대하여 보건의료 시책상 필요하다고 인정하면 행정적·재정적 지원을 할 수 있다.
④ 국가와 지방자치단체는 국가나 지방자치단체가 관리하여야 할 질병에 걸렸거나 걸린 것으로 의심되는 대상자를 발견한 때에는 그 사실을 관계 기관에 신고·보고 또는 통지하는 등 필요한 조치를 하여야 한다.
⑤ 국가와 지방자치단체는 식품, 의약품, 의료기기 및 화장품 등 건강 관련 물품이나 건강 관련 활동으로부터 발생할 수 있는 위해를 방지하고, 각종 국민건강 위해 요인으로부터 국민의 건강을 보호하기 위한 시책을 강구하도록 노력하여야 한다.

☞법 제4조(국가와 지방자치단체의 책임)

2. 환자 및 보건의료인의 권리로 옳은 것은?

① 건강보호와 증진을 위하여 적절한 보건의료서비스를 받을 권리
② 모든 국민의 기본적인 보건의료 수요를 형평에 맞게 충족받을 권리
③ 국민생활에 중대한 영향을 미치는 보건의료정책을 수립·시행에 참여할 권리
④ 적절한 보건의료서비스를 제공받기 위하여 필요하면 다른 보건의료기관에 소개받을 권리
⑤ 자신과 가족의 건강을 보호·증진하기 위하여 관계 법령에서 정하는 바에 따라 건강을 보호·증진하는 데에 필요한 비용을 청구할 권리

☞ 법 제6조(환자 및 보건의료인의 권리)

정답 1. ④ 2. ①

3. 국가와 지방자치단체의 책임으로 옳은 것은?

① 국가와 지방자치단체는 보건의료서비스의 제공을 요구받으면 정당한 이유 없이 이를 거부하지 못한다.
② 국가와 지방자치단체는 자신의 학식과 경험, 양심에 따라 환자에게 양질의 적정한 보건의료서비스를 제공하기 위하여 노력하여야 한다.
③ 국가와 지방자치단체는 모든 국민의 기본적인 보건의료 수요를 형평에 맞게 충족시킬 수 있도록 노력하여야 한다.
④ 국가와 지방자치단체는 적절한 보건의료서비스를 제공하기 위하여 필요하면 보건의료서비스를 받는 자를 다른 보건의료기관에 소개하고 그에 관한 보건의료 자료를 다른 보건의료기관에 제공하도록 노력하여야 한다.
⑤ 국가나 지방자치단체가 관리하여야 할 질병에 걸렸거나 걸린 것으로 의심되는 대상자를 발견한 때에는 그 사실을 관계 기관에 신고·보고 또는 통지하는 등 필요한 조치를 하여야 한다.

☞ 법 제4조(국가와 지방자치단체의 책임)

4. 보건의료에 관한 국민의 권리로 옳지 <u>않은</u> 것은?

① 건강권
② 보건의료에 관한 알 권리
③ 보건의료서비스에 관하 자기결정권
④ 비밀 보장
⑤ 건강위해 행위 금지권

☞ 법 제10조(건강권)~제13조(비밀보장)

5. "모든 국민은 보건의료인으로부터 자신의 질병에 대한 치료 방법, 의학적 연구 대상 여부, 장기이식 여부 등에 관하여 충분한 설명을 들은 후 이에 관한 동의 여부를 결정할 권리를 가진다." 이 내용과 관련된 국민의 권리로 옳은 것은?

① 건강권
② 보건의료에 관한 알 권리
③ 보건의료서비스에 관한 자기결정권
④ 비밀 보장
⑤ 보건의료서비스에 관한 자기선택권

☞ 법 제11조(보건의료에 관한 알 권리)

6. 보건의료발전계획 수립은 몇 년마다 시행해야 하는가?

① 1년
② 3년
③ 4년
④ 5년
⑤ 10년

☞ 법 제15조(보건의료발전계획의 수립)

정답 3. ③ 4. ⑤ 5. ③ 6. ④

7. **보건의료정책심의위원회의 소속은?**

① 대통령
② 시·군·구청장
③ 도지사
④ 보건복지부장관
⑤ 광역시장

☞ 법 제20조(보건의료정책심의위원회)

8. **우리나라의 평생국민건강관리체계에 속하지 않은 것은?**

① 식품위생·영양
② 청소년 건강증진
③ 산업 보건의료
④ 환경 보건의료
⑤ 기후변화 보건의료

☞ 법 제32조(여성과 어린이의 건강증진)~제38조(식품위생 · 영양)

9. **우리나라 주요질병관리체계에 해당하지 않는 것은?**

① 노인질환
② 감염병
③ 만성질환
④ 정신 보건의료
⑤ 구강 보건의료

☞ 법 제40조(감염병의 예방 및 관리)~제43조(구강 보건의료)

10. **보건의료서비스의 질적 향상을 위하여 관계 법령에서 정하는 바에 따라 보건의료서비스에 대한 평가를 실시하여야 하는 주체는?**

① 질병관리청장
② 시·군·구청장
③ 도지사
④ 보건복지부장관
⑤ 광역시장

☞ 법 제55조(보건의료 실태조사), 시행령 제14조(보건의료 실태조사)

정답 7. ④ 8. ② 9. ① 10. ④

02절

의료법

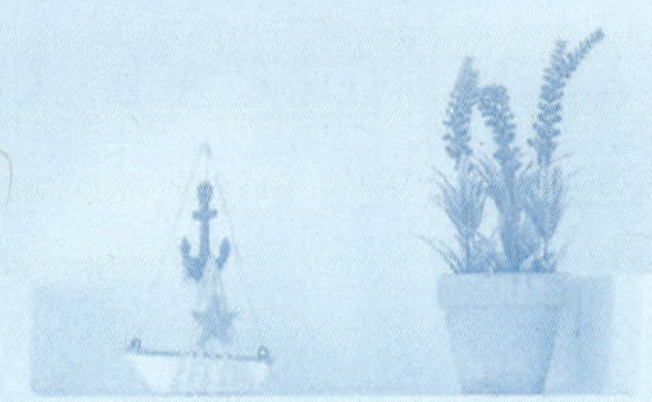

학습목표

1. 의료인의 종별과 임무를 열거한다.
2. 의료기관 종류에 따른 정의와 설립 또는 지정요건을 설명한다.
3. 의료인과 의료기관의 장의 의무를 설명한다.
4. 간호간병통합서비스 제공을 설명한다.
5. 의료인의 면허대여금지를 설명한다.
6. 의료인의 결격사유를 설명한다.
7. 의료인의 국가시험 시행 및 응시자격 제한을 설명한다.
8. 의료인의 권리를 설명한다.
9. 진료거부금지를 설명한다.
10. 진단서 등 교부를 설명한다.
11. 정보누설금지를 설명한다.
12. 태아 성감별 행위 금지를 설명한다.
13. 기록열람 등 내용확인을 할 수있는 자를 설명한다.
14. 진료기록부 등의 작성 및 보존을 설명한다.
15. 전자의무기록에 저장된 개인정보보호를 설명한다.
16. 요양방법지도 및 의료행위 설명의무를 설명한다.
17. 의료인의 신고의무를 설명한다.
18. 무면허의료행위 금지의무를 설명한다.
19. 중앙회 설립과 회원가입 및 의무에 대해 설명한다.
20. 의료인의 보수교육의무를 설명한다.
21. 의료기관외 의료행위를 할 수 있는 경우를 설명한다.
22. 의료기관이 실시하는 가정간호를 설명한다.
23. 요양병원의 입원대상자를 설명한다.
24. 의료기관 개설자의 준수사항을 설명한다.
25. 병원의 당직의료인에 대해 설명한다.
26. 의료관련감염예방을 설명한다.
27. 의료기관 인증을 설명한다.
28. 면허의 취소사유 및 재교부를 열거한다.
29. 자격정지사유를 열거한다.
30. 의료인의 품위손상행위의 범위를 열거한다.

의료법

제정	1951. 9. 25.	법률 제221호
개정	2020. 3. 4.	법률 제17069호
개정	2020. 4. 7.	법률 제17203호
개정	2020. 8. 11.	법률 제17472호
개정	2020. 12. 29.	법률 제17787호
개정	2021. 9. 24.	법률 제18468호
개정	2023. 5. 19.	법률 제19421호
개정	2023 10. 31.	법률 제19818호
개정	2025. 6. 21.	법률 제20593호, 2024. 12. 20., 일부개정

의료법 시행령

제정	1962. 4. 14.	각령 제659호
개정	2020. 2. 25.	대통령령 제30480호
개정	2020. 9. 4.	대통령령 제30990호
개정	2020. 9. 11.	대통령령 제31013호
개정	2021. 1. 12.	대통령령 제31398호
개정	2021. 6. 15.	대통령령 제31774호
개정	2022. 8. 2.	대통령령 제32842호
개정	2023. 2. 28.	대통령령 제33311호
개정	2023. 11. 17.	대통령령 제33875호
개정	2025. 6. 21.	대통령령 제35597호, 2025. 6. 20., 타법개정

의료법 시행규칙

제정	1962. 5. 7.	보건사회부령 제77호
개정	2020. 4. 24.	보건복지부령 제721호
개정	2020. 9. 4.	보건복지부령 제747호
개정	2020. 9. 11.	보건복지부령 제749호
개정	2021. 6. 30.	보건복지부령 제809호
개정	2021. 12. 31.	보건복지부령 제851호
개정	2023. 3. 2.	보건복지부령 제939호
개정	2023. 9. 22.	보건복지부령 제966호
개정	2023. 11. 17.	보건복지부령 제976호
개정	2025. 6. 21.	보건복지부령 제1116호, 2025. 6. 20., 일부개정

한국보건의료인국가시험원의 의료법 출제영역

영역	해당조문	
1. 총칙	제1조	목적
	제2조	의료인
	제3조~제3조의5	의료기관, 병원 등, 종합병원, 상급종합병원 지정, 전문병원 지정
2. 의료인의 자격과 면허	제4조~제4조의3	의료인과 의료기관의 장의 의무, 간호 · 간병통합서비스제공 등, 의료인의 면허 대여 금지 등
	제5조	의사 · 치과의사 및 한의사 면허
	제6조	조산사 면허
	제8조	결격사유 등
	제9조	국가시험 등
	제10조	응시자격 제한 등
	제11조	면허조건과 등록
	제12조	의료기술 등에 대한 보호
	제13조	의료기재 압류 금지
	제14조	기구 등 우선공급
	제15조	진료거부 금지 등
	제16조	세탁물 처리
	제17조~제17조의2	진단서 등, 처방전
	제18조~제18조의2	처방전 작성과 교부, 의약품 정보의 확인
	제19조	정보누설 금지
	제20조	태아 성 감별 행위 등 금지
	제21조~제21조의3	기록 열람 등, 진료기록의 송부 등, 진료기록의 전송 등 요청
3. 의료인의 권리와 의무	제22조	진료기록부 등
	제23조~제23조의5	전자의무기록, 전자의무기록의 표준화 등, 진료정보 침해사고의 통지, 진료정보 침해사고의 예방 및 대응 등, 부당한 경제적 이익등의 취득 금지
	제24조~제24조의2	요양방법 지도, 의료행위에 관한 설명
	제25조	신고
	제26조	변사체 신고
4. 의료행위의 제한과 의료인 단체	제27조	무면허 의료행위 등 금지
	제28조	중앙회와 지부
	제29조	설립 허가 등
	제30조	협조의무
	제32조	감독

한국보건의료인국가시험원의 의료법 출제영역

영역	해당조문	
5. 의료기관의 개설	제33조~제33조의3	개설 등, 의료기관개설위원회 설치 등, 실태조사
	제34조	원격의료
	제35조	의료기관 개설 특례
	제36조~제36조의2	준수사항, 공중보건의사 등의 고용금지
	제37조	진단용 방사선 발생장치
	제38조~제38조의2	특수의료장비의 설치 · 운영, 수술실 내 폐쇄회로 텔레비전의 설치 · 운영
	제39조	시설 등의 공동이용
	제40조~제40조의3	폐업 · 휴업의 신고, 진료기록부 등의 이관, 진료기록보관시스템의 구축 · 운영
	제41조	당직의료인
	제42조	의료기관의 명칭
	제43조	진료과목 등
	제45조~제45조의3	비급여 진료비용 등의 고지, 비급여 진료비용 등의 보고 및 현황조사 등, 제증명 수수료의 기준 고시
	제46조	환자의 진료의사 선택 등
	제47조~제47조의3	의료관련감염 예방, 입원환자의 전원, 간병서비스의 관리 · 감독
6. 감독	제58조~제58조의12	의료기관 인증, 의료기관인증위원회, 의료기관 인증기준 및 방법 등, 의료기관 인증의 신청 및 평가, 이의신청, 인증서와 인증마크, 인증의 공표 및 활용, 자료의 제공요청, 의료기관 인증의 사후관리, 의료기관 인증의 취소 등, 의료기관평가인증원의 설립 등, 의료평가통합정보시스템의 구축 · 운영
	제59조	지도와 명령
	제60조~제60조의2	병상 수급계획의 수립 등, 의료인 수급계획 등
	제61조~제61조의2	보고와 업무 검사 등, 자료제공의 요청
	제62조	의료기관 회계기준
	제63조	시정명령 등
	제64조	개설허가 취소 등
	제65조	면허취소와 재교부
	제66조~제66조의2	자격정지 등, 중앙회의 자격정지 처분 요구 등
	제67조	과징금 처분
	제68조	행정처분의 기준
	제69조	의료지도원

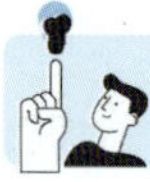

제1장 총칙

제1조(목적)

이 법은 모든 국민이 수준 높은 의료 혜택을 받을 수 있도록 국민의료에 필요한 사항을 규정함으로써 국민의 건강을 보호하고 증진하는 데에 목적이 있다.

영 제1조(목적)

이 영은 「의료법」에서 위임된 사항과 그 시행에 필요한 사항을 규정함을 목적으로 한다.

규칙 제1조(목적)

이 규칙은 「의료법」 및 같은 법 시행령에서 위임된 사항과 그 시행에 필요한 사항을 규정함을 목적으로 한다.

제2조(의료인)

① 이 법에서 "의료인"이란 보건복지부장관의 면허를 받은 의사 · 치과의사 · 한의사 · 조산사 및 「간호법」에 따른 간호사(이하 "간호사"라 한다)를 말한다. 〈개정 2024.9.20.〉

② 의료인은 종별에 따라 다음 각 호의 임무를 수행하여 국민보건 향상을 이루고 국민의 건강한 생활 확보에 이바지할 사명을 가진다. 〈개정 2024.9.20.〉

1. 의사는 의료와 보건지도를 임무로 한다.
2. 치과의사는 치과 의료와 구강 보건지도를 임무로 한다.
3. 한의사는 한방 의료와 한방 보건지도를 임무로 한다.
4. 조산사는 조산과 임산부 및 신생아에 대한 보건과 양호지도를 임무로 한다.
5. 간호사는 「간호법」 제12조의 업무를 임무로 한다.
   가. 삭제 〈2024.9.20.〉
   나. 삭제 〈2024.9.20.〉
   다. 삭제 〈2024.9.20.〉
   라. 삭제 〈2024.9.20.〉

제3조(의료기관)

① 이 법에서 "의료기관"이란 의료인이 공중 또는 특정 다수인을 위하여 의료 · 조산의 업(이하 "의료업"이라 한다)을 하는 곳을 말한다.

② 의료기관은 다음 각 호와 같이 구분한다.

1. 의원급 의료기관: 의사, 치과의사 또는 한의사가 주로 외래환자를 대상으로 각각 그 의료행위를 하는 의료기관으로서 그 종류는 다음 각 목과 같다.
   가. 의원
   나. 치과의원
   다. 한의원
2. 조산원: 조산사가 조산과 임산부 및 신생아를 대상으로 보건활동과 교육 · 상담을 하는 의료기관을 말한다.
3. 병원급 의료기관: 의사, 치과의사 또는 한의사가 주로 입원환자를 대상으로 의료행위를 하는 의료기관으로서 그 종류는 다음 각 목과 같다.
   가. 병원
   나. 치과병원
   다. 한방병원

라. 요양병원(「장애인복지법」 제58조제1항제4호에 따른 의료재활시설로서 제3조의2의 요건을 갖춘 의료기관을 포함한다. 이하 같다)
마. 정신병원
바. 종합병원

③ 보건복지부장관은 보건의료정책에 필요하다고 인정하는 경우에는 제2항제1호부터 제3호까지의 규정에 따른 의료기관의 종류별 표준업무를 정하여 고시할 수 있다.

④~⑧ 삭제 〈2009.1.30.〉

제3조의2(병원등)

병원 · 치과병원 · 한방병원 및 요양병원(이하 "병원등"이라 한다)은 30개 이상의 병상(병원 · 한방병원만 해당한다) 또는 요양병상(요양병원만 해당하며, 장기입원이 필요한 환자를 대상으로 의료행위를 하기 위하여 설치한 병상을 말한다)을 갖추어야 한다.

제3조의3(종합병원)

① 종합병원은 다음 각 호의 요건을 갖추어야 한다.
1. 100개 이상의 병상을 갖출 것
2. 100병상 이상 300병상 이하인 경우에는 내과 · 외과 · 소아청소년과 · 산부인과 중 3개 진료과목, 영상의학과, 마취통증의학과와 진단검사의학과 또는 병리과를 포함한 7개 이상의 진료과목을 갖추고 각 진료과목마다 전속하는 전문의를 둘 것
3. 300병상을 초과하는 경우에는 내과, 외과, 소아청소년과, 산부인과, 영상의학과, 마취통증의학과, 진단검사의학과 또는 병리과, 정신건강의학과 및 치과를 포함한 9개 이상의 진료과목을 갖추고 각 진료과목마다 전속하는 전문의를 둘 것

② 종합병원은 제1항제2호 또는 제3호에 따른 진료과목(이하 이 항에서 "필수진료과목"이라 한다) 외에 필요하면 추가로 진료과목을 설치 · 운영할 수 있다. 이 경우 필수진료과목 외의 진료과목에 대하여는 해당 의료기관에 전속하지 아니한 전문의를 둘 수 있다.

제3조의4(상급종합병원 지정)

① 보건복지부장관은 다음 각 호의 요건을 갖춘 종합병원 중에서 중증질환에 대하여 난이도가 높은 의료행위를 전문적으로 하는 종합병원을 상급종합병원으로 지정할 수 있다.
1. 보건복지부령으로 정하는 20개 이상의 진료과목을 갖추고 각 진료과목마다 전속하는 전문의를 둘 것
2. 제77조제1항에 따라 전문의가 되려는 자를 수련시키는 기관일 것
3. 보건복지부령으로 정하는 인력 · 시설 · 장비 등을 갖출 것
4. 질병군별 환자구성 비율이 보건복지부령으로 정하는 기준에 해당할 것

② 보건복지부장관은 제1항에 따른 지정을 하는 경우 제1항 각 호의 사항 및 전문성 등에 대하여 평가를 실시하여야 한다.

③ 보건복지부장관은 제1항에 따라 상급종합병원으로 지정받은 종합병원에 대하여 3년마다 제2항에 따른 평가를 실시하여 재지정하거나 지정을 취소할 수 있다.

④ 보건복지부장관은 제2항 및 제3항에 따른 평가업무를 관계 전문기관 또는 단체에 위탁할 수 있다.

⑤ 상급종합병원 지정 · 재지정의 기준 · 절차 및 평가업무의 위탁 절차 등에 관하여 필요한 사항은 보건복지부령으로 정한다.

제3조의5(전문병원 지정)

① 보건복지부장관은 병원급 의료기관 중에서 특정 진료과목이나 특정 질환 등에 대하여 난이도가 높은 의료행위를 하는 병원을 전문병원으로 지정할 수 있다.

② 제1항에 따른 전문병원은 다음 각 호의 요건을 갖추어야 한다. 〈개정 2024.12.20.〉

1. 특정 질환별·진료과목별 환자의 구성비율 등이 보건복지부령으로 정하는 기준에 해당할 것
2. 보건복지부령으로 정하는 수 이상의 진료과목을 갖추고 각 진료과목마다 전속하는 전문의를 둘 것
3. 최근 3년간 해당 의료기관 또는 그 개설자가 제64조제1항에 따른 3개월 이상의 의료업 정지나 개설 허가의 취소 또는 폐쇄 명령을 받은 사실이 없을 것

③ 보건복지부장관은 제1항에 따라 전문병원으로 지정하는 경우 제2항 각 호의 사항 및 진료의 난이도 등에 대하여 평가를 실시하여야 한다.

④ 보건복지부장관은 제1항에 따라 전문병원으로 지정받은 의료기관에 대하여 3년마다 제3항에 따른 평가를 실시하여 전문병원으로 재지정할 수 있다.

⑤ 보건복지부장관은 제1항 또는 제4항에 따라 지정받거나 재지정받은 전문병원이 다음 각 호의 어느 하나에 해당하는 경우에는 그 지정 또는 재지정을 취소할 수 있다. 다만, 제1호에 해당하는 경우에는 그 지정 또는 재지정을 취소하여야 한다. 〈신설 2024.12.20.〉

1. 거짓이나 그 밖의 부정한 방법으로 지정 또는 재지정을 받은 경우
2. 지정 또는 재지정의 취소를 원하는 경우
3. 제2항제1호 또는 제2호의 요건에 해당하지 아니하여 제63조에 따른 시정명령을 받고 이를 이행하지 아니한 경우
4. 제64조제1항에 따라 의료업이 3개월 이상 정지되거나 개설 허가의 취소 또는 폐쇄 명령을 받은 경우
5. 전문병원에 소속된 의료인, 의료기관 개설자 또는 종사자가 제27조제1항 또는 제5항을 위반하여 전문병원 지정을 계속 유지하는 것이 부적절하다고 인정되는 경우

⑥ 보건복지부장관은 제3항 및 제4항에 따른 평가업무를 관계 전문기관 또는 단체에 위탁할 수 있다.

⑦ 전문병원 지정·재지정의 기준·절차 및 평가업무의 위탁 절차 등에 관하여 필요한 사항은 보건복지부령으로 정한다.

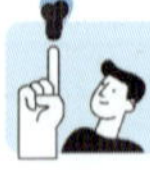

제 2 장 의료인

제1절 자격과 면허

제4조(의료인과 의료기관의 장의 의무)

① 의료인과 의료기관의 장은 의료의 질을 높이고 의료관련감염(의료기관 내에서 환자, 환자의 보호자, 의료인 또는 의료기관 종사자 등에게 발생하는 감염을 말한다. 이하 같다)을 예방하며 의료기술을 발전시키는 등 환자에게 최선의 의료서비스를 제공하기 위하여 노력하여야 한다.

② 의료인은 다른 의료인 또는 의료법인 등의 명의로 의료기관을 개설하거나 운영할 수 없다.

③ 의료기관의 장은 「보건의료기본법」 제6조·제12조 및 제13조에 따른 환자의 권리 등 보건복지부령으로 정하는 사항을 환자가 쉽게 볼 수 있도록 의료기관 내에 게시하여야 한다. 이 경우 게시 방법, 게시 장소 등 게시에 필요한 사항은 보건복지부령으로 정한다.

④ 삭제 〈2020.3.4.〉

⑤ 의료기관의 장은 환자와 보호자가 의료행위를 하는 사람의 신분을 알 수 있도록 의료인, 제27조제1항 각 호 외의 부분 단서에 따라 의료행위를 하는 같은 항 제3호에 따른 학생, 「간호법」 제2조제3호에 따른 간호조무사(이하 "간호조무사"라 한다) 및 「의료기사 등에 관한 법률」 제2조에 따른 의료기사에게 의료기관 내에서 대통령령으로 정하는 바에 따라 명찰을 달도록 지시·감독하여야 한다. 다만, 응급의료상황, 수술실 내인 경우, 의료행위를 하지 아니할 때, 그 밖에 대통령령으로 정하는 경우에는 명찰을 달지 아니하도록 할 수 있다. 〈신설 2024.9.20.〉

⑥ 의료인은 일회용 의료기기(한 번 사용할 목적으로 제작되거나 한 번의 의료행위에서 한 환자에게 사용하여야 하는 의료기기로서 보건복지부령으로 정하는 의료기기를 말한다. 이하 같다)를 한 번 사용한 후 다시 사용하여서는 아니 된다.

벌칙 ※ ⑥(위반)=65조(면허취소), 66조(자격정지)

과태료 ※ ③(환자권리 등을 게시 아니한 자)=92조(100만원 이하의 과태료), ⑤(63조 시정명령 따르지 않은 자)=92조(100만원 이하의 과태료)

규칙 제1조의2(입원 환자의 방문 기준)

의료기관의 장은 법 제4조제1항에 따라 입원 환자를 보호하고 의료관련감염(의료기관 내에서 환자, 환자의 보호자, 의료인 또는 의료기관 종사자 등에게 발생하는 감염을 말한다. 이하 같다)을 예방하기 위하여 필요하다고 인정하는 경우에는 외부인의 입원 환자에 대한 방문 기준을 별도로 마련하여 운영할 수 있다.

규칙 제1조의3(환자의 권리 등의 게시)

① 「의료법」(이하 "법"이라 한다) 제4조제3항 전단에서 "「보건의료기본법」 제6조·제12조 및 제13조에 따른 환자의 권리 등 보건복지부령으로 정하는 사항"이란 별표 1과 같다.

② 의료기관의 장은 법 제4조제3항 후단에 따라 제1항에 따른 사항을 접수창구나 대기실 등 환자 또는 환자의 보호자가 쉽게 볼 수 있는 장소에 게시하여야 한다.

영 제2조의2(명찰의 표시 내용 등)

① 법 제4조제5항 본문에 따라 의료행위를 하는 사람의 신분을 알 수 있도록 명찰을 달도록 하는 경우에는 다음 각 호의 구분에 따른다. 〈개정 2025.6.20.〉

1. 명찰의 표시 내용: 다음 각 목의 구분에 따른 사항을 포함할 것
   가. 의료인: 의료인의 종류별 명칭 및 성명. 다만, 법 제77조제1항에 따른 전문의의 경우에는 전문과목별 명칭 및 성명을 표시할 수 있다.
   나. 법 제27조제1항제3호에 따른 학생: 학생의 전공분야 명칭 및 성명
   다. 「간호법」 제2조제3호에 따른 간호조무사: 간호조무사의 명칭 및 성명
   라. 「의료기사 등에 관한 법률」 제2조에 따른 의료기사: 의료기사의 종류별 명칭 및 성명
2. 명찰의 표시 방법: 의복에 표시 또는 부착하거나 목에 거는 방식 그 밖에 이에 준하는 방식으로 표시할 것
3. 명찰의 제작 방법: 인쇄, 각인, 부착, 자수 또는 이에 준하는 방법으로 만들 것
4. 명찰의 규격 및 색상: 명찰의 표시 내용을 분명하게 알 수 있도록 할 것

② 제1항에 따른 명찰의 표시 내용, 표시 방법, 제작 방법 및 명찰의 규격·색상 등에 필요한 세부 사항은 보건복지부장관이 정하여 고시한다.

③ 법 제4조제5항 단서에서 "대통령령으로 정하는 경우"란 다음 각 호의 어느 하나에 해당하는 시설 내에 있는 경우를 말한다.

1. 격리병실
2. 무균치료실
3. 제1호 또는 제2호와 유사한 시설로서 보건복지부장관이 병원감염 예방에 필요하다고 인정하여 고시하는 시설

규칙 제3조의2(재사용이 금지되는 일회용 의료기기)

법 제4조제6항에서 "보건복지부령으로 정하는 의료기기"란 다음 각 호의 의료기기를 말한다.

1. 사람의 신체에 의약품, 혈액, 지방 등을 투여·채취하기 위하여 사용하는 주사침, 주사기, 수액용기와 연결줄 등을 포함하는 수액세트
2. 제1호에 준하는 의료기기로서 감염 또는 손상의 위험이 매우 높아 보건복지부장관이 재사용을 금지할 필요가 있다고 인정하는 의료기기

제4조의2(간호·간병통합서비스 제공 등)

① 간호·간병통합서비스란 보건복지부령으로 정하는 입원 환자를 대상으로 보호자 등이 상주하지 아니하고 간호사, 간호조무사 및 그 밖에 간병지원인력(이하 이 조에서 "간호·간병통합서비스 제공인력"이라 한다)에 의하여 포괄적으로 제공되는 입원서비스를 말한다. 〈개정 2024.9.20.〉

② 보건복지부령으로 정하는 병원급 의료기관은 간호·간병통합서비스를 제공할 수 있도록 노력하여야 한다.

③ 제2항에 따라 간호·간병통합서비스를 제공하는 병원급 의료기관(이하 이 조에서 "간호·간병통합서비스 제공기관"이라 한다)은 보건복지부령으로 정하는 인력, 시설, 운영 등의 기준을 준수하여야 한다.

④ 「공공보건의료에 관한 법률」 제2조제3호에 따른 공공보건의료기관 중 보건복지부령으로 정하는 병원급 의료기관은 간호·간병통합서비스를 제공하여야 한다. 이 경우 국가 및 지방자치단체는 필요한 비용의 전부 또는 일부를 지원할 수 있다.

⑤ 간호·간병통합서비스 제공기관은 보호자 등의 입원실 내 상주를 제한하고 환자 병문안에 관한 기준을 마련하는 등 안전관리를 위하여 노력하여야 한다.

⑥ 간호·간병통합서비스 제공기관은 간호·간병통합서비스 제공인력의 근무환경 및 처우 개선을 위하여 필요한 지원을 하여야 한다.

⑦ 국가 및 지방자치단체는 간호·간병통합서비스의 제공·확대, 간호·간병통합서비스 제공인력의 원활한 수급 및 근무환경 개선을 위하여 필요한 시책을 수립하고 그에 따른 지원을 하여야 한다.

규칙 제1조의4(간호·간병통합서비스의 제공 환자 및 제공 기관)

① 법 제4조의2제1항에서 "보건복지부령으로 정하는 입원 환자"란 다음 각 호의 어느 하나에 해당하는 입원 환자를 말한다.

1. 환자에 대한 진료 성격이나 질병 특성상 보호자 등의 간병을 제한할 필요가 있는 입원 환자
2. 환자의 생활 여건이나 경제 상황 등에 비추어 보호자 등의 간병이 현저히 곤란하다고 인정되는 입원 환자
3. 그 밖에 환자에 대한 의료관리상 의사·치과의사 또는 한의사가 간호·간병통합서비스가 필요하다고 인정하는 입원 환자

② 법 제4조의2제2항에서 "보건복지부령으로 정하는 병원급 의료기관"이란 병원, 치과병원, 한방병원 및 종합병원을 말한다.

③ 법 제4조의2제3항에서 "보건복지부령으로 정하는 인력, 시설, 운영 등의 기준"이란 별표 1의2에 따른 기준을 말한다.

④ 법 제4조의2제4항 전단에서 "보건복지부령으로 정하는 병원급 의료기관"이란 병원, 치과병원, 한방병원 및 종합병원을 말한다. 다만, 다음 각 호의 어느 하나에 해당하는 의료기관은 제외한다.

1. 「군보건의료에 관한 법률」 제2조제4호에 따른 군보건의료기관
2. 「치료감호법」 제16조의2제1항제2호에 따라 법무부장관이 지정하는 국립정신의료기관

규칙 제1조의5(간호·간병통합서비스의 제공 절차)

① 법 제4조의2에 따라 간호·간병통합서비스를 제공받으려는 경우에는 간호·간병통합서비스에 대한 의사·치과의사 또는 한의사의 의견서 및 환자의 동의서(환자가 동의할 수 없는 불가피한 사유가 있는 경우에는 보호자의 동의서를 말한다)를 첨부하여 의료기관의 장에게 신청하여야 한다.

② 제1항에도 불구하고 의료기관의 장은 입원 환자에 대한 진료 및 관리의 특성상 간호·간병통합서비스가 특히 필요하다고 인정하는 경우에는 입원 환자의 동의(환자가 동의할 수 없는 불가피한 사유가 있는 경우에는 보호자의 동의를 말한다)를 받아 간호·간병통합서비스를 제공할 수 있다.

③ 법 제4조의2제3항에 따른 간호·간병통합서비스 제공기관의 장은 같은 조 제2항에 따라 간호·간병통합서비스를 제공하는 경우에는 신체·인지기능의 장애가 심하거나 질환의 중증도가 높은 입원환자 등이 우선적으로 간호·간병통합서비스를 제공받을 수 있도록 해야 한다. 〈신설 2024.12.27.〉

④ 제1항부터 제3항까지에 따른 간호·간병통합서비스의 제공 절차 및 방법 등에 필요한 세부 사항은 보건복지부장관이 정하여 고시한다. 〈개정 2024.12.27.〉

제4조의3(의료인의 면허 대여 금지 등)

① 의료인은 제5조(의사·치과의사 및 한의사를 말한다), 제6조(조산사를 말한다) 및 「간호법」 제4조(간호사를 말한다)에 따라 받은 면허를 다른 사람에게 대여하여서는 아니 된다. 〈개정 2024.9.20.〉

② 누구든지 제5조, 제6조 및 「간호법」 제4조에 따라 받은 면허를 대여받아서는 아니 되며, 면허 대여를 알선하여서도 아니 된다. 〈개정 2024.9.20.〉

벌칙 ※ ①=65조(면허취소), 87조의2(5년 이하의 징역이나 5천만원 이하의 벌금), ②(면허대여 받거나 알선)=87조의2(5년 이하 징역이나 5천만원 이하의 벌금)

제5조(의사·치과의사 및 한의사 면허)

① 의사·치과의사 또는 한의사가 되려는 자는 다음 각 호의 어느 하나에 해당하는 자격을 가진 자로서 제9조에 따른 의사·치과의사 또는 한의사 국가시험에 합격한 후 보건복지부장관의 면허를 받아야 한다.

1. 「고등교육법」 제11조의2에 따른 인정기관(이하 "평가인증기구"라 한다)의 인증(이하 "평가인증기구의 인증"이라 한다)을 받은 의학·치의학 또는 한의학을 전공하는 대학을 졸업하고 의학사·치의학사 또는 한의학사 학위를 받은 자
2. 평가인증기구의 인증을 받은 의학·치의학 또는 한의학을 전공하는 전문대학원을 졸업하고 석사학위 또는 박사학위를 받은 자
3. 외국의 제1호나 제2호에 해당하는 학교(보건복지부장관이 정하여 고시하는 인정기준에 해당하는 학교를 말한다)를 졸업하고 외국의 의사·치과의사 또는 한의사 면허를 받은 자로서 제9조에 따른 예비시험에 합격한 자

② 평가인증기구의 인증을 받은 의학·치의학 또는 한의학을 전공하는 대학 또는 전문대학원을 6개월 이내에 졸업하고 해당 학위를 받을 것으로 예정된 자는 제1항제1호 및 제2호의 자격을 가진 자로 본다. 다만, 그 졸업예정시기에 졸업하고 해당 학위를 받아야 면허를 받을 수 있다.

③ 제1항에도 불구하고 입학 당시 평가인증기구의 인증을 받은 의학·치의학 또는 한의학을 전공하는 대학 또는 전문대학원에 입학한 사람으로서 그 대학 또는 전문대학원을 졸업하고 해당 학위를 받은 사람은 같은 항 제1호 및 제2호의 자격을 가진 사람으로 본다.

제6조(조산사 면허)

조산사가 되려는 자는 다음 각 호의 어느 하나에 해당하는 자로서 제9조에 따른 조산사 국가시험에 합격한 후 보건복지부장관의 면허를 받아야 한다.

1. 간호사 면허를 가지고 보건복지부장관이 인정하는 의료기관에서 1년간 조산 수습과정을 마친 자
2. 외국의 조산사 면허(보건복지부장관이 정하여 고시하는 인정기준에 해당하는 면허를 말한다)를 받은 자

규칙 제3조(조산 수습의료기관 및 수습생 정원)

① 법 제6조제1호에 따른 조산 수습의료기관으로 보건복지부장관의 인정을 받을 수 있는 의료기관은 「전문의의 수련 및 자격인정 등에 관한 규정」에 따른 산부인과 수련병원 및 소아청소년과 수련병원으로 한다.

② 제1항에 따라 수습의료기관으로 인정받으려는 자는 별지 제1호서식의 조산 수습의료기관 인정신청서에 다음 각 호의 서류를 첨부하여 보건복지부장관에게 제출하여야 한다.〉

1. 수습생 모집계획서 및 수습계획서와 수습과정의 개요를 적은 서류
2. 신청일이 속하는 달의 전달부터 소급하여 1년간의 월별 분만 실적을 적은 서류

③ 삭제 〈2023.9.22.〉

④ 삭제 〈2023.9.22.〉

⑤ 삭제 〈2023.9.22.〉

제7조 삭제 〈2024.9.20.〉

제8조(결격사유 등)

다음 각 호의 어느 하나에 해당하는 자는 의료인이 될 수 없다. 다만, 간호사에 대하여는 「간호법」에서 정하는 바에 따른다. 〈개정 2024.9.20.〉

1. 「정신건강증진 및 정신질환자 복지서비스 지원에 관한 법률」 제3조제1호에 따른 정신질환자. 다만, 전문의가 의료인으로서 적합하다고 인정하는 사람은 그러하지 아니하다.
2. 마약·대마·향정신성의약품 중독자
3. 피성년후견인·피한정후견인
4. 금고 이상의 실형을 선고받고 그 집행이 끝나거나 그 집행을 받지 아니하기로 확정된 후 5년이 지나지 아니한 자
5. 금고 이상의 형의 집행유예를 선고받고 그 유예기간이 지난 후 2년이 지나지 아니한 자
6. 금고 이상의 형의 선고유예를 받고 그 유예기간 중에 있는 자

벌칙 ※ 위반=65조(면허취소)

제9조(국가시험 등)

① 의사 · 치과의사 · 한의사 또는 조산사 국가시험과 의사 · 치과의사 · 한의사 예비시험(이하 "국가시험등"이라 한다)은 매년 보건복지부장관이 시행한다. 〈개정 2024.9.20.〉
② 보건복지부장관은 국가시험등의 관리를 대통령령으로 정하는 바에 따라 「한국보건의료인국가시험원법」에 따른 한국보건의료인국가시험원에 맡길 수 있다.
③ 보건복지부장관은 제2항에 따라 국가시험등의 관리를 맡긴 때에는 그 관리에 필요한 예산을 보조할 수 있다.
④ 국가시험등에 필요한 사항은 대통령령으로 정한다.

영 제3조(국가시험 등의 범위)

① 법 제9조제1항에 따른 의사 · 치과의사 · 한의사 또는 조산사 국가시험(이하 "국가시험"이라 한다)은 각각 의학 · 치의학 · 한방의학 · 조산학 및 보건의약 관계 법규에 관하여 의사 · 치과의사 · 한의사 또는 조산사로서 갖추어야 할 지식과 기능에 관하여 행한다. 〈개정 2025.6.20.〉
② 법 제9조제1항에 따른 의사 · 치과의사 · 한의사 예비시험(이하 "예비시험"이라 한다)은 법 제5조제1항제3호에 해당하는 자격을 가진 자가 제1항에 따른 국가시험에 응시하는 데에 필요한 지식과 기능에 관하여 실시하되, 1차 시험과 2차 시험으로 구분하여 실시한다.
③ 예비시험에 합격한 자는 다음 회의 국가시험부터 그 예비시험(1차 시험과 2차 시험을 포함한다)을 면제한다.

영 제4조(국가시험등의 시행 및 공고 등)

① 보건복지부장관은 매년 1회 이상 국가시험과 예비시험(이하 "국가시험등"이라 한다)을 시행하여야 한다.
② 보건복지부장관은 국가시험등의 관리에 관한 업무를 「한국보건의료인국가시험원법」에 따른 한국보건의료인국가시험원(이하 "국가시험등관리기관"이라 한다)이 시행하도록 한다.
③ 국가시험등관리기관의 장은 국가시험등을 실시하려면 미리 보건복지부장관의 승인을 받아 시험 일시, 시험 장소, 시험과목, 응시원서 제출기간, 그 밖에 시험의 실시에 관하여 필요한 사항을 시험 실시 90일 전까지 공고하여야 한다. 다만, 시험장소는 지역별 응시인원이 확정된 후 시험 실시 30일 전까지 공고할 수 있다.
④ 제3항에도 불구하고 국가시험등관리기관의 장은 국민의 건강 보호를 위하여 긴급하게 의료인력을 충원할 필요가 있다고 보건복지부장관이 인정하는 경우에는 제3항에 따른 공고기간을 단축할 수 있다.

영 제5조(시험과목 등)

국가시험등의 시험과목, 시험방법, 합격자 결정방법, 그 밖에 시험에 관하여 필요한 사항은 보건복지부령으로 정한다.

규칙 제2조(시험과목 · 시험방법 등)

「의료법 시행령」(이하 "영"이라 한다) 제5조에 따른 의사 · 치과의사 · 한의사 또는 조산사 국가시험(이하 "국가시험"이라 한다)의 시험과목, 시험방법 및 합격자 결정방법은 별표 1의3과 같고, 의사 · 치과의사 · 한의사 예비시험(이하 "예비시험"이라 한다)의 시험과목, 시험방법 및 합격자 결정방법은 별표 2와 같다. 〈개정 2025.6.20.〉

영 제6조(시험위원)

국가시험등관리기관의 장은 국가시험등을 실시할 때마다 시험과목별로 전문지식을 갖춘 자 중에서 시험위원을 위촉한다.

영 제7조(국가시험등의 응시 및 합격자 발표)

① 국가시험등에 응시하려는 자는 국가시험등관리기관의 장이 정하는 응시원서를 국가시험등관리기관의 장에게 제출하여야 한다.
② 국가시험등관리기관의 장은 국가시험등의 합격자를 결정하여 발표한다.

영 제8조(면허증 발급)

① 국가시험에 합격한 자는 합격자 발표 후 보건복지부령으로 정하는 서류를 첨부하여 보건복지부장관에게 면허증 발급을 신청하여야 한다.
② 제1항에 따라 면허증 발급을 신청한 자에게는 그 종류별로 보건복지부령으로 정하는 바에 따라 면허증을 발급한다.

규칙 제4조(면허증 발급)

① 영 제8조제1항에서 "보건복지부령으로 정하는 서류"란 다음 각 호의 서류를 말한다. 〈개정 2025.6.20.〉
  1. 다음 각 목의 구분에 따른 서류. 다만, 법률 제8366호 의료법 전부개정법률 부칙 제9조에 해당하는 자는 이를 증명할 수 있는 서류를 추가하여 제출해야 한다.
    가. 법 제5조제1항제1호 또는 제2호에 해당하는 자: 의학사 · 치과의학사 · 한의학사의 학위증 사본 또는 의학 · 치의학 · 한의학전문대학원의 석사학위증이나 박사학위증 사본
    나. 법 제5조제1항제3호에 해당하는 자: 의학사 · 치과의학사 · 한의학사의 학위증 사본 또는 의학 · 치의학 · 한의학전문대학원의 석사학위증이나 박사학위증 사본과 그 면허증 사본
    다. 법 제6조제1호에 해당하는 자: 조산수습과정 이수 증명서
    라. 법 제6조제2호에 해당하는 자: 면허증 사본
    마. 삭제 〈2025.6.20.〉
    바. 삭제 〈2025.6.20.〉
  2. 법 제8조제1호 본문에 해당하는 자가 아님을 증명하는 의사의 진단서 또는 법 제8조제1호 단서에 해당하는 자임을 증명하는 전문의의 진단서
  3. 법 제8조제2호에 해당하는 자가 아님을 증명하는 의사의 진단서
  4. 응시원서의 사진과 같은 사진(가로 3.5센티미터, 세로

4.5센티미터) 2장

② 보건복지부장관은 영 제8조제2항에 따라 면허증 발급을 신청한 자에게 그 종류에 따라 별지 제2호서식의 면허증을 발급한다.

③ 제2항에 따른 면허증은 영 제8조제1항에 따른 면허증 발급을 신청한 날부터 14일 이내에 발급하여야 한다. 다만, 법 제5조제1항제3호 및 법 제7조제2호에 해당하는 자의 경우에는 외국에서 면허를 받은 사실 등에 대한 조회가 끝난 날부터 14일 이내에 면허증을 발급한다.

④ 영 제4조제2항에 따라 보건복지부장관이 시험관리능력이 있다고 인정하여 지정·고시하는 관계 전문기관(이하 "국가시험등관리기관"이라 한다)의 장은 법 제9조에 따른 국가시험등(이하 "국가시험등"이라 한다)을 실시하면 합격자 발표를 한 후 그 합격자에 대한 다음 각 호의 사항을 보건복지부장관에게 보고하여야 한다.

1. 성명, 성별 및 주민등록번호
2. 출신 학교 및 졸업 연월일
3. 합격번호 및 합격 연월일
4. 국적(외국인만 해당한다)

영 제9조(관계 기관 등에의 협조 요청)

국가시험등관리기관의 장은 국가시험등의 관리 업무를 원활하게 수행하기 위하여 필요한 경우에는 국가·지방자치단체 또는 관계 기관·단체에 시험 장소 및 시험 감독의 지원 등 필요한 협조를 요청할 수 있다.

제10조(응시자격 제한 등)

① 제8조 각 호의 어느 하나에 해당하는 자는 국가시험등에 응시할 수 없다.

② 부정한 방법으로 국가시험등에 응시한 자나 국가시험등에 관하여 부정행위를 한 자는 그 수험을 정지시키거나 합격을 무효로 한다.

③ 보건복지부장관은 제2항에 따라 수험이 정지되거나 합격이 무효가 된 사람에 대하여 처분의 사유와 위반 정도 등을 고려하여 대통령령으로 정하는 바에 따라 그 다음에 치러지는 이 법에 따른 국가시험등의 응시를 3회의 범위에서 제한할 수 있다.

영 제9조의2(국가시험등 응시제한)

법 제10조제3항에 따른 국가시험등의 응시제한 기준은 별표 1과 같다.

제11조(면허 조건과 등록)

① 보건복지부장관은 보건의료 시책에 필요하다고 인정하면 제5조 및 제6조에 따른 면허를 내줄 때 3년 이내의 기간을 정하여 특정 지역이나 특정 업무에 종사할 것을 면허의 조건으로 붙일 수 있다. 〈개정 2024.9.20.〉

② 보건복지부장관은 제5조 및 제6조에 따른 면허를 내줄 때에는 그 면허에 관한 사항을 등록대장에 등록하고 면허증을 내주어야 한다. 〈개정 2024.9.20.〉

③ 제2항의 등록대장은 의사·치과의사·한의사·조산사를 구분하여 따로 작성·비치하여야 한다. 〈개정 2024.9.20.〉

④ 면허등록과 면허증에 필요한 사항은 보건복지부령으로 정한다.

벌칙 ※ ①=65조(면허 취소)

영 제10조(면허 조건)

① 법 제11조제1항에서 "특정 지역"이란 보건복지부장관이 정하는 보건의료 취약지를 말하고, "특정 업무"란 국·공립 보건의료기관의 업무와 국·공·사립 보건의학연구기관의 기초의학 분야에 속하는 업무를 말한다.

② 법 제11조제1항에 따라 특정 지역이나 특정 업무에 종사하는 의사·치과의사·한의사 및 조산사에게는 예산의 범위에서 수당을 지급한다. 〈개정 2025.6.20.〉

③ 법 제11조제1항에 따른 면허 조건의 이행 방법과 종사명령의 절차 등에 관하여 필요한 사항은 보건복지부령으로 정한다.

규칙 제5조(면허등록대장 등)

① 법 제11조제2항에 따른 등록대장은 별지 제3호서식의 면허등록대장에 따른다.

② 의사·치과의사·한의사 또는 조산사는 제1항의 등록대장의 기재 사항이나 면허증의 기재 사항이 변경될 때에는 등록대장의 기재 사항 정정이나 면허증 갱신을 신청해야 한다. 〈개정 2025.6.20.〉

③ 제2항에 따라 등록대장의 기재 사항 정정 등을 신청하려는 자는 별지 제4호서식의 면허등록대장 정정(면허증 갱신) 신청서에 다음 각 호의 서류를 첨부하여 보건복지부장관에게 제출하여야 한다.

1. 면허증
2. 사진(신청 전 6개월 이내에 모자 등을 쓰지 않고 촬영한 천연색 상반신 정면사진으로 가로 3.5센티미터, 세로 4.5센티미터의 사진을 말한다) 2장(면허증 갱신을 신청하는 경우에만 첨부한다)
3. 변경 사실을 증명할 수 있는 서류

규칙 제6조(면허증 재발급)

① 의사 · 치과의사 · 한의사 또는 조산사가 면허증을 잃어버렸거나 면허증이 헐어 못쓰게 되어 재발급받으려는 경우에는 별지 제5호서식의 신청서(전자문서로 된 신청서를 포함한다)에 다음 각 호의 서류를 첨부하여 보건복지부장관에게 제출해야 한다. 〈개정 2025.6.20.〉

1. 면허증이 헐어 못쓰게 된 경우에는 그 면허증
2. 사진(신청 전 6개월 이내에 모자 등을 쓰지 않고 촬영한 천연색 상반신 정면사진으로 가로 3.5센티미터, 세로 4.5센티미터의 사진을 말한다) 2장

② 법 제65조제2항에 따라 취소된 면허를 재발급받으려는 자는 별지 제5호서식의 신청서에 면허취소의 원인이 된 사유가 소멸하거나 개전의 정이 현저하다고 인정될 수 있는 서류와 사진(신청 전 6개월 이내에 모자 등을 쓰지 않고 촬영한 천연색 상반신 정면사진으로 가로 3.5센티미터, 세로 4.5센티미터의 사진을 말한다) 2장을 첨부하여 특별시장 · 광역시장 · 특별자치시장 · 도지사 또는 특별자치도지사(이하 "시 · 도지사"라 한다)를 거쳐 보건복지부장관에게 제출해야 한다.

규칙 제7조(수수료 등)

① 의사 · 치과의사 · 한의사 또는 조산사의 면허에 관한 수수료는 다음 각 호와 같다. 〈개정 2025.6.20.〉

1. 면허증 발급 수수료: 2천원
2. 면허증의 갱신 또는 재발급 수수료: 2천원
3. 등록증명 수수료: 500원(정보통신망을 이용하여 발급받는 경우 무료)

② 제4조에 따라 면허증을 발급하는 경우에는 제1항제1호의 수수료를 징수하지 아니한다.

③ 국가시험등에 응시하려는 자는 법 제85조제1항에 따라 국가시험등관리기관의 장이 보건복지부장관의 승인을 받아 결정한 수수료를 현금으로 내야 한다. 이 경우 수수료의 금액 및 납부방법 등은 영 제4조제3항에 따라 국가시험등관리기관의 장이 공고한다.

④ 제1항의 수수료는 면허관청이 보건복지부장관인 경우에는 수입인지로 내고, 시 · 도지사인 경우에는 해당 지방자치단체의 수입증지로 내야 한다.

⑤ 제1항 및 제3항에 따른 수수료는 정보통신망을 이용하여 전자화폐나 전자결제 등의 방법으로 낼 수 있다. 〈개정 2024.9.26.〉

⑥ 국가시험등관리기관의 장은 국가시험등에 응시하려는 자가 다음 각 호의 어느 하나에 해당하는 경우에는 제3항에 따른 수수료의 전부 또는 일부를 반환해야 한다. 〈신설 2024.9.26.〉

1. 수수료를 과오납한 경우
2. 국가시험등관리기관의 귀책사유로 시험에 응시하지 못한 경우
3. 시험시행일 5일 전까지 응시원서의 접수를 취소하는 경우
4. 본인의 사고 또는 질병으로 입원(시험시행일이 입원기간에 포함되는 경우로 한정한다)하여 시험에 응시하지 못한 경우
5. 「감염병의 예방 및 관리에 관한 법률」에 따른 진찰 · 치료 · 입원 또는 격리(시험시행일이 진찰 · 치료 · 입원 또는 격리 기간에 포함되는 경우로 한정한다) 처분을 받아 시험에 응시하지 못한 경우
6. 본인이 사망하거나 다음 각 목의 사람이 시험시행일 7일 전부터 시험시행일까지의 기간에 사망하여 시험에 응시하지 못한 경우
   가. 응시하려는 자의 배우자
   나. 응시하려는 자 본인 및 배우자의 자녀
   다. 응시하려는 자 본인 및 배우자의 부모
   라. 응시하려는 자 본인 및 배우자의 조부모 · 외조부모
   마. 응시하려는 자 본인 및 배우자의 형제자매

⑦ 제6항에 따른 수수료의 반환 기준, 방법 및 절차 등에 관한 세부사항은 국가시험등관리기관의 장이 정한다. 〈신설 2024.9.26.〉

제12조(의료기술 등에 대한 보호)

① 의료인이 하는 **의료 · 조산 · 간호 등 의료기술의 시행(이하 "의료행위"라 한다)**에 대하여는 이 법이나 다른 법령에 따로 규정된 경우 외에는 **누구든지 간섭하지 못한다.**

② 누구든지 의료기관의 의료용 시설 · 기재 · 약품, 그 밖의 기물 등을 파괴 · 손상하거나 의료기관을 점거하여 **진료를 방해하여서는 아니 되며,** 이를 교사하거나 방조하여서는 아니 된다.

③ 누구든지 의료행위가 이루어지는 장소에서 의료행위를 행하는 의료인, 간호조무사 및 「의료기사 등에 관한 법률」 제2조에 따른 의료기사 또는 의료행위를 받는 사람을 **폭행 · 협박**하여서는 아니 된다. 〈신설 2024.9.20.〉

벌칙 ※ ③=87조의2(7년 이하의 징역 또는 1천만원 이상 7천만원 이하의 벌금), 중상해(3년 이상 10년 이하의 징역), 사망(무기 또는 5년 이상의 징역), ②, ③=87조의2(5년 이하의 징역이나 5천만원 이하의 벌금), ③=90조의2(음주로 인한 심심장애 상태에서 위반시 「형법」 제10조제1항을 적용하지 않음)

제13조(의료기재 압류 금지)

의료인의 의료 업무에 필요한 기구 · 약품, 그 밖의 재료는 압류하지 못한다.

제14조(기구 등 우선공급)

① 의료인은 의료행위에 필요한 기구·약품, 그 밖의 시설 및 재료를 우선적으로 공급받을 권리가 있다.
② 의료인은 제1항의 권리에 부수되는 물품, 노력, 교통수단에 대하여서도 제1항과 같은 권리가 있다.

제15조(진료거부 금지 등)

① 의료인 또는 의료기관 개설자는 진료나 조산 요청을 받으면 정당한 사유 없이 거부하지 못한다.
② 의료인은 응급환자에게 「응급의료에 관한 법률」에서 정하는 바에 따라 최선의 처치를 하여야 한다.

벌칙 ※ ①=89조(1년 이하의 징역 또는 1천만원 이하의 벌금)

제16조(세탁물 처리)

① 의료기관에서 나오는 세탁물은 의료인·의료기관 또는 특별자치시장·특별자치도지사·시장·군수·구청장(자치구의 구청장을 말한다. 이하 같다)에게 신고한 자가 아니면 처리할 수 없다.
② 제1항에 따라 세탁물을 처리하는 자는 보건복지부령으로 정하는 바에 따라 위생적으로 보관·운반·처리하여야 한다.
③ 의료기관의 개설자와 제1항에 따라 의료기관세탁물처리업 신고를 한 자(이하 이 조에서 "세탁물처리업자"라 한다)는 제1항에 따른 세탁물의 처리업무에 종사하는 사람에게 보건복지부령으로 정하는 바에 따라 감염 예방에 관한 교육을 실시하고 그 결과를 기록하고 유지하여야 한다.
④ 세탁물처리업자가 보건복지부령으로 정하는 신고사항을 변경하거나 그 영업의 휴업(1개월 이상의 휴업을 말한다)·폐업 또는 재개업을 하려는 경우에는 보건복지부령으로 정하는 바에 따라 특별자치시장·특별자치도지사·시장·군수·구청장에게 신고하여야 한다.
⑤ 제1항에 따른 세탁물을 처리하는 자의 시설·장비 기준, 신고 절차 및 지도·감독, 그 밖에 관리에 필요한 사항은 보건복지부령으로 정한다.

벌칙 ※ ①, ②=90조(500만원 이하의 벌금)
과태료 ※ ③(교육미실시)=92조(300만원 이하의 과태료), ③(기록 및 유지 안한 자)=92조(100만원 이하의 과태료), ④(변경이나 휴업·폐업 또는 재개업을 신고하지 아니한 자)=92조(100만원 이하의 과태료)

제17조(진단서 등)

① 의료업에 종사하고 직접 진찰하거나 검안한 의사[이하 이 항에서는 검안서에 한하여 검시업무를 담당하는 국가기관에 종사하는 의사를 포함한다], 치과의사, 한의사가 아니면 진단서·검안서·증명서를 작성하여 환자(환자가 사망하거나 의식이 없는 경우에는 직계존속·비속, 배우자 또는 배우자의 직계존속을 말하며, 환자가 사망하거나 의식이 없는 경우로서 환자의 직계존속·비속, 배우자 및 배우자의 직계존속이 모두 없는 경우에는 형제자매를 말한다) 또는 「형사소송법」 제222조제1항에 따라 검시를 하는 지방검찰청검사(검안서에 한한다)에게 교부하지 못한다. 다만, 진료 중이던 환자가 최종 진료 시부터 48시간 이내에 사망한 경우에는 다시 진료하지 아니하더라도 진단서나 증명서를 내줄 수 있으며, 환자 또는 사망자를 직접 진찰하거나 검안한 의사·치과의사 또는 한의사가 부득이한 사유로 진단서·검안서 또는 증명서를 내줄 수 없으면 같은 의료기관에 종사하는 다른 의사·치과의사 또는 한의사가 환자의 진료기록부 등에 따라 내줄 수 있다.
② 의료업에 종사하고 직접 조산한 의사·한의사 또는 조산사가 아니면 출생·사망 또는 사산 증명서를 내주지 못한다. 다만, 직접 조산한 의사·한의사 또는 조산사가 부득이한 사유로 증명서를 내줄 수 없으면 같은 의료기관에 종사하는 다른 의사·한의사 또는 조산사가 진료기록부 등에 따라 증명서를 내줄 수 있다.
③ 의사·치과의사 또는 한의사는 자신이 진찰하거나 검안한 자에 대한 진단서·검안서 또는 증명서 교부를 요구받은 때에는 정당한 사유 없이 거부하지 못한다.

④ 의사·한의사 또는 조산사는 자신이 조산한 것에 대한 출생·사망 또는 사산 증명서 교부를 요구받은 때에는 정당한 사유 없이 거부하지 못한다.

⑤ 제1항부터 제4항까지의 규정에 따른 진단서, 증명서의 서식·기재사항, 그 밖에 필요한 사항은 보건복지부령으로 정한다.

벌칙 ※ ①, ②(1항 단서 후단과 2항 단서는 제외)=89조(1년 이하의 징역이나 1천만원 이하 벌금), ①, ②=66조(진단서, 검안서, 증명서 거짓 작성)=자격정지, ③, ④=90조(500만원 이하의 벌금)

규칙 제9조(진단서의 기재 사항)

① 법 제17조제1항에 따라 의사·치과의사 또는 한의사가 발급하는 진단서에는 별지 제5호의2서식에 따라 다음 각 호의 사항을 적고 서명날인하여야 한다. 〈개정 2024.7.18.〉

1. 환자의 성명, 주민등록번호 및 주소. 다만, 환자가 「위기 임신 및 보호출산 지원과 아동 보호에 관한 특별법」 제2조제3호에 따른 비식별화된 가명(이하 "가명"이라 한다) 또는 「사회보장급여의 이용·제공 및 수급권자 발굴에 관한 법률」 제7조의2제1항에 따른 전산관리번호(이하 "전산관리번호"라 한다)를 부여받은 경우에는 성명 대신 가명을 적거나 주민등록번호 대신 전산관리번호를 적을 수 있고, 주소를 적지 않을 수 있다.
2. 병명 및 「통계법」 제22조제1항 전단에 따른 한국표준질병·사인 분류에 따른 질병분류기호(이하 "질병분류기호"라 한다)
3. 발병 연월일 및 진단 연월일
4. 치료 내용 및 향후 치료에 대한 소견
5. 입원·퇴원 연월일
6. 의료기관의 명칭·주소, 진찰한 의사·치과의사 또는 한의사(부득이한 사유로 다른 의사 등이 발급하는 경우에는 발급한 의사 등을 말한다)의 성명·면허자격·면허번호

② 질병의 원인이 상해로 인한 것인 경우에는 별지 제5호의3서식에 따라 제1항 각 호의 사항 외에 다음 각 호의 사항을 적어야 한다.

1. 상해의 원인 또는 추정되는 상해의 원인
2. 상해의 부위 및 정도
3. 입원의 필요 여부
4. 외과적 수술 여부
5. 합병증의 발생 가능 여부
6. 통상 활동의 가능 여부
7. 식사의 가능 여부
8. 상해에 대한 소견
9. 치료기간

③ 제1항의 병명 기재는 「통계법」 제22조제1항 전단에 따라 고시된 한국표준질병·사인 분류에 따른다.

④ 진단서에는 연도별로 그 종류에 따라 일련번호를 붙이고 진단서를 발급한 경우에는 그 부본을 갖추어 두어야 한다.

규칙 제10조(사망진단서 등)

법 제17조제1항에 따라 의사·치과의사 또는 한의사가 발급하는 사망진단서 또는 시체검안서는 별지 제6호서식에 따른다.

규칙 제11조(출생증명서, 사산 또는 사태증명서)

법 제17조제2항에 따라 의사·한의사 또는 조산사가 발급하는 출생증명서는 별지 제7호서식에 따르고, 사산 또는 사태 증명서는 별지 제8호서식에 따른다.

제17조의2(처방전)

① 의료업에 종사하고 직접 진찰한 의사, 치과의사 또는 한의사가 아니면 처방전[의사나 치과의사가 「전자서명법」에 따른 전자서명이 기재된 전자문서 형태로 작성한 처방전(이하 "전자처방전"이라 한다)을 포함한다. 이하 같다]을 작성하여 환자에게 교부하거나 발송(전자처방전에 한정한다. 이하 이 조에서 같다)하지 못하며, 의사, 치과의사 또는 한의사에게 직접 진찰을 받은 환자가 아니면 누구든지 그 의사, 치과의사 또는 한의사가 작성한 처방전을 수령하지 못한다.

② 제1항에도 불구하고 의사, 치과의사 또는 한의사는 다음 각 호의 어느 하나에 해당하는 경우로서 해당 환자 및 의약품에 대한 안전성을 인정하는 경우에는 환자의 직계존속·비속, 배우자 및 배우자의 직계존속, 형제자매 또는 「노인복지법」 제34조에 따른 노인의료복지시설에서 근무하는 사람 등 대통령령으로 정하는 사람(이하 이 조에서 "대리수령자"라 한다)에게 처방전을 교부하거나 발송할 수 있으며 대리수령자는 환자를 대리하여 그 처방전을 수령할 수 있다.

1. 환자의 의식이 없는 경우
2. 환자의 거동이 현저히 곤란하고 동일한 상병에 대하여 장기간 동일한 처방이 이루어지는 경우

③ 처방전의 발급 방법·절차 등에 필요한 사항은 보건복지부령으로 정한다.

벌칙 ※ ①, ②(처방전 교부 · 발송한 경우)=89조(1년 이하의 징역이나 1천만원 이하의 벌금), ①, ②(처방전 수령한 경우)=90조(500만원 이하의 벌금)

영 제10조의2(대리수령자의 범위)

법 제17조의2제2항 각 호 외의 부분에서 "환자의 직계존속 · 비속, 배우자 및 배우자의 직계존속, 형제자매 또는 「노인복지법」 제34조에 따른 노인의료복지시설에서 근무하는 사람 등 대통령령으로 정하는 사람"이란 다음 각 호의 사람을 말한다.

1. 환자의 직계존속 · 비속 및 직계비속의 배우자
2. 환자의 배우자 및 배우자의 직계존속
3. 환자의 형제자매
4. 「노인복지법」 제34조에 따른 노인의료복지시설에서 근무하는 사람

4의2. 「장애인복지법」 제58조제1항제1호의 장애인 거주시설에서 근무하는 사람

5. 그 밖에 환자의 계속적인 진료를 위해 필요한 경우로서 보건복지부장관이 인정하는 사람

규칙 제11조의2(처방전의 대리수령 방법)

① 법 제17조의2제2항에 따른 대리수령자(이하 "대리수령자"라 한다)가 처방전을 수령하려는 때에는 의사, 치과의사 또는 한의사에게 별지 제8호의2서식의 처방전 대리수령 신청서를 제출해야 한다. 이 경우 다음 각 호의 서류를 함께 제시해야 한다.

1. 대리수령자의 신분증(주민등록증, 여권, 운전면허증, 그 밖에 공공기관에서 발행한 본인임을 확인할 수 있는 신분증을 말한다. 이하 같다) 또는 그 사본
2. 환자와의 관계를 증명할 수 있는 다음 각 목의 구분에 따른 서류
   가. 영 제10조의2제1호부터 제3호까지의 규정에 해당하는 사람: 가족관계증명서, 주민등록표 등본 등 친족관계임을 확인할 수 있는 서류
   나. 영 제10조의2제4호에 해당하는 사람: 「노인복지법」 제34조에 따른 노인의료복지시설에서 발급한 재직증명서
   다. 영 제10조의2제4호의2에 해당하는 사람: 「장애인복지법」 제58조제1항제1호의 장애인 거주시설에서 발급한 재직증명서
3. 환자의 신분증 또는 그 사본. 다만, 「주민등록법」 제24조제1항에 따른 주민등록증이 발급되지 않은 만 17세 미만의 환자는 제외한다.

② 의사, 치과의사 또는 한의사는 제1항에 따라 제출받은 처방전 대리수령 신청서를 제출받은 날부터 1년간 보관해야 한다.

제18조(처방전 작성과 교부)

① 의사나 치과의사는 환자에게 의약품을 투여할 필요가 있다고 인정하면 「약사법」에 따라 자신이 직접 의약품을 조제할 수 있는 경우가 아니면 보건복지부령으로 정하는 바에 따라 처방전을 작성하여 환자에게 내주거나 발송(전자처방전만 해당된다)하여야 한다.

② 제1항에 따른 처방전의 서식, 기재사항, 보존, 그 밖에 필요한 사항은 보건복지부령으로 정한다.

③ 누구든지 정당한 사유 없이 전자처방전에 저장된 개인정보를 탐지하거나 누출 · 변조 또는 훼손하여서는 아니 된다.

④ 제1항에 따라 처방전을 발행한 의사 또는 치과의사(처방전을 발행한 한의사를 포함한다)는 처방전에 따라 의약품을 조제하는 약사 또는 한약사가 「약사법」 제26조제2항에 따라 문의한 때 즉시 이에 응하여야 한다. 다만, 다음 각 호의 어느 하나에 해당하는 사유로 약사 또는 한약사의 문의에 응할 수 없는 경우 사유가 종료된 때 즉시 이에 응하여야 한다.

1. 「응급의료에 관한 법률」 제2조제1호에 따른 응급환자를 진료 중인 경우
2. 환자를 수술 또는 처치 중인 경우
3. 그 밖에 약사의 문의에 응할 수 없는 정당한 사유가 있는 경우

⑤ 의사, 치과의사 또는 한의사가 「약사법」에 따라 자신이 직접 의약품을 조제하여 환자에게 그 의약품을 내어주는 경우에는 그 약제의 용기 또는 포장에 환자의 이름, 용법 및 용량, 그 밖에 보건복지부령으로 정하는 사항을 적어야 한다. 다만, 급박한 응급의료상황 등 환자의 진료 상황이나 의약품의 성질상 그 약제의 용기 또는 포장에 적는 것이 어려운 경우로서 보건복지부령으로 정하는 경우에는 그러하지 아니하다.

벌칙 ※ ③=87조의2(5년 이하의 징역이나 5천만원 이하의 벌금), ④=90조(500만원 이하의 벌금)

규칙 제12조(처방전의 기재 사항 등)

① 법 제18조에 따라 의사나 치과의사는 환자에게 처방전을 발급하는 경우에는 별지 제9호서식의 처방전에 다음 각 호의 사항을 적은 후 서명(「전자서명법」에 따른 전자서명을 포함한다)하거나 도장을 찍어야 한다. 다만, 제3호의 사항은 환자가 요구한 경우에는 적지 않는다. 〈개정 2024.7.18.〉

1. 환자의 성명 및 주민등록번호. 다만, 환자가 가명 또는 전산관리번호를 부여받은 경우에는 성명 대신 가명을 적거나 주민등록번호 대신 및 전산관리번호를 적을 수 있다.
2. 의료기관의 명칭, 전화번호 및 팩스번호

3. 질병분류기호
4. 의료인의 성명 · 면허종류 및 번호
5. 처방 의약품의 명칭(일반명칭, 제품명이나 「약사법」 제51조에 따른 대한민국약전에서 정한 명칭을 말한다) · 분량 · 용법 및 용량
6. 처방전 발급 연월일 및 사용기간
7. 의약품 조제시 참고 사항
8. 「국민건강보험법 시행령」 별표 2에 따라 건강보험 가입자 또는 피부양자가 요양급여 비용의 일부를 부담하는 행위 · 약제 및 치료재료에 대하여 보건복지부장관이 정하여 고시하는 본인부담 구분기호
9. 「의료급여법 시행령」 별표 1 및 「의료급여법 시행규칙」 별표 1의2에 따라 수급자가 의료급여 비용의 전부 또는 일부를 부담하는 행위 · 약제 및 치료재료에 대하여 보건복지부장관이 정하여 고시하는 본인부담 구분기호

② 의사나 치과의사는 환자에게 처방전 2부를 발급하여야 한다. 다만, 환자가 그 처방전을 추가로 발급하여 줄 것을 요구하는 경우에는 환자가 원하는 약국으로 팩스 · 컴퓨터통신 등을 이용하여 송부할 수 있다.

③ 의사나 치과의사는 환자를 치료하기 위하여 필요하다고 인정되면 다음 내원일에 사용할 의약품에 대하여 미리 처방전을 발급할 수 있다.

④ 제1항부터 제3항까지의 규정은 「약사법」 제23조제4항에 따라 의사나 치과의사 자신이 직접 조제할 수 있음에도 불구하고 처방전을 발행하여 환자에게 발급하려는 경우에 준용한다.

규칙 제13조(약제용기 등의 기재사항)

① 법 제18조제5항 본문에서 "보건복지부령으로 정하는 사항"이란 다음 각 호의 사항을 말한다.
1. 약제의 내용 · 외용의 구분에 관한 사항
2. 조제자의 면허 종류 및 성명
3. 조제 연월일
4. 조제자가 근무하는 의료기관의 명칭 · 소재지

② 법 제18조제5항 단서에서 "보건복지부령으로 정하는 경우"란 다음 각 호의 경우를 말한다.
1. 급박한 응급의료상황으로서 환자에 대한 신속한 약제 사용이 필요한 경우
2. 주사제의 주사 등 해당 약제의 성질상 환자에 대한 즉각적 사용이 이루어지는 경우

제18조의2(의약품정보의 확인)

① 의사 및 치과의사는 제18조에 따른 처방전을 작성하거나 「약사법」 제23조제4항에 따라 의약품을 자신이 직접 조제하는 경우에는 다음 각 호의 정보(이하 "의약품정보"라 한다)를 미리 확인하여야 한다.
1. 환자에게 처방 또는 투여되고 있는 의약품과 동일한 성분의 의약품인지 여부
2. 식품의약품안전처장이 병용금기, 특정연령대 금기 또는 임부금기 등으로 고시한 성분이 포함되는지 여부
3. 그 밖에 보건복지부령으로 정하는 정보

② 제1항에도 불구하고 의사 및 치과의사는 급박한 응급의료상황 등 의약품정보를 확인할 수 없는 정당한 사유가 있을 때에는 이를 확인하지 아니할 수 있다.

③ 제1항에 따른 의약품정보의 확인방법 · 절차, 제2항에 따른 의약품정보를 확인할 수 없는 정당한 사유 등은 보건복지부령으로 정한다.

규칙 제13조의2(의약품정보의 확인)

① 법 제18조의2제1항제3호에서 "보건복지부령으로 정하는 정보"란 다음 각 호의 어느 하나에 해당하는 정보를 말한다.
1. 「약사법」 제39조 및 제71조에 따른 회수 또는 폐기 등의 대상이 되는 의약품인지 여부
2. 「의약품 등의 안전에 관한 규칙」 별표 제4의3 제14호에 따라 안전성 속보 또는 안전성 서한을 전파한 의약품인지 여부
3. 그 밖에 제1호 및 제2호에 준하는 의약품으로서 보건복지부장관 또는 식품의약품안전처장이 의약품의 안전한 사용을 위하여 그 확인이 필요하다고 공고한 의약품인지 여부

② 의사 및 치과의사는 법 제18조의2제1항에 따라 같은 항 각 호의 정보(이하 이 조에서 "의약품정보"라 한다)를 미리 확인하려는 경우에는 보건복지부장관이 정하는 바에 따라 「약사법」 제23조의3제1항에 따른 의약품안전사용정보시스템(이하 "정보시스템"이라 한다)을 통하여 확인할 수 있다. 다만, 정보시스템의 물리적 결함이나 손상, 그 밖의 불가피한 사유로 해당 정보시스템을 사용할 수 없는 경우에는 보건복지부장관이 정하는 방법으로 확인할 수 있다.

③ 의사 및 치과의사는 법 제18조의2제2항에 따라 다음 각 호의 어느 하나에 해당하는 경우에는 의약품정보를 확인하지 아니할 수 있다.
1. 급박한 응급의료상황인 경우
2. 긴급한 재해구호상황인 경우
3. 그 밖에 제1호 및 제2호에 준하는 경우로서 보건복지부장관이 정하여 고시하는 경우

제19조(정보 누설 금지)

① 의료인이나 의료기관 종사자는 이 법이나 다른 법령에 특별히 규정된 경우 외에는 의료·조산 또는 간호업무나 제17조에 따른 진단서·검안서·증명서 작성·교부 업무, 제18조에 따른 처방전 작성·교부 업무, 제21조에 따른 진료기록 열람·사본 교부 업무, 제22조제2항에 따른 진료기록부등 보존 업무 및 제23조에 따른 전자의무기록 작성·보관·관리 업무를 하면서 알게 된 다른 사람의 정보를 누설하거나 발표하지 못한다.

② 제58조제2항에 따라 의료기관 인증에 관한 업무에 종사하는 자 또는 종사하였던 자는 그 업무를 하면서 알게 된 정보를 다른 사람에게 누설하거나 부당한 목적으로 사용하여서는 아니 된다.

벌칙 ※ 88조(3년 이하의 징역이나 3천만원 이하의 벌금), 친고죄(공소는 고소가 있어야 함)

제20조(태아 성 감별 행위 등 금지)

① 의료인은 태아 성 감별을 목적으로 임부를 진찰하거나 검사하여서는 아니 되며, 같은 목적을 위한 다른 사람의 행위를 도와서도 아니 된다.

② 삭제 〈2024.12.20.〉

[2024.12.20. 법률 제20593호에 의하여 2024.2.28. 헌법재판소에서 위헌 결정된 이 조 제2항을 삭제함.]

벌칙 ※ 88조의2(2년 이하의 징역 또는 2천만원 이하의 벌금), 66조(자격정지)

제21조(기록 열람 등)

① 환자는 의료인, 의료기관의 장 및 의료기관 종사자에게 본인에 관한 기록(추가기재·수정된 경우 추가기재·수정된 기록 및 추가기재·수정 전의 원본을 모두 포함한다. 이하 같다)의 전부 또는 일부에 대하여 열람 또는 그 사본의 발급 등 내용의 확인을 요청할 수 있다. 이 경우 의료인, 의료기관의 장 및 의료기관 종사자는 정당한 사유가 없으면 이를 거부하여서는 아니 된다.

② 의료인, 의료기관의 장 및 의료기관 종사자는 환자가 아닌 다른 사람에게 환자에 관한 기록을 열람하게 하거나 그 사본을 내주는 등 내용을 확인할 수 있게 하여서는 아니 된다.

③ 제2항에도 불구하고 의료인, 의료기관의 장 및 의료기관 종사자는 다음 각 호의 어느 하나에 해당하면 그 기록을 열람하게 하거나 그 사본을 교부하는 등 그 내용을 확인할 수 있게 하여야 한다. 다만, 의사·치과의사 또는 한의사가 환자의 진료를 위하여 불가피하다고 인정한 경우에는 그러하지 아니하다. 〈개정 2025.3.18.〉

1. 환자의 배우자, 직계 존속·비속, 형제·자매(환자의 배우자 및 직계 존속·비속, 배우자의 직계존속이 모두 없는 경우에 한정한다) 또는 배우자의 직계 존속이 환자 본인의 동의서와 친족관계임을 나타내는 증명서 등을 첨부하는 등 보건복지부령으로 정하는 요건을 갖추어 요청한 경우
2. 환자가 지정하는 대리인이 환자 본인의 동의서와 대리권이 있음을 증명하는 서류를 첨부하는 등 보건복지부령으로 정하는 요건을 갖추어 요청한 경우
3. 환자가 사망하거나 의식이 없는 등 환자의 동의를 받을 수 없어 환자의 배우자, 직계 존속·비속, 형제·자매(환자의 배우자 및 직계 존속·비속, 배우자의 직계존속이 모두 없는 경우에 한정한다) 또는 배우자의 직계 존속이 친족관계임을 나타내는 증명서 등을 첨부하는 등 보건복지부령으로 정하는 요건을 갖추어 요청한 경우
4. 「국민건강보험법」 제14조, 제47조, 제48조 및 제63조에 따라 급여비용 심사·지급·대상여부 확인·사후관리 및 요양급여의 적정성 평가·가감지급 등을 위하여 국민건강보험공단 또는 건강보험심사평가원에 제공하는 경우
5. 「의료급여법」 제5조, 제11조, 제11조의3 및 제33조에 따라 의료급여 수급권자 확인, 급여비용의 심사·지급, 사후관리 등 의료급여 업무를 위하여 보장기관(시·군·구), 국민건강보험공단, 건강보험심사평가원에 제공하는 경우
6. 「형사소송법」 제106조, 제215조 또는 제218조에 따른 경우

6의2. 「군사법원법」 제146조, 제254조 또는 제257조에 따른 경우

7. 「민사소송법」 제347조에 따라 문서제출을 명한 경우

8. 「산업재해보상보험법」 제118조에 따라 근로복지공단이 보험급여를 받는 근로자를 진료한 산재보험 의료기관(의사를 포함한다)에 대하여 그 근로자의 진료에 관한 보고 또는 서류 등 제출을 요구하거나 조사하는 경우
9. 「자동차손해배상 보장법」 제12조제2항 및 제14조에 따라 의료기관으로부터 자동차보험진료수가를 청구받은 보험회사등이 그 의료기관에 대하여 관계 진료기록의 열람을 청구한 경우
10. 「병역법」 제11조의2에 따라 지방병무청장이 병역판정검사와 관련하여 질병 또는 심신장애의 확인을 위하여 필요하다고 인정하여 의료기관의 장에게 병역판정검사대상자의 진료기록・치료 관련 기록의 제출을 요구한 경우
10. 「병역법」 제11조의2 및 제77조의4제6항에 따라 병무청장 또는 지방병무청장이 병역판정검사, 병적 관리와 관련하여 질병 또는 심신장애의 확인을 위하여 필요하다고 인정하여 의료기관의 장에게 병역판정검사대상자 또는 같은 법 제77조의4제1항 및 제5항에 따른 병적 관리 대상자의 진료기록・치료 관련 기록의 제출을 요구한 경우 [시행일: 2025.9.19.]
11. 「학교안전사고 예방 및 보상에 관한 법률」 제42조에 따라 공제회가 공제급여의 지급 여부를 결정하기 위하여 필요하다고 인정하여 「국민건강보험법」 제42조에 따른 요양기관에 대하여 관계 진료기록의 열람 또는 필요한 자료의 제출을 요청하는 경우
12. 「고엽제후유의증 등 환자지원 및 단체설립에 관한 법률」 제7조제3항에 따라 의료기관의 장이 진료기록 및 임상소견서를 보훈병원장에게 보내는 경우
13. 「의료사고 피해구제 및 의료분쟁 조정 등에 관한 법률」 제28조제1항 또는 제3항에 따른 경우
14. 「국민연금법」 제123조에 따라 국민연금공단이 부양가족연금, 장애연금 및 유족연금 급여의 지급심사와 관련하여 가입자 또는 가입자였던 사람을 진료한 의료기관에 해당 진료에 관한 사항의 열람 또는 사본 교부를 요청하는 경우
14의2. 다음 각 목의 어느 하나에 따라 공무원 또는 공무원이었던 사람을 진료한 의료기관에 해당 진료에 관한 사항의 열람 또는 사본 교부를 요청하는 경우
  가. 「공무원연금법」 제92조에 따라 인사혁신처장이 퇴직유족급여 및 비공무상장해급여와 관련하여 요청하는 경우
  나. 「공무원연금법」 제93조에 따라 공무원연금공단이 퇴직유족급여 및 비공무상장해급여와 관련하여 요청하는 경우
  다. 「공무원 재해보상법」 제57조 및 제58조에 따라 인사혁신처장(같은 법 제61조에 따라 업무를 위탁받은 자를 포함한다)이 요양급여, 재활급여, 장해급여, 간병급여 및 재해유족급여와 관련하여 요청하는 경우
14의3. 「사립학교교직원 연금법」 제19조제4항제4호의2에 따라 사립학교교직원연금공단이 요양급여, 장해급여 및 재해유족급여의 지급심사와 관련하여 교직원 또는 교직원이었던 자를 진료한 의료기관에 해당 진료에 관한 사항의 열람 또는 사본 교부를 요청하는 경우
14의4. 다음 각 목의 어느 하나에 따라 군인 또는 군인이었던 사람을 진료한 의료기관에 해당 진료에 관한 사항의 열람 또는 사본 교부를 요청하는 경우
  가. 「군인연금법」 제54조제2항에 따라 국방부장관이 퇴직유족급여와 관련하여 요청하는 경우
  나. 「군인 재해보상법」 제52조제2항에 따라 국방부장관(같은 법 제54조에 따라 권한을 위임받거나 업무를 위탁받은 자를 포함한다)이 공무상요양비, 장해급여 및 재해유족급여와 관련하여 요청하는 경우
15. 「장애인복지법」 제32조제7항에 따라 대통령령으로 정하는 공공기관의 장이 장애 정도에 관한 심사와 관련하여 장애인 등록을 신청한 사람 및 장애인으로 등록한 사람을 진료한 의료기관에 해당 진료에 관한 사항의 열람 또는 사본 교부를 요청하는 경우
16. 「감염병의 예방 및 관리에 관한 법률」 제18조의4 및 제29조에 따라 질병관리청장, 시・도지사 또는 시장・군수・구청장이 감염병의 역학조사 및 예방접종에 관한 역학조사를 위하여 필요하다고 인정하여 의료기관의 장에게 감염병환자등의 진료기록 및 예방접종을 받은 사람의 예방접종 후 이상반응에 관한 진료기록의 제출을 요청하는 경우
17. 「국가유공자 등 예우 및 지원에 관한 법률」 제74조의8제1항제7호에 따라 보훈심사위원회가 보훈심사와 관련하여 보훈심사대상자를 진료한 의료기관에 해당 진료에 관한 사항의 열람 또는 사본 교부를 요청하는 경우
18. 「한국보훈복지의료공단법」 제24조의2에 따라 한국보훈복지의료공단이 같은 법 제6조제1호에 따른 국가유공자등에 대한 진료기록등의 제공을 요청하는 경우

19. 「군인사법」 제54조의6에 따라 중앙전공사상심사위원회 또는 보통전공사상심사위원회가 전공사상 심사와 관련하여 전사자등을 진료한 의료기관에 대하여 해당 진료에 관한 사항의 열람 또는 사본 교부를 요청하는 경우

④ **진료기록을 보관하고 있는 의료기관이나 진료기록이 이관된 보건소에 근무하는 의사·치과의사 또는 한의사는 자신이 직접 진료하지 아니한 환자의 과거 진료 내용의 확인 요청을 받은 경우에는 진료기록을 근거로 하여 사실을 확인하여 줄 수 있다.**

⑤ 제1항, 제3항 또는 제4항의 경우 의료인, 의료기관의 장 및 의료기관 종사자는 「전자서명법」에 따른 전자서명이 기재된 전자문서를 제공하는 방법으로 환자 또는 환자가 아닌 다른 사람에게 기록의 내용을 확인하게 할 수 있다.

벌칙 ※ ① 후단=90조(500만원 이하의 벌금), ②=88조(3년 이하의 징역이나 3천만원 이하 벌금), 친고죄(공소는 고소가 있어야 함)

영 제10조의3(본인진료기록열람지원시스템의 구축·운영 등)

① 보건복지부장관은 법 제21조제1항에 따라 환자가 본인에 관한 기록의 전부 또는 일부에 대하여 열람 또는 그 사본의 발급 등 내용의 확인을 전자적 방법으로 요청하거나 제공받을 수 있는 시스템(이하 "본인진료기록열람지원시스템"이라 한다)을 구축·운영할 수 있다.

② 보건복지부장관은 기록의 열람 등을 위하여 필요한 경우 본인진료기록열람지원시스템을 다음 각 호의 시스템과 전자적으로 연계하여 활용할 수 있다.

1. 법 제21조의2제3항에 따른 진료기록전송지원시스템
2. 법 제40조의3제1항에 따른 진료기록보관시스템
3. 그 밖에 환자의 진료기록 열람 지원 등에 필요한 시스템으로서 보건복지부장관이 정하여 고시하는 시스템

③ 보건복지부장관은 본인진료기록열람지원시스템의 기록을 안전하게 보호하기 위하여 물리적·기술적 대책을 포함한 보호대책을 수립해야 한다.

④ 제1항부터 제3항까지에서 규정한 사항 외에 본인진료기록열람지원시스템의 구축·운영에 필요한 사항은 보건복지부장관이 정하여 고시한다.

규칙 제13조의3(기록 열람 등의 요건)

① 법 제21조제3항제1호에 따라 환자의 배우자, 직계 존속·비속, 형제·자매(환자의 배우자 및 직계 존속·비속, 배우자의 직계존속이 모두 없는 경우에 한정한다. 이하 같다) 또는 배우자의 직계 존속(이하 이 조에서 "친족"이라 한다)이 환자에 관한 기록의 열람이나 그 사본의 발급을 요청할 경우에는 다음 각 호의 서류(전자문서를 포함한다. 이하 이 조에서 같다)를 갖추어 의료인, 의료기관의 장 및 의료기관 종사자에게 제출해야 한다.

1. **기록 열람이나 사본 발급을 요청하는 자의 신분증 사본**
2. **가족관계증명서, 주민등록표 등본 등 친족관계임을 확인할 수 있는 서류.** 다만, 환자의 형제·자매가 요청하는 경우에는 환자의 배우자 및 직계존속·비속, 배우자의 직계 존속이 모두 없음을 증명하는 자료를 함께 제출하여야 한다.
3. **환자가 자필서명한 별지 제9호의2서식의 동의서. 다만, 환자가 만 14세 미만의 미성년자인 경우에는 제외한다.**
4. 삭제 〈2021.6.30.〉

② 법 제21조제3항제2호에 따라 환자가 지정하는 대리인이 환자에 관한 기록의 열람이나 그 사본의 발급을 요청할 경우에는 다음 각 호의 서류를 갖추어 의료인, 의료기관의 장 및 의료기관 종사자에게 제출하여야 한다.

1. 기록열람이나 사본발급을 요청하는 자의 신분증 사본
2. 환자가 자필 서명한 별지 제9호의2서식의 동의서 및 별지 제9호의3서식의 위임장. 이 경우 환자가 만 14세 미만의 미성년자인 경우에는 환자의 법정대리인이 작성하여야 하며, 가족관계증명서 등 법정대리인임을 확인할 수 있는 서류를 첨부하여야 한다.
3. 환자의 신분증 사본. 다만, 「주민등록법」 제24조제1항에 따른 주민등록증이 발급되지 않은 만 17세 미만의 환자는 제외한다.

③ 법 제21조제3항제3호에 따라 환자의 동의를 받을 수 없는 상황에서 환자의 친족이 환자에 관한 기록의 열람이나 그 사본 발급을 요청할 경우에는 별표 2의2에서 정하는 바에 따라 서류를 갖추어 의료인, 의료기관의 장 및 의료기관 종사자에게 제출하여야 한다.

④ 의료인, 의료기관의 장 및 의료기관 종사자는 환자가 본인에 관한 기록의 열람이나 그 사본의 발급을 요청하는 경우 요청인이 환자 본인임을 확인해야 한다.

⑤ 제1항 및 제3항에 따라 친족이 환자에 관한 기록의 열람이나 그 사본의 발급을 요청하는 경우 그 요청자는 신분증 사본의 제출을 갈음하여 다음 각 호의 어느 하나에 해당하는 방법으로 본인확인 절차를 거칠 수 있다.

1. 휴대전화를 통한 본인인증 등 「정보통신망 이용촉진 및 정보보호 등에 관한 법률」 제23조의3에 따른 본인확인기관에서 제공하는 본인확인의 방법
2. 「전자서명법」 제2조제3호에 따른 공인전자서명 또는 같은 법 제2조제8호에 따른 공인인증서를 통한 본인확인의 방법
3. 「정보통신망 이용촉진 및 정보보호 등에 관한 법률 시행령」 제9조의2제1항제1호에 따른 바이오정보를 통한 본인확인의 방법

영 제10조의4(환자에 관한 기록 열람 등)

법 제21조제3항제15호에서 "대통령령으로 정하는 공공기관"이란 「국민연금법」 제24조에 따른 국민연금공단을 말한다.

제21조의2(진료기록의 송부 등)

① 의료인 또는 의료기관의 장은 다른 의료인 또는 의료기관의 장으로부터 제22조 또는 제23조에 따른 진료기록의 내용 확인이나 진료기록의 사본 및 환자의 진료경과에 대한 소견 등을 송부 또는 전송할 것을 요청받은 경우 해당 환자나 환자 보호자의 동의를 받아 그 요청에 응하여야 한다. 다만, 해당 환자의 의식이 없거나 응급환자인 경우 또는 환자의 보호자가 없어 동의를 받을 수 없는 경우에는 환자나 환자 보호자의 동의 없이 송부 또는 전송할 수 있다.

② 의료인 또는 의료기관의 장이 응급환자를 다른 의료기관에 이송하는 경우에는 지체 없이 내원 당시 작성된 진료기록의 사본 등을 이송하여야 한다.

③ 보건복지부장관은 제1항 및 제2항에 따른 진료기록의 사본 및 진료경과에 대한 소견 등의 전송 업무를 지원하기 위하여 전자정보시스템(이하 "진료기록전송지원시스템"이라 한다)을 구축·운영할 수 있다. 〈개정 2024.12.20.〉

④ 보건복지부장관은 진료기록전송지원시스템의 구축·운영을 대통령령으로 정하는 바에 따라 관계 전문기관에 위탁할 수 있다. 이 경우 보건복지부장관은 그 소요 비용의 전부 또는 일부를 지원할 수 있다.

⑤ 제4항에 따라 업무를 위탁받은 전문기관은 다음 각 호의 사항을 준수하여야 한다.

1. 진료기록전송지원시스템이 보유한 정보의 누출, 변조, 훼손 등을 방지하기 위하여 접근 권한자의 지정, 방화벽의 설치, 암호화 소프트웨어의 활용, 접속기록 보관 등 대통령령으로 정하는 바에 따라 안전성 확보에 필요한 기술적·관리적 조치를 할 것
2. 진료기록전송지원시스템 운영 업무를 다른 기관에 재위탁하지 아니할 것
3. 진료기록전송지원시스템이 보유한 정보를 제3자에게 임의로 제공하거나 유출하지 아니할 것

⑥ 보건복지부장관은 의료인 또는 의료기관의 장에게 보건복지부령으로 정하는 바에 따라 제1항 본문에 따른 환자나 환자 보호자의 동의에 관한 자료 등 진료기록전송지원시스템의 구축·운영에 필요한 자료의 제출을 요구하고 제출받은 목적의 범위에서 보유·이용할 수 있다. 이 경우 자료 제출을 요구받은 자는 정당한 사유가 없으면 이에 따라야 한다.

⑦ 그 밖에 진료기록전송지원시스템의 구축·운영 등에 필요한 사항은 보건복지부령으로 정한다.

⑧ 누구든지 정당한 사유 없이 진료기록전송지원시스템에 저장된 정보를 누출·변조 또는 훼손하여서는 아니 된다.

⑨ 진료기록전송지원시스템의 구축·운영에 관하여 이 법에서 규정된 것을 제외하고는 「개인정보 보호법」에 따른다.

벌칙 ※ ⑤, ⑧=87조의2(5년 이하의 징역이나 5천만원 이하의 벌금), ①, ②=90조(500만원 이하의 벌금)

과태료 ※ ⑥ 후단(자료 제출하지 아니하거나 거짓자료 제출한 자)=92조(200만원 이하의 과태료)

규칙 제13조의4(진료기록전송지원시스템의 구축·운영)

① 보건복지부장관은 법 제21조의2제3항에 따른 진료기록전송지원시스템(이하 "진료기록전송지원시스템"이라 한다)의 효율적 운영을 위하여 필요하다고 인정하는 경우에는 다음 각 호의 조치를 할 수 있다.

1. 진료기록전송지원시스템과 연결되어 있는 다른 정보시스템과의 호환성 및 보안성에 대한 점검·관리
2. 진료기록전송지원시스템의 평가 및 개선에 관한 기준의 수립·시행
3. 진료기록전송지원시스템에 관한 이용매뉴얼의 작성·배포
4. 그 밖에 제1호부터 제3호까지의 조치에 준하는 것으로서 진료기록전송지원시스템의 효율적 운영에 특히 필요하다고 보건복지부장관이 인정하는 조치

② 보건복지부장관은 법 제21조의2제6항 전단에 따라 의료인 또는 의료기관의 장에게 자료제출을 요구하는 경우에는 제출자료의 범위, 이용목적, 이용범위 및 제출방법 등이 포함된 서면(전자문서를 포함한다)으로 하여야 한다.

영 제10조의5(진료기록전송지원시스템 구축·운영 업무의 위탁)

① 보건복지부장관은 법 제21조의2제4항 전단에 따라 같은 조 제3항에 따른 진료기록전송지원시스템(이하 "진료기록전송지원시스템"이라 한다)의 구축·운영에 관한 업무를 다음 각 호의 전문기관에 위탁할 수 있다.

1. 「공공기관의 운영에 관한 법률」 제4조에 따른 공공기관 중 그 설립목적이 보건의료 또는 사회보장과 관련되는 공공기관
2. 위탁 업무 수행에 필요한 조직·인력 및 전문성 등을 고려하여 보건복지부장관이 정하여 고시하는 전문기관

② 보건복지부장관은 법 제21조의2제4항 전단에 따라 진료기록전송지원시스템의 구축·운영업무를 위탁하려는 경우에는 그 위탁 기준·절차 및 방법 등에 관한 사항을 미리 공고하여야 한다.

③ 보건복지부장관은 법 제21조의2제4항 전단에 따라 진료기록전송지원시스템의 구축·운영 업무를 위탁한 경우에는 그 위탁 내용 및 수탁자 등에 관한 사항을 관보에 고시하고, 보건복지부의 인터넷 홈페이지에 게재하여야 한다.

④ 법 제21조의2제4항 전단에 따라 진료기록전송지원시스템

의 구축 · 운영 업무를 위탁받은 전문기관은 사업운영계획, 사업집행현황, 자금운용계획 및 자금집행내역 등에 관한 사항을 보건복지부장관에게 보고하여야 한다.

⑤ 제2항부터 제4항까지의 규정에 따른 위탁 기준 등의 공고, 위탁 내용 등의 고시 또는 위탁 업무의 보고 등에 필요한 세부 사항은 보건복지부장관이 정하여 고시한다.

영 제10조의6(진료기록전송지원시스템 보유 정보의 안전성 확보 조치)

① 법 제21조의2제4항 전단에 따라 진료기록전송지원시스템의 구축 · 운영 업무를 위탁받은 전문기관은 법 제21조의2제5항제1호에 따라 진료기록전송지원시스템이 보유한 정보의 안전성 확보를 위하여 다음 각 호의 조치를 하여야 한다.

1. 진료기록전송지원시스템이 보유한 정보의 안전성 확보를 위한 관리계획의 수립 · 시행
2. 진료기록전송지원시스템이 보유한 정보에 대한 접근 통제 및 접근 권한의 제한
3. 진료기록전송지원시스템에의 불법 접근을 차단하기 위한 방화벽 · 침입차단시스템 및 침입탐지시스템의 설치 · 운영
4. 진료기록전송지원시스템이 보유한 정보를 안전하게 저장 · 전송할 수 있는 암호화 기술 등의 개발 · 관리
5. 진료기록전송지원시스템이 보유한 정보에 대한 보안프로그램의 설치 · 갱신
6. 진료기록전송지원시스템에 대한 접속기록의 보관 · 관리
7. 진료기록전송지원시스템이 보유한 정보에 대한 위 · 변조 방지 프로그램 등의 설치 · 갱신
8. 진료기록전송지원시스템과 연결되어 운영되는 다른 정보시스템에 대한 보안체제의 마련 · 실시
9. 그 밖에 제1호부터 제8호까지의 규정에 준하는 조치로서 진료기록전송지원시스템의 보유 정보에 대한 안전성 확보를 위하여 보건복지부장관이 특히 필요하다고 인정하는 조치

② 제1항에 따른 진료기록전송지원시스템 보유 정보의 안전성 확보 조치에 필요한 세부 사항은 보건복지부장관이 정하여 고시한다.

제21조의3(진료기록의 전송등 요청)

① 환자는 다른 의료기관으로 전원하는 경우 의료인, 의료기관의 장 및 의료기관 종사자에게 본인에 관한 기록의 전부 또는 일부를 전원하는 의료기관에 전송 또는 송부(이하 이 조에서 "전송등"이라 한다)하여 줄 것을 요청할 수 있다. 이 경우 의료인, 의료기관의 장 및 의료기관 종사자는 정당한 사유가 없으면 이를 거부하여서는 아니 된다.

② 환자는 전송등의 요청을 대리인에게 하게 할 수 있다.

③ 전송등은 진료기록전송지원시스템 또는 그 밖에 대통령령으로 정하는 방법으로 할 수 있다.

④ 그 밖에 전송등 요청의 방법 · 절차, 전송등의 절차 및 기한, 대리인의 요건 등 진료기록의 전송등에 필요한 사항은 보건복지부령으로 정한다.

[본조신설 2024.12.20.]

벌칙 ※ ①의 후단=90조(500만원 이하의 벌금)

영 제10조의7(진료기록의 전송 또는 송부 방법)

법 제21조의3제3항에서 "대통령령으로 정하는 방법"이란 전자우편, 팩스 또는 「정보통신망 이용촉진 및 정보보호 등에 관한 법률」 제2조제1항제1호에 따른 정보통신망을 말한다.

[본조신설 2025.6.2.]

규칙 제13조의5(진료기록의 전송등 요청의 방법 등)

① 법 제21조의3제2항에 따라 환자에 관한 진료기록의 전송 또는 송부(이하 이 조에서 "전송등"이라 한다)를 요청할 수 있는 대리인은 다음 각 호의 자로 한다.

1. 환자의 배우자, 직계존속, 직계비속, 형제자매(환자의 배우자, 직계존속, 직계비속 및 배우자의 직계존속이 모두 없는 경우로 한정한다) 또는 배우자의 직계존속
2. 환자가 지정하는 자

② 환자 본인이나 대리인이 진료기록의 전송등을 요청하는 경우에 그 요청의 방법 및 절차에 관하여는 제13조의3을 준용한다. 이 경우 "기록의 열람이나 그 사본의 발급"은 "진료기록의 전송등"으로 본다.

③ 의료인, 의료기관의 장 및 의료기관 종사자는 특별한 사정이 없는 경우에는 환자 또는 대리인이 전송등을 요청한 날부터 5일 이내에 환자가 전원하는 의료기관에 진료기록의 전송등을 해야 한다.

④ 제1항부터 제3항까지에서 규정한 사항 외에 진료기록의 전송등에 필요한 세부 사항은 보건복지부장관이 정한다.

[본조신설 2025.6.20.]

제2절 권리와 의무

제22조(진료기록부 등)

① 의료인은 각각 진료기록부, 조산기록부, 간호기록부, 그 밖의 진료에 관한 기록(이하 "진료기록부등"이라 한다)을 갖추어 두고 환자의 주된 증상, 진단 및 치료 내용 등 보건복지부령으로 정하는 의료행위에 관한 사항과 의견을 상세히 기록하고 서명하여야 한다.

② 의료인이나 의료기관 개설자는 진료기록부등[제23조제1항에 따른 전자의무기록을 포함하며, 추가기재·수정된 경우 추가기재·수정된 진료기록부등 및 추가기재·수정 전의 원본을 모두 포함한다. 이하 같다]을 보건복지부령으로 정하는 바에 따라 보존하여야 한다.

③ 의료인은 진료기록부등을 거짓으로 작성하거나 고의로 사실과 다르게 추가기재·수정하여서는 아니 된다.

④ 보건복지부장관은 의료인이 진료기록부등에 기록하는 질병명, 검사명, 약제명 등 의학용어와 진료기록부등의 서식 및 세부내용에 관한 표준을 마련하여 고시하고 의료인 또는 의료기관 개설자에게 그 준수를 권고할 수 있다.

벌칙 ※ ①, ②=90조(500만원 이하의 벌금), ①(진료기록부 등을 거짓으로 작성 혹은 고의로 사실과 다르게 기재, 수정)=66조(자격 정지), ③=88조(3년 이하의 징역이나 3천만원 이하의 벌금)

규칙 제14조(진료기록부 등의 기재 사항)

① 법 제22조제1항에 따라 진료기록부, 조산기록부 및 간호기록부에 기록해야 할 의료행위에 관한 사항과 의견은 다음 각 호와 같다. 〈개정 2024.7.18.〉

1. 진료기록부
   가. 진료를 받은 사람의 주소·성명·연락처·주민등록번호 등 인적사항. 다만, 진료를 받은 사람이 가명 또는 전산관리번호를 부여받은 경우에는 성명 대신 가명을 기록하거나 주민등록번호 대신 전산관리번호를 기록할 수 있고, 주소 및 연락처를 기록하지 않을 수 있다.
   나. 주된 증상. 이 경우 의사가 필요하다고 인정하면 주된 증상과 관련한 병력·가족력을 추가로 기록할 수 있다.
   다. 진단결과 또는 진단명
   라. 진료경과(외래환자는 재진환자로서 증상·상태, 치료내용이 변동되어 의사가 그 변동을 기록할 필요가 있다고 인정하는 환자만 해당한다)
   마. 치료 내용(주사·투약·처치 등)
   바. 진료 일시
2. 조산기록부
   가. 조산을 받은 자의 주소·성명·연락처·주민등록번호 등 인적사항. 다만, 조산을 받은 사람이 가명 또는 전산관리번호를 부여받은 경우에는 성명 대신 가명을 기록하거나 주민등록번호 대신 전산관리번호를 기록할 수 있고, 주소 및 연락처를 기록하지 않을 수 있다.
   나. 생·사산별 분만 횟수
   다. 임신 후의 경과와 그에 대한 소견
   라. 임신 중 의사에 의한 건강진단의 유무(결핵·성병에 관한 검사를 포함한다)
   마. 분만 장소 및 분만 연월일시분
   바. 분만의 경과 및 그 처치
   사. 산아 수와 그 성별 및 생·사의 구별
   아. 산아와 태아부속물에 대한 소견
   자. 삭제 〈2013.10.4.〉
   차. 산후의 의사의 건강진단 유무
3. 간호기록부
   가. 간호를 받는 사람의 성명. 다만, 간호를 받는 사람이 가명을 부여받은 경우에는 성명 대신 가명을 기록할 수 있다.
   나. 체온·맥박·호흡·혈압에 관한 사항
   다. 투약에 관한 사항
   라. 섭취 및 배설물에 관한 사항
   마. 처치와 간호에 관한 사항
   바. 간호 일시

② 의료인은 진료기록부, 조산기록부, 간호기록부 및 그 밖의 진료에 관한 기록(법 제23조제1항에 따른 전자의무기록을 포함한다. 이하 "진료기록부등"이라 한다)을 한글로 기록하도록 노력해야 한다.

③ 삭제 〈2019.10.24.〉

규칙 제15조(진료기록부 등의 보존)

① 의료인이나 의료기관 개설자는 법 제22조제2항에 따른 진료기록부등을 다음 각 호에 정하는 기간 동안 보존하여야 한다. 다만, 계속적인 진료를 위하여 필요한 경우에는 1회에 한정하여 다음 각 호에 정하는 기간의 범위에서 그 기간을 연장하여 보존할 수 있다.

1. 환자 명부: 5년
2. 진료기록부: 10년
3. 처방전: 2년
4. 수술기록: 10년
5. 검사내용 및 검사소견기록: 5년
6. 방사선 사진(영상물을 포함한다) 및 그 소견서: 5년
7. 간호기록부: 5년

8. 조산기록부: 5년
9. 진단서 등의 부본(진단서 · 사망진단서 및 시체검안서 등을 따로 구분하여 보존할 것): 3년

② 제1항의 진료에 관한 기록은 마이크로필름이나 광디스크 등(이하 이 조에서 "필름"이라 한다)에 원본대로 수록하여 보존할 수 있다.

③ 제2항에 따른 방법으로 진료에 관한 기록을 보존하는 경우에는 필름촬영책임자가 필름의 표지에 촬영 일시와 본인의 성명을 적고, 서명 또는 날인하여야 한다.

제23조(전자의무기록)

① 의료인이나 의료기관 개설자는 제22조의 규정에도 불구하고 진료기록부등을 「전자서명법」에 따른 전자서명이 기재된 전자문서(이하 "전자의무기록"이라 한다)로 작성 · 보관할 수 있다.

② 의료인이나 의료기관 개설자는 보건복지부령으로 정하는 바에 따라 전자의무기록을 안전하게 관리 · 보존하는 데에 필요한 시설과 장비를 갖추어야 한다.

③ 누구든지 정당한 사유 없이 전자의무기록에 저장된 개인정보를 탐지하거나 누출 · 변조 또는 훼손하여서는 아니 된다.

④ 의료인이나 의료기관 개설자는 전자의무기록에 추가기재 · 수정을 한 경우 보건복지부령으로 정하는 바에 따라 접속기록을 별도로 보관하여야 한다.

벌칙 ※ ③=87조의2(5년 이하의 징역이나 5천만원 이하의 벌금), ④=90조(500만원 이하의 벌금)

규칙 제16조(전자의무기록의 관리 · 보존에 필요한 시설과 장비 등)

① 의료인이나 의료기관의 개설자는 법 제23조제2항에 따라 전자의무기록을 안전하게 관리 · 보존하기 위하여 다음 각 호의 시설과 장비를 갖추어야 한다.
1. 전자의무기록의 생성 · 저장과 전자서명을 검증할 수 있는 장비
2. 전자서명이 있은 후 전자의무기록의 변경 여부 확인 등 전자의무기록의 이력관리를 위하여 필요한 장비
3. 전자의무기록의 백업저장장비
4. 네트워크 보안에 관한 시설과 장비(제1호부터 제3호까지에 따른 장비가 유무선 인터넷과 연결된 경우에 한정한다)
5. 법 제23조의2제1항에 따른 전자의무기록시스템(이하 "전자의무기록시스템"이라 한다) 보안에 관한 시설과 장비
6. 전자의무기록 보존장소에 대한 다음 각 목의 어느 하나에 해당하는 물리적 접근 방지 시설과 장비
   가. 출입통제구역 등 통제 시설
   나. 잠금장치
7. 의료기관(법 제49조에 따라 부대사업을 하는 장소를 포함한다) 외의 장소에 제1호에 따른 전자의무기록의 저장장비 또는 제3호에 따른 백업저장장비를 설치하는 경우에는 다음 각 목의 시설과 장비
   가. 전자의무기록 시스템의 동작 여부와 상태를 실시간으로 점검할 수 있는 시설과 장비
   나. 전자의무기록 시스템에 장애가 발생한 경우 제1호 및 제2호에 따른 장비를 대체할 수 있는 예비 장비
   다. 폐쇄회로 텔레비전 등의 감시 장비
   라. 재해예방시설

② 의료인이나 의료기관 개설자는 법 제23조제4항에 따라 전자의무기록에 추가기재 · 수정을 한 경우 제1항제2호에 따른 장비에 접속 기록을 별도로 보관하여야 한다.

③ 제1항 각 호에 따라 갖추어야 하는 시설과 장비 및 제2항에 따른 접속 기록 보관에 관한 구체적인 사항은 보건복지부장관이 정하여 고시한다.

영 제42조의2(민감정보 및 고유식별정보의 처리)

보건복지부장관(제10조의5제1항, 제11조제2항, 제31조의6제1항 및 제42조제1항 · 제2항 · 제4항 · 제5항에 따라 보건복지부장관의 업무를 위탁받은 자를 포함한다), 질병관리청장, 시 · 도지사 및 시장 · 군수 · 구청장(해당 권한이 위임 · 위탁된 경우에는 그 권한을 위임 · 위탁받은 자를 포함한다), 의료인, 의료기관의 장, 의료기관 종사자, 법 제37조에 따른 의료기관 개설자 · 관리자 또는 국가시험등관리기관은 다음 각 호의 사무를 수행하기 위하여 불가피한 경우 「개인정보 보호법」 제23조에 따른 건강에 관한 정보(이하 이 조에서 "건강정보"라 한다), 같은 법 시행령 제18조제2호에 따른 범죄경력자료에 해당하는 정보(이하 이 조에서 "범죄경력정보"라 한다), 같은 영 제19조제1호 또는 제4호에 따른 주민등록번호 또는 외국인등록번호가 포함된 자료를 처리할 수 있다. 다만, 제1호, 제3호의3 및 제5호의2의 사무의 경우에는 범죄경력정보는 제외하고, 제4호의2의 사무의 경우에는 건강정보와 범죄경력정보는 제외한다. 〈개정 2025.6.20.〉

1. 법 제4조의2제7항에 따른 간호 · 간병통합서비스의 제공 · 확대 등을 위한 지원에 관한 사무
2. 법 제9조(법 제80조의3에서 준용하는 경우를 포함한다)에 따른 국가시험등의 관리에 관한 사무

2의2. 법 제10조(법 제80조의3에서 준용하는 경우를 포함한다)에 따른 국가시험등의 응시자격의 확인에 관한 사무

3. 법 제11조에 따른 면허증 발급에 관한 사무

3의2. 법 제17조 및 제18조에 따른 진단서 · 검안서 · 증명서 또는 처방전의 작성, 교부 또는 발송(전자처방전만 해당한다)에 관한 사무

3의3. 법 제21조에 따른 환자에 관한 기록의 내용 확인 및 이 영 제10조의3에 따른 본인진료기록열람지원시

스템의 구축・운영에 관한 사무
3의4. 법 제21조의2제1항에 따른 진료기록의 내용 확인이나 진료기록의 사본 및 환자의 진료경과에 대한 소견 등의 송부 또는 전송에 관한 사무
3의5. 법 제21조의2제2항에 따른 진료기록의 사본 등의 이송에 관한 사무
3의6. 법 제22조에 따른 진료기록부등의 기록에 관한 사무
3의7. 법 제23조의2제2항에 따른 전자의무기록시스템의 인증에 관한 사무
4. 삭제 〈2023.2.28.〉
4의2. 법 제33조 및 제35조에 따른 의료기관의 개설 등에 관한 사무
5. 법 제37조에 따른 진단용 방사선 발생장치의 방사선 관계 종사자에 대한 피폭관리에 관한 사무
5의2. 법 제40조의3에 따른 진료기록보관시스템의 구축・운영에 관한 사무
5의3. 삭제 〈2023.2.28.〉
6. 법 제63조부터 제66조까지의 규정에 따른 행정처분에 관한 사무
7. 법 제67조에 따른 과징금의 부과・징수에 관한 사무
8. 법 제77조에 따른 전문의의 자격 인정에 관한 사무
9. 삭제 〈2025.6.20.〉
10. 삭제 〈2025.6.20.〉
11. 삭제 〈2022.8.2.〉

제23조의2(전자의무기록의 표준화 등)

① 보건복지부장관은 전자의무기록이 효율적이고 통일적으로 관리・활용될 수 있도록 기록의 작성, 관리 및 보존에 필요한 전산정보처리시스템(이하 이 조에서 "전자의무기록시스템"이라 한다), 시설, 장비 및 기록 서식 등에 관한 표준을 정하여 고시하고 전자의무기록시스템을 제조・공급하는 자, 의료인 또는 의료기관 개설자에게 그 준수를 권고할 수 있다.
② 보건복지부장관은 전자의무기록시스템이 제1항에 따른 표준, 전자의무기록시스템 간 호환성, 정보 보안 등 대통령령으로 정하는 인증 기준에 적합한 경우에는 인증을 할 수 있다.
③ 제2항에 따라 인증을 받은 자는 대통령령으로 정하는 바에 따라 인증의 내용을 표시할 수 있다. 이 경우 인증을 받지 아니한 자는 인증의 표시 또는 이와 유사한 표시를 하여서는 아니 된다.
④ 보건복지부장관은 다음 각 호의 어느 하나에 해당하는 경우에는 제2항에 따른 인증을 취소할 수 있다. 다만, 제1호에 해당하는 경우에는 인증을 취소하여야 한다.
1. 거짓이나 그 밖의 부정한 방법으로 인증을 받은 경우
2. 제2항에 따른 인증 기준에 미달하게 된 경우
⑤ 보건복지부장관은 전자의무기록시스템의 기술 개발 및 활용을 촉진하기 위한 사업을 할 수 있다.
⑥ 제1항에 따른 표준의 대상, 제2항에 따른 인증의 방법・절차 등에 필요한 사항은 대통령령으로 정한다.

벌칙 ※ ③ 후단=89조(1년 이하의 징역이나 1천만원 이하의 벌금)

영 제10조의8(전자의무기록의 표준화)

법 제23조의2제1항에 따라 보건복지부장관이 정하여 고시하는 표준의 대상은 다음 각 호와 같다.
1. 법 제23조제1항에 따른 전자의무기록(이하 "전자의무기록"이라 한다)의 서식・용어 및 내용 등에 관한 사항
2. 법 제23조제2항에 따라 전자의무기록의 안전한 관리・보존에 필요한 시설 및 장비에 관한 사항
3. 법 제23조의2제1항에 따른 전자의무기록시스템(이하 "전자의무기록시스템"이라 한다)의 구조・형태 및 기능 등에 관한 사항
4. 그 밖에 제1호부터 제3호까지의 규정에 준하는 대상으로서 전자의무기록의 효율적・통일적 관리・활용을 위하여 보건복지부장관이 특히 필요하다고 인정하는 대상
[제10조의7에서 이동 〈2025. 6. 2.〉]

영 제10조의9(전자의무기록시스템의 인증)

① 전자의무기록시스템의 인증 기준은 다음 각 호와 같다.
1. 법 제23조의2제1항에 따라 보건복지부장관이 정하여 고시하는 표준에 적합할 것
2. 전자의무기록시스템 간 전자적 전송에 필요한 호환성이 확보될 것
3. 전자의무기록시스템에 대한 관리적・기술적・물리적 정보 보안이 확보될 것
4. 그 밖에 제1호부터 제3호까지의 규정에 준하는 기준으로서 전자의무기록시스템의 기능・구조 및 형태 등을 고려하여 보건복지부장관이 특히 필요하다고 인정하는 기준
② 법 제23조의2제2항에 따라 전자의무기록시스템의 인증을 받으려는 자는 전자의무기록시스템 인증 신청서(전자문서로 된 신청서를 포함한다)에 다음 각 호의 서류(전자문서로 된 서류를 포함한다)를 첨부하여 보건복지부장관에게 제출하여야 한다.
1. 제1항에 따른 인증 기준에 적합함을 증명하는 서류
2. 전자의무기록시스템 설계서
3. 전자의무기록시스템 설명서 및 성능진단 결과서
4. 그 밖에 제1호부터 제3호까지의 규정에 준하는 서류로서 전자의무기록시스템의 인증을 위하여 보건복지부장관이 특히 필요하다고 인정하여 고시하는 서류

③ 보건복지부장관은 제2항에 따른 인증 신청의 전문적 검토를 위하여 필요하다고 인정하는 경우에는 보건의료 또는 정보통신 관련 기관·법인·단체 또는 전문가 등에게 자료 또는 의견의 제출을 요청할 수 있다.
④ 보건복지부장관은 제2항에 따른 인증 신청에 대하여 그 인증 여부를 결정한 경우에는 신청인에게 서면으로 그 결과를 알려야 한다.
⑤ 보건복지부장관은 법 제23조의2제2항에 따라 전자의무기록시스템의 인증을 한 경우에는 신청인에게 인증서를 발급하고, 그 인증 내용을 보건복지부의 인터넷 홈페이지 등에 게재하여야 한다.
⑥ 제1항부터 제5항까지에서 규정한 사항 외에 전자의무기록시스템의 인증 기준, 인증 절차, 인증 방법 및 변경 인증 등에 필요한 세부 사항은 보건복지부장관이 정하여 고시한다.
[제10조의8에서 이동 〈2025.6.2.〉]

영 제10조의10(전자의무기록시스템의 인증 표시)
① 법 제23조의2제2항에 따라 전자의무기록시스템의 인증을 받은 자는 같은 조 제3항 전단에 따라 인증의 내용을 표시하려는 경우에는 그 표시 내용, 표시 크기, 표시 색상 및 표시 도안 등에 관하여 보건복지부장관이 정하여 고시하는 기준에 따라 표시하여야 한다.
② 보건복지부장관은 법 제23조의2제3항 전단에 따른 인증 내용의 표시 사항에 대하여 그 보완이나 개선이 필요하다고 인정하는 경우에는 전자의무기록시스템의 인증을 받은 자에 대하여 그 보완이나 개선에 필요한 사항을 권고할 수 있다.
[제10조의9에서 이동 〈2025.6.2.〉]

제23조의3(진료정보 침해사고의 통지)

① 의료인 또는 의료기관 개설자는 전자의무기록에 대한 전자적 침해행위로 진료정보가 유출되거나 의료기관의 업무가 교란·마비되는 등 대통령령으로 정하는 사고(이하 "진료정보 침해사고"라 한다)가 발생한 때에는 보건복지부장관에게 즉시 그 사실을 통지하여야 한다.
② 보건복지부장관은 제1항에 따라 진료정보 침해사고의 통지를 받거나 진료정보 침해사고가 발생한 사실을 알게 되면 이를 관계 행정기관에 통보하여야 한다.

과태료 ※ ①=92조(300만원 이하의 과태료)

영 제10조의11(진료정보 침해사고의 유형)
① 법 제23조의3제1항에서 "진료정보가 유출되거나 의료기관의 업무가 교란·마비되는 등 대통령령으로 정하는 사고"란 다음 각 호의 어느 하나에 해당하는 사고를 말한다.
1. 진료정보의 도난·유출
2. 진료정보의 파기·손상·은닉·멸실
3. 전자의무기록시스템의 교란·마비
[제10조의10에서 이동 〈2025.6.2.〉]

규칙 제16조의2(진료정보 침해사고의 통지 방법)
① 의료인 또는 의료기관 개설자는 법 제23조의3제1항에 따른 진료정보 침해사고(이하 "진료정보 침해사고"라 한다)가 발생한 경우 다음 각 호의 사항을 서면, 전화, 팩스, 전자우편 또는 이와 유사한 방법으로 보건복지부장관에게 통지해야 한다.
1. 의료기관의 명칭
2. 진료정보 침해사고의 발생일시
3. 진료정보의 유출 범위 등 피해내역
4. 진료정보 침해사고의 대응을 위한 기술지원 요청사항

제23조의4(진료정보 침해사고의 예방 및 대응 등)

① 보건복지부장관은 진료정보 침해사고의 예방 및 대응을 위하여 다음 각 호의 업무를 수행한다.
1. 진료정보 침해사고에 관한 정보의 수집·전파
2. 진료정보 침해사고의 예보·경보
3. 진료정보 침해사고에 대한 긴급조치
4. 전자의무기록에 대한 전자적 침해행위의 탐지·분석
5. 그 밖에 진료정보 침해사고 예방 및 대응을 위하여 대통령령으로 정하는 사항
② 보건복지부장관은 제1항에 따른 업무의 전부 또는 일부를 전문기관에 위탁할 수 있다.
③ 제1항에 따른 업무를 수행하는 데 필요한 절차 및 방법, 제2항에 따른 업무의 위탁 절차 등에 필요한 사항은 보건복지부령으로 정한다.

영 제10조의12(진료정보 침해사고의 예방 및 대응을 위한 조치)
법 제23조의4제1항제5호에서 "대통령령으로 정하는 사항"이란 다음 각 호의 사항을 말한다.
1. 의료기관의 전자의무기록시스템에 대한 취약점 점검
2. 의료인 또는 의료기관 개설자에 대한 교육 및 훈련
3. 그 밖에 전자의무기록의 안전성 및 신뢰성을 확보하기

위해 필요한 사항으로서 보건복지부장관이 정하여 고시하는 사항

[제10조의11에서 이동 〈2025.6.2.〉]

규칙 제16조의3(진료정보 침해사고에 대한 긴급조치)

① 보건복지부장관은 의료인, 의료기관 개설자 또는 관계 행정기관 등을 통해 진료정보 침해사고가 발생한 사실을 알게 된 경우 그 피해의 확산을 방지하기 위하여 법 제23조의4제1항제3호에 따라 다음 각 호의 조치를 할 수 있다.

1. 의료기관의 전자의무기록시스템에 대한 접속경로의 차단 요청
2. 진료정보 침해사고의 원인·경위 등에 관한 조사. 이 경우 현장조사에 관한 사항은 해당 의료기관의 장과 미리 협의해야 한다.

② 의료인 또는 의료기관의 개설자는 특별한 사유가 없으면 제1항에 따른 조치에 협조해야 한다.

규칙 제16조의4(진료정보 침해사고의 예방 및 대응을 위한 업무의 위탁)

보건복지부장관은 법 제23조의4제2항에 따라 같은 조 제1항 각 호에 따른 진료정보 침해사고의 예방 및 대응을 위한 업무를 「사회보장급여의 이용 · 제공 및 수급권자 발굴에 관한 법률」 제29조에 따른 한국사회보장정보원에 위탁한다.

제23조의5(부당한 경제적 이익등의 취득 금지)

① 의료인, 의료기관 개설자(법인의 대표자, 이사, 그 밖에 이에 종사하는 자를 포함한다. 이하 이 조에서 같다) 및 의료기관 종사자는 「약사법」 제47조제2항에 따른 의약품공급자로부터 의약품 채택 · 처방유도 · 거래유지 등 판매촉진을 목적으로 제공되는 금전, 물품, 편익, 노무, 향응, 그 밖의 경제적 이익(이하 "경제적 이익등"이라 한다)을 받거나 의료기관으로 하여금 받게 하여서는 아니 된다. 다만, 견본품 제공, 학술대회 지원, 임상시험 지원, 제품설명회, 대금결제조건에 따른 비용할인, 시판 후 조사 등의 행위(이하 "견본품 제공등의 행위"라 한다)로서 보건복지부령으로 정하는 범위 안의 경제적 이익등인 경우에는 그러하지 아니하다.

② 의료인, 의료기관 개설자 및 의료기관 종사자는 「의료기기법」 제6조에 따른 제조업자, 같은 법 제15조에 따른 의료기기 수입업자, 같은 법 제17조에 따른 의료기기 판매업자 또는 임대업자로부터 의료기기 채택 · 사용유도 · 거래유지 등 판매촉진을 목적으로 제공되는 경제적 이익등을 받거나 의료기관으로 하여금 받게 하여서는 아니 된다. 다만, 견본품 제공등의 행위로서 보건복지부령으로 정하는 범위 안의 경제적 이익등인 경우에는 그러하지 아니하다.

③ 의료인, 의료기관 개설자(의료기관을 개설하려는 자를 포함한다) 및 의료기관 종사자는 「약사법」 제24조의2에 따른 약국개설자로부터 처방전의 알선 · 수수 · 제공 또는 환자 유인의 목적으로 경제적 이익등을 요구 · 취득하거나 의료기관으로 하여금 받게 하여서는 아니 된다.

벌칙 ※ 경제적 이득 등=66조(자격정지), 88조(3년 이하의 징역이나 3천만원 이하의 벌금)

규칙 제16조의5(경제적 이익 등의 범위)

법 제23조의5제1항 단서 및 제2항 단서에서 "보건복지부령으로 정하는 범위 안의 경제적 이익등"이란 별표 2의3과 같다.

제24조(요양방법 지도)

의료인은 환자나 환자의 보호자에게 요양방법이나 그 밖에 건강관리에 필요한 사항을 지도하여야 한다.

제24조의2(의료행위에 관한 설명)

① 의사 · 치과의사 또는 한의사는 사람의 생명 또는 신체에 중대한 위해를 발생하게 할 우려가 있는 수술, 수혈, 전신마취(이하 이 조에서 "수술등"이라 한다)를 하는 경우 제2항에 따른 사항을 환자(환자가 의사결정능력이 없는 경우 환자의 법정대리인을 말한다. 이하 이 조에서 같다)에게 설명하고 서면(전자문서를 포함한다. 이하 이 조에서 같다)으로 그 동의를 받아야 한다. 다만, 설명 및 동의 절차로 인하여 수술등이 지체되면 환자의 생명이 위험하여지거나 심신상의 중대한 장애를 가져오는 경우에는 그러하지 아니하다.

② 제1항에 따라 환자에게 설명하고 동의를 받아야 하는 사항은 다음 각 호와 같다.

1. 환자에게 발생하거나 발생 가능한 증상의 진단명
2. 수술등의 필요성, 방법 및 내용

3. 환자에게 설명을 하는 의사, 치과의사 또는 한의사 및 수술등에 참여하는 주된 의사, 치과의사 또는 한의사의 성명
4. 수술등에 따라 전형적으로 발생이 예상되는 후유증 또는 부작용
5. 수술등 전후 환자가 준수하여야 할 사항

③ 환자는 의사, 치과의사 또는 한의사에게 제1항에 따른 동의서 사본의 발급을 요청할 수 있다. 이 경우 요청을 받은 의사, 치과의사 또는 한의사는 정당한 사유가 없으면 이를 거부하여서는 아니 된다.

④ 제1항에 따라 동의를 받은 사항 중 수술등의 방법 및 내용, 수술등에 참여한 주된 의사, 치과의사 또는 한의사가 변경된 경우에는 변경 사유와 내용을 환자에게 서면으로 알려야 한다.

⑤ 제1항 및 제4항에 따른 설명, 동의 및 고지의 방법·절차 등 필요한 사항은 대통령령으로 정한다.

과태료 ※ ①(환자에게 설명하지 아니하거나 서면동의 받지 아니한 자)=92조(300만원 이하의 과태료), ④(환자에게 변경 사유와 내용을 서면으로 알리지 아니한 자)=92조(300만원 이하의 과태료)

영 제10조의13(의료행위에 관한 설명)

① 법 제24조의2제1항 본문에 따라 의사·치과의사 또는 한의사가 환자(환자가 의사결정능력이 없는 경우 환자의 법정대리인을 말한다. 이하 이 조에서 같다)로부터 받는 동의서에는 해당 환자의 서명 또는 기명날인이 있어야 한다.

② 법 제24조의2제4항에 따라 의사·치과의사 또는 한의사가 수술·수혈 또는 전신마취의 방법·내용 등의 변경 사유 및 변경 내용을 환자에게 서면으로 알리는 경우 환자의 보호를 위하여 필요하다고 인정하는 때에는 보건복지부장관이 정하는 바에 따라 구두의 방식을 병행하여 설명할 수 있다.

③ 의사·치과의사 또는 한의사는 법 제24조의2제1항 본문에 따른 서면의 경우에는 환자의 동의를 받은 날, 같은 조 제4항에 따른 서면은 환자에게 알린 날을 기준으로 각각 2년간 보존·관리하여야 한다.

[제10조의12에서 이동 〈2025. 6. 2.〉]

제25조(신고)

① 의사·치과의사·한의사 및 조산사는 대통령령으로 정하는 바에 따라 최초로 면허를 받은 후부터 3년마다 그 실태와 취업상황 등을 보건복지부장관에게 신고하여야 한다. 〈개정 2024.9.20.〉

② 보건복지부장관은 제30조제3항의 보수교육을 이수하지 아니한 의사·치과의사·한의사 및 조산사에 대하여 제1항에 따른 신고를 반려할 수 있다. 〈신설 2024.9.20.〉

③ 보건복지부장관은 제1항에 따른 신고 수리 업무를 대통령령으로 정하는 바에 따라 관련 단체 등에 위탁할 수 있다.

영 제11조(신고)

① 법 제25조제1항에 따라 의사·치과의사·한의사 및 조산사는 그 실태와 취업상황 등을 제8조 또는 법 제65조에 따라 면허증을 발급 또는 재발급 받은 날부터 매 3년이 되는 해의 12월 31일까지 보건복지부장관에게 신고하여야 한다. 다만, 법률 제10609호 의료법 일부개정법률 부칙 제2조제1항에 따라 신고를 한 의사·치과의사·한의사 및 조산사의 경우에는 그 신고한 날부터 매 3년이 되는 해의 12월 31일까지 신고하여야 한다. 〈개정 2025.6.20.〉

② 법 제25조제3항에 따라 보건복지부장관은 제1항에 따른 신고 수리 업무를 법 제28조에 따른 의사회·치과의사회·한의사회 및 조산사회(이하 "중앙회"라 한다)에 위탁한다. 〈개정 2025. 6. 20.〉

③ 제1항에 따른 신고의 방법 및 절차 등에 관하여 필요한 사항은 보건복지부령으로 정한다.

규칙 제17조(의료인의 실태 등의 신고 및 보고)

① 법 제25조제1항 및 영 제11조제1항에 따라 의사·치과의사·한의사 또는 조산사의 실태와 취업상황 등을 신고하려는 사람은 별지 제10호서식의 의사·치과의사·한의사 또는 조산사의 실태 등 신고서에 다음 각 호의 서류를 첨부하여 법 제28조에 따른 중앙회(이하 "중앙회"라 한다)의 장(이하 "각 중앙회장"이라 한다)에게 제출해야 한다. 〈개정 2025. 6. 20.〉

1. 별지 제13호서식의 보수교육이수증(보수교육 이수자만 해당한다)
2. 별지 제10호의3서식의 보수교육 면제·유예 확인서(보수교육 면제자·유예자만 해당한다)

② 제1항에 따른 신고를 받은 각 중앙회장은 신고인이 제20조에 따른 보수교육을 이수하였는지 여부를 확인하여야 한다.

③ 각 중앙회장은 제1항에 따른 신고 내용과 결과를 반기별로 보건복지부장관에게 보고해야 한다. 다만, 법 제66조제4항에 따라 면허의 효력이 정지된 의사·치과의사·한의사 또는 조산사가 제1항에 따른 신고를 한 경우에는 그 내용과 결과를 지체 없이 보건복지부장관에게 보고해야 한다. 〈개정 2025. 6. 20.〉

제26조(변사체 신고)
의사 · 치과의사 · 한의사 및 조산사는 사체를 검안하여 변사한 것으로 의심되는 때에는 사체의 소재지를 관할하는 경찰서장에게 신고하여야 한다.

벌칙 ※ 90조(500만원 이하의 벌금)

제3절 의료행위의 제한

제27조(무면허 의료행위 등 금지)
① 의료인이 아니면 누구든지 의료행위를 할 수 없으며 의료인도 면허된 것 이외의 의료행위를 할 수 없다. 다만, 다음 각 호의 어느 하나에 해당하는 자는 보건복지부령으로 정하는 범위에서 의료행위를 할 수 있다.
1. 외국의 의료인 면허를 가진 자로서 일정 기간 국내에 체류하는 자
2. 의과대학, 치과대학, 한의과대학, 의학전문대학원, 치의학전문대학원, 한의학전문대학원, 종합병원 또는 외국 의료원조기관의 의료봉사 또는 연구 및 시범사업을 위하여 의료행위를 하는 자
3. 의학 · 치과의학 · 한방의학 또는 간호학을 전공하는 학교의 학생

② 의료인이 아니면 의사 · 치과의사 · 한의사 · 조산사 또는 간호사 명칭이나 이와 비슷한 명칭을 사용하지 못한다.
③ 누구든지 「국민건강보험법」이나 「의료급여법」에 따른 본인부담금을 면제하거나 할인하는 행위, 금품 등을 제공하거나 불특정 다수인에게 교통편의를 제공하는 행위 등 영리를 목적으로 환자를 의료기관이나 의료인에게 소개 · 알선 · 유인하는 행위 및 이를 사주하는 행위를 하여서는 아니 된다. 다만, 다음 각 호의 어느 하나에 해당하는 행위는 할 수 있다.
1. 환자의 경제적 사정 등을 이유로 개별적으로 관할 시장 · 군수 · 구청장의 사전승인을 받아 환자를 유치하는 행위
2. 「국민건강보험법」 제109조에 따른 가입자나 피부양자가 아닌 외국인(보건복지부령으로 정하는 바에 따라 국내에 거주하는 외국인은 제외한다)환자를 유치하기 위한 행위

④ 제3항제2호에도 불구하고 「보험업법」 제2조에 따른 보험회사, 상호회사, 보험설계사, 보험대리점 또는 보험중개사는 외국인환자를 유치하기 위한 행위를 하여서는 아니 된다.
⑤ 누구든지 의료인이 아닌 자에게 의료행위를 하게 하거나 의료인에게 면허 사항 외의 의료행위를 하게 하여서는 아니 된다.

벌칙 ※ ①, ⑤=87조의2(5년 이하의 징역이나 5천만원 이하의 벌금), ②=90조(500만원 이하의 벌금), ③, ④=88조(3년 이하의 징역이나 3천만원 이하의 벌금), ⑤=65조(면허취소)

규칙 제18조(외국면허 소지자의 의료행위)
법 제27조제1항제1호에 따라 외국의 의료인 면허를 가진 자로서 다음 각 호의 어느 하나에 해당하는 업무를 수행하기 위하여 국내에 체류하는 자는 그 업무를 수행하기 위하여 필요한 범위에서 보건복지부장관의 승인을 받아 의료행위를 할 수 있다.
1. 외국과의 교육 또는 기술협력에 따른 교환교수의 업무
2. 교육연구사업을 위한 업무
3. 국제의료봉사단의 의료봉사 업무

규칙 제19조(의과대학생 등의 의료행위)
① 법 제27조제1항제2호에 따른 의료행위의 범위는 다음 각 호와 같다.
1. 국민에 대한 의료봉사활동을 위한 의료행위
2. 전시 · 사변이나 그 밖에 이에 준하는 국가비상사태 시에 국가나 지방자치단체의 요청에 따라 행하는 의료행위
3. 일정한 기간의 연구 또는 시범 사업을 위한 의료행위

② 법 제27조제1항제3호에 따라 의학 · 치과의학 · 한방의학 또는 간호학을 전공하는 학교의 학생은 다음 각 호의 의료행위를 할 수 있다.
1. 전공 분야와 관련되는 실습을 하기 위하여 지도교수의 지도 · 감독을 받아 행하는 의료행위
2. 국민에 대한 의료봉사활동으로서 의료인의 지도 · 감독을 받아 행하는 의료행위
3. 전시 · 사변이나 그 밖에 이에 준하는 국가비상사태 시에 국가나 지방자치단체의 요청에 따라 의료인의 지도 · 감독을 받아 행하는 의료행위

규칙 제19조의2(유치행위를 할 수 없는 국내 거주 외국인의 범위)

법 제27조제3항제2호에 따라 외국인환자를 유치할 수 있는 대상에서 제외되는 국내에 거주하는 외국인은 「국민건강보험법」 제93조에 따른 가입자나 피부양자가 아닌 국내에 거주하는 외국인으로서 다음 각 호의 어느 하나에 해당하는 외국인을 말한다.

1. 「출입국관리법」 제31조에 따라 외국인등록을 한 사람[「출입국관리법 시행령」 제12조 및 별표 1에 따른 기타(G-1)의 체류자격을 가진 사람은 제외한다]
2. 「재외동포의 출입국과 법적지위에 관한 법률」 제6조에 따라 국내거소신고를 한 외국국적동포

제27조의2 삭제 〈2015.12.22.〉

제4절 의료인 단체

제28조(중앙회와 지부)

① 의사·치과의사·한의사 및 조산사는 대통령령으로 정하는 바에 따라 각각 전국적 조직을 두는 의사회·치과의사회·한의사회 및 조산사회(이하 "중앙회"라 한다)를 각각 설립하여야 한다. 〈개정 2024.9.20.〉

② 중앙회는 법인으로 한다.

③ 제1항에 따라 중앙회가 설립된 경우에는 의사·치과의사·한의사 및 조산사는 당연히 해당하는 중앙회의 회원이 되며, 중앙회의 정관을 지켜야 한다. 〈개정 2024.9.20.〉

④ 중앙회에 관하여 이 법에 규정되지 아니한 사항에 대하여는 「민법」 중 사단법인에 관한 규정을 준용한다.

⑤ 중앙회는 대통령령으로 정하는 바에 따라 특별시·광역시·도와 특별자치도(이하 "시·도"라 한다)에 지부를 설치하여야 하며, 시·군·구(자치구만을 말한다. 이하 같다)에 분회를 설치할 수 있다. 다만, 그 외의 지부나 외국에 의사회 지부를 설치하려면 보건복지부장관의 승인을 받아야 한다.

⑥ 중앙회가 지부나 분회를 설치한 때에는 그 지부나 분회의 책임자는 지체 없이 특별시장·광역시장·도지사·특별자치도지사(이하 "시·도지사"라 한다) 또는 시장·군수·구청장에게 신고하여야 한다.

⑦ 각 중앙회는 제66조의2에 따른 자격정지 처분 요구에 관한 사항 등을 심의·의결하기 위하여 윤리위원회를 둔다.

⑧ 윤리위원회의 구성, 운영 등에 관한 사항은 대통령령으로 정한다.

영 제15조(중앙회의 지부)

법 제28조제5항에 따라 중앙회는 그 설립등기를 끝낸 날부터 3주일 이내에 특별시·광역시·도와 특별자치도에 각각 지부를 설치하여야 한다. 다만, 외국에 두는 의사회 지부는 이에 관한 정관 변경허가를 받은 날부터 10주일 이내에 설치하여야 한다.

영 제11조의2(윤리위원회의 구성)

① 법 제28조제7항에 따른 윤리위원회(이하 "윤리위원회"라 한다)는 위원장 1명을 포함한 11명의 위원으로 구성한다.

② 위원장은 위원 중에서 각 중앙회의 장이 위촉한다.

③ 위원은 다음 각 호의 사람 중에서 각 중앙회의 장이 성별을 고려하여 위촉하되, 제2호에 해당하는 사람이 4명 이상 포함되어야 한다.

1. 각 중앙회 소속 회원으로서 의료인 경력이 10년 이상인 사람
2. 의료인이 아닌 사람으로서 법률, 보건, 언론, 소비자 권익 등에 관하여 경험과 학식이 풍부한 사람

④ 위원의 임기는 3년으로 하며, 한 번만 연임할 수 있다.

영 제11조의3(윤리위원회의 운영 등)

① 윤리위원회는 다음 각 호의 사항을 심의·의결한다.

1. 법 제66조의2에 따른 자격정지 처분 요구에 관한 사항
2. 각 중앙회 소속 회원에 대한 자격심사 및 징계에 관한 사항
3. 그 밖에 회원의 윤리 확립을 위해 필요한 사항으로서 각 중앙회의 정관으로 정하는 사항

② 윤리위원회의 회의는 위원장이 필요하다고 인정하는 경우나 각 중앙회의 장 또는 재적위원 3분의 1 이상이 요청하는 경우에 위원장이 소집한다. 이 경우 위원장은 회의 개최 7일 전까지 회의의 일시, 장소 및 안건을 각 위원에게 통보하여야 한다.

③ 윤리위원회의 회의는 재적위원 3분의 2 이상의 출석으로 개의하고, 출석위원 3분의 2 이상의 찬성으로 의결한다. 다만, 제1항제2호 및 제3호의 사항에 관한 정족수는 각 중앙회의 정관으로 달리 정할 수 있다.

④ 윤리위원회의 위원장은 제1항제1호 및 제2호의 사항에 관하여 심의·의결하려는 경우에는 해당 안건의 당사자에게 구술 또는 서면(전자문서를 포함한다)으로 의견을 진술할 기회를 주어야 한다.

⑤ 윤리위원회는 소관 심의·의결 사항을 전문적으로 검토하기 위하여 필요한 경우 보건복지부장관이 정하는 기준에 따라 분야별 전문자문단을 구성·운영할 수 있다.

⑥ 제1항부터 제5항까지에서 규정한 사항 외에 윤리위원회 또는 제5항에 따른 분야별 전문자문단의 운영에 필요한 사항은 각 중앙회의 정관으로 정한다.

영 제11조의4(윤리위원회 위원의 제척 등)

① 윤리위원회의 위원은 다음 각 호의 어느 하나에 해당하는 경우 윤리위원회의 심의·의결에서 제척된다.
1. 위원이 윤리위원회의 심의·의결 안건(이하 이 조에서 "해당 안건"이라 한다)의 당사자인 경우
2. 위원이 해당 안건의 당사자와 친족이거나 친족이었던 경우
3. 위원이 해당 안건의 당사자가 최근 3년 이내에 소속되어 있었던 기관에 종사하거나 종사하였던 경우

② 해당 안건의 당사자는 위원에게 제1항의 제척사유가 있거나 그 밖에 심의·의결의 공정을 기대하기 어려운 사정이 있는 경우에는 그 사유를 서면으로 밝혀 윤리위원회에 기피신청을 할 수 있다.

③ 윤리위원회는 제2항에 따른 기피신청을 받은 경우 재적위원 과반수의 출석과 출석위원 과반수의 찬성으로 기피 여부를 의결한다. 이 경우 기피신청을 당한 위원은 그 의결에 참여하지 못한다.

④ 윤리위원회의 위원은 제1항 또는 제2항의 사유에 해당하는 경우 스스로 심의·의결에서 회피할 수 있다.

제29조(설립 허가 등)

① 중앙회를 설립하려면 대표자는 대통령령으로 정하는 바에 따라 정관과 그 밖에 필요한 서류를 보건복지부장관에게 제출하여 설립 허가를 받아야 한다.

② 중앙회의 정관에 적을 사항은 대통령령으로 정한다.

③ 중앙회가 정관을 변경하려면 보건복지부장관의 허가를 받아야 한다.

영 제12조(중앙회의 설립 허가신청)

법 제29조제1항에 따라 중앙회 설립 허가를 받으려면 다음 각 호의 서류를 갖추어 보건복지부장관에게 제출하여야 한다.
1. 정관
2. 사업계획서
3. 자산명세서
4. 설립결의서
5. 설립대표자의 선출 경위에 관한 서류
6. 임원의 취임승낙서와 이력서

영 제13조(정관의 기재 사항 등)

법 제29조제2항에 따라 중앙회의 정관에 적어야 할 사항은 다음과 같다.
1. 목적
2. 명칭
3. 중앙회·지부·분회의 소재지
4. 재산 또는 회계와 그 밖에 관리·운영에 관한 사항
5. 임원의 선임에 관한 사항
6. 회원의 자격 및 징계에 관한 사항
7. 정관 변경에 관한 사항
8. 공고 방법에 관한 사항
9. 윤리위원회의 운영 등에 관한 사항

영 제14조(정관 변경의 허가신청)

법 제29조제3항에 따라 중앙회가 정관 변경의 허가를 받으려면 다음 각 호의 서류를 갖추어 보건복지부장관에게 제출하여야 한다.
1. 정관 변경의 내용과 그 이유를 적은 서류
2. 정관 변경에 관한 회의록
3. 신구 정관대조표와 그 밖의 참고서류

제30조(협조 의무)

① 중앙회는 보건복지부장관으로부터 의료와 국민보건 향상에 관한 협조 요청을 받으면 협조하여야 한다.

② 중앙회는 보건복지부령으로 정하는 바에 따라 회원의 자질 향상을 위하여 필요한 보수교육을 실시하여야 한다.

③ 의사·치과의사·한의사 및 조산사는 제2항에 따른 보수교육을 받아야 한다. 〈개정 2024.9.20.〉

규칙 제20조(보수교육)

① 중앙회는 법 제30조제2항에 따라 다음 각 호의 사항이 포함된 보수교육을 매년 실시해야 한다. 〈개정 2025.6.20.〉
1. 직업윤리에 관한 사항
2. 업무 전문성 향상 및 업무 개선에 관한 사항
3. 의료 관계 법령의 준수에 관한 사항
4. 선진 의료기술 등의 동향 및 추세 등에 관한 사항
5. 그 밖에 보건복지부장관이 의사·치과의사·한의사 또는 조산사의 자질 향상을 위하여 필요하다고 인정하는 사항

② 의사 · 치과의사 · 한의사 또는 조산사는 제1항에 따른 보수교육을 연간 8시간 이상 이수해야 한다. 〈개정 2025.6.20.〉

③ 보건복지부장관은 제1항에 따른 보수교육의 내용을 평가할 수 있다.

④ 각 중앙회장은 제1항에 따른 보수교육을 다음 각 호의 기관으로 하여금 실시하게 할 수 있다. 〈개정 2025.6.20.〉

1. 법 제28조제5항에 따라 설치된 지부(이하 "지부"라 한다) 또는 중앙회의 정관에 따라 설치된 의학 · 치의학 · 한의학 분야별 전문학회 및 전문단체
2. 의과대학 · 치과대학 · 한의과대학 · 의학전문대학원 · 치의학전문대학원 · 한의학전문대학원 및 그 부속병원
3. 수련병원
4. 「한국보건복지인력개발원법」에 따른 한국보건복지인력개발원
5. 다른 법률에 따른 보수교육 실시기관

⑤ 각 중앙회장은 의료인이 제4항제5호의 기관에서 보수교육을 받은 경우 그 교육이수 시간의 전부 또는 일부를 보수교육 이수시간으로 인정할 수 있다.

⑥ 다음 각 호의 어느 하나에 해당하는 사람에 대하여는 해당 연도의 보수교육을 면제한다. 〈개정 2025.6.20.〉

1. 전공의
2. 의과대학 · 치과대학 · 한의과대학의 대학원 재학생
3. 영 제8조에 따라 면허증을 발급받은 신규 면허취득자
4. 보건복지부장관이 보수교육을 받을 필요가 없다고 인정하는 사람

⑦ 다음 각 호의 어느 하나에 해당하는 사람에 대하여는 해당 연도의 보수교육을 유예할 수 있다.

1. 해당 연도에 6개월 이상 환자진료 업무에 종사하지 아니한 사람
2. 보건복지부장관이 보수교육을 받기가 곤란하다고 인정하는 사람

⑧ 제6항 또는 제7항에 따라 보수교육이 면제 또는 유예되는 사람은 해당 연도의 보수교육 실시 전에 별지 제10호의2서식의 보수교육 면제 · 유예 신청서에 보수교육 면제 또는 유예 대상자임을 증명할 수 있는 서류를 첨부하여 각 중앙회장에게 제출하여야 한다.

⑨ 제8항에 따른 신청을 받은 각 중앙회장은 보수교육 면제 또는 유예 대상자 여부를 확인하고, 보수교육 면제 또는 유예 대상자에게 별지 제10호의3서식의 보수교육 면제 · 유예 확인서를 교부하여야 한다.

규칙 제21조(보수교육계획 및 실적보고 등)

① 각 중앙회장은 보건복지부장관에게 매년 12월 말일까지 다음 연도의 별지 제11호서식의 보수교육계획서를 제출하고, 매년 4월 말일까지 전년도의 별지 제12호서식의 보수교육 실적보고서를 제출하여야 한다.

② 각 중앙회장은 보수교육을 받은 자에게 별지 제13호서식의 보수교육이수증을 발급하여야 한다.

규칙 제22조(보수교육 실시 방법 등)

보수교육의 교과과정, 실시 방법과 그 밖에 보수교육을 실시하는 데에 필요한 사항은 각 중앙회장이 정한다.

규칙 제23조(보수교육 관계 서류의 보존)

제20조에 따라 보수교육을 실시하는 중앙회 등은 다음 각 호의 서류를 3년간 보존하여야 한다.

1. 보수교육 대상자명단(대상자의 교육 이수 여부가 명시되어야 한다)
2. 보수교육 면제자명단
3. 그 밖에 이수자의 교육 이수를 확인할 수 있는 서류

제31조 삭제 〈2011.4.7.〉

제32조(감독)

보건복지부장관은 중앙회나 그 지부가 정관으로 정한 사업 외의 사업을 하거나 국민보건 향상에 장애가 되는 행위를 한 때 또는 제30조제1항에 따른 요청을 받고 협조하지 아니한 경우에는 정관을 변경하거나 임원을 새로 뽑을 것을 명할 수 있다.

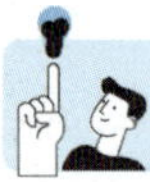

제 3 장 의료기관

제1절 의료기관의 개설

제33조(개설 등)

① 의료인은 이 법에 따른 의료기관을 개설하지 아니하고는 의료업을 할 수 없으며, 다음 각 호의 어느 하나에 해당하는 경우 외에는 그 의료기관 내에서 의료업을 하여야 한다.

1. 「응급의료에 관한 법률」 제2조제1호에 따른 응급환자를 진료하는 경우
2. 환자나 환자 보호자의 요청에 따라 진료하는 경우
3. 국가나 지방자치단체의 장이 공익상 필요하다고 인정하여 요청하는 경우
4. 보건복지부령으로 정하는 바에 따라 가정간호를 하는 경우
5. 그 밖에 이 법 또는 다른 법령으로 특별히 정한 경우나 환자가 있는 현장에서 진료를 하여야 하는 부득이한 사유가 있는 경우

② 다음 각 호의 어느 하나에 해당하는 자가 아니면 의료기관을 개설할 수 없다. 이 경우 의사는 종합병원·병원·요양병원·정신병원 또는 의원을, 치과의사는 치과병원 또는 치과의원을, 한의사는 한방병원·요양병원 또는 한의원을, 조산사는 조산원만을 개설할 수 있다.

1. 의사, 치과의사, 한의사 또는 조산사
2. 국가나 지방자치단체
3. 의료업을 목적으로 설립된 법인(이하 "의료법인"이라 한다)
4. 「민법」이나 특별법에 따라 설립된 비영리법인
5. 「공공기관의 운영에 관한 법률」에 따른 준정부기관, 「지방의료원의 설립 및 운영에 관한 법률」에 따른 지방의료원, 「한국보훈복지의료공단법」에 따른 한국보훈복지의료공단

③ 제2항에 따라 의원·치과의원·한의원 또는 조산원을 개설하려는 자는 보건복지부령으로 정하는 바에 따라 시장·군수·구청장에게 신고하여야 한다.

④ 제2항에 따라 종합병원·병원·치과병원·한방병원·요양병원 또는 정신병원을 개설하려면 보건복지부령으로 정하는 바에 따라 제33조의2에 따른 시·도 의료기관개설위원회의 사전심의 및 본심의를 거쳐 시·도지사의 허가를 받아야 하고, 종합병원을 개설하려는 경우 또는 300병상 이상 종합병원의 의료기관 개설자가 병원급 의료기관을 추가로 개설하려는 경우에는 보건복지부령으로 정하는 바에 따라 시·도 의료기관개설위원회의 사전심의 단계에서 보건복지부장관의 승인을 받아야 한다. 이 경우 시·도지사는 개설하려는 의료기관이 다음 각 호의 어느 하나에 해당하는 경우에는 개설허가를 할 수 없다. 〈개정 2024.12.20.〉

1. 제36조에 따른 시설기준에 맞지 아니하는 경우
2. 제60조제1항에 따른 기본시책과 같은 조 제2항에 따른 수급 및 관리계획에 적합하지 아니한 경우

⑤ 제3항과 제4항에 따라 개설된 의료기관이 개설 장소를 이전하거나 개설에 관한 신고 또는 허가사항 중 보건복지부령으로 정하는 중요사항을 변경하려는 때에도 제3항 또는 제4항과 같다.

⑥ 조산원을 개설하는 자는 반드시 지도의사를 정하여야 한다.

⑦ 다음 각 호의 어느 하나에 해당하는 경우에는 의료기관을 개설할 수 없다.

1. 약국 시설 안이나 구내인 경우
2. 약국의 시설이나 부지 일부를 분할·변경 또는 개수하여 의료기관을 개설하는 경우
3. 약국과 전용 복도·계단·승강기 또는 구름다리 등의 통로가 설치되어 있거나 이런 것들을 설치하여 의료기관을 개설하는 경우

4. 「건축법」 등 관계 법령에 따라 허가를 받지 아니하거나 신고를 하지 아니하고 건축 또는 증축·개축한 건축물에 의료기관을 개설하는 경우

⑧ **제2항제1호의 의료인은 어떠한 명목으로도 둘 이상의 의료기관을 개설·운영할 수 없다. 다만, 2 이상의 의료인 면허를 소지한 자가 의원급 의료기관을 개설하려는 경우에는 하나의 장소에 한하여 면허 종별에 따른 의료기관을 함께 개설할 수 있다.**

⑨ 의료법인 및 제2항제4호에 따른 비영리법인(이하 이 조에서 "의료법인등"이라 한다)이 의료기관을 개설하려면 그 법인의 정관에 개설하고자 하는 의료기관의 소재지를 기재하여 대통령령으로 정하는 바에 따라 정관의 변경허가를 얻어야 한다(의료법인등을 설립할 때에는 설립 허가를 말한다. 이하 이 항에서 같다). 이 경우 그 법인의 주무관청은 정관의 변경허가를 하기 전에 그 법인이 개설하고자 하는 의료기관이 소재하는 시·도지사 또는 시장·군수·구청장과 협의하여야 한다.

⑩ 의료기관을 개설·운영하는 의료법인등은 다른 자에게 그 법인의 명의를 빌려주어서는 아니 된다.

벌칙 ※ ②=87조(10년 이하의 징역이나 1억원 이하의 벌금), ②, ⑧, ⑩=87조의2(②, ⑧항은 82조3항에 준용하는 경우 5년 이하의 징역이나 5천만원 이하의 벌금, ⑩항은 5년 이하의 징역이나 5천만원 이하의 벌금), ④=88조(3년 이하의 징역이나 3천만원 이하의 벌금), ①, ③(82조3항에 준용하는 경우)=90조(500만원 이하의 벌금), ⑤(허가의 경우)=90조(500만원 이하의 벌금), ⑨=89조(1년 이하의 징역이나 1천만원 이하의 벌금)

과태료 ※ ⑤(변경신고를 하지 아니한 자)=92조(100만원 이하의 과태료)

규칙 제24조(가정간호)

① 법 제33조제1항제4호에 따라 **의료기관이 실시하는 가정간호의 범위**는 다음 각 호와 같다.
1. **간호**
2. **검체의 채취(보건복지부장관이 정하는 현장검사를 포함한다. 이하 같다) 및 운반**
3. **투약**
4. **주사**
5. **응급처치 등에 대한 교육 및 훈련**
6. **상담**
7. **다른 보건의료기관 등에 대한 건강관리에 관한 의뢰**

② **가정간호를 실시하는 간호사**는 「전문간호사 자격인정 등에 관한 규칙」에 따른 **가정전문간호사여야 한다.** 다만, 「의료법」 제3조제2항제1호에 따른 의원급 의료기관 또는 같은 항 제3호에 따른 병원급 의료기관(종합병원은 제외한다)의 경우에는 가정간호에 관한 교육을 이수하는 등 보건복지부장관이 정하여 고시하는 요건을 갖춘 간호사도 가정간호를 실시할 수 있다. 〈개정 2024.12.27.〉

③ **가정간호는 의사나 한의사가 의료기관 외의 장소에서 계속적인 치료와 관리가 필요하다고 판단하여 제2항 본문에 따른 가정전문간호사 또는 같은 항 단서에 따른 간호사(이하 "가정전문간호사등"이라 한다)에게 치료나 관리를 의뢰한 사람에 대해서만 실시해야 한다.** 〈개정 2024.12.27.〉

④ **가정전문간호사등은 가정간호 중 검체의 채취 및 운반, 투약, 주사 또는 치료적 의료행위인 간호를 하는 경우에는 의사나 한의사의 진단과 처방에 따라야 한다. 이 경우 의사 및 한의사 처방의 유효기간은 처방일부터 90일까지로 한다.** 〈개정 2024.12.27.〉

⑤ **가정간호를 실시하는 의료기관의 장은 가정전문간호사등을 2명 이상 두어야 한다.** 다만, 「의료법」 제3조제2항제3호바목에 따른 종합병원의 경우에는 제2항 본문에 따른 가정전문간호사를 2명 이상 두어야 한다. 〈개정 2024.12.27.〉

⑥ **가정간호를 실시하는 의료기관의 장은 가정간호에 관한 기록을 5년간 보존하여야 한다.**

⑦ 이 규칙에서 정한 것 외에 가정간호의 질 관리 등 가정간호의 실시에 필요한 사항은 보건복지부장관이 따로 정한다.

영 제16조(의료법인 등의 의료기관 개설을 위한 정관변경 허가 등)

① 법 제33조제2항제3호에 따른 의료법인(이하 "의료법인"이라 한다) 및 같은 항 제4호에 따른 비영리법인이 같은 조 제9항 전단에 따라 법인 설립허가 또는 정관 변경허가를 받으려는 경우에는 다음 각 호의 구분에 따른 서류를 주무관청에 제출하여야 한다.
1. 법인 설립허가를 받으려는 경우: 다음 각 목의 서류
   가. 의료기관의 개설·운영이 목적사업에 해당한다는 사실과 의료기관의 소재지가 반영된 정관안
   나. 의료기관 개설·운영을 위한 사업계획서 및 자금조달계획서
   다. 의료기관의 시설·장비 및 인력 등의 확보 계획서
   라. 법 제33조제2항제4호에 따른 비영리법인이 법인 설립허가 시 관계 법령에 따라 필요한 서류(비영리법인만 해당한다)
   마. 법 제48조제1항에 따른 의료법인 설립허가에 필요한 서류(의료법인만 해당한다)
   바. 그 밖에 의료기관의 개설·운영과 관련하여 보건복지부장관이 필요하다고 인정하여 고시하는 서류
2. 정관 변경허가를 받으려는 경우: 다음 각 목의 서류
   가. 의료기관의 개설·운영이 목적사업에 해당한다는 사실과 의료기관의 소재지가 반영된 정관변경안
   나. 제1호나목 및 다목의 서류
   다. 법 제33조제2항제4호에 따른 비영리법인이 정관 변경허가 시 관계 법령에 따라 필요한 서류(비영리법인만 해당한다)
   라. 법 제48조제3항에 따른 정관 변경허가에 필요한 서류(의료법인만 해당한다)

마. 그 밖에 의료기관의 개설・운영과 관련하여 보건복지부장관이 필요하다고 인정하여 고시하는 서류

② 제1항 각 호의 서류(제1호라목・마목 및 제2호다목・라목은 제외한다)에 대한 작성기준, 작성방법 및 세부내용 등에 관한 사항은 보건복지부장관이 정하여 고시한다.

규칙 제25조(의료기관 개설신고)

① 법 제33조제3항에 따라 의원・치과의원・한의원 또는 조산원을 개설하려는 자는 별지 제14호서식의 의료기관 개설신고서(전자문서로 된 신고서를 포함한다)에 다음 각 호의 서류(전자문서를 포함한다)를 첨부하여 시장・군수・구청장(자치구의 구청장을 말한다. 이하 같다)에게 신고해야 한다.

1. 개설하려는 자가 법인인 경우: 법인 설립 허가증 사본(「공공기관의 운영에 관한 법률」에 따른 준정부기관은 제외한다), 정관 사본 및 사업계획서 사본
2. 삭제 〈2021.6.30.〉
3. 건물평면도 사본 및 그 구조설명서 사본
4. 의료인 등 근무인원에 대한 확인이 필요한 경우: 면허(자격)증 사본. 다만, 제2항에 따라 행정정보의 공동이용으로 확인할 수 있는 경우는 제외한다.
5. 법 제36조제1호・제2호・제4호 및 제5호의 준수사항에 적합함을 증명하는 서류

② 제1항에 따라 신고서를 제출받은 시장・군수・구청장은 「전자정부법」 제36조제1항에 따른 행정정보의 공동이용을 통하여 다음 각 호의 서류를 확인해야 하며, 신고인(해당 의료기관에서 근무하는 사람을 포함한다)이 제2호 및 제3호의 서류 확인에 동의하지 않는 경우에는 그 사본을 첨부하도록 해야 한다.

1. 개설하려는 자가 법인인 경우: 법인 등기사항증명서
2. 개설하려는 자가 의료인인 경우: 의료인 면허증
3. 의료인 등 근무인원에 대한 확인이 필요한 경우: 면허(자격)증

③ 시장・군수・구청장은 제1항에 따른 의료기관 개설신고를 받은 경우에는 다음 각 호의 사항을 확인해야 한다. 이 경우 제3호에 대해서는 「소방시설 설치 및 관리에 관한 법률」 제6조제8항 전단에 따라 그 확인을 요청해야 한다.

1. 법 제4조제2항, 제33조제2항, 같은 조 제6항부터 제8항까지 및 제64조제2항에 따른 의료기관의 개설기준에 위배되는지 여부
2. 법 제36조제1호・제2호・제4호 및 제5호의 준수사항에 적합한지 여부
3. 「소방시설 설치 및 관리에 관한 법률 시행령」 별표 4에 따라 의료기관이 갖추어야 하는 소방시설에 적합한지 여부
4. 그 밖에 다른 법령에 따라 의료기관의 개설이 제한되거나 금지되는지 여부

④ 시장・군수・구청장은 제1항에 따른 의료기관 개설신고가 적법하다고 인정하는 경우에는 해당 신고를 수리하고, 별지 제15호서식의 의료기관 개설신고증명서를 발급하여야 한다.

⑤ 시장・군수・구청장은 분기별 의료기관의 개설신고 수리 상황을 매 분기가 끝난 후 15일까지 시・도지사를 거쳐 보건복지부장관에게 통보해야 한다.

⑥ 시장・군수・구청장은 제4항에 따라 의료기관 개설신고증명서를 발급한 경우에는 의료기관별로 관리카드를 작성・비치하여 신고 사항의 변경신고 및 행정처분 내용 등을 기록・관리하여야 한다.

규칙 제26조(의료기관 개설신고사항의 변경신고)

① 법 제33조제5항에 따라 의원・치과의원・한의원 또는 조산원 개설자가 그 개설 장소를 이전하거나 다음 각 호의 어느 하나에 해당하는 개설신고사항의 변경신고를 하려면 변경사항을 확인할 수 있는 서류의 사본을 첨부하여 별지 제14호서식의 신고사항 변경신고서(전자문서로 된 신고서를 포함한다)를 시장・군수・구청장에게 제출하여야 한다. 이 경우 신고서를 제출받은 시장・군수・구청장은 「전자정부법」 제36조제1항에 따른 행정정보의 공동이용을 통해 의료기관 개설신고증명서를 확인해야 하며, 신고인이 의료기관 개설신고증명서 확인에 동의하지 않는 경우에는 그 사본을 첨부하도록 해야 한다.

1. 의료기관 개설자의 변경 사항
2. 의료기관 개설자가 입원, 해외 출장 등으로 다른 의사・치과의사・한의사 또는 조산사에게 진료하게 할 경우 그 기간 및 해당 의사 등의 인적 사항
3. 의료기관의 진료과목의 변동 사항
4. 진료과목 증감이나 입원실 등 주요 시설의 변경에 따른 시설 변동 내용
5. 의료기관의 명칭 변경 사항
6. 의료기관의 의료인 수

② 제1항에 따른 변경신고와 관련하여 그 변경사항에 대한 확인 방법 및 기준에 관하여는 제25조제3항을 준용한다. 다만, 같은 항 제3호의 경우에는 의료기관 개설장소의 이전이나 제1항제4호에 따른 시설 변동만 해당한다.

③ 시장・군수・구청장은 제1항에 따른 변경신고를 수리한 경우에 의료기관개설신고증명서의 기재사항을 고쳐쓸 필요가 있으면 이를 개서하여 주거나 재발급하여야 한다.

규칙 제26조의2(의료기관 개설허가 사전심의 신청 등)

① 법 제33조제4항에 따라 종합병원・병원・치과병원・한방병원・요양병원 또는 정신병원의 개설허가 사전심의(이하 이 조에서 "사전심의"라 한다)를 받으려는 자는 별지 제15호의3서식의 의료기관 개설허가 사전심의 신청서에 다음 각 호의 서류를 첨부하여 시・도지사에게 제출해야 한다. 이 경우 사업계획서에는 제6항 각 호의 사항을 확인할 수 있는 내용이 포함되어야 한다.

1. 개설하려는 자가 법인인 경우: 법인설립허가증 사본(「공공기관의 운영에 관한 법률」에 따른 준정부기관은 제외한다), 정관 사본 및 사업계획서 사본
2. 개설하려는 자가 의료인인 경우: 사업계획서 사본

② 제1항에 따라 신청서를 제출받은 시・도지사는 「전자정부법」 제36조제1항에 따른 행정정보의 공동이용을 통하여 다음 각 호의 서류를 확인해야 한다. 다만, 신청인이 확인에 동의하지 않는 경우에는 해당 서류를 첨부하도록 해야 한다.

1. 개설하려는 자가 법인인 경우: 법인 등기사항증명서
2. 개설하려는 자가 의료인인 경우: 의료인 면허증

③ 신청인이 종합병원을 개설하거나 300병상 이상 종합병원의 의료기관 개설자로서 병원급 의료기관을 추가로 개설하려는 경우에는 제1항에 따른 사전심의를 신청할 때 의료기관 개설의 승인을 시·도지사를 거쳐 보건복지부장관에게 신청해야 한다.

④ 제3항에 따른 신청을 받은 시·도지사는 제1항에 따른 제출서류를 첨부하여 보건복지부장관에게 의료기관 개설 승인 신청사실을 통보해야 한다.

⑤ 제4항에 따른 통보를 받은 보건복지부장관은 해당 의료기관 개설이 법 제60조제1항에 따른 병상 수급 기본시책과 같은 조 제2항에 따른 병상 수급 및 관리계획에 부합하는지 여부 등을 검토하여 의료기관 개설 승인 여부를 그 통보를 받은 날부터 30일 내에 시·도지사를 거쳐 회신해야 한다.

⑥ 시·도지사는 제1항에 따른 의료기관 개설허가와 관련하여 법 제33조의2에 따른 의료기관개설위원회(이하 이 조, 제27조 및 제27조의2에서 "위원회"라 한다)에 다음 각 호의 사항에 관한 사전심의를 요청해야 한다.

1. 의료기관 개설을 허가할 경우에 지역 병상 수(사전심의 일을 기준으로 계산한 지역 병상 수를 말한다)가 법 제60조제1항에 따른 병상 수급 기본시책과 같은 조 제2항에 따른 병상 수급 및 관리계획에 부합하는지 여부
2. 제25조제3항제1호에 따른 의료기관의 개설기준에 위배되는지 여부
3. 그 밖에 시·도지사가 위원회의 사전심의가 필요하다고 인정하는 사항

⑦ 시·도지사는 위원회의 사전심의 결과 제6항 각 호의 사항을 모두 충족한다고 인정하는 경우에는 신청인에게 별지 제15호의4서식의 의료기관 개설허가 사전심의 승인증을 발급해야 한다.

⑧ 제7항에 따른 사전심의 승인의 유효기간은 3년의 범위에서 위원회가 정한다.

⑨ 위원회는 제8항에도 불구하고 의료기관의 지역별·종별·기능별 특성 등에 따라 신청인이 사전심의 승인의 유효기간 이내에 개설허가를 받기 어려운 정당한 사유가 있다고 인정하는 경우에는 그 신청을 받아 유효기간을 3년의 범위에서 한차례 연장할 수 있다.

⑩ 제1항부터 제9항까지에서 규정한 사항 외에 사전심의의 기준, 절차 및 방법 등에 관한 세부 사항은 보건복지부장관이 정한다.

[본조신설 2025. 6. 20.]

규칙 제27조(의료기관 개설허가)

① 제26조의2제7항에 따라 의료기관 개설허가 사전심의 승인을 받은 자가 의료기관 개설허가 본심의 및 개설허가를 받으려면 사전심의 승인의 유효기간 내에 별지 제16호서식의 의료기관 개설허가신청서에 다음 각 호의 서류를 첨부하여 시·도지사에게 제출해야 한다. 〈개정 2025.6.20.〉

1. 개설하려는 자가 법인인 경우: 법인설립허가증 사본(「공공기관의 운영에 관한 법률」에 따른 준정부기관은 제외한다), 정관 사본 및 사업계획서 사본
2. 개설하려는 자가 의료인인 경우: 사업계획서 사본
3. 건물평면도 사본 및 그 구조설명서 사본
4. 의료인 등 근무인원에 대한 확인이 필요한 경우: 면허(자격)증 사본. 다만, 제2항에 따라 행정정보의 공동이용으로 확인할 수 있는 경우는 제외한다.
5. 법 제36조제1호·제2호·제4호 및 제5호의 준수사항에 적합함을 증명하는 서류
6. 별지 제15호의4서식의 의료기관 개설허가 사전심의 승인증

② 제1항에 따라 신청서를 제출받은 시·도지사는 「전자정부법」 제36조제1항에 따른 행정정보의 공동이용을 통하여 다음 각 호의 서류를 확인해야 한다. 다만, 신청인(해당 의료기관에서 근무하는 사람을 포함한다)이 제2호부터 제4호까지의 서류 확인에 동의하지 않는 경우에는 그 사본을 첨부하도록 해야 한다.

1. 개설하려는 자가 법인인 경우: 법인 등기사항증명서
2. 개설하려는 자가 의료인인 경우: 의료인 면허증
3. 「전기안전관리법 시행규칙」 제18조제3항 본문에 따른 전기안전점검 확인서(종합병원만 해당한다)
4. 의료인 등 근무인원에 대한 확인이 필요한 경우: 면허(자격)증

③ 제1항에 따라 신청서를 제출받은 시·도지사는 위원회에 다음 각 호의 사항에 관한 본심의를 요청해야 한다. 〈개정 2025.6.20.〉

1. 제25조제3항 각 호의 사항을 충족하는지 여부
2. 신청인이 개설하려는 의료기관의 병상 수 및 진료과목 등 중요사항이 사전심의를 받은 내용과 동일한지 여부
3. 그 밖에 시·도지사가 위원회의 본심의가 필요하다고 인정하는 사항

④ 시·도지사는 위원회 심의 결과 제3항 각 호의 사항을 모두 충족한다고 인정하는 경우에는 지체 없이 신청인에게 별지 제17호서식의 의료기관 개설허가증을 발급해야 한다. 〈개정 2025.6.20.〉

⑤ 시·도지사는 분기별 의료기관의 개설허가 상황을 매 분기가 끝난 후 15일까지 보건복지부장관에게 통보해야 한다.

⑥ 시·도지사는 제4항에 따라 의료기관의 개설허가증을 발급한 때에는 의료기관별로 관리카드를 작성·비치하여 허가 사항의 변경허가 및 행정처분 내용 등을 기록·관리해야 한다.

⑦ 제1항부터 제6항까지에서 규정한 사항 외에 의료기관 개설허가 본심의 및 개설허가의 기준, 절차 및 방법 등에 관한 세부 사항은 보건복지부장관이 정한다. 〈신설 2025.6.20.〉

규칙 제27조의2(의료기관개설위원회의 구성·운영 등)

① 위원회는 위원장 1명을 포함하여 15명 이내의 위원으로 성별을 고려하여 구성한다. 〈개정 2025.6.20.〉

② 위원장은 위원 중에서 호선한다. 〈개정 2025.6.20.〉

③ 위원회의 위원의 임기는 2년으로 하되, 연임할 수 있다. 〈개정 2025.6.20.〉

④ 제1항부터 제3항까지에서 규정한 사항 외에 위원회의 구성·운영 등에 필요한 사항은 특별시·광역시·특별자치시·도·특별자치도(이하 "시·도"라 한다)의 규칙으로 정한다. 〈개정 2025.6.20.〉

규칙 제28조(의료기관 개설허가 사항의 변경허가)

① 법 제33조제5항에 따라 의료기관의 개설허가를 받은 자가

그 개설 장소를 이전하거나 다음 각 호의 어느 하나에 해당하는 개설허가 사항의 변경허가에 대한 사전심의를 받으려면 변경 예정 사항을 확인할 수 있는 사업계획서(제2항에 따라 준용되는 제26조의2제6항 각 호의 사항을 확인할 수 있는 내용이 포함되어야 한다) 사본을 첨부하여 별지 제15호의3서식의 의료기관 허가사항 변경 사전심의 신청서를 시·도지사에게 제출해야 한다. 이 경우 신청서를 제출받은 시·도지사는 「전자정부법」 제36조제1항에 따른 행정정보의 공동이용을 통해 의료기관 개설허가증을 확인해야 하며, 신청인이 의료기관 개설허가증 확인에 동의하지 않는 경우에는 그 사본을 첨부하도록 해야 한다. 〈개정 2025.6.20.〉

1. 의료기관 개설자의 변경 사항
2. 법 제3조제2항에 따른 의료기관의 종류 변경 또는 진료과목의 변동 사항
3. 진료과목 증감이나 입원실 등 주요시설 변경에 따른 시설 변동 내용
4. 의료기관의 명칭 변경 사항
5. 의료기관의 의료인 수

② 제1항에 따른 사전심의 신청과 관련하여 법 제33조의2에 따른 의료기관개설위원회(이하 이 조에서 "위원회"라 한다)의 사전심의, 사전심의 승인증 발급 및 승인증의 유효기간 등에 관하여는 제26조의2제6항부터 제9항까지를 준용한다. 〈신설 2025.6.20.〉

③ 제2항에 따라 변경허가의 사전심의 승인을 받은 자가 변경허가의 본심의 및 변경허가를 받으려면 별지 제16호서식의 의료기관 개설 허가사항 변경신청서에 다음 각 호의 서류를 첨부하여 시·도지사에게 제출해야 한다. 이 경우 신청서를 제출받은 시·도지사는 「전자정부법」 제36조제1항에 따른 행정정보의 공동이용을 통해 의료기관 개설허가증을 확인해야 하며, 신청인이 의료기관 개설허가증 확인에 동의하지 않는 경우에는 그 사본을 첨부하도록 해야 한다. 〈신설 2025.6.20.〉

1. 변경 사항을 확인할 수 있는 서류의 사본
2. 별지 제15의4서식의 의료기관 변경허가 사전심의 승인증

④ 제3항에 따라 신청서를 제출받은 시·도지사는 다음 각 호의 어느 하나에 해당하는 경우로서 「전기안전관리법」 제13조제1항에 따른 전기안전점검을 받아야 하는 경우 「전자정부법」 제36조제1항에 따른 행정정보의 공동이용을 통하여 「전기안전관리법 시행규칙」 제18조제3항 본문에 따른 전기안전점검 확인서를 확인해야 한다. 다만, 신청인이 확인에 동의하지 않는 경우에는 그 사본을 첨부하도록 해야 한다. 〈신설 2025.6.20.〉

1. 종합병원의 개설 장소가 이전되는 경우
2. 제1항제2호에 따라 종합병원으로 변경되는 경우
3. 제1항제3호에 따라 종합병원의 주요시설이 변경되는 경우

⑤ 제3항에 따른 개설허가 변경신청과 관련하여 위원회의 본심의에 관하여는 제27조제3항을 준용한다. 다만, 제27조제3항제1호에 따른 본심의 사항 중 제25조제3항제3호의 경우에는 의료기관 개설장소의 이전, 제1항제2호 및 제3호에 따른 의료기관의 종류 변경 및 시설 변동만 해당한다. 〈개정 2025.6.20.〉

⑥ 시·도지사는 제3항에 따라 변경허가를 한 때에 의료기관 개설허가증을 고쳐쓸 필요가 있으면 이를 개서하여 주거나 재발급하여야 한다. 〈개정 2025.6.20.〉

규칙 제31조(조산원의 지도의사)

조산원의 개설자는 법 제33조제6항에 따라 지도의사를 정하거나 변경한 경우에는 지도의사신고서에 그 지도의사의 승낙서 및 면허증 사본을 첨부하여 관할 시장·군수·구청장에게 제출하여야 한다.

제33조의2(의료기관개설위원회 설치 등)

① 제33조제4항에 따른 의료기관 개설 허가에 관한 사항을 심의하기 위하여 시·도지사 소속으로 의료기관개설위원회를 둔다.

② 제1항의 의료기관개설위원회의 위원은 제28조에 따른 의사회·치과의사회·한의사회·조산사회 및 「간호법」 제18조에 따른 간호사중앙회의 의료인으로서 경험이 풍부한 사람과 제52조에 따른 의료기관단체의 회원으로서 해당 지역 내 의료기관의 개설·운영 등에 관한 경험이 풍부한 사람으로 한다. 〈개정 2024.9.20.〉

③ 의료기관개설위원회의 구성과 운영에 필요한 사항과 그 밖에 필요한 사항은 보건복지부령으로 정한다.

제33조의3(실태조사)

① 보건복지부장관은 제33조제2항을 위반하여 의료기관을 개설할 수 없는 자가 개설·운영하는 의료기관의 실태를 파악하기 위하여 보건복지부령으로 정하는 바에 따라 조사(이하 이 조에서 "실태조사"라 한다)를 실시하고, 위법이 확정된 경우 그 결과를 공표하여야 한다. 이 경우 수사기관의 수사로 제33조제2항을 위반한 의료기관의 위법이 확정된 경우도 공표 대상에 포함한다.

② 보건복지부장관은 실태조사를 위하여 관계 중앙행정기관의 장, 지방자치단체의 장, 관련 기관·법인 또는 단체 등에 협조를 요청할 수 있다. 이 경우 요청을 받은 자는 특별한 사정이 없으면 이에 협조하여야 한다.

③ 실태조사의 시기·방법 및 결과 공표의 방법 등에 관하여 필요한 사항은 보건복지부령으로 정한다.

규칙 제28조의2(실태조사의 시기·방법)

① 보건복지부장관은 법 제33조의3제1항 전단에 따른 의료기관을 개설할 수 없는 자가 개설·운영하는 의료기관에 대한 실태조사(이하 이 조에서 "실태조사"라 한다)를 매년 실시해야 한다.

② 실태조사는 현장조사, 문서열람 등의 방법으로 실시하며, 필요한 경우에는 조사 대상자에게 법 제61조에 따라 보고를 명하거나 법 제61조의2에 따라 자료의 제출 또는 의견의 진술 등을 요청할 수 있다.

③ 보건복지부장관은 실태조사 실시 결과 위법이 확정되면 법 제33조의3제1항 전단에 따라 다음 각 호의 사항을 관보 또는 보건복지부의 인터넷 홈페이지에 공표해야 한다.

1. 의료기관의 명칭 및 주소
2. 의료기관 개설자의 성명(개설자가 법인인 경우에는 법인명 및 대표자의 성명을 말한다)
3. 위반사항

④ 제1항부터 제3항까지에서 규정한 사항 외에 실태조사에 필요한 사항은 보건복지부장관이 정한다.

제34조(원격의료)

① 의료인(의료업에 종사하는 의사·치과의사·한의사만 해당한다)은 제33조제1항에도 불구하고 컴퓨터·화상통신 등 정보통신기술을 활용하여 먼 곳에 있는 의료인에게 의료지식이나 기술을 지원하는 원격의료(이하 "원격의료"라 한다)를 할 수 있다.

② 원격의료를 행하거나 받으려는 자는 보건복지부령으로 정하는 시설과 장비를 갖추어야 한다.

③ 원격의료를 하는 자(이하 "원격지의사"라 한다)는 환자를 직접 대면하여 진료하는 경우와 같은 책임을 진다.

④ 원격지의사의 원격의료에 따라 의료행위를 한 의료인이 의사·치과의사 또는 한의사(이하 "현지의사"라 한다)인 경우에는 그 의료행위에 대하여 원격지의사의 과실을 인정할 만한 명백한 근거가 없으면 환자에 대한 책임은 제3항에도 불구하고 현지의사에게 있는 것으로 본다.

규칙 제29조(원격의료의 시설 및 장비)

법 제34조제2항에 따라 원격의료를 행하거나 받으려는 자가 갖추어야 할 시설과 장비는 다음 각 호와 같다.

1. 원격진료실
2. 데이터 및 화상을 전송·수신할 수 있는 단말기, 서버, 정보통신망 등의 장비

제35조(의료기관 개설 특례)

① 제33조제1항·제2항 및 제8항에 따른 자 외의 자가 그 소속 직원, 종업원, 그 밖의 구성원(수용자를 포함한다) 이나 그 가족의 건강관리를 위하여 부속 의료기관을 개설하려면 그 개설 장소를 관할하는 시장·군수·구청장에게 신고하여야 한다. 다만, 부속 의료기관으로 병원급 의료기관을 개설하려면 그 개설 장소를 관할하는 시·도지사의 허가를 받아야 한다.

② 제1항에 따른 개설 신고 및 허가에 관한 절차·조건, 그 밖에 필요한 사항과 그 의료기관의 운영에 필요한 사항은 보건복지부령으로 정한다.

벌칙 ※ ① (본문)=90조(500만원 이하의 벌금), ① (단서) =88조(3년 이하의 징역이나 3천만원 이하의 벌금)

규칙 제32조(부속 의료기관의 개설 특례)

① 법 제35조제1항에 따라 의료인·의료법인·국가·지방자치단체·비영리법인 또는 「공공기관의 운영에 관한 법률」에 따른 준정부기관 외의 자가 그 종업원 및 가족의 건강관리를 위하여 부속 의료기관을 개설하려면 별지 제20호서식의 부속 의료기관 개설신고서 또는 개설허가신청서에 다음 각 호의 서류를 첨부하여 시·도지사나 시장·군수·구청장에게 제출하여야 한다.

1. 건물평면도 사본 및 그 구조설명서 사본
2. 의료인 등 근무인원에 대한 확인이 필요한 경우: 면허(자격)증 사본 1부
3. 법 제36조제1호·제2호·제4호 및 제5호의 준수사항에 적합함을 증명하는 서류

② 부속 의료기관의 개설신고 및 개설허가에 따른 신고 수리 등에 관하여는 제25조제3항부터 제6항까지, 제26조, 제27조제3항(제1호만 해당한다)부터 제6항까지 및 제28조제3항부터 제6항까지의 규정을 각각 준용한다. 이 경우 "별지 15호서식"은 "별지 제15호의2서식"으로, "별지 제17호서식"은 "별지 제17호의2서식"으로 본다. 〈개정 2025.6.20.〉

제36조(준수사항)

제33조제2항 및 제8항에 따라 의료기관을 개설하는 자는 보건복지부령으로 정하는 바에 따라 다음 각 호의 사항을 지켜야 한다.

1. 의료기관의 종류에 따른 시설기준 및 규격에 관한 사항
2. 의료기관의 안전관리시설 기준에 관한 사항
3. 의료기관 및 요양병원의 운영 기준에 관한 사항
4. 고가의료장비의 설치·운영 기준에 관한 사항
5. 의료기관의 종류에 따른 의료인 등의 정원 기준에 관한 사항
6. 급식관리 기준에 관한 사항
7. 의료기관의 위생 관리에 관한 사항
8. 의료기관의 의약품 및 일회용 의료기기의 사용에 관한 사항
9. 의료기관의 「감염병의 예방 및 관리에 관한 법률」 제41조제4항에 따른 감염병환자등의 진료 기준에 관한 사항
10. 의료기관 내 수술실, 분만실, 중환자실 등 감염관리가 필요한 시설의 출입 기준에 관한 사항
11. 의료인 및 환자 안전을 위한 보안장비 설치 및 보안인력 배치 등에 관한 사항
12. 의료기관의 신체보호대 사용에 관한 사항
13. 의료기관의 의료관련감염 예방에 관한 사항
14. 종합병원과 요양병원의 임종실 설치에 관한 사항

규칙 제34조(의료기관의 시설기준 및 규격)

법 제36조제1호 및 제14호에 따른 의료기관의 종류별 시설기준은 별표 3과 같고, 그 시설규격은 별표 4와 같다. 〈개정 2024.7.24.〉

규칙 제35조(의료기관의 안전관리시설)

의료기관을 개설하는 자는 법 제36조제2호에 따라 환자, 의료관계인, 그 밖의 의료기관 종사자의 안전을 위하여 다음 각 호의 시설을 갖추어야 한다.

1. 화재나 그 밖의 긴급한 상황에 대처하기 위하여 필요한 시설
2. 방충, 쥐막기, 세균오염 방지에 관한 시설
3. 채광·환기에 관한 시설
4. 전기·가스 등의 위해 방지에 관한 시설
5. 방사선 위해 방지에 관한 시설
6. 그 밖에 진료과목별로 안전관리를 위하여 필수적으로 갖추어야 할 시설

규칙 제35조의2(의료기관의 운영 기준)

의료기관을 개설하는 자는 법 제36조제3호에 따라 다음 각 호의 운영 기준을 지켜야 한다.

1. 입원실의 정원을 초과하여 환자를 입원시키지 말 것
2. 입원실은 남·여별로 구별하여 운영할 것
3. 입원실이 아닌 장소에 환자를 입원시키지 말 것
4. 외래진료실에는 진료 중인 환자 외에 다른 환자를 대기시키지 말 것

규칙 제36조(요양병원의 운영)

① 법 제36조제3호에 따른 요양병원의 입원 대상은 다음 각 호의 어느 하나에 해당하는 자로서 주로 요양이 필요한 자로 한다.

1. 노인성 질환자
2. 만성질환자
3. 외과적 수술 후 또는 상해 후 회복기간에 있는 자

② 제1항에도 불구하고 「감염병의 예방 및 관리에 관한 법률」 제41조제1항에 따라 질병관리청장이 고시한 감염병에 걸린 같은 법 제2조제13호부터 제15호까지에 따른 감염병환자, 감염병의사환자 또는 병원체보유자(이하 "감염병환자등"이라 한다) 및 같은 법 제42조제1항 각 호의 어느 하나에 해당하는 감염병환자등은 요양병원의 입원 대상으로 하지 아니한다.

③ 제1항에도 불구하고 「정신건강증진 및 정신질환자 복지서비스 지원에 관한 법률」 제3조제1호에 따른 정신질환자(노인성 치매환자는 제외한다)는 같은 법 제3조제5호에 따른 정신의료기관 외의 요양병원의 입원 대상으로 하지 아니한다.

④ 각급 의료기관은 제1항에 따른 환자를 요양병원으로 옮긴 경우에는 환자 이송과 동시에 진료기록 사본 등을 그 요양병원에 송부하여야 한다.

⑤ 요양병원 개설자는 요양환자의 상태가 악화되는 경우에 적절한 조치를 할 수 있도록 환자 후송 등에 관하여 다른 의료기관과 협약을 맺거나 자체 시설 및 인력 등을 확보하여야 한다.

⑥ 삭제 〈2020.2.28.〉

⑦ 요양병원 개설자는 휴일이나 야간에 입원환자의 안전 및 적절한 진료 등을 위하여 소속 의료인 및 직원에 대한 비상연락체계를 구축·유지하여야 한다.

규칙 제38조(의료인 등의 정원)

① 법 제36조제5호에 따른 의료기관의 종류에 따른 의료인의 정원 기준에 관한 사항은 별표 5와 같다.

② 의료기관은 제1항의 의료인 외에 다음의 기준에 따라 필요한 인원을 두어야 한다.

1. 병원급 의료기관에는 별표 5의2에 따른 약사 또는 한

약사(법률 제8365호 약사법 전부개정법률 부칙 제9조에 따라 한약을 조제할 수 있는 약사를 포함한다. 이하 같다)를 두어야 한다.

2. 입원시설을 갖춘 종합병원·병원·치과병원·한방병원 또는 요양병원에는 1명 이상의 영양사를 둔다.
3. 의료기관에는 보건복지부장관이 정하는 바에 따라 각 진료과목별로 필요한 수의 의료기사를 둔다.
4. 종합병원에는 보건복지부장관이 정하는 바에 따라 필요한 수의 보건의료정보관리사를 둔다.
5. 의료기관에는 보건복지부장관이 정하는 바에 따라 필요한 수의 간호조무사를 둔다.
6. 종합병원에는 「사회복지사업법」에 따른 사회복지사 자격을 가진 자 중에서 환자의 갱생·재활과 사회복귀를 위한 상담 및 지도 업무를 담당하는 요원을 1명 이상 둔다.
7. 요양병원에는 시설 안전관리를 담당하는 당직근무자를 1명 이상 둔다.

③ 보건복지부장관은 간호사나 치과위생사의 인력 수급상 필요하다고 인정할 때에는 제1항에 따른 간호사 또는 치과위생사 정원의 일부를 간호조무사로 충당하게 할 수 있다.

규칙 제39조(급식관리)

입원시설을 갖춘 종합병원·병원·치과병원·한방병원·요양병원 또는 정신병원을 개설하는 자는 법 제36조제6호에 따라 별표 6에서 정하는 바에 따라 환자의 식사를 위생적으로 관리·제공해야 한다.

규칙 제39조의2(의료기관의 위생관리 기준)

의료기관을 개설하는 자는 법 제36조제7호에 따라 다음 각 호의 위생관리 기준을 지켜야 한다.

1. 환자의 처치에 사용되는 기구 및 물품(1회용 기구 및 물품은 제외한다)은 보건복지부장관이 정하여 고시하는 방법에 따라 소독하여 사용할 것
2. 감염의 우려가 있는 환자가 입원하였던 입원실 및 그 옷·침구·식기 등은 완전히 소독하여 사용할 것
3. 의료기관에서 업무를 수행하는 보건의료인에 대하여 손 위생에 대한 교육을 실시할 것

규칙 제39조의3(의약품 및 일회용 의료기기의 사용 기준)

의료기관을 개설하는 자는 법 제36조제8호에 따라 의약품 및 일회용 의료기기의 사용에 관한 다음 각 호의 기준을 지켜야 한다.

1. 변질·오염·손상되었거나 유효기한·사용기한이 지난 의약품을 진열하거나 사용하지 말 것
2. 「의약품 등의 안전에 관한 규칙」 제62조제5호에 따라 규격품으로 판매하도록 지정·고시된 한약을 조제하는 경우에는 같은 조 제8호에 따른 품질관리에 관한 사항을 준수할 것(한의원 또는 한방병원만 해당한다)
3. 포장이 개봉되거나 손상된 일회용 주사 의료용품은 사용하지 말고 폐기할 것
4. 일회용 주사기에 주입된 주사제는 지체 없이 환자에게 사용할 것
5. 제3조의2에 따른 일회용 의료기기는 한 번 사용한 경우 다시 사용하지 말고 폐기할 것

규칙 제39조의4(감염병환자등의 진료 기준)

의료기관을 개설하는 자는 법 제36조제9호에 따라 「감염병의 예방 및 관리에 관한 법률 시행령」 별표 2 제1호에 따른 입원치료의 방법 및 절차를 지켜야 한다.

규칙 제39조의5(감염관리가 필요한 시설의 출입 기준)

① 의료기관을 개설하는 자는 법 제36조제10호에 따라 수술실, 분만실, 중환자실(이하 이 조에서 "수술실등"이라 한다)에서 의료행위가 이루어지는 동안 다음 각 호에 해당하는 사람 외에는 수술실등에 출입하는 사람이 없도록 관리해야 한다.

1. 환자
2. 의료행위를 하는 의료인·간호조무사·의료기사
3. 환자의 보호자 등 의료기관의 장이 출입이 필요하다고 인정하여 승인한 사람으로서 감염관리 등 출입에 필요한 안내를 받은 사람

② 의료기관을 개설하는 자는 수술실등에 출입하는 사람의 이름, 출입 목적, 입실·퇴실 일시, 연락처 및 출입 승인 사실(제1항제3호의 사람만 해당한다) 등을 기록(전자기록을 포함한다)하여 관리하고 1년 동안 보존해야 한다. 다만, 환자의 경우 진료기록부, 조산기록부 및 간호기록부 등으로 해당 사실을 확인할 수 있으면 기록, 관리 및 보존을 생략할 수 있다.

③ 의료기관을 개설하는 자는 수술실등의 입구 등 눈에 띄기 쉬운 곳에 출입에 관한 구체적인 사항을 게시해야 한다.

규칙 제39조의6(보안장비 설치 및 보안인력 배치 기준 등)

100개 이상의 병상을 갖춘 병원·정신병원 또는 종합병원을 개설하는 자는 법 제36조제11호에 따라 보안장비 설치 및 보안인력 배치 등에 관한 다음 각 호의 기준을 지켜야 한다.

1. 의료인 및 환자에 대한 폭력행위를 관할 경찰관서에 신고할 수 있는 비상경보장치를 설치할 것
2. 보안 전담인력을 1명 이상 배치할 것
3. 의료인 및 환자에 대한 폭력행위 예방·대응 매뉴얼을 마련하여 의료인 및 의료기관 종사자 등을 대상으로 교육을 실시할 것
4. 의료인 및 환자에 대한 폭력행위 예방을 위한 게시물을 제작하여 의료기관의 입구 등 눈에 띄기 쉬운 곳에 게시할 것

규칙 제39조의7(의료기관의 신체보호대 사용 기준)

의료기관을 개설하는 자는 법 제36조제12호에 따라 의료기관에 입원한 환자의 안전을 위하여 별표 7에 따른 의료기관의 신체보호대 사용 기준을 지켜야 한다.

규칙 제39조의8(의료기관의 의료관련감염 예방을 위한 운영기준)

의료기관을 개설하는 자는 법 제36조제13호에 따라 의료관련감염 예방을 위하여 다음 각 호의 기준을 지켜야 한다.

1. 의료관련감염 예방을 위한 자체 규정을 마련하고, 해당 규정의 이행 여부를 관리할 것
2. 의료기관 내 의료관련감염의 전파를 차단하기 위하여 환자격리 등 적절한 조치를 취할 것

3. 의료기관 이용자에게 의료관련감염에 대한 예방방법 및 주의사항을 안내할 것

4. 약물투여, 혈액채취 등 침습적 시술은 무균 상태에서 할 것

제36조의2(공중보건의사 등의 고용금지)

① 의료기관 개설자는 「농어촌 등 보건의료를 위한 특별조치법」 제5조의2에 따른 배치기관 및 배치시설이나 같은 법 제6조의2에 따른 파견근무기관 및 시설이 아니면 같은 법 제2조제1호의 공중보건의사에게 의료행위를 하게 하거나, 제41조제1항에 따른 당직의료인으로 두어서는 아니 된다.

② 의료기관 개설자는 「병역법」 제34조의2제2항에 따라 군병원 또는 병무청장이 지정하는 병원에서 직무와 관련된 수련을 실시하는 경우가 아니면 같은 법 제2조제14호의 병역판정검사전담의사에게 의료행위를 하게 하거나 제41조제1항에 따른 당직의료인으로 두어서는 아니 된다.

제37조(진단용 방사선 발생장치)

① 진단용 방사선 발생장치를 설치 · 운영하려는 의료기관은 보건복지부령으로 정하는 바에 따라 시장 · 군수 · 구청장에게 신고하여야 하며, 보건복지부령으로 정하는 안전관리기준에 맞도록 설치 · 운영하여야 한다.

② 의료기관 개설자나 관리자는 진단용 방사선 발생장치를 설치한 경우에는 보건복지부령으로 정하는 바에 따라 안전관리책임자를 선임하고, 정기적으로 검사와 측정을 받아야 하며, 방사선 관계 종사자에 대한 피폭관리를 하여야 한다.

③ 제2항에 따라 안전관리책임자로 선임된 사람은 선임된 날부터 1년 이내에 질병관리청장이 지정하는 방사선 분야 관련 단체(이하 이 조에서 "안전관리책임자 교육기관"이라 한다)가 실시하는 안전관리책임자 교육을 받아야 하며, 주기적으로 보수교육을 받아야 한다.

④ 제1항과 제2항에 따른 진단용 방사선 발생장치의 범위 · 신고 · 검사 · 설치 및 측정기준 등에 필요한 사항은 보건복지부령으로 정하고, 제3항에 따른 안전관리책임자 교육 및 안전관리책임자 교육기관의 지정에 필요한 사항은 질병관리청장이 정하여 고시한다.

과태료 ※ ①(신고를 하지 아니하고 진단용 방사선 발생장치를 설치 · 운영한 자)=92조(300만원 이하의 과태료), ②(안전관리책임자를 선임하지 아니하거나 정기검사와 측정 또는 방사선 관계 종사자에 대한 피폭관리를 실시하지 아니한 자)=92조(300만원 이하의 과태료), ③(안전관리책임자 교육을 받지 않은 경우)=92조(100만원 이하의 과태료)

제38조(특수의료장비의 설치 · 운영)

① 의료기관은 보건의료 시책상 적정한 설치와 활용이 필요하여 보건복지부장관이 정하여 고시하는 의료장비(이하 "특수의료장비"라 한다)를 설치 · 운영하려면 보건복지부령으로 정하는 바에 따라 시장 · 군수 · 구청장에게 등록하여야 하며, 보건복지부령으로 정하는 설치인정기준에 맞게 설치 · 운영하여야 한다.

② 의료기관의 개설자나 관리자는 제1항에 따라 특수의료장비를 설치하면 보건복지부령으로 정하는 바에 따라 보건복지부장관에게 정기적인 품질관리검사를 받아야 한다.

③ 의료기관의 개설자나 관리자는 제2항에 따른 품질관리검사에서 부적합하다고 판정받은 특수의료장비를 사용하여서는 아니 된다.

④ 보건복지부장관은 제2항에 따른 품질관리검사업무의 전부 또는 일부를 보건복지부령으로 정하는 바에 따라 관계 전문기관에 위탁할 수 있다.

벌칙 ※ ③=88조(3년 이하의 징역 또는 3천만원 이하의 벌금)

제38조의2(수술실 내 폐쇄회로 텔레비전의 설치 · 운영)

① 전신마취 등 환자의 의식이 없는 상태에서 수술을 시행하는 의료기관의 개설자는 수술실 내부에 「개인정보 보호법」 및 관련 법령에 따른 폐쇄회로 텔레비전을 설치하여야 한다. 이 경우 국가 및 지방자치단체는 폐쇄회로 텔레비전의 설치 등에 필요한 비용을 지원할 수 있다.

② 환자 또는 환자의 보호자가 요청하는 경우(의료기관의 장이나 의료인이 요청하여 환자 또는 환자의 보호자가 동의하는 경우를 포함한다) 의료기관의 장이나 의료인은 전신마취 등 환자의 의식이 없는 상태에서 수술을 하는 장면을 제1항에 따라 설치한 폐쇄회로 텔레비전으로 촬영하여야 한다. 이 경우 의료기관의 장이나 의료인은 다음 각 호의 어느 하나에 해당하는 정당한 사유가 없으면 이를 거부할 수 없다.

1. 수술이 지체되면 환자의 생명이 위험하여지거나 심신상의 중대한 장애를 가져오는 응급 수술을 시행하는 경우
2. 환자의 생명을 구하기 위하여 적극적 조치가 필요한 위험도 높은 수술을 시행하는 경우
3. 「전공의의 수련환경 개선 및 지위 향상을 위한 법률」 제2조제2호에 따른 수련병원등의 전공의 수련 등 그 목적 달성을 현저히 저해할 우려가 있는 경우
4. 그 밖에 제1호부터 제3호까지의 규정에 준하는 경우로서 보건복지부령으로 정하는 사유가 있는 경우

③ 의료기관의 장이나 의료인이 제2항에 따라 수술을 하는 장면을 촬영하는 경우 녹음 기능은 사용할 수 없다. 다만, 환자 및 해당 수술에 참여한 의료인 등 정보주체 모두의 동의를 받은 경우에는 그러하지 아니하다.

④ 제1항에 따라 폐쇄회로 텔레비전이 설치된 의료기관의 장은 제2항에 따라 촬영한 영상정보가 분실 · 도난 · 유출 · 변조 또는 훼손되지 아니하도록 보건복지부령으로 정하는 바에 따라 내부 관리계획의 수립, 저장장치와 네트워크의 분리, 접속기록 보관 및 관련 시설의 출입자 관리 방안 마련 등 안전성 확보에 필요한 기술적 · 관리적 및 물리적 조치를 하여야 한다.

⑤ 의료기관의 장은 다음 각 호의 어느 하나에 해당하는 경우를 제외하고는 제2항에 따라 촬영한 영상정보를 열람(의료기관의 장 스스로 열람하는 경우를 포함한다. 이하 이 조에서 같다)하게 하거나 제공(사본의 발급을 포함한다. 이하 이 조에서 같다)하여서는 아니 된다.

1. 범죄의 수사와 공소의 제기 및 유지, 법원의 재판업무 수행을 위하여 관계 기관이 요청하는 경우
2. 「의료사고 피해구제 및 의료분쟁 조정 등에 관한 법률」 제6조에 따른 한국의료분쟁조정중재원이 의료분쟁의 조정 또는 중재 절차 개시 이후 환자 또는 환자 보호자의 동의를 받아 해당 업무의 수행을 위하여 요청하는 경우
3. 환자 및 해당 수술에 참여한 의료인 등 정보주체 모두의 동의를 받은 경우

⑥ 누구든지 이 법의 규정에 따르지 아니하고 제2항에 따라 촬영한 영상정보를 탐지하거나 누출 · 변조 또는 훼손하여서는 아니 된다.

⑦ 누구든지 제2항에 따라 촬영한 영상정보를 이 법에서 정하는 목적 외의 용도로 사용하여서는 아니 된다.

⑧ 의료기관의 개설자는 보건복지부장관이 정하는 범위에서 제2항에 따라 촬영한 영상정보의 열람 등에 소요되는 비용을 열람 등을 요청한 자에게 청구할 수 있다.

⑨ 의료기관의 장은 제2항에 따라 촬영한 영상정보를 30일 이상 보관하여야 한다.

⑩ 제1항에 따른 폐쇄회로 텔레비전의 설치 기준, 제2항에 따른 촬영의 범위 및 촬영 요청의 절차, 제2항제1호부터 제3호까지의 규정에 따른 사유의 구체적인 기준, 제5항에 따른 열람 · 제공의 절차, 제9항에 따른 보관기준 및 보관기간의 연장 사유 등에 필요한 사항은 보건복지부령으로 정한다.

⑪ 이 법에서 정한 것 외에 폐쇄회로 텔레비전의 설치 · 운영 등에 관한 사항은 「개인정보 보호법」에 따른다.

벌칙 ※ ②=88조(3년 이하의 징역이나 3천만원 이하의 벌금, ④=88조의2(2년 이하의 징역이나 2천만원 이하의 벌금), ⑤~⑦=87조의2(5년 이하의 징역이나 5천만원 이하의 벌금), ①~④, ⑨=90조(500만원 이하의 벌금)

규칙 제39조의9(수술실 내 폐쇄회로 텔레비전의 설치 기준)

법 제38조의2제1항에 따른 폐쇄회로 텔레비전의 설치 기준은 별표 7의2와 같다.

규칙 제39조의10(촬영의 범위)

법 제38조의2제2항에 따른 촬영의 범위는 환자가 마취되는 시작 시점부터 환자가 수술실에서 퇴실하는 시점까지로 한다.

규칙 제39조의11(촬영의 요청 절차 등)

① 법 제38조의2제2항에 따라 환자의 보호자가 촬영을 요청하는 경우 환자가 의식이 있고 의사결정능력이 있는 상태에서는 환자의 의사에 반하여 촬영을 요청할 수 없다.

② 법 제38조의2제2항에 따라 촬영을 요청하려는 환자 또는

환자의 보호자는 별지 제20호의2서식의 수술 장면 촬영 요청서를 작성하여 의료기관의 장이나 의료인에게 제출해야 한다. 이 경우 다음 각 호의 서류(전자문서를 포함한다. 이하 이 조에서 같다)를 함께 제시해야 한다.

1. 촬영을 요청하는 자의 신분증 또는 그 사본
2. 환자 본인의 동의서. 다만, 환자가 동의할 수 없는 상태임을 의료기관의 장이나 의료인이 확인한 경우에는 제시하지 않을 수 있다.
3. 환자의 보호자임을 증명할 수 있는 서류

③ 의료기관의 장이나 의료인은 법 제38조의2제2항에 따라 전신마취 등 환자의 의식이 없는 상태에서 수술을 하는 장면을 촬영할 수 있음을 환자가 미리 알 수 있도록 의료기관 내부에 안내문을 게시하는 등의 방법으로 알려야 하며, 제2항에 따라 촬영을 요청하는 사람에게 별지 제20호의2서식의 수술 장면 촬영 요청서를 제공해야 한다.

④ 제2항에 따른 촬영을 요청받은 의료기관의 장이나 의료인은 법 제38조의2제2항 각 호의 어느 하나에 해당하는 사유가 없으면 수술 장면을 촬영해야 하며, 법 제38조의2제2항 각 호의 어느 하나에 해당하는 사유로 촬영을 거부하려는 경우에는 수술을 하기 전에 촬영을 요청한 자에게 촬영 거부 사유를 설명해야 한다.

⑤ 제2항에 따른 촬영을 요청받은 의료기관의 장이나 의료인은 제4항에 따라 촬영을 하거나 거부한 경우에는 다음 각 호의 사항이 포함된 촬영 요청 처리대장을 작성해야 한다. 〈개정 2024.7.18.〉

1. 촬영 요청자의 성명 및 연락처. 다만, 촬영 요청자가 가명을 부여받은 경우에는 성명 대신 가명을 적을 수 있고, 연락처를 적지 않을 수 있다.
2. 촬영 요청의 내용
3. 촬영 실시 여부
4. 촬영 요청을 거부한 경우 그 거부의 구체적 사유
5. 녹음 요청의 내용 및 녹음 실시 여부(제39조의13에 따른 녹음 요청을 받은 경우에만 해당한다)

⑥ 의료기관의 장은 제5항에 따라 작성된 촬영 요청 처리대장을 3년 동안 보관해야 한다.

규칙 제39조의12(촬영 거부의 사유)

① 법 제38조의2제2항제1호부터 제3호까지의 규정에 따른 촬영 거부 사유의 구체적인 기준은 다음 각 호와 같다.

1. 법 제38조의2제2항제1호의 경우: 「응급의료에 관한 법률」 제2조제1호에 따른 응급환자를 수술하는 경우
2. 법 제38조의2제2항제2호의 경우
   가. 「상급종합병원의 지정 및 평가에 관한 규칙」 별표 제4호가목에 따른 전문진료 질병군에 해당하는 수술을 하는 경우
   나. 생명에 위협이 되거나 신체기능의 장애를 초래하는 질환을 가진 환자로서 보건복지부장관이 정하는 경우에 해당하는 환자를 수술하는 경우
3. 법 제38조의2제2항제3호의 경우: 「전공의의 수련환경 개선 및 지위 향상을 위한 법률」 제2조제3호에 따른 지도전문의가 전공의의 수련을 현저히 저해할 우려가 있다고 판단하는 경우. 이 경우 지도전문의는 판단의 이유를 제39조의11제5항제4호에 따라 촬영 요청 처리대장에 기록으로 남겨두어야 한다.

② 법 제38조의2제2항제4호에 따른 촬영 거부 사유는 다음 각 호와 같다.

1. 촬영을 하기 위해서는 수술을 예정대로 시행하기 불가능한 시점에 환자 또는 환자의 보호자가 촬영을 요청하는 경우
2. 천재지변, 통신장애, 전자적 침해행위 또는 그 밖의 불가항력적인 사유로 촬영이 불가능한 경우

규칙 제39조의13(녹음의 요청)

① 법 제38조의2제2항에 따라 환자 또는 환자의 보호자가 촬영을 요청하면서 녹음 기능을 사용하도록 함께 요청하는 경우에는 별지 제20호의2서식의 수술 장면 촬영 요청서와 함께 별지 제20호의3서식의 수술 장면 촬영 중 녹음 요청서를 의료기관의 장이나 의료인에게 제출해야 하며, 이를 제출받은 의료기관의 장이나 의료인은 수술에 참여하는 의료인 등 정보주체로부터 별지 제20호의4서식의 수술 장면 촬영 중 녹음 동의서를 제출받아 녹음 동의 여부를 확인해야 한다.

② 제1항에 따라 정보 주체 모두의 동의를 확인한 후 녹음을 하는 경우에는 폐쇄회로 텔레비전에 부가된 녹음 기능을 사용하거나 별도의 녹음기기를 사용할 수 있다. 다만, 수술 중 응급으로 의료인 등이 교체되거나 추가 투입되는 등의 사유로 녹음 동의를 하지 않은 의료인 등이 수술에 참여하게 되는 경우에는 녹음을 중단해야 한다.

규칙 제39조의14(영상정보의 안전성 확보 조치)

의료기관의 장은 법 제38조의2제4항에 따라 영상정보의 안전성 확보에 필요한 다음 각 호의 조치를 해야 한다.

1. 영상정보의 안전한 저장을 위한 조치로서 법정 보관 기한을 준수할 수 있도록 충분한 저장 용량을 확보하고 저장장치와 네트워크를 분리하는 조치
2. 영상정보 침해사고 발생에 대응하고 영상정보의 위조 및 변조를 방지하기 위한 조치로서 영상정보를 관리하는 컴퓨터 사용에 대한 암호를 설정하고 해당 컴퓨터 사용에 관한 기록이 남도록 설정하며, 그 기록을 보관 및 관리하는 조치
3. 영상정보에 대한 접근 통제 및 접근 권한의 제한 조치로서 접근 권한을 관리 책임자, 운영 담당자 등 최소한의 인원에만 부여하고 영상정보가 재생되거나 열람이 이루어지는 장소로의 접근은 접근 권한이 부여된 자에 대해서만 허용하는 조치
4. 영상정보의 안전한 처리를 위한 조치로서 영상정보 처리에 대한 의료기관 내부 관리계획을 수립하고 시행하며 그 이행 상황을 점검하는 조치
5. 영상정보의 안전한 보관을 위한 조치로서 저장장치를 접근이 제한된 구획된 장소에 보관하거나 보관시설에 대한 잠금장치 또는 훼손 방지 장치를 구비하는 조치

규칙 제39조의15(영상정보의 열람 · 제공 절차 등)

① 법 제38조의2제5항제1호에 따라 열람 또는 제공을 요청할 수 있는 관계기관은 다음 각 호와 같다.

1. 수사기관(「사법경찰관리의 직무를 수행할 자와 그 직무 범위에 관한 법률」에 따라 지명을 받은 특별사법경찰관리를 포함한다)
2. 법원

② 법 제38조의2제5항 각 호에 따라 의료기관의 장에게 영상정보의 열람 · 제공을 요청하는 자는 별지 제20호의5서식의 영상정보 열람 · 제공 요청서에 다음 각 호의 구분에 따른 서류를 첨부하여 의료기관의 장에게 제출해야 한다.
1. 법 제38조의2제5항제1호 또는 제2호에 따라 열람 · 제공을 요청하는 경우: 요청 권한이 있는 기관에 해당함을 증명하는 서류
2. 법 제38조의2제5항제3호에 따라 열람 · 제공을 요청하는 경우: 각 정보주체의 별지 제20호의6서식의 영상정보 열람 · 제공 동의서

③ 제2항에 따른 열람 · 제공 요청을 받은 의료기관의 장은 제4항에 따라 요청을 거부할 수 있는 경우가 아니면 열람 · 제공 요청을 받은 날부터 10일 이내에 서면, 전자우편, 문자메시지 등의 방법으로 열람 · 제공의 방법을 통지하고 열람하게 하거나 제공해야 한다.

④ 제2항에 따른 열람 · 제공 요청을 받은 의료기관의 장은 다음 각 호의 어느 하나에 해당하는 경우에는 열람 · 제공 요청을 거부할 수 있다. 이 경우 요청을 한 자에게 요청을 받은 날부터 10일 이내에 서면, 전자우편, 문자메시지 등의 방법으로 그 사유를 통지해야 한다.
1. 제2항제1호 또는 제2호의 서류를 제출하지 않은 경우
2. 법 제38조의2제9항에 따른 보관기간이 지나 영상정보를 파기한 경우
3. 천재지변 또는 그 밖의 불가항력적인 사유로 영상정보가 멸실되는 경우

⑤ 의료기관의 장은 제3항에 따라 열람하게 하거나 제공할 때 열람 · 제공을 요청한 자임을 관계 서류나 증표로 확인해야 한다.

규칙 제39조의16(영상정보 열람 · 제공대장의 작성 및 보관)

① 의료기관의 장은 제39조의15제2항에 따라 영상정보의 열람 · 제공 요청을 받은 경우 또는 같은 조 제3항에 따라 열람하게 하거나 제공한 경우에는 다음 각 호의 사항이 포함된 영상정보 열람 · 제공대장을 작성해야 한다.
1. 영상정보 열람 · 제공 요청자의 성명 및 연락처
2. 열람 · 제공 요청 영상정보 파일의 명칭 및 내용
3. 영상정보 열람 · 제공의 목적
4. 영상정보 열람 · 제공을 거부한 경우 그 거부의 구체적 사유

② 의료기관의 장은 제1항에 따라 작성된 영상정보 열람 · 제공대장을 3년 동안 보관해야 한다.

규칙 제39조의17(영상정보의 보관기준 등)

① 의료기관의 장은 법 제38조의2제9항에 따라 30일 이상 보관하고 있는 영상정보를 제39조의14제4호에 따른 내부 관리계획에서 정한 주기에 따라 삭제해야 한다.

② 제1항에도 불구하고 의료기관의 장은 영상정보를 보관하고 있는 기간 동안 다음 각 호의 어느 하나에 해당하는 경우에는 영상정보 촬영일부터 30일이 지나더라도 해당 영상을 삭제해서는 안 된다.
1. 법 제38조의2제5항 각 호에 따라 영상정보의 열람 · 제공 요청을 받은 경우
2. 법 제38조의2제5항 각 호에 따라 영상정보의 열람 · 제공을 요청할 예정임을 이유로 별지 제20호의5서식의 영상정보 보관연장 요청서와 법 제38조의2제5항 각 호에 따른 업무 절차 준비 및 진행 예정을 증명할 수 있는 서류를 제출받은 경우

③ 제2항제2호에 따라 보관기간 연장을 요청하는 경우 연장기간은 요청일부터 30일 이내로 하며, 그 기간을 다시 연장하려는 경우에는 연장기간의 종료일까지 별지 제20호의5서식의 영상정보 보관연장 요청서를 제출해야 한다.

④ 제2항 각 호의 어느 하나에 해당하는 경우에는 해당 사유가 종료될 때까지 영상정보를 보관해야 한다.

제39조(시설 등의 공동이용)

① 의료인은 다른 의료기관의 장의 동의를 받아 그 의료기관의 시설 · 장비 및 인력 등을 이용하여 진료할 수 있다.

② 의료기관의 장은 그 의료기관의 환자를 진료하는 데에 필요하면 해당 의료기관에 소속되지 아니한 의료인에게 진료하도록 할 수 있다.

③ 의료인이 다른 의료기관의 시설 · 장비 및 인력 등을 이용하여 진료하는 과정에서 발생한 의료사고에 대하여는 진료를 한 의료인의 과실 때문이면 그 의료인에게, 의료기관의 시설 · 장비 및 인력 등의 결함 때문이면 그것을 제공한 의료기관 개설자에게 각각 책임이 있는 것으로 본다.

제40조(폐업 · 휴업의 신고)

① 의료기관 개설자는 의료업을 폐업하거나 1개월 이상 휴업(입원환자가 있는 경우에는 1개월 미만의 휴업도 포함한다. 이하 이 조에서 이와 같다)하려면 보건복지부령으로 정하는 바에 따라 관할 시장 · 군수 · 구청장에게 신고하여야

한다.

② 삭제 〈2020.3.4.〉

③ 시장・군수・구청장은 제1항에 따른 신고에도 불구하고 「감염병의 예방 및 관리에 관한 법률」 제18조 및 제29조에 따라 질병관리청장, 시・도지사 또는 시장・군수・구청장이 감염병의 역학조사 및 예방접종에 관한 역학조사를 실시하거나 같은 법 제18조의2에 따라 의료인 또는 의료기관의 장이 질병관리청장 또는 시・도지사에게 역학조사 실시를 요청한 경우로서 그 역학조사를 위하여 필요하다고 판단하는 때에는 의료기관 폐업 신고를 수리하지 아니할 수 있다.

③ 시장・군수・구청장은 제1항에 따른 신고에도 불구하고 「감염병의 예방 및 관리에 관한 법률」 제18조 및 제29조에 따라 질병관리청장, 시・도지사 또는 시장・군수・구청장이 감염병의 역학조사 및 예방접종에 관한 역학조사를 실시하거나 같은 법 제18조의2에 따라 의료인 또는 의료기관의 장이 질병관리청장, 시・도지사 또는 시장・군수・구청장에게 역학조사 실시를 요청한 경우로서 그 역학조사를 위하여 필요하다고 판단하는 때에는 의료기관 폐업 신고를 수리하지 아니할 수 있다. 〈신설 2024.1.30.〉 [시행일: 2025.7.31.]

④ 의료기관 개설자는 의료업을 폐업 또는 휴업하는 경우 보건복지부령으로 정하는 바에 따라 해당 의료기관에 입원 중인 환자를 다른 의료기관으로 옮길 수 있도록 하는 등 환자의 권익을 보호하기 위한 조치를 하여야 한다.

⑤ 시장・군수・구청장은 제1항에 따른 폐업 또는 휴업 신고를 받은 경우 의료기관 개설자가 제4항에 따른 환자의 권익을 보호하기 위한 조치를 취하였는지 여부를 확인하는 등 대통령령으로 정하는 조치를 하여야 한다.

벌칙 ※ ④(권익보호조치 아니한 자)=89조(1년 이하의 징역이나 1천만원 이하의 벌금)

과태료 ※ ①(휴업 또는 폐업신고를 하지 아니한 자)=92조(100만원 이하의 과태료)

영 제17조의2(폐업・휴업 시 조치사항)

시장·군수·구청장(자치구의 구청장을 말한다. 이하 같다)은 법 제40조제1항에 따라 의료업의 폐업 또는 휴업 신고를 받은 경우에는 같은 조 제5항에 따라 다음 각 호의 사항에 대한 확인 조치를 해야 한다.

1. 법 제16조제1항에 따라 의료기관에서 나온 세탁물의 적정한 처리를 완료하였는지 여부
2. 법 제40조의2제1항에 따라 법 제22조제1항에 따른 진료기록부등(전자의무기록을 포함한다. 이하 "진료기록부등"이라 한다)을 적정하게 넘겼거나 직접 보관하고 있는지 여부
3. 법 제40조제4항에 따라 환자의 권익 보호를 위한 조치를 하였는지 여부
4. 그 밖에 제1호부터 제3호까지의 규정에 준하는 사항으로서 의료업의 폐업 또는 휴업의 적정한 관리를 위하여 보건복지부장관이 특히 필요하다고 인정하는 사항

규칙 제30조(폐업・휴업의 신고)

① 법 제40조에 따라 의료기관의 개설자가 의료업을 폐업하거나 휴업하려면 별지 제18호서식의 의료기관 휴업(폐업) 신고서에 다음 각 호의 서류를 첨부하여 관할 시장·군수·구청장에게 제출하여야 한다.
  1. 의료업의 폐업 또는 휴업에 대한 결의서(법인만 해당한다) 1부
  2. 영 제17조의2 각 호의 조치에 관한 서류

② 시장·군수·구청장은 매월의 의료기관 폐업신의 수리 상황을 그 다음달 15일까지 보건복지부장관에게 통보해야 한다.

③ 법 제33조제2항 및 제8항에 따라 의원·치과의원·한의원 또는 조산원을 개설한 의료인이 부득이한 사유로 6개월을 초과하여 그 의료기관을 관리할 수 없는 경우 그 개설자는 폐업 또는 휴업 신고를 하여야 한다.

④ 삭제 〈2023.3.2.〉

규칙 제30조의2(보건의료자원 통합신고포털을 통한 신고 등)

① 시·도지사 및 시장·군수·구청장은 「국민건강보험법 시행규칙」 제12조의2제1항에 따른 전자민원창구(이하 "보건의료자원 통합신고포털"이라 한다)를 통하여 제25조, 제26조, 제26조의2, 제27조, 제28조, 제30조 및 제32조에 따른 의료기관 개설(변경)신고·개설(변경)허가 및 폐업·휴업의 신고 등에 관한 사무를 처리할 수 있다. 〈개정 2025.6.20.〉

② 시·도지사 및 시장·군수·구청장은 제1항에 따라 처리한 사항(서면으로 신고 받거나 허가 신청 받아 처리한 사항을 포함한다)을 「국민건강보험법」 제62조에 따른 건강보험심사평가원(이하 "심사평가원"이라 한다)에 「국민건강보험법 시행규칙」 제12조의2제3항에 따른 방법으로 통보해야 한다. 이 경우 시·도지사 또는 시장·군수·구청장은 제25조제5항, 제27조제5항, 제30조제2항 및 제32조제2항에 따라 보건복지부장관에게 통보한 것으로 본다.

③ 시·도지사 및 시장·군수·구청장은 심사평가원으로부터 「국민건강보험법 시행규칙」 제12조제4항제1호 또는 제2호에 따른 통보를 받은 경우에는 해당 의료기관의 개설자가 제26조제1항에 따른 의료기관 개설신고사항의 변경신고한 것으로 본다.

④ 시·도지사 및 시장·군수·구청장은 심사평가원으로부터 「국민건강보험법 시행규칙」 제12조제4항제3호에 따른 통보를 받은 경우에는 해당 의료기관의 개설허가를 받은 자가 제28조제3항에 따른 개설허가사항 변경신청서를 제출한 것으로 본다. 〈개정 2025.6.20.〉

⑤ 의료기관의 개설자 또는 개설허가를 받은 자가 보건의료자원 통합신고포털을 통하여 변경신고를 하거나 변경허가를 신청하는 경우에는 제26조제1항 및 제28조제1항·제3항

에도 불구하고 다음 각 호의 구분에 따라 서류의 제출을 생략할 수 있다. 〈개정 2025.6.20.〉

1. 제26조제1항에 따른 개설신고사항의 변경신고(제32조제2항 전단에 따라 준용하는 경우를 포함한다)를 하는 경우: 의료기관 개설신고증명서
2. 제28조제1항 및 제3항에 따른 허가사항 변경허가 사전심의 신청 및 본심의·변경허가 신청(제32조제2항 전단에 따라 준용하는 경우를 포함한다)을 하는 경우: 의료기관 개설허가증

⑥ 시·도지사, 시장·군수·구청장 및 심사평가원은 제1항부터 제5항까지의 규정에 따른 업무를 위하여 불가피한 경우 「개인정보 보호법 시행령」 제19조제1호 또는 제4호에 따른 주민등록번호 또는 외국인등록번호가 포함된 자료를 처리할 수 있다.

규칙 제30조의3(폐업·휴업 시 조치사항)

법 제40조제4항에 따라 의료기관 개설자는 의료업을 폐업 또는 휴업하려는 때에는 폐업 또는 휴업 신고예정일 14일 전까지 환자 및 환자 보호자가 쉽게 볼 수 있는 장소 및 인터넷 홈페이지(인터넷 홈페이지를 운영하고 있는 자만 해당한다)에 다음 각 호의 사항을 기재한 안내문을 각각 게시해야 한다. 다만, 입원 환자에 대해서는 폐업 또는 휴업 신고예정일 30일 전까지 환자 또는 그 보호자에게 직접 안내문의 내용을 알려야 한다.

1. 폐업 또는 휴업 개시 예정일자
2. 진료기록부등의 이관·보관 또는 사본 발급 등에 관한 사항
3. 진료비 등의 정산 및 반환 등에 관한 사항
4. 입원 중인 환자의 다른 의료기관으로의 전원에 관한 사항
5. 그 밖에 제1호부터 제4호까지에 준하는 사항으로서 환자의 권익 보호를 위하여 보건복지부장관이 특히 필요하다고 인정하여 고시하는 사항

제40조의2(진료기록부등의 이관)

① 의료기관 개설자는 제40조제1항에 따라 **폐업 또는 휴업 신고를 할 때** 제22조나 제23조에 따라 기록·보존하고 있는 진료기록부등의 수량 및 목록을 확인하고 진료기록부등을 **관할 보건소장에게 넘겨야** 한다. 다만, 의료기관 개설자가 보건복지부령으로 정하는 바에 따라 진료기록부등의 보관계획서를 제출하여 관할 보건소장의 허가를 받은 경우에는 직접 보관할 수 있다.

② 제1항에 따라 관할 보건소장의 허가를 받아 진료기록부등을 직접 보관하는 의료기관 개설자는 보관계획서에 기재된 사항 중 보건복지부령으로 정하는 사항이 변경된 경우 관할 보건소장에게 이를 신고하여야 하며, 직접 보관 중 질병, 국외 이주 등 보건복지부령으로 정하는 사유로 보존 및 관리가 어려운 경우 이를 대행할 책임자를 지정하여 보관하게 하거나 진료기록부등을 관할 보건소장에게 넘겨야 한다.

③ 제1항에 따라 관할 보건소장의 허가를 받아 진료기록부등을 직접 보관하는 의료기관 개설자는 보관 기간, 방법 등 보건복지부령으로 정하는 사항을 준수하여야 한다.

④ 제1항에 따라 관할 보건소장의 허가를 받아 진료기록부등을 직접 보관하는 의료기관 개설자(제2항에 따라 지정된 책임자를 포함한다)의 기록 열람 및 보존에 관하여는 제21조 및 제22조제2항을 준용한다.

⑤ 그 밖에 진료기록부등의 이관 방법, 절차 등에 필요한 사항은 보건복지부령으로 정한다.

과태료 ※ ①~③=제92조(100만원 이하의 과태료)

규칙 제30조의4(진료기록부등의 직접 보관 절차 등)

① 폐업 또는 휴업의 신고를 하는 의료기관 개설자가 법 제40조의2제1항 단서에 따라 진료기록부등을 직접 보관하려면 별지 제19호서식의 진료기록 보관계획서에 다음 각 호의 서류를 첨부하여 폐업 또는 휴업 예정일 전까지 관할 보건소장의 허가를 받아야 한다.

1. 진료기록부등의 종류별 수량 및 목록
2. 진료기록부등에 대한 체계적이고 안전한 보관계획에 관한 서류
3. 법 제23조제1항에 따라 전자의무기록을 작성·보관한 의료기관 개설자의 경우에는 제16조제1항제1호부터 제6호까지의 규정에 해당하는 시설 및 장비를 보유하였음을 증명하는 서류. 다만, 법 제40조의3에 따른 진료기록보관시스템(이하 "진료기록보관시스템"이라 한다)을 통하여 진료기록부등을 직접 보관하려는 경우에는 제출을 생략할 수 있다.

② 제1항에 따라 허가받은 보관 기간을 연장하려는 의료기관 개설자는 해당 기간이 경과하기 전에 관할 보건소장에게 다시 허가를 받아야 한다.

③ 제2항에 따른 허가를 받지 않은 의료기관 개설자는 보관 기간이 경과하는 경우 즉시 관할 보건소장에게 진료기록부등을 이관해야 한다.

④ 법 제40조의2제2항에서 "보건복지부령으로 정하는 사항이 변경된 경우"란 다음 각 호의 어느 하나에 해당하는 경우를 말한다.

1. 진료기록부등의 보관 기간(제2항에 따라 보관 기간을 연장하는 경우는 제외한다), 보관 장소 또는 보관책임자가 변경된 경우
2. 진료기록부등의 종류별 수량 및 목록이 변경된 경우
3. 제1항제2호에 따라 제출한 진료기록부등의 보관계획이 변경된 경우
4. 제16조제1항제1호부터 제6호까지의 규정에 해당하는

시설 및 장비 보유 현황이 변경된 경우

⑤ 법 제40조의2제2항에서 "질병, 국외 이주 등 보건복지부령으로 정하는 사유"란 다음 각 호의 사유를 말한다.

1. 질병 또는 국외 이주
2. 의료인의 면허자격 정지 또는 면허 취소 처분
3. 성년후견의 개시
4. 그 밖에 의료기관 개설자가 진료기록부등을 직접 보관하기 어려운 사유로서 보건복지부장관이 인정하는 사유

⑥ 법 제40조의2제3항에서 "보관 기간, 방법 등 보건복지부령으로 정하는 사항"이란 다음 각 호의 사항을 말한다.

1. 제1항에 따라 허가받은 진료기록부등의 보관 기간
2. 제1항에 따라 허가받은 진료기록부등의 보관 장소·시설 등 보관 방법에 관한 사항

규칙 제30조의5(진료기록부등의 이관 방법 및 절차 등)

① 의료기관 개설자는 법 제40조의2제1항 본문, 같은 조 제2항 또는 이 규칙 제30조의4제3항에 따라 관할 보건소장에게 진료기록부등을 이관하는 경우 진료기록보관시스템을 이용하여 이관할 수 있다.

② 제1항에서 규정한 사항 외에 진료기록부등의 이관 방법 및 절차에 관하여 필요한 사항은 보건복지부장관이 정하여 고시한다.

제40조의3(진료기록보관시스템의 구축 · 운영)

① 보건복지부장관은 제40조의2에 따라 폐업 또는 휴업한 의료기관의 진료기록부등을 보관하는 관할 보건소장 및 의료기관 개설자가 안전하고 효과적으로 진료기록부등을 보존·관리할 수 있도록 지원하기 위한 시스템(이하 "진료기록보관시스템"이라 한다)을 구축·운영할 수 있다.

② 제40조의2에 따라 폐업 또는 휴업한 의료기관의 진료기록부등을 보관하는 관할 보건소장 및 의료기관 개설자는 진료기록보관시스템에 진료기록부등을 보관할 수 있다.

③ 제2항에 따라 진료기록부등을 진료기록보관시스템에 보관한 관할 보건소장 및 의료기관 개설자(해당 보건소 및 의료기관 소속 의료인 및 그 종사자를 포함한다)는 직접 보관한 진료기록부등 외에는 진료기록보관시스템에 보관된 정보를 열람하는 등 그 내용을 확인하여서는 아니 된다.

④ 보건복지부장관은 제1항에 따른 진료기록보관시스템의 구축·운영 업무를 관계 전문기관 또는 단체에 위탁할 수 있다. 이 경우 보건복지부장관은 진료기록보관시스템의 구축·운영 업무에 소요되는 비용의 전부 또는 일부를 지원할 수 있다.

⑤ 제4항 전단에 따라 진료기록보관시스템의 구축·운영 업무를 위탁받은 전문기관 또는 단체는 보건복지부령으로 정하는 바에 따라 진료기록부등을 안전하게 관리·보존하는 데에 필요한 시설과 장비를 갖추어야 한다.

⑥ 보건복지부장관은 진료기록보관시스템의 효율적 운영을 위하여 원본에 기재된 정보가 변경되지 않는 범위에서 진료기록부등의 형태를 변경하여 보존·관리할 수 있으며, 변경된 형태로 진료기록부등의 사본을 발급할 수 있다.

⑦ 누구든지 정당한 접근 권한 없이 또는 허용된 접근 권한을 넘어 진료기록보관시스템에 보관된 정보를 훼손·멸실·변경·위조·유출하거나 검색·복제하여서는 아니 된다.

⑧ 진료기록보관시스템의 구축 범위 및 운영 절차 등에 필요한 사항은 보건복지부령으로 정한다.

벌칙 ※ ③, ⑦=87조의2(5년 이하의 징역이나 5천만원 이하의 벌금)

규칙 제30조의6(진료기록부등의 관리·보존에 필요한 시설 및 장비)

① 법 제40조의3제4항 전단 및 영 제42조제6항에 따라 보건복지부장관으로부터 진료기록보관시스템의 구축·운영 업무를 위탁받는 기관은 진료기록부등을 안전하게 관리·보존하는 데에 필요한 다음 각 호의 시설과 장비를 갖추어야 한다. 〈개정 2025.6.20.〉

1. 진료기록부등의 저장 및 그 동일성을 검증할 수 있는 장비
2. 진료기록부등의 백업 저장장비
3. 네트워크 보안에 관한 시설 및 장비(제1호 및 제2호에 해당하는 장비가 유무선 인터넷에 연결된 경우만 해당한다)
4. 전자의무기록시스템의 보안에 관한 시설과 장비
5. 진료기록부등의 보존장소에 대한 다음 각 목의 물리적 접근 방지 시설과 장비
   가. 출입통제구역 등 통제시설
   나. 잠금장치

② 제1항에 따라 갖추어야 하는 시설과 장비에 관한 구체적인 사항은 보건복지부장관이 정하여 고시한다.

규칙 제30조의7(진료기록보관시스템의 운영)

① 보건복지부장관은 진료기록보관시스템의 효율적인 운영을 위하여 진료기록보관시스템을 다음 각 호의 정보시스템과 전자적으로 연계하여 활용할 수 있다. 이 경우 연계를 통하여 수집할 수 있는 자료 또는 정보는 진료기록부등의 안전한 보관 및 효과적 발급에 필요한 자료 또는 정보로 한정한다.

1. 보건의료자원 통합신고포털
2. 「민원처리에 관한 법률」 제12조의2제3항에 따른 통합전자민원창구
3. 그 밖에 진료기록보관시스템의 효율적인 운영을 위하여

필요한 시스템으로서 보건복지부장관이 정하여 고시하는 시스템

② 제1항에서 규정한 사항 외에 진료기록보관시스템의 운영에 관하여 필요한 사항은 보건복지부장관이 정하여 고시한다.

제41조(당직의료인)

① 각종 병원에는 응급환자와 입원환자의 진료 등에 필요한 당직의료인을 두어야 한다.
② 제1항에 따른 당직의료인의 수와 배치 기준은 병원의 종류, 입원환자의 수 등을 고려하여 보건복지부령으로 정한다.

벌칙 ※ 90조(500만원 이하의 벌금)

규칙 제39조의18(당직의료인)

① 법 제41조제2항에 따라 각종 병원에 두어야 하는 당직의료인의 수는 입원환자 200명까지는 의사 · 치과의사 또는 한의사의 경우에는 1명, 간호사의 경우에는 2명을 두되, 입원환자 200명을 초과하는 200명마다 의사 · 치과의사 또는 한의사의 경우에는 1명, 간호사의 경우에는 2명을 추가한 인원 수로 한다.
② 제1항에도 불구하고 법 제3조제2항제3호라목에 따른 요양병원에 두어야 하는 당직의료인의 수는 다음 각 호의 기준에 따른다.
1. 의사 · 치과의사 또는 한의사의 경우에는 입원환자 300명까지는 1명, 입원환자 300명을 초과하는 300명마다 1명을 추가한 인원 수
2. 간호사의 경우에는 입원환자 80명까지는 1명, 입원환자 80명을 초과하는 80명마다 1명을 추가한 인원 수

③ 제1항 및 제2항에도 불구하고 다음 각 호의 어느 하나에 해당하는 의료기관은 입원환자를 진료하는 데에 지장이 없도록 해당 병원의 자체 기준에 따라 당직의료인을 배치할 수 있다.
1. 「정신건강증진 및 정신질환자 복지서비스 지원에 관한 법률」 제3조제5호가목에 따른 정신병원
2. 「장애인복지법」 제58조제1항제4호에 따른 의료재활시설로서 법 제3조의2에 따른 요건을 갖춘 의료기관
3. 국립정신건강센터, 국립정신병원, 국립소록도병원, 국립결핵병원 및 국립재활원
4. 그 밖에 제1호부터 제3호까지에 준하는 의료기관으로서 보건복지부장관이 당직의료인의 배치 기준을 자체적으로 정할 필요가 있다고 인정하여 고시하는 의료기관

제41조의2 삭제 〈2024.9.20.〉

제42조(의료기관의 명칭)

① 의료기관은 제3조제2항에 따른 의료기관의 종류에 따르는 명칭 외의 명칭을 사용하지 못한다. 다만, 다음 각 호의 어느 하나에 해당하는 경우에는 그러하지 아니하다.
1. 종합병원 또는 정신병원이 그 명칭을 병원으로 표시하는 경우
2. 제3조의4제1항에 따라 상급종합병원으로 지정받거나 제3조의5제1항에 따라 전문병원으로 지정받은 의료기관이 지정받은 기간 동안 그 명칭을 사용하는 경우
3. 제33조제8항 단서에 따라 개설한 의원급 의료기관이 면허 종별에 따른 종별명칭을 함께 사용하는 경우
4. 국가나 지방자치단체에서 개설하는 의료기관이 보건복지부장관이나 시 · 도지사와 협의하여 정한 명칭을 사용하는 경우
5. 다른 법령으로 따로 정한 명칭을 사용하는 경우

② 의료기관의 명칭 표시에 관한 사항은 보건복지부령으로 정한다.
③ 의료기관이 아니면 의료기관의 명칭이나 이와 비슷한 명칭을 사용하지 못한다.

벌칙 ※ ①=90조(500만원 이하의 벌금)

과태료 ※ ③(의료기관의 명칭 또는 이와 비슷한 명칭을 사용한 자)=92조(100만원 이하의 과태료)

규칙 제40조(의료기관의 명칭 표시)

법 제42조제2항에 따라 의료기관의 명칭 표시는 다음 각 호에 정하는 바에 따른다. 〈개정 2024.7.24.〉
1. 의료기관이 명칭을 표시하는 경우에는 법 제3조제2항에 따른 의료기관의 종류에 따르는 명칭(종합병원 · 정신병원의 경우에는 병원을 포함한다) 앞에 고유명칭을 붙인다. 이 경우 의료기관의 종류 명칭의 글자 크기는 고유명칭의 2분의 1 범위에서 크거나 작게 하되, 고유명칭은 의료기관의 종류 명칭과 혼동할 우려가 있거나 특정 진료과목 또는 질환명과 비슷한 명칭을 사용하지 못한다.

2. 제1호에도 불구하고 법 제3조의4제1항에 따라 상급종합병원으로 지정받은 종합병원은 의료기관의 종류에 따른 명칭 대신 상급종합병원의 명칭을 표시할 수 있다.
3. 제1호에도 불구하고 법 제3조의5제1항에 따라 전문병원으로 지정받은 병원은 지정받은 특정 진료과목 또는 질환명을 표시할 수 있으며, 의료기관의 종류에 따른 명칭 대신 전문병원의 명칭을 표시할 수 있다.
4. 병원·한방병원·치과병원·의원·한의원 또는 치과의원의 개설자가 전문의인 경우에는 그 의료기관의 고유명칭 앞에 전문과목 및 전문의를 함께 표시하거나 의료기관의 고유명칭과 의료기관의 종류 명칭 사이에 인정받은 전문과목을 삽입하여 표시할 수 있다. 이 경우 전문과목에 "치과"가 포함된 치과병원·치과의원의 경우에는 제1호 전단에도 불구하고 의료기관의 종류 명칭에서 "치과"를 생략할 수 있다.
5. 제32조에 따른 부속 의료기관이 명칭을 표시하는 경우에는 의료기관의 종류에 따르는 명칭 앞에 그 개설기관의 명칭과 "부속"이라는 문자를 붙여야 한다.
6. 의료기관의 명칭표시판에는 다음 각 목의 사항만을 표시할 수 있다. 다만, 장소가 좁거나 그 밖에 부득이한 사유가 있는 경우에는 제41조제4항에도 불구하고 같은 조 제1항에 따른 진료과목을 명칭표시판에 함께 표시할 수 있다.
   가. 의료기관의 명칭 및 로고. 다만, 법 제56조제2항 각 호의 내용이 포함되어 있는 로고는 표시할 수 없다.
   나. 전화번호 및 주소(인터넷 홈페이지 주소를 포함한다)
   다. 진료에 종사하는 의료인의 면허 종류 및 성명
   라. 상급종합병원으로 지정받은 사실(법 제3조의4제1항에 따라 상급종합병원으로 지정받은 종합병원만 해당한다)
   마. 전문병원으로 지정받은 사실(법 제3조의5제1항에 따라 전문병원으로 지정받은 병원만 해당한다)
   바. 병원·한방병원·치과병원·의원·한의원 또는 치과의원의 개설자가 전문의인 경우에는 해당 개설자의 전문의 자격 및 전문과목
   사. 법 제58조제1항에 따라 의료기관 인증을 받은 사실
   아. 진료시간 및 진료일
7. 제6호가목에 따른 의료기관의 명칭은 한글로 표시하되, 외국어를 함께 표시할 수 있다.

규칙 제42조(의료기관의 명칭과 진료과목의 병행 표시 방법)

제40조제6호 각 목 외의 부분 단서에 따라 의료기관의 명칭표시판에 진료과목을 함께 표시하는 경우에는 진료과목을 표시하는 글자의 크기를 의료기관의 명칭을 표시하는 글자 크기의 2분의 1 이내로 하여야 한다.

제43조(진료과목 등)

① 병원·치과병원 또는 종합병원은 한의사를 두어 한의과 진료과목을 추가로 설치·운영할 수 있다.
② 한방병원 또는 치과병원은 의사를 두어 의과 진료과목을 추가로 설치·운영할 수 있다.
③ 병원·한방병원·요양병원 또는 정신병원은 치과의사를 두어 치과 진료과목을 추가로 설치·운영할 수 있다.
④ 제1항부터 제3항까지의 규정에 따라 추가로 진료과목을 설치·운영하는 경우에는 보건복지부령으로 정하는 바에 따라 진료에 필요한 시설·장비를 갖추어야 한다.
⑤ 제1항부터 제3항까지의 규정에 따라 추가로 설치한 진료과목을 포함한 의료기관의 진료과목은 보건복지부령으로 정하는 바에 따라 표시하여야 한다. 다만, 치과의 진료과목은 종합병원과 제77조제2항에 따라 보건복지부령으로 정하는 치과병원에 한하여 표시할 수 있다.

[헌법불합치, 2021헌마886, 2025.1.23, 의료법(2009.1.30. 법률 제9386호로 개정된 것) 제43조 제1항은 헌법에 합치되지 아니한다. 위 법률조항은 2025.12.31.을 시한으로 개정될 때까지 계속 적용된다.]

과태료 ※ ⑤(진료과목 표시 위반)=92조(100만원 이하의 과태료)

규칙 제41조(진료과목의 표시)

① 법 제43조에 따라 의료기관이 표시할 수 있는 진료과목은 다음 각 호와 같다.
   1. 종합병원: 제2호 및 제3호의 진료과목
   2. 병원·정신병원이나 의원: 내과, 신경과, 정신건강의학과, 외과, 정형외과, 신경외과, 심장혈관흉부외과, 성형외과, 마취통증의학과, 산부인과, 소아청소년과, 안과, 이비인후과, 피부과, 비뇨의학과, 영상의학과, 방사선종양학과, 병리과, 진단검사의학과, 재활의학과, 결핵과, 예방의학과, 가정의학과, 핵의학과, 직업환경의학과 및 응급의학과
   3. 치과병원이나 치과의원: 구강악안면외과, 치과보철과, 치과교정과, 소아치과, 치주과, 치과보존과, 구강내과, 영상치의학과, 구강병리과, 예방치과 및 통합치의학과
   4. 한방병원이나 한의원: 한방내과, 한방부인과, 한방소아과, 한방안·이비인후·피부과, 한방신경정신과, 한방재활의학과, 사상체질과 및 침구과
   5. 요양병원: 제2호 및 제4호의 진료과목

② 법 제43조제1항부터 제3항까지의 규정에 따라 추가로 진료

과목을 설치한 의료기관이 표시할 수 있는 진료과목과 법 제43조제4항에 따라 추가로 설치한 진료과목의 진료에 필요한 시설·장비는 별표 8과 같다.
③ 의료기관이 진료과목을 표시하는 경우에는 제1항 및 제2항의 진료과목 중 그 의료기관이 확보하고 있는 시설·장비 및 의료관계인에 해당하는 과목만을 표시할 수 있다.
④ 의료기관의 진료과목 표시판에는 "진료과목"이라는 글자와 진료과목의 명칭을 표시하여야 한다.

제44조 삭제 〈2009.1.30.〉

제45조(비급여 진료비용 등의 고지)

① **의료기관 개설자는 「국민건강보험법」 제41조제4항에 따라 요양급여의 대상에서 제외되는 사항 또는 「의료급여법」 제7조제3항에 따라 의료급여의 대상에서 제외되는 사항의 비용(이하 "비급여 진료비용"이라 한다)을 환자 또는 환자의 보호자가 쉽게 알 수 있도록 보건복지부령으로 정하는 바에 따라 고지하여야 한다.**
② 의료기관 개설자는 보건복지부령으로 정하는 바에 따라 의료기관이 환자로부터 징수하는 제증명수수료의 비용을 게시하여야 한다.
③ 의료기관 개설자는 제1항 및 제2항에서 고지·게시한 금액을 초과하여 징수할 수 없다.

규칙 제42조의2(비급여 진료비용 등의 고지)
① 법 제45조제1항에 따라 의료기관 개설자는 「국민건강보험법」 제41조제4항에 따라 요양급여의 대상에서 제외되는 사항 또는 「의료급여법」 제7조제3항에 따라 의료급여의 대상에서 제외되는 사항(이하 이 조에서 "비급여 대상"이라 한다)의 항목과 그 가격을 적은 책자 등을 접수창구 등 환자 또는 환자의 보호자가 쉽게 볼 수 있는 장소에 갖추어 두어야 한다. 이 경우 비급여 대상의 항목을 묶어 1회 비용으로 정하여 총액을 표기할 수 있다.
② 법 제45조제1항에 따라 의료기관 개설자는 비급여 대상 중 보건복지부장관이 정하여 고시하는 비급여 대상을 제공하려는 경우 환자 또는 환자의 보호자에게 진료 전 해당 비급여 대상의 항목과 그 가격을 직접 설명해야 한다. 다만, 수술, 수혈, 전신마취 등이 지체되면 환자의 생명이 위험해지거나 심신상의 중대한 장애를 가져오는 경우에는 그렇지 않다.
③ 법 제45조제2항에 따라 의료기관 개설자는 진료기록부 사본·진단서 등 제증명수수료의 비용을 접수창구 등 환자 및 환자의 보호자가 쉽게 볼 수 있는 장소에 게시하여야 한다.
④ 인터넷 홈페이지를 운영하는 의료기관은 제1항 및 제3항의 사항을 제1항 및 제3항의 방법 외에 이용자가 알아보기 쉽도록 인터넷 홈페이지에 따로 표시해야 한다.
⑤ 제1항부터 제4항까지에서 규정한 사항 외에 비급여 진료비용 등의 고지방법의 세부적인 사항은 보건복지부장관이 정하여 고시한다.

제45조의2(비급여 진료비용 등의 보고 및 현황조사 등)

① 의료기관의 장은 보건복지부령으로 정하는 바에 따라 비급여 진료비용 및 제45조제2항에 따른 제증명수수료(이하 이 조에서 "비급여진료비용등"이라 한다)의 항목, 기준, 금액 및 진료내역 등에 관한 사항을 보건복지부장관에게 보고하여야 한다.
② 보건복지부장관은 제1항에 따라 보고받은 내용을 바탕으로 모든 의료기관에 대한 비급여진료비용등의 항목, 기준, 금액 및 진료내역 등에 관한 현황을 조사·분석하여 그 결과를 공개할 수 있다. 다만, 병원급 의료기관에 대하여는 그 결과를 공개하여야 한다.
③ 보건복지부장관은 제2항에 따른 비급여진료비용등의 현황에 대한 조사·분석을 위하여 필요하다고 인정하는 경우에는 의료기관의 장에게 관련 자료의 제출을 명할 수 있다. 이 경우 해당 의료기관의 장은 특별한 사유가 없으면 그 명령에 따라야 한다.
④ 제2항에 따른 현황조사·분석 및 결과 공개의 범위·방법·절차 등에 필요한 사항은 보건복지부령으로 정한다.

과태료 ※ ①(보고를 하지 아니하거나 거짓 보고), ③(자료제출 안하거나 거짓 제출)=92조(200만원 이하의 과태료)

규칙 제42조의3(비급여 진료비용 등의 보고 및 현황 조사 등)
① 의료기관의 장은 법 제45조의2제1항에 따른 비급여진료비용등(이하 이 조에서 "비급여진료비용등"이라 한다)에 관한 다음 각 호의 구분에 따른 사항을 보건복지부장관에게 반기마다 보고해야 한다. 다만, 의료기관의 행정부담, 보고 내용의 활용 목적 등을 고려하여 보건복지부장관이 정하여 고시하는 바에 따라 의료기관별 또는 항목별로 보고 횟수를

달리 정할 수 있다.

1. 법 제45조제1항에 따른 비급여 진료비용: 「국민건강보험 요양급여의 기준에 관한 규칙」 별표 2에 따라 비급여 대상이 되는 행위·약제 및 치료재료 중 다음 각 목의 사항을 고려하여 보건복지부장관이 정하여 고시하는 사항
   가. 의료기관에서 실시·사용·조제하는 빈도
   나. 의료기관의 징수비용
   다. 환자의 수요
   라. 환자가 「국민건강보험법 시행령」 별표 2 제3호라목에 따른 희귀난치성질환자등이거나 같은 영 제21조제3항에 해당하는 경우, 법 제38조에 따른 특수의료장비를 사용하는 경우 등 구체적인 진료 상황
2. 법 제45조제2항에 따른 제증명수수료: 의료기관에서 발급하는 진단서·증명서 또는 검안서 등의 제증명서류 중 발급 빈도, 발급 비용 및 환자의 수요 등을 고려하여 보건복지부장관이 정하여 고시하는 사항

② 법 제45조의2제2항에 따라 보건복지부장관이 비급여진료비용등에 대한 현황을 조사·분석하고 그 결과를 공개하는 의료기관은 보건복지부장관이 정하여 고시하는 의료기관으로 한다.

③ 삭제 〈2021.6.30.〉

④ 보건복지부장관은 비급여진료비용등에 대한 심층적 조사·분석을 위하여 필요하다고 인정하는 경우에는 관계 전문기관이나 전문가 등에게 필요한 자료 또는 의견의 제출을 요청할 수 있다.

⑤ 보건복지부장관은 법 제45조의2제2항에 따라 비급여진료비용등의 현황에 대한 조사·분석 결과를 공개하는 경우에는 보건복지부장관이 지정하는 정보시스템에 게시하는 방법으로 한다.

⑥ 제1항부터 제5항까지의 규정에 따른 비급여진료비용등의 보고와 비급여진료비용등의 현황에 대한 조사·분석 및 공개의 범위, 방법 및 절차 등에 관하여 필요한 세부 사항은 보건복지부장관이 정하여 고시한다.

제45조의3(제증명수수료의 기준 고시)

보건복지부장관은 제45조의2제2항에 따른 현황조사·분석의 결과를 고려하여 제증명수수료의 항목 및 금액에 관한 기준을 정하여 고시하여야 한다.

제46조(환자의 진료의사 선택 등)

① 환자나 환자의 보호자는 종합병원·병원·치과병원·한방병원·요양병원 또는 정신병원의 특정한 의사·치과의사 또는 한의사를 선택하여 진료를 요청할 수 있다. 이 경우 의료기관의 장은 특별한 사유가 없으면 환자나 환자의 보호자가 요청한 의사·치과의사 또는 한의사가 진료하도록 하여야 한다.

② 제1항에 따라 진료의사를 선택하여 진료를 받는 환자나 환자의 보호자는 진료의사의 변경을 요청할 수 있다. 이 경우 의료기관의 장은 정당한 사유가 없으면 이에 응하여야 한다.

③ 의료기관의 장은 환자 또는 환자의 보호자에게 진료의사 선택을 위한 정보를 제공하여야 한다.

④ 의료기관의 장은 제1항에 따라 진료하게 한 경우에도 환자나 환자의 보호자로부터 추가비용을 받을 수 없다.

⑤ 삭제 〈2018.3.27.〉

⑥ 삭제 〈2018.3.27.〉

제47조(의료관련감염 예방)

① 보건복지부령으로 정하는 일정 규모 이상의 병원급 의료기관의 장은 의료관련감염 예방을 위하여 감염관리위원회와 감염관리실을 설치·운영하고 보건복지부령으로 정하는 바에 따라 감염관리 업무를 수행하는 전담 인력을 두는 등 필요한 조치를 하여야 한다.

② 의료기관의 장은 「감염병의 예방 및 관리에 관한 법률」 제2조제1호에 따른 감염병의 예방을 위하여 해당 의료기관에 소속된 의료인, 의료기관 종사자 및 「보건의료인력지원법」 제2조제3호의 보건의료인력을 양성하는 학교 및 기관의 학생으로서 해당 의료기관에서 실습하는 자에게 보건복지부령으로 정하는 바에 따라 정기적으로 교육을 실시하여야 한다.

③ 의료기관의 장은 「감염병의 예방 및 관리에 관한 법률」 제2조제1호에 따른 감염병이 유행하는 경우 환자, 환자의 보호자, 의료인, 의료기관 종사자 및 「경비업법」 제2조제3호에 따른 경비원 등 해당 의료기관 내에서 업무를 수행하는 사람에게 감염병의 확산 방지를 위하여 필요한 정보를 제공하여야 한다.

④ 질병관리청장은 의료관련감염의 발생·원인 등에 대한 의과학적인 감시를 위하여 의료관련감염 감시 시스템을 구축·운영할 수 있다.
⑤ 의료기관은 제4항에 따른 시스템을 통하여 매월 의료관련감염 발생 사실을 등록할 수 있다.
⑥ 질병관리청장은 제4항에 따른 시스템의 구축·운영 업무를 대통령령으로 정하는 바에 따라 관계 전문기관에 위탁할 수 있다.
⑦ 질병관리청장은 제6항에 따라 업무를 위탁한 전문기관에 대하여 그 업무에 관한 보고 또는 자료의 제출을 명할 수 있다.
⑧ 의료관련감염이 발생한 사실을 알게 된 의료기관의 장, 의료인, 의료기관 종사자 또는 환자 등은 보건복지부령으로 정하는 바에 따라 질병관리청장에게 그 사실을 보고(이하 이 조에서 "자율보고"라 한다)할 수 있다. 이 경우 질병관리청장은 자율보고한 사람의 의사에 반하여 그 신분을 공개하여서는 아니 된다.
⑨ 자율보고한 사람이 해당 의료관련감염과 관련하여 관계 법령을 위반한 사실이 있는 경우에는 그에 따른 행정처분을 감경하거나 면제할 수 있다.
⑩ 자율보고가 된 의료관련감염에 관한 정보는 보건복지부령으로 정하는 검증을 한 후에는 개인식별이 가능한 부분을 삭제하여야 한다.
⑪ 자율보고의 접수 및 분석 등의 업무에 종사하거나 종사하였던 사람은 직무상 알게 된 비밀을 다른 사람에게 누설하거나 직무 외의 목적으로 사용하여서는 아니 된다.
⑫ 의료기관의 장은 해당 의료기관에 속한 자율보고를 한 보고자에게 그 보고를 이유로 해고 또는 전보나 그 밖에 신분 또는 처우와 관련하여 불리한 조치를 할 수 없다.
⑬ 질병관리청장은 제4항 또는 제8항에 따라 수집한 의료관련감염 관련 정보를 감염 예방·관리에 필요한 조치, 계획 수립, 조사·연구, 교육 등에 활용할 수 있다.
⑭ 제1항에 따른 감염관리위원회의 구성과 운영, 감염관리실 운영, 제2항에 따른 교육, 제3항에 따른 정보 제공, 제5항에 따라 등록하는 의료관련감염의 종류와 그 등록의 절차·방법 등에 필요한 사항은 보건복지부령으로 정한다.

벌칙 ※ ⑪=88조(3년 이하의 징역이나 3천만원 이하의 벌금), ⑫=88조의2(2년 이하의 징역이나 2천만원 이하의 벌금)

규칙 제43조(감염관리위원회 및 감염관리실의 설치 등)

① 법 제47조제1항에서 "보건복지부령으로 정하는 일정 규모 이상의 병원급 의료기관"이란 100개 이상의 병상을 갖춘 병원급 의료기관을 말한다.
② 법 제47조제1항에 따른 감염관리위원회(이하 "위원회"라 한다)는 다음 각 호의 업무를 심의한다.
  1. 의료관련감염에 대한 대책, 연간 감염예방계획의 수립 및 시행에 관한 사항
  2. 감염관리요원의 선정 및 배치에 관한 사항
  3. 감염병환자등의 처리에 관한 사항
  4. 병원의 전반적인 위생관리에 관한 사항
  5. 의료관련감염 관리에 관한 자체 규정의 제정 및 개정에 관한 사항
  6. 삭제 〈2012.8.2.〉
  7. 삭제 〈2012.8.2.〉
  8. 삭제 〈2012.8.2.〉
  9. 그 밖에 의료관련감염 관리에 관한 중요한 사항
③ 법 제47조제1항에 따른 감염관리실(이하 "감염관리실"이라 한다)은 다음 각 호의 업무를 수행한다.
  1. 의료관련감염의 발생 감시
  2. 의료관련감염 관리 실적의 분석 및 평가
  3. 직원의 감염관리교육 및 감염과 관련된 직원의 건강관리에 관한 사항
  4. 그 밖에 감염 관리에 필요한 사항

규칙 제44조(위원회의 구성)

① 위원회는 위원장 1명을 포함한 7명 이상 15명 이하의 위원으로 구성한다.
② 위원장은 해당 의료기관의 장으로 하고, 부위원장은 위원 중에서 위원장이 지명한다.
③ 위원은 다음 각 호의 어느 하나에 해당하는 사람과 해당 의료기관의 장이 위촉하는 외부 전문가로 한다. 다만, 치과병원, 한방병원, 요양병원 및 정신병원의 경우에는 제4호의 위원을 제외할 수 있다. 〈개정 2024.7.24.〉
  1. 감염관리실장
  2. 진료부서의 장
  3. 간호부서의 장
  4. 진단검사부서의 장
  5. 감염 관련 의사 및 해당 의료기관의 장이 필요하다고 인정하는 사람
④ 제3항 각 호에 해당하는 자는 당연직 위원으로 하되 그 임기는 해당 부서의 재직기간으로 하고, 위촉하는 위원의 임기는 2년으로 한다.

규칙 제45조(위원회의 운영)

① 위원회는 정기회의와 임시회의로 운영한다.
② 정기회의는 연 2회 개최하고, 임시회의는 위원장이 필요하다고 인정하는 때 또는 위원 과반수가 소집을 요구할 때에 개최할 수 있다.
③ 회의는 재적위원 과반수의 출석과 출석위원 과반수의 찬성

으로 의결한다.
④ 위원장은 위원회를 대표하며 업무를 총괄한다.
⑤ 위원회는 회의록을 작성하여 참석자의 확인을 받은 후 비치하여야 한다.
⑥ 그 밖에 위원회의 운영에 필요한 사항은 위원장이 정한다.

규칙 제46조(감염관리실의 운영 등)

① 법 제47조제1항에 따라 감염관리실에서 감염관리 업무를 수행하는 사람의 인력기준 및 배치기준은 별표 8의2와 같다.
② 제1항에 따라 감염관리실(종합병원, 150개 이상의 병상을 갖춘 병원, 치과병원 또는 한방병원만 해당한다)에 두는 인력 중 1명 이상은 감염관리실에서 전담 근무해야 한다.
③ 제1항에 따라 감염관리실에서 근무하는 사람은 별표 8의3에서 정한 교육기준에 따라 교육을 받아야 한다.

규칙 제46조의2(감염병 예방을 위한 정보 제공 등)

① 의료기관의 장은 법 제47조제2항에 따라 「감염병의 예방 및 관리에 관한 법률」 제2조제1호에 따른 감염병(이하 이 조에서 "감염병"이라 한다) 예방을 위하여 다음 각 호의 사항에 관한 교육을 실시해야 한다.
  1. 감염병의 감염 원인, 감염 경로 및 감염 증상 등 감염병의 내용 및 성격에 관한 사항
  2. 감염병에 대한 대응조치, 진료방법 및 예방방법 등 감염병의 예방 및 진료에 관한 사항
  3. 감염병 환자의 관리, 감염 물건의 처리, 감염 장소의 소독 및 감염병 보호장비 사용 등 감염병의 관리에 관한 사항
  4. 「감염병의 예방 및 관리에 관한 법률」에 따른 의료기관, 보건의료인 또는 의료기관 종사자의 보고 · 신고 및 협조 등에 관한 사항
  5. 그 밖에 감염병 예방 및 관리 등을 위하여 질병관리청장이 특히 필요하다고 인정하는 사항

② 의료기관의 장은 법 제47조제3항에 따라 감염병이 유행하는 경우 해당 의료기관 내에서 업무를 수행하는 사람에게 제1항의 교육을 2회 이상 실시해야 한다.
③ 의료기관의 장은 법 제47조제3항에 따라 감염병의 확산 및 방지에 필요한 정보를 다음 각 호의 방법으로 제공해야 한다.
  1. 의료기관의 인터넷 홈페이지 게시
  2. 매뉴얼 · 게시물 또는 안내문 등의 작성 · 비치
  3. 그 밖에 질병관리청장이 신속하고 정확한 정보 제공을 위하여 적합하다고 인정하여 고시하는 방법

④ 의료기관의 장은 법 제47조제2항 및 제3항에 따라 교육 및 정보 제공을 위하여 필요하다고 인정하는 경우에는 질병관리청 또는 관할 보건소에 필요한 협조를 요청할 수 있다.
⑤ 제1항부터 제4항까지의 규정에 따른 감염병 예방 정보 교육 및 정보 제공의 내용 · 방법 및 절차 등에 필요한 세부사항은 질병관리청장이 정하여 고시한다.

규칙 제46조의3(의료관련감염 감시 시스템의 등록 절차 · 방법)

① 법 제47조제5항에 따라 의료기관이 같은 조 제4항에 따른 의료관련감염 감시 시스템(이하 "의료관련감염 감시 시스템"이라 한다)을 통하여 등록할 수 있는 의료관련감염의 종류는 다음 각 호와 같다.
  1. 중환자실에서 발생한 감염
  2. 수술한 부위의 감염
  3. 그 밖에 질병관리청장이 정하여 고시하는 감염

② 제1항에서 규정한 사항 외에 의료관련감염 감시 시스템의 등록 절차 · 방법 등에 관한 세부적인 사항은 질병관리청장이 정하여 고시한다.

영 제18조(의료관련감염 감시 시스템 구축 · 운영 업무의 위탁)

① 질병관리청장은 법 제47조제6항에 따라 같은 조 제4항에 따른 의료관련감염 감시 시스템(이하 "의료관련감염 감시 시스템"이라 한다)의 구축 · 운영 업무를 다음 각 호의 어느 하나에 해당하는 기관에 위탁할 수 있다.
  1. 「정부출연연구기관 등의 설립 · 운영 및 육성에 관한 법률」에 따른 정부출연연구기관
  2. 「고등교육법」 제2조에 따른 학교
  3. 의료관련감염의 예방 · 관리 업무를 수행하는 「민법」 제32조 또는 다른 법률에 따라 설립된 비영리법인
  4. 그 밖에 의료관련감염의 예방 · 관리 업무에 전문성이 있다고 질병관리청장이 인정하는 기관

② 질병관리청장은 법 제47조제6항에 따라 의료관련감염 감시 시스템의 구축 · 운영 업무를 위탁하려는 경우 그 위탁 기준 · 절차 및 방법 등에 관한 사항을 미리 공고해야 한다.
③ 질병관리청장은 법 제47조제6항에 따라 의료관련감염 감시 시스템의 구축 · 운영 업무를 위탁한 경우 그 위탁 내용 및 수탁자 등에 관한 사항을 관보에 고시하고, 질병관리청의 인터넷 홈페이지에 게시해야 한다.
④ 제2항 및 제3항에 따른 위탁 기준 등의 공고 및 위탁 내용 등의 고시 등에 필요한 세부사항은 질병관리청장이 정하여 고시한다.

규칙 제46조의4(의료관련감염 자율보고의 절차 등)

① 법 제47조제8항에 따른 자율보고(이하 "자율보고"라 한다)를 하려는 사람은 다음 각 호의 구분에 따른 보고서를 질병관리청장에게 제출해야 한다.
  1. 의료기관의 장, 의료인 또는 의료기관 종사자: 별지 제21호서식의 의료관련감염 발생 보고서
  2. 환자 또는 환자의 보호자: 별지 제21호의2서식의 의료관련감염 발생 보고서

② 법 제47조제10항에서 "보건복지부령으로 정하는 검증"이란 의료관련감염의 사실관계에 대한 확인을 말한다.
③ 질병관리청장은 제1항에 따른 의료관련감염 자율보고 업무를 효율적으로 처리하기 위하여 의료관련감염 자율보고시스템을 구축 · 운영할 수 있다. 〈신설 2025.6.20.〉
④ 제1항부터 제3항까지에서 규정한 사항 외에 자율보고의 접수 · 분석 및 의료관련감염 자율보고 시스템의 구축 · 운영 등에 필요한 세부적인 사항은 질병관리청장이 정하여 고시한다. 〈개정 2025.6.20.〉

제47조의2(입원환자의 전원)

의료기관의 장은 천재지변, 감염병 의심 상황, 집단 사망사고의 발생 등 입원환자를 긴급히 전원시키지 않으면 입원환자의 생명 · 건강에 중대한 위험이 발생할 수 있음에도 환자나 보호자의 동의를 받을 수 없는 등 보건복지부령으로 정하는 불가피한 사유가 있는 경우에는 보건복지부령으로 정하는 바에 따라 시장 · 군수 · 구청장의 승인을 받아 입원환자를 다른 의료기관으로 전원시킬 수 있다. 〈개정 2024.12.20.〉

규칙 제47조(입원환자의 전원)

① 법 제47조의2에서 "환자나 보호자의 동의를 받을 수 없는 등 보건복지부령으로 정하는 불가피한 사유"란 환자가 의사표시를 할 수 없는 상태에 있거나 보호자와 연락이 되지 않아 환자나 보호자의 동의를 받을 수 없는 경우를 말한다.

② 의료기관의 장은 법 제47조의2에 따라 환자를 다른 의료기관으로 전원시키려면 시장 · 군수 · 구청장에게 다음 각 호의 사항을 알리고 승인을 요청해야 한다. 〈개정 2024.7.18.〉

1. 환자가 현재 입원 중인 의료기관과 전원시키려는 의료기관의 명칭 · 주소 · 전화번호
2. 환자 또는 보호자의 성명 · 주민등록번호 · 주소 · 전화번호. 다만, 환자가 가명 또는 전산관리번호를 부여받은 경우에는 성명 대신 가명을 알리거나 주민등록번호 대신 및 전산관리번호를 알릴 수 있고, 주소 및 전화번호를 알리지 않을 수 있다.
3. 전원일자
4. 전원사유

③ 제2항에 따라 승인을 요청받은 시장 · 군수 · 구청장은 지체 없이 승인 여부를 의료기관의 장에게 통보해야 한다.

④ 제3항에 따라 통보를 받은 의료기관의 장은 환자를 전원시키고 구두, 유선 또는 서면 등으로 제2항 각 호의 사항을 환자의 보호자에게 지체 없이 알려야 한다.

제47조의3(간병서비스의 관리 · 감독)

① 보건복지부령으로 정하는 일정 규모 이상의 병원급 의료기관의 장은 입원서비스 및 간병의 질 향상을 위하여 입원실 내에서 상주하여 환자를 간병하는 사람이 제공하는 간병서비스에 대한 관리 · 감독 방안을 마련하여야 한다.

② 보건복지부장관은 간병서비스 관리 · 감독에 관한 표준지침을 정하고 제1항에 따른 의료기관의 장에게 이를 적용하도록 권장할 수 있다.

[본조신설 2024.12.20.] [시행일: 2025.12.21.]

제2절 의료법인

제48조(설립 허가 등)

① 제33조제2항에 따른 의료법인을 설립하려는 자는 대통령령으로 정하는 바에 따라 정관과 그 밖의 서류를 갖추어 그 법인의 주된 사무소의 소재지를 관할하는 시 · 도지사의 허가를 받아야 한다.

② 의료법인은 그 법인이 개설하는 의료기관에 필요한 시설이나 시설을 갖추는 데에 필요한 자금을 보유하여야 한다.

③ 의료법인이 재산을 처분하거나 정관을 변경하려면 시 · 도지사의 허가를 받아야 한다.

④ 이 법에 따른 의료법인이 아니면 의료법인이나 이와 비슷한 명칭을 사용할 수 없다.

벌칙 ※ ③, ④=90조(500만원 이하의 벌금)

영 제19조(의료법인의 설립허가신청)

법 제48조제1항에 따라 의료법인을 설립하려는 자는 보건복지부령으로 정하는 의료법인설립허가신청서 및 관계 서류를 그 법인의 주된 사무소의 소재지를 관할하는 특별시장 · 광역시장 · 특별자치시장 · 도지사 또는 특별자치도지사(이하 "시 · 도지사"라 한다)에게 제출해야 한다.

규칙 제48조(설립허가신청서의 첨부서류)

영 제19조에서 "보건복지부령으로 정하는 의료법인설립허가신청서 및 관계 서류"란 별지 제29호서식의 의료법인 설립허가 신청서 및 다음 각 호의 서류를 말한다. 이 경우 시 · 도지사는 「전자정부법」 제36조제1항에 따른 행정정보의 공동이용을 통하여 건물 등기사항증명서와 토지 등기사항증명서를 확인하여야 한다.

1. 의료법인을 설립하려는 자(이하 "설립발기인"이라 한다)

의 성명·주소·약력(설립발기인이 법인 또는 조합인 경우에는 그 명칭·소재지, 대표자의 성명·주소와 정관 또는 조합 규약 및 최근의 사업활동)을 적은 서류
2. 설립취지서
3. 정관
4. 재산의 종류·수량·금액 및 권리관계를 적은 재산목록(기본재산과 보통재산으로 구분하여 기재한다) 및 기부신청서(기부자의 재산을 확인할 수 있는 서류를 첨부하되, 시·도지사가 「전자정부법」 제36조제1항에 따른 행정정보의 공동이용을 통하여 첨부서류에 대한 정보를 확인할 수 있는 경우에는 그 확인으로 이를 갈음한다)
5. 부동산·예금·유가증권 등 주된 재산에 관한 등기소·금융기관 등의 증명서
6. 사업 시작 예정 연월일과 해당 사업연도 분의 사업계획서 및 수지예산서
7. 임원 취임 예정자의 이력서(가로 3.5센티미터, 세로 4.5센티미터의 사진을 첨부한다)·취임승낙서 및 「가족관계의 등록 등에 관한 법률」 제15조제1항제2호에 따른 기본증명서
8. 설립 발기인이 둘 이상인 경우 그 대표자가 신청하는 경우에는 나머지 설립 발기인의 위임장

규칙 제49조(신청 서류의 보정 등)

① 시·도지사는 별지 제29호서식의 의료법인 설립허가신청서에 첨부된 서류를 심사하면서 필요하다고 인정될 때에는 신청인에게 기간을 정하여 필요한 자료를 제출하게 하거나 설명을 요구할 수 있다.
② 시·도지사는 법 제48조제1항에 따른 의료법인 설립허가를 한 때에는 별지 제30호서식의 의료법인 설립허가증을 발급하여야 한다.

규칙 제50조(설립등기 등의 보고)

의료법인은 「민법」 제49조부터 제52조까지의 규정에 따라 법인 설립 등기 등의 등기를 한 때에는 각 등기를 한 날부터 7일 이내에 해당 등기보고서를 시·도지사에게 제출하여야 한다. 이 경우 시·도지사는 「전자정부법」 제36조제1항에 따른 행정정보의 공동이용을 통하여 법인 등기사항증명서를 확인하여야 한다.

영 제20조(의료법인 등의 사명)

의료법인과 법 제33조제2항제4호에 따라 의료기관을 개설한 비영리법인은 의료업(법 제49조에 따라 의료법인이 하는 부대사업을 포함한다)을 할 때 공중위생에 이바지하여야 하며, 영리를 추구하여서는 아니 된다.

영 제21조(재산 처분 또는 정관 변경의 허가신청)

법 제48조제3항에 따라 의료법인이 재산 처분이나 정관 변경에 대한 허가를 받으려면 보건복지부령으로 정하는 허가신청서 및 관계 서류를 그 법인의 주된 사무소의 소재지를 관할하는 시·도지사에게 제출하여야 한다. 다만, 법률 제4732호 의료법중개정법률 부칙 제11조에 해당하는 국가로부터 공공차관을 지원받은 의료법인의 경우에는 이를 시·도지사를 거쳐 보건복지부장관에게 제출하여야 한다.

규칙 제51조(정관변경허가신청)

영 제21조에서 "보건복지부령으로 정하는 허가신청서 및 관계 서류"란 별지 제31호서식의 의료법인 정관변경 허가신청서 및 다음 각 호의 서류를 말한다.
1. 정관 변경 이유서
2. 정관개정안(신·구 정관의 조문대비표를 첨부하여야 한다.)
3. 정관 변경에 관한 이사회의 회의록
4. 정관 변경에 따라 사업계획 및 수지예산에 변동이 있는 경우에는 그 변동된 사업계획서 및 수지예산서(신·구 대비표를 첨부하여야 한다)

규칙 제53조(재산의 증가 보고)

의료법인은 매수·기부수령이나 그 밖의 방법으로 재산을 취득한 경우에는 재산을 취득한 날부터 7일 이내에 그 법인의 재산에 편입시키고 재산증가보고서에 다음 각 호의 서류를 첨부하여 시·도지사에게 제출하여야 한다. 이 경우 시·도지사는 「전자정부법」 제36조제1항에 따른 행정정보의 공동이용을 통하여 건물 등기사항증명서와 토지 등기사항증명서를 확인(부동산 재산 증가의 경우에만 해당한다)하여야 한다.
1. 취득사유서
2. 취득한 재산의 종류·수량 및 금액을 적은 서류
3. 재산 취득을 확인할 수 있는 서류(건물 등기사항증명서와 토지 등기사항증명서로 확인할 수 있는 경우에는 그 확인으로 첨부서류를 갈음한다) 또는 금융기관의 증명서

규칙 제54조(기본재산의 처분허가신청)

① 영 제21조에 따라 의료법인이 기본재산을 매도·증여·임대 또는 교환하거나 담보로 제공(이하 "처분"이라 한다)하려는 경우에는 별지 제32호서식의 기본재산 처분허가신청서에 다음 각 호의 서류를 첨부하여 처분 1개월 전에 보건복지부장관 또는 시·도지사에게 제출하여야 한다. 이 경우 보건복지부장관 또는 시·도지사는 「전자정부법」 제36조제1항에 따른 행정정보의 공동이용을 통하여 건물 등기사항증명서와 토지 등기사항증명서를 확인하여야 한다.
1. 이유서
2. 처분재산의 목록 및 감정평가서(교환인 경우에는 쌍방의 재산에 관한 것이어야 한다)
3. 이사회의 회의록
4. 처분의 목적, 용도, 예정금액, 방법과 처분으로 인하여 감소될 재산의 보충 방법 등을 적은 서류
5. 처분재산과 전체재산의 대비표

② 제1항에도 불구하고 의료법인이 기본재산을 담보로 제공하려는 경우에는 제1항 각 호의 서류 외에 다음 각 호의 서류를 추가로 첨부하여 보건복지부장관 또는 시·도지사에게 제출하여야 한다.
1. 상환방법 및 상환계획
2. 피담보채권액 및 담보권자
3. 법인 부채현황 및 부채잔액증명원

③ 보건복지부장관 또는 시·도지사는 제1항의 신청에 따라 허가를 할 때에는 필요한 조건을 붙일 수 있다.

규칙 제55조(서류 및 장부의 비치)

① 의료법인은 「민법」 제55조에 규정된 것 외에 다음 각 호의 서류와 장부를 갖추어 두어야 한다.

1. 정관
2. 임직원의 명부와 이력서
3. 이사회 회의록
4. 재산대장 및 부채대장
5. 보조금을 받은 경우에는 보조금관리대장
6. 수입·지출에 관한 장부 및 증명서류
7. 업무일지
8. 주무관청 및 관계 기관과 주고받은 서류

② 재산목록과 제1항제1호부터 제5호까지의 서류는 영구 보존하고, 제6호의 서류는 10년 보존하며, 그 밖의 서류는 3년 이상 보존하여야 한다.

규칙 제56조(법인사무의 검사·감독)

① 시·도지사는 의료법인을 감독하는 데에 필요하다고 인정될 때에는 의료법인에 관계되는 서류, 장부, 참고자료를 제출할 것을 명하거나, 소속 공무원에게 의료법인의 사무 및 재산 상황을 검사하게 할 수 있다.

② 제1항에 따라 의료법인의 사무 및 재산 상황을 검사하는 공무원은 그 권한을 증명하는 증표를 지니고 관계인에게 제시하여야 한다.

제48조의2(임원)

① 의료법인에는 5명 이상 15명 이하의 이사와 2명의 감사를 두되, 보건복지부장관의 승인을 받아 그 수를 증감할 수 있다.

② 이사와 감사의 임기는 정관으로 정하되, 이사는 4년, 감사는 2년을 초과할 수 없다. 다만, 이사와 감사는 각각 연임할 수 있다.

③ 이사회의 구성에 있어서 각 이사 상호 간에 「민법」 제777조에 규정된 친족관계에 있는 사람이 그 정수의 4분의 1을 초과해서는 아니 된다.

④ 다음 각 호의 어느 하나에 해당하는 사람은 의료법인의 임원이 될 수 없다. 〈개정 2024.10.22.〉

1. 미성년자
2. 피성년후견인 또는 피한정후견인
3. 파산선고를 받은 사람으로서 복권되지 아니한 사람
4. 금고 이상의 실형을 선고받고 그 집행이 끝나거나(집행이 끝난 것으로 보는 경우를 포함한다) 집행이 면제된 날부터 3년이 지나지 아니한 사람
5. 금고 이상의 형의 집행유예를 선고받고 그 유예기간 중에 있는 사람

⑤ 감사는 이사와 제3항에 따른 특별한 관계에 있는 사람이 아니어야 한다.

규칙 제52조(임원 선임의 보고 등)

① 의료법인은 임원을 선임한 경우에는 선임한 날부터 7일 이내에 임원선임보고서(전자문서로 된 보고서를 포함한다)에 선임된 자에 관한 다음 각 호의 서류(전자문서를 포함한다) 된 경우에는 제1호와 제3호의 서류만을 첨부하여 제출할 수 있다.

1. 임원 선임을 의결한 이사회의 회의록
2. 이력서(가로 3.5센티미터, 세로 4.5센티미터의 사진을 첨부한다)
3. 취임승낙서

② 삭제 〈2008.9.5.〉

제49조(부대사업)

① 의료법인은 그 법인이 개설하는 의료기관에서 의료업무 외에 다음의 부대사업을 할 수 있다. 이 경우 부대사업으로 얻은 수익에 관한 회계는 의료법인의 다른 회계와 구분하여 계산하여야 한다.

1. 의료인과 의료관계자 양성이나 보수교육
2. 의료나 의학에 관한 조사 연구
3. 「노인복지법」 제31조제2호에 따른 노인의료복지시설의 설치·운영
4. 「장사 등에 관한 법률」 제29조제1항에 따른 장례식장의 설치·운영
5. 「주차장법」 제19조제1항에 따른 부설주차장의 설치·운영
6. 의료업 수행에 수반되는 의료정보시스템 개발·운영사업 중 대통령령으로 정하는 사업
7. 그 밖에 휴게음식점영업, 일반음식점영업, 이용업, 미용업 등 환자 또는 의료법인이 개설한 의료기관 종사자 등의

편의를 위하여 보건복지부령으로 정하는 사업

② 제1항제4호 · 제5호 및 제7호의 부대사업을 하려는 의료법인은 타인에게 임대 또는 위탁하여 운영할 수 있다.

③ 제1항 및 제2항에 따라 부대사업을 하려는 의료법인은 보건복지부령으로 정하는 바에 따라 미리 의료기관의 소재지를 관할하는 시 · 도지사에게 신고하여야 한다. 신고사항을 변경하려는 경우에도 또한 같다.

과태료 ※③(위반 신고하지 않은 자)=92조(300만원 이하의 과태료)

영 제22조(의료정보시스템 사업)

법 제49조제1항제6호에서 "대통령령으로 정하는 사업"이란 다음 각 호의 사업을 말한다.

1. 전자의무기록을 작성 · 관리하기 위한 시스템의 개발 · 운영사업
2. 전자처방전을 작성 · 관리하기 위한 시스템의 개발 · 운영사업
3. 영상기록을 저장 · 전송하기 위한 시스템의 개발 · 운영사업

규칙 제60조(부대사업)

법 제49조제1항제7호에서 "휴게음식점영업, 일반음식점영업, 이용업, 미용업 등 환자 또는 의료법인이 개설한 의료기관 종사자 등의 편의를 위하여 보건복지부령으로 정하는 사업"이란 다음 각 호의 사업을 말한다.

1. 휴게음식점영업, 일반음식점영업, 제과점영업, 위탁급식영업
2. 소매업 중 편의점, 슈퍼마켓, 자동판매기영업 및 서점

2의2. 의류 등 생활용품 판매업 및 식품판매업(건강기능식품 판매업은 제외한다). 다만, 의료법인이 직접 영위하는 경우는 제외한다.

3. 산후조리업
4. 목욕장업
5. 의료기기 임대 · 판매업. 다만, 의료법인이 직접 영위하는 경우는 제외한다.
6. 숙박업, 여행업 및 외국인환자 유치업
7. 수영장업, 체력단련장업 및 종합체육시설업
8. 장애인보조기구의 제조 · 개조 · 수리업
9. 다음 각 목의 어느 하나에 해당하는 업무를 하려는 자에게 의료법인이 개설하는 의료기관의 건물을 임대하는 사업
   가. 이용업 및 미용업
   나. 안경 조제 · 판매업
   다. 은행업
   라. 의원급 의료기관 개설 · 운영(의료관광호텔에 부대시설로 설치하는 경우로서 진료과목이 의료법인이 개설하는 의료기관과 동일하지 아니한 경우로 한정한다)

규칙 제61조(부대사업의 신고 등)

① 법 제49조제3항 전단에 따라 부대사업을 신고하려는 의료법인은 별지 제22호서식의 신고서에 다음 각 호의 서류를 첨부하여 관할 시 · 도지사에게 제출해야 한다.

1. 삭제 〈2021.6.30.〉
2. 부대사업의 내용을 적은 서류
3. 부대사업을 하려는 건물의 평면도 및 구조설명서

② 제1항에 따른 신고를 받은 시 · 도지사는 별지 제23호서식의 신고증명서를 발급하여야 한다.

③ 제1항에 따라 신고한 내용을 변경하려는 자는 별지 제22호서식의 변경신고서에 다음 각 호의 서류를 첨부하여 관할 시 · 도지사에게 제출하여야 한다.

1. 제2항에 따라 발급받은 신고증명서
2. 변경 사항을 증명하는 서류

④ 제3항에 따라 변경신고를 받은 시 · 도지사는 부대사업 신고증명서에 제3항에 따라 변경한 사항을 적은 후 해당 의료법인에 발급하여야 한다.

제50조(「민법」의 준용)

의료법인에 대하여 이 법에 규정된 것 외에는 「민법」 중 재단법인에 관한 규정을 준용한다.

규칙 제57조(해산신고)

① 의료법인이 해산(파산의 경우는 제외한다)한 경우 그 청산인은 법 제50조 및 「민법」 제86조에 따라 다음 각 호의 사항을 적은 의료법인 해산신고서를 시 · 도지사에게 제출하여야 한다.

1. 해산 연월일
2. 해산 사유
3. 청산인의 성명 및 주소
4. 청산인의 대표권을 제한한 경우에는 그 제한 사항

② 청산인이 제1항의 신고를 할 때에는 그 신고서에 다음 각 호의 서류를 첨부하여야 한다. 이 경우 시 · 도지사는 「전자정부법」 제36조제1항에 따른 행정정보의 공동이용을 통하여 법인 등기사항증명서를 확인하여야 한다.

1. 해산 당시의 재산목록
2. 잔여재산의 처분 방법의 개요를 적은 서류
3. 해산 당시의 정관
4. 삭제 〈2009.4.29.〉
5. 해산을 의결한 이사회의 회의록

③ 의료법인은 정관에서 정하는 바에 따라 그 해산에 관하여 시 · 도지사의 허가를 받아야 하는 경우에는 해산 예정 기일, 해산의 원인 및 청산인이 될 자의 성명 및 주소를 적은 의료법인 해산허가신청서에 다음 각 호의 서류를 첨부하여

시 · 도지사에게 제출하여야 한다.
1. 신청 당시의 재산목록 및 감정평가서
2. 잔여재산의 처분 방법의 개요를 적은 서류
3. 신청당시의 정관
4. 해산을 의결한 이사회의 회의록

규칙 제58조(잔여재산 처분의 허가)

의료법인의 대표자 또는 청산인이 「민법」 제80조제2항에 따라 잔여재산의 처분에 대한 허가를 받으려면 다음 각 호의 사항을 적은 잔여재산 처분허가신청서에 해산 당시의 정관을 첨부하여 시 · 도지사에게 제출하여야 한다.
1. 처분 사유
2. 처분하려는 재산의 종류 · 수량 및 금액
3. 재산의 처분 방법 및 처분계획서

제51조(설립 허가 취소)

보건복지부장관 또는 시 · 도지사는 의료법인이 다음 각 호의 어느 하나에 해당하면 그 설립 허가를 취소할 수 있다.
1. 정관으로 정하지 아니한 사업을 한 때
2. 설립된 날부터 2년 안에 의료기관을 개설하지 아니한 때
3. 의료법인이 개설한 의료기관이 제64조에 따라 개설허가를 취소당한 때
4. 보건복지부장관 또는 시 · 도지사가 감독을 위하여 내린 명령을 위반한 때
5. 제49조제1항에 따른 부대사업 외의 사업을 한 때

제51조의2(임원 선임 관련 금품 등 수수의 금지)

누구든지 의료법인의 임원 선임과 관련하여 금품, 향응 또는 그 밖의 재산상 이익을 주고받거나 주고받을 것을 약속해서는 아니 된다.

벌칙 ※ 89조(1년 이하의 징역이나 1천만원 이하의 벌금)

제3절 의료기관 단체

제52조(의료기관단체 설립)

① 병원급 의료기관의 장은 의료기관의 건전한 발전과 국민보건 향상에 기여하기 위하여 전국 조직을 두는 단체를 설립할 수 있다.
② 제1항에 따른 단체는 법인으로 한다.

제52조의2(대한민국의학한림원)

① 의료인에 관련되는 의학 및 관계 전문분야(이하 이 조에서 "의학등"이라 한다)의 연구 · 진흥기반을 조성하고 우수한 보건의료인을 발굴 · 활용하기 위하여 대한민국의학한림원(이하 이 조에서 "한림원"이라 한다)을 둔다.
② 한림원은 법인으로 한다.
③ 한림원은 다음 각 호의 사업을 한다.
1. 의학등의 연구진흥에 필요한 조사 · 연구 및 정책자문
2. 의학등의 분야별 중장기 연구 기획 및 건의
3. 의학등의 국내외 교류협력사업
4. 의학등 및 국민건강과 관련된 사회문제에 관한 정책자문 및 홍보
5. 보건의료인의 명예를 기리고 보전하는 사업

6. 보건복지부장관이 의학등의 발전을 위하여 지정 또는 위탁하는 사업
④ 보건복지부장관은 한림원의 사업수행에 필요한 경비의 전부 또는 일부를 예산의 범위에서 지원할 수 있다.
⑤ 한림원에 대하여 이 법에서 정하지 아니한 사항에 관하여는 「민법」 중 사단법인에 관한 규정을 준용한다.
⑥ 한림원이 아닌 자는 대한민국의학한림원 또는 이와 유사한 명칭을 사용하지 못한다.
⑦ 한림원의 운영 및 업무수행에 필요한 사항은 대통령령으로 정한다.

과태료 ※ ⑥(유사명칭을 사용한 자)=92조(100만원 이하의 과태료)

영 제22조의2(대한민국의학한림원 운영 등)
① 법 제52조의2제1항에 따른 대한민국의학한림원(이하 "한림원"이라 한다)의 사업연도는 정부의 회계연도에 따른다.
② 한림원은 보건복지부장관이 정하는 바에 따라 사업추진계획, 사업추진현황, 자금운용계획 및 자금집행내역 등에 관한 사항을 보건복지부장관에게 보고하여야 한다.
③ 한림원은 다양한 분야의 의료인과 관계 전문가 등이 그 조직 운영 및 업무수행 등에 균형있게 참여할 수 있도록 필요한 조치를 강구 · 시행하여야 한다.

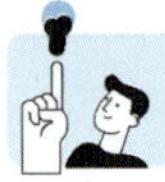

제 4 장 신의료기술평가

제53조(신의료기술의 평가)
① 보건복지부장관은 국민건강을 보호하고 의료기술의 발전을 촉진하기 위하여 대통령령으로 정하는 바에 따라 제54조에 따른 신의료기술평가위원회의 심의를 거쳐 신의료기술의 안전성 · 유효성 등에 관한 평가(이하 "신의료기술평가"라 한다)를 하여야 한다.
② 제1항에 따른 신의료기술은 새로 개발된 의료기술로서 보건복지부장관이 안전성 · 유효성을 평가할 필요성이 있다고 인정하는 것을 말한다.
③ 보건복지부장관은 신의료기술평가의 결과를 「국민건강보험법」 제64조에 따른 건강보험심사평가원의 장에게 알려야 한다. 이 경우 신의료기술평가의 결과를 보건복지부령으로 정하는 바에 따라 공표할 수 있다.
④ 그 밖에 신의료기술평가의 대상 및 절차 등에 필요한 사항은 보건복지부령으로 정한다.

제54조(신의료기술평가위원회의 설치 등)
① 보건복지부장관은 신의료기술평가에 관한 사항을 심의하기 위하여 보건복지부에 신의료기술평가위원회(이하 "위원회"라 한다)를 둔다.
② 위원회는 위원장 1명을 포함하여 20명 이내의 위원으로 구성한다.
③ 위원은 다음 각 호의 자 중에서 보건복지부장관이 위촉하거나 임명한다. 다만, 위원장은 제1호 또는 제2호의 자 중에서 임명한다.
1. 제28조제1항에 따른 의사회 · 치과의사회 · 한의사회에서 각각 추천하는 자
2. 보건의료에 관한 학식이 풍부한 자
3. 소비자단체에서 추천하는 자
4. 변호사의 자격을 가진 자로서 보건의료와 관련된 업무에 5년 이상 종사한 경력이 있는 자
5. 보건의료정책 관련 업무를 담당하고 있는 보건복지부 소속 5급 이상의 공무원
④ 위원장과 위원의 임기는 3년으로 하되, 연임할 수 있다. 다만, 제3항제5호에 따른 공무원의 경우에는 재임기간으로 한다.

⑤ 위원의 자리가 빈 때에는 새로 위원을 임명하고, 새로 임명된 위원의 임기는 임명된 날부터 기산한다.
⑥ 위원회의 심의사항을 전문적으로 검토하기 위하여 위원회에 분야별 전문평가위원회를 둔다.
⑦ 그 밖에 위원회·전문평가위원회의 구성 및 운영 등에 필요한 사항은 보건복지부령으로 정한다.

제55조(자료의 수집 업무 등의 위탁)
보건복지부장관은 신의료기술평가에 관한 업무를 수행하기 위하여 필요한 경우 보건복지부령으로 정하는 바에 따라 자료 수집·조사 등 평가에 수반되는 업무를 관계 전문기관 또는 단체에 위탁할 수 있다.

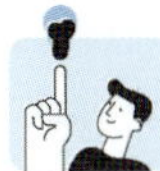

제 5 장 의료광고

제56조(의료광고의 금지 등)
① 의료기관 개설자, 의료기관의 장 또는 의료인(이하 "의료인등"이라 한다)이 아닌 자는 의료에 관한 광고(의료인등이 신문·잡지·음성·음향·영상·인터넷·인쇄물·간판, 그 밖의 방법에 의하여 의료행위, 의료기관 및 의료인등에 대한 정보를 소비자에게 나타내거나 알리는 행위를 말한다. 이하 "의료광고"라 한다)를 하지 못한다.
② 의료인등은 다음 각 호의 어느 하나에 해당하는 의료광고를 하지 못한다.
1. 제53조에 따른 평가를 받지 아니한 신의료기술에 관한 광고
2. 환자에 관한 치료경험담 등 소비자로 하여금 치료 효과를 오인하게 할 우려가 있는 내용의 광고
3. 거짓된 내용을 표시하는 광고
4. 다른 의료인등의 기능 또는 진료 방법과 비교하는 내용의 광고
5. 다른 의료인등을 비방하는 내용의 광고
6. 수술 장면 등 직접적인 시술행위를 노출하는 내용의 광고
7. 의료인등의 기능, 진료 방법과 관련하여 심각한 부작용 등 중요한 정보를 누락하는 광고
8. 객관적인 사실을 과장하는 내용의 광고
9. 법적 근거가 없는 자격이나 명칭을 표방하는 내용의 광고
10. 신문, 방송, 잡지 등을 이용하여 기사(記事) 또는 전문가의 의견 형태로 표현되는 광고
11. 제57조에 따른 심의를 받지 아니하거나 심의받은 내용과 다른 내용의 광고
12. 제27조제3항에 따라 외국인환자를 유치하기 위한 국내광고
13. 소비자를 속이거나 소비자로 하여금 잘못 알게 할 우려가 있는 방법으로 제45조에 따른 비급여 진료비용을 할인하거나 면제하는 내용의 광고
14. 각종 상장·감사장 등을 이용하는 광고 또는 인증·보증·추천을 받았다는 내용을 사용하거나 이와 유사한 내용을 표현하는 광고. 다만, 다음 각 목의 어느 하나에 해당하는 경우는 제외한다.
가. 제58조에 따른 의료기관 인증을 표시한 광고
나. 「정부조직법」 제2조부터 제4조까지의 규정에 따른 중앙행정기관·특별지방행정기관 및 그 부속기관, 「지방자치법」 제2조에 따른 지방자치단체 또는 「공공기관의 운영에 관한 법률」 제4조에 따른 공공기관으로부터 받은 인증·보증을 표시한 광고
다. 다른 법령에 따라 받은 인증·보증을 표시한 광고
라. 세계보건기구와 협력을 맺은 국제평가기구로부터 받은 인증을 표시한 광고 등 대통령령으로 정하는 광고
15. 그 밖에 의료광고의 방법 또는 내용이 국민의 보건과 건전한 의료경쟁의 질서를 해치거나 소비자에게 피해를

줄 우려가 있는 것으로서 대통령령으로 정하는 내용의 광고

③ 의료광고는 다음 각 호의 방법으로는 하지 못한다.

1. 「방송법」 제2조제1호의 방송
2. 그 밖에 국민의 보건과 건전한 의료경쟁의 질서를 유지하기 위하여 제한할 필요가 있는 경우로서 대통령령으로 정하는 방법

④ 제2항에 따라 금지되는 의료광고의 구체적인 내용 등 의료광고에 관하여 필요한 사항은 대통령령으로 정한다.

⑤ 보건복지부장관, 시장·군수·구청장은 제2항제2호부터 제5호까지 및 제7호부터 제9호까지를 위반한 의료인등에 대하여 제63조, 제64조 및 제67조에 따른 처분을 하려는 경우에는 지체 없이 그 내용을 공정거래위원회에 통보하여야 한다.

벌칙 ※ ①~③=89조(1년 이하의 징역 또는 1천만원 이하의 벌금)

영 제23조(의료광고의 금지 기준)

① 법 제56조제2항에 따라 금지되는 의료광고의 구체적인 기준은 다음 각 호와 같다.

1. 법 제53조에 따른 신의료기술평가를 받지 아니한 신의료기술에 관하여 광고하는 것
2. 특정 의료기관·의료인의 기능 또는 진료 방법이 질병 치료에 반드시 효과가 있다고 표현하거나 환자의 치료경험담이나 6개월 이하의 임상경력을 광고하는 것
3. 의료인, 의료기관, 의료서비스 및 의료 관련 각종 사항에 대하여 객관적인 사실과 다른 내용 등 거짓된 내용을 광고하는 것
4. 특정 의료기관 개설자, 의료기관의 장 또는 의료인(이하 "의료인등"이라 한다)이 수행하거나 광고하는 기능 또는 진료 방법이 다른 의료인등의 것과 비교하여 우수하거나 효과가 있다는 내용으로 광고하는 것
5. 다른 의료인등을 비방할 목적으로 해당 의료인등이 수행하거나 광고하는 기능 또는 진료 방법에 관하여 불리한 사실을 광고하는 것
6. 의료인이 환자를 수술하는 장면이나 환자의 환부 등을 촬영한 동영상·사진으로서 일반인에게 혐오감을 일으키는 것을 게재하여 광고하는 것
7. 의료인등의 의료행위나 진료 방법 등을 광고하면서 예견할 수 있는 환자의 안전에 심각한 위해를 끼칠 우려가 있는 부작용 등 중요 정보를 빠뜨리거나 글씨 크기를 작게 하는 등의 방법으로 눈에 잘 띄지 않게 광고하는 것
8. 의료인, 의료기관, 의료서비스 및 의료 관련 각종 사항에 대하여 객관적인 사실을 과장하는 내용으로 광고하는 것
9. 법적 근거가 없는 자격이나 명칭을 표방하는 내용을 광고하는 것
10. 특정 의료기관·의료인의 기능 또는 진료 방법에 관한 기사나 전문가의 의견을 「신문 등의 진흥에 관한 법률」 제2조에 따른 신문·인터넷신문 또는 「잡지 등 정기간행물의 진흥에 관한 법률」에 따른 정기간행물이나 「방송법」 제2조제1호에 따른 방송에 싣거나 방송하면서 특정 의료기관·의료인의 연락처나 약도 등의 정보도 함께 싣거나 방송하여 광고하는 것
11. 법 제57조제1항에 따라 심의 대상이 되는 의료광고를 심의를 받지 아니하고 광고하거나 심의 받은 내용과 다르게 광고하는 것
12. 외국인환자를 유치할 목적으로 법 제27조제3항에 따른 행위를 하기 위하여 국내광고 하는 것
13. 법 제45조에 따른 비급여 진료비용의 할인·면제 금액, 대상, 기간이나 범위 또는 할인·면제 이전의 비급여 진료비용에 대하여 허위 또는 불명확한 내용이나 정보 등을 게재하여 광고하는 것
14. 각종 상장·감사장 등을 이용하여 광고하는 것 또는 인증·보증·추천을 받았다는 내용을 사용하거나 이와 유사한 내용을 표현하여 광고하는 것. 다만, 법 제56조제2항제14호 각 목의 어느 하나에 해당하는 경우는 제외한다.

② 법 제56조제2항제14호라목에서 "세계보건기구와 협력을 맺은 국제평가기구로부터 받은 인증을 표시한 광고 등 대통령령으로 정하는 광고"란 다음 각 호의 어느 하나에 해당하는 광고를 말한다.

1. 세계보건기구와 협력을 맺은 국제평가기구로부터 받은 인증을 표시한 광고
2. 국제의료질관리학회(The International Society for Quality in Health Care)로부터 인증을 받은 각국의 인증기구의 인증을 표시한 광고

③ 보건복지부장관은 의료인등 자신이 운영하는 인터넷 홈페이지에 의료광고를 하는 경우에 제1항에 따라 금지되는 의료광고의 세부적인 기준을 정하여 고시할 수 있다.

제57조(의료광고의 심의)

① 의료인등이 다음 각 호의 어느 하나에 해당하는 매체를 이용하여 의료광고를 하려는 경우 미리 의료광고가 제56조 제1항부터 제3항까지의 규정에 위반되는지 여부에 관하여 제2항에 따른 기관 또는 단체의 심의를 받아야 한다.

1. 「신문 등의 진흥에 관한 법률」 제2조에 따른 신문·인터넷신문 또는 「잡지 등 정기간행물의 진흥에 관한 법률」 제2조에 따른 정기간행물
2. 「옥외광고물 등의 관리와 옥외광고산업 진흥에 관한 법률」 제2조제1호에 따른 옥외광고물 중 현수막, 벽보, 전단 및 교통시설·교통수단에 표시(교통수단 내부에 표시되거나 영상·음성·음향 및 이들의 조합으로 이루어지는 광고를 포함한다)되는 것
3. 전광판
4. 대통령령으로 정하는 인터넷 매체[이동통신단말장치에서 사용되는 애플리케이션(Application)을 포함한다]
5. 그 밖에 매체의 성질, 영향력 등을 고려하여 대통령령으로 정하는 광고매체

② 다음 각 호의 기관 또는 단체는 대통령령으로 정하는 바에 따라 자율심의를 위한 조직 등을 갖추어 보건복지부장관에게 신고한 후 의료광고 심의 업무를 수행할 수 있다.
1. 제28조제1항에 따른 의사회·치과의사회·한의사회
2. 「소비자기본법」 제29조에 따라 등록한 소비자단체로서 대통령령으로 정하는 기준을 충족하는 단체

③ 의료인등은 제1항에도 불구하고 다음 각 호의 사항으로만 구성된 의료광고에 대해서는 제2항에 따라 보건복지부장관에게 신고한 기관 또는 단체(이하 "자율심의기구"라 한다)의 심의를 받지 아니할 수 있다.
1. 의료기관의 명칭·소재지·전화번호
2. 의료기관이 설치·운영하는 진료과목(제43조제5항에 따른 진료과목을 말한다)
3. 의료기관에 소속된 의료인의 성명·성별 및 면허의 종류
4. 그 밖에 대통령령으로 정하는 사항

④ 자율심의기구는 제1항에 따른 심의를 할 때 적용하는 심의 기준을 상호 협의하여 마련하여야 한다.
⑤ 의료광고 심의를 받으려는 자는 자율심의기구가 정하는 수수료를 내야 한다.
⑥ 제2항제1호에 따른 자율심의기구가 수행하는 의료광고 심의 업무 및 이와 관련된 업무의 수행에 관하여는 제29조제3항, 제30조제1항, 제32조, 제83조제1항 및 「민법」 제37조를 적용하지 아니하며, 제2항제2호에 따른 자율심의기구가 수행하는 의료광고 심의 업무 및 이와 관련된 업무의 수행에 관하여는 「민법」 제37조를 적용하지 아니한다.
⑦ 자율심의기구는 의료광고 제도 및 법령의 개선에 관하여 보건복지부장관에게 의견을 제시할 수 있다.
⑧ 제1항에 따른 심의의 유효기간은 심의를 신청하여 승인을 받은 날부터 3년으로 한다.
⑨ 의료인등이 제8항에 따른 유효기간의 만료 후 계속하여 의료광고를 하려는 경우에는 유효기간 만료 6개월 전에 자율심의기구에 의료광고 심의를 신청하여야 한다.
⑩ 제1항부터 제9항까지의 규정에서 정한 것 외에 자율심의기구의 구성·운영 및 심의에 필요한 사항은 자율심의기구가 정한다.
⑪ 자율심의기구는 제1항 및 제4항에 따른 심의 관련 업무를 수행할 때에는 제56조제1항부터 제3항까지의 규정에 따라 공정하고 투명하게 하여야 한다.

영 제24조(의료광고의 심의)

① 법 제57조제1항제4호에서 "대통령령으로 정하는 인터넷 매체"란 다음 각 호의 매체를 말한다.
1. 「신문 등의 진흥에 관한 법률」 제2조제5호에 따른 인터넷뉴스서비스
2. 「방송법」 제2조제3호에 따른 방송사업자가 운영하는 인터넷 홈페이지
3. 「방송법」 제2조제3호에 따른 방송사업자의 방송프로그램을 주된 서비스로 하여 '방송', 'TV' 또는 '라디오' 등의 명칭을 사용하면서 인터넷을 통하여 제공하는 인터넷 매체
4. 「정보통신망 이용촉진 및 정보보호 등에 관한 법률」 제2조제1항제3호에 따른 정보통신서비스 제공자 중 전년도 말 기준 직전 3개월 간 일일 평균 이용자 수가 10만명 이상인 자가 운영하는 인터넷 매체

② 법 제57조제1항제5호에서 "대통령령으로 정하는 광고매체"란 전년도 말 기준 직전 3개월 간 일일 평균 이용자 수가 10만명 이상인 사회 관계망 서비스(Social Network Service)를 제공하는 광고매체를 말한다.

③ 법 제57조제2항 각 호에 따른 기관 또는 단체는 자율심의를 위하여 다음 각 호의 조직 등을 모두 갖추어야 한다.
1. 법 제57조 및 제57조의3에 따른 의료광고의 심의 및 모니터링에 관한 업무를 처리할 수 있는 1개 이상의 전담부서와 3명 이상의 상근인력(의료 또는 광고 관련 학식과 경험이 풍부한 사람이 포함되어야 한다)
2. 법 제57조 및 제57조의3에 따른 의료광고의 심의 및 모니터링에 관한 업무를 처리할 수 있는 전산장비와 사무실

④ 법 제57조제2항제2호에서 "대통령령으로 정하는 기준을 충족하는 단체"란 다음 각 호의 기준을 모두 갖춘 소비자단체를 말한다.
  1. 「소비자기본법」 제29조에 따라 공정거래위원회에 등록할 것
  2. 단체의 설립 목적 및 업무범위에 의료 또는 광고 관련 내용을 포함할 것
⑤ 법 제57조제2항에 따라 신고하려는 기관 또는 단체는 보건복지부령으로 정하는 신고서 및 관계 서류를 보건복지부장관에게 제출하여야 한다.
⑥ 보건복지부장관은 제5항에 따라 제출받은 신고 현황을 보건복지부 인터넷 홈페이지에 공개하여야 한다.
⑦ 법 제57조제3항제4호에서 "대통령령으로 정하는 사항"이란 다음 각 호의 사항을 말한다.
  1. 의료기관 개설자 및 개설연도
  2. 의료기관의 인터넷 홈페이지 주소
  3. 의료기관의 진료일 및 진료시간
  4. 의료기관이 법 제3조의5제1항에 따라 전문병원으로 지정받은 사실
  5. 의료기관이 법 제58조제1항에 따라 의료기관 인증을 받은 사실
  6. 의료기관 개설자 또는 소속 의료인이 법 제77조제1항에 따라 전문의 자격을 인정받은 사실 및 그 전문과목

규칙 제61조의2(자율심의기구 신고)

① 법 제57조제2항제1호에 따른 의사회 · 치과의사회 · 한의사회가 법 제57조제2항 및 영 제24조제5항에 따라 신고하려는 경우에는 별지 제23호의2서식의 의료광고 자율심의기구 신고서에 다음 각 호의 서류를 첨부하여 보건복지부장관에게 제출하여야 한다.
  1. 영 제24조제3항제1호에 따른 전담부서와 상근인력 현황
  2. 영 제24조제3항제2호에 따른 전산장비와 사무실 현황
② 법 제57조제2항제2호의 단체가 법 제57조제2항 및 영 제24조제5항에 따라 신고하려는 경우에는 별지 제23호의2서식의 의료광고 자율심의기구 신고서에 다음 각 호의 서류를 첨부하여 보건복지부장관에게 제출하여야 한다.
  1. 제1항 각 호의 서류
  2. 「소비자기본법」 제29조에 따라 공정거래위원회에 등록한 소비자단체의 등록증 사본
  3. 소비자단체의 정관 사본

제57조의2(의료광고에 관한 심의위원회)

① 자율심의기구는 의료광고를 심의하기 위하여 제2항 각 호의 구분에 따른 심의위원회(이하 이 조에서 "심의위원회"라 한다)를 설치·운영하여야 한다.
② 심의위원회의 종류와 심의 대상은 다음 각 호와 같다.
  1. 의료광고심의위원회: 의사, 의원, 의원의 개설자, 병원, 병원의 개설자, 요양병원(한의사가 개설한 경우는 제외한다), 요양병원의 개설자, 정신병원, 정신병원의 개설자, 종합병원(치과는 제외한다. 이하 이 호에서 같다), 종합병원의 개설자, 조산사, 조산원, 조산원의 개설자가 하는 의료광고의 심의
  2. 치과의료광고심의위원회: 치과의사, 치과의원, 치과의원의 개설자, 치과병원, 치과병원의 개설자, 종합병원(치과만 해당한다. 이하 이 호에서 같다), 종합병원의 개설자가 하는 의료광고의 심의
  3. 한방의료광고심의위원회: 한의사, 한의원, 한의원의 개설자, 한방병원, 한방병원의 개설자, 요양병원(한의사가 개설한 경우만 해당한다. 이하 이 호에서 같다), 요양병원의 개설자가 하는 의료광고의 심의
③ 제57조제2항제1호에 따른 자율심의기구 중 의사회는 제2항제1호에 따른 심의위원회만, 치과의사회는 같은 항 제2호에 따른 심의위원회만, 한의사회는 같은 항 제3호에 따른 심의위원회만 설치·운영하고, 제57조제2항제2호에 따른 자율심의기구는 제2항 각 호의 어느 하나에 해당하는 심의위원회만 설치·운영할 수 있다.
④ 심의위원회는 위원장 1명과 부위원장 1명을 포함하여 15명 이상 25명 이하의 위원으로 구성한다. 이 경우 제2항 각 호의 심의위원회 종류별로 다음 각 호의 구분에 따라 구성하여야 한다.
  1. 의료광고심의위원회: 제5항제2호부터 제9호까지의 사람을 각각 1명 이상 포함하되, 같은 항 제4호부터 제9호까지의 사람이 전체 위원의 3분의 1 이상이 되도록 구성하여야 한다.
  2. 치과의료광고심의위원회: 제5항제1호 및 제3호부터 제9호까지의 사람을 각각 1명 이상 포함하되, 같은 항 제4호부터 제9호까지의 사람이 전체 위원의 3분의 1 이상이 되도록 구성하여야 한다.
  3. 한방의료광고심의위원회: 제5항제1호·제2호 및 제4호부터 제9호까지의 사람을 각각 1명 이상 포함하되, 같은 항 제4호부터 제9호까지의 사람이 전체 위원의 3분의 1 이상이 되도록 구성하여야 한다.
⑤ 심의위원회 위원은 다음 각 호의 어느 하나에 해당하는 사람 중에서 자율심의기구의 장이 위촉한다.
  1. 의사
  2. 치과의사

3. 한의사
4. 「약사법」 제2조제2호에 따른 약사
5. 「소비자기본법」 제2조제3호에 따른 소비자단체의 장이 추천하는 사람
6. 「변호사법」 제7조제1항에 따라 같은 법 제78조에 따른 대한변호사협회에 등록한 변호사로서 대한변호사협회의 장이 추천하는 사람
7. 「민법」 제32조에 따라 설립된 법인 중 여성의 사회참여 확대 및 복지 증진을 주된 목적으로 설립된 법인의 장이 추천하는 사람
8. 「비영리민간단체 지원법」 제4조에 따라 등록된 단체로서 환자의 권익 보호를 주된 목적으로 하는 단체의 장이 추천하는 사람
9. 그 밖에 보건의료 또는 의료광고에 관한 학식과 경험이 풍부한 사람

⑥ 제1항부터 제5항까지의 규정에서 정한 것 외에 심의위원회의 구성 및 운영에 필요한 사항은 자율심의기구가 정한다.

제57조의3(의료광고 모니터링)

자율심의기구는 의료광고가 제56조제1항부터 제3항까지의 규정을 준수하는지 여부에 관하여 모니터링하고, 보건복지부령으로 정하는 바에 따라 모니터링 결과를 보건복지부장관에게 제출하여야 한다.

규칙 제61조의3(의료광고 모니터링)

자율심의기구(법 제57조제2항에 따라 보건복지부장관에게 신고한 기관 또는 단체를 말한다)는 법 제57조의3에 따라 의료광고가 법 제56조제1항부터 제3항까지의 규정을 준수하는지 여부에 관한 모니터링 결과를 매 분기별로 분기가 끝난 후 30일 이내에 보건복지부장관에게 제출하여야 한다.

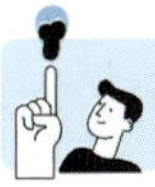

제 6 장 감 독

제58조(의료기관 인증)

① **보건복지부장관은 의료의 질과 환자 안전의 수준을 높이기 위하여 병원급 의료기관 및 대통령령으로 정하는 의료기관에 대한 인증(이하 "의료기관 인증"이라 한다)을 할 수 있다.**

② 보건복지부장관은 대통령령으로 정하는 바에 따라 의료기관 인증에 관한 업무를 제58조의11에 따른 의료기관평가인증원에 위탁할 수 있다.

③ 보건복지부장관은 다른 법률에 따라 의료기관을 대상으로 실시하는 평가를 통합하여 제58조의11에 따른 의료기관평가인증원으로 하여금 시행하도록 할 수 있다.

영 제28조(의료기관 인증의 대상)

법 제58조제1항에서 "대통령령으로 정하는 의료기관"이란 다음 각 호의 어느 하나에 해당하는 의료기관을 말한다.

1. 「의료 해외진출 및 외국인환자 유치 지원에 관한 법률」 제6조제1항에 따라 등록한 의료기관
2. 「호스피스·완화의료 및 임종과정에 있는 환자의 연명의료결정에 관한 법률」 제25조제1항에 따른 호스피스전문기관

영 제29조(의료기관 인증업무의 위탁)

① 법 제58조제2항에 따라 보건복지부장관은 법 제58조의11에 따른 의료기관평가인증원(이하 이 조에서 "인증원"이라 한다)에 다음 각 호의 업무를 위탁한다.

1. 법 제58조의3제1항에 따른 인증기준 개발
2. 법 제58조의3제4항에 따른 조건부인증을 받은 의료기관에 대한 재인증
3. 법 제58조의4제1항부터 제3항까지의 규정에 따른 인증신청의 접수

4. 법 제58조의4제4항 전단에 따른 인증기준의 적합 여부 평가
5. 법 제58조의4제5항에 따른 평가 결과와 인증등급의 통보
6. 법 제58조의5에 따른 이의신청의 접수 및 처리 결과의 통보
7. 법 제58조의6제1항에 따른 인증서 교부
8. 법 제58조의7제1항에 따른 인증을 받은 의료기관의 인증기준, 인증 유효기간 및 법 제58조의4제4항에 따라 평가한 결과 등의 인터넷 홈페이지 등에의 공표
9. 법 제58조의7제2항제3호에 따른 교육 및 컨설팅 지원
10. 법 제58조의9에 따른 의료기관 인증의 사후관리

② 인증원의 장은 위탁받은 업무의 처리 내용을 보건복지부령으로 정하는 바에 따라 보건복지부장관에게 보고해야 한다.

규칙 제62조(수탁사업 실적 보고)

① 법 제58조제2항 및 영 제29조제1항에 따라 업무를 위탁받은 법 제58조의11에 따른 의료기관평가인증원(이하 "인증원"이라 한다)의 장은 영 제29조제2항에 따라 인증신청 접수 · 평가결과 등 인증업무의 처리 내용을 별지 제23호의3 서식에 따라, 이의신청 처리결과에 관한 내용을 별지 제23호의4서식에 따라 매 분기마다 보건복지부장관에게 보고해야 한다.

② 영 제29조제2항에 따라 인증원의 장은 법 제58조의4제4항에 따른 의료기관별 인증기준의 적합 여부에 대한 평가 결과와 법 제58조의3제2항에 따른 인증등급을 지체없이 보건복지부장관에게 보고해야 한다.

제58조의2(의료기관인증위원회)

① **보건복지부장관은 의료기관 인증에 관한 주요 정책을 심의하기 위하여 보건복지부장관 소속으로 의료기관인증위원회(이하 이 조에서 "위원회"라 한다)를 둔다.**

② 위원회는 위원장 1명을 포함한 15인 이내의 위원으로 구성한다.

③ 위원회의 위원장은 보건복지부차관으로 하고, 위원회의 위원은 다음 각 호의 사람 중에서 보건복지부장관이 임명 또는 위촉한다.

1. 제28조에 따른 의료인 단체 및 제52조에 따른 의료기관단체에서 추천하는 자
2. 노동계, 시민단체(「비영리민간단체지원법」 제2조에 따른 비영리민간단체를 말한다), 소비자단체(「소비자기본법」 제29조에 따른 소비자단체를 말한다)에서 추천하는 자
3. 보건의료에 관한 학식과 경험이 풍부한 자
4. 시설물 안전진단에 관한 학식과 경험이 풍부한 자
5. 보건복지부 소속 3급 이상 공무원 또는 고위공무원단에 속하는 공무원

④ 위원회는 다음 각 호의 사항을 심의한다.

1. 인증기준 및 인증의 공표를 포함한 의료기관 인증과 관련된 주요 정책에 관한 사항
2. 제58조제3항에 따른 의료기관 대상 평가제도 통합에 관한 사항
3. 제58조의7제2항에 따른 의료기관 인증 활용에 관한 사항
4. 그 밖에 위원장이 심의에 부치는 사항

⑤ 위원회의 구성 및 운영, 그 밖에 필요한 사항은 대통령령으로 정한다.

영 제30조(의료기관인증위원회의 구성)

법 제58조의2제1항에 따른 의료기관인증위원회(이하 "인증위원회"라 한다)의 위원은 다음 각 호의 구분에 따라 보건복지부장관이 임명하거나 위촉한다. 〈개정 2025.6.20.〉

1. 법 제28조에 따른 의료인 단체(「간호법」 제18조에 따른 간호사중앙회를 포함한다) 및 법 제52조에 따른 의료기관단체에서 추천하는 사람 5명
2. 노동계, 시민단체(「비영리민간단체지원법」 제2조에 따른 비영리민간단체를 말한다), 소비자단체(「소비자기본법」 제29조에 따른 소비자단체를 말한다)에서 추천하는 사람 5명
3. 보건의료 또는 의료기관 시설물 안전진단에 관한 학식과 경험이 풍부한 사람 3명
4. 보건복지부 소속 3급 이상 공무원 또는 고위공무원단에 속하는 공무원 1명

영 제31조(위원의 임기)

① 제30조제1호부터 제3호까지의 위원의 임기는 2년으로 한다.

② 위원의 사임 등으로 새로 위촉된 위원의 임기는 전임 위원 임기의 남은 기간으로 한다.

영 제31조의2(인증위원회 위원의 해임 및 해촉)

보건복지부장관은 인증위원회 위원이 다음 각 호의 어느 하나에 해당하는 경우에는 해당 위원을 해임하거나 해촉할 수 있다.

1. 심신장애로 인하여 직무를 수행할 수 없게 된 경우
2. 직무와 관련된 비위사실이 있는 경우
3. 직무태만, 품위손상, 그 밖의 사유로 인하여 위원으로 적합하지 아니하다고 인정되는 경우
4. 위원 스스로 직무를 수행하는 것이 곤란하다고 의사를 밝히는 경우

영 제31조의3(인증위원회의 운영)

① 위원장은 인증위원회를 대표하고 인증위원회의 업무를 총괄한다.
② 인증위원회의 회의는 재적위원 3분의 1 이상의 요구가 있는 때 또는 위원장이 필요하다고 인정하는 때에 소집하고, 위원장이 그 의장이 된다.
③ 인증위원회의 회의는 재적위원 과반수의 출석으로 개의하고 출석위원 과반수의 찬성으로 의결한다.
④ 위원장이 부득이한 사유로 직무를 수행할 수 없을 때에는 위원장이 미리 지명한 위원이 그 직무를 대행한다.
⑤ 제1항부터 제4항까지에서 규정한 사항 외에 인증위원회의 운영 등에 필요한 사항은 인증위원회의 의결을 거쳐 위원장이 정한다.

영 제31조의4(간사)

① 인증위원회에 인증위원회의 사무를 처리하기 위하여 간사 1명을 둔다.
② 간사는 보건복지부 소속 공무원 중에서 보건복지부장관이 지명한다.

영 제31조의5(수당 등)

인증위원회의 회의에 출석한 공무원이 아닌 위원에게는 예산의 범위에서 수당 및 여비를 지급할 수 있다.

제58조의3(의료기관 인증기준 및 방법 등)

① 의료기관 인증기준은 다음 각 호의 사항을 포함하여야 한다.
  1. 환자의 권리와 안전
  2. 의료기관의 의료서비스 질 향상 활동
  3. 의료서비스의 제공과정 및 성과
  4. 의료기관의 조직 · 인력관리 및 운영
  5. 환자 만족도
② 인증등급은 인증, 조건부인증 및 불인증으로 구분한다.
③ 인증의 유효기간은 4년으로 한다. 다만, 조건부인증의 경우에는 유효기간을 1년으로 한다.
④ 조건부인증을 받은 의료기관의 장은 유효기간 내에 보건복지부령으로 정하는 바에 따라 재인증을 받아야 한다.
⑤ 제1항에 따른 인증기준의 세부 내용은 보건복지부장관이 정한다.

규칙 제63조(의료기관의 재인증)

① 법 제58조의3제4항에 따라 재인증을 받으려는 의료기관의 장은 별지 제23호의5서식의 인증신청서와 별지 제23호의6서식의 의료기관 운영현황을 인증원의 장에게 제출해야 한다.
② 의료기관의 재인증 절차는 다음 각 호와 같으며, 재인증 절차의 세부적인 사항은 보건복지부장관의 승인을 받아 인증원의 장이 정한다.
  1. 인증신청
  2. 조사계획 수립
  3. 서면 및 현지조사 실시
  4. 평가결과 분석 및 인증등급 결정
  5. 이의신청 심의 및 처리결과 통보
  6. 평가결과 및 인증등급 확정 및 공표

제58조의4(의료기관 인증의 신청 및 평가)

① 의료기관 인증을 받고자 하는 의료기관의 장은 보건복지부령으로 정하는 바에 따라 보건복지부장관에게 신청할 수 있다.
② 제1항에도 불구하고 제3조제2항제3호에 따른 요양병원(「장애인복지법」 제58조제1항제4호에 따른 의료재활시설로서 제3조의2에 따른 요건을 갖춘 의료기관은 제외한다)의 장은 보건복지부령으로 정하는 바에 따라 보건복지부장관에게 인증을 신청하여야 한다.
③ 제2항에 따라 인증을 신청하여야 하는 요양병원이 조건부인증 또는 불인증을 받거나 제58조의10제1항제4호 및 제5호에 따라 인증 또는 조건부인증이 취소된 경우 해당 요양병원의 장은 보건복지부령으로 정하는 기간 내에 다시 인증을 신청하여야 한다.
④ 보건복지부장관은 인증을 신청한 의료기관에 대하여 제58조의3제1항에 따른 인증기준 적합 여부를 평가하여야 한다. 이 경우 보건복지부장관은 보건복지부령으로 정하는 바에 따라 필요한 조사를 할 수 있고, 인증을 신청한 의료기관은 정당한 사유가 없으면 조사에 협조하여야 한다.
⑤ 보건복지부장관은 제4항에 따른 평가 결과와 인증등급을 지체 없이 해당 의료기관의 장에게 통보하여야 한다.

규칙 제64조(의료기관 인증의 신청 등)

① 법 제58조의4제1항에 따라 인증을 받으려는 의료기관의 장은 별지 제23호의5서식의 인증신청서와 별지 제23호의6서식의 의료기관 운영현황을 인증원의 장에게 제출해야 한다.
② 제1항에 따른 인증 절차는 제63조제2항을 준용한다.
③ 보건복지부장관은 법 제58조의4제2항에 따른 요양병원의 장에게 인증신청기간 1개월 전에 인증신청 대상 및 기간 등 조사계획을 수립·통보하여야 한다.
④ 제3항에 따라 조사계획을 통보받은 요양병원의 장은 신청기간 내에 별지 제23호의5서식의 인증신청서와 별지 제23호의6서식의 의료기관 운영현황을 인증원의 장에게 제출해야 한다.
⑤ 법 제58조의4제3항에 따라 다시 인증을 신청하려는 요양병원의 장은 조건부인증·불인증을 받은 날 또는 인증·조건부인증이 취소된 날부터 90일 이내에 별지 제23호의5서식의 인증신청서와 별지 제23호의6서식의 의료기관 운영현황을 인증원의 장에게 제출해야 한다.
⑥ 보건복지부장관은 법 제58조의4제4항 후단에 따라 인증을 신청한 의료기관에 대하여 인증등급을 결정하기 전에 현지조사를 실시할 수 있다.
⑦ 인증원의 장은 별지 제23호의7서식의 인증신청 접수대장과 별지 제23호의8서식의 인증서 발급대장을 작성하여 최종 기재일로부터 5년간 보관해야 한다. 이 경우 해당 기록은 전자문서로 작성·보관할 수 있다.

규칙 제64조의2(조사일정 통보)

인증원의 장은 제64조제1항에 따른 의료기관 인증 신청을 접수한 날부터 30일 내에 해당 의료기관의 장과 협의하여 조사일정을 정하고 이를 통보해야 한다.

규칙 제64조의4(이의신청의 방법 및 처리 결과 통보)

① 의료기관의 장은 법 제58조의4제5항에 따라 통보받은 평가결과 및 인증등급에 대하여 이의가 있는 경우에는 그 통보받은 날부터 30일 내에 이의신청의 내용 및 사유가 포함된 별지 제23호의9서식의 이의신청서에 주장하는 사실을 증명할 수 있는 서류를 첨부하여 인증원의 장에게 제출해야 한다.
② 인증원의 장은 제1항에 따른 이의신청을 받은 경우 그 이의신청 내용을 조사한 후 처리 결과를 이의신청을 받은 날부터 30일 내에 해당 의료기관의 장에게 통보해야 한다.

제58조의5(이의신청)

① 의료기관 인증을 신청한 의료기관의 장은 평가결과 또는 인증등급에 관하여 보건복지부장관에게 이의신청을 할 수 있다.
② 제1항에 따른 이의신청은 평가결과 또는 인증등급을 통보받은 날부터 30일 이내에 하여야 한다. 다만, 책임질 수 없는 사유로 그 기간을 지킬 수 없었던 경우에는 그 사유가 없어진 날부터 기산한다.
③ 제1항에 따른 이의신청의 방법 및 처리 결과의 통보 등에 필요한 사항은 보건복지부령으로 정한다.

제58조의6(인증서와 인증마크)

① 보건복지부장관은 인증을 받은 의료기관에 인증서를 교부하고 인증을 나타내는 표시(이하 "인증마크"라 한다)를 제작하여 인증을 받은 의료기관이 사용하도록 할 수 있다.
② 누구든지 제58조제1항에 따른 인증을 받지 아니하고 인증서나 인증마크를 제작·사용하거나 그 밖의 방법으로 인증을 사칭하여서는 아니 된다.
③ 인증마크의 도안 및 표시방법 등에 필요한 사항은 보건복지부령으로 정한다.

벌칙 ※ ②=89조(1년 이하의 징역이나 1천만원 이하의 벌금)

규칙 제64조의5(인증서 발급 및 재발급)

① 인증원의 장은 법 제58조의6제1항에 따라 의료기관 인증을 받은 의료기관에 별지 제23호의10서식의 의료기관 인증서를 발급해야 한다.
② 제1항에 따른 의료기관 인증서를 발급받은 자가 다음 각 호의 어느 하나에 해당하여 의료기관 인증서를 재발급받으려는 경우에는 별지 제23호의11서식의 의료기관 인증서 재발급 신청서에 의료기관 인증서(의료기관 인증서를 잃어버린 경우는 제외한다)와 증명서류(제2호의 경우만 해당한다)를 첨부하여 인증원의 장에게 제출해야 한다.
  1. 인증서를 잃어버리거나 인증서가 헐어 사용하지 못하게 된 경우
  2. 의료기관의 개설자가 변경된 경우
③ 제2항에 따른 의료기관 인증서 재발급 신청을 받은 인증원의 장이 의료기관 인증서를 재발급한 때에는 별지 제23호의8서식의 인증서 발급대장에 그 내용을 적어야 한다.

규칙 제64조의6(인증마크의 도안 및 표시방법)

① 제58조의6제3항에 따른 인증을 나타내는 표시(이하 "인증마크"라 한다)의 도안 및 표시방법은 별표 9와 같다.
② 인증마크의 사용기간은 법 제58조의3제3항에 따른 의료기관 인증의 유효기간으로 한다.

제58조의7(인증의 공표 및 활용)

① 보건복지부장관은 인증을 받은 의료기관에 관하여 인증기준, 인증 유효기간 및 제58조의4제4항에 따라 평가한 결과 등 보건복지부령으로 정하는 사항을 인터넷 홈페이지 등에 공표하여야 한다.

② 보건복지부장관은 제58조의4제4항에 따른 평가 결과와 인증등급을 활용하여 의료기관에 대하여 다음 각 호에 해당하는 행정적·재정적 지원 등 필요한 조치를 할 수 있다.

1. 제3조의4에 따른 상급종합병원 지정
2. 제3조의5에 따른 전문병원 지정
3. 의료의 질 및 환자 안전 수준 향상을 위한 교육, 컨설팅 지원
4. 그 밖에 다른 법률에서 정하거나 보건복지부장관이 필요하다고 인정한 사항

③ 제1항에 따른 공표 등에 필요한 사항은 보건복지부령으로 정한다.

규칙 제64조의7(의료기관 인증의 공표)

인증원의 장은 법 제58조의7제1항에 따라 다음 각 호의 사항을 인터넷 홈페이지 등에 공표해야 한다.

1. 해당 의료기관의 명칭, 종별, 진료과목 등 일반현황
2. 인증등급 및 인증의 유효기간
3. 인증기준에 따른 평가 결과
4. 그 밖에 의료의 질과 환자 안전의 수준을 높이기 위하여 보건복지부장관이 정하는 사항

제58조의8(자료의 제공요청)

① 보건복지부장관은 인증과 관련하여 필요한 경우에는 관계 행정기관, 의료기관, 그 밖의 공공단체 등에 대하여 자료의 제공 및 협조를 요청할 수 있다.

② 제1항에 따른 자료의 제공과 협조를 요청받은 자는 정당한 사유가 없는 한 요청에 따라야 한다.

제58조의9(의료기관 인증의 사후관리)

보건복지부장관은 인증의 실효성을 유지하기 위하여 보건복지부령으로 정하는 바에 따라 인증을 받은 의료기관에 대하여 제58조의3제1항에 따른 인증기준의 충족 여부를 조사할 수 있다.

규칙 제64조의8(의료기관 인증의 사후관리 방법)

① 보건복지부장관은 법 제58조의9에 따라 인증을 받은 의료기관에 대하여 법 제58조의3제3항에 따른 의료기관 인증의 유효기간 내에 1회 이상 인증기준의 충족 여부를 조사할 수 있다.

② 제1항에 따른 조사는 서면조사 또는 현지조사의 방법으로 실시할 수 있다.

③ 제1항 및 제2항에서 규정한 사항 외에 의료기관 인증의 사후관리에 관한 세부적인 사항은 보건복지부장관의 승인을 받아 인증원의 장이 정한다.

제58조의10(의료기관 인증의 취소 등)

① 보건복지부장관은 인증을 받은 의료기관이 인증 유효기간 중 다음 각 호의 어느 하나에 해당하는 경우에는 의료기관 인증 또는 조건부인증을 취소하거나 인증마크의 사용정지 또는 시정을 명할 수 있다. 다만, 제1호 및 제2호에 해당하는 경우에는 인증 또는 조건부인증을 취소하여야 한다.

1. 거짓이나 그 밖의 부정한 방법으로 인증 또는 조건부인증을 받은 경우
2. 제64조제1항에 따라 의료기관 개설 허가가 취소되거나 폐쇄명령을 받은 경우
3. 의료기관의 종별 변경 등 인증 또는 조건부인증의 전제나 근거가 되는 중대한 사실이 변경된 경우
4. 제58조의3제1항에 따른 인증기준을 충족하지 못하게 된 경우
5. 인증마크의 사용정지 또는 시정명령을 위반한 경우

② 제1항제1호에 따라 인증이 취소된 의료기관은 인증 또는 조건부인증이 취소된 날부터 1년 이내에 인증 신청을 할 수 없다.

③ 제1항에 따른 의료기관 인증 또는 조건부인증의 취소 및 인증마크의 사용정지 등에 필요한 절차와 처분의 기준 등은 보건복지부령으로 정한다.

규칙 제64조의9(의료기관 인증의 취소 등)

① 법 제58조의10제1항에 따라 의료기관 인증 또는 조건부인증이 취소된 의료기관의 장은 지체없이 인증서를 인증원의 장에게 반납하고, 인증마크의 사용을 정지해야 한다.

② 법 제58조의10제1항에 따른 의료기관의 인증 또는 조건부인증의 취소 및 인증마크의 사용정지 등에 관한 세부기준은 별표 10과 같다.

제58조의11(의료기관평가인증원의 설립 등)

① 의료기관 인증에 관한 업무와 의료기관을 대상으로 실시하는 각종 평가 업무를 효율적으로 수행하기 위하여 의료기관평가인증원(이하 "인증원"이라 한다)을 설립한다.

② 인증원은 다음 각 호의 업무를 수행한다.

1. 의료기관 인증에 관한 업무로서 제58조제2항에 따라 위탁받은 업무
2. 다른 법률에 따라 의료기관을 대상으로 실시하는 평가 업무로서 보건복지부장관으로부터 위탁받은 업무
3. 그 밖에 이 법 또는 다른 법률에 따라 보건복지부장관으로부터 위탁받은 업무

③ 인증원은 법인으로 하고, 주된 사무소의 소재지에 설립등기를 함으로써 성립한다.

④ 인증원에는 정관으로 정하는 바에 따라 임원과 필요한 직원을 둔다.

⑤ 보건복지부장관은 인증원의 운영 및 사업에 필요한 경비를 예산의 범위에서 지원할 수 있다.

⑥ 인증원은 보건복지부장관의 승인을 받아 의료기관 인증을 신청한 의료기관의 장으로부터 인증에 소요되는 비용을 징수할 수 있다.

⑦ 인증원은 제2항에 따른 업무 수행에 지장이 없는 범위에서 보건복지부령으로 정하는 바에 따라 교육, 컨설팅 등 수익사업을 할 수 있다.

⑧ 인증원에 관하여 이 법 및 「공공기관의 운영에 관한 법률」에서 정하는 사항 외에는 「민법」 중 재단법인에 관한 규정을 준용한다.

규칙 제64조의10(인증비용의 승인)

법 제58조의11제6항에 따라 인증원의 장은 의료기관의 종류 및 규모별로 인증에 소요되는 비용을 다음 각 호에 따라 산정하여 보건복지부장관의 승인을 받아야 한다.

1. 조사수당, 여비 등 현지조사에 드는 직접비용
2. 인건비, 기관운영비 등 인증원 운영에 드는 간접비용
3. 그 밖에 의료기관 인증기준을 충족하도록 지원하는 전문가의 진단 및 기술 지원 등에 드는 컨설팅 비용

제58조의12(의료평가통합정보시스템의 구축·운영)

① 보건복지부장관은 이 법 및 다른 법률에 따라 의료기관을 대상으로 실시하는 평가, 인증, 지정 등에 관한 정보를 통합·연계하여 처리·기록 및 관리하는 시스템(이하 이 조에서 "의료평가통합정보시스템"이라 한다)을 구축·운영할 수 있다.

② 보건복지부장관은 평가 수행기관, 지방자치단체, 관계 행정기관 및 단체 등 관계 기관의 장에게 의료평가통합정보시스템의 구축·운영에 필요한 자료 또는 정보의 제공 및 연계를 요청할 수 있다. 이 경우 요청을 받은 기관의 장은 정당한 사유가 없으면 이에 따라야 한다.

③ 보건복지부장관은 의료평가통합정보시스템의 구축·운영에 관한 업무의 전부 또는 일부를 관계 전문기관 또는 단체에 위탁할 수 있다.

④ 제1항부터 제3항까지에서 규정한 사항 외에 의료평가통합정보시스템의 구축·운영, 정보의 제공 및 연계 요청 등에 필요한 사항은 보건복지부령으로 정한다.

[본조신설 2024.12.20.] [시행일: 2025.12.21.]

제59조(지도와 명령)

① 보건복지부장관 또는 시·도지사는 보건의료정책을 위하여 필요하거나 국민보건에 중대한 위해(危害)가 발생하거나 발생할 우려가 있으면 의료기관이나 의료인에게 필요한 지도와 명령을 할 수 있다.
② 보건복지부장관, 시·도지사 또는 시장·군수·구청장은 의료인이 정당한 사유 없이 진료를 중단하거나 의료기관 개설자가 집단으로 휴업하거나 폐업하여 환자 진료에 막대한 지장을 초래하거나 초래할 우려가 있다고 인정할 만한 상당한 이유가 있으면 그 의료인이나 의료기관 개설자에게 업무개시 명령을 할 수 있다.
③ 의료인과 의료기관 개설자는 정당한 사유 없이 제2항의 명령을 거부할 수 없다.

벌칙 ※ ③=88조(3년 이하의 징역이나 3천만원 이하의 벌금)

제60조(병상 수급계획의 수립 등)

① 보건복지부장관은 병상의 합리적인 공급과 배치에 관한 기본시책을 5년마다 수립하여야 한다.
② 시·도지사는 제1항에 따른 기본시책에 따라 지역 실정을 고려하여 특별시·광역시 또는 도 단위의 지역별·기능별·종별 의료기관 병상 수급 및 관리계획을 수립한 후 보건복지부장관에게 제출하여야 한다.
③ 보건복지부장관은 제2항에 따라 제출된 병상 수급 및 관리계획이 제1항에 따른 기본시책에 맞지 아니하는 등 보건복지부령으로 정하는 사유가 있으면 시·도지사와 협의하여 보건복지부령으로 정하는 바에 따라 이를 조정하여야 한다.

제60조의2(의료인 수급계획 등)

① 보건복지부장관은 우수한 의료인의 확보와 적절한 공급을 위한 기본시책을 수립하여야 한다.
② 제1항에 따른 기본시책은 「보건의료기본법」 제15조에 따른 보건의료발전계획과 연계하여 수립한다.

제60조의3 삭제 〈2024.9.20.〉

제61조(보고와 업무 검사 등)

① 보건복지부장관, 시·도지사 또는 시장·군수·구청장은 의료기관 개설자 또는 의료인에게 필요한 사항을 보고하도록 명할 수 있고, 관계 공무원을 시켜 그 업무 상황, 시설 또는 진료기록부·조산기록부·간호기록부 등 관계 서류를 검사하게 하거나 관계인에게서 진술을 들어 사실을 확인받게 할 수 있다. 이 경우 의료기관 개설자 또는 의료인은 정당한 사유 없이 이를 거부하지 못한다.
② 제1항의 경우에 관계 공무원은 권한을 증명하는 증표 및 조사기간, 조사범위, 조사담당자, 관계 법령 등이 기재된 조사명령서를 지니고 이를 관계인에게 내보여야 한다.
③ 제1항의 보고 및 제2항의 조사명령서에 관한 사항은 보건복지부령으로 정한다.

벌칙 ※ ①(검사 거부, 방해 또는 기피한 자)=89조(1년 이하의 징역이나 1천만원 이하의 벌금)(위반여부에 관한 조사 경우)
과태료 ※ ①(보고를 하지 아니 하거나 검사를 거부, 방해 또는 기피한 자)=92조(200만원 이하의 과태료)

제61조의2(자료제공의 요청)

① 보건복지부장관은 이 법의 위반 사실을 확인하기 위한 경우 등 소관 업무를 수행하기 위하여 필요한 경우에는 의료인, 의료기관의 장, 「국민건강보험법」에 따른 국민건강보험공단 및 건강보험심사평가원, 그 밖의 관계 행정기관 및 단체 등에 대하여 필요한 자료의 제출이나 의견의 진술 등을 요청할 수 있다.
② 제1항에 따른 자료의 제공 또는 협조를 요청받은 자는 특별한 사유가 없으면 이에 따라야 한다.

제62조(의료기관 회계기준)

① 의료기관 개설자는 의료기관 회계를 투명하게 하도록 노력하여야 한다.
② 100병상 이상의 병원급 의료기관으로서 보건복지부령으로 정하는 일정 규모 이상의 병원급 의료기관 개설자는 회계를 투명하게 하기 위하여 의료기관 회계기준을 지켜야 한다.
③ 제2항에 따른 의료기관 회계기준은 보건복지부령으로 정한다.

제63조(시정 명령 등)

① 보건복지부장관 또는 시장・군수・구청장은 의료기관이 제15조제1항, 제16조제2항, 제21조제1항 후단 및 같은 조 제2항・제3항, 제21조의3제1항 후단, 제23조제2항, 제34조제2항, 제35조제2항, 제36조, 제36조의2, 제37조제1항・제2항, 제38조제1항・제2항, 제38조의2, 제41조부터 제43조까지, 제45조, 제46조, 제47조제1항, 제58조의4제2항 및 제3항, 제62조제2항을 위반한 때, 종합병원・상급종합병원・전문병원이 각각 제3조의3제1항・제3조의4제1항・제3조의5제2항제1호 또는 제2호에 따른 요건에 해당하지 아니하게 된 때, 의료기관의 장이 제4조제5항을 위반한 때 또는 자율심의기구가 제57조제11항을 위반한 때에는 일정한 기간을 정하여 그 시설・장비 등의 전부 또는 일부의 사용을 제한 또는 금지하거나 위반한 사항을 시정하도록 명할 수 있다. 〈개정 2024.9.20., 2024.12.20.〉
② 보건복지부장관 또는 시장・군수・구청장은 의료인등이 제56조제2항・제3항을 위반한 때에는 다음 각 호의 조치를 명할 수 있다.
  1. 위반행위의 중지
  2. 위반사실의 공표
  3. 정정광고
③ 제2항제2호・제3호에 따른 조치에 필요한 사항은 대통령령으로 정한다.

벌칙 ※ 시정 명령에 위반한 자, 개설 불가능자에게 고용되어 의료행위한 자=90조(500만원 이하 벌금)

영 제31조의7(위반사실의 공표 및 정정광고)

① 보건복지부장관 또는 시장 · 군수 · 구청장은 법 제63조제2항제2호 또는 제3호에 따라 의료인등에 대하여 위반사실의 공표 또는 정정광고를 명할 때에는 다음 각 호의 사항을 고려하여 공표 또는 정정광고의 내용과 횟수 · 크기 · 매체 등을 정하여 명하여야 한다.
  1. 위반행위의 내용 및 정도
  2. 위반행위의 기간 및 횟수
② 보건복지부장관 또는 시장 · 군수 · 구청장은 제1항에 따라 위반사실의 공표 또는 정정광고를 명할 때에는 법 제57조의2제2항 각 호에 따른 심의위원회와 협의하여 공표 또는 정정광고의 내용과 횟수 · 크기 · 매체 등을 정할 수 있다.

제64조(개설 허가 취소 등)

① 보건복지부장관 또는 시장・군수・구청장은 의료기관이 다음 각 호의 어느 하나에 해당하면 그 의료업을 1년의 범위에서 정지시키거나 개설 허가의 취소 또는 의료기관 폐쇄를 명할 수 있다. 다만, 제8호에 해당하는 경우에는 의료기관 개설 허가의 취소 또는 의료기관 폐쇄를 명하여야 하며, 의료기관 폐쇄는 제33조제3항과 제35조제1항 본문에 따라 신고한 의료기관에만 명할 수 있다.
  1. 개설 신고나 개설 허가를 한 날부터 3개월 이내에 정당한 사유 없이 업무를 시작하지 아니한 때
  1의2. 제4조제2항을 위반하여 의료인이 다른 의료인 또는 의료법인 등의 명의로 의료기관을 개설하거나 운영한 때
  2. 제27조제5항을 위반하여 무자격자에게 의료행위를 하게 하거나 의료인에게 면허 사항 외의 의료행위를 하게 한 때
  3. 제61조에 따른 관계 공무원의 직무 수행을 기피 또는 방해하거나 제59조 또는 제63조에 따른 명령을 위반한 때
  4. 제33조제2항제3호부터 제5호까지의 규정에 따른 의료법인・비영리법인, 준정부기관・지방의료원 또는 한국보훈복지의료공단의 설립허가가 취소되거나 해산된 때
  4의2. 제33조제2항을 위반하여 의료기관을 개설한 때
  4의3. 제33조제8항을 위반하여 둘 이상의 의료기관을 개설・운영한 때
  5. 제33조제5항・제7항・제9항・제10항, 제40조, 제40조의2 또는 제56조를 위반한 때. 다만, 의료기관 개설자 본

인에게 책임이 없는 사유로 제33조제7항제4호를 위반한 때에는 그러하지 아니하다.

5의2. 정당한 사유 없이 제40조제1항에 따른 폐업·휴업 신고를 하지 아니하고 6개월 이상 의료업을 하지 아니한 때

6. 제63조에 따른 시정명령(제4조제5항 위반에 따른 시정명령을 제외한다)을 이행하지 아니한 때

7. 「약사법」 제24조제2항을 위반하여 담합행위를 한 때

8. 의료기관 개설자가 거짓으로 진료비를 청구하여 금고 이상의 형을 선고받고 그 형이 확정된 때

9. 제36조에 따른 준수사항을 위반하여 사람의 생명 또는 신체에 중대한 위해를 발생하게 한 때

② 제1항에 따라 개설 허가를 취소당하거나 폐쇄 명령을 받은 자는 그 취소된 날이나 폐쇄 명령을 받은 날부터 6개월 이내에, 의료업 정지처분을 받은 자는 그 업무 정지기간 중에 각각 의료기관을 개설·운영하지 못한다. 다만, 제1항 제8호에 따라 의료기관 개설 허가를 취소당하거나 폐쇄 명령을 받은 자는 취소당한 날이나 폐쇄 명령을 받은 날부터 3년 안에는 의료기관을 개설·운영하지 못한다.

③ 보건복지부장관 또는 시장·군수·구청장은 의료기관이 제1항에 따라 그 의료업이 정지되거나 개설 허가의 취소 또는 폐쇄 명령을 받은 경우 해당 의료기관에 입원 중인 환자를 다른 의료기관으로 옮기도록 하는 등 환자의 권익을 보호하기 위하여 필요한 조치를 하여야 한다.

벌칙 ※ ②=88조(3년 이하의 징역 또는 3천만원 이하의 벌금)

제65조(면허 취소와 재교부)

① 보건복지부장관은 의료인이 다음 각 호의 어느 하나에 해당할 경우에는 그 면허를 취소할 수 있다. 다만, 제1호·제8호의 경우에는 면허를 취소하여야 한다. 〈개정 2024.9.20.〉

1. 제8조 각 호의 어느 하나에 해당하게 된 경우. 다만, 의료행위 중 「형법」 제268조의 죄를 범하여 제8조제4호부터 제6호까지의 어느 하나에 해당하게 된 경우에는 그러하지 아니하다.

2. 제66조에 따른 자격 정지 처분 기간 중에 의료행위를 하거나 3회 이상 자격 정지 처분을 받은 경우

2의2. 제2항에 따라 면허를 재교부받은 사람이 제66조제1항 각 호의 어느 하나에 해당하는 경우

3. 제11조제1항에 따른 면허 조건을 이행하지 아니한 경우

4. 제4조의3제1항을 위반하여 면허를 대여한 경우

5. 삭제 〈2016.12.20.〉

6. 제4조제6항을 위반하여 사람의 생명 또는 신체에 중대한 위해를 발생하게 한 경우

7. 제27조제5항을 위반하여 사람의 생명 또는 신체에 중대한 위해를 발생하게 할 우려가 있는 수술, 수혈, 전신마취를 의료인 아닌 자에게 하게 하거나 의료인에게 면허 사항 외로 하게 한 경우

8. 거짓이나 그 밖의 부정한 방법으로 제5조 및 제6조에 따른 의료인 면허 발급 요건을 취득하거나 제9조에 따른 국가시험에 합격한 경우

② 보건복지부장관은 제1항에 따라 면허가 취소된 자라도 취소의 원인이 된 사유가 없어지거나 개전의 정이 뚜렷하다고 인정되고 대통령령으로 정하는 교육프로그램을 이수한 경우에는 면허를 재교부할 수 있다. 다만, 제1항제3호에 따라 면허가 취소된 경우에는 취소된 날부터 1년 이내, 제1항제2호·제2호의2에 따라 면허가 취소된 경우에는 취소된 날부터 2년 이내, 제1항제4호·제6호·제7호 또는 제8조제4호부터 제6호까지에 따른 사유로 면허가 취소된 경우에는 취소된 날부터 3년 이내, 제8조제4호에 따른 사유로 면허가 취소된 사람이 다시 제8조제4호에 따른 사유로 면허가 취소된 경우에는 취소된 날부터 10년 이내에는 재교부하지 못하고, 제1항제8호에 따라 면허가 취소된 경우에는 재교부할 수 없다.

영 제31조의8(면허재교부 교육프로그램)

① 보건복지부장관은 법 제65조제2항에 따라 면허를 재교부하려는 때에는 면허재교부 대상자가 제2항의 교육프로그램을 이수하도록 해야 한다.

② 법 제65조제2항에 따른 교육프로그램(이하 이 조에서 "교육프로그램"이라 한다)의 교육 내용 및 시간은 다음 각 호의 구분에 따른다.

1. 교육 내용
   가. 환자 권리의 이해
   나. 의료인의 역할과 윤리
   다. 의료 관련 법령의 이해

라. 그 밖에 보건·의료 질서의 유지를 위하여 필요한 내용으로서 보건복지부장관이 고시하는 내용
2. 교육 시간: 40시간 이상

③ 제2항에 따른 교육프로그램은 다음 각 호의 어느 하나에 해당하는 기관 또는 단체 중 보건복지부장관이 지정하여 고시하는 기관 또는 단체(이하 이 조에서 "교육프로그램 실시기관"이라 한다)가 실시한다. 〈개정 2025.6.20.〉
1. 「한국보건복지인재원법」에 따른 한국보건복지인재원
2. 법 제28조에 따른 의사회·치과의사회·한의사회 및 조산사회
3. 그 밖에 보건 윤리 또는 의료 윤리와 관련된 교육기관으로서 보건복지부장관이 지정하여 고시하는 기관 또는 단체

④ 교육프로그램의 실시에 드는 비용은 교육프로그램을 이수하는 사람이 부담한다.

⑤ 교육프로그램 실시기관의 장은 교육프로그램을 이수한 사람에게 이수증을 발급하고, 교육프로그램 종료일부터 1개월 이내에 교육프로그램의 실시 결과를 보건복지부장관에게 제출해야 한다.

⑥ 교육프로그램 실시기관의 장은 교육프로그램을 실시하기 전에 교육프로그램의 내용 및 비용 등에 관한 세부 사항을 정하여 보건복지부장관의 승인을 받아야 한다. 승인받은 사항을 변경하려는 경우에도 또한 같다.

제66조(자격정지 등)

① 보건복지부장관은 의료인이 다음 각 호의 어느 하나에 해당하면(제65조제1항제2호의2에 해당하는 경우는 제외한다) 1년의 범위에서 면허자격을 정지시킬 수 있다. 이 경우 의료기술과 관련한 판단이 필요한 사항에 관하여는 관계 전문가의 의견을 들어 결정할 수 있다.
1. 의료인의 품위를 심하게 손상시키는 행위를 한 때
2. 의료기관 개설자가 될 수 없는 자에게 고용되어 의료행위를 한 때

2의2. 제4조제6항을 위반한 때

3. 제17조제1항 및 제2항에 따른 진단서·검안서 또는 증명서를 거짓으로 작성하여 내주거나 제22조제1항에 따른 진료기록부등을 거짓으로 작성하거나 고의로 사실과 다르게 추가기재·수정한 때
4. 제20조를 위반한 경우
5. 삭제 〈2020.12.29.〉
6. 의료기사가 아닌 자에게 의료기사의 업무를 하게 하거나 의료기사에게 그 업무 범위를 벗어나게 한 때
7. 관련 서류를 위조·변조하거나 속임수 등 부정한 방법으로 진료비를 거짓 청구한 때
8. 삭제 〈2011.8.4.〉
9. 제23조의5를 위반하여 경제적 이익등을 제공받은 때
10. 그 밖에 이 법 또는 이 법에 따른 명령을 위반한 때

② 제1항제1호에 따른 행위의 범위는 대통령령으로 정한다.

③ 의료기관은 그 의료기관 개설자가 제1항제7호에 따라 자격정지 처분을 받은 경우에는 그 자격정지 기간 중 의료업을 할 수 없다.

④ 보건복지부장관은 의료인이 제25조에 따른 신고를 하지 아니한 때에는 신고할 때까지 면허의 효력을 정지할 수 있다.

⑤ 제1항제2호를 위반한 의료인이 자진하여 그 사실을 신고한 경우에는 제1항에도 불구하고 보건복지부령으로 정하는 바에 따라 그 처분을 감경하거나 면제할 수 있다.

⑥ 제1항에 따른 자격정지처분은 그 사유가 발생한 날부터 5년(제1항제5호·제7호에 따른 자격정지처분의 경우에는 7년으로 한다)이 지나면 하지 못한다. 다만, 그 사유에 대하여 「형사소송법」 제246조에 따른 공소가 제기된 경우에는 공소가 제기된 날부터 해당 사건의 재판이 확정된 날까지의 기간은 시효 기간에 산입하지 아니 한다.

영 제32조(의료인의 품위 손상 행위의 범위)

① 법 제66조제2항에 따른 의료인의 품위 손상 행위의 범위는 다음 각 호와 같다.
1. 학문적으로 인정되지 아니하는 진료행위(조산 업무와 간호 업무를 포함한다. 이하 같다)
2. 비도덕적 진료행위
3. 거짓 또는 과대 광고행위

3의2. 「방송법」 제2조제1호에 따른 방송, 「신문 등의 진흥에 관한 법률」 제2조제1호·제2호에 따른 신문·인터넷신문, 「잡지 등 정기간행물의 진흥에 관한 법률」 제2조제1호에 따른 정기간행물 또는 제24조제1항 각 호의 인터넷 매체[이동통신단말장치에서 사용되는 애플리케

이션(Application)을 포함한다]에서 다음 각 목의 건강·의학정보(의학, 치의학, 한의학, 조산학 및 간호학의 정보를 말한다. 이하 같다)에 대하여 거짓 또는 과장하여 제공하는 행위

가. 「식품위생법」 제2조제1호에 따른 식품에 대한 건강·의학정보

나. 「건강기능식품에 관한 법률」 제3조제1호에 따른 건강기능식품에 대한 건강·의학정보

다. 「약사법」 제2조제4호부터 제7호까지의 규정에 따른 의약품, 한약, 한약제제 또는 의약외품에 대한 건강·의학정보

라. 「의료기기법」 제2조제1항에 따른 의료기기에 대한 건강·의학정보

마. 「화장품법」 제2조제1호부터 제3호까지의 규정에 따른 화장품, 기능성화장품 또는 유기농화장품에 대한 건강·의학정보

4. 불필요한 검사·투약·수술 등 지나친 진료행위를 하거나 부당하게 많은 진료비를 요구하는 행위
5. 전공의의 선발 등 직무와 관련하여 부당하게 금품을 수수하는 행위
6. 다른 의료기관을 이용하려는 환자를 영리를 목적으로 자신이 종사하거나 개설한 의료기관으로 유인하거나 유인하게 하는 행위
7. 자신이 처방전을 발급하여 준 환자를 영리를 목적으로 특정 약국에 유치하기 위하여 약국개설자나 약국에 종사하는 자와 담합하는 행위

② 삭제 〈2012.4.27.〉

제66조의2(중앙회의 자격정지 처분 요구 등)

각 중앙회의 장은 의사·치과의사·한의사 또는 조산사가 제66조제1항제1호에 해당하는 경우에는 각 중앙회의 윤리위원회의 심의·의결을 거쳐 보건복지부장관에게 자격정지 처분을 요구할 수 있다. 〈개정 2024.9.20.〉

영 제33조(중앙회의 자격정지 처분 요구)

법 제66조의2에 따른 자격정지 처분 요구는 윤리위원회의 회의 개최 일시 및 장소와 자격정지 처분 요구의 이유 및 근거 등을 기재한 서류를 보건복지부장관에게 제출하는 방식으로 한다.

제67조(과징금 처분)

① 보건복지부장관이나 시장·군수·구청장은 의료기관이 제64조제1항 각 호의 어느 하나에 해당할 때에는 대통령령으로 정하는 바에 따라 의료업 정지 처분을 갈음하여 10억원 이하의 과징금을 부과할 수 있으며, 이 경우 과징금은 3회까지만 부과할 수 있다. 다만, 동일한 위반행위에 대하여 「표시·광고의 공정화에 관한 법률」 제9조에 따른 과징금 부과처분이 이루어진 경우에는 과징금(의료업 정지 처분을 포함한다)을 감경하여 부과하거나 부과하지 아니할 수 있다.

② 제1항에 따른 과징금을 부과하는 위반 행위의 종류와 정도 등에 따른 과징금의 액수와 그 밖에 필요한 사항은 대통령령으로 정한다.

③ 보건복지부장관이나 시장·군수·구청장은 제1항에 따른 과징금을 기한 안에 내지 아니한 때에는 지방세 체납처분의 예에 따라 징수한다.

영 제43조(과징금의 산정 기준)

법 제67조에 따른 과징금의 금액은 위반행위의 종류와 위반 정도 등을 고려하여 보건복지부령으로 정하는 의료업 정지처분 기준에 따라 별표 1의2의 과징금 산정 기준을 적용하여 산정한다.

영 제44조(과징금의 부과·징수 절차)

① 보건복지부장관, 시·도지사 또는 시장·군수·구청장은 법 제67조에 따라 과징금을 부과하려면 그 위반행위의 종류와 과징금의 금액을 서면으로 명시하여 이를 낼 것을 통지하여야 한다.

② 과징금의 징수 절차는 보건복지부령으로 정한다.

규칙 제79조(과징금의 징수 절차)

영 제44조제2항에 따른 과징금의 징수 절차에 관하여는 「국고금관리법 시행규칙」을 준용한다. 이 경우 납입고지서에는 이의 제기 방법 및 이의 제기 기간을 함께 적어 넣어야 한다.

제68조(행정처분의 기준)

제63조, 제64조제1항, 제65조제1항, 제66조제1항에 따른 행정처분의 세부적인 기준은 보건복지부령으로 정한다.

규칙 제79조의2(규제의 재검토)

① 보건복지부장관은 다음 각 호의 사항에 대하여 다음 각 호의 기준일을 기준으로 3년마다(매 3년이 되는 해의 기준일과 같은 날 전까지를 말한다) 그 타당성을 검토하여 개선 등의 조치를 해야 한다.

1. 삭제 〈2021.12.31.〉

1의2. 제16조의3 및 별표 2의3에 따른 허용되는 경제적 이익등의 범위: 2014년 1월 1일

2. 삭제 〈2017.6.21.〉

3. 삭제 〈2017.6.21.〉

4. 제29조에 따른 원격의료의 시설 및 장비: 2014년 1월 1일

5. 제32조에 따른 부속 의료기관의 개설 특례: 2014년 1월 1일

6. 제39조의6에 따른 보안장비 설치 및 보안인력 배치 기준 등: 2022년 1월 1일

6의2. 제39조의12에 따른 촬영 거부의 사유: 2024년 1월 1일

7. 제60조에 따른 부대사업: 2014년 1월 1일

8. 제75조에 따른 한지 의료인의 허가지역 변경: 2014년 1월 1일

② 보건복지부장관은 다음 각 호의 사항에 대하여 다음 각 호의 기준일을 기준으로 2년마다(매 2년이 되는 해의 기준일과 같은 날 전까지를 말한다) 그 타당성을 검토하여 개선 등의 조치를 하여야 한다. 〈신설 2025.3.11.〉

1. 제13조의3에 따른 기록 열람 등의 요건: 2015년 1월 1일

2. 삭제 〈2025.3.11.〉

3. 제18조에 따라 외국면허 소지자에게 허용되는 의료행위: 2015년 1월 1일

4. 제34조, 별표 3 및 별표 4에 따른 의료기관의 시설기준 및 규격: 2015년 1월 1일

5. 제38조, 별표 5 및 별표 5의2에 따른 의료인 등의 정원: 2015년 1월 1일

6. 삭제 〈2022.9.14.〉

영 제44조의2(규제의 재검토)

① 보건복지부장관은 다음 각 호의 사항에 대하여 다음 각 호의 기준일을 기준으로 3년마다(매 3년이 되는 해의 기준일과 같은 날 전까지를 말한다) 그 타당성을 검토하여 개선 등의 조치를 하여야 한다. 〈신설 2025.3.12.〉

1. 제43조 및 별표 1의2에 따른 과징금 산정 기준: 2014년 1월 1일

2. 제45조 및 별표 2에 따른 과태료의 부과기준: 2014년 1월 1일

② 보건복지부장관은 제23조에 따른 의료광고 금지기준에 대하여 2025년 1월 1일을 기준으로 3년마다(매 3년이 되는 해의 1월 1일 전까지를 말한다) 그 타당성을 검토하여 개선 등의 조치를 하여야 한다. 〈신설 2025.3.12.〉

제69조(의료지도원)

① 제61조에 따른 관계 공무원의 직무를 행하게 하기 위하여 보건복지부, 시・도 및 시・군・구에 의료지도원을 둔다.

② 의료지도원은 보건복지부장관, 시・도지사 또는 시장・군수・구청장이 그 소속 공무원 중에서 임명하되, 자격과 임명 등에 필요한 사항은 보건복지부령으로 정한다.

③ 의료지도원 및 그 밖의 공무원은 직무를 통하여 알게 된 의료기관, 의료인, 환자의 비밀을 누설하지 못한다.

벌칙 ※ ③=88조(3년 이하의 징역 또는 3천만원 이하의 벌금), 친고죄(공소는 고소가 있어야 함)

규칙 제65조(의료지도원의 자격)

법 제69조제2항에 따라 보건복지부장관, 시・도지사 또는 시장・군수・구청장이 의료지도원을 임명하려는 경우에는 다음 각 호의 어느 하나에 해당하는 자 중에서 하여야 한다.

1. 의료인 면허를 가진 자

2. 의료 관계 업무에 관한 지식과 경험이 풍부한 자

규칙 제66조(의료지도원의 담당 구역)

① 보건복지부 소속 의료지도원의 담당 구역은 전국으로 한다.

② 시・도 또는 시・군・구(자치구를 말한다) 소속 의료지도원의 담당 구역은 해당 행정구역으로 한다.

규칙 제67조(의료지도기록부 비치)

의료지도원은 의료지도기록부를 갖추어 두고 그 직무집행 상황을 기록하여야 한다.

규칙 제68조(의료지도에 관한 보고)

의료지도원이 의료지도를 한 결과 법령에 위반된 사실을 발견한 경우에는 지체 없이 이를 그 소속 기관의 장에게 보고하여야 한다.

규칙 제69조(의료지도원의 증표)

의료지도원임을 증명하는 증표는 별지 제24호서식에 따른다.

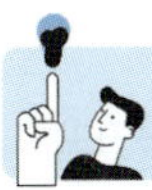

제 7 장 삭제 〈2011.4.7.〉

제70조 삭제 〈2011.4.7.〉
제71조 삭제 〈2011.4.7.〉
제72조 삭제 〈2011.4.7.〉
제73조 삭제 〈2011.4.7.〉
제74조 삭제 〈2011.4.7.〉
제75조 삭제 〈2011.4.7.〉
제76조 삭제 〈2011.4.7.〉

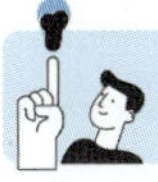

제 8 장 보 칙

제77조(전문의)

① 의사・치과의사 또는 한의사로서 전문의가 되려는 자는 대통령령으로 정하는 수련을 거쳐 보건복지부장관에게 자격인정을 받아야 한다.

② 제1항에 따라 전문의 자격을 인정받은 자가 아니면 전문과목을 표시하지 못한다. 다만, 보건복지부장관은 의료체계를 효율적으로 운영하기 위하여 전문의 자격을 인정받은 치과의사와 한의사에 대하여 종합병원・치과병원・한방병원 중 보건복지부령으로 정하는 의료기관에 한하여 전문과목을 표시하도록 할 수 있다.

③ 삭제 〈2016.12.20.〉

④ 전문의 자격 인정과 전문과목에 관한 사항은 대통령령으로 정한다.

벌칙 ※ ②=90조(500만원 이하의 벌금)

규칙 제74조(치과의사 및 한의사 전문과목 표시)

법 제77조제2항 단서에 따라 치과의사전문의 또는 한의사전문의 자격을 인정받은 자에 대하여 전문과목을 표시할 수 있는 의료기관은 다음 각 호와 같다.

1. 병상이 300개 이상인 종합병원
2. 「치과의사전문의의 수련 및 자격인정 등에 관한 규정」에 따른 수련치과병원
3. 「한의사전문의의 수련 및 자격인정 등에 관한 규정」에 따른 수련한방병원

제78조 삭제 〈2024.9.20.〉

제79조(한지 의료인)

① 이 법이 시행되기 전의 규정에 따라 면허를 받은 한지 의사, 한지 치과의사 및 한지 한의사는 허가받은 지역에서 의료업무에 종사하는 경우 의료인으로 본다.

② 보건복지부장관은 제1항에 따른 의료인이 허가받은 지역 밖에서 의료행위를 하는 경우에는 그 면허를 취소할 수 있다.

③ 제1항에 따른 의료인의 허가지역 변경, 그 밖에 필요한 사항은 보건복지부령으로 정한다.
④ 한지 의사, 한지 치과의사, 한지 한의사로서 허가받은 지역에서 10년 이상 의료업무에 종사한 경력이 있는 자 또는 이 법 시행 당시 의료업무에 종사하고 있는 자 중 경력이 5년 이상인 자에게는 제5조에도 불구하고 보건복지부령으로 정하는 바에 따라 의사, 치과의사 또는 한의사의 면허를 줄 수 있다.

규칙 제75조(한지 의료인의 허가지역 변경)

① 법 제79조제3항에 따라 한지 의료인이 그 허가지역을 변경하려는 경우에는 그 소재지를 관할하는 시·도지사의 허가를 받아야 한다. 다만, 다른 시·도로 변경하거나 2개 시·도 이상에 걸쳐있는 지역으로 변경하려는 경우에는 보건복지부장관의 허가를 받아야 한다.
② 제1항에 따른 한지 의료인의 허가지역 변경에 관한 허가를 할 때에는 다음 각 호에서 정하는 바에 따라야 한다.
1. 의료취약지인 읍·면으로 한정하여 허가하되, 인구·교통, 그 밖의 지리적 여건에 따라 그 진료구역을 제한할 수 있다.
2. 허가 대상은 변경 전의 허가지역에서 3년 이상 계속하여 의료기관을 개설하고 의료행위를 한 자로 한정한다. 다만, 허가지역에 같은 업종에 해당하는 다른 의료인이 있거나 벽지, 오지 또는 섬 등 보건복지부장관이 정하는 지역으로 변경하려는 경우에는 그 기간의 제한을 받지 아니한다.

③ 제1항에 따라 허가지역 변경허가를 받으려는 자는 변경 희망지와 그 사유를 적은 신청서에 면허증을 첨부하여 허가관청에 제출하여야 한다.

규칙 제76조(한지 의료인의 허가지역 변경 통보 등)

① 시·도지사가 한지의료인에 대하여 그 허가지역의 변경허가를 한 경우에는 그 사실을 해당 면허증에 적어 신청인에게 발급하고, 허가한 날부터 5일 이내에 변경허가사항을 보건복지부장관에게 통보해야 한다.
② 시·도지사는 한지 의료인별 허가지역 일람표를 작성하여 갖추어 두어야 한다.

규칙 제77조(한지 의료인의 의사면허 등의 신청)

① 법 제79조제4항에 따라 한지 의료인이 의사, 치과의사 또는 한의사 면허를 받으려는 경우에는 별지 제28호서식의 신청서(전자문서로 된 신청서를 포함한다)에 다음 각 호의 서류(전자문서를 포함한다)를 첨부하여 현재의 근무지 또는 최종 근무지의 관할 시·도지사를 거쳐 보건복지부장관에게 제출하여야 한다.
1. 한지 의료인 면허증
2. 법 제79조제4항에 따른 경력을 증명하는 서류 각 1부
3. 법 제8조제1호 본문에 해당하는 자가 아님을 증명하는 의사의 진단서 또는 법 제8조제1호 단서에 해당하는 자임을 증명하는 전문의의 진단서
4. 법 제8조제2호에 해당하는 자가 아님을 증명하는 의사의 진단서
5. 사진(신청 전 6개월 이내에 모자 등을 쓰지 않고 촬영한 천연색 상반신 정면사진으로 가로 3.5센티미터, 세로 4.5센티미터의 사진을 말한다) 5장

② 삭제 〈2008.9.5.〉
③ 제1항의 신청서를 받은 시·도지사는 신청인에게 별지 제28호서식의 접수증을 발급하여야 한다.
④ 제1항에 따라 면허증 발급신청을 한 자는 그 신청일부터 면허증을 받는 날까지 제3항의 접수증을 한지 의료인 면허증을 갈음하여 사용할 수 있다.

규칙 제78조(면허증 등의 갱신신청)

① 법률 제2533호 의료법중개정법률 부칙 제2조 단서 및 같은 법률 부칙 제7조에 따른 갱신기간이 지난 후에 의사, 치과의사, 한의사, 조산사, 간호사, 전문의 또는 한지 의료인의 면허증 또는 자격증을 갱신하려는 자는 별지 제28호서식의 신청서(전자문서로 된 신청서를 포함한다)에 다음 각 호의 서류를 첨부하여 소속 중앙회의 확인을 받아 해당 면허증 또는 자격증을 발급한 기관(보건복지부장관 또는 시·도지사)에 제출하여야 한다. 이 경우, 보건복지부장관에게 제출하는 신청서는 관할 시·도지사를 거쳐야 한다.
1. 구 면허증 또는 자격증(분실 시 분실사유서)
2. 건강진단서
3. 사진(신청 전 6개월 이내에 모자 등을 쓰지 않고 촬영한 천연색 상반신 정면사진으로 가로 3.5센티미터, 세로 4.5센티미터의 사진을 말한다) 2장
4. 갱신 지연사유서
5. 시민확인서 및 여권사본(외국인만 첨부한다)

② 제1항의 신청서를 받은 시·도지사는 신청인에게 별지 제28호서식의 접수증을 발급하여야 한다.

제80조 삭제 〈2024.9.20.〉

제80조의2 삭제 〈2024.9.20.〉

제80조의3(준용규정)

간호조무사에 대하여는 제12조, 제16조, 제19조, 제20조, 제22조, 제23조, 제59조제1항, 제61조, 제66조, 제68조, 제84조, 제87조, 제87조의2, 제88조, 제88조의2 및 제91조를 준용하며, 이 경우 "면허"는 "자격"으로, "면허증"은 "자격증"으로 본다.

[전문개정 2024.9.20.]

제81조(의료유사업자)

① 이 법이 시행되기 전의 규정에 따라 자격을 받은 접골사, 침사, 구사(이하 "의료유사업자"라 한다)는 제27조에도 불구하고 각 해당 시술소에서 시술을 업으로 할 수 있다.

② 의료유사업자에 대하여는 이 법 중 의료인과 의료기관에 관한 규정을 준용한다. 이 경우 "의료인"은 "의료유사업자"로, "면허"는 "자격"으로, "면허증"은 "자격증"으로, "의료기관"은 "시술소"로 한다.

③ 의료유사업자의 시술행위, 시술업무의 한계 및 시술소의 기준 등에 관한 사항은 보건복지부령으로 정한다.

제82조(안마사)

① 안마사는 「장애인복지법」에 따른 시각장애인 중 다음 각 호의 어느 하나에 해당하는 자로서 시·도지사에게 자격인정을 받아야 한다.

1. 「초·중등교육법」 제2조제5호에 따른 특수학교 중 고등학교에 준한 교육을 하는 학교에서 제4항에 따른 안마사의 업무한계에 따라 물리적 시술에 관한 교육과정을 마친 자
2. 중학교 과정 이상의 교육을 받고 보건복지부장관이 지정하는 안마수련기관에서 2년 이상의 안마수련과정을 마친 자

② 제1항의 안마사는 제27조에도 불구하고 안마업무를 할 수 있다.

③ 안마사에 대하여는 이 법 중 제8조, 제25조, 제28조부터 제32조까지, 제33조제2항제1호·제3항·제5항·제8항 본문, 제36조, 제40조, 제59조제1항, 제61조, 제63조(제36조를 위반한 경우만을 말한다), 제64조부터 제66조까지, 제68조, 제83조, 제84조를 준용한다. 이 경우 "의료인"은 "안마사"로, "면허"는 "자격"으로, "면허증"은 "자격증"으로, "의료기관"은 "안마시술소 또는 안마원"으로, "해당 의료관계단체의 장"은 "안마사회장"으로 한다.

④ 제3항에도 불구하고 국가나 지방자치단체가 관계 법령에 따라 시행하는 장애인일자리 사업 등을 수행하는 자로서 보건복지부령으로 정하는 자가 그 사업 수행과정에서 안마사를 고용하는 경우에는 제66조제1항제2호를 준용하지 아니한다.

⑤ 안마사의 업무한계, 안마시술소나 안마원의 시설 기준 등에 관한 사항은 보건복지부령으로 정한다.

벌칙 ※ ①(안마사의 자격인정을 받지 아니하고 영리를 목적으로 안마를 하는 자)=88조(3년 이하의 징역이나 3천만원 이하의 벌금)

제83조(경비 보조 등)

① 보건복지부장관 또는 시·도지사는 국민보건 향상을 위하여 필요하다고 인정될 때에는 의료인·의료기관·중앙회 또는 의료 관련 단체에 대하여 시설, 운영 경비, 조사·연구 비용의 전부 또는 일부를 보조할 수 있다.

② 보건복지부장관은 다음 각 호의 의료기관이 인증을 신청할 때 예산의 범위에서 인증에 소요되는 비용의 전부 또는 일부를 보조할 수 있다.

1. 제58조의4제2항 및 제3항에 따라 인증을 신청하여야 하는 의료기관
2. 300병상 미만인 의료기관(종합병원은 제외한다) 중 보건복지부장관이 정하는 기준에 해당하는 의료기관

제84조(청문)

보건복지부장관, 시·도지사 또는 시장·군수·구청장은 다음 각 호의 어느 하나에 해당하는 처분을 하려면 청문을 실

시하여야 한다.

1. 제23조의2제4항에 따른 인증의 취소
2. 제51조에 따른 설립 허가의 취소
3. 제58조의10에 따른 의료기관 인증 또는 조건부인증의 취소
4. 제63조에 따른 시설·장비 등의 사용금지 명령
5. 제64조제1항에 따른 개설허가 취소나 의료기관 폐쇄 명령
6. 제65조제1항에 따른 면허의 취소

제85조(수수료)

① 이 법에 따른 의료인의 면허나 면허증을 재교부 받으려는 자, 국가시험등에 응시하려는 자, 진단용 방사선 발생 장치의 검사를 받으려는 자, 진단용 방사선 발생장치 안전관리책임자 교육을 받으려는 자는 보건복지부령으로 정하는 바에 따라 수수료를 내야 한다.

② 제9조제2항에 따른 한국보건의료인국가시험원은 제1항에 따라 납부받은 국가시험등의 응시수수료를 보건복지부장관의 승인을 받아 시험 관리에 필요한 경비에 직접 충당할 수 있다.

제86조(권한의 위임 및 위탁)

① 이 법에 따른 보건복지부장관 또는 시·도지사의 권한은 그 일부를 대통령령으로 정하는 바에 따라 질병관리청장, 시·도지사 또는 시장·군수·구청장이나 보건소장에게 위임할 수 있다.

② 보건복지부장관은 이 법에 따른 업무의 일부를 대통령령으로 정하는 바에 따라 관계 전문기관에 위탁할 수 있다.

영 제42조(업무의 위탁)

① 보건복지부장관은 법 제86조제2항에 따라 법 제4조의2제7항에 따른 간호·간병통합서비스의 제공·확대 등을 위한 지원에 관한 업무의 일부를 다음 각 호의 기관에 위탁할 수 있다.

1. 「공공기관의 운영에 관한 법률」 제4조에 따른 공공기관 중 그 설립 목적이 보건의료와 관련되는 공공기관
2. 위탁업무 수행에 필요한 조직·인력 및 전문성 등을 갖춘 전문기관으로서 보건복지부장관이 정하여 고시하는 기관

② 보건복지부장관은 법 제86조제2항에 따라 법 제21조제1항 및 이 영 제10조의3제1항부터 제3항까지의 규정에 따른 본인진료기록열람지원시스템의 구축·운영 및 보호대책 수립에 관한 업무를 다음 각 호의 기관에 위탁할 수 있다.

1. 「공공기관의 운영에 관한 법률」 제4조에 따른 공공기관 중 그 설립 목적이 보건의료와 관련되는 공공기관
2. 위탁 업무 수행에 필요한 조직·인력 및 전문성 등을 고려하여 보건복지부장관이 정하여 고시하는 기관

③ 보건복지부장관은 법 제86조제2항에 따라 법 제22조제4항에 따른 의학용어와 진료기록부등의 서식 및 세부내용에 관한 표준 마련에 관한 업무를 다음 각 호의 기관에 위탁할 수 있다.

1. 「공공기관의 운영에 관한 법률」 제4조에 따른 공공기관 중 그 설립 목적이 보건의료 또는 보건산업과 관련되는 공공기관
2. 위탁업무 수행에 필요한 조직·인력 및 전문성 등을 갖춘 전문기관으로서 보건복지부장관이 정하여 고시하는 기관

④ 보건복지부장관은 법 제86조제2항에 따라 법 제23조의2제2항에 따른 전자의무기록시스템의 인증 신청 접수, 인증 기준 적합 여부에 관한 검토·확인, 인증 결과 통보 및 인증서 발급에 관한 업무와 같은 조 제5항에 따른 전자의무기록시스템의 기술 개발 및 활용 촉진에 관한 업무를 다음 각 호의 기관에 위탁할 수 있다.

1. 「공공기관의 운영에 관한 법률」 제4조에 따른 공공기관 중 그 설립목적이 보건의료 또는 사회보장과 관련되는 공공기관
2. 위탁 업무 수행에 필요한 조직·인력 및 전문성 등을 고려하여 보건복지부장관이 정하여 고시하는 기관

⑤ 보건복지부장관은 법 제86조제2항에 따라 법 제33조의3제1항에 따른 실태조사에 관한 업무(결과 공표에 관한 업무는 제외한다)를 「국민건강보험법」 제13조에 따른 국민건강보험공단에 위탁한다. 〈신설 2024.10.29.〉

⑥ 보건복지부장관은 법 제86조제2항에 따라 법 제40조의3에 따른 진료기록보관시스템의 구축·운영 업무를 다음 각 호의 기관에 위탁할 수 있다. 〈신설 2024.10.29.〉

1. 「공공기관의 운영에 관한 법률」 제4조에 따른 공공기관 중 그 설립목적이 보건의료 또는 사회보장과 관련되는 공공기관으로서 법 제40조의3제5항에 따른 시설과 장비를 갖춘 기관
2. 위탁 업무 수행에 필요한 조직·인력 및 전문성 등을 고려하여 보건복지부장관이 정하여 고시하는 기관으로서 법 제40조의3제5항에 따른 시설과 장비를 갖춘 기관

⑦ 보건복지부장관은 법 제86조제2항에 따라 법 제45조의2제

1항에 따른 비급여진료비용등과 관련된 보고의 접수와 같은 조 제2항에 따른 비급여진료비용등의 현황에 대한 조사·분석 및 그 결과 공개에 관한 업무를 다음 각 호의 전문기관에 위탁할 수 있다. 〈개정 2024.10.29.〉

1. 법 제28조에 따른 의사회, 치과의사회 또는 한의사회
2. 「공공기관의 운영에 관한 법률」 제4조에 따른 공공기관 중 그 설립 목적이 보건의료와 관련되는 공공기관
3. 그 밖에 위탁 업무 수행에 필요한 조직·인력 및 전문성 등을 고려하여 보건복지부장관이 고시하는 기관

⑧ 보건복지부장관은 법 제86조제2항에 따라 법 제62조제2항에 따른 의료기관 회계기준의 운영에 관한 업무를 다음 각 호의 기관에 위탁할 수 있다. 〈신설 2024.10.29.〉

1. 「공공기관의 운영에 관한 법률」 제4조에 따른 공공기관 중 그 설립 목적이 보건의료 또는 보건산업과 관련되는 공공기관
2. 위탁업무 수행에 필요한 조직·인력 및 전문성 등을 갖춘 전문기관으로서 보건복지부장관이 정하여 고시하는 기관

⑨ 삭제 〈2025.6.20.〉

⑩ 삭제 〈2025.6.20.〉

⑪ 보건복지부장관은 제1항부터 제8항까지의 규정에 따라 업무를 위탁하는 경우에는 위탁 기준·절차 및 방법 등에 관한 사항을 미리 공고해야 한다. 〈개정 2025.6.20.〉

⑫ 보건복지부장관은 제1항부터 제8항까지의 규정에 따라 업무를 위탁하는 경우에는 위탁 내용 및 위탁받은 기관·단체 등에 관한 사항을 관보에 고시하고, 보건복지부 인터넷 홈페이지에 게시해야 한다. 〈신설 2025.6.20.〉

⑬ 제1항부터 제8항까지의 규정에 따라 업무를 위탁받은 기관 또는 단체는 보건복지부장관이 정하는 바에 따라 사업운영계획, 사업집행현황, 자금운용계획 및 자금집행내역 등에 관한 사항을 보건복지부장관에게 보고해야 한다. 〈신설 2025.6.20.〉

⑭ 제11항부터 제13항까지의 규정에 따른 위탁 기준 등의 공고, 위탁 내용 등의 고시 또는 위탁 업무의 보고 등에 필요한 세부 사항은 보건복지부장관이 정하여 고시한다. 〈신설 2025.6.20.〉

제86조의2(벌칙 적용에서 공무원 의제)

제57조의2제4항에 따른 심의위원회 위원은 「형법」 제129조부터 제132조까지의 규정을 적용할 때에는 공무원으로 본다.

제86조의3(기록의 보존·보관 의무에 대한 면책)

제22조제2항, 제23조제1항, 제38조의2 또는 제40조의2제1항에 따라 보존·보관하여야 하는 기록이 천재지변이나 그 밖의 불가항력으로 멸실된 경우에는 해당 기록의 보존·보관의무자는 제64조, 제66조 또는 제90조에 따른 책임을 면한다.

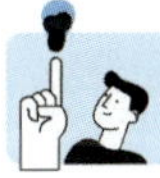

제 9 장 벌 칙

제87조(벌칙)

제33조제2항을 위반하여 의료기관을 개설하거나 운영하는 자는 10년 이하의 징역이나 1억원 이하의 벌금에 처한다.

제87조의2(벌칙)

① 제12조제3항을 위반한 죄를 범하여 사람을 상해에 이르게 한 경우에는 7년 이하의 징역 또는 1천만원 이상 7천만원 이하의 벌금에 처하고, 중상해에 이르게 한 경우에는 3년 이상 10년 이하의 징역에 처하며, 사망에 이르게 한 경우에는 무기 또는 5년 이상의 징역에 처한다.

② 다음 각 호의 어느 하나에 해당하는 자는 5년 이하의 징역이나 5천만원 이하의 벌금에 처한다.

1. 제4조의3제1항을 위반하여 면허를 대여한 사람

1의2. 제4조의3제2항을 위반하여 면허를 대여받거나 면허 대여를 알선한 사람

2. 제12조제2항 및 제3항, 제18조제3항, 제21조의2제5항·제8항, 제23조제3항, 제27조제1항, 제33조제2항(제82조제3

항에서 준용하는 경우만을 말한다) · 제8항(제82조제3항에서 준용하는 경우를 포함한다) · 제10항을 위반한 자. 다만, 제12조제3항의 죄는 피해자의 명시한 의사에 반하여 공소를 제기할 수 없다.
3. 제27조제5항을 위반하여 의료인이 아닌 자에게 의료행위를 하게 하거나 의료인에게 면허 사항 외의 의료행위를 하게 한 자
3의2. 제38조의2제5항을 위반하여 촬영한 영상정보를 열람하게 하거나 제공한 자
3의3. 제38조의2제6항을 위반하여 촬영한 영상정보를 탐지하거나 누출 · 변조 또는 훼손한 자
3의4. 제38조의2제7항을 위반하여 촬영한 영상정보를 이 법에서 정한 목적 외의 용도로 사용한 자
4. 제40조의3제3항을 위반하여 직접 보관한 진료기록부등 외 진료기록보관시스템에 보관된 정보를 열람하는 등 그 내용을 확인한 사람
5. 제40조의3제7항을 위반하여 정당한 접근 권한 없이 또는 허용된 접근 권한을 넘어 진료기록보관시스템에 보관된 정보를 훼손 · 멸실 · 변경 · 위조 · 유출하거나 검색 · 복제한 사람

제88조(벌칙)

다음 각 호의 어느 하나에 해당하는 자는 3년 이하의 징역이나 3천만원 이하의 벌금에 처한다.
1. 제19조, 제21조제2항(제40조의2제4항에서 준용하는 경우를 포함한다), 제22조제3항, 제27조제3항 · 제4항, 제33조제4항, 제35조제1항 단서, 제38조제3항, 제47조제11항, 제59조제3항, 제64조제2항(제82조제3항에서 준용하는 경우를 포함한다), 제69조제3항을 위반한 자. 다만, 제19조, 제21조제2항(제40조의2제4항에서 준용하는 경우를 포함한다) 또는 제69조제3항을 위반한 자에 대한 공소는 고소가 있어야 한다.
2. 제23조의5를 위반한 자. 이 경우 취득한 경제적 이익등은 몰수하고, 몰수할 수 없을 때에는 그 가액을 추징한다.
3. 제38조의2제2항에 따른 절차에 따르지 아니하고 같은 조 제1항에 따른 폐쇄회로 텔레비전으로 의료행위를 하는 장면을 임의로 촬영한 자
4. 제82조제1항에 따른 안마사의 자격인정을 받지 아니하고 영리를 목적으로 안마를 한 자

제88조의2(벌칙)

다음 각 호의 어느 하나에 해당하는 자는 2년 이하의 징역이나 2천만원 이하의 벌금에 처한다.
1. 제20조를 위반한 자
2. 제38조의2제4항을 위반하여 안전성 확보에 필요한 조치를 하지 아니하여 폐쇄회로 텔레비전으로 촬영한 영상정보를 분실 · 도난 · 유출 · 변조 또는 훼손당한 자
3. 제47조제12항을 위반하여 자율보고를 한 사람에게 불리한 조치를 한 자

제88조의3 [제88조의2로 이동 〈2016.12.20.〉]

제89조(벌칙)

다음 각 호의 어느 하나에 해당하는 자는 1년 이하의 징역이나 1천만원 이하의 벌금에 처한다.
1. 제15조제1항, 제17조제1항 · 제2항(제1항 단서 후단과 제2항 단서는 제외한다), 제17조의2제1항 · 제2항(처방전을 교부하거나 발송한 경우만을 말한다), 제23조의2제3항 후단, 제33조제9항, 제56조제1항부터 제3항까지 또는 제58조의6제2항을 위반한 자
2. 정당한 사유 없이 제40조제4항에 따른 권익보호조치를 하지 아니한 자
3. 제51조의2를 위반하여 의료법인의 임원 선임과 관련하여 금품 등을 주고받거나 주고받을 것을 약속한 자
4. 제61조제1항에 따른 검사를 거부 · 방해 또는 기피한 자(제33조제2항 · 제10항 위반 여부에 관한 조사임을 명시한 경우에 한정한다)

제90조(벌칙)

제16조제1항 · 제2항, 제17조제3항 · 제4항, 제17조의2제1항 · 제2항(처방전을 수령한 경우만을 말한다), 제18조제4항, 제21조제1항 후단(제40조의2제4항에서 준용하는 경우를 포함한다), 제21조의2제1항 · 제2항, 제21조의3제1항 후단, 제22조제1항 · 제2항(제40조의2제4항에서 준용하는 경우를 포함한다), 제23조제4항, 제26조, 제27조제2항, 제33조제1항 · 제3항(제82조제3항에서 준용하는 경우를 포함한다) · 제5항(허가의 경우만을 말한다), 제35조제1항 본문, 제38조의2제1항부터 제4항까지 · 제9항, 제41조, 제42조제1항, 제48조제3항 · 제4항, 제77조제2항을 위반한 자나 제63조에 따른 시정명령을 위반한 자와 의료기관 개설자가 될 수 없는 자에게 고용되어 의료행위를 한 자는 500만원 이하의 벌금에 처한다. 〈개정 2024.12.20.〉

제90조의2(「형법」상 감경규정에 관한 특례)

음주로 인한 심신장애 상태에서 제12조제3항을 위반하는 죄를 범한 때에는 「형법」 제10조제1항을 적용하지 아니할 수 있다.

제91조(양벌규정)

법인의 대표자나 법인 또는 개인의 대리인, 사용인, 그 밖의 종업원이 그 법인 또는 개인의 업무에 관하여 제87조, 제87조의2, 제88조, 제88조의2, 제89조 또는 제90조의 위반행위를 하면 그 행위자를 벌하는 외에 그 법인 또는 개인에게도 해당 조문의 벌금형을 과한다. 다만, 법인 또는 개인이 그 위반행위를 방지하기 위하여 해당 업무에 관하여 상당한 주의와 감독을 게을리하지 아니한 경우에는 그러하지 아니하다.

제92조(과태료)

① 다음 각 호의 어느 하나에 해당하는 자에게는 300만원 이하의 과태료를 부과한다.

1. 제16조제3항에 따른 교육을 실시하지 아니한 자

1의2. 제23조의3제1항을 위반하여 진료정보 침해사고를 통지하지 아니한 자

1의3. 제24조의2제1항을 위반하여 환자에게 설명을 하지 아니하거나 서면 동의를 받지 아니한 자

1의4. 제24조의2제4항을 위반하여 환자에게 변경 사유와 내용을 서면으로 알리지 아니한 자

2. 제37조제1항에 따른 신고를 하지 아니하고 진단용 방사선 발생장치를 설치 · 운영한 자

3. 제37조제2항에 따른 안전관리책임자를 선임하지 아니하거나 정기검사와 측정 또는 방사선 관계 종사자에 대한 피폭관리를 실시하지 아니한 자

4. 삭제 〈2018.3.27.〉

5. 제49조제3항을 위반하여 신고하지 아니한 자

② 다음 각 호의 어느 하나에 해당하는 자에게는 200만원 이하의 과태료를 부과한다.

1. 제21조의2제6항 후단을 위반하여 자료를 제출하지 아니하거나 거짓 자료를 제출한 자

2. 제45조의2제1항을 위반하여 보고를 하지 아니하거나 거짓으로 보고한 자

3. 제45조의2제3항을 위반하여 자료를 제출하지 아니하거나 거짓으로 제출한 자

4. 제61조제1항에 따른 보고를 하지 아니하거나 검사를 거부 · 방해 또는 기피한 자(제89조제4호에 해당하는 경우는 제외한다)

③ 다음 각 호의 어느 하나에 해당하는 자에게는 100만원 이하의 과태료를 부과한다.

1. 제16조제3항에 따른 기록 및 유지를 하지 아니한 자

1의2. 제16조제4항에 따른 변경이나 휴업 · 폐업 또는 재개업을 신고하지 아니한 자

2. 제33조제5항(제82조제3항에서 준용하는 경우를 포함한다)에 따른 변경신고를 하지 아니한 자

2의2. 제37조제3항에 따른 안전관리책임자 교육을 받지 아니한 사람

3. 제40조제1항(제82조제3항에서 준용하는 경우를 포함한다)에 따른 휴업 또는 폐업 신고를 하지 아니한 자
3의2. 제40조의2제1항을 위반하여 진료기록부등을 관할 보건소장에게 넘기지 아니하거나 수량 및 목록 등을 거짓으로 보고한 자
3의3. 제40조의2제2항을 위반하여 변경신고를 하지 아니하거나 거짓으로 변경신고를 한 자
3의4. 제40조의2제2항을 위반하여 진료기록부등의 보존 및 열람을 대행할 책임자를 지정하지 아니하거나 진료기록부등을 관할 보건소장에게 넘기지 아니한 자
3의5. 제40조의2제3항에 따른 준수사항을 위반한 자
4. 제42조제3항을 위반하여 의료기관의 명칭 또는 이와 비슷한 명칭을 사용한 자
5. 제43조제5항에 따른 진료과목 표시를 위반한 자
6. 제4조제3항에 따라 환자의 권리 등을 게시하지 아니한 자
7. 제52조의2제6항을 위반하여 대한민국의학한림원 또는 이와 유사한 명칭을 사용한 자
8. 제4조제5항을 위반하여 그 위반행위에 대하여 내려진 제63조에 따른 시정명령을 따르지 아니한 사람

④ 제1항부터 제3항까지의 과태료는 대통령령으로 정하는 바에 따라 보건복지부장관 또는 시장·군수·구청장이 부과·징수한다.

영 제45조(과태료의 부과기준)

법 제92조제1항부터 제3항까지의 규정에 따른 과태료의 부과기준은 별표 2와 같다.

제93조 삭제 〈2009.1.30.〉

■ 의료법 시행령 [별표 1]

국가시험등 응시제한 기준(제9조의2 관련)

위반행위	응시제한 횟수
1. 시험 중에 대화·손동작 또는 소리 등으로 서로 의사소통을 하는 행위 2. 시험 중에 허용되지 않는 자료를 가지고 있거나 해당 자료를 이용하는 행위 3. 제7조제1항에 따른 응시원서를 허위로 작성하여 제출하는 행위	1회
4. 시험 중에 다른 사람의 답안지 또는 문제지를 엿보고 본인의 답안지를 작성하는 행위 5. 시험 중에 다른 사람을 위해 시험 답안 등을 알려주거나 엿보게 하는 행위 6. 다른 사람의 도움을 받아 답안지를 작성하거나 다른 사람의 답안지 작성에 도움을 주는 행위 7. 본인이 작성한 답안지를 다른 사람과 교환하는 행위 8. 시험 중에 허용되지 아니한 전자장비·통신기기 또는 전자계산기기 등을 사용하여 시험답안을 전송하거나 작성하는 행위 9. 시험 중에 시험문제 내용과 관련된 물건(시험 관련 교재 및 요약자료를 포함한다)을 다른 사람과 주고받는 행위 10. 법 제8조 각 호의 어느 하나에 해당하는 사람이 시험에 응시하는 행위 11. 제8조제1항에 따른 서류를 허위로 작성하여 제출하는 행위	2회
12. 본인이 직접 대리시험을 치르거나 다른 사람으로 하여금 시험을 치르게 하는 행위 13. 사전에 시험문제 또는 시험답안을 다른 사람에게 알려주는 행위 14. 사전에 시험문제 또는 시험답안을 알고 시험을 치르는 행위	3회

※ 비고: 위 표의 위반행위에 대한 세부 기준 및 유형 등에 대해서는 보건복지부장관이 정하여 고시할 수 있다.

■ 의료법 시행규칙 [별표 1]

환자의 권리와 의무(제1조의3제1항 관련)

1. 환자의 권리

가. 진료받을 권리

환자는 자신의 건강보호와 증진을 위하여 적절한 보건의료서비스를 받을 권리를 갖고, 성별ㆍ나이ㆍ종교ㆍ신분 및 경제적 사정 등을 이유로 건강에 관한 권리를 침해받지 아니하며, 의료인은 정당한 사유 없이 진료를 거부하지 못한다.

나. 알권리 및 자기결정권

환자는 담당 의사ㆍ간호사 등으로부터 질병 상태, 치료 방법, 의학적 연구 대상 여부, 장기이식 여부, 부작용 등 예상 결과 및 진료 비용에 관하여 충분한 설명을 듣고 자세히 물어볼 수 있으며, 이에 관한 동의 여부를 결정할 권리를 가진다.

다. 비밀을 보호받을 권리

환자는 진료와 관련된 신체상ㆍ건강상의 비밀과 사생활의 비밀을 침해받지 아니하며, 의료인과 의료기관은 환자의 동의를 받거나 범죄 수사 등 법률에서 정한 경우 외에는 비밀을 누설ㆍ발표하지 못한다.

라. 상담ㆍ조정을 신청할 권리

환자는 의료서비스 관련 분쟁이 발생한 경우, 한국의료분쟁조정중재원 등에 상담 및 조정 신청을 할 수 있다.

2. 환자의 의무

가. 의료인에 대한 신뢰ㆍ존중 의무

환자는 자신의 건강 관련 정보를 의료인에게 정확히 알리고, 의료인의 치료계획을 신뢰하고 존중하여야 한다.

나. 부정한 방법으로 진료를 받지 않을 의무

환자는 진료 전에 본인의 신분을 밝혀야 하고, 다른 사람의 명의로 진료를 받는 등 거짓이나 부정한 방법으로 진료를 받지 아니한다.

■ 의료법 시행규칙 [별표 1의2]

간호 · 간병통합서비스 제공기관의 인력, 시설, 운영 등 기준(제1조의4제3항 관련)

1. 인력기준: 간호・간병통합서비스 제공 병동에 다음 각 목의 구분에 따른 인력을 배치한다.

가. **간호사:** 다음의 구분에 따라 배치할 것

1) 상급종합병원: 간호・간병통합서비스 제공 병동의 입원환자 7명당 간호사 1명 이상. 다만, 입원환자 7명당 간호사 수를 계산한 후 남은 입원환자가 7명 미만인 경우에는 1명을 배치한다.

2) 종합병원: 간호・간병통합서비스 제공 병동의 입원환자 12명당 간호사 1명 이상. 다만 입원환자 12명당 간호사 수를 계산한 후 남은 입원환자가 12명 미만인 경우에는 1명을 배치한다.

3) 병원: 간호・간병통합서비스 제공 병동의 입원환자 16명당 간호사 1명 이상. 다만 입원환자 16명당 간호사 수를 계산한 후 남은 입원환자가 16명 미만인 경우에는 1명을 배치한다.

나. **간호조무사:** 간호・간병통합서비스 제공 병동의 입원환자 40명당 1명 이상. 다만 입원환자 40명당 간호조무사 수를 계산한 후 남은 입원환자가 40명 미만인 경우에는 1명을 배치한다.

다. **간병지원인력:** 1명 이상. 다만, 2명 이상인 경우에는 진료과목 또는 업무 성격 등에 따라 병동지원인력, 재활지원인력으로 구분하여 배치할 수 있다.

2. 시설기준: 다음 각 목의 기준에 따라 설치한다.

가. 간호・간병통합서비스를 제공하는 병동은 다른 병동과 구별되도록 설치할 것

나. 간호・간병통합서비스 병동 내 시설 및 장비는 다음의 기준에 따를 것

구분	설치 기준
간호사실	• 병동의 각 층마다 1개 이상 설치할 것
입원실 및 복도	• 입원실 및 복도에는 문턱이 없을 것. 다만, 불가피한 사유로 문턱을 두는 경우에는 환자가 쉽게이동할 수 있도록 경사로를 설치한다.
목욕실	• 목욕실에는 문턱이 없을 것. 다만, 불가피한 사유로 문턱을 두는 경우에는 환자가 쉽게 이동할 수 있도록 경사로를 설치한다. • 목욕실 바닥은 미끄럼 방지 처리를 할 것.
화장실	• 입원실 내에 설치할 것. 다만, 부득이한 사유로 입원실 내 설치가 곤란한 경우에는 해당 병동의 각 층에 별도로 설치한다. • 화장실 바닥은 미끄럼 방지 처리를 할 것. • 화장실에는 문턱이 없을 것. 다만, 불가피한 사유로 문턱을 두는 경우에는 환자가 쉽게 이동할 수 있도록 경사로를 설치한다.
비상연락장치	• 병상, 목욕실, 화장실 및 휴게실 등에 각각 설치할 것
안전손잡이	• 복도, 계단, 화장실, 목욕실 및 휴게실 등에 각각 설치할 것
욕창방지용품	• 운영 병상의 100분의5 이상(소수점 이하의 수는 올려 계산한다) 구비할 것

3. 운영기준: 다음 각 목의 기준에 따라 운영한다.

가. 간호・간병통합서비스 병동에 배치된 인력은 해당 서비스를 제공하는 업무에만 종사할 것

나. 간호・간병통합서비스 제공 병동의 운영기준을 작성・비치할 것

다. 안전사고 관리지침을 작성・비치할 것

라. 제2호나목에 따른 비상연락장치는 매일 정상 가동 여부를 점검할 것

※ 비고: 위 표 제1호부터 제3호까지의 규정에 따른 인력기준, 시설기준 또는 운영기준에 필요한 세부 사항은 보건복지부장관이 정하여 고시한다.

■ 의료법 시행규칙 [별표 1의3] 〈개정 2025.6.20.〉

국가시험의 시험과목, 시험방법 및 합격자 결정방법(제2조 관련)

1. 시험과목

구분	시험과목	
	필기시험	실기시험
의사 국가시험	가. 의학총론(몸의 정상구조와 기능, 정상발생 · 성장 및 노화, 질병의 발생과 죽음, 주요 증상과 병태생리, 진찰 및 진단, 검사, 치료와 합병증, 건강증진 · 질병예방 및 보건의료관리를 말한다) 나. 의학각론(영양, 소화기 질환, 손상 · 중독, 신생물, 혈액 · 조혈기관 질환, 심혈관 질환, 근골격계 · 결합조직 질환, 신경계 질환, 알레르기 및 면역질환, 호흡기 질환, 감염 및 기생충 질환, 내분비 · 대사성 질환, 신장 · 요로 및 남성생식기 질환, 유전 질환과 선천성기형, 주산기 및 신생아 질환, 눈 및 눈부속기 질환, 귀 및 유양돌기 질환, 피부질환, 여성생식기 질환, 임신 · 출산 및 산욕기 질환, 정신 질환을 말한다) 다. 보건의약관계 법규(「감염병의 예방 및 관리에 관한 법률」 · 「검역법」 · 「국민건강보험법」 · 「국민건강증진법」 · 「마약류 관리에 관한 법률」 · 「보건의료기본법」 · 「응급의료에 관한 법률」 · 「의료법」 · 「지역보건법」 · 「혈액관리법」 · 「호스피스 · 완화의료 및 임종과정에 있는 환자의 연명의료결정에 관한 법률」 · 「후천성면역결핍증 예방법」과 그 시행령 및 시행규칙을 말한다. 이하 같다)	병력청취, 신체진찰, 환자와의 의사소통, 진료태도, 기본 기술적 수기(手技)
치과의사 국가시험	구강악안면외과학, 치과보존학, 치과보철학, 소아치과학, 영상치의학, 치주과학, 구강내과학, 치과재료학, 치과교정학, 구강병리학, 구강보건학, 구강생물학(구강해부학, 구강생리학, 구강생화학, 치과약리학, 구강미생물학, 구강조직학을 포함한다) 및 보건의약관계법규	병력청취, 구강 내 · 외부 진찰, 환자와의 의사소통, 진료태도, 기본 기술적 수기
한의사 국가시험	내과학, 침구학, 부인과학, 소아과학, 외과학, 신경정신과학, 안이비인후과학, 본초학, 한방생리학, 예방의학 및 보건의약관계 법규	
조산사 국가시험	조산학(마취학을 포함한다), 신생아간호학, 모자보건학(가족계획을 포함한다) 및 「모자보건법」	

2. 시험방법

가. 의사 또는 치과의사 국가시험의 시험방법은 필기시험과 실기시험으로 구분하여 실시하고, 필기시험 또는 실기시험 중 어느 한 시험에 합격한 자에 대하여는 다음 회의 시험에 한하여 그 시험을 면제한다.

나. 한의사 · 조산사 국가시험의 시험방법은 필기시험으로 한다.

3. 합격자 결정방법

가. 의사 또는 치과의사 국가시험의 필기시험 합격자 결정은 전과목 총점의 60퍼센트 이상, 매 과목 40퍼센트 이상을 득점한 자로 하고, 실기시험의 합격자 결정은 의과대학(의사 국가시험만 해당한다) 또는 치과대학(치과의사 국가시험만 해당한다) 교수로 구성된 합격선 심의 위원회에서 결정된 합격점수 이상을 득점한 자로 하되, 합격점수의 산출방법에 관한 세부 사항은 보건복지부장관이 정하여 고시하며, 필기시험과 실기시험에 모두 합격한 자를 최종 합격자로 한다. 이 경우 치과의사 국가시험의 필기시험에서 매 과목 40퍼센트 이상 득점 여부는 소아치과학 및 치과교정학을 1개 과목으로, 영상치의학 · 구강내과학 및 구강병리학을 1개 과목으로, 치주과학 및 구강보건학을 1개 과목으로, 치과재료학 및 구강생물학을 1개 과목으로, 나머지 시험과목을 각각 1개 과목으로 하여 결정한다.

나. 한의사 · 조산사 국가시험의 합격자 결정은 전과목 총점의 60퍼센트 이상, 매 과목 40퍼센트 이상을 득점한 자를 합격자로 한다. 이 경우 한의사 국가시험에서 매 과목 40퍼센트 이상 득점 여부는 부인과학 및 소아과학을 1개 과목으로, 외과학 · 안이비인후과학 및 신경정신과학을 1개 과목으로, 본초학 · 한방생리학 및 예방의학을 1개 과목으로, 나머지 시험과목을 각각 1개 과목으로 하여 결정한다.

■ 의료법 시행규칙 [별표 2의2]

환자의 동의를 받을 수 없는 경우 기록 열람·사본 발급 요청 시 구비서류
(제13조의3제3항 관련)

구분	구비서류
환자가 사망한 경우	1. 기록 열람이나 사본 발급을 요청하는 자의 신분증 사본 2. 가족관계증명서, 주민등록표 등본 등 친족관계를 확인할 수 있는 서류 3. 가족관계증명서, 제적등본, 사망진단서 등 사망사실을 확인할 수 있는 서류
환자가 의식불명 또는 의식불명은 아니지만 중증의 질환·부상으로 자필서명을 할 수 없는 경우	1. 기록 열람이나 사본 발급을 요청하는 자의 신분증 사본 2. 가족관계증명서, 주민등록표 등본 등 친족관계를 확인할 수 있는 서류 3. 환자가 의식불명 또는 중증의 질환·부상으로 자필서명을 할 수 없음을 확인할 수 있는 진단서
환자가 행방불명인 경우	1. 기록 열람이나 사본 발급을 요청하는 자의 신분증 사본 2. 가족관계증명서, 주민등록표 등본 등 친족관계를 확인할 수 있는 서류 3. 주민등록표 등본, 법원의 실종선고 결정문 사본 등 행방불명 사실을 확인할 수 있는 서류
환자가 의사무능력자인 경우	1. 기록 열람이나 사본 발급을 요청하는 자의 신분증 사본 2. 가족관계증명서, 주민등록표 등본 등 친족관계를 확인할 수 있는 서류 3. 법원의 금치산 선고 결정문 사본 또는 의사무능력자임을 증명하는 정신과 전문의의 진단서

※ 비고: 위 표의 규정에 불구하고 환자의 형제·자매가 요청하는 경우에는 환자의 배우자 및 직계 존속·비속, 배우자의 직계 존속이 모두 없음을 증명하는 자료를 함께 제출하여야 한다.

■ 의료법 시행규칙 [별표 3] 〈개정 2024.7.24.〉

의료기관의 종류별 시설기준(제34조 관련)

시설	종합병원, 병원, 요양병원	치과병원	한방병원	의원	치과의원	한의원	조산원
1. 입원실	입원환자 100명 이상(병원·요양병원의 경우는 30명 이상)을 수용할 수 있는 입원실		입원환자 30명 이상을 수용할 수 있는 입원실	입원실을 두는 경우 입원환자 29명 이하를 수용할 수 있는 입원실	의원과 같음	의원과 같음	1 (분만실 겸용)
1의2. 임종실	1 (병상이 300개 이상인 종합병원과 병상이 300개 이상인 요양병원만 해당한다)						
2. 중환자실	1 (병상이 300개 이상인 종합병원만 해당한다)						

시설	종합병원, 병원, 요양병원	치과병원	한방병원	의원	치과의원	한의원	조산원
3. 수술실	1 (외과계 진료과목이 있는 종합병원이나 병원인 경우에만 갖춘다)	1 (외과계 진료과목이 있는 경우에만 갖춘다)	1 (외과계 진료과목이 있는 경우에만 갖춘다)	1 (외과계 진료과목이 있고, 전신마취 하에 수술을 하는 경우에만 갖춘다)	1 (외과계 진료과목이 있고, 전신마취하에 수술을 하는 경우에만 갖춘다)		
4. 응급실	1 (병원·요양병원의 경우는 「응급의료에 관한 법률」에 따라 지정받은 경우에만 갖춘다)						
5. 임상검사실	1 (요양병원의 경우 관련 치과 진료과목이 있는 경우에만 갖춘다)	1	1 (관련 의과 또는 치과 진료과목이 있는 경우에만 갖춘다)				
6. 방사선장치	1 (요양병원의 경우 관련 치과 진료과목이 있는 경우에만 갖춘다)	1	1 (관련 의과 또는 치과 진료과목이 있는 경우에만 갖춘다)				
7. 회복실	1 (수술실이 설치되어 있는 경우에만 갖춘다)	1 (수술실이 설치되어 있는 경우에만 갖춘다)	1 (수술실이 설치되어 있는 경우에만 갖춘다)	1 (수술실이 설치되어 있는 경우에만 갖춘다)	1 (수술실이 설치되어 있는 경우에만 갖춘다)		
8. 물리치료실	1 (종합병원에만 갖춘다)						
9. 한방요법실	1 (관련 한의과 진료과목이 있는 경우에만 갖춘다)	1 (관련 한의과 진료과목이 있는 경우에만 갖춘다)	1				
10. 병리해부실	1 (종합병원에만 갖춘다)						
11. 조제실	1 (조제실을 두는 경우에만 갖춘다)	1 (조제실을 두는 경우에만 갖춘다)	1 (조제실을 두는 경우에만 갖춘다)	1 (조제실을 두는 경우에만 갖춘다)	1 (조제실을 두는 경우에만 갖춘다)	1 (조제실을 두는 경우에만 갖춘다)	1 (조제실을 두는 경우에만 갖춘다)
11의2. 탕전실	1 (관련 한의과 진료과목을 두고 탕전을 하는 경우에만 갖춘다)	1 (관련 한의과 진료과목을 두고 탕전을 하는 경우에만 갖춘다)	1 (탕전을 하는 경우에만 갖춘다)			1 (탕전을 하는 경우에만 갖춘다)	
12. 의무기록실	1	1	1				

시설	종합병원, 병원, 요양병원	치과병원	한방병원	의원	치과의원	한의원	조산원
13. 소독시설	1	1	1	1 (외래환자를 진료하지 아니하는 의원은 제외한다)	1	1	1
14. 급식시설	1 (외부 용역업체에 급식을 맡기는 경우에는 적용되지 아니한다)	1 (외부 용역업체에 급식을 맡기는 경우에는 적용되지 아니한다)	1 (외부 용역업체에 급식을 맡기는 경우에는 적용되지 아니한다)				
15. 세탁물 처리시설	1 (세탁물 전량을 위탁처리하는 경우에는 갖추지 아니하여도 된다)	1 (세탁물 전량을 위탁처리하는 경우에는 갖추지 아니하여도 된다)	1 (세탁물 전량을 위탁처리하는 경우에는 갖추지 아니하여도 된다)				
16. 시체실	1 (종합병원만 갖춘다. 다만, 「장사 등에 관한 법률」 제29조에 따른 장례식장을 설치·운영하는 경우로서 장례식장에 시신을 안치하기 위한 시설을 둔 경우에는 갖추지 않아도 된다)						
17. 의료폐기물 처리시설	1 (의료폐기물 전량을 위탁처리하는 경우에는 해당하지 않는다)	1 (의료폐기물 전량을 위탁처리 하는 경우에는 해당하지 않는다)	1 (의료폐기물 전량을 위탁처리 하는 경우에는 해당하지 않는다)				
18. 자가발전 시설	1	1	1				
19. 구급 자동차	1 (요양병원은 제외하며, 「응급의료에 관한 법률」 제44조제2항에 따라 구급자동차의 운용을 위탁한 경우에는 갖추지 않아도 된다)						
20. 그 밖의 시설	가. 탕전실, 의무기록실, 급식시설, 세탁처리시설 및 적출물소각시설은 의료기관이 공동으로 사용할 수 있다. 나. 요양병원은 거동이 불편한 환자가 장기간 입원하는 데에 불편함이 없도록 식당, 휴게실, 욕실, 화장실, 복도 및 계단과 엘리베이터(계단과 엘리베이터는 2층 이상인 건물만 해당하고, 층간 경사로를 갖춘 경우에는 엘리베이터를 갖추지 아니할 수 있다)를 갖추어야 한다. 다. 탕전실은 의료기관에서 분리하여 따로 설치할 수 있다. 라. 종합병원, 병원, 한방병원, 요양병원은 해당 병원에서 사망하는 사람 등의 장사 관련 편의를 위하여 「장사 등에 관한 법률」 제29조에 따른 장례식장을 설치할 수 있다. 이 경우 장례식장의 운영은 법인, 단체 또는 개인 등에게 위탁할 수 있다.						

■ 의료법 시행규칙 [별표 5]

의료기관에 두는 의료인의 정원(제38조 관련)

구분	종합병원	병원	치과병원	한방병원	요양병원	의원	치과의원	한의원
의사	연평균 1일 입원환자를 20명으로 나눈 수(이 경우 소수점은 올림). 외래환자 3명은 입원환자 1명으로 환산함	종합병원과 같음	추가하는 진료과목당 1명(법 제43조 제2항에 따라 의과 진료과목을 설치하는 경우)	추가하는 진료과목당 1명(법 제43조 제2항에 따라 의과 진료과목을 설치하는 경우)	연평균 1일 입원환자 80명까지는 2명으로 하되, 80명을 초과하는 입원환자는 매 40명마다 1명을 기준으로 함(한의사를 포함하여 환산함). 외래환자 3명은 입원환자 1명으로 환산함	종합병원과 같음		
치과의사	의사의 경우와 같음	추가하는 진료과목당 1명(법 제43조제3항에 따라 치과 진료과목을 설치하는 경우)	종합병원과 같음	추가하는 진료과목당 1명(법 제43조제3항에 따라 치과 진료과목을 설치하는 경우)	추가하는 진료과목당 1명(법 제43조제3항에 따라 치과 진료과목을 설치하는 경우)		종합병원과 같음	
한의사	추가하는 진료과목당 1명(법 제43조제1항에 따라 한의과 진료과목을 설치하는 경우)	추가하는 진료과목당 1명(법 제43조제1항에 따라 한의과 진료과목을 설치하는 경우)	추가하는 진료과목당 1명(법 제43조제1항에 따라 한의과 진료과목을 설치하는 경우)	연평균 1일 입원환자를 20명으로 나눈 수(이 경우 소수점은 올림). 외래환자 3명은 입원환자 1명으로 환산함	연평균 1일 입원환자 40명마다 1명을 기준으로 함(의사를 포함하여 환산함). 외래환자 3명은 입원환자 1명으로 환산함			한방병원과 같음
조산사	산부인과에 배정된 간호사 정원의 3분의 1 이상	종합병원과 같음(산부인과가 있는 경우에만 둠)		종합병원과 같음(법 제43조제2항에 따라 산부인과를 설치하는 경우)		병원과 같음		
간호사(치과의료기관의 경우에는 치과위생사 또는 간호사)	연평균 1일 입원환자를 2.5명으로 나눈 수(이 경우 소수점은 올림). 외래환자 12명은 입원환자 1명으로 환산함	종합병원과 같음	종합병원과 같음	연평균 1일 입원환자를 5명으로 나눈 수(이 경우 소수점은 올림). 외래환자 12명은 입원환자 1명으로 환산함	연평균 1일 입원환자 6명마다 1명을 기준으로 함(다만, 간호조무사는 간호사 정원의 3분의 2 범위 내에서 둘 수 있음). 외래환자 12명은 입원환자 1명으로 환산함	종합병원과 같음	종합병원과 같음	한방병원과 같음

■ 의료법 시행규칙 [별표 7]

의료기관의 신체보호대 사용 기준(제39조의7 관련)

1. "신체보호대"란 전신 혹은 신체 일부분의 움직임을 제한할 때 사용되는 물리적 장치 및 기구를 말한다.
2. 신체보호대는 입원 환자가 생명유지 장치를 스스로 제거하는 등 환자 안전에 위해가 발생할 수 있어 그 환자의 움직임을 제한하거나 신체를 묶을 필요가 있는 경우에 제3호에서 정하는 바에 따라 최소한의 시간 동안 사용한다.
3. 신체보호대 사용 사유 및 절차는 다음 각 목과 같다.
   가. 주된 증상, 과거력(過去歷), 투약력(投藥歷), 신체 및 인지 기능, 심리 상태, 환경적 요인 등 환자의 상태를 충분히 파악한 후 신체보호대를 대신할 다른 방법이 없는 경우에만 신체보호대를 사용한다.
   나. 의사는 신체보호대 사용 사유·방법·신체 부위, 종류 등을 적어 환자에 대한 신체보호대 사용을 처방해야 한다.
   다. 의료인은 의사의 처방에 따라 환자에게 신체보호대 사용에 대하여 충분히 설명하고 환자의 동의를 얻어야 한다. 다만, 환자가 의식이 없는 등 환자의 동의를 얻을 수 없는 경우에는 환자 보호자의 동의를 얻을 수 있다.
   라. 다목에 따른 동의를 얻으려는 경우에는 신체보호대 사용 사유·방법·신체 부위 및 종류, 신체보호대를 처방한 의사와 설명한 의료인의 이름 및 처방·설명 날짜를 적은 문서로 해야 한다. 이 경우 다목 단서에 따라 환자의 보호자가 동의하는 경우에는 그 사유를 함께 적어야 한다.
4. 신체보호대를 사용하는 경우에는 다음 각 목의 내용을 준수해야 한다.
   가. 신체보호대는 응급상황에서 쉽게 풀 수 있거나 즉시 자를 수 있어야 한다.
   나. 의료인은 신체보호대를 사용하고 있는 환자의 상태를 주기적으로 관찰·기록하여 부작용 발생을 예방하고 환자의 기본 욕구를 확인하여 충족시켜야 한다.
   다. 의료인은 신체보호대의 제거 또는 사용 신체 부위를 줄이기 위하여 환자의 상태를 주기적으로 평가해야 한다.
5. 의사는 다음 각 목의 어느 하나에 해당하는 사유가 발생한 경우에는 신체보호대 사용을 중단해야 한다.
   가. 신체보호대의 사용 사유가 없어진 경우
   나. 신체보호대를 대신하여 사용할 수 있는 다른 효과적인 방법이 있는 경우
   다. 신체보호대의 사용으로 인하여 환자에게 부작용이 발생한 경우
6. 요양병원 개설자는 신체보호대 사용을 줄이기 위하여 연 1회 이상 의료인을 포함한 요양병원 종사자에게 다음 각 목의 내용을 포함하여 신체보호대 사용에 관한 교육을 실시해야 한다.
   가. 신체보호대의 정의, 사용 방법 및 준수 사항
   나. 신체보호대를 사용할 경우 발생할 수 있는 부작용
   다. 신체보호대 외의 대체수단 및 환자의 권리

■ 의료법 시행규칙 [별표 7의2]

수술실 내 폐쇄회로 텔레비전의 설치 기준(제39조의9 관련)

가. 폐쇄회로 텔레비전은 「개인정보 보호법 시행령」 제3조제1항제1호에 따른 장치로서 수술실 내부를 촬영하고 모니터를 통해 그 영상을 구현할 수 있으며, 그 영상정보를 녹화·저장할 수 있는 기능을 갖춰야 한다.
나. 폐쇄회로 텔레비전은 환자 및 수술에 참여한 의료인 등을 확인할 수 있도록 사각지대를 최소화할 수 있는 곳에 설치해야 한다.
다. 폐쇄회로 텔레비전은 수술실에 일정한 방향을 지속적으로 촬영할 수 있도록 설치해야 한다.
라. 폐쇄회로 텔레비전은 임의로 조작이 가능하도록 설치해서는 안 된다.
마. 폐쇄회로 텔레비전은 고해상도[HD(High Definition)]급 이상의 성능을 보유해야 한다.
바. 폐쇄회로 텔레비전의 설치와 관련하여 이 규칙에 규정하고 있지 않은 사항은 「개인정보 보호법」 및 「정보통신공사업법」의 관련 규정을 준용한다.

■ 의료법 시행규칙 [별표 8의2]

감염관리 업무를 수행하는 사람의 인력기준 및 배치기준(제46조제1항 관련)

1. 인력기준: 감염관리실에서 감염관리 업무를 수행하는 사람은 감염관리에 관한 경험 및 지식이 있는 사람으로서 다음 각 목의 어느 하나에 해당하는 사람으로 한다.

가. 의사

나. 간호사

다. 해당 의료기관의 장이 인정하는 사람

2. 배치기준: 다음 각 목의 구분에 따라 배치한다.

가. 상급종합병원

1) 의사

구분	100~300 병상	301~600 병상	601~900 병상	901~1,200 병상	1,201~1,500 병상	1,501~1,800 병상	1,801~2,100 병상	2,101~2,400 병상	2,401 병상 이상
의사	1명 이상	2명 이상	3명 이상	4명 이상	5명 이상	6명 이상	7명 이상	8명 이상	9명 이상

2) 간호사 및 해당 의료기관의 장이 인정하는 사람

구분	100~200 병상	201~400 병상	401~600 병상	601~800 병상	801~1,000 병상	1,000~1,200 병상	1,201~1,400 병상	1,401~1,600 병상	1,601~1,800 병상	1,801~2,000 병상	2,001~2,200 병상	2,201~2,400 병상	2,401 병상 이상
간호사	1명 이상	2명 이상	2명 이상	3명 이상	3명 이상	4명 이상	4명 이상	5명 이상	5명 이상	6명 이상	6명 이상	7명 이상	7명 이상
의료기관의 장이 인정하는 사람	1명 이상	1명 이상	2명 이상	2명 이상	3명 이상	3명 이상	4명 이상	4명 이상	5명 이상	5명 이상	6명 이상	6명 이상	7명 이상

나. 종합병원

구분	100~300병상	301~600병상	601~900병상	901~1,200병상	1,201~1,500병상	1,501~1,800병상	1,801~2,100병상	2,101 병상 이상
의사	1명 이상	2명 이상	3명 이상	4명 이상	5명 이상	6명 이상	7명 이상	8명 이상
간호사	1명 이상	2명 이상	2명 이상	3명 이상	3명 이상	4명 이상	4명 이상	5명 이상
의료기관의 장이 인정하는 사람	1명 이상	1명 이상	2명 이상	2명 이상	3명 이상	3명 이상	4명 이상	4명 이상

다. 병원 · 치과병원 · 한방병원 · 요양병원 · 정신병원

인력	100~300병상	301~600병상	601~900병상	901~1,200병상	1,201병상 이상
의사	1명 이상	2명 이상	3명 이상	4명 이상	5명 이상
간호사	1명 이상	1명 이상	1명 이상	1명 이상	1명 이상
의료기관의 장이 인정하는 사람	1명 이상	1명 이상	1명 이상	1명 이상	1명 이상

※ 비고
1. 위 표 제2호가목2)의 기준에도 불구하고 401병상 이상인 경우에는 해당 배치기준상의 최소인력을 기준으로 간호사를 1명씩 늘려 배치하면서 의료기관의 장이 인정하는 사람은 1명씩 줄여 배치할 수 있다. 다만, 의료기관의 장이 인정하는 사람이 최소 1명 이상 배치되어야 한다.
2. 위 표 제2호나목의 기준에도 불구하고 601병상 이상인 경우에는 해당 배치기준상의 최소인력을 기준으로 간호사를 1명씩 늘려 배치하면서 의료기관의 장이 인정하는 사람을 1명씩 줄여 배치할 수 있다. 다만, 의료기관의 장이 인정하는 사람은 최소 1명 이상 배치되어야 한다.

■ 의료법 시행규칙 [별표 8의3] 〈개정 2024.7.24.〉

감염관리실 근무 인력의 교육기준(제46조제3항 관련)

1. 교육 내용: 감염관리업무 개요 및 담당 인력의 역할, 감염관리 지침, 감시자료 수집 및 분석, 의료관련감염진단, 미생물학, 소독 및 멸균, 환경관리, 병원체별 감염관리, 분야별 감염관리, 역학통계, 임상미생물학, 유행조사, 감염감소 중재전략, 격리, 감염관리사업 기획·평가 등 감염관리와 관련된 내용

2. 교육 이수 시간: 매년 16시간 이상

3. 교육 기관: 다음 각 목의 어느 하나에 해당하는 기관
가. 국가나 지방자치단체
나. 「의료법」 제28조에 따른 의사회 또는 간호사회
다. 「한국보건복지인재원법」에 따른 한국보건복지인재원
라. 그 밖에 감염관리 관련 전문 학회 또는 단체

※ 비고: 감염관리실 근무 인력(감염관리 경력 3년 이상인 사람으로 한정한다)이 감염관리 관련 전문 학회에서 주관하는 학술대회 또는 워크숍에 매년 16시간 이상 참석한 경우에는 제1호부터 제3호까지의 규정에 따라 교육을 받은 것으로 본다.

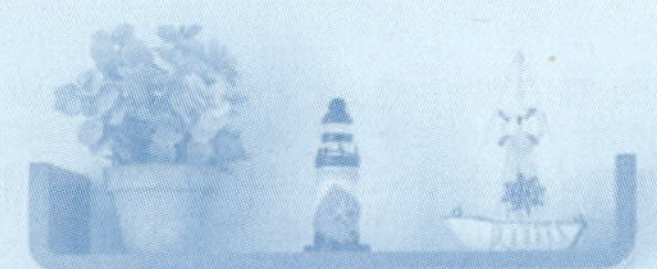

학습요약

1 제정 목적

1) 모든 국민이 수준 높은 의료 혜택을 받을 수 있도록 국민의료에 필요한 사항을 규정
2) 국민의 건강을 보호하고 증진함

2 의료인 종별과 임무 ✪

1) **의사:** 의료와 보건지도
2) **치과의사:** 치과 의료와 구강 보건지도
3) **한의사:** 한방 의료와 한방 보건지도
4) **조산사:** 조산과 임산부 및 신생아에 대한 보건과 양호지도

3 의료기관과 설립요건 ✪✪✪

1) **정의:** 의료인이 공중 또는 특정 다수인을 위하여 의료 · 조산의 업을 하는 곳
2) **종류**
   (1) 의원급 의료기관: 의사, 치과의사 또는 한의사가 주로 외래환자를 대상으로 각각 그 의료행위를 하는 의료기관
      ① 의원
      ② 치과의원
      ③ 한의원
   (2) 조산원: 조산사가 조산과 임산부 및 신생아를 대상으로 보건활동과 교육 · 상담을 하는 의료기관
   (3) 병원급 의료기관: 의사, 치과의사 또는 한의사가 주로 입원환자를 대상으로 의료행위를 하는 의료기관
      ① 병원: 30개 이상의 병상을 갖추어야 함
      ② 치과병원: 입원시설의 제한 없음
      ③ 한방병원: 30개 이상의 병상을 갖추어야 함
      ④ 요양병원: 30개 이상의 요양병상을 갖추어야 함
      ⑤ 정신병원
      ⑥ 종합병원 ✪✪✪
         • 100개 이상의 병상을 갖출 것
         • 100병상 이상 300병상 이하: 내과 · 외과 · 소아청소년과 · 산부인과 중 3개 진료과목, 영상의학과, 마취통증의학과와 진단검사의학과 또는 병리과를 포함한 7개 이상의 진료과목을 갖추고 각 진료과목마다 전속하는 전문의를 둘 것
         • 300병상 초과: 내과, 외과, 소아청소년과, 산부인과, 영상의학과, 마취통증의학과, 진단검사의학과 또는 병리과, 정신건강의학과 및 치과를 포함한 9개 이상의 진료과목을 갖추고 각 진료 과목마다 전속하는 전문의를 둘 것

(4) 상급 종합병원 ✪

① 지정권자: 보건복지부장관

② 지정대상: 종합병원 중에서 중증질환에 대하여 난이도가 높은 의료행위를 전문적으로 하는 종합병원

③ 지정요건

- 보건복지부령으로 정하는 20개 이상의 진료과목을 갖추고 각 진료과목마다 전속하는 전문의를 둘 것
- 전문의가 되려는 자를 수련시키는 기관일 것
- 보건복지부령으로 정하는 인력 · 시설 · 장비 등을 갖출 것
- 질병군별 환자구성 비율이 보건복지부령으로 정하는 기준에 해당할 것

④ 평가: 보건복지부장관이 3년마다 평가를 실시하여 재지정하거나 지정을 취소할 수 있음

(5) 전문병원

① 지정권자: 보건복지부장관

② 지정대상: 병원급 의료기관 중에서 특정 진료과목이나 특정 질환 등에 대하여 난이도가 높은 의료행위를 하는 병원

③ 지정요건

- 특정 질환별 · 진료과목별 환자의 구성비율 등이 보건복지부령으로 정하는 기준에 해당할 것
- 보건복지부령으로 정하는 수 이상의 진료과목을 갖추고 각 과목마다 전속하는 전문의를 둘 것

④ 평가

- 보건복지부장관이 3년마다 평가를 실시하여 재지정하거나 지정을 취소할 수 있음
- 보건복지부장관은 다음의 경우 지정 또는 재지정을 취소할 수 있음

i) 거짓이나 그 밖의 부정한 방법으로 지정 또는 재지정을 받은 경우

ii) 지정 또는 재지정의 취소를 원하는 경우

iii) 평가 결과 지정 요건을 갖추지 못한 것으로 확인된 경우

iv) 3개월 이상 정지되거나 개설 허가의 취소 또는 폐쇄 명령 받은 경우

v) 소속된 의료인, 개설자 또는 종사자가 비의료인에게 의료행위를 시키거나 면허 범위를 넘는 행위를 하여

4 의료인과 의료기관장의 의무

1) **의무:** 의료의 질을 높이고 의료관련감염(의료기관 내에서 환자, 환자의 보호자, 의료인 또는 의료기관 종사자 등에게 발생하는 감염)을 예방하며 의료기술을 발전시키는 등 환자에게 최선의 의료서비스를 제공하기 위하여 노력하여야 함

(1) 의료인: 다른 의료인 또는 의료법인 등의 명의로 의료기관을 개설하거나 운영할 수 없음

(2) 의료기관의 장: 환자의 권리 등 환자가 쉽게 볼 수 있도록 의료기관 내에 게시하여야 함(접수창구나 대기실 등)

① 환자의 권리: 진료받을 권리, 알권리와 자기결정권, 비밀을 보호받을 권리, 상담 · 조정을 신청할 권리

② 환자의 의무: 의료인에 대한 신뢰 · 존중 의무, 부정한 방법으로 진료를 받지 않을 의무

③ 의료기관의 장은 의료인, 의료행위를 하는 학생, 간호조무사 및 의료기사에게 의료기관 내에서 명찰을 달도록 지시 · 감독하여야 함(의료인종별 명칭 및 성명). 다만, 응급의료상황, 수술실 내인 경우, 의료행위를 하지 아니할 때, 격리병실, 무균치료실, 병원감염예방이 필요한 시설은 명찰을 달지 아니하도록 할 수 있음

(3) 의료인은 일회용 의료기기(한 번 사용할 목적으로 제작되거나 한 번의 의료행위에서 한 환자에게 사용하여야 하는 의료기기로서 보건복지부령으로 정하는 의료기기를 말함)를 한 번 사용한 후 다시 사용하여서는 아니 됨

① 재사용이 금지되는 일회용 의료기기

i) 사람의 신체에 의약품, 혈액, 지방 등을 투여 · 채취하기 위하여 사용하는 주사침, 주사기, 수액용기와 연결줄 등을 포함하는 수액세트

ii) I)에 준하는 의료기기로서 감염 또는 손상의 위험이 매우 높아 보건복지부장관이 재사용을 금지할 필요가 있다고 인정하는 의료기기

5 간호 · 간병통합서비스

1) 보건복지부령으로 정하는 입원환자(질병 특성상 보호자 등 간병 제한 필요 환자, 생활 여건상 간병이 현저히 곤란한 환자, 의사가 필요하다 인정하는 환자)를 대상으로 보호자 등이 상주하지 아니하고, 간호사, 간호조무사 및 그 밖에 간병 지원 인력에 의해 포괄적으로 제공되는 입원서비스
2) 병원급 의료기관(병원 · 치과병원 · 한방병원 · 종합병원)은 간호 · 간병통합서비스를 제공할 수 있도록 노력하여야 함
3) 간호 · 간병통합서비스를 제공하는 병원급 의료기관은 인력 · 시설 · 운영 등의 기준을 준수하여야 함
4) 공공보건의료기관 중 병원급(병원 · 치과병원 · 한방병원 · 종합병원) 의료기관은 간호 · 간병통합서비스를 제공하여야 함

6 의료인의 면허대여 금지

1) 의료인(의사, 치과의사, 한의사, 조산사 및 간호사)은 면허를 다른 사람에게 대여하여서는 아니 됨
2) 누구든지 받은 면허를 대여받아서는 아니 되며, 면허 대여를 알선해서는 아니 됨

7 조산사 면허 ✪

1) **요건**: 조산사 국가시험에 합격한 후 보건복지부장관의 면허를 받아야 함
   (1) 간호사 면허를 가지고 보건복지부장관이 인정하는 의료기관에서 1년간 조산 수습과정을 마친 자
   (2) 외국의 조산사 면허를 받은 자
2) **조산 수습의료기관**은 산부인과 수련병원 및 소아청소년과 수련병원

8 의료인 결격사유 ✪✪✪✪✪✪

1) 정신질환자. 다만, 전문의가 의료인으로서 적합하다고 인정하는 사람은 그러하지 아니함
2) 마약 · 대마 · 향정신성의약품 중독자
3) 피성년후견인, 피한정후견인
4) 금고 이상의 실형을 선고받고 그 집행이 끝나거나 그 집행을 받지 아니하기로 확정된 후 5년이 지나지 아니한 자
5) 금고 이상의 형의 집행유예를 선고받고 그 유예기간이 지난 후 2년이 지나지 아니한 자
6) 금고 이상의 형의 선고유예를 받고 그 유예기간 중에 있는 자

9 의료인 국가시험 및 응시 제한 자격 ✪

1) **시행자**: 보건복지부장관(→ 한국보건의료인국가시험원에 위탁)
2) **실시횟수**: 매년 1회 이상 실시
3) **공고**: 보건복지부장관의 승인을 받아 시험 일시, 시험 장소, 시험과목, 응시원서 제출기간, 그 밖에 시험의 실시에 관하여 필요한 사항을 시험 실시 90일 전까지 공고하여야 함. 다만, 시험 장소는 시험 실시 30일 전까지 공고할 수 있음
4) **응시자격 제한** ✪
   (1) 의료인 결격사유에 해당하는 자는 국가시험 등에 응시할 수 없음
   (2) 부정한 방법으로 국가시험 등에 응시한 자나 국가시험 등에 관하여 부정행위를 한 자: 그 수험을 정지시키거나 합격을 무효로 함
   (3) 수험이 정지되거나 합격이 무효가 된 자: 그 다음에 치러지는 국가시험 등의 응시를 3회의 범위에서 제한할 수 있음

10 의료인의 권리

1) **의료기술 등에 대한 보호**
   (1) 의료인이 하는 의료 · 조산 · 간호 등 의료기술의 시행에 대하여는 이 법이나 다른 법령에 따로 규정된 경우 외에는 누구든지 간섭하지 못함
   (2) 누구든지 의료기관의 의료용 시설 · 기재 · 약품, 그 밖의 기물 등을 파괴 · 손상하거나 의료기관을 점거하여 진료를 방해하여서는 아니 되며, 이를 교사하거나 방조하여서는 안 됨
   (3) 의료행위가 이루어지는 장소에서 의료행위를 행하는 의료인, 간호조무사 및 의료기사 또는 의료행위를 받는 사람을 폭행 · 협박해서는 안 됨
2) **의료기재 압류금지:** 의료인의 의료 업무에 필요한 기구 · 약품, 그 밖의 재료는 압류하지 못함
3) **기구 등 우선공급**
   (1) 의료행위에 필요한 기구, 약품, 그 밖의 시설 및 재료를 우선적 공급 받을 권리
   (2) 의료행위에 필요한 물품, 노력, 교통수단에 대해 공급받을 권리

11 진료거부 금지

1) 진료나 조산 요청을 받으면 정당한 사유 없이 거부하지 못함
2) 응급환자에게 「응급의료에 관한 법률」에서 정하는 바에 따라 최선의 처치를 하여야 함

12 세탁물 처리

1) 의료기관에서 나오는 세탁물 처리 가능자: 의료인 · 의료기관 또는 특별자치시장 · 특별자치도지사 · 시장 · 군수 · 구청장에게 신고한 자
2) 세탁물을 처리하는 자는 위생적으로 보관 · 운반 · 처리하여야 함
3) 의료기관세탁물처리업 신고를 한 자는 세탁물의 처리업무에 종사하는 사람에게 보건복지부령으로 정하는 바에 따라 감염 예방에 관한 교육을 실시하고 그 결과를 기록하고 유지하여야 함
4) 세탁물처리업자가 보건복지부령으로 정하는 신고사항을 변경하거나 그 영업의 휴업(1개월 이상의 휴업) · 폐업 또는 재개업을 하려는 경우에는 특별자치시장 · 특별자치도지사 · 시장 · 군수 · 구청장에게 신고하여야 함

13 진단서 등 교부 ✪✪✪

증명서의 서식 · 기재사항, 그 밖에 필요한 사항은 보건복지부령으로 정함

1) **진단서 · 검안서 · 증명서**
   (1) 의료업에 종사하고 직접 진찰하거나 검안한 의사, 치과의사, 한의사가 아니면 환자(환자가 사망하거나 의식이 없는 경우에는 직계존속 · 비속, 배우자 또는 배우자의 직계존속, 이들이 모두 없는 경우에는 형제자매) 또는 검시를 하는 지방검찰청검사(검안서에 한함)에게 교부하지 못함
   (2) 진료 중이던 환자가 최종진료 시부터 48시간 이내 사망: 다시 진료 없이 진단서나 증명서 교부
   (3) 환자 또는 사망자를 직접 진찰하거나 검안한 의사 · 치과의사 또는 한의사가 부득이한 사유로 진단서 · 검안서 또는 증명서를 내줄 수 없을 때: 같은 의료기관에 종사하는 다른 의사 · 치과의사 또는 한의사가 환자의 진료기록부 등에 따라 내줄 수 있음
   (4) 의사 · 치과의사 또는 한의사는 자신이 진찰하거나 검안한 자에 대한 진단서 · 검안서 또는 증명서 교부를 요구받은 때에는 정당한 사유 없이 거부하지 못함
2) **출생 · 사망 또는 사산 증명서**
   (1) 의료업에 종사하고 직접 조산한 의사 · 한의사 또는 조산사가 교부

(2) 직접 조산한 의사 · 한의사 또는 조산사가 부득이한 사유로 증명서를 내줄 수 없을 때: 같은 의료기관에 종사하는 다른 의사 · 한의사 또는 조산사가 진료기록부 등에 따라 증명서를 내줄 수 있음
(3) 의사 · 한의사 또는 조산사는 자신이 조산한 것에 대한 출생 · 사망 또는 사산 증명서 교부를 요구받은 때에는 정당한 사유 없이 거부하지 못함

14 처방전

1) 의료업에 종사하고 직접 진찰한 의사, 치과의사 또는 한의사가 아니면 처방전(전자처방전 포함)을 작성하여 환자에게 교부하거나 발송(전자처방전에 한정)하지 못함
2) 의사, 치과의사 또는 한의사에게 직접 진찰을 받은 환자가 아니면 처방전을 수령하지 못함
3) 의사, 치과의사 또는 한의사는 환자의 의식이 없는 경우, 거동이 현저히 곤란하고 동일한 상병에 대해 장기간 동일한 처방이 이루어지는 등 환자와 의약품의 안전성이 인정되는 경우에는, 직계존비속 · 배우자 및 배우자의 직계존속 · 형제자매 또는 노인의료복지시설 종사자, 장애인 거주시설 근무자에게 처방전을 교부하거나 발송할 수 있으며, 대리수령자는 이를 환자를 대신하여 수령할 수 있음
4) 의사나 치과의사는 환자에게 의약품 투여가 필요하다고 인정되면, 자신이 직접 조제할 수 있는 경우를 제외하고 처방전을 작성하여 환자에게 교부하거나, 전자처방전에 한해 발송해야 함
5) 처방전을 발행한 의사 또는 치과의사는 처방전에 따라 의약품을 조제하는 약사 또는 한약사가 문의한 때 즉시 응함. 다만, 응급환자를 진료 중인 경우, 환자를 수술 또는 처치 중인 경우와 그 밖에 약사의 문의에 응할 수 없는 정당한 사유가 있는 경우일 때 사유가 종료된 때 즉시 이에 응하여야 함

15 정보누설 금지 ✪

의료인이나 의료기관 종사자는 이 법이나 다른 법령에 특별히 규정된 경우 외에는 의료·조산 또는 간호업무, 진단서 · 검안서 · 증명서의 작성 · 교부, 처방전 작성 · 교부, 진료기록 열람 · 사본 교부 및 보존업무 및 전자의무기록 작성 · 보관 · 관리 업무를 하면서 알게 된 다른 사람의 비밀을 누설하거나 발표하지 못함

16 태아 성 감별 행위 금지

의료인은 태아 성 감별을 목적으로 임부를 진찰하거나 검사하여서는 아니 되며, 같은 목적을 위한 다른 사람의 행위를 도와서도 안 됨

17 기록 열람 및 송부 ✪✪✪✪✪✪

1) 환자가 아닌 다른 사람에게 환자에 관한 기록을 열람하게 하거나 그 사본을 내주는 등 내용을 확인할 수 있게 하여서는 안 됨(환자는 가능)
2) 본인이 아니어도 열람이 가능하거나 사본 교부 경우
   (1) 환자의 배우자, 직계 존속 · 비속, 형제 · 자매(환자의 배우자 및 직계 존속 · 비속, 배우자의 직계존속이 모두 없는 경우 한정) 또는 배우자의 직계 존속이 환자 본인의 동의서와 친족관계임을 나타내는 증명서 등을 첨부하는 요건을 갖추어 요청한 경우
   (2) 환자가 지정하는 대리인이 환자 본인의 동의서와 대리권이 있음을 증명하는 서류를 첨부하는 요건을 갖추어 요청한 경우

(3) 환자가 사망하거나 의식이 없는 등 환자의 동의를 받을 수 없어 환자의 배우자, 직계 존속 · 비속, 형제 · 자매(환자의 배우자 및 직계 존속 · 비속, 배우자의 직계존속이 모두 없는 경우 한정) 또는 배우자의 직계 존속이 친족관계임을 나타내는 증명서 등을 첨부하는 요건을 갖추어 요청한 경우
(4) 급여비용 심사 · 지급 · 대상 여부 확인 · 사후관리 및 요양급여의 적정성 평가 · 가감지급 등을 위하여 국민건강보험공단 또는 건강보험심사평가원에 제공하는 경우
(5) 의료급여 수급권자 확인, 급여비용의 심사 · 지급, 사후관리 등 의료급여 업무를 위하여 보장기관(시 · 군 · 구), 국민건강보험공단, 건강보험심사평가원에 제공하는 경우
(6) 「형사소송법」에 따른 경우, 「군사법원법」에 따른 경우
(7) 「민사소송법」에 따라 문서제출을 명한 경우
(8) 근로복지공단이 보험급여를 받는 근로자를 진료한 산재보험 의료기관(의사 포함)에 대하여 그 근로자의 진료에 관한 보고 또는 서류 등 제출을 요구하거나 조사하는 경우
(9) 의료기관으로부터 자동차보험진료수가를 청구받은 보험회사 등이 그 의료기관에 대하여 관계 진료기록의 열람을 청구한 경우
(10) 병무청장, 지방병무청장이 병역판정검사, 질병, 심신장애의 확인을 위해 필요하다고 인정하여 의료기관의 장에게 병역판정검사대상자의 진료기록 · 치료 관련 기록의 제출을 요구한 경우
(11) 「학교안전사고 예방 및 보상에 관한 법률」에 따라 공제회가 공제급여의 지급 여부를 결정하기 위하여 필요하다고 인정하여 「국민건강보험법」에 따른 요양기관에 대하여 관계 진료기록의 열람 또는 필요한 자료의 제출을 요청하는 경우
(12) 「고엽제후유의증 등 환자지원 및 단체설립에 관한 법률」에 따라 의료기관의 장이 진료기록 및 임상소견서를 보훈병원장에게 보내는 경우
(13) 「의료사고 피해구제 및 의료분쟁 조정 등에 관한 법률」에 따른 경우
(14) 「국민연금법」에 따라 국민연금공단이 부양가족연금, 장애연금 및 유족연금 급여의 지급심사와 관련하여 가입자 또는 가입자였던 사람을 진료한 의료기관에 해당 진료에 관한 사항의 열람 또는 사본 교부를 요청하는 경우
(14-2) 다음 각 목의 어느 하나에 따라 공무원 또는 공무원이었던 사람을 진료한 의료기관에 해당 진료에 관한 사항의 열람 또는 사본 교부를 요청하는 경우
① 「공무원연금법」에 따라 인사혁신처장이 퇴직유족급여 및 비공무상장해급여와 관련하여 요청하는 경우
② 「공무원연금법」에 따라 공무원연금공단이 퇴직유족급여 및 비공무상장해급여와 관련하여 요청하는 경우
③ 「공무원 재해보상법」에 따라 인사혁신처장이 요양급여, 재활급여, 장해급여, 간병급여 및 재해유족급여와 관련하여 요청하는 경우
(14-3) 「사립학교교직원 연금법」에 따라 사립학교교직원연금공단이 요양급여, 장해급여 및 재해유족급여의 지급심사와 관련하여 교직원 또는 교직원이었던 자를 진료한 의료기관에 해당 진료에 관한 사항의 열람 또는 사본 교부를 요청하는 경우
(14-4) 국방부장관이 군인연금법 또는 군인재해보상법에 따라 퇴직유족급여, 공무상요양비, 장해급여, 재해유족급여와 관련하여 군인 또는 전역 군인을 진료한 의료기관에 진료기록 열람이나 사본 교부를 요청하는 경우
(15) 「장애인복지법」에 따라 대통령령으로 정하는 공공기관의 장이 장애 정도에 관한 심사와 관련하여 장애인 등록을 신청한 사람 및 장애인으로 등록한 사람을 진료한 의료기관에 해당 진료에 관한 사항의 열람 또는 사본 교부를 요청하는 경우
(16) 보건복지부장관, 질병관리본부장, 시 · 도지사 또는 시장 · 군수 · 구청장이 감염병의 역학조사 및 예방접종에 관한 역학조사를 위하여 필요하다고 인정하여 의료기관의 장에게 감염병환자 등의 진료기록 및 예방접종을 받은 사람의 예방접종 후 이상반응에 관한 진료기록의 제출을 요청하는 경우
(17) 보훈심사위원회가 보훈심사와 관련하여 보훈심사대상자를 진료한 의료기관에 해당 진료에 관한 사항의 열람 또는 사본 교부를 요청하는 경우
(18) 국가유공자 등에 대한 진료기록 등의 제공을 요청하는 경우
(19) 「군인사법」에 따라 전공사상 심사와 관련하여 전사자 등을 진료한 의료기관에 대하여 해당 진료에 관한 사항의 열람 또는 사본 교부를 요청하는 경우

3) 진료기록을 보관하고 있는 의료기관이나 진료기록이 이관된 보건소에 근무하는 의사 · 치과의사 또는 한의사: 자신이 직접 진료하지 아니한 환자의 과거 진료내용의 확인 요청을 받은 경우에는 진료기록을 근거로 하여 사실을 확인하여 줄 수 있음
4) 다른 의료인으로부터 진료기록의 내용 확인이나 진료기록의 사본 및 환자의 진료경과에 대한 소견 등을 송부 또는 전송할 것을 요청받은 경우

(1) 해당 환자나 환자 보호자의 동의를 받아 송부하여야 함
(2) 해당 환자의 의식이 없거나 응급환자인 경우 또는 환자의 보호자가 없어 동의를 받을 수 없는 경우: 환자나 환자 보호자의 동의 없이 송부 또는 전송할 수 있음

5) 응급환자를 다른 의료기관에 이송하는 경우: 지체 없이 내원 당시 작성된 진료기록의 사본 등을 이송하여야 함

18 기록부 작성 및 보존 ✪✪✪✪✪

1) **진료기록부 기재사항**
(1) 진료기록부 기재사항
① 진료를 받은 사람의 주소 · 성명 · 연락처 · 주민등록번호 등 인적사항
② 주된 증상. 이 경우 의사가 필요하다고 인정하면 주된 증상과 관련한 병력 · 가족력을 추가로 기록할 수 있음
③ 진단결과 또는 진단명
④ 진료경과
⑤ 치료 내용(주사 · 투약 · 처치 등)
⑥ 진료일시
(2) 간호기록부 기재사항 ✪✪✪
① 간호를 받는 사람의 성명
② 체온 · 맥박 · 호흡 · 혈압에 관한 사항
③ 투약에 관한 사항
④ 섭취 및 배설물에 관한 사항
⑤ 처치와 간호에 관한 사항
⑥ 간호일시
(3) 조산기록부 기재사항
① 조산을 받은 자의 주소 · 성명 · 연락처 · 주민등록번호 등 인적사항
② 생 · 사산별 분만 횟수
③ 임신 후의 경과와 그에 대한 소견
④ 임신 중 의사에 의한 건강진단의 유무(결핵 · 성병에 관한 검사를 포함)
⑤ 분만 장소 및 분만 연월일시분
⑥ 분만의 경과 및 그 처치
⑦ 산아 수와 그 성별 및 생 · 사의 구별
⑧ 산아와 태아 부속물에 대한 소견
⑨ 산후의 의사의 건강진단 유무

2) **기록의 보존기간** ✪✪
(1) 2년: 처방전
(2) 3년: 진단서 등의 부본(진단서, 사망진단서, 시체검안서 등)
(3) 5년: 환자 명부, 검사내용 및 검사소견기록, 간호기록부, 조산기록부, 방사선사진(영상물 포함) 및 그 소견서
(4) 10년: 진료기록부, 수술기록

19 요양방법 지도, 의료행위에 관한 설명 ✪✪✪

1) 의료인은 환자나 환자의 보호자에게 요양방법이나 그 밖에 건강관리에 필요한 사항을 지도하여야 함
2) 수술, 수혈, 전신마취 등 의료행위에 대해 환자에게 설명하고 서면으로 동의를 받아야 함. 단, 수술 등이 지체되면 환자 생명이 위험해지거나 심신상의 중대한 장애를 가져오는 경우 제외 가능함
(1) 환자에게 발생하거나 발생 가능한 증상의 진단명
(2) 수술등의 필요성, 방법 및 내용
(3) 환자에게 설명을 하는 의사, 치과의사 또는 한의사 및 수술등에 참여하는 주된 의사, 치과의사 또는 한의사의 성명

(4) 수술등에 따라 전형적으로 발생이 예상되는 후유증 또는 부작용
(5) 수술등 전후 환자가 준수하여야 할 사항

3) 환자는 의사, 치과의사 또는 한의사에게 위에 따른 동의서 사본의 발급을 요청할 수 있음. 이 경우 요청을 받은 의사, 치과의사 또는 한의사는 정당한 사유가 없으면 이를 거부해서는 안 됨
4) 위에 따라 동의를 받은 사항 중 수술 등의 방법 및 내용, 수술 등에 참여한 주된 의사, 치과의사 또는 한의사가 변경된 경우에는 변경 사유와 내용을 환자에게 서면으로 알려야 함. 서면으로 알리는 경우 환자보호를 위해 인정하는 때 보건복지부장관이 정하는 바에 따라 구두 방식을 병행하여 설명할 수 있음
5) 동의서는 해당환자의 서명 또는 기명날인이 있어야 함. 서면의 경우 환자 동의를 받은 날, 환자에게 구두로 알린 날을 기준으로 각각 2년간 보존 · 관리함

20 신고의무 ✪✪✪

1) **신고대상:** 보건복지부장관에게 의료인(의사 · 치과의사 · 한의사 · 조산사)이 신고
2) **신고주기:** 3년
3) **신고내용:** 실태와 취업상황
4) **신고반려:** 보건복지부장관은 보수교육을 이수하지 아니한 의료인에 대해 시행

21 변사체 신고 ✪

의사 · 치과의사 · 한의사 · 조산사는 사체를 검안하여 변사의심되는 때에는 사체의 소재지 관할 경찰서장에게 신고

22 무면허 의료행위 금지 의무

1) **의료행위:** 의료인 해당(의료인도 면허된 것 이외의 의료행위를 할 수 없음)
2) **예외조항**
(1) 외국의 의료인 면허를 가진 자로서 일정 기간 국내에 체류하는 자
(2) 의과대학, 치과대학, 한의과대학, 의학전문대학원, 치의학전문대학원, 한의학전문대학원, 종합병원 또는 외국 의료원조기관의 의료봉사 또는 연구 및 시범사업을 위하여 의료행위를 하는 자
(3) 의학 · 치과의학 · 한방의학 또는 간호학을 전공하는 학교의 학생
3) **명칭 사용:** 의료인이 아니면 의사 · 치과의사 · 한의사 · 조산사 또는 간호사 명칭이나 이와 비슷한 명칭을 사용하지 못함
4) **영리목적 행위 금지:** 누구든지 본인부담금을 면제하거나 할인하는 행위, 금품 등을 제공하거나 불특정 다수인에게 교통편의를 제공하는 행위 등 영리를 목적으로 환자를 의료기관이나 의료인에게 소개 · 알선 · 유인하는 행위 및 이를 사주하는 행위를 하여서는 안 됨. 다만, 다음 각 호의 어느 하나에 해당하는 행위는 할 수 있음
(1) 환자의 경제적 사정 등을 이유로 개별적으로 관할 시장 · 군수 · 구청장의 사전승인을 받아 환자를 유치하는 행위
(2) 가입자나 피부양자가 아닌 외국인(국내에 거주하는 외국인은 제외) 환자를 유치하기 위한 행위
5) 보험회사, 상호회사, 보험설계사, 보험대리점 또는 보험중개사는 외국인환자를 유치하기 위한 행위를 하여서는 안 됨
6) 누구든지 의료인이 아닌 자에게 의료행위 또는 의료인에게 면허 사항 외의 의료행위를 하여서는 안 됨(위반 시 면허 취소 가능)

23 보수교육 의무 ✪✪✪✪✪✪✪✪✪

1) **중앙회는 보수교육 매년 실시. 다음의 기관에 위탁**
   (1) 지부 또는 의학 · 치의학 · 한의학 분야별 전문학회 및 전문단체
   (2) 의과대학 · 치과대학 · 한의과대학 · 의학전문대학원 · 치의학전문대학원 · 한의학전문대학원 및 그 부속병원
   (3) 수련병원
   (4) 한국보건복지인력개발원
   (5) 다른 법률에 따른 보수교육 실시기관
2) **의사 · 치과의사 · 한의사 · 조산사는 보수교육 연간 8시간 이상 이수 필요**
3) **평가:** 보건복지부장관은 보수교육의 내용을 평가할 수 있음
4) **보수교육 면제(해당연도)**
   (1) 전공의
   (2) 의과대학 · 치과대학 · 한의과대학 대학원 재학생
   (3) 신규 면허취득자
   (4) 보건복지부장관이 보수교육을 받을 필요가 없다고 인정하는 사람
5) **보수교육 유예(해당연도)**
   (1) 해당 연도에 6개월 이상 환자진료 업무에 종사하지 아니한 사람
   (2) 보건복지부장관이 보수교육을 받기가 곤란하다고 인정하는 사람
6) **관계서류 보존: 3년**
   (1) 보수교육 대상자명단(대상자의 교육 이수 여부가 명시되어야 한다)
   (2) 보수교육 면제자명단
   (3) 그 밖에 이수자의 교육 이수를 확인할 수 있는 서류
7) **보수교육 이수증:** 각 중앙회장은 보수교육을 받은 자에게 보수교육 이수증을 발급

24 의료기관 외에서 의료업을 할 수 있는 경우

1) 응급환자를 진료하는 경우
2) 환자나 환자 보호자의 요청에 따라 진료하는 경우
3) 국가나 지방자치단체의 장이 공익상 필요하다고 인정하여 요청하는 경우
4) 보건복지부령으로 정하는 바에 따라 가정간호를 하는 경우
5) 그 밖에 이 법 또는 다른 법령으로 특별히 정한 경우나 환자가 있는 현장에서 진료를 하여야 하는 부득이한 사유가 있는 경우

25 의료기관 개설 ✪✪✪✪

1) **의료기관 개설 가능자**
   (1) 의사(종합병원 · 병원 · 요양병원 · 정신병원 또는 의원), 치과의사(치과병원 또는 치과의원), 한의사(한방병원 · 요양병원 또는 한의원), 조산사(조산원). 단, 둘 이상의 의료기관은 개설 및 운영 불가 · 2 이상의 의료인 면허를 소지한 자는 의원급 의료기관의 경우 하나의 장소에 면허 종별에 따른 의료기관 개설 가능
   (2) 국가나 지방자치단체
   (3) 의료업을 목적으로 설립된 법인(의료법인)
   (4) 비영리법인
   (5) 준정부기관, 지방의료원, 한국보훈복지의료공단

2) **개설자 및 범위**
  (1) 의원 · 치과의원 · 한의원 또는 조산원을 개설하려는 자: 시장 · 군수 · 구청장에게 신고
  (2) 종합병원, 병원, 치과병원, 한방병원, 요양병원, 정신병원을 개설하려는 경우에는 시 · 도 의료기관개설위원회의 사전 · 본심의를 거쳐 시 · 도지사의 허가를 받아야 함
  (3) 종합병원 개설 시 또는 300병상 이상 종합병원의 개설자가 병원급 의료기관을 추가로 개설하려는 경우에는 사전심의 단계에서 보건복지부장관의 승인을 받아야 하며, 시 · 도지사는 기준에 부적합할 경우 개설허가를 할 수 없음
  (4) 조산원을 개설하는 자: 반드시 지도의사를 정하여야 함
3) **의료기관 개설 제한**
  (1) 약국 시설 안이나 구내인 경우
  (2) 약국의 시설이나 부지 일부를 분할 · 변경 또는 개수하여 의료기관을 개설하는 경우
  (3) 약국과 전용 복도 · 계단 · 승강기 또는 구름다리 등의 통로가 설치되어 있는 경우

26 가정간호 ✪✪✪✪

1) **가정간호의 범위:** 간호, 검체의 채취(보건복지부장관이 정하는 현장검사 포함) 및 운반, 투약, 주사, 응급처치 등에 대한 교육 및 훈련, 상담, 다른 보건의료기관 등에 대한 건강관리에 관한 의뢰
2) **가정간호 실시자:** 가정전문간호사
3) **가정간호 실시대상:** 의사나 한의사가 의료기관 외의 장소에서 계속적인 치료와 관리가 필요하다고 판단하여 가정전문간호사에게 치료나 관리를 의뢰한 자
4) **처방유효기간:** 가정간호 중 검체의 채취 및 운반, 투약, 주사 또는 치료적 의료행위인 간호를 하는 경우 의사나 한의사의 진단과 처방에 따라야 하며, 처방의 유효기간은 처방일부터 90일까지
5) **의료기관의 장:** 가정전문간호사를 2명 이상 두어야 함
6) **가정간호에 관한 기록보존 기간:** 5년

27 요양병원 ✪✪✪✪

1) **입원 대상자**
  (1) 노인성 질환자
  (2) 만성질환자
  (3) 외과적 수술 후 또는 상해 후 회복기간에 있는 자
  (4) 입원 제외: 감염병환자(의사환자, 병원체 보유자)는 위 (1)~(3)에도 불구하고 요양병원의 입원 대상으로 하지 아니하며, 정신질환자(노인성 치매환자 제외)는 정신병원외의 요양병원의 입원대상으로 하지 아니함
2) **요양병원 환자이동:** 각급 의료기관은 요양병원으로 환자를 옮긴 경우 환자 이송과 동시에 진료기록 사본 등을 송부하여야 함
3) **환자 후송:** 요양병원 개설자는 요양환자의 상태가 악화되는 경우 적절한 조치를 할 수 있도록 환자 후송 등에 관하여 다른 의료기관과 협약을 맺거나 자체 시설 및 인력 등을 확보
4) 요양병원 개설자는 휴일이나 야간에 입원환자의 안전 및 적절한 진료 등을 위하여 소속 의료인 및 직원에 대한 비상연락체계를 구축 · 유지하여야 함

28 간호사 정원 ✪✪✪✪

1) 종합병원, 병원, 치과병원, 의원, 치과의원
  (1) 연평균 1일 입원환자를 2.5명으로 나눈 수

(2) 외래환자 12명은 입원환자 1명으로 환산함
2) 한방병원, 한의원
(1) 연평균 1일 입원환자를 5명으로 나눈 수
(2) 외래환자 12명은 입원환자 1명으로 환산함
3) 요양병원
(1) 연평균 1일 입원환자 6명마다 1명을 기준으로 함(간호조무사는 간호사 정원의 2/3 범위 내에서 둘 수 있음)
(2) 외래환자 12명은 입원환자 1명으로 환산함

29 의료기관개설자의 준수사항 ✪

1) **의약품 및 의료기기 사용에 관한 기준:** 의료기관을 개설하는 자는 변질 · 오염 · 손상되었거나 유효기한이 지난 의약품과 개봉 · 손상된 일회용 의료용품을 사용하거나 진열해서는 안 되며, 한약 조제 시 품질관리 기준을 준수하고, 포장이 개봉, 손상된 일회용 주사 용품은 사용말고 폐기, 일회용 주사제와 의료기기는 지체없이 사용하거나 1회 사용 후 재사용 없이 폐기
2) **감염관리가 필요한 시설의 출입 기준:** 의료기관을 개설하는 자는 수술실, 분만실, 중환자실에서 의료행위가 이루어지는 동안 환자, 의료행위를 하는 의료인 · 간호조무사 · 의료기사, 환자의 보호자 등 의료기관의 장이 출입이 필요하다고 인정하여 승인한 사람으로서 감염관리 등 출입에 필요한 안내를 받은 사람 외에는 출입하는 사람이 없도록 관리해야 함

30 수술실 내 폐쇄회로 텔레비전의 설치 · 운영

1) 전신마취 등 환자의 의식이 없는 상태에서 수술을 시행하는 의료기관의 개설자는 수술실 내부에 폐쇄회로 텔레비전을 설치하여야 함
2) 환자 또는 환자의 보호자가 요청하는 경우(의료기관의 장이나 의료인이 요청하여 환자 또는 환자의 보호자가 동의하는 경우를 포함) 의료기관의 장이나 의료인은 전신마취 등 환자의 의식이 없는 상태에서 수술을 하는 장면을 설치한 폐쇄회로 텔레비전으로 촬영하여야 함. 이 경우 의료기관의 장이나 의료인은 다음 어느 하나에 해당하는 정당한 사유가 없으면 이를 거부할 수 없음
(1) 수술이 지체되면 생명이 위험하여지거나 심신상의 중대한 장애를 가져오는 응급수술을 시행하는 경우
(2) 환자의 생명을 구하기 위하여 적극적 조치가 필요한 위험도 높은 수술을 시행하는 경우
(3) 수련병원 등의 전공의 수련 등 그 목적 달성을 현저히 저해할 우려가 있는 경우
(4) 촬영을 위해서는 수술을 예정대로 시행하기 불가능한 시점에 촬영을 요청하는 경우, 천재지변, 통신장애, 전자적 침해 행위 등의 불가항력적인 사유로 촬영이 불가능한 경우
3) 의료기관의 장은 촬영한 영상정보를 30일 이상 보관하여야 함

31 시설 등의 공동 이용

1) **의료인:** 다른 의료기관의 장의 동의를 받아 그 의료기관의 시설 · 장비 및 인력 등을 이용하여 진료할 수 있음
2) **의료기관의 장:** 그 의료기관의 환자를 진료하는 데에 필요하면 해당 의료기관에 소속되지 아니한 의료인에게 진료하도록 할 수 있음
3) 의료인이 다른 의료기관의 시설 · 장비 및 인력 등을 이용하여 진료하는 과정에서 발생한 의료사고 책임
(1) 진료를 한 의료인의 과실: 의료인 책임
(2) 의료기관의 시설 · 장비 및 인력 등의 결함: 제공한 의료기관 개설자 책임

32 당직의료인 ✪✪✪✪

1) **배치:** 각종 병원(정신병원, 재활병원, 국립정신건강센터, 국립정신병원, 국립소록도병원, 국립결핵병원 및 국립재활 등은 입원환자를 진료하는 데에 지장이 없도록 해당 병원의 자체 기준에 따라 배치 가능)에는 응급환자와 입원환자 진료 목적의 당직의료인 두어야 함
2) **병원배치 기준**
   ① 입원환자 200명까지: 의사 · 치과의사 또는 한의사 1명, 간호사 2명
   ② 입원환자 200명 초과: 200명마다 의사 · 치과의사 또는 한의사의 경우에는 1명, 간호사의 경우에는 2명을 추가
3) **요양병원의 배치 기준**
   ① 의사 · 치과의사 또는 한의사: 입원환자 300명까지 1명, 입원환자 300명을 초과하는 300명마다 1명을 추가한 인원 수
   ② 간호사: 입원환자 80명까지는 1명, 입원환자 80명을 초과하는 80명마다 1명을 추가한 인원 수

33 의료관련감염 예방 ✪✪✪✪✪

1) 의료기관의 장은 감염병의 예방을 위하여 해당 의료기관에 소속된 의료인, 의료기관 종사자 및 보건의료인력을 양성하는 학교 및 기관의 학생으로서 해당 의료기관에서 실습하는 자에게 정기적으로 교육을 실시하여야 함
   (1) 교육내용
      ① 감염병의 감염 원인, 감염 경로 및 감염 증상 등 감염병의 내용 및 성격에 관한 사항
      ② 감염병에 대한 대응조치, 진료방법 및 예방방법 등 감염병의 예방 및 진료에 관한 사항
      ③ 감염병 환자의 관리, 감염 물건의 처리, 감염 장소의 소독 및 감염병 보호장비 사용 등 염병의 관리에 관한 사항
      ④ 「감염병의 예방 및 관리에 관한 법률」에 따른 의료기관, 보건의료인 또는 의료기관 종사자의 보고 · 신고 및 협조 등에 관한 사항
      ⑤ 그 밖에 감염병 예방 및 관리 등을 위하여 질병관리청장이 필요하다고 인정하는 사항
   (2) 의료기관의 장은 감염병이 유행하는 경우 해당 의료기관 내에서 업무를 수행하는 사람에게 교육을 2회 이상 실시해야 함
   (3) 의료기관의 장은 감염병의 확산 및 방지에 필요한 정보를 다음 방법으로 제공해야 함
      ① 의료기관의 인터넷 홈페이지 게시
      ② 매뉴얼 · 게시물 또는 안내문 등의 작성 · 비치
      ③ 그 밖에 질병관리청장이 신속하고 정확한 정보 제공을 위하여 적합하다고 인정하여 고시하는 방법
2) 의료기관의 장은 감염병이 유행하는 경우 환자, 환자의 보호자, 의료인, 의료기관 종사자 및 경비원 등 해당의료기관 내에서 업무를 수행하는 사람에게 감염병의 확산 방지를 위하여 필요한 정보를 제공하여야 함
3) 질병관리청장은 의료관련감염의 발생 · 원인 등에 대한 의과학적인 감시를 위하여 의료관련감염 감시 시스템을 구축 · 운영할 수 있음
4) 의료관련감염이 발생한 사실을 알게 된 의료기관의 장, 의료인, 의료기관 종사자 또는 환자 등은 질병관리청장에게 그 사실을 보고할 수 있음. 이 경우 질병관리청장은 자율보고한 사람의 의사에 반하여 그 신분을 공개하여서는 아니 됨
5) **감염관리위원회 및 감염관리실의 설치 등**
   (1) 100개 이상의 병상을 갖춘 병원급 의료기관의 장은 감염관리위원회와 감염관리실을 설치 · 운영하여야 함
   (2) 감염관리위원회의 심의내용
      ① 의료관련감염에 대한 대책, 연간 감염예방계획의 수립 및 시행에 관한 사항
      ② 감염관리요원의 선정 및 배치에 관한 사항
      ③ 감염병환자등의 처리에 관한 사항
      ④ 병원의 전반적인 위생관리에 관한 사항
      ⑤ 의료관련감염관리에 관한 자체 규정의 제정 및 개정에 관한 사항
      ⑥ 그 밖에 병원감염관리에 관한 중요한 사항
   (3) 감염관리실의 업무
      ① 의료관련감염의 발생 감시
      ② 의료관련감염관리 실적의 분석 및 평가

③ 직원의 감염관리교육 및 감염과 관련된 직원의 건강관리에 관한 사항
④ 그 밖에 감염 관리에 필요한 사항
(4) 감염관리실의 운영 등
① 감염관리실에서 감염관리 업무를 수행하는 사람은 감염관리에 관한 경험 및 지식이 있는 사람으로서 의사, 간호사, 해당 의료기관의 장이 인정하는 사람
② 감염관리실(종합병원, 150개 이상의 병상을 갖춘 병원, 치과병원 또는 한방병원만 해당한다)에 두는 인력 중 1명 이상은 감염관리실에서 전담 근무해야 함

34 의료광고 금지 및 심의 ✪✪✪✪

1) **의료광고 가능자:** 의료기관 개설자, 의료기관의 장 또는 의료인
2) **금지되는 의료광고**
(1) 제53조에 따른 평가를 받지 아니한 신의료기술에 관한 광고
(2) 환자에 관한 치료경험담 등 소비자로 하여금 치료 효과를 오인하게 할 우려가 있는 내용의 광고
(3) 거짓된 내용을 표시하는 광고
(4) 다른 의료인등의 기능 또는 진료 방법과 비교하는 내용의 광고
(5) 다른 의료인등을 비방하는 내용의 광고
(6) 수술 장면 등 직접적인 시술행위를 노출하는 내용의 광고
(7) 의료인등의 기능, 진료 방법과 관련하여 심각한 부작용 등 중요한 정보를 누락하는 광고
(8) 객관적인 사실을 과장하는 내용의 광고
(9) 법적 근거가 없는 자격이나 명칭을 표방하는 내용의 광고
(10) 신문, 방송, 잡지 등을 이용하여 기사 또는 전문가의 의견 형태로 표현되는 광고
(11) 제57조에 따른 심의를 받지 아니하거나 심의받은 내용과 다른 내용의 광고
(12) 제27조제3항에 따라 외국인환자를 유치하기 위한 국내광고
(13) 소비자를 속이거나 소비자로 하여금 잘못 알게 할 우려가 있는 방법으로 제45조에 따른 비급여 진료비용을 할인하거나 면제하는 내용의 광고
(14) 각종 상장 · 감사장 등을 이용하는 광고 또는 인증 · 보증 · 추천을 받았다는 내용을 사용하거나 이와 유사한 내용을 표현하는 광고. 다만, 다음 각 목의 어느 하나에 해당하는 경우는 제외한다.
① 제58조에 따른 의료기관 인증을 표시한 광고
② 중앙행정기관 · 특별지방행정기관 및 그 부속기관, 지방자치단체 또는 공공기관으로부터 받은 인증 · 보증을 표시한 광고
③ 다른 법령에 따라 받은 인증 · 보증을 표시한 광고
④ 세계보건기구와 협력을 맺은 국제평가기구로부터 받은 인증을 표시한 광고 등 대통령령으로 정하는 광고
(15) 그 밖에 의료광고의 방법 또는 내용이 국민의 보건과 건전한 의료경쟁의 질서를 해치거나 소비자에게 피해를 줄 우려가 있는 것으로서 대통령령으로 정하는 내용의 광고
3) **보건복지부장관에게 신고한 기관 또는 단체의 심의를 받아야 하는 매체**
(1) 신문 · 인터넷신문 또는 정기간행물
(2) 옥외광고물 중 현수막, 벽보, 전단 및 교통시설 · 교통수단에 표시되는 것
(3) 전광판
(4) 대통령령으로 정하는 인터넷 매체[이동통신단말장치에서 사용되는 애플리케이션(Application)을 포함]
(5) 그 밖에 매체의 성질, 영향력 등을 고려하여 대통령령으로 정하는 광고 매체[전년도 말 기준 직전 3개월 간 일일 평균 이용자 수가 10만명 이상인 사회 관계망 서비스(Social Network Service)를 제공하는 광고매체]
4) **기관 또는 단체는 의료광고를 심의하기 위하여 의료광고심의위원회 등 심의위원회를 설치 · 운영하여야 함**

35 의료기관 인증

1) **인증자:** 보건복지부장관(의료기관인증위원회를 소속으로 둠)
2) **인증대상:** 병원급 의료기관, 호스피스 전문기관
3) **목적:** 의료의 질과 환자 안전의 수준을 높이기 위함
4) **인증 기준**
   (1) 환자의 권리와 안전
   (2) 의료기관의 의료서비스 질 향상 활동
   (3) 의료서비스의 제공과정 및 성과
   (4) 의료기관의 조직 · 인력관리 및 운영
   (5) 환자 만족도
5) **인증방법:** 보건복지부장관은 인증을 신청한 의료기관에 대하여 인증기준 적합 여부를 평가
   (1) 인증등급은 인증, 조건부인증 및 불인증으로 구분
   (2) 보건복지부장관은 평가 결과와 인증등급을 지체 없이 해당 의료기관의 장에게 통보
6) **인증 유효기간:** 4년
   (1) 조건부인증의 경우: 1년(의료기관의 장은 유효기간 내에 보건복지부령으로 정하는 바에 따라 재인증을 받아야 함)

36 지도와 명령 ✪✪✪✪

1) **지도 · 명령권자**
   (1) 보건복지부장관 또는 시 · 도지사: 보건의료정책을 위하여 필요하거나 국민보건에 중대한 위해가 발생하거나 발생할 우려 시
   (2) 보건복지부장관, 시 · 도지사 또는 시장 · 군수 · 구청장: 의료인이 정당한 사유 없이 진료를 중단하거나 의료기관 개설자가 집단으로 휴업하거나 폐업하여 환자진료에 막대한 지장을 초래하거나 초래할 우려가 있다고 인정할 만한 상당한 이유 시 업무개시 명령함
   (3) 의료인과 의료기관 개설자는 정당한 사유없이 위 (2)의 명령 거부할 수 없음

37 면허취소와 재교부 ✪✪✪

1) **취소권자:** 보건복지부장관
2) **면허취소 사유**
   (1) 의료인 결격사유에 해당, 업무상 과실 또는 중대한 과실로 인한 경우 제외
   (2) 자격 정지 처분 기간 중에 의료행위를 하거나 3회 이상 자격 정지 처분을 받은 경우
   (3) 면허를 재교부받은 사람이 자격정지 사유에 해당하는 경우
   (4) 특정지역이나 특정 업무에 종사로 면허를 주었는데 이를 이행하지 아니한 경우
   (5) 의료인이 면허를 타인에게 대여한 경우
   (6) 일회용 의료기기 재사용으로 사람의 생명 또는 신체에 중대한 위해를 발생하게 한 경우
   (7) 의료인이 아닌 자에게 의료행위를 하게 하거나 의료인에게 면허 사항 외의 의료행위를 하게 하여 사람의 생명 또는 신체에 중대한 위해를 발생하게 할 우려가 있는 수술, 수혈, 전신마취를 의료인 아닌 자에게 하게 하거나 의료인에게 면허 사항 외로 하게 한 경우
   (8) 거짓이나 그 밖의 부정한 방법으로 의료인 면허 발급을 취득하거나 국가시험에 합격한 경우
3) **재교부**
   (1) 보건복지부장관은 면허가 취소된 자라도 취소의 원인이 된 사유가 없어지거나 개전(改悛)의 정이 뚜렷하다고 인정되고 대통령령으로 정하는 교육프로그램을 이수한 경우에는 면허를 재교부할 수 있음
   (2) 재교부 금지기간
      ① 면허 조건을 이행하지 아니한 경우: 1년

② 자격 정지처분 기간 중에 의료행위를 하거나 3회 이상 자격 정지 처분을 받은 경우, 면허를 재교부받은 사람이 자격정지 사유에 해당하는 경우: 2년
③ 의료인이 면허를 타인에게 대여한 경우, 일회용 의료기기 재사용으로 사람의 생명 또는 신체에 중대한 위해를 발생하게 한 경우, 의료인이 아닌 자에게 의료행위를 하게 하거나 의료인에게 면허 사항 외의 의료행위를 하게 하여 사람의 생명 또는 신체에 중대한 위해를 발생하게 할 우려가 있는 수술, 수혈, 전신마취를 의료인 아닌 자에게 하게 하거나 의료인에게 면허 사항 외로 하게 한 경우, 자격정지 사유(금고 이상의 실형을 선고받고 그 집행이 끝나거나 그 집행을 받지 아니하기로 확정된 후 5년이 지나지 아니하거나 유예기간이 지난 후 2년이 지나지 아니한 자, 금고 이상의 형의 선고유예를 받고 그 유예기간 중에 있는 자): 3년
④ 결격사유(금고 이상의 실형을 선고받고 그 집행이 끝나거나 그 집행을 받지 아니하기로 확정된 후 5년이 지나지 아니한 자)로 면허가 취소된 사람이 다시 해당 사유로 면허가 취소된 경우:10년
⑤ 거짓이나 그 밖의 부정한 방법으로 의료인 면허 발급을 취득하거나 국가시험에 합격한 경우: 재교부 안됨

38 자격정지 ✪✪✪

1) **정지권자:** 보건복지부장관(의료기술과 관련한 판단이 필요한 사항에 관하여는 관계 전문가의 의견을 들어 결정할 수 있음)
2) **정지기간:** 1년 이내
3) **정지사유**
  (1) 의료인의 품위를 심하게 손상시키는 행위를 한 때 ✪✪✪
    ① 학문적으로 인정되지 아니하는 진료행위(조산과 간호업무 포함)
    ② 비도덕적 진료행위
    ③ 거짓 또는 과대 광고행위
    ④ 방송, 신문 · 인터넷신문, 인터넷 매체[이동통신단말장치에서 사용되는 애플리케이션(Application)을 포함], 건강 · 의학정보(의학, 치의학, 한의학, 조산학 및 간호학의 정보)에 대하여 거짓 또는 과장하여 제공하는 행위
      가. 식품에 대한 건강 · 의학정보
      나. 건강기능식품에 대한 건강 · 의학정보
      다. 의약품, 한약, 한약제제 또는 의약외품에 대한 건강 · 의학정보
      라. 의료기기에 대한 건강 · 의학정보
      마. 화장품, 기능성화장품 또는 유기농화장품에 대한 건강 · 의학정보
    ⑤ 불필요한 검사 · 투약 · 수술 등 지나친 진료행위를 하거나 부당하게 많은 진료비를 요구하는 행위
    ⑥ 전공의의 선발등 직무와 관련하여 부당하게 금품을 수수하는 행위
    ⑦ 다른 의료기관을 이용하려는 환자를 영리를 목적으로 자신이 종사하거나 개설한 의료기관으로 유인하거나 유인하게 하는 행위
    ⑧ 자신이 처방전을 발급하여 준 환자를 영리를 목적으로 특정 약국에 유치하기 위하여 약국개설자나 약국에 종사하는 자와 담합하는 행위
  (2) 의료기관 개설자가 될 수 없는 자에게 고용되어 의료행위를 한 때
  (3) 일회용 의료기기를 한번 사용 후 다시 사용했을 때
  (4) 진단서 · 검안서 또는 증명서를 거짓으로 작성하여 내주거나 진료기록부 등을 거짓으로 작성하거나 고의로 사실과 다르게 추가기재 · 수정한 때
  (5) 태아 성감별행위 등 금지조항을 위반한 경우
  (6) 의료기사가 아닌 자에게 의료기사의 업무를 하게 하거나 의료기사에게 그 업무 범위를 벗어나게 한 때
  (7) 관련 서류를 위조 · 변조하거나 속임수 등 부정한 방법으로 진료비를 거짓 청구한 때
  (8) 경제적 이익 등을 제공받은 때
  (9) 그 밖에 이 법 또는 이 법에 따른 명령을 위반한 때
4) **기타**
  (1) 의료기관은 그 의료기관 개설자가 자격정지 처분을 받은 경우에는 그 자격정지 기간 중 의료업을 할 수 없음
  (2) 보건복지부장관은 의료인이 실태와 취업상황 등을 신고를 하지 아니한 때에는 신고할 때까지 면허의 효력을 정지할 수 있음
  (3) 의료기관 개설자가 될 수 없는 자에게 고용되어 의료행위를 한 의료인이 자진해 신고한 경우에는 처분을 감경하거

나 면제할 수 있음
(4) 각 중앙회의 장은 의료인이 품위손상행위에 해당하는 경우 각 중앙회의 윤리위원회의 심의 · 의결을 거쳐 보건복지부장관에게 자격정지처분을 요구할 수 있음

39 간호사 외 보건의료인 종별 자격과 업무

1) **한지 의료인**
  (1) 의료법이 시행되기 전의 규정에 따라 면허를 받은 한지 의사, 한지 치과의사 및 한지 한의사로 허가받은 지역에서 의료업무에 종사하는 경우
  (2) 의료인의 허가지역 변경, 그 밖에 필요한 사항은 보건복지부령으로 정함
  (3) 한지 의사, 한지 치과의사, 한지 한의사로서 허가받은 지역에서 10년 이상 의료업무에 종사한 경력이 있거나 의료업무에 종사하고 있는 자 중 경력이 5년 이상인 자에게는 보건복지부령으로 정하는 바에 따라 의사, 치과의사 또는 한의사의 면허를 줄 수 있음
2) **의료유사업자:** 의료법이 시행되기 전의 규정에 따라 자격을 받은 접골사, 침사, 구사
  (1) 규정준용: 의료유사업자에 대하여는 이 법 중 의료인과 의료기관에 관한 규정을 준용. 이 경우 "의료인"은 "의료유사업자"로, "면허"는 "자격"으로, "면허증"은 "자격증"으로, "의료기관"은 "시술소"로 함
3) **안마사**
  (1) 대상자: 시각장애인
  (2) 자격인정: 시 · 도지사

40 청문

1) **청문권자:** 보건복지부장관, 시 · 도지사 또는 시장 · 군수 · 구청장
2) **청문사유**
  (1) 인증의 취소
  (2) 의료법인 설립 허가의 취소
  (3) 의료기관 인증 또는 조건부인증의 취소
  (4) 의료기관 시정명령에 따른 시설 · 장비 등의 사용금지 명령
  (5) 의료기관 개설허가 취소나 의료기관 폐쇄 명령
  (6) 의료인 면허취소 사유

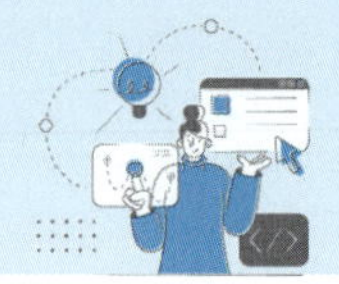

핵심문제

1. **의료법의 목적으로 옳은 것은?**

① 의료기술의 발전
② 의료기관 감독 강화
③ 의료인의 권익 보호
④ 의료기관의 기반 조성
⑤ 모든 국민이 수준 높은 의료혜택을 받을 수 있도록 함

☞ 법 제1조(목적)

2. **의료인으로 옳은 것은?**

① 의사, 치과의사, 한의사, 약사
② 의사, 치과의사, 간호사, 수의사
③ 의사, 치과의사, 한의사, 수의사
④ 의사, 치과의사, 한의사, 간호사, 조산사
⑤ 의사, 치과의사, 조산사, 간호조무사, 간호사

☞ 법 제2조(의료인)

3. **진료기록부의 보존기간은?**

① 1년
② 2년
③ 5년
④ 10년
⑤ 15년

☞ 법 제22조(진료기록부 등), 시행규칙 제15조(진료기록부 등의 보존)

4. **진료기록 열람이 불가능한 자는?**

① 친구
② 환자 본인
③ 직계존비속
④ 배우자의 직계존속
⑤ 환자가 지정한 대리인

☞ 법 제21조(기록 열람 등)

정답 1. ⑤ 2. ④ 3. ④ 4. ①

5. 의료기관 개설이 불가능한 자는?

① 국가 ② 약사 ③ 의료인
④ 의료법인 ⑤ 비영리법인

☞ 법 제33조(개설 등)

6. 의료인의 보수교육 기준은?

① 평생 1회 ② 매년 2시간 ③ 매년 4시간
④ 매년 6시간 ⑤ 매년 8시간 이상

☞ 법 제30조(협조 의무), 시행규칙 제20조(보수교육)

7. 가정간호 중 간호사가 독자적으로 할 수 <u>없는</u> 업무는?

① 투약 ② 상담 ③ 검체 채취
④ 응급처치 ⑤ 독자적 주사

☞ 법 제33조(개설 등), 시행규칙 제24조(가정간호)

8. 무면허 의료행위에 해당되는 것은?

① 의사의 처방에 따라 간호사가 주사를 시행한 경우
② 간호조무사가 간호사의 지도 하에 환자 간호를 보조한 경우
③ 의사가 직접 환자의 상처를 봉합한 경우
④ 간호사가 독자적으로 상처 봉합을 한 경우
⑤ 조산사가 조산원에서 임산부에 대한 양호지도를 실시한 경우

☞ 제27조(무면허 의료행위 등 금지)

9. 의료인이 <u>아닌</u> 자는?

① 병원 간호사 ② 요양병원 조산사
③ 의원 의사 ④ 보건소 공중보건의
⑤ 약국 약사

☞ 법 제2조(의료인)

정답 5. ② 6. ⑤ 7. ⑤ 8. ④ 9. ⑤

10. 한국보건의료인국가시험원의 업무인 것은?

① 약제 계약 ② 시험 공고
③ 면허 발급 ④ 진료비 심사
⑤ 의료기기 인증

☞ 법 제9조(국가시험 등), 시행령 제4조(국가시험 등의 시행 및 공고 등)

11. 의료기관이 휴업 시 신고 및 진료기록부 이관 대상은?

① 도지사 신고, 병원장 보관
② 복지부장관 신고, 병원장 보관
③ 도지사 신고, 시군구청장 보관
④ 시군구청장 신고, 보건소장 보관
⑤ 복지부장관 신고, 시군구청장 보관

☞ 법 제40조(폐업 · 휴업의 신고), 법 제40조의2(진료기록부 등의 이관)

12. 임신 32주 이전 태아의 성감별을 알린 행위의 처벌은?

① 면허취소 ② 자격정지 ③ 금전 벌칙
④ 교육명령 ⑤ 벌칙 없음

☞ 법 제20조(태아 성 감별 행위 등 금지), 제66조(자격정지 등)

13. 간호사 면허 취소 사유는?

① 진료비 과다청구 ② 금고 이상 형 확정
③ 2회 자격정지 ④ 거짓 진료기록 작성
⑤ 의료법 위반 과태료

☞ 법 제8조(결격사유 등), 제65조(면허 취소)

14. 의료인 국가시험에서 부정행위 후 제한 기간은?

① 과태료 부과 ② 영구 응시 제한
③ 3회 이내 응시 제한 ④ 다음해 재응시 가능
⑤ 재교육 후 재응시 가능

☞ 법 제10조(응시자격 제한 등)

정답 10. ② 11. ④ 12. ⑤ 13. ② 14. ③

15. 간호기록부 보존기간은?

① 1년 ② 2년 ③ 3년
④ 5년 ⑤ 10년

☞ 법 제22조(진료기록부 등), 시행규칙 제15조(진료기록부 등의 보존)

16. 요양병원 입원이 불가한 환자는?

① 만성질환자 ② 수술 후 환자
③ 노인성 치매 환자 ④ 급성 감염병 환자
⑤ 외상 회복기 환자

☞ 법 제36조(준수사항), 시행규칙 제36조(요양병원의 운영)

17. 의료인이 사본 교부 의무가 <u>없는</u> 문서는?

① 진료기록부 ② 임상소견서 ③ 치료경위서
④ 사건 보고서 ⑤ 검사기록 및 방사선필름

☞ 법 제21조(기록 열람 등), 법 제22조(진료기록부 등)

18. 보수교육 면제 대상이 <u>아닌</u> 경우는?

① 전공의
② 신규 면허 취득자
③ 간호(의과 등) 대학원 재학생
④ 보건복지부장관이 보수교육 면제를 인정한 자
⑤ 환자 진료 업무에 종사 중인 병동 근무 간호사

☞ 법 제30조(협조 의무), 시행규칙 제20조(보수교육)

19. 병원에서 간호조무사 A씨가 의사의 지시나 감독 없이 독자적으로 환자의 상처를 꿰매는 의료행위를 하다가 적발되었다. 이 경우 A씨에게 적용되는 법적 처벌로 가장 적절한 것은?

① 과태료 ② 면허 정지
③ 보수교육 의무 ④ 2년 이하 징역
⑤ 5년 이하 징역 또는 5천만 원 이하 벌금

☞ 법 제27조(무면허 의료행위 등 금지), 제87조(벌칙)

정답 15. ④ 16. ④ 17. ⑤ 18. ⑤ 19. ⑤

20. 의료기관 내에서 간호사(의료인)가 진료 시 반드시 명찰에 포함해야 할 내용은?

① 사진
② 입사년도
③ 면허 종류 및 성명
④ 면허번호
⑤ 소속

☞ 법 제4조(의료인과 의료기관 장의 의무), 시행령 제2조의2(명찰의 표시 내용 등)

21. 의료인 결격사유가 아닌 것은?

① 피성년후견인
② 마약 또는 대마, 향정신성의약품 중독자
③ 정신질환자
④ 보건복지부장관이 인정하는 대학을 졸업한 자
⑤ 금고 이상의 형을 선고받고 그 집행이 종료되지 아니한 자

☞ 법 제8조(결격사유 등)

22. 의료광고를 할 수 있는 경우는?

① 수술 장면을 노출하는 광고
② 의료기관 인증을 표시한 광고
③ 전문가의 의견 형태로 표현되는 광고
④ 외국인 환자를 유치하기 위한 국내광고
⑤ 법적 근거가 없는 명칭을 표방하는 내용의 광고

☞ 법 제56조(의료광고의 금지 등)

23. 의료광고의 금지사항이 아닌 것은?

① 평가받지 않은 신의료기술을 광고
② 특정 의료인의 진료방법과 비교하는 광고
③ 외국인환자를 유치하기 위한 국내광고
④ 최근 3년간 의료기관 평가결과 광고
⑤ 상장·감사장 등을 이용하는 광고

☞ 법 제56조(의료광고의 금지 등)

정답 20. ③ 21. ④ 22. ② 23. ④

24. 의료광고의 심의대상으로 옳지 않은 것은?

① 전광판
② 신문·인터넷 신문
③ 현수막
④ 3개월 간 일일 평균 이용자 수가 10만 명 이상인 SNS에서의 광고
⑤ 평가받지 않은 신의료기술

☞ 법 제56조(의료광고의 금지), 제57조(의료광고의 심의)

25. 의료기관 인증제도에 대한 설명으로 옳은 것은?

① 인증의 유효기간은 4년, 조건부인증은 1년으로 한다.
② 인증등급은 인증, 조건부인증 및 재인증으로 구분한다.
③ 병원급 의료기관 이상은 반드시 인증을 신청하여야 한다.
④ 인증을 받고자 하는 의료기관의 장은 의료기관협회장에게 인증을 신청할 수 있다.
⑤ 의료기관의 장은 인증등급을 통보받은 날부터 60일 이내에 이의신청을 할 수 있다.

☞ 법 제58조의3(의료기관 인증기준 및 방법 등), 제58조의4(의료기관 인증의 신청 및 평가)

26. 의료인이 면허증을 타인에게 대여한 것이 발견되어 면허가 취소된 경우, 재교부 규정으로 옳은 것은?

① 재교부 받을 수 없다.
② 면허 취소 후 1년 후에 재교부 받을 수 있다.
③ 면허 취소 후 2년 후에 재교부 받을 수 있다.
④ 면허 취소 후 3년 후에 재교부 받을 수 있다.
⑤ 시험에 재응시하여 합격하면 교부 받을 수 있다.

☞ 법 제65조(면허 취소와 재교부)

27. 부정한 방법으로 의료인 국가시험에 합격하여 면허가 취소된 경우 재교부 규정으로 옳은 것은?

① 재교부 받을 수 없다.
② 면허 취소 후 1년 이내에 재교부하지 못한다.
③ 면허 취소 후 2년 이내에 재교부하지 못한다.
④ 면허 취소 후 3년 이내에 재교부하지 못한다.
⑤ 면허 취소 후 10년 이내에 재교부하지 못한다.

☞ 법 제65조(면허 취소와 재교부)

정답 24. ⑤ 25. ① 26. ④ 27. ①

28. 조산사가 환자의 기록을 고의로 사실과 다르게 수정하였을 경우, 해당 조산사가 받을 수 있는 처분은?

① 면허 취소
② 면허 자격정지
③ 과징금 부과
④ 보수교육 이수 취소
⑤ 중앙회의 자격 박탈

☞ 법 제66조(자격정지 등)

29. 의료인의 자격정지 사유에 해당하는 것은?

> 가. 의료인의 품위를 손상시키는 행위를 한 때
> 나. 면허를 대여한 경우
> 다. 의료기관 개설자가 될 수 없는 자에게 고용되어 의료행위를 한 때
> 라. 수술, 수혈, 전신마취를 의료인에게 면허 사항 외로 하게 한 경우

① 가, 나, 다
② 가, 다
③ 나, 라
④ 라
⑤ 가, 나, 다, 라

☞ 법 제66조(자격정지 등)

30. 의료인의 면허 자격정지 기간은?

① 3개월 이내
② 6개월 이내
③ 1년 이내
④ 2년 이내
⑤ 5년 이내

☞ 법 제66조(자격정지 등)

31. 의료인의 품위손상에 해당하는 행위는?

① 태아 성감별 행위를 한 경우
② 진단서를 거짓으로 기재한 경우
③ 학문적으로 인정되지 않은 행위를 하는 경우
④ 의료기사가 아닌 자에게 의료기사의 업무를 하게 한 경우
⑤ 의료기관 개설자가 될 수 없는 자에게 고용되어 의료행위를 한 경우

☞ 시행령 제32조(의료인의 품위 손상 행위의 범위)

정답 28. ② 29. ② 30. ③ 31. ③

32. **의료인의 품위손상 범위에 포함되지 않는 것은?**

① 불필요한 투약검사 등의 과잉 진료행위
② 허위진단서 발급행위
③ 비도덕적 진료행위
④ 직무와 관련해 부당하게 금품을 수수하는 행위
⑤ 약국개설자와 담합하는 행위

☞ 시행령 제32조(의료인의 품위 손상 행위의 범위)

33. **보건복지부장관·시·도지사 또는 시장·군수·구청장이 실시해야 하는 청문사유로 적절하지 않은 것은?**

① 의료인의 면허취소
② 의료기관의 폐쇄명령
③ 시설·장비 등의 사용금지 명령
④ 의료기관 인증취소
⑤ 의료법인의 폐쇄명령

☞ 법 제84조(청문)

정답 32. ② 33. ⑤

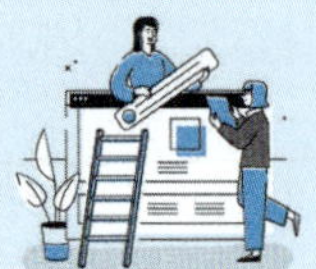

판 례

1. 의료인면허 취소 및 정지

판례 1 [의사면허 자격정지 처분취소] 의사가 조무사에게 처방전을 대리발급하게 한 사례

구 의료법 제17조 제1항 본문은 의료업에 종사하고 직접 진찰하거나 검안한 의사, 치과의사, 한의사가 아니면 진단서 · 검안서 · 증명서 또는 처방전을 작성하여 환자에게 교부하거나 발송하지 못한다고 규정하고 있다. 이는 진단서 · 검안서 · 증명서 또는 처방전이 의사 등이 환자를 직접 진찰하거나 검안한 결과를 바탕으로 의료인으로서의 판단을 표시하는 것으로서 사람의 건강상태 등을 증명하고 민형사책임을 판단하는 증거가 되는 등 중요한 사회적 기능을 담당하고 있어 정확성과 신뢰성을 담보하기 위하여 직접 진찰 · 검안한 의사 등만이 이를 작성 · 교부할 수 있도록 하는 데 취지가 있다. 다만 위 조항은 스스로 진찰을 하지 않고 처방전을 발급하는 행위를 금지하는 규정일 뿐 대면진찰을 하지 않았거나 충분한 진찰을 하지 않은 상태에서 처방전을 발급하는 행위 일반을 금지하는 조항은 아니므로, 전화 진찰을 하였다는 사정만으로 '자신이 진찰'하거나 '직접 진찰'을 한 것이 아니라고 볼 수는 없다.

의사 甲이 자신이 운영하는 병원에 없는 상태에서 전화로 간호조무사 乙에게 지시하여 丙 등 3명에게 처방전을 발행하도록 지시함에 따라 乙이 처방전을 발행하였다. 丙 등 3명은 종전에 甲으로부터 진찰을 받고 처방전을 발급받았던 환자이므로 의사인 甲이 간호조무사 乙에게 丙 등 3명의 환자들에 대하여 '전에 처방받은 내용과 동일하게 처방하라'고 지시한 경우 특별한 사정이 없는 한 처방전 기재내용은 특정되었고, 처방전의 내용은 간호조무사 乙이 아니라 의사인 甲이 결정한 것으로 보아야 하며, 의사가 처방전의 내용을 결정하여 작성 · 교부를 지시한 이상, 그러한 의사의 지시에 따라 간호사나 간호조무사가 환자에게 처방전을 작성 · 교부하는 행위가 구 의료법 제27조 제1항이 금지하는 무면허의료행위에 해당한다고 볼 수 없다 [대법원 2020. 1. 9. 선고 2019두50014 판결].

2. 무면허의료시술

판례 1 [의료법 위반] 甲 종합병원을 설립 · 운영하는 피고인 재단법인의 사용인인 甲 병원 혈액내과, 종양내과, 소아종양혈액과 교수들이 소속 간호사들로 하여금 고도의 침습적 의료행위로 의사만이 할 수 있는 골수 검사에 필요한 골수 검체 채취를 하게 함으로써 피고인 법인의 업무에 관하여 무면허 의료행위를 하였다는 공소사실로 기소된 사안에서, 골수 검체 채취를 간호사가 직접 수행하는 것은 무면허 의료행위에 해당하는지 여부에 대한 판단

골수 검사는 의사만이 할 수 있는 진료행위 자체에 해당한다고 볼 수는 없고, 환자의 개별적인 상태 등에 비추어 위험성이 높다는 등의 특별한 사정이 없는 한 의사가 진료의 보조행위 현장에 입회할 필요 없이 일반적인 지도 · 감독 아래 골수 검사에 자질과 숙련도를 갖춘 간호사로 하여금 진료의 보조행위로서 시행하게 할 수 있는 의료행위라고 보아야 한다.

1) 의료법은 의료인을 의사 · 간호사 등 종별로 엄격히 구분하고 각각의 면허가 일정한 한계를 가짐을 전제로 하여 면허된 것 이외의 의료행위를 금지 · 처벌하는 것을 기본적 체계로 하면서도, 의료인 상호 간에 각각의 업무 영역이 어떤 것이고 그 면허의 범위 안에 포섭되는 의료행위가 구체적으로 어디까지인지에 관하여는 아무런 규정을 두고 있지 않다. 의료인 중 간호사의 업무는 의료법 제2조 제2항 제5호에서 '환자의 간호요구에 대한 관찰, 자료수집, 간호판단 및 요양을 위한 간호', '의사 등의 지도하에 시행하는 진료의 보조' 등으로 규정하고 있다. 간호사가 의사의 지시나 위임에 따라 수행할 수 있는 '진료의 보조' 행위에 해당하는지를 판단할 때에는 해당 의료행위가 진단 · 치료 등의 본질적 · 핵심적 부분인지 여부, 해당 의료행위가 시행되는 부위 및 구체적 방법과 난이도, 요구되는 의료지식과 기술의 수준, 해당 의료행위로 발생할 수 있는 부작용이나 후유증의 내용 및 그 위험성의 정도, 임상의학 분야에서 시행되고 있는 의사와 간호

사 사이의 실질적인 의료분업 현황, 의료기술과 의료산업의 발전 양상과 의료환경의 변화, 의료서비스 수요자의 인식과 요구 등을 종합적으로 고려하여야 한다.

2) 골수 검사는 혈액·종양성 질환 진단을 위하여 골수를 채취하는 의료행위로서 질환의 진단이나 치료를 위한 본질적·핵심적인 의료행위는 아니다. 대한혈액학회 및 대한종양내과학회는 골수 검사에 관하여 '골수 검사가 주로 시행되는 부위인 후상 장골극은 엉덩이에서 유일하게 튀어나온 구조물로 검사 위치 판단이 쉽고, 주요한 혈관이나 신경의 분포가 없어 심각한 신경 손상·출혈 등이 발생할 가능성이 매우 낮기 때문에 침습적이기는 하지만 최소 위험(minimal risk)을 가지는 시술에 해당한다.'고 의견을 밝혔다.

3) 간호사는 간호대학 등에서 골수 검사에 필요한 기본적인 해부학적 지식과 골수 검사의 과정 및 골수 검사 전후 간호 등을 교육받는다. 나아가 전문간호사는 그 자격을 갖추기 위해 해당 분야에 관한 전문적인 교육과정과 자격시험을 거치게 되므로 자격을 인정받은 해당 분야에 대한 전문성을 인정할 수 있다. 종양전문간호사의 경우 일반 간호사보다 종양 분야에서 더 높은 전문성을 가지고 있고, 자격을 갖추기 위해서 골수 검사에 관한 이론과 실습 교육을 거치게 되므로 이에 대해서 더 깊은 이해도를 가지고 있다고 볼 수 있다.

4) 다만 환자의 체구가 작거나 성인과 같은 정도로 골화가 진행되지 않은 소아 등의 경우 골수 검사 과정에서 골수채취바늘이 과도하게 삽입되거나 뼈가 손상될 위험이 있고, 골수 검사 과정에서 움직이는 등 협조가 어려워 대부분 정맥마취하에 검사가 시행된다. 이러한 환자에 대한 골수 검사 과정에서 환자의 전반적인 상태나 검사 부위의 합병증 발생 여부를 직접 파악할 필요가 있을 때에는 의사의 일반적인 지도·감독만으로는 부족하고 의사가 골수 검사 현장에 입회하여 진료 보조행위를 하는 간호사에 대하여 구체적인 지도·감독을 하여야 할 필요가 있다[대법원 2024. 12. 12. 선고 2023도10286 판결].

판례 2 [호스피스 의료기관에서 근무하는 의사인 피고인이 부재중에 입원환자가 사망한 경우 간호사인 피고인들에게 환자의 사망 여부를 확인한 다음 사망진단서를 작성하여 유족들에게 발급하도록 한 사안]

구 의료법(2015. 12. 29. 법률 제13658호로 개정되기 전의 것, 이하 '구 의료법'이라 한다) 제27조 제1항은 의료인에게만 의료행위를 허용하고, 의료인이라고 하더라도 면허된 의료행위만 할 수 있도록 하여, 무면허 의료행위를 엄격히 금지하고 있다. 여기서 '의료행위'라 함은 의학적 전문지식을 기초로 하는 경험과 기능으로 진찰, 검안, 처방, 투약 또는 외과적 시술을 시행하여 하는 질병의 예방 또는 치료행위 및 그 밖에 의료인이 행하지 아니하면 보건위생상 위해가 생길 우려가 있는 행위를 말한다.

간호사가 의사 등의 진료를 보조하는 경우에 있어, 의사 등이 간호사에게 의료행위의 실시를 개별적으로 지시하거나 위임한 적이 없음에도 간호사가 그의 주도 아래 전반적인 의료행위의 실시 여부를 결정하고 간호사에 의한 의료행위의 실시과정에도 의사 등이 지시·관여하지 아니한 경우라면, 이는 구 의료법 제27조 제1항이 금지하는 무면허 의료행위에 해당한다.

환자가 사망한 경우 사망진단 전에 이루어지는 사망징후관찰은 구 의료법 제2조 제2항 제5호에서 간호사의 임무로 정한 '상병자 등의 요양을 위한 간호 또는 진료 보조'에 해당한다고 할 수 있다. 그러나 사망의 진단은 의사 등이 환자의 사망 당시 또는 사후에라도 현장에 입회해서 직접 환자를 대면하여 수행해야 하는 의료행위이고, 간호사는 의사 등의 개별적 지도·감독이 있더라도 사망의 진단을 할 수 없다. 사망의 진단은 사망 사실과 그 원인 등을 의학적·법률적으로 판정하는 의료행위로서 구 의료법 제17조 제1항이 사망의 진단 결과에 관한 판단을 표시하는 사망진단서의 작성·교부 주체를 의사 등으로 한정하고 있고, 사망 여부와 사망 원인 등을 확인·판정하는 사망의 진단은 사람의 생명 자체와 연결된 중요한 의학적 행위이며, 그 수행에 의학적 전문지식이 필요하기 때문이다.

간호사인 피고인 2, 피고인 3, 피고인 4, 피고인 5, 피고인 6(이하 '간호사인 피고인들'이라 한다)이 환자에 대한 사망의 징후를 확인하는 등의 행위를 할 수 있다고 하더라도, 이러한 행위는 사체검안 행위의 보조행위로서 의사가 사망 당시 또는 사후에라도 현장에 입회하여 환자의 사망의 징후를 직접 확인하는 것을 전제로 하는 행위라고 보아야 한다. 따라서 의사인 피고인 1이 간호사인 피고인들로부터 전화를 받았다고 하더라도, 간호사인 피고인들이 의사인 피고인 1이 입회하지 아니한 채 '환자의 사망의 징후를 확인하고, 이를 바탕으로 환자의 유족들에게 사망진단서 등을 작성·발급한 행위'는 사망을 진단하는 행위, 즉 사체검안을 구성하는 일련의 행위에 해당하므로 이를 포괄하여 무면허 의료행위에 해당한다고 봄이 타당하다[대법원 2022. 12. 29. 선고 2017도10007 판결].

3. 업무상과실치상

판례 1 **[의료행위로 인한 업무상과실치사상죄의 성립요건에 대한 사건]**

2019. 7. 29. 17:30경 주치의는 환자의 어깨부위에 주사를 시행하는 과정에서 손 · 주사기 · 환자의 피부를 충분히 소독하는 등 상당한 주의를 기울여 감염이 발생하지 않도록 해야 할 업무상 주의의무를 소홀히 하여, 주사부위에 메티실린 내성 황색포도상구균(MRSA)을 감염시켜 피해자에게 약 4주간의 치료가 필요한 우측 견관절, 극상근 및 극하근의 세균성 감염 등의 상해를 입게 하였다.

의료사고에서 의사의 과실을 인정하기 위해서는, 의사가 결과 발생을 예견할 수 있었음에도 이를 예견하지 못하였거나 결과 발생을 회피할 수 있었음에도 이를 회피하지 못하였는지 여부를 검토하여야 하고, 과실 유무를 판단할 때에는 같은 업무 · 직무에 종사하는 일반적 평균인의 주의 정도를 표준으로 하여 사고 당시의 일반적 의학의 수준과 의료 환경 및 조건, 의료행위의 특수성 등을 고려하여야 한다. 의료사고에서 의사의 과실과 결과 발생 사이에 인과관계를 인정하기 위해서는, 주의의무 위반이 없었더라면 그러한 결과가 발생하지 않았을 것임이 증명되어야 한다.

그러므로 의사에게 의료행위로 인한 업무상과실치사상죄를 인정하기 위해서는, 의료행위 과정에서 공소사실에 기재된 업무상과실의 존재는 물론 그러한 업무상과실로 인하여 환자에게 상해 · 사망 등 결과가 발생한 점에 대하여도 엄격한 증거에 따라 합리적 의심의 여지가 없을 정도로 증명이 이루어져야 한다. 설령 의료행위와 환자에게 발생한 상해 · 사망 등 결과 사이에 인과관계가 인정되는 경우에도, 검사가 공소사실에 기재한 바와 같은 업무상과실로 평가할 수 있는 행위의 존재 또는 그 업무상과실의 내용을 구체적으로 증명하지 못하였다면, 의료행위로 인하여 환자에게 상해 · 사망 등 결과가 발생하였다는 사정만으로 의사의 업무상과실을 추정하거나 단순한 가능성 · 개연성 등 막연한 사정을 근거로 함부로 이를 인정할 수는 없다 [대법원 2023. 1. 12. 선고 2022도11163 판결].

판례 2 **[의사가 간호사에게 환자 감시 업무를 맡기고 수술실을 이탈한 후 환자에게 심정지가 발생하여 사망한 사건]**

마취통증의학과 의사는 수술실에서 환자인 甲(73세)에게 마취시술을 시행한 다음 간호사 乙에게 환자의 감시를 맡기고 수술실을 이탈하였는데, 이후 甲에게 저혈압이 발생하고 혈압 회복과 저하가 반복됨에 따라 乙이 주치의를 수회 호출하자, 수술실에 복귀하여 甲이 심정지 상태임을 확인하고 마취해독제 투여, 심폐소생술 등의 조치를 취하였으나, 甲이 심정지 등으로 사망에 이르게 하였다.

피해자는 반복적인 혈압상승제 투여에도 불구하고 알 수 없는 원인으로 계속적으로 혈압 저하 증상을 보이다가 사망하였는데, 주치의가 직접 피해자를 관찰하거나 간호사의 호출을 받고 신속히 수술실에 가서 대응하였다면 구체적으로 어떤 조치를 더 할 수 있는지, 그러한 조치를 취하였다면 피해자가 심정지에 이르지 않았을 것인지 명확히 알기 어렵다. 그리고 피해자에게 심정지가 발생하였을 때 피고인이 피해자를 직접 관찰하고 있다가 심폐소생술 등의 조치를 하였더라면 피해자가 사망하지 않았을 것이라는 점에 대한 증명도 부족하다. 주치의의 업무상과실로 피해자가 사망하게 되었다는 점이 합리적인 의심의 여지가 없을 정도로 증명되었다고 보기 어렵다[대법원 2023. 8. 31. 선고 2021도1833 판결].

4. 견책처분 취소

판례 1 ○○병원장이 소속 수간호사 甲에 대하여 '환자 배정과 관련하여 원무팀에서 배정하는 대로 받고 부당하게 이를 거부하지 말라'는 취지의 지시를 했음에도, 병동과 병실이 배정된 아기 환자의 보호자에게 다른 병동으로 병실 이전을 유도하는 말을 하는 등으로 국가공무원법 제56조, 제57조를 위반하였다는 이유로 견책처분을 한 사안

1) ○○병원의 관련 규정상 원무팀 직원은 의사의 진단에 따라 환자가 입원할 병동을 결정하도록 하고 있으나, 환자의 주된 병종과 관련 없는 병동에 환자가 배치되거나 특정 병동에만 환자가 많이 배치되는 경우 등에는 그 병동의 수간호사가 병실 배정에 대해 이의를 제기하는 일이 종종 있기 때문에, 때로 해당 병동의 수간호사에게 전화하여 병실 배정에 대한 의견을 들은 후 환자가 입원할 병실을 결정하기도 한다.
2) ○○병원의 병동관리규정과 피고 산하 간호지원담당관실의 간호업무지침에 의하면, 원무팀으로부터 환자 입원을 통보받은 간호사는 환자가 입원할 수 있도록 병상을 준비한 후 환자가 병실에 오면 먼저 주치의에게 입원 사실을 알리고 환자에게 입원안내를 한 후 간호를 시행하도록 하고 있는데, 간호정보조사 시 소아의 경우에는 성인에 대하여 조사하지 않는 예방접종 여부를 자세하게 조사하고 있고, 유 · 소아 입원환자에 대해서는 감염의 우려가 있어 면회를 금지하고 있다.

3) 생후 10개월된 아기(소외 3)의 엄마인 소외 4가 친족의 상을 당하여 ○○병원 장례식장에 와서 상복을 입고 아기를 돌보다가 아기가 고열과 콧물 등의 감기증세를 보여 의사의 진료를 받게 되었고, 입원지시에 따라 2011. 10. 17. 소외 3에 대한 입원절차를 밟으면서 1인실을 희망한다고 하자, 원무팀 소속 직원은 소아과병동에는 1인실이 없다거나 1인실이 있는 내과 72병동의 사정 등 병원 내 1인실 관련 사정에 대한 별다른 설명 없이 소외 3을 내과 72병동 1인실인 719호로 배정하였는데, 719호 병실 근처인 713호 병실과 같은 층의 706호, 710호 병실에는 볼거리 확진 환자 및 의심 환자가 격리되어 입원 중이었다.
4) 소외 4는 72병동 수간호사인 원고로부터 "이 병동은 지금 볼거리 감염환자가 많은데 어떻게 괜찮겠어요?"라는 말을 듣고 원고에게 소아과병동 1인실로 바꾸어 달라고 요청하였으나, 원고로부터 소아과병동에는 1인실은 없고 2인실과 6인실만 있다는 설명을 듣자 소아과병동 2인실로 바꾸어 달라고 하였고, 원고는 원무팀과 상의 후 소외 4에게 소아과병동인 75병동 756호로 병실이 변경되었다고 안내해 주었다.

甲이 아기 환자의 보호자에게 "이 병동은 지금 볼거리 감염환자가 많은데 괜찮겠어요?"라고 말하는 등의 행위를 한 것은 의료종사자로서 환자에 대한 설명의무를 이행한 것으로 보일 뿐 환자의 신속하고 편안한 입원을 방해하거나 병원의 위상과 신뢰를 해하는 성실의무 위반 행위에 해당한다고 보기 어렵고, 간호지원담당관 등의 지시에 위반하여 환자배정을 간접적으로 거부한 것에 해당한다고 보기 어려우므로, 甲의 행위는 국가공무원법 제56조의 성실의무나 제57조의 복종의무에 위배된다고 보기 어렵다[서울고법 2014. 7. 15. 선고 2013누25193 판결:확정].

REGULATIONS *of* HEALTH & MEDICAL CARE

03절

간호법

REGULATIONS of HEALTH & MEDICAL CARE

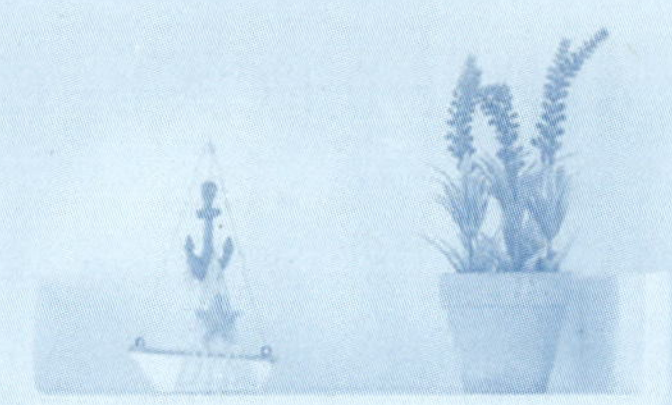

학습목표

1. 간호법 관련 용어를 정의한다.
2. 간호사면허, 전문간호사 자격인정, 간호조무사 자격인정을 설명한다.
3. 간호사 등의 업무를 설명한다.
4. 간호사 및 간호조무사 단체를 설명한다.
5. 간호사 등의 권리 및 처우 개선 등을 설명한다.
6. 간호종합계획의 수립 등을 설명한다.

간호법

제정 2025. 6. 21. 법률 제20445호, 2024.9.20.

간호법 시행령

제정 2025. 6. 21. 대통령령 제35597호, 2025.6.20.

간호법 시행규칙

제정 2025. 6. 21. 보건복지부령 제1118호, 2025.6.20.

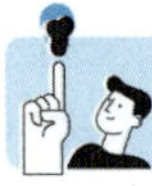

제 1 장 총 칙

제1조(목적)
이 법은 모든 국민이 보건의료기관, 학교, 산업현장, 재가 및 각종 사회복지시설 등 간호사등이 종사하는 다양한 영역에서 수준 높은 간호 혜택을 받을 수 있도록 간호에 관하여 필요한 사항을 규정함으로써 의료의 질 향상과 환자안전을 도모하여 국민의 건강 증진에 이바지함을 목적으로 한다.

영 제1조(목적)
이 영은 「간호법」에서 위임된 사항과 그 시행에 필요한 사항을 규정함을 목적으로 한다.

규칙 제1조(목적)
이 규칙은 「간호법」 및 같은 법 시행령에서 위임된 사항과 그 시행에 필요한 사항을 규정함을 목적으로 한다.

제2조(정의)
이 법에서 사용하는 용어의 뜻은 다음과 같다.
1. "간호사"란 제4조에 따른 면허를 받은 사람을 말한다.
2. "전문간호사"란 제5조에 따른 자격인정을 받은 사람을 말한다.
3. "간호조무사"란 제6조에 따른 자격인정을 받은 사람을 말한다.
4. "간호사등"이란 간호사・전문간호사・간호조무사를 말한다.
5. "의료기관"이란 「의료법」 제3조제1항에 따른 의료기관을 말한다.
6. "보건의료기관"이란 「보건의료기본법」 제3조제4호에 따른 보건의료기관을 말한다.

제3조(다른 법률과의 관계)
간호사등에 관하여 이 법에서 규정하지 아니한 사항에 대하여는 「보건의료기본법」과 「의료법」 등 보건의료 관계 법률을 따른다.

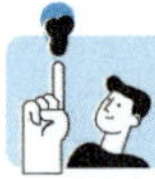

제 2 장 면허와 자격

제4조(간호사 면허)
① 간호사가 되려는 사람은 다음 각 호의 어느 하나에 해당하는 사람으로서 제8조에 따른 간호사 국가시험에 합격한 후 보건복지부장관의 면허를 받아야 한다.
1. 「고등교육법」 제11조의2에 따른 인정기관(이하 이 조에서 "평가인증기구"라 한다)의 인증을 받은 간호학을 전공하는 대학이나 전문대학(구제 전문학교와 간호학교를 포함한다)을 졸업한 사람
2. 외국의 제1호에 해당하는 학교(보건복지부장관이 정하여 고시하는 인정기준에 해당하는 학교를 말한다)를 졸업하고 외국의 간호사 면허를 받은 사람

② 제1항에도 불구하고 입학 당시 평가인증기구의 인증을 받은 간호학을 전공하는 대학 또는 전문대학에 입학한 사람으

로서 그 대학 또는 전문대학을 졸업하고 해당 학위를 받은 사람은 같은 항 제1호에 해당하는 사람으로 본다.

③ 평가인증기구의 인증을 받은 간호학을 전공하는 대학이나 전문대학을 6개월 이내에 졸업하고 해당 학위를 받을 것으로 예정된 사람은 제1항제1호의 자격을 가진 사람으로 본다. 다만, 그 졸업예정시기에 졸업하고 해당 학위를 받아야 면허를 받을 수 있다.

제5조(전문간호사 자격인정)

① 보건복지부장관은 간호사에게 제4조에 따른 간호사 면허 외에 전문간호사 자격을 인정할 수 있다.

② 전문간호사가 되려는 사람은 다음 각 호의 어느 하나에 해당하는 사람으로서 보건복지부장관이 실시하는 전문간호사 자격시험에 합격한 후 보건복지부장관의 자격인정을 받아야 한다.

1. 보건복지부령으로 정하는 전문간호사 교육과정을 이수한 사람
2. 보건복지부장관이 인정하는 외국의 해당 분야 전문간호사 자격이 있는 사람

③ 전문간호사의 자격 구분, 자격 기준, 자격 시험, 자격증, 그 밖에 필요한 사항은 보건복지부령으로 정한다.

제6조(간호조무사 자격인정 등)

① 간호조무사가 되려는 사람은 다음 각 호의 어느 하나에 해당하는 사람으로서 보건복지부령으로 정하는 교육과정을 이수하고 제8조에 따른 간호조무사 국가시험에 합격한 후 보건복지부장관의 자격인정을 받아야 한다.

1. 초·중등교육법령에 따른 특성화고등학교의 간호 관련 학과를 졸업한 사람(간호조무사 국가시험 응시일부터 6개월 이내에 졸업이 예정된 사람을 포함한다)
2. 「초·중등교육법」 제2조에 따른 고등학교 졸업자(간호조무사 국가시험 응시일부터 6개월 이내에 졸업이 예정된 사람을 포함한다) 또는 초·중등교육법령에 따라 같은 수준 이상의 학력이 있다고 인정되는 사람(이하 이 조에서 "고등학교 졸업 이상 학력 인정자"라 한다)으로서 보건복지부령으로 정하는 국·공립 간호조무사양성소의 교육을 이수한 사람
3. 고등학교 졸업 이상 학력 인정자로서 평생교육법령에 따른 평생교육시설에서 고등학교 교과 과정에 상응하는 교육과정 중 간호 관련 학과를 졸업한 사람(간호조무사 국가시험 응시일부터 6개월 이내에 졸업이 예정된 사람을 포함한다)
4. 고등학교 졸업 이상 학력 인정자로서 「학원의 설립·운영 및 과외교습에 관한 법률」 제2조의2제2항에 따른 학원의 간호조무사 교습과정을 이수한 사람
5. 고등학교 졸업 이상 학력 인정자로서 외국의 간호조무사 교육과정(보건복지부장관이 정하여 고시하는 인정기준에 해당하는 교육과정을 말한다)을 이수하고 해당 국가의 간호조무사 자격을 취득한 사람
6. 제4조제1항제1호 또는 제2호에 해당하는 사람

② 제1항제1호부터 제4호까지에 따른 간호조무사 교육훈련기관은 보건복지부장관의 지정·평가를 받아야 한다. 이 경우 보건복지부장관은 간호조무사 교육훈련기관의 지정을 위한 평가업무를 대통령령으로 정하는 절차·방식에 따라 관계 전문기관에 위탁할 수 있다.

③ 보건복지부장관은 제2항에 따른 간호조무사 교육훈련기관이 거짓이나 그 밖의 부정한 방법으로 지정받는 등 대통령령으로 정하는 사유에 해당하는 경우에는 그 지정을 취소할 수 있다.

④ 제1항에 따른 간호조무사 자격인정, 제2항에 따른 간호조무사 교육훈련기관의 지정·평가 등에 필요한 사항은 보건복지부령으로 정한다.

규칙 제2조(간호조무사 국가시험의 응시자격)

① 「간호법」(이하 "법"이라 한다) 제6조제1항 각 호 외의 부분에서 "보건복지부령으로 정하는 교육과정"이란 다음 각 호의 과정을 말한다.

1. 법 제6조제2항 전단에 따라 보건복지부장관의 지정을 받은 간호조무사 교육훈련기관(이하 "간호조무사 교육훈련기관"이라 한다)에서 실시하는 740시간 이상의 이론교육 과정
2. 간호조무사 교육훈련기관의 장이 실습교육을 위탁한 의료기관(조산원은 제외한다) 또는 보건소에서 실시하는

780시간 이상의 실습교육 과정. 이 경우 「의료법」 제3조제2항제3호에 따른 병원급 의료기관에서 실시하는 실습교육 과정이 400시간 이상이어야 한다.

② 제1항제2호 전단에 따른 실습교육 과정은 같은 호 후단에 따라 실시하는 실습교육 과정을 제외하고 최대 234시간의 범위에서 보건복지부장관이 정하여 고시하는 요건을 갖춘 간호조무사 교육훈련기관에서 실시하는 실습교육 과정으로 갈음할 수 있다.

③ 보건복지부장관은 「재난 및 안전관리 기본법」 제38조제1항에 따라 주의 이상의 재난 위기경보가 발령되어 제1항 및 제2항에 따른 교육과정을 실시하는 것이 현저히 곤란한 경우에는 보건복지부장관이 정하여 고시하는 바에 따라 그 교육과정을 달리 운영할 수 있다.

④ 간호조무사가 되려는 사람은 제1항 또는 제3항에 따른 교육과정을 이수해야 한다. 다만, 법 제6조제1항제5호 및 제6호에 해당하는 사람은 제1항 또는 제3항에 따른 교육과정을 이수한 것으로 본다.

규칙 제3조(간호조무사 교육훈련기관의 지정 · 평가)

① 법 제6조제2항 전단에 따른 간호조무사 교육훈련기관의 지정 · 평가 기준은 다음 각 호와 같다.

1. 교육과정 운영 및 교육내용의 적절성
2. 교육인력, 교육시설 및 교육장비의 적절성
3. 재정 여건 및 교육훈련 능력의 수준
4. 교육 운영실적의 수준
5. 그 밖에 간호조무사 교육훈련기관의 지정 · 평가를 위하여 보건복지부장관이 필요하다고 인정하는 사항

② 법 제6조제2항 전단에 따라 간호조무사 교육훈련기관으로 지정 · 평가를 받으려는 기관은 별지 제1호서식의 간호조무사 교육훈련기관 지정신청서에 다음 각 호의 서류를 첨부하여 보건복지부장관에게 제출해야 한다.

1. 해당 기관의 설치 또는 설립 등에 관한 증빙서류
2. 제1항 각 호의 기준을 갖추었음을 증명할 수 있는 서류

③ 보건복지부장관은 신청기관으로 하여금 법 제6조제2항에 따른 지정 · 평가에 드는 실비를 부담하게 할 수 있다.

④ 보건복지부장관은 간호조무사 교육훈련기관의 지정 · 평가를 위하여 필요한 경우에는 관계 기관 · 법인 · 단체 및 개인 등에 대하여 필요한 자료의 제출이나 의견의 진술을 요청할 수 있다.

⑤ 보건복지부장관은 법 제6조제2항에 따른 지정 · 평가를 완료한 경우에는 그 평가 결과, 지정 여부 및 지정기간 등을 신청기관에 알려야 한다.

⑥ 보건복지부장관은 제5항에 따른 평가 결과에 따라 간호조무사 교육훈련기관을 지정하는 경우에는 별지 제2호서식의 간호조무사 교육훈련기관 지정서를 발급하고, 그 지정에 관한 사항을 보건복지부 인터넷 홈페이지 등에 게시해야 한다.

⑦ 제6항에 따라 지정서를 발급받은 간호조무사 교육훈련기관은 교육생이 그 지정 사실을 알 수 있도록 지정서를 비치하거나 해당 기관 인터넷 홈페이지에 게시하는 등 필요한 조치를 해야 한다.

⑧ 제1항부터 제7항까지에서 규정한 사항 외에 간호조무사 교육훈련기관의 지정 · 평가 기준, 절차, 방법 및 결과 통보 등에 필요한 세부 사항은 보건복지부장관이 정한다.

영 제2조(간호조무사 교육훈련기관 평가업무의 위탁)

① 보건복지부장관은 「간호법」(이하 "법"이라 한다) 제6조제2항 후단에 따라 간호조무사 교육훈련기관의 지정을 위한 평가업무를 다음 각 호의 어느 하나에 해당하는 기관 또는 단체에 위탁할 수 있다.

1. 「공공기관의 운영에 관한 법률」 제4조에 따른 공공기관 중 그 설립 목적이 보건의료 또는 인력개발과 관련되는 공공기관
2. 그 밖에 위탁업무 수행에 필요한 조직 · 인력 및 전문성 등을 고려하여 보건복지부장관이 고시하는 기관 또는 단체

② 제1항에 따라 업무를 위탁하는 경우에 위탁 기준, 절차 및 방식 등에 필요한 사항은 보건복지부장관이 정하여 고시한다.

영 제3조(간호조무사 교육훈련기관 지정 취소사유)

법 제6조제3항에서 "거짓이나 그 밖의 부정한 방법으로 지정받는 등 대통령령으로 정하는 사유"란 다음 각 호의 어느 하나에 해당하는 사유를 말한다.

1. 거짓이나 그 밖의 부정한 방법으로 지정받은 경우
2. 법 제6조제4항에 따른 간호조무사 교육훈련기관의 지정 · 평가 등에 필요한 사항 중 해당 교육훈련기관의 지정기준에 미달하는 경우
3. 정당한 사유 없이 교육훈련 업무를 거부하거나 3개월 이상 교육훈련을 실시하지 않은 경우
4. 거짓이나 그 밖의 부정한 방법으로 교육훈련기관의 졸업증명서 또는 이수증명서를 발급한 경우
5. 법 제6조제1항 각 호 외의 부분에 따른 교육과정 및 그 내용이 법령에 위반되거나 간호조무사 교육훈련기관의 지정 목적을 달성하기 어렵다고 인정되는 경우

제7조(결격사유)

다음 각 호의 어느 하나에 해당하는 사람은 간호사등이 될 수 없다.

1. 「정신건강증진 및 정신질환자 복지서비스 지원에 관한 법률」 제3조제1호에 따른 정신질환자. 다만, 「의료법」 제77조에 따른 전문의가 간호사등으로서 적합하다고 인정하는 사람은 그러하지 아니하다.
2. 마약 · 대마 · 향정신성의약품 중독자
3. 피성년후견인 · 피한정후견인
4. 금고 이상의 실형을 선고받고 그 집행이 끝나거나 집행이 면제된 날부터 5년이 지나지 아니한 사람

5. 금고 이상의 형의 집행유예를 선고받고 그 유예기간이 지난 후 2년이 지나지 아니한 사람
6. 금고 이상의 형의 선고유예를 받고 그 유예기간 중에 있는 사람

제8조(국가시험)

① 간호사 및 간호조무사 국가시험(이하 "국가시험"이라 한다)은 매년 보건복지부장관이 시행한다.
② 보건복지부장관은 국가시험의 관리를 대통령령으로 정하는 바에 따라 「한국보건의료인국가시험원법」에 따른 한국보건의료인국가시험원에 위탁할 수 있다.
③ 보건복지부장관은 제2항에 따라 국가시험의 관리를 위탁한 때에는 그 관리에 필요한 예산을 지원할 수 있다.
④ 국가시험에 필요한 사항은 대통령령으로 정한다.

영 제4조(국가시험의 범위 등)

① 법 제8조제1항에 따른 간호사 국가시험은 간호학 및 보건의약 관계 법규에 관하여 간호사로서 갖추어야 할 지식과 기능에 관하여 실시한다.
② 법 제8조제1항에 따른 간호조무사 국가시험은 간호학, 보건학개론 및 보건의료 관계 법규에 관하여 간호조무사로서 갖추어야 할 지식과 기능에 관하여 실시한다.
③ 제1항 및 제2항에 따른 간호사 및 간호조무사 국가시험(이하 "국가시험"이라 한다)의 시험과목, 시험방법, 합격자 결정방법, 그 밖에 시험에 관하여 필요한 사항은 보건복지부령으로 정한다.

규칙 제4조(간호사 국가시험 과목 등)

「간호법 시행령」(이하 "영"이라 한다) 제4조제1항에 따른 간호사 국가시험의 시험과목, 시험방법 및 합격자 결정방법은 별표 1과 같다.

규칙 제5조(간호조무사 국가시험 과목 등)

영 제4조제2항에 따른 간호조무사 국가시험의 시험과목, 시험방법 및 합격자 결정방법은 별표 2와 같다.

영 제5조(국가시험의 시행 및 공고 등)

① 보건복지부장관은 다음 각 호의 구분에 따라 국가시험을 시행해야 한다.
  1. 간호사 국가시험: 매년 1회 이상
  2. 간호조무사 국가시험: 매년 2회 이상
② 보건복지부장관은 법 제8조제2항에 따라 국가시험의 관리에 관한 업무를 「한국보건의료인국가시험원법」에 따른 한국보건의료인국가시험원(이하 "국가시험관리기관"이라 한다)에 위탁한다.
③ 국가시험관리기관의 장은 국가시험을 실시하려면 미리 보건복지부장관의 승인을 받아 시험 일시, 시험 장소, 시험과목, 응시원서 제출기간, 그 밖에 시험의 실시에 관하여 필요한 사항을 시험 실시 90일 전까지 공고해야 한다. 다만, 시험 장소는 지역별 응시인원이 확정된 후 시험 실시 30일 전까지 공고할 수 있다.
④ 제3항에도 불구하고 국가시험관리기관의 장은 보건복지부장관이 국민의 건강 보호를 위하여 긴급하게 의료인력 충원이 필요하다고 인정하는 경우에는 제3항에 따른 공고기간을 단축할 수 있다.

규칙 제9조(국가시험관리기관의 보고사항)

영 제5조제2항에 따른 국가시험관리기관(이하 "국가시험관리기관"이라 한다)의 장은 간호사 및 간호조무사 국가시험(이하 "국가시험"이라 한다)을 실시하고 그 합격자 발표를 한 후 해당 합격자에 대한 다음 각 호의 사항을 보건복지부장관에게 보고해야 한다.
  1. 성명, 성별 및 주민등록번호
  2. 출신 학교 및 졸업 연월일
  3. 합격번호 및 합격 연월일
  4. 국적(외국인만 해당한다)

영 제6조(시험위원)

국가시험관리기관의 장은 국가시험을 실시할 때마다 시험과목별로 전문지식을 갖춘 사람 중에서 시험위원을 위촉한다.

영 제7조(국가시험의 응시 및 합격자 발표)

① 국가시험에 응시하려는 사람은 국가시험관리기관의 장이 정하는 응시원서를 국가시험관리기관의 장에게 제출해야 한다.
② 국가시험관리기관의 장은 국가시험의 합격자를 결정하여 발표한다.

영 제8조(관계 기관 등에의 협조 요청)

국가시험관리기관의 장은 국가시험의 관리 업무를 원활하게 수행하기 위하여 필요한 경우에는 국가, 지방자치단체 또는 관계 기관·단체에 시험 장소 및 시험 감독의 지원 등 필요한 협조를 요청할 수 있다.

제9조(응시자격의 제한)

① 제7조 각 호의 어느 하나에 해당하는 사람은 국가시험에 응시할 수 없다.
② 부정한 방법으로 국가시험에 응시하거나 국가시험에 관하여 부정행위를 한 사람에 대하여는 그 수험을 정지시키거

나 합격을 무효로 한다.

③ 보건복지부장관은 제2항에 따라 수험이 정지되거나 합격이 무효가 된 사람에 대하여 처분의 사유와 위반 정도 등을 고려하여 대통령령으로 정하는 바에 따라 그 다음에 치러지는 국가시험의 응시를 3회의 범위에서 제한할 수 있다.

영 제9조(국가시험 응시제한)

법 제9조제3항에 따른 국가시험의 응시제한 기준은 별표와 같다.

제10조(면허 또는 자격의 등록과 조건)

① 보건복지부장관은 제4조부터 제6조까지에 따른 면허를 내주거나 자격인정을 할 때에는 그 면허 또는 자격에 관한 사항을 등록대장에 등록하고 면허증 또는 자격증을 발급하여야 한다.

② 보건복지부장관은 보건의료 시책에 필요하다고 인정하면 제4조에 따른 면허를 내줄 때 3년 이내의 기간을 정하여 특정 지역이나 특정 업무에 종사할 것을 면허의 조건으로 붙일 수 있다.

③ 제1항의 등록대장은 간호사·전문간호사·간호조무사별로 따로 작성·비치하여야 한다.

④ 그 밖에 면허 또는 자격의 등록과 면허증 또는 자격증의 발급에 필요한 사항은 보건복지부령으로 정한다.

규칙 제6조(면허등록대장 등)

① 법 제10조제1항에 따른 간호사 면허등록대장은 별지 제3호서식에 따른다.

② 법 제10조제1항에 따른 간호조무사 자격등록대장은 별지 제4호서식에 따른다.

규칙 제7조(간호사 면허증 발급)

① 법 제10조제1항에 따라 간호사 면허증을 발급받으려는 사람은 다음 각 호의 서류를 보건복지부장관에게 제출해야 한다.

1. 다음 각 목의 구분에 따른 서류. 다만, 법률 제8366호 의료법 전부개정법률 부칙 제9조에 해당하는 사람은 그 사실을 증명할 수 있는 서류를 추가로 제출해야 한다.
   가. 법 제4조제1항제1호에 해당하는 사람: 졸업증명서
   나. 법 제4조제1항제2호에 해당하는 사람: 졸업증명서와 그 면허증 사본
2. 법 제7조제1호 본문에 해당하는 사람이 아님을 증명하는 의사의 진단서 또는 같은 호 단서에 해당하는 사람임을 증명하는 전문의의 진단서
3. 법 제7조제2호에 해당하는 사람이 아님을 증명하는 의사의 진단서
4. 사진(제출일 기준 6개월 이내에 모자를 벗은 상태에서 배경 없이 촬영된 상반신 컬러사진으로 규격은 가로 3.5센티미터, 세로 4.5센티미터로 한다. 이하 같다) 2장

② 보건복지부장관은 제1항에 따라 간호사 면허증의 발급에 필요한 서류를 제출받은 날부터 14일 이내에 별지 제5호서식의 간호사 면허증을 발급해야 한다. 다만, 법 제4조제1항제2호에 해당하는 사람의 경우에는 외국에서 면허를 받은 사실 등에 대한 조회가 끝난 날부터 14일 이내에 면허증을 발급한다.

규칙 제8조(간호조무사 자격증 발급)

① 법 제10조제1항에 따라 간호조무사 자격증을 발급받으려는 사람은 다음 각 호의 서류를 보건복지부장관에게 제출해야 한다.

1. 최종학교 졸업증명서(졸업예정증명서를 포함한다) 또는 학력 인정서
2. 국·공립 간호조무사양성소의 장 또는 간호조무사 교습과정을 운영하는 학원의 장이 발행한 별지 제6호서식의 간호조무사 교육과정 이수증명서(법 제6조제1항제2호 및 제4호의 경우만 해당한다)
3. 실습 의료기관의 장이 발행한 별지 제7호서식의 간호조무사 의료기관 실습이수증명서(법 제6조제1항제1호부터 제4호까지의 경우만 해당한다)
4. 법 제7조제1호 본문에 해당하는 사람이 아님을 증명하는 의사의 진단서 또는 같은 호 단서에 해당하는 사람임을 증명하는 전문의의 진단서
5. 법 제7조제2호에 해당하는 사람이 아님을 증명하는 의사의 진단서
6. 외국의 대학 또는 전문대학 졸업증명서 및 외국의 간호사 면허증 사본(법 제6조제1항제6호에 따라 법 제4조제1항제2호의 경우만 해당한다)
7. 외국의 간호조무사 교육과정 이수증명서 및 외국의 간호조무사 자격증 사본(법 제6조제1항제5호의 경우만 해당한다)
8. 사진 2장

② 보건복지부장관은 제1항에 따라 간호조무사 자격증의 발급에 필요한 서류를 제출받은 날부터 30일 이내에 별지 제8호서식의 간호조무사 자격증을 발급해야 한다.

영 제10조(면허 조건)

① 법 제10조제2항에 따른 특정 지역은 보건복지부장관이 정하는 보건의료 취약지로 하고, 특정 업무는 국공립 보건의료기관의 업무로 한다.

② 법 제10조제2항에 따라 특정 지역이나 특정 업무에 종사하는 간호사에게는 예산의 범위에서 수당을 지급한다.

제11조(면허 대여 금지 등)

① 간호사등은 제4조부터 제6조까지에 따라 받은 면허 또는 자격을 다른 사람에게 대여하여서는 아니 된다.
② 누구든지 제4조부터 제6조까지에 따라 받은 면허 또는 자격을 대여받아서는 아니 되며, 면허 또는 자격의 대여를 알선하여서도 아니 된다.

벌칙 ※ ①(면허 또는 자격을 대여한 사람), ② 면허 또는 자격을 대여받거나 알선한 사람=제46조(5년 이하의 징역 또는 5천만원 이하의 벌금)

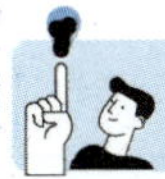

제 3 장 간호사등의 업무

제12조(간호사의 업무)

① 간호사는 다음 각 호의 업무를 임무로 한다.
1. 환자의 간호요구에 대한 관찰, 자료수집, 간호판단 및 요양을 위한 간호
2. 「의료법」에 따른 의사, 치과의사, 한의사의 지도하에 시행하는 진료의 보조
3. 간호 요구자에 대한 교육·상담 및 건강증진을 위한 활동의 기획과 수행, 그 밖에 대통령령으로 정하는 보건활동
4. 간호조무사가 수행하는 제1호부터 제3호까지의 업무 보조에 대한 지도

② 제1항에도 불구하고 간호사는 「의료법」 제3조제2항제3호에 따른 병원급 의료기관(이하 "병원급 의료기관"이라 한다) 중 보건복지부령으로 정하는 기관에서 환자의 진료 및 치료행위에 관한 의사의 전문적 판단이 있은 후에 의사의 일반적 지도와 위임에 근거하여 진료지원업무를 수행할 수 있다.
③ 제1항제2호 및 제2항에 따른 업무에는 「의료기사 등에 관한 법률」 제2조 및 제3조에 따른 의료기사등의 업무는 원칙적으로 제외하되, 구체적인 범위와 한계는 대통령령으로 정한다.

영 제11조(간호사의 보건활동)

법 제12조제1항제3호에서 "대통령령으로 정하는 보건활동"이란 다음 각 호의 보건활동을 말한다.
1. 「농어촌 등 보건의료를 위한 특별조치법」 제19조에 따라 보건진료 전담공무원으로서 하는 보건활동
2. 「모자보건법」 제10조제1항에 따른 모자보건전문가로서 행하는 모자보건 활동
3. 「결핵예방법」 제18조에 따른 보건활동
4. 그 밖의 법령에 따라 간호사의 보건활동으로 정한 업무

제13조(전문간호사의 업무)

① 전문간호사는 제5조제2항에 따라 자격을 인정받은 전문 분야에서 업무를 수행하여야 한다.
② 전문간호사의 업무 범위는 보건복지부령으로 정한다.

제14조(진료지원업무의 수행)

① 제12조제2항에 따른 진료지원업무를 수행하려는 간호사는 다음 각 호의 어느 하나의 요건을 갖추어야 한다.
1. 전문간호사 자격을 보유할 것
2. 보건복지부령으로 정하는 임상경력 및 교육과정의 이수에 따른 자격을 보유할 것

② 진료지원업무의 구체적인 기준과 내용, 교육과정 운영기관의 지정·평가, 병원급 의료기관의 기준 및 절차·요건 준수에 관한 사항은 보건복지부령으로 정한다.

[시행일] 제14조제2항에 따른 교육과정 운영기관의 지정 및 평가는 공포 후 9개월이 경과한 날부터 3년 내에 시행하되, 그 기간 내에 보건복지부령으로 정하는 시점부터 시행

제15조(간호조무사의 업무)

① 간호조무사는 「의료법」 제27조에도 불구하고 간호사를 보조하여 제12조제1항제1호부터 제3호까지의 업무를 수행할 수 있다.

② 제1항에도 불구하고 간호조무사는 「의료법」 제3조제2항제1호에 따른 의원급 의료기관에 한정하여 같은 법에 따른 의사, 치과의사, 한의사의 지도하에 환자의 요양을 위한 간호 및 진료의 보조를 수행할 수 있다.

③ 제1항 및 제2항에 따른 구체적인 업무의 범위와 한계에 관하여 필요한 사항은 보건복지부령으로 정한다.

제16조(보수교육)

① 간호사는 제18조제9항에 따른 보수교육을 받아야 한다.

② 간호조무사는 보건복지부령으로 정하는 바에 따라 보수교육을 받아야 한다.

규칙 제11조(간호사 보수교육의 실시)

① 법 제18조제1항에 따른 간호사중앙회(이하 "간호사중앙회"라 한다)는 법 제16조제1항 및 제18조제9항에 따라 다음 각 호의 사항이 포함된 보수교육을 매년 실시해야 한다.

1. 직업윤리에 관한 사항
2. 업무 전문성 향상 및 업무 개선에 관한 사항
3. 의료 관계 법령의 준수에 관한 사항
4. 선진 의료기술 등의 동향 및 추세 등에 관한 사항
5. 그 밖에 보건복지부장관이 간호사의 자질 향상을 위하여 필요하다고 인정하는 사항

② 간호사는 제1항에 따른 보수교육을 연간 8시간 이상 이수해야 한다.

③ 간호사중앙회의 장은 제1항 및 제2항에 따라 보수교육을 이수한 사람에게 별지 제11호서식의 간호사 보수교육 이수증을 발급해야 한다.

④ 보건복지부장관은 제1항에 따른 보수교육의 내용을 평가할 수 있다.

⑤ 간호사중앙회의 장은 제1항에 따른 보수교육을 다음 각 호의 기관으로 하여금 실시하게 할 수 있다.

1. 법 제18조제4항에 따라 설치된 간호사중앙회의 지부 또는 간호사중앙회의 정관에 따라 설치된 간호학 분야별 전문학회 및 전문단체
2. 간호대학 및 간호대학이 설치된 대학의 부속병원
3. 「전공의의 수련환경 개선 및 지위 향상을 위한 법률」 제13조제1항에 따라 보건복지부장관이 지정하는 수련병원
4. 「한국보건복지인재원법」 제2조에 따른 한국보건복지인재원
5. 다른 법률에 따라 보건의료 및 간호 관련 교육을 실시하는 기관

⑥ 간호사중앙회의 장은 간호사가 제5항제5호의 기관에서 보수교육을 받은 경우 그 교육이수 시간의 전부 또는 일부를 보수교육 이수시간으로 인정할 수 있다.

규칙 제12조(간호사 보수교육의 면제 및 유예)

① 다음 각 호의 어느 하나에 해당하는 간호사에 대해서는 해당 연도의 보수교육을 면제한다.

1. 간호대학의 대학원 재학생
2. 제7조제2항에 따라 해당 연도에 신규로 면허증을 발급받은 사람
3. 보수교육에 상응하는 교육을 받는 등 보건복지부장관이 보수교육을 받을 필요가 없다고 인정하는 사람

② 다음 각 호의 어느 하나에 해당하는 간호사에 대해서는 해당 연도의 보수교육을 유예할 수 있다. 이 경우 보수교육이 유예된 간호사는 그 유예사유가 해소된 후 유예된 보수교육을 추가로 받아야 한다.

1. 해당 연도에 6개월 이상 법 제12조에 따른 업무에 종사하지 않은 사람
2. 본인의 질병이나 그 밖의 불가피한 사유로 보수교육을 받기가 곤란하다고 보건복지부장관이 인정하는 사람

③ 제1항 또는 제2항에 따른 보수교육의 면제 또는 유예를 신청하려는 사람(이하 이 조에서 "신청인"이라 한다)은 해당 연도의 보수교육 실시 전에 별지 제12호서식의 간호사 보수교육 면제(유예) 신청서에 보수교육 면제 또는 유예의 사유를 증명할 수 있는 서류를 첨부하여 간호사중앙회의 장에게 제출해야 한다.

④ 제3항에 따라 신청서를 제출받은 간호사중앙회의 장은 신청인이 보수교육 면제 또는 유예 대상자에 해당되는지 여부를 확인하고 별지 제13호서식의 간호사 보수교육 면제(유예) 확인서를 발급해야 한다.

규칙 제13조(간호사 보수교육계획 및 실적 보고)

① 간호사중앙회의 장은 보건복지부장관에게 매년 12월 31일까지 다음 연도의 간호사 보수교육계획서를 제출하고, 매년 4월 30일까지 전년도의 간호사 보수교육실적보고서를 제출해야 한다.

② 제1항의 간호사 보수교육계획서는 별지 제14호서식에 따르고, 간호사 보수교육실적보고서는 별지 제15호서식에 따른다.

규칙 제14조(간호사 보수교육의 실시 방법 등)

간호사 보수교육의 교과과정, 실시 방법과 그 밖에 간호사 보수교육을 실시하는 데 필요한 사항은 간호사중앙회의 장이 정한다.

규칙 제15조(간호사 보수교육 관계 서류의 보존)

제11조제1항 및 제5항에 따라 보수교육을 실시하는 간호사중

앙회 등은 다음 각 호의 서류를 3년간 보존해야 한다.

1. 보수교육 대상자 명단(대상자의 보수교육 이수 여부가 명시되어 있어야 한다)
2. 보수교육 면제자·유예자 명단(간호사중앙회만 해당한다)
3. 그 밖에 이수자의 보수교육 이수를 확인할 수 있는 서류

규칙 제16조(간호조무사의 보수교육)

① 간호조무사는 법 제16조제2항에 따라 다음 각 호의 사항이 포함된 보수교육을 매년 받아야 한다.

1. 직업윤리에 관한 사항
2. 업무 전문성 향상 및 업무 개선에 관한 사항
3. 의료 관계 법령의 준수에 관한 사항
4. 그 밖에 보건복지부장관이 간호조무사 보수교육에 필요하다고 인정하는 사항

② 간호조무사는 제1항에 따른 보수교육을 연간 8시간 이상 이수해야 한다.

③ 보건복지부장관은 제1항 및 제2항에 따라 보수교육을 이수한 사람에게 별지 제16호서식의 간호조무사 보수교육 이수증을 발급해야 한다.

④ 다음 각 호의 어느 하나에 해당하는 간호조무사에 대해서는 해당 연도의 보수교육을 면제한다.

1. 법 제4조제1항제1호에 따른 간호학을 전공하는 대학이나 전문대학에 재학 중인 사람
2. 제8조제2항에 따라 해당 연도에 신규로 자격증을 발급받은 사람
3. 보수교육에 상응하는 교육을 받는 등 보건복지부장관이 보수교육을 받을 필요가 없다고 인정하는 사람

⑤ 다음 각 호의 어느 하나에 해당하는 간호조무사에 대해서는 해당 연도의 보수교육을 유예할 수 있다. 이 경우 보수교육이 유예된 간호조무사는 그 유예사유가 해소된 후 유예된 보수교육을 추가로 받아야 한다.

1. 해당 연도에 6개월 이상 법 제15조에 따른 업무에 종사하지 않은 사람
2. 본인의 질병이나 그 밖의 불가피한 사유로 보수교육을 받기가 곤란하다고 보건복지부장관이 인정하는 사람

⑥ 제4항 또는 제5항에 따른 보수교육의 면제 또는 유예를 신청하려는 사람(이하 이 조에서 "신청인"이라 한다)은 해당 연도의 보수교육 실시 전에 별지 제17호서식의 간호조무사 보수교육 면제(유예) 신청서에 보수교육 면제 또는 유예의 사유를 증명할 수 있는 서류를 첨부하여 보건복지부장관에게 제출해야 한다.

⑦ 제6항에 따라 신청서를 제출받은 보건복지부장관은 신청인이 보수교육 면제 또는 유예 대상자에 해당되는지 여부를 확인하고 별지 제18호서식의 간호조무사 보수교육 면제(유예) 확인서를 발급해야 한다.

⑧ 제1항부터 제7항까지의 규정에 따른 보수교육의 대상, 방법, 내용, 시간 및 보수교육의 면제·유예 등에 필요한 세부사항은 보건복지부장관이 정한다.

규칙 제17조(간호조무사 보수교육 관계 서류의 보존)

보건복지부장관은 다음 각 호의 서류를 3년간 보존해야 한다.

1. 보수교육 대상자 명단(대상자의 보수교육 이수 여부가 명시되어 있어야 한다)
2. 보수교육 면제자·유예자 명단
3. 그 밖에 이수자의 보수교육 이수를 확인할 수 있는 서류

제17조(실태 및 취업상황 등의 신고)

① 간호사는 대통령령으로 정하는 바에 따라 최초로 면허를 받은 후부터 3년마다 그 실태와 취업상황 등을 보건복지부장관에게 신고하여야 한다.

② 보건복지부장관은 제16조제1항에 따른 보수교육을 이수하지 아니한 간호사에 대하여 제1항에 따른 신고를 반려할 수 있다.

③ 보건복지부장관은 제1항에 따른 신고 수리 업무를 대통령령으로 정하는 바에 따라 제18조제1항에 따른 간호사중앙회에 위탁할 수 있다.

④ 간호조무사는 보건복지부령으로 정하는 바에 따라 최초로 자격인정을 받은 후부터 3년마다 그 실태와 취업상황 등을 보건복지부장관에게 신고하여야 한다.

영 제12조(간호사의 실태 및 취업상황 등의 신고)

① 간호사는 법 제17조제1항에 따라 그 실태와 취업상황 등을 법 제10조제1항에 따라 면허증을 발급받은 날(법 제39조제2항에 따라 면허증을 재교부받은 경우에는 재교부를 받은 날을 말한다)부터 매 3년이 되는 해의 12월 31일까지 보건복지부장관에게 신고해야 한다. 다만, 법률 제10609호 의료법 일부개정법률 부칙 제2조제1항에 따라 신고를 한 경우에는 그 신고한 날부터 매 3년이 되는 해의 12월 31일까지 신고해야 한다.

② 보건복지부장관은 법 제17조제3항에 따라 제1항에 따른 신고 수리 업무를 법 제18조제1항에 따른 간호사중앙회(이하 "간호사중앙회"라 한다)에 위탁한다.

③ 제1항에 따른 신고의 방법 및 절차 등에 관하여 필요한 사항은 보건복지부령으로 정한다.

규칙 제18조(간호사의 실태 및 취업상황 등의 신고 및 보고)

① 법 제17조제1항 및 영 제12조제1항에 따라 간호사의 실태와 취업상황 등을 신고하려는 사람(이하 이 조에서 "신고인"이라 한다)은 별지 제19호서식의 간호사의 실태 등 신고서에 다음 각 호의 서류를 첨부하여 간호사중앙회의 장에게 제출해야 한다.

1. 별지 제11호서식의 간호사 보수교육 이수증(보수교육을 이수한 사람만 해당한다)
2. 별지 제13호서식의 간호사 보수교육 면제(유예) 확인서(보수교육을 면제 또는 유예받은 사람만 해당한다)

② 제1항에 따른 신고를 받은 간호사중앙회의 장은 신고인이 제11조에 따른 보수교육을 이수했는지 여부를 확인해야 한다.

③ 간호사중앙회의 장은 제1항에 따른 신고 내용과 결과를 반기별로 보건복지부장관에게 보고해야 한다. 다만, 법 제40조에 따라 면허의 효력이 정지된 간호사가 제1항에 따른 신고를 한 경우에는 그 내용과 결과를 지체 없이 보건복지부장관에게 보고해야 한다.

규칙 제19조(간호조무사의 실태 및 취업상황 등의 신고)

① 법 제17조제4항에 따라 간호조무사는 제8조제2항에 따라 간호조무사 자격증을 발급받은 날(법 제39조제2항에 따라 자격증을 재교부받은 경우에는 재교부를 받은 날을 말한다)부터 매 3년이 되는 해의 12월 31일까지 보건복지부장관에게 그 실태와 취업상황 등을 신고해야 한다. 다만, 법률 제13658호 의료법 일부개정법률 부칙 제4조에 따라 신고한 경우는 그 신고를 한 날부터 매 3년이 되는 해의 12월 31일까지 신고해야 한다.

② 간호조무사는 제1항에 따른 신고를 할 때에는 별지 제20호서식의 간호조무사의 실태 등 신고서에 다음 각 호의 서류를 첨부하여 보건복지부장관에게 제출해야 한다.

1. 별지 제16호서식의 간호조무사 보수교육 이수증(보수교육을 이수한 사람만 해당한다)
2. 별지 제18호서식의 간호조무사 보수교육 면제(유예) 확인서(보수교육을 면제 또는 유예받은 사람만 해당한다)

③ 보건복지부장관은 제1항 및 제2항에 따른 신고 업무를 효율적으로 처리하기 위하여 해당 업무를 전자적으로 처리할 수 있는 정보처리시스템을 구축·운영할 수 있다.

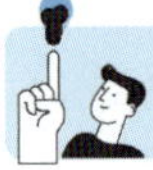

제 4 장 간호사 및 간호조무사 단체

제18조(간호사중앙회와 지부)

① 간호사는 대통령령으로 정하는 바에 따라 전국적 조직을 두는 간호사회(이하 "간호사중앙회"라 한다)를 설립하여야 한다.

② 간호사중앙회는 법인으로 한다.

③ 제1항에 따라 간호사중앙회가 설립된 경우에는 간호사는 당연히 간호사중앙회의 회원이 되며, 간호사중앙회의 정관을 지켜야 한다.

④ 간호사중앙회는 대통령령으로 정하는 바에 따라 특별시·광역시·특별자치시·도 및 특별자치도(이하 "시·도"라 한다)에 지부를 설치하여야 하며, 시·군·구(자치구를 말한다)에 분회를 설치할 수 있다. 다만, 그 외의 지부를 설치하려면 보건복지부장관의 승인을 받아야 한다.

⑤ 간호사중앙회가 지부나 분회를 설치한 때에는 그 지부나 분회의 책임자는 지체 없이 특별시장·광역시장·특별자치시장·도지사·특별자치도지사(이하 "시·도지사"라 한다) 또는 시장·군수·구청장(자치구의 구청장을 말한다. 이하 같다)에게 신고하여야 한다.

⑥ 간호사중앙회는 제21조에 따른 자격정지 처분 요구에 관한 사항 등을 심의·의결하기 위하여 윤리위원회를 둔다.

⑦ 제6항에 따른 윤리위원회의 구성·운영 등에 관한 사항은 대통령령으로 정한다.

⑧ 간호사중앙회에 관하여 이 법에 규정되지 아니한 사항은 「민법」 중 사단법인에 관한 규정을 준용한다.

⑨ 간호사중앙회는 보건복지부령으로 정하는 바에 따라 회원의 자질 향상을 위하여 필요한 보수교육을 실시하여야 한다.

영 제13조(간호사중앙회의 지부)

간호사중앙회는 법 제18조제4항 본문에 따라 그 설립등기를 끝낸 날부터 3주일 이내에 특별시·광역시·특별자치시·도 및 특별자치도에 각각 지부를 설치해야 한다. 다만, 외국에 지부를 두는 경우에는 외국 지부의 설치에 관한 정관 변경 허가를 받은 날부터 10주일 이내에 설치해야 한다.

영 제14조(간호사중앙회 윤리위원회의 구성)

① 법 제18조제6항에 따른 윤리위원회(이하 이 조부터 제16조까지 및 제18조에서 "윤리위원회"라 한다)는 위원장 1명을 포함하여 11명의 위원으로 구성한다.

② 윤리위원회의 위원장(이하 이 조 및 제15조에서 "위원장"이라 한다)은 위원 중에서 간호사중앙회의 장이 위촉한다.
③ 윤리위원회의 위원은 다음 각 호의 사람 중에서 간호사중앙회의 장이 성별을 고려하여 위촉하되, 제2호에 해당하는 사람이 4명 이상 포함되어야 한다.
1. 간호사중앙회 소속 회원으로서 간호사 경력이 10년 이상인 사람
2. 간호사가 아닌 사람으로서 법률, 보건, 언론, 소비자 권익 등에 관하여 경험과 학식이 풍부한 사람
④ 위원의 임기는 3년으로 하며, 한 번만 연임할 수 있다.

영 제15조(윤리위원회의 운영 등)

① 윤리위원회는 다음 각 호의 사항을 심의·의결한다.
1. 법 제21조에 따른 자격정지 처분 요구에 관한 사항
2. 간호사중앙회 소속 회원에 대한 자격심사 및 징계에 관한 사항
3. 그 밖에 회원의 윤리 확립을 위하여 필요한 사항으로서 간호사중앙회의 정관으로 정하는 사항
② 윤리위원회의 회의는 다음 각 호의 경우에 위원장이 소집한다. 이 경우 위원장은 회의 개최 7일 전까지 회의의 일시, 장소 및 안건을 각 위원에게 통보해야 한다.
1. 위원장이 필요하다고 인정하는 경우
2. 간호사중앙회의 장이 요청하는 경우
3. 재적위원 3분의 1 이상이 요청하는 경우
③ 윤리위원회의 회의는 재적위원 3분의 2 이상의 출석으로 개의하고, 출석위원 3분의 2 이상의 찬성으로 의결한다. 다만, 제1항제2호 및 제3호의 사항에 관한 정족수는 간호사중앙회의 정관으로 달리 정할 수 있다.
④ 위원장은 제1항제1호 및 제2호의 사항에 관하여 심의·의결하려는 경우에는 해당 안건의 당사자에게 문서 또는 말로 의견을 진술할 기회를 주어야 한다. 이 경우 당사자가 말로 의견을 진술했을 때에는 진술자와 그 의견의 요지를 기록해 두어야 한다.
⑤ 윤리위원회는 소관 심의·의결 사항을 전문적으로 검토하기 위하여 필요한 경우에는 보건복지부장관이 정하는 기준에 따라 분야별 전문자문단을 구성·운영할 수 있다.
⑥ 제1항부터 제5항까지에서 규정한 사항 외에 윤리위원회 또는 제5항에 따른 분야별 전문자문단의 운영에 필요한 사항은 간호사중앙회의 정관으로 정한다.

영 제16조(윤리위원회 위원의 제척 등)

① 윤리위원회의 위원이 다음 각 호의 어느 하나에 해당하는 경우에는 위원회의 심의·의결에서 제척된다.
1. 위원 또는 그 배우자나 배우자였던 사람이 해당 안건의 당사자이거나 그 안건의 당사자와 공동권리자 또는 공동의무자인 경우
2. 위원이 해당 안건의 당사자와 친족이거나 친족이었던 경우
3. 위원이 해당 안건의 당사자가 최근 3년 이내에 소속되어 있었던 기관에 종사하거나 종사했던 경우
② 해당 안건의 당사자는 위원에게 제1항 각 호의 제척사유가 있거나 공정한 심의·의결을 기대하기 어려운 사정이 있는 경우에는 그 사유를 서면으로 밝혀 윤리위원회에 기피신청을 할 수 있다.
③ 윤리위원회는 제2항에 따른 기피신청을 받은 경우 재적위원 과반수의 출석과 출석위원 과반수의 찬성으로 기피 여부를 의결한다. 이 경우 기피신청의 대상인 위원은 그 의결에 참여할 수 없다.
④ 윤리위원회의 위원은 제1항 각 호의 제척사유에 해당하거나 본인에게 심의의 공정성을 기대하기 어려운 사정이 있다고 판단되는 경우에는 스스로 해당 안건의 심의·의결에서 회피해야 한다.

제19조(설립 허가 등)

① 간호사중앙회를 설립하려면 대표자는 대통령령으로 정하는 바에 따라 정관과 그 밖에 필요한 서류를 보건복지부장관에게 제출하여 설립 허가를 받아야 한다.
② 간호사중앙회의 정관에 적을 사항은 대통령령으로 정한다.
③ 간호사중앙회가 정관을 변경하려면 보건복지부장관의 허가를 받아야 한다.

영 제17조(간호사중앙회의 설립 허가 신청)

법 제19조제1항에 따라 간호사중앙회 설립 허가를 받으려면 다음 각 호의 서류를 갖추어 보건복지부장관에게 제출해야 한다.
1. 정관
2. 사업계획서
3. 자산명세서
4. 설립결의서
5. 설립대표자의 선출 경위에 관한 서류
6. 임원의 취임승낙서와 이력서

영 제18조(간호사중앙회 정관의 기재사항 등)

법 제19조제2항에 따라 간호사중앙회의 정관에 적어야 할 사항은 다음 각 호와 같다.
1. 목적
2. 명칭
3. 중앙회·지부·분회의 소재지
4. 재산 또는 회계와 그 밖에 관리·운영에 관한 사항
5. 임원의 선임에 관한 사항
6. 회원의 자격 및 징계에 관한 사항
7. 정관 변경에 관한 사항
8. 공고 방법에 관한 사항
9. 윤리위원회의 운영 등에 관한 사항

영 제19조(간호사중앙회 정관 변경의 허가 신청)

법 제19조제3항에 따라 간호사중앙회가 정관 변경의 허가를 받으려면 다음 각 호의 서류를 갖추어 보건복지부장관에게 제

출해야 한다.

1. 정관 변경의 내용과 그 이유를 적은 서류
2. 정관 변경에 관한 회의록
3. 정관 신구 대조표와 그 밖의 참고서류

제20조(간호조무사협회)

① 간호조무사는 대통령령으로 정하는 바에 따라 전국적 조직을 두는 간호조무사협회(이하 "간호조무사협회"라 한다)를 설립할 수 있다.
② 간호조무사협회는 법인으로 한다.
③ 간호조무사협회의 설립 허가의 신청 등에 필요한 사항은 보건복지부령으로 정한다.
④ 간호조무사협회는 제21조에 따른 자격정지 처분 요구에 관한 사항 등을 심의·의결하기 위하여 윤리위원회를 둔다.
⑤ 제4항에 따른 윤리위원회의 구성·운영 등에 관한 사항은 대통령령으로 정한다.
⑥ 간호조무사협회에 관하여 이 법에 규정되지 아니한 사항은 「민법」 중 사단법인에 관한 규정을 준용한다.
⑦ 간호조무사협회의 정관에 적을 사항은 보건복지부령으로 정한다.
⑧ 간호조무사협회가 정관을 변경하려면 보건복지부장관의 허가를 받아야 한다.

영 제20조(간호조무사협회의 설립 등)

① 법 제20조제1항에 따른 간호조무사협회(이하 "간호조무사협회"라 한다)를 설립하려는 자는 정관, 사업계획서 등 보건복지부령으로 정하는 서류를 갖추어 보건복지부장관의 허가를 받아야 한다.
② 법 제20조제5항에 따라 간호조무사협회에 두는 윤리위원회의 구성·운영 등에 관하여는 제14조부터 제16조까지를 준용한다. 이 경우 "간호사중앙회"는 각각 "간호조무사협회"로, "간호사"는 각각 "간호조무사"로 본다.

규칙 제20조(간호조무사협회의 설립허가 신청 등)

법 제20조제1항에 따른 간호조무사협회(이하 "간호조무사협회"라 한다)의 설립 허가를 신청하려는 자는 다음 각 호의 서류를 보건복지부장관에게 제출해야 한다.

1. 정관
2. 사업계획서
3. 자산명세서
4. 설립결의서
5. 설립대표자의 선출 경위에 관한 서류
6. 임원의 취임승낙서와 이력서

규칙 제21조(간호조무사협회 정관의 기재사항 등)

법 제20조제7항에 따라 간호조무사협회의 정관에 적어야 할 사항은 다음과 같다.

1. 목적
2. 명칭
3. 간호조무사협회의 소재지
4. 재산 또는 회계와 그 밖에 관리·운영에 관한 사항
5. 임원의 선임에 관한 사항
6. 회원의 자격 및 징계에 관한 사항
7. 정관 변경에 관한 사항
8. 공고 방법에 관한 사항
9. 윤리위원회의 운영 등에 관한 사항

규칙 제22조(간호조무사협회 정관 변경의 허가 신청)

법 제20조제8항에 따라 간호조무사협회가 정관 변경의 허가를 받으려면 다음 각 호의 서류를 갖추어 보건복지부장관에게 제출해야 한다.

1. 정관 변경의 내용과 그 이유를 적은 서류
2. 정관 변경에 관한 회의록
3. 정관 신구 대조표와 그 밖의 참고서류

제21조(자격정지 처분 요구 등)

간호사중앙회 및 간호조무사협회의 장은 간호사 및 간호조무사가 「의료법」 제66조제1항제1호에 해당하는 경우에는 각각 제18조제6항 및 제20조제4항에 따른 윤리위원회의 심의·의결을 거쳐 보건복지부장관에게 「의료법」 제66조제1항에 따른 자격정지 처분을 요구할 수 있다.

영 제21조(자격정지 처분 요구)

간호사중앙회 및 간호조무사협회의 장은 법 제21조에 따라 간호사 및 간호조무사에 대한 자격정지 처분을 요구할 때에는 해당 윤리위원회 회의의 개최 일시 및 장소와 자격정지 처분 요구의 이유 및 근거 등을 적은 서류를 보건복지부장관에게 제출해야 한다.

제22조(협조의무)
간호사중앙회 및 간호조무사협회는 보건복지부장관으로부터 의료와 국민보건 향상에 관한 협조 요청을 받으면 협조하여야 한다.

제23조(감독)
보건복지부장관은 간호사중앙회나 그 지부 또는 간호조무사협회가 정관으로 정한 사업 외의 사업을 하거나 국민보건 향상에 장애가 되는 행위를 한 때 또는 제22조에 따른 요청을 받고 협조하지 아니한 경우에는 정관을 변경하거나 임원을 새로 뽑을 것을 명할 수 있다.

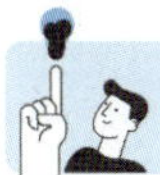

제 5 장 간호사등의 권리 및 처우 개선 등

제24조(국가 및 지방자치단체의 책무 등)
① 국가 및 지방자치단체는 근무환경 및 처우 개선을 통한 간호사등의 장기근속 유도 및 숙련 인력 확보를 위하여 필요한 정책을 수립하고 그에 따른 지원을 하여야 한다.
② 국가 및 지방자치단체는 제1항에 따른 정책의 효율적 수립 및 수행에 필요한 재원을 확보하는 등 예산상의 조치를 취할 수 있다.
③ 국가 및 지방자치단체는 숙련 간호사의 확보를 위하여 예산의 범위에서 의료기관 및 관련 단체 등에 필요한 재정지원을 할 수 있다.
④ 국가 및 지방자치단체는 서울특별시 · 인천광역시 및 경기도가 아닌 시 · 도에 소재한 병원급 의료기관 중 보건복지부령으로 정하는 의료기관이 적정 수준의 간호사를 확보할 수 있도록 의료기관 등에 필요한 지원을 할 수 있다.
⑤ 간호사등을 고용하는 각종 기관과 시설의 장은 간호사등의 근무환경 및 처우 개선을 위하여 필요한 지원을 하여야 한다.

규칙 제23조(병원급 의료기관의 범위)
법 제24조제4항, 제29조 및 제30조제1항에서 "보건복지부령으로 정하는 의료기관"이란 각각 「의료법」 제3조제2항제3호에 따른 병원급 의료기관을 말한다.

제25조(간호사등의 권리)
① 간호사등은 자신의 전문성과 경험, 양심에 따라 최적의 간호 서비스를 제공할 수 있고, 이를 보장하기 위하여 적정한 노동시간의 확보, 일 · 가정 양립지원 및 근무환경과 처우의 개선 등을 요구할 권리를 가진다.
② 간호사등은 「의료법」 제27조제5항을 위반한 무면허 의료행위 지시를 거부할 수 있으며, 보건의료기관의 장 및 무면허 의료행위 지시를 한 자 또는 이와 관련된 자는 무면허 의료행위 지시를 거부한 사람에 대하여 징계 등 불이익한 처우를 하여서는 아니 된다.

제26조(간호사등의 책무)
간호사등은 보건의료의 중요한 담당자로서 자발적으로 그 능력의 개발 및 향상을 도모하도록 노력하여야 한다.

제27조(간호사등 인권침해 금지)

① 누구든지 간호사등에게 업무상 적정범위를 넘는 신체적·정신적 고통을 주거나 근무환경을 악화시키는 행위(이하 이 조에서 "인권침해행위"라 한다)를 하여서는 아니 된다.

② 각종 기관 및 시설의 장은 간호현장에서 간호사등에 대한 인권침해행위가 발생하지 아니하도록 최선의 노력을 다하여야 한다.

③ 보건복지부장관은 간호현장에서 간호사등에 대한 인권침해행위가 발생하지 아니하도록 예방 및 교육을 충실히 하여야 한다.

④ 제3항에 따른 예방 및 교육 등에 필요한 사항은 보건복지부령으로 정한다.

⑤ 누구든지 간호사등에 대한 인권침해행위가 발생한 사실을 알게 된 경우 그 사실을 해당 보건의료기관의 장에게 신고할 수 있고, 신고를 받은 보건의료기관의 장은 「근로기준법」 제76조의3에 따른 조치를 하여야 한다.

규칙 제24조(인권침해 예방 교육의 시행 등)

① 법 제27조제3항에 따른 간호사등에 대한 인권침해행위 예방 교육에는 다음 각 호의 사항이 포함되어야 한다.
  1. 간호사등의 인권보호를 위한 기본원칙 및 관련 법규
  2. 간호사등에 대한 인권침해행위의 유형 및 사례
  3. 인권침해행위 발생 시 신고 및 대응에 관한 사항
  4. 간호사등의 인권친화적 근무환경 조성을 위한 관리 및 개선방안
  5. 그 밖에 간호사등에 대한 인권침해 예방에 필요한 사항

② 제1항에 따른 교육은 간호사등과 의료기관의 장 및 그 종사자를 대상으로 한다.

③ 제1항 및 제2항에서 규정한 사항 외에 간호사등에 대한 인권침해 예방 및 교육에 관하여 필요한 사항은 보건복지부장관이 정한다.

제28조(간호사등의 일·가정 양립지원)

보건의료기관의 장은 간호사등이 「근로기준법」 제74조에 따른 출산전후휴가 또는 유산·사산 휴가 및 「남녀고용평등과 일·가정 양립 지원에 관한 법률」 제19조에 따른 육아휴직을 사용하거나 같은 법 제19조의2에 따른 육아기 근로시간 단축으로 인하여 발생하는 업무의 결손이 다른 간호사등의 근로조건을 악화시키지 아니하도록 필요한 조치를 강구하여야 한다.

제29조(간호사 대 환자 수)

국가는 병원급 의료기관 중 보건복지부령으로 정하는 의료기관에 근무하는 간호사 1인당 환자 수를 줄이기 위하여 필요한 정책을 수립하고 그에 따른 지원을 할 수 있다.

제30조(교대근무)

① 국가는 병원급 의료기관 중 보건복지부령으로 정하는 의료기관에 근무하는 간호사가 규칙적이고 예측 가능한 교대근무를 할 수 있도록 필요한 지원을 할 수 있다.

② 제1항에 따른 의료기관의 장은 질병, 사고 등 예기치 못한 사정으로 근무를 할 수 없게 된 간호사를 대신하여 근무할 수 있는 대체인력을 둘 수 있다.

③ 국가는 제2항에 따른 대체인력 배치에 필요한 비용의 전부 또는 일부를 지원할 수 있다.

제31조(간호인력 지원센터의 설치 및 운영)

① 보건복지부장관은 보건의료기관 등 지역사회의 다양한 간호현장에 근무하는 간호사 및 간호조무사의 장기근속 유도, 이직 방지, 전문성 및 자질 향상 등을 지원하기 위하여 다음 각 호의 업무를 수행하는 간호인력 지원센터를 특별시·광역시·도·특별자치도별로 설치·운영할 수 있다.
  1. 지역별, 기관별 간호인력의 근무여건과 복리후생 등 실태에 관한 현황 조사

2. 제4조제1항제1호에 따른 간호학을 전공하는 대학이나 전문대학(구제 전문학교와 간호학교를 포함한다) 졸업예정자에 대한 취업 교육 및 신규 간호인력의 취업 확대와 장기근속 유도 지원
3. 간호인력의 역량 강화 지원
4. 간호인력의 경력단절 방지 및 재취업 지원
5. 간호인력에 대한 사회적 인식개선 및 홍보 지원
6. 간호인력의 업무 수행 중 발생하는 고충 해소 및 상담 지원
7. 제32조에 따른 교육전담간호사의 교육
8. 그 밖에 간호인력 지원을 위하여 보건복지부장관이 정하는 사항

② 보건복지부장관은 간호인력 지원센터를 효율적으로 운영하기 위하여 그 운영에 관한 업무를 대통령령으로 정하는 절차·방식에 따라 관계 전문기관 또는 단체에 위탁할 수 있다.

③ 국가 및 지방자치단체는 제2항에 따라 간호인력 지원센터의 운영에 관한 업무를 위탁한 경우에는 그 운영에 드는 비용을 지원할 수 있다.

④ 그 밖에 간호인력 지원센터의 운영 등에 필요한 사항은 보건복지부령으로 정한다.

영 제22조(간호인력 지원센터 운영의 위탁)

① 보건복지부장관은 법 제31조제2항에 따라 같은 조 제1항에 따른 간호인력 지원센터(이하 "간호인력 지원센터"라 한다)의 운영을 다음 각 호의 어느 하나에 해당하는 기관 또는 단체에 위탁할 수 있다.
1. 간호사중앙회 또는 그 지부
2. 「공공기관의 운영에 관한 법률」 제4조에 따른 공공기관 중 그 설립 목적이 보건의료와 관련되는 공공기관
3. 그 밖에 위탁 업무 수행에 필요한 조직·인력 및 전문성 등을 고려하여 보건복지부장관이 고시하는 기관 또는 단체

② 제1항에 따라 업무를 위탁하는 경우에 위탁 기준, 절차 및 방식 등에 필요한 사항은 보건복지부장관이 정하여 고시한다.

제32조(교육전담간호사)

① 병원급 의료기관에는 신규 채용되거나 보임된 간호사, 간호대학생(이하 이 조에서 "신규간호사등"이라 한다)에게 직무수행에 필요한 지식, 기술 및 역량 등을 전수하고 적응을 지원하기 위하여 교육전담간호사 양성교육을 이수하는 등 보건복지부령으로 정하는 자격을 갖춘 교육전담간호사를 두어야 한다.

② 제1항에 따른 교육전담간호사는 다음 각 호의 직무를 수행한다.
1. 신규간호사등의 교육과정 기획·운영·평가
2. 신규간호사등의 교육 총괄 및 관리
3. 신규간호사등의 교육을 담당하는 인력의 관리 및 지도
4. 신규간호사등의 교육에 필요한 자원 확보·개발

③ 국가는 제1항에 따른 교육전담간호사 운영에 필요한 비용의 전부 또는 일부를 지원할 수 있다.

④ 제1항에 따른 교육전담간호사의 배치 대상과 기준은 의료기관의 종류 및 규모, 신규간호사등의 수 등을 고려하여 보건복지부령으로 정한다.

규칙 제25조(교육전담간호사)

① 법 제32조제1항에서 "교육전담간호사 양성교육을 이수하는 등 보건복지부령으로 정하는 자격"이란 다음 각 호의 요건을 모두 갖춘 것을 말한다.
1. 보건복지부장관이 정하여 고시하는 바에 따라 교육전담간호사 양성교육을 이수했을 것
2. 「의료법」 제3조제2항제3호가목에 따른 병원 또는 같은 호 바목에 따른 종합병원에서 간호사로 2년 이상 임상 업무에 종사한 경력이 있을 것

② 법 제32조제1항에 따른 교육전담간호사의 배치 대상과 기준은 다음 각 호와 같다.
1. 「의료법」 제3조제2항제3호바목에 따른 종합병원 중 300병상 이상의 종합병원: 2명. 다만, 해당 의료기관의 장이 필요하다고 인정하는 경우에는 300병상을 초과하는 250병상마다 1명을 추가 배치할 수 있다.
2. 「의료법」 제3조제2항제3호가목부터 마목까지에 따른 병원급 의료기관 및 같은 호 바목에 따른 종합병원 중 300병상 미만의 종합병원: 해당 의료기관의 장이 정하는 인원

제33조(교육지원)
의료기관의 장은 교육훈련 중인 간호사를 대신하여 근무할 수 있는 대체인력을 둘 수 있다.

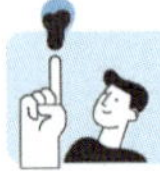

제 6 장 간호종합계획의 수립 등

제34조(간호종합계획의 수립 등)

① 보건복지부장관은 간호사등을 양성하여 보건의료기관 등이 원활히 간호사등을 확보할 수 있도록 지원하고, 간호사등에 대한 처우 개선을 위하여 5년마다 간호종합계획(이하 "종합계획"이라 한다)을 수립하여야 한다. 이 경우 종합계획은 「보건의료기본법」 제15조에 따른 보건의료발전계획, 「지역보건법」 제7조에 따른 지역보건의료계획, 「보건의료인력지원법」 제5조에 따른 보건의료인력 종합계획, 「의료법」 제60조의2에 따른 의료인 수급계획과 연계하여 수립한다.

② 보건복지부장관은 종합계획을 수립할 때에는 미리 관계 중앙행정기관의 장과 협의하여야 한다.

③ 종합계획은 제38조에 따른 간호정책심의위원회의 심의를 거쳐 확정한다. 이 경우 보건복지부장관은 확정된 종합계획을 관계 중앙행정기관의 장 및 시・도지사에게 알려야 한다.

규칙 제26조(실태조사의 방법 등)

① 보건복지부장관은 법 제34조에 따른 간호종합계획을 수립하기 전에 법 제37조제1항에 따른 실태조사(이하 "실태조사"라 한다)를 실시해야 한다.

② 실태조사는 현지조사, 서면조사, 전화, 전자우편 또는 정보통신망 등을 이용하는 방법으로 할 수 있다.

③ 보건복지부장관은 제1항에 따른 실태조사를 효율적으로 추진하기 위하여 필요하다고 인정하는 경우에는 보건의료 관계 연구기관, 단체 또는 전문가 등에게 실태조사를 의뢰하여 실시할 수 있다.

제35조(연도별 시행계획의 수립 · 시행)

① 보건복지부장관, 관계 중앙행정기관의 장 및 시・도지사는 매년 종합계획에 따라 간호정책 시행계획(이하 "시행계획"이라 한다)을 수립・시행하여야 한다.

② 관계 중앙행정기관의 장 및 시・도지사는 다음 연도의 시행계획과 전년도의 시행계획에 따른 추진실적을 매년 보건복지부장관에게 제출하고, 보건복지부장관은 매년 시행계획에 따른 추진실적을 평가하여야 한다.

③ 시행계획의 수립・시행 및 추진실적의 평가 등에 필요한 사항은 대통령령으로 정한다.

영 제23조(간호정책 시행계획의 수립 · 시행 등)

① 보건복지부장관은 법 제35조제1항에 따른 간호정책 시행계획(이하 "시행계획"이라 한다)의 수립지침을 마련하여 매년 10월 31일까지 관계 중앙행정기관의 장 및 특별시장 · 광역시장 · 특별자치시장 · 도지사 · 특별자치도지사(이하 "시 · 도지사"라 한다)에게 통보해야 한다.

② 관계 중앙행정기관의 장 및 시 · 도지사는 제1항의 수립지침에 따라 다음 연도의 시행계획을 수립하여 매년 12월 31일까지 보건복지부장관에게 제출해야 한다.

③ 관계 중앙행정기관의 장 및 시 · 도지사는 법 제35조제2항에 따라 매년 3월 31일까지 전년도의 시행계획에 따른 추진실적을 보건복지부장관에게 제출해야 한다.

④ 보건복지부장관은 제3항에 따라 제출받은 추진실적을 평가하고, 그 결과를 매년 9월 30일까지 관계 중앙행정기관의 장 및 시 · 도지사에게 통보해야 한다.

⑤ 관계 중앙행정기관의 장 및 시 · 도지사는 정당한 사유가 없으면 제4항에 따라 통보받은 평가결과를 다음 연도의 시행계획에 반영해야 한다.

제36조(계획수립의 협조)

① 보건복지부장관, 관계 중앙행정기관의 장 및 시·도지사는 종합계획 또는 시행계획의 수립·시행을 위하여 필요한 경우에는 관계 기관 또는 단체의 장에게 협조를 요청할 수 있다.
② 제1항에 따른 요청을 받은 자는 정당한 사유가 없으면 이에 따라야 한다.

제37조(실태조사)

① 보건복지부장관은 5년마다 다음 각 호의 사항이 포함된 간호사등에 관한 실태조사(이하 이 조에서 "실태조사"라 한다)를 실시하여 그 결과를 공표하고, 이를 종합계획과 시행계획에 반영하여야 한다.
1. 간호사등의 수급 변화에 관한 사항
2. 보건의료기관별·직종별·지역별 간호사등의 현황 및 업무 실태에 관한 사항
3. 간호사등의 근무시간, 근무형태, 이직률, 직업 만족도 등 근무여건과 근무환경에 관한 사항
4. 간호사등의 임금 수준 및 지급 실태에 관한 사항
5. 간호사등에 대한 교육·훈련 및 인력 관리에 관한 사항
6. 간호사등의 인권침해 실태 및 일·가정 양립에 관한 사항
7. 그 밖에 간호사등의 양성 및 처우 개선을 위하여 필요한 사항

② 보건복지부장관은 실태조사를 위하여 관계 기관·법인·단체·시설의 장에게 필요한 자료의 제출 또는 의견의 진술을 요청할 수 있다. 이 경우 요청을 받은 자는 정당한 사유가 없으면 이에 협조하여야 한다.
③ 실태조사의 내용과 방법 등에 필요한 사항은 보건복지부령으로 정한다.

제38조(간호정책심의위원회)

① 간호사등의 양성 및 처우 개선에 관한 다음 각 호의 사항을 심의하기 위하여 보건복지부장관 소속으로 간호정책심의위원회(이하 이 조에서 "위원회"라 한다)를 둔다.
1. 종합계획 및 시행계획의 수립에 관한 사항
2. 간호사등의 수급, 양성 및 적정 배치에 관한 사항
3. 간호사등의 근무환경 및 처우 개선을 위하여 필요한 시책에 관한 사항
4. 간호사등의 장기근속 유도 및 숙련인력 확보에 필요한 시책에 관한 사항
5. 의료기관 등에서 교대근무 및 야간근무를 하는 간호사등의 건강권 보호, 적정 보상 및 지원에 관한 사항
6. 우수 간호사 양성을 위한 대학 및 의료기관의 교육 여건 지원에 관한 사항
7. 지역의료 강화 및 필수의료 분야에 필요한 간호사의 양성, 확보 및 지원에 관한 사항
8. 간호사등에 대한 지역별 수요를 고려한 적정수급에 관한 사항
9. 그 밖에 위원장이 심의에 부치는 사항

② 위원회의 위원장은 보건복지부차관이 되고, 위원장을 포함한 15명 내외의 위원으로 구성한다.
③ 위원회의 구성 및 운영에 관한 사항은 보건복지부령으로 정한다.

규칙 제27조(간호정책심의위원회의 구성 등)

① 법 제38조제1항에 따른 간호정책심의위원회(이하 이 조 및 제28조에서 "위원회"라 한다)의 위원은 다음 각 호의 사람 중에서 보건복지부장관이 성별을 고려하여 임명 또는 위촉한다.
1. 간호사중앙회의 장이 추천하는 다음 각 목의 사람
가. 보건의료기관 또는 교육기관 등에서의 간호 경험이 풍부한 사람
나. 재가 또는 사회복지시설 등에서의 간호 경험이 풍부한 사람
2. 간호조무사협회의 장이 추천하는 사람
3. 「의료법」 제52조에 따른 의료기관단체에서 추천하는 사람
4. 간호인력 관련 근로자단체가 추천하는 사람
5. 간호인력 또는 보건의료정책에 관한 학식과 경험이 풍부한 사람
6. 교육부 또는 보건복지부에서 보건의료 인력 양성 또는 간호정책 업무를 담당하는 해당 기관 소속의 3급 이상 공무원

② 제1항제1호부터 제5호까지의 규정에 따라 위촉하는 위원(이하 "위촉위원"이라 한다)의 임기는 2년으로 한다. 다만, 위촉위원의 사임 등으로 새로 위촉된 위원의 임기는 전임위원의 남은 임기로 한다.
③ 보건복지부장관은 위촉위원이 다음 각 호의 어느 하나에 해당하는 경우에는 해당 위원을 해촉할 수 있다.
1. 심신쇠약 등으로 장기간 직무를 수행할 수 없게 된 경우
2. 직무와 관련된 비위 사실이 있는 경우
3. 직무태만, 품위손상이나 그 밖의 사유로 위원으로 적합하지 않다고 인정되는 경우
4. 위원 스스로 직무를 수행하기 어렵다는 의사를 밝히는 경우

규칙 제28조(위원회의 운영 등)

① 위원회의 위원장(이하 이 조에서 "위원장"이라 한다)은 위원회를 대표하고, 위원회의 업무를 총괄한다.
② 위원장은 위원회의 회의를 소집하고, 그 의장이 된다.
③ 위원장이 부득이한 사유로 직무를 수행할 수 없을 때에는 위원장이 미리 지명한 위원이 그 직무를 대행한다.
④ 위원회의 회의는 재적위원 과반수의 출석으로 개의하고, 출석위원 과반수의 찬성으로 의결한다.
⑤ 제1항부터 제4항까지에서 규정한 사항 외에 위원회 운영 등에 필요한 사항은 위원회의 의결을 거쳐 위원장이 정한다.

규칙 제29조(수수료 등)

① 간호사 또는 간호조무사의 면허증등의 발급 등에 따른 수수료는 다음 각 호와 같다.
1. 면허증등의 신규 발급: 무료
2. 면허증등의 재발급 또는 재교부: 2천원
3. 등록증명의 발급: 500원. 다만, 정보통신망을 이용하여 발급받는 경우에는 무료로 한다.
② 국가시험에 응시하려는 사람은 국가시험관리기관의 장이 보건복지부장관의 승인을 받아 결정한 수수료를 납부해야 한다. 이 경우 수수료의 금액 및 납부방법 등은 국가시험관리기관의 장이 공고한다.
③ 제1항의 수수료는 수입인지로 내거나 정보통신망을 이용하여 전자화폐 또는 전자결제 등의 방법으로 낼 수 있다.
④ 제2항에 따른 수수료는 현금, 신용카드, 직불카드 또는 정보통신망을 이용한 전자화폐 또는 전자결제 등의 방법으로 낼 수 있다.
⑤ 국가시험관리기관의 장은 국가시험에 응시하려는 사람이 다음 각 호의 어느 하나에 해당하는 경우에는 제2항에 따른 수수료의 전부 또는 일부를 반환해야 한다.
1. 수수료를 과오납한 경우
2. 국가시험관리기관의 귀책사유로 시험에 응시하지 못한 경우
3. 시험시행일 5일 전까지 응시원서의 접수를 취소하는 경우
4. 본인의 사고 또는 질병으로 입원(시험시행일이 입원기간에 포함되는 경우로 한정한다)하여 시험에 응시하지 못한 경우
5. 「감염병의 예방 및 관리에 관한 법률」에 따른 진찰·치료·입원 또는 격리(시험시행일이 진찰·치료·입원 또는 격리 기간에 포함되는 경우로 한정한다) 처분을 받아 시험에 응시하지 못한 경우
6. 본인이 사망하거나 다음 각 목의 사람이 시험시행일 7일 전부터 시험시행일까지의 기간에 사망하여 시험에 응시하지 못한 경우
가. 응시하려는 사람의 배우자
나. 응시하려는 사람 본인 및 배우자의 자녀
다. 응시하려는 사람 본인 및 배우자의 부모
라. 응시하려는 사람 본인 및 배우자의 조부모·외조부모
마. 응시하려는 사람 본인 및 배우자의 형제자매
⑥ 제5항에 따른 수수료의 반환 기준, 방법 및 절차 등에 관한 세부사항은 국가시험관리기관의 장이 정한다.

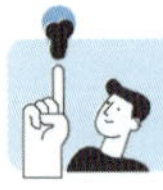

제 7 장 보 칙

제39조(면허 또는 자격의 취소와 재교부)

① 보건복지부장관은 간호사등이 다음 각 호의 어느 하나에 해당할 경우에는 그 면허 또는 자격을 취소할 수 있다. 다만, 제1호·제8호의 경우에는 면허 또는 자격을 취소하여야 한다.
1. 제7조 각 호의 어느 하나에 해당하게 된 경우. 다만, 의료행위 중 「형법」 제268조의 죄를 범하여 제7조제4호부터 제6호까지의 어느 하나에 해당하게 된 경우에는 그러하지 아니하다.
2. 「의료법」 제66조에 따른 자격정지 처분 기간 중에 의료행위를 하거나 3회 이상 자격정지 처분을 받은 경우
3. 제2항에 따라 면허 또는 자격을 재교부받은 사람이 「의료법」 제66조제1항 각 호의 어느 하나에 해당하는 경우
4. 제10조제2항에 따른 면허 조건을 이행하지 아니한 경우

5. 제11조제1항을 위반하여 면허를 대여한 경우
6. 「의료법」 제4조제6항을 위반하여 사람의 생명 또는 신체에 중대한 위해를 발생하게 한 경우
7. 「의료법」 제27조제5항을 위반하여 사람의 생명 또는 신체에 중대한 위해를 발생하게 할 우려가 있는 수술, 수혈, 전신마취를 의료인 아닌 자에게 하게 하거나 의료인에게 면허 사항 외로 하게 한 경우
8. 거짓이나 그 밖의 부정한 방법으로 제4조에 따른 면허 또는 제6조에 따른 자격의 발급 요건을 취득하거나 국가시험에 합격한 경우

② 보건복지부장관은 제1항에 따라 면허 또는 자격이 취소된 자라도 취소의 원인이 된 사유가 없어지거나 개전의 정이 뚜렷하다고 인정되고 대통령령으로 정하는 교육프로그램을 이수한 경우에는 면허 또는 자격을 재교부할 수 있다. 다만, 제1항제4호에 따라 면허가 취소된 경우에는 취소된 날부터 1년 이내, 제1항제2호·제3호에 따라 면허 또는 자격이 취소된 경우에는 취소된 날부터 2년 이내, 제1항제5호부터 제7호까지 또는 제7조제4호부터 제6호까지에 따른 사유로 면허 또는 자격이 취소된 경우에는 취소된 날부터 3년 이내, 제7조제4호에 따른 사유로 면허 또는 자격이 취소된 사람이 다시 제7조제4호에 따른 사유로 면허 또는 자격이 취소된 경우에는 취소된 날부터 10년 이내에는 재교부하지 못하고, 제1항제8호에 따라 면허 또는 자격이 취소된 경우에는 재교부할 수 없다.

③ 제1항에 따른 면허 또는 자격 취소의 세부적인 기준은 보건복지부령으로 정한다.

영 제24조(면허재교부 교육프로그램)

① 법 제39조제2항 본문에 따른 교육프로그램(이하 이 조에서 "교육프로그램"이라 한다)의 교육내용 및 교육시간은 다음 각 호의 구분에 따른다.
  1. 교육내용
    가. 환자 권리의 이해
    나. 의료인 및 의료분야 종사자의 역할과 윤리
    다. 의료 및 간호 관련 법령의 이해
    라. 그 밖에 보건·의료 질서의 유지를 위하여 필요한 내용으로서 보건복지부장관이 고시하는 내용
  2. 교육시간: 40시간 이상

② 교육프로그램은 다음 각 호의 어느 하나에 해당하는 기관 또는 단체 중 보건복지부장관이 지정하여 고시하는 기관 또는 단체(이하 이 조에서 "교육프로그램 실시기관"이라 한다)가 실시한다.
  1. 「한국보건복지인재원법」 제2조에 따른 한국보건복지인재원
  2. 간호사중앙회 또는 간호조무사협회
  3. 그 밖에 보건윤리 또는 의료윤리와 관련된 교육기관으로서 보건복지부장관이 지정하여 고시하는 기관 또는 단체

③ 교육프로그램의 실시에 드는 비용은 교육프로그램을 이수하는 사람이 부담한다.

④ 교육프로그램 실시기관의 장은 교육프로그램을 이수한 사람에게 이수증을 발급하고, 교육프로그램 종료일부터 1개월 이내에 교육프로그램의 실시 결과를 보건복지부장관에게 제출해야 한다.

⑤ 교육프로그램 실시기관의 장은 교육프로그램을 실시하기 전에 교육프로그램의 내용 및 비용 등에 관한 세부 사항을 정하여 보건복지부장관의 승인을 받아야 한다. 승인받은 사항을 변경하려는 경우에도 또한 같다.

규칙 제10조(면허증등의 재발급 등)

① 간호사 또는 간호조무사는 간호사 면허증 또는 간호조무사 자격증(이하 "면허증등"이라 한다)을 잃어버렸거나 면허증등이 헐어 못 쓰게 되거나 기재사항이 변경되어 면허증등을 재발급받으려는 경우에는 별지 제9호서식 또는 별지 제10호서식의 재발급 신청서에 다음 각 호의 서류를 첨부하여 보건복지부장관에게 제출해야 한다.
  1. 면허증등(면허증등이 헐어 못 쓰게 된 경우나 기재사항이 변경된 경우만 해당한다)
  2. 사진 2장
  3. 변경 사실을 증명할 수 있는 서류(면허증등의 기재사항이 변경된 경우만 해당한다)

② 법 제39조제2항에 따라 취소된 면허증등을 재발급받으려는 사람은 별지 제9호서식 또는 제10호서식의 재발급 신청서에 다음 각 호의 서류를 첨부하여 특별시장·광역시장·특별자치시장·도지사 또는 특별자치도지사를 거쳐 보건복지부장관에게 제출해야 한다.
  1. 면허 또는 자격 취소의 원인이 된 사유가 소멸했거나 개전의 정이 뚜렷하다고 인정될 수 있는 서류
  2. 사진 2장

제40조(면허 또는 자격의 효력정지)

보건복지부장관은 간호사등이 제17조제1항 또는 같은 조 제4항에 따른 신고를 하지 아니한 때에는 신고할 때까지 면허 또는 자격의 효력을 정지할 수 있다.

제41조(청문)

보건복지부장관은 간호사등에게 제39조제1항에 따른 면허 또는 자격의 취소를 하려면 청문을 실시하여야 한다.

제42조(시정명령)

① 보건복지부장관 또는 시장·군수·구청장은 의료기관이 제32조제1항·제4항을 위반한 때에는 일정한 기간을 정하여 위반한 사항을 시정하도록 명할 수 있다. 이 때 시정명령은 「의료법」 제63조제1항의 시정명령과 같은 것으로 본다.
② 제1항에 따른 시정명령의 세부적인 기준은 보건복지부령으로 정한다.

벌칙 ※ ①(시정명령을 위반한 자)=제46조(500만원 이하의 벌금)

제43조(경비 보조 등)

보건복지부장관 또는 시·도지사는 국민보건 향상을 위하여 필요하다고 인정될 때에는 간호사등·간호사중앙회·간호조무사협회 또는 관련 단체에 대하여 시설, 운영 경비, 조사·연구 비용의 전부 또는 일부를 보조할 수 있다.

제44조(수수료)

① 이 법에 따른 간호사등의 면허 또는 자격인정을 받거나 면허증 또는 자격증을 재교부받으려는 사람 및 국가시험에 응시하려는 사람은 보건복지부령으로 정하는 바에 따라 수수료를 내야 한다.
② 제8조제2항에 따라 국가시험의 관리를 위탁받은 한국보건의료인국가시험원은 제1항에 따라 납부받은 국가시험의 응시수수료를 보건복지부장관의 승인을 받아 시험 관리에 필요한 경비에 직접 충당할 수 있다.

제45조(권한 등의 위임·위탁)

① 이 법에 따른 보건복지부장관 또는 시·도지사의 권한은 그 일부를 대통령령으로 정하는 바에 따라 질병관리청장, 시·도지사 또는 시장·군수·구청장이나 보건소장에게 위임할 수 있다.
② 보건복지부장관은 이 법에 따른 업무의 일부를 대통령령으로 정하는 바에 따라 관계 전문기관에 위탁할 수 있다.

영 제25조(업무의 위탁)

① 보건복지부장관은 법 제45조제2항에 따라 다음 각 호의 업무를 제2항에 따른 기관 또는 단체에 위탁할 수 있다.
1. 법 제6조제2항 전단에 따른 간호조무사 교육훈련기관의 지정을 위한 신청 접수 및 지정서(보건복지부장관 명의의 지정서를 말한다) 발급 업무
2. 법 제16조제2항에 따른 간호조무사 보수교육에 관한 업무
3. 법 제17조제4항에 따른 간호조무사 실태 및 취업상황 등에 관한 신고의 접수 업무

② 보건복지부장관이 법 제45조제2항에 따라 그 업무의 일부를 위탁할 수 있는 관계 전문기관은 다음 각 호의 기관 또는 단체로 한다.
1. 간호조무사협회
2. 「공공기관의 운영에 관한 법률」 제4조에 따른 공공기관 중 그 설립 목적이 보건의료 또는 인력개발과 관련되는 공공기관
3. 그 밖에 위탁 업무 수행에 필요한 조직·인력 및 전문성 등을 고려하여 보건복지부장관이 고시하는 기관 또는 단체(법 제16조제2항에 따른 간호조무사 보수교육에 관한 업무로 한정한다)

③ 보건복지부장관은 법 제45조제2항에 따라 법 제14조제1항에 따른 간호사의 진료지원업무 수행 요건 관리에 관한 업무, 같은 조 제2항에 따른 교육과정 운영기관의 지정·평가에 관한 업무, 병원급 의료기관의 기준 및 절차·요건 준수 확인에 관한 업무를 다음 각 호의 기관 또는 단체에 위탁할 수 있다.
1. 「공공기관의 운영에 관한 법률」 제4조에 따른 공공기관 중 그 설립 목적이 보건의료 또는 인력개발과 관련되는 공공기관
2. 그 밖에 위탁 업무 수행에 필요한 조직·인력 및 전문성 등을 고려하여 보건복지부장관이 고시하는 기관 또는 단체

④ 보건복지부장관은 법 제45조제2항에 따라 법 제27조제3항에 따른 인권침해 예방 교육을 다음 각 호의 어느 하나에 해당하는 기관 또는 단체에 위탁할 수 있다.

1. 간호사중앙회 또는 그 지부
2. 「공공기관의 운영에 관한 법률」 제4조에 따른 공공기관 중 그 설립 목적이 보건의료와 관련되는 공공기관
3. 「국립중앙의료원의 설립 및 운영에 관한 법률」에 따른 국립중앙의료원
4. 「한국보건복지인재원법」 제2조에 따른 한국보건복지인재원
5. 그 밖에 위탁 업무 수행에 필요한 조직·인력 및 전문성 등을 고려하여 보건복지부장관이 고시하는 기관 또는 단체

⑤ 제1항부터 제4항까지의 규정에 따라 업무를 위탁하는 경우에 위탁 기준, 절차 및 방식 등에 필요한 사항은 보건복지부장관이 정하여 고시한다.

[시행일] 제25조제3항 중 법 제14조제2항에 따른 교육과정 운영기관의 지정·평가 업무의 위탁에 관한 사항은 2025년 6월 21일부터 3년 내에 보건복지부령으로 정하는 시점부터 시행

영 제26조(민감정보 및 고유식별정보의 처리)

보건복지부장관(법 제6조제2항 후단, 제8조제2항 및 제45조제2항에 따라 보건복지부장관의 업무를 위탁받은 자를 포함한다) 및 시장·군수·구청장(자치구의 구청장을 말한다)은 다음 각 호의 사무를 수행하기 위하여 불가피한 경우 「개인정보 보호법」 제23조에 따른 건강에 관한 정보, 같은 법 시행령 제18조제2호에 따른 범죄경력자료에 해당하는 정보, 같은 영 제19조제1호 또는 제4호에 따른 주민등록번호 또는 외국인등록번호가 포함된 자료를 처리할 수 있다. 다만, 제7호 및 제9호의 사무의 경우에는 건강에 관한 정보와 범죄경력자료에 해당하는 정보는 제외한다.

1. 법 제4조에 따른 간호사 면허에 관한 사무
2. 법 제5조에 따른 전문간호사의 자격인정에 관한 사무
3. 법 제6조에 따른 간호조무사의 자격인정에 관한 사무
4. 법 제8조에 따른 국가시험의 관리에 관한 사무
5. 법 제9조에 따른 국가시험의 응시자격 제한에 관한 사무
6. 법 제10조에 따른 면허증 또는 자격증의 발급에 관한 사무
7. 법 제14조제1항에 따른 간호사의 진료지원업무 수행요건 관리에 관한 사무
8. 법 제39조에 따른 면허 또는 자격의 취소와 재교부에 관한 사무
9. 법 제42조에 따른 시정명령에 관한 사무

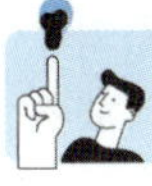

제 8 장 벌 칙

제46조(벌칙)

① 다음 각 호의 어느 하나에 해당하는 사람은 5년 이하의 징역이나 5천만원 이하의 벌금에 처한다.
  1. 제11조제1항을 위반하여 면허 또는 자격을 대여한 사람
  2. 제11조제2항을 위반하여 면허 또는 자격을 대여받거나 면허 또는 자격의 대여를 알선한 사람

② 제42조제1항에 따른 시정명령을 위반한 자는 500만원 이하의 벌금에 처한다.

제47조(양벌규정)

법인의 대표자나 법인 또는 개인의 대리인, 사용인, 그 밖의 종업원이 그 법인 또는 개인의 업무에 관하여 제46조의 위반행위를 하면 그 행위자를 벌하는 외에 그 법인 또는 개인에게도 해당 조문의 벌금형을 과한다. 다만, 법인 또는 개인이 그 위반행위를 방지하기 위하여 해당 업무에 관하여 상당한 주의와 감독을 게을리하지 아니한 경우에는 그러하지 아니하다.

부칙 〈제20445호, 2024.9.20.〉

제1조(시행일)
이 법은 공포 후 9개월이 경과한 날부터 시행한다. 다만, 제14조제2항에 따른 교육과정 운영기관의 지정 및 평가는 공포 후 9개월이 경과한 날부터 3년 내에 시행하되, 그 기간 내에 보건복지부령으로 정하는 시점부터 시행하고, 부칙 제9조제8항은 2026년 3월 27일부터 시행한다.

제2조(간호사등의 면허 등에 관한 경과조치)
이 법 시행 당시 종전의 「의료법」에 따라 간호사 면허를 받은 사람과 전문간호사 또는 간호조무사의 자격인정을 받은 사람은 이 법에 따라 면허 또는 자격인정을 받은 것으로 본다.

제3조(간호사등의 국가시험 응시자격에 관한 경과조치)
이 법 시행 당시 종전의 「의료법」에 따라 간호사 또는 간호조무사 국가시험 응시자격을 인정받은 사람은 이 법에 따른 응시자격을 갖춘 것으로 본다.

제4조(간호사중앙회 설립에 관한 경과조치)
이 법 시행 당시 종전의 「의료법」 제28조제1항에 따라 설립된 간호사회는 이 법 제18조에 따른 간호사중앙회로 본다.

제5조(사단법인 대한간호조무사협회에 관한 경과조치)
① 이 법 공포일부터 시행일 전까지 사단법인 대한간호조무사협회(이하 "구법인"이라 한다)는 이사회의 의결을 거쳐 모든 재산과 권리 · 의무를 이 법에 따른 간호조무사협회가 승계하도록 보건복지부장관에게 승인을 신청할 수 있다.
② 제1항에 따라 보건복지부장관의 승인을 받은 구법인은 이 법에 따른 간호조무사협회의 설립과 동시에 「민법」 중 법인의 해산 및 청산에 관한 규정에도 불구하고 해산된 것으로 보며, 구법인에 속하였던 모든 재산과 권리 · 의무는 간호조무사협회가 포괄 승계한다.
③ 구법인의 임원 및 직원은 간호조무사협회의 임원 및 직원이 된다.
④ 제2항에 따라 간호조무사협회에 승계될 재산의 가액은 간호조무사협회 설립등기일 전일의 장부 가액으로 한다.
⑤ 이 법 시행 당시 시 · 도에 설치된 구법인의 시 · 도회는 간호조무사협회의 시 · 도 지부로 본다.

제6조(간호인력 지원센터에 관한 경과조치)
이 법 시행 당시 종전의 「의료법」 제60조의3에 따라 설치 · 운영 중인 간호인력 취업교육센터는 이 법 제31조에 따른 간호인력 지원센터로 본다.

제7조(처분 등에 관한 경과조치)
이 법 시행 당시 종전의 행정기관의 행위나 행정기관에 대한 행위는 이 법에 그에 해당하는 규정이 있으면 이 법에 따른 행정기관의 행위나 행정기관에 대한 행위로 본다.

제8조(종합계획 수립 경과조치)
이 법 시행 당시 종전에 수립한 간호정책 관련 종합대책이 있는 경우 이를 제34조에 따른 간호종합계획으로 본다.

제9조(다른 법률의 개정)
① 감염병의 예방 및 관리에 관한 법률 일부를 다음과 같이 개정한다.
제4조제4항 중 "의료기관 및 의료인단체"를 "의료기관 및 의료인단체(「간호법」 제18조에 따른 간호사중앙회를 포함

한다)"로 한다.

② 공중보건장학을 위한 특례법 일부를 다음과 같이 개정한다.
제6조제1항 본문 중 "「의료법」 제11조제1항"을 "「의료법」 제11조제1항 또는 「간호법」 제10조제2항"으로 한다.
제7조제2항제5호 중 "「의료법」 제8조"를 "「의료법」 제8조 또는 「간호법」 제7조"로 한다.
제8조제1항 후단 중 "「의료법」 제9조에 따른 의사·치과의사 또는 간호사의 국가시험"을 "「의료법」 제9조에 따른 의사·치과의사의 국가시험 또는 「간호법」 제8조에 따른 간호사의 국가시험"으로 한다.

③ 보건의료기본법 일부를 다음과 같이 개정한다.
제21조제3항제3호 중 "「의료법」 제28조에 따른 의료인 단체, 같은 법 제52조"를 "「의료법」 제28조에 따른 의료인 단체(「간호법」 제18조에 따른 간호사중앙회를 포함한다), 「의료법」 제52조"로 한다.

④ 보건의료인력지원법 일부를 다음과 같이 개정한다.
제2조제3호가목을 다음과 같이 한다.
가. 「의료법」에 따른 의사, 치과의사, 한의사 및 조산사와 「간호법」에 따른 간호사 및 간호조무사
제8조제5항제2호 중 "「의료법」 제28조에 따른 의료인 단체, 같은 법 제52조"를 "「의료법」 제28조에 따른 의료인 단체(「간호법」 제18조에 따른 간호사중앙회를 포함한다), 「의료법」 제52조"로 한다.

⑤ 새만금사업 추진 및 지원에 관한 특별법 일부를 다음과 같이 개정한다.
제62조제6항 후단 중 "「의료법」 제2조"를 "「의료법」 제2조, 「간호법」 제12조"로 한다.

⑥ 아동·청소년의 성보호에 관한 법률 일부를 다음과 같이 개정한다.
제56조제1항제12호 중 "같은 법 제2조의 의료인, 같은 법 제80조의 간호조무사"를 "같은 법 제2조의 의사·치과의사·한의사·조산사, 「간호법」 제2조의 간호사·간호조무사"로 한다.

⑦ 응급의료에 관한 법률 일부를 다음과 같이 개정한다.
제12조제1항 중 "「의료법」 제80조에 따른 간호조무사"를 "「간호법」 제6조에 따른 간호조무사"로 한다.
제60조제1항 중 "「의료법」 제80조에 따른 간호조무사"를 "「간호법」 제6조에 따른 간호조무사"로 한다.

⑧ 법률 제20415호 의료·요양 등 지역 돌봄의 통합지원에 관한 법률 일부를 다음과 같이 개정한다.
제15조제2호 중 "「의료법」 제2조제2항제5호에 따른 간호사"를 "「간호법」 제12조에 따른 간호사"로 한다.

⑨ 의료법 일부를 다음과 같이 개정한다.
제2조제1항 중 "간호사"를 "「간호법」에 따른 간호사(이하 "간호사"라 한다)"로 하고, 같은 조 제2항제5호 각 목 외의 부분 중 "다음 각 목의 업무를"을 "「간호법」 제12조의 업무를"로 하며, 같은 호 각 목을 삭제한다.
제4조제5항 본문 중 "제80조에 따른 간호조무사"를 "「간호법」 제2조제3호에 따른 간호조무사(이하 "간호조무사"라 한다)"로 한다.
제4조의2제1항 중 "제80조에 따른 간호조무사"를 "간호조무사"로 한다.
제4조의3제1항 중 "제7조(간호사를 말한다)"를 "「간호법」 제4조(간호사를 말한다)"로 하고, 같은 조 제2항 중 "제5조부터 제7조까지에 따라"를 "제5조, 제6조 및 「간호법」 제4조에 따라"로 한다.
제7조를 삭제한다.
제8조 각 호 외의 부분에 단서를 다음과 같이 신설한다.
다만, 간호사에 대하여는 「간호법」에서 정하는 바에 따른다.
제9조제1항 중 "의사·치과의사·한의사·조산사 또는 간호사 국가시험"을 "의사·치과의사·한의사 또는 조산사 국가시험"으로 한다.
제11조제1항 중 "제5조에서 제7조까지의 규정"을 "제5조 및 제6조"로 하고, 같은 조 제2항 중 "제5조부터 제7조까지의 규정"을 "제5조 및 제6조"로 하며, 같은 조 제3항 중 "의료인의 종별로"를 "의사·치과의사·한의사·조산사를 구분하여"로 한다.
제12조제3항 중 "제80조에 따른 간호조무사"를 "간호조무사"로 한다.
제25조제1항 중 "의료인은"을 "의사·치과의사·한의사 및 조산사는"으로 하고, 같은 조 제2항 중 "의료인에"를 "의사·치과의사·한의사 및 조산사에"로 한다.
제28조제1항 중 "의사·치과의사·한의사·조산사 및 간호사"를 "의사·치과의사·한의사 및 조산사"로, "의사회

・치과의사회・한의사회・조산사회 및 간호사회"를 "의사회・치과의사회・한의사회 및 조산사회"로 하고, 같은 조 제3항 중 "의료인은"을 "의사・치과의사・한의사 및 조산사는"으로 한다.
제30조제3항 중 "의료인은"을 "의사・치과의사・한의사 및 조산사는"으로 한다.
제33조의2제2항 중 "간호사회"를 "「간호법」 제18조에 따른 간호사중앙회"로 한다.
제41조의2를 삭제한다.
제60조의3을 삭제한다.
제63조제1항 중 "제41조, 제41조의2제1항・제4항, 제42조, 제43조"를 "제41조부터 제43조까지"로 한다.
제65조제1항제8호 중 "제5조부터 제7조까지에 따른"을 "제5조 및 제6조에 따른"으로 한다.
제66조의2 중 "의료인이"를 "의사・치과의사・한의사 또는 조산사가"로 한다.
제78조・제80조 및 제80조의2를 각각 삭제한다.
제80조의3을 다음과 같이 한다.
제80조의3(준용규정) 간호조무사에 대하여는 제12조, 제16조, 제19조, 제20조, 제22조, 제23조, 제59조제1항, 제61조, 제66조, 제68조, 제84조, 제87조, 제87조의2, 제88조, 제88조의2 및 제91조를 준용하며, 이 경우 "면허"는 "자격"으로, "면허증"은 "자격증"으로 본다.

⑩ 의료사고 피해구제 및 의료분쟁 조정 등에 관한 법률 일부를 다음과 같이 개정한다.
제2조제3호 중 "「의료법」에 따른 의료인・간호조무사"를 "「의료법」에 따른 의료인, 「간호법」 제6조에 따른 간호조무사"로 하고, 같은 조 제6호 중 "의료인 단체"를 "의료인 단체(「간호법」 제18조에 따른 간호사중앙회를 포함한다)"로 한다.

⑪ 장애인복지법 일부를 다음과 같이 개정한다.
제59조의3제1항제6호 중 "같은 법 제2조의 의료인, 같은 법 제80조의 간호조무사"를 "같은 법 제2조의 의사・치과의사・한의사・조산사, 「간호법」 제2조의 간호사・간호조무사"로 한다.

⑫ 제주특별자치도 설치 및 국제자유도시 조성을 위한 특별법 일부를 다음과 같이 개정한다.
제310조제2항 중 "「의료법」 제2조"를 "「의료법」 제2조, 「간호법」 제12조"로 한다.

⑬ 지역보건법 일부를 다음과 같이 개정한다.
제15조제2항 단서 중 "「의료법」 제2조제2항에 따른 치과의사・한의사・간호사・조산사"를 "「의료법」 제2조제2항에 따른 치과의사・한의사・조산사, 「간호법」 제12조에 따른 간호사"로 한다.

⑭ 환자안전법 일부를 다음과 같이 개정한다.
제8조제3항제1호 중 "「의료법」 제28조에 따른 의사회・치과의사회・한의사회・조산사회・간호사회 및 같은 법 제52조"를 "「의료법」 제28조에 따른 의료인 단체(「간호법」 제18조에 따른 간호사중앙회를 포함한다) 및 「의료법」 제52조"로 한다.

제10조(다른 법령과의 관계)
이 법 시행 당시 다른 법령에서 종전의 「의료법」 또는 그 규정을 인용한 경우 이 법 가운데 그에 해당하는 규정이 있으면 종전의 「의료법」 또는 그 규정을 갈음하여 이 법 또는 이 법의 해당 규정을 인용한 것으로 본다.

시행령 부칙 〈제35597호, 2025.6.20.〉

제1조(시행일)
이 영은 2025년 6월 21일부터 시행한다. 다만, 제25조제3항 중 법 제14조제2항에 따른 교육과정 운영기관의 지정・평가 업무의 위탁에 관한 사항은 2025년 6월 21일부터 3년 내에 보건복지부령으로 정하는 시점부터 시행한다.

제2조(면허재교부 교육프로그램 실시기관에 관한 경과조치)

이 영 시행 전에 종전의 「의료법 시행령」 제31조의8제3항에 따라 고시된 교육프로그램 실시기관은 제24조제2항에 따라 고시된 기관으로 본다.

제3조(수탁기관에 관한 경과조치)

이 영 시행 전에 종전의 「의료법 시행령」 제31조의6, 제40조, 제42조제9항 및 제10항에 따라 업무를 위탁받은 기관 또는 단체는 제2조, 제22조 및 제25조제1항에 따라 위탁받은 기관 또는 단체로 본다.

제4조(다른 법령의 개정)

① 가습기살균제 피해구제를 위한 특별법 시행령 일부를 다음과 같이 개정한다.
별표 3 비고 제2호가목 중 "「의료법」"을 "「간호법」"으로 한다.
② 국립국가폭력트라우마치유센터의 설립 및 운영에 관한 법률 시행령 일부를 다음과 같이 개정한다.
별표 1 제3호나목2) 중 "「의료법」 제2조제1항"을 "「간호법」 제2조제1호"로 한다.
③ 국민건강보험법 시행령 일부를 다음과 같이 개정한다.
제20조제4호 중 "간호사회"를 "「간호법」 제18조에 따른 간호사중앙회"로 한다.
별표 4의3 제2호카목1) 중 "조산사, 간호사 및 간호조무사"를 "조산사 및 「간호법」에 따른 간호사, 간호조무사"로 한다.
④ 국민건강증진법 시행령 일부를 다음과 같이 개정한다.
제22조제2항 단서 중 "간호사"를 "「간호법」 제2조제1호에 따른 간호사"로 한다.
⑤ 군보건의료에 관한 법률 시행령을 다음과 같이 개정한다.
제2조제1호 중 "같은 법 제80조"를 "「간호법」 제2조제3호"로 한다.
⑥ 노인장기요양보험법 시행령 일부를 다음과 같이 개정한다.
제11조제1항제3호가목 중 "「의료법」 제2조"를 "「간호법」 제2조제1호"로 하고, 같은 호 나목 중 "「의료법」 제80조"를 "「간호법」 제2조제3호"로 하며, 같은 항 제4호다목 중 "「의료법」 제2조"를 "「간호법」 제2조제1호"로 하고, 같은 호 라목 중 "「의료법」 제80조"를 "「간호법」 제2조제3호"로 한다.
제21조의4제2항제3호 중 "「의료법」"을 "「간호법」"으로 한다.
제23조제2항제1호 중 "간호사"를 "「간호법」에 따른 간호사"로 한다.
⑦ 도로명주소법 시행령 일부를 다음과 같이 개정한다.
제31조제1항제11호 중 "「의료법」"을 "「간호법」"으로, "의료유사업자"를 "「의료법」에 따른 의료유사업자"로 한다.
⑧ 모자보건법 시행령 일부를 다음과 같이 개정한다.
제16조제3항 중 "같은 법 제80조"를 "「간호법」 제2조제3호"로 한다.
⑨ 범죄피해자 보호법 시행령 일부를 다음과 같이 개정한다.
별표 3 제3호나목 중 "간호사"를 "「간호법」에 따른 간호사"로 한다.
⑩ 부가가치세법 시행령 일부를 다음과 같이 개정한다.
제35조제1호 각 목 외의 부분 본문 중 "간호사"를 "「간호법」에 따른 간호사"로 한다.
⑪ 산업안전보건법 시행령 일부를 다음과 같이 개정한다.
제97조제2항 중 "간호사"를 "「간호법」에 따른 간호사"로 한다.
별표 6 제3호 중 "「의료법」"을 "「간호법」"으로 한다.
별표 8 제2호가목1)나) 중 "「의료법」"을 "「간호법」"으로 한다.
별표 10 제2호가목3) 중 "「의료법」 제78조"를 "「간호법」 제5조"로 하고, 같은 호 나목4) 중 "간호사"를 "「간호법」에 따른 간호사"로 한다.
별표 12 제2호나목 총괄책임자의 자격기준란 3) 중 "「의료법」 제78조"를 "「간호법」 제5조"로 하고, 같은 목 강사의 자격기준란 4) 중 "「의료법」"을 "「간호법」"으로 한다.
별표 30 제1호나목 중 "「의료법」"을 "「간호법」"으로 한다.

⑫ 산업재해보상보험법 시행령 일부를 다음과 같이 개정한다.
별표 1의2 제2호서목2) 중 "간호사와 같은 법 제80조에 따른 간호조무사"를 "「간호법」 제2조에 따른 간호사, 간호조무사"로 한다.
⑬ 성폭력방지 및 피해자보호 등에 관한 법률 시행령 일부를 다음과 같이 개정한다.
별표 1 제2호다목2)마) (1)부터 (3)까지 외의 부분 중 "「의료법」 제7조"를 "「간호법」 제4조"로 하고, 같은 목 5)가) 및 나) 중 "「의료법」 제7조"를 각각 "「간호법」 제4조"로 한다.
⑭ 소방기본법 시행령 일부를 다음과 같이 개정한다.
별표 2의2 제10호 중 "「의료법」 제7조"를 "「간호법」 제4조"로 한다.
⑮ 수상에서의 수색·구조 등에 관한 법률 시행령 일부를 다음과 같이 개정한다.
제17조제2항제2호 중 "「의료법」 제80조제1항"을 "「간호법」 제6조제1항"으로 한다.
⑯ 아동복지법 시행령 일부를 다음과 같이 개정한다.
별표 7의4 제1호가목3) 및 같은 호 나목4) 중 "「의료법」"을 각각 "「간호법」"으로 한다.
⑰ 영유아보육법 시행령 일부를 다음과 같이 개정한다.
별표 1 제1호가목6) 중 "「의료법」"을 "「간호법」"으로 한다.
⑱ 의료법 시행령 일부를 다음과 같이 개정한다.
제2조를 삭제한다.
제2조의2제1항제1호다목 중 "법 제80조에 따른 간호조무사"를 "「간호법」 제2조제3호에 따른 간호조무사"로 한다.
제3조제1항 중 "한의사·조산사 또는 간호사"를 "한의사 또는 조산사"로, "조산학·간호학"을 "조산학"으로, "한의사·조산사 또는 간호사"를 "한의사 또는 조산사"로 한다.
제10조제2항 중 "의료인"을 "의사·치과의사·한의사 및 조산사"로 한다.
제11조제1항 본문 중 "의료인은"을 "의사·치과의사·한의사 및 조산사는"으로 하고, 같은 항 단서 중 "의료인"을 "의사·치과의사·한의사 및 조산사"로 하며, 같은 조 제2항 중 "한의사회·조산사회 및 간호사회"를 "한의사회 및 조산사회"로 한다.
제30조제1호 중 "의료인 단체"를 "의료인 단체(「간호법」 제18조에 따른 간호사중앙회를 포함한다)"로 한다.
제31조의6을 삭제한다.
제31조의8제3항제2호 중 "한의사회·조산사회 및 간호사회"를 "한의사회 및 조산사회"로 한다.
제40조 및 제41조를 각각 삭제한다.
제42조제9항 및 제10항을 각각 삭제하고, 같은 조 제11항을 다음과 같이 하며, 같은 조에 제12항부터 제14항까지를 각각 다음과 같이 신설한다.
⑪ 보건복지부장관은 제1항부터 제8항까지의 규정에 따라 업무를 위탁하는 경우에는 위탁 기준·절차 및 방법 등에 관한 사항을 미리 공고해야 한다.
⑫ 보건복지부장관은 제1항부터 제8항까지의 규정에 따라 업무를 위탁하는 경우에는 위탁 내용 및 위탁받은 기관·단체 등에 관한 사항을 관보에 고시하고, 보건복지부 인터넷 홈페이지에 게시해야 한다.
⑬ 제1항부터 제8항까지의 규정에 따라 업무를 위탁받은 기관 또는 단체는 보건복지부장관이 정하는 바에 따라 사업운영계획, 사업집행현황, 자금운용계획 및 자금집행내역 등에 관한 사항을 보건복지부장관에게 보고해야 한다.
⑭ 제11항부터 제13항까지의 규정에 따른 위탁 기준 등의 공고, 위탁 내용 등의 고시 또는 위탁 업무의 보고 등에 필요한 세부 사항은 보건복지부장관이 정하여 고시한다.
제42조의2 각 호 외의 부분 본문 중 "제11조제2항, 제31조의6제1항"을 "제11조제2항"으로 하고, 같은 조 제9호 및 제10호를 각각 삭제한다.
⑲ 의료사고 피해구제 및 의료분쟁 조정 등에 관한 법률 시행령 일부를 다음과 같이 개정한다.
제14조제2호 중 "간호사"를 "「간호법」 제2조제1호에 따른 간호사"로 한다.
⑳ 자동차손해배상 보장법 시행령 일부를 다음과 같이 개정한다.
별표 2의2 제9호가목 중 "조산사, 간호사 및 간호조무사"를 "조산사 및 「간호법」에 따른 간호사, 간호조무사"로 한다.

㉑ 장애인활동 지원에 관한 법률 시행령 일부를 다음과 같이 개정한다.
제19조제3호가목 중 "「의료법」 제2조"를 "「간호법」 제2조제1호"로 하고, 같은 호 나목 중 "「의료법」 제80조"를 "「간호법」 제2조제3호"로 한다.
제20조제3호 중 "「의료법」 제2조"를 "「간호법」 제4조"로 하고, 같은 조 제4호 중 "「의료법」 제80조"를 "「간호법」 제6조"로 한다.
㉒ 정신건강증진 및 정신질환자 복지서비스 지원에 관한 법률 시행령 일부를 다음과 같이 개정한다.
제25조제2항제3호 중 "「의료법」 제7조"를 "「간호법」 제4조"로 한다.
별표 1 1급의 정신건강간호사란 제1호 중 "「의료법」"을 "「간호법」"으로 하고, 같은 표 2급의 정신건강간호사란 제1호 및 제2호 중 "「의료법」"을 각각 "「간호법」"으로 한다.
㉓ 파견근로자 보호 등에 관한 법률 시행령 일부를 다음과 같이 개정한다.
제2조제2항제3호 중 "같은 법 제80조의2"를 "「간호법」 제15조"로 한다.
㉔ 해외건설 촉진법 시행령 일부를 다음과 같이 개정한다.
제21조의2제3항제2호 중 "「의료법」"을 "「의료법」, 「간호법」"으로 한다.

제5조(다른 법령과의 관계)

이 영 시행 당시 다른 법령에서 종전의 「의료법 시행령」 또는 그 규정을 인용한 경우에 이 영 가운데 그에 해당하는 규정이 있으면 종전의 「의료법 시행령」 또는 그 규정을 갈음하여 이 영 또는 이 영의 해당 규정을 인용한 것으로 본다.

시행규칙 부칙 〈제1118호, 2025.6.20.〉

제1조(시행일)

이 규칙은 2025년 6월 21일부터 시행한다.

제2조(간호사 국가시험의 과목에 관한 적용례 등)

① 별표 1 제1호는 2028년 1월 1일 이후에 실시하는 간호사 국가시험부터 적용한다.
② 별표 1 제1호에도 불구하고 이 규칙 시행일부터 2027년 12월 31일까지 실시하는 간호사 국가시험의 시험과목에 관하여는 종전의 「의료법 시행규칙」의 규정에 따른다.

제3조(다른 법령의 개정)

① 간호조무사 및 의료유사업자에 관한 규칙 일부를 다음과 같이 개정한다.
제명 "간호조무사 및 의료유사업자에 관한 규칙"을 "의료유사업자에 관한 규칙"으로 한다.
제1조 중 "제80조, 제80조의2, 제80조의3 및 제81조에 따라 간호조무사·접골사"를 "제81조에 따라 접골사"로 한다.
제2조의 제목 "(간호조무사 등의 업무 한계)"를 "(업무 한계)"로 한다.
제3조부터 제9조까지를 각각 삭제한다.
제10조 중 "보건복지부장관 또는 특별시장"을 "특별시장"으로, "간호조무사 또는 의료유사업자별"을 "의료유사업자별"로 한다.
제11조제1항 각 호 외의 부분 중 "간호조무사나 의료유사업자"를 "의료유사업자"로, "보건복지부장관 또는 시·도지사"를 "시·도지사"로 하고, 같은 조 제2항 각 호 외의 부분 중 "다음 각 호의 구분에 따라"를 "특별시·광역시·도 또는 특별자치도의 조례로 정하는 금액의"로 하며, 같은 항 제1호 및 제2호를 각각 삭제하고, 같은 조 제3항 중 "보건복지부장관 또는 시·도지사"를 "시·도지사"로 한다.
제12조부터 제16조까지를 각각 삭제한다.
별표를 삭제한다.

별지 제1호서식부터 별지 제4호서식까지를 각각 삭제한다.
별지 제6호서식을 별지와 같이 한다.
별지 제7호서식부터 별지 제12호서식까지를 각각 삭제한다.

② 노인장기요양보험법 시행규칙 일부를 다음과 같이 개정한다.
별표 1 제1호나목 중 "「의료법」 제2호제2항제5호"를 "「간호법」 제2조제1호"로 한다.

③ 의료관계 행정처분 규칙 일부를 다음과 같이 개정한다.
제1조 및 제2조 중 "「의료법」"을 각각 "「의료법」, 「간호법」"으로 한다.
제4조 중 "「의료법」 제68조와"를 "「의료법」 제68조, 「간호법」 제39조 · 제40조 및"으로 한다.
별표 제1호라목4)나)의 감경대상란 중 "「의료법」 제4조제4항"을 "「의료법」 제4조제4항 및 「간호법」제11조제1항"으로 하고, 같은 표 제2호가목 표 외의 부분 중 "「의료법」(이하 이 표에서 "법"이라 한다)"을 "「의료법」(이하 이 표에서 "법"이라 한다), 「간호법」"으로 하며, 같은 목 1), 1)의2, 1의4), 2), 17) 및 28)을 각각 다음과 같이 한다.

1) 법 제4조제4항 또는 「간호법」 제11조제1항을 위반하여 면허증을 빌려준 경우	법 제65조제1항 제4호 및 「간호법」 제39조제1항제5호	면허 취소
1)의2 법 제4조제6항을 위반하여 일회용 주사 의료용품을 한 번 사용한 후 다시 사용하여 사람의 생명 또는 신체에 중대한 위해를 발생하게 한 경우	법 제65조제1항 제6호 및 「간호법」 제39조제1항제6호	면허 취소
1)의4 법 제8조 각 호 및 「간호법」 제7조 각 호의 어느 하나의 결격사유에 해당된 경우	법 제65조제1항 제1호 및 「간호법」 제39조제1항제1호	면허취소
2) 법 제11조제1항 및 「간호법」 제10조제2항에 따른 면허의 조건을 이행하지 않은 경우	법 제65조제1항 제3호 및 「간호법」 제39조제1항제4호	면허취소
17) 법 제25조 및 「간호법」 제17조제1항 · 제4항에 따른 신고를 하지 않은 경우	법 제66조제4항 및 「간호법」 제40조	면허정지 (신고할 때까지)
28) 법 제66조에 따른 자격정지처분기간 중에 의료행위를 하거나 3회 이상 자격정지처분을 받은 경우	법 제65조제1항 제2호 및 「간호법」 제39조제1항제2호	면허취소

④ 전문간호사 자격인정 등에 관한 규칙 일부를 다음과 같이 개정한다.
제1조 중 "「의료법」 제78조"를 "「간호법」 제5조"로 한다.
제3조 각 호 외의 부분 중 "「의료법」 제78조제3항"을 "「간호법」 제13조제1항"으로 한다.
제4조제1항 중 "「의료법」 제78조제2항제1호"를 "「간호법」 제5조제2항제1호"로 한다.
제9조제1항 중 "「의료법」 제78조제2항"을 "「간호법」 제5조제2항"으로 한다.
제13조 중 "「의료법 시행규칙」"을 "「간호법 시행규칙」"으로 한다.

⑤ 지역보건법 시행규칙 일부를 다음과 같이 개정한다. 제4조의2제1항제1호 중 "간호사"를 "「간호법」 제12조에 따른 간호사"로 한다.

제4조(다른 법령과의 관계)
이 규칙 시행 당시 다른 법령에서 종전의 「의료법 시행규칙」 또는 그 규정을 인용한 경우에 이 규칙 가운데 그에 해당하는 규정이 있으면 종전의 「의료법 시행규칙」 또는 그 규정을 갈음하여 이 규칙 또는 이 규칙의 해당 규정을 인용한 것으로 본다.

■ 간호법 시행령 [별표]

국가시험등 응시제한 기준(제9조의2 관련)

위반행위	응시제한 횟수
1. 시험 중에 대화 · 손동작 또는 소리 등으로 다른 사람과 의사소통을 하는 행위 2. 시험 중에 허용되지 않는 자료를 가지고 있거나 해당 자료를 이용하는 행위 3. 제7조제1항에 따른 응시원서를 허위로 작성하여 제출하는 행위	1회
4. 시험 중에 다른 사람의 답안지 또는 문제지를 엿보고 본인의 답안지를 작성하는 행위 5. 시험 중에 다른 사람을 위하여 시험 답안 등을 알려주거나 엿보게 하는 행위 6. 다른 사람의 도움을 받아 답안지를 작성하거나 다른 사람의 답안지 작성에 도움을 주는 행위 7. 본인이 작성한 답안지를 다른 사람의 답안지와 교환하는 행위 8. 시험 중에 허용되지 않는 전자장비 · 통신기기 또는 전자계산기기 등을 사용하여 시험답안을 전송하거나 작성하는 행위 9. 시험 중에 시험문제 내용과 관련된 물건(시험 관련 교재 및 요약자료를 포함한다)을 다른 사람과 주고받는 행위 10. 법 제7조 각 호의 어느 하나에 해당하는 사람이 시험에 응시하는 행위 11. 법 제10조제4항에 따라 면허증 또는 자격증의 발급에 필요한 서류로서 보건복지부령으로 정하는 서류를 허위로 작성하여 제출하는 행위	2회
12. 본인이 직접 대리시험을 치르거나 다른 사람으로 하여금 시험을 치르게 하는 행위 13. 사전에 시험문제 또는 시험답안을 다른 사람에게 알려주는 행위 14. 사전에 시험문제 또는 시험답안을 알고 시험을 치르는 행위	3회

※ 비고: 위 표의 위반행위에 대한 세부 기준 및 유형 등에 대해서는 보건복지부장관이 정하여 고시할 수 있다.

■ 간호법 시행규칙 [별표 1]

간호사 국가시험의 시험과목, 시험방법 및 합격자 결정방법(제4조 관련)

1. 시험과목	간호학 총론 및 보건의약 관계 법규
2. 시험방법	필기시험
3. 합격자 결정방법	전 과목 총점의 60퍼센트 이상, 매 과목 40퍼센트 이상을 득점한 사람을 합격자로 한다.

■ 간호법 시행규칙 [별표 2]

간호조무사 국가시험의 시험과목, 시험방법 및 합격자 결정방법(제5조 관련)

1. 시험과목	기초간호학 개요(치의학기초개론 및 한의학기초개론을 포함한다), 보건간호학 개요, 공중보건학개론(보건의료 관계 법규를 포함한다), 실기
2. 시험방법	필기시험
3. 합격자 결정방법	전 과목 총점의 60퍼센트 이상, 매 과목 만점의 40퍼센트 이상 득점한 사람을 합격자로 한다.

학습요약

1 제정목적

1) 모든 국민이 수준 높은 간호 혜택을 받을 수 있도록 간호에 관하여 필요한 사항을 규정함
2) 의료의 질 향상과 환자안전을 도모하여 국민의 건강 증진에 이바지함을 목적으로 함

2 용어의 정의

1) **간호사:** 간호사 국가시험에 합격한 후 보건복지부 장관의 면허를 받은 사람
2) **전문간호사:** 보건복지부장관이 실시하는 전문간호사 자격시험에 합격한 후 자격인정을 받은 사람
3) **간호조무사:** 간호조무사 국가시험에 합격한 후 보건복지부장관의 자격인정을 받은 사람
4) **간호사 등:** 간호사 · 전문간호사 · 간호조무사
5) **의료기관:** 공중 또는 특정 다수인을 위한 의료 · 조산의 업을 하는 곳
6) **보건의료기관:** 보건의료인이 공중 또는 특정 다수인을 위하여 보건의료서비스를 행하는 보건기관, 의료기관, 약국, 그 밖에 대통령령으로 정하는 기관

3 면허와 자격

1) **간호사 면허:** 간호학 학위, 국가시험 합격 후 보건복지부장관의 면허 취득
   (1) 입학 당시 평가기구의 인증을 받은 간호학 전공 대학 또는 전문대학 졸업 후 학위 취득자
   (2) 입학 당시 평가기구의 인증을 받은 간호학 전공 대학이나 전문대학을 시험 응시일부터 6개월 이내 졸업하고 해당 학위를 받을 예정자
   (3) 결격사유
   - 정신질환자
   - 마약, 대마, 향정신성의약품 중독자
   - 피성년 후견인, 피한정후견인
   - 금고이상 실형(집행유예, 선고유예) 선고 후 형 집행이 끝나거나 면제된 날부터 5년 이내인 자(집행유예기간 지난 후 2년 이내인 자, 선고유예 중인 자)

   (4) 국가시험: 보건복지부장관, 매년 1회 이상
   (5) 응시자격 제한: 부정한 방법으로 응시한 자, 부정행위자
   국가시험 응시 3회 범위 제한
   (6) 면허증 발급: 필요서류 제출 14일 이내
   (7) 면허 대여 금지

2) **전문간호사 자격 인정:** 보건복지부장관, 전문간호사 시험 합격자
   (1) 요구 요건을 충족하는 전문간호사 교육과정을 이수하였거나 외국에서 해당 분야의 자격이 있는 사람은 보건복지부장관 실시의 전문간호사 자격시험 합격 후 보건복지부장관의 자격인정을 받아야 함
3) **간호조무사 자격 인정**
   (1) 보건복지부령의 교육과정을 이수하고 간호조무사 국가시험에 합격한 후 보건복지부장관의 자격인정을 받아야 함

4 간호사 등의 업무

1) **간호사의 업무**
   (1) 환자의 간호요구에 대한 관찰, 자료수집, 간호판단 및 요양을 위한 간호
   (2) 진료의 보조
   (3) 간호요구자에 대한 교육 · 상담 및 건강증진을 위한 활동의 기획과 수행(보건진료 전담공무원, 모자보건전문가 활동, 결핵예방법에 따른 보건 활동 등), 간호조무사가 수행하는 업무 보조에 대한 지도
2) **전문간호사의 업무:** 자격을 인정받은 전문 분야에서 업무를 수행
3) **진료지원업무:** 전문간호사 자격을 보유하고 보건복지부령으로 정하는 임상경력 및 교육과정 이수에 따른 자격을 보유해야 함
4) **간호조무사의 업무:** 간호사를 보조하여 업무를 수행하고 의원급 의료기관의 의사 · 치과의사 · 한의사 지도하에 환자의 요양을 위한 간호 및 진료의 보조를 수행

5 보수교육

1) **간호사:** 매년 8시간 이상, 3년간 서류 보존
   (1) 내용: 직업윤리, 업무 전문성 향상 및 업무 개선, 의료관계 법령 준수, 선진 의료기술 등 동향 및 추세
   (2) 면제: 간호대학 대학원생, 신규 간호사 면허 발급자
2) **간호조무사:** 매년 8시간 이상, 3년간 서류 보존
   (1) 내용: 직업윤리, 업무 전문성 향상 및 업무 개선, 의료관계 법령 준수
   (2) 면제: 간호대학(전문대학) 재학생, 신규 간호조무사 자격 발급자

6 실태 및 취업상황 등 신고

간호사와 간호조무사 모두 3년마다, 보건복지부장관에게 신고

7 간호사 등의 권리 및 처우개선 등

1) 국가 및 지방자치단체의 책무 등: 근무환경 및 처우개선을 통한 간호사 등의 장기근속 유도 및 숙련 인력확보를 위하여 정책을 수립하고 지원해야 함
2) 간호사 등의 권리: 전문성과 경험 · 양심에 따라 최적의 간호서비스를 제공하고 적정한 노동시간의 확보, 일 · 가정 양립 지원 및 근무환경과 처우 개선 등을 요구할 권리를 가짐
3) 간호사 등의 책무: 자발적으로 능력의 개발 및 향상을 도모해야 함
4) 간호사 등의 인권침해 금지: 업무상 적정범위를 넘는 신체적, 정신적 고통을 주거나 근무환경을 악화시키는 행위 금지
   - 인권침해 예방과 교육: 보건복지부장관
   - 절차: 인권침해 사실 → 보건의료기관장 신고 → 근로기준법 의거한 조치 실행

5) 간호사 등의 일 · 가정 양립 지원: 보건의료기관의 장, 출산 전 · 후 휴가, 유산 · 사산 휴가, 남녀고용 평등에 따른 업무 결손이 타 간호사의 근로조건 악화되지 않게 조치 강구
6) 간호인력지원센터 설치 및 운영: 보건복지부장관
  (1) 업무: 간호인력의 근무여건과 복지후생 실태조사
    졸업예정자에 대한 취업 교육 및 신규 인력의 취업 확대, 장기근속 유도 지원
    간호인력 역량강화 지원
    간호인력 경력단절 방지 및 재취업 지원
    간호인력에 대한 사회적 인식개선 및 홍보 지원
    간홍딘력의 업무수행 중 발생하는 고충 해소 및 상담 지원
7) 교육전담간호사: 보건복지부령
  (1) 직무: 신규간호사 등의 교육과정 기획, 운영, 평가
    신규간호사 등의 교육 총괄 및 관리
    신규간호사 등의 교육을 담당하는 인력의 관리 및 지도
    신규간호사 등의 교육에 필요한 자원 확보, 개발
  (2) 자격: 보건복지부장관 고시 교육전담 간호사 양성교육 이수자
    종합병원 간호사로 2년 이상 임상 업무 종사 경력
  (3) 배치 기준: 300병상 이상 종합병원: 2명(초과하는 250병상마다 1명 추가 배치)
    300병상 미만 종합병원: 해당 의료기관의 장이 정하는 인원

8 간호종합계획 수립 등

1) 간호종합계획 수립 등: 보건복지부장관(지원), 처우 개선을 위해 5년마다 간호종합계획 수립
2) 연도별 시행계획 수립, 시행: 보건복지부장관, 관계 중앙행정기관의 장, 시 · 도지사, 간호정책 시행계획 수립, 시행
3) 실태조사: 보건복지부장관, 5년마다
  (1) 내용: 간호사 등의 수급 변화
    보건의료기관별, 직종별, 지역별 간호사 등의 현황 및 업무실태
    간호사 등의 근무시간, 근무형태, 이직률, 직업만족도 등 근무여건과 근무환경
    간호사 등의 임금 수준 및 지급 실태
    간호사 등에 대한 교육, 훈련, 인력관리
    간호사 등의 인권침해 실태, 일 · 가정 양립에 관한 사항
    간호사 등의 양성 및 처우개선에 필요 사항

9 면허 또는 자격의 취소와 재교부(교육프로그램 40시간 이상 이수)

1) 간호사 결격사유(정신질환자, 마약 · 대마 · 향정신성의약품 중독자, 피성년 후견인, 피한정후견인) 해당 시
2) 「의료법」에 따른 자격정지 처분 기간 중 의료행위를 하거나 3회 이상 자격정지 처분을 받은 경우: 취소한 2년 이내 면허 재교부 못함
3) 면허 또는 자격 재교부 받은 후 자격정지에 해당하는 의료행위를 하거나 3회 이상 자격정지 처분을 받은 경우: 취소한 2년 이내 면허 재교부 못함
4) 특정 지역이나 특정 업무 종사를 위해 3년 이내 조건으로 면허를 교부한 조건 불이행 시: 취소한 1년 이내 면허 재교부 못함. 같은 사유로 재취소된 경우 취소된 날부터 10년 이내 재교부 못함
5) 면허 대여금지 위반: 취소한 3년 이내 면허 재교부 못함
6) 일회용 의료기기를 한 번 사용 후 다시 사용해 사람의 생명 또는 신체에 위해를 발생 시: 취소한 3년 이내 면허 재교부 못함
7) 의료인이 아닌 자에게 의료행위를 하게 하거나 의료인에게 면허 사항 외의 의료행위를 하게 하여 사람의 생명 또는 신체에 위해를 발생할 우려가 있는 수술, 수혈, 전신마취를 하게 한 경우: 취소한 3년 이내 면허 재교부 못함

8) 거짓이나 부정한 방법으로 면허 또는 자격 발급 요건을 취득하거나 국가시험에 합격한 경우: 취소 시 면허 재교부 못함
9) 결격 사유[금고이상 실형(집행유예, 선고유예) 선고 후 형 집행이 끝나거나 면제된 날부터 5년 이내인 자(집행유예기간 지난 후 2년 이내인 자, 선고유예 중인 자)]로 면허 또는 자격 취소 시 취소된 날부터 3년 이내 재교부 못함

10 면허 또는 자격의 효력 정지

간호사와 간호조무사가 최초 면허받은 후부터 3년마다 실태와 취업 상황 미신고 시 효력 정지

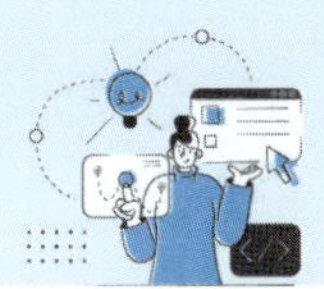

핵심문제

1. 간호법의 목적으로 옳은 것은?

① 간호대학의 수를 2배로 확장하기 위함
② 병원에서 간호사의 연봉을 의사수준으로 인상하기 위함
③ 국내간호사의 해외취업을 적극 장려하고 지원하기 위함
④ 병원 내에서 의사-간호사간의 명확한 상하관계를 법적으로 규정하기 위함
⑤ 의료의 질 향상과 환자안전을 도모하여 국민의 건강증진에 이바지함

☞ 법 제1조(목적)

2. 간호사의 정의로 옳은 것은?

① 간호조무사 자격을 취득하고 해외취업 경력이 2년 이상인 자
② 간호조무사 국가시험에 합격한 후 행정안전부장관의 자격인정을 받은 자
③ 간호조무사 국가시험에 합격한 후 보건복지부장관의 자격인정을 받은 자
④ 간호사 국가시험에 합격한 후 행정안전부장관의 면허를 받은 자
⑤ 간호사 국가시험에 합격한 후 보건복지부장관의 면허를 받은 자

☞ 법 제4조(간호사 면허)

3. 간호사의 업무 범위에 해당되지 않는 것은?

① 마약류 의약품의 단독 처방 및 조제
② 간호조무사가 수행하는 업무 보조에 대한 지도
③ 의사, 치과의사, 한의사의 지도하에 시행하는 진료의 보조
④ 간호요구자에 대한 교육·상담 및 건강증진 활동의 기획과 수행
⑤ 환자의 간호요구에 대한 관찰, 자료수집, 간호판단 및 요양을 위한 간호

☞ 법 제12조(간호사의 업무)

정답 1. ⑤ 2. ⑤ 3. ①

4. **전문간호사의 자격인정, 교육과정 등 구체적인 사항을 규정하는 주체로 옳은 것은?**

① 각 시도지사 ② 보건복지부
③ 대한의사협회 ④ 대한조무사협회
⑤ 국회 보건복지위원회

☞ 법 제5조(전문간호사의 자격인정)

5. **전문간호사가 되기 위한 자격기준으로 옳지 않은 것은?**

① 간호사 면허를 소지하여야 한다.
② 최소 10년 이상의 종합병원 임상경력이 있어야 한다.
③ 보건복지부장관이 실시하는 자격시험에 합격해야 한다.
④ 보건복지부령으로 정하는 전문간호사 교육과정을 이수해야 한다.
⑤ 보건복지부장관이 인정하는 외국의 전문간호사 자격도 인정될 수 있다.

☞ 법 제5조(전문간호사 자격인정)

6. **간호사 결격사유에 해당하지 않는 것은?**

① 정신질환자
② 피성년후견인·피한정후견인
③ 마약·대마·항정신성의약품 중독자
④ 금고 이상의 형인 선고유예를 받고 그 유예기간 중에 있는 사람
⑤ 금고 이상의 실형을 선고받고 실형집행이 면제된 날부터 7년이 지난 사람

☞ 법 제7조(결격사유)

7. **간호사 국가시험의 시행 주체는?**

① 시·도시자 ② 보건복지부장관
③ 간호협회장 ④ 교육부장관
⑤ 행정안전부장관

☞ 법 제4조(간호사 면허)

정답 4. ② 5. ② 6. ⑤ 7. ②

8. **간호사 국가시험 응시제한에 해당되지 않는 것은?**

① 정신질환자
② 피성년후견인
③ 마약·대마·향정신성의약품 중독자
④ 금고이상의 형인 선고유예를 받고 그 유예기간 중에 있는 사람
⑤ 금고이상의 실형을 선고받고 집행이 면제된 날부터 6년이 지난 사람

☞ 법 제9조(응시자격의 제한)

9. **간호사 면허, 전문간호사 자격인정, 간호조무사 자격인정 등 면허를 내주거나 자격인정을 할 수 있는 사람으로 옳은 것은?**

① 보건복지부장관 ② 보건복지위원장
③ 행정안전부장관 ④ 교육부장관
⑤ 법사위원회 위원장

☞ 법 제10조(면허 또는 자격의 등록과 조건)

10. **전문간호사의 진료지원업무에 대한 구체적인 기준과 내용, 교육과정 운영기관의 지정 · 평가, 병원급 의료기관의 기준 및 절차 · 요건준수에 관한 사항 규정의 근거는?**

① 대통령령 ② 국회법률
③ 보건복지부령 ④ 각 병원의 내부규칙
⑤ 대한간호협회 정관

☞ 법 제14조(진료지원업무의 수행)

11. **간호사국가고시에 합격 후 2025년에 최초로 간호사 면허를 취득한 간호사가 실태 및 취업상 황 등을 보건복지부장관에게 신고해야 하는 년도는?**

① 2025년 ② 2026년
③ 2027년 ④ 2028년
⑤ 2029년

☞ 법 제17조(실태 및 취업상황 신고)

정답 8. ⑤ 9. ① 10. ③ 11. ④

12. "간호사중앙회를 설립하려면 ( )으로 정하는 바에 따라 정관과 그 밖에 필요한 서류를 ( )에게 체출하여 설립 허가를 받아야 한다." ( )에 들어갈 내용으로 옳은 것은?

① 대통령령, 보건복지부장관
② 대통령령, 행정안전부장관
③ 보건복지부령, 보건복지부장관
④ 보건복지부령, 지역보건의료위원회
⑤ 국회정관, 법사위원회 위원장

☞ 법 제19조(설립 허가 등)

13. 간호사중앙회와 간호조무사협회의 장은 의료인의 품위를 심하게 손상시키는 행위를 한 경우에 ( )의 심의 · 의결을 거쳐 ( )에게 자격정지 처분을 요구할 수 있다. ( )에 들어갈 내용으로 옳은 것은?

① 윤리위원회, 보건복지부장관
② 국회, 보건복지부장관
③ 법사위원회, 대통령
④ 보건복지부, 지역보건의료위원회
⑤ 국회, 법사위원회 위원장

☞ 법 제21조(자격정지 처분 요구 등)

14. 2025년 제정된 간호법이 전면적으로 시행되는 날짜로 옳은 것은?

① 2025년 1월 1일
② 2025년 6월 21일
③ 2025년 8월 31일
④ 2026년 3월 1일
⑤ 2026년 8월 31일

☞ 간호법은 2024년 9월 20일에 공포되었으며, 2025년 6월 21일부터 시행

15. 간호사 등의 근무환경 및 처우개선을 통해 장기근속 유도와 숙련된 인력 확보를 위해 필요한 정책을 수립하고 지원해야 하는 곳은?

① 국회
② 법사위원회
③ 대한의사협회
④ 보건의료 협의체
⑤ 국가 및 지방자치단체

☞ 법 제24조(국가 및 지방자치단체의 책무 등)

정답 12. ① 13. ① 14. ② 15. ⑤

16. 간호사 등의 권리에 해당하지 않는 것은?

① 적정한 노동시간을 확보한다.
② 무면허 의료행위 지시를 거부한다.
③ 모든 간호사에게 공무원 신분을 요구한다
④ 일·가정 양립 지원과 근무환경 및 처우개선 등을 요구한다.
⑤ 자신의 전문성과 경험, 양심에 따라 최적의 간호 서비스를 제공한다.

☞ 법 제25조(간호사등의 권리)

17. 간호사 등의 인권침해 금지 관련 법에 해당하지 않는 내용은?

① 근무환경을 악화시키는 행위
② 업무상 적정범위를 넘는 신체적·정신적 고통을 주는 것
③ 인권침해행위가 발생하지 않도록 예방 및 교육을 충실히 하는 것
④ 인권침해 예방 및 교육 등에 필요한 사항은 보건복지부령으로 정하는 것
⑤ 인권침해가 발생한 사실을 알게 된 경우 그 사실을 해당 경찰서에 신고하는 것

☞ 법 제27조(간호사등 인권침해 금지)

18. 간호사 등이 육아휴직을 사용하거나 육아기 근로시간 단축으로 인한 업무의 결손이 다른 간호사 등의 근로조건을 악화시키지 않도록 필요한 조치를 강구해야 하는 사람은?

① 의사
② 수간호사
③ 병원 원무과장
④ 전문행정간호사
⑤ 보건의료기관의 장

☞ 법 제28조(간호사등의 일 · 가정 양립지원)

19. 간호인력지원센터의 업무에 해당되지 않는 것은?

① 간호인력의 역량 강화 지원
② 간호인력의 경력단절 방지 및 재취업 지원
③ 간호인력에 대한 사회적 인식 개선 및 홍보 지원
④ 의료사고 발생 시 간호사를 위한 법률 소송 대행
⑤ 간호인력의 업무 수행 중 발생하는 고충 해소 및 상담 지원

☞ 법 제31조(간호인력 지원센터의 설치 및 운영)

정답 16. ③ 17. ⑤ 18. ⑤ 19. ④

20. **병원급 의료기관에는 교육전담간호사를 두어야 한다. 교육전담간호사의 주된 역할은?**

① 의과대학 학생들의 임상실습지도
② 병원의 전반적인 행정 업무 처리
③ 환자와 보호자를 대상으로 건강교육 전담
④ 병원 내 모든 직원의 직무 교육 총괄업무
⑤ 신규간호사와 간호대학생에게 직무수행에 필요한 지식과 기술 전수

☞ 법 제32조(교육전담간호사)

21. **보건복지부장관은 간호인력의 장기적인 수급 정책 등을 포함하는 간호종합계획(종합계획)을 몇 년마다 수립해야 하는가?**

① 매년 ② 2년 ③ 3년
④ 5년 ⑤ 10년

☞ 법 제34조(간호종합계획의 수립 등)

22. **간호정책 및 간호인력의 근무 환경, 처우 개선 등을 심의하기 위해 보건복지부 산하에 설치되는 기구는?**

① 중앙의료심사위원회 ② 간호정책심의위원회
③ 의료분쟁조정중재원 ④ 간호사권익보호위원회
⑤ 간호인력수급조정위원회

☞ 법 제38조(간호정책심의위원회)

23. **간호사 보수교육은 매년 몇 시간 이상 시행해야 하는가?**

① 자유롭게 시행 ② 1시간
③ 5시간 ④ 8시간
⑤ 10시간

☞ 법 제16조(보수교육), 시행규칙 제11조(간호사 보수교육의 실시)

24. **간호사가 병동에서 업무 중 인권침해를 받았다면 인권침해 사실을 누구에게 신고해야 하는가?**

① 수간호사 ② 담당의사
③ 보건의료기관장 ④ 간호부장
⑤ 보건복지부장관

☞ 법 제27조(간호사등 인권침해 금지)

정답 20. ⑤ 21. ④ 22. ② 23. ④ 24. ③

04절

지역보건법

학습목표

1. 지역보건법 관련 용어를 정의한다.
2. 지역보건의료계획의 수립과정을 설명한다.
3. 지역보건의료계획의 내용을 설명한다.
4. 지역보건의료기관의 설치기준을 설명한다.
5. 지역보건의료기관의 기능 및 업무를 설명한다.
6. 지역보건의료기관장의 임용 및 지휘를 설명한다.
7. 전문인력의 적정배치를 설명한다.
8. 방문건강관리 전담공무원을 설명한다.
9. 건강검진 등의 신고를 설명한다.

지역보건법

제정	1956. 12. 13.	법률 제406호	
개정	2019. 12. 3.	법률 제16731호	
개정	2021. 1. 12.	법률 제17893호	
개정	2021. 7. 27.	법률 제18395호	
개정	2021. 8. 17.	법률 제18418호	
개정	2023. 3. 28.	법률 제19305호	
개정	2024. 1. 2.	법률 제19903호	
개정	2025. 6. 21.	법률 제20445호, 2024.9.20., 타법개정	

지역보건법 시행령

제정	1958. 6. 30.	대통령령 제1378호
개정	2020. 6. 2.	대통령령 제30745호
개정	2020. 9. 11.	대통령령 제31013호
개정	2021. 12. 16.	대통령령 제32223호
개정	2022. 8. 9.	대통령령 제32864호
개정	2022. 11. 1.	대통령령 제32977호
개정	2023. 9. 26.	대통령령 제33754호
개정	2024. 7 .3.	대통령령 제34643호, 2024.7.2., 일부개정

지역보건법 시행규칙

제정	1997. 2. 14.	보건복지부령 제45호
개정	2019. 4. 2.	보건복지부령 제624호
개정	2019. 8. 19.	보건복지부령 제667호
개정	2019. 9. 27.	보건복지부령 제672호
개정	2023. 12. 14.	보건복지부령 제985호
개정	2025. 6. 21.	보건복지부령 제1118호, 2025.6.20., 타법개정

한국보건의료인국가시험원의 지역보건법 출제영역

영역	해당조문	
1. 지역보건의료계획과 건강검진의 신고	제7조	지역보건의료계획의 수립 등
	제8조	지역보건의료계획의 시행
	제9조	지역보건의료계획 시행 결과의 평가
	제23조	건강검진 등의 신고
2. 지역보건의료기관의 설치와 업무, 지도 · 감독	제10조	보건소의 설치
	제11조	보건소의 기능 및 업무
	제12조	보건의료원
	제13조	보건지소의 설치
	제14조	건강생활지원센터의 설치
	제15조	지역보건의료기관의 조직

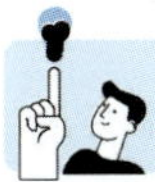

제 1 장 총 칙

제1조(목적)

이 법은 보건소 등 지역보건의료기관의 설치 · 운영에 관한 사항과 보건의료 관련기관 · 단체와의 연계 · 협력을 통하여 지역보건의료기관의 기능을 효과적으로 수행하는 데 필요한 사항을 규정함으로써 지역보건의료정책을 효율적으로 추진하여 지역주민의 건강 증진에 이바지함을 목적으로 한다.

영 제1조(목적)

이 영은 「지역보건법」에서 위임된 사항과 그 시행에 필요한 사항을 규정함을 목적으로 한다.

규칙 제1조(목적)

이 규정은 「지역보건법」 및 같은 법 시행령에서 위임된 사항과 그 시행에 필요한 사항을 규정함을 목적으로 한다.

제2조(정의)

이 법에서 사용하는 용어의 뜻은 다음과 같다.

1. "지역보건의료기관"이란 지역주민의 건강을 증진하고 질병을 예방 · 관리하기 위하여 이 법에 따라 설치 · 운영하는 보건소, 보건의료원, 보건지소 및 건강생활지원센터를 말한다.
2. "지역보건의료서비스"란 지역주민의 건강을 증진하고 질병을 예방 · 관리하기 위하여 지역보건의료기관이 직접 제공하거나 보건의료 관련기관 · 단체를 통하여 제공하는 서비스로서 보건의료인(「보건의료기본법」 제3조제3호에 따른 보건의료인을 말한다. 이하 같다)이 행하는 모든 활동을 말한다.
3. "보건의료 관련기관 · 단체"란 지역사회 내에서 공중 또는 특정 다수인을 위하여 지역보건의료서비스를 제공하는 의료기관, 약국, 보건의료인 단체 등을 말한다.

제3조(국가와 지방자치단체의 책무)

① 국가 및 지방자치단체는 지역보건의료에 관한 조사 · 연구, 정보의 수집 · 관리 · 활용 · 보호, 인력의 양성 · 확보 및 고용 안정과 자질 향상 등을 위하여 노력하여야 한다.

② 국가 및 지방자치단체는 지역보건의료 업무의 효율적 추진을 위하여 기술적 · 재정적 지원을 하여야 한다.

③ 국가 및 지방자치단체는 지역주민의 건강 상태에 격차가 발생하지 아니하도록 필요한 방안을 마련하여야 한다.

제4조(지역사회 건강실태조사)

① 질병관리청장과 특별자치시장 · 특별자치도지사 · 시장 · 군수 · 구청장(구청장은 자치구의 구청장을 말하며, 이하 "시장 · 군수 · 구청장"이라 한다)은 지역주민의 건강 상태 및 건강 문제의 원인 등을 파악하기 위하여 매년 지역사회 건강실태조사를 실시하여야 한다.

② 질병관리청장은 제1항에 따라 지역사회 건강실태조사를 실시할 때에는 미리 보건복지부장관과 협의하여야 한다.

③ 제1항에 따른 지역사회 건강실태조사의 방법, 내용 등에 필요한 사항은 대통령령으로 정한다.

영 제2조(지역사회 건강실태조사의 방법 및 내용)

① 질병관리청장은 보건복지부장관과 협의하여 「지역보건법」(이하 "법"이라 한다) 제4조제1항에 따른 지역사회 건강실태조사(이하 "지역사회 건강실태조사"라 한다)를 매년 지방자치단체의 장에게 협조를 요청하여 실시한다.

② 제1항에 따라 협조 요청을 받은 지방자치단체의 장은 매년 보건소(보건의료원을 포함한다. 이하 같다)를 통하여 지역주민을 대상으로 지역사회 건강실태조사를 실시하여야 한다. 이 경우 지방자치단체의 장은 지역사회 건강실태조사의 결과를 질병관리청장에게 통보하여야 한다.

③ 지역사회 건강실태조사는 표본조사를 원칙으로 하되, 필요한 경우에는 전수조사를 할 수 있다.

④ 지역사회 건강실태조사의 내용에는 다음 각 호의 사항이 포함되어야 한다.
1. 흡연, 음주 등 건강 관련 생활습관에 관한 사항
2. 건강검진 및 예방접종 등 질병 예방에 관한 사항
3. 질병 및 보건의료서비스 이용 실태에 관한 사항
4. 사고 및 중독에 관한 사항
5. 활동의 제한 및 삶의 질에 관한 사항
6. 그 밖에 지역사회 건강실태조사에 포함되어야 한다고 질병관리청장이 정하는 사항

제5조(자료 또는 정보의 처리 및 이용 등)

① 보건복지부장관은 지역보건의료기관(「농어촌 등 보건의료를 위한 특별조치법」 제2조제4호에 따른 보건진료소를 포함한다. 이하 이 조에서 같다)의 기능 및 업무를 수행하는 데 필요한 각종 자료 및 정보의 효율적 처리(「개인정보 보호법」 제2조제2호의 처리를 말한다. 이하 이 조에서 같다)를 위하여 지역보건의료정보시스템을 구축·운영할 수 있다.

② 보건복지부장관은 제1항에 따른 지역보건의료정보시스템을 구축·운영하는 데 필요한 자료로서 다음 각 호의 어느 하나에 해당하는 자료 또는 정보를 처리할 수 있으며, 관계 중앙행정기관, 지방자치단체, 관련 기관·단체·법인·시설 등에 필요한 자료의 제공을 요청할 수 있다. 이 경우 요청을 받은 중앙행정기관, 지방자치단체, 관련 기관·단체·법인·시설 등의 장은 정당한 사유가 없으면 그 요청에 따라야 한다.
1. 제11조제1항제5호에 따른 지역보건의료서비스의 제공에 관한 자료
2. 제19조부터 제21조까지의 규정에 따른 지역보건의료서비스 제공의 신청, 조사 및 실시에 관한 자료
3. 그 밖에 지역보건의료기관의 기능을 수행하는 데 필요한 것으로서 대통령령으로 정하는 자료

③ 누구든지 정당한 접근 권한 없이 또는 허용된 접근 권한을 넘어 지역보건의료정보시스템의 정보를 훼손·멸실·변경·위조·유출하거나 검색·복제하여서는 아니 된다.

④ 보건복지부장관은 지역보건의료기관의 기능과 업무 수행에 필요한 각종 자료 및 정보의 효율적 처리를 위하여 제1항에 따른 지역보건의료정보시스템을 다음 각 호의 정보시스템과 전자적으로 연계하여 활용할 수 있다.
1. 「주민등록법」 제30조제1항에 따른 주민등록전산정보자료를 처리하는 정보시스템
2. 「사회보장기본법」 제37조제2항에 따른 사회보장정보시스템
3. 「사회보장급여의 이용·제공 및 수급권자 발굴에 관한 법률」 제24조의2제1항에 따른 사회서비스정보시스템
4. 「감염병의 예방 및 관리에 관한 법률」 제33조의4제1항에 따른 예방접종통합관리시스템
5. 「감염병의 예방 및 관리에 관한 법률」 제40조의5제1항에 따른 감염병관리통합정보시스템
6. 「건강검진기본법」 제3조제4호에 따른 건강검진자료를 처리하는 정보시스템
7. 「지방재정법」 제96조의2제1항에 따른 정보시스템
8. 「치매관리법」 제13조의2제1항에 따른 치매정보시스템
9. 그 밖에 대통령령으로 정하는 정보시스템

⑤ 보건복지부장관은 제1항에 따라 지역보건의료정보시스템을 통해 처리하는 자료 또는 정보를 지역주민의 건강 증진 및 질병의 예방·관리를 위하여 관계 중앙행정기관의 장과 특별시장·광역시장·도지사(이하 "시·도지사"라 한다) 또는 시장·군수·구청장에게 제공할 수 있다.

⑥ 시·도지사 또는 시장·군수·구청장은 필요한 경우 제5항에 따라 보건복지부장관으로부터 제공받은 자료 또는 정보를 제19조제2항에 따른 서비스대상자 및 부양의무자의 동의를 받아 제30조제3항에 따른 보건의료 관련기관·단체 또는 의료인에게 제공할 수 있다. 이 경우 이용 목적을 고려하여 필요 최소한의 정보를 제공하여야 한다.

⑦ 관계 중앙행정기관의 장, 시·도지사 또는 시장·군수·구청장이 제4항 및 제5항에 따라 지역보건의료정보시스템을 이용하거나 연계하고자 하는 경우에는 지역보건의료정보시스템을 이용하여 처리하고자 하는 자료 또는 정보와 그 범위, 처리 목적·방식, 해당 자료 또는 정보의 보유기관 등을 특정하여 보건복지부장관과 미리 협의하여야 한다.

⑧ 제7항에 규정된 사항 외에 지역보건의료정보시스템의 이용 범위·방법 및 절차 등은 대통령령으로 정한다.

벌칙 ※ ③(훼손·멸실·변경·위조·유출)=32조(5년 이하의 징역이나 5천만원 이하의 벌금), ③(검색·복제한 경우)=32조(3년 이하의 징역이나 3천만원 이하의 벌금)

영 제2조의2(지역보건의료정보시스템의 연계 및 이용 등)

① 법 제5조제4항제9호에서 "대통령령으로 정하는 정보시스템"이란 다음 각 호의 정보시스템을 말한다.

1. 「노인장기요양보험법」 제15조에 따른 장기요양등급판정 자료를 처리하는 정보시스템
2. 「모자보건법」 제11조제2항제1호에 따른 난임치료를 위한 시술비 지원 자료를 처리하는 정보시스템

② 법 제5조제7항에 따라 지역보건의료정보시스템을 이용하거나 관할 업무시스템과 연계하려는 관계 중앙행정기관의 장, 특별시장·광역시장·도지사(이하 "시·도지사"라 한다) 또는 특별자치시장·특별자치도지사·시장·군수·구청장(구청장은 자치구의 구청장을 말하며, 이하 "시장·군수·구청장"이라 한다)은 보건복지부장관에게 다음 각 호의 사항이 포함된 지역보건의료정보시스템 이용 협의 신청서를 제출해야 한다.

1. 신청기관의 명칭
2. 지역보건의료정보시스템을 통하여 이용하려는 지역보건의료정보의 명칭, 범위, 이용 근거 및 보유기관
3. 지역보건의료정보시스템을 통하여 수행하려는 사무의 명칭, 목적 및 내용
4. 지역보건의료정보시스템의 이용 방식 및 안전성 확보 방안
5. 그 밖에 보건복지부장관이 지역보건의료정보시스템 이용을 위하여 필요하다고 정한 사항

③ 보건복지부장관은 제2항에 따른 신청을 받으면 다음 각 호의 사항을 고려하여 신청한 관계 중앙행정기관의 장, 시·도지사 또는 시장·군수·구청장과 협의해야 한다.

1. 지역보건의료정보시스템을 통하여 수행하려는 사무가 지역보건의료서비스에 해당하는지 여부
2. 지역보건의료정보시스템의 추가 개발이 필요한 경우 소요될 것으로 예상되는 적정한 예산을 편성했는지 여부
3. 지역보건의료정보시스템의 추가 개발이 필요한 경우 적정한 개발기간을 고려했는지 여부
4. 지역보건의료정보시스템의 보안 및 안전에 관한 대책을 마련했는지 여부
5. 그 밖에 연계하려는 업무시스템의 변경, 연계 가능 여부 등 보건복지부장관이 지역보건의료정보시스템의 이용 협의를 위하여 필요하다고 정한 사항에 적합한지 여부

④ 보건복지부장관은 제3항에 따른 협의를 하면서 필요한 경우에는 다음 각 호의 이용 범위를 협의사항에 포함해야 한다.

1. 이용 대상 지역보건의료정보의 범위 제한
2. 지역보건의료정보시스템의 이용자 범위 및 접근 권한의 제한
3. 지역보건의료정보시스템의 이용 방식, 지역보건의료정보의 제공 방법 및 지역보건의료정보 전달체계
4. 지역보건의료정보시스템의 이용에 필요한 예산, 시설 및 인력의 확보

⑤ 보건복지부장관은 제3항과 제4항에 따라 지역보건의료정보시스템의 이용이나 연계 이용에 관한 협의가 완료된 경우에는 협의 결과를 신청기관과 해당 정보의 보유기관에 각각 통보해야 한다.

⑥ 제2항부터 제5항까지에서 규정한 사항 외에 지역보건의료정보시스템의 이용 협의 절차에 관한 세부 사항은 보건복지부장관이 정한다.

제6조(지역보건의료심의위원회)

① 지역보건의료에 관한 다음 각 호의 사항을 심의하기 위하여 특별시·광역시·도(이하 "시·도"라 한다) 및 특별자치시·특별자치도·시·군·구(구는 자치구를 말하며, 이하 "시·군·구"라 한다)에 지역보건의료심의위원회(이하 "위원회"라 한다)를 둔다.

1. 지역사회 건강실태조사 등 지역보건의료의 실태조사에 관한 사항
2. 지역보건의료계획 및 연차별 시행계획의 수립·시행 및 평가에 관한 사항
3. 지역보건의료계획의 효율적 시행을 위하여 보건의료 관련기관·단체, 학교, 직장 등과의 협력이 필요한 사항
4. 그 밖에 지역보건의료시책의 추진을 위하여 필요한 사항

② 위원회는 위원장 1명을 포함한 20명 이내의 위원으로 구성하며, 위원장은 해당 지방자치단체의 부단체장(부단체장이 2명 이상인 지방자치단체에서는 대통령령으로 정하는 부단체장을 말한다)이 된다. 다만, 제4항에 따라 다른 위원회가 위원회의 기능을 대신하는 경우 위원장은 조례로 정한다.

③ 위원회의 위원은 지역주민 대표, 학교보건 관계자, 산업안전·보건 관계자, 보건의료 관련기관·단체의 임직원 및 관계 공무원 중에서 해당 위원회가 속하는 지방자치단체의 장이 임명하거나 위촉한다.

④ 위원회는 그 기능을 담당하기에 적합한 다른 위원회가 있고 그 위원회의 위원이 제3항에 따른 자격을 갖춘 경우에는 시·도 또는 시·군·구의 조례에 따라 위원회의 기능을 통합하여 운영할 수 있다.

⑤ 제1항부터 제4항까지에서 규정한 사항 외에 위원회의 구성과 운영 등에 필요한 사항은 대통령령으로 정한다.

영 제3조(지역보건의료심의위원회의 구성과 운영)

① 법 제6조제2항 본문에서 "대통령령으로 정하는 부단체장"이란 「지방자치법 시행령」 제71조제2항에 따른 행정부시장이나 행정부지사를 말한다. 이 경우 행정부시장이나 행정부지사가 2명 있는 지방자치단체는 행정(1)부시장이나 행정(1)부지사를 말한다.

② 법 제6조에 따른 지역보건의료심의위원회(이하 "위원회"라 한다)에 출석한 위원에게는 예산의 범위에서 수당과 여비를

지급할 수 있다. 다만, 공무원인 위원이 그 소관 업무와 직접 관련되어 참석하는 경우에는 그러하지 아니하다.

③ 제1항 및 제2항에서 규정한 사항 외에 위원회의 구성과 운영에 필요한 사항은 해당 지방자치단체의 조례로 정한다.

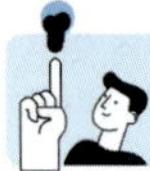

제 2 장 지역보건의료계획의 수립 · 시행

제7조(지역보건의료계획의 수립 등)

① 시 · 도지사 또는 시장 · 군수 · 구청장은 지역주민의 건강 증진을 위하여 다음 각 호의 사항이 포함된 지역보건의료계획을 4년마다 제3항 및 제4항에 따라 수립하여야 한다.

1. 보건의료 수요의 측정
2. 지역보건의료서비스에 관한 장기 · 단기 공급대책
3. 인력 · 조직 · 재정 등 보건의료자원의 조달 및 관리
4. 지역보건의료서비스의 제공을 위한 전달체계 구성 방안
5. 지역보건의료에 관련된 통계의 수집 및 정리

② 시 · 도지사 또는 시장 · 군수 · 구청장은 매년 제1항에 따른 지역보건의료계획에 따라 연차별 시행계획을 수립하여야 한다.

③ 시장 · 군수 · 구청장(특별자치시장 · 특별자치도지사는 제외한다. 이하 이 조에서 같다)은 해당 시 · 군 · 구(특별자치시 · 특별자치도는 제외한다. 이하 이 조에서 같다) 위원회의 심의를 거쳐 지역보건의료계획(연차별 시행계획을 포함한다. 이하 이 조에서 같다)을 수립한 후 해당 시 · 군 · 구의회에 보고하고 시 · 도지사에게 제출하여야 한다.

④ 특별자치시장 · 특별자치도지사 및 제3항에 따라 관할 시 · 군 · 구의 지역보건의료계획을 받은 시 · 도지사는 해당 위원회의 심의를 거쳐 시 · 도(특별자치시 · 특별자치도를 포함한다. 이하 이 조에서 같다)의 지역보건의료계획을 수립한 후 해당 시 · 도의회에 보고하고 보건복지부장관에게 제출하여야 한다.

⑤ 제3항 및 제4항에 따른 지역보건의료계획은 「사회보장기본법」 제16조에 따른 사회보장 기본계획, 「사회보장급여의 이용 · 제공 및 수급권자 발굴에 관한 법률」에 따른 지역사회보장계획 및 「국민건강증진법」 제4조에 따른 국민건강증진종합계획과 연계되도록 하여야 한다.

⑥ 특별자치시장 · 특별자치도지사, 시 · 도지사 또는 시장 · 군수 · 구청장은 제3항 또는 제4항에 따라 지역보건의료계획을 수립하는 데에 필요하다고 인정하는 경우에는 보건의료 관련기관 · 단체, 학교, 직장 등에 중복 · 유사 사업의 조정 등에 관한 의견을 듣거나 자료의 제공 및 협력을 요청할 수 있다. 이 경우 요청을 받은 해당 기관은 정당한 사유가 없으면 그 요청에 협조하여야 한다.

⑦ 지역보건의료계획의 내용에 관하여 필요하다고 인정하는 경우 보건복지부장관은 특별자치시장 · 특별자치도지사 또는 시 · 도지사에게, 시 · 도지사는 시장 · 군수 · 구청장에게 각각 보건복지부령으로 정하는 바에 따라 그 조정을 권고할 수 있다.

⑧ 제1항부터 제7항까지에서 규정한 사항 외에 지역보건의료계획의 세부 내용, 수립 방법 · 시기 등에 관하여 필요한 사항은 대통령령으로 정한다.

영 제4조(지역보건의료계획의 세부 내용)

① 시 · 도지사 및 특별자치시장 · 특별자치도지사는 법 제7조제1항에 따라 수립하는 지역보건의료계획(이하 "지역보건의료계획"이라 한다)에 다음 각 호의 내용을 포함시켜야 한다.

1. 지역보건의료계획의 달성 목표
2. 지역현황과 전망
3. 지역보건의료기관과 보건의료 관련기관 · 단체 간의 기능 분담 및 발전 방향
4. 법 제11조에 따른 보건소의 기능 및 업무의 추진계획과 추진현황
5. 지역보건의료기관의 인력 · 시설 등 자원 확충 및 정비 계획

6. 취약계층의 건강관리 및 지역주민의 건강 상태 격차 해소를 위한 추진계획
7. 지역보건의료와 사회복지사업 사이의 연계성 확보 계획
8. 의료기관의 병상의 수요 · 공급
9. 정신질환 등의 치료를 위한 전문치료시설의 수요 · 공급
10. 특별자치시 · 특별자치도 · 시 · 군 · 구(구는 자치구를 말하며, 이하 "시 · 군 · 구"라 한다) 지역보건의료기관의 설치 · 운영 지원
11. 시 · 군 · 구 지역보건의료기관 인력의 교육훈련
12. 지역보건의료기관과 보건의료 관련기관 · 단체 간의 협력 · 연계
13. 그 밖에 시 · 도지사 및 특별자치시장 · 특별자치도지사가 지역보건의료계획을 수립함에 있어서 필요하다고 인정하는 사항

② 시장 · 군수 · 구청장은 지역보건의료계획에 다음 각 호의 내용을 포함시켜야 한다.

1. 제1항제1호부터 제7호까지의 내용
2. 그 밖에 시장 · 군수 · 구청장이 지역보건의료계획을 수립함에 있어서 필요하다고 인정하는 사항

영 제5조(지역보건의료계획의 수립 방법 등)

① 시 · 도지사 또는 시장 · 군수 · 구청장은 지역보건의료계획을 수립하기 전에 지역 내 보건의료실태와 지역주민의 보건의료의식 · 행동양상 등에 대하여 조사하고 자료를 수집해야 한다.

② 시 · 도지사 또는 시장 · 군수 · 구청장은 제1항에 따른 지역 내 보건의료실태 조사 결과에 따라 해당 지역에 필요한 사업 계획을 포함하여 지역보건의료계획을 수립하되 국가 또는 특별시 · 광역시 · 도(이하 "시 · 도"라 한다)의 보건의료 시책에 맞춰 수립하여야 한다.

③ 시 · 도지사 또는 시장 · 군수 · 구청장은 지역보건의료계획을 수립하는 경우에 그 주요 내용을 시 · 도 또는 시 · 군 · 구의 홈페이지 등에 2주 이상 공고하여 지역주민의 의견을 수렴하여야 한다.

영 제6조(지역보건의료계획의 제출 시기 등)

① 시장 · 군수 · 구청장(특별자치시장 · 특별자치도지사는 제외한다. 이하 이 조 및 제7조에서 같다)은 법 제7조제3항에 따라 지역보건의료계획(연차별 시행계획을 포함한다. 이하 이 조에서 같다)을 계획 시행연도 1월 31일까지 시 · 도지사에게 제출하여야 한다.

② 시 · 도지사(특별자치시장 · 특별자치도지사를 포함한다)는 법 제7조제4항에 따라 지역보건의료계획을 계획 시행연도 2월 말일까지 보건복지부장관에게 제출하여야 한다.

③ 시장 · 군수 · 구청장은 지역 내 인구의 급격한 변화 등 예측하지 못한 보건의료환경 변화에 따라 지역보건의료계획을 변경할 필요가 있는 경우에는 시 · 군 · 구(특별자치시 · 특별자치도는 제외한다. 이하 이 조 및 제7조에서 같다) 위원회의 심의를 거쳐 변경한 후 시 · 군 · 구 의회에 변경 사실 및 변경 내용을 보고하고, 시 · 도지사에게 지체 없이 변경 사실 및 변경 내용을 제출하여야 한다.

④ 시 · 도지사(특별자치시장 · 특별자치도지사를 포함한다)는 지역 내 인구의 급격한 변화 등 예측하지 못한 보건의료환경 변화에 따라 지역보건의료계획을 변경할 필요가 있는 경우에는 시 · 도(특별자치시 · 특별자치도를 포함한다. 이하 이 조 및 제7조에서 같다) 위원회의 심의를 거쳐 변경한 후 시 · 도 의회에 변경 사실 및 변경 내용을 보고하고, 보건복지부장관에게 지체 없이 변경 사실 및 변경 내용을 제출하여야 한다.

규칙 제2조(지역보건의료계획의 조정 권고)

① 「지역보건법」(이하 "법"이라 한다) 제7조제7항에 따라 같은 조 제1항에 따른 지역보건의료계획(같은 조 제2항에 따른 연차별 시행계획을 포함한다. 이하 이 조에서 같다)의 내용에 대한 조정 권고가 필요한 경우는 다음 각 호의 어느 하나에 해당하는 경우로 한다.

1. 지역보건의료계획의 내용이 관계 법령을 위반한 경우
2. 지역보건의료계획의 내용이 국가 또는 특별시 · 광역시 · 특별자치시 · 특별자치도 · 도의 보건의료정책에 부합하지 아니하는 경우
3. 지방자치단체의 생활권역과 행정구역이 서로 다름에도 불구하고 해당 지방자치단체에서 그 사실을 고려하지 아니한 경우
4. 2개 이상의 지방자치단체에 걸친 광역보건의료행정에 대하여 해당 지방자치단체에서 그 사정을 고려하지 아니한 경우
5. 지방자치단체 간 지역보건의료계획의 내용에 현저한 불균형이 있는 경우

② 보건복지부장관 또는 특별시장 · 광역시장 · 도지사(이하 "시 · 도지사"라 한다)는 법 제7조제7항에 따라 지역보건의료계획의 조정 권고를 하는 경우에는 해당 지방자치단체의 장에게 관련 자료의 제출을 요구할 수 있다.

제8조(지역보건의료계획의 시행)

① 시 · 도지사 또는 시장 · 군수 · 구청장은 지역보건의료계획을 시행할 때에는 제7조제2항에 따라 수립된 연차별 시행계획에 따라 시행하여야 한다.

② 시 · 도지사 또는 시장 · 군수 · 구청장은 지역보건의료계획을 시행하는 데에 필요하다고 인정하는 경우에는 보건의료 관련기관 · 단체 등에 인력 · 기술 및 재정 지원을 할 수 있다.

제9조(지역보건의료계획 시행 결과의 평가)

① 제8조제1항에 따라 지역보건의료계획을 시행한 때에는 보건복지부장관은 특별자치시·특별자치도 또는 시·도의 지역보건의료계획의 시행결과를, 시·도지사는 시·군·구(특별자치시·특별자치도는 제외한다)의 지역보건의료계획의 시행 결과를 대통령령으로 정하는 바에 따라 각각 평가할 수 있다.

② 보건복지부장관 또는 시·도지사는 필요한 경우 제1항에 따른 평가 결과를 제24조에 따른 비용의 보조에 반영할 수 있다.

영 제7조(지역보건의료계획 시행 결과의 평가)

① 시장·군수·구청장은 법 제9조제1항에 따른 지역보건의료계획 시행 결과의 평가를 위하여 해당 시·군·구 지역보건의료계획의 연차별 시행계획에 따른 시행 결과를 매 시행연도 다음 해 1월 31일까지 시·도지사에게 제출하여야 한다.

② 시·도지사(특별자치시장·특별자치도지사를 포함한다)는 법 제9조제1항에 따른 지역보건의료계획 시행 결과의 평가를 위하여 해당 시·도 지역보건의료계획의 연차별 시행계획에 따른 시행 결과를 매 시행연도 다음 해 2월 말일까지 보건복지부장관에게 제출하여야 한다.

③ 보건복지부장관 또는 시·도지사는 제1항 또는 제2항에 따라 제출받은 지역보건의료계획의 연차별 시행계획에 따른 시행 결과를 평가하려는 경우에는 다음 각 호의 기준에 따라 평가하여야 한다.

1. 지역보건의료계획 내용의 충실성
2. 지역보건의료계획 시행 결과의 목표달성도
3. 보건의료자원의 협력 정도
4. 지역주민의 참여도와 만족도
5. 그 밖에 지역보건의료계획의 연차별 시행계획에 따른 시행 결과를 평가하기 위하여 보건복지부장관이 필요하다고 정하는 기준

④ 보건복지부장관 또는 시·도지사는 제3항에 따라 지역보건의료계획의 연차별 시행계획에 따른 시행 결과를 평가한 경우에는 그 평가 결과를 공표할 수 있다.

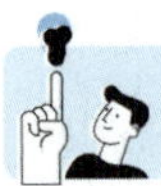

제 3 장 지역보건의료기관의 설치·운영

제10조(보건소의 설치)

① 지역주민의 건강을 증진하고 질병을 예방·관리하기 위하여 시·군·구에 1개소의 보건소(보건의료원을 포함한다. 이하 같다)를 설치한다. 다만, 시·군·구의 인구가 30만 명을 초과하는 등 지역주민의 보건의료를 위하여 특별히 필요하다고 인정되는 경우에는 대통령령으로 정하는 기준에 따라 해당 지방자치단체의 조례로 보건소를 추가로 설치할 수 있다.

② 동일한 시·군·구에 2개 이상의 보건소가 설치되어 있는 경우 해당 지방자치단체의 조례로 정하는 바에 따라 업무를 총괄하는 보건소를 지정하여 운영할 수 있다.

영 제8조(보건소의 추가 설치)

① 법 제10조제1항 단서에 따라 보건소를 추가로 설치할 수 있는 경우는 다음 각 호의 어느 하나에 해당하는 경우로 한다.

1. 해당 시·군·구의 인구가 30만명을 초과하는 경우
2. 해당 시·군·구의 「보건의료기본법」에 따른 보건의료기관 현황 등 보건의료 여건과 아동·여성·노인·장애인 등 보건의료 취약계층의 보건의료 수요 등을 고려하여 보건소를 추가로 설치할 필요가 있다고 인정되는 경우

② 법 제10조제1항 단서 및 이 조 제1항에 따라 보건소를 추가로 설치하려는 경우에는 「지방자치법 시행령」 제73조에 따른다. 이 경우 해당 지방자치단체의 장은 보건복지부장관과 미리 협의해야 한다.

제11조(보건소의 기능 및 업무)

① 보건소는 해당 지방자치단체의 관할 구역에서 다음 각 호의 기능 및 업무를 수행한다.

1. 건강 친화적인 지역사회 여건의 조성

2. 지역보건의료정책의 기획, 조사 · 연구 및 평가
3. 보건의료인 및 「보건의료기본법」 제3조제4호에 따른 보건의료기관 등에 대한 지도 · 관리 · 육성과 국민보건 향상을 위한 지도 · 관리
4. 보건의료 관련기관 · 단체, 학교, 직장 등과의 협력체계 구축
5. 지역주민의 건강증진 및 질병예방 · 관리를 위한 다음 각 목의 지역보건의료서비스의 제공
   가. 국민건강증진 · 구강건강 · 영양관리사업 및 보건교육
   나. 감염병의 예방 및 관리
   다. 모성과 영유아의 건강유지 · 증진
   라. 여성 · 노인 · 장애인 등 보건의료 취약계층의 건강유지 · 증진
   마. 정신건강증진 및 생명존중에 관한 사항
   바. 지역주민에 대한 진료, 건강검진 및 만성질환 등의 질병관리에 관한 사항
   사. 가정 및 사회복지시설 등을 방문하여 행하는 보건의료 및 건강관리사업
   아. 난임의 예방 및 관리

② 보건복지부장관이 지정하여 고시하는 의료취약지의 보건소는 제1항제5호아목 중 대통령령으로 정하는 업무를 수행할 수 있다.

③ 제1항 및 제2항에 따른 보건소 기능 및 업무 등에 관하여 필요한 세부 사항은 대통령령으로 정한다.

영 제9조(보건소의 기능 및 업무의 세부 사항)

① 법 제11조제1항제2호에 따른 지역보건의료정책의 기획, 조사 · 연구 및 평가의 세부 사항은 다음 각 호와 같다.
1. 지역보건의료계획 등 보건의료 및 건강증진에 관한 중장기 계획 및 실행계획의 수립 · 시행 및 평가에 관한 사항
2. 지역사회 건강실태조사 등 보건의료 및 건강증진에 관한 조사 · 연구에 관한 사항
3. 보건에 관한 실험 또는 검사에 관한 사항

② 법 제11조제1항제3호에 따른 보건의료인 및 「보건의료기본법」 제3조제4호에 따른 보건의료기관 등에 대한 지도 · 관리 · 육성과 국민보건 향상을 위한 지도 · 관리의 세부 사항은 다음 각 호와 같다.
1. 의료인 및 의료기관에 대한 지도 등에 관한 사항
2. 의료기사 · 보건의료정보관리사 및 안경사에 대한 지도 등에 관한 사항
3. 응급의료에 관한 사항
4. 「농어촌 등 보건의료를 위한 특별조치법」에 따른 공중보건의사, 보건진료 전담공무원 및 보건진료소에 대한 지도 등에 관한 사항
5. 약사에 관한 사항과 마약 · 향정신성의약품의 관리에 관한 사항
6. 공중위생 및 식품위생에 관한 사항

③ 법 제11조제2항에서 "대통령령으로 정하는 업무"란 난임시술 주사제 투약에 관한 지원 및 정보 제공을 말한다.

규칙 제3조(보건소에서 수행할 수 있는 기능 및 업무의 예시)

법 제11조제1항 및 「지역보건법 시행령」(이하 "영"이라 한다) 제9조에 따라 보건소(보건의료원을 포함한다. 이하 같다)에서 수행할 수 있는 기능 및 업무의 예시는 별표 1과 같다.

제12조(보건의료원)

보건소 중 「의료법」 제3조제2항제3호가목에 따른 병원의 요건을 갖춘 보건소는 보건의료원이라는 명칭을 사용할 수 있다.

제13조(보건지소의 설치)

지방자치단체는 보건소의 업무수행을 위하여 필요하다고 인정하는 경우에는 대통령령으로 정하는 기준에 따라 해당 지방자치단체의 조례로 보건소의 지소(이하 "보건지소"라 한다)를 설치할 수 있다.

영 제10조(보건지소의 설치)

법 제13조에 따른 보건지소는 읍 · 면(보건소가 설치된 읍 · 면은 제외한다)마다 1개씩 설치할 수 있다. 다만, 지역주민의 보건의료를 위하여 특별히 필요하다고 인정되는 경우에는 필요한 지역에 보건지소를 설치 · 운영하거나 여러 개의 보건지소를 통합하여 설치 · 운영할 수 있다.

제14조(건강생활지원센터의 설치)

지방자치단체는 보건소의 업무 중에서 특별히 지역주민의 만성질환 예방 및 건강한 생활습관 형성을 지원하는 건강생활지원센터를 대통령령으로 정하는 기준에 따라 해당 지방자치단체의 조례로 설치할 수 있다.

영 제11조(건강생활지원센터의 설치)

법 제14조에 따른 건강생활지원센터는 읍 · 면 · 동(보건소가 설치된 읍 · 면 · 동은 제외한다)마다 1개씩 설치할 수 있다.

제15조(지역보건의료기관의 조직)

① 지역보건의료기관의 조직은 대통령령으로 정하는 사항 외에는 「지방자치법」 제125조에 따른다.

② 보건소에 보건소장(보건의료원의 경우에는 원장을 말한다) 1명을 두되, 의사 면허가 있는 사람 중에서 보건소장을 임용한다. 다만, 의사 면허가 있는 사람 중에서 임용하기 어려운 경우에는 「의료법」 제2조제2항에 따른 치과의사 · 한의사 · 조산사, 「간호법」 제12조에 따른 간호사, 「약사법」 제2조제2호에 따른 약사 또는 보건소에서 실제로 보건 등과 관련된 업무를 하는 공무원으로서 대통령령으로 정하는 자격을 갖춘 사람을 보건소장으로 임용할 수 있다. 〈신설 2024.9.20.〉

영 제12조(지역보건의료기관의 조직 기준)

① 행정안전부장관은 법 제15조제1항에 따라 지역보건의료기관의 조직 기준을 정하는 경우에 미리 보건복지부장관과 협의하여야 한다. 〈개정 2024.7.2.〉

② 행정안전부장관은 제1항에 따른 지역보건의료기관의 조직 기준을 정하는 경우에 해당 시 · 군 · 구의 인구 규모, 지역 특성, 보건의료 수요 등을 고려하여야 하고, 다른 지방자치단체와의 균형을 유지하도록 합리적으로 정하여야 한다.

③ 지역보건의료기관의 기능과 업무량이 변경될 경우에는 그에 따라 지역보건의료기관의 조직과 정원도 조정하여야 한다.

영 제13조(보건소장)

① 법 제15조제2항 단서에서 "대통령령으로 정하는 자격을 갖춘 사람"이란 다음 각 호의 구분에 따른 자격을 갖춘 사람을 말한다. 〈개정 2024.7.2.〉

1. 4급 공무원으로 임용하는 경우: 다음 각 목의 구분에 따른 요건을 갖출 것
   가. 치과의사 · 한의사 · 간호사 · 조산사 · 약사 면허 소지자
      1) 보건 · 식품위생 · 의료기술 · 의무 · 약무 · 간호 · 보건진료(이하 "보건등"이라 한다) 분야에서의 근무 · 연구 경력이 4년 이상이면서 치과의사 · 한의사 · 간호사 · 조산사 · 약사 면허를 취득한 이후의 근무 · 연구 경력이 2년 이상인 사람
      2) 보건등 분야에서의 근무 · 연구 경력이 2년 이상이면서 법인 또는 「비영리민간단체 지원법」 제4조에 따라 등록된 비영리민간단체에서 보건소장 직위에 상응하는 직위의 근무 경력이 있는 사람
   나. 보건소에서 실제로 보건 등과 관련된 업무를 하는 공무원
      1) 보건등 분야에서의 근무 경력이 1년 이상이면서 4급 또는 이에 상응하는 공무원(「지방공무원 임용령」 별표 1에 따른 보건등 직렬의 공무원으로 한정한다)으로 근무한 경력이 있는 사람
      2) 보건등 분야에서의 근무 경력이 3년 이상이면서 5급 또는 이에 상응하는 공무원(「지방공무원 임용령」 별표 1에 따른 보건등 직렬의 공무원으로 한정한다)으로 근무한 경력이 있는 사람
      3) 보건등 분야에서의 근무 · 연구 경력이 2년 이상이면서 법인 또는 「비영리민간단체 지원법」 제4조에 따라 등록된 비영리민간단체에서 보건소장 직위에 상응하는 직위의 근무 경력이 있는 사람
2. 5급 공무원으로 임용하는 경우: 다음 각 목의 구분에 따른 요건을 갖출 것
   가. 치과의사 · 한의사 · 간호사 · 조산사 · 약사 면허 소지자
      1) 보건등 분야에서의 근무 · 연구 경력이 2년 이상이면서 치과의사 · 한의사 · 간호사 · 조산사 · 약사 면허를 취득한 이후의 근무 · 연구 경력이 1년 이상인 사람
      2) 보건등 분야에서의 근무 · 연구 경력이 1년 이상이면서 법인 또는 「비영리민간단체 지원법」 제4조에 따라 등록된 비영리민간단체에서 보건소장 직위에 상응하는 직위의 근무 경력이 있는 사람
   나. 보건소에서 실제로 보건 등과 관련된 업무를 하는 공무원
      1) 보건등 분야에서의 근무 경력이 1년 이상이면서 5급 또는 이에 상응하는 공무원(「지방공무원 임용령」 별표 1에 따른 보건등 직렬의 공무원으로 한정한다)으로 근무한 경력이 있는 사람
      2) 보건등 분야에서의 근무 경력이 3년 이상이면서 6급 또는 이에 상응하는 공무원(「지방공무

원 임용령」 별표 1에 따른 보건등 직렬의 공무원으로 한정한다)으로 근무한 경력이 있는 사람
3) 보건등 분야에서의 근무 · 연구 경력이 1년 이상이면서 법인 또는 「비영리민간단체 지원법」 제4조에 따라 등록된 비영리민간단체에서 보건소장 직위에 상응하는 직위의 근무 경력이 있는 사람

② 삭제 〈2024.7.2.〉
③ 보건소장은 시장 · 군수 · 구청장의 지휘 · 감독을 받아 보건소의 업무를 관장하고 소속 공무원을 지휘 · 감독하며, 관할 보건지소, 건강생활지원센터 및 「농어촌 등 보건의료를 위한 특별조치법」 제2조제4호에 따른 보건진료소(이하 "보건진료소"라 한다)의 직원 및 업무에 대하여 지도 · 감독한다.

영 제14조(보건지소장)
① 보건지소에 보건지소장 1명을 두되, 지방의무직공무원 또는 임기제공무원을 보건지소장으로 임용한다.
② 보건지소장은 보건소장의 지휘 · 감독을 받아 보건지소의 업무를 관장하고 소속 직원을 지휘 · 감독하며, 보건진료소의 직원 및 업무에 대하여 지도 · 감독한다.

영 제15조(건강생활지원센터장)
① 건강생활지원센터에 건강생활지원센터장 1명을 두되, 보건등 직렬의 공무원 또는 「보건의료기본법」 제3조제3호에 따른 보건의료인을 건강생활지원센터장으로 임용한다.
② 건강생활지원센터장은 보건소장의 지휘 · 감독을 받아 건강생활지원센터의 업무를 관장하고 소속 직원을 지휘 · 감독한다.

제16조(전문인력의 적정 배치 등)

① 지역보건의료기관에는 기관의 장과 해당 기관의 기능을 수행하는 데 필요한 면허 · 자격 또는 전문지식을 가진 인력(이하 "전문인력"이라 한다)을 두어야 한다.
② 시 · 도지사(특별자치시장 · 특별자치도지사를 포함한다)는 지역보건의료기관의 전문인력을 적정하게 배치하기 위하여 필요한 경우 「지방공무원법」 제30조의2제2항에 따라 지역보건의료기관 간에 전문인력의 교류를 할 수 있다.
③ 보건복지부장관과 시 · 도지사(특별자치시장 · 특별자치도지사를 포함한다)는 지역보건의료기관의 전문인력의 자질 향상을 위하여 필요한 교육훈련을 시행하여야 한다.
④ 보건복지부장관은 지역보건의료기관의 전문인력의 배치 및 운영 실태를 조사할 수 있으며, 그 배치 및 운영이 부적절하다고 판단될 때에는 그 시정을 위하여 시 · 도지사 또는 시장 · 군수 · 구청장에게 권고할 수 있다.
⑤ 제1항에 따른 전문인력의 배치 및 임용자격 기준과 제3항에 따른 교육훈련의 대상 · 기간 · 평가 및 그 결과 처리 등에 필요한 사항은 대통령령으로 정한다.

영 제16조(전문인력의 배치 기준)
법 제16조제1항에 따라 지역보건의료기관에 두어야 하는 전문인력(이하 "전문인력"이라 한다)의 면허 또는 자격의 종류에 따른 최소 배치 기준은 보건복지부령으로 정한다.

규칙 제4조(전문인력의 배치)
① 영 제16조에 따른 전문인력의 면허 또는 자격의 종류에 따른 최소 배치 기준은 별표 2와 같다.
② 특별자치시장 · 특별자치도지사 · 시장 · 군수 · 구청장(구청장은 자치구의 구청장을 말하며, 이하 "시장 · 군수 · 구청장"이라 한다)은 제1항의 전문인력 최소 배치 기준에 따른 전문인력의 정원을 확보하기 위하여 해당 특별자치시 · 특별자치도 · 시 · 군 · 구(구는 자치구를 말한다)의 직제 및 정원에 관한 규칙에 반영하여야 한다.
③ 시장 · 군수 · 구청장은 특별한 사유가 없으면 지역보건의료기관의 전문인력을 보유 면허 또는 자격과 관련되는 직위에 보직하여야 한다.

영 제17조(전문인력의 임용 자격 기준)
전문인력의 임용 자격 기준은 지역보건의료기관의 기능을 수행하는 데 필요한 면허 · 자격 또는 전문지식이 있는 사람으로 하되, 해당 분야의 업무에서 2년 이상 종사한 사람을 우선적으로 임용하여야 한다.

영 제18조(전문인력에 대한 교육훈련)
① 보건복지부장관 또는 시 · 도지사(특별자치시장 · 특별자치도지사를 포함한다. 이하 이 조에서 같다)는 법 제16조제3항에 따라 전문인력에 대하여 기본교육훈련과 직무분야별 전문교육훈련을 실시하여야 한다.
② 보건복지부장관 또는 시 · 도지사는 제1항에 따른 교육훈련을 소속 교육훈련기관에서 받게 하거나 다음 각 호의 어느 하나에 해당하는 기관에 위탁하여 받게 할 수 있다.
1. 질병관리청장
2. 다른 행정기관 소속의 교육훈련기관
3. 민간교육기관

영 제19조(교육훈련의 대상 및 기간)
법 제16조제3항에 따른 교육훈련 과정별 교육훈련의 대상 및 기간은 다음 각 호의 구분에 따른다.
1. 기본교육훈련: 해당 직급의 공무원으로서 필요한 능력과 자질을 배양할 수 있도록 신규로 임용되는 전문인력을 대상으로 하는 3주 이상의 교육훈련
2. 직무 분야별 전문교육훈련: 보건소에서 현재 담당하고 있거나 담당할 직무 분야에 필요한 전문적인 지식과 기술을 습득할 수 있도록 재직 중인 전문인력을 대상으로 하는 1주 이상의 교육훈련

규칙 제5조(전문인력에 대한 교육훈련)

① 시장·군수·구청장은 신규로 임용되거나 5급 이상 공무원으로 승진 임용된 전문인력에 대해서는 특별한 사유가 없으면 그 직급과 직무분야에 맞는 영 제18조제1항 및 제19조제1호에 따른 기본교육훈련(이하 "기본교육훈련"이라 한다)을 받게 한 후에 보직하여야 한다. 다만, 보건복지부장관이 인정하는 교육훈련기관에서 정해진 과정을 마친 사람은 보직 후에 기본교육훈련을 받게 할 수 있다.

② 시·도지사(특별자치시장·특별자치도지사를 포함한다)는 영 제18조제2항에 따라 전문인력에 대한 교육훈련을 다른 행정기관 소속의 교육훈련기관 또는 민간교육훈련기관에 위탁하여 받게 한 경우에는 교육훈련비용의 전부 또는 일부를 해당 교육훈련기관에 보조할 수 있다.

③ 전문인력에 대한 교육훈련 과정, 교육훈련 내용, 교육훈련기관의 선정 등에 필요한 사항은 보건복지부장관이 정한다.

영 제20조(전문인력 배치 및 운영 실태 조사)

① 보건복지부장관은 법 제16조제4항에 따라 지역보건의료기관의 전문인력 배치 및 운영 실태를 2년마다 조사하여야 하며, 필요한 경우에는 시·도 또는 시·군·구에 대하여 수시로 조사할 수 있다.

② 보건복지부장관은 제1항에 따른 실태 조사 결과 전문인력의 적절한 배치 및 운영에 필요하다고 판단하는 경우에는 시·도지사(특별자치시장·특별자치도지사를 포함한다)에게 전문인력의 교류를 권고할 수 있다.

규칙 제6조(전문인력의 교류 권고)

영 제20조제2항에 따라 보건복지부장관이 시·도지사(특별자치시장·특별자치도지사를 포함한다)에게 전문인력의 적절한 배치 및 운영을 위한 전문인력의 교류를 권고할 수 있는 경우는 다음 각 호의 어느 하나에 해당하는 경우로 한다.

1. 전문인력의 균형 있는 배치를 위하여 교류하는 경우
2. 보건소 간의 협조를 위하여 인접 보건소 간에 교류하는 경우
3. 전문인력의 연고지 배치를 위하여 필요한 경우

영 제21조(전문인력의 결원 보충)

시·도지사(특별자치시장·특별자치도지사를 포함한다) 또는 시장·군수·구청장(특별자치시장·특별자치도지사는 제외한다)은 지역보건의료기관에 전문인력의 결원이 생겼을 때에는 지체 없이 결원 보충에 필요한 조치를 하여야 한다.

제16조의2(방문건강관리 전담공무원)

① 제11조제1항제5호사목의 방문건강관리사업을 담당하게 하기 위하여 지역보건의료기관에 보건복지부령으로 정하는 전문인력을 방문건강관리 전담공무원으로 둘 수 있다.

② 국가는 제1항에 따른 방문건강관리 전담공무원의 배치에 필요한 비용의 전부 또는 일부를 보조할 수 있다.

규칙 제4조의2(방문건강관리 전담공무원)

① 법 제16조의2에 따른 방문건강관리 전담공무원은 다음 각 호의 어느 하나에 해당하는 사람으로 한다. 〈개정 2025.6.20.〉

1. 「의료법」 제2조제1항에 따른 의사, 치과의사, 한의사 및 「간호법」 제12조에 따른 간호사
2. 「의료기사 등에 관한 법률」 제2조제2항제3호, 제4호 및 제6호에 따른 물리치료사, 작업치료사 및 치과위생사
3. 「국민영양관리법」 제15조에 따른 영양사
4. 「약사법」 제2조제2호에 따른 약사 및 한약사
5. 「국민체육진흥법」 제2조제6호에 따른 체육지도자
6. 그 밖에 법 제11조제1항제5호사목에 따른 방문건강관리사업에 관한 전문지식과 경험이 있다고 보건복지부장관이 인정하여 고시하는 사람

② 방문건강관리 전담공무원의 임용 등에 관하여는 「지방공무원 임용령」에서 정하는 바에 따른다.

③ 제1항 및 제2항에서 규정한 사항 외에 방문건강관리 전담공무원 제도 운영에 관하여 필요한 사항은 보건복지부장관이 정한다.

제17조(지역보건의료기관의 시설·장비 등)

① 지역보건의료기관은 보건복지부령으로 정하는 기준에 적합한 시설·장비 등을 갖추어야 한다.

② 지역보건의료기관의 장은 지역주민이 지역보건의료기관을 쉽게 알아볼 수 있고 이용하기에 편리하도록 보건복지부령으로 정하는 표시를 하여야 한다.

규칙 제7조(지역보건의료기관의 시설·장비 및 표시)

법 제17조에 따른 지역보건의료기관의 시설·장비 및 표시의 기준은 별표 3과 같다.

제18조(시설의 이용)

지역보건의료기관은 보건의료에 관한 실험 또는 검사를 위하여 의사·치과의사·한의사·약사 등에게 그 시설을 이용

하게 하거나, 타인의 의뢰를 받아 실험 또는 검사를 할 수 있다.

영 제22조(시설이용의 편의제공 등)
① 지역보건의료기관의 장은 법 제18조에 따른 지역보건의료기관의 시설 이용, 타인이 의뢰한 실험 또는 검사를 정당한 사유 없이 거부할 수 없으며 편의를 제공하여야 한다.
② 지역보건의료기관의 장은 제1항에 따라 타인의 의뢰를 받아 실험 또는 검사를 하였을 때에는 그 결과를 지체 없이 의뢰인에게 통지하여야 한다.

제18조의2(지역보건의료기관 협의회)
① 지역보건의료기관은 2개 이상의 지방자치단체에 관련된 보건의료사업과 감염병 업무에 공동으로 대응하고, 관계 중앙행정기관 및 지역보건의료기관 상호 간에 소통과 업무의 효율성을 증진하기 위하여 지역보건의료기관 협의회를 구성할 수 있다.
② 지역보건의료기관의 장은 제1항에 따른 협의회를 구성하려면 관계 지역보건의료기관 간의 협의에 따라 규약을 정하여 전국 단위 협의회인 경우에는 보건복지부장관에게, 시·도(특별자치시·특별자치도를 포함한다) 단위 협의회인 경우에는 특별자치시장·특별자치도지사 또는 시·도지사에게 이를 보고하여야 한다.
③ 제1항 및 제2항에 따른 협의회의 구성과 운영 등에 필요한 사항은 보건복지부령으로 정한다.

규칙 제7조의2(지역보건의료기관 협의회의 구성·운영)
① 법 제18조의2제1항에 따른 지역보건의료기관 협의회(이하 "협의회"라 한다)는 회장과 위원으로 구성한다.
② 협의회의 회장과 위원은 규약으로 정하는 바에 따라 관계 지역보건의료기관의 장 중에서 선임한다.
③ 회장은 협의회를 대표하며 회의를 소집하고 협의회의 사무를 총괄한다.
④ 협의회의 규약에는 다음 각 호의 사항이 포함돼야 한다.
1. 협의회의 명칭 및 구성목적
2. 협의회를 구성하는 지역보건의료기관
3. 협의회의 조직과 회장 및 위원의 선임방법
4. 협의회의 운영과 사무처리에 필요한 경비의 부담이나 지출방법
5. 그 밖에 협의회의 구성과 운영에 필요한 사항
⑤ 지역보건의료기관의 장은 다음 각 호의 경우 전국 단위 협의회인 경우에는 보건복지부장관에게, 특별시·광역시·특별자치시·도·특별자치도 단위 협의회인 경우에는 시·도지사(특별자치시장·특별자치도지사를 포함한다)에게 보고해야 한다.
1. 협의회의 규약을 변경하려는 경우
2. 협의회를 없애려는 경우

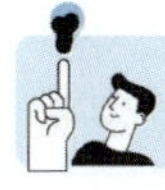

제 4 장 지역보건의료서비스의 실시

제19조(지역보건의료서비스의 신청)
① 지역보건의료서비스 중 보건복지부령으로 정하는 서비스를 필요로 하는 사람(이하 "서비스대상자"라 한다)과 그 친족, 그 밖의 관계인은 관할 시장·군수·구청장에게 지역보건의료서비스의 제공(이하 "서비스 제공"이라 한다)을 신청할 수 있다.
② 시장·군수·구청장이 제1항에 따른 서비스 제공 신청을 받는 경우 제20조에 따라 조사하려 하거나 제출받으려는 자료 또는 정보에 관하여 서비스대상자와 그 서비스대상자의 1촌 직계혈족 및 그 배우자(이하 "부양의무자"라 한다)에게 다음 각 호의 사항을 알리고, 해당 자료 또는 정보의 수집에 관한 동의를 받아야 한다.
1. 법적 근거, 이용 목적 및 범위
2. 이용 방법

3. 보유기간 및 파기방법

③ 서비스 제공의 신청인은 서비스 제공 신청을 철회하는 경우 시장・군수・구청장에게 조사하거나 제출한 자료 또는 정보의 반환 또는 삭제를 요청할 수 있다. 이 경우 요청을 받은 시장・군수・구청장은 특별한 사유가 없으면 그 요청에 따라야 한다.

④ 제1항부터 제3항까지의 규정에 따른 서비스 제공의 신청・철회 및 고지・동의 방법 등에 관하여 필요한 사항은 보건복지부령으로 정한다.

규칙 제8조(지역보건의료서비스 제공의 신청・철회 및 고지・동의)

① 법 제19조제1항에서 "지역보건의료서비스 중 보건복지부령으로 정하는 서비스"란 소득, 재산, 건강상태 등에 따라 선별하여 제공하는 서비스를 말한다.

② 법 제19조제1항 및 제3항에 따라 지역보건의료서비스의 제공(이하 "서비스 제공"이라 한다)을 신청하거나 철회하려는 자는 지역보건의료서비스 신청서나 철회서(전자문서를 포함한다)에 관련 서류(전자문서를 포함한다)를 첨부하여 시장・군수・구청장에게 신청하거나 철회하여야 한다. 다만, 첨부하여야 하는 관련 서류 중 「전자정부법」 제36조제1항에 따른 행정정보의 공동이용을 통하여 관련 서류를 확인할 수 있는 경우에는 그 확인으로 첨부서류를 갈음하되, 신청인이 확인에 동의하지 아니하는 경우에는 그 서류를 첨부하여야 한다.

③ 시장・군수・구청장은 법 제19조제2항에 따라 알리거나 자료 또는 정보의 수집에 관한 동의를 받아야 하는 경우에는 서면 또는 전자적인 방법으로 하여야 한다. 다만, 서면 또는 전자적인 방법으로 알리기 곤란한 경우에는 전화, 담당 공무원의 안내 등의 방법으로 알릴 수 있다.

제20조(신청에 따른 조사)

① 시장・군수・구청장은 제19조제1항에 따라 서비스 제공 신청을 받으면 서비스대상자와 부양의무자의 인적사항・가족관계・소득・재산・사회보장급여 수급이력・건강상태 등에 관한 자료 및 정보에 대하여 조사하고 처리할 수 있다. 다만, 서비스대상자와 부양의무자에 대한 조사가 필요하지 아니하거나 그 밖에 대통령령으로 정하는 사유에 해당하는 경우는 제외한다.

② 시장・군수・구청장은 제1항에 따른 조사에 필요한 자료를 확보하기 위하여 서비스대상자 또는 그 부양의무자에게 필요한 자료 또는 정보의 제출을 요구할 수 있다.

③ 시장・군수・구청장은 제1항에 따른 조사를 위하여 주민등록전산정보・가족관계등록전산정보・금융・국세・지방세, 토지・건물・건강보험・국민연금・고용보험・산업재해보상보험・보훈급여 등 대통령령으로 정하는 관련 전산망 또는 자료를 이용하고자 하는 경우에는 관계 중앙행정기관, 지방자치단체, 관련 기관・단체・법인・시설 등에 협조를 요청할 수 있다. 이 경우 자료의 제출을 요청받은 중앙행정기관, 지방자치단체, 관련 기관・단체・법인・시설 등은 정당한 사유가 없으면 이에 따라야 한다.

④ 시장・군수・구청장은 제1항의 사항을 확인하기 위하여 필요한 경우 그 권한을 표시하는 증표 및 조사기간, 조사범위, 조사담당자, 관계 법령 등이 기재된 서류를 제시하고 거주지 및 사실 확인에 필요한 관련 장소를 방문할 수 있다.

영 제22조의2(신청에 따른 조사)

① 법 제20조제1항 단서에서 "대통령령으로 정하는 사유"란 다음 각 호의 사유를 말한다.

1. 다른 법령에 따라 법 제19조제1항에 따른 서비스대상자(이하 "서비스대상자"라 한다)가 사회보장급여를 받고 있는 경우로서 수급자격의 증명만으로 지역보건의료서비스 제공의 실시 여부를 결정할 수 있는 경우
2. 「의료법」 제17조에 따른 진단서 등에 의한 서비스대상자의 건강상태 확인만으로 지역보건의료서비스 제공의 실시 여부를 결정할 수 있는 경우
3. 그 밖에 시장・군수・구청장이 소득・재산・건강상태에 관한 조사가 필요하지 않다고 인정하는 경우

② 법 제20조제3항 전단에서 "주민등록전산정보・가족관계등록전산정보・금융・국세・지방세, 토지・건물・건강보험・국민연금・고용보험・산업재해보상보험・보훈급여 등 대통령령으로 정하는 관련 전산망 또는 자료"란 별표에 따른 전산망 또는 자료를 말한다.

제21조(서비스 제공의 결정 및 실시)

① 시장・군수・구청장은 제20조에 따른 조사를 하였을 때에는 예산 상황 등을 고려하여 서비스 제공의 실시 여부를

결정한 후 이를 서면이나 전자문서로 신청인에게 통보하여야 한다.

② 시장·군수·구청장은 제1항에 따른 서비스 제공의 실시 여부를 결정할 때 제20조제2항부터 제4항까지에 따라 조사한 자료·정보의 전부 또는 일부를 통하여 평가한 서비스대상자와 그 부양의무자의 소득·재산 수준 및 건강상태가 보건복지부장관이 정하는 기준 이하인 경우에는 관련 조사의 일부를 생략하고 서비스 제공의 실시를 결정할 수 있다.

③ 시장·군수·구청장은 서비스대상자에게 서비스 제공을 하기로 결정하였을 때에는 서비스 제공기간 등을 계획하여 그 계획에 따라 지역보건의료서비스를 제공하여야 한다.

제22조(정보의 파기)

① 시장·군수·구청장은 제20조에 따라 조사하거나 제출받은 정보 중 서비스대상자가 아닌 사람의 정보는 5년을 초과하여 보유할 수 없다. 이 경우 시장·군수·구청장은 정보의 보유기한이 지나면 지체 없이 이를 파기하여야 한다.

② 시장·군수·구청장은 제1항에 따른 정보가 지역보건의료정보시스템 또는 「사회보장기본법」 제37조제2항에 따른 사회보장정보시스템에 수집되어 있는 경우 보건복지부장관에게 해당 정보의 파기를 요청할 수 있다. 이 경우 보건복지부장관은 지체 없이 이를 파기하여야 한다.

③ 시·도지사, 시장·군수·구청장, 보건의료 관련 기관·단체 또는 의료인은 제5조제5항 및 제6항에 따라 제공받은 자료 또는 정보를 5년이 지나면 파기하여야 한다.

과태료 ※ ③(정보 또는 자료 미파기)=34조(3천만원 이하의 과태료)

제23조(건강검진 등의 신고)

① 「의료법」 제27조제1항 각 호의 어느 하나에 해당하는 사람이 지역주민 다수를 대상으로 건강검진 또는 순회 진료 등 주민의 건강에 영향을 미치는 행위(이하 "건강검진등"이라 한다)를 하려는 경우에는 보건복지부령으로 정하는 바에 따라 건강검진등을 하려는 지역을 관할하는 보건소장에게 신고하여야 한다.

② 의료기관이 「의료법」 제33조제1항 각 호의 어느 하나에 해당하는 사유로 의료기관 외의 장소에서 지역주민 다수를 대상으로 건강검진등을 하려는 경우에도 제1항에 따른 신고를 하여야 한다.

③ 보건소장은 제1항 및 제2항에 따른 신고를 받은 경우에는 그 내용을 검토하여 이 법에 적합하면 신고를 수리하여야 한다.

과태료 ※ 신고를 하지 아니하거나 거짓으로 신고=34조(300만원 이하의 과태료)

규칙 제9조(건강검진 등의 신고)

① 법 제23조에 따른 신고는 건강검진 등을 실시하기 10일 전까지 별지 제1호서식의 건강검진 등 신고서를 관할 보건소장(보건의료원장을 포함한다. 이하 같다)에게 제출하는 방법으로 해야 한다. 이 경우 관할 보건소장은 「전자정부법」 제36조제1항에 따른 행정정보의 공동이용을 통하여 의료기관 개설허가증 또는 의료기관 개설신고증명서(의료기관만 해당한다)와 의사·치과의사 또는 한의사 면허증을 확인할 수 있는 경우에는 그 확인으로 첨부자료의 제공을 갈음할 수 있고, 신고인이 자료 확인에 동의하지 않는 경우에는 해당 자료를 첨부하도록 해야 한다.

② 보건소장은 제1항에 따른 건강검진 등 신고서를 제출받은 날부터 7일 이내에 신고의 수리 여부를 신고인에게 통지해야 한다. 이 경우 신고를 수리하는 때에는 별지 제1호의2서식의 건강검진 등 신고확인서를 발급해야 한다.

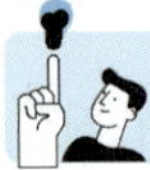

제 5 장 보 칙

제24조(비용의 보조)

① 국가와 시·도는 지역보건의료기관의 설치와 운영에 필요한 비용 및 지역보건의료계획의 시행에 필요한 비용의 일부를 보조할 수 있다.

② 제1항에 따라 보조금을 지급하는 경우 설치비와 부대비에 있어서는 그 3분의 2 이내로 하고, 운영비 및 지역보건의료계획의 시행에 필요한 비용에 있어서는 그 2분의 1 이내로 한다.

제25조(수수료 등)

① 지역보건의료기관은 그 시설을 이용한 자, 실험 또는 검사를 의뢰한 자 또는 진료를 받은 자로부터 수수료 또는 진료비를 징수할 수 있다.

② 제1항에 따른 수수료와 진료비는 보건복지부령으로 정하는 기준에 따라 해당 지방자치단체의 조례로 정한다.

규칙 제10조(수수료 등)

법 제25조제2항에 따라 지역보건의료기관에서 징수하는 수수료와 진료비는 「국민건강보험법」 제45조제4항에 따라 보건복지부장관이 고시하는 요양급여비용 명세의 기준에 따라 지방자치단체의 조례로 정한다. 다만, 「전자정부법」 제9조2항 및 제3항에 따른 전자민원창구를 통하여 증명서를 발급받는 경우에는 수수료를 면제한다.

제26조(지역보건의료기관의 회계)

지역보건의료기관의 수수료 및 진료비의 수입은 「지방회계법」 제26조에 따른 수입 대체 경비로 직접 지출할 수 있으며, 회계 사무는 해당 지방자치단체의 규칙으로 정하는 바에 따라 간소화할 수 있다.

제27조(자료 제출 등)

보건복지부장관은 지방자치단체에 대하여 보건복지부령으로 정하는 바에 따라 지역보건의료기관의 설치·운영에 관한 자료의 제출을 요구하거나 소속 공무원으로 하여금 지역보건의료기관에 대하여 실태조사 등 지도·감독을 할 수 있다. 〈개정 2024.9.20.〉

[제목개정 2024.9.20.]

규칙 제11조(자료 제출 등)

① 법 제27조에 따라 지역보건의료기관의 설치·운영에 관한 자료의 제출을 요구받은 시장·군수·구청장(특별자치시장·특별자치도지사는 제외한다)은 매년 12월 31일 기준으로 별지 제2호서식의 지역보건의료기관 설치·운영 현황을 작성하여 다음해 3월 31일까지 시·도지사를 거쳐 보건복지부장관에게 제출해야 한다. 〈개정 2025.3.21.〉

② 법 제27조에 따라 지역보건의료기관의 설치·운영에 관한 자료의 제출을 요구받은 특별자치시장·특별자치도지사는 매년 12월 31일 기준으로 별지 제2호서식의 지역보건의료기관 설치·운영 현황을 작성하여 다음해 3월 31일까지 보건복지부장관에게 제출해야 한다. 〈개정 2025.3.21.〉

③ 보건복지부장관은 지역보건의료기관의 설치·운영에 관한 지도·감독을 위하여 필요한 경우에는 소속 공무원으로 하여금 실태조사를 하게 할 수 있으며 실태조사 결과 부적절하다고 판단되는 경우에는 해당 지방자치단체의 장에게 시정을 요구하여야 한다.

④ 제1항 및 제2항에 따른 제출은 법 제5조에 따른 지역보건의료정보시스템에 입력하는 방법으로 할 수 있다. 〈개정 2025.3.21.〉

[제목개정 2025.3.21.]

제28조(개인정보의 누설금지)

지역보건의료기관(「농어촌 등 보건의료를 위한 특별조치법」 제2조제4호에 따른 보건진료소를 포함한다)의 기능 수행과 관련한 업무에 종사하였거나 종사하고 있는 사람 또는 지역보건의료정보시스템을 구축 · 운영하였거나 구축 · 운영하고 있는 자(제30조제3항 및 제5항에 따라 위탁받거나 대행하는 업무에 종사하거나 종사하였던 자를 포함한다)는 업무상 알게 된 다음 각 호의 정보를 업무 외의 목적으로 사용하거나 다른 사람에게 제공 또는 누설하여서는 아니 된다.

1. 보건의료인이 진료과정(건강검진을 포함한다)에서 알게 된 개인 및 가족의 진료 정보
2. 제5조에 따라 수집 · 관리 · 보유하거나 제공받은 자료 또는 정보
3. 제20조에 따라 조사하거나 제출받은 다음 각 호의 정보
   가. 금융정보(「국민기초생활 보장법」 제21조제3항제1호의 금융정보를 말한다. 이하 같다)
   나. 신용정보 또는 보험정보(「국민기초생활 보장법」 제21조제3항제2호 · 제3호의 신용정보 및 보험정보를 말한다. 이하 같다)
4. 제1호부터 제3호까지에 따른 자료 또는 정보를 제외한 개인정보(「개인정보 보호법」 제2조제1호의 개인정보를 말한다. 이하 같다)

벌칙 ※ 사용 · 제공 · 누설 및 영리 또는 부당한 목적으로 제공받은 자=32조(5년 이하의 징역 또는 5천만원 이하의 벌금)

제29조(동일 명칭 사용금지)

이 법에 따른 보건소, 보건의료원, 보건지소 또는 건강생활지원센터가 아닌 자는 각각 보건소, 보건의료원, 보건지소 또는 건강생활지원센터라는 명칭을 사용하지 못한다.

과태료 ※ 34조(300만원 이하의 과태료)

제30조(권한의 위임 등)

① 이 법에 따른 보건복지부장관의 권한은 대통령령으로 정하는 바에 따라 그 일부를 시 · 도지사 또는 시장 · 군수 · 구청장에게 위임할 수 있다.

② 이 법에 따른 질병관리청장의 권한은 대통령령으로 정하는 바에 따라 그 일부를 소속 기관의 장에게 위임할 수 있다.

③ 시 · 도지사 또는 시장 · 군수 · 구청장은 이 법에 따른 지역보건의료기관의 기능 수행에 필요한 업무의 일부를 대통령령으로 정하는 바에 따라 보건의료 관련기관 · 단체에 위탁하거나, 「의료법」 제2조에 따른 의료인에게 대행하게 할 수 있다.

④ 시 · 도지사 또는 시장 · 군수 · 구청장은 제3항에 따라 업무를 위탁한 경우에는 그 비용의 전부 또는 일부를 보조할 수 있고, 의료인에게 그 업무의 일부를 대행하게 한 경우에는 그 업무수행에 드는 실비를 보조할 수 있다.

⑤ 보건복지부장관은 지역보건의료정보시스템의 구축 · 운영 등에 관한 업무를 대통령령으로 정하는 바에 따라 「공공기관의 운영에 관한 법률」 제4조에 따른 공공기관에 대행하게 할 수 있다.

⑥ 보건복지부장관은 제4항에 따라 업무를 대행하게 한 경우에는 예산의 범위에서 그에 필요한 비용을 보조할 수 있다.

영 제23조(업무의 위탁 및 대행)

① 법 제30조제3항에 따라 시 · 도지사 또는 시장 · 군수 · 구청장은 다음 각 호의 업무를 보건의료 관련기관 · 단체에 위탁할 수 있다.

1. 법 제4조에 따른 지역사회 건강실태조사에 관한 업무
2. 법 제8조에 따른 지역보건의료계획의 시행에 관한 업무
3. 법 제11조제1항제5호나목에 따른 감염병의 예방 및 관리에 관한 업무
4. 법 제11조제1항제5호바목에 따른 지역주민에 대한 진료, 건강검진 및 만성질환 등 질병관리에 관한 사항 중 전문지식 및 기술이 필요한 진료, 실험 또는 검사 업무
5. 법 제11조제1항제5호사목에 따른 가정 및 사회복지시설 등을 방문하여 행하는 보건의료사업에 관한 업무

② 법 제30조제3항에 따라 시 · 도지사 또는 시장 · 군수 · 구청장은 「의료법」 제2조에 따른 의료인에게 법 제11조제1항제5호바목에 따른 지역주민에 대한 진료, 건강검진 및 만성질환 등 질병관리에 관한 사항 중 전문지식 및 기술이 필요한 진료에 관한 업무를 대행하게 할 수 있다.

③ 시 · 도지사 또는 시장 · 군수 · 구청장은 법 제30조제3항에 따라 제1항 각 호에 따른 업무를 위탁하는 경우 그 수탁자 및 위탁업무 등을 고시해야 한다.

④ 법 제30조제4항에 따른 비용보조, 실비보조, 그 밖의 업무의 위탁 또는 대행에 필요한 사항은 해당 지방자치단체의 조례로 정한다.

⑤ 보건복지부장관은 법 제30조제5항에 따라 지역보건의료정보시스템의 구축 · 운영 등에 관한 업무를 「사회보장급여의 이용 · 제공 및 수급권자 발굴에 관한 법률」 제29조에 따른 한국사회보장정보원이 대행하게 한다.

영 제24조(민감정보 및 고유식별정보의 처리)

① 보건복지부장관(법 제30조제5항에 따라 보건복지부장관의 업무를 대행하는 자를 포함한다)은 다음 각 호의 사무를 수행하기 위하여 불가피한 경우 「개인정보 보호법 시행령」 제19조제1호, 제2호 또는 제4호에 따른 주민등록번호, 여권번호 또는 외국인등록번호가 포함된 자료를 처리할 수 있다. 〈개정 2023.9.26.〉

1. 법 제5조에 따른 자료 또는 정보의 처리 및 이용 등에 관한 사무
2. 법 제27조에 따른 보고 및 지도 · 감독에 관한 사무

② 지역보건의료기관의 장(법 제30조제3항에 따라 지역보건의료기관의 업무를 위탁받거나 대행하는 자를 포함한다)은 법 제11조에 따른 보건소의 업무에 관한 사무를 수행하기 위하여 불가피한 경우 「개인정보 보호법」 제23조에 따른 건강에 관한 정보, 같은 법 시행령 제19조제1호, 제2호 또는 제4호에 따른 주민등록번호, 여권번호 또는 외국인등록번호가 포함된 자료를 처리할 수 있다. 〈개정 2023.9.26.〉

③ 보건소장은 법 제23조에 따른 건강검진 등의 신고에 관한 사무를 수행하기 위하여 불가피한 경우 「개인정보 보호법 시행령」 제19조제1호, 제2호 또는 제4호에 따른 주민등록번호, 여권번호 또는 외국인등록번호가 포함된 자료를 처리할 수 있다.

제31조(「의료법」에 대한 특례)

제12조에 따른 보건의료원은 「의료법」 제3조제2항제3호가목에 따른 **병원** 또는 같은 항 제1호나목 · 다목에 따른 **치과의원 또는 한의원으로 보고, 보건소 · 보건지소 및 건강생활지원센터는** 같은 호에 따른 **의원 · 치과의원 또는 한의원으로 본다.**

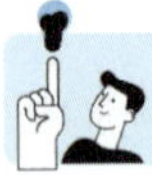

제 6 장 벌 칙

제32조(벌칙)

① 다음 각 호의 어느 하나에 해당하는 자는 5년 이하의 징역 또는 5천만원 이하의 벌금에 처한다.

1. 제5조제3항을 위반하여 정당한 접근 권한 없이 또는 허용된 접근 권한을 넘어 지역보건의료정보시스템의 정보를 훼손 · 멸실 · 변경 · 위조 또는 유출한 자
2. 제28조를 위반하여 같은 조 제1호부터 제4호까지의 어느 하나에 해당하는 정보를 사용 · 제공 · 누설한 자 및 그 사정을 알면서도 영리 목적 또는 부정한 목적으로 해당 정보를 제공받은 자

② 삭제 〈2017.9.19.〉

③ 제5조제3항을 위반하여 정당한 접근 권한 없이 또는 허용된 접근 권한을 넘어 지역보건의료정보시스템의 정보를 검색 또는 복제한 자는 3년 이하의 징역 또는 3천만원 이하의 벌금에 처한다.

1. 삭제 〈2017.9.19.〉
2. 삭제 〈2017.9.19.〉

제33조(양벌규정)

법인의 대표자나 법인 또는 개인의 대리인 · 사용인, 그 밖의 종업원이 그 법인 또는 개인의 업무에 관하여 제32조의 위반행위를 하면 그 행위자를 벌하는 외에 그 법인 또는 개인에게도 해당 조문의 벌금형을 과한다. 다만, 법인 또는

개인이 그 위반행위를 방지하기 위하여 해당 업무에 관하여 상당한 주의와 감독을 게을리하지 아니한 경우에는 그러하지 아니하다.

제34조(과태료)

① 제22조제3항을 위반하여 정보 또는 자료를 파기하지 아니한 자에게는 3천만원 이하의 과태료를 부과한다.

② 다음 각 호의 어느 하나에 해당하는 자에게는 300만원 이하의 과태료를 부과한다.

1. 제23조에 따른 신고를 하지 아니하거나 거짓으로 신고하고 건강검진등을 한 자
2. 제29조를 위반하여 동일 명칭을 사용한 자

③ 제1항 및 제2항에 따른 과태료는 해당 지방자치단체의 조례에서 정하는 바에 따라 해당 시장·군수·구청장이 부과·징수한다.

■ 지역보건법 시행규칙 [별표 1]

보건소에서 수행할 수 있는 기능 및 업무의 예시(제3조 관련)

기능	업무	예시
1. 보건의료인 및 「보건의료기본법」 제3조제4호에 따른 보건의료기관 등에 대한 지도·관리·육성과 국민보건 향상을 위한 지도·관리	가. 의료인 및 의료기관에 대한 지도 등에 관한 사항	1) 의료기관의 개설 및 지도에 관한 사항 가) 의원·치과의원·한의원 및 조산원의 개설신고 수리 나) 부속의료기관의 개설신고 수리 다) 의료기관의 진단용 방사선 발생장치 및 특수의료장비의 설치·운영 신고 수리 라) 의료기관의 폐업·휴업 신고 수리 및 진료기록부 등의 이관·보관 등에 관한 사항 마) 의료기관에서 나오는 세탁물 처리업자에 대한 신고 수리 바) 「의료법」 제28조제1항에 따른 중앙회의 지부 또는 분회 설치에 대한 신고 수리 2) 의료에 관한 지도·감독 및 행정 처분 가) 의료기관의 업무개시 명령 나) 의료기관 또는 의료인에 대한 보고 명령 다) 업무상황·시설 또는 진료기록부·간호기록부 등의 검사 라) 의료시설·장비사용의 제한 또는 금지 처분 마) 의료기관에 대한 업무정지·허가취소·폐쇄 처분 및 과징금 부과 등 바) 의료지도원의 임명
	나. 의료기사·보건의료정보관리사 및 안경사에 대한 지도 등에 관한 사항	1) 치과기공소 및 안경업소의 개설 등록 2) 치과기공소 및 안경업소의 폐업·등록사항 변경 신고 수리 3) 치과기공소 및 안경업소의 개설자에 대한 시정명령 4) 치과기공소 및 안경업소의 영업정지 및 등록취소 등
	다. 응급의료에 관한 사항	1) 환자가 여러 명 발생한 경우 응급의료 및 응급환자 이송 등의 업무에 대한 종사 명령 2) 지역응급의료기관 지정 및 지정취소 3) 당직의료기관 지정 4) 응급의료기관 외의 의료기관 내 응급의료시설 설치·운영신고 수리 5) 구급차 등의 운용자에 대한 운용정지 및 말소등록 요청 6) 구급차 등의 운용상황과 실태점검·시정·정지 명령
	라. 「농어촌 등 보건의료를 위한 특별조치법」에 따른 공중보건의사·보건진료 전담공무원 및 보건진료소에 대한 지도 등에 관한 사항	1) 공중보건의사의 시·군·구안의 근무지역·근무기관·근무시설 변경 및 변경 결과 보고 2) 공중보건의사의 시·군·구 파견근무 명령 3) 공중보건의사에 대한 근무지역의 이탈금지 명령 4) 공중보건의사의 복무에 관한 지도·감독 5) 보건진료소의 설치·운영 6) 보건진료 전담공무원의 근무지역 지정·임용 및 징계 7) 보건진료 전담공무원의 관할구역 이탈금지 명령 8) 보건진료소의 업무에 대한 지도·감독
	마. 약사에 관한 사항과 마약·향정신성의약품의 관리에 관한 사항	1) 약국 및 의약품 관리 가) 약국 개설등록 수리 나) 약국 폐업 또는 휴업, 휴업한 약국의 재개 신고 수리 다) 약국제제 또는 조제실제제의 제조 품목 신고 수리 라) 안전상비의약품 판매자 등록 수리 마) 한약업사 및 의약품 도매상 허가 바) 약국 또는 점포 외 장소 의약품 판매 승인 사) 약국개설자, 의약품 판매업자에 대한 보고명령·시설과 서류의 검사 및 의약품의 수거 아) 약국개설자, 의약품 판매업자의 의약품 생산, 업무 개시 명령

기능	업무	예시
	마. 약사에 관한 사항과 마약·향정신성의약품의 관리에 관한 사항	자) 약국개설자, 의약품 판매업자의 의약품 회수·폐기 또는 조치 명령 차) 약국개설자, 의약품 판매업자의 시설 개수 명령 또는 사용 금지 명령 카) 약국개설자의 관리자 변경 명령 타) 약국개설자, 의약품 판매업자의 허가·승인·등록 취소 파) 안전상비의약품 판매자 등록 취소 하) 약사감시원 임명 2) 마약류 취급자 및 마약류 관리 가) 대마 취급자의 허가 및 허가증 교부 나) 대마 재배 면적, 생산 현황 및 수량 보고, 폐기 보고 수리 다) 마약류도매업자, 마약류소매업자, 마약류취급의료업자, 마약류관리자, 대마 재배자의 마약류 취급 감시 및 단속 라) 마약류도매업자, 마약류소매업자, 마약류취급의료업자, 마약류관리자, 대마 재배자의 마약류 폐기 및 조치 명령 마) 마약류도매업자, 마약류소매업자, 마약류취급의료업자, 마약류관리자, 대마 재배자에 대한 관리 및 업무 보고 명령 바) 마약류 감시원 및 마약류 명예지도원 운영
1. 보건의료인 및 「보건의료기본법」 제3조제4호에 따른 보건의료기관 등에 대한 지도·관리·육성과 국민보건 향상을 위한 지도·관리	바. 공중위생 및 식품위생에 관한 사항	1) 공중위생영업자 및 해당 시설에 대한 지도·관리 가) 공중위생영업·폐업·승계에 대한 신고 수리 나) 이용사 및 미용사의 면허 등 교부·취소 등 다) 공중위생영업자 및 공중이용시설의 소유자 등에 대한 보고관리 및 출입·검사 라) 공중위생영업자 및 공중위생시설의 소유자 등에 대한 위생지도 및 개선명령 마) 위생관리등급 공표 등 바) 공중위생감시원 임명 등 2) 식품접객업소 등에 관한 지도·관리 가) 위해평가 결과 등에 관한 보고 등 나) 식품위생 영업소 등에 대한 출입·검사·수거 등의 조치 다) 식품 등의 검사·재검사 수행 및 검사결과 등의 통보 라) 식품위생감시원 임명 및 소비자 식품위생감시원 위촉 마) 식품위생 영업의 허가 및 영업 승계 등에 대한 신고 수리 바) 위해식품 및 식품 등의 이물 등에 대한 신고 수리 및 회수조치·보고·품목 제조정지 등 사) 식품 등의 제조·가공업소, 식품접객업소 또는 집단급식소에 대한 위생등급 관리 및 모범업소 지정 등 아) 조리사의 면허 교부 및 취소 등 자) 식품위생업소 등에 대한 시정명령 및 위해식품에 대한 폐기처분 등 차) 위해식품 등의 공표에 관한 사항 카) 식품위생 영업시설 개수명령 등 타) 식품위생 영업의 허가취소 및 식품위생영업소 등의 폐쇄조치 파) 집단급식소 설치·운영에 대한 신고 수리 하) 어린이 기호식품 조리·판매업소 관리 거) 어린이 기호식품 우수판매업소 지정 너) 어린이 기호식품에 대한 안전과 영양공급 등에 대한 교육 및 홍보 더) 어린이 기호식품 조리 또는 진열·판매하는 자에 대한 시정명령
2. 지역주민의 건강증진 및 질병예방·관리를 위한 지역보건의료서비스의 제공	가. 국민건강증진·구강건강·영양관리사업 및 보건교육	1) 국민건강증진 가) 건강증진프로그램의 개발 및 실시 나) 주민건강의 증진에 관한 세부계획의 수립 및 시행 다) 담배자판기 설치 단속 등 금연을 위한 조치 라) 금연구역 관리 마) 질병의 조기발견을 위한 검진 등 2) 구강보건 가) 구강건강에 관한 교육사업 나) 수돗물에 대한 불소화사업 다) 충치예방을 위한 치아홈메우기 사업 라) 불소용액 양치사업

<table>
<tr><th>기능</th><th>업무</th><th>예시</th></tr>
<tr><td rowspan="3">2. 지역주민의 건강증진 및 질병예방·관리를 위한 지역보건의료서비스의 제공</td><td>가. 국민건강증진·구강건강·영양관리사업 및 보건교육</td><td>3) 영양관리사업
가) 영유아·임산부·수유부·노인·환자 및 성인 등의 영양관리사업
나) 영양 및 식생활 교육·홍보
다) 집단급식시설에 대한 현황 파악 및 급식업무 지도
라) 그 밖에 영양과 식생활개선에 관한 사항
4) 개인 또는 집단에 대한 보건교육 실시
가) 금연·절주·신체활동 등 건강증진에 관한 사항
나) 구강건강에 관한 사항
다) 영양 및 식생활에 관한 사항
라) 만성질환 등 질병의 예방에 관한 사항
마) 공중위생 및 식품위생에 관한 사항 등</td></tr>
<tr><td>나. 감염병의 예방 및 관리</td><td>1) 감염병의 예방·관리
가) 감염병 예방을 위한 교육·홍보
나) 감염병의 신고 수리·보고
다) 관할구역에 거주하는 감염병 환자 또는 의사 환자에 관한 환자 명부의 작성·관리 및 상황 보고
라) 디프테리아·회색질척수염(polio)·백일해·홍역·파상풍·결핵·B형간염 등 기타 보건복지부장관이 지정하는 감염병에 관한 정기·임시 예방접종 실시
마) 예방접종의 공고 및 완료 여부의 확인
바) 예방접종 기록의 보존 및 보고
사) 예방접종 증명서의 교부
아) 감염병관리기관의 지정·관리, 감염병 위기 시 감염병 관리기관의 설치
자) 감염병 환자 등의 파악·관리 및 입원통지
차) 감염병 유행에 대한 방역 조치 및 감염병 예방을 위한 소독 등
카) 소독업 개시·휴업·대행에 대한 신고 접수 및 시정명령·영업정지 등
타) 예방위원의 임명 또는 위촉
2) 후천성면역결핍증 관리
가) 후천성면역결핍증의 진단·검안사실 및 감염인 사망 등에 대한 신고 수리·보고
나) 후천성면역결핍증에 관한 정기 또는 수시검진
다) 후천성면역결핍증에 관한 역학조사
라) 감염인의 전문진료기관 또는 요양시설의 치료 및 요양 권고
마) 후천성면역결핍증검사확인서 발급
바) 감염자관리명부 작성 및 관리
3) 결핵관리
가) 결핵환자 진단·사망 및 시신 검안에 관한 신고 수리
나) 신고된 결핵환자에 대한 검진 및 잠복결핵감염자에 대한 치료 등의 조치
다) 결핵 집단발생이 의심되는 경우 역학조사·검진·치료 등의 조치
라) 결핵조기발견을 위한 결핵검진
마) 신생아 등에 대한 결핵예방접종 실시
바) 전염성결핵환자에 대한 접객업 등의 업무종사 정지·금지 명령 및 전염성소실 시 정지·금지 명령 취소
사) 결핵환자에 대한 입원명령
아) 전염성결핵환자 접촉자에 대한 결핵검진 및 관리</td></tr>
<tr><td>다. 모성과 영유아의 건강 유지·증진</td><td>1) 임산부의 신고 접수 및 보고
2) 모자보건수첩의 발급
3) 미숙아 등에 대한 등록카드 작성·관리
4) 임산부·영유아·미숙아 등의 건강관리 등
5) 피임약제 등의 보급
6) 산후조리업의 개설·승계·폐업·휴업 및 재개에 대한 신고 접수
7) 산후조리원의 보고·출입·검사 및 시정명령, 폐쇄 등 행정조치 등</td></tr>
</table>

기능	업무	예시
2. 지역주민의 건강증진 및 질병예방 · 관리를 위한 지역보건의료서비스의 제공	라. 여성 · 노인 · 장애인의 건강유지 · 증진	1) 노인에 대한 건강진단 · 상담 및 보건교육 2) 홀로 사는 노인에 대한 방문요양서비스 등의 서비스와 안전 확인 등의 보호조치 3) 치매검진 및 치매관리사업 4) 치매상담센터 설치 및 운영 5) 장애인의 검진 · 재활상담 및 재활서비스 등
	마. 정신건강증진 및 생명존중에 관한 사항	1) 정신건강증진 가) 정신질환자의 발견 · 상담 · 진료 및 만성 정신질환자의 관리 나) 정신보건센터 설치 다) 사회복귀시설의 설치 · 운영 라) 사회복귀시설의 폐지 · 휴지 · 재개신고 수리 마) 사회복귀시설 폐쇄 또는 정지 명령 바) 정신질환자의 입원 · 퇴원 및 통지 등에 관한 사항 사) 정신의료기관 입원환자의 퇴원 또는 처우개선 청구 수리, 기초정신보건심의위원회 회부 및 퇴원 또는 처우개선 조치 명령 2) 생명존중에 관한 사항 가) 자살예방센터 및 자살예방용 긴급전화의 설치 · 운영 나) 자살위험자 조기 발견, 상담 및 치료 등 지원에 관한 사항 다) 자살예방 상담 · 교육 · 홍보 등에 관한 사항
	바. 지역주민에 대한 진료, 건강검진 및 만성질환 등의 질병관리에 관한 사항	1) 일반진료 2) 치과진료 3) 한방진료 4) 만성질환 예방 및 관리 프로그램 개발 · 운영 5) 희귀난치성질환자 의료비 지원 사업 6) 암환자 의료비 지원 사업

■ 지역보건법 시행규칙 [별표 2]

전문인력의 면허 또는 자격의 종류에 따른 최소 배치 기준(제4조제1항 관련)

1. 보건소

(단위: 명)

구분 / 직종별	특별시의 구	광역시의 구, 인구 50만명 이상인 시의 구 및 인구 30만명 이상인 시	인구 30만명 미만인 시	도농복합형태의 시	군	보건의료원이 설치된 군
의사	3	3	2	2	1	6
치과의사	1	1	1	1	1	1
한의사	1	1	1	1	1	1
조산사	(1)	(1)	(1)	(1)	(1)	(1)
간호사	18	14	10	14	10	23
약사	3	2	1	1	1	2
임상병리사	4	4	3	4	2	4
방사선사	2	2	2	2	2	3
물리치료사	1	1	1	1	1	2
작업치료사	1	1	1	1	1	2
치과위생사	1	1	1	1	1	1
영양사	1	1	1	1	1	2
간호조무사	(2)	(2)	(2)	(2)	(2)	(6)
보건의료정보관리사	–	–	–	–	–	1
위생사	(3)	(3)	(2)	(2)	(2)	(2)
보건교육사	1	1	1	1	1	1
정신건강전문요원	1	1	1	1	1	1
정보처리기사 및 정보처리기능사	(1)	(1)	(1)	(1)	(1)	(1)
응급구조사	–	–	–	–	(1)	1

※ 비고

1. 이 기준은 보건소장을 제외한 기준이며, 해당 지방자치단체의 실정에 따라 이 기준을 초과하여 필요한 전문인력을 배치할 수 있다.
2. 의사, 치과의사, 한의사는 공중보건의사를 포함한다.
3. 조산사 및 간호조무사는 간호사 전체 인력의 범위에서 간호사에 갈음하여 배치할 수 있다.
4. 위생사의 기준은 보건소에서 위생 업무를 관장하는 경우에 한정하여 적용한다.
5. 정보처리기사 · 정보처리기능사 및 응급구조사의 기준 중 ( )로 표시된 기준은 해당 시 · 군 · 구의 여건에 따라 조정할 수 있다.
6. 영양사는 인구 5만명 미만의 군(보건의료원이 설치된 군은 제외한다)의 경우에는 해당 군의 여건에 따라 이 기준을 조정하여 배치할 수 있다.

2. 보건지소

(단위: 명)

구분	의사	치과의사	한의사	간호사 또는 간호조무사	치과위생사
보건지소	1	1	1	3	1
통합 보건지소	1 × 관할 읍·면수	1 × 관할 읍·면수	1 × 관할 읍·면수	3 × 관할 읍·면수	1 × 관할 읍·면수

※ 비고
1. 치과의사 및 한의사는 공중보건의사로서의 치과의사 및 한의사의 인력 사정에 따라 이 기준을 조정하여 배치할 수 있다.
2. 치과위생사는 치과의사의 배치를 고려하여 이 기준을 조정하여 배치할 수 있다.

3. 건강생활지원센터

(단위: 명)

구분	의사 또는 한의사	간호사 또는 간호조무사	물리치료사 또는 체육지도자	영양사
건강생활지원센터	1	3	1	1

※ 비고
1. 의사 또는 한의사는 촉탁 등 비상근으로 배치할 수 있다.
2. 건강생활지원센터 사업 규모, 사업 내용 등에 따라 지방자치단체 여건에 맞게 기준을 조정하여 배치할 수 있다.

■ 지역보건법 시행규칙 [별표 3]

지역보건의료기관의 시설 · 장비 및 표시 기준(제7조 관련)

Ⅰ. 지역보건의료기관의 시설 · 장비 기준

1. 시설기준
   - 가. 진료실: 일반진료, 치과진료, 한방진료, 만성질환 상담 등 진료에 필요한 시설
   - 나. 진료지원실: 방사선 촬영, 임상병리검사 등 진료지원에 필요한 시설
   - 다. 보건사업실: 건강증진 사업, 보건교육 등 보건사업에 필요한 시설
   - 라. 감염병검사시설: 검체 채취, 검체 보관 등 감염병 검사에 필요한 시설. 다만, 별도의 시설을 설치하지 않더라도 필요 시 가설건축물 등으로 해당 시설을 설치할 수 있는 상태에 있는 경우에도 감염병검사시설을 갖춘 것으로 본다.
2. 장비기준
   - 가. 진료실: 청진기, 진찰대, 혈압계, 체온계 등 진료에 필요한 장비
   - 나. 진료지원실: 방사선 촬영 장비, 임상병리검사 장비 등 진료지원에 필요한 장비
   - 다. 보건사업실: 건강증진 장비, 기초체력측정 장비, 교육용 모형 등 보건사업에 필요한 장비
   - 라. 감염병검사시설: 검체 채취 장비, 검체 보관용 냉장고 등 감염병 검사에 필요한 장비

Ⅱ. 지역보건의료기관의 표시 기준

지역보건의료기관은 다음의 표지와 함께 해당 지역 명을 표시하여야 한다.

〈지역보건의료기관 표지〉

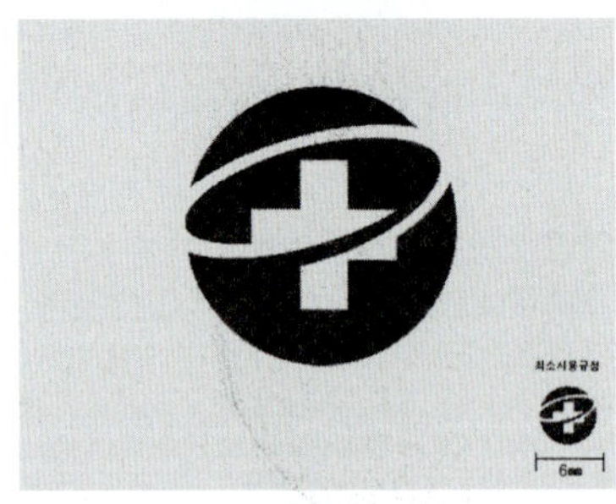

〈표시 예〉

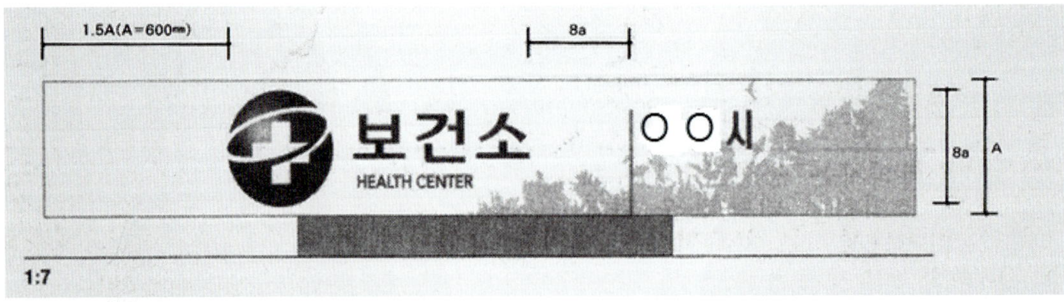

* 색상 No.: 보건그린 PANTONE Color 320 C, 라이트 그린 PANTONE Color 331 C

학습요약

1 제정 목적

보건소 등 지역보건의료기관의 설치 · 운영 및 지역보건의료기관의 기능을 효과적으로 수행하는 데 필요한 사항을 규정하여
1) 지역보건 의료정책을 효율적으로 추진
2) 지역주민의 건강증진에 이바지

2 용어

1) **지역보건의료기관:** 보건소, 보건의료원, 보건지소 및 건강생활지원센터
2) **지역보건의료서비스:** 지역보건의료기관이 직접 제공하거나 보건의료 관련기관 · 단체를 통하여 제공하는 서비스로서 보건의료인이 행하는 모든 활동
3) **보건의료 관련기관 · 단체:** 지역사회 내에서 공중 또는 특정 다수인을 위하여 지역보건의료서비스를 제공하는 의료기관, 약국, 보건의료인 단체 등

3 지역사회 건강실태조사

1) **실시시기:** 매년
2) **실시자:** 질병관리청장이 미리 보건복지부장관과 협의하여 지방자치단체의 장에게 협조를 요청하여 실시 → 협조요청을 받은 지방자치단체의 장 → 보건소(보건의료원 포함)를 통하여 지역주민을 대상으로 실시 → 질병관리청장에게 결과 통보
3) **방법:** 표본조사를 원칙으로 하되, 필요한 경우 전수조사 할 수 있음
4) **조사내용**
   (1) 흡연, 음주 등 건강 관련 생활습관에 관한 사항
   (2) 건강검진 및 예방접종 등 질병 예방에 관한 사항
   (3) 질병 및 보건의료서비스 이용 실태에 관한 사항
   (4) 사고 및 중독에 관한 사항
   (5) 활동의 제한 및 삶의 질에 관한 사항
   (6) 그 밖에 지역사회 건강실태조사에 포함되어야 한다고 질병관리청장이 정하는 사항

4 지역보건의료계획 수립 · 시행 ✪✪✪✪

1) **수립절차**
   (1) 시장 · 군수 · 구청장은 해당 시 · 군 · 구 위원회의 심의를 거쳐 지역보건의료계획 수립 → 시 · 군 · 구 의회에 보고 → 시 · 도지사에게 제출
   (2) 특별자치시장 · 특별자치도지사 및 시 · 군 · 구의 지역보건의료계획을 받은 시 · 도지사는 해당 위원회의 심의를 거쳐 시 · 도의 지역보건의료계획 수립 → 해당 시 · 도의회에 보고 → 보건복지부장관에게 제출
2) **지역보건의료계획의 내용** ✪✪
   (1) 보건의료수요 측정
   (2) 지역보건의료서비스에 관한 장기 · 단기 공급대책
   (3) 인력 · 조직 · 재정 등 보건의료자원의 조달 및 관리
   (4) 지역보건의료서비스의 제공을 위한 전달체계 구성 방안
   (5) 지역보건의료에 관련된 통계의 수집 및 정리
3) **수립시기:** 4년마다
4) **수립방법**
   (1) 보건의료실태와 지역주민의 보건의료의식 및 행동양상 등에 대하여 자료수집 후 국가 또는 시 · 도의 보건의료시책에 맞춰 수립
   (2) 지역보건의료계획의 주요내용을 시 · 도 또는 시 · 군 · 구의 홈페이지 등에 2주 이상 공고하여 지역주민의 의견을 수렴
5) **지역보건의료계획의 세부 내용**

<table>
<tr><th>시 · 도 지역보건의료계획</th><th>시 · 군 · 구 지역보건의료계획</th></tr>
<tr><td colspan="2">1. 지역보건의료계획의 달성 목표
2. 지역현황과 전망
3. 지역보건의료기관과 보건의료 관련기관 · 단체 간의 기능 분담 및 발전 방향
4. (제11조) 보건소의 기능 및 업무의 추진계획과 추진현황
5. 지역보건의료기관의 인력 · 시설 등 자원 확충 및 정비 계획
6. 취약계층의 건강관리 및 지역주민의 건강 상태 격차 해소를 위한 추진계획
7. 지역보건의료와 사회복지사업 사이의 연계성 확보 계획</td></tr>
<tr><td>8. 의료기관의 병상의 수요 · 공급
9. 정신질환 등의 치료를 위한 전문치료시설의 수요공급
10. 시 · 군 · 구 지역보건의료기관의 설치 · 운영 지원
11. 시 · 군 · 구 지역보건의료기관 인력의 교육훈련
12. 지역보건의료기관과 보건의료 관련기관 · 단체 간의 협력 · 연계
13. 그 밖에 시 · 도지사 및 특별자치시장 · 특별자치도지사가 지역보건의료계획을 수립함에 있어서 필요하다고 인정하는 사항</td><td>8. 그 밖에 시장 · 군수 · 구청장이 지역보건의료계획을 수립함에 있어서 필요하다고 인정하는 사항</td></tr>
</table>

5 지역보건의료기관의 설치 · 운영 ✪

1) **보건소** ✪
   (1) 시 · 군 · 구별로 1개소씩 설치(대통령령으로 정하는 기준에 따라 해당 지방자치단체의 조례에 따름)
   (2) 시 · 군 · 구의 인구가 30만명을 초과, 보건의료 취약계층의 보건의료 수요 등을 고려하여 보건소를 추가로 설치할 필요가 있다고 인정되는 경우 추가 · 설치 가능
   (3) 동일한 시 · 군 · 구에 2개 이상의 보건소가 설치되어 있는 경우 조례로 정하는 바에 따라 업무를 총괄하는 보건소를 지정하여 운영할 수 있음
2) **보건지소**
   (1) 보건소의 업무 수행을 위하여 필요하다고 인정하는 경우, 대통령령으로 정하는 기준에 따라 해당 지방자치단체의 조례로 설치

(2) 읍 · 면(보건소가 설치된 읍 · 면 제외)마다 1개소씩 설치
(3) 지역주민의 보건의료를 위하여 특별히 필요하다고 인정되는 경우 필요지역에 설치 · 운영하거나 여러 개의 보건지소를 통합하여 설치 · 운영

3) **보건의료원:** 병원의 요건을 갖춘 보건소는 보건의료원이라는 명칭 사용
4) **건강생활지원센터**
(1) 보건소의 업무 중에서 특별히 지역주민의 만성질환 예방 및 건강한 생활습관 형성을 지원하는 기관
(2) 대통령령으로 정하는 기준에 따라 해당 지방자치단체의 조례로 설치
(3) 읍 · 면 · 동(보건소가 설치된 읍 · 면 · 동 제외)마다 1개씩 설치

6 보건소의 기능 및 업무 ✪✪✪

1) 건강친화적 지역사회 여건의 조성
2) 지역보건의료정책의 기획, 조사, 연구 및 평가
3) 보건의료인 및 보건의료기본법 제3조 제4호에 따른 보건의료 기관 등에 대한 지도 · 관리 · 육성과 국민 보건 향상을 위한 지도 · 관리
4) 보건의료 관련 기관, 단체, 학교, 직장 등과의 협력체계 구축
5) 지역주민의 건강증진 및 질병예방 · 관리를 위한 다음 각 지역보건의료서비스 제공
(1) 국민건강증진, 구강건강, 영양관리사업 및 보건교육
(2) 감염병의 예방 및 관리
(3) 모성과 영유아의 건강유지, 증진
(4) 여성, 노인, 장애인 등 보건의료 취약계층의 건강유지 · 증진
(5) 정신건강증진 및 생명존중에 관한 사항
(6) 지역주민에 대한 진료, 건강검진 및 만성질환 등의 질병 관리에 관한 사항
(7) 가정 · 사회복지시설 등을 방문하여 행하는 보건의료 및 건강관리사업
(8) 난임의 예방 및 관리

7 지역보건의료기관의 조직

보건소장	1) 임용 (1) 보건소에 의사면허가 있는 사람 중 1명을 보건소장으로 임용 (2) 의사 면허가 있는 사람 중 임용이 어려운 경우 치과의사 · 한의사 · 조산사, 간호사, 약사 또는 보건소에서 실제로 보건 등과 관련된 업무를 하는 공무원 중 임용 가능 2) 지휘 및 관장 (1) 보건소장은 시장 · 군수 · 구청장의 지휘 · 감독을 받아 보건소의 업무를 관장하고 소속 공무원을 지휘 · 감독 (2) 관할 보건지소, 건강생활지원센터 및 보건진료소의 직원 및 업무에 대하여 지도 · 감독
보건지소장	1) 임용: 지방의무직공무원 또는 임기제공무원 중 1명을 보건지소장으로 임용 2) 지휘 및 관장: 보건소장의 지휘 · 감독을 받아 보건지소의 업무를 관장하고 소속 직원을 지휘 · 감독하며, 보건진료소의 직원 및 업무에 대하여 지도 · 감독
건강생활 지원센터장	1) 임용: 보건 직렬의 공무원 또는 보건의료인 중 1명을 건강생활지원센터장으로 임용 2) 지휘 및 관장: 보건소장의 지휘 · 감독을 받아 건강생활지원센터의 업무를 관장하고 소속 직원을 지휘 · 감독

8 전문인력의 적정 배치

1) 지역보건의료기관에는 기관의 장과 해당 기관의 기능을 수행하는 데 필요한 면허 · 자격 또는 전문지식을 가진 인력을 둠
2) 시 · 도지사: 지역보건의료기관 간에 전문인력의 교류를 할 수 있음
3) 보건복지부장관과 시 · 도지사: 지역보건의료기관의 전문인력의 자질 향상을 위하여 필요한 교육훈련(신규인력 대상 3주 이상의 기본교육훈련, 재직 중 전문인력 대상 1주 이상의 직무분야별 전문교육훈련)을 시행
4) 보건복지부장관: 지역보건의료기관의 전문 인력의 배치 및 운영 실태를 2년마다 조사할 수 있음. 실태 조사 결과 전문인력의 적절한 배치 및 운영에 필요하다고 판단하는 경우에는 시 · 도지사에게 전문인력의 교류 권고
5) 방문건강관리 전담공무원
   (1) 「의료법」 의사, 치과의사, 한의사 및 간호사
   (2) 「의료기사 등에 관한 법률」 물리치료사, 작업치료사 및 치과위생사
   (3) 「국민영양관리법」 영양사
   (4) 「약사법」 약사 및 한약사
   (5) 「국민체육진흥법」 체육지도자
   (6) 보건복지부장관이 인정하여 고시하는 사람
6) 방문건강관리 전담공무원 제도 운영에 필요한 사항은 보건복지부장관이 정함

9 시설의 이용 · 편의제공 등

1) 의사 · 치과의사 · 한의사 · 약사 등에게 시설을 이용하게 하거나, 타인의 의뢰를 받아 실험 또는 검사를 할 수 있음
2) 지역보건의료기관의 장은 지역보건의료기관의 시설 이용, 타인이 의뢰한 실험 또는 검사를 정당한 사유 없이 거부할 수 없으며 편의를 제공함
3) 지역보건의료기관의 장은 타인의 의뢰를 받아 실험 또는 검사를 하였을 때에는 그 결과를 지체 없이 의뢰인에게 통지함

10 건강검진 등의 신고 ✪✪✪

1) 무면허 의료행위자(외국 의료인 면허자, 의료봉사 또는 연구 및 시범사업 위해 의료행위하는 경우, 의학 · 치과의학 · 한방의학 또는 간호학을 전공하는 학교의 학생)에 해당하는 사람은 지역주민 다수를 대상으로 건강검진 또는 순회진료를 하려는 경우에는 건강검진 등을 하려는 지역을 관할하는 보건소장에게 신고하여야 함
2) 의료기관이 응급환자를 진료하는 경우, 환자나 보호자의 요청에 따라 진료하는 경우, 국가나 지방자치단체의 장이 공익상 필요하다고 인정하여 요청하는 경우, 가정간호를 하는 경우 등 의료기관외의 장소에서 지역주민 다수를 대상으로 건강검진 등을 하는 경우 건강검진을 하려는 지역을 관할하는 보건소장에게 신고하여야 함
3) 신고는 건강검진 등을 실시하기 10일 전까지 관할 보건소장에게 제출, 보건소장은 신고서를 제출받은 날부터 7일 이내에 신고수리여부 통지

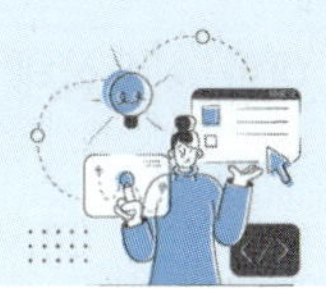

핵심문제

1. **지역보건의료계획은 지역보건의료법에 따라 몇 년마다 수립하여야 하는가?**

① 1년 ② 2년 ③ 3년
④ 4년 ⑤ 5년

☞ 법 제7조(지역보건의료계획의 수립 등)

2. **지역보건의료계획의 수립 목적은?**

① 지역보건의료정책의 효과 및 개선점 파악
② 지역주민의 건강증진
③ 지역주민의 건강 보호 및 증진
④ 지역보건의료기관의 업무 범위 확인
⑤ 지역주민의 건강 상태 및 건강문제의 원인 파악

☞ 법 제7조(지역보건의료계획의 수립 등)

3. **시장, 군수, 구청장이 수립하는 지역보건의료계획에 반드시 포함되어야 하는 내용은?**

① 지역보건의료기관의 설치, 운영 지원
② 지역보건의료기관과 보건의료 관련기관 간의 협력
③ 시, 군, 구 지역보건의료기관 인력의 교육훈련
④ 의료기관의 병상의 수요·공급
⑤ 보건소의 기능 및 업무 추진계획

☞ 시행령 제4조(지역보건의료계획의 세부 내용)

정답 1. ④ 2. ② 3. ⑤

4. **지역보건의료계획을 수립하고자 할 때, 수립 전에 조사해야 할 내용은?**

① 지역 내 보건의료실태 현황
② 국가의 보건의료전달체계
③ 지역주민의 만성질환 유병률
④ 지역주민의 보건의료에 대한 이용실태
⑤ 국내 보건의료동향

☞ 시행령 제5조(지역보건의료계획의 수립 방법 등)

5. **시 · 도의 지역보건의료계획의 시행결과를 평가하는 주체는?**

① 보건복지부장관
② 질병관리청장
③ 시·군·구 의회
④ 시·도의회
⑤ 시·도지사

☞ 법 제9조(지역보건의료계획 시행 결과의 평가)

6. **보건소를 설치하는 곳은?**

① 읍, 면, 동
② 읍, 면
③ 시·군·구
④ 시·도
⑤ 특별자치시

☞ 법 제10조(보건소의 설치)

7. **다음의 빈칸에 들어갈 알맞은 말은?**

> 해당 시, 군, 구의 인구가 (   )명을 초과하는 경우 해당 지방자치단체의 조례로 보건소를 추가로 설치할 수 있다.

① 10만
② 20만
③ 30만
④ 50만
⑤ 100만

☞ 시행령 제8조(보건소의 추가 설치)

정답 4. ①. 5. ① 6. ③ 7. ③

8. 동일한 행정구역에 2개 이상의 보건소가 설치되어 있는 경우 업무를 총괄하는 보건소를 정하는 방법은?

① 시장, 군수, 구청장의 지정
② 보건소장끼리의 협의를 통해
③ 해당 지방자치단체의 조례를 통해
④ 보건복지부장관의 지정
⑤ 보건소의 규모 비교를 통해

☞ 법 제10조(보건소의 설치)

9. 보건소의 기능 및 업무과 관련 없는 것은?

① 건강 친화적인 지역사회 여건의 조성
② 지역보건의료정책의 기획, 조사, 연구
③ 난임의 예방 및 관리
④ 보건의료 관련 기관, 학교 등과의 협력체계 구축
⑤ 지역주민을 위한 의료서비스 운영

☞ 법 제11조(보건소의 기능 및 업무)

10. 보건소가 설치되어 있는 군의 읍, 면에 보건지소를 설치 시 옳은 것은?

① 보건소가 설치되지 않은 읍, 면에 설치한다.
② 보건소장이 해당 지방자치단체와 보건지소의 추가 설치를 심의한다.
③ 해당 군수와 사전 협의하여 설치한다.
④ 보건소가 설치되어 있으므로 해당 읍, 면에는 설치하지 않는다.
⑤ 보건의료원이라는 명칭으로 설치한다.

☞ 시행령 제10조(보건지소의 설치)

11. 건강생활지원센터의 설치목적으로 옳은 것은?

① 급성기 질환의 예방 및 관리
② 보건소 업무의 분담
③ 지역주민의 감염성 질환 예방 및 관리
④ 지역보건의료기관과의 연계
⑤ 건강한 생활습관 형성 지원

☞ 법 제14조(건강생활지원센터의 설치)

정답 8. ③ 9. ⑤ 10. ④ 11. ⑤

12. 건강생활지원센터장을 지휘, 감독하는 사람은?

① 보건소장 ② 보건지소장
③ 시·군·구청장 ④ 시·도지사
⑤ 보건복지부장관

☞ 시행령 제15조(건강생활지원센터장)

13. 보건의료원에 대한 설명으로 옳은 것은?

① 의원에 준하는 보건소
② 보건진료원이 일하는 곳
③ 의료법에 따른 병원 요건을 갖춘 보건소
④ 치과진료가 가능한 보건소
⑤ 시, 군, 구별로 1개 이상 설치된 보건소

☞ 법 제12조(보건의료원)

14. 보건소의 전문인력 등이 적정배치를 위하여 필요하다고 인정하는 때에 보건소 간에 전문인력 등의 교류를 하게 할 수 있는 사람은?

① 보건소장 ② 시장, 군수, 구청장
③ 시·도지사 ④ 보건복지부장관
⑤ 질병관리청장

☞ 법 제16조(전문인력의 적정 배치 등)

15. 보건소에 전문인력를 배치하고자 할 때 해당 인력이 필요한 능력과 자질을 배양할 수 있도록 시행하는 기본교육훈련의 기간은?

① 1주 이상 ② 2주 이상
③ 3주 이상 ④ 4주 이상
⑤ 10주 이상

☞ 법 제16조(전문인력의 적정 배치 등)

정답 12. ① 13. ③ 14. ③ 15. ③

16. 지역보건의료기관의 전문인력의 배치 및 운영실태조사 업무의 주체는?

① 보건소장 ② 시장, 군수, 구청장
③ 시·도지사 ④ 보건복지부장관
⑤ 질병관리청장

☞ 법 제16조(전문인력의 적정 배치 등)

17. A시의 상급종합병원이 B군의 지역주민을 대상으로 건강진단 및 진료를 하고자 하는 경우 누구에게 신고를 해야 하는가?

① 관할 보건소장 ② 관할 군수
③ 관할 경찰서장 ④ 보건복지부장관
⑤ 질병관리청장

☞ 법 제23조(건강검진 등의 신고)

18. 시 · 도지사, 시 · 군 · 구청장이 지역보건의료기관의 업무 중 보건의료관련 기관 및 단체에 위탁할 수 있는 업무로 옳은 것은?

① 건강친화적인 지역사회 여건의 조성
② 감염병의 예방 및 관리
③ 정신건강증진에 관한 사항
④ 보건의료 관련기관과의 협력체계 구축
⑤ 여성, 노인, 장애인 등 보건의료 취약계층의 건강유지 및 증진

☞ 법 제30조(권한의 위임 등)

정답 16. ④ 17. ① 18. ②

05절

감염병의 예방 및 관리에 관한 법률

(약칭: 감염병예방법)

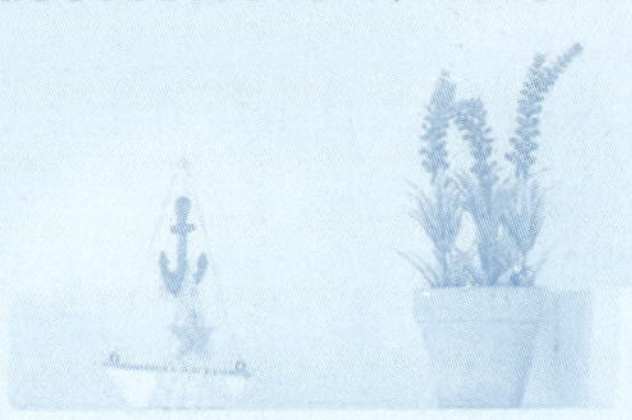

학습목표

1. 감염병의 예방 및 관리에 관한 법률의 관련 용어를 정의한다.
2. 감염병환자 등에 대한 의사 등의 신고를 설명한다.
3. 감염병환자 등에 대한 그 밖의 신고의무자의 신고를 설명한다.
4. 인수공통감염병의 통보를 설명한다.
5. 감염병환자 등의 파악 및 관리를 설명한다.
6. 감염병의 표본감시를 설명한다.
7. 감염병의 실태조사를 설명한다.
8. 감염병의 역학조사를 설명한다.
9. 성매개감염병에 관한 건강진단을 설명한다.
10. 필수예방접종 대상 감염병을 설명한다.
11. 임시예방접종을 설명한다.
12. 예방접종증명서의 발급을 설명한다.
13. 예방접종에 관한 역학조사를 설명한다.
14. 예방접종 완료여부의 확인에 대해 설명한다.
15. 감염병 위기관리대책의 수립 및 시행을 설명한다.
16. 감염병의 위기 시 정보공개를 설명한다.
17. 감염병관리기관의 지정 등을 설명한다.
18. 감염병관리기관의 설치 등을 설명한다.
19. 감염병환자 등의 입소거부 금지를 설명한다.
20. 감염병환자 등의 관리를 설명한다.
21. 감염병에 관한 강제처분을 설명한다.
22. 감염병환자 등의 업무종사의 일시적 제한을 설명한다.
23. 건강진단 및 예방접종 조치에 대해 설명한다.
24. 감염병유행에 대한 방역조치를 설명한다.
25. 감염병의 예방조치를 설명한다.
26. 예방접종으로 인한 피해에 대한 국가보상을 설명한다.

감염병의 예방 및 관리에 관한 법률

제정 1954. 2. 2. 법률 제308호
개정 2021. 3. 9. 법률 제17920호
개정 2021. 10. 19. 법률 제18507호
개정 2021. 12. 21. 법률 제18603호
개정 2022. 6. 10. 법률 제18893호
개정 2023. 3. 28. 법률 제19290호
개정 2023. 8. 16. 법률 제19644호
개정 2024. 1. 23. 법률 제20090호
개정 2025. 6. 21. 법률 제20583호, 2024.12.20., 일부개정

감염병 예방 및 관리에 관한 법률 시행령

제정 1957. 2. 28. 대통령령 제1257호
개정 2022. 2. 9. 대통령령 제32409호
개정 2022. 2. 24. 대통령령 제32506호
개정 2022. 3. 22. 대통령령 제32553호
개정 2022. 7. 11. 대통령령 제32790호
개정 2023. 6. 27. 대통령령 제33589호
개정 2024. 4. 23. 대통령령 제34449호
개정 2025. 6. 21. 대통령령 제35574호, 2025.6.2., 일부개정

감염병 예방 및 관리에 관한 법률 시행규칙

제정 1977. 8. 19. 보건사회부령 제570호
개정 2022. 2. 9. 보건복지부령 제864호
개정 2022. 3. 22. 보건복지부령 제873호
개정 2022. 4. 20. 보건복지부령 제883호
개정 2022. 5. 4. 보건복지부령 제885호
개정 2023. 12. 29. 보건복지부령 제990호
개정 2024. 4. 23. 보건복지부령 제1008호
개정 2025. 6. 21. 보건복지부령 제1114호, 2025.6.2., 일부개정

한국보건의료인국가시험원의 감염병예방법 출제영역

영역	해당조문	
1. 총칙과 신고 및 역학조사	제1조	목적
	제2조	정의
	제3조	다른 법률과의 관계
	제4조	국가 및 지방자치단체의 책무
	제5조	의료인 등의 책무와 권리
	제6조	국민의 권리와 의무
	제11조	의사 등의 신고
	제12조	그 밖의 신고의무자
	제13조	보건소장 등의 보고 등
	제14조	인수공통감염병의 통보
	제15조	감염병 환자 등의 파악 및 관리
	제18조～제18조의5	역학조사, 역학조사의 요청, 역학조사인력의 양성, 자료제출요구 등, 감염병 교육의 실시
	제19조	건강진단
	제20조～제20조의2	해부명령, 시신의 장사방법 등

영역	해당조문	
2. 예방접종과 감염 전파 차단조치	제24조	필수예방접종
	제25조	임시예방접종
	제26조~제26조의2	예방접종의 공고, 예방접종 내역의 사전 확인
	제27조	예방접종증명서
	제28조	예방접종 기록의 보존 및 보고 등
	제29조~제29조의2	예방접종에 관한 역학조사, 예방접종 후 이상반응에 대한 검사
	제30조	예방접종피해조사반
	제31조	예방접종 완료 여부의 확인
	제32조~제32조의2	예방접종의 실시주간 및 실시기준 등, 예방접종 휴가
	제33조~제33조의4	예방접종약품의 계획 생산, 필수예방접종약품 등의 비축 등, 필수예방접종약품 등의 생산계획 등의 보고, 예방접종통합관리시스템의 구축 · 운영 등
	제34조~제34조의2	감염병 위기관리대책의 수립 · 시행, 감염병 위기 시 정보공개
	제35조~제35조의2	시 · 도별 감염병 위기관리대책의 수립 등, 재난 시 의료인에 대한 거짓 진술 등의 금지
	제36조	감염병관리기관의 지정 등
	제37조	감염병위기 시 감염병관리기관의 설치 등
	제38조	감염병환자 등의 입소 거부 금지
	제39조~제39조의3	감염병관리시설 등의 설치 및 관리방법, 감염병관리시설 평가, 감염병의심자 격리시설 지정
	제40조~제40조의6	생물테러감염병 등에 대비한 의료 · 방역 물품의 비축, 감염병 대비 의료 · 방역 물품 공급의 우선순위 등 분배기준, 수출금지 등, 지방자치단체의 감염병 대비 의료 · 방역 물품의 비축, 감염병관리통합정보시스템, 생물테러감염병 등에 대비한 개발 중인 백신 및 치료제 구매 특례
	제41조~제41조의2	감염병환자 등의 관리, 사업주의 협조의무
	제42조	감염병에 관한 강제처분
	제43조~제43조의2	감염병 환자 등의 입원 통지, 격리자에 대한 격리 통지
	제44조	수감 중인 환자의 관리
	제45조	업무 종사의 일시 제한
	제46조	건강진단 및 예방접종 등의 조치
	제47조	감염병 유행에 대한 방역 조치
	제48조	오염 장소 등의 소독 조치

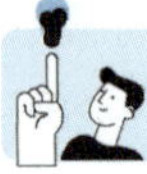

제 1 장 총 칙

제1조(목적)

이 법은 국민 건강에 위해가 되는 감염병의 발생과 유행을 방지하고, 그 예방 및 관리를 위하여 필요한 사항을 규정함으로써 국민 건강의 증진 및 유지에 이바지함을 목적으로 한다.

영 제1조(목적)

이 영은 「감염병의 예방 및 관리에 관한 법률」에서 위임된 사항과 그 시행에 필요한 사항을 규정함을 목적으로 한다.

규칙 제1조(목적)

이 규칙은 「감염병의 예방 및 관리에 관한 법률」 및 같은 법 시행령에서 위임된 사항과 그 시행에 필요한 사항을 규정함을 목적으로 한다.

제2조(정의)

이 법에서 사용하는 용어의 뜻은 다음과 같다.

1. "감염병"이란 제1급감염병, 제2급감염병, 제3급감염병, 제4급감염병, 기생충감염병, 세계보건기구 감시대상 감염병, 생물테러감염병, 성매개감염병, 인수공통감염병 및 의료관련감염병을 말한다.
2. "제1급감염병"이란 생물테러감염병 또는 치명률이 높거나 집단 발생의 우려가 커서 발생 또는 유행 즉시 신고하여야 하고, 음압격리와 같은 높은 수준의 격리가 필요한 감염병으로서 다음 각 목의 감염병을 말한다. 다만, 갑작스러운 국내 유입 또는 유행이 예견되어 긴급한 예방·관리가 필요하여 질병관리청장이 보건복지부장관과 협의하여 지정하는 감염병을 포함한다.
   가. 에볼라바이러스병
   나. 마버그열
   다. 라싸열
   라. 크리미안콩고출혈열
   마. 남아메리카출혈열
   바. 리프트밸리열
   사. 두창
   아. 페스트
   자. 탄저
   차. 보툴리눔독소증
   카. 야토병
   타. 신종감염병증후군
   파. 중증급성호흡기증후군(SARS)
   하. 중동호흡기증후군(MERS)
   거. 동물인플루엔자 인체감염증
   너. 신종인플루엔자
   더. 디프테리아
3. "제2급감염병"이란 전파가능성을 고려하여 발생 또는 유행 시 24시간 이내에 신고하여야 하고, 격리가 필요한 다음 각 목의 감염병을 말한다. 다만, 갑작스러운 국내 유입 또는 유행이 예견되어 긴급한 예방·관리가 필요하여 질병관리청장이 보건복지부장관과 협의하여 지정하는 감염병을 포함한다.
   가. 결핵
   나. 수두

다. 홍역
라. 콜레라
마. 장티푸스
바. 파라티푸스
사. 세균성이질
아. 장출혈성대장균감염증
자. A형간염
차. 백일해
카. 유행성이하선염
타. 풍진
파. 폴리오
하. 수막구균 감염증
거. b형헤모필루스인플루엔자
너. 폐렴구균 감염증
더. 한센병
러. 성홍열
머. 반코마이신내성황색포도알균(VRSA) 감염증
버. 카바페넴내성장내세균목(CRE) 감염증
서. E형간염

4. "제3급감염병"이란 그 발생을 계속 감시할 필요가 있어 발생 또는 유행 시 24시간 이내에 신고하여야 하는 다음 각 목의 감염병을 말한다. 다만, 갑작스러운 국내 유입 또는 유행이 예견되어 긴급한 예방·관리가 필요하여 질병관리청장이 보건복지부장관과 협의하여 지정하는 감염병을 포함한다.
가. 파상풍
나. B형간염
다. 일본뇌염
라. C형간염
마. 말라리아
바. 레지오넬라증
사. 비브리오패혈증
아. 발진티푸스
자. 발진열
차. 쯔쯔가무시증
카. 렙토스피라증
타. 브루셀라증
파. 공수병
하. 신증후군출혈열
거. 후천성면역결핍증(AIDS)
너. 크로이츠펠트-야콥병(CJD) 및 변종크로이츠펠트-야콥병(vCJD)
더. 황열
러. 뎅기열
머. 큐열
버. 웨스트나일열
서. 라임병
어. 진드기매개뇌염

저. 유비저
처. 치쿤구니야열
커. 중증열성혈소판감소증후군(SFTS)
터. 지카바이러스 감염증
퍼. 매독

5. "제4급감염병"이란 제1급감염병부터 제3급감염병까지의 감염병 외에 유행 여부를 조사하기 위하여 표본감시 활동이 필요한 다음 각 목의 감염병을 말한다. 다만, 질병관리청장이 지정하는 감염병을 포함한다.
가. 인플루엔자
나. 삭제 〈2023.8.8.〉
다. 회충증
라. 편충증
마. 요충증
바. 간흡충증
사. 폐흡충증
아. 장흡충증
자. 수족구병
차. 임질
카. 클라미디아감염증
타. 연성하감
파. 성기단순포진
하. 첨규콘딜롬
거. 반코마이신내성장알균(VRE) 감염증
너. 메티실린내성황색포도알균(MRSA) 감염증
더. 다제내성녹농균(MRPA) 감염증
러. 다제내성아시네토박터바우마니균(MRAB) 감염증
머. 장관감염증
버. 급성호흡기감염증
서. 해외유입기생충감염증
어. 엔테로바이러스감염증
저. 사람유두종바이러스 감염증
6. "기생충감염병"이란 기생충에 감염되어 발생하는 감염병 중 질병관리청장이 고시하는 감염병을 말한다.
7. 삭제 〈2018.3.27.〉
8. "세계보건기구 감시대상 감염병"이란 세계보건기구가 국제공중보건의 비상사태에 대비하기 위하여 감시대상으로 정한 질환으로서 질병관리청장이 고시하는 감염병을 말한다.
9. "생물테러감염병"이란 고의 또는 테러 등을 목적으로 이용된 병원체에 의하여 발생된 감염병 중 질병관리청장이 고시하는 감염병을 말한다.
10. "성매개감염병"이란 성 접촉을 통하여 전파되는 감염병 중 질병관리청장이 고시하는 감염병을 말한다.
11. "인수공통감염병"이란 동물과 사람 간에 서로 전파되는 병원체에 의하여 발생되는 감염병 중 질병관리청장이 고시하는 감염병을 말한다.
12. "의료관련감염병"이란 환자나 임산부 등이 의료행위를 적용받는 과정에서 발생한 감염병으로서 감시활동이 필요하여 질병관리청장이 고시하는 감염병을 말한다.
13. "감염병환자"란 감염병의 병원체가 인체에 침입하여 증상을 나타내는 사람으로서 제11조제6항의 진단 기준에 따른 의사, 치과의사 또는 한의사의 진단이나 제16조의2에 따른 감염병병원체 확인기관의 실험실 검사를 통하여 확인된 사람을 말한다.

14. "감염병의사환자"란 감염병병원체가 인체에 침입한 것으로 의심이 되나 감염병환자로 확인되기 전 단계에 있는 사람을 말한다.
15. "병원체보유자"란 임상적인 증상은 없으나 감염병병원체를 보유하고 있는 사람을 말한다.
15의2. "감염병의심자"란 다음 각 목의 어느 하나에 해당하는 사람을 말한다.
 가. 감염병환자, 감염병의사환자 및 병원체보유자(이하 "감염병환자등"이라 한다)와 접촉하거나 접촉이 의심되는 사람(이하 "접촉자"라 한다)
 나. 「검역법」 제2조제7호 및 제8호에 따른 검역관리지역 또는 중점검역관리지역에 체류하거나 그 지역을 경유한 사람으로서 감염이 우려되는 사람
 다. 감염병병원체 등 위험요인에 노출되어 감염이 우려되는 사람
16. "감시"란 감염병 발생과 관련된 자료, 감염병병원체·매개체에 대한 자료를 체계적이고 지속적으로 수집, 분석 및 해석하고 그 결과를 제때에 필요한 사람에게 배포하여 감염병 예방 및 관리에 사용하도록 하는 일체의 과정을 말한다.
16의2. "표본감시"란 감염병 중 감염병환자의 발생빈도가 높아 전수조사가 어렵고 중증도가 비교적 낮은 감염병의 발생에 대하여 감시기관을 지정하여 정기적이고 지속적인 의과학적 감시를 실시하는 것을 말한다.
17. "역학조사"란 감염병환자등이 발생한 경우 감염병의 차단과 확산 방지 등을 위하여 감염병환자등의 발생 규모를 파악하고 감염원을 추적하는 등의 활동과 감염병 예방접종 후 이상반응 사례가 발생한 경우나 감염병 여부가 불분명하나 그 발병원인을 조사할 필요가 있는 사례가 발생한 경우 그 원인을 규명하기 위하여 하는 활동을 말한다.
18. "예방접종 후 이상반응"이란 예방접종 후 그 접종으로 인하여 발생할 수 있는 모든 증상 또는 질병으로서 해당 예방접종과 시간적 관련성이 있는 것을 말한다.
19. "고위험병원체"란 생물테러의 목적으로 이용되거나 사고 등에 의하여 외부에 유출될 경우 국민 건강에 심각한 위험을 초래할 수 있는 감염병병원체로서 보건복지부령으로 정하는 것을 말한다.
20. "관리대상 해외 신종감염병"이란 기존 감염병의 변이 및 변종 또는 기존에 알려지지 아니한 새로운 병원체에 의해 발생하여 국제적으로 보건문제를 야기하고 국내 유입에 대비하여야 하는 감염병으로서 질병관리청장이 보건복지부장관과 협의하여 지정하는 것을 말한다.
21. "의료·방역 물품"이란 「약사법」 제2조에 따른 의약품·의약외품, 「의료기기법」 제2조에 따른 의료기기 등 의료 및 방역에 필요한 물품 및 장비로서 질병관리청장이 지정하는 것을 말한다.

규칙 제5조(고위험병원체의 종류)
법 제2조제19호에 따른 고위험병원체의 종류는 별표 1과 같다.

제3조(다른 법률과의 관계)

감염병의 예방 및 관리에 관하여는 다른 법률에 특별한 규정이 있는 경우를 제외하고는 이 법에 따른다.

제4조(국가 및 지방자치단체의 책무)

① 국가 및 지방자치단체는 감염병환자등의 인간으로서의 존엄과 가치를 존중하고 그 기본적 권리를 보호하며, 법률에 따르지 아니하고는 취업 제한 등의 불이익을 주어서는 아니 된다.
② 국가 및 지방자치단체는 감염병의 예방 및 관리를 위하여 다음 각 호의 사업을 수행하여야 한다.
 1. 감염병의 예방 및 방역대책
 2. 감염병환자등의 진료 및 보호
 3. 감염병 예방을 위한 예방접종계획의 수립 및 시행
 4. 감염병에 관한 교육 및 홍보
 5. 감염병에 관한 정보의 수집·분석 및 제공
 6. 감염병에 관한 조사·연구

7. 감염병병원체(감염병병원체 확인을 위한 혈액, 체액 및 조직 등 검체를 포함한다) 수집 · 검사 · 보존 · 관리 및 약제내성 감시
8. 감염병 예방 및 관리 등을 위한 전문인력의 양성
8의2. 감염병 예방 및 관리 등의 업무를 수행한 전문인력의 보호
9. 감염병 관리정보 교류 등을 위한 국제협력
10. 감염병의 치료 및 예방을 위한 의료 · 방역 물품의 비축
11. 감염병 예방 및 관리사업의 평가
12. 기후변화, 저출산 · 고령화 등 인구변동 요인에 따른 감염병 발생조사 · 연구 및 예방대책 수립
13. 한센병의 예방 및 진료 업무를 수행하는 법인 또는 단체에 대한 지원
14. 감염병 예방 및 관리를 위한 정보시스템의 구축 및 운영
15. 해외 신종감염병의 국내 유입에 대비한 계획 준비, 교육 및 훈련
16. 해외 신종감염병 발생 동향의 지속적 파악, 위험성 평가 및 관리대상 해외 신종감염병의 지정
17. 관리대상 해외 신종감염병에 대한 병원체 등 정보 수집, 특성 분석, 연구를 통한 예방과 대응체계 마련, 보고서 발간 및 지침(매뉴얼을 포함한다) 고시

③ 국가 · 지방자치단체(교육감을 포함한다)는 감염병의 효율적 치료 및 확산방지를 위하여 질병의 정보, 발생 및 전파 상황을 공유하고 상호 협력하여야 한다.

④ 국가 및 지방자치단체는 「의료법」에 따른 의료기관 및 의료인단체(「간호법」 제18조에 따른 간호사중앙회를 포함한다)와 감염병의 발생 감시 · 예방을 위하여 관련 정보를 공유하여야 한다. 〈신설 2024.9.20.〉

제5조(의료인 등의 책무와 권리)

① 「의료법」에 따른 의료인 및 의료기관의 장 등은 감염병 환자의 진료에 관한 정보를 제공받을 권리가 있고, 감염병 환자의 진단 및 치료 등으로 인하여 발생한 피해에 대하여 보상받을 수 있다.

② 「의료법」에 따른 의료인 및 의료기관의 장 등은 감염병 환자의 진단 · 관리 · 치료 등에 최선을 다하여야 하며, 보건복지부장관, 질병관리청장 또는 지방자치단체의 장의 행정명령에 적극 협조하여야 한다.

③ 「의료법」에 따른 의료인 및 의료기관의 장 등은 국가와 지방자치단체가 수행하는 감염병의 발생 감시와 예방 · 관리 및 역학조사 업무에 적극 협조하여야 한다.

제6조(국민의 권리와 의무)

① 국민은 감염병으로 격리 및 치료 등을 받은 경우 이로 인한 피해를 보상받을 수 있다.

② 국민은 감염병 발생 상황, 감염병 예방 및 관리 등에 관한 정보와 대응방법을 알 권리가 있고, 국가와 지방자치단체는 신속하게 정보를 공개하여야 한다.

③ 국민은 의료기관에서 이 법에 따른 감염병에 대한 진단 및 치료를 받을 권리가 있고, 국가와 지방자치단체는 이에 소요되는 비용을 부담하여야 한다.

④ 국민은 치료 및 격리조치 등 국가와 지방자치단체의 감염병 예방 및 관리를 위한 활동에 적극 협조하여야 한다.

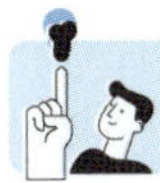

제 2 장 기본계획 및 사업

제7조(감염병 예방 및 관리 계획의 수립 등)

① 질병관리청장은 보건복지부장관과 협의하여 감염병의 예방 및 관리에 관한 기본계획(이하 "기본계획"이라 한다)을 5년마다 수립·시행하여야 한다.

② 기본계획에는 다음 각 호의 사항이 포함되어야 한다.

1. 감염병 예방·관리의 기본목표 및 추진방향
2. 주요 감염병의 예방·관리에 관한 사업계획 및 추진방법

2의2. 감염병 대비 의료·방역 물품의 비축 및 관리에 관한 사항

3. 감염병 전문인력의 양성 방안

3의2. 「의료법」 제3조제2항 각 호에 따른 의료기관 종별 감염병 위기대응역량의 강화 방안

4. 감염병 통계 및 정보통신기술 등을 활용한 감염병 정보의 관리 방안
5. 감염병 관련 정보의 의료기관 간 공유 방안
6. 그 밖에 감염병의 예방 및 관리에 필요한 사항

③ 특별시장·광역시장·특별자치시장·도지사·특별자치도지사(이하 "시·도지사"라 한다)와 시장·군수·구청장(자치구의 구청장을 말한다. 이하 같다)은 기본계획에 따라 시행계획을 수립·시행하여야 한다.

④ 질병관리청장, 시·도지사 또는 시장·군수·구청장은 기본계획이나 제3항에 따른 시행계획의 수립·시행에 필요한 자료의 제공 등을 관계 행정기관 또는 단체에 요청할 수 있다.

⑤ 제4항에 따라 요청받은 관계 행정기관 또는 단체는 특별한 사유가 없으면 이에 따라야 한다.

제8조(감염병관리사업지원기구의 운영)

① 질병관리청장 및 시·도지사는 제7조에 따른 기본계획 및 시행계획의 시행과 국제협력 등의 업무를 지원하기 위하여 민간전문가 등으로 구성된 감염병관리사업지원기구를 둘 수 있다.

② 국가 및 지방자치단체는 감염병관리사업지원기구의 운영 등에 필요한 예산을 지원할 수 있다.

③ 제1항 및 제2항에 따른 감염병관리사업지원기구의 설치·운영 및 지원 등에 필요한 사항은 대통령령으로 정한다.

영 제1조의2(감염병관리사업지원기구의 설치·운영 등)

① 「감염병의 예방 및 관리에 관한 법률」(이하 "법"이라 한다) 제8조제1항에 따라 질병관리청에 중앙감염병사업지원기구를, 특별시·광역시·특별자치시·도·특별자치도(이하 "시·도"라 한다)에 질병관리청장이 정하는 바에 따라 시·도 감염병사업지원기구를 둔다.

② 중앙감염병사업지원기구의 구성원은 다음 각 호의 어느 하나에 해당하는 사람 중에서 질병관리청장이 위촉한다.

1. 「의료법」 제2조제1호에 따른 의료인으로서 감염병 관련 분야에서 근무한 사람
2. 「고등교육법」에 따른 대학 또는 「공공기관의 운영에 관한 법률」에 따른 공공기관의 감염병 관련 분야에서 근무한 사람
3. 감염병 예방 및 관리에 관한 전문지식과 경험이 풍부한 사람
4. 역학조사 및 방역 분야 등에 관한 전문지식과 경험이 풍부한 사람
5. 그 밖에 질병관리청장이 감염병관리사업의 지원에 필요하다고 인정하는 사람

③ 중앙감염병사업지원기구는 그 업무수행에 필요한 경우에는 관계 기관·단체 및 전문가 등에게 자료 또는 의견의 제출 등을 요청할 수 있다.

④ 중앙감염병사업지원기구는 매 반기별로 질병관리청장이 정하는 바에 따라 그 활동현황 등을 질병관리청장에게 보고하여야 한다.

⑤ 질병관리청장은 중앙감염병사업지원기구에 예산의 범위에서 다음 각 호의 비용을 지원을 할 수 있다.

1. 자료수집, 조사, 분석 및 자문 등에 소요되는 비용
2. 국내외 협력사업의 추진에 따른 여비 및 수당 등의 경비
3. 그 밖에 질병관리청장이 업무수행을 위하여 특히 필요하다고 인정하는 경비

⑥ 제2항부터 제5항까지에서 규정한 사항 외에 중앙감염병사업지원기구의 설치·운영 및 지원 등에 필요한 세부사항은

질병관리청장이 정한다.

⑦ 시 · 도감염병사업지원기구의 구성원 위촉, 자료제출 요청, 활동현황 보고 및 비용지원 등에 관하여는 제2항부터 제6항까지의 규정을 준용한다. 이 경우 "질병관리청장"은 "특별시장 · 광역시장 · 특별자치시장 · 도지사 · 특별자치도지사(이하 "시 · 도지사"라 한다)"로, "중앙감염병사업지원기구"는 "시 · 도감염병사업지원기구"로 본다.

제8조의2(감염병병원)

① 국가는 감염병의 연구 · 예방, 전문가 양성 및 교육, 환자의 진료 및 치료 등을 위한 시설, 인력 및 연구능력을 갖춘 중앙감염병전문병원을 설립하거나 지정하여 운영한다.

② 국가는 감염병환자의 진료 및 치료 등을 위하여 권역별로 보건복지부령으로 정하는 일정규모 이상의 병상(음압병상 및 격리병상을 포함한다)을 갖춘 권역별 감염병전문병원을 설립하거나 지정하여 운영한다. 이 경우 인구 규모, 지리적 접근성 등을 고려하여 권역을 설정하여야 한다.

③ 국가는 예산의 범위에서 제1항 및 제2항에 따른 중앙감염병전문병원 또는 권역별 감염병전문병원을 설립하거나 지정하여 운영하는 데 필요한 예산을 지원할 수 있다.

④ 국가는 제1항에 따른 중앙감염병전문병원의 업무에 관한 자문 등을 수행하기 위하여 중앙감염병전문병원에 감염병 임상위원회를 설치할 수 있다.

⑤ 제1항 및 제2항에 따른 중앙감염병전문병원 또는 권역별 감염병전문병원을 설립하거나 지정하여 운영하는 데 필요한 절차, 방법, 지원내용 등의 사항은 대통령령으로 정한다.

제8조의2(감염병병원)

① 국가는 감염병의 연구 · 예방, 전문가 양성 및 교육, 환자의 진료 및 치료 등을 위한 시설, 인력 및 연구능력을 갖춘 중앙감염병전문병원을 설립하거나 지정하여 운영한다.

② 국가는 감염병환자의 진료 및 치료 등을 위하여 권역별로 보건복지부령으로 정하는 일정규모 이상의 병상(음압병상 및 격리병상을 포함한다)을 갖춘 권역별 감염병전문병원을 설립하거나 지정하여 운영한다. 이 경우 인구 규모, 지리적 접근성 등을 고려하여 권역을 설정하여야 한다.

③ 국가는 예산의 범위에서 제1항 및 제2항에 따른 중앙감염병전문병원 또는 권역별 감염병전문병원을 설립하거나 지정하여 운영하는 데 필요한 예산을 지원할 수 있다.

④ 보건복지부장관은 제1항 및 제2항에 따른 중앙감염병전문병원 및 권역별 감염병전문병원의 효율적인 의료 자원 관리와 감염병 정보의 수집 · 분석 · 활용을 위하여 의료자원정보시스템을 구축 · 운영할 수 있다. 이 경우 의료자원정보시스템은 제40조의5에 따른 감염병관리통합정보시스템과 연계할 수 있다. 〈신설 2025.4.1.〉

⑤ 국가는 제1항에 따른 중앙감염병전문병원의 업무에 관한 자문 등을 수행하기 위하여 중앙감염병전문병원에 감염병 임상위원회를 설치할 수 있다. 〈신설 2025.4.1.〉

⑥ 제1항 및 제2항에 따른 중앙감염병전문병원 또는 권역별 감염병전문병원을 설립하거나 지정하여 운영하는 데 필요한 절차, 방법, 지원내용과 제4항에 따른 의료자원정보시스템 구축 · 운영 등에 필요한 사항은 대통령령으로 정한다. 〈개정 2025.4.1.〉

[시행일: 2025.10.2.]

영 제1조의3(감염병전문병원의 지정 등)

① 법 제8조의2제1항에 따른 감염병전문병원(이하 "중앙감염병병원"이라 한다)으로 지정받을 수 있는 의료기관(「의료법」 제3조에 따른 의료기관을 말한다. 이하 "의료기관"이라 한다)은 「의료법」 제3조의3 또는 제3조의4에 따른 종합병원 또는 상급종합병원으로서 보건복지부장관이 정하여 고시하는 의료기관으로 한다.

② 중앙감염병병원의 지정기준은 별표 1과 같다.

③ 보건복지부장관은 중앙감염병병원을 지정하는 경우에는 그 지정기준 또는 업무수행 등에 필요한 조건을 붙일 수 있다.

④ 보건복지부장관은 중앙감염병병원을 지정한 경우에는 지정서를 교부하고, 보건복지부 인터넷 홈페이지에 그 지정내용을 게시하여야 한다.

⑤ 중앙감염병병원은 매 분기별로 보건복지부장관이 정하는 바에 따라 그 업무추진 현황 등을 보건복지부장관에게 보고하여야 한다.

⑥ 보건복지부장관은 법 제8조의2제3항에 따라 중앙감염병병

원에 대해서는 기획재정부장관과 협의하여 건축비용, 운영 비용 및 설비비용 등을 지원할 수 있다.

⑦ 제3항부터 제6항까지에서 규정한 사항 외에 중앙감염병병원의 지정절차 및 경비지원 등에 필요한 세부사항은 보건복지부장관이 정하여 고시한다.

영 제1조의4(권역별 감염병전문병원의 지정)

① 법 제8조의2제2항에 따른 권역별 감염병전문병원(이하 "권역별 감염병병원"이라 한다)으로 지정받을 수 있는 의료기관은 「의료법」 제3조의3 또는 제3조의4에 따른 종합병원 또는 상급종합병원으로서 질병관리청장이 정하여 고시하는 의료기관으로 한다.

② 권역별 감염병병원의 지정기준은 별표 1의2와 같다.

③ 질병관리청장은 법 제8조의2제2항에 따라 권역별 감염병병원을 지정하는 경우에는 다음 각 호의 사항을 종합적으로 고려하여야 한다.

1. 해당 권역에서의 의료자원의 분포 수준
2. 해당 권역에서의 주민의 인구와 생활권의 범위
3. 해당 권역에서의 감염병의 발생 빈도 및 관리 수준
4. 해당 권역에서의 항만 및 공항 등의 인접도
5. 그 밖에 질병관리청장이 권역별 감염병 관리와 관련하여 특히 필요하다고 인정하는 사항

④ 질병관리청장은 권역별 감염병병원을 지정하기 위하여 필요한 경우에는 지방자치단체의 장, 관계 공공기관 또는 관계 단체 등의 의견을 듣거나 자료의 제출을 요청할 수 있다.

⑤ 권역별 감염병병원에 대한 지정조건의 부과, 지정서의 교부, 지정사실의 공표, 업무추진 현황 보고, 경비 지원, 지정절차 등에 필요한 세부사항의 고시 등에 관하여는 제1조의3제3항부터 제7항까지의 규정을 준용한다. 이 경우 "보건복지부장관"은 "질병관리청장"으로, "중앙감염병병원"은 "권역별 감염병병원"으로, "보건복지부"는 "질병관리청"으로 본다.

규칙 제5조의2(감염병전문병원 지정서)

① 법 제8조의2제1항에 따른 감염병전문병원 지정서는 별지 제1호서식과 같다.

② 법 제8조의2제2항에 따른 권역별 감염병전문병원 지정서는 별지 제1호의2서식과 같다.

규칙 제5조의3(권역별 감염병전문병원의 병상규모)

법 제8조의2제2항에서 "보건복지부령으로 정하는 일정규모 이상의 병상"이란 36병상 이상의 병상을 말한다.

제8조의3(내성균 관리대책)

① 보건복지부장관은 내성균 발생 예방 및 확산 방지 등을 위하여 제9조에 따른 감염병관리위원회의 심의를 거쳐 내성균 관리대책을 5년마다 수립·추진하여야 한다.

② 내성균 관리대책에는 정책목표 및 방향, 진료환경 개선 등 내성균 확산 방지를 위한 사항 및 감시체계 강화에 관한 사항, 그 밖에 내성균 관리대책에 필요하다고 인정되는 사항이 포함되어야 한다.

③ 내성균 관리대책의 수립 절차 등에 관하여 필요한 사항은 대통령령으로 정한다.

영 제1조의5(내성균 관리대책의 수립)

① 보건복지부장관은 법 제8조의3제1항에 따른 내성균 관리대책(이하 "내성균 관리대책"이라 한다)에 포함된 사항 중 보건복지부장관이 정하는 중요 사항을 변경하려는 경우에는 법 제9조제1항에 따른 감염병관리위원회의 심의를 거쳐야 한다.

② 보건복지부장관은 내성균 관리대책을 수립하거나 변경한 경우에는 보건복지부의 인터넷 홈페이지에 게재하고, 관계 중앙행정기관의 장, 「국민건강보험법」에 따른 건강보험심사평가원의 원장, 그 밖에 내성균 관련 기관·법인·단체의 장에게 그 내용을 알려야 한다.

③ 제1항 및 제2항에서 규정한 사항 외에 내성균 관리대책의 수립 및 변경에 필요한 세부 사항은 보건복지부장관이 정한다.

제8조의4(업무의 협조)

① 보건복지부장관은 내성균 관리대책의 수립·시행을 위하여 관계 공무원 또는 관계 전문가의 의견을 듣거나 관계 기관 및 단체 등에 필요한 자료제출 등 협조를 요청할 수 있다.

② 보건복지부장관은 내성균 관리대책의 작성을 위하여 관계 중앙행정기관의 장에게 내성균 관리대책의 정책목표 및 방향과 관련한 자료 또는 의견의 제출 등 필요한 협조를 요청할 수 있다.

③ 제1항 및 제2항에 따른 협조 요청을 받은 자는 정당한 사유가 없으면 이에 따라야 한다.

제8조의5(긴급상황실)

① 질병관리청장은 감염병 정보의 수집·전파, 상황관리, 감염병이 유입되거나 유행하는 긴급한 경우의 초동조치 및

지휘 등의 업무를 수행하기 위하여 상시 긴급상황실을 설치·운영하여야 한다.
② 제1항에 따른 긴급상황실의 설치·운영에 필요한 사항은 대통령령으로 정한다.

영 제1조의6(긴급상황실의 설치·운영)
① 법 제8조의5에 따라 설치하는 긴급상황실(이하 "긴급상황실"이라 한다)은 다음 각 호의 설치·운영 요건을 모두 갖추어야 한다.
1. 신속한 감염병 정보의 수집·전파와 감염병 위기상황의 종합관리 등을 위한 정보통신체계를 갖출 것
2. 감염병 위기상황의 효율적 대처를 위한 시설·장비 및 그 운영·관리체계를 갖출 것
3. 긴급상황실의 24시간 운영에 필요한 전담인력을 확보할 것
4. 긴급상황실의 업무를 원활하게 수행하기 위한 운영규정 및 업무매뉴얼을 마련할 것
② 긴급상황실의 설치·운영에 관한 세부사항은 질병관리청장이 정한다.

제8조의6(감염병 연구개발 지원 등)
① 질병관리청장은 감염병에 관한 조사·연구를 위하여 감염병 연구개발 기획 및 치료제·백신 등의 연구개발에 관한 사업을 추진할 수 있다. 이 경우 질병관리청장은 예산의 범위에서 연구개발사업을 하는 기관 또는 단체에 그 연구에 드는 비용을 충당할 자금을 출연금으로 지급할 수 있다.
② 질병관리청장은 제1항에 따른 조사·연구를 위하여 보건복지부령으로 「국가연구개발혁신법」 제2조제4호에 따른 전문기관을 지정 또는 해제한다.
③ 제1항에 따른 출연금의 지급·사용·관리 및 제2항에 따른 전문기관의 지정·운영 등에 관하여 필요한 사항은 「보건의료기술 진흥법」을 준용한다.
④ 질병관리청장은 감염병 치료제·백신 개발 관련 연구기관·대학 및 기업 등의 의뢰를 받아 보건복지부령으로 정하는 바에 따라 감염병 치료제·백신 개발에 관한 시험·분석을 할 수 있다.
⑤ 제4항에 따라 시험·분석을 의뢰하는 자는 보건복지부령으로 정하는 바에 따라 수수료를 내야 한다.

규칙 제5조의4(감염병 연구개발사업 전문기관의 지정·해제)
① 질병관리청장은 법 제8조의6제2항에 따라 「국가연구개발혁신법」 제22조제2항 각 호의 기관 중 감염병 관련 분야의 업무를 전문적으로 수행하는 기관을 감염병 연구개발사업 전문기관으로 지정한다.
② 질병관리청장은 제1항에 따라 지정된 전문기관(이하 "감염병연구전문기관"이라 한다)이 수행하는 감염병 연구개발 업무에 관하여 그 감염병연구전문기관을 감독한다.
③ 질병관리청장은 감염병연구전문기관의 감염병 연구개발 업무가 종료되거나 업무를 계속하여 수행하는 것이 불가능하다고 인정되는 경우에는 감염병연구전문기관 지정을 해제할 수 있다.
④ 질병관리청장은 제1항에 따라 감염병연구전문기관을 지정하거나 제3항에 따라 감염병연구전문기관 지정을 해제한 때에는 과학기술정보통신부장관에게 그 사실을 알려야 한다.
⑤ 제1항부터 제4항까지에서 규정한 사항 외에 감염병연구전문기관의 지정 또는 해제 등에 관하여 필요한 사항은 질병관리청장이 정하여 고시한다.

규칙 제5조의5(감염병 치료제·백신 개발에 관한 시험·분석)
① 법 제8조의6제4항에 따라 감염병 치료제·백신 개발에 관한 시험·분석을 의뢰하려는 자는 의뢰신청서에 연구계획서 등 시험 또는 분석에 필요한 자료를 첨부하여 질병관리청장에게 제출해야 한다.
② 제1항에 따라 감염병 치료제·백신 개발에 관한 시험 또는 분석을 의뢰받은 질병관리청장은 치료제·백신 후보 물질의 특성을 고려하여 미생물학적 분석법, 혈청학적 분석법, 면역학적 분석법, 동물시험 관련 분석법 등으로 시험·분석을 할 수 있다.
③ 질병관리청장은 제2항에 따른 시험·분석을 위하여 필요하다고 인정하는 경우에는 전문가의 의견을 들을 수 있다.
④ 법 제8조의6제4항에 따라 감염병 치료제·백신 개발에 관한 시험·분석을 의뢰하려는 자는 법 제8조의6제5항에 따라 시험·분석의 대상 및 방법 등을 고려하여 질병관리청장이 정하여 고시하는 수수료를 수입인지로 내거나 정보통신망을 이용하여 전자화폐·전자결제 등의 방법으로 내야 한다. 〈개정 2025.6.2.〉
⑤ 제1항부터 제4항까지에서 규정한 사항 외에 시험·분석 및 수수료에 관하여 필요한 사항은 질병관리청장이 정하여 고시한다.

제9조(감염병관리위원회)

① 감염병의 예방 및 관리에 관한 주요 시책을 심의하기 위하여 질병관리청에 감염병관리위원회(이하 "위원회"라 한다)를 둔다.

② 위원회는 다음 각 호의 사항을 심의한다.

1. 기본계획의 수립
2. 감염병 관련 의료 제공
3. 감염병에 관한 조사 및 연구
4. 감염병의 예방·관리 등에 관한 지식 보급 및 감염병환자등의 인권 증진
5. 제20조에 따른 해부명령에 관한 사항
6. 제32조제3항에 따른 예방접종의 실시기준과 방법에 관한 사항

6의2. 제33조의2제1항에 따라 제24조의 필수예방접종 및 제25조의 임시예방접종에 사용되는 의약품(이하 "필수예방접종약품등"이라 한다)의 사전 비축 및 장기 구매에 관한 사항

6의3. 제33조의2제2항에 따른 필수예방접종약품등의 공급의 우선순위 등 분배기준, 그 밖에 필요한 사항의 결정

7. 제34조에 따른 감염병 위기관리대책의 수립 및 시행
8. 제40조제1항 및 제2항에 따른 예방·치료 의료·방역 물품의 사전 비축, 장기 구매 및 생산에 관한 사항

8의2. 제40조의2에 따른 의료·방역 물품(「약사법」에 따른 의약품 및 「의료기기법」에 따른 의료기기로 한정한다) 공급의 우선순위 등 분배기준, 그 밖에 필요한 사항의 결정

8의3. 제40조의6에 따른 개발 중인 백신 또는 의약품의 구매 및 공급에 필요한 계약에 관한 사항

9. 제71조에 따른 예방접종 등으로 인한 피해에 대한 국가보상에 관한 사항
10. 내성균 관리대책에 관한 사항
11. 그 밖에 감염병의 예방 및 관리에 관한 사항으로서 위원장이 위원회의 회의에 부치는 사항

영 제2조(감염병관리위원회 위원의 임무 및 임기)

① 법 제9조제1항에 따른 감염병관리위원회(이하 "위원회"라 한다) 위원장은 위원회를 대표하고 위원회의 사무를 총괄한다.

② 위원회 부위원장은 위원장을 보좌하며 위원장이 부득이한 사유로 직무를 수행할 수 없을 때에는 그 직무를 대행한다.

③ 위원회 위원 중 위촉위원의 임기는 2년으로 한다.

④ 위원회 위원의 자리가 빈 경우 그 보궐위원의 임기는 전임 위원 임기의 남은 기간으로 한다.

영 제3조(회의)

① 위원회의 회의는 질병관리청장 또는 위원 과반수가 요구하거나 위원장이 필요하다고 인정할 때에 소집한다.

② 위원회의 회의는 재적위원 과반수의 출석으로 개의하고 출석위원 과반수의 찬성으로 의결한다.

③ 삭제 〈2020.9.11.〉

④ 위원회는 그 업무 수행에 필요하다고 인정할 때에는 관계 공무원 또는 관계 전문가를 위원회에 출석하게 하여 그 의견을 들을 수 있다.

영 제4조(간사)

위원회의 사무 처리를 위하여 위원회에 간사 1명을 두며, 간사는 질병관리청 소속 공무원 중에서 위원장이 임명한다.

영 제5조(수당의 지급 등)

위원회의 회의에 출석한 위원에게 예산의 범위에서 수당과 여비를 지급할 수 있다. 다만, 공무원인 위원이 그 소관 업무와 직접 관련하여 출석하는 경우에는 그러하지 아니하다.

영 제6조(운영세칙)

이 영에서 규정한 사항 외에 위원회의 운영에 필요한 사항은 위원회의 의결을 거쳐 위원장이 정한다.

제10조(위원회의 구성)

① 위원회는 위원장 1명과 부위원장 1명을 포함하여 30명 이내의 위원으로 구성한다.

② 위원장은 질병관리청장이 되고, 부위원장은 위원 중에서 위원장이 지명하며, 위원은 다음 각 호의 어느 하나에 해당하는 사람 중에서 위원장이 임명하거나 위촉하는 사람으로 한다. 이 경우 공무원이 아닌 위원이 전체 위원의 과반수가 되도록 하여야 한다.

1. 감염병의 예방 또는 관리 업무를 담당하는 공무원
2. 감염병 또는 감염관리를 전공한 의료인
3. 감염병과 관련된 전문지식을 소유한 사람

4. 「지방자치법」 제182조에 따른 시 · 도지사협의체가 추천하는 사람
5. 「비영리민간단체 지원법」 제2조에 따른 비영리민간단체가 추천하는 사람
6. 그 밖에 감염병에 관한 지식과 경험이 풍부한 사람

③ 위원회의 업무를 효율적으로 수행하기 위하여 위원회의 위원과 외부 전문가로 구성되는 분야별 전문위원회를 둘 수 있다.

④ 제1항부터 제3항까지에서 규정한 사항 외에 위원회 및 전문위원회의 구성 · 운영 등에 관하여 필요한 사항은 대통령령으로 정한다.

영 제7조(전문위원회의 구성)

① 법 제10조제3항에 따라 위원회에 다음 각 호의 분야별 전문위원회를 둔다.
1. 예방접종 전문위원회
2. 예방접종피해보상 전문위원회
3. 후천성면역결핍증 전문위원회
4. 결핵 전문위원회
5. 역학조사 전문위원회
6. 인수공통감염 전문위원회
6의2. 의료관련감염 전문위원회
7. 감염병 위기관리 전문위원회
7의2. 감염병 진단분석 전문위원회
8. 감염병 연구기획 전문위원회
9. 항생제 내성 전문위원회
10. 검역 전문위원회

② 전문위원회는 각각 위원장 1명을 포함한 25명 이내의 위원으로 구성한다.

③ 전문위원회 위원장은 위원회 위원 중에서 위원회의 위원장이 임명한다.

④ 전문위원회 위원은 위원회 위원 중에서 위원회 위원장이 임명하거나 관련 학회와 단체 또는 위원회 위원의 추천을 받아 위원회의 위원장이 위촉한다.

영 제8조(전문위원회의 회의 및 운영)

① 전문위원회의 회의는 위원회 위원장 또는 전문위원회 위원 과반수가 요구하거나 전문위원회 위원장이 필요하다고 인정할 때에 소집한다.

② 전문위원회의 회의는 재적위원 과반수의 출석으로 개의하고 출석위원 과반수의 찬성으로 의결한다.

③ 전문위원회 위원장은 전문위원회에서 심의 · 의결한 사항을 위원회 위원장에게 보고하여야 한다.

④ 이 영에서 규정한 사항 외에 전문위원회의 운영에 필요한 사항은 전문위원회의 의결을 거쳐 전문위원회 위원장이 정한다.

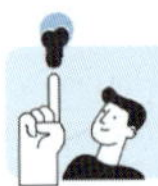

제 3 장 신고 및 보고

제11조(의사 등의 신고)

① 의사, 치과의사 또는 한의사는 다음 각 호의 어느 하나에 해당하는 사실(제16조제6항에 따라 표본감시 대상이 되는 제4급감염병으로 인한 경우는 제외한다)이 있으면 소속 의료기관의 장에게 보고하여야 하고, 해당 환자와 그 동거인에게 질병관리청장이 정하는 감염 방지 방법 등을 지도하여야 한다. 다만, 의료기관에 소속되지 아니한 의사, 치과의사 또는 한의사는 그 사실을 관할 보건소장에게 신고하여야 한다.
1. 감염병환자등을 진단하거나 그 사체를 검안한 경우
2. 예방접종 후 이상반응자를 진단하거나 그 사체를 검안한 경우
3. 감염병환자등이 제1급감염병부터 제3급감염병까지에 해당하는 감염병으로 사망한 경우
4. 감염병환자로 의심되는 사람이 감염병병원체 검사를 거부하는 경우

② 제16조의2에 따른 감염병병원체 확인기관의 소속 직원은 실험실 검사 등을 통하여 보건복지부령으로 정하는 감염병환자등을 발견한 경우 그 사실을 그 기관의 장에게 보고하여야 한다.

③ 제1항 및 제2항에 따라 보고를 받은 의료기관의 장 및 제16조의2에 따른 감염병병원체 확인기관의 장은 제1급감염병의 경우에는 즉시, 제2급감염병 및 제3급감염병의 경우에는 24시간 이내에, 제4급감염병의 경우에는 7일 이내에

질병관리청장 또는 관할 보건소장에게 신고하여야 한다.

④ 육군, 해군, 공군 또는 국방부 직할 부대에 소속된 군의관은 제1항 각 호의 어느 하나에 해당하는 사실(제16조제6항에 따라 표본감시 대상이 되는 제4급감염병으로 인한 경우는 제외한다)이 있으면 소속 부대장에게 보고하여야 하고, 보고를 받은 소속 부대장은 제1급감염병의 경우에는 즉시, 제2급감염병 및 제3급감염병의 경우에는 24시간 이내에 관할 보건소장에게 신고하여야 한다.

⑤ 제16조제1항에 따른 감염병 표본감시기관은 제16조제6항에 따라 표본감시 대상이 되는 제4급감염병으로 인하여 제1항제1호 또는 제3호에 해당하는 사실이 있으면 보건복지부령으로 정하는 바에 따라 질병관리청장 또는 관할 보건소장에게 신고하여야 한다.

⑥ 제1항부터 제5항까지의 규정에 따른 감염병환자등의 진단 기준, 신고의 방법 및 절차 등에 관하여 필요한 사항은 보건복지부령으로 정한다.

벌칙 ※ 1급 · 2급 감염병 보고 또는 신고의무 위반 · 거짓보고 또는 신고=79조의4(500만원 이하의 벌금), 1급 · 2급 감염병 보고 또는 신고 방해=79조의4(500만원 이하의 벌금), 3급 · 4급 감염병 보고 또는 신고의무 위반 · 거짓보고 또는 신고=80조(300만원 이하의 벌금), 3급 · 4급 감염병 보고 또는 신고 방해=80조(300만원 이하의 벌금)

규칙 제6조(의사 등의 감염병 발생신고)

① 법 제11조제1항 각 호 외의 부분 단서, 제3항 및 제4항에 따라 같은 조 제1항제1호, 제3호 및 제4호에 해당하는 사실을 신고하려는 의사, 치과의사, 한의사, 의료기관의 장 또는 소속 부대장은 별지 제1호의3서식의 감염병 발생 · 사망(검안) 신고서(전자문서로 된 신고서를 포함한다)를 질병관리청장에게 정보시스템을 이용하여 제출하거나 감염병환자, 감염병의사환자 또는 병원체보유자(이하 "감염병환자등"이라 한다) 또는 신고인의 소재지를 관할하는 보건소장에게 정보시스템 또는 팩스를 이용하여 제출해야 한다. 다만, 제1급감염병의 경우에는 신고서를 제출하기 전에 질병관리청장 또는 관할 보건소장에게 구두, 전화 등의 방법으로 알려야 한다.

1. 삭제 〈2023.7.13.〉
2. 삭제 〈2023.7.13.〉

② 법 제11조제3항에 따라 신고를 하려는 감염병병원체확인기관의 장은 별지 제1호의5서식의 병원체 검사결과 신고서(전자문서로 된 신고서를 포함한다)를 질병관리청장에게 정보시스템을 이용하여 제출하거나 해당 감염병병원체 확인을 의뢰한 기관의 소재지를 관할하는 보건소장에게 정보시스템 또는 팩스를 이용하여 제출해야 한다. 다만, 제1급감염병의 경우에는 신고서를 제출하기 전에 질병관리청장 또는 관할 보건소장에게 구두, 전화 등의 방법으로 알려야 한다.

③ 법 제11조제2항 및 제3항에 따라 보고 및 신고를 해야 하는 감염병은 제1급감염병부터 제3급감염병까지로 한다.

④ 법 제11조제5항에 따라 같은 조 제1항제1호 및 제3호에 해당하는 사실을 신고하려는 감염병 표본감시기관은 질병관리청장이 정하는 표본감시기관용 신고서(전자문서로 된 신고서를 포함한다)를 질병관리청장이나 감염병환자등 또는 표본감시기관의 소재지를 관할하는 보건소장에게 정보시스템 또는 팩스를 이용하여 제출해야 한다.

⑤ 법 제11조제6항에 따른 감염병환자등의 진단 기준은 별표 2와 같으며, 그 밖의 세부 사항은 질병관리청장이 정하여 고시한다.

규칙 제7조(의사 등의 예방접종 후 이상반응 신고)

① 법 제11조제1항 각 호 외의 부분 단서, 제3항 및 제4항에 따라 같은 조 제1항제2호에 해당하는 사실을 신고하려는 의사, 치과의사, 한의사, 의료기관의 장 또는 소속 부대장은 별지 제2호서식의 예방접종 후 이상반응 발생신고서(전자문서로 된 신고서를 포함한다)를 질병관리청장에게 정보시스템을 이용하여 제출하거나 이상반응자의 소재지를 관할하는 보건소장에게 정보시스템 또는 팩스를 이용하여 제출해야 한다.

② 법 제11조제1항부터 제5항까지의 규정에 따라 신고하여야 하는 예방접종 후 이상반응자의 범위는 별표 3과 같다.

제12조(그 밖의 신고의무자)

① 다음 각 호의 어느 하나에 해당하는 사람은 제1급감염병부터 제3급감염병까지에 해당하는 감염병 중 보건복지부령으로 정하는 감염병이 발생한 경우에는 의사, 치과의사 또는 한의사의 진단이나 검안을 요구하거나 해당 주소지를 관할하는 보건소장에게 신고하여야 한다.

1. 일반가정에서는 세대를 같이하는 세대주. 다만, 세대주가 부재 중인 경우에는 그 세대원
2. 학교, 사회복지시설, 병원, 관공서, 회사, 공연장, 예배장소, 선박 · 항공기 · 열차 등 운송수단, 각종 사무소 · 사업소, 음식점, 숙박업소 또는 그 밖에 여러 사람이 모이는 장소로서 보건복지부령으로 정하는 장소의 관리인, 경영자 또는 대표자
3. 「약사법」에 따른 약사 · 한약사 및 약국개설자

② 제1항에 따른 신고의무자가 아니더라도 감염병환자등 또는 감염병으로 인한 사망자로 의심되는 사람을 발견하면 보건소장에게 알려야 한다.
③ 제1항에 따른 신고의 방법과 기간 및 제2항에 따른 통보의 방법과 절차 등에 관하여 필요한 사항은 보건복지부령으로 정한다.

벌칙 ※ ①(신고를 게을리하거나 세대주, 관리인 등이 신고를 하지 않도록 한 자)=81조(200만원 이하의 벌금)

규칙 제8조(그 밖의 신고대상 감염병)

① 법 제12조제1항 각 호 외의 부분 중에서 "보건복지부령으로 정하는 감염병"이란 다음 각 호의 감염병을 말한다.
1. 결핵
2. 홍역
3. 콜레라
4. 장티푸스
5. 파라티푸스
6. 세균성이질
7. 장출혈성대장균감염증
8. A형간염

② 법 제12조제1항제2호에서 "보건복지부령으로 정하는 장소"란 다음 각 호의 장소를 말한다.
1. 「모자보건법」 제2조제10호에 따른 산후조리원
2. 「공중위생관리법」 제2조에 따른 목욕장업소, 이용업소, 미용업소

규칙 제9조(그 밖의 신고의무자의 신고)

법 제12조제1항 및 제2항에 따라 그 밖의 신고의무자는 다음 각 호의 사항을 서면, 구두, 전보, 전화 또는 컴퓨터통신의 방법으로 보건소장에게 지체 없이 신고하거나 알려야 한다.
1. 신고인의 성명, 주소와 감염병환자등 또는 사망자와의 관계
2. 감염병환자등 또는 사망자의 성명, 주소 및 직업
3. 감염병환자등 또는 사망자의 주요 증상 및 발병일

제13조(보건소장 등의 보고 등)

① 제11조 및 제12조에 따라 신고를 받은 보건소장은 그 내용을 관할 특별자치시장 · 특별자치도지사 또는 시장 · 군수 · 구청장에게 보고하여야 하며, 보고를 받은 특별자치시장 · 특별자치도지사는 질병관리청장에게, 시장 · 군수 · 구청장은 질병관리청장 및 시 · 도지사에게 이를 각각 보고하여야 한다.
② 제1항에 따라 보고를 받은 질병관리청장, 시 · 도지사 또는 시장 · 군수 · 구청장은 제11조제1항제4호에 해당하는 사람(제1급감염병 환자로 의심되는 경우에 한정한다)에 대하여 감염병병원체 검사를 하게 할 수 있다.
③ 제1항에 따른 보고의 방법 및 절차 등에 관하여 필요한 사항은 보건복지부령으로 정한다.

벌칙 ※ ②=80조(300만원 이하의 벌금)

규칙 제10조(보건소장 등의 보고)

법 제13조제1항에 따라 보고하려는 보건소장은 다음 각 호의 구분에 따른 시기에 별지 제1호의3서식의 감염병 발생 · 사망(검안) 신고서, 별지 제1호의5서식의 병원체 검사결과 신고서(전자문서로 된 신고서를 포함한다) 또는 별지 제2호서식의 예방접종 후 이상반응 발생보고서(전자문서로 된 보고서를 포함한다)를 특별자치시장 · 특별자치도지사(관할 구역 안에 지방자치단체인 시 · 군이 있는 특별자치도의 도지사는 제외한다. 이하 이 조에서 같다) 또는 시장 · 군수 · 구청장(자치구의 구청장을 말한다. 이하 같다)에게 정보시스템을 이용하여 제출해야 하고, 보고를 받은 특별자치시장 · 특별자치도지사 또는 시장 · 군수 · 구청장은 해당 신고서 또는 발생보고서를 질병관리청장 및 특별시장 · 광역시장 · 도지사에게 정보시스템을 이용하여 각각 제출해야 한다.
1. 제1급감염병의 발생, 사망, 병원체 검사결과의 보고: 법 제11조 및 제12조에 따라 신고를 받은 후 즉시
2. 제2급감염병 및 제3급감염병의 발생, 사망 및 병원체 검사결과의 보고: 법 제11조 및 제12조에 따라 신고를 받은 후 24시간 이내
3. 제4급감염병의 발생 및 사망의 보고: 법 제11조 및 제12조에 따라 신고를 받은 후 7일 이내
4. 예방접종 후 이상반응의 보고: 법 제11조에 따라 신고를 받은 후 즉시

제14조(인수공통감염병의 통보)

① 「가축전염병예방법」 제11조제1항제2호에 따라 신고를 받은 국립가축방역기관장, 신고대상 가축의 소재지를 관할하는 시장 · 군수 · 구청장 또는 시 · 도 가축방역기관의 장은 같은 법에 따른 가축전염병 중 다음 각 호의 어느 하나에 해당하는 감염병의 경우에는 즉시 질병관리청장에게 통보하여야 한다.
1. 탄저

2. 고병원성조류인플루엔자
3. 광견병
4. 그 밖에 대통령령으로 정하는 인수공통감염병

② 제1항에 따른 통보를 받은 질병관리청장은 감염병의 예방 및 확산 방지를 위하여 이 법에 따른 적절한 조치를 취하여야 한다.

③ 제1항에 따른 신고 또는 통보를 받은 행정기관의 장은 신고자의 요청이 있는 때에는 신고자의 신원을 외부에 공개하여서는 아니 된다.

④ 제1항에 따른 통보의 방법 및 절차 등에 관하여 필요한 사항은 보건복지부령으로 정한다.

영 제9조(그 밖의 인수공통감염병)
법 제14조제1항제4호에서 "대통령령으로 정하는 인수공통감염병"이란 동물인플루엔자를 말한다.

규칙 제11조(인수공통감염병 발생 시 통보 절차)
법 제14조제1항에 따라 인수공통감염병을 통보하려는 국립가축방역기관장, 신고대상 가축의 소재지를 관할하는 시장·군수·구청장 또는 시·도 가축방역기관의 장은 별지 제3호서식의 인수공통감염병 의사환축(임상검사, 정밀검사 또는 역학조사 결과 가축전염병에 걸렸다고 믿을 만한 상당한 이유가 있는 가축) 발생신고서를 질병관리청장에게 제출하여야 한다.

제15조(감염병환자등의 파악 및 관리)
보건소장은 관할구역에 거주하는 감염병환자등에 관하여 제11조 및 제12조에 따른 신고를 받았을 때에는 보건복지부령으로 정하는 바에 따라 기록하고 그 명부(전자문서를 포함한다)를 관리하여야 한다.

규칙 제12조(감염병환자등의 명부 작성 및 관리)
① 보건소장은 법 제15조에 따라 별지 제4호서식의 감염병환자등의 명부를 작성하고 이를 3년간 보관하여야 한다.
② 보건소장은 법 제15조에 따라 별지 제5호서식의 예방접종 후 이상반응자의 명부를 작성하고 이를 10년간 보관하여야 한다.

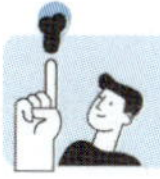

제 4 장 감염병감시 및 역학조사 등

제16조(감염병 표본감시 등)
① 질병관리청장은 감염병의 표본감시를 위하여 질병의 특성과 지역을 고려하여 「보건의료기본법」에 따른 보건의료기관이나 그 밖의 기관 또는 단체를 감염병 표본감시기관으로 지정할 수 있다.

② 질병관리청장, 시·도지사 또는 시장·군수·구청장은 제1항에 따라 지정받은 감염병 표본감시기관(이하 "표본감시기관"이라 한다)의 장에게 감염병의 표본감시와 관련하여 필요한 자료의 제출을 요구하거나 감염병의 예방·관리에 필요한 협조를 요청할 수 있다. 이 경우 표본감시기관은 특별한 사유가 없으면 이에 따라야 한다.

③ 질병관리청장, 시·도지사 또는 시장·군수·구청장은 제2항에 따라 수집한 정보 중 국민 건강에 관한 중요한 정보를 관련 기관·단체·시설 또는 국민들에게 제공하여야 한다.

④ 질병관리청장, 시·도지사 또는 시장·군수·구청장은 표본감시활동에 필요한 경비를 표본감시기관에 지원할 수 있다.

⑤ 질병관리청장은 표본감시기관이 다음 각 호의 어느 하나에 해당하는 경우에는 그 지정을 취소할 수 있다.
1. 제2항에 따른 자료 제출 요구 또는 협조 요청에 따르지 아니하는 경우
2. 폐업 등으로 감염병 표본감시 업무를 수행할 수 없는 경우
3. 그 밖에 감염병 표본감시 업무를 게을리하는 등 보건복지부령으로 정하는 경우

⑥ 제1항에 따른 표본감시의 대상이 되는 감염병은 제4급감염병으로 하고, 표본감시기관의 지정 및 지정취소의 사유 등에 관하여 필요한 사항은 보건복지부령으로 정한다.
⑦ 질병관리청장은 감염병이 발생하거나 유행할 가능성이 있어 관련 정보를 확보할 긴급한 필요가 있다고 인정하는 경우 「공공기관의 운영에 관한 법률」에 따른 공공기관 중 대통령령으로 정하는 공공기관의 장에게 정보 제공을 요구할 수 있다. 이 경우 정보 제공을 요구받은 기관의 장은 정당한 사유가 없는 한 이에 따라야 한다.
⑧ 제7항에 따라 제공되는 정보의 내용, 절차 및 정보의 취급에 필요한 사항은 대통령령으로 정한다.

영 제10조(공공기관)

법 제16조제7항 전단에서 "대통령령으로 정하는 공공기관"이란 「국민건강보험법」에 따른 건강보험심사평가원 및 국민건강보험공단을 말한다.

영 제11조(제공 정보의 내용)

법 제16조제7항에 따라 요구할 수 있는 정보의 내용에는 다음 각 호의 사항이 포함될 수 있다.
1. 감염병환자, 감염병의사환자 또는 병원체보유자(이하 "감염병환자등"이라 한다)의 성명·주민등록번호·성별·주소·전화번호·직업·감염병명·발병일 및 진단일
2. 감염병환자등을 진단한 의료기관의 명칭·주소지·전화번호 및 의사 이름

규칙 제14조(감염병 표본감시기관의 지정 등)

① 법 제16조제1항에 따라 질병관리청장은 표본감시 대상 감염병별로 다음 각 호의 구분에 따른 기관·시설·단체 또는 법인 중에서 특별시장·광역시장·특별자치시장·도지사·특별자치도지사(이하 "시·도지사"라 한다)의 추천을 받아 감염병 표본감시기관(이하 "표본감시기관"이라 한다)을 지정할 수 있다.
1. 인플루엔자: 다음 각 목의 기관·시설·단체 또는 법인
가. 「지역보건법」 제10조에 따른 보건소 중 보건의료원
나. 법 제16조의2제1항제3호·제5호 및 제9호에 따른 기관
다. 의료기관 중 소아과·내과·가정의학과·이비인후과 진료과목이 있는 의료기관
2. 제4급감염병 중 기생충감염병에 해당하는 감염병: 다음 각 목의 기관·시설·단체 또는 법인
가. 「지역보건법」 제10조에 따른 보건소
나. 법 제16조의2제1항제3호·제5호 및 제9호에 따른 기관
다. 의료기관 중 의원·병원 및 종합병원
라. 기생충감염병에 관한 연구 및 학술발표 등을 목적으로 결성된 학회
마. 기생충감염병의 예방 및 관리를 목적으로 설립된 비영리법인
3. 제4급감염병(인플루엔자 및 기생충감염병은 제외한다. 이하 이 호에서 같다): 다음 각 목의 기관·시설·단체 또는 법인
가. 「지역보건법」 제10조에 따른 보건소
나. 법 제16조의2제1항제3호·제5호 및 제9호에 따른 기관
다. 의료기관 중 의원·병원 및 종합병원
라. 제4급감염병에 관한 연구 및 학술발표 등을 목적으로 결성된 학회

② 질병관리청장은 제1항에 따라 표본감시기관을 지정한 경우에는 해당 표본감시기관에 별지 제5호의2서식의 표본감시기관 지정서를 발급해야 한다.
③ 질병관리청장은 법 제16조제5항에 따라 표본감시기관이 다음 각 호의 어느 하나에 해당하는 경우에는 그 지정을 취소할 수 있다.
1. 표본감시 업무를 게을리하는 경우
2. 그 밖에 법 제11조제5항에 따른 신고 실적이 없는 등 질병관리청장이 표본감시기관으로서 표본감시 업무를 계속하여 수행할 수 없다고 인정하는 경우
3. 삭제 〈2020.6.4.〉

④ 질병관리청장은 제3항에 따라 표본감시기관의 지정을 취소한 경우에는 별지 제5호의3서식의 표본감시기관 지정취소 통보서에 따라 그 사실을 해당 표본감시기관에 통보해야 한다.

제16조의2(감염병병원체 확인기관)

① 다음 각 호의 기관(이하 "감염병병원체 확인기관"이라 한다)은 실험실 검사 등을 통하여 감염병병원체를 확인할 수 있다.
1. 질병관리청
2. 질병대응센터
3. 「보건환경연구원법」 제2조에 따른 보건환경연구원
4. 「지역보건법」 제10조에 따른 보건소
5. 「의료법」 제3조에 따른 의료기관 중 진단검사의학과 전문의가 상근하는 기관
6. 「고등교육법」 제4조에 따라 설립된 의과대학 중 진단검사의학과가 개설된 의과대학

7. 「결핵예방법」 제21조에 따라 설립된 대한결핵협회(결핵환자의 병원체를 확인하는 경우만 해당한다)
8. 「민법」 제32조에 따라 한센병환자 등의 치료·재활을 지원할 목적으로 설립된 기관(한센병환자의 병원체를 확인하는 경우만 해당한다)
9. 인체에서 채취한 검사물에 대한 검사를 국가, 지방자치단체, 의료기관 등으로부터 위탁받아 처리하는 기관 중 진단검사의학과 전문의가 상근하는 기관

② 질병관리청장은 감염병병원체 확인의 정확성·신뢰성을 확보하기 위하여 감염병병원체 확인기관의 실험실 검사능력을 평가하고 관리할 수 있다.

③ 제2항에 따른 감염병병원체 확인기관의 실험실 검사능력 평가 및 관리에 관한 방법, 절차 등에 관하여 필요한 사항은 보건복지부령으로 정한다.

규칙 제14조의2(감염병병원체 확인기관의 실험실 검사능력 평가 및 관리)

① 법 제16조의2제2항에 따라 질병관리청장이 같은 조 제1항에 따른 감염병병원체 확인기관(이하 "감염병병원체 확인기관"이라 한다)의 실험실 검사능력을 평가할 때에는 다음 각 호의 사항을 평가한다.
1. 실험실 검사 숙련도
2. 실험실 검사 운영체계

② 질병관리청장은 감염병병원체 확인기관의 실험실 검사능력을 평가하기 위한 계획을 매년 수립하여 공고한다.

③ 질병관리청장은 제1항에 따라 평가한 결과 실험실 검사능력이 미흡하다고 판단되는 감염병병원체 확인기관의 장에게 그 원인을 분석하여 시정하도록 할 수 있고, 해당 기관에 대하여 현장 지도 또는 교육을 하거나 평가를 다시 할 수 있다.

④ 질병관리청장은 감염병병원체 확인기관의 실험실 검사능력을 관리하기 위하여 필요한 경우에는 감염병병원체 확인기관의 장에게 시설·장비 및 인력 등의 현황 자료를 요청할 수 있다.

⑤ 제1항부터 제4항까지의 규정에서 정한 사항 외에 감염병병원체 확인기관의 실험실 검사능력 평가 및 관리에 필요한 사항은 질병관리청장이 정하여 고시한다.

제17조(실태조사)

① 질병관리청장 및 시·도지사는 감염병의 관리 및 감염 실태와 내성균 실태를 파악하기 위하여 실태조사를 실시하고, 그 결과를 공표하여야 한다.

② 질병관리청장 및 시·도지사는 제1항에 따른 조사를 위하여 의료기관 등 관계 기관·법인 및 단체의 장에게 필요한 자료의 제출 또는 의견의 진술을 요청할 수 있다. 이 경우 요청을 받은 자는 정당한 사유가 없으면 이에 협조하여야 한다.

③ 제1항에 따른 실태조사에 포함되어야 할 사항과 실태조사의 시기, 방법, 절차 및 공표 등에 관하여 필요한 사항은 보건복지부령으로 정한다.

제17조(실태조사)

① 질병관리청장, 시·도지사 및 시장·군수·구청장은 감염병의 예방 및 관리에 관한 정책을 효과적으로 수립·시행하기 위하여 다음 각 호의 구분에 따라 실태조사를 실시하고, 그 결과를 공표하여야 한다. 〈개정 2024.1.30.〉
1. 감염병 및 내성균 발생 등에 대한 실태조사: 질병관리청장 또는 시·도지사
2. 의료기관의 감염관리 현황에 대한 실태조사: 질병관리청장, 시·도지사 또는 시장·군수·구청장

② 질병관리청장, 시·도지사 또는 시장·군수·구청장은 제1항에 따른 조사를 위하여 의료기관 등 관계 기관·법인 및 단체의 장에게 필요한 자료의 제출 또는 의견의 진술을 요청할 수 있다. 이 경우 요청을 받은 자는 정당한 사유가 없으면 이에 협조하여야 한다. 〈신설 2024.1.30.〉

③ 제1항에 따른 실태조사에 포함되어야 할 사항과 실태조사의 시기, 방법, 절차 및 공표 등에 관하여 필요한 사항은 보건복지부령으로 정한다.

[시행일: 2025.7.31.]

규칙 제15조(실태조사의 방법 및 절차 등)

① 법 제17조제1항에 따른 실태조사(이하 "실태조사"라 한다)에 포함되어야 할 사항은 다음 각 호와 같다.
  1. 의료기관 감염관리 실태조사
    가. 「의료법」 제47조에 따라 의료기관에 두는 감염관리위원회와 감염관리실의 설치·운영 등에 관한 사항
    나. 의료기관의 감염관리 인력·장비 및 시설 등에 관한 사항
    다. 의료기관의 감염관리체계에 관한 사항
    라. 의료기관의 감염관리 교육 및 감염예방에 관한 사항
    마. 그 밖에 의료기관의 감염관리에 관하여 질병관리청장이 특히 필요하다고 인정하는 사항
  2. 감염병 실태조사
    가. 감염병환자등의 연령별·성별·지역별 분포 등에 관한 사항
    나. 감염병환자등의 임상적 증상 및 경과 등에 관한 사항
    다. 감염병환자등의 진단·검사·처방 등 진료정보에 관한 사항
    라. 감염병의 진료 및 연구와 관련된 인력·시설 및 장비 등에 관한 사항
    마. 감염병에 대한 각종 문헌 및 자료 등의 조사에 관한 사항
    바. 그 밖에 감염병의 관리를 위하여 질병관리청장이 특히 필요하다고 인정하는 사항
  3. 내성균 실태조사
    가. 항생제 사용 실태에 관한 사항
    나. 내성균의 유형 및 발생경로 등에 관한 사항
    다. 내성균의 연구와 관련된 인력·시설 및 장비 등에 관한 사항
    라. 내성균에 대한 각종 문헌 및 자료 등의 조사에 관한 사항
    마. 그 밖에 내성균의 관리를 위하여 질병관리청장이 특히 필요하다고 인정하는 사항

② 실태조사의 실시 주기는 다음 각 호의 구분에 따른다. 다만, 질병관리청장 또는 시·도지사가 필요하다고 인정하는 경우에는 제1호 및 제2호에 해당하는 실태조사를 수시로 실시할 수 있다.
  1. 의료기관의 감염관리 실태조사: 3년
  2. 감염병 실태조사: 3년
  3. 내성균 실태조사: 매년

③ 실태조사의 방법은 다음 각 호와 같다.
  1. 감염병환자등 또는 내성균과 관련된 환자에 대한 설문조사 및 검체 검사
  2. 의료기관의 진료기록부 등에 대한 자료조사
  3. 국민건강보험 및 의료급여 청구 명세 등에 대한 자료조사
  4. 일반 국민에 대한 표본 설문조사 및 검체 검사

④ 질병관리청장 또는 시·도지사는 실태조사를 전문연구기관·단체나 관계 전문가에게 의뢰하여 실시할 수 있다.

⑤ 질병관리청장 또는 시·도지사는 법 제17조제1항에 따라 실태조사의 결과를 질병관리청 또는 시·도의 인터넷 홈페이지 등에 공표해야 한다.

⑥ 제1항부터 제5항까지의 규정에서 정한 사항 외에 실태조사에 필요한 사항은 질병관리청장이 정한다.

규칙 제15조(실태조사의 방법 및 절차 등)

① 법 제17조제1항에 따른 실태조사(이하 "실태조사"라 한다)에 포함되어야 할 사항은 다음 각 호와 같다. 〈개정 2025.6.2.〉
  1. 감염병 실태조사
    가. 감염병환자등의 연령별·성별·지역별 분포 등에 관한 사항
    나. 감염병환자등의 임상적 증상 및 경과 등에 관한 사항
    다. 감염병환자등의 진단·검사·처방 등 진료정보에 관한 사항
    라. 감염병의 진료 및 연구와 관련된 인력·시설 및 장비 등에 관한 사항
    마. 감염병에 대한 각종 문헌 및 자료 등의 조사에 관한 사항
    바. 그 밖에 감염병의 관리를 위하여 질병관리청장이 특히 필요하다고 인정하는 사항
  2. 내성균 실태조사
    가. 항생제 사용 실태에 관한 사항
    나. 내성균의 유형 및 발생경로 등에 관한 사항
    다. 내성균의 연구와 관련된 인력·시설 및 장비 등에 관한 사항
    라. 내성균에 대한 각종 문헌 및 자료 등의 조사에 관한 사항
    마. 그 밖에 내성균의 관리를 위하여 질병관리청장이 특히 필요하다고 인정하는 사항
  3. 의료기관 감염관리 실태조사
    가. 「의료법」 제47조에 따라 의료기관에 두는 감염관리위원회와 감염관리실의 설치·운영 등에 관한 사항
    나. 의료기관의 감염관리 인력·장비 및 시설 등에 관한 사항
    다. 의료기관의 감염관리체계에 관한 사항
    라. 의료기관의 감염관리 교육 및 감염예방에 관한 사항
    마. 그 밖에 의료기관의 감염관리에 관하여 질병관리청장이 특히 필요하다고 인정하는 사항

② 실태조사의 실시 주기는 다음 각 호의 구분에 따른다. 〈신설 2025.6.2.〉
  1. 감염병 실태조사: 3년
  2. 내성균 실태조사: 매년
  3. 의료기관 감염관리 실태조사: 3년

③ 질병관리청장, 시·도지사 또는 시장·군수·구청장이 필요하다고 인정하는 경우에는 제2항에도 불구하고 다음 각 호

의 구분에 따라 실태조사를 수시로 실시할 수 있다. 〈신설 2025.6.2.〉
1. 감염병 실태조사: 질병관리청장 또는 시·도지사
2. 의료기관 감염관리 실태조사: 질병관리청장, 시·도지사 또는 시장·군수·구청장
④ 실태조사의 방법은 다음 각 호와 같다. 〈개정 2025.6.2.〉
1. 감염병환자등 또는 내성균과 관련된 환자에 대한 설문조사 및 검체 검사
2. 의료기관의 진료기록부 등에 대한 자료조사
3. 국민건강보험 및 의료급여 청구 명세 등에 대한 자료조사
4. 일반 국민에 대한 표본 설문조사 및 검체 검사
⑤ 질병관리청장, 시·도지사 또는 시장·군수·구청장은 실태조사를 전문연구기관·단체나 관계 전문가에게 의뢰하여 실시할 수 있다. 〈개정 2025.6.2.〉
⑥ 질병관리청장, 시·도지사 또는 시장·군수·구청장은 법 제17조제1항에 따라 실태조사의 결과를 질병관리청, 시·도 또는 시·군·구의 인터넷 홈페이지 등에 공표해야 한다. 〈신설 2025.6.2.〉
⑦ 제1항부터 제6항까지의 규정에서 정한 사항 외에 실태조사에 필요한 사항은 질병관리청장이 정한다. 〈개정 2025.6.2.〉
[시행일: 2025.7.31.] 제15조

제18조(역학조사)

① **질병관리청장, 시·도지사 또는 시장·군수·구청장은 감염병이 발생하여 유행할 우려가 있거나, 감염병 여부가 불분명하나 발병원인을 조사할 필요가 있다고 인정하면 지체 없이 역학조사를 하여야 하고, 그 결과에 관한 정보를 필요한 범위 에서 해당 의료기관에 제공하여야 한다. 다만, 지역확산 방지 등을 위하여 필요한 경우 다른 의료기관에 제공하여야 한다.**
② **질병관리청장, 시·도지사 또는 시장·군수·구청장은 역학조사를 하기 위하여 역학조사반을 각각 설치하여야 한다.**
③ 누구든지 질병관리청장, 시·도지사 또는 시장·군수·구청장이 실시하는 역학조사에서 다음 각 호의 행위를 하여서는 아니 된다.
1. 정당한 사유 없이 역학조사를 거부·방해 또는 회피하는 행위
2. 거짓으로 진술하거나 거짓 자료를 제출하는 행위
3. 고의적으로 사실을 누락·은폐하는 행위
④ 제1항에 따른 역학조사의 내용과 시기·방법 및 제2항에 따른 역학조사반의 구성·임무 등에 관하여 필요한 사항은 대통령령으로 정한다.

벌칙 ※ ③=79조(2년 이하의 징역 또는 2천만원 이하의 벌금)

영 제12조(역학조사의 내용)

① 법 제18조제1항에 따른 역학조사에 포함되어야 하는 내용은 다음 각 호와 같다.
1. 감염병환자등 및 감염병의심자의 인적 사항
2. 감염병환자등의 발병일 및 발병 장소
3. 감염병의 감염원인 및 감염경로
4. 감염병환자등 및 감염병의심자에 관한 진료기록
5. 그 밖에 감염병의 원인 규명과 관련된 사항
② 법 제29조에 따른 역학조사에 포함되어야 하는 내용은 다음 각 호와 같다.
1. 예방접종 후 이상반응자의 인적 사항
2. 예방접종기관, 접종일시 및 접종내용
3. 예방접종 후 이상반응에 관한 진료기록
4. 예방접종약에 관한 사항
5. 그 밖에 예방접종 후 이상반응의 원인 규명과 관련된 사항

영 제13조(역학조사의 시기)

법 제18조제1항 및 제29조에 따른 역학조사는 다음 각 호의 구분에 따라 해당 사유가 발생하면 실시한다.
1. 질병관리청장이 역학조사를 하여야 하는 경우
가. 둘 이상의 시·도에서 역학조사가 동시에 필요한 경우
나. 감염병 발생 및 유행 여부 또는 예방접종 후 이상반응에 관한 조사가 긴급히 필요한 경우
다. 시·도지사의 역학조사가 불충분하였거나 불가능하다고 판단되는 경우
2. 시·도지사 또는 시장·군수·구청장(자치구의 구청장을 말한다. 이하 같다)이 역학조사를 하여야 하는 경우
가. 관할 지역에서 감염병이 발생하여 유행할 우려가 있는 경우
나. 관할 지역 밖에서 감염병이 발생하여 유행할 우려가 있는 경우로서 그 감염병이 관할구역과 역학적 연관성이 있다고 의심되는 경우
다. 관할 지역에서 예방접종 후 이상반응 사례가 발생하여 그 원인 규명을 위한 조사가 필요한 경우

영 제14조(역학조사의 방법)

법 제18조제1항 및 제29조에 따른 역학조사의 방법은 별표 1의3과 같다.

영 제15조(역학조사반의 구성)

① 법 제18조제1항 및 제29조에 따른 역학조사를 하기 위하여 질병관리청에 중앙역학조사반을 두고, 시·도에 시·도 역학조사반을 두며, 시·군·구(자치구를 말한다. 이하 같다)에 시·군·구역학조사반을 둔다.

② 중앙역학조사반은 30명 이상, 시 · 도역학조사반 및 시 · 군 · 구역학조사반은 각각 10명 이상의 반원으로 구성한다.
③ 역학조사반의 반장은 법 제60조에 따른 방역관 또는 법 제60조의2에 따른 역학조사관으로 한다.
④ 역학조사반원은 다음 각 호의 어느 하나에 해당하는 사람 중에서 질병관리청장, 시 · 도지사 및 시장 · 군수 · 구청장이 각각 임명하거나 위촉한다.
  1. 방역, 역학조사 또는 예방접종 업무를 담당하는 공무원
  2. 법 제60조의2에 따른 역학조사관 또는 수습역학조사관
  3. 「농어촌 등 보건의료를 위한 특별조치법」에 따라 채용된 공중보건의사
  4. 「의료법」 제2조제1항에 따른 의료인
  5. 그 밖에 감염병 등과 관련된 분야의 전문가 등으로서 질병관리청장, 시 · 도지사 및 시장 · 군수 · 구청장이 역학조사를 위해 필요하다고 인정하는 사람
⑤ 역학조사반은 감염병 분야와 예방접종 후 이상반응 분야로 구분하여 운영하되, 분야별 운영에 필요한 사항은 질병관리청장이 정한다.

영 제16조(역학조사반의 임무 등)

① 역학조사반의 임무는 다음 각 호와 같다.
  1. 중앙역학조사반
    가. 역학조사 계획의 수립, 시행 및 평가
    나. 역학조사의 실시 기준 및 방법의 개발
    다. 시 · 도역학조사반 및 시 · 군 · 구역학조사반에 대한 교육 · 훈련
    라. 감염병에 대한 역학적인 연구
    마. 감염병의 발생 · 유행 사례 및 예방접종 후 이상반응의 발생 사례 수집, 분석 및 제공
    바. 시 · 도역학조사반에 대한 기술지도 및 평가
  2. 시 · 도 역학조사반
    가. 관할 지역 역학조사 계획의 수립, 시행 및 평가
    나. 관할 지역 역학조사의 세부 실시 기준 및 방법의 개발
    다. 중앙역학조사반에 관할 지역 역학조사 결과 보고
    라. 관할 지역 감염병의 발생 · 유행 사례 및 예방접종 후 이상반응의 발생 사례 수집, 분석 및 제공
    마. 시 · 군 · 구역학조사반에 대한 기술지도 및 평가
  3. 시 · 군 · 구 역학조사반
    가. 관할 지역 역학조사 계획의 수립 및 시행
    나. 시 · 도역학조사반에 관할 지역 역학조사 결과 보고
    다. 관할 지역 감염병의 발생 · 유행 사례 및 예방접종 후 이상반응의 발생 사례 수집, 분석 및 제공
② 역학조사를 하는 역학조사반원은 보건복지부령으로 정하는 역학조사반원증을 지니고 관계인에게 보여 주어야 한다.
③ 질병관리청장, 시 · 도지사 또는 시장 · 군수 · 구청장은 역학조사반원에게 예산의 범위에서 역학조사 활동에 필요한 수당과 여비를 지급할 수 있다.

규칙 제16조(역학조사반원증)

「감염병의 예방 및 관리에 관한 법률 시행령」(이하 "영"이라 한다) 제16조제2항에 따른 역학조사반원증은 별지 제6호서식과 같다.

제18조의2(역학조사의 요청)

① 「의료법」에 따른 의료인 또는 의료기관의 장은 감염병 또는 알 수 없는 원인으로 인한 질병이 발생하였거나 발생할 것이 우려되는 경우 질병관리청장 또는 시 · 도지사에게 제18조에 따른 역학조사를 실시할 것을 요청할 수 있다.
② 제1항에 따른 요청을 받은 질병관리청장 또는 시 · 도지사는 역학조사의 실시 여부 및 그 사유 등을 지체 없이 해당 의료인 또는 의료기관 개설자에게 통지하여야 한다.
③ 제1항에 따른 역학조사 실시 요청 및 제2항에 따른 통지의 방법 · 절차 등 필요한 사항은 보건복지부령으로 정한다.

제18조의2(역학조사의 요청)

① 「의료법」에 따른 의료인 또는 의료기관의 장은 감염병 또는 알 수 없는 원인으로 인한 질병이 발생하였거나 발생할 것이 우려되는 경우 질병관리청장, 시 · 도지사 또는 시장 · 군수 · 구청장에게 제18조에 따른 역학조사를 실시할 것을 요청할 수 있다. 〈개정 2024.1.30.〉
② 제1항에 따른 요청을 받은 질병관리청장, 시 · 도지사 또는 시장 · 군수 · 구청장은 역학조사의 실시 여부 및 그 사유 등을 지체 없이 해당 의료인 또는 의료기관 개설자에게 통지하여야 한다. 〈개정 2024.1.30.〉
③ 제1항에 따른 역학조사 실시 요청 및 제2항에 따른 통지의 방법 · 절차 등 필요한 사항은 보건복지부령으로 정한다.
[시행일: 2025.7.31.]

규칙 제16조의2(역학조사의 요청 등)

① 법 제18조의2제1항에 따라 역학조사의 실시를 요청하려는 의료인 또는 의료기관의 장은 별지 제6호의2서식을 작성하여 질병관리청장 또는 시 · 도지사에게 제출하여야 한다.
② 질병관리청장 또는 시 · 도지사는 제1항에 따른 요청을 접수하면, 역학조사를 실시하는 경우에는 역학조사 계획을 수립하여 요청자에게 서면으로 통보하고, 역학조사를 실시하지 아니하는 경우에는 그 사유를 명시하여 서면으로 통보하여야 한다.

규칙 제16조의2(역학조사의 요청 등)

① 법 제18조의2제1항에 따라 역학조사의 실시를 요청하려는 의료인 또는 의료기관의 장은 별지 제6호의2서식을 작성하여 질병관리청장, 시·도지사 또는 시장·군수·구청장에게 제출해야 한다. 〈개정 2025.6.2.〉

② 질병관리청장, 시·도지사 또는 시장·군수·구청장은 제1항에 따른 요청을 접수하면, 역학조사를 실시하는 경우에는 역학조사 계획을 수립하여 요청자에게 서면으로 통보하고, 역학조사를 실시하지 아니하는 경우에는 그 사유를 명시하여 서면으로 통보해야 한다. 〈개정 2025.6.2.〉

[시행일: 2025.7.31.]

제18조의3(역학조사인력의 양성)

① 질병관리청장은 제60조의2에 따른 역학조사관 또는 수습역학조사관에 대하여 정기적으로 역학조사에 관한 교육·훈련을 실시할 수 있다.

② 제1항에 따른 대상별 교육·훈련 과정 및 그 밖에 필요한 사항은 보건복지부령으로 정한다.

규칙 제16조의3(역학조사인력 교육과정)

법 제18조의3제1항에 따른 교육·훈련 과정의 세부기준은 별표 3의2와 같다.

제18조의4(자료제출 요구 등)

① 질병관리청장은 제18조에 따른 역학조사 등을 효율적으로 시행하기 위하여 관계 중앙행정기관의 장, 대통령령으로 정하는 기관·단체 등에 대하여 역학조사에 필요한 자료제출을 요구할 수 있다.

① 질병관리청장, 시·도지사 또는 시장·군수·구청장은 제18조에 따른 역학조사 등을 효율적으로 시행하기 위하여 관계 중앙행정기관의 장, 대통령령으로 정하는 기관·단체 등에 대하여 역학조사에 필요한 자료제출을 요구할 수 있다. 〈개정 2024.1.30.〉 [시행일: 2025.7.31.]

② 질병관리청장 또는 시·도지사는 감염병과 관련하여 「재난 및 안전관리 기본법」 제38조제2항에 따른 주의 이상의 위기경보가 발령된 경우에는 제18조에 따른 역학조사를 효율적으로 시행하기 위하여 법인·단체·개인 등에 대하여 역학조사에 필요한 자료제출을 요구할 수 있다.

③ 질병관리청장은 제18조에 따른 역학조사를 실시하는 경우 필요에 따라 관계 중앙행정기관의 장에게 인력 파견 등 필요한 지원을 요청할 수 있다.

④ 제1항 및 제2항에 따른 자료제출 요구 및 제3항에 따른 지원 요청 등을 받은 자는 특별한 사정이 없으면 이에 따라야 한다.

⑤ 제1항 및 제2항에 따른 자료제출 요구 및 제3항에 따른 지원 요청 등의 범위와 방법 등에 관하여 필요한 사항은 대통령령으로 정한다.

벌칙 ※ ④(질병관리청장 또는 시·도지사의 자료제출 요구 거부·방해·회피, 거짓 자료 제출 또는 사실 누락·은폐)=79조의2(1년 이하의 징역 또는 2천만원 이하의 벌금)

영 제16조의2(자료제출 요구 대상 기관·단체)

법 제18조의4제1항에서 "대통령령으로 정하는 기관·단체"란 다음 각 호의 기관·단체를 말한다.

1. 의료기관
2. 「국민건강보험법」 제13조에 따른 국민건강보험공단
3. 「국민건강보험법」 제62조에 따른 건강보험심사평가원

영 제16조의3(지원 요청 등의 범위)

법 제18조의4제3항에 따라 질병관리청장은 관계 중앙행정기관의 장에게 역학조사를 실시하는 데 필요한 인력 파견 및 물자 지원, 역학조사 대상자 및 대상 기관에 대한 관리, 감염원 및 감염경로 조사를 위한 검사·정보 분석 등의 지원을 요청할 수 있다.

제18조의5(감염병 교육의 실시)

① 국가기관의 장 및 지방자치단체의 장은 소속 공무원 및 직원 등에 대하여 감염병의 예방·관리 및 위기 대응을 위한

교육(이하 "감염병 교육"이라 한다)을 연 1회 이상 실시하고, 그 결과를 질병관리청장에게 제출하여야 한다.

② 「공공기관의 운영에 관한 법률」 제4조에 따른 공공기관의 장은 소속된 임직원 및 종사자에게 감염병 교육을 실시할 수 있다.

③ 질병관리청장은 제1항 및 제2항에 따른 감염병 교육을 효과적으로 실시하기 위하여 관련 교육과정을 개발하여 보급하여야 한다.

④ 제1항 및 제2항에 따른 감염병 교육의 대상과 범위, 내용 및 방법, 제3항에 따른 교육과정 개발 및 보급 등에 필요한 사항은 대통령령으로 정한다.

영 제17조(감염병 교육의 실시)

① 법 제18조의5제1항에 따라 감염병의 예방 · 관리 및 위기대응을 위한 교육(이하 "감염병 교육"이라 한다)을 실시해야 하는 국가기관의 장 및 지방자치단체의 장은 소속 공무원 및 직원 등에게 매년 1시간 이상 감염병 교육을 실시해야 한다. 다만, 다음 각 호의 소속 공무원 및 직원에게는 해당 호에서 정하는 시간 이상 감염병 교육을 실시해야 한다.

1. 「지역보건법」에 따른 지역보건의료기관 및 「농어촌 등 보건의료를 위한 특별조치법」에 따른 보건진료소 소속 공무원 및 직원(제2호에 따른 역학조사반원은 제외한다): 매년 4시간
2. 제15조제4항제1호부터 제3호까지의 규정에 따라 임명한 역학조사반원: 매년 10시간

② 「공공기관의 운영에 관한 법률」 제4조에 따른 공공기관의 장은 법 제18조의5제2항에 따라 감염병 교육을 실시하기 위하여 교육 대상 및 교육 시간이 포함된 감염병 교육 계획을 수립하여 시행할 수 있다.

③ 법 제18조의5제1항 및 제2항에 따른 감염병 교육의 내용은 다음 각 호와 같다.

1. 감염병 위기 대응 체계 및 관련 법령 현황
2. 감염병 유행 및 위기 대응 관련 주요 사례
3. 그 밖에 질병관리청장이 감염병 예방 · 관리 및 위기 대응을 위하여 필요하다고 인정하는 사항

④ 법 제18조의5제1항 및 제2항에 따른 감염병 교육은 집합교육이나 인터넷 강의 등의 방법으로 실시할 수 있다.

⑤ 질병관리청장은 법 제18조의5제3항에 따른 교육과정 개발 및 보급을 위하여 관계 기관 · 단체 및 전문가 등에게 자문 또는 자료의 제공 등 필요한 협조를 요청할 수 있다.

⑥ 제1항부터 제5항까지에서 규정한 사항 외에 감염병 교육의 실시에 필요한 세부 사항은 질병관리청장이 정한다.
[본조신설 2024.9.10.]

제19조(건강진단)

성매개감염병의 예방을 위하여 종사자의 건강진단이 필요한 직업으로 보건복지부령으로 정하는 직업에 종사하는 사람과 성매개감염병에 감염되어 그 전염을 매개할 상당한 우려가 있다고 특별자치시장 · 특별자치도지사 또는 시장 · 군수 · 구청장이 인정한 사람은 보건복지부령으로 정하는 바에 따라 성매개감염병에 관한 건강진단을 받아야 한다.

제20조(해부명령)

① 질병관리청장은 국민 건강에 중대한 위협을 미칠 우려가 있는 감염병으로 사망한 것으로 의심이 되어 시체를 해부하지 아니하고는 감염병 여부의 진단과 사망의 원인규명을 할 수 없다고 인정하면 그 시체의 해부를 명할 수 있다.

② 제1항에 따라 해부를 하려면 미리 「장사 등에 관한 법률」 제2조제16호에 따른 연고자(같은 호 각 목에 규정된 선순위자가 없는 경우에는 그 다음 순위자를 말한다. 이하 "연고자"라 한다)의 동의를 받아야 한다. 다만, 소재불명 및 연락두절 등 미리 연고자의 동의를 받기 어려운 특별한 사정이 있고 해부가 늦어질 경우 감염병 예방과 국민 건강의 보호라는 목적을 달성하기 어렵다고 판단되는 경우에는 연고자의 동의를 받지 아니하고 해부를 명할 수 있다.

③ 질병관리청장은 감염병 전문의, 해부학, 병리학 또는 법의학을 전공한 사람을 해부를 담당하는 의사로 지정하여 해부를 하여야 한다.

④ 제3항에 따른 해부는 사망자가 걸린 것으로 의심되는 감염병의 종류별로 질병관리청장이 정하여 고시한 생물학적 안전 등급을 갖춘 시설에서 실시하여야 한다.

⑤ 제3항에 따른 해부를 담당하는 의사의 지정, 감염병 종류별로 갖추어야 할 시설의 기준, 해당 시체의 관리 등에 관하

여 필요한 사항은 보건복지부령으로 정한다.

벌칙 ※ 해부명령 거부=81조(200만원 이하의 벌금)

규칙 제17조(해부시설 기준 등)

① 법 제20조제5항에 따라 감염병 종류별로 갖추어야 할 시설의 기준이란 크로이츠펠트-야콥병(CJD) 및 변종크로이츠펠트-야콥병(vCJD)의 경우 「유전자변형생물체의 국가간 이동 등에 관한 법률 시행령」 제23조제1항에 따른 안전관리등급 2등급에 해당하는 연구시설을 말한다.

② 법 제20조제5항에 따른 시체의 관리 방법은 다음 각 호와 같으며, 그 밖의 세부 사항은 질병관리청장이 정한다.

1. 시체의 이동이나 보관 시 시체 및 시체의 일부가 외부에 노출되지 않도록 밀봉할 것
2. 해부를 통해 외부로 배출된 시체의 체액으로 인한 오염에 주의할 것
3. 시체 취급 시 일회용 마스크, 가운, 장갑 등 개인보호장구를 착용할 것
4. 크로이츠펠트-야콥병(CJD) 및 변종크로이츠펠트-야콥병(vCJD)으로 사망한 시체의 장례 시 작업장과 관계자의 안전을 확보할 것

제20조의2(시신의 장사방법 등)

① 질병관리청장은 감염병환자등이 사망한 경우(사망 후 감염병병원체를 보유하였던 것으로 확인된 사람을 포함한다) 감염병의 차단과 확산 방지 등을 위하여 필요한 범위에서 그 시신의 장사방법 등을 제한할 수 있다.

② 질병관리청장은 제1항에 따른 제한을 하려는 경우 연고자에게 해당 조치의 필요성 및 구체적인 방법·절차 등을 미리 설명하여야 한다.

③ 질병관리청장은 화장시설의 설치·관리자에게 제1항에 따른 조치에 협조하여 줄 것을 요청할 수 있으며, 요청을 받은 화장시설의 설치·관리자는 이에 적극 협조하여야 한다.

④ 제1항에 따른 제한의 대상·방법·절차 등 필요한 사항은 보건복지부령으로 정한다.

규칙 제17조의2(시신의 장사방법 제한 대상 등)

① 법 제20조의2제1항에 따라 장사방법이 제한되는 시신은 질병관리청장이 정하여 공고하는 감염병과 관련된 감염병환자등(감염병병원체를 보유하였던 것으로 확인된 사람을 포함한다. 이하 이 조에서 같다)의 시신으로 한다. 이 경우 질병관리청장은 해당 감염병의 공고를 하기 전에 관계 기관·단체 및 전문가 등의 의견 또는 자료의 제출을 요청할 수 있다.

② 제1항에 따른 감염병환자등의 시신에 대한 장사방법은 「장사 등에 관한 법률」 제2조제2호에 따른 화장의 방법으로 한다. 다만, 질병관리청장이 해당 감염병환자등의 시신을 화장의 방법으로 장사하는 것이 현저히 곤란하다고 인정하는 경우에는 질병관리청장이 지정하는 다른 방법으로 처리할 수 있다.

③ 법 제20조의2제2항에 따른 장사방법 제한 및 절차 등에 대한 설명은 구술로 한다. 이 경우 장사의 제한방법 및 절차 등을 설명하는 관계 공무원은 그 권한을 표시하는 증표를 제시하여야 한다.

④ 제2항 및 제3항에서 정한 사항 외에 감염병환자등의 시신에 대한 장사방법 및 장사절차 등에 필요한 사항은 질병관리청장이 정하여 고시한다.

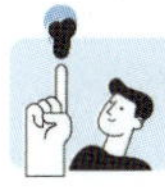

제 5 장 고위험병원체

제21조(고위험병원체의 분리, 분양·이동 및 이동신고)

① 감염병환자, 식품, 동식물, 그 밖의 환경 등으로부터 고위험병원체를 분리한 자는 지체 없이 고위험병원체의 명칭, 분리된 검체명, 분리 일자 등을 질병관리청장에게 신고하여야 한다.

② 고위험병원체를 분양·이동받으려는 자는 사전에 고위험병원체의 명칭, 분양 및 이동계획 등을 질병관리청장에게 신고하여야 한다.

③ 고위험병원체를 이동하려는 자는 사전에 고위험병원체의 명칭과 이동계획 등을 질병관리청장에게 신고하여야 한다.
④ 질병관리청장은 제1항부터 제3항까지의 신고를 받은 경우 그 내용을 검토하여 이 법에 적합하면 신고를 수리하여야 한다.
⑤ 질병관리청장은 제1항에 따라 고위험병원체의 분리신고를 받은 경우 현장조사를 실시할 수 있다.
⑥ 고위험병원체를 보유·관리하는 자는 매년 고위험병원체 보유현황에 대한 기록을 작성하여 질병관리청장에게 제출하여야 한다.
⑦ 제1항부터 제3항까지에 따른 신고 및 제6항에 따른 기록 작성·제출의 방법 및 절차 등에 관하여 필요한 사항은 보건복지부령으로 정한다.

벌칙 ※ ①~③(미신고 또는 거짓 신고)=79조(2년 이하의 징역 또는 2천만원 이하의 벌금), ⑤(현장조사를 정당한 사유 없이 거부·방해 또는 기피)=79조(2년 이하의 징역 또는 2천만원 이하의 벌금)

규칙 **제18조(고위험병원체 분리, 분양·이동 및 이동 신고 등)**

① 법 제21조제1항에 따라 고위험병원체의 분리신고를 하려는 자는 별지 제7호서식의 고위험병원체 분리신고서(전자문서로 된 신고서를 포함한다)에 별지 제7호의2서식의 고위험병원체 분리경위서를 첨부하여 질병관리청장에게 제출하여야 한다.
② 제1항에 따라 신고를 받은 질병관리청장은 신고서를 제출받은 날부터 10일 이내에 신고수리 여부를 통지해야 한다. 이 경우 신고를 수리하는 때에는 별지 제7호의3서식의 고위험병원체 분리신고 확인서를 신고자에게 발급해야 한다.
③ 법 제21조제2항에 따라 고위험병원체를 분양·이동받으려는 자는 별지 제7호의4서식의 고위험병원체 분양·이동신고서(전자문서로 된 신고서를 포함한다)에 다음 각 호의 서류(전자문서를 포함한다)를 첨부하여 질병관리청장에게 제출해야 한다.
1. 고위험병원체 분양계약서 또는 주문서
2. 분양·이동받으려는 고위험병원체의 사용계획서
3. 법 제23조제1항에 따른 고위험병원체 취급시설의 허가서·신고확인서 또는 사용계약서
4. 분양·이동받으려는 고위험병원체의 운반계획서(운반경로, 운반수단 및 운반자에 관한 사항이 포함되어야 한다)
5. 이동대행계약서(대행기관이 고위험병원체의 이동을 대행하는 경우만 해당한다)
6. 고위험병원체를 취급하는 사람의 성명·학력 및 경력이 기재된 서류

④ 제3항에 따라 신고를 받은 질병관리청장은 신고서를 제출받은 날부터 10일 이내에 신고수리 여부를 통지해야 한다. 이 경우 신고를 수리하는 때에는 별지 제7호의5서식의 고위험병원체 분양·이동신고 확인서를 신고자에게 발급해야 한다.
⑤ 법 제21조제3항에 따라 고위험병원체의 이동신고를 하려는 자는 별지 제8호서식의 고위험병원체 이동신고서(전자문서로 된 신고서를 포함한다)에 다음 각 호의 서류를 첨부하여 질병관리청장에게 제출해야 한다.
1. 이동하는 고위험병원체의 사용계획서
2. 이동하는 고위험병원체의 운반계획서(운반경로, 운반수단 및 운반자에 관한 사항을 포함하여야 한다)
3. 이동대행계약서(대행기관이 고위험병원체의 이동을 대행하는 경우만 해당한다)

⑥ 제5항에 따라 신고를 받은 질병관리청장은 신고서를 제출받은 날부터 10일 이내에 신고수리 여부를 통지해야 한다. 이 경우 신고를 수리하는 때에는 별지 제8호의2서식의 고위험병원체 이동신고 확인서를 신고자에게 발급해야 한다.
⑦ 법 제21조제6항에 따라 고위험병원체를 보유·관리하는 자는 별지 제8호의3서식의 고위험병원체 보유현황보고서(전자문서로 된 보고서를 포함한다)를 작성하여 매년 1월 31일까지 질병관리청장에게 제출해야 한다.

제22조(고위험병원체의 반입 허가 등)

① 감염병의 진단 및 학술 연구 등을 목적으로 고위험병원체를 국내로 반입하려는 자는 다음 각 호의 요건을 갖추어 질병관리청장의 허가를 받아야 한다.
1. 제23조제1항에 따른 고위험병원체 취급시설을 설치·운영하거나 고위험병원체 취급시설을 설치·운영하고 있는 자와 고위험병원체 취급시설을 사용하는 계약을 체결할 것
2. 고위험병원체의 안전한 수송 및 비상조치 계획을 수립할 것
3. 보건복지부령으로 정하는 요건을 갖춘 고위험병원체 전담관리자를 둘 것

② 제1항에 따라 허가받은 사항을 변경하려는 자는 질병관리청장의 허가를 받아야 한다. 다만, 대통령령으로 정하는 경미한 사항을 변경하려는 경우에는 질병관리청장에게 신고하여야 한다.
③ 제1항에 따라 고위험병원체의 반입 허가를 받은 자가 해당 고위험병원체를 인수하여 이동하려면 대통령령으로 정하

는 바에 따라 그 인수 장소를 지정하고 제21조제1항에 따라 이동계획을 질병관리청장에게 미리 신고하여야 한다. 이 경우 질병관리청장은 그 내용을 검토하여 이 법에 적합하면 신고를 수리하여야 한다.

④ 질병관리청장은 제1항에 따라 허가를 받은 자가 다음 각 호의 어느 하나에 해당하는 경우에는 그 허가를 취소할 수 있다. 다만, 제1호 또는 제2호에 해당하는 경우에는 그 허가를 취소하여야 한다.
1. 속임수나 그 밖의 부정한 방법으로 허가를 받은 경우
2. 허가를 받은 날부터 1년 이내에 제3항에 따른 인수 신고를 하지 않은 경우
3. 제1항의 요건을 충족하지 못하는 경우

⑤ 제1항부터 제4항까지의 규정에 따른 허가, 신고 또는 허가 취소의 방법과 절차 등에 관하여 필요한 사항은 보건복지부령으로 정한다.

벌칙 ※ ①, ②(고위험 병원체의 반입 허가를 받지 아니하고 반입한 자)=77조(5년 이하의 징역 또는 5천만원 이하의 벌금), ③=79조(2년 이하의 징역 또는 2천만원 이하의 벌금)

영 **제18조(고위험병원체의 반입 허가 변경신고 사항)**

법 제22조제2항 단서에서 "대통령령으로 정하는 경미한 사항"이란 다음 각 호의 사항을 말한다.
1. 고위험병원체의 반입 허가를 받은 자(자연인인 경우로 한정한다)의 성명·주소 및 연락처
2. 고위험병원체의 반입 허가를 받은 자(법인인 경우로 한정한다)의 명칭·주소 및 연락처와 그 대표자의 성명 및 연락처
3. 고위험병원체 전담관리자의 성명·직위 및 연락처

영 **제19조(고위험병원체 인수 장소 지정)**

법 제22조제3항에 따라 고위험병원체를 인수하여 이동하려는 자는 질병관리청장이 정하는 장소 중에서 인수 장소를 지정하여야 한다.

규칙 **제19조(고위험병원체 반입 허가 신청 등)**

① 법 제22조제1항에 따라 고위험병원체의 반입 허가를 받으려는 자는 별지 제9호서식의 고위험병원체 반입허가신청서(전자문서로 된 신청서를 포함한다)에 다음 각 호의 서류를 첨부하여 질병관리청장에게 제출해야 한다.
1. 반입계약서(반입을 대행하는 경우에는 반입대행계약서를 말한다) 또는 주문서
2. 반입하려는 고위험병원체 사용계획서
3. 운반경로·운반수단 및 운반업자가 기록된 운반계약서 또는 자가 운반계획서
4. 법 제23조제1항에 따른 고위험병원체 취급시설 허가서·신고확인서 또는 사용계약서
5. 고위험병원체를 취급하는 사람의 성명·학력 및 경력이 기재된 서류

② 제1항에 따라 신청을 받은 질병관리청장이 그 허가를 하는 경우에는 별지 제10호서식의 고위험병원체 반입허가서를 해당 신청자에게 발급하여야 한다.

③ 법 제22조제2항 본문에 따라 변경 허가를 받으려는 자는 별지 제11호서식의 고위험병원체 반입허가 변경신청서(전자문서로 된 신청서를 포함한다)에 다음 각 호의 서류를 첨부하여 질병관리청장에게 제출하여야 한다.
1. 반입허가서 또는 조건부 반입허가서 사본
2. 변경 내용을 증명하는 서류

④ 제3항에 따라 신청을 받은 질병관리청장이 그 변경 허가를 하는 경우에는 변경 허가 사항을 반영한 고위험병원체 반입허가서를 해당 신청자에게 재발급하여야 한다.

⑤ 법 제22조제2항 단서에 따라 변경신고를 하려는 자는 별지 제11호서식의 고위험병원체 반입허가 변경신청서에 제3항 각 호의 서류를 첨부하여 질병관리청장에게 제출하여야 한다.

규칙 **제19조의2(고위험병원체 전담관리자의 요건)**

법 제22조제1항제3호에서 "보건복지부령으로 정하는 요건을 갖춘 고위험병원체 전담관리자"란 다음 각 호의 요건을 모두 갖춘 사람을 말한다.
1. 법 제23조의4제1항 각 호의 어느 하나에 해당할 것
2. 제20조의10제2항에 따른 교육을 이수했을 것

규칙 **제20조(고위험병원체 인수신고)**

① 법 제22조제3항 전단에 따라 고위험병원체를 인수하여 이동하려는 자는 별지 제12호서식의 고위험병원체 인수신고서(전자문서로 된 신고서를 포함한다)에 다음 각 호의 서류를 첨부하여 질병관리청장에게 제출해야 한다.
1. 인수하려는 병원체별 상세 정보 및 사용 목적
2. 대행기관이 고위험병원체의 인수를 대행하는 경우 다음 각 목의 서류
가. 인수대행계약서
나. 운반경로·운반수단·운반업자 및 보관정보가 기록된 운반계약서 또는 운반계획서

② 제1항에 따라 신고를 받은 질병관리청장은 신고서를 제출받은 날부터 10일 이내에 신고수리 여부를 통지해야 한다. 이 경우 신고를 수리하는 때에는 별지 제13호서식의 고위험병원체 인수신고 확인서를 신고자에게 발급해야 한다.

제23조(고위험병원체의 안전관리 등)

① 고위험병원체를 검사, 보유, 관리 및 이동하려는 자는 그 검사, 보유, 관리 및 이동에 필요한 시설(이하 "고위험병원

체 취급시설"이라 한다)을 설치·운영하거나 고위험병원체 취급시설을 설치·운영하고 있는 자와 고위험병원체 취급시설을 사용하는 계약을 체결하여야 한다.

② 고위험병원체 취급시설을 설치·운영하려는 자는 고위험병원체 취급시설의 안전관리 등급별로 질병관리청장의 허가를 받거나 질병관리청장에게 신고하여야 한다. 이 경우 고위험병원체 취급시설을 설치·운영하려는 자가 둘 이상인 경우에는 공동으로 허가를 받거나 신고하여야 한다.

③ 제2항에 따라 허가를 받은 자는 허가받은 사항을 변경하려면 변경허가를 받아야 한다. 다만, 대통령령으로 정하는 경미한 사항을 변경하려면 변경신고를 하여야 한다.

④ 제2항에 따라 신고한 자는 신고한 사항을 변경하려면 변경신고를 하여야 한다.

⑤ 제2항에 따라 허가를 받거나 신고한 자는 고위험병원체 취급시설을 폐쇄하는 경우 그 내용을 질병관리청장에게 신고하여야 한다.

⑥ 질병관리청장은 제2항, 제4항 및 제5항에 따른 신고를 받은 경우 그 내용을 검토하여 이 법에 적합하면 신고를 수리하여야 한다.

⑦ 제2항에 따라 허가를 받거나 신고한 자는 고위험병원체 취급시설의 안전관리 등급에 따라 대통령령으로 정하는 안전관리 준수사항을 지켜야 한다.

⑧ 질병관리청장은 고위험병원체를 검사, 보유, 관리 및 이동하는 자가 제7항에 따른 안전관리 준수사항 및 제9항에 따른 허가 및 신고 기준을 지키고 있는지 여부 등을 점검할 수 있다.

⑨ 제1항부터 제5항까지의 규정에 따른 고위험병원체 취급시설의 안전관리 등급, 설치·운영 허가 및 신고의 기준과 절차, 폐쇄 신고의 기준과 절차 등에 필요한 사항은 대통령령으로 정한다.

벌칙 ※ ②(신고를 하지 아니하고 고위험병원체 취급 시설을 설치·운영)=79조(2년 이하의 징역 또는 2천만원 이하의 벌금), ②~③(허가 또는 변경허가를 받지 않은 경우)=78조(3년 이하의 징역 또는 3천만원 이하의 벌금), ⑧(안전관리 점검을 거부·방해·기피)=79조(2년 이하의 징역 또는 2천만원 이하의 벌금)

과태료 ※ ③~⑤=83조(1천만원 이하의 과태료)

영 제19조의2(고위험병원체 취급시설의 설치·운영 허가 및 신고)

① 법 제23조제1항에 따른 고위험병원체 취급시설(이하 "고위험병원체 취급시설"이라 한다)의 안전관리 등급의 분류와 허가 또는 신고의 대상이 되는 고위험병원체 취급시설은 별표 1의4와 같다.

② 질병관리청장은 고위험병원체 취급시설의 안전관리 등급별로 다음 각 호의 사항에 대한 설치·운영의 허가 및 신고수리 기준을 정하여 고시하여야 한다.
1. 고위험병원체 취급시설의 종류
2. 고위험병원체의 검사·보유·관리 및 이동에 필요한 설비·인력 및 안전관리
3. 고위험병원체의 검사·보유·관리 및 이동의 과정에서 인체에 대한 위해가 발생하는 것을 방지할 수 있는 시설(이하 "인체 위해방지시설"이라 한다)의 설비·인력 및 안전관리

③ 법 제23조제2항 및 별표 1의4에 따라 허가대상이 되는 고위험병원체 취급시설을 설치·운영하려는 자는 보건복지부령으로 정하는 허가신청서에 다음 각 호의 서류를 첨부하여 질병관리청장에게 제출하여야 한다.
1. 고위험병원체 취급시설의 설계도서 또는 그 사본
2. 고위험병원체 취급시설의 범위와 그 소유 또는 사용에 관한 권리를 증명하는 서류
3. 인체 위해방지시설의 기본설계도서 또는 그 사본
4. 제2항에 따른 허가기준을 갖추었음을 증명하는 서류

④ 질병관리청장은 제3항에 따른 허가신청서를 제출받은 날부터 60일 이내에 허가 여부를 신청인에게 통지하여야 한다. 이 경우 허가를 하는 때에는 보건복지부령으로 정하는 고위험병원체 취급시설 설치·운영허가서를 발급하여야 한다.

⑤ 법 제23조제2항 및 별표 1의4에 따라 신고대상이 되는 고위험병원체 취급시설을 설치·운영하려는 자는 보건복지부령으로 정하는 신고서에 다음 각 호의 서류를 첨부하여 질병관리청장에게 제출하여야 한다.
1. 제2항에 따른 신고수리 기준을 갖추었음을 증명하는 서류
2. 제3항제1호부터 제3호까지의 서류

⑥ 질병관리청장은 제5항에 따른 신고서를 제출받은 날부터 60일 이내에 신고수리 여부를 신고인에게 통지하여야 한다. 이 경우 신고수리를 하는 때에는 보건복지부령으로 정하는 고위험병원체 취급시설 설치·운영 신고확인서를 발급하여야 한다.

영 제19조의3(고위험병원체 취급시설 변경허가 등)

① 법 제23조제3항 본문에 따라 변경허가를 받으려는 자는 보건복지부령으로 정하는 변경허가신청서에 허가사항의 변경 사유와 변경내용을 증명하는 서류를 첨부하여 질병관리청장에게 제출하여야 한다.

② 질병관리청장은 제1항에 따른 변경허가신청서를 제출받은 날부터 60일 이내에 변경허가 여부를 신청인에게 통지하여야 한다. 이 경우 변경허가를 하는 때에는 보건복지부령으로 정하는 변경허가서를 발급하여야 한다.

③ 법 제23조제3항 단서에서 "대통령령으로 정하는 경미한 사

항"이란 다음 각 호의 어느 하나에 해당하는 사항을 말한다.
1. 고위험병원체 취급시설을 설치·운영하는 자(자연인인 경우로 한정한다)의 성명·주소 및 연락처
2. 고위험병원체 취급시설을 설치·운영하는 자(법인인 경우로 한정한다)의 명칭·주소 및 연락처와 그 대표자의 성명·연락처
3. 제19조의6제1항제1호에 따른 고위험병원체 취급시설의 설치·운영 책임자, 고위험병원체의 전담관리자 및 생물안전관리책임자의 성명·연락처

④ 법 제23조제3항 단서에 따라 변경신고를 하려는 자는 보건복지부령으로 정하는 허가사항 변경신고서를 질병관리청장에게 제출하여야 한다.

⑤ 질병관리청장은 제4항에 따른 허가사항 변경신고서를 제출받은 때에는 보건복지부령으로 정하는 변경신고확인서를 발급하여야 한다.

영 제19조의4(고위험병원체 취급시설 변경신고)

① 법 제23조제4항에 따라 변경신고를 하려는 자는 보건복지부령으로 정하는 변경신고서를 질병관리청장에게 제출하여야 한다.

② 질병관리청장은 제1항에 따른 변경신고서를 제출받은 날부터 60일 이내에 신고수리 여부를 신고인에게 통지해야 한다. 이 경우 신고를 수리하는 때에는 보건복지부령으로 정하는 변경신고확인서를 발급해야 한다.

영 제19조의5(고위험병원체 취급시설의 폐쇄신고 등)

① 법 제23조제5항에 따라 고위험병원체 취급시설의 폐쇄신고를 하려는 자는 보건복지부령으로 정하는 폐쇄신고서에 고위험병원체의 폐기처리를 증명하는 서류를 첨부하여 질병관리청장에게 제출하여야 한다.

② 질병관리청장은 제1항에 따른 폐쇄신고서를 제출받은 날부터 10일 이내에 신고수리 여부를 신고인에게 통지하여야 한다. 이 경우 신고를 수리하는 때에는 보건복지부령으로 정하는 폐쇄신고확인서를 발급하여야 한다.

③ 법 제23조제5항에 따라 고위험병원체 취급시설을 폐쇄하는 경우 고위험병원체 취급시설의 소독과 고위험병원체에 대한 폐기처리 등 고위험병원체 취급시설의 폐쇄방법과 절차 등은 질병관리청장이 정하여 고시한다.

영 제19조의6(고위험병원체 취급시설 설치·운영의 안전관리 준수사항)

① 법 제23조제7항에서 "대통령령으로 정하는 안전관리 준수사항"이란 다음 각 호의 사항을 말한다.
1. 고위험병원체 취급시설의 설치·운영 책임자, 고위험병원체의 전담관리자 및 생물안전관리책임자를 둘 것
2. 고위험병원체의 검사·보유·관리 및 이동과 관련된 안전관리에 대한 사항을 심의하기 위하여 고위험병원체 취급시설에 외부전문가, 생물안전관리책임자 등으로 구성되는 심의기구를 설치·운영할 것
3. 고위험병원체는 보존 단위용기에 고위험병원체의 이름, 관리번호 등 식별번호, 제조일 등 관련 정보를 표기하여 보안 잠금장치가 있는 별도의 보존상자 또는 보존장비에 보존할 것
4. 고위험병원체의 취급구역 및 보존구역에 대한 출입제한 및 고위험병원체의 취급을 확인할 수 있는 보안시스템을 운영할 것
5. 고위험병원체를 불활성화(폐기하지 아니하면서 영구적으로 생존하지 못하게 하는 처리를 말한다)하여 이용하려는 경우에는 제2호에 따른 심의기구의 심의를 거칠 것
6. 제19조의2제2항에 따른 허가 및 신고수리 기준을 준수할 것

② 제1항에서 규정한 사항 외에 안전관리 세부사항 및 제1항제2호에 따른 심의기구의 구성·운영 등의 사항은 질병관리청장이 정하여 고시한다.

영 제19조의7(고위험병원체 취급시설 허가 및 신고사항의 자료보완)

질병관리청장은 다음 각 호의 허가 또는 신고 등을 위하여 제출된 자료의 보완이 필요하다고 판단하는 경우 30일 이내의 기간을 정하여 필요한 자료를 제출하게 할 수 있다. 이 경우 보완에 걸리는 기간은 제19조의2제4항·제6항, 제19조의3제2항 및 제19조의5제2항에 따른 결정기간에 산입하지 않는다. 〈개정 2025.6.2.〉
1. 제19조의2에 따른 고위험병원체 취급시설의 설치·운영 허가 또는 신고
2. 제19조의3에 따른 고위험병원체 취급시설 설치·운영 허가사항의 변경허가 및 변경신고
3. 제19조의4에 따른 고위험병원체 취급시설의 변경신고
4. 제19조의5에 따른 고위험병원체 취급시설의 폐쇄신고

규칙 제20조의2(고위험병원체 취급시설의 설치·운영 허가 및 신고 등의 서식)

① 영 제19조의2제3항 각 호 외의 부분에 따른 허가신청서는 별지 제14호서식과 같다.

② 영 제19조의2제4항 후단에 따른 고위험병원체 취급시설 설치·운영허가서는 별지 제15호서식과 같다.

③ 영 제19조의2제5항 각 호 외의 부분에 따른 신고서는 별지 제14호서식과 같다.

④ 영 제19조의2제6항 후단에 따른 고위험병원체 취급시설 설치·운영 신고확인서는 별지 제15호서식과 같다.

규칙 제20조의3(고위험병원체 취급시설 허가사항의 변경 등의 서식)

① 영 제19조의3제1항에 따른 변경허가신청서는 별지 제15호의2서식과 같다.

② 영 제19조의3제2항 후단에 따른 변경허가서는 별지 제15호서식과 같다.

③ 영 제19조의3제4항에 따른 허가사항 변경신고서는 별지 제15호의2서식과 같다.

④ 영 제19조의3제5항에 따른 변경신고확인서는 별지 제15호서식과 같다.

규칙 제20조의4(고위험병원체 취급시설 신고사항의 변경 등의 서식)

① 영 제19조의4제1항에 따른 변경신고서는 별지 제15호의2서식과 같다.

② 영 제19조의4제2항에 따른 변경신고확인서는 별지 제15호

서식과 같다.

규칙 제20조의5(고위험병원체 취급시설의 폐쇄신고 등의 서식)

① 영 제19조의5제1항에 따른 폐쇄신고서는 별지 제15호의3 서식과 같다.

② 영 제19조의5제2항 후단에 따른 폐쇄신고확인서는 별지 제15호의4서식과 같다.

제23조의2(고위험병원체 취급시설의 허가취소 등)

① 질병관리청장은 제23조제2항에 따라 고위험병원체 취급시설 설치·운영의 허가를 받거나 신고를 한 자가 다음 각 호의 어느 하나에 해당하는 경우에는 그 허가를 취소하거나 고위험병원체 취급시설의 폐쇄를 명하거나 1년 이내의 기간을 정하여 그 시설의 운영을 정지하도록 명할 수 있다. 다만, 제1호에 해당하는 경우에는 허가를 취소하거나 고위험병원체 취급시설의 폐쇄를 명하여야 한다.

1. 속임수나 그 밖의 부정한 방법으로 허가를 받거나 신고한 경우
2. 제23조제3항 또는 제4항에 따른 변경허가를 받지 아니하거나 변경신고를 하지 아니하고 허가 내용 또는 신고 내용을 변경한 경우
3. 제23조제7항에 따른 안전관리 준수사항을 지키지 아니한 경우
4. 제23조제9항에 따른 허가 또는 신고의 기준에 미달한 경우

② 제1항에 따라 허가가 취소되거나 고위험병원체 취급시설의 폐쇄명령을 받은 자는 보유하고 있는 고위험병원체를 90일 이내에 폐기하고 그 결과를 질병관리청장에게 보고하여야 한다. 다만, 질병관리청장은 본문에 따라 고위험병원체를 폐기 및 보고하여야 하는 자가 천재지변 등 부득이한 사유로 기한 내에 처리할 수 없어 기한의 연장을 요청하는 경우에는 90일의 범위에서 그 기한을 연장할 수 있다.

③ 제1항에 따라 허가가 취소되거나 고위험병원체 취급시설의 폐쇄명령을 받은 자가 보유하고 있는 고위험병원체를 제2항의 기한 이내에 폐기 및 보고하지 아니하는 경우에는 질병관리청장은 해당 고위험병원체를 폐기할 수 있다.

④ 제2항 및 제3항에 따른 고위험병원체의 폐기 방법 및 절차 등에 필요한 사항은 보건복지부령으로 정한다.

벌칙 ※ 고위험 병원체 취급시설의 폐쇄명령·운영정지명령 위반=79조(2년 이하의 징역 또는 2천만원 이하의 벌금)

규칙 제20조의6(고위험병원체의 폐기)

① 법 제23조의2제2항에 따라 고위험병원체 취급시설 설치·운영 허가가 취소되거나 고위험병원체 취급시설의 폐쇄명령을 받은 자는 질병관리청 소속 공무원의 참관 하에 보유하고 있는 고위험병원체를 폐기해야 한다.

② 제1항에 따라 고위험병원체를 폐기한 경우에는 다음 각 호의 사항이 포함된 폐기 결과를 폐기한 날부터 10일 이내에 질병관리청장에게 보고해야 한다.

1. 고위험병원체 정보
2. 고위험병원체 폐기 과정
3. 고위험병원체 폐기 결과[생물학적 표지자 테스트(Biological Indicator test, BI test: 모든 미생물의 생존 여부를 확인함으로써 멸균을 확인하는 실험) 또는 배양실험 결과를 말한다]

③ 법 제23조의2제3항에 따라 질병관리청장이 고위험병원체를 직접 폐기하는 경우에는 폐기한 날부터 10일 이내에 해당 고위험병원체 취급시설 설치·운영 허가가 취소되거나 고위험병원체 취급시설의 폐쇄명령을 받은 자에게 고위험병원체 폐기 사실을 통보해야 한다.

제23조의3(생물테러감염병병원체의 보유허가 등)

① 감염병의 진단 및 학술연구 등을 목적으로 생물테러감염병을 일으키는 병원체 중 보건복지부령으로 정하는 병원체(이하 "생물테러감염병병원체"라 한다)를 보유하고자 하는 자는 사전에 질병관리청장의 허가를 받아야 한다. 다만, 감염병의사환자로부터 생물테러감염병병원체를 분리한 후 보유하는 경우 등 대통령령으로 정하는 부득이한 사정으로 사전에 허가를 받을 수 없는 경우에는 보유 즉시 허가를 받아야 한다.

② 제22조제1항에 따라 국내반입허가를 받은 경우에는 제1항에 따른 허가를 받은 것으로 본다.

③ 제1항에 따라 허가받은 사항을 변경하고자 하는 경우에는 질병관리청장의 변경허가를 받아야 한다. 다만, 고위험병원체를 취급하는 사람의 변경 등 대통령령으로 정하는 경미한 사항을 변경하려는 경우에는 질병관리청장에게 변경신고를 하여야 한다.

④ 질병관리청장은 제1항에 따라 생물테러감염병병원체의 보유허가를 받은 자가 속임수나 그 밖의 부정한 방법으로 허가를 받은 경우에는 그 허가를 취소하여야 한다.

⑤ 제1항부터 제4항까지의 규정에 따른 허가, 변경허가, 변경신고 또는 허가취소의 방법 및 절차 등에 관하여 필요한 사항은 보건복지부령으로 정한다.

벌칙 ※ ①(보유허가 받지 않고 생물테러감염병병원체를 보유한 자)=77조(5년 이하의 징역 또는 5천만원 이하의 벌금), ③(변경허가 받지 않은 경우)=78조(3년 이하의 징역 또는 3천만원 이하의 벌금)

과태료 ※ ③(변경신고를 하지 않은 경우)=83조(1천만원 이하 과태료)

영 제19조의8(생물테러감염병병원체의 보유에 대한 사후허가 사항)

법 제23조의3제1항 단서에서 "대통령령으로 정하는 부득이한 사정"이란 같은 항 본문에 따른 생물테러감염병병원체(이하 "생물테러감염병병원체"라 한다)를 분리할 의도가 없는 경우로서 다음 각 호의 어느 하나에 해당하는 경우를 말한다.

1. 감염병환자등의 질병진단과정에서 생물테러감염병병원체가 분리되어 보유하는 경우
2. 동물 또는 식물의 질병진단과정에서 생물테러감염병병원체가 분리되어 보유하는 경우
3. 식품 또는 토양 등 환경검체로부터 생물테러감염병병원체가 분리되어 보유하는 경우

영 제19조의9(생물테러감염병병원체 보유허가의 변경신고 사항)

법 제23조의3제3항 단서에서 "대통령령으로 정하는 경미한 사항"이란 다음 각 호의 사항을 말한다.

1. 생물테러감염병병원체의 보유허가를 받은 자(자연인인 경우로 한정한다)의 성명·주소 및 연락처
2. 생물테러감염병병원체의 보유허가를 받은 자(법인인 경우로 한정한다)의 명칭·주소 및 연락처와 그 대표자의 성명 및 연락처
3. 고위험병원체 전담관리자의 성명·직위 및 연락처

규칙 제20조의7(생물테러감염병병원체의 종류)

법 제23조의3제1항 본문에서 "보건복지부령으로 정하는 병원체"(이하 "생물테러감염병병원체"라 한다)란 별표 4에 따른 병원체를 말한다.

규칙 제20조의8(생물테러감염병병원체의 보유허가 신청 등)

① 법 제23조의3제1항에 따라 생물테러감염병병원체의 보유허가(이하 "보유허가"라 한다)를 받으려는 자는 별지 제13호의2서식의 생물테러감염병병원체 보유허가 신청서(전자문서로 된 신청서를 포함한다)에 다음 각 호의 서류(전자문서를 포함한다)를 첨부하여 질병관리청장에게 제출해야 한다.

1. 생물테러감염병병원체의 보유 및 안전관리 계획서
2. 법 제23조제1항에 따른 고위험병원체 취급시설의 허가서·신고확인서 또는 사용계약서
3. 생물테러감염병병원체를 취급하는 사람의 성명·학력 및 경력이 기재된 서류

② 제1항에 따라 신청을 받은 질병관리청장은 보유허가를 하는 경우에는 별지 제13호의3서식의 생물테러감염병병원체 보유허가서를 신청자에게 발급해야 한다.

③ 법 제23조의3제3항 본문에 따라 변경허가를 받거나 같은 항 단서에 따라 변경신고를 하려는 자는 별지 제13호의4서식의 생물테러감염병병원체 보유허가 변경신청서(전자문서로 된 신청서를 포함한다)에 다음 각 호의 서류(전자문서를 포함한다)를 첨부하여 질병관리청장에게 제출해야 한다.

1. 생물테러감염병병원체 보유허가서
2. 변경 내용을 증명하는 서류

④ 제3항에 따라 신청을 받은 질병관리청장은 보유허가 사항의 변경허가를 하거나 변경신고를 수리하는 경우에는 변경허가 또는 변경신고 사항이 반영된 생물테러감염병병원체 보유허가서를 신청자에게 재발급해야 한다.

⑤ 법 제23조의3제4항에 따라 생물테러감염병병원체 보유허가가 취소된 자는 그 허가가 취소된 날부터 90일 이내에 질병관리청 소속 공무원의 참관 하에 보유하고 있는 생물테러감염병병원체를 폐기해야 한다. 이 경우 생물테러감염병병원체의 폐기 방법에 관하여는 제20조의6제2항을 적용하되, "고위험병원체"는 "생물테러감염병병원체"로 본다.

⑥ 질병관리청장은 제1항·제3항 또는 법 제23조의3제4항에 따라 생물테러감염병병원체 보유허가, 변경허가 또는 허가취소 여부를 결정하기 위하여 필요한 경우 전문가의 의견을 들을 수 있다.

제23조의4(고위험병원체의 취급 기준)

① 고위험병원체는 다음 각 호의 어느 하나에 해당하는 사람만 취급할 수 있다.

1. 「고등교육법」 제2조제4호에 따른 전문대학 이상의 대학에서 보건의료 또는 생물 관련 분야를 전공하고 졸업한 사람 또는 이와 동등한 학력을 가진 사람
2. 「고등교육법」 제2조제4호에 따른 전문대학 이상의 대학을 졸업한 사람 또는 이와 동등 이상의 학력을 가진 사람으로서 보건의료 또는 생물 관련 분야 외의 분야를 전공하고 2년 이상의 보건의료 또는 생물 관련 분야의 경력이 있는 사람

3. 「초·중등교육법」 제2조제3호에 따른 고등학교·고등기술학교를 졸업한 사람 또는 이와 동등 이상의 학력을 가진 사람으로서 4년 이상의 보건의료 또는 생물 관련 분야의 경력이 있는 사람

② 누구든지 제1항 각 호의 어느 하나에 해당하지 아니하는 사람에게 고위험병원체를 취급하도록 하여서는 아니 된다.

③ 제1항 각 호의 학력 및 경력에 관한 구체적인 사항은 보건복지부령으로 정한다.

벌칙 ※ ①~②=79조의2(1년 이하의 징역 또는 2천만원 이하의 벌금)

※ 양벌규정

규칙 제20조의9(고위험병원체를 취급하는 사람의 학력 및 경력 기준)

① 법 제23조의4제1항제1호에 따른 보건의료 또는 생물 관련 분야는 다음 각 호와 같다.

1. 감염학, 미생물학 또는 병리학
2. 의학, 치의학, 한의학, 약학, 간호학 및 수의학
3. 생물학, 미생물학, 생명과학, 생명공학, 생화학, 분자생물학 및 유전공학
4. 그 밖에 질병관리청장이 제1호부터 제3호까지의 학과와 동일하거나 유사하다고 인정하는 보건의료 또는 생물 관련 학과

② 법 제23조의4제1항제2호 및 제3호에서 "보건의료 또는 생물 관련 분야의 경력이 있는 사람"이란 각각 다음 각 호의 어느 하나에 해당하는 경력이 있는 사람을 말한다.

1. 질병 진단관리 및 연구 경력
2. 병원체 관리 및 연구 경력
3. 미생물 시험·검사 및 연구 경력
4. 그 밖에 질병관리청장이 제1호부터 제3호까지의 분야와 동일하거나 유사하다고 인정하는 보건의료 또는 생물 관련 분야의 경력

제23조의5(고위험병원체 취급 교육)

① 고위험병원체를 취급하는 사람은 고위험병원체의 안전한 취급을 위하여 매년 필요한 교육을 받아야 한다.

② 질병관리청장은 제1항에 따른 교육을 보건복지부령으로 정하는 전문 기관 또는 단체에 위탁할 수 있다.

③ 제1항 및 제2항에 따른 교육 및 교육의 위탁 등에 필요한 사항은 보건복지부령으로 정한다.

규칙 제20조의10(고위험병원체 취급 교육의 대상 및 내용)

① 법 제23조의5제1항에 따라 고위험병원체의 안전한 취급을 위하여 매년 필요한 교육을 받아야 하는 사람은 다음 각 호의 어느 하나에 해당하는 사람으로 한다.

1. 법 제22조제1항제3호에 따른 고위험병원체 전담관리자
2. 영 제19조의6제1항제1호에 따른 고위험병원체 취급시설의 설치·운영 책임자, 고위험병원체의 전담관리자 및 생물안전관리책임자
3. 그 밖에 고위험병원체를 취급하는 사람

② 법 제23조의5제1항에 따른 고위험병원체의 안전한 취급을 위한 교육(이하 "고위험병원체 취급 교육"이라 한다)에는 다음 각 호의 내용이 포함되어야 한다.

1. 고위험병원체의 안전한 취급 기술
2. 물리적 밀폐 및 생물학적 밀폐에 관한 사항
3. 고위험병원체 취급 실험의 위해성 평가에 관한 사항
4. 고위험병원체 사고 발생 시 비상조치에 관한 사항
5. 고위험병원체 취급시설의 안전관리 등급별 준수사항 등 생물안전관리에 관한 규정의 내용

③ 제1항 및 제2항에서 정한 사항 외에 고위험병원체 취급 교육의 세부내용 및 이수시간 등 고위험병원체 취급 교육에 필요한 세부 사항은 질병관리청장이 정하여 고시한다.

규칙 제20조의11(고위험병원체 취급 교육의 위탁)

① 법 제23조의5제2항에서 "보건복지부령으로 정하는 전문 기관 또는 단체"란 다음 각 호의 어느 하나에 해당하는 전문기관 또는 단체를 말한다.

1. 「고등교육법」 제2조제1호 및 제4호에 따른 대학 및 전문대학
2. 「공공기관의 운영에 관한 법률」 제4조에 따른 공공기관
3. 「과학기술분야 정부출연연구기관 등의 설립·운영 및 육성에 관한 법률」에 따른 과학기술분야 정부출연연구기관
4. 「민법」 제32조에 따라 보건복지부장관의 허가를 받아 설립된 비영리법인
5. 「정부출연연구기관 등의 설립·운영 및 육성에 관한 법률」에 따른 정부출연연구기관

② 고위험병원체 취급 교육의 위탁기간·방법·절차 및 위탁받은 기관에 대한 평가 등에 관한 세부 사항은 질병관리청장이 정하여 고시한다.

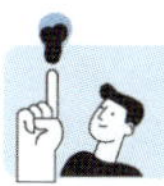

제 6 장 예방접종

제24조(필수예방접종)

① 특별자치시장 · 특별자치도지사 또는 시장 · 군수 · 구청장은 다음 각 호의 질병에 대하여 관할 보건소를 통하여 필수예방접종(이하 "필수예방접종"이라 한다)을 실시하여야 한다.

1. 디프테리아
2. 폴리오
3. 백일해
4. 홍역
5. 파상풍
6. 결핵
7. B형간염
8. 유행성이하선염
9. 풍진
10. 수두
11. 일본뇌염
12. b형헤모필루스인플루엔자
13. 폐렴구균
14. 인플루엔자
15. A형간염
16. 사람유두종바이러스 감염증
17. 그룹 A형 로타바이러스 감염증
18. 그 밖에 질병관리청장이 감염병의 예방을 위하여 필요하다고 인정하여 지정하는 감염병

② 특별자치시장 · 특별자치도지사 또는 시장 · 군수 · 구청장은 제1항에 따른 필수예방접종업무를 대통령령으로 정하는 바에 따라 관할구역 안에 있는 「의료법」에 따른 의료기관에 위탁할 수 있다.

③ 특별자치시장 · 특별자치도지사 또는 시장 · 군수 · 구청장은 필수예방접종 대상 아동 부모(아동의 법정대리인을 포함한다)에게 보건복지부령으로 정하는 바에 따라 필수예방접종을 사전에 알려야 한다. 이 경우 「개인정보 보호법」 제24조에 따른 고유식별정보를 처리할 수 있다.

영 제20조(예방접종업무의 위탁)

① 특별자치시장 · 특별자치도지사(관할 구역 안에 지방자치단체인 시 · 군이 있는 특별자치도의 도지사는 제외한다. 이하 같다) 또는 시장 · 군수 · 구청장은 법 제24조제2항 및 제25조제2항에 따라 보건소에서 시행하기 어렵거나 보건소를 이용하기 불편한 주민 등에 대한 예방접종업무를 다음 각 호에 해당하는 의료기관 중에서 특별자치시장 · 특별자치도지사 또는 시장 · 군수 · 구청장이 지정하는 의료기관에 위탁할 수 있다. 이 경우 특별자치시장 · 특별자치도지사 또는 시장 · 군수 · 구청장은 위탁한 기관을 공고해야 한다.

1. 「의료법」 제3조제2항제1호가목에 따른 의원
2. 「의료법」 제3조제2항제3호에 따른 병원급 의료기관(치과병원 및 한방병원은 같은 법 제43조제2항에 따라 의사를 두어 의과 진료과목을 추가로 설치 · 운영하는 경우로 한정한다)

② 특별자치시장 · 특별자치도지사 또는 시장 · 군수 · 구청장은 제1항에 따라 예방접종업무를 위탁할 때에는 다음 각 호의 사항이 포함된 위탁계약서를 작성하여야 한다.

1. 예방접종업무의 위탁범위에 관한 사항
2. 위탁계약 기간에 관한 사항
3. 위탁계약 조건에 관한 사항
4. 위탁계약 해지에 관한 사항

③ 제1항에 따라 예방접종업무를 위탁한 경우의 예방접종 비용 산정 및 비용 상환 절차 등에 관하여 필요한 사항은 질병관

리청장이 정하여 고시한다.

규칙 제21조의2(필수예방접종의 사전 알림)

① 특별자치시장·특별자치도지사(관할 구역 안에 지방자치단체인 시·군이 있는 특별자치도의 도지사는 제외한다. 이하 같다) 또는 시장·군수·구청장은 법 제24조제3항에 따라 필수예방접종을 사전에 알리는 경우 휴대전화에 의한 문자전송, 전자메일, 전화, 우편 또는 이에 상당하는 방법으로 알려야 한다. 다만, 사전 알림에 동의한 사람에만 해당한다.

② 제1항에 따른 사전 알림에 동의하지 않거나 필요한 개인 정보가 없는 경우에는 해당 지방자치단체의 인터넷 홈페이지에 공고함으로써 필수예방접종을 사전에 알려야 한다.

제25조(임시예방접종)

① 특별자치시장·특별자치도지사 또는 시장·군수·구청장은 다음 각 호의 어느 하나에 해당하면 관할 보건소를 통하여 임시예방접종(이하 "임시예방접종"이라 한다)을 하여야 한다.

1. 질병관리청장이 감염병 예방을 위하여 특별자치시장·특별자치도지사 또는 시장·군수·구청장에게 예방접종을 실시할 것을 요청한 경우
2. 특별자치시장·특별자치도지사 또는 시장·군수·구청장이 감염병 예방을 위하여 예방접종이 필요하다고 인정하는 경우

② 제1항에 따른 임시예방접종업무의 위탁에 관하여는 제24조제2항을 준용한다.

제26조(예방접종의 공고)

특별자치시장·특별자치도지사 또는 시장·군수·구청장은 임시예방접종을 할 경우에는 예방접종의 일시 및 장소, 예방접종의 종류, 예방접종을 받을 사람의 범위를 정하여 미리 인터넷 홈페이지에 공고하여야 한다. 다만, 제32조제3항에 따른 예방접종의 실시기준 등이 변경될 경우에는 그 변경 사항을 미리 인터넷 홈페이지에 공고하여야 한다.

제26조의2(예방접종 내역의 사전확인)

① 보건소장 및 제24조제2항(제25조제2항에서 준용하는 경우를 포함한다)에 따라 예방접종업무를 위탁받은 의료기관의 장은 예방접종을 하기 전에 대통령령으로 정하는 바에 따라 예방접종을 받으려는 사람 본인 또는 법정대리인의 동의를 받아 해당 예방접종을 받으려는 사람의 예방접종 내역을 확인하여야 한다. 다만, 예방접종을 받으려는 사람 또는 법정대리인의 동의를 받지 못한 경우에는 그러하지 아니하다.

② 제1항 본문에 따라 예방접종을 확인하는 경우 제33조의4에 따른 예방접종통합관리시스템을 활용하여 그 내역을 확인할 수 있다.

영 제20조의2(예방접종 내역의 사전확인)

법 제24조제1항 및 제25조제1항에 따라 예방접종을 하는 보건소장과 법 제24조제2항(법 제25조제2항에서 준용하는 경우를 포함한다)에 따라 예방접종을 위탁받은 의료기관의 장(이하 "보건소장등"이라 한다)은 법 제26조의2제1항 본문에 따라 예방접종을 받으려는 사람 또는 법정대리인에게 다음 각 호의 사항에 대하여 서면으로 동의를 받아야 한다.

1. 예방접종 내역을 확인한다는 사실
2. 예방접종 내역에 대한 확인 방법

제27조(예방접종증명서)

① 질병관리청장, 특별자치시장·특별자치도지사 또는 시장·군수·구청장은 필수예방접종 또는 임시예방접종을 받은 사람 본인 또는 법정대리인에게 보건복지부령으로 정하는 바에 따라 예방접종증명서를 발급하여야 한다.

② 특별자치시장·특별자치도지사 또는 시장·군수·구청장이 아닌 자가 이 법에 따른 예방접종을 한 때에는 질병관리청장, 특별자치시장·특별자치도지사 또는 시장·군수·구청장은 보건복지부령으로 정하는 바에 따라 해당 예방접종을 한 자로 하여금 예방접종증명서를 발급하게 할 수 있다.

③ 제1항 및 제2항에 따른 예방접종증명서는 전자문서를 이용하여 발급할 수 있다.

벌칙 ※ 예방접종증명서 거짓 발급=81조(200만원 이하의 벌금)

규칙 제22조(예방접종증명서)
법 제27조 및 제33조의4제4항에 따른 예방접종증명서는 별지 제16호서식과 같다.

제28조(예방접종 기록의 보존 및 보고 등)

① 특별자치시장 · 특별자치도지사 또는 시장 · 군수 · 구청장은 필수예방접종 및 임시예방접종을 하거나, 제2항에 따라 보고를 받은 경우에는 보건복지부령으로 정하는 바에 따라 예방접종에 관한 기록을 작성 · 보관하여야 하고, 특별자치시장 · 특별자치도지사는 질병관리청장에게, 시장 · 군수 · 구청장은 질병관리청장 및 시 · 도지사에게 그 내용을 각각 보고하여야 한다.

② 특별자치시장 · 특별자치도지사 또는 시장 · 군수 · 구청장이 아닌 자가 이 법에 따른 예방접종을 하면 보건복지부령으로 정하는 바에 따라 특별자치시장 · 특별자치도지사 또는 시장 · 군수 · 구청장에게 보고하여야 한다.

과태료 ※ ②(보고 누락 · 거짓 보고)=83조(100만원 이하의 과태료)

규칙 제23조(예방접종에 관한 기록의 작성 및 보고)

① 법 제28조제1항에 따라 특별자치시장 · 특별자치도지사 또는 시장 · 군수 · 구청장은 필수예방접종 및 임시예방접종을 한 경우 별지 제17호서식의 예방접종 실시 기록 및 보고서(전자문서를 포함한다. 이하 이 조에서 같다)에 예방접종에 관한 기록을 작성하여야 한다.

② 법 제28조제2항에 따라 특별자치시장 · 특별자치도지사 또는 시장 · 군수 · 구청장이 아닌 자가 예방접종을 실시하면 별지 제17호서식의 예방접종 실시 기록 및 보고서에 예방접종에 관한 기록을 작성하고, 예방접종 실시 기록 및 보고서를 특별자치시장 · 특별자치도지사 또는 시장 · 군수 · 구청장에게 제출하여야 한다.

③ 특별자치시장 · 특별자치도지사 또는 시장 · 군수 · 구청장은 제1항에 따라 예방접종에 관한 기록을 작성하거나 제2항에 따라 제출받은 예방접종 실시 기록 및 보고서를 시 · 도지사 및 질병관리청장에게 각각 제출하여야 한다.

④ 질병관리청장은 필수예방접종 또는 임시예방접종을 받은 사람(미성년자의 경우에는 그 부모를 말한다)에게 제3항에 따라 제출받은 예방접종에 관한 기록을 인터넷 홈페이지를 통하여 열람하게 하거나 전자문서를 이용하여 예방접종증명서를 발급할 수 있다.

⑤ 질병관리청장은 예방접종 대상자의 중복접종 등을 예방하기 위하여 다음 각 호의 어느 하나에 해당하는 사람에게 제3항에 따라 제출받은 예방접종에 관한 기록을 열람하게 할 수 있다.

1. 법 제24조제1항 및 제25조제1항에 따라 예방접종을 실시하는 보건소에서 예방접종을 하는 의료인
2. 법 제24조제2항 및 제25조제2항에 따라 예방접종을 실시하는 의료기관에서 예방접종을 하는 의료인
3. 「영유아보육법」 제31조의3에 따라 영유아의 예방접종 여부를 확인하여야 하는 어린이집의 원장

제29조(예방접종에 관한 역학조사)

질병관리청장, 시 · 도지사 또는 시장 · 군수 · 구청장은 다음 각 호의 구분에 따라 조사를 실시하고, 예방접종 후 이상반응 사례가 발생하면 그 원인을 밝히기 위하여 제18조에 따라 역학조사를 하여야 한다.

1. 질병관리청장: 예방접종의 효과 및 예방접종 후 이상반응에 관한 조사
2. 시 · 도지사 또는 시장 · 군수 · 구청장: 예방접종 후 이상반응에 관한 조사

벌칙 ※ 역학조사 거부 · 방해 또는 기피=81조(200만원 이하의 벌금)

제29조의2(예방접종 후 이상반응에 대한 검사)

① 「의료법」에 따른 의료인 및 의료기관의 장은 필수예방접종 또는 임시예방접종 후 혈소판감소성 혈전증 등 보건복지부령으로 정하는 이상반응이 나타나거나 의심되는 사람을 발견한 경우에는 질병관리청장에게 이상반응에 대한 검사를 의뢰할 수 있다.

② 제1항에 따라 의뢰받은 질병관리청장은 검사를 실시하여야 한다.

③ 제1항 및 제2항에 따른 검사항목, 검사의뢰 방법 및 절차, 검사방법은 질병관리청장이 정한다.

규칙 제23조의2(예방접종 후 이상반응에 대한 검사)
법 제29조의2제1항에서 "보건복지부령으로 정하는 이상반응"이란 혈소판감소성 혈전증을 말한다.

제30조(예방접종피해조사반)

① 제71조제1항 및 제2항에 규정된 예방접종으로 인한 질병 · 장애 · 사망의 원인 규명 및 피해 보상 등을 조사하고 제72조제1항에 따른 제3자의 고의 또는 과실 유무를 조사하기 위하여 질병관리청에 예방접종피해조사반을 둔다.
② 제1항에 따른 예방접종피해조사반의 설치 및 운영 등에 관하여 필요한 사항은 대통령령으로 정한다.

영 제21조(예방접종피해조사반의 구성 등)
① 법 제30조제1항에 따른 예방접종피해조사반(이하 이 조에서 "피해조사반"이라 한다)은 감염병 예방접종 후 이상반응의 발생 건수 등을 고려하여 필요한 경우 복수로 설치할 수 있다.
② 피해조사반은 10명 이내의 반원으로 구성한다.
③ 피해조사반원은 질병관리청장이 소속 공무원이나 다음 각 호의 어느 하나에 해당하는 사람 중에서 임명하거나 위촉한다.
1. 예방접종 및 예방접종 후 이상반응 분야의 전문가
2. 「의료법」 제2조제1항에 따른 의료인
④ 피해조사반은 다음 각 호의 사항을 조사하고, 그 결과를 예방접종피해보상 전문위원회에 보고하여야 한다.
1. 제31조제2항에 따라 시 · 도지사가 제출한 기초조사 결과에 대한 평가 및 보완
2. 법 제72조제1항에서 규정하는 제3자의 고의 또는 과실 유무
3. 그 밖에 예방접종으로 인한 피해보상과 관련하여 예방접종피해보상 전문위원회가 결정하는 사항
⑤ 피해조사반원은 제4항에 따라 피해조사를 하는 경우 보건복지부령으로 정하는 예방접종피해조사반원증을 지니고 관계인에게 보여 주어야 한다.
⑥ 질병관리청장은 피해조사반원에게 예산의 범위에서 피해조사 활동에 필요한 수당과 여비를 지급할 수 있다.
⑦ 피해조사반의 운영에 관한 세부사항은 예방접종피해보상 전문위원회의 의결을 거쳐 질병관리청장이 정한다.

규칙 제24조(예방접종피해조사반원증)
영 제21조제4항에 따른 예방접종피해조사반원증은 별지 제18호서식과 같다.

제31조(예방접종 완료 여부의 확인)

① 특별자치시장 · 특별자치도지사 또는 시장 · 군수 · 구청장은 초등학교와 중학교의 장에게 「학교보건법」 제10조에 따른 예방접종 완료 여부에 대한 검사 기록을 제출하도록 요청할 수 있다.
② 특별자치시장 · 특별자치도지사 또는 시장 · 군수 · 구청장은 「유아교육법」에 따른 유치원의 장과 「영유아보육법」에 따른 어린이집의 원장에게 보건복지부령으로 정하는 바에 따라 영유아의 예방접종 여부를 확인하도록 요청할 수 있다.
③ 특별자치시장 · 특별자치도지사 또는 시장 · 군수 · 구청장은 제1항에 따른 제출 기록 및 제2항에 따른 확인 결과를 확인하여 예방접종을 끝내지 못한 영유아, 학생 등이 있으면 그 영유아 또는 학생 등에게 예방접종을 하여야 한다.

규칙 제25조(예방접종 여부의 확인 요청)
법 제31조제2항에 따라 특별자치시장 · 특별자치도지사 또는 시장 · 군수 · 구청장은 「유아교육법」에 따른 유치원의 장과 「영유아보육법」에 따른 어린이집의 원장으로 하여금 영유아의 예방접종 여부를 확인하기 위하여 필수예방접종을 받은 영유아의 예방접종증명서를 확인하도록 요청할 수 있다.

제32조(예방접종의 실시주간 및 실시기준 등)

① 질병관리청장은 국민의 예방접종에 대한 관심을 높여 감염병에 대한 예방접종을 활성화하기 위하여 예방접종주간을 설정할 수 있다.
② 누구든지 거짓이나 그 밖의 부정한 방법으로 예방접종을 받아서는 아니 된다.
③ 예방접종의 실시기준과 방법 등에 관하여 필요한 사항은 보건복지부령으로 정한다.

벌칙 ※ ②(거짓이나 부정한 방법으로 예방접종을 받은 사람) =81조(200만원 이하의 벌금)

규칙 제26조(예방접종의 실시기준과 방법)
법 제32조제3항에 따른 예방접종의 실시기준과 방법 등에 관

한 사항은 「약사법」 제58조제1호에 따른 용법 및 용량 등을 따르되, 예방접종의 실시 대상 · 시기 및 주의사항은 영 제7조제1항제1호에 따른 예방접종 전문위원회의 심의를 거쳐 질병관리청장이 고시한다.

제32조의2(예방접종 휴가)

① 사업주는 이 법에 따른 예방접종을 받은 근로자에게 유급휴가를 줄 수 있다. 이 경우 국가 및 지방자치단체는 필요한 경우 사업주에게 해당 유급휴가를 위한 비용을 지원할 수 있다.
② 국가 및 지방자치단체는 「고용보험법」 제2조제1호에 따른 피보험자 등 대통령령으로 정하는 사람으로서 제1항에 따른 유급휴가를 사용하지 못하는 경우 그 비용을 지원할 수 있다.
③ 제1항 및 제2항에 따른 예방접종 및 비용의 지원 범위, 신청 · 지원 절차 등에 필요한 사항은 대통령령으로 정한다.

영 제21조의2(예방접종 휴가 비용지원 대상 등)

① 법 제32조의2제1항에 따른 유급휴가를 위한 비용지원 및 같은 조 제2항에 따른 유급휴가 미사용에 따른 비용지원을 위해서는 다음 각 호의 요건을 모두 충족해야 한다.
  1. 제1급감염병의 유행으로 인해 「재난 및 안전관리 기본법」 제38조제2항에 따른 심각 단계의 위기경보가 발령되었을 것
  2. 제2항에 따른 사업주가 법 제25조에 따른 임시예방접종을 받은 소속 근로자에게 유급휴가를 주었거나 제3항에 해당하는 사람이 법 제25조에 따른 임시예방접종을 받고 유급휴가를 사용하지 못하였을 것
② 법 제32조의2제1항 후단에 따른 비용지원 대상은 상시 4명 이하의 근로자를 사용하는 사업주로 한다.
③ 법 제32조의2제2항에 따른 비용지원 대상은 다음 각 호의 어느 하나에 해당하는 사람으로 한다.
  1. 「고용보험법」 제2조제1호가목에 따른 예술인 중 「고용보험 및 산업재해보상보험의 보험료징수 등에 관한 법률」(이하 "고용산재보험료징수법"이라 한다) 제48조의2제8항제3호에서 준용하는 고용산재보험료징수법 제21조에 따라 고용보험료의 지원을 받는 사람
  2. 「고용보험법」 제2조제1호가목에 따른 노무제공자 중 고용산재보험료징수법 제48조의3제8항제3호에서 준용하는 고용산재보험료징수법 제21조에 따라 고용보험료의 지원을 받는 사람
④ 제2항에 따른 유급휴가를 위한 비용지원의 범위 및 제3항에 따른 유급휴가 미사용에 따른 비용지원의 범위는 1일의 유급휴가에 상당하는 비용으로 한정한다. 다만, 예방접종일 다음 날이 근무일 또는 노무제공일이 아닌 경우에는 비용을 지원하지 않는다.
⑤ 비용지원 금액의 기준은 질병관리청장이 기획재정부장관과 협의하여 고시한다.

영 제21조의3(예방접종 휴가 비용지원 절차)

① 법 제32조의2제1항 후단에 따라 비용을 지원받으려는 사업주는 보건복지부령으로 정하는 신청서(전자문서로 된 신청서를 포함한다)에 다음 각 호의 서류(전자문서로 된 서류를 포함한다)를 첨부하여 특별자치시장 · 특별자치도지사 또는 시장 · 군수 · 구청장에게 제출해야 한다.
  1. 근로자가 예방접종을 받은 사실 및 예방접종을 받은 다음 날이 근무일임을 확인할 수 있는 서류
  2. 근로자가 예방접종을 받은 다음 날 재직하고 있는 사실을 증명하는 서류
  3. 근로자에게 유급휴가를 준 사실을 증명하는 서류
  4. 그 밖에 질병관리청장이 유급휴가를 위한 비용지원을 위하여 필요하다고 인정하는 서류
② 법 제32조의2제2항에 따라 비용을 지원받으려는 예술인 또는 노무제공자는 보건복지부령으로 정하는 신청서(전자문서로 된 신청서를 포함한다)에 다음 각 호의 서류(전자문서로 된 서류를 포함한다)를 첨부하여 특별자치시장 · 특별자치도지사 또는 시장 · 군수 · 구청장에게 제출해야 한다.
  1. 예술인 또는 노무제공자가 예방접종을 받은 사실 및 예방접종을 받은 다음 날이 노무제공일임을 확인할 수 있는 서류
  2. 다음 각 목의 어느 하나에 해당하는 서류
    가. 예술인이 고용산재보험료징수법 제48조의2제8항제3호에서 준용하는 고용산재보험료징수법 제21조에 따라 고용보험료의 지원을 받은 사실을 확인할 수 있는 서류
    나. 노무제공자가 고용산재보험료징수법 제48조의3제8항제3호에서 준용하는 고용산재보험료징수법 제21조에 따라 고용보험료의 지원을 받은 사실을 확인할 수 있는 서류
  3. 그 밖에 질병관리청장이 유급휴가 미사용에 따른 비용지원을 위하여 필요하다고 인정하는 서류
③ 특별자치시장 · 특별자치도지사 또는 시장 · 군수 · 구청장은 제1항에 따른 신청서를 제출받은 경우에는 「전자정부법」 제36조제1항에 따라 행정정보의 공동이용을 통하여 사업자등록증명(주민등록번호가 제외된 사업자등록증명을 말한다. 이하 같다)을 확인해야 한다. 다만, 사업주가 확인에 동의하지 않는 경우에는 해당 서류를 첨부하도록 해야 한다.
④ 제1항 또는 제2항에 따른 신청서를 제출받은 특별자치시장 · 특별자치도지사 또는 시장 · 군수 · 구청장은 비용지원 여부를 결정한 후 해당 신청자에게 서면으로 알려야 한다.
⑤ 제1항부터 제4항까지에서 규정한 사항 외에 유급휴가를 위한 비용지원 및 유급휴가 미사용에 따른 비용지원의 신청절차 및 결과통보에 필요한 사항은 보건복지부령으로 정한다.

규칙 제26조의2(예방접종 휴가 비용지원 신청서)

영 제21조의3제1항 및 제2항에 따른 신청서(전자문서로 된 신청서를 포함한다)는 별지 제18호의2서식과 같다.

제33조(예방접종약품의 계획 생산)

① 질병관리청장은 예방접종약품의 국내 공급이 부족하다고 판단되는 경우 등 보건복지부령으로 정하는 경우에는 예산의 범위에서 감염병의 예방접종에 필요한 수량의 예방접종약품을 미리 계산하여 「약사법」 제31조에 따른 의약품 제조업자(이하 "의약품 제조업자"라 한다)에게 생산하게 할 수 있으며, 예방접종약품을 연구하는 자 등을 지원할 수 있다.

② 질병관리청장은 보건복지부령으로 정하는 바에 따라 제1항에 따른 예방접종약품의 생산에 드는 비용의 전부 또는 일부를 해당 의약품 제조업자에게 미리 지급할 수 있다.

규칙 제27조(예방접종약품의 계획 생산)

① 법 제33조제1항에 따라 질병관리청장이 의약품 제조업자로 하여금 예방접종약품을 미리 생산하게 할 수 있는 경우는 다음 각 호와 같다.

1. 예방접종약품의 원료를 외국으로부터 수입하여야 하는 경우
2. 시범접종에 사용할 목적으로 생산하게 하는 경우
3. 예방접종약품의 생산기간이 6개월 이상 걸릴 경우
4. 예방접종약품의 국내 공급이 부족하다고 판단될 경우

② 질병관리청장은 법 제33조제2항에 따라 예방접종약품의 생산에 드는 비용을 다음 각 호의 구분에 따라 의약품 제조업자에게 미리 지급할 수 있다.

1. 제1항제1호에 따른 원료의 수입에 드는 금액의 전액
2. 제1항제2호에 따른 예방접종약품의 제조에 드는 금액의 전액
3. 제1항제3호에 따른 예방접종약품의 제조에 드는 금액의 2분의 1

제33조의2(필수예방접종약품등의 비축 등)

① 질병관리청장은 제24조에 따른 필수예방접종 및 제25조에 따른 임시예방접종이 원활하게 이루어질 수 있도록 하기 위하여 필요한 필수예방접종약품등을 위원회의 심의를 거쳐 미리 비축하거나 장기 구매를 위한 계약을 미리 할 수 있다.

② 질병관리청장은 제1항에 따라 비축한 필수예방접종약품등의 공급의 우선순위 등 분배기준, 그 밖에 필요한 사항을 위원회의 심의를 거쳐 정할 수 있다.

제33조의3(필수예방접종약품등의 생산 계획 등의 보고)

「약사법」 제31조 및 같은 법 제42조에 따른 품목허가를 받거나 신고를 한 자 중 필수예방접종의약품등을 생산 · 수입하거나 하려는 자는 보건복지부령으로 정하는 바에 따라 필수예방접종약품등의 생산 · 수입 계획(계획의 변경을 포함한다) 및 실적을 질병관리청장에게 보고하여야 한다.

과태료 ※ 미보고 또는 거짓 보고=83조(100만원 이하의 과태료)

규칙 제27조의2(필수예방접종약품등의 생산 · 수입 계획의 보고 등)

① 법 제33조의3에 따라 법 제24조의 필수예방접종 및 법 제25조의 임시예방접종에 사용되는 의약품(이하 "필수예방접종약품등"이라 한다)을 생산 · 수입하거나 하려는 자는 별지 제18호의3서식의 필수예방접종약품등 품목별 생산 · 수입 계획 보고서를 매월 10일(필수예방접종약품등을 생산 · 수입하려는 자의 경우에는 그 생산 · 수입하려는 날이 속하는 달의 직전 달의 10일을 말한다)까지 법 제33조의4제1항에 따른 예방접종통합관리시스템(이하 "통합관리시스템"이라 한다)을 통하여 질병관리청장에게 제출해야 한다.

② 법 제33조의3에 따라 필수예방접종약품등을 생산 · 수입하는 자는 별지 제18호의4서식의 필수예방접종약품등 품목별 생산 · 수입 실적 보고서를 매 분기가 끝난 후 2주 이내에 통합관리시스템을 통하여 질병관리청장에게 제출해야 한다.

③ 법 제33조의3에 따라 필수예방접종약품등을 생산 · 수입하거나 하려는 자는 제1항에 따른 생산 · 수입 계획을 변경하려는 경우에는 별지 제18호의5서식의 필수예방접종약품등 품목별 생산 · 수입 계획 변경 보고서를 통합관리시스템을 통하여 질병관리청장에게 제출해야 한다.

제33조의4(예방접종통합관리시스템의 구축 · 운영 등)

① 질병관리청장은 예방접종업무에 필요한 각종 자료 또는 정보의 효율적 처리와 기록 · 관리업무의 전산화를 위하여 예방접종통합관리시스템(이하 "통합관리시스템"이라 한다)을 구축 · 운영하여야 한다.

② 질병관리청장은 통합관리시스템을 구축 · 운영하기 위하여 다음 각 호의 자료를 수집 · 관리 · 보유할 수 있으며, 관련 기관 및 단체에 필요한 자료의 제공을 요청할 수 있다. 이 경우 자료의 제공을 요청받은 기관 및 단체는 정당한 사유가 없으면 이에 따라야 한다.

1. 예방접종 대상자의 인적사항(「개인정보 보호법」 제24조에 따른 고유식별정보 등 대통령령으로 정하는 개인정보를 포함한다)
2. 예방접종을 받은 사람의 이름, 접종명, 접종일시 등 예방접종 실시 내역
3. 예방접종 위탁 의료기관 개설 정보, 제11조 및 제13조에 따른 예방접종 후 이상반응 신고 · 보고 내용, 제29조에 따른 예방접종에 관한 역학조사 내용, 제71조에 따른 예방접종 피해보상 신청 내용 등 그 밖에 예방접종업무를 하는 데에 필요한 자료로서 대통령령으로 정하는 자료

③ 보건소장 및 제24조제2항(제25조제2항에서 준용하는 경우를 포함한다)에 따라 예방접종업무를 위탁받은 의료기관의 장은 이 법에 따른 예방접종을 하면 제2항제2호의 정보를 대통령령으로 정하는 바에 따라 통합관리시스템에 입력하여야 한다.

④ 질병관리청장은 대통령령으로 정하는 바에 따라 통합관리시스템을 활용하여 예방접종 대상 아동 부모에게 자녀의 예방접종 내역을 제공하거나 예방접종증명서 발급을 지원할 수 있다. 이 경우 예방접종 내역 제공 또는 예방접종증명서 발급의 적정성을 확인하기 위하여 법원행정처장에게 「가족관계의 등록 등에 관한 법률」 제11조에 따른 등록전산정보자료를 요청할 수 있으며, 법원행정처장은 정당한 사유가 없으면 이에 따라야 한다.

⑤ 통합관리시스템은 예방접종업무와 관련된 다음 각 호의 정보시스템과 전자적으로 연계하여 활용할 수 있다.

1. 「초 · 중등교육법」 제30조의4에 따른 교육정보시스템
2. 「유아교육법」 제19조의2에 따른 유아교육정보시스템
3. 「민원 처리에 관한 법률」 제12조의2제3항에 따른 통합전자민원창구 등 그 밖에 보건복지부령으로 정하는 정보시스템

⑥ 제1항부터 제5항까지의 정보의 보호 및 관리에 관한 사항은 이 법에서 규정된 것을 제외하고는 「개인정보 보호법」의 규정에 따른다.

영 제21조의4(예방접종 대상자의 개인정보 등)

① 법 제33조의4제2항제1호에 따라 질병관리청장이 관련 기관 및 단체에 요청할 수 있는 예방접종 대상자의 인적사항에 관한 자료는 다음 각 호의 구분에 따른다.

1. 예방접종 대상자가 국민인 경우: 다음 각 목의 자료
   가. 예방접종 대상자의 성명, 주민등록번호, 주소 및 전화번호(휴대전화번호를 포함한다)
   나. 예방접종 대상자의 소속에 관한 다음의 자료
      1) 「초 · 중등교육법」 제2조에 따른 소속 학교에 관한 자료
      2) 「유아교육법」 제2조제2호에 따른 소속 유치원에 관한 자료
      3) 「영유아보육법」 제2조제3호에 따른 소속 어린이집에 관한 자료
      4) 「아동복지법」 제3조제10호에 따른 소속 아동복지시설에 관한 자료
   다. 그 밖에 예방접종 대상자에 대한 다음의 자료
      1) 「장애인복지법」 제32조에 따라 등록된 장애인인지 여부
      2) 「다문화가족지원법」 제2조제1호에 따른 다문화가족의 구성원인지 여부
      3) 「국민기초생활 보장법」 제2조제2호에 따른 수급자(같은 조 제10호에 따른 차상위계층을 포함한다) 또는 수급자의 자녀인지 여부
2. 예방접종 대상자가 외국인 또는 외국국적동포인 경우: 다음 각 목의 자료
   가. 「출입국관리법」 제31조에 따른 외국인등록에 관한 정보
   나. 「재외동포의 출입국과 법적 지위에 관한 법률」 제6조에 따른 외국국적동포의 국내거소신고에 관한 정보
3. 그 밖에 예방접종 대상자의 인적사항에 관한 정보로서 예방접종업무의 수행과 관련하여 질병관리청장이 특히 필요하다고 인정하여 고시하는 정보

② 법 제33조의4제2항제3호에 따라 질병관리청장이 예방접종 업무를 하는 데 필요한 자료로서 관련 기관 및 단체에 요청할 수 있는 자료는 다음 각 호와 같다.

1. 법 제24조제2항(법 제25조제2항에서 준용하는 경우를 포함한다)에 따라 예방접종업무를 위탁받은 의료기관의 개설정보

1의2. 법 제11조 및 제13조에 따른 예방접종 후 이상반

응 신고·보고 내용에 관한 자료
1의3. 법 제29조에 따른 예방접종에 관한 역학조사 내용에 관한 자료
2. 법 제71조에 따른 예방접종 피해보상 신청 내용에 관한 자료
3. 예방접종을 하는 데에 현저히 곤란한 질병이나 질환 또는 감염병의 관리 등에 관한 정보

영 제21조의5(예방접종 정보의 입력)

보건소장등이 예방접종을 실시한 경우에는 법 제33조의4제3항에 따라 같은 조 제1항에 따른 예방접종통합관리시스템(이하 "통합관리시스템"이라 한다)에 다음 각 호의 정보를 지체 없이 입력해야 한다.

1. 예방접종을 받은 사람에 대한 다음 각 목의 정보
   가. 성명
   나. 주민등록번호. 다만, 예방접종을 받은 사람이 외국인이거나 외국국적동포인 경우에는 외국인등록번호 또는 국내거소신고번호를 말한다.
2. 예방접종의 내용에 대한 다음 각 목의 정보
   가. 예방접종 명칭
   나. 예방접종 차수
   다. 예방접종 연월일
   라. 예방접종에 사용된 백신의 이름
   마. 예진의사 및 접종의사의 성명

영 제21조의6(예방접종 내역의 제공 등)

① 질병관리청장은 법 제33조의4제4항 전단에 따라 예방접종 대상 아동 부모에게 자녀의 예방접종 내역을 제공하는 경우에는 통합관리시스템을 활용한 열람의 방법으로 제공한다. 다만, 질병관리청장이 필요하다고 인정하는 경우에는 통합관리시스템을 활용하여 문자전송, 전자메일, 전화, 우편 또는 이에 상응하는 방법으로 제공할 수 있다.

② 질병관리청장은 법 제33조의4제4항 전단에 따라 예방접종 증명서를 발급하는 경우에는 질병관리청장이 정하는 바에 따라 통합관리시스템에서 직접 발급하거나 「민원 처리에 관한 법률」 제12조의2제3항에 따른 전자민원창구와 연계하여 발급할 수 있다.

규칙 제27조의3(예방접종통합관리시스템의 연계시스템)

법 제33조의4제5항제3호에서 "보건복지부령으로 정하는 정보시스템"이란 다음 각 호의 정보시스템을 말한다.

1. 법 제40조의5제1항에 따른 감염병관리통합정보시스템
2. 「주민등록법」 제28조제1항에 따른 주민등록전산정보를 처리하는 정보시스템
3. 「사회보장기본법」 제37조제2항에 따른 사회보장정보시스템
4. 「지역보건법」 제5조제1항에 따른 지역보건의료정보시스템
5. 「지방재정법」 제96조의2제1항에 따른 정보시스템
6. 그 밖에 예방접종 업무의 효율적 운영을 위하여 질병관리청장이 필요하다고 인정하는 정보시스템

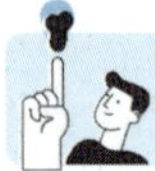

제 7 장 감염 전파의 차단 조치

제34조(감염병 위기관리대책의 수립 · 시행)

① 보건복지부장관 및 질병관리청장은 감염병의 확산 또는 해외 신종감염병의 국내 유입으로 인한 재난상황에 대처하기 위하여 위원회의 심의를 거쳐 감염병 위기관리대책(이하 "감염병 위기관리대책"이라 한다)을 수립 · 시행하여야 한다.

② 감염병 위기관리대책에는 다음 각 호의 사항이 포함되어야 한다.

1. 재난상황 발생 및 해외 신종감염병 유입에 대한 대응체계 및 기관별 역할
2. 재난 및 위기상황의 판단, 위기경보 결정 및 관리체계
3. 감염병위기 시 동원하여야 할 의료인 등 전문인력, 시설, 의료기관의 명부 작성
4. 의료 · 방역 물품의 비축방안 및 조달방안
5. 재난 및 위기상황별 국민행동요령, 동원 대상 인력, 시설, 기관에 대한 교육 및 도상연습, 제1급감염병 등 긴급한 대처가 필요한 감염병에 대한 위기대응 등 실제 상황대비 훈련

5의2. 감염취약계층에 대한 유형별 보호조치 방안 및 사회복지시설의 유형별 · 전파상황별 대응방안

6. 그 밖에 재난상황 및 위기상황 극복을 위하여 필요하다고 보건복지부장관 및 질병관리청장이 인정하는 사항

③ 보건복지부장관 및 질병관리청장은 감염병 위기관리대책에 따른 정기적인 훈련을 실시하여야 한다.

④ 감염병 위기관리대책의 수립 및 시행 등에 필요한 사항은 대통령령으로 정한다.

영 제22조(감염병 위기관리대책 수립 절차 등)

① 보건복지부장관 및 질병관리청장은 법 제34조제1항에 따라 감염병 위기관리대책을 수립하기 위하여 관계 행정기관, 지방자치단체 및 「공공기관의 운영에 관한 법률」 제4조에 따른 공공기관 등에 자료의 제출을 요청할 수 있다.

② 보건복지부장관 및 질병관리청장은 법 제34조제1항에 따라 수립한 감염병 위기관리대책을 관계 중앙행정기관의 장에게 통보하여야 한다.

제34조의2(감염병위기 시 정보공개)

① 질병관리청장, 시·도지사 및 시장·군수·구청장은 국민의 건강에 위해가 되는 감염병 확산으로 인하여 「재난 및 안전관리 기본법」 제38조제2항에 따른 주의 이상의 위기경보가 발령되면 감염병 환자의 이동경로, 이동수단, 진료의료기관 및 접촉자 현황, 감염병의 지역별·연령대별 발생 및 검사 현황 등 국민들이 감염병 예방을 위하여 알아야 하는 정보를 정보통신망 게재 또는 보도자료 배포 등의 방법으로 신속히 공개하여야 한다. 다만, 성별, 나이, 그 밖에 감염병 예방과 관계없다고 판단되는 정보로서 대통령령으로 정하는 정보는 제외하여야 한다.

② 질병관리청장, 시·도지사 및 시장·군수·구청장은 제1항에 따라 공개한 정보가 그 공개목적의 달성 등으로 공개될 필요가 없어진 때에는 지체 없이 그 공개된 정보를 삭제하여야 한다.

③ 누구든지 제1항에 따라 공개된 사항이 다음 각 호의 어느 하나에 해당하는 경우에는 질병관리청장, 시·도지사 또는 시장·군수·구청장에게 서면이나 말로 또는 정보통신망을 이용하여 이의신청을 할 수 있다.

1. 공개된 사항이 사실과 다른 경우
2. 공개된 사항에 관하여 의견이 있는 경우

④ 질병관리청장, 시·도지사 또는 시장·군수·구청장은 제3항에 따라 신청한 이의가 상당한 이유가 있다고 인정하는 경우에는 지체 없이 공개된 정보의 정정 등 필요한 조치를 하여야 한다.

⑤ 제1항부터 제3항까지에 따른 정보공개 및 삭제와 이의신청의 범위, 절차 및 방법 등에 관하여 필요한 사항은 보건복지부령으로 정한다.

영 제22조의2(감염병위기 시 공개 제외 정보)

① 법 제34조의2제1항에서 "대통령령으로 정하는 정보"란 다음 각 호의 정보를 말한다.

1. 성명
2. 읍·면·동 단위 이하의 거주지 주소
3. 그 밖에 질병관리청장이 감염병별 특성을 고려하여 감염병의 예방과 관계없다고 정하는 정보

② 질병관리청장은 제1항제3호에 따라 감염병의 예방과 관계없는 정보를 정한 경우에는 그 내용을 질병관리청의 인터넷 홈페이지에 게재하고, 시·도지사 및 시장·군수·구청장에게 알려야 한다.

규칙 제27조의4(감염병위기 시 정보공개 범위 및 절차 등)

① 질병관리청장, 시·도지사 및 시장·군수·구청장은 법 제34조의2제1항에 따라 정보를 공개하는 경우에는 감염병 위기상황, 감염병의 특성 및 역학적 필요성을 고려하여 공개하는 정보의 범위를 결정해야 한다.

② 법 제34조의2제3항에 따라 서면으로 이의신청을 하려는 사람은 별지 제18호의6서식의 정보공개 이의신청서를 질병관리청장, 시·도지사 또는 시장·군수·구청장에게 제출해야 한다.

제35조(시·도별 감염병 위기관리대책의 수립 등)

① 질병관리청장은 제34조제1항에 따라 수립한 감염병 위기관리대책을 시·도지사에게 알려야 한다.

② 시·도지사는 제1항에 따라 통보된 감염병 위기관리대책에 따라 특별시·광역시·특별자치시·도·특별자치도(이하 "시·도"라 한다)별 감염병 위기관리대책을 수립·시행하여야 한다.

제35조의2(재난 시 의료인에 대한 거짓 진술 등의 금지)

누구든지 감염병에 관하여 「재난 및 안전관리 기본법」 제38조제2항에 따른 주의 이상의 예보 또는 경보가 발령된 후에는 의료인에 대하여 의료기관 내원이력 및 진료이력 등 감염 여부 확인에 필요한 사실에 관하여 거짓 진술, 거짓 자료를

제출하거나 고의적으로 사실을 누락 · 은폐하여서는 아니 된다.

과태료 ※ 거짓진술 · 거짓자료 제출 · 사실 누락 · 은폐=83조(1천만원 이하의 과태료)

제36조(감염병관리기관의 지정 등)

① 보건복지부장관, 질병관리청장 또는 시 · 도지사는 보건복지부령으로 정하는 바에 따라 「의료법」 제3조에 따른 의료기관을 감염병관리기관으로 지정하여야 한다.

② 시장 · 군수 · 구청장은 보건복지부령으로 정하는 바에 따라 「의료법」에 따른 의료기관을 감염병관리기관으로 지정할 수 있다.

③ 제1항 및 제2항에 따라 지정받은 의료기관(이하 "감염병관리기관"이라 한다)의 장은 감염병을 예방하고 감염병환자등을 진료하는 시설(이하 "감염병관리시설"이라 한다)을 설치하여야 한다. 이 경우 보건복지부령으로 정하는 일정규모 이상의 감염병관리기관에는 감염병의 전파를 막기 위하여 전실 및 음압시설 등을 갖춘 1인 병실을 보건복지부령으로 정하는 기준에 따라 설치하여야 한다.

④ 보건복지부장관, 질병관리청장, 시 · 도지사 또는 시장 · 군수 · 구청장은 감염병관리시설의 설치 및 운영에 드는 비용을 감염병관리기관에 지원하여야 한다.

⑤ 감염병관리기관이 아닌 의료기관이 감염병관리시설을 설치 · 운영하려면 보건복지부령으로 정하는 바에 따라 특별자치시장 · 특별자치도지사 또는 시장 · 군수 · 구청장에게 신고하여야 한다. 이 경우 특별자치시장 · 특별자치도지사 또는 시장 · 군수 · 구청장은 그 내용을 검토하여 이 법에 적합하면 신고를 수리하여야 한다.

⑥ 보건복지부장관, 질병관리청장, 시 · 도지사 또는 시장 · 군수 · 구청장은 감염병 발생 등 긴급상황 발생 시 감염병관리기관에 진료개시 등 필요한 사항을 지시할 수 있다.

규칙 제28조(감염병관리기관의 지정)

① 법 제36조제1항 및 제2항에 따른 감염병관리기관은 「의료법」 제3조제2항제3호가목 및 바목에 따른 병원 및 종합병원 중에서 지정한다.

② 법 제36조제1항 및 제2항에 따라 감염병관리기관을 지정한 보건복지부장관, 질병관리청장, 시 · 도지사 또는 시장 · 군수 · 구청장은 해당 감염병관리기관의 장에게 별지 제19호서식의 감염병관리기관 지정서를 발급해야 한다.

규칙 제29조(감염병관리기관이 아닌 의료기관의 감염병관리시설의 설치)

① 법 제36조제5항에 따라 감염병관리기관이 아닌 의료기관이 법 제36조제3항에 따른 감염병관리시설(이하 "감염병관리시설"이라 한다)을 설치 · 운영하려면 별지 제20호서식의 비지정 감염병관리시설 설치신고서에 사업계획서를 첨부하여 관할하는 특별자치시장 · 특별자치도지사 또는 시장 · 군수 · 구청장에게 제출해야 한다. 이 경우 특별자치시장 · 특별자치도지사 또는 시장 · 군수 · 구청장은 「전자정부법」 제36조제1항에 따른 행정정보의 공동이용을 통하여 법인 등기사항증명서(법인인 경우만 해당한다)를 확인해야 한다.

② 특별자치시장 · 특별자치도지사 또는 시장 · 군수 · 구청장은 제1항에 따른 신고를 받은 경우에는 별지 제21호서식의 비지정 감염병관리시설 설치신고확인증을 신고자에게 발급하여야 한다.

제37조(감염병위기 시 감염병관리기관의 설치 등)

① 보건복지부장관, 질병관리청장, 시 · 도지사 또는 시장 · 군수 · 구청장은 감염병환자가 대량으로 발생하거나 제36조에 따라 지정된 감염병관리기관만으로 감염병환자등을 모두 수용하기 어려운 경우에는 다음 각 호의 조치를 취할 수 있다.

1. 제36조에 따라 지정된 감염병관리기관이 아닌 의료기관을 일정 기간 동안 감염병관리기관으로 지정
2. 격리소 · 요양소 또는 진료소의 설치 · 운영

② 제1항제1호에 따라 지정된 감염병관리기관의 장은 보건복지부령으로 정하는 바에 따라 감염병관리시설을 설치하여야 한다.

③ 보건복지부장관, 질병관리청장, 시 · 도지사 또는 시장 · 군수 · 구청장은 제2항에 따른 시설의 설치 및 운영에 드는 비용을 감염병관리기관에 지원하여야 한다.

④ 제1항제1호에 따라 지정된 감염병관리기관의 장은 정당한 사유없이 제2항의 명령을 거부할 수 없다.
⑤ 보건복지부장관, 질병관리청장, 시・도지사 또는 시장・군수・구청장은 감염병 발생 등 긴급상황 발생 시 감염병관리기관에 진료개시 등 필요한 사항을 지시할 수 있다.

벌칙 ※ ④(감염병관리시설 미설치)=80조(300만원 이하의 벌금)

규칙 제30조(감염병위기 시 감염병관리기관의 지정절차)
법 제37조제1항제1호에 따른 감염병관리기관의 지정절차에 관하여는 제28조제2항을 준용한다.

제38조(감염병환자등의 입소 거부 금지)

감염병관리기관은 정당한 사유 없이 감염병환자등의 입소를 거부할 수 없다.

제39조(감염병관리시설 등의 설치 및 관리방법)

감염병관리시설 및 제37조에 따른 격리소 · 요양소 또는 진료소의 설치 및 관리방법 등에 관하여 필요한 사항은 보건복지부령으로 정한다.

규칙 제31조(감염병관리시설 등의 설치 기준 등)
① 법 제36조제3항 및 법 제39조에 따른 감염병관리시설, 격리소 · 요양소 또는 진료소의 설치 기준은 다음 각 호와 같으며, 그 밖의 세부 사항은 질병관리청장이 정한다.
  1. 감염병관리시설: 다음 각 목의 구분에 따른다.
    가. 300개 이상의 병상을 갖춘 감염병관리기관: 별표 4의2의 기준에 적합한 음압병실을 1개 이상 설치할 것
    나. 300개 미만의 병상을 갖춘 감염병관리기관: 외부와 격리된 진료실 또는 격리된 병실을 1개 이상 설치할 것
  2. 격리소・요양소: 「의료법 시행규칙」 제34조에 따른 의료기관의 시설 기준 중 의원에 해당하는 시설을 갖추거나 임시숙박시설 및 간이진료시설을 갖출 것
  3. 진료소: 「의료법 시행규칙」 제34조에 따른 의료기관의 시설 기준 중 의원에 해당하는 시설을 갖추거나 「지역보건법」 제13조에 따른 보건지소일 것
② 삭제 〈2016.1.7.〉

제39조의2(감염병관리시설 평가)

질병관리청장, 시 · 도지사 및 시장 · 군수 · 구청장은 감염병관리시설을 정기적으로 평가하고 그 결과를 시설의 감독 · 지원 등에 반영할 수 있다. 이 경우 평가의 방법, 절차, 시기 및 감독 · 지원의 내용 등은 보건복지부령으로 정한다.

규칙 제31조의2(감염병관리시설 평가)
① 법 제39조의2에 따른 감염병관리시설에 대한 정기적 평가의 평가항목은 다음 각 호와 같다.
  1. 감염병관리시설의 시설기준 적합성
  2. 감염병관리시설의 근무인력 적정성
  3. 감염병관리시설의 진료 및 운영실적
  4. 그 밖에 감염병관리시설의 설치・운영 및 관리의 적정성을 위하여 질병관리청장이 필요하다고 인정하는 사항
② 법 제39조의2에 따른 감염병관리시설에 대한 정기적 평가는 모든 감염병관리시설을 대상으로 서면평가의 방법에 따라 실시한다. 다만, 감염병관리기관의 장이 요청하거나 서면평가 결과 추가적 확인이 필요한 경우에는 방문평가의 방법으로 실시할 수 있다.
③ 질병관리청장, 시 · 도지사 또는 시장 · 군수 · 구청장은 법 제39조의2에 따른 감염병관리시설의 평가를 위하여 필요한 경우에는 감염병관리기관의 장에게 자료의 제출을 요청할 수 있다.
④ 질병관리청장, 시 · 도지사 또는 시장 · 군수 · 구청장은 제2항에 따른 평가를 실시하는 경우에는 감염병관리기관의 장에게 다음 각 호의 구분에 따라 평가실시일, 평가항목 및 세부 평가일정에 관한 사항을 알려야 한다.
  1. 평가실시일 및 평가항목: 평가실시일 90일 전
  2. 세부 평가일정: 평가실시일 7일 전
⑤ 질병관리청장, 시 · 도지사 또는 시장 · 군수 · 구청장은 필요하다고 인정하는 경우에는 감염병관리시설에 대한 평가를 관계 전문기관 또는 전문단체에 의뢰하여 실시할 수 있다.
⑥ 질병관리청장, 시 · 도지사 또는 시장 · 군수 · 구청장은 감염병관리시설에 대한 평가결과에 따라 시정을 요구하거나 운영비를 차등하여 지원할 수 있다.
⑦ 제2항부터 제6항까지에서 정한 사항 외에 감염병관리시설에 대한 평가방법, 평가절차 및 지도 · 감독 등에 필요한 세부사항은 질병관리청장이 정하여 고시한다.

제39조의3(감염병의심자 격리시설 지정)

① 시·도지사는 감염병 발생 또는 유행 시 감염병의심자를 격리하기 위한 시설(이하 "감염병의심자 격리시설"이라 한다)을 지정하여야 한다. 다만, 「의료법」 제3조에 따른 의료기관은 감염병의심자 격리시설로 지정할 수 없다.

① 시·도지사 또는 시장·군수·구청장은 감염병 발생 또는 유행 시 감염병의심자를 격리하기 위한 시설(이하 "감염병의심자 격리시설"이라 한다)을 지정하여야 한다. 다만, 「의료법」 제3조에 따른 의료기관은 감염병의심자 격리시설로 지정할 수 없다. 〈개정 2024.1.30.〉 [시행일: 2025.7.31.]

② 질병관리청장 또는 시·도지사는 감염병의심자가 대량으로 발생하거나 제1항에 따라 지정된 감염병의심자 격리시설만으로 감염병의심자를 모두 수용하기 어려운 경우에는 제1항에 따라 감염병의심자 격리시설로 지정되지 아니한 시설을 일정기간 동안 감염병의심자 격리시설로 지정할 수 있다.

③ 제1항 및 제2항에 따른 감염병의심자 격리시설의 지정 및 관리 방법 등에 필요한 사항은 보건복지부령으로 정한다.

규칙 제31조의3(감염병의심자 격리시설 지정 기준 등)

① 법 제39조의3제1항 및 제2항에 따른 감염병의심자를 격리하기 위한 시설(이하 "감염병의심자 격리시설"이라 한다)의 지정 기준은 다음 각 호와 같다.
1. 독립된 건물로서 여러 개의 방으로 구획되어 있을 것
2. 구획된 각 방마다 샤워시설과 화장실이 모두 구비되어 있을 것
3. 음압병상을 보유한 「의료법」에 따른 의료기관에 근접하여, 감염병의심자의 이송이 가능한 거리에 위치할 것
4. 감염병의심자 격리시설의 규모는 해당 특별시·광역시·특별자치시·도·특별자치도의 인구, 지리적 여건, 교통 등을 고려하여 정할 것

② 시·도지사는 감염병 확산을 방지하기 위하여 감염병의심자와 다른 사람과의 접촉을 차단하여야 하며, 격리기간 동안 감염병의심자의 생활에 불편함이 없도록 필요한 조치를 하여야 한다.

② 시·도지사 또는 시장·군수·구청장은 감염병 확산을 방지하기 위하여 감염병의심자와 다른 사람과의 접촉을 차단하여야 하며, 격리기간 동안 감염병의심자의 생활에 불편함이 없도록 필요한 조치를 해야 한다. 〈개정 2025.6.2.〉 [시행일: 2025.7.31.]

제40조(생물테러감염병 등에 대비한 의료·방역 물품의 비축)

① 질병관리청장은 생물테러감염병 및 그 밖의 감염병의 대유행이 우려되면 위원회의 심의를 거쳐 예방·치료 의료·방역 물품의 품목을 정하여 미리 비축하거나 장기 구매를 위한 계약을 미리 할 수 있다.

② 질병관리청장은 「약사법」 제31조제2항에도 불구하고 생물테러감염병이나 그 밖의 감염병의 대유행이 우려되면 예방·치료 의약품을 정하여 의약품 제조업자에게 생산하게 할 수 있다.

③ 질병관리청장은 제2항에 따른 예방·치료 의약품의 효과와 이상반응에 관하여 조사하고, 이상반응 사례가 발생하면 제18조에 따라 역학조사를 하여야 한다.

제40조의2(감염병 대비 의료·방역 물품 공급의 우선순위 등 분배기준)

질병관리청장은 생물테러감염병이나 그 밖의 감염병의 대유행에 대비하여 제40조제1항 및 제2항에 따라 비축하거나 생산한 의료·방역 물품(「약사법」에 따른 의약품 및 「의료기기법」에 따른 의료기기로 한정한다) 공급의 우선순위 등 분배기준, 그 밖에 필요한 사항을 위원회의 심의를 거쳐 정할 수 있다. 이 경우 분배기준을 정할 때에는 다음 각 호의 어느 하나에 해당하는 지역에 의료·방역 물품이 우선 분배될 수 있도록 노력하여야 한다.
1. 감염병 확산으로 인하여 「재난 및 안전관리 기본법」 제60조에 따른 특별재난지역으로 선포된 지역
2. 감염병이 급속히 확산하거나 확산될 우려가 있는 지역으로서 치료병상 현황, 환자 중증도 등을 고려하여 질병관리청장이 정하는 지역

제40조의3(수출금지 등)

① 보건복지부장관은 제1급감염병의 유행으로 그 예방·방역 및 치료에 필요한 의료·방역 물품 중 보건복지부령으로 정하는 물품의 급격한 가격상승 또는 공급부족으로 국민건강을 현저하게 저해할 우려가 있을 때에는 그 물품의 수출

이나 국외 반출을 금지할 수 있다.

② 보건복지부장관은 제1항에 따른 금지를 하려면 미리 관계 중앙행정기관의 장과 협의하여야 하고, 금지 기간을 미리 정하여 공표하여야 한다.

벌칙 ※ ①=77조(5년 이하의 징역 또는 5천만원 이하의 벌금)

규칙 제31조의4(수출금지 등)

법 제40조의3제1항에서 "의료·방역 물품 중 보건복지부령으로 정하는 물품"이란 다음 각 호의 어느 하나에 해당하는 물품을 말한다.

1. 「약사법」 제2조제7호에 따른 의약외품에 해당하는 마스크
2. 「약사법」 제2조제7호에 따른 의약외품에 해당하는 손소독용 외용 소독제
3. 감염병 예방을 위하여 착용하는 보호장비
4. 그 밖에 제1급감염병의 예방·방역 및 치료에 필요한 물품으로서 보건복지부장관이 정하여 고시하는 물품

제40조의4(지방자치단체의 감염병 대비 의료·방역 물품의 비축)

시·도지사 또는 시장·군수·구청장은 감염병의 확산 또는 해외 신종감염병의 국내 유입으로 인한 재난상황에 대처하기 위하여 감염병 대비 의료·방역 물품을 비축·관리하고, 재난상황 발생 시 이를 지급하는 등 필요한 조치를 취할 수 있다.

제40조의5(감염병관리통합정보시스템)

① 질병관리청장은 감염병의 예방·관리·치료 업무에 필요한 각종 자료 또는 정보의 효율적 처리와 기록·관리 업무의 전산화를 위하여 감염병환자등, 「의료법」에 따른 의료인, 의약품 및 장비 등을 관리하는 감염병관리통합정보시스템(이하 "감염병정보시스템"이라 한다)을 구축·운영할 수 있다.

② 질병관리청장은 감염병정보시스템을 구축·운영하기 위하여 다음 각 호의 자료를 수집·관리·보유 및 처리할 수 있으며, 관련 기관 및 단체에 필요한 자료의 입력 또는 제출을 요청할 수 있다. 이 경우 자료의 입력 또는 제출을 요청받은 기관 및 단체는 정당한 사유가 없으면 이에 따라야 한다.

1. 감염병환자등의 인적사항(「개인정보 보호법」 제24조에 따른 고유식별정보 등 대통령령으로 정하는 개인정보를 포함한다)
2. 감염병 치료내용, 그 밖에 감염병환자등에 대한 예방·관리·치료 업무에 필요한 자료로서 대통령령으로 정하는 자료

③ 감염병정보시스템은 다음 각 호의 정보시스템과 전자적으로 연계하여 활용할 수 있다. 이 경우 연계를 통하여 수집할 수 있는 자료 또는 정보는 감염병환자등에 대한 예방·관리·치료 업무를 위한 것으로 한정한다.

1. 「주민등록법」 제28조제1항에 따른 주민등록전산정보를 처리하는 정보시스템
2. 「지역보건법」 제5조제1항에 따른 지역보건의료정보시스템
3. 「식품안전기본법」 제24조의2에 따른 통합식품안전정보망
4. 「가축전염병 예방법」 제3조의3에 따른 국가가축방역통합정보시스템
5. 「재난관리자원의 관리 등에 관한 법률」 제46조에 따른 재난관리자원 통합관리시스템
6. 「결핵예방법」 제7조제2항에 따른 결핵통합관리시스템
7. 그 밖에 대통령령으로 정하는 정보시스템

④ 제1항에서 제3항까지의 규정에 따른 정보의 보호 및 관리에 관한 사항은 이 법에서 규정된 것을 제외하고는 「개인정보 보호법」 및 「공공기관의 정보공개에 관한 법률」을 따른다.

⑤ 감염병정보시스템의 구축·운영 및 감염병 관련 정보의 요청 방법 등에 관하여 필요한 사항은 보건복지부령으로 정한다.

영 제22조의3(감염병관리통합정보시스템)

① 법 제40조의5제2항제1호에서 "「개인정보 보호법」 제24조에 따른 고유식별정보 등 대통령령으로 정하는 개인정보"란 다음 각 호의 구분에 따른 정보를 말한다.

1. 감염병환자등이 대한민국 국민인 경우: 성명, 주민등록번호, 주소, 직업 및 연락처

2. 감염병환자등이 외국인인 경우: 「출입국관리법」 제32조 각 호에 따른 외국인등록사항 및 연락처
3. 감염병환자등이 외국국적동포인 경우: 「재외동포의 출입국과 법적 지위에 관한 법률 시행령」 제7조제1항 각 호에 따른 국내거소 신고사항 및 연락처

② 법 제40조의5제2항제2호에서 "대통령령으로 정하는 자료"란 다음 각 호의 자료를 말한다.
1. 법 제11조부터 제14조까지의 규정에 따른 신고, 보고 및 통보를 통하여 수집된 자료
2. 법 제16조제2항 전단에 따른 감염병의 표본감시 관련 자료
3. 법 제18조제1항 본문에 따른 역학조사의 결과에 관한 정보
4. 법 제76조의2제1항 및 제2항에 따라 수집된 감염병환자등 및 감염병의심자에 관한 정보
5. 의료기관별 다음 각 목의 의료자원 현황에 관한 자료
가. 「의료법」 제2조제1항에 따른 의료인
나. 「약사법」 제2조제4호에 따른 의약품
다. 의료 시설·장비 및 물품
6. 그 밖에 감염병환자등에 대한 예방·관리·치료 업무에 필요한 자료로서 질병관리청장이 정하여 고시하는 자료

③ 법 제40조의5제3항제6호에서 "대통령령으로 정하는 정보시스템"이란 다음 각 호의 정보시스템을 말한다.
1. 통합관리시스템
2. 「119구조·구급에 관한 법률」 제10조의2제2항제4호에 따른 119구급이송 관련 정보망
3. 「검역법」 제29조의2제1항에 따른 검역정보시스템
4. 「국민건강보험법」 제13조에 따른 국민건강보험공단의 정보시스템
5. 「국민건강보험법」 제62조에 따른 건강보험심사평가원의 정보시스템
6. 「선박의 입항 및 출항 등에 관한 법률」 제50조제1항에 따른 항만운영정보시스템
7. 「야생생물 보호 및 관리에 관한 법률」 제34조의7제1항에 따른 야생동물의 질병진단 관련 정보를 처리하는 정보시스템
8. 「여권법」 제8조제2항에 따른 여권정보통합관리시스템
9. 「응급의료에 관한 법률」 제15조제1항에 따른 응급의료정보통신망
10. 「초·중등교육법」 제30조의4제1항에 따른 교육정보시스템
11. 「출입국관리법」에 따른 출입국관리정보를 처리하는 정보시스템
12. 그 밖에 질병관리청장이 감염병환자등에 대한 예방·관리·치료 업무를 위해 필요하다고 인정하는 정보시스템

규칙 제31조의5(감염병관리통합정보시스템의 구축·운영)

① 법 제40조의5제2항 전단에 따라 자료의 입력 또는 제출을 요청받은 기관 및 단체는 해당 자료를 같은 조 제1항에 따른 감염병관리통합정보시스템(이하 "감염병정보시스템"이라 한다)에 입력하거나 이를 통해 제출해야 한다.

② 법 제40조의5제2항 전단에 따라 자료의 입력 또는 제출을 요청받은 기관 및 단체는 제1항에 따라 입력 또는 제출한 자료의 내용이 변경된 경우에는 지체 없이 그 변경된 내용을 감염병정보시스템에 반영해야 한다.

③ 제1항 및 제2항에서 규정한 사항 외에 감염병정보시스템의 구축·운영에 필요한 사항은 질병관리청장이 정한다.

제40조의6(생물테러감염병 등에 대비한 개발 중인 백신 및 치료제 구매 특례)

① 질병관리청장은 생물테러감염병 및 그 밖의 감염병의 대유행에 대하여 기존의 백신이나 의약품으로 대처하기 어렵다고 판단되는 경우 「국가를 당사자로 하는 계약에 관한 법률」에도 불구하고 위원회의 심의를 거쳐 개발 중인 백신이나 의약품의 구매 및 공급에 필요한 계약을 할 수 있다.

② 공무원이 제1항에 따른 계약 및 계약 이행과 관련된 업무를 적극적으로 처리한 결과에 대하여 그의 행위에 고의나 중대한 과실이 없는 경우에는 「국가공무원법」 등 관계법령에 따른 징계 또는 문책 등 책임을 묻지 아니한다.

③ 제1항에 따른 계약의 대상 및 절차, 그 밖에 필요한 사항은 질병관리청장이 기획재정부장관과 협의하여 정한다.

제41조(감염병환자등의 관리)

① 감염병 중 특히 전파 위험이 높은 감염병으로서 제1급감염병 및 질병관리청장이 고시한 감염병에 걸린 감염병환자등은 감염병관리기관, 중앙감염병전문병원, 권역별 감염병전문병원 및 감염병관리시설을 갖춘 의료기관(이하 "감염병관리기관등"이라 한다)에서 입원치료를 받아야 한다.

② 질병관리청장, 시·도지사 또는 시장·군수·구청장은 다음 각 호의 어느 하나에 해당하는 사람에게 자가치료, 제37조제1항제2호에 따라 설치·운영하는 시설에서의 치료(이하 "시설치료"라 한다) 또는 의료기관 입원치료를 하게 할 수 있다.
1. 제1항에도 불구하고 의사가 자가치료 또는 시설치료가 가능하다고 판단하는 사람
2. 제1항에 따른 입원치료 대상자가 아닌 사람

3. 감염병의심자

③ 보건복지부장관, 질병관리청장, 시·도지사 또는 시장·군수·구청장은 다음 각 호의 어느 하나에 해당하는 경우 제1항 또는 제2항에 따라 치료 중인 사람을 다른 감염병관리기관등이나 감염병관리기관등이 아닌 의료기관으로 전원하거나, 자가 또는 제37조제1항제2호에 따라 설치·운영하는 시설로 이송(이하 "전원등"이라 한다)하여 치료받게 할 수 있다.

1. 중증도의 변경이 있는 경우
2. 의사가 입원치료의 필요성이 없다고 판단하는 경우
3. 격리병상이 부족한 경우 등 질병관리청장이 전원등의 조치가 필요하다고 인정하는 경우

④ 감염병환자등은 제3항에 따른 조치를 따라야 하며, 정당한 사유 없이 이를 거부할 경우 치료에 드는 비용은 본인이 부담한다.

⑤ 제1항 및 제2항에 따른 입원치료, 자가치료, 시설치료의 방법 및 절차, 제3항에 따른 전원등의 방법 및 절차 등에 관하여 필요한 사항은 대통령령으로 정한다.

벌칙 ※ ①(입원치료를 받지 않음), ②(자가치료 또는 시설치료 및 의료기관 입원치료 거부)=79조의3(1년 이하의 징역 또는 1천만원 이하의 벌금)

과태료 ※ ③(전원등의 조치 거부)=83조(100만원 이하의 과태료)

영 제23조(치료 및 격리의 방법 및 절차 등)

법 제41조제1항 및 제2항에 따른 입원치료, 자가치료 및 시설치료, 법 제42조제2항에 따른 자가격리 및 시설격리의 방법 및 절차 등은 별표 2와 같다.

영 제23조의2(전원등의 방법 및 절차)

① 법 제41조제1항에 따른 감염병관리기관등(이하 "감염병관리기관등"이라 한다)의 장, 감염병관리기관등이 아닌 의료기관의 장 또는 법 제37조제1항제2호에 따라 설치·운영하는 시설(이하 이 조에서 "시설"이라 한다)의 장은 법 제41조제3항 각 호의 어느 하나에 해당하는 경우 관할 특별자치시장·특별자치도지사·시장·군수·구청장에게 같은 조 제1항 또는 제2항에 따라 해당 기관에서 치료 중인 사람에 대한 같은 조 제3항에 따른 전원 또는 이송(이하 "전원등"이라 한다)의 조치를 요청할 수 있다.

② 특별자치시장·특별자치도지사·시장·군수·구청장은 다음 각 호의 어느 하나에 해당하는 경우 관할구역 내에서 전원등의 조치를 할 수 있다.

1. 제1항에 따라 전원등의 조치를 요청받은 경우
2. 법 제41조제3항 각 호의 어느 하나에 해당하는 경우로서 관할구역 내에서 자가치료 중인 사람에 대해 전원등의 조치가 필요하다고 인정되는 경우

③ 시장·군수·구청장은 관할구역 내의 격리병상 및 시설이 부족하여 제2항에 따른 전원등의 조치를 하기 어려울 때에는 해당 시·군·구를 관할하는 시·도지사에게 전원등의 조치를 요청할 수 있다.

④ 시·도지사는 제3항에 따라 전원등의 조치를 요청받은 경우 관할구역 내에서 시·군·구 간 전원등의 조치를 할 수 있다.

⑤ 감염병관리기관등의 장, 감염병관리기관등이 아닌 의료기관의 장, 시설의 장 또는 시·도지사는 다음 각 호의 구분에 따라 보건복지부장관 또는 질병관리청장에게 전원등의 조치를 요청할 수 있다.

1. 감염병관리기관등의 장, 감염병관리기관등이 아닌 의료기관의 장 또는 시설의 장: 제1항에도 불구하고 시·도 간 전원등의 조치가 긴급히 필요한 경우
2. 시·도지사: 관할구역 내의 격리병상 및 시설이 부족하여 제4항에 따른 전원등의 조치를 하기 어려운 경우

⑥ 보건복지부장관 또는 질병관리청장은 제5항에 따라 전원등의 조치를 요청받은 경우 시·도 간 전원등의 조치를 할 수 있다.

⑦ 특별자치시장·특별자치도지사·시장·군수·구청장은 관할구역에 주소를 둔 사람에 대해 제2항, 제4항 또는 제6항에 따라 전원등의 조치가 결정된 때에는 전원등 대상자와 그 보호자에게 입원·격리 장소의 변경 사항을 명시한 입원·격리통지서를 보내야 한다.

⑧ 감염병관리기관등의 장, 감염병관리기관등이 아닌 의료기관의 장 또는 시설의 장은 해당 기관에서 치료 중인 사람이 다른 의료기관 또는 시설로 전원되거나 이송되는 경우에는 해당 의료기관 또는 시설에 의무기록 등 치료에 필요한 정보를 제공해야 한다.

⑨ 제1항부터 제8항까지에서 규정한 사항 외에 전원등에 필요한 사항은 질병관리청장이 정하여 고시한다.

제41조의2(사업주의 협조의무)

① 사업주는 근로자가 이 법에 따라 입원 또는 격리되는 경우 「근로기준법」 제60조 외에 그 입원 또는 격리기간 동안 유급휴가를 줄 수 있다. 이 경우 사업주가 국가로부터 유급휴가를 위한 비용을 지원 받을 때에는 유급휴가를 주어야 한다.

② 사업주는 제1항에 따른 유급휴가를 이유로 해고나 그 밖의 불리한 처우를 하여서는 아니 되며, 유급휴가 기간에는 그 근로자를 해고하지 못한다. 다만, 사업을 계속할 수 없는 경우에는 그러하지 아니하다.
③ 국가는 제1항에 따른 유급휴가를 위한 비용을 지원할 수 있다.
④ 제3항에 따른 비용의 지원 범위 및 신청·지원 절차 등 필요한 사항은 대통령령으로 정한다.

영 제23조의3(유급휴가 비용 지원 등)

① 법 제41조의2제3항에 따라 사업주에게 주는 유급휴가 지원 비용은 질병관리청장이 기획재정부장관과 협의하여 고시하는 금액에 근로자가 법에 따라 입원 또는 격리된 기간을 곱한 금액으로 한다.
② 법 제41조의2제3항에 따라 비용을 지원받으려는 사업주는 보건복지부령으로 정하는 신청서(전자문서로 된 신청서를 포함한다)에 다음 각 호의 서류(전자문서로 된 서류를 포함한다)를 첨부하여 질병관리청장에게 제출하여야 한다.
1. 근로자가 입원 또는 격리된 사실과 기간을 확인할 수 있는 서류
2. 재직증명서 등 근로자가 계속 재직하고 있는 사실을 증명하는 서류
3. 보수명세서 등 근로자에게 유급휴가를 준 사실을 증명하는 서류
4. 그 밖에 질병관리청장이 유급휴가 비용지원을 위하여 특히 필요하다고 인정하는 서류

③ 질병관리청장은 제2항에 따른 신청서를 제출받은 경우에는 「전자정부법」 제36조제1항에 따라 행정정보의 공동이용을 통하여 사업자등록증명을 확인하여야 한다. 다만, 사업주가 확인에 동의하지 아니하는 경우에는 그 서류를 첨부하도록 하여야 한다.
④ 질병관리청장은 제2항에 따른 신청서를 제출받은 경우에는 유급휴가 비용지원 여부와 지원금액을 결정한 후 해당 사업주에게 서면으로 알려야 한다.
⑤ 제2항부터 제4항까지에서 규정한 사항 외에 유급휴가 비용지원의 신청절차 및 결과통보 등에 필요한 사항은 보건복지부령으로 정한다.

규칙 제31조의6(유급휴가 비용지원 신청서)

영 제23조의3제2항 각 호 외의 부분에 따른 신청서(전자문서로 된 신청서를 포함한다)는 별지 제21호의2서식과 같다.

제42조(감염병에 관한 강제처분)

① 질병관리청장, 시·도지사 또는 시장·군수·구청장은 해당 공무원으로 하여금 다음 각 호의 어느 하나에 해당하는 감염병환자등이 있다고 인정되는 주거시설, 선박·항공기·열차 등 운송수단 또는 그 밖의 장소에 들어가 필요한 조사나 진찰을 하게 할 수 있으며, 그 진찰 결과 감염병환자등으로 인정될 때에는 동행하여 치료받게 하거나 입원시킬 수 있다.
1. 제1급감염병
2. 제2급감염병 중 결핵, 홍역, 콜레라, 장티푸스, 파라티푸스, 세균성이질, 장출혈성대장균감염증, A형간염, 수막구균 감염증, 폴리오, 성홍열 또는 질병관리청장이 정하는 감염병
3. 삭제 〈2018.3.27.〉
4. 제3급감염병 중 질병관리청장이 정하는 감염병
5. 세계보건기구 감시대상 감염병
6. 삭제 〈2018.3.27.〉

② 질병관리청장, 시·도지사 또는 시장·군수·구청장은 제1급감염병이 발생한 경우 해당 공무원으로 하여금 감염병의심자에게 다음 각 호의 조치를 하게 할 수 있다. 이 경우 해당 공무원은 감염병 증상 유무를 확인하기 위하여 필요한 조사나 진찰을 할 수 있다.
1. 자가 또는 시설에 격리
1의2. 제1호에 따른 격리에 필요한 이동수단의 제한
2. 유선·무선 통신, 정보통신기술을 활용한 기기 등을 이용한 감염병의 증상 유무 확인이나 위치정보의 수집. 이 경우 위치정보의 수집은 제1호에 따라 격리된 사람으로 한정한다.
3. 감염 여부 검사

③ 질병관리청장, 시·도지사 또는 시장·군수·구청장은 제2항에 따른 조사나 진찰 결과 감염병환자등으로 인정된 사람에 대해서는 해당 공무원과 동행하여 치료받게 하거나 입원시킬 수 있다.
④ 질병관리청장, 시·도지사 또는 시장·군수·구청장은 제1항·제2항에 따른 조사·진찰이나 제13조제2항에 따른

검사를 거부하는 사람(이하 이 조에서 "조사거부자"라 한다)에 대해서는 해당 공무원으로 하여금 감염병관리기관에 동행하여 필요한 조사나 진찰을 받게 하여야 한다.

⑤ 제1항부터 제4항까지에 따라 조사·진찰·격리·치료 또는 입원 조치를 하거나 동행하는 공무원은 그 권한을 증명하는 증표를 지니고 이를 관계인에게 보여주어야 한다.

⑥ 질병관리청장, 시·도지사 또는 시장·군수·구청장은 제2항부터 제4항까지 및 제7항에 따른 조사·진찰·격리·치료 또는 입원 조치를 위하여 필요한 경우에는 관할 경찰서장에게 협조를 요청할 수 있다. 이 경우 요청을 받은 관할 경찰서장은 정당한 사유가 없으면 이에 따라야 한다.

⑦ 질병관리청장, 시·도지사 또는 시장·군수·구청장은 조사거부자를 자가 또는 감염병관리시설에 격리할 수 있으며, 제4항에 따른 조사·진찰 결과 감염병환자등으로 인정될 때에는 감염병관리시설에서 치료받게 하거나 입원시켜야 한다.

⑧ 질병관리청장, 시·도지사 또는 시장·군수·구청장은 감염병의심자 또는 조사거부자가 감염병환자등이 아닌 것으로 인정되면 제2항 또는 제7항에 따른 격리 조치를 즉시 해제하여야 한다.

⑨ 질병관리청장, 시·도지사 또는 시장·군수·구청장은 제7항에 따라 조사거부자를 치료·입원시킨 경우 그 사실을 조사거부자의 보호자에게 통지하여야 한다. 이 경우 통지의 방법·절차 등에 관하여 필요한 사항은 제43조를 준용한다.

⑩ 제8항에도 불구하고 정당한 사유 없이 격리 조치가 해제되지 아니하는 경우 감염병의심자 및 조사거부자는 구제청구를 할 수 있으며, 그 절차 및 방법 등에 대해서는 「인신보호법」을 준용한다. 이 경우 "감염병의심자 및 조사거부자"는 "피수용자"로, 격리 조치를 명한 "질병관리청장, 시·도지사 또는 시장·군수·구청장"은 "수용자"로 본다(다만, 「인신보호법」 제6조제1항제3호는 적용을 제외한다).

⑪ 제1항부터 제4항까지 및 제7항에 따라 조사·진찰·격리·치료를 하는 기관의 지정 기준, 제2항에 따른 감염병의심자에 대한 격리나 증상여부 확인 방법 등 필요한 사항은 대통령령으로 정한다.

⑫ 제2항제2호에 따라 수집된 위치정보의 저장·보호·이용 및 파기 등에 관한 사항은 「위치정보의 보호 및 이용 등에 관한 법률」을 따른다. 〈신설 2020.9.29.〉

벌칙 ※ ①(입원치료를 받지 않음), ②(자가치료 또는 시설치료 및 의료기관 입원치료 거부), ①, ②-1, ③, ⑦(입원 또는 격리 조치 거부)=79조의3(1년 이하의 징역 또는 1천만원 이하의 벌금)

※ 강제처분 불이행(①, ②-1, ③, ⑦ 제외)=80조(300만원 이하의 벌금)

영 제23조의4(감염병환자등의 격리 등을 위한 감염병관리기관의 지정)

① 법 제42조제4항 및 제7항에 따라 감염병환자등에 대한 조사·진찰을 하거나 격리·치료 등을 하는 감염병관리기관으로 지정받을 수 있는 기관은 법 제36조제1항 및 제2항에 따라 지정받은 감염병관리기관(이하 "감염병관리기관"이라 한다)으로서 감염병환자등을 위한 1인 병실[전실 및 음압시설을 갖춘 병실을 말한다]을 설치한 감염병관리기관으로 한다.

② 질병관리청장, 시·도지사 또는 시장·군수·구청장은 법 제42조제11항에 따라 조사·진찰·격리·치료를 하는 감염병관리기관을 지정하는 경우에는 법 제39조의2에 따른 감염병관리시설에 대한 평가 결과를 고려하여야 한다.

③ 질병관리청장, 시·도지사 또는 시장·군수·구청장은 법 제42조제11항에 따라 조사·진찰·격리·치료를 하는 감염병관리기관을 지정한 경우에는 질병관리청장이 정하는 바에 따라 지정서를 발급하여야 한다.

제43조(감염병환자등의 입원 통지)

① 질병관리청장, 시·도지사 또는 시장·군수·구청장은 감염병환자등이 제41조에 따른 입원치료가 필요한 경우에는 그 사실을 입원치료 대상자와 그 보호자에게 통지하여야 한다.

② 제1항에 따른 통지의 방법·절차 등에 관하여 필요한 사항은 보건복지부령으로 정한다.

제43조의2(격리자에 대한 격리 통지)

① 질병관리청장, 시·도지사 또는 시장·군수·구청장은 제42조제2항·제3항 및 제7항, 제47조제3호 또는 제49조제1항제14호에 따른 입원 또는 격리 조치를 할 때에는 그 사실을 입원 또는 격리 대상자와 그 보호자에게 통지하여야 한다.

② 제1항에 따른 통지의 방법·절차 등에 관하여 필요한 사항은 보건복지부령으로 정한다.

규칙 제32조(감염병환자등의 입원 통지 및 격리 통지)

① 질병관리청장, 시·도지사 또는 시장·군수·구청장은 법 제43조 및 제43조의2에 따라 입원 통지 및 격리 통지를 하는 경우에는 별지 제22호서식의 입원·격리 통지서를 발급해야 한다.

② 질병관리청장, 시·도지사 또는 시장·군수·구청장은 제1항에 따른 통지를 받은 입원 또는 격리 대상자와 그 보호자가 요청하는 경우 별지 제22호의2서식의 입원·격리 사실 확인서를 발급해야 한다.

제44조(수감 중인 환자의 관리)

교도소장은 수감자로서 감염병에 감염된 자에게 감염병의 전파를 차단하기 위한 조치와 적절한 의료를 제공하여야 한다.

제45조(업무 종사의 일시 제한)

① 감염병환자등은 보건복지부령으로 정하는 바에 따라 업무의 성질상 일반인과 접촉하는 일이 많은 직업에 종사할 수 없고, 누구든지 감염병환자등을 그러한 직업에 고용할 수 없다.

② 제19조에 따른 성매개감염병에 관한 건강진단을 받아야 할 자가 건강진단을 받지 아니한 때에는 같은 조에 따른 직업에 종사할 수 없으며 해당 영업을 영위하는 자는 건강진단을 받지 아니한 자를 그 영업에 종사하게 하여서는 아니 된다.

벌칙 ※ ①(일반인과 접촉하는 일이 많은 직업 종사자 또는 감염병 환자를 고용한 자)=80조(300만원 이하의 벌금), ②(성매개감염병 검진 없이 영업에 종사하게 한 자)=81조(200만원 이하의 벌금)

규칙 제33조(업무 종사의 일시 제한)

① 법 제45조제1항에 따라 일시적으로 업무 종사의 제한을 받는 감염병환자등은 다음 각 호의 감염병에 해당하는 감염병환자등으로 하고, 그 제한 기간은 감염력이 소멸되는 날까지로 한다.

1. 콜레라
2. 장티푸스
3. 파라티푸스
4. 세균성이질
5. 장출혈성대장균감염증
6. A형간염

② 법 제45조제1항에 따라 업무 종사의 제한을 받는 업종은 다음 각 호와 같다.

1. 「식품위생법」 제2조제12호에 따른 집단급식소
2. 「식품위생법」 제36제1항제3호 따른 식품접객업

제46조(건강진단 및 예방접종 등의 조치)

질병관리청장, 시·도지사 또는 시장·군수·구청장은 보건복지부령으로 정하는 바에 따라 다음 각 호의 어느 하나에 해당하는 사람에게 건강진단을 받거나 감염병 예방에 필요한 예방접종을 받게 하는 등의 조치를 할 수 있다.

1. 감염병환자등의 가족 또는 그 동거인
2. 감염병 발생지역에 거주하는 사람 또는 그 지역에 출입하는 사람으로서 감염병에 감염되었을 것으로 의심되는 사람
3. 감염병환자등과 접촉하여 감염병에 감염되었을 것으로 의심되는 사람

벌칙 건강진단 거부·기피=81조(200만원 이하의 벌금)

규칙 제34조(건강진단 등의 조치)

법 제46조에 따라 질병관리청장, 시·도지사 또는 시장·군수·구청장이 건강진단을 받거나 감염병 예방에 필요한 예방접종을 받게 하는 등의 조치를 할 때에는 별지 제23호서식의 건강진단(예방접종) 명령서를 발급하여야 한다.

제47조(감염병 유행에 대한 방역 조치)
질병관리청장, 시·도지사 또는 시장·군수·구청장은 감염병이 유행하면 감염병 전파를 막기 위하여 다음 각 호에 해당하는 모든 조치를 하거나 그에 필요한 일부 조치를 하여야 한다.
1. 감염병환자등이 있는 장소나 감염병병원체에 오염되었다고 인정되는 장소에 대한 다음 각 목의 조치
   가. 일시적 폐쇄
   나. 일반 공중의 출입금지
   다. 해당 장소 내 이동제한
   라. 그 밖에 통행차단을 위하여 필요한 조치
2. 의료기관에 대한 업무 정지
3. 감염병의심자를 적당한 장소에 일정한 기간 입원 또는 격리시키는 것
4. 감염병병원체에 오염되었거나 오염되었다고 의심되는 물건을 사용·접수·이동하거나 버리는 행위 또는 해당 물건의 세척을 금지하거나 태우거나 폐기처분하는 것
5. 감염병병원체에 오염된 장소에 대한 소독이나 그 밖에 필요한 조치를 명하는 것
6. 일정한 장소에서 세탁하는 것을 막거나 오물을 일정한 장소에서 처리하도록 명하는 것

벌칙 ※ 1호, 2호, 4호, 5호, 6호=80조(300만원 이하의 벌금), 3호(입원 또는 격리 조치 위반)=79조의3(1년 이하의 징역 또는 1천만원 이하의 벌금)

제48조(오염장소 등의 소독 조치)
① 육군·해군·공군 소속 부대의 장, 국방부직할부대의 장 및 제12조제1항 각 호의 어느 하나에 해당하는 사람은 감염병환자등이 발생한 장소나 감염병병원체에 오염되었다고 의심되는 장소에 대하여 의사, 한의사 또는 관계 공무원의 지시에 따라 소독이나 그 밖에 필요한 조치를 하여야 한다.
② 제1항에 따른 소독 등의 조치에 관하여 필요한 사항은 보건복지부령으로 정한다.

규칙 제35조(소독의 기준 및 방법)
① 법 제48조제2항에 따른 소독 등 조치의 기준은 별표 5와 같다.
② 법 제48조제2항에 따른 소독 등 조치의 방법은 별표 6과 같다.

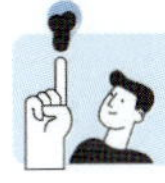

제 8 장 예방 조치

제49조(감염병의 예방 조치)
① 질병관리청장, 시·도지사 또는 시장·군수·구청장은 감염병을 예방하기 위하여 다음 각 호에 해당하는 모든 조치를 하거나 그에 필요한 일부 조치를 하여야 하며, 보건복지부장관은 감염병을 예방하기 위하여 제2호, 제2호의2부터 제2호의4까지, 제12호 및 제12호의2에 해당하는 조치를 할 수 있다.
1. 관할 지역에 대한 교통의 전부 또는 일부를 차단하는 것
2. 흥행, 집회, 제례 또는 그 밖의 여러 사람의 집합을 제한하거나 금지하는 것
2의2. 감염병 전파의 위험성이 있는 장소 또는 시설의 관리자·운영자 및 이용자 등에 대하여 출입자 명단 작성, 마스크 착용 등 방역지침의 준수를 명하는 것

2의3. 버스·열차·선박·항공기 등 감염병 전파가 우려되는 운송수단의 이용자에 대하여 마스크 착용 등 방역지침의 준수를 명하는 것
2의4. 감염병 전파가 우려되어 지역 및 기간을 정하여 마스크 착용 등 방역지침 준수를 명하는 것
3. 건강진단, 시체 검안 또는 해부를 실시하는 것
4. 감염병 전파의 위험성이 있는 음식물의 판매·수령을 금지하거나 그 음식물의 폐기나 그 밖에 필요한 처분을 명하는 것
5. 인수공통감염병 예방을 위하여 살처분에 참여한 사람 또는 인수공통감염병에 드러난 사람 등에 대한 예방조치를 명하는 것
6. 감염병 전파의 매개가 되는 물건의 소지·이동을 제한·금지하거나 그 물건에 대하여 폐기, 소각 또는 그 밖에 필요한 처분을 명하는 것
7. 선박·항공기·열차 등 운송 수단, 사업장 또는 그 밖에 여러 사람이 모이는 장소에 의사를 배치하거나 감염병 예방에 필요한 시설의 설치를 명하는 것
8. 공중위생에 관계있는 시설 또는 장소에 대한 소독이나 그 밖에 필요한 조치를 명하거나 상수도·하수도·우물·쓰레기장·화장실의 신설·개조·변경·폐지 또는 사용을 금지하는 것
9. 쥐, 위생해충 또는 그 밖의 감염병 매개동물의 구제 또는 구제시설의 설치를 명하는 것
10. 일정한 장소에서의 어로·수영 또는 일정한 우물의 사용을 제한하거나 금지하는 것
11. 감염병 매개의 중간 숙주가 되는 동물류의 포획 또는 생식을 금지하는 것
12. 감염병 유행기간 중 의료인·의료업자 및 그 밖에 필요한 의료관계요원을 동원하는 것
12의2. 감염병 유행기간 중 의료기관 병상, 연수원·숙박시설 등 시설을 동원하는 것
13. 감염병병원체에 오염되었거나 오염되었을 것으로 의심되는 시설 또는 장소에 대한 소독이나 그 밖에 필요한 조치를 명하는 것
14. 감염병의심자를 적당한 장소에 일정한 기간 입원 또는 격리시키는 것

② 시·도지사 또는 시장·군수·구청장은 제1항제8호 및 제10호에 따라 식수를 사용하지 못하게 하려면 그 사용금지기간 동안 별도로 식수를 공급하여야 하며, 제1항제1호·제2호·제6호·제8호·제10호 및 제11호에 따른 조치를 하려면 그 사실을 주민에게 미리 알려야 한다.

③ 시·도지사 또는 시장·군수·구청장은 제1항제2호의2의 조치를 따르지 아니한 관리자·운영자에게 해당 장소나 시설의 폐쇄를 명하거나 3개월 이내의 기간을 정하여 운영의 중단을 명할 수 있다. 다만, 운영중단 명령을 받은 자가 그 운영중단기간 중에 운영을 계속한 경우에는 해당 장소나 시설의 폐쇄를 명하여야 한다.

④ 제3항에 따라 장소나 시설의 폐쇄 또는 운영 중단 명령을 받은 관리자·운영자는 정당한 사유가 없으면 이에 따라야 한다.

⑤ 시·도지사 또는 시장·군수·구청장은 제3항에 따른 폐쇄 명령에도 불구하고 관리자·운영자가 그 운영을 계속하는 경우에는 관계 공무원에게 해당 장소나 시설을 폐쇄하기 위한 다음 각 호의 조치를 하게 할 수 있다.
1. 해당 장소나 시설의 간판이나 그 밖의 표지판의 제거
2. 해당 장소나 시설이 제3항에 따라 폐쇄된 장소나 시설임을 알리는 게시물 등의 부착

⑥ 제3항에 따른 장소나 시설의 폐쇄를 명한 시·도지사 또는 시장·군수·구청장은 위기경보 또는 방역지침의 변경으로 장소 또는 시설 폐쇄의 필요성이 없어진 경우, 「재난 및 안전관리 기본법」 제11조의 지역위원회 심의를 거쳐 폐쇄 중단 여부를 결정할 수 있다.

⑦ 제3항에 따른 행정처분의 기준은 그 위반행위의 종류와 위반 정도 등을 고려하여 보건복지부령으로 정한다.

벌칙 ※ ①-14(입원 또는 격리 조치 위반)=79조의3(1년 이하의 징역 또는 1천만원 이하의 벌금), ①(2의2~2의4, 3의 건강진단 사항, 14 제외)=80조(300만원 이하의 벌금), ①-3(건강진단 거부 또는 기피)=81조(200만원 이하의 벌금), ④(정당한 사유없이 폐쇄명령에 따르지 아니한 자)=79조(2년 이하의 징역 또는 2천만원 이하의 벌금)

과태료 ※ ①-2의2 관리자·운영자=83조(300만원 이하의 과태료), ①-2의2, 2의3(미조치 이용자), 2의4(미조치)=83조(10만원 이하의 과태료)

제49조의2(감염취약계층의 보호 조치)

① 보건복지부장관, 시·도지사 또는 시장·군수·구청장은 호흡기와 관련된 감염병으로부터 저소득층과 사회복지시설을 이용하는 어린이, 노인, 장애인 및 기타 보건복지부령으로 정하는 대상(이하 "감염취약계층"이라 한다)을 보호하기 위하여 「재난 및 안전관리 기본법」 제38조제2항에 따른 주의 이상의 위기경보가 발령된 경우 감염취약계층에게 의료·방역 물품(「약사법」에 따른 의약외품으로 한정한다) 지급 등 필요한 조치를 취할 수 있다.

② 질병관리청장, 시·도지사 또는 시장·군수·구청장은 「재난 및 안전관리 기본법」 제38조제2항에 따른 주의 이상의 위기경보가 발령된 경우 감염취약계층이 이용하는 「사회복지사업법」 제2조제4호의 사회복지시설에 대하여 소독이나 그 밖에 필요한 조치를 명할 수 있다.

③ 제1항에 따른 감염병의 종류, 감염취약계층의 범위 및 지급절차 등에 관하여 필요한 사항은 보건복지부령으로 정한다.

규칙 제35조의2(감염취약계층의 범위 등)

① 법 제49조의2제1항에 따라 의료·방역 물품 지급 등 필요한 조치를 취할 수 있는 감염병은 중증급성호흡기증후군(SARS), 중동호흡기증후군(MERS) 등 질병관리청장이 정하여 고시하는 호흡기감염병으로 한다.

② 법 제49조의2제1항에 따른 감염취약계층은 다음 각 호와 같다.

1. 「국민기초생활 보장법」 제2조제2호에 따른 수급자
2. 「국민기초생활 보장법」 제2조제10호에 따른 차상위계층으로서 다음 각 목의 어느 하나에 해당하는 사람
   가. 「국민기초생활 보장법」 제7조제1항제7호에 따른 자활급여의 수급자
   나. 「국민건강보험법 시행령」 별표 2 제3호라목에 따라 요양급여비용 중 본인부담액을 경감받는 사람
   다. 「장애인복지법」 제49조제1항에 따른 장애수당 또는 같은 법 제50조제1항에 따른 장애아동수당을 지급받는 사람
   라. 「장애인연금법」 제2조제4호에 따른 수급자
3. 「의료급여법」 제2조제1호에 따른 수급권자
4. 사회복지시설 이용자로서 다음 각 목의 어느 하나에 해당하는 사람
   가. 만 12세 이하의 어린이 및 만 65세 이상의 노인
   나. 임산부 및 기저질환자
   다. 「장애인복지법」 제2조제1항에 따른 장애인

③ 보건복지부장관, 시·도지사 또는 시장·군수·구청장은 법 제49조의2제1항에 따라 의료·방역 물품 등을 관할 보건소를 통해 사회복지시설의 장에게 지급할 수 있다.

제49조의3(의료인, 환자 및 의료기관 보호를 위한 한시적 비대면 진료)

① 의료업에 종사하는 의료인(「의료법」 제2조에 따른 의료인 중 의사·치과의사·한의사만 해당한다. 이하 이 조에서 같다)은 감염병과 관련하여 「재난 및 안전관리 기본법」 제38조제2항에 따른 심각 단계 이상의 위기경보가 발령된 때에는 환자, 의료인 및 의료기관 등을 감염의 위험에서 보호하기 위하여 필요하다고 인정하는 경우 「의료법」 제33조제1항에도 불구하고 보건복지부장관이 정하는 범위에서 유선·무선·화상통신, 컴퓨터 등 정보통신기술을 활용하여 의료기관 외부에 있는 환자에게 건강 또는 질병의 지속적 관찰, 진단, 상담 및 처방을 할 수 있다.

② 보건복지부장관은 위원회의 심의를 거쳐 제1항에 따른 한시적 비대면 진료의 지역, 기간 등 범위를 결정한다.

제50조(그 밖의 감염병 예방 조치)

① 육군·해군·공군 소속 부대의 장, 국방부직할부대의 장 및 제12조제1항제2호에 해당하는 사람은 감염병환자등이 발생하였거나 발생할 우려가 있으면 소독이나 그 밖에 필요한 조치를 하여야 하고, 특별자치시장·특별자치도지사 또는 시장·군수·구청장과 협의하여 감염병 예방에 필요한 추가 조치를 하여야 한다.

② 교육부장관 또는 교육감은 감염병 발생 등을 이유로 「학교보건법」 제2조제2호의 학교에 대하여 「초·중등교육법」 제64조에 따른 휴업 또는 휴교를 명령하거나 「유아교육법」 제31조에 따른 휴업 또는 휴원을 명령할 경우 질병관리청장과 협의하여야 한다.

제51조(소독 의무)

① 특별자치시장·특별자치도지사 또는 시장·군수·구청장은 감염병을 예방하기 위하여 청소나 소독을 실시하거나

쥐, 위생해충 등의 구제조치(이하 "소독"이라 한다)를 하여야 한다. 이 경우 소독은 사람의 건강과 자연에 유해한 영향을 최소화하여 안전하게 실시하여야 한다.

② 제1항에 따른 소독의 기준과 방법은 보건복지부령으로 정한다.

③ 공동주택, 숙박업소 등 여러 사람이 거주하거나 이용하는 시설 중 대통령령으로 정하는 시설을 관리・운영하는 자는 보건복지부령으로 정하는 바에 따라 감염병 예방에 필요한 소독을 하여야 한다.

④ 제3항에 따라 소독을 하여야 하는 시설의 관리・운영자는 제52조제1항에 따라 소독업의 신고를 한 자에게 소독하게 하여야 한다. 다만, 「공동주택관리법」 제2조제1항제15호에 따른 주택관리업자가 제52조제1항에 따른 소독장비를 갖추었을 때에는 그가 관리하는 공동주택은 직접 소독할 수 있다.

과태료 ※ ③(미소독)=83조(100만원 이하의 과태료)

영 제24조(소독을 해야 하는 시설)

법 제51조제3항에 따라 감염병 예방에 필요한 소독을 해야 하는 시설은 다음 각 호와 같다.

1. 「공중위생관리법」에 따른 숙박업소(객실 수 20실 이상인 경우만 해당한다), 「관광진흥법」에 따른 관광숙박업소
2. 「식품위생법 시행령」 제21조제8호(마목은 제외한다)에 따른 식품접객업 업소(이하 "식품접객업소"라 한다) 중 연면적 300제곱미터 이상의 업소
3. 「여객자동차 운수사업법」에 따른 시내버스・농어촌버스・마을버스・시외버스・전세버스・장의자동차, 「항공안전법」에 따른 항공기 및 「공항시설법」에 따른 공항시설, 「해운법」에 따른 여객선, 「항만법」에 따른 연면적 300제곱미터 이상의 대합실, 「철도사업법」 및 「도시철도법」에 따른 여객운송 철도차량과 역사 및 역 시설
4. 「유통산업발전법」에 따른 대형마트, 전문점, 백화점, 쇼핑센터, 복합쇼핑몰, 그 밖의 대규모 점포와 「전통시장 및 상점가 육성을 위한 특별법」에 따른 전통시장
5. 「의료법」 제3조제2항제3호에 따른 병원급 의료기관
6. 「식품위생법」 제2조제12호에 따른 집단급식소(한 번에 100명 이상에게 계속적으로 식사를 공급하는 경우만 해당한다)

6의2. 「식품위생법 시행령」 제21조제8호마목에 따른 위탁급식영업을 하는 식품접객업소 중 연면적 300제곱미터 이상의 업소

7. 「건축법 시행령」 별표 1 제2호라목에 따른 기숙사

7의2. 「소방시설 설치 및 관리에 관한 법률 시행령」 별표 2 제8호가목에 따른 합숙소(50명 이상을 수용할 수 있는 경우만 해당한다)

8. 「공연법」에 따른 공연장(객석 수 300석 이상인 경우만 해당한다)
9. 「초・중등교육법」 제2조 및 「고등교육법」 제2조에 따른 학교
10. 「학원의 설립・운영 및 과외교습에 관한 법률」에 따른 연면적 1천제곱미터 이상의 학원
11. 연면적 2천제곱미터 이상의 사무실용 건축물 및 복합용도의 건축물
12. 「영유아보육법」에 따른 어린이집 및 「유아교육법」에 따른 유치원(50명 이상을 수용하는 어린이집 및 유치원만 해당한다)
13. 「공동주택관리법」에 따른 공동주택(300세대 이상인 경우만 해당한다)

규칙 제36조(방역기동반의 운영 및 소독의 기준 등)

① 법 제51조제1항에 따라 특별자치시장・특별자치도지사 또는 시장・군수・구청장은 청소나 소독을 실시하거나 쥐, 위생해충 등의 구제조치(이하 "소독"이라 한다)를 실시하기 위하여 관할 보건소마다 방역기동반을 편성・운영할 수 있다.

② 법 제51조제1항 및 제4항 단서에 따른 소독의 기준은 별표 5와 같다.

③ 법 제51조제1항 및 제4항 단서에 따른 소독의 방법은 별표 6과 같다.

④ 법 제51조제3항에 따라 소독을 하여야 하는 시설을 관리・운영하는 자는 별표 7의 소독횟수 기준에 따라 소독을 하여야 한다.

제52조(소독업의 신고 등)

① 소독을 업으로 하려는 자(제51조제4항 단서에 따른 주택관리업자는 제외한다)는 보건복지부령으로 정하는 시설・장비 및 인력을 갖추어 특별자치시장・특별자치도지사 또는 시장・군수・구청장에게 신고하여야 한다. 신고한 사항을 변경하려는 경우에도 또한 같다.

② 특별자치시장・특별자치도지사 또는 시장・군수・구청장은 제1항에 따른 신고를 받은 경우 그 내용을 검토하여 이 법에 적합하면 신고를 수리하여야 한다.

③ 특별자치시장・특별자치도지사 또는 시장・군수・구청장은 제1항에 따라 소독업의 신고를 한 자(이하 "소독업자"라 한다)가 다음 각 호의 어느 하나에 해당하면 소독업 신고가 취소된 것으로 본다.

1. 「부가가치세법」 제8조제8항에 따라 관할 세무서장에게 폐업 신고를 한 경우
2. 「부가가치세법」 제8조제9항에 따라 관할 세무서장이 사업자등록을 말소한 경우

3. 제53조제1항에 따른 휴업이나 폐업 신고를 하지 아니하고 소독업에 필요한 시설 등이 없어진 상태가 6개월 이상 계속된 경우

④ 특별자치시장・특별자치도지사 또는 시장・군수・구청장은 제3항에 따른 소독업 신고가 취소된 것으로 보기 위하여 필요한 경우 관할 세무서장에게 소독업자의 폐업 여부에 대한 정보 제공을 요청할 수 있다. 이 경우 요청을 받은 관할 세무서장은 「전자정부법」 제36조제1항에 따라 소독업자의 폐업 여부에 대한 정보를 제공하여야 한다.

벌칙 ※ ①(소독업 미신고・거짓 신고 영업)=80조(300만원 이하의 벌금)

규칙 제37조(소독업의 신고)

① 법 제52조제1항 전단에 따라 소독을 업으로 하려는 자가 갖추어야 하는 시설·장비 및 인력 기준은 별표 8과 같다.

② 법 제52조제1항에 따라 소독을 업으로 하려는 자는 별지 제24호서식의 소독업 신고서에 시설·장비 및 인력 명세서를 첨부하여 특별자치시장·특별자치도지사 또는 시장·군수·구청장에게 제출하여야 한다.

③ 특별자치시장·특별자치도지사 또는 시장·군수·구청장은 제1항에 따라 신고를 수리하였을 때에는 별지 제25호서식의 소독업 신고증을 신고자에게 발급하여야 한다.

규칙 제38조(신고사항의 변경)

① 법 제52조제1항 후단에 따라 소독업자가 신고사항을 변경하려는 경우에는 별지 제26호서식의 소독업 신고사항 변경신고서에 소독업 신고증과 변경사항을 증명할 수 있는 서류를 첨부하여 특별자치시장·특별자치도지사 또는 시장·군수·구청장에게 제출하여야 한다.

② 제1항에 따른 변경신고를 받은 특별자치시장·특별자치도지사 또는 시장·군수·구청장은 신고사항을 소독업 신고증 뒷면에 적어 이를 신고자에게 발급하여야 한다.

제53조(소독업의 휴업 등의 신고)

① 소독업자가 그 영업을 30일 이상 휴업하거나 폐업하려면 보건복지부령으로 정하는 바에 따라 특별자치시장・특별자치도지사 또는 시장・군수・구청장에게 신고하여야 한다.

② 소독업자가 휴업한 후 재개업을 하려면 보건복지부령으로 정하는 바에 따라 특별자치시장・특별자치도지사 또는 시장・군수・구청장에게 신고하여야 한다. 이 경우 특별자치시장・특별자치도지사 또는 시장・군수・구청장은 그 내용을 검토하여 이 법에 적합하면 신고를 수리하여야 한다.

과태료 ※ ①~②(휴업・폐업 또는 재개업 미신고)=83조(100만원 이하의 과태료)

규칙 제39조(소독업의 휴업 등의 신고)

① 법 제53조에 따라 휴업·폐업 또는 재개업을 신고하려는 소독업자는 별지 제27호서식의 신고서(전자문서로 된 신고서를 포함한다)에 소독업 신고증을 첨부하여 특별자치시장·특별자치도지사 또는 시장·군수·구청장에게 제출해야 한다. 다만, 폐업을 신고하려는 소독업자가 소독업 신고증을 분실한 경우에는 별지 제27호서식의 신고서에 분실 사유를 적으면 소독업 신고증을 첨부하지 않을 수 있다.

② 제1항에도 불구하고 「부가가치세법 시행령」 제13조제5항에 따라 관할 세무서장이 송부한 제1항의 신고서를 관할 특별자치시장·특별자치도지사 또는 시장·군수·구청장이 접수한 경우에는 제1항에 따라 신고서를 제출한 것으로 본다.

③ 제1항 또는 제2항에 따른 신고서를 접수한 특별자치시장·특별자치도지사 또는 시장·군수·구청장은 신고사항을 소독업 신고증 뒷면에 적어 이를 신고자에게 발급하여야 한다. 다만, 폐업신고인 경우에는 발급하지 아니한다.

제54조(소독의 실시 등)

① 소독업자는 보건복지부령으로 정하는 기준과 방법에 따라 소독하여야 한다.

② 소독업자가 소독하였을 때에는 보건복지부령으로 정하는 바에 따라 그 소독에 관한 사항을 기록・보존하여야 한다.

벌칙 ※ ①(기준과 방법 미준수 소독)=80조(300만원 이하의 벌금)

과태료 ※ ②(소독 미기록 및 미보존 · 거짓 기록)=83조(100만원 이하의 과태료)

규칙 제40조(소독의 기준 및 소독에 관한 사항의 기록 등)

① 법 제54조제1항에 따른 소독의 기준과 방법은 각각 별표 5 및 별표 6과 같다.

② 법 제54조제1항에 따라 소독을 실시한 소독업자는 별지 제28호서식의 소독증명서를 소독을 실시한 시설의 관리·운영자에게 발급하여야 한다.

③ 소독업자는 법 제54조제2항에 따라 별지 제29호서식의 소독실시대장에 소독에 관한 사항을 기록하고, 이를 2년간 보존하여야 한다.

제55조(소독업자 등에 대한 교육)

① 소독업자(법인인 경우에는 그 대표자를 말한다. 이하 이 조에서 같다)는 소독에 관한 교육을 받아야 한다.
② 소독업자는 소독업무 종사자에게 소독에 관한 교육을 받게 하여야 한다.
③ 제1항 및 제2항에 따른 교육의 내용과 방법, 교육시간, 교육비 부담 등에 관하여 필요한 사항은 보건복지부령으로 정한다.

규칙 제41조(소독업자 등에 대한 교육)

① 법 제55조제1항에 따라 소독업자는 소독업의 신고를 한 날부터 6개월 이내에 별표 9의 교육과정에 따른 소독에 관한 교육을 받아야 한다. 다만, 신고를 한 날이 본문에 따른 교육을 받은 날(해당 교육이 종료된 날을 말한다)부터 3년이 지나지 아니한 경우에는 그러하지 아니하다.
② 법 제55조제2항에 따라 소독업자는 소독업무 종사자에게 소독업무에 종사한 날부터 6개월 이내에 별표 9의 교육과정에 따른 소독에 관한 교육을 받게 해야 하고, 그 후에는 직전의 교육이 종료된 날부터 3년이 되는 날이 속하는 달의 말일까지 1회 이상 보수교육을 받게 해야 한다.
③ 제1항과 제2항에 따른 소독업자 등에 대한 교육은 질병관리청장이 지정하는 기관이 실시하며, 질병관리청장이 교육기관을 지정하는 경우에는 별지 제30호서식의 교육기관 지정서를 교육기관에 발급해야 한다.
④ 제1항과 제2항에 따른 교육에 필요한 경비는 교육을 받는 자가 부담한다.

제56조(소독업무의 대행)

특별자치시장 · 특별자치도지사 또는 시장 · 군수 · 구청장은 제47조제5호, 제48조제1항, 제49조제1항제8호 · 제9호 · 제13호, 제50조 및 제51조제1항 · 제3항에 따라 소독을 실시하여야 할 경우에는 그 소독업무를 소독업자가 대행하게 할 수 있다.

제57조(서류제출 및 검사 등)

① 특별자치시장 · 특별자치도지사 또는 시장 · 군수 · 구청장은 소속 공무원으로 하여금 소독업자에게 소독의 실시에 관한 관계 서류의 제출을 요구하게 하거나 검사 또는 질문을 하게 할 수 있다.
② 제1항에 따라 서류제출을 요구하거나 검사 또는 질문을 하려는 소속 공무원은 그 권한을 표시하는 증표를 지니고 이를 관계인에게 보여주어야 한다.

제58조(시정명령)

특별자치시장 · 특별자치도지사 또는 시장 · 군수 · 구청장은 소독업자가 다음 각 호의 어느 하나에 해당하면 1개월 이상의 기간을 정하여 그 위반 사항을 시정하도록 명하여야 한다.

1. 제52조제1항에 따른 시설 · 장비 및 인력 기준을 갖추지 못한 경우
2. 제55조제1항에 따른 교육을 받지 아니하거나 소독업무 종사자에게 같은 조 제2항에 따른 교육을 받게 하지 아니한 경우

제59조(영업정지 등)

① 특별자치시장 · 특별자치도지사 또는 시장 · 군수 · 구청장은 소독업자가 다음 각 호의 어느 하나에 해당하면 영업소의 폐쇄를 명하거나 6개월 이내의 기간을 정하여 영업의 정지를 명할 수 있다. 다만, 제5호에 해당하는 경우에는 영업소의 폐쇄를 명하여야 한다.

1. 제52조제1항 후단에 따른 변경 신고를 하지 아니하거나 제53조제1항 및 제2항에 따른 휴업, 폐업 또는 재개업 신고를 하지 아니한 경우
2. 제54조제1항에 따른 소독의 기준과 방법에 따르지 아니하고 소독을 실시하거나 같은 조 제2항을 위반하여 소독실

시 사항을 기록·보존하지 아니한 경우
3. 제57조에 따른 관계 서류의 제출 요구에 따르지 아니하거나 소속 공무원의 검사 및 질문을 거부·방해 또는 기피한 경우
4. 제58조에 따른 시정명령에 따르지 아니한 경우
5. 영업정지기간 중에 소독업을 한 경우

② 특별자치시장·특별자치도지사 또는 시장·군수·구청장은 제1항에 따른 영업소의 폐쇄명령을 받고도 계속하여 영업을 하거나 제52조제1항에 따른 신고를 하지 아니하고 소독업을 하는 경우에는 관계 공무원에게 해당 영업소를 폐쇄하기 위한 다음 각 호의 조치를 하게 할 수 있다.
1. 해당 영업소의 간판이나 그 밖의 영업표지 등의 제거·삭제
2. 해당 영업소가 적법한 영업소가 아님을 알리는 게시물 등의 부착

③ 제1항에 따른 행정처분의 기준은 그 위반행위의 종류와 위반 정도 등을 고려하여 보건복지부령으로 정한다.

규칙 제42조(행정처분의 기준)
① 법 제49조제3항에 따른 행정처분의 세부 기준은 별표 10과 같다.
② 법 제59조제3항에 따른 행정처분의 세부 기준은 별표 11과 같다.

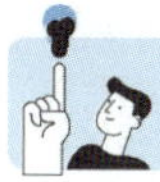

제 7 장 방역관, 역학조사관, 검역위원 및 예방위원 등

제60조(방역관)

① 질병관리청장 및 시·도지사는 감염병 예방 및 방역에 관한 업무를 담당하는 방역관을 소속 공무원 중에서 임명한다. 다만, 감염병 예방 및 방역에 관한 업무를 처리하기 위하여 필요한 경우에는 시장·군수·구청장이 방역관을 소속 공무원 중에서 임명할 수 있다.

② 방역관은 제4조제2항제1호부터 제7호까지의 업무를 담당한다. 다만, 질병관리청 소속 방역관은 같은 항 제8호의 업무도 담당한다.

③ 방역관은 감염병의 국내 유입 또는 유행이 예견되어 긴급한 대처가 필요한 경우 제4조제2항제1호 및 제2호에 따른 업무를 수행하기 위하여 통행의 제한 및 주민의 대피, 감염병의 매개가 되는 음식물·물건 등의 폐기·소각, 의료인 등 감염병 관리인력에 대한 임무부여 및 방역물자의 배치 등 감염병 발생지역의 현장에 대한 조치권한을 가진다.

④ 감염병 발생지역을 관할하는 「국가경찰과 자치경찰의 조직 및 운영에 관한 법률」 제12조 및 제13조에 따른 경찰관서 및 「소방기본법」 제3조에 따른 소방관서의 장, 「지역보건법」 제10조에 따른 보건소의 장 등 관계 공무원 및 그 지역 내의 법인·단체·개인은 정당한 사유가 없으면 제3항에 따른 방역관의 조치에 협조하여야 한다.

⑤ 제1항부터 제4항까지 규정한 사항 외에 방역관의 자격·직무·조치권한의 범위 등에 관하여 필요한 사항은 대통령령으로 정한다.

벌칙 ※ ④=79조(2년 이하의 징역 또는 2천만원 이하의 벌금)

영 제25조(방역관의 자격 및 직무 등)
① 법 제60조제1항에 따른 방역관은 감염병 관련 분야의 경험이 풍부한 4급 이상 공무원 중에서 임명한다. 다만, 시·군·구 소속 방역관은 감염병 관련 분야의 경험이 풍부한 5급 이상 공무원 중에서 임명할 수 있다.
② 법 제60조제3항에 따른 조치권한 외에 방역관이 가지는 감염병 발생지역의 현장에 대한 조치권한은 다음 각 호와 같다.
1. 감염병의심자를 적당한 장소에 일정한 기간 입원조치 또는 격리조치
2. 감염병병원체에 오염된 장소 또는 건물에 대한 소독이나 그 밖에 필요한 조치
3. 일정한 장소에서 세탁하는 것을 막거나 오물을 일정한

장소에서 처리하도록 명하는 조치
4. 인수공통감염병 예방을 위하여 살처분에 참여한 사람 또는 인수공통감염병에 노출된 사람 등에 대한 예방조치
③ 삭제 〈2016.1.6.〉

제60조의2(역학조사관)

① 감염병 역학조사에 관한 사무를 처리하기 위하여 질병관리청 소속 공무원으로 100명 이상, 시·도 소속 공무원으로 각각 2명 이상의 역학조사관을 두어야 한다. 이 경우 시·도 역학조사관 중 1명 이상은 「의료법」 제2조제1항에 따른 의료인 중 의사로 임명하여야 한다.
② 시장·군수·구청장은 역학조사에 관한 사무를 처리하기 위하여 필요한 경우 소속 공무원으로 역학조사관을 둘 수 있다. 다만, 인구수 등을 고려하여 보건복지부령으로 정하는 기준을 충족하는 시·군·구의 장은 소속 공무원으로 1명 이상의 역학조사관을 두어야 한다.
③ 제1항 및 제2항에 따른 역학조사관은 다음 각 호의 어느 하나에 해당하는 사람으로서 제18조의3에 따른 역학조사 교육·훈련 과정을 이수한 사람 중에서 임명한다.
1. 방역, 역학조사 또는 예방접종 업무를 담당하는 공무원
2. 「의료법」 제2조제1항에 따른 의료인
3. 그 밖에 「약사법」 제2조제2호에 따른 약사, 「수의사법」 제2조제1호에 따른 수의사 등 감염병·역학 관련 분야의 전문가
④ 질병관리청장, 시·도지사 또는 시장·군수·구청장은 소속 공무원을 역학조사관으로 임명하기 위하여 제18조의3에 따른 역학조사 교육·훈련 과정을 이수하도록 하여야 할 경우 해당 공무원을 수습역학조사관으로 임명하여야 한다.
⑤ 역학조사관은 감염병의 확산이 예견되는 긴급한 상황으로서 즉시 조치를 취하지 아니하면 감염병이 확산되어 공중위생에 심각한 위해를 가할 것으로 우려되는 경우 일시적으로 제47조제1호 각 목의 조치를 할 수 있다. 다만, 수습역학조사관은 방역관 또는 역학조사관의 지휘를 받는 경우에 한정하여 일시적으로 제47조제1호 각 목의 조치를 할 수 있다.
⑥ 「국가경찰과 자치경찰의 조직 및 운영에 관한 법률」 제12조 및 제13조에 따른 경찰관서 및 「소방기본법」 제3조에 따른 소방관서의 장, 「지역보건법」 제10조에 따른 보건소의 장 등 관계 공무원은 정당한 사유가 없으면 제5항에 따른 역학조사관 및 수습역학조사관의 조치에 협조하여야 한다.
⑦ 역학조사관 및 수습역학조사관은 제5항에 따른 조치를 한 경우 즉시 질병관리청장, 시·도지사 또는 시장·군수·구청장에게 보고하여야 한다.
⑧ 질병관리청장, 시·도지사 또는 시장·군수·구청장은 제1항·제2항 및 제4항에 따라 임명된 역학조사관 및 수습역학조사관에게 예산의 범위에서 직무 수행에 필요한 비용 등을 지원할 수 있다.
⑨ 제1항부터 제8항까지 규정한 사항 외에 역학조사관 및 수습역학조사관의 자격·직무·권한·비용지원 등에 관하여 필요한 사항은 대통령령으로 정한다.

영 제26조(역학조사관 및 수습역학조사관의 직무 등)
① 삭제 〈2016.1.6.〉
② 역학조사관 및 수습역학조사관은 다음 각 호의 업무를 담당한다.
1. 역학조사 계획 수립
2. 역학조사 수행 및 결과 분석
3. 역학조사 실시 기준 및 방법의 개발
4. 역학조사 기술지도
5. 역학조사 교육훈련
6. 감염병에 대한 역학적인 연구
③ 삭제 〈2016.1.6.〉
④ 질병관리청장, 시·도지사 및 시장·군수·구청장은 역학조사관 및 수습역학조사관에게 예산의 범위에서 연구비와 여비를 지급할 수 있다.

규칙 제42조의2(역학조사관을 두어야 하는 시·군·구)
법 제60조의2제2항 단서에서 "보건복지부령으로 정하는 기준을 충족하는 시·군·구"란 인구 10만명 이상인 시·군·구를 말한다.

제60조의3(한시적 종사명령)

① 질병관리청장 또는 시·도지사는 감염병의 유입 또는 유행이 우려되거나 이미 발생한 경우 기간을 정하여 「의료법」

제2조제1항의 의료인에게 제36조 및 제37조에 따라 감염병관리기관으로 지정된 의료기관 또는 제8조의2에 따라 설립되거나 지정된 중앙감염병전문병원 또는 권역별 감염병전문병원에서 방역업무에 종사하도록 명할 수 있다.

① 질병관리청장, 시·도지사 또는 시장·군수·구청장은 감염병의 유입 또는 유행이 우려되거나 이미 발생한 경우 기간을 정하여 「의료법」 제2조제1항의 의료인에게 제36조 및 제37조에 따라 감염병관리기관으로 지정된 의료기관 또는 제8조의2에 따라 설립되거나 지정된 중앙감염병전문병원 또는 권역별 감염병전문병원에서 방역업무에 종사하도록 명할 수 있다. 〈개정 2024.1.30.〉 [시행일: 2025.7.31.]

② 질병관리청장, 시·도지사 또는 시장·군수·구청장은 감염병이 유입되거나 유행하는 긴급한 경우 제60조의2제3항제2호 또는 제3호에 해당하는 자를 기간을 정하여 방역관으로 임명하여 방역업무를 수행하게 할 수 있다.

③ 질병관리청장, 시·도지사 또는 시장·군수·구청장은 감염병의 유입 또는 유행으로 역학조사인력이 부족한 경우 제60조의2제3항제2호 또는 제3호에 해당하는 자를 기간을 정하여 역학조사관으로 임명하여 역학조사에 관한 직무를 수행하게 할 수 있다.

④ 제2항 또는 제3항에 따라 질병관리청장, 시·도지사 또는 시장·군수·구청장이 임명한 방역관 또는 역학조사관은 「국가공무원법」 제26조의5에 따른 임기제공무원으로 임용된 것으로 본다.

⑤ 제1항에 따른 종사명령 및 제2항·제3항에 따른 임명의 기간·절차 등 필요한 사항은 대통령령으로 정한다.

영 제26조의2(의료인에 대한 방역업무 종사명령)

① 질병관리청장 또는 시·도지사는 법 제60조의3제1항에 따라 방역업무 종사명령을 하는 경우에는 방역업무 종사명령서를 발급하여야 한다. 이 경우 해당 명령서에는 방역업무 종사기관, 종사기간 및 종사업무 등이 포함되어야 한다.

② 법 제60조의3제1항에 따른 방역업무 종사기간은 30일 이내로 한다. 다만, 본인이 사전에 서면으로 동의하는 경우에는 그 기간을 달리 정할 수 있다.

③ 질병관리청장 또는 시·도지사는 제2항에 따른 방역업무 종사기간을 연장하는 경우에는 해당 종사기간이 만료되기 전에 본인의 동의를 받아야 한다. 이 경우 그 연장기간은 30일을 초과할 수 없되, 본인이 동의하는 경우에는 그 연장기간을 달리 정할 수 있다.

④ 질병관리청장 또는 시·도지사는 제3항에 따라 방역업무 종사기간을 연장하는 경우에는 방역업무 종사명령서를 새로 발급하여야 한다.

영 제26조의2(의료인에 대한 방역업무 종사명령)

① 질병관리청장, 시·도지사 또는 시장·군수·구청장은 법 제60조의3제1항에 따라 방역업무 종사명령을 하는 경우에는 방역업무 종사명령서를 발급해야 한다. 이 경우 해당 명령서에는 방역업무 종사기관, 종사기간 및 종사업무 등이 포함되어야 한다. 〈개정 2025.6.2.〉

② 법 제60조의3제1항에 따른 방역업무 종사기간은 30일 이내로 한다. 다만, 본인이 사전에 서면으로 동의하는 경우에는 그 기간을 달리 정할 수 있다.

③ 질병관리청장, 시·도지사 또는 시장·군수·구청장은 제2항에 따른 방역업무 종사기간을 연장하는 경우에는 해당 종사기간이 만료되기 전에 본인의 동의를 받아야 한다. 이 경우 그 연장기간은 30일을 초과할 수 없되, 본인이 동의하는 경우에는 그 연장기간을 달리 정할 수 있다. 〈개정 2025.6.2.〉

④ 질병관리청장, 시·도지사 또는 시장·군수·구청장은 제3항에 따라 방역업무 종사기간을 연장하는 경우에는 방역업무 종사명령서를 새로 발급해야 한다. 〈개정 2025.6.2.〉

[시행일: 2025.7.31.] 제26조의2

영 제26조의3(방역관 등의 임명)

① 질병관리청장, 시·도지사 또는 시장·군수·구청장은 법 제60조의3제2항에 따라 방역관을 임명하는 경우에는 임명장을 발급해야 한다. 이 경우 해당 임명장에는 직무수행기간이 포함되어야 한다.

② 질병관리청장, 시·도지사 또는 시장·군수·구청장은 법 제60조의3제3항에 따라 역학조사관을 임명하는 때에는 임명장을 발급해야 한다. 이 경우 해당 임명장에는 직무수행기간이 포함되어야 한다.

③ 방역관 또는 역학조사관의 직무수행기간, 직무수행기간 연장 및 직무수행기간 연장에 따른 임명장의 발급 등에 관하여는 제26조의2제2항부터 제4항까지의 규정을 준용한다.

규칙 제42조의3(방역업무 종사명령서 및 임명장)

① 영 제26조의2제1항 전단에 따른 방역업무 종사명령서는 별지 제30호의2서식과 같다.

② 영 제26조의3제1항 전단에 따른 방역관 또는 같은 조 제2항 전단에 따른 역학조사관에 대한 임명장은 다음 각 호의 구분에 따른다.

1. 방역관: 별지 제30호의3서식
2. 역학조사관: 별지 제30호의4서식

제61조(검역위원)

① 시·도지사는 감염병을 예방하기 위하여 필요하면 검역위원을 두고 검역에 관한 사무를 담당하게 하며, 특별히 필요하면 운송수단 등을 검역하게 할 수 있다.

② 검역위원은 제1항에 따른 사무나 검역을 수행하기 위하여 운송수단 등에 무상으로 승선하거나 승차할 수 있다.
③ 제1항에 따른 검역위원의 임명 및 직무 등에 관하여 필요한 사항은 보건복지부령으로 정한다.

규칙 제43조(검역위원의 임명 및 직무)
① 법 제61조제1항에 따라 시·도지사는 보건·위생 분야에 종사하는 소속 공무원 중에서 검역위원을 임명할 수 있다.
② 검역위원의 직무는 다음 각 호와 같다.
1. 역학조사에 관한 사항
2. 감염병병원체에 오염된 장소의 소독에 관한 사항
3. 감염병환자등의 추적, 입원치료 및 감시에 관한 사항
4. 감염병병원체에 오염되거나 오염이 의심되는 물건 및 장소에 대한 수거, 파기, 매몰 또는 폐쇄에 관한 사항
5. 검역의 공고에 관한 사항

제62조(예방위원)

① 특별자치시장·특별자치도지사 또는 시장·군수·구청장은 감염병이 유행하거나 유행할 우려가 있으면 특별자치시·특별자치도 또는 시·군·구(자치구를 말한다. 이하 같다)에 감염병 예방 사무를 담당하는 예방위원을 둘 수 있다.
② 제1항에 따른 예방위원은 무보수로 한다. 다만, 특별자치시·특별자치도 또는 시·군·구의 인구 2만명당 1명의 비율로 유급위원을 둘 수 있다.
③ 제1항에 따른 예방위원의 임명 및 직무 등에 관하여 필요한 사항은 보건복지부령으로 정한다.

규칙 제44조(예방위원의 임명 및 직무)
① 법 제62조제1항에 따라 특별자치시장·특별자치도지사 또는 시장·군수·구청장은 다음 각 호의 어느 하나에 해당하는 사람 중에서 예방위원을 임명 또는 위촉할 수 있다.
1. 의사, 한의사, 수의사, 약사 또는 간호사
2. 「고등교육법」 제2조에 따른 학교에서 공중보건 분야 학과를 졸업한 사람
3. 공중보건 분야에 근무하고 있는 소속 공무원
4. 그 밖에 공중보건 분야에 관한 학식과 경험이 풍부하다고 인정하는 사람
② 예방위원의 직무는 다음 각 호와 같다.
1. 역학조사에 관한 사항
2. 감염병 발생의 정보 수집 및 판단에 관한 사항
3. 위생교육에 관한 사항
4. 감염병환자등의 관리 및 치료에 관한 기술자문에 관한 사항
5. 그 밖에 감염병 예방을 위하여 필요한 사항

제63조(한국건강관리협회)

① 제2조제6호에 따른 기생충감염병에 관한 조사·연구 등 예방사업을 수행하기 위하여 한국건강관리협회(이하 "협회"라 한다)를 둔다.
② 협회는 법인으로 한다.
③ 협회에 관하여는 이 법에서 정한 사항 외에는 「민법」 중 사단법인에 관한 규정을 준용한다.

제63조의2(국가첨단백신개발센터의 설립)

① 감염병을 치료하고 예방하기 위한 치료제 및 백신의 연구개발 촉진에 관한 업무를 수행하기 위하여 국가첨단백신개발센터(이하 "첨단백신센터"라 한다)를 둔다.
② 첨단백신센터는 법인으로 한다.
③ 첨단백신센터의 정관에는 다음 각 호의 사항을 기재하여야 한다.
1. 명칭
2. 목적
3. 주된 사무소가 있는 곳
4. 자산에 관한 사항
5. 임직원에 관한 사항
6. 이사회에 관한 사항

7. 업무와 그 집행에 관한 사항
8. 회계에 관한 사항
9. 공고에 관한 사항
10. 정관의 변경에 관한 사항
11. 그 밖에 첨단백신센터의 운영에 관한 사항

④ 첨단백신센터가 정관의 기재사항을 변경하는 경우에는 질병관리청장의 인가를 받아야 한다.
⑤ 첨단백신센터에 관하여 이 법에서 규정한 사항 외에는 「민법」 중 재단법인에 관한 규정을 준용한다.
⑥ 제1항에 따른 첨단백신센터의 운영 등에 필요한 사항은 대통령령으로 정한다.
[본조신설 2024.12.20.]

영 제26조의4(국가첨단백신개발센터 운영 등)
① 법 제63조의2제1항에 따른 국가첨단백신개발센터(이하 "첨단백신센터"라 한다)의 장(이하 "센터장"이라 한다)은 정관에서 정하는 바에 따라 질병관리청장이 임명한다.
② 센터장은 매 회계연도 시작 전까지 다음 연도의 사업계획서와 수입 · 지출예산서를 이사회의 의결을 거쳐 질병관리청장에게 제출해야 한다. 이를 변경하려는 경우에도 같다.
③ 제1항 및 제2항에서 규정한 사항 외에 첨단백신센터의 운영 등에 필요한 사항은 정관으로 정한다.
[본조신설 2025.6.2.]

제63조의3(첨단백신센터의 사업)

① 첨단백신센터는 다음 각 호의 사업을 수행한다.
1. 감염병의 치료제 · 백신 후보물질 발굴 및 연구개발
2. 감염병의 치료제 · 백신 비임상시료 생산
3. 감염병의 치료제 · 백신 항원 보존, 자원화, 분양 및 통합관리
4. 기타 대통령령으로 정하는 업무

② 첨단백신센터는 제1항 각 호의 사업에 관하여 수수료와 그 밖의 실비를 징수할 수 있다. 이 경우 수수료와 실비 징수의 방법 및 절차는 보건복지부령으로 정한다.
③ 질병관리청장은 첨단백신센터가 제1항 각 호에 따른 사업을 하는 경우 행정적 · 재정적 지원을 할 수 있다.
[본조신설 2024.12.20.]

영 제26조의5(첨단백신센터의 업무)
법 제63조의3제1항제4호에서 "대통령령으로 정하는 업무"란 다음 각 호의 업무를 말한다.
1. 인공지능을 활용한 감염병 치료제 · 백신 개발 지원 업무
2. 감염병 치료제 · 백신 개발을 위한 시험 · 분석의 지원 업무

[본조신설 2025.6.2.]

규칙 제44조의2(국가첨단백신개발센터의 사업에 관한 수수료 등)
① 국가첨단백신개발센터는 법 제63조의3제2항에 따라 같은 조 제1항 각 호의 사업에 관한 수수료와 그 밖의 실비를 징수하려는 경우에는 다음 각 호의 사항을 적은 서류를 질병관리청장에게 제출하여 승인을 받아야 한다.
1. 수수료나 실비의 종류 및 내용
2. 수수료나 실비의 요율 및 산정 기준
3. 그 밖에 수수료나 실비의 징수에 필요한 사항

② 제1항에 따른 수수료와 실비는 정보통신망을 이용하여 전자화폐 · 전자결제 등의 방법으로 내야 한다.
[본조신설 2025.6.2.]

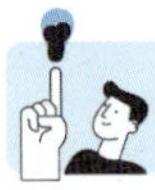

제 10 장 경 비

제64조(특별자치시 · 특별자치도와 시 · 군 · 구가 부담할 경비)

다음 각 호의 경비는 특별자치시 · 특별자치도와 시 · 군 · 구가 부담한다. 〈개정 2024.1.30.〉

1. 제4조제2항제13호에 따른 한센병의 예방 및 진료 업무를 수행하는 법인 또는 단체에 대한 지원 경비의 일부
2. 제24조제1항 및 제25조제1항에 따른 예방접종에 드는 경비
3. 제24조제2항 및 제25조제2항에 따라 의료기관이 예방접종을 하는 데 드는 경비의 전부 또는 일부
4. 제36조에 따라 특별자치시장 · 특별자치도지사 또는 시장 · 군수 · 구청장이 지정한 감염병관리기관의 감염병관리시설의 설치 · 운영에 드는 경비
5. 제37조에 따라 특별자치시장 · 특별자치도지사 또는 시장 · 군수 · 구청장이 설치한 격리소 · 요양소 또는 진료소 및 같은 조에 따라 지정된 감염병관리기관의 감염병관리시설 설치 · 운영에 드는 경비

5의2. 제39조의3에 따라 시장 · 군수 · 구청장이 지정한 감염병의심자 격리시설의 설치 · 운영에 드는 경비 [시행일: 2025.7.31.]

6. 제47조제1호 및 제3호에 따른 교통 차단 또는 입원으로 인하여 생업이 어려운 사람에 대한 「국민기초생활 보장법」 제2조제6호에 따른 최저보장수준 지원
7. 제47조, 제48조, 제49조제1항제8호 · 제9호 · 제13호 및 제51조제1항에 따라 특별자치시 · 특별자치도와 시 · 군 · 구에서 실시하는 소독이나 그 밖의 조치에 드는 경비
8. 제49조제1항제7호 및 제12호에 따라 특별자치시장 · 특별자치도지사 또는 시장 · 군수 · 구청장이 의사를 배치하거나 의료인 · 의료업자 · 의료관계요원 등을 동원하는 데 드는 수당 · 치료비 또는 조제료

8의2. 제49조제1항제12호의2에 따라 특별자치시장 · 특별자치도지사 또는 시장 · 군수 · 구청장이 동원한 의료기관 병상, 연수원 · 숙박시설 등 시설의 운영비 등 경비

9. 제49조제2항에 따른 식수 공급에 드는 경비

9의2. 제60조의3제1항부터 제3항까지에 따라 시장 · 군수 · 구청장이 의료인 등을 방역업무에 종사하게 하는 데 드는 수당 등 경비 [시행일: 2025.7.31.]

10. 제62조에 따른 예방위원의 배치에 드는 경비

10의2. 제70조의6제1항에 따라 특별자치시장 · 특별자치도지사 또는 시장 · 군수 · 구청장이 실시하는 심리지원에 드는 경비

10의3. 제70조의6제2항에 따라 특별자치시장 · 특별자치도지사 또는 시장 · 군수 · 구청장이 위탁하여 관계 전문기관이 심리지원을 실시하는 데 드는 경비

11. 그 밖에 이 법에 따라 특별자치시 · 특별자치도와 시 · 군 · 구가 실시하는 감염병 예방 사무에 필요한 경비

제65조(시 · 도가 부담할 경비)

다음 각 호의 경비는 시 · 도가 부담한다. 〈개정 2024.1.30.〉

1. 제4조제2항제13호에 따른 한센병의 예방 및 진료 업무를 수행하는 법인 또는 단체에 대한 지원 경비의 일부

1의2. 제35조제2항에 따른 시 · 도의 위기대응 훈련에 드는 경비

2. 제36조에 따라 시 · 도지사가 지정한 감염병관리기관의 감염병관리시설의 설치 · 운영에 드는 경비
3. 제37조에 따른 시 · 도지사가 설치한 격리소 · 요양소 또는 진료소 및 같은 조에 따라 지정된 감염병관리기관의감염병관리시설 설치 · 운영에 드는 경비

3의2. 제39조의3에 따라 시 · 도지사가 지정한 감염병의심자 격리시설의 설치 · 운영에 드는 경비

4. 제41조 및 제42조에 따라 내국인 감염병환자등의 입원치료, 조사, 진찰 등에 드는 경비
5. 제46조에 따른 건강진단, 예방접종 등에 드는 경비

6. 제49조제1항제1호에 따른 교통 차단으로 생업이 어려운 자에 대한 「국민기초생활 보장법」 제2조제6호에 따른 최저보장수준 지원
6의2. 제49조제1항제12호에 따라 시·도지사가 의료인·의료업자·의료관계요원 등을 동원하는 데 드는 수당·치료비 또는 조제료
6의3. 제49조제1항제12호의2에 따라 시·도지사가 동원한 의료기관 병상, 연수원·숙박시설 등 시설의 운영비 등 경비
7. 제49조제2항에 따른 식수 공급에 드는 경비
7의2. 제60조의3제1항 및 제3항에 따라 시·도지사가 의료인 등을 방역업무에 종사하게 하는 데 드는 수당 등 경비
7의2. 제60조의3제1항부터 제3항까지에 따라 시·도지사가 의료인 등을 방역업무에 종사하게 하는 데 드는 수당 등 경비 [시행일: 2025.7.31.]
8. 제61조에 따른 검역위원의 배치에 드는 경비
8의2. 제70조의6제1항에 따라 시·도지사가 실시하는 심리지원에 드는 경비
8의3. 제70조의6제2항에 따라 시·도지사가 위탁하여 관계 전문기관이 심리지원을 실시하는 데 드는 경비
9. 그 밖에 이 법에 따라 시·도가 실시하는 감염병 예방 사무에 필요한 경비

제66조(시 · 도가 보조할 경비)
시 · 도(특별자치시 · 특별자치도는 제외한다)는 제64조에 따라 시 · 군 · 구가 부담할 경비에 관하여 대통령령으로 정하는 바에 따라 보조하여야 한다.

영 제27조(시 · 도의 보조 비율)
법 제66조에 따른 시 · 도[특별자치시 및 특별자치도(관할 구역 안에 지방자치단체인 시 · 군이 없는 특별자치도를 말한다)는 제외한다]의 경비 보조액은 시 · 군 · 구가 부담하는 금액의 3분의 2로 한다.

제67조(국고 부담 경비)
다음 각 호의 경비는 국가가 부담한다.
1. 제4조제2항제2호에 따른 감염병환자등의 진료 및 보호에 드는 경비
2. 제4조제2항제4호에 따른 감염병 교육 및 홍보를 위한 경비
3. 제4조제2항제8호에 따른 감염병 예방을 위한 전문인력의 양성에 드는 경비
4. 제16조제4항에 따른 표본감시활동에 드는 경비
4의2. 제18조의3에 따른 교육·훈련에 드는 경비
5. 제20조에 따른 해부에 필요한 시체의 운송과 해부 후 처리에 드는 경비
5의2. 제20조의2에 따라 시신의 장사를 치르는 데 드는 경비
6. 제33조에 따른 예방접종약품의 생산 및 연구 등에 드는 경비
6의2. 제33조의2제1항에 따른 필수예방접종약품등의 비축에 드는 경비
6의3. 제34조제2항제5호에 따른 국가의 위기대응 훈련에 드는 경비
6의4. 제36조제1항에 따라 보건복지부장관 또는 질병관리청장이 지정한 감염병관리기관의 감염병관리시설의 설치·운영에 드는 경비
7. 제37조에 따라 보건복지부장관 및 질병관리청장이 설치한 격리소·요양소 또는 진료소 및 같은 조에 따라 지정된 감염병관리기관의감염병관리시설 설치·운영에 드는 경비
7의2. 제39조의3에 따라 질병관리청장이 지정한 감염병의심자 격리시설의 설치·운영에 드는 경비
8. 제40조제1항에 따라 위원회의 심의를 거친 품목의 비축 또는 장기구매를 위한 계약에 드는 경비
9. 삭제 〈2020.8.12.〉
9의2. 제49조제1항제12호에 따라 국가가 의료인·의료업자·의료관계요원 등을 동원하는 데 드는 수당·치료비 또

는 조제료

9의3. 제49조제1항제12호의2에 따라 국가가 동원한 의료기관 병상, 연수원・숙박시설 등 시설의 운영비 등 경비

9의4. 제60조의3제1항부터 제3항까지에 따라 국가가 의료인 등을 방역업무에 종사하게 하는 데 드는 수당 등 경비

9의5. 제70조의6제1항에 따라 국가가 실시하는 심리지원에 드는 경비

9의6. 제70조의6제2항에 따라 국가가 위탁하여 관계 전문기관이 심리지원을 실시하는 데 드는 경비

10. 제71조에 따른 예방접종 등으로 인한 피해보상을 위한 경비

제68조(국가가 보조할 경비)

국가는 다음 각 호의 경비를 보조하여야 한다.

1. 제4조제2항제13호에 따른 한센병의 예방 및 진료 업무를 수행하는 법인 또는 단체에 대한 지원 경비의 일부
2. 제65조 및 제66조에 따라 시・도가 부담할 경비의 2분의 1 이상

제69조(본인으로부터 징수할 수 있는 경비)

특별자치시장 · 특별자치도지사 또는 시장 · 군수 · 구청장은 보건복지부령으로 정하는 바에 따라 제41조 및 제42조에 따른 입원치료비 외에 본인의 지병이나 본인에게 새로 발병한 질환 등으로 입원, 진찰, 검사 및 치료 등에 드는 경비를 본인이나 그 보호자로부터 징수할 수 있다.

규칙 제45조(본인으로부터 징수할 수 있는 경비)

법 제69조에 따라 본인이나 그 보호자로부터 징수할 수 있는 경비는 다음 각 호와 같다.

1. 진찰비, 치료비, 검사료
2. 수술비
3. 입원료
4. 그 밖에 진료에 든 경비

제69조의2(외국인의 비용 부담)

질병관리청장은 국제관례 또는 상호주의 원칙 등을 고려하여 외국인인 감염병환자등 및 감염병의심자에 대한 다음 각 호의 경비를 본인에게 전부 또는 일부 부담하게 할 수 있다. 다만, 국내에서 감염병에 감염된 것으로 확인된 외국인에 대해서는 그러하지 아니하다.

1. 제41조에 따른 치료비
2. 제42조에 따른 조사・진찰・치료・입원 및 격리에 드는 경비

제70조(손실보상)

① 보건복지부장관, 시・도지사 및 시장・군수・구청장은 다음 각 호의 어느 하나에 해당하는 손실을 입은 자에게 제70조의2의 손실보상심의위원회의 심의・의결에 따라 그 손실을 보상하여야 한다.

1. 제36조 및 제37조에 따른 감염병관리기관의 지정 또는 격리소 등의 설치・운영으로 발생한 손실

1의2. 제39조의3에 따른 감염병의심자 격리시설의 설치・운영으로 발생한 손실

2. 이 법에 따른 조치에 따라 감염병환자, 감염병의사환자 등을 진료한 의료기관의 손실
3. 이 법에 따른 의료기관의 폐쇄 또는 업무 정지 등으로 의료기관에 발생한 손실
4. 제47조제1호, 제4호 및 제5호, 제48조제1항, 제49조제1항제4호, 제6호부터 제10호까지, 제12호, 제12호의2 및 제13호에 따른 조치로 인하여 발생한 손실
5. 감염병환자등이 발생・경유하거나 질병관리청장, 시・도지사 또는 시장・군수・구청장이 그 사실을 공개하여 발생한 「국민건강보험법」 제42조에 따른 요양기관의 손실로서 제1호부터 제4호까지의 손실에 준하고, 제70조의2에 따른 손실보상심의위원회가 심의・의결하는 손실

② 제1항에 따른 손실보상금을 받으려는 자는 보건복지부령으로 정하는 바에 따라 손실보상 청구서에 관련 서류를 첨부하여 보건복지부장관, 시·도지사 또는 시장·군수·구청장에게 청구하여야 한다.
③ 제1항에 따른 보상액을 산정함에 있어 손실을 입은 자가 이 법 또는 관련 법령에 따른 조치의무를 위반하여 그 손실을 발생시켰거나 확대시킨 경우에는 보상금을 지급하지 아니하거나 보상금을 감액하여 지급할 수 있다.
④ 제1항에 따른 보상의 대상·범위와 보상액의 산정, 제3항에 따른 지급 제외 및 감액의 기준 등에 관하여 필요한 사항은 대통령령으로 정한다.

영 제28조(손실보상의 대상 및 범위 등)

① 법 제70조제1항에 따른 손실보상의 대상 및 범위는 별표 2의2와 같다.
② 법 제70조의2제1항에 따른 손실보상심의위원회(이하 "심의위원회"라 한다)는 법 제70조제1항에 따라 손실보상액을 산정하기 위하여 필요한 경우에는 관계 분야의 전문기관이나 전문가로 하여금 손실 항목에 대한 감정, 평가 또는 조사 등을 하게 할 수 있다.
③ 심의위원회는 법 제70조제1항제1호부터 제3호까지의 손실에 대하여 보상금을 산정하는 경우에는 해당 의료기관의 연평균수입 및 영업이익 등을 고려하여야 한다.

영 제28조의2(손실보상금의 지급제외 및 감액기준)

① 법 제70조제3항에 따라 법 또는 관련 법령에 따른 조치의무를 위반하여 손실보상금을 지급하지 않거나 손실보상금을 감액하여 지급할 수 있는 위반행위의 종류는 다음 각 호와 같다.
  1. 법 제11조에 따른 보고·신고를 게을리하거나 방해한 경우 또는 거짓으로 보고·신고한 경우
  2. 법 제12조에 따른 신고의무를 게을리하거나 같은 조 제1항 각 호에 따른 신고의무자의 신고를 방해한 경우
  3. 법 제18조제3항에 따른 역학조사 시 금지행위를 한 경우
  4. 법 제36조제3항 또는 제37조제2항에 따른 감염병관리시설을 설치하지 않은 경우
  5. 법 제60조제4항에 따른 협조의무를 위반한 경우
  6. 「의료법」 제59조제1항에 따른 지도와 명령을 위반한 경우
  7. 그 밖에 법령상의 조치의무로서 보건복지부장관이 특히 중요하다고 인정하여 고시하는 조치의무를 위반한 경우
② 법 제70조제3항에 따라 손실보상금을 지급하지 아니하거나 감액을 하는 경우에는 제1항 각 호의 위반행위가 그 손실의 발생 또는 확대에 직접적으로 관련되는지 여부와 중대한 원인인지의 여부를 기준으로 한다.
③ 심의위원회는 제2항에 따라 제1항 각 호의 위반행위와 손실 발생 또는 손실 확대와의 인과관계를 인정하는 경우에는 해당 위반행위의 동기, 경위, 성격 및 유형 등을 종합적으로 고려하여야 한다.
④ 제2항 및 제3항에 따른 손실보상금 지급제외 및 감액기준 등에 필요한 세부사항은 보건복지부장관이 정하여 고시한다.

규칙 제46조(손실보상 청구)

① 법 제70조제2항에 따라 손실보상을 청구하려는 자는 별지 제31호서식의 손실보상청구서(전자문서로 된 청구서를 포함한다)에 손실을 증명하는 서류(전자문서로 된 서류를 포함한다)를 첨부하여 보건복지부장관, 시·도지사 또는 시장·군수·구청장에게 제출하여야 한다.
② 제1항에 따른 청구서를 받은 보건복지부장관, 시·도지사 또는 시장·군수·구청장은 제출 서류에 흠결이 있거나 사실 확인 등이 필요한 경우에는 추가 자료의 제출을 요청할 수 있다.
③ 제1항 및 제2항에서 정한 사항 외에 손실보상 청구방법 및 청구절차에 필요한 세부사항은 보건복지부장관이 정하여 고시한다.

제70조의2(손실보상심의위원회)

① 제70조에 따른 손실보상에 관한 사항을 심의·의결하기 위하여 보건복지부 및 시·도에 손실보상심의위원회(이하 "심의위원회"라 한다)를 둔다.
② 위원회는 위원장 2인을 포함한 20인 이내의 위원으로 구성하되, 보건복지부에 설치된 심의위원회의 위원장은 보건복지부차관과 민간위원이 공동으로 되며, 시·도에 설치된 심의위원회의 위원장은 부시장 또는 부지사와 민간위원이 공동으로 된다.
③ 심의위원회 위원은 관련 분야에 대한 학식과 경험이 풍부한 사람과 관계 공무원 중에서 대통령령으로 정하는 바에 따라 보건복지부장관 또는 시·도지사가 임명하거나 위촉한다.
④ 심의위원회는 제1항에 따른 심의·의결을 위하여 필요한 경우 관계자에게 출석 또는 자료의 제출 등을 요구할 수 있다.
⑤ 그 밖의 심의위원회의 구성과 운영 등에 관하여 필요한 사항은 대통령령으로 정한다.

영 제28조의3(손실보상심의위원회의 구성 및 운영)

① 보건복지부에 두는 심의위원회의 위원은 보건복지부장관이 성별을 고려하여 다음 각 호의 사람 중에서 임명하거나 위촉한다.
  1. 「의료법」에 따라 설립된 의료인 단체 및 의료기관 단체와 「약사법」에 따라 설립된 대한약사회 및 대한한약사회에서 추천하는 사람
  2. 「비영리민간단체 지원법」에 따른 비영리민간단체로서 보건의료분야와 밀접한 관련이 있다고 보건복지부장관이 인정하는 단체에서 추천하는 사람
  3. 「국민건강보험법」에 따른 국민건강보험공단의 이사장 또는 건강보험심사평가원의 원장이 추천하는 사람
  4. 「고등교육법」에 따른 대학의 보건의료 관련 학과에서 부교수 이상 또는 이에 상당하는 직위에 재직 중이거나 재직하였던 사람
  5. 감염병 예방 및 관리에 관한 전문지식과 경험이 풍부한 사람
  6. 손실보상에 관한 전문지식과 경험이 풍부한 사람
  7. 보건의료 정책을 담당하는 고위공무원단에 속하는 공무원

② 제1항제1호부터 제6호까지의 규정에 따른 위촉위원의 임기는 3년으로 한다. 다만, 위원의 해촉 등으로 인하여 새로 위촉된 위원의 임기는 전임 위원 임기의 남은 기간으로 한다.

③ 보건복지부장관은 제1항에 따른 심의위원회의 위촉위원이 다음 각 호의 어느 하나에 해당하는 경우에는 해당 위촉위원을 해촉할 수 있다.
  1. 심신장애로 인하여 직무를 수행할 수 없게 된 경우
  2. 직무와 관련된 비위사실이 있는 경우
  3. 직무태만, 품위손상이나 그 밖의 사유로 인하여 위원으로 적합하지 아니하다고 인정되는 경우
  4. 위원 스스로 직무를 수행하는 것이 곤란하다고 의사를 밝히는 경우

④ 제1항에 따른 심의위원회의 위원장은 심의위원회를 대표하고, 심의위원회의 업무를 총괄한다.

⑤ 제1항에 따른 심의위원회의 회의는 재적위원 과반수의 요구가 있거나 심의위원회의 위원장이 필요하다고 인정할 때에 소집하고, 심의위원회의 위원장이 그 의장이 된다.

⑥ 제1항에 따른 심의위원회의 회의는 재적위원 과반수의 출석으로 개의하고, 출석위원 과반수의 찬성으로 의결한다.

⑦ 제1항에 따른 심의위원회는 업무를 효율적으로 수행하기 위하여 심의위원회에 관계 분야의 전문가로 구성되는 전문위원회를 둘 수 있다.

⑧ 제1항부터 제7항까지에서 규정한 사항 외에 제1항에 따른 심의위원회 및 전문위원회의 구성·운영 등에 필요한 사항은 심의위원회의 의결을 거쳐 심의위원회의 위원장이 정한다.

⑨ 법 제70조의2제1항에 따라 시·도에 두는 심의위원회의 구성·운영 등에 관하여는 제1항부터 제8항까지를 준용한다. 이 경우 "보건복지부장관"은 "시·도지사"로 본다.

제70조의3(보건의료인력 등에 대한 재정적 지원)

① 질병관리청장, 시·도지사 및 시장·군수·구청장은 이 법에 따른 감염병의 발생 감시, 예방·관리 및 역학조사업무에 조력한 의료인, 의료기관 개설자 또는 약사에 대하여 예산의 범위에서 재정적 지원을 할 수 있다.

② 질병관리청장, 시·도지사 및 시장·군수·구청장은 감염병 확산으로 인하여 「재난 및 안전관리 기본법」 제38조제2항에 따른 심각 단계 이상의 위기경보가 발령되는 경우 이 법에 따른 감염병의 발생 감시, 예방·방역·검사·치료·관리 및 역학조사 업무에 조력한 보건의료인력 및 보건의료기관 종사자(「보건의료인력지원법」 제2조제3호에 따른 보건의료인력 및 같은 조 제4호에 따른 보건의료기관 종사자를 말한다)에 대하여 예산의 범위에서 재정적 지원을 할 수 있다.

③ 제1항 및 제2항에 따른 지원 내용, 절차, 방법 등 지원에 필요한 사항은 대통령령으로 정한다.

영 제28조의4(보건의료인력 등에 대한 지원 등)

① 질병관리청장, 시·도지사 또는 시장·군수·구청장은 법 제70조의3제1항에 따라 감염병의 발생 감시, 예방·관리 또는 역학조사업무에 조력한 의료인, 의료기관 개설자 또는 약사에게 수당 및 여비 등의 비용을 지원할 수 있다.

② 질병관리청장, 시·도지사 및 시장·군수·구청장은 법 제70조의3제2항에 따라 감염병의 발생 감시, 예방·방역·검사·치료·관리 및 역학조사 업무에 조력한 보건의료인력 및 보건의료기관 종사자에게 수당 및 여비 등의 비용을 지원할 수 있다.

③ 제1항 또는 제2항에 따른 지원을 받으려는 자는 감염병의 발생 감시, 예방·방역·검사·치료·관리 및 역학조사업무에 조력한 사실을 증명하는 자료를 첨부하여 질병관리청장, 시·도지사 또는 시장·군수·구청장에게 신청하여야 한다.

④ 제3항에 따른 지원 신청을 받은 질병관리청장, 시·도지사 또는 시장·군수·구청장은 지원여부, 지원항목 및 지원금액 등을 결정하고, 그 사실을 신청인에게 알려야 한다.

제70조의4(감염병환자등에 대한 생활지원)

① 질병관리청장, 시·도지사 및 시장·군수·구청장은 이 법에 따라 입원 또는 격리된 사람에 대하여 예산의 범위에서

치료비, 생활지원 및 그 밖의 재정적 지원을 할 수 있다.

② 시・도지사 및 시장・군수・구청장은 제1항에 따른 사람 및 제70조의3제1항에 따른 의료인이 입원 또는 격리조치, 감염병의 발생 감시, 예방・관리 및 역학조사업무에 조력 등으로 자녀에 대한 돌봄 공백이 발생한 경우 「아이돌봄 지원법」에 따른 아이돌봄서비스를 제공하는 등 필요한 조치를 하여야 한다.

③ 제1항 및 제2항에 따른 지원・제공을 위하여 필요한 사항은 대통령령으로 정한다.

영 제28조의5(감염병환자등에 대한 생활지원 등)

질병관리청장, 시·도지사 또는 시장·군수·구청장은 법 제70조의4제1항에 따라 다음 각 호의 지원을 할 수 있다. 다만, 법 제41조의2제1항에 따라 유급휴가를 받은 경우에는 제2호에 따른 지원을 하지 아니한다.

1. 치료비 및 입원비: 본인이 부담하는 치료비 및 입원비. 다만, 「국민건강보험법」에 따른 요양급여의 대상에서 제외되는 비용 등 질병관리청장이 정하는 비용은 제외한다.
2. 생활지원비: 질병관리청장이 기획재정부장관과 협의하여 고시하는 금액

제70조의5(손실보상금의 긴급지원)

보건복지부장관, 시·도지사 및 시장·군수·구청장은 심의위원회의 심의·의결에 따라 제70조제1항 각 호의 어느 하나에 해당하는 손실을 입은 자로서 경제적 어려움으로 자금의 긴급한 지원이 필요한 자에게 제70조제1항에 따른 손실보상금의 일부를 우선 지급할 수 있다.

제70조의6(심리지원)

① 보건복지부장관, 시・도지사 또는 시장・군수・구청장은 감염병환자등과 그 가족, 감염병의심자, 감염병 대응 의료인, 그 밖의 현장대응인력에 대하여 「정신건강증진 및 정신질환자 복지서비스 지원에 관한 법률」 제15조의2에 따른 심리지원(이하 "심리지원"이라 한다)을 할 수 있다.

② 보건복지부장관, 시・도지사 또는 시장・군수・구청장은 심리지원을 「정신건강증진 및 정신질환자 복지서비스 지원에 관한 법률」 제15조의2에 따른 국가트라우마센터 또는 대통령령으로 정하는 관계 전문기관에 위임 또는 위탁할 수 있다.

③ 제1항에 따른 현장대응인력의 범위와 제1항 및 제2항에 따른 심리지원에 관하여 필요한 사항은 대통령령으로 정한다.

영 제28조의6(심리지원의 대상 등)

① 법 제70조의6제1항에 따라 「정신건강증진 및 정신질환자 복지서비스 지원에 관한 법률」 제15조의2제1항에 따른 심리지원(이하 "심리지원"이라 한다)을 받을 수 있는 현장대응인력의 범위는 다음 각 호와 같다.

1. 법 제49조제1항제12호에 따라 감염병 유행기간 중 동원된 의료업자 및 의료관계요원
2. 법 제60조제1항 및 제60조의3제2항에 따른 방역관
3. 법 제60조의2제1항・제2항・제4항 및 제60조의3제3항에 따른 역학조사관 및 수습역학조사관
4. 그 밖에 감염병의 예방 또는 관리 업무를 담당하는 사람으로서 심리지원을 받을 필요가 있다고 보건복지부장관이 인정하는 사람

② 보건복지부장관, 시·도지사 또는 시장·군수·구청장은 법 제70조의6제2항에 따라 심리지원에 관한 권한 또는 업무를 다음 각 호의 기관에 위임하거나 위탁할 수 있다.

1. 「정신건강증진 및 정신질환자 복지서비스 지원에 관한 법률」 제3조제3호에 따른 정신건강복지센터
2. 「정신건강증진 및 정신질환자 복지서비스 지원에 관한 법률」 제3조제5호에 따른 정신의료기관
3. 「정신건강증진 및 정신질환자 복지서비스 지원에 관한 법률」 제15조의2에 따른 국가트라우마센터
4. 그 밖에 보건복지부장관이 심리지원에 관한 전문성이 있다고 인정하는 기관

③ 보건복지부장관, 시·도지사 또는 시장·군수·구청장은 제2항에 따라 심리지원에 관한 권한 또는 업무를 위임하거나 위탁한 경우에는 다음 각 호의 사항을 고시해야 한다.

1. 위임받거나 위탁받은 기관
2. 위임 또는 위탁한 내용

제71조(예방접종 등에 따른 피해의 국가보상)

① 국가는 제24조 및 제25조에 따라 예방접종을 받은 사람 또는 제40조제2항에 따라 생산된 예방·치료 의약품을 투여받은 사람이 그 예방접종 또는 예방·치료 의약품으로 인하여 질병에 걸리거나 장애인이 되거나 사망하였을 때에는 대통령령으로 정하는 기준과 절차에 따라 다음 각 호의 구분에 따른 보상을 하여야 한다.
  1. 질병으로 진료를 받은 사람: 진료비 전액 및 정액 간병비
  2. 장애인이 된 사람: 일시보상금
  3. 사망한 사람: 대통령령으로 정하는 유족에 대한 일시보상금 및 장제비

② 제1항에 따라 보상받을 수 있는 질병, 장애 또는 사망은 예방접종약품의 이상이나 예방접종 행위자 및 예방·치료 의약품 투여자 등의 과실 유무에 관계없이 해당 예방접종 또는 예방·치료 의약품을 투여받은 것으로 인하여 발생한 피해로서 질병관리청장이 인정하는 경우로 한다.

③ 질병관리청장은 제1항에 따른 보상청구가 있은 날부터 120일 이내에 제2항에 따른 질병, 장애 또는 사망에 해당하는지를 결정하여야 한다. 이 경우 미리 위원회의 의견을 들어야 한다.

④ 제1항에 따른 보상의 청구, 제3항에 따른 결정의 방법과 절차 등에 관하여 필요한 사항은 대통령령으로 정한다.

영 제29조(예방접종 등에 따른 피해의 보상 기준)

법 제71조제1항에 따라 보상하는 보상금의 지급 기준 및 신청기한은 다음 각 호의 구분과 같다.
1. 진료비
   가. 지급 기준: 예방접종피해로 발생한 질병의 진료비 중 「국민건강보험법」에 따라 보험자가 부담하거나 지급한 금액을 제외한 잔액 또는 「의료급여법」에 따라 의료급여기금이 부담한 금액을 제외한 잔액. 다만, 제3호에 따른 일시보상금을 지급받은 경우에는 진료비를 지급하지 않는다.
   나. 신청기한: 해당 예방접종피해가 발생한 날부터 5년 이내
2. 간병비: 입원진료의 경우에 한정하여 1일당 5만원
3. 장애인이 된 사람에 대한 일시보상금
   가. 지급 기준
      1) 「장애인복지법」에 따른 장애인 중 장애의 정도가 심한 장애인: 사망한 사람에 대한 일시보상금의 100분의 100
      2) 「장애인복지법」에 따른 장애인 중 장애의 정도가 심하지 않은 장애인: 사망한 사람에 대한 일시보상금의 100분의 55
      3) 1) 및 2) 외의 장애인으로서 「국민연금법」, 「공무원연금법」, 「공무원 재해보상법」 및 「산업재해보상보험법」 등 질병관리청장이 정하여 고시하는 법률에서 정한 장애 등급이나 장해 등급에 해당하는 장애인: 사망한 사람에 대한 일시보상금의 100분의 20 범위에서 해당 장애 등급이나 장해 등급의 기준별로 질병관리청장이 정하여 고시하는 금액
   나. 신청기한: 장애진단을 받은 날부터 5년 이내
4. 사망한 사람에 대한 일시보상금
   가. 지급 기준: 사망 당시의 「최저임금법」에 따른 월 최저임금액에 240을 곱한 금액에 상당하는 금액
   나. 신청기한: 사망한 날부터 5년 이내
5. 장제비: 30만원

영 제30조(예방접종 등에 따른 피해의 보상대상자)

① 법 제71조제1항에 따라 보상을 받을 수 있는 사람은 다음 각 호의 구분에 따른다.
  1. 법 제71조제1항제1호 및 제2호의 경우: 본인
  2. 법 제71조제1항제3호의 경우: 유족 중 우선순위자

② 법 제71조제1항제3호에서 "대통령령으로 정하는 유족"이란 배우자(사실상 혼인관계에 있는 사람을 포함한다), 자녀, 부모, 손자·손녀, 조부모, 형제자매를 말한다.

③ 유족의 순위는 제2항에 열거한 순위에 따르되, 행방불명 등으로 지급이 어려운 사람은 제외하며, 우선순위의 유족이 2명 이상일 때에는 사망한 사람에 대한 일시보상금을 균등하게 배분한다.

영 제31조(예방접종 등에 따른 피해의 보상 절차)

① 법 제71조제1항에 따라 보상을 받으려는 사람은 보건복지부령으로 정하는 바에 따라 보상청구서에 피해에 관한 증명서류를 첨부하여 관할 특별자치시장·특별자치도지사 또는 시장·군수·구청장에게 제출하여야 한다.

② 시장·군수·구청장은 제1항에 따라 받은 서류(이하 "피해보상청구서류"라 한다)를 시·도지사에게 제출하고, 피해보상청구서류를 받은 시·도지사와 제1항에 따라 피해보상청구서류를 받은 특별자치시장·특별자치도지사는 지체 없이 예방접종으로 인한 피해에 관한 기초조사를 한 후 피해보상청구서류에 기초조사 결과 및 의견서를 첨부하여 질병관리청장에게 제출하여야 한다.

③ 질병관리청장은 예방접종피해보상 전문위원회의 의견을 들어 보상 여부를 결정한 후 그 사실을 시·도지사에게 통보하고, 시·도지사(특별자치시장·특별자치도지사는 제외한다)는 시장·군수·구청장에게 통보하여야 한다. 이 경우 통보를 받은 특별자치시장·특별자치도지사 또는 시장·군수·구청장은 제1항에 따라 보상을 받으려는 사람에게 결정 내용을 통보하여야 한다.

④ 질병관리청장은 제3항에 따라 보상을 하기로 결정한 사람에 대하여 제29조의 보상 기준에 따른 보상금을 지급한다.

⑤ 이 영에서 규정한 사항 외에 예방접종으로 인한 피해보상

심의의 절차 및 방법에 관하여 필요한 사항은 질병관리청장이 정한다.

규칙 제47조(보상의 신청 등)

① 법 제71조제1항 및 영 제31조제1항에 따라 진료비 및 간병비를 신청하려는 사람은 별지 제32호서식의 진료비 및 간병비 신청서에 다음 각 호의 서류를 첨부하여 관할 특별자치시장·특별자치도지사 또는 시장·군수·구청장에게 제출하여야 한다. 이 경우 특별자치시장·특별자치도지사 또는 시장·군수·구청장은 「전자정부법」 제36조제1항에 따른 행정정보의 공동이용을 통하여 주민등록표 등본 또는 가족관계증명서를 확인하여야 하며, 신청인이 확인에 동의하지 않는 경우에는 이를 첨부하도록 하여야 한다.

1. 별지 제33호서식의 진료확인서 1부
2. 신청인과 본인과의 관계를 증명하는 서류 1부(주민등록표 등본 또는 가족관계증명서로 신청인과 본인의 관계를 증명할 수 없는 경우만 해당한다)

② 법 제71조제1항 및 영 제31조제1항에 따라 일시보상금 및 장제비를 신청하려는 사람은 별지 제34호서식의 일시보상금 및 장제비 신청서에 다음 각 호의 서류를 첨부하여 관할 특별자치시장·특별자치도지사 또는 시장·군수·구청장에게 제출하여야 한다. 이 경우 특별자치시장·특별자치도지사 또는 시장·군수·구청장은 「전자정부법」 제36조제1항에 따른 행정정보의 공동이용을 통하여 주민등록표 등본 또는 가족관계증명서를 확인하여야 하며, 신청인이 확인에 동의하지 않는 경우에는 이를 첨부하도록 하여야 한다.

1. 사망 일시보상금 및 장제비의 경우
   가. 사망진단서
   나. 부검소견서. 다만, 다음의 어느 하나에 해당하는 경우는 제외한다.
      1) 시신 화장 등으로 인하여 부검을 실시할 수 없는 경우
      2) 질병관리청장이 역학조사 등을 실시하여 예방접종으로 인한 사망임을 인정한 경우로서 특별자치시장·특별자치도지사, 시장·군수·구청장 또는 신청인이 이에 관한 통지를 받은 경우
   다. 보상금 신청인이 유족임을 증명하는 서류(주민등록표 등본 또는 가족관계증명서로 유족임을 증명할 수 없는 경우만 해당한다)
2. 장애인 일시보상금의 경우
   가. 의료기관이 발행한 진단서
   나. 보상금 신청인과 본인의 관계를 증명하는 서류(주민등록표 등본 또는 가족관계증명서로 신청인과 본인의 관계를 증명할 수 없는 경우만 해당한다)

제72조(손해배상청구권과의 관계 등)

① 국가는 예방접종약품의 이상이나 예방접종 행위자, 예방·치료 의약품의 투여자 등 제3자의 고의 또는 과실로 인하여 제71조에 따른 피해보상을 하였을 때에는 보상액의 범위에서 보상을 받은 사람이 제3자에 대하여 가지는 손해배상청구권을 대위한다.

② 예방접종을 받은 자, 예방·치료 의약품을 투여받은 자 또는 제71조제1항제3호에 따른 유족이 제3자로부터 손해배상을 받았을 때에는 국가는 그 배상액의 범위에서 제71조에 따른 보상금을 지급하지 아니하며, 보상금을 잘못 지급하였을 때에는 해당 금액을 국세 징수의 예에 따라 징수할 수 있다.

제72조의2(손해배상청구권)

보건복지부장관, 질병관리청장, 시·도지사 및 시장·군수·구청장은 이 법을 위반하여 감염병을 확산시키거나 확산 위험성을 증대시킨 자에 대하여 입원치료비, 격리비, 진단검사비, 손실보상금 등 이 법에 따른 예방 및 관리 등을 위하여 지출된 비용에 대해 손해배상을 청구할 권리를 갖는다.

제73조(국가보상을 받을 권리의 양도 등 금지)

제70조 및 제71조에 따라 보상받을 권리는 양도하거나 압류할 수 없다.

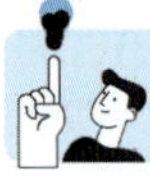

제 11 장 보 칙

제74조(비밀누설의 금지)

이 법에 따라 건강진단, 입원치료, 진단 등 감염병 관련 업무에 종사하는 자 또는 종사하였던 자는 그 업무상 알게 된 비밀을 다른 사람에게 누설하거나 업무목적 외의 용도로 사용하여서는 아니 된다.

벌칙 ※ 78조(3년 이하의 징역 또는 3천만원 이하의 벌금)

제74조의2(자료의 제공 요청 및 검사)

① 질병관리청장, 시·도지사 또는 시장·군수·구청장은 감염병관리기관의 장 등에게 감염병관리시설, 제37조에 따른 격리소·요양소 또는 진료소, 제39조의3에 따른 감염병의심자 격리시설의 설치 및 운영에 관한 자료의 제공을 요청할 수 있으며, 소속 공무원으로 하여금 해당 시설에 출입하여 관계 서류나 시설·장비 등을 검사하게 하거나 관계인에게 질문을 하게 할 수 있다.

② 제1항에 따라 출입·검사를 행하는 공무원은 그 권한을 표시하는 증표를 지니고 이를 관계인에게 제시하여야 한다.

벌칙 ※ ①(자료 제공 요청 거부 또는 거짓 자료 제공, 검사나 질문을 거부·방해 또는 기피)=81조(200만원 이하의 벌금)

제75조(청문)

시·도지사 또는 시장·군수·구청장은 다음 각 호의 어느 하나에 해당하는 처분을 하려면 청문을 실시하여야 한다.

1. 제49조제3항에 따른 장소나 시설의 폐쇄 명령
2. 제59조제1항에 따른 영업소의 폐쇄 명령

제76조(위임 및 위탁)

① 이 법에 따른 보건복지부장관의 권한 또는 업무는 대통령령으로 정하는 바에 따라 그 일부를 질병관리청장 또는 시·도지사에게 위임하거나 관련 기관 또는 관련 단체에 위탁할 수 있다.

② 이 법에 따른 질병관리청장의 권한 또는 업무는 대통령령으로 정하는 바에 따라 그 일부를 시·도지사에게 위임하거나 관련 기관 또는 관련 단체에 위탁할 수 있다.

영 제32조(권한의 위임 및 업무의 위탁)

① 보건복지부장관은 법 제76조제1항에 따라 다음 각 호의 권한을 질병관리청장에게 위임한다.

1. 법 제8조의2제1항·제3항 및 이 영 제1조의3에 따른 중앙감염병병원의 운영 및 지원
2. 법 제8조의3 및 이 영 제1조의5에 따른 내성균 관리대책의 수립·추진
3. 법 제8조의4에 따른 의견 청취 및 자료 제출 요청 등 협조 요청

② 보건복지부장관은 법 제76조제1항에 따라 법 제70조에 따른 업무를 다음 각 호의 어느 하나에 해당하는 자에게 위탁할 수 있다.

1. 「고등교육법」 제2조에 따른 학교
2. 「공공기관의 운영에 관한 법률」 제4조에 따른 공공기관
3. 「민법」 또는 다른 법률에 따라 설립된 비영리법인으로서 감염병의 예방 및 관리와 관련된 업무를 수행하는 법인
4. 「정부출연연구기관 등의 설립·운영 및 육성에 관한 법률」에 따른 정부출연연구기관
5. 그 밖에 감염병의 예방 및 관리 업무에 전문성이 있다고 보건복지부장관이 인정하는 기관 또는 단체

③ 질병관리청장은 법 제76조제2항에 따라 법 제71조제2항·제3항 및 이 영 제31조제3항·제4항에 따른 보상(법 제71조제1항제1호 및 이 영 제29조제1호가목에 따라 보상금으로 지급받을 수 있는 진료비가 30만원 미만인 보상으로 한정한다)의 결정 및 지급 권한을 시·도지사에게 위임한다.

④ 질병관리청장은 법 제76조제2항에 따라 법 제4조제2항제4호부터 제9호까지 · 제14호부터 제17호까지, 제16조의2제2항, 제29조제1호, 제41조제3항, 제41조의2제3항, 제70조의3제1항 · 제2항, 제70조의4제1항 및 제71조제2항 · 제3항에 따른 업무의 전부 또는 일부를 다음 각 호의 어느 하나에 해당하는 자에게 위탁할 수 있다.
1. 「고등교육법」 제2조에 따른 학교
2. 「공공기관의 운영에 관한 법률」 제4조에 따른 공공기관
3. 「민법」 또는 다른 법률에 따라 설립된 비영리법인으로서 감염병의 예방 및 관리와 관련된 업무를 수행하는 법인
4. 「정부출연연구기관 등의 설립 · 운영 및 육성에 관한 법률」에 따른 정부출연연구기관
5. 그 밖에 질병관리청장이 감염병의 예방 및 관리 업무에 전문성이 있다고 인정하는 기관 또는 단체

⑤ 보건복지부장관 및 질병관리청장은 제2항 및 제4항에 따라 업무를 위탁하는 경우 위탁받는 기관 및 위탁업무의 내용을 고시해야 한다.

제76조의2(정보 제공 요청 및 정보 확인 등)

① 질병관리청장 또는 시 · 도지사는 감염병 예방 · 관리 및 감염 전파의 차단을 위하여 필요한 경우 관계 중앙행정기관(그 소속기관 및 책임운영기관을 포함한다)의 장, 지방자치단체의 장(「지방교육자치에 관한 법률」 제18조에 따른 교육감을 포함한다), 「공공기관의 운영에 관한 법률」 제4조에 따른 공공기관, 의료기관 및 약국, 법인 · 단체 · 개인에 대하여 감염병환자등, 감염병의심자 및 예방접종을 받은 자에 관한 다음 각 호의 정보 제공을 요청할 수 있으며, 요청을 받은 자는 이에 따라야 한다.
1. 성명, 「주민등록법」 제7조의2제1항에 따른 주민등록번호, 주소 및 전화번호(휴대전화번호를 포함한다) 등 인적사항
2. 「의료법」 제17조에 따른 처방전 및 같은 법 제22조에 따른 진료기록부등
3. 「국민건강보험법」 제5조에 따른 가입자 및 피부양자 또는 「의료급여법」 제3조에 따른 수급권자에 관한 정보 중 장애중증도, 장애유형, 소득분위 등 감염병 예방 · 관리를 위하여 필요한 정보로서 대통령령으로 정하는 정보
4. 진료이력, 투약정보, 상병내역 등 「국민건강보험법」 제47조에 따른 요양급여비용의 청구와 지급에 관한 정보 및 「의료급여법」 제11조에 따른 급여비용의 청구와 지급에 관한 정보로서 대통령령으로 정하는 정보
5. 질병관리청장이 정하는 기간의 출입국관리기록
6. 그 밖에 이동경로를 파악하기 위하여 대통령령으로 정하는 정보

② 질병관리청장, 시 · 도지사 또는 시장 · 군수 · 구청장은 감염병 예방 · 관리 및 감염 전파의 차단을 위하여 필요한 경우 감염병환자등 및 감염병의심자의 위치정보를 「국가경찰과 자치경찰의 조직 및 운영에 관한 법률」에 따른 경찰청, 시 · 도경찰청 및 경찰서(이하 이 조에서 "경찰관서"라 한다)의 장에게 요청할 수 있다. 이 경우 질병관리청장, 시 · 도지사 또는 시장 · 군수 · 구청장의 요청을 받은 경찰관서의 장은 「위치정보의 보호 및 이용 등에 관한 법률」 제15조 및 「통신비밀보호법」 제3조에도 불구하고 「위치정보의 보호 및 이용 등에 관한 법률」 제5조제7항에 따른 개인위치정보사업자, 「전기통신사업법」 제2조제8호에 따른 전기통신사업자에게 감염병환자등 및 감염병의심자의 위치정보를 요청할 수 있고, 요청을 받은 위치정보사업자와 전기통신사업자는 정당한 사유가 없으면 이에 따라야 한다.

③ 질병관리청장은 제1항 및 제2항에 따라 수집한 정보를 관련 중앙행정기관의 장, 지방자치단체의 장, 국민건강보험공단 이사장, 건강보험심사평가원 원장, 「보건의료기본법」 제3조제4호의 보건의료기관(이하 "보건의료기관"이라 한다) 및 그 밖의 단체 등에게 제공할 수 있다. 이 경우 보건의료기관 등에 제공하는 정보는 감염병 예방 · 관리 및 감염 전파의 차단을 위하여 해당 기관의 업무에 관련된 정보로 한정한다.

④ 질병관리청장은 감염병 예방 · 관리 및 감염 전파의 차단을 위하여 필요한 경우 제3항 전단에도 불구하고 다음 각 호의 정보시스템을 활용하여 보건의료기관에 제1항제5호에 따른 정보 및 같은 항 제6호에 따른 이동경로 정보를 제공하여야 한다. 이 경우 보건의료기관에 제공하는 정보는 해당 기관의 업무에 관련된 정보로 한정한다.
1. 국민건강보험공단의 정보시스템
2. 건강보험심사평가원의 정보시스템
3. 감염병의 국내 유입 및 확산 방지를 위하여 질병관리청장이 필요하다고 인정하여 지정하는 기관의 정보시스템

⑤ 의료인, 약사 및 보건의료기관의 장은 의료행위를 하거나 의약품을 처방 · 조제하는 경우 제4항 각 호의 어느 하나에 해당하는 정보시스템을 통하여 같은 항에 따라 제공된 정보를 확인하여야 한다.

⑥ 제3항 및 제4항에 따라 정보를 제공받은 자는 이 법에 따른 감염병 관련 업무 이외의 목적으로 정보를 사용할 수 없으며, 업무 종료 시 지체 없이 파기하고 질병관리청장에게 통보하여야 한다.

⑦ 질병관리청장, 시・도지사 또는 시장・군수・구청장은 제1항 및 제2항에 따라 수집된 정보의 주체(이하 "정보주체"라 한다)에게 다음 각 호의 사실을 통지하여야 한다.
1. 감염병 예방・관리 및 감염 전파의 차단을 위하여 필요한 정보가 수집되었다는 사실
2. 제1호의 정보가 다른 기관에 제공되었을 경우 그 사실
3. 제2호의 경우에도 이 법에 따른 감염병 관련 업무 이외의 목적으로 정보를 사용할 수 없으며, 업무 종료 시 지체 없이 파기된다는 사실

⑧ 제3항 및 제4항에 따라 정보를 제공받은 자가 이 법의 규정을 위반하여 해당 정보를 처리한 경우에는 「개인정보 보호법」에 따른다.

⑨ 제3항에 따른 정보 제공의 대상・범위 및 제7항에 따른 통지의 방법 등에 관하여 필요한 사항은 보건복지부령으로 정한다.

벌칙 ※ ①(질병관리청장 또는 시・도지사 요청 거부 또는 거짓 자료 제공)=79조의2(1년 이하의 징역 또는 2천만원 이하의 벌금), ②(경찰관서의 장의 요청 거부 또는 거짓 자료 제공)=79조의2(1년 이하의 징역 또는 2천만원 이하의 벌금), ⑥=79조(2년 이하의 징역 또는 2천만원 이하의 벌금)

영 제32조의2(제공 요청할 수 있는 정보)

① 법 제76조의2제1항제3호에서 "대통령령으로 정하는 정보"란 다음 각 호의 정보를 말한다.
1. 「국민건강보험법」 제5조에 따른 가입자 및 피부양자에 관한 정보 중 장애중증도, 장애유형, 소득분위 및 사업장 정보
2. 「의료급여법」 제3조에 따른 수급권자에 관한 정보 중 장애중증도, 장애유형 및 소득분위 정보
3. 그 밖에 제1호 또는 제2호에 준하는 것으로서 질병관리청장이 감염병 예방・관리 및 감염 전파의 차단을 위하여 필요하다고 정하여 고시하는 정보

② 법 제76조의2제1항제4호에서 "대통령령으로 정하는 정보"란 다음 각 호의 정보를 말한다.
1. 「국민건강보험법」 제47조에 따른 요양급여비용의 청구와 지급에 관한 정보 중 진료이력, 투약정보, 상병내역 및 요양기관 정보
2. 「의료급여법」 제11조에 따른 급여비용의 청구와 지급에 관한 정보 중 진료이력, 투약정보, 상병내역 및 의료급여기관 정보
3. 그 밖에 제1호 또는 제2호에 준하는 것으로서 질병관리청장이 감염병 예방・관리 및 감염 전파의 차단을 위하여 필요하다고 정하여 고시하는 정보

③ 법 제76조의2제1항제6호에서 "대통령령으로 정하는 정보"란 다음 각 호의 정보를 말한다.
1. 「여신전문금융업법」 제2조제3호・제6호 및 제8호에 따른 신용카드・직불카드・선불카드 사용명세
2. 「대중교통의 육성 및 이용촉진에 관한 법률」 제10조의2제1항에 따른 교통카드 사용명세
3. 「개인정보 보호법」 제2조제7호에 따른 고정형 영상정보처리기기를 통하여 수집된 영상정보

영 제32조의3(민감정보 및 고유식별정보의 처리)

① 국가 및 지방자치단체(해당 업무가 위탁된 경우에는 해당 업무를 위탁받은 자를 포함한다)는 다음 각 호의 사무를 수행하기 위하여 불가피한 경우 「개인정보 보호법」 제23조에 따른 건강에 관한 정보, 같은 법 시행령 제19조제1호, 제2호 또는 제4호에 따른 주민등록번호, 여권번호 또는 외국인등록번호가 포함된 자료를 처리할 수 있다.
1. 법 제4조제2항제2호에 따른 감염병환자 등의 진료 및 보호 사업에 관한 사무
2. 법 제4조제2항제8호에 따른 감염병 예방 및 관리 등을 위한 전문인력 양성 사업에 관한 사무
3. 법 제4조제2항제9호에 따른 감염병 관리정보 교류 등을 위한 국제협력 사업에 관한 사무

② 보건복지부장관, 질병관리청장, 시・도지사, 시장・군수・구청장(해당 업무가 위탁된 경우에는 해당 업무를 위탁받은 자를 포함한다), 보건소장 또는 법 제16조제1항에 따라 지정받은 감염병 표본감시기관은 다음 각 호의 사무를 수행하기 위하여 불가피한 경우 제1항 각 호 외의 부분에 따른 개인정보가 포함된 자료를 처리할 수 있다.
1. 법 제11조부터 제13조까지 및 제15조에 따른 감염병환자 등의 신고・보고・파악 및 관리에 관한 사무
2. 법 제16조에 따른 감염병 표본감시 등에 관한 사무
3. 법 제17조에 따른 실태조사에 관한 사무
4. 법 제18조에 따른 역학조사에 관한 사무
5. 법 제19조에 따른 건강진단에 관한 사무
6. 법 제20조에 따른 해부명령에 관한 사무
7. 법 제21조부터 제23조까지의 규정에 따른 고위험병원체에 관한 사무
8. 법 제24조, 제25조, 제26조의2, 제27조부터 제32조까지 및 제33조의4에 따른 예방접종에 관한 사무
9. 법 제36조 및 제37조에 따른 감염병관리기관 지정, 감염병관리시설, 격리소, 요양소 및 진료소의 설치・운영에 관한 사무

9의2. 법 제40조의5에 따른 감염병관리통합정보시스템의 구축・운영에 관한 사무

10. 법 제41조, 제41조의2, 제42조, 제43조, 제45조부터 제47조까지, 제49조, 제50조 및 제76조의2에 따른 감염병환자 등・감염병의심자의 관리 및 감염병의 방역・예방 조치에 관한 사무
11. 법 제52조 및 제53조에 따른 소독업의 신고에 관한 사무
12. 법 제55조에 따른 소독업자 등에 관한 교육에 관한

사무

13. 법 제70조부터 제72조까지의 규정에 따른 손실보상 및 예방접종 등에 따른 피해의 국가보상에 관한 사무

영 제32조의4(규제의 재검토)

① 보건복지부장관은 제1조의3제2항 및 별표 1에 따른 중앙감염병병원의 지정기준에 대하여 2022년 1월 1일을 기준으로 5년마다(매 5년이 되는 해의 1월 1일 전까지를 말한다) 그 타당성을 검토하여 개선 등의 조치를 해야 한다.

② 질병관리청장은 다음 각 호의 사항에 대하여 2022년 1월 1일을 기준으로 3년마다(매 3년이 되는 해의 1월 1일 전까지를 말한다) 그 타당성을 검토하여 개선 등의 조치를 해야 한다.

1. 제1조의4제2항 및 별표 1의2에 따른 권역별 감염병병원의 지정기준
2. 제19조의6제1항에 따른 고위험병원체 취급시설의 안전관리 준수사항
3. 제32조의2에 따른 요청 정보의 범위

규칙 제47조의2(감염병 차단을 위한 정보 제공 대상 등)

① 질병관리청장은 법 제76조의2제3항에 따라 다음 각 호의 대상에게 법 제76조의2제1항 및 제2항에 따라 수집한 정보를 제공할 수 있다.

1. 중앙행정기관의 장
2. 지방자치단체의 장
3. 국민건강보험공단 이사장
4. 건강보험심사평가원 원장
5. 「보건의료기본법」 제3조제4호에 따른 보건의료기관
6. 「의료법」 제28조에 따른 의료인 단체 및 「약사법」 제11조에 따른 약사회
7. 「의료법」 제52조에 따른 의료기관 단체

② 질병관리청장은 제1항에 따라 정보를 제공하는 경우에 다음 각 호의 정보시스템을 활용할 수 있다.

1. 국민건강보험공단의 정보시스템
2. 건강보험심사평가원의 정보시스템
3. 그 밖에 감염병 예방 및 감염 전파의 차단을 위하여 질병관리청장이 필요하다고 인정하여 지정하는 기관의 정보시스템

③ 법 제76조의2제6항에 따른 정보의 파기 결과 통보는 서면으로 해야 한다.

④ 법 제76조의2제7항에 따른 통지는 전자우편 · 서면 · 팩스 · 전화 또는 이와 유사한 방법 중 어느 하나의 방법으로 해야 한다.

제76조의3(개인정보처리 보고서 작성 및 공개)

① 질병관리청장은 제76조의2제7항에 따른 정보주체에 대한 통지 등 개인정보처리에 관한 보고서(이하 "개인정보처리 보고서"라 한다)를 매년 작성하여야 한다.

② 시 · 도지사 또는 시장 · 군수 · 구청장은 제76조의2제7항에 따른 정보주체에 대한 통지 관련 자료를 질병관리청장에게 제출하여야 한다.

③ 질병관리청장은 제1항에 따라 작성된 개인정보처리 보고서를 보건복지부령으로 정하는 바에 따라 다음 연도 상반기까지 질병관리청의 인터넷 홈페이지에 공개하여야 한다.

④ 개인정보처리 보고서의 작성 및 자료제출에 필요한 사항은 보건복지부령으로 정한다.

규칙 제47조의3(개인정보처리 보고서 작성 및 공개)

① 법 제76조의3제1항에 따른 개인정보처리에 관한 보고서(이하 "개인정보처리 보고서"라 한다)에는 다음 각 호의 내용이 포함되어야 한다.

1. 법 제13조제1항에 따라 질병관리청장이 보고를 받은 경우 그 실적
2. 법 제76조의2제1항에 따라 질병관리청장 또는 시 · 도지사가 정보 제공을 받은 경우 그 실적
3. 법 제76조의2제2항에 따라 질병관리청장, 시 · 도지사 또는 시장 · 군수 · 구청장이 정보 제공을 받은 경우 그 실적
4. 법 제76조의2제3항 및 제4항에 따라 질병관리청장이 같은 조 제1항 및 제2항에 따라 수집된 정보를 제공한 경우 그 실적
5. 법 제76조의2제7항에 따라 질병관리청장, 시 · 도지사 또는 시장 · 군수 · 구청장이 같은 항 각 호의 사실을 해당 정보의 주체에게 통지한 경우 그 실적

② 법 제76조의3제2항에 따라 시 · 도지사 또는 시장 · 군수 · 구청장은 법 제76조의2제7항에 따른 정보 주체에 대한 통지 관련 자료를 다음 연도 3월 말까지 질병관리청장에게 제출해야 한다.

③ 제2항에 따라 자료를 제출받은 질병관리청장은 개인정보처리 보고서를 작성한 후 법 제76조의3제3항에 따라 6월 말까지 질병관리청의 인터넷 홈페이지에 공개해야 한다.

④ 제1항부터 제3항까지에서 규정한 사항 외에 개인정보처리 보고서의 작성 및 자료제출에 관하여 필요한 사항은 질병관리청장이 정한다.

[본조신설 2024.7.24.]

제76조의4(감염병 정보의 분석 및 연구)

① 질병관리청장은 감염병 예방·관리 및 감염 전파의 차단을 위하여 필요한 경우 다음 각 호의 정보를 분석하거나 감염병 관련 연구에 이용할 수 있다.

1. 제11조제5항에 따른 신고 및 제13조에 따른 보고를 통하여 수집한 정보
2. 제18조에 따른 역학조사 정보
3. 제28조의 예방접종 기록 정보
4. 제29조의 예방접종에 관한 역학조사 정보
5. 제76조의2제1항 및 제2항에 따라 제공받은 정보
6. 그 밖에 감염병 예방·관리 및 감염 전파의 차단을 위하여 필요한 정보로서 질병관리청장이 정하는 정보

② 질병관리청장이 제1항에 따라 개인정보를 이용하는 경우에는 「개인정보 보호법」 제2조제1호의2에 따른 가명처리(이하 이 조에서 "가명처리"라 한다)를 하여야 한다. 다만, 다음 각 호의 어느 하나에 해당하는 경우에는 그러하지 아니하다.

1. 병상배정 등 긴급한 조치가 필요하여 가명처리를 할 시간적 여유가 없는 경우
2. 예방접종 후 이상반응 대응, 감염병 후유증 관리, 감염취약계층 지원 등 가명처리한 개인정보로는 원활한 업무 수행이 어려운 경우

③ 제1항에 따라 개인정보를 이용하는 경우에는 그 법적 근거, 목적 및 범위 등에 관하여 필요한 사항을 「개인정보 보호법」 제18조제4항에 따라 관보 또는 인터넷 홈페이지 등에 게재하여야 한다. 다만, 제2항 각 호 외의 부분 본문에 따라 가명처리하여 이용하는 경우에는 그러하지 아니하다.

제76조의5(준용규정)

제42조제6항은 제41조제1항, 제47조제3호, 제49조제1항제14호에 따른 입원 또는 격리에 관하여도 준용한다.

제76조의6(벌칙 적용에서 공무원 의제)

다음 각 호의 어느 하나에 해당하는 사람은 「형법」 제127조 및 제129조부터 제132조까지의 규정을 적용할 때에는 공무원으로 본다. 〈개정 2024.12.20.〉

1. 첨단백신센터에 근무하는 임직원
2. 심의위원회 위원 중 공무원이 아닌 사람

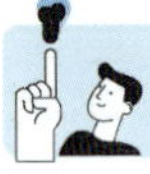

제 12 장 벌 칙

제77조(벌칙)

다음 각 호의 어느 하나에 해당하는 자는 5년 이하의 징역 또는 5천만원 이하의 벌금에 처한다.

1. 제22조제1항 또는 제2항을 위반하여 고위험병원체의 반입 허가를 받지 아니하고 반입한 자
2. 제23조의3제1항을 위반하여 보유허가를 받지 아니하고 생물테러감염병병원체를 보유한 자
3. 제40조의3제1항을 위반하여 의료·방역 물품을 수출하거나 국외로 반출한 자

※ 양벌규정

제78조(벌칙)

다음 각 호의 어느 하나에 해당하는 자는 3년 이하의 징역 또는 3천만원 이하의 벌금에 처한다.

1. 제23조제2항에 따른 허가를 받지 아니하거나 같은 조 제3항 본문에 따른 변경허가를 받지 아니하고 고위험병원체 취급시설을 설치·운영한 자
2. 제23조의3제3항에 따른 변경허가를 받지 아니한 자
3. 제74조를 위반하여 업무상 알게 된 비밀을 누설하거나 업무목적 외의 용도로 사용한 자

※ 양벌규정

제79조(벌칙)

다음 각 호의 어느 하나에 해당하는 자는 2년 이하의 징역 또는 2천만원 이하의 벌금에 처한다.

1. 제18조제3항을 위반한 자
2. 제21조제1항부터 제3항까지 또는 제22조제3항에 따른 신고를 하지 아니하거나 거짓으로 신고한 자

2의2. 제21조제5항에 따른 현장조사를 정당한 사유 없이 거부·방해 또는 기피한 자

2의3. 제23조제2항에 따른 신고를 하지 아니하고 고위험병원체 취급시설을 설치·운영한 자

3. 제23조제8항에 따른 안전관리 점검을 거부·방해 또는 기피한 자

3의2. 제23조의2에 따른 고위험병원체 취급시설의 폐쇄명령 또는 운영정지명령을 위반한 자

3의3. 제49조제4항을 위반하여 정당한 사유 없이 폐쇄 명령에 따르지 아니한 자

4. 제60조제4항을 위반한 자(다만, 공무원은 제외한다)
5. 제76조의2제6항을 위반한 자

※ 양벌규정
※ 계획적으로 1호의 죄를 범한 경우 가중처벌

제79조의2(벌칙)

다음 각 호의 어느 하나에 해당하는 자는 1년 이하의 징역 또는 2천만원 이하의 벌금에 처한다.

1. 제18조의4제4항을 위반하여 같은 조 제2항에 따른 질병관리청장 또는 시·도지사의 자료제출 요구를 받고 이를 거부·방해·회피하거나, 거짓자료를 제출하거나 또는 고의적으로 사실을 누락·은폐한 자
2. 제23조의4제1항을 위반하여 고위험병원체를 취급한 자
3. 제23조의4제2항을 위반하여 고위험병원체를 취급하게 한 자
4. 제76조의2제1항을 위반하여 질병관리청장 또는 시·도지사의 요청을 거부하거나 거짓자료를 제공한 의료기관 및 약국, 법인·단체·개인
5. 제76조의2제2항 후단을 위반하여 경찰관서의 장의 요청을 거부하거나 거짓자료를 제공한 자

※ 양벌규정
※ 각 호의 처를 범하여 고의 또는 중과실로 타인에게 감염병 전파 시 가중처벌

제79조의3(벌칙)

다음 각 호의 어느 하나에 해당하는 자는 1년 이하의 징역 또는 1천만원 이하의 벌금에 처한다.

1. 제41조제1항을 위반하여 입원치료를 받지 아니한 자
2. 삭제 〈2020.8.12.〉
3. 제41조제2항을 위반하여 자가치료 또는 시설치료 및 의료기관 입원치료를 거부한 자
4. 제42조제1항·제2항제1호·제3항 또는 제7항에 따른 입원 또는 격리 조치를 거부한 자

5. 제47조제3호 또는 제49조제1항제14호에 따른 입원 또는 격리 조치를 위반한 자

※ 양벌규정
※ 가중처벌

제79조의4(벌칙)
다음 각 호의 어느 하나에 해당하는 자는 500만원 이하의 벌금에 처한다.
1. 제1급감염병 및 제2급감염병에 대하여 제11조에 따른 보고 또는 신고 의무를 위반하거나 거짓으로 보고 또는 신고한 의사, 치과의사, 한의사, 군의관, 의료기관의 장 또는 감염병병원체 확인기관의 장
2. 제1급감염병 및 제2급감염병에 대하여 제11조에 따른 의사, 치과의사, 한의사, 군의관, 의료기관의 장 또는 감염병병원체 확인기관의 장의 보고 또는 신고를 방해한 자

※ 양벌규정

제80조(벌칙)
다음 각 호의 어느 하나에 해당하는 자는 300만원 이하의 벌금에 처한다.
1. 제3급감염병 및 제4급감염병에 대하여 제11조에 따른 보고 또는 신고 의무를 위반하거나 거짓으로 보고 또는 신고한 의사, 치과의사, 한의사, 군의관, 의료기관의 장, 감염병병원체 확인기관의 장 또는 감염병 표본감시기관
2. 제3급감염병 및 제4급감염병에 대하여 제11조에 따른 의사, 치과의사, 한의사, 군의관, 의료기관의 장, 감염병병원체 확인기관의 장 또는 감염병 표본감시기관의 보고 또는 신고를 방해한 자

2의2. 제13조제2항에 따른 감염병병원체 검사를 거부한 자
3. 제37조제4항을 위반하여 감염병관리시설을 설치하지 아니한 자
4. 삭제 〈2020.3.4.〉
5. 제42조에 따른 강제처분에 따르지 아니한 자(제42조제1항・제2항제1호・제3항 및 제7항에 따른 입원 또는 격리 조치를 거부한 자는 제외한다)
6. 제45조를 위반하여 일반인과 접촉하는 일이 많은 직업에 종사한 자 또는 감염병환자등을 그러한 직업에 고용한 자
7. 제47조(같은 조 제3호는 제외한다) 또는 제49조제1항(같은 항 제2호의2부터 제2호의4까지 및 제3호 중 건강진단에 관한 사항과 같은 항 제14호는 제외한다)에 따른 조치에 위반한 자
8. 제52조제1항에 따른 소독업 신고를 하지 아니하거나 거짓이나 그 밖의 부정한 방법으로 신고하고 소독업을 영위한 자
9. 제54조제1항에 따른 기준과 방법에 따라 소독하지 아니한 자

※ 양벌규정

제81조(벌칙)
다음 각 호의 어느 하나에 해당하는 자는 200만원 이하의 벌금에 처한다.
1. 삭제 〈2018.3.27.〉
2. 삭제 〈2018.3.27.〉
3. 제12조제1항에 따른 신고를 게을리한 자
4. 세대주, 관리인 등으로 하여금 제12조제1항에 따른 신고를 하지 아니하도록 한 자
5. 삭제 〈2015.7.6.〉
6. 제20조에 따른 해부명령을 거부한 자
7. 제27조에 따른 예방접종증명서를 거짓으로 발급한 자

8. 제29조를 위반하여 역학조사를 거부·방해 또는 기피한 자
8의2. 제32조제2항을 위반하여 거짓이나 그 밖의 부정한 방법으로 예방접종을 받은 사람
9. 제45조제2항을 위반하여 성매개감염병에 관한 건강진단을 받지 아니한 자를 영업에 종사하게 한 자
10. 제46조 또는 제49조제1항제3호에 따른 건강진단을 거부하거나 기피한 자
11. 정당한 사유 없이 제74조의2제1항에 따른 자료 제공 요청에 따르지 아니하거나 거짓 자료를 제공한 자, 검사나 질문을 거부·방해 또는 기피한 자

※ 양벌규정

제81조의2(형의 가중처벌)

① 단체나 다중의 위력을 통하여 조직적·계획적으로 제79조제1호의 죄를 범한 경우 그 죄에서 정한 형의 2분의 1까지 가중한다.
② 제79조의3 각 호의 죄를 범하여 고의 또는 중과실로 타인에게 감염병을 전파시킨 경우 그 죄에서 정한 형의 2분의 1까지 가중한다.

제82조(양벌규정)

법인의 대표자나 법인 또는 개인의 대리인, 사용인, 그 밖의 종업원이 그 법인 또는 개인의 업무에 관하여 제77조부터 제81조까지의 어느 하나에 해당하는 위반행위를 하면 그 행위자를 벌하는 외에 그 법인 또는 개인에게도 해당 조문의 벌금형을 과한다. 다만, 법인 또는 개인이 그 위반행위를 방지하기 위하여 해당 업무에 관하여 상당한 주의와 감독을 게을리하지 아니한 경우에는 그러하지 아니하다.

제83조(과태료)

① 다음 각 호의 어느 하나에 해당하는 자에게는 1천만원 이하의 과태료를 부과한다.
1. 제23조제3항 단서 또는 같은 조 제4항에 따른 변경신고를 하지 아니한 자
2. 제23조제5항에 따른 신고를 하지 아니한 자
3. 제23조의3제3항 단서에 따른 변경신고를 하지 아니한 자
4. 제35조의2를 위반하여 거짓 진술, 거짓 자료를 제출하거나 고의적으로 사실을 누락·은폐한 자

② 제49조제1항제2호의2의 조치를 따르지 아니한 관리자·운영자에게는 300만원 이하의 과태료를 부과한다.
③ 다음 각 호의 어느 하나에 해당하는 자에게는 100만원 이하의 과태료를 부과한다.
1. 제28조제2항에 따른 보고를 하지 아니하거나 거짓으로 보고한 자
2. 제33조의3에 따른 보고를 하지 아니하거나 거짓으로 보고한 자
2의2. 제41조제3항에 따른 전원등의 조치를 거부한 자
3. 제51조제3항에 따른 소독을 하지 아니한 자
4. 제53조제1항 및 제2항에 따른 휴업·폐업 또는 재개업 신고를 하지 아니한 자
5. 제54조제2항에 따른 소독에 관한 사항을 기록·보존하지 아니하거나 거짓으로 기록한 자

④ 다음 각 호의 어느 하나에 해당하는 자에게는 10만원 이하의 과태료를 부과한다.
1. 제49조제1항제2호의2 또는 제2호의3의 조치를 따르지 아니한 이용자
2. 제49조제1항제2호의4의 조치를 따르지 아니한 자

⑤ 제1항부터 제4항까지에 따른 과태료는 대통령령으로 정하는 바에 따라 보건복지부장관, 질병관리청장, 관할 시·도지사 또는 시장·군수·구청장이 부과·징수한다.

영 제33조(과태료의 부과)

법 제83조제1항부터 제4항까지의 규정에 따른 과태료의 부과기준은 별표 3과 같다.

규칙 제48조(규제의 재검토)

① 질병관리청장은 다음 각 호의 사항에 대하여 다음 각 호의 기준일을 기준으로 3년마다(매 3년이 되는 해의 기준일과 같은 날 전까지를 말한다) 그 타당성을 검토하여 개선 등의 조치를 하여야 한다.

1. 제6조제3항에 따른 보고 및 신고 대상 감염병: 2022년 3월 1일
2. 제8조에 따른 신고 대상 감염병 및 장소: 2022년 3월 1일
3. 제14조에 따른 표본감시기관 지정 기준 및 지정 취소: 2022년 3월 1일
4. 제17조의2에 따른 장사방법 제한 시신 및 장사방법: 2022년 3월 1일
5. 제19조의2에 따른 고위험병원체 전담관리자 요건: 2022년 3월 1일
6. 제35조제1항, 제36조제2항, 제40조제1항 및 별표 5에 따른 소독의 대상: 2014년 1월 1일
7. 제35조제2항, 제36조제3항, 제40조제1항 및 별표 6에 따른 소독의 방법: 2014년 1월 1일
8. 삭제 〈2022.4.20.〉
9. 제42조, 별표 10 및 별표 11에 따른 행정처분 기준: 2022년 3월 1일

② 질병관리청장은 제37조제1항 및 별표 8에 따른 소독업의 시설·장비 및 인력 기준에 대하여 2019년 1월 1일을 기준으로 2년마다(매 2년이 되는 해의 1월 1일 전까지를 말한다) 그 타당성을 검토하여 개선 등의 조치를 해야 한다.

■ 감염병의 예방 및 관리에 관한 법률 시행규칙 [별표 4의2]

음압병실 설치 · 운영 기준(제31조제1항제1호가목 관련)

1. 설치기준: 다음 각 목의 구분에 따라 설치할 것

가. 음압병상

1) 음압병동의 음압병상: 1인실은 $10m^2$, 다인실은 음압병상마다 $6.3m^2$ 이상의 면적을 확보할 것. 이 경우 다인실은 음압병상 간 간격이 1.5m 이상이고, 벽으로부터 0.6m 이상 떨어져 있을 것

2) 그 밖의 음압병상: $15m^2$ 이상의 면적을 확보할 것

나. 전실: 음압병상이 있는 음압구역과 비음압구역을 물리적으로 구분할 수 있는 장소에 설치할 것

다. 화장실: 음압병상이 있는 공간에 설치할 것. 다만, 중환자실인 음압병상에는 설치하지 않을 수 있다.

라. 음압용 공급 · 배출 시설: 다른 공급 · 배출시설과 구분하여 설치하고, 헤파필터(HEPA filter)를 설치할 것

마. 음압용 역류방지시설: 음압병상이 있는 공간의 배관에 설치할 것

바. 음압용 배수처리집수조 시설: 다른 배수처리집수조 시설과 구분하여 설치할 것

2. 운영기준

가. 음압병상이 있는 공간과 전실 간에, 전실과 비음압구역 간의 음압차를 각각 -2.5pa(-0.255mmAq) 이상 유지할 것

나. 음압병상이 있는 공간과 전실은 1시간에 6회 이상 환기할 것

다. 배수처리집수조에 있는 물은 소독하거나 멸균한 후 방류할 것

※ 비고

음압병실의 설치 · 운영기준에 필요한 세부사항은 질병관리청장이 정하여 고시한다.

학습요약

1 제정 목적

1) 감염병 발생과 유행 방지
2) 예방 및 관리를 위한 필요 사항 규정
3) 국민 건강의 증진 및 유지

2 용어 정의 ✪✪✪

※ 감염병: 제1급감염병, 제2급감염병, 제3급감염병, 제4급감염병, 기생충감염병, 세계보건기구 감시대상 감염병, 생물테러감염병, 성매개감염병, 인수공통감염병 및 의료관련감염병을 말함

1) **제1급감염병:** 생물테러감염병 또는 치명률이 높거나 집단 발생의 우려가 커서 발생 또는 유행 즉시 신고하여야 하고, 음압격리와 같은 높은 수준의 격리가 필요한 감염병과 갑작스러운 국내 유입 또는 유행이 예견되어 긴급한 예방 · 관리가 필요하여 질병관리청장이 보건복지부장관과 협의하여 지정하는 감염병
〈에볼라바이러스병, 마버그열, 라싸열, 크리미안콩고출혈열, 남아메리카출혈열, 리프트밸리열, 두창, 페스트, 탄저, 보툴리눔독소증, 야토병, 신종감염병증후군, 중증급성호흡기증후군(SARS), 중동호흡기증후군(MERS), 동물인플루엔자 인체감염증, 신종인플루엔자, 디프테리아〉
2) **제2급감염병:** 전파가능성을 고려하여 발생 또는 유행 시 24시간 이내에 신고하여야 하고, 격리가 필요한 감염병과 갑작스러운 국내 유입 또는 유행이 예견되어 긴급한 예방 · 관리가 필요하여 질병관리청장이 보건복지부장관과 협의하여 지정하는 감염병
〈결핵, 수두, 홍역, 콜레라, 장티푸스, 파라티푸스, 세균성이질, 장출혈성대장균감염증, A형 간염, 백일해, 유행성이하선염, 풍진, 폴리오, 수막구균 감염증, b형헤모필루스인플루엔자, 폐렴구균 감염증, 한센병, 성홍열, 반코마이신내성황색포도알균(VRSA) 감염증, 카바페넴내성장내세균목(CRE) 감염증, E형간염〉
3) **제3급감염병:** 발생을 계속 감시할 필요가 있어 발생 또는 유행 시 24시간 이내에 신고하여야 하는 감염병과 갑작스러운 국내 유입 또는 유행이 예견되어 긴급한 예방 · 관리가 필요하여 질병관리청장이 보건복지부장관과 협의하여 지정하는 감염병
〈파상풍, B형간염, 일본뇌염, C형간염, 말라리아, 레지오넬라증, 비브리오패혈증, 발진티푸스, 발진열, 쯔쯔가무시증, 렙토스피라증, 브루셀라증, 공수병, 신증후군출혈열, 후천성면역결핍증(AIDS), 크로이츠펠트-야콥병(CJD) 및 변종크로이츠펠트-야콥병(vCJD), 황열, 뎅기열, 큐열, 웨스트나일열, 라임병, 진드기매개뇌염, 유비저, 치쿤구니야열, 중증열성혈소판감소증후군(SFTS), 지카바이러스 감염증, 매독〉
4) **제4급감염병:** 제1급감염병부터 제3급감염병까지의 감염병 외에 유행 여부를 조사하기 위하여 표본감시 활동이 필요한 감염병과 질병관리청장이 지정하는 감염병
〈인플루엔자, 회충증, 편충증, 요충증, 간흡충증, 폐흡충증, 장흡충증, 수족구병, 임질, 클라미디아감염증, 연성하감, 성기단순포진, 첨규콘딜롬, 반코마이신내성장알균(VRE) 감염증, 메티실린내성황색포도알균(MRSA) 감염증, 다제내성녹농균(MRPA) 감염증, 다제내성아시네토박터바우마니균(MRAB) 감염증, 장관감염증, 급성호흡기감염증, 해외유입기생충감염증, 엔테로바이러스감염증, 사람유두종바이러스감염증〉
5) **기생충감염병:** 기생충에 감염되어 발생하는 감염병 중 질병관리청장이 고시하는 감염병
6) **세계보건기구 감시대상 감염병:** 세계보건기구가 국제공중보건의 비상사태에 대비하기 위하여 감시대상으로 정한 질환

으로서 질병관리청장이 고시하는 감염병

7) **생물테러감염병:** 고의 또는 테러 등을 목적으로 이용된 병원체에 의하여 발생된 감염병 중 질병관리청장이 고시하는 감염병
8) **성매개감염병:** 성 접촉을 통하여 전파되는 감염병 중 질병관리청장이 고시하는 감염병
9) **인수공통감염병:** 동물과 사람 간에 서로 전파되는 병원체에 의하여 발생되는 감염병 중 질병관리청장이 고시하는 감염병
10) **의료관련감염병:** 환자나 임산부 등이 의료행위를 적용받는 과정에서 발생한 감염병으로서 감시활동이 필요하여 질병관리청장이 고시하는 감염병
11) **감염병환자:** 감염병의 병원체가 인체에 침입하여 증상을 나타내는 사람으로서 의사, 치과의사 또는 한의사의 진단이나 감염병병원체 확인기관의 실험실 검사를 통하여 확인된 사람
12) **감염병의사환자:** 감염병병원체가 인체에 침입한 것으로 의심이 되나 감염병환자로 확인되기 전 단계에 있는 사람
13) **병원체보유자:** 임상적인 증상은 없으나 감염병병원체를 보유하고 있는 사람
14) **감염병의심자:** 감염병환자, 감염병의사환자 및 병원체보유자와 접촉하거나 접촉이 의심되는 사람 또는 검역관리지역 또는 중점검역관리지역에 체류하거나 그 지역을 경유한 사람으로서 감염이 우려되는 사람, 감염병병원체 등 위험요인에 노출되어 감염이 우려되는 사람
15) **감시:** 감염병 발생과 관련된 자료 및 감염병병원체 · 매개체에 대한 자료를 체계적이고 지속적으로 수집, 분석 및 해석하고 그 결과를 제때에 필요한 사람에게 배포하여 감염병 예방 및 관리에 사용하도록 하는 일체의 과정
16) **표본감시:** 감염병 중 감염병환자의 발생빈도가 높아 전수조사가 어렵고 중증도가 비교적 낮은 감염병의 발생에 대하여 감시기관을 지정하여 정기적이고 지속적인 의과학적 감시를 실시하는 것
17) **역학조사:** 감염병환자 등이 발생한 경우 감염병의 차단과 확산 방지 등을 위하여 감염병환자 등의 발생 규모를 파악하고 감염원을 추적하는 등의 활동과 감염병 예방접종 후 이상반응 사례가 발생한 경우나, 감염병 여부가 불분명하나 그 발병원인을 조사할 필요가 있는 사례가 발생한 경우 그 원인을 규명하기 위하여 하는 활동

3 국가 및 지방자치단체, 의료인, 국민의 권리 및 책무

1) 국가 및 지방자치단체의 책무

(1) 감염병환자 등의 인간으로서의 존엄과 가치 존중, 기본적 권리보호, 법률에 따르지 아니하고는 취업 제한 등의 불이익 금지

(2) 감염병의 예방 및 관리를 위하여 다음 각 호의 사업 수행

① 감염병의 예방 및 방역대책
② 감염병환자 등의 진료 및 보호
③ 감염병 예방을 위한 예방접종계획의 수립 및 시행
④ 감염병에 관한 교육 및 홍보
⑤ 감염병에 관한 정보의 수집 · 분석 및 제공
⑥ 감염병에 관한 조사 · 연구
⑦ 감염병병원체 수집 · 검사 · 보존 · 관리 및 약제내성 감시
⑧ 감염병 예방을 위한 전문인력의 양성 및 업무를 수행한 전문인력의 보호
⑨ 감염병 관리정보 교류 등을 위한 국제협력
⑩ 감염병의 치료 및 예방을 위한 의료 · 방역 물품의 비축
⑪ 감염병 예방 및 관리사업의 평가
⑫ 기후변화, 저출산 · 고령화 등 인구변동 요인에 따른 감염병 발생조사 · 연구 및 예방대책 수립
⑬ 한센병의 예방 및 진료 업무를 수행하는 법인 또는 단체에 대한 지원
⑭ 감염병 예방 및 관리를 위한 정보시스템의 구축 및 운영
⑮ 해외 신종감염병의 국내 유입에 대비한 계획 준비, 교육 및 훈련
⑯ 해외 신종감염병 발생 동향의 지속적 파악, 위험성 평가 및 관리대상 해외 신종감염병의 지정
⑰ 관리대상 해외 신종감염병에 대한 병원체 등 정보 수집, 특성 분석, 연구를 통한 예방과 대응체계 마련, 보고서 발간 및 지침(매뉴얼을 포함한다) 고시

(3) 감염병의 효율적 치료 및 확산 방지를 위한 질병의 정보, 발생 및 전파상황을 공유하고 상호 협력해야 함

(4) 국가 및 지방자치단체는 「의료법」에 따른 의료기관 및 의료인단체(「간호법」 제18조에 따른 간호사중앙회 포함)와 감

염병의 발생 감시 · 예방을 위하여 관련 정보를 공유하여야 함

2) **의료인**

(1) 의료인 및 의료기관의 장 등은 감염병 환자의 진료에 관한 정보를 제공받을 권리와 감염병 환자의 진단 및 치료 등으로 발생한 피해에 대하여 보상받을 수 있음

(2) 의료인 및 의료기관의 장 등은 감염병 환자의 진단 · 관리 · 치료 등에 최선을 다하여야 하며, 보건복지부장관, 질병관리청장 또는 지방자치단체의 장의 명령에 적극 협조해야 함

(3) 의료인 및 의료기관의 장 등은 국가와 지방자치단체가 수행하는 감염병의 발생 감시와 예방 · 관리 및 역학조사 업무에 적극 협조해야 함

3) **국민**

(1) 감염병으로 격리 및 치료 등을 받은 경우 이로 인한 피해를 보상받을 수 있음

(2) 감염병 발생 상황, 감염병 예방 및 관리 등에 관한 정보와 대응방법을 알 권리 있음, 국가와 지방자치단체는 신속하게 정보를 공개해야 함

(3) 의료기관에서 이 법에 따른 감염병에 대한 진단 및 치료를 받을 권리가 있으며, 국가와 지방자치단체는 이에 소요되는 비용을 부담해야 함

(4) 치료 및 격리조치 등 국가와 지방자치단체의 감염병 예방 및 관리를 위한 활동에 적극 협조해야 함

4 의사 등의 신고 ✪✪✪✪

1) **보고 및 신고 대상**

(1) 의료기관에 소속된 의사, 치과의사 또는 한의사 → 소속 의료기관의 장에게 보고
의료기관에 소속되지 아니한 의사, 치과의사 또는 한의사 → 관할 보건소장에게 신고

(2) 감염병병원체확인기관 직원: 감염병병원체확인기관의 장에게 보고

(3) 의료기관장, 감염병병원체확인기관장 → 질병관리청장 또는 보건소장에게 보고

① 제1급감염병: 즉시

② 제2급감염병 및 제3급감염병: 24시간 이내

③ 제4급감염병: 7일 이내

(4) 육 · 해 · 공군 또는 국방부 직할부대 소속 군의관 → 소속부대장에게 보고 → 관할 보건소장에게 신고(제4급 감염병은 제외), 제1급~제3급 감염병 보고 시한은 (3)과 같음

(5) 감염병표본감시기관 → 질병관리청장 또는 관할 보건소장에게 신고

2) **지도대상 및 내용:** 해당 환자와 그 동거인에게 질병관리청장이 정하는 감염 방지 방법 등을 지도

3) **보고 및 신고사유**

(1) 감염병환자 등을 진단하거나 그 사체를 검안한 경우

(2) 예방접종 후 이상반응자를 진단하거나 그 사체를 검안한 경우

(3) 감염병환자 등이 제1급감염병부터 제3급감염병까지에 해당하는 감염병으로 사망한 경우

(4) 감염병 환자로 의심되는 사람이 감염병 병원체 검사를 거부하는 경우

5 그 밖의 신고의무자

1) **신고의무자**

(1) 일반가정에서는 세대를 같이하는 세대주. 다만, 세대주가 부재 중인 경우에는 그 세대원

(2) 학교, 사회복지시설, 병원, 관공서, 회사, 공연장, 예배장소, 선박 · 항공기 · 열차 등 운송수단, 각종 사무소 · 사업소, 음식점, 숙박업소 또는 그 밖에 여러 사람이 모이는 장소로 보건복지부령으로 정하는 장소(산후조리원, 목욕장업소, 이용업소, 미용업소)의 관리인, 경영자 또는 대표자

(3) 「약사법」에 따른 약사 · 한의사 및 약국 개설자

(4) 신고의무자가 아니더라도 감염병환자 등 또는 감염병으로 인한 사망자로 의심되는 사람을 발견하면 보건소장에게 알려야 함

2) **신고사유**
  (1) 제1급부터 제3급감염병 중 다음의 감염병
    〈결핵, 홍역, 콜레라, 장티푸스, 파라티푸스, 세균성이질, 장출혈성대장균감염증, A형 간염〉
3) **신고내용**
  (1) 의사, 치과의사 또는 한의사의 진단이나 검안을 요구
  (2) 해당 주소지를 관할하는 보건소장에게 신고

6 보건소장 등의 보고

1) **보고절차:** 신고를 받은 보건소장 → 관할 특별자치시장 · 특별자치도지사 또는 시장 · 군수 · 구청장에게 보고 → 특별자치시장 · 특별자치도지사는 질병관리청장에게, 시장 · 군수 · 구청장은 질병관리청장 및 시 · 도지사에게 이를 각각 보고
2) **보고시기**
  (1) 제1급감염병: 즉시
  (2) 제2급감염병 및 제3급감염병: 24시간 이내
  (3) 제4급감염병: 7일 이내
  (4) 예방접종 후 이상반응의 보고: 신고를 받은 후 즉시

7 인수공통감염병의 통보

1) **통보의무자와 대상:** 신고를 받은 국립가축방역기관장, 시장 · 군수 · 구청장 또는 시 · 도 가축방역기관의 장 → 즉시 질병관리청장에게 통보
2) **통보감염병의 종류**
  (1) 탄저
  (2) 고병원성 조류인플루엔자
  (3) 광견병
  (4) 그 밖에 대통령령으로 정하는 인수공통감염병 = 동물인플루엔자

8 감염병환자 등의 파악 및 관리

1) **감염병환자 파악:** 보건소장은 관할구역에 거주하는 감염병환자 등에 관하여 신고를 받았을 때에는 보건복지부령으로 정하는 바에 따라 기록하고 그 명부를 관리하여야 함
  (1) 감염병환자 등의 명부를 작성하고 이를 3년간 보관
  (2) 예방접종 후 이상반응자의 명부를 작성하고 이를 10년간 보관

9 감염병 표본감시 등

1) **감염병 표본감시기관 지정:** 질병관리청장은 감염병의 표본 감시를 위하여 질병의 특성과 지역을 고려하여 지정
2) **표본감시기관:** 「보건의료기본법」에 따른 보건의료기관이나 그 밖의 기관 또는 단체
3) **표본감시대상 감염병:** 제4급감염병

10 실태조사

1) 질병관리청장, 시 · 도지사 및 시장 · 군수 · 구청장은 감염병의 예방 및 관리에 관한 정책을 효과적으로 수립 · 시행하기 위하여 실태조사를 실시하고, 그 결과를 공표하여야 함
   (1) 감염병 및 내성균 발생 등에 대한 실태조사: 질병관리청장 또는 시 · 도지사
   (2) 의료기관의 감염관리 현황에 대한 실태조사: 질병관리청장, 시 · 도지사 또는 시장 · 군수 · 구청장
2) 실태조사의 실시주기
   (1) 의료기관의 감염관리 실태조사: 3년
   (2) 감염병실태조사: 3년
   (3) 내성균실태조사: 매년

11 역학조사

1) **시행자:** 질병관리청장, 시 · 도지사 또는 시장 · 군수 · 구청장: 역학조사반을 각각 설치하여 조사
2) **시기:** 감염병이 발생하여 유행할 우려가 있거나 감염병 여부가 불분명하나 발병원인을 조사할 필요가 있다고 인정하면 지체 없이
   (1) 질병관리청장이 역학조사를 하여야 하는 경우: 둘 이상의 시 · 도에서 역학조사가 동시에 필요한 경우, 감염병 발생 및 유행 여부 또는 예방접종 후 이상반응에 관한 조사가 긴급히 필요한 경우, 시 · 도지사의 역학조사가 불충분하였거나 불가능하다고 판단되는 경우
   (2) 시 · 도지사 또는 시장 · 군수 · 구청장이 역학조사를 하여야 하는 경우: 관할 지역에서 감염병이 발생하여 유행할 우려가 있는 경우, 관할 지역 밖에서 감염병이 발생하여 유행할 우려가 있는 경우로서 그 감염병이 관할구역과 역학적 연관성이 있다고 의심되는 경우, 관할 지역에서 예방접종 후 이상반응 사례가 발생하여 그 원인 규명을 위한 조사가 필요한 경우

12 (성매개감염병) 건강진단 ✪✪✪

1) **대상자**
   (1) 성매개감염병 예방을 위해 종사자의 건강진단이 필요한 직업으로 보건복지부령으로 정하는 직업 종사자
   (2) 성매개감염병에 감염되어 그 전염을 매개할 상당한 우려가 있다고 특별자치시장 · 특별자치도지사 또는 시장 · 군수 · 구청장이 인정한 자

13 필수예방접종 ✪✪✪✪

1) **시행자**
   (1) 특별자치시장 · 특별자치도지사 또는 시장 · 군수 · 구청장이 관할 보건소를 통해 시행
   (2) 관할 구역 안에 있는 의료기관에 위탁 가능
2) **대상 감염병**
   (1) 디프테리아
   (2) 폴리오
   (3) 백일해
   (4) 홍역
   (5) 파상풍
   (6) 결핵

(7) B형간염
(8) 유행성이하선염
(9) 풍진
(10) 수두
(11) 일본뇌염
(12) b형헤모필루스인플루엔자
(13) 폐렴구균
(14) 인플루엔자
(15) A형 간염
(16) 사람유두종바이러스 감염증
(17) 그룹 A형 로타바이러스 감염증
(18) 그 밖에 질병관리청장이 감염병의 예방을 위하여 필요하다고 인정하여 지정하는 감염병

3) **실시장소:** 관할보건소, 의원, 병원급 의료기관(치과병원 및 한방병원은 의사를 두어 의과 진료과목을 추가로 설치·운영하는 경우)

14 임시예방접종

1) **시행자**
   (1) 특별자치시장·특별자치도지사 또는 시장·군수·구청장이 관할 보건소를 통해 시행
   (2) 관할 구역 안에 있는 의료기관에 위탁 가능
2) **시행사유**
   (1) 질병관리청장이 감염병 예방을 위하여 특별자치시장·특별자치도지사 또는 시장·군수·구청장에게 예방접종을 실시할 것을 요청한 경우
   (2) 특별자치시장·특별자치도지사 또는 시장·군수·구청장이 감염병 예방을 위하여 예방접종이 필요하다고 인정하는 경우
3) **공고:** 임시예방접종을 할 경우에는 예방접종의 일시 및 장소, 예방접종의 종류, 예방접종을 받을 사람의 범위를 정하여 미리 인터넷 홈페이지에 공고하여야 함
4) **실시장소:** 관할보건소, 의원, 병원급 의료기관(치과병원 및 한방병원은 의사를 두어 의과 진료과목을 추가로 설치·운영하는 경우)

15 예방접종증명서

1) **예방접종증명서 발급자**
   (1) 질병관리청장, 특별자치시장·특별자치도지사 또는 시장·군수·구청장
   (2) 특별자치시장·특별자치도지사 또는 시장·군수·구청장이 아닌 자가 이 법에 따른 예방접종을 한 때에는 해당 예방접종을 한 자
2) **기록의 보존·보고**
   (1) 특별자치시장·특별자치도지사 또는 시장·군수·구청장은 필수예방접종 및 임시예방접종을 하거나, 보고를 받은 경우: 예방접종에 관한 기록을 작성·보관 → 특별자치시장·특별자치도지사는 질병관리청장에게, 시장·군수·구청장은 질병관리청장 및 시·도지사에게 그 내용을 각각 보고
   (2) 특별자치시장·특별자치도지사 또는 시장·군수·구청장이 아닌 자의 예방접종: 특별자치시장·특별자치도지사 또는 시장·군수·구청장에게 보고

16 예방접종 역학조사

1) **질병관리청장:** 예방접종의 효과 및 예방접종 후 이상반응에 관한 조사
2) **시 · 도지사 또는 시장 · 군수 · 구청장:** 예방접종 후 이상반응에 관한 조사

17 예방접종완료여부 확인 ✪✪✪

1) **특별자치시장 · 특별자치도지사 또는 시장 · 군수 · 구청장**
   (1) 초등학교와 중학교의 장에게 예방접종 완료 여부에 대한 검사 기록을 제출하도록 요청
   (2) 유치원의 장과 어린이집의 원장에게 영유아의 예방접종 여부를 확인하도록 요청
2) **예방접종 누락:** 특별자치시장 · 특별자치도지사 또는 시장 · 군수 · 구청장은 예방접종을 끝내지 못한 영유아, 학생 등에게 예방접종을 하여야 함

18 감염병 관리기관

1) **감염병관리기관으로 지정**
   (1) 보건복지부장관, 질병관리청장, 시 · 도지사: 의료기관을 감염병 관리기관으로 지정하여야 함
   (2) 시장 · 군수 · 구청장: 의료기관을 감염병 관리기관으로 지정할 수 있음

19 감염병 위기 시 감염병관리기관 설치

1) **보건복지부장관, 질병관리청장, 시 · 도지사 또는 시장 · 군수 · 구청장**
   (1) 지정된 감염병관리기관이 아닌 의료기관을 일정 기간 동안 감염병관리기관으로 지정
   (2) 격리소 · 요양소 또는 진료소의 설치 · 운영
2) **설치기준**
   (1) 감염병관리시설
      ① 300개 이상의 병상을 갖춘 감염병관리기관: 음압병실을 1개 이상 설치할 것
      ② 300개 미만의 병상을 갖춘 감염병관리기관: 외부와 격리된 진료실 또는 격리된 병실을 1개 이상 설치할 것
   (2) 격리소 · 요양소: 의원에 해당하는 시설을 갖추거나 임시숙박시설 및 간이진료시설을 갖출 것
   (3) 진료소: 의원에 해당하는 시설을 갖추거나 보건지소일 것

20 입소거부 금지

감염병관리기관은 정당한 사유 없이 감염병환자 등의 입소를 거부할 수 없음

21 감염병환자 등의 관리

1) **입원치료대상**
   (1) 감염병 중 특히 전파 위험이 높은 감염병으로서 제1급감염병 및 질병관리청장이 고시한 감염병에 걸린 감염병환자 등은 감염병관리기관, 중앙감염병전문병원, 권역별 감염병전문병원 및 감염병관리시설을 갖춘 의료기관에서 입원치료를 받아야 함
   (2) 질병관리청장, 시 · 도지사 또는 시장 · 군수 · 구청장은 의사가 자가치료 또는 시설치료가 가능하다고 판단하는 사람, 입원치료 대상자가 아닌 사람, 감염병 의심자를 자가치료, 시설치료(격리소, 요양소 또는 진료소에서의 치료) 또는 의료기관 입원치료를 하게 할 수 있음
2) **전원**
   (1) 중증도의 변경이 있는 경우
   (2) 의사가 입원치료의 필요성이 없다고 판단하는 경우
   (3) 격리병상이 부족한 경우 등 – 질병관리청장이 정원 등의 조치가 필요하다고 인정하는 경우

22 감염병 강제처분 ✪✪✪

1) **강제처분권자:** 질병관리청장, 시 · 도지사 또는 시장 · 군수 · 구청장
2) **강제처분내용**
   (1) 해당 공무원으로 하여금 감염병환자 등이 있다고 인정되는 주거시설, 선박 · 항공기 · 열차 등 운송수단 또는 그 밖의 장소에 들어가 필요한 조사나 진찰을 하게 할 수 있음
   (2) 진찰 결과 감염병환자 등으로 인정될 때에는 동행하여 치료받게 하거나 입원시킬 수 있음
3) **강제처분 대상 감염병**
   (1) 제1급감염병
   (2) 제2급감염병 중 결핵, 홍역, 콜레라, 장티푸스, 파라티푸스, 세균성이질, 장출혈성대장균감염증, A형 간염, 수막구균 감염증, 폴리오, 성홍열 또는 질병관리청장이 정하는 감염병
   (3) 제3급감염병 중 질병관리청장이 정하는 감염병
   (4) 세계보건기구 감시대상 감염병
4) 제1급 감염병이 발생한 경우 해당 공무원으로 하여금 감염병의심자에게 자가 또는 시설에 격리, 격리에 필요한 이동수단의 제한, 유선 · 무선 통신, 정보통신기술을 활용한 기기 등을 이용한 감염병의 증상 유무 확인이나 위치정보의 수집, 감염여부검사의 조치를 할 수 있음
5) 감염병환자 등으로 인정된 사람에 대해서는 공무원과 동행하여 치료받게 하거나 입원시킬 수 있음

23 업무종사의 일시제한

1) **제한대상** ✪✪✪
   (1) 제한대상 감염병: 콜레라, 장티푸스, 파라티푸스, 세균성이질, 장출혈성대장균감염증, A형 간염
   (2) 감염병 환자 등은 업무의 성격상 일반인과 접촉하는 일이 많은 직업에 종사할 수 없고 누구든지 감염병 환자 등을 그러한 직업에 고용할 수 없음
   (3) 성매개감염병에 관한 건강진단을 받아야 할 자가 건강진단을 받지 아니한 때에는 위의 직업에 종사할 수 없으며 해당 영업을 영위하는 자는 건강진단을 받지 아니한 자를 그 영업에 종사하게 하여서는 아니됨
2) **제한기간:** 감염력이 소멸되는 날까지
3) **제한업종**
   (1) 「식품위생법」에 따른 집단급식소
   (2) 「식품위생법」에 따른 식품접객업

24 건강진단 및 예방접종 등의 조치 ✪✪✪

1) **조치권자:** 질병관리청장, 시 · 도지사 또는 시장 · 군수 · 구청장
2) **조치내용**
   (1) 건강진단을 받거나
   (2) 감염병 예방에 필요한 예방접종을 받게 하는 등의 조치
3) **조치대상**
   (1) 감염병환자 등의 가족 또는 그 동거인
   (2) 감염병 발생지역에 거주하는 사람 또는 그 지역에 출입하는 사람으로서 감염병에 감염되었을 것으로 의심되는 사람
   (3) 감염병환자 등과 접촉하여 감염병에 감염되었을 것으로 의심되는 사람

25 감염병 유행에 대한 방역조치

1) **조치권자:** 질병관리청장, 시 · 도지사 또는 시장 · 군수 · 구청장
2) **방역조치내용**
   (1) 감염병환자 등이 있는 장소나 감염병병원체에 오염되었다고 인정되는 장소에 대한 다음의 조치
      – 일시적 폐쇄, 일반공중의 출입금지, 해당장소 내 이동제한, 그 밖에 통행차단을 위한 필요한 조치
   (2) 의료기관에 대한 업무정지
   (3) 감염병의심자를 적당한 장소에 일정한 기간 입원 또는 격리시키는 것
   (4) 감염병병원체에 오염되었거나 오염되었다고 의심되는 물건을 사용 · 접수 · 이동하거나 버리는 행위 또는 해당 물건의 세척을 금지하거나 태우거나 폐기처분하는 것
   (5) 감염병병원체에 오염된 장소에 대한 소독이나 그 밖에 필요한 조치를 명하는 것
   (6) 일정한 장소에서 세탁하는 것을 막거나 오물을 일정한 장소에서 처리하도록 명하는 것

26 감염병 예방조치

1) **조치권자:** 질병관리청장, 시 · 도지사 또는 시장 · 군수 · 구청장
2) **예방조치내용**
   (1) 관할 지역에 대한 교통의 전부 또는 일부를 차단하는 것
   (2) 흥행, 집회, 제례 또는 그 밖의 여러 사람의 집합을 제한하거나 금지하는 것
   (2–2) 감염병 전파의 위험성이 있는 장소 또는 시설의 관리자 · 운영자 및 이용자 등에 대하여 출입자 명단 작성, 마스크 착용 등 방역지침의 준수를 명하는 것
   (2–3) 버스 · 열차 · 선박 · 항공기 등 감염병 전파가 우려되는 운송수단의 이용자에 대하여 마스크 착용 등 방역지침의 준수를 명하는 것
   (2–4) 감염병 전파가 우려되어 지역 및 기간을 정하여 마스크 착용 등 방역지침 준수를 명하는 것
   (3) 건강진단, 시체 검안 또는 해부를 실시하는 것
   (4) 감염병 전파의 위험성이 있는 음식물의 판매 · 수령을 금지하거나 그 음식물의 폐기나 그 밖에 필요한 처분을 명하는 것
   (5) 인수공통감염병 예방을 위하여 살처분에 참여한 사람 또는 인수공통감염병에 드러난 사람 등에 대한 예방조치를 명하는 것
   (6) 감염병 전파의 매개가 되는 물건의 소지 · 이동을 제한 · 금지하거나 그 물건에 대하여 폐기, 소각 또는 그 밖에 필요한 처분을 명하는 것
   (7) 선박 · 항공기 · 열차 등 운송 수단, 사업장 또는 그 밖에 여러 사람이 모이는 장소에 의사를 배치하거나 감염병 예방에 필요한 시설의 설치를 명하는 것

(8) 공중위생에 관계있는 시설 또는 장소에 대한 소독이나 그 밖에 필요한 조치를 명하거나 상수도 · 하수도 · 우물 · 쓰레기장 · 화장실의 신설 · 개조 · 변경 · 폐지 또는 사용을 금지하는 것
(9) 쥐, 위생해충 또는 그 밖의 감염병 매개동물의 구제 또는 구제시설의 설치를 명하는 것
(10) 일정한 장소에서의 어로 · 수영 또는 일정한 우물의 사용을 제한하거나 금지하는 것
(11) 감염병 매개의 중간 숙주가 되는 동물류의 포획 또는 생식을 금지하는 것
(12) 감염병 유행기간 중 의료인 · 의료업자 및 그 밖에 필요한 의료관계요원을 동원하는 것
(12-2) 감염병 유행기간 중 의료기관 병상, 연수원 · 숙박시설 등 시설을 동원하는 것
(13) 감염병병원체에 오염된 시설이나 장소에 대한 소독이나 그 밖에 필요한 조치를 명하는 것
(14) 감염병의심자를 적당한 장소에 일정한 기간 입원 또는 격리시키는 것

27 예방접종 등에 따른 피해의 국가보상

1) **보상사유 및 내용**
   (1) 질병으로 진료를 받은 사람: 진료비 전액 및 정액간병비
   (2) 장애인이 된 사람: 일시보상금
   (3) 사망한 사람: 대통령령으로 정하는 유족에 대한 일시보상금 및 장제비
2) **보상인정 요건**
   (1) 예방접종약품의 이상이나 예방접종 행위자 및 예방 · 치료의약품 투여자 등의 과실유무에 관계없이 해당 예방접종 또는 예방 · 치료 의약품을 투여받은 것으로 인하여 발생한 피해로서
   (2) 질병관리청장이 인정하는 경우

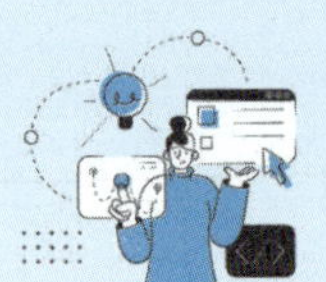

핵심문제

1. 생물테러감염병 또는 치명률이 높거나 집단 발생의 우려가 커서 발생 또는 유행 즉시 신고해야 하여야 하고, 음압격리와 같은 수준의 격리가 필요한 제1급감염병은?

① 결핵 ② 홍역
③ 편충증 ④ 공수병
⑤ 중동호흡기증후군

☞ 법 제2조(정의)

2. 제2급감염병의 정의는?

① 발생 또는 유행 즉시 방역대책을 수립하여야 하는 감염병
② 성 접촉을 통하여 전파되는 감염병 중 보건복지부장관이 고시하는 감염병
③ 전파가능성을 고려하여 발생 또는 유행 시 24시간 이내에 신고하여야 하는 감염병
④ 간헐적으로 유행할 가능성이 있어 계속 그 발생을 감시하고 방역대책의 수립이 필요한 감염병
⑤ 표본조사를 해서 감염병이 확인되는 감염병

☞ 법 제2조(정의)

3. 병원에 입원한 5세 남아가 홍역으로 진단되어 의료기관장이 관할 보건소장에게 신고하고자 한다. 신고 시기로 옳은 것은?

① 지체없이 ② 24시간 이내
③ 48시간 이내 ④ 72시간 이내
⑤ 100시간 이내

☞ 법 제2조(정의)

정답 1. ⑤ 2. ③ 3. ②

4. 제4급감염병에 해당하는 것은?

① 풍진
② 임질
③ 파상풍
④ 발진티푸스
⑤ 백일해

☞ 법 제2조(정의)

5. 감염병 환자의 정의는?

① 감염병 병원체를 보유하고 있는 자
② 감염병의 병원체가 인체 내에 침입한 자
③ 감염병의 증상이 의심되어 의료기관에 입원한 자
④ 감염병의 병원체가 인체에 침입하여 증상을 나타내는 사람으로서 의사의 진단에서 확인된 자
⑤ 감염병의 병원체에 접촉한 자

☞ 법 제2조(정의)

6. 의료관련감염병의 정의는?

① 기생충에 감염되어 발생하는 감염병
② 환자나 임산부 등이 의료행위를 적용받는 과정에서 발생되는 감염병
③ 동물과 사람 간에 서로 전파되는 병원체에 의하여 발생되는 감염병
④ 고의 또는 테러 등을 목적으로 이용된 병원체에 의하여 발생된 감염병
⑤ 성 전파성 질환에 접촉되어 발생된 감염병

☞ 법 제2조(정의)

7. 표본감시의 정의는?

① 해외 신종감염병의 국내 유입에 대비한 계획 준비와 교육 및 훈련을 하는 것
② 감염병 발생을 계속 감시할 필요가 있어 유행 시 24시간 이내에 신고하는 것
③ 감염병 환자 발생 시 감염병의 차단과 확산 방지를 위하여 감염원을 추적하는 활동
④ 감염병 중 감염병 환자의 발생빈도가 높아 전수조사가 어렵고 중증도가 비교적 낮은 감염병 발생에 대해 감시기관을 지정하여 정기적으로 의과학적 감시를 실시하는 것
⑤ 감염병 중 감염병 환자의 발생빈도가 낮아 전수조사가 쉽고 중증도가 비교적 낮은 감염병의 발생에 대하여 감시기관을 지정하여 정기적이고 지속적인 의과학적 감시를 실시하는 것

☞ 법 제2조(정의)

정답 4. ② 5. ④ 6. ② 7. ④

8. 고의 또는 테러를 목적으로 이용된 병원체에 의하여 발생된 감염병은?

① 지정감염병 ② 성매개감염병
③ 생물테러감염병 ④ 의료관련감염병
⑤ 표본감염병

☞ 법 제2조(정의)

9. 감염병 의심자에 해당하는 사람은?

① 감염병 병원체가 인체 내에 침입한 사람
② 감염병 병원체가 인체에 침입하여 증상을 나타내는 사람
③ 감염병 병원체 등 위험요인에 노출되어 감염이 우려되는 사람
④ 임상적인 증상은 없으나 감염병 병원체를 보유하고 있는 사람
⑤ 감염병 병원체 확진이 되어 증상을 나타내는 사람

☞ 법 제2조(정의)

10. 병원체 보유자에 해당하는 사람은?

① 임상증상은 없으나 감염병 병원체를 보유하고 있는 자
② 감염병 병원체가 인체 내에 침입하여 증상을 나타낸 자
③ 감염병의 증상을 나타내고 실험실 검사를 통해 확인된 자
④ 감염병의 인체 내 침입이 의심되어 실험실 검사를 의뢰한 자
⑤ 감염병 병원체에 노출되었으나 검사 결과 음성으로 확인된 자

☞ 법 제2조(정의)

11. 감염병의 예방 및 관리를 위한 의료인의 책무나 권리에 대해 바르게 설명한 것은?

① 감염병에 관한 교육 및 홍보를 한다.
② 감염병의 치료 및 예방을 위한 약품 등을 비추한다.
③ 감염병 관리정보 교류 등을 위해 국제적으로 협력한다.
④ 감염병 환자의 진단·관리·치료 등에 최선을 다하여야 한다.
⑤ 감염병 환자의 진단 및 치료 등으로 인하여 발생한 피해에 대하여 보상받을 수 없다.

☞ 법 제5조(의료인 등의 책무와 권리)

정답 8. ③ 9. ③ 10. ① 11. ④

12. 감염병의 예방 및 관리에 관한 기본 계획에 포함되지 않는 내용은?

① 감염병 전문인력의 양성 방안
② 감염병 관련 정보의 국민과 공유방안
③ 감염병 예방·관리의 기본 목표 및 추진방향
④ 의료기관 종별 감염병 위기대응역량의 강화 방안
⑤ 감염병 대비 의료·방역 물품의 비축 및 관리에 관한 사항

☞ 법 제7조(감염병 예방 및 관리 계획의 수립 등)

13. 감염병의 예방 및 관리에 관한 기본 계획은 질병관리청장이 누구와 협의하여 몇 년마다 수립해야 하는가?

① 시·도지사, 3년
② 시·도지사, 5년
③ 보건복지부장관, 1년
④ 보건복지부장관, 5년
⑤ 행정안전부 장관, 5년

☞ 법 제7조(감염병 예방 및 관리 계획의 수립 등)

14. 국가는 중앙감염병전문병원의 업무에 관한 자문 등을 수행하기 위하여 중앙감염병전문병원에 어떤 위원회를 설치할 수 있는가?

① 감염병임상위원회
② 감염병대책위원회
③ 감염병음압위원회
④ 감염병전문위원회
⑤ 감염병관리위원회

☞ 법 제8조의2(감염병병원)

15. 권역별 감염병전문병원이 갖추어야 하는 병상(음압병상 및 격리병상을 포함) 수는?

① 10병상 이상
② 16병상 이상
③ 24병상 이상
④ 36병상 이상
⑤ 50병상 이상

☞ 법 제8조의2(감염병병원), 시행규칙 제5조의3(권역별 감염병전문병원의 병상규모)

정답 12. ② 13. ④ 14. ① 15. ④

16. 홍역 환자로 의심되는 사람이 감염병 병원체 검사를 거부하여 담당의사가 병원장에게 보고하였다. 보고받은 병원장이 관할 보건소장에게 보고해야 하는 시기는?

① 즉시
② 24시간 이내
③ 48시간 이내
④ 72시간 이내
⑤ 100시간 이내

☞ 법 제11조(의사 등의 신고)

17. 법정감염병 외에도 보건복지부령으로 정하여 의사가 진단 시 신고하도록 규정한 '그 밖의 신고대상 감염병'을 두고 있다. 이에 해당하는 것은?

① 홍역
② 수족구병
③ 인플루엔자
④ C형 간염
⑤ E형 간염

☞ 시행규칙 제8조(그 밖의 신고대상 감염병)

18. 보건소장은 관할구역에 거주하는 감염병 환자 등에 관하여 신고를 받았을 때에는 감염병 환자 등의 명부를 작성하고 이를 몇 년간 보관해야 하는가?

① 1년
② 3년
③ 5년
④ 10년
⑤ 20년

☞ 시행규칙 제12조(감염병환자등의 명부 작성 및 관리)

19. 어떤 지역에서 인수공통감염병이 발생했다는 신고를 받은 시장, 구청장은 이 사실을 즉시 누구에게 통보해야 하는가?

① 대통령
② 국립의료원장
③ 질병관리청장
④ 관할 보건소장
⑤ 구청장

☞ 법 제14조(인수공통감염병의 통보)

정답 16. ② 17. ① 18. ② 19.③

20. 질병관리청장이 표본감시기관의 지정을 취소할 수 있는 경우에 해당하는 것은?

① 의료 관련 감염이 발생한 경우
② 자료제출 요구 또는 협조 요청에 따르지 아니하는 경우
③ 종합병원이 한의사를 두어 한의과 진료과목을 추가한 경우
④ 환자가 병원에서 특정한 의사를 선택하여 진료가 가능한 경우
⑤ 병원이 치과의사를 두어 치의과 진료과목을 추가한 경우

☞ 법 제16조(감염병 표본감시등)

21. 인플루엔자의 표본감시를 위해 감염병 표본감시기관을 지정할 수 있는 자는?

① 보건소장
② 시·도지사
③ 질병관리청장
④ 보건복지부장관
⑤ 대통령

☞ 법 제16조(감염병 표본감시 등)

22. 실태조사를 실시할 수 있는 자는?

① 시·도지사
② 국립검역소장
③ 관할 보건소장
④ 보건복지부장관
⑤ 감염관리위원회

☞ 법 제17조(실태조사)

23. 시·도지사 또는 시장·군수·구청장이 역학조사를 하여야 하는 경우는?

① 감염병 발생에 관한 조사가 긴급히 필요한 경우
② 감염병 유행 여부에 관한 조사가 긴급히 필요한 경우
③ 감염병 환자로 의심되는 사람이 감염병병원체 검사를 거부하는 경우
④ 관할 지역에서 감염병이 발생하여 유행할 우려가 있는 경우
⑤ 감염병 발생 및 유행 여부 또는 예방접종 후 이상반응에 관한 조사가 긴급히 필요한 경우

☞ 시행령 제13조(역학조사의 시기)

정답 20. ② 21. ③ 22. ① 23. ④

24. **중앙역학조사반, 시·도 역학조사반, 시군구 역학조사반 중에서 중앙역학조사반에서만 실시하는 임무는?**

① 역학조사 결과 보고
② 감염병에 대한 역학적인 연구
③ 역학조사 계획의 수립, 시행 및 평가
④ 역학조사의 실시 기준 및 방법의 개발
⑤ 관할 지역 역학조사 계획의 수립 및 시행

☞ 시행령 제16조(역학조사반의 임무 등)

25. **매개감염병의 예방을 위한 건강진단을 받아야 하는 사람은?**

① 택배배달원
② 음식점 직원
③ 컴퓨터게임방 직원
④ 안마시술소 여성종업원
⑤ 음식점 사장

☞ 법 제19조(건강진단)

정답 24. ② 25. ④

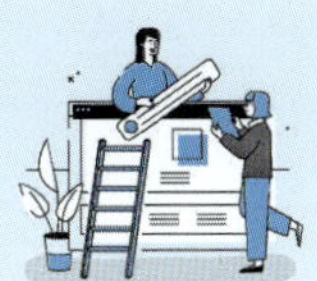

판례

판례 1 집합금지처분 취소 청구: 甲 광역시장이 관내 코로나바이러스감염증-19 누적 확진자 수 급증과 특정 교회에서의 집단감염 사례 등 확진자 증가 사실을 알리면서, 사회적 거리두기를 2단계로 유지하되 사실상 3단계에 준하는 집합금지 확대 등의 조치를 취한다는 취지의 발표와 함께, 구 감염병의 예방 및 관리에 관한 법률 제49조 제1항 제2호에 따라 '관내 종교시설에 대한 집합금지' 등을 명하는 예방 조치를 하자, 관내 乙 교회 및 그 대표자인 목사가 위 처분이 비례의 원칙 등을 위반하여 자신들의 종교의 자유를 침해한다며 처분의 취소를 요청하였다.

1) 헌법 제20조 제1항의 종교의 자유는 일반적으로 신앙의 자유, 종교적 행위의 자유 및 종교적 집회 · 결사의 자유로 구성된다. 신앙의 자유는 신과 피안 또는 내세에 대한 인간의 내적 확신에 대한 자유를 말하는 것으로서, 이러한 신앙의 자유는 그 자체가 내심의 자유의 핵심이기 때문에 법률로써도 이를 제한할 수 없다.
2) 헌법 제34조 제6항은 "국가는 재해를 예방하고 그 위험으로부터 국민을 보호하기 위하여 노력하여야 한다."라고 규정하고, 제36조 제3항은 "모든 국민은 보건에 관하여 국가의 보호를 받는다."라고 규정하여 재해나 질병으로부터 국민을 보호할 국가의 보호의무를 강조하고 있다. 이러한 헌법 이념에 근거하여 국민 건강에 위해가 되는 감염병의 발생과 유행을 방지하고 그 예방 및 관리를 위하여 구 감염병의 예방 및 관리에 관한 법률 제3조 제1호 (나)목에서 구 감염병예방법에 따른 감염병을 사회재난의 일종으로 규정하고 있다. 이에 감염병의 예방 및 관리를 통해 국민의 생명 · 신체 및 재산을 보호할 것을 국가와 지방자치단체의 책무로 하면서, 국가 등으로 하여금 감염병 예방 조치 등을 통해 감염병으로 인한 피해를 신속히 대응 · 복구하도록 규정하고 있다. 이러한 규정 체계 등에 따라, 구 감염병예방법 제49조 제1항은 각호에서 국가나 지방자치단체가 감염병을 예방하기 위하여 취해야 할 여러 유형의 조치를 열거하면서 감염병 예방 조치의 유형, 예방 조치별 범위 및 강도 등을 행정청의 선택에 맡기고 있는데, 행정청이 어떠한 감염병 예방 조치가 필요한지 결정할 때에는 의학, 역학, 통계학 등 과학적 지식을 바탕으로 장래에 발생할 불확실한 상황과 파급효과에 대해 전문적인 위험예측에 관한 판단을 하게 된다. 이와 같은 판단을 할 때에는 감염병의 특성과 확산 추이, 예방 백신이나 치료제의 개발 여부, 예방 조치를 통해 제한 또는 금지되는 행위로 인한 감염병의 전파가능성 등 객관적 사정을 기초로, 해당 예방 조치가 행정목적을 달성할 수 있는 효과적이고 적절한 수단인지, 그러한 행정목적을 달성하는 데 해당 예방 조치보다 상대방의 권리나 이익이 덜 제한되도록 하는 합리적인 대안은 없는지, 행정청이 해당 예방 조치를 선택하면서 다양한 공익과 사익의 요소들을 고려했는지, 나아가 예방 조치를 통해 달성하려는 공익과 이에 따라 제한될 상대방의 권리나 이익이 정당하고 객관적으로 비교 · 형량 되었는지 등을 종합적으로 고려해야 한다.
3) 밀폐, 밀접, 밀집된 상황에서 비말에 의한 전파가능성이 가장 높은 것으로 알려진 코로나19의 확산을 방지하여 공공의 건강과 안전을 도모하기 위한 것이고, 코로나19의 확산을 차단하기 위한 방법으로 교인들의 대면 예배라는 집합 자체의 금지를 선택한 것은 위와 같은 행정목적을 달성하기 위한 유효 · 적절한 수단인 점, 당시 지역 내 주민 등의 생명과 건강을 보호하기 위한 목적을 달성하는 데 위 처분보다 덜 침해적이지만 동일하게 효과적인 수단이 있었다고 보기 어려운 점, 위 처분으로 인한 종교의 자유 제한의 효과가 일시적이고 한시적으로 적용되는 점과 과학적 불확실성이 높고 질병과 관련한 환경이 빠르게 변화하는 팬데믹 상황의 특수성을 고려할 때, 위 처분으로 제한되는 乙 교회 등의 종교의 자유가 이를 통하여 달성하고자 하는 공익보다 중하다고 보기 어려운 점에 비추어, 甲 시장이 위 처분을 하면서 비례의 원칙을 위반하여 乙 교회 등의 종교의 자유를 침해하였다고 보기 어렵다[대법원 2024. 7. 18. 선고 2022두43528 전원합의체 판결].

06절

후천성면역결핍증 예방법

(약칭: 에이즈예방법)

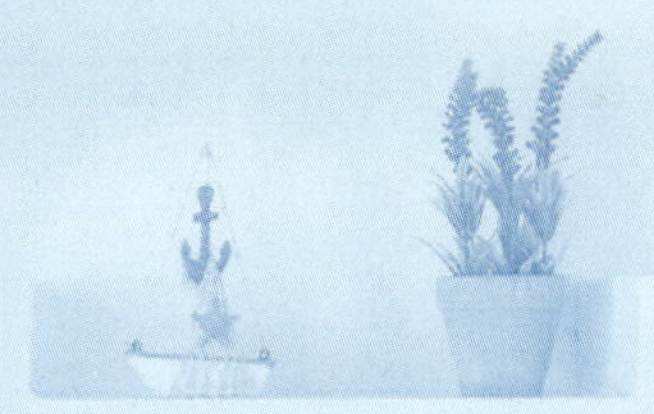

학습목표

1. 후천성면역결핍증 예방법 관련 용어를 정의한다.
2. 국가 · 지방자치단체 및 국민의 의무를 설명한다.
3. 의사 또는 의료기관 등의 신고를 설명한다.
4. 감염인에 대한 비밀누설금지를 설명한다.
5. 후천성면역결핍증 검진 및 검진결과 통보를 설명할 수 있다.
6. 혈액, 장기, 조직 등의 검사를 설명할 수 있다.
7. 감염인의 치료권고를 설명한다.
8. 감염인의 치료 및 보호조치를 설명한다.
9. 감염인의 취업제한 및 전파매개행위금지를 설명한다.
10. 감염인 부양가족의 보호를 설명한다.

후천성면역결핍증 예방법

제정 1987. 11. 28. 법률 제3943호
개정 2009. 12. 29. 법률 제9847호
개정 2010. 1. 18. 법률 제9932호
개정 2013. 4. 5. 법률 제11749호
개정 2017. 4. 18. 법률 제14780호
개정 2018. 3. 27. 법률 제15534호
개정 2020. 8. 11. 법률 제17472호
개정 2020. 9. 12. 법률 제17472호, 2020.8.11., 타법개정

후천성면역결핍증 예방법 시행령

제정 1988. 6. 18. 대통령령 제12471호
개정 2017. 3. 27. 대통령령 제27960호
개정 2019. 7. 2. 대통령령 제29950호
개정 2020. 1. 29. 대통령령 제30373호
개정 2020. 9. 11. 대통령령 제31013호
개정 2020. 9. 12. 대통령령 제31013호, 2020.9.11., 타법개정

후천성면역결핍증 예방법 시행규칙

제정 1990. 11. 6. 보건사회부령 제858호
개정 2019. 9. 27. 보건복지부령 제672호
개정 2019. 12. 31. 보건복지부령 제696호
개정 2020. 9. 11. 보건복지부령 제749호
개정 2024. 5. 30. 보건복지부령 제1014호
개정 2025. 4. 1. 보건복지부령 제1106호, 2025.4.1., 일부개정

한국보건의료인국가시험원의 후천성면역결핍증예방법 출제영역

영역	해당조문	
1. 신고, 검진 및 감염인의 보호	제5조	의사 또는 의료기관 등의 신고
	제7조	비밀 누설 금지
	제8조~제8조의2	검진, 검진 결과의 통보
	제9조	혈액 · 장기 · 조직 등의 검사
	제10조	역학조사
	제11조	증표제시
	제12조	증명서 발급
	제13조	전문진료기관 등의 설치
	제14조	치료 권고
	제15조	치료 및 보호조치 등
	제16조	요양시설 등의 설치 · 운영
	제17조의2	예방치료기술의 확보
	제18조	취업의 제한
	제19조	전파매개행위의 금지

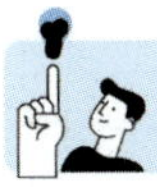

제 1 장 총 칙

제1조(목적)
이 법은 후천성면역결핍증의 예방 · 관리와 그 감염인의 보호 · 지원에 필요한 사항을 정함으로써 국민건강의 보호에 이바지함을 목적으로 한다.

영 제1조(목적)
이 영은 「후천성면역결핍증 예방법」에서 위임된 사항과 그 시행에 필요한 사항을 규정함을 목적으로 한다.

규칙 제1조(목적)
이 규칙은 「후천성면역결핍증 예방법」 및 동법 시행령에서 위임된 사항과 그 시행에 관하여 필요한 사항을 규정함을 목적으로 한다.

제2조(정의)
이 법에서 사용하는 용어의 뜻은 다음과 같다.

1. "감염인"이란 인체면역결핍바이러스에 감염된 사람을 말한다.
2. "후천성면역결핍증환자"란 감염인 중 대통령령으로 정하는 후천성면역결핍증 특유의 임상증상이 나타난 사람을 말한다.

영 제2조(임상증상)
「후천성면역결핍증 예방법」(이하 "법"이라 한다) 제2조제2호에서 "대통령령으로 정하는 후천성면역결핍증 특유의 임상증상"이란 세포면역기능에 결함이 있고, 주폐포자충폐렴, 결핵 등의 기회감염 또는 기회질환이 있는 경우를 말한다.

제3조(국가 · 지방자치단체 및 국민의 의무)
① 국가와 지방자치단체는 후천성면역결핍증의 예방 · 관리와 감염인의 보호 · 지원을 위한 대책을 수립 · 시행하고 감염인에 대한 차별 및 편견의 방지와 후천성면역결핍증의 예방을 위한 교육과 홍보를 하여야 한다.
② 국가와 지방자치단체는 국제사회와 협력하여 후천성면역결핍증의 예방과 치료를 위한 활동에 이바지하여야 한다.
③ 국민은 후천성면역결핍증에 관한 올바른 지식을 가지고 예방을 위한 주의를 하여야 하며, 국가나 지방자치단체가 이 법에 따라 하는 조치에 적극 협력하여야 한다.
④ 제1항부터 제3항까지의 경우에 국가 · 지방자치단체 및 국민은 감염인의 인간으로서의 존엄과 가치를 존중하고 그 기본적 권리를 보호하며, 이 법에서 정한 사항 외의 불이익을 주거나 차별대우를 하여서는 아니 된다.
⑤ 사용자는 근로자가 감염인이라는 이유로 근로관계에 있어서 법률에서 정한 사항 외의 불이익을 주거나 차별대우를 하여서는 아니 된다.

제4조 삭제 〈2009.12.29.〉

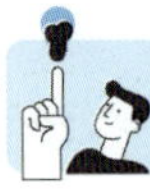

제 2 장 신고 및 보고

제5조(의사 또는 의료기관 등의 신고)

① 감염인을 진단하거나 감염인의 사체를 검안한 의사 또는 의료기관은 보건복지부령으로 정하는 바에 따라 24시간 이내에 진단 · 검안 사실을 관할 보건소장에게 신고하고, 감염인과 그 배우자(사실혼 관계에 있는 사람을 포함한다. 이하 같다) 및 성 접촉자에게 후천성면역결핍증의 전파 방지에 필요한 사항을 알리고 이를 준수하도록 지도하여야 한다. 이 경우 가능하면 감염인의 의사를 참고하여야 한다.

② 학술연구 또는 제9조에 따른 혈액 및 혈액제제에 대한 검사에 의하여 감염인을 발견한 사람이나 해당 연구 또는 검사를 한 기관의 장은 보건복지부령으로 정하는 바에 따라 24시간 이내에 질병관리청장에게 신고하여야 한다.

③ 감염인이 사망한 경우 이를 처리한 의사 또는 의료기관은 보건복지부령으로 정하는 바에 따라 24시간 이내에 관할 보건소장에게 신고하여야 한다.

④ 제1항 및 제3항에 따라 신고를 받은 보건소장은 특별자치시장 · 특별자치도지사 · 시장 · 군수 또는 구청장(자치구의 구청장을 말한다. 이하 같다)에게 이를 보고하여야 하고, 보고를 받은 특별자치시장 · 특별자치도지사는 질병관리청장에게, 시장 · 군수 · 구청장은 특별시장 · 광역시장 또는 도지사를 거쳐 질병관리청장에게 이를 보고하여야 한다.

벌칙 ※ 27조(1년 이하의 징역 또는 1천만원 이하의 벌금)
※양벌규정

규칙 제2조(의사 또는 의료기관 등의 신고)

① 「후천성면역결핍증 예방법」(이하 "법"이라 한다) 제5조제1항에 따라 감염인을 진단하거나 감염인의 사체를 검안한 의사 또는 의료기관은 진단 또는 검안한 때부터 24시간 이내에 다음 각 호의 사항을 별지 제1호서식(전자문서를 포함한다)에 따라 보건소장에게 신고해야 한다.

1. 감염인에 대한 진단방법, 주요 증상 및 주요 감염경로
2. 감염인에 대한 진단 및 초진연월일
3. 검사물번호
4. 감염인의 사망 및 검안연월일과 검안 내용(사체를 검안한 경우로 한정한다)
5. 진단한 의사의 성명과 그가 종사하는 의료기관의 주소 및 명칭

② 법 제5조제2항에 따라 학술연구 또는 혈액 및 혈액제제에 대한 검사에 의하여 감염인을 발견한 자나 해당 연구 또는 검사를 실시한 기관의 장은 발견한 때부터 24시간 이내에 다음 각 호의 사항을 별지 제1호의2서식(전자문서를 포함한다)에 따라 질병관리청장에게 신고해야 한다.

1. 연구 또는 검사의 방법 및 연구 또는 검사연월일
2. 연구 또는 검사자의 성명과 그가 종사하는 기관의 주소 및 명칭
3. 감염인에 관한 사항

③ 법 제5조제3항에 따라 감염인이 사망한 경우 이를 처리한 의사 또는 의료기관은 처리한 때부터 24시간 이내에 다음 각 호의 사항을 별지 제1호서식(전자문서를 포함한다)에 따라 관할 보건소장에게 신고해야 한다.

1. 사망자의 성명 · 주민등록번호 및 주소
2. 사망연월일 및 사망 전의 주요증상
3. 사망 전 감염인을 진단한 의료기관의 명칭 및 소재지와 진단한 의사의 성명

④ 삭제 〈2019.12.31.〉

규칙 제4조(보건소장 등의 보고)

법 제5조제4항에 따른 보고는 별지 제1호서식에 따른다.

제6조 삭제 〈2008.3.21.〉

제7조(비밀 누설 금지)

다음 각 호의 어느 하나에 해당하는 사람은 이 법 또는 이 법에 따른 명령이나 다른 법령에서 정하고 있는 경우 또는 본인의 동의가 있는 경우를 제외하고는 재직 중에는 물론 퇴직 후에도 감염인에 대하여 업무상 알게 된 비밀을 누설하여서는 아니 된다.

1. 국가 또는 지방자치단체에서 후천성면역결핍증의 예방 · 관리와 감염인의 보호 · 지원에 관한 사무에 종사하는 사람
2. 감염인의 진단 · 검안 · 진료 및 간호에 참여한 사람

3. 감염인에 관한 기록을 유지·관리하는 사람

벌칙 ※ 26조(3년 이하의 징역 또는 3천만원 이하의 벌금)

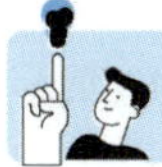

제 3 장 검 진

제8조(검진)

① 질병관리청장, 특별시장·광역시장·특별자치시장·도지사 또는 특별자치도지사(이하 "시·도지사"라 한다), 시장·군수·구청장은 공중과 접촉이 많은 업소에 종사하는 사람으로서 제2항에 따른 검진 대상이 되는 사람에 대하여 후천성면역결핍증에 관한 정기검진 또는 수시검진을 하여야 한다.

② 질병관리청장, 시·도지사, 시장·군수·구청장은 후천성면역결핍증에 감염되었다고 판단되는 충분한 사유가 있는 사람 또는 후천성면역결핍증에 감염되기 쉬운 환경에 있는 사람으로서 다음 각 호의 어느 하나에 해당하는 사람에 대하여 후천성면역결핍증에 관한 검진을 할 수 있다.

1. 감염인의 배우자 및 성 접촉자
2. 그 밖에 후천성면역결핍증의 예방을 위하여 검진이 필요하다고 질병관리청장이 인정하는 사람

③ 해외에서 입국하는 외국인 중 대통령령으로 정하는 장기체류자는 입국 전 1개월 이내에 발급받은 후천성면역결핍증 음성확인서를 질병관리청장에게 보여주어야 한다. 이를 보여주지 못하는 경우에는 입국 후 72시간 이내에 검진을 받아야 한다.

④ 후천성면역결핍증에 관한 검진을 하는 자는 검진 전에 검진 대상자에게 이름·주민등록번호·주소 등을 밝히지 아니하거나 가명을 사용하여 검진(이하 "익명검진"이라 한다)할 수 있다는 사실을 알려 주어야 하고, 익명검진을 신청하는 경우에도 검진을 하여야 한다.

⑤ 제4항에 따른 검진을 하는 자는 검진 결과 감염인으로 밝혀진 사람이 있는 경우에는 보건복지부령으로 정하는 바에 따라 관할 보건소장에게 신고하여야 한다. 이 경우 감염인의 정보는 익명으로 관리하여야 한다.

벌칙 ※ 27조(1년 이하의 징역 또는 1천만원 이하의 벌금)

영 제10조(검진대상자)

① 삭제 〈2020.1.29.〉

② 법 제8조제3항 전단에서 "대통령령으로 정하는 장기체류자"란 「출입국관리법」 제16조에 따른 재난상륙허가의 대상자로서 질병관리청장이 후천성면역결핍증의 예방을 위하여 필요하다고 인정하는 사람을 말한다. 다만, 배우자를 동반하는 사람은 제외한다.

③ 법 제8조제3항에 따른 후천성면역결핍증 음성확인서(이하 "검사음성확인서"라 한다)는 각국의 공공검사기관이나 의료기관에서 영문으로 발급한 것이어야 한다.

영 제10조의2(관계부처의 협조)

제10조제2항에 따른 외국인의 입국시 검사음성확인서의 소지여부확인과 미소지자에 대한 검진의 원활한 수행을 위하여 법무부장관은 다음 각 호에서 정하는 바에 따라 협조하여야 한다.

1. 제10조제2항에 따른 외국인에 대하여 입국사증 발급의 결정을 통보할 때에는 검사음성확인서를 소지하고 입국하여야 하고 검사음성확인서를 소지하지 아니하고 입국하는 경우에는 입국후 72시간이내에 검진을 받아야 함을 고지한다.
2. 제10조제2항에 따른 외국인에 대하여 입국심사를 할 때, 거류신고를 접수할 때, 체류자격을 변경할 때 또는 상륙허가를 할 때에 검사음성확인서의 소지여부를 확인하고, 이를 소지하지 아니한 자가 있을 경우에는 미소지자의 국적·성명·연령·성별·체류지등을 체류지 관할보건소장에게 통지한다. 다만, 재난상륙허가대상자의 경우에는 관할검역소장에게 통지한다.

영 제11조(정기검진)

법 제8조제1항에 따른 정기검진은 6개월 간격으로 1년에 2회 실시한다.

영 제12조(검진통지)

① 질병관리청장이나 특별시장 · 광역시장 · 특별자치시장 · 도지사 또는 특별자치도지사(이하 "시 · 도지사"라 한다) 또는 시장 · 군수 · 구청장(자치구의 구청장을 말한다. 이하 같다)이 법 제8조제1항에 따라 수시검진을 실시할 때와 법 제8조제2항에 따라 검진을 실시할 때에는 검진대상자에게 검진받을 것을 검진기일 5일전까지 통지하여야 한다.

② 제1항의 규정에 의하여 검진통지를 받은 검진대상자는 부득이한 사유로 인하여 검진을 받을 수 없는 경우에는 그 사유를 명시하여 검진통지를 한 행정기관의 장에게 검진기일의 연기를 신청할 수 있다.

③ 제2항의 규정에 의하여 검진기일의 연기신청을 받은 행정기관의 장은 이를 심사한 후 정당한 사유가 있다고 인정될 경우에는 다시 검진기일을 정하여 검진을 받을 것을 통지하여야 한다.

④ 검진통지등 검진에 관하여 필요한 사항은 보건복지부령으로 정한다.

규칙 제6조(검진통지)

① 「후천성면역결핍증 예방법 시행령」(이하 "영"이라 한다) 제12조제1항에 따른 수시검진대상자에의 검진통지는 별지 제2호서식에 의한다.

② 제1항의 규정에 의하여 지정된 검진일시에 검진을 받지 아니한 자에 대한 검진 독촉통지는 별지 제3호서식에 의한다.

③ 수시검진대상자로서 귀국하는 자에 대하여는 제1항의 규정에 불구하고 입국시 구두 또는 인쇄물등의 방법으로 검진통지에 갈음할 수 있다.

규칙 제7조(검진절차 및 신고 등)

① 법 제8조에 따른 검진을 목적으로 혈액검사를 실시하는 기관(이하 "검사기관"이라 한다)은 별지 제4호서식의 후천성면역결핍증 검사대장 또는 별지 제5호서식의 후천성면역결핍증 익명검사대장 및 검사결과(전자문서를 포함한다)를 작성 · 보관하여야 한다.

② 검사기관은 검사 결과 감염이 의심되는 검사물을 발견한 때에는 다음 각 호의 어느 하나에 해당하는 자(이하 "확인검사기관의 장"이라 한다)에게 검사를 의뢰하여 확인검사를 받아야 한다. 〈개정 2025.4.1.〉

1. 질병관리청장
2. 「보건환경연구원법」 제2조에 따른 보건환경연구원의 장
3. 「의료법」 제3조에 따른 의료기관 중 진단검사의학과 전문의가 상근하는 의료기관의 장
4. 「고등교육법」 제4조에 따라 설립된 의과대학 중 진단검사의학과가 개설된 의과대학의 장
5. 질병관리청장이 지정 · 고시하는 확인검사기관의 장

③ 법 제8조제4항에 따라 익명검진을 실시한 자는 검진결과 감염인으로 밝혀진 자가 있는 경우 밝혀진 때부터 24시간 이내에 다음 각 호의 사항을 별지 제5호의2서식(전자문서를 포함한다)에 따라 보건소장에게 신고해야 한다. 이 경우 감염인의 정보는 익명으로 관리해야 한다.

1. 감염인의 성별
2. 확인진단일
3. 검사물번호
4. 검진의사의 성명과 검진기관의 주소 및 명칭

④ 제3항에 따라 신고를 받은 보건소장은 별지 제5호의2서식에 따라 특별자치도지사 · 시장 · 군수 또는 구청장에게 이를 보고하여야 하고, 보고를 받은 특별자치도지사는 질병관리청장에게, 시장 · 군수 · 구청장은 특별시장 · 광역시장 또는 도지사를 경유하여 질병관리청장에게 이를 보고하여야 한다.

제8조의2(검진 결과의 통보)

① 후천성면역결핍증에 관한 검진을 한 자는 검진 대상자 본인 외의 사람에게 검진 결과를 통보할 수 없다. 다만, 검진 대상자가 군, 교정시설 등 공동생활자인 경우에는 해당 기관의 장에게 통보하고, 미성년자, 심신미약자, 심신상실자인 경우에는 그 법정대리인에게 통보한다.

② 제1항에 따른 검진 결과 통보의 경우 감염인으로 판정을 받은 사람에게는 면접통보 등 검진 결과의 비밀이 유지될 수 있는 방법으로 하여야 한다.

③ 사업주는 근로자에게 후천성면역결핍증에 관한 검진결과서를 제출하도록 요구할 수 없다.

벌칙 ※ ①~③=27조(1년 이하의 징역 또는 1천만원 이하의 벌금)

제9조(혈액 · 장기 · 조직 등의 검사)

① 「혈액관리법」 제2조제3호의 혈액원과 같은 조 제8호의 혈액제제(혈액과 혈장을 포함한다. 이하 같다)를 수입하는 자는 해당 혈액원에서 채혈된 혈액이나 수입 혈액제제에 대하여 보건복지부령으로 정하는 바에 따라 인체면역결핍바이러스의 감염 여부를 검사하여야 한다. 다만, 인체면역결핍바이러스에 감염되어 있지 아니하다는 해당 제품 수출국가의 증명서류가 첨부되어 있는 수입 혈액제제로서 질병관리청장이 그 검사가 필요 없다고 인정하는 경우에는 그러하지 아니하다.

② 의사 또는 의료기관은 다음 각 호의 어느 하나에 해당하는 행위를 하기 전에 보건복지부령으로 정하는 바에 따라

인체면역결핍바이러스의 감염 여부를 검사하여야 한다.
1. 장기(인공장기를 포함한다. 이하 같다) · 조직의 이식
2. 정액의 제공
3. 그 밖에 인체면역결핍바이러스 감염의 위험이 있는 매개체(이하 "매개체"라 한다)의 사용

③ 제1항과 제2항에 따른 검사를 받지 아니하거나 검사를 한 결과 인체면역결핍바이러스에 감염된 것으로 나타난 혈액 · 수입 혈액제제 · 장기 · 조직 · 정액 · 매개체는 이를 유통 · 판매하거나 사용하여서는 아니 된다.

벌칙 ※ ①~②=26조(3년 이하의 징역 또는 3천만원 이하의 벌금), ③=25조(3년 이하 징역)

규칙 제8조(혈액 · 장기 · 조직등의 검사)

① 법 제9조의 규정에 의하여 혈액원은 채혈된 모든 혈액에 대하여, 의사 또는 의료기관은 장기 · 조직 및 정액 기타 매개체에 대하여 각각 후천성면역결핍증 감염여부를 검사하고 감염이 의심되는 혈액 · 장기 · 조직 · 정액 및 매개체에 대하여는 확인검사기관의 장에게 검사를 의뢰하여 확인검사를 받아야 한다.

② 수입혈액제제 또는 원료혈액제제를 수입하는 자가 법 제9조제1항 단서의 규정에 해당하는 서류를 첨부하지 아니하고 당해제품을 수입한 때에는 통관 이전에 식품의약품안전처장의 검사를 받아야 한다.

규칙 제9조(확인검사)

확인검사기관의 장은 제7조제2항 및 제8조제1항의 규정에 의하여 검사기관 또는 의료기관등으로부터 후천성면역결핍증 감염여부의 확인검사를 의뢰받은 때에는 지체없이 검사를 실시하고 검사결과를 의뢰기관에 통지하며, 감염 사실을 발견한 때에는 즉시 질병관리청장에게 보고하여야 한다.

제10조(역학조사)

질병관리청장, 시 · 도지사, 시장 · 군수 · 구청장은 감염인 및 감염이 의심되는 충분한 사유가 있는 사람에 대하여 후천성면역결핍증에 관한 검진이나 전파 경로의 파악 등을 위한 역학조사를 할 수 있다.

벌칙 ※ 27조(1년 이하의 징역 또는 1천만원 이하의 벌금)

제11조(증표 제시)

제8조에 따른 검진 및 제10조에 따른 역학조사를 하는 사람은 그 권한을 나타내는 증표를 지니고 이를 관계인에게 보여주어야 한다.

규칙 제10조(후천성면역결핍증예방관리자증명서)

법 제11조의 규정에 의한 증표는 별지 제6호서식에 의한다.

제12조(증명서 발급)

제8조에 따른 검진 및 제10조에 따른 역학조사를 받은 사람에게는 보건복지부령으로 정하는 바에 따라 그 결과를 나타내는 증명서를 발급하여야 한다.

규칙 제11조(증명서 발급)

① 법 제8조에 따라 검진대상자가 검진을 받을 경우, 검진을 실시한 검사기관의 장은 본인의 요구가 있을 경우 별지 제7호서식의 후천성면역결핍증 검사확인서를 발급하여야 한다.

② 외국에 여행하고자 하는 자가 국제간에 검진 사실의 확인을 받고자 하는 경우에는 검진을 실시한 검사기관의 장은 별지 제7호서식의 후천성면역결핍증 검사확인서를 발급한다.

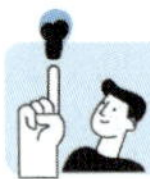

제 4 장 감염인의 보호 · 지원

제13조(전문진료기관 등의 설치)

① 질병관리청장은 후천성면역결핍증의 예방 · 관리와 그 감염인의 보호 · 지원 또는 치료를 위하여 필요한 전문진료기관 또는 연구기관을 설치 · 운영할 수 있다.

② 제1항에 따른 전문진료기관 또는 연구기관의 설치 및 운영에 필요한 사항은 대통령령으로 정한다.

영 제13조(전문진료기관등의 시설기준)

① 법 제13조에 따른 연구기관은 후천성면역결핍증의 예방 · 관리 및 진료에 관한 연구를 수행할 수 있는 충분한 시설 · 능력을 갖추어야 한다.

② 법 제13조에 따른 전문진료기관의 시설은 「의료법」 제36조에 따른 병원의 시설기준에 적합한 시설을 갖추어야 한다. 다만, 검진만을 하는 경우에는 그러하지 아니하다.

영 제14조(후천성면역결핍증 예방 · 관리 정보시스템의 구축 · 운영)

질병관리청장은 후천성면역결핍증의 예방 · 관리에 필요한 자료와 정보의 효율적인 처리 및 관리를 위하여 후천성면역결핍증 예방 · 관리 정보시스템을 구축 · 운영할 수 있다.

제14조(치료 권고)

질병관리청장, 시 · 도지사 또는 시장 · 군수 · 구청장은 인체면역결핍바이러스의 전염을 방지하기 위하여 감염인 중 다른 사람에게 감염시킬 우려가 있는 사람 등 다음 각 호로 정하는 감염인에게 제13조에 따른 전문진료기관 또는 제16조에 따른 요양시설에서 치료를 받거나 요양을 하도록 권고할 수 있다.

1. 검진 결과 감염인으로 판명된 사람으로서 검진을 받아야 할 업소에 종사하거나 종사할 가능성이 높은 감염인
2. 주의 능력과 주위 환경 등으로 보아 다른 사람에게 감염시킬 우려가 있다고 인정되는 감염인
3. 생계유지 능력이 없고, 다른 사람에 의하여 부양 또는 보호를 받고 있지 아니한 감염인

제14조의2 삭제 〈1999.2.8.〉

제15조(치료 및 보호조치 등)

① 질병관리청장, 시 · 도지사 또는 시장 · 군수 · 구청장은 제14조에 따른 치료 권고에 따르지 아니하는 감염인 중 감염인의 주의 능력과 주위 환경 등으로 보아 다른 사람에게 감염시킬 우려가 높다고 인정되는 감염인에 대하여는 치료 및 보호조치를 강제할 수 있다.

② 제1항에 따라 강제할 경우 이를 집행하는 사람은 그 권한을 나타내는 증표를 지니고 이를 관계인에게 보여주어야 한다.

벌칙 ※ ①=27조(1년 이하의 징역 또는 1천만원 이하의 벌금)

영 제22조(감염인에 대한 보호 및 지원)

질병관리청장 또는 시 · 도지사는 감염인의 보호 및 지원을 위하여 필요한 조치를 할 수 있다.

제16조(요양시설 등의 설치 · 운영)

① 질병관리청장 또는 시 · 도지사는 감염인의 요양 및 치료 등을 위한 시설(이하 "요양시설"이라 한다)과 감염인에 대한 정보 제공, 상담 및 자활 등을 위한 시설(이하 "쉼터"라 한다)을 설치 · 운영할 수 있다.

② 요양시설 및 쉼터의 설치 · 운영에 필요한 사항은 보건복지부령으로 정한다.

규칙 제11조의2(요양시설 등의 시설 및 인력 등의 기준)
법 제16조제2항에 따른 감염인의 요양 및 치료 등을 위한 시설과 감염인에 대한 정보제공, 상담 및 자활을 위한 시설이 갖추어야 할 시설 및 인력 등의 기준은 별표와 같다.

제17조 삭제 〈1999.2.8.〉

제17조의2(예방치료기술의 확보 등)

① 질병관리청장은 후천성면역결핍증의 예방과 치료를 위한 의약품 및 기술을 확보하기 위하여 노력하여야 한다.
② 질병관리청장은 제1항에 따른 의약품 및 기술 확보를 위한 연구 사업을 지원할 수 있다.

제18조(취업의 제한)

① 감염인은 제8조제1항에 따라 그 종사자가 정기검진을 받아야 하는 업소에 종사할 수 없다.
② 제8조제1항에 따른 업소를 경영하는 자는 감염인 또는 검진을 받지 아니한 사람을 그 업소에 종사하게 하여서는 아니 된다.

벌칙 ※ ①=27조(1년 이하 징역 또는 1천만원 이하의 벌금), ②의 감염인을 종사시킨 자=26조(3년 이하의 징역 또는 3천만원 이하의 벌금), ②의 미수검자를 종사시킨 자=27조(1년 이하의 징역 또는 1천만원 이하의 벌금)

제19조(전파매개행위의 금지)

감염인은 혈액 또는 체액을 통하여 다른 사람에게 전파매개행위를 하여서는 아니 된다.

벌칙 ※ 25조(3년 이하의 징역)

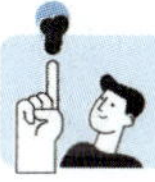

제 5 장 보 칙

제20조(부양가족의 보호)

특별자치시장 · 특별자치도지사 · 시장 · 군수 또는 구청장은 감염인 중 그 부양가족의 생계유지가 곤란하다고 인정할 때에는 대통령령으로 정하는 바에 따라 그 부양가족의 생활보호에 필요한 조치를 하여야 한다.

영 제24조(감염인이 속한 가구의 생활보장)
특별자치시장 · 특별자치도지사 · 시장 · 군수 또는 구청장(「국민기초생활 보장법」 제7조제1항제4호의 교육급여의 경우에는 특별시 · 광역시 · 특별자치시 · 도 · 특별자치도의 교육감을 말한다)은 법 제20조에 따라 감염인이 속한 가구의 소득인정액이 「국민기초생활 보장법」 제2조제11호에 따른 기준 중위소득의 100분의 50 이하인 경우에는 감염인과 그 부양가족을 같은 법 제8조의2제2항제8호에 해당하는 경우로 보아 같은 법 제7조제1항 각 호에 따른 급여를 실시하여야 한다.

제21조(협조 의무)

① 질병관리청장은 후천성면역결핍증의 예방·관리와 그 감염인의 보호·지원에 필요한 협조를 관계 기관의 장에게 요구할 수 있다.

② 제1항에 따른 요구를 받은 기관의 장은 적극적으로 이에 협조하여야 하며 정당한 사유 없이 그 요구를 거부할 수 없다.

제22조(비용 부담)

다음 각 호의 어느 하나에 해당하는 비용은 대통령령으로 정하는 바에 따라 국가 또는 지방자치단체가 부담하거나 그 전부 또는 일부를 보조한다.

1. 제8조에 따른 검진 비용
2. 제10조에 따른 역학조사 비용
3. 제13조에 따른 전문진료기관 또는 연구기관의 설치·운영 비용
4. 제13조에 따른 전문진료기관에서의 진료 비용
5. 제20조에 따른 생활보호 비용
6. 제23조제2항에 따라 위탁받은 단체 또는 기관의 후천성면역결핍증 예방을 위한 교육과 홍보 비용
7. 제23조제3항에 따라 위탁받은 단체 또는 기관의 요양시설 및 쉼터의 설치·운영 비용

영 제25조(비용부담)

법 제22조에 따른 비용부담은 다음과 같이 한다.

1. 법 제22조제3호의 규정에 의한 연구기관 또는 전문진료기관의 설치·운영비용은 국가가 이를 부담한다.
2. 법 제22조제1호·제2호 및 제4호의 규정에 의한 검진비용, 역학조사비용 및 전문진료기관에서의 진료비용은 당해업무를 국가기관이 행할 경우에는 국가에서 이를 부담하고, 지방자치단체가 행할 경우에는 국가가 당해 지방자치단체에 그 비용의 2분의1을 보조한다.
3. 법 제22조제5호에 따른 생활보호비용의 부담비율은 「국민기초생활 보장법」에서 정하는 바에 의한다.
4. 법 제22조제6호의 규정에 의한 홍보 및 교육비용과 동조제7호의 규정에 의한 요양시설 및 쉼터의 설치·운영비용은 국가 또는 지방자치단체가 그 전부 또는 일부를 보조한다.

제23조(권한의 위임·위탁)

① 이 법에 따른 질병관리청장의 권한은 그 일부를 대통령령으로 정하는 바에 따라 시·도지사 또는 국립검역소장에게 위임할 수 있다.

② 질병관리청장 또는 지방자치단체의 장은 대통령령으로 정하는 바에 따라 제3조제1항에 따른 예방을 위한 교육과 홍보를 민간단체 또는 관계 전문기관에 위탁할 수 있다.

③ 질병관리청장 또는 시·도지사는 대통령령으로 정하는 바에 따라 요양시설 및 쉼터의 설치·운영을 민간단체 또는 관계 전문기관에 위탁할 수 있다.

영 제26조(업무의 위탁)

① 질병관리청장 또는 시·도지사는 법 제23조제2항의 규정에 의하여 법 제3조제1항의 규정에 의한 예방을 위한 홍보 및 교육 업무를 질병관리청장 또는 시·도지사가 지정하는 후천성면역결핍증 관련단체 또는 종교단체에 위탁한다.

② 질병관리청장 또는 시·도지사는 법 제23조제3항에 따라 법 제16조제1항에 따른 요양시설과 쉼터의 설치·운영에 관한 업무를 질병관리청장 또는 시·도지사가 지정하는 후천성면역결핍증 관련단체·종교단체 또는 관계전문기관에 위탁한다.

③ 질병관리청장 또는 시·도지사는 제1항 및 제2항에 따라 지정된 단체 및 관계전문기관을 관보 또는 특별시·광역시·특별자치시·도 또는 특별자치도의 공보에 고시하여야 한다.

영 제27조(민감정보 및 고유식별정보의 처리)

질병관리청장, 시·도지사 및 시장·군수·구청장(해당 권한이 위임·위탁된 경우에는 그 권한을 위임·위탁받은 자를 포함한다)이나 보건소장, 의사 또는 의료기관은 다음 각 호의 사무를 수행하기 위하여 불가피한 경우 「개인정보 보호법」 제23조에 따른 건강에 관한 정보나 같은 법 시행령 제19조에 따른 주민

등록번호, 여권번호, 운전면허의 면허번호 또는 외국인등록번호가 포함된 자료를 처리할 수 있다.
1. 법 제5조에 따른 감염인의 진단·검안 또는 사망의 신고 및 보고에 관한 사무
2. 법 제8조에 따른 후천성면역결핍증의 검진에 관한 사무
3. 법 제10조에 따른 역학조사에 관한 사무
4. 법 제12조에 따른 후천성면역결핍증 검진결과의 증명서 발급에 관한 사무
5. 제14조에 따른 후천성면역결핍증 예방·관리 정보시스템의 구축·운영에 관한 사무

제24조 삭제 〈2008.3.21.〉

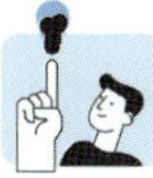

제 6 장 벌 칙

제25조(벌칙)

다음 각 호의 어느 하나에 해당하는 사람은 3년 이하의 징역에 처한다.
1. 제9조제3항을 위반하여 혈액·수입 혈액제제·장기·조직·정액 또는 매개체를 유통·판매하거나 사용한 사람
2. 제19조를 위반하여 전파매개행위를 한 사람

제26조(벌칙)

다음 각 호의 어느 하나에 해당하는 자는 3년 이하의 징역 또는 3천만원 이하의 벌금에 처한다.
1. 제7조를 위반하여 비밀을 누설한 사람
2. 제9조제1항 또는 제2항을 위반하여 검사를 하지 아니한 자
3. 제18조제2항을 위반하여 감염인을 해당 업소에 종사하도록 한 자

※ 양벌규정

제27조(벌칙)

다음 각 호의 어느 하나에 해당하는 자는 1년 이하의 징역 또는 1천만원 이하의 벌금에 처한다.
1. 제5조를 위반하여 신고를 하지 아니하거나 거짓으로 신고를 한 자
2. 제8조에 따른 검진 또는 제10조에 따른 역학조사에 응하지 아니한 사람
3. 제8조의2제1항 및 제2항을 위반하여 검진 결과를 통보하거나 같은 조 제3항을 위반하여 검진결과서 제출을 요구한 자
4. 제15조제1항에 따른 치료 및 보호조치에 응하지 아니한 사람
5. 제18조제1항을 위반하여 취업이 제한되는 업소에 종사한 사람 또는 같은 조 제2항을 위반하여 검진을 받지 아니한 사람을 해당 업소에 종사하도록 한 자

※ 양벌규정

제28조(양벌규정)

법인의 대표자나 법인 또는 개인의 대리인, 사용인, 그 밖의 종업원이 그 법인 또는 개인의 업무에 관하여 제26조 또는

제27조의 위반행위를 하면 그 행위자를 벌하는 외에 그 법인 또는 개인에게도 해당 조문의 벌금형을 과하고, 제25조제1호의 위반행위를 하면 그 행위자를 벌하는 외에 그 법인 또는 개인을 3천만원 이하의 벌금에 처한다. 다만, 법인 또는 개인이 그 위반행위를 방지하기 위하여 해당 업무에 관하여 상당한 주의와 감독을 게을리하지 아니한 경우에는 그러하지 아니하다.

【부록】

성매개감염병 및 후천성면역결핍증 건강진단규칙

[시행 2024.7.19.] [보건복지부령 제1019호, 2024.6.18., 일부개정]

제1조(목적)
이 규칙은 「감염병의 예방 및 관리에 관한 법률」 제19조에 따른 성매개감염병에 관한 건강진단, 「후천성면역결핍증 예방법」 제8조제1항 및 제2항제2호에 따른 후천성면역결핍증에 관한 검진의 실시에 필요한 사항을 규정함을 목적으로 한다.

제2조(정의)
이 규칙에서 "성매개감염병"이란 「감염병의 예방 및 관리에 관한 법률」 제2조제10호에 따른 성매개감염병을 말한다.

제3조(정기 건강진단)
「감염병의 예방 및 관리에 관한 법률」 제19조, 「후천성면역결핍증 예방법」 제8조제2항제2호 및 같은 법 시행령 제10조에 따라 성매개감염병 및 후천성면역결핍증에 관한 건강진단을 받아야 하는 직업에 종사하는 사람과 그 진단 항목 및 횟수는 별표와 같다.

제4조 삭제 〈2013.3.23.〉

제5조(수시 건강진단)
특별자치도지사 · 시장 · 군수 · 구청장(자치구의 구청장을 말한다. 이하 같다)은 성매개감염병 및 후천성면역결핍증에 감염되어 타인을 감염시킬 우려가 있다고 인정되는 사람에게는 「감염병의 예방 및 관리에 관한 법률」 제19조, 「후천성면역결핍증 예방법」 제8조제1항 및 같은 법 시행령 제12조에 따라 건강진단을 받을 것을 통지하여야 하며, 그 통지를 받은 사람은 지체 없이 성매개감염병 및 후천성면역결핍증에 관한 건강진단을 받아야 한다.

제6조(건강진단의 실시)
① 이 규칙에 따른 건강진단은 「지역보건법」에 따른 보건소(이하 "보건소"라 한다)와 「의료법」에 따른 종합병원 · 병원 또는 의원(이하 "의료기관"이라 한다)에서 실시한다.
② 제1항에 따라 건강진단을 실시한 보건소 및 의료기관은 별지 서식의 건강진단 결과서를 발급해야 한다.

제7조(감염병환자의 발생 신고 등)
의료기관의 장은 제6조에 따라 건강진단을 실시한 결과 감염병환자가 발생한 경우에는 「감염병의 예방 및 관리에 관한 법률」 제11조에 따라 관할 보건소장에게 신고하고, 「의료법」 제22조에 따라 진료기록부 등을 기록 · 보존하여야 한다.

제8조 삭제 〈2013.3.23.〉

■ 성매개감염병 및 후천성면역결핍증 건강진단규칙 [별표] 〈개정 2021. 7. 19.〉

성매개감염병 및 후천성면역결핍증 건강진단 대상자와 건강진단 항목 및 횟수

(제3조 관련)

성매개감염병 및 후천성면역결핍증 건강진단 대상자	건강진단 항목 및 횟수		
	매독검사	HIV검사	그 밖의 성매개감염병 검사
1. 「청소년보호법 시행령」 제6조제2항제1호에 따른 영업소의 종업원	1회/6개월	1회/6개월	1회/6개월
2. 「식품위생법 시행령」 제22조제1항에 따른 유흥접객원	1회/3개월	1회/6개월	1회/3개월
3. 「안마사에 관한 규칙」 제6조에 따른 안마시술소의 종업원	1회/3개월	1회/6개월	1회/3개월
4. 특별자치도지사 · 시장 · 군수 · 구청장이 불특정 다수를 대상으로 성매개감염병 및 후천성면역결핍증을 감염시킬 우려가 있는 행위를 한다고 인정하는 영업장에 종사하는 사람	1회/3개월	1회/6개월	1회/3개월

학습요약

1 제정 목적

후천성면역결핍증의 예방 · 관리와 그 감염인의 보호 · 지원에 관하여 필요한 사항을 정함으로써 국민건강의 보호에 이바지함

2 용어 정의 ✪✪✪

1) **감염인:** 인체면역결핍바이러스에 감염된 사람
2) **후천성면역결핍증 환자:** 감염인 중 대통령령으로 정하는 후천성면역결핍증 특유의 임상증상(세포면역기능에 결함이 있고, 주폐포자충폐렴, 결핵 등의 기회감염 또는 기회질환이 있는 경우)이 나타난 사람

3 국가 · 지방자치단체 및 국민의 의무

<table>
<tr><th>국가 · 지방자치단체</th><th>국민</th><th>사용자</th></tr>
<tr><td>• 후천성면역결핍증의 예방 · 관리와 감염인의 보호 · 지원을 위한 대책을 수립 · 시행
• 감염인에 대한 차별 및 편견의 방지와 후천성면역결핍증의 예방을 위한 교육과 홍보
• 국제사회와 협력하여 후천성면역결핍증의 예방과 치료를 위한 활동에 이바지</td><td>• 후천성면역결핍증에 관한 올바른 지식을 가지고 예방을 위한 주의</td><td rowspan="2">• 근로자가 감염인이라는 이유로 근로관계에 있어서 법률에서 정한 사항 외의 불이익을 주거나 차별대우 금지</td></tr>
<tr><td colspan="2">• 감염인의 인간으로서의 존엄과 가치를 존중하고 그 기본적 권리를 보호
• 이 법에서 정한 사항 외의 불이익 및 차별대우 금지</td></tr>
</table>

4 의사 또는 의료기관 등의 신고 ✪✪✪✪

신고의무자	감염인을 진단, 사체 검안, 감염인이 사망한 경우 이를 처리한 의사 또는 의료기관	학술연구 또는 혈액 및 혈액제제 검사에 의해 감염인 발견한 자, 해당 연구 또는 검사를 실시한 기관의 장
보고체계	24시간 이내 관할 보건소장에게 신고 → 특별자치시장 · 특별자치도지사(⇒ 질병관리청장 에게 보고) · 시장 · 군수 또는 구청장(⇒ 특별시장 · 광역시장 또는 도지사를 거쳐 질병관리청장에게 보고)에게 보고	24시간 이내 질병관리청장에게 신고

5 비밀누설금지

1) **예외사항**
   (1) 이 법 또는 이 법에 따른 명령이나 다른 법령으로 정하고 있는 경우
   (2) 본인의 동의가 있는 경우
2) **재직 중에는 물론 퇴직 후에도 업무상 알게 된 비밀누설 금지**
   (1) 국가 또는 지방자치단체에서 후천성면역결핍증의 예방 · 관리와 감염인의 보호 · 지원에 관한 사무에 종사하는 사람
   (2) 감염인의 진단 · 검안 · 진료 및 간호에 참여한 사람
   (3) 감염인에 관한 기록을 유지 · 관리하는 사람

6 검진 및 검진결과 통보 ✪✪✪

1) **실시의무자:** 질병관리청장, 특별시장 · 광역시장 · 특별자치시장 · 도지사 또는 특별자치도지사, 시장 · 군수 · 구청장
2) **검진대상자**
   (1) 공중과 접촉이 많은 업소에 종사하는 자(→ 성병에 관한 건강진단을 받아야 할 사람)로서 후천성면역결핍증에 감염되었다고 판단되는 충분한 사유가 있는 자 또는 후천성면역결핍증에 감염되기 쉬운 환경에 있는 자로서
      ① 감염인의 배우자(사실혼 포함) 및 성 접촉자
      ② 그 밖에 후천성면역결핍증의 예방을 위하여 질병관리청장이 필요하다고 인정하는 사람
   (2) 해외에서 입국하는 외국인 중 장기체류자(배우자동반자 제외)
      「출입국관리법」에 따른 재난상륙허가의 대상자로서 질병관리청장이 후천성면역결핍증의 예방을 위하여 필요하다고 인정하는 사람
3) **검진시기**
   (1) 정기검진: 6개월 간격으로 1년에 2회 실시
   (2) 장기체류외국인: 입국 전 1월 이내에 발급받은 후 후천성면역결핍증 음성확인서를 질병관리청장에게 보여주어야 함
      → 보여주지 못하는 경우 입국 후 72시간 이내에 검진을 받아야 함
4) **익명 검진 및 익명 관리 기능**
5) **검진결과 통보**
   (1) 피검진자 본인에게만 검진결과 통보(검진결과 통보는 면접통보 등 비밀이 유지될 수 있는 방법으로)
   (2) 군, 교정시설 등 공동생활자: 해당 기관의 장에게 통보
   (3) 미성년자, 심신미약자, 심신상실자인 경우: 법정대리인에게 통보
   (4) 사업주는 근로자에게 후천성면역결핍증에 관한 검진결과서를 제출하도록 요구할 수 없음

7 혈액 · 장기 · 조직 등의 검사

1) **혈액원 및 혈액제제를 수입하는 자:** 해당 혈액원에서 채혈된 혈액이나 수입혈액제제에 대하여 인체면역결핍바이러스의 감염 여부를 검사
2) **의사 또는 의료기관:** 장기(인공장기 포함) · 조직의 이식 및 정액의 제공과 그 밖에 인체면역결핍바이러스감염의 위험이 있는 매개체를 사용하기 전에 인체면역결핍바이러스의 감염 여부 검사

8 역학조사

1) **조사자:** 질병관리청장, 시 · 도지사, 시장 · 군수 · 구청장
2) **조사대상:** 감염인 및 감염이 의심되는 충분한 사유가 있는 자
3) **조사내용:** 후천성면역결핍증에 관한 검진이나 전파 경로의 파악을 위한 조사

9 감염인의 치료 권고 및 치료, 보호조치 ✪✪✪

1) **치료 권고권자 및 강제 조치자:** 질병관리청장, 시 · 도지사 또는 시장 · 군수 · 구청장
2) **전문진료기관 또는 요양시설에서 치료 또는 요양을 받도록 권고해야 하는 대상**
   (1) 검진결과 감염인으로 판명된 자로서 검진을 받아야 할 업소에 종사하거나 종사할 가능성이 높은 감염인
   (2) 주의능력과 주위환경 등으로 보아 타인에게 감염시킬 우려가 있다고 인정되는 감염인(→강제조치대상자)
   (3) 생계유지능력이 없고, 타인에 의하여 부양 또는 보호를 받고 있지 아니한 감염인

10 감염인의 취업제한 및 전파매개행위금지 ✪✪✪

1) **감염인:** 정기검진 또는 수시검진을 받아야 하는 업소에 종사할 수 없음
2) **종사자가 정기검진을 받아야 하는 업소를 경영하는 자:** 감염인 또는 검진을 받지 아니한 자를 그 업소에 종사하게 하여서는 아니됨
3) **전파매개 행위 금지:** 감염인은 혈액 또는 체액을 통하여 타인에게 전파매개행위를 하여서는 아니 됨

11 감염인 가구의 생활보장

1) **조치권자:** 특별자치시장, 특별자치도지사, 시장, 군수, 구청장
2) **조치내용:** 감염인 가구 소득인정액이 중위소득의 100분의 50 이하인 경우 감염인과 그 부양가족에 대해 국민기초생활보장법에 따른 급여 실시

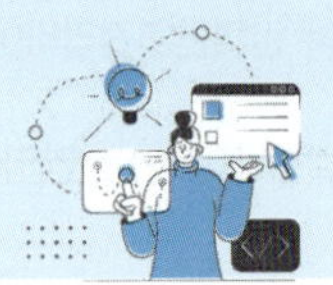

핵심문제

1. 인체면역결핍바이러스 감염인을 진단하거나 감염인의 사체를 검안한 의사 또는 의료기관이 취해야 할 조치는?

① 즉시 관할 보건소장에게 보고
② 즉시 시·군·구청장에게 보고
③ 24시간 이내 관할 보건소장에게 보고
④ 24시간 이내에 시·군·구청장에게 보고
⑤ 48시간 이내에 질병관리청장에게 보고

☞ 법 제5조(의사 또는 의료기관 등의 신고)

2. 병원에 입원한 환자가 검사결과 후천성면역결핍증에 감염된 것으로 판단되었을 때 그 사실을 관할 보건소장에게 신고해야할 의무가 있는 자는?

① 환자 본인
② 진단한 의사
③ 환자의 보호자(동거인 포함)
④ 담당 간호사
⑤ 병원 감염관리 당당자

☞ 법 제5조(의사 또는 의료기관 등의 신고)

3. 혈액제제를 검사하던 중 후천성면역결핍증 감염인을 발견하였을 경우 신고체계는?

① 발견한 사람이 즉시 관할 보건소장에게 보고
② 발견한 사람이 즉시 시·군·구청장에게 보고
③ 발견한 사람이 24시간 이내 관할 보건소장에게 보고
④ 검사한 기관의 장이 24시간 이내에 시·군·구청장에게 보고
⑤ 검사한 기관의 장이 24시간 이내에 질병관리청장에게 보고

☞ 법 제5조(의사 또는 의료기관 등의 신고)

정답 1. ③ 2. ② 3. ⑤

4. 감염인에 대한 비밀 누설 금지 대상이 아닌 자는?

① 국가 후천성면역결핍증 관리자
② 후천성면역결핍증 진단 의사
③ 후천성면역결핍증 대상자 담당 간호사
④ 지방자치단체의 역학조사실 전산보조인력
⑤ 감염인이 입원한 병원의 의무기록 관리자

☞ 법 제7조(비밀 누설 금지)

5. 다음의 ( )안에 들어가야 할 내용은?

> 해외에서 입국하는 외국인 중 대통령령으로 정하는 장기체류자는 입국 전 ( ) 이내에 발급받은 후천성 면역결핍증 음성확인서를 질병관리청장에게 보여주어야 한다. 이를 보여주지 못하는 경우에는 입국 후 ( ) 이내에 검진을 받아야 한다.

① 1개월, 24시간
② 3개월, 24시간
③ 1개월, 48시간
④ 3개월, 48시간
⑤ 1개월, 72시간

☞ 법 제8조(검진)

6. 후천성면역결핍증 검진 대상자는?

① 감염인의 자녀
② 감염인의 배우자
③ 감염인의 직장동료
④ 감염인의 부모
⑤ 감염인의 동거인

☞ 법 제8조(검진)

7. 질병관리청장, 시·도지사, 시장·군수·구청장이 후천성면역결핍증에 관한 검진을 할 수 있는 대상자는?

① 감염인의 형제
② 감염인의 성 접촉자
③ 감염인과 호흡기 관련 접촉이 있었던 대상자
④ 감염인의 담당간호사
⑤ 감염인의 자녀

☞ 법 제8조(검진)

정답 4. ④ 5. ⑤ 6. ② 7. ②

8. 공중과 접촉이 많은 업소에 종사하는 사람으로 후천성면역결핍증 검진대상이 되는 자의 정기검진의 간격과 횟수는?

① 3개월 간격, 1년 4회
② 6개월 간격, 1년 2회
③ 12개월 간격, 1년 1회
④ 1개월 간격, 1년 12회
⑤ 2년 간격, 2년 1회

☞ 법 제8조(검진), 시행령 제11조(정기검진)

9. 감염인의 배우자 및 성접촉자에게 후천성면역결핍증에 관한 검진을 할 수 있는 자는?

① 질병관리청장
② 관할 보건소장
③ 보건복지부장관
④ 검역소장
⑤ 관할 경찰서장

☞ 법 제8조(검진), 시행령 제11조(정기검진)

10. 후천성면역결핍증 검진 결과를 통보 받을 수 있는 사람은?

① 검진 대상자의 동거인
② 검진 대상자가 거주하는 시장, 군수, 구청장
③ 검진 대상자가 군인인 경우 부대장
④ 검진 대상자가 대학생인 경우 대학 총장
⑤ 만 15세인 경우 검진자 본인

☞ 법 제8조의2(검진 결과의 통보)

11. 의사 또는 의료기관이 사전 인체면역결핍바이러스의 감염 여부를 검사하여야 하는 경우가 아닌 것은?

① 장기이식
② 조직이식
③ 정액제공
④ 매개체의 사용
⑤ 빈혈검사

☞ 법 제9조(혈액 · 장기 · 조직 등의 검사)

정답 8. ② 9. ① 10. ③ 11. ⑤

12. **인체면역결핍바이러스의 전염을 방지하기 위하여 감염인 중 타인에게 감염시킬 우려가 있는 감염인에 대하여 전문진료기관 또는 요양시설에서 치료 또는 요양을 받도록 권고할 수 있는 자는?**

① 보건소장
② 질병관리청장
③ 보건복지부장관
④ 검역소장
⑤ 식품의약품안전처장

☞ 법 제14조(치료 권고)

13. **질병관리청장이 치료 및 보호조치를 강제할 수 있는 경우는?**

① 검진결과 감염인으로 판정받은 감염인
② 정기검진을 받아야 할 업소에 종사하고 있는 감염인
③ 생계유지능력이 없는 감염인
④ 다른 사람에 의해 부양 및 보호를 받고 있지 아니한 감염인
⑤ 주의 능력으로 보아 다른 사람에게 감염시킬 우려가 있는 감염인

☞ 법 제15조(치료 및 보호조치 등)

14. **인체면역결핍바이러스 감염인이 치료권고에 따르지 않을 때 감염인이 다른 사람에게 감염시킬 우려가 높다고 군수가 판단하여 그 감염인에게 취할 수 있는 조치는?**

① 격리
② 업무종사의 일시 제한
③ 경찰서장에게 신고
④ 치료 및 보호조치의 강제
⑤ 보호관찰

☞ 법 제15조(치료 및 보호조치 등)

15. **후천성면역결핍증 감염인 및 가족을 위한 질병관리청장 또는 시 · 도지사의 보호 및 지원 내용과 관련 없는 것은?**

① 감염인 치료를 위한 전문진료기관 운영
② 감염인에 대한 정보제공 및 상담, 자활 등을 위한 시설 운영
③ 감염인의 치료를 위한 요양시설 운영
④ 후천성면역결핍증 연구기관 운영
⑤ 감염인 가족의 공동 입주시설 설치

☞ 법 제13조(전문진료기관 등의 설치), 제16조(요양시설 등의 설치 · 운영), 제20조(부양가족의 보호)

정답 12. ② 13. ⑤ 14. ④ 15. ⑤

16. 감염인의 취업제한에 대한 설명으로 옳은 것은?

① 특별한 제한 없음
② 모든 업소에 종사가 가능함
③ 의료업에 종사 제한이 있음
④ 대중과의 접촉이 많은 업소에 종사할 수 없음
⑤ 정기검진을 받아야 하는 업소에 종사할 수 없음

☞ 법 제18조(취업의 제한)

17. 후천성면역결핍증의 예방 · 관리와 감염인의 치료를 위해 필요한 전문의료기관 또는 연구기관을 설치 · 운영할 수 있는 자는?

① 보건소장
② 질병관리청장
③ 시·도지사
④ 시장·군수·구청장
⑤ 보건복지부장관

☞ 법 제13조(전문진료기관 등의 설치)

18. 요양시설과 쉼터를 설치하고 운영할 수 있는 자는?

① 보건소장
② 질병관리청장
③ 시장·군수·구청장
④ 보건복지부장관
⑤ 식품의약품안전처장

☞ 법 제16조(요양시설 등의 설치 · 운영)

19. 후천성면역결핍증 검진대상이 아닌 자는?

① 감염인의 성접촉자
② 감염인의 배우자
③ 배우자를 동반한 재난상륙허가 대상자
④ AIDS 예방을 위해 검진이 필요하다고 질병관리청장이 인정하는 자
⑤ 공중과 접촉이 많은 업소에 종사하는 자

☞ 법 제8조(검진)

정답 16. ⑤ 17. ② 18. ② 19. ③

20. **의료인으로부터 감염인 진단을 보고받은 보건소장은 누구에게 보고해야 하는가?**

① 시·도지사
② 특별자치시장, 특별자치도지사, 시장·군수·구청장
③ 질병관리청장
④ 보건복지부장관
⑤ 식품의약품안전처장

☞ 법 제5조(의사 또는 의료기관 등의 신고)

정답 20. ②

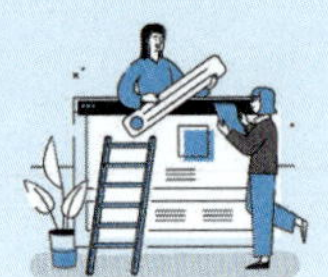

판 례

판례 1 뉴질랜드 국민인 甲이 국가 산하 교육부가 시행하는 'EPIK(English Program in Korea) 사업'(이하 'EPIK 사업'이라 한다)의 신규 원어민 영어보조교사로 채용이 확정되어, 광역시교육청 교육감과 원어민 영어보조교사 고용계약을 체결하고 초등학교에서 원어민 영어보조교사로 근무하였는데, 재계약을 논의하는 과정에서 교육감이 EPIK 사업지침에 따라 甲에 대하여 에이즈(HIV) 검사 등을 포함한 건강검진 수검 결과를 제출할 것을 요구하였으나, 甲이 교육감의 건강검진 수검 요구가 외국인에 대한 차별적 조치라는 이유로 이를 거절하였고 이에 교육감이 甲에 대한 초등학교 교장과 동료 교사들의 평가 점수가 낮지 않았는데도, 甲을 재계약 검토 대상에서 제외한 결과 甲에 대한 재계약이 체결되지 않았다.

구 후천성면역결핍증 예방법(2013. 4. 5. 법률 제11749호로 개정되기 전의 것, 이하 '구 에이즈예방법'이라 한다)의 입법 목적과 내용, 규정 형식 등에 비추어 보면, 사업자가 근로자에게 후천성면역결핍증에 관한 검진결과서를 제출할 것을 요구할 수 없도록 정한 구 에이즈예방법 제8조의2 제3항은 외국인 근로자에 대하여도 적용되는 강행법규에 해당하는데, 교육감이 피고용자로서 구 후천성면역결핍증 예방법 시행령에 따른 에이즈 검진 대상자에 해당되지도 아니하는 甲에 대해서 에이즈 검진 결과서를 제출하도록 요구하는 것은 그 자체로 구 에이즈예방법 제8조의2 제3항에 위반되는 행위이거나 감염인 또는 감염인으로 오해받아 불이익을 입을 처지에 놓인 사람에 대한 보호의무를 저버린, 위법성이 농후한 행위로서 사회질서에 위반되는 행위이며, 교육감이 甲에 대하여 후천성면역결핍증에 관한 검진결과서를 제출하도록 요구한 것은 국가의 지침에 따른 것이므로 비록 국가가 甲과 사이에 고용계약을 체결하거나 甲에 대하여 직접 위 요구를 하지 않았다고 하더라도 교육감 등과 공동하여 객관적 정당성을 상실한 위법행위를 저질렀음을 인정할 수 있고, 국가 소속 공무원들의 과실 또한 인정된다는 이유로 국가배상책임을 인정하였다[서울중앙지법 2019. 10. 29. 선고 2018가단5125207 판결: 확정].

07절

검역법

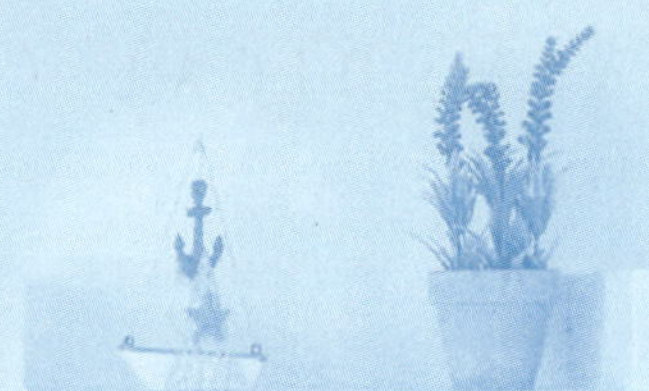

학습목표

1. 검역감염병의 종류를 열거한다.
2. 검역법 관련 용어를 정의한다.
3. 검역이 필요한 운송수단을 열거한다
4. 검역조사의 장소와 시각을 설명한다.
5. 검역조사의 내용을 설명한다.
6. 검역조치의 사항을 설명한다.
7. 검역감염병 환자 등의 격리를 설명한다.
8. 검역감염병 접촉자에 대한 감시를 설명한다.
9. 검역감염병 외의 감염병에 대한 예방조치를 설명한다.

검역법

제정	1954. 2. 2.	법률 제307호
개정	2020. 3. 4.	법률 제17068호
개정	2020. 8. 11.	법률 제17472호
개정	2021. 12. 21.	법률 제18604호
개정	2024. 1. 23.	법률 제20091호
개정	2024. 2. 20.	법률 제20323호
개정	2024. 5 21.	법률 제20323호, 2024.2.20., 일부개정

검역법 시행령

법명변경	1967. 11. 30.	대통령령 제3285호
개정	2020. 9. 11.	대통령령 제31013호
개정	2021. 3. 2.	대통령령 제31514호
개정	2022. 6. 7.	대통령령 제32671호
개정	2022. 12. 20.	대통령령 제33112호
개정	2024. 5. 20.	대통령령 제34516호
개정	2024. 5. 21.	대통령령 제34516호, 2024.5.20., 일부개정

검역법 시행규칙

제정	1977. 8. 19.	보건사회부령 제569호
개정	2019. 9. 24.	보건복지부령 제671호
개정	2020. 9. 11.	보건복지부령 제749호
개정	2021. 3. 5.	보건복지부령 제785호
개정	2021. 7. 7.	보건복지부령 제817호
개정	2022. 6. 15.	보건복지부령 제888호
개정	2022. 11. 1.	보건복지부령 제917호
개정	2024. 7. 25.	보건복지부령 제1037호, 2024.7.25., 일부개정

한국보건의료인국가시험원의 검역법 출제영역

영역	해당조문	
1. 총칙과 검역조사	제1조	목적
	제2조	정의
	제3조~제3조의2	국가의 책무, 국민의 권리와 의무
	제4조~제4조의2	다른 법률과의 관계, 검역관리 기본계획의 수립 · 시행 등
	제5조	검역관리지역등의 지정 및 해제
	제6조	검역조사의 대상 등
	제9조	검역 통보
	제10조	검역 장소
	제11조	검역 시각
	제12조~제12조의5	검역 조사, 신고의무 및 조치 등, 항공기 검역조사, 선박 검역조사, 육로 검역조사
	제13조	검역 전의 승선 · 탑승
	제15조	검역조치
	제16조	검역감염병 환자 등의 격리
	제17조	검역감염병 접촉자에 대한 감시 등
	제18조	격리시설 등에서 물품 반출의 금지
	제19조	오염운송수단 등의 이동금지 등의 조치
	제20조	검역감염병 외의 감염병에 대한 예방조치
	제21조	소독이 필요한 화물의 보관
	제22조	검역증
	제23조	조건부 검역증
	제24조	출입국의 금지 또는 정지 요청
	제25조	시체 등의 반입 및 조사
	제27조	선박위생 증명서의 발급 등
	제28조~제28조의3	그 밖의 증명서 발급, 국제공인예방접종, 국제공인예방접종기관의 지정 등
	제29조~제29조의2	검역구역의 보건위생관리, 검역정보시스템의 구축 · 운영

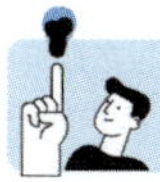

제 1 장 총 칙

제1조(목적)
이 법은 우리나라로 들어오거나 외국으로 나가는 사람, 운송수단 및 화물을 검역하는 절차와 감염병을 예방하기 위한 조치에 관한 사항을 규정하여 국내외로 감염병이 번지는 것을 방지함으로써 국민의 건강을 유지·보호하는 것을 목적으로 한다.

영 제1조(목적)
이 영은 「검역법」에서 위임된 사항과 그 시행에 필요한 사항을 규정함을 목적으로 한다.

규칙 제1조(목적)
이 규칙은 「검역법」 및 같은 법 시행령에서 위임된 사항과 그 시행에 필요한 사항을 규정함을 목적으로 한다.

제2조(정의)
이 법에서 사용하는 용어의 뜻은 다음과 같다.
1. "검역감염병"이란 다음 각 목의 어느 하나에 해당하는 것을 말한다.
   가. 콜레라
   나. 페스트
   다. 황열
   라. 중증 급성호흡기 증후군(SARS)
   마. 동물인플루엔자 인체감염증
   바. 신종인플루엔자
   사. 중동 호흡기 증후군(MERS)
   아. 에볼라바이러스병
   자. 가목에서 아목까지의 것 외의 감염병으로서 외국에서 발생하여 국내로 들어올 우려가 있거나 우리나라에서 발생하여 외국으로 번질 우려가 있어 질병관리청장이 긴급 검역조치가 필요하다고 인정하여 고시하는 감염병
2. "운송수단"이란 선박, 항공기, 열차 또는 자동차를 말한다.
2의2. "운송수단의 장"이란 운송수단을 운행·조종하는 사람이나 운행·조종의 책임자 또는 운송수단의 소유자를 말한다.
3. "검역감염병 환자"란 검역감염병 병원체가 인체에 침입하여 증상을 나타내는 사람으로서 의사, 치과의사 또는 한의사의 진단 및 검사를 통하여 확인된 사람을 말한다.
4. "검역감염병 의사환자"란 검역감염병 병원체가 인체에 침입한 것으로 의심되나 검역감염병 환자로 확인되기 전 단계에 있는 사람을 말한다.
5. "검역감염병 접촉자"란 검역감염병 환자, 검역감염병 의사환자 및 병원체 보유자(이하 "검역감염병 환자등"이라 한다)와 접촉하거나 접촉이 의심되는 사람을 말한다.
6. "감염병 매개체"란 공중보건에 위해한 감염성 병원체를 전파할 수 있는 설치류나 해충으로서 보건복지부령으로 정하는 것을 말한다.
7. "검역관리지역"이란 검역감염병이 유행하거나 유행할 우려가 있어 국내로 유입될 가능성이 있는 지역으로서 제5조에 따라 지정된 지역을 말한다.
8. "중점검역관리지역"이란 검역관리지역 중 유행하거나 유행할 우려가 있는 검역감염병이 치명적이고 감염력이 높아 집중적인 검역이 필요한 지역으로서 제5조에 따라 지정된 지역을 말한다.

규칙 제1조의2(감염병 매개체의 범위)
「검역법」(이하 "법"이라 한다) 제2조제6호에서 "보건복지부령으로 정하는 것"이란 쥐, 모기, 그 밖에 공중보건에 위해한 감염성 병원체를 전파할 수 있는 설치류나 해충으로서 질병관리청장이 정하여 고시하는 것을 말한다.

제3조(국가의 책무)
① 국가는 검역 업무를 수행할 때에 검역 대상자의 인권을 보호하여야 한다.
② 국가는 검역감염병이 국내외로 번지는 것에 신속하게 대처하기 위한 대응 방안을 수립하여야 한다.
③ 삭제 〈2020.3.4.〉

제3조의2(국민의 권리와 의무)
① 국민은 검역감염병 발생상황, 예방 및 관리 등에 대한 정보와 대응 방법을 알 권리가 있다.
② 국민은 검역감염병으로 격리 등을 받은 경우 이로 인한 피해를 보상받을 수 있다.
③ 국민은 검역감염병이 국내외로 번지는 것을 막기 위한 국가와 지방자치단체의 시책에 적극 협력하여야 한다.

제4조(다른 법률과의 관계)
검역 관련 업무에 관하여는 다른 법률에 특별한 규정이 있는 경우 외에는 이 법에 따른다.

제4조의2(검역관리 기본계획의 수립 · 시행 등)
① 질병관리청장은 검역전문위원회(「감염병의 예방 및 관리에 관한 법률」 제9조 및 제10조제3항에 따라 감염병관리위원회에 설치한 검역 분야 전문위원회를 말한다. 이하 같다)의 심의를 거쳐 검역관리 기본계획(이하 "기본계획"이라 한다)을 5년마다 수립 · 시행하여야 한다.
② 기본계획은 다음 각 호의 사항을 포함하여야 한다.
1. 검역 기본목표와 추진방향
2. 검역 사업계획과 추진방법
3. 검역 통계 및 정보의 관리 방안
4. 제30조에 따른 검역공무원의 교육과 역량강화 방안
5. 그 밖에 검역관리에 필요한 사항
③ 검역소장은 제1항의 기본계획에 따라 소관별로 연도별 시행계획을 수립 · 시행하여야 한다.
④ 질병관리청장과 검역소장은 기본계획이나 시행계획의 수립 · 시행에 필요한 자료의 제공을 관계 행정기관 또는 단체에 요청할 수 있다.
⑤ 제4항에 따라 요청받은 관계 행정기관 또는 단체는 특별한 사유가 없으면 이에 따라야 한다.

제5조(검역관리지역등의 지정 및 해제)
① 질병관리청장은 검역전문위원회의 심의를 거쳐 검역관리지역 및 중점검역관리지역(이하 "검역관리지역등"이라 한다)을 지정 또는 해제할 수 있다.
② 제1항에 따른 검역관리지역등의 지정 · 해제 기준 및 절차 등에 관하여 필요한 사항은 보건복지부령으로 정한다.

규칙 제2조(검역관리지역등의 지정 절차 등)
① 질병관리청장은 법 제5조에 따라 다음 각 호의 어느 하나에 해당하는 지역을 검역관리지역 및 중점검역관리지역(이하 "검역관리지역등"이라 한다)으로 지정할 수 있다.
1. 세계보건기구(WHO)가 「국제보건규칙(IHR)」에 따라 검역감염병 발생 정보를 제공한 국가 또는 지역
2. 검역감염병이 유행하거나 유행할 우려가 있어 국내로

검역감염병을 유입·확산시킬 가능성이 있는 국가 또는 지역
3. 치명적이고 감염력이 높은 검역감염병이 발생하거나 발생할 우려가 있어 집중적인 검역이 필요한 국가 또는 지역

② 질병관리청장은 제1항에 따라 지정한 검역관리지역등의 지정 사유가 소멸되었을 때에는 그 지정을 해제해야 한다.
③ 질병관리청장은 제1항 또는 제2항에 따라 검역관리지역등을 지정하거나 지정 해제한 경우에는 질병관리청 인터넷 홈페이지에 그 사실을 게시해야 한다.

제5조의2 삭제 〈2020.3.4.〉

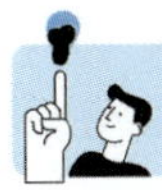

제 2 장 검역조사

제6조(검역조사의 대상 등)

① **다음 각 호의 어느 하나에 해당하는 사람과 운송수단 및 화물(운송수단 내의 컨테이너, 운송수단 내 비치용품, 소모용품 및 개인 소지 물품을 포함한다. 이하 같다)은 제12조에 따른 검역조사를 받아야 한다.**
1. **우리나라로 들어오거나 외국으로 나가는 승객, 승무원 등 모든 사람(이하 "출입국자"라 한다), 운송수단 및 보건복지부령으로 정하는 화물**
2. **범죄의 예방, 수사 업무나 피의자 체포 업무 수행 등 대통령령으로 정하는 사유로 제1호에 해당하는 운송수단과 접촉한 사람과 운송수단 및 화물**

② 제1항에 따른 **검역조사를 받지 아니한 운송수단과 사람 및 화물은 검역 절차가 끝나기 전에는 우리나라로 들어오거나 외국으로 나갈 수 없다.**

③ 제1항과 제2항에도 불구하고 검역감염병 환자등과 사망자가 없는 운송수단으로서 다음 각 호의 어느 하나에 해당하는 운송수단은 대통령령으로 정하는 바에 따라 검역조사의 전부 또는 일부를 생략할 수 있다.
1. 외국으로 나가는 운송수단으로서 질병관리청장이 우리나라에서 검역감염병이 발생하여 국외로 번질 우려가 없다고 인정하는 운송수단(출입국자 및 화물을 포함한다)
2. 연료나 자재 및 생활필수품 등을 공급받을 목적으로 우리나라에 일시 머무르는 운송수단 중 보건복지부령으로 정하는 운송수단
3. 군용 운송수단으로서 해당 운송수단의 장이 운송수단 안에 검역감염병 환자등과 감염병 매개체가 없다는 사실을 통보한 군용 운송수단
4. 「남북교류협력에 관한 법률」 제23조제2항에 따른 통일부장관이 요청하는 운송수단(이 경우 검역조사 또는 그 절차의 일부를 생략할 수 있다)
5. 관계 중앙행정기관의 장이 검역조사의 생략을 요청하는 운송수단으로서 질병관리청장이 인정하는 운송수단

벌칙 ※ ①=39조(1년 이하의 징역 또는 1천만원 이하의 벌금)

영 **제2조(검역조사의 대상)**

「검역법」(이하 "법"이라 한다) 제6조제1항제2호에서 "범죄의 예방, 수사 업무나 피의자 체포 업무 수행 등 대통령령으로 정하는 사유"란 다음 각 호의 경우를 말한다.
1. 범죄의 예방, 수사 업무나 피의자 체포 업무 수행을 위한 경우
2. 긴급 위난 시의 구조를 위한 경우

영 **제3조(검역조사의 생략)**

① 법 제6조제3항에 따라 검역감염병 환자, 검역감염병 의사환자 및 병원체 보유자(이하 "검역감염병 환자등"이라 한다)와 사망자가 없는 운송수단으로서 다음 각 호의 운송수단에 대해서는 법 제12조제1항에 따른 검역조사를 전부 생략할 수 있다.
1. 법 제6조제3항제1호, 제3호 및 제5호의 운송수단
2. 법 제6조제3항제2호의 운송수단 중 화물과 사람을 내

리지 않는 운송수단

② 법 제6조제3항에 따라 검역감염병 환자등과 사망자가 없는 운송수단으로서 다음 각 호의 운송수단에 대해서는 법 제12조제1항제1호, 제3호 및 제4호의 사항에 대한 검역조사를 생략할 수 있다.

1. 법 제6조제3항제2호의 운송수단 중 화물은 내리지 않으나 사람을 내리는 운송수단
2. 법 제6조제3항제4호의 운송수단

③ 법 제6조제3항에 따라 검역조사의 전부 또는 일부를 생략 받으려는 운송수단의 장은 같은 항 제1호에 해당하는 경우를 제외하고는 보건복지부령으로 정하는 검역조사 생략 신청서를 국립검역소장(이하 "검역소장"이라 한다)에게 제출해야 한다.

규칙 제2조의2(검역조사 대상 화물의 범위)

법 제6조제1항제1호에서 "보건복지부령으로 정하는 화물"이란 다음 각 호의 화물을 말한다. 다만, 운송수단의 탱크에 실린 기체류 및 액체류 화물은 제외한다.

1. 감염병 매개체의 서식이 확인되거나 의심되는 운송수단 내 화물
2. 검역감염병 환자, 검역감염병 의사환자 및 병원체 보유자(이하 "검역감염병 환자등"이라 한다)로 확인되거나 의심되는 사람이 소지한 물품
3. 그 밖에 검역소장이 검역조사를 할 필요가 있다고 인정하는 화물

규칙 제3조(검역조사의 생략 등)

① 법 제6조제3항제2호에서 "보건복지부령으로 정하는 운송수단"이란 다음 각 호의 어느 하나의 사유로 우리나라에 일시 머무르는 운송수단을 말한다.

1. 급유 또는 급수를 위한 경우
2. 운행에 필요한 물품을 공급받기 위한 경우
3. 도착 또는 출발 증명서를 받기 위한 경우
4. 운송수단을 수리하기 위한 경우
5. 태풍 등 기상악화의 경우

② 「검역법 시행령」 제3조제3항에 따른 검역조사 생략 신청서는 별지 제1호서식과 같다. 다만, 선박의 경우에는 별지 제2호서식의 외항선 입항·출항 통보서로 갈음할 수 있다.

③ 삭제 〈2021.3.5.〉

제7조 삭제 〈2020.3.4.〉

제8조 삭제 〈2020.3.4.〉

제9조(검역 통보)

① 제6조에 따른 검역조사의 대상이 되는 운송수단의 장은 해당 운송수단이 검역 장소에 접근하였을 때에는 해당 검역 장소를 관할하는 검역소장에게 검역감염병 환자등의 유무와 위생 상태 등 보건복지부령으로 정하는 사항을 보건복지부령으로 정하는 바에 따라 통보하여야 한다. 다만, 운송수단이 긴급한 위난을 피하기 위하여 부득이하게 검역 장소가 아닌 곳에 도착한 경우에는 그 도착장소와 가장 가까운 검역구역을 관할하는 검역소장에게 통보하여야 한다.

② 제1항 단서에 따른 통보를 받은 검역소장은 운송수단의 장에게 검역감염병 환자등에 대한 조치 등 필요한 조치를 하도록 지시할 수 있으며, 지시를 받은 운송수단의 장은 그 지시에 따라야 한다.

③ 제1항에도 불구하고 나포, 귀순 및 조난 등으로 들어오는 경우에는 조사 관련 기관의 장이 통보할 수 있다.

④ 운송수단의 장 또는 조사 관련 기관의 장은 제1항 및 제3항에 따른 통보 이후 변경사항이 발생하면 즉시 그 내용을 검역소장에게 알려야 한다.

⑤ 제1항부터 제4항까지의 통보 방법 및 절차 등에 관하여 필요한 사항은 보건복지부령으로 정한다.

과태료 ※ 41조(500만원 이하의 과태료)

규칙 제4조(검역 통보)

운송수단의 장은 법 제9조제1항에 따라 검역소장에게 검역 통보를 할 때에는 다음 각 호의 구분에 따른 서류를 제출해야 한다.

1. 선박: 별지 제2호서식의 외항선 입항·출항 통보서
2. 항공기: 별지 제3호서식의 항공기 도착(출발) 통보서
3. 열차·자동차: 별지 제4호서식의 열차·자동차 도착(출발) 통보서

제10조(검역 장소)

① 질병관리청장은 관계 중앙행정기관의 장과 협의하여 검역 장소를 정한다.

② 검역을 받으려는 출입국자 및 운송수단은 검역 장소에 도착하여 검역조사를 받아야 한다. 다만, 검역 장소에서 검역

조사를 받기 어렵거나 검역조사가 완료되기 어려운 경우 보건복지부령으로 정하는 검역구역에서 검역조사를 받을 수 있다.

③ 제2항에도 불구하고 다음 각 호의 어느 하나에 해당하는 경우는 검역소장이 정하는 장소에서 검역조사를 받을 수 있다.

1. 나포, 귀순, 조난 및 응급환자 발생 등 부득이한 경우
2. 날씨나 그 밖의 부득이한 사유로 보건복지부령으로 정하는 경우

④ 삭제 〈2020.3.4.〉

규칙 제5조(검역 장소 등)

① 법 제10조제1항에 따른 검역 장소는 별표 1과 같다.

② 법 제10조제2항 단서에서 "보건복지부령으로 정하는 검역구역"이란 「질병관리청과 그 소속기관 직제 시행규칙」 제23조제5항에 따른 검역구역을 말한다.

③ 법 제10조제3항제2호에서 "보건복지부령으로 정하는 경우"란 다음 각 호의 경우를 말한다.

1. 날씨가 나빠 검역 장소에서 검역을 하기 어려운 경우
2. 조수 간만의 차 또는 파고로 검역 장소에서 검역을 하기 어려운 경우
3. 운송수단이 고장 등으로 검역 장소에 정박·착륙 또는 도착할 수 없는 경우
4. 검역관이 검역 장소로 이동할 수단이 없어 검역 장소에서 검역을 하기 어려운 경우
5. 삭제 〈2021.3.5.〉
6. 삭제 〈2021.3.5.〉
7. 화물의 긴급 하역 등 선박이 도착하는 즉시 신속한 검역이 필요한 경우
8. 그 밖에 제1호부터 제7호까지의 경우에 준하는 부득이한 사유가 있다고 검역소장이 인정하는 경우

④ 법 제12조제2항에 따라 검역조사를 받아야 하는 장소는 「남북교류협력에 관한 법률」 제2조제1호에 따른 출입장소로 한다.

제11조(검역 시각)

① 삭제 〈2020.3.4.〉

② 검역소장은 제6조에 따른 검역조사의 대상이 검역 장소에 도착하는 즉시 검역조사를 하여야 한다. 다만, 즉시 검역조사를 하지 못하는 보건복지부령으로 정하는 부득이한 사유가 있는 경우에는 검역 장소에 대기하거나 격리할 것을 조건으로 승객, 승무원 및 화물을 내리게 할 수 있다.

③ 외국으로 나가는 운송수단의 장은 검역소장에게 출발 예정 시각을 통보하여야 한다.

④ 검역소장은 제3항에 따라 통보받은 출발 예정 시각 전에 검역조사를 마쳐야 한다.

규칙 제5조의2(즉시 검역조사의 예외)

법 제11조제2항 단서에서 "보건복지부령으로 정하는 부득이한 사유"란 다음 각 호의 사유를 말한다.

1. 기상악화, 천재지변 등으로 정상적인 검역조사의 수행이 불가능한 경우
2. 운송수단의 장이 운송수단 및 승객의 안전상 이유 등으로 검역조사의 연기를 요청한 경우
3. 그 밖에 검역소장이 검역공무원의 안전상 이유 등으로 즉시 검역조사를 하기 어렵다고 인정하는 경우

제12조(검역조사)

① 검역소장은 다음 각 호의 사항에 대하여 검역조사를 한다. 다만, 자동차의 경우에는 제2호 외의 사항을 생략할 수 있다.

1. 운송수단 및 화물의 보건·위생 상태에 대한 경과와 현황
2. 출입국자의 검역감염병 감염·위험요인 여부 및 예방관리에 관한 사항
3. 운송수단의 식품 보관 상태
4. 감염병 매개체의 서식 유무와 번식 상태

② 육로를 통하여 들어오는 출입국자는 출입하기 전에 검역구역이나 보건복지부령으로 정하는 장소에서 검역조사를 받아야 한다.

③ 검역소장은 제1항에 따른 검역조사를 하기 위하여 출입국자와 운송수단의 장에게 필요한 서류를 제출(제29조의2에 따른 검역정보시스템을 통한 서류 제출을 포함한다)하거나 제시하도록 요구할 수 있으며, 필요한 사항을 질문하거나 검사·조사할 수 있다.
④ 검역소장은 검역업무를 신속하고 정확하게 수행하기 위하여 정보화기기, 영상정보처리기기, 전자감지기 등 장비를 활용할 수 있다.
⑤ 제1항부터 제4항까지의 규정에 따른 검역조사의 방법과 절차 등에 관하여 필요한 사항은 보건복지부령으로 정한다.

벌칙 ※ ③=39조(1년 이하의 징역 또는 1천만원 이하의 벌금)

규칙 제6조(검역조사 등)
① 검역소장은 법 제12조제3항에 따라 검역조사를 하기 위해 출입국자에게 정보통신기기를 활용하여 필요한 서류를 제출하도록 할 수 있다.
② 검역소장은 법 제12조제3항에 따라 검역조사를 하기 위해 출입국자와 운송수단의 장에게 다음 각 호의 서류를 제시하도록 요구할 수 있다.
1. 항해일지·항공일지 또는 운행일지
2. 「국제보건규칙」에 따라 작성된 선박위생관리 증명서 또는 선박위생관리 면제증명서
3. 그 밖에 여권 등 검역소장이 검역조사를 하기 위해 제시하도록 요구하는 서류
③ 검역소장은 운송수단에 탑승하여 법 제12조제1항에 따른 검역조사를 완료한 경우에는 질병관리청장이 정하는 바에 따라 검역조사서를 작성·보관해야 한다.
④ 삭제 〈2021.3.5.〉
⑤ 삭제 〈2021.3.5.〉

제12조의2(신고의무 및 조치 등)

① 다음 각 호의 어느 하나에 해당하는 사람은 해당 검역관리지역 또는 중점검역관리지역을 출발한 후 제17조제3항에 따른 검역감염병의 최대 잠복기간이 경과하지 아니한 경우 그 사실을 보건복지부령으로 정하는 바에 따라 검역소장에게 건강 상태 등을 신고하여야 한다.
1. 검역관리지역에 체류하거나 그 지역을 경유하여 국내에 입국하는 사람 중 검역감염병을 의심할 수 있는 증상이 있는 사람
2. 중점검역관리지역에 체류하거나 그 지역을 경유하여 국내에 입국하는 사람
② 질병관리청장은 제1항 각 호의 어느 하나에 해당하는 사람이 건강 상태 등을 신고할 수 있도록 공항, 항만 및 육로의 입국장 등 보건복지부령으로 정하는 장소에 해외감염병신고센터를 설치하여야 한다.
③ 검역소장은 검역감염병의 전파가 우려될 경우에는 제1항에 따라 신고하는 사람에게 다음 각 호의 조치를 할 수 있다.
1. 여행지역과 시기에 관한 정보의 요구
2. 검역감염병 관련 건강 상태에 관한 정보의 요구
3. 예방접종을 증명할 수 있는 서류의 요구
4. 검역감염병의 감염 여부를 파악하기 위한 검사 또는 검진
5. 그 밖에 검역감염병의 전파를 방지하기 위하여 필요한 조치로서 보건복지부령으로 정하는 조치
④ 검역감염병이 국내에서 발생하여 외국으로 전파될 위험이 있는 경우, 외국으로 나가는 사람 중 검역감염병을 의심할 수 있는 증상이 있는 사람은 제2항에 따른 해외감염병신고센터에 건강 상태 등을 신고하여야 한다. 이 경우, 검역소장은 건강 상태 등을 신고한 자에 대하여 제3항 각 호의 조치를 실시할 수 있다.
⑤ 제1항 및 제4항에 따른 신고 절차·방법 및 제2항에 따른 해외감염병신고센터 설치·운영 등에 필요한 사항은 보건복지부령으로 정한다.

과태료 ※ ①=41조(1천만원 이하의 과태료), ③=41조(500만원 이하의 과태료)

규칙 제6조의2(신고의무 및 조치 등)
① 법 제12조의2제1항에 따라 검역관리지역등에 체류하거나 그 지역을 경유한 사실 및 건강 상태 등을 신고하려는 사람은 별지 제4호의2서식의 검역관리지역등 체류·경유 신고서를 검역소장에게 제출해야 한다.
② 제1항에도 불구하고 다음 각 호의 어느 하나에 해당하는 경우에는 제1항에 따른 신고서를 제출한 것으로 본다. 〈개정 2024.7.25.〉
1. 제6조의4제1항제3호, 제6조의5제1항제2호에 따라 별지 제7호서식의 건강상태 질문서를 검역소장에게 제출한 경우
2. 선박에 의사를 승무시킨 경우로서 선장이 제6조의5제1항제1호에 따라 별지 제6호서식의 승무원 및 승객 명

부를 검역소장에게 제출한 경우

규칙 제6조의3(해외감염병신고센터의 설치 · 운영 등)

① 검역소장은 법 제12조의2제2항에 따라 해당 검역소의 규모, 검역 장소, 검역 대상 등을 고려하여 다음 각 호의 어느 하나에 해당하는 장소에 해외감염병신고센터를 설치해야 한다.

1. 공항, 항만 및 육로의 입국장 또는 출국장
2. 그 밖에 관할 검역구역의 특성 및 출입국자의 접근성 등을 고려하여 검역소장이 적절하다고 인정하는 장소

② 법 제12조의2제2항에 따른 해외감염병신고센터는 해외 감염병 발생정보 및 감염병 예방정보 제공 등의 업무를 수행할 수 있다.

③ 제1항 및 제2항에서 규정한 사항 외에 법 제12조의2제2항에 따른 해외감염병신고센터의 설치 및 운영에 필요한 사항은 질병관리청장이 정한다.

④ 법 제12조의2제3항제5호에서 "보건복지부령으로 정하는 조치"란 검역관리지역등에서 접촉한 사람 및 동물 · 식물에 대한 정보의 요구를 말한다.

제12조의3(항공기 검역조사)

① 항공기 검역조사를 받으려는 운송수단의 장은 보건복지부령으로 정하는 바에 따라 검역조사에 필요한 서류를 검역소장에게 제출하여야 한다.

② 검역소장은 제1항에 따라 제출한 서류를 심사하여 검역감염병이 국내에 전파될 우려가 없다고 판단한 경우에는 서류 심사로 검역조사를 할 수 있다. 다만, 검역감염병의 전파 위험이 큰 경우 등 보건복지부령으로 정하는 경우에는 탑승하여 검역조사를 하여야 한다.

③ 제1항에 따른 서류 제출 및 제2항 본문에 따른 서류 심사에 의한 검역조사는 전산시스템을 이용하여 처리할 수 있다.

④ 제1항에 따라 제출한 서류 정보가 사실과 다른 것으로 확인된 경우에는 보건복지부령으로 정하는 바에 따라 재검역 등 필요한 조치를 하여야 한다.

규칙 제6조의4(항공기 검역조사)

① 법 제12조의3제1항에 따라 항공기 검역조사를 받으려는 운송수단의 장은 다음 각 호의 서류를 검역소장에게 제출해야 한다. 〈개정 2024.7.25.〉

1. 별지 제5호서식의 항공기 보건상태 신고서
2. 별지 제6호서식의 승무원 및 승객 명부
3. 별지 제7호서식의 건강상태 질문서(출입국자가 직접 작성하여 제출하되, 직접 작성할 수 없는 부득이한 사유가 있는 경우에는 해당 출입국자의 법정대리인 또는 운송수단의 장이 대신 작성하여 제출할 수 있다)
4. 그 밖에 검역소장이 검역조사를 하기 위해 요구하는 서류

② 법 제12조의3제2항 단서에서 "검역감염병의 전파 위험이 큰 경우 등 보건복지부령으로 정하는 경우"란 다음 각 호의 경우를 말한다.

1. 다음 각 목의 내용으로 제4조제2호 또는 이 조 제1항에 따라 검역소장에게 통보하거나 서류를 제출한 경우
   가. 항공기 내 검역감염병 환자등이 발생했거나 발생이 의심되는 경우
   나. 항공기 내 사망자가 발생한 경우
   다. 항공기 내 감염병 매개체가 서식하거나 서식한 흔적을 발견한 경우
2. 그 밖에 검역감염병의 전파 위험이 큰 경우로서 탑승하여 검역조사를 할 필요가 있다고 검역소장이 인정하는 경우

③ 법 제12조의3제4항에 따른 재검역은 법 제12조제1항 각 호의 사항에 대하여 실시한다.

제12조의4(선박 검역조사)

① 선박 검역조사를 받으려는 운송수단의 장은 보건복지부령으로 정하는 바에 따라 검역조사에 필요한 서류를 검역소장에게 제출하여야 한다. 이 경우 운송수단의 장은 검역 장소에 도착하여 선박에 노란색 기를 달거나 노란색 전조등을 켜는 등 검역 표시를 하여야 한다.

② 검역소장은 제12조제3항에 따라 운송수단의 장에게 서류의 제출을 요구할 때에는 「해운법」 제33조에 따라 등록한 해운대리점의 대표자로 하여금 운송수단이 도착하기 전까지 관련 서류를 제출하거나 제시하도록 요구할 수 있다.

③ 검역소장은 제1항에 따라 제출한 서류를 심사하여 검역감염병이 국내에 전파될 우려가 없다고 판단한 경우에는 서류 심사로 검역조사를 할 수 있다. 다만, 검역감염병의 전파 위험이 큰 경우 등 보건복지부령으로 정하는 경우에는 승선하여 검역조사를 하여야 한다.

④ 제1항에 따른 서류 제출 및 제3항 본문에 따른 서류 심사에 의한 검역조사는 전산시스템을 이용하여 처리할 수 있다.

⑤ 검역소장은 제1항에 따라 제출한 서류의 사실 확인 및 보건위생관리를 위하여 보건복지부령으로 정하는 바에 따라

대상 선박을 선정하여 검역조사 이후에 보건위생조사를 실시할 수 있다.

⑥ 제1항에 따라 제출한 서류정보가 사실과 다른 것으로 확인된 경우에는 보건복지부령으로 정하는 바에 따라 재검역 등 필요한 조치를 하여야 한다.

규칙 제6조의5(선박 검역조사)

① 법 제12조의4제1항에 따라 선박 검역조사를 받으려는 운송수단의 장은 다음 각 호의 서류를 검역소장에게 제출해야 한다. 〈개정 2024.7.25.〉
  1. 별지 제6호서식의 승무원 및 승객 명부
  2. 별지 제7호서식의 건강상태 질문서(출입국자가 직접 작성하여 제출하되, 직접 작성할 수 없는 부득이한 사유가 있는 경우에는 해당 출입국자의 법정대리인 또는 운송수단의 장이 대신 작성하여 제출할 수 있다)
  3. 별지 제8호서식의 선박 보건상태 신고서
  4. 그 밖에 검역소장이 검역조사를 하기 위해 요구하는 서류

② 법 제12조의4제3항 단서에서 "검역감염병의 전파 위험이 큰 경우 등 보건복지부령으로 정하는 경우"란 다음 각 호의 경우를 말한다.
  1. 다음 각 목의 내용으로 제4조제1호 또는 이 조 제1항에 따라 검역소장에게 통보하거나 서류를 제출한 경우
    가. 선박 내 검역감염병 환자등이 발생했거나 발생이 의심되는 경우
    나. 선박 내 사망자가 발생한 경우
    다. 선박 내 감염병 매개체가 서식하거나 서식한 흔적을 발견한 경우
  2. 중점검역관리지역에서 출항한 후 제14조의3에 따른 검역감염병의 최대 잠복기간이 경과하지 않은 경우
  3. 입항 전 검역관리지역에서 검역감염병의 최대 잠복기간 이내에 선원 교대가 있었던 경우
  4. 「국제보건규칙」에 따라 작성된 선박위생관리 증명서나 선박위생관리 면제증명서를 소지하지 않거나 그 유효기간이 지난 후 입항한 경우 또는 이전 출항지의 검역소장의 조치사항을 이행하지 않은 경우
  5. 그 밖에 검역감염병의 전파 위험이 큰 경우로서 승선하여 검역조사를 할 필요가 있다고 검역소장이 인정하는 경우

③ 검역소장은 검역 조사를 완료한 선박 중 검역관리지역등의 경유 여부 등 질병관리청장이 정하는 기준에 해당하는 선박에 대해 법 제12조의4제5항에 따라 보건위생조사를 실시할 수 있다.

④ 법 제12조의4제6항에 따른 재검역은 법 제12조제1항 각 호의 사항에 대하여 실시한다.

제12조의5(육로 검역조사)

① 육로를 통하여 들어오는 출입국자 및 운송수단은 보건복지부령으로 정하는 바에 따라 검역조사를 받아야 한다.

② 질병관리청장은 육로를 통하여 들어오는 출입국자 및 운송수단에 대하여 통일부장관이 「남북교류협력에 관한 법률」 제23조제2항 단서에 따른 협의를 요청할 때에는 보건복지부령으로 정하는 바에 따라 제9조제1항에 따른 검역통보 절차의 일부를 생략할 수 있다.

규칙 제6조의6(육로 검역조사)

① 육로를 통해 들어오는 출입국자 또는 운송수단의 장은 법 제12조의5제1항에 따라 다음 각 호에 따른 서류를 제출해야 한다.
  1. **별지 제6호서식의 승무원 및 승객 명부**
  2. **별지 제9호서식의 열차 · 자동차 보건상태 신고서**
  3. **별지 제10호서식의 개인검역신고서**
  4. 그 밖에 검역소장이 검역조사를 하기 위해 요구하는 서류

② 질병관리청장은 법 제12조의5제2항에 따른 검역통보 절차의 일부 생략 대상에 대하여 제4조제3호에 따른 열차 · 자동차 도착(출발) 통보서의 제출을 생략하도록 할 수 있다.

제13조(검역 전의 승선 · 탑승)

① 검역조사를 받아야 할 운송수단에 검역조사가 완료되어 검역증이 발급되기 전에는 제30조에 따른 검역공무원이 아닌 사람은 승선하거나 탑승할 수 없다. 다만, 미리 보건복지부령으로 정하는 바에 따라 검역소장의 허가를 받은 경우에는 그러하지 아니한다.

② 검역소장의 허가를 받지 아니하고 승선하거나 탑승한 사람은 검역조사를 받아야 하며, 제1항 단서에 따라 검역소장의 허가를 받아 승선하거나 탑승한 사람이 검역감염병 증상이 있거나 검역감염병 환자등과 접촉한 경우 즉시 검역소장에게 신고를 하여야 한다.

③ 검역소장은 제2항에 따른 신고를 받은 경우 신고한 자에 대해 즉시 검역조사를 실시하여야 한다.

④ 제3항에 따른 검역조사의 방법은 보건복지부령으로 정한다.

과태료 ※ 41조=(500만원 이하의 과태료)

규칙 제7조(검역 전 승선 · 탑승의 허가 등)

① 법 제13조제1항 단서에 따라 검역증이 발급되기 전에 도선 등 부득이한 사유로 승선 · 탑승하기 위하여 검역소장의 허가를 받으려는 사람은 별지 제11호서식에 따른 검역 전 승선 · 탑승 허가 신청서를 검역소장에게 제출하여야 한다.

② 제1항에도 불구하고 다음 각 호의 경우에는 검역소장의 허가를 받은 것으로 본다.

1. 긴급한 위기 · 위난으로부터 구조하기 위한 경우
2. 범죄의 예방 · 수사 또는 피의자의 체포에 관한 업무를 수행하는 경우

③ 검역소장은 법 제13조제3항에 따라 같은 조 제2항에 따른 신고를 받은 경우 신고한 자에 대해 즉시 법 제12조제1항 제2호의 사항에 대한 검역조사를 실시해야 한다.

제14조 삭제 〈2020.3.4.〉

제15조(검역조치)

① 질병관리청장은 검역감염병 유입과 전파를 차단하기 위하여 검역감염병에 감염되었거나 감염된 것으로 의심되는 사람, 검역감염병 병원체에 오염되었거나 오염된 것으로 의심되거나 감염병 매개체가 서식하는 것으로 의심되는 운송수단이나 화물에 대하여 다음 각 호의 전부 또는 일부의 조치를 할 수 있다.

1. 검역감염병 환자등을 감시하거나 격리시키는 것
2. 검역감염병 접촉자 또는 보건복지부령으로 정하는 검역감염병 위험요인에 노출된 사람(이하 "검역감염병 위험요인에 노출된 사람"이라 한다)을 감시하거나 격리시키는 것
3. 검역감염병 병원체에 오염되었거나 오염된 것으로 의심되는 화물을 소독 또는 폐기하거나 옮기지 못하게 하는 것
4. 검역감염병 병원체에 오염되었거나 오염된 것으로 의심되는 곳을 소독하거나 사용을 금지 또는 제한하는 것

4의2. 검역감염병 병원체 오염 여부를 확인할 필요가 있다고 인정되는 운송수단 및 화물을 검사하는 것

5. 삭제 〈2020.3.4.〉
6. 감염병 매개체가 서식하거나 서식하는 것으로 의심되는 운송수단과 화물을 소독하고 감염병 매개체를 없애도록 운송수단의 장이나 화물의 소유자 또는 관리자에게 명하는 것
7. 검역감염병의 감염 여부를 확인할 필요가 있다고 인정되는 사람을 진찰하거나 검사하는 것
8. 검역감염병의 예방이 필요한 사람에게 예방접종을 하는 것

② 삭제 〈2020.3.4.〉

③ 제1항제6호에 따른 명령을 받은 운송수단의 장이나 화물의 소유자 또는 관리자는 보건복지부령으로 정하는 자격이 있는 자에게 소독 등의 업무를 대신하게 하고 그 결과를 검역소장에게 제출하여 검역소장의 확인을 받아야 한다.

④ 질병관리청장이 제1항에 따른 적절한 조치를 시행할 수 없는 경우에는 운송수단의 장에게 그 이유를 알리고 회항 또는 지정하는 장소로 이동할 것을 지시할 수 있다. 이 경우 해당 운송수단의 장은 그 지시에 따라야 한다.

⑤ 질병관리청장은 제1항에 따른 검역조치를 할 때에 필요한 경우 대통령령으로 정하는 바에 따라 관계 기관에 협조를 요청할 수 있으며, 그 요청을 받은 관계 기관의 장은 부득이한 사유가 없으면 협조하여야 한다. 이 경우 질병관리청장은 제29조의2에 따른 검역정보시스템을 통하여 관계 기관에 협조를 요청할 수 있다.

벌칙 ※ ①=39조(1년 이하의 징역 또는 1천만원 이하의 벌금), ③~④=39조(500만원 이하의 벌금)

영 제4조(검역조치 시 협조의 요청)

질병관리청장은 법 제15조제5항에 따라 관계 기관에 다음 각 호의 사항에 대한 협조를 요청할 수 있다.

1. 법 제15조제1항에 따른 검역조치 시 선박에 승선하기 위한 감시정의 사용
2. 법 제15조제1항제1호 및 제2호에 따른 감시 또는 격리 대상자를 이송하기 위한 구급차 등 이송수단의 사용
3. 법 제16조제2항에 따른 임시 격리시설을 설치하기 위한 장소의 확보
4. 「의료법」 제2조에 따른 의료인 및 그 밖에 검역조치를 위해 필요한 인력의 지원
5. 그 밖에 질병관리청장이 법 제15조제1항에 따른 검역조치를 위해 관계 기관의 협조가 필요하다고 인정하는 사항

규칙 제10조(검역감염병 위험요인에 노출된 사람의 범위)
법 제15조제1항제2호에서 "보건복지부령으로 정하는 검역감염병 위험요인에 노출된 사람"이란 다음 각 호의 사람을 말한다.
1. 검역감염병 환자등과 같은 운송수단에 탑승한 사람
2. 검역감염병 환자등과 같은 공간에 감염우려가 있는 시간에 있었던 사람

규칙 제11조(소독 명령)
① 검역소장은 법 제15조제1항제3호, 제4호 및 제6호에 따라 운송수단의 장이나 화물의 소유자 또는 관리자에게 운송수단 및 화물을 소독하고 감염병 매개체를 없애도록 명령할 때에는 별지 제13호서식에 따른 소독시행명령서를 발급해야 한다.
② 제1항에 따라 운송수단의 장이나 화물의 소유자 또는 관리자가 소독 등의 조치를 할 때에는 별표 2의 소독기준에 따라야 한다.

규칙 제11조의2(예방접종)
① 검역소장은 법 제15조제1항제8호에 따라 검역감염병의 예방이 필요한 사람에게 예방접종을 할 때에는 다음 각 호의 사항을 준수해야 한다.
1. 예방접종에 필요한 의약품을 안전하게 보관할 수 있는 장비로서 질병관리청장이 정하는 장비를 갖출 것
2. 예방접종 이상반응에 대비하기 위한 의약품 및 장비로서 질병관리청장이 정하는 의약품 및 장비를 갖출 것

규칙 제12조(소독업무대행자의 자격 등)
① 법 제15조제3항, 제27조제2항 또는 제28조제5항에 따라 소독 등의 업무를 할 수 있는 자(이하 "소독업무대행자"라 한다)는 「감염병의 예방 및 관리에 관한 법률」 제52조에 따라 소독업의 신고를 한 자로서 다음 각 호의 인력과 장비를 모두 갖추어야 한다.
1. 「화학물질관리법」 제32조, 같은 법 시행령 제12조 및 같은 법 시행규칙 제34조에 따른 유해화학물질관리자의 자격이 있는 사람 1명
2. 가스측정기 및 가스방독면 등 가스소독에 필요한 장비
② 소독업무대행자는 소독을 하기 전에 별지 제14호서식에 따른 소독 실시 계획서를 검역소장에게 제출하여야 한다. 다만, 항공기 및 열차 · 자동차의 경우에는 검역소장의 판단에 따라 그 계획서의 제출을 생략할 수 있다.
③ 검역소장은 소독업무대행자의 자격기준 유지 및 소독 등의 업무 수행에 관하여 지도 · 감독을 하여야 한다.
④ 소독업무대행자는 소독을 완료하면 별지 제15호서식에 따른 소독결과 보고서를 검역소장에게 제출하여야 한다.

제16조(검역감염병 환자등의 격리)

① 질병관리청장은 제15조제1항제1호에 따라 검역감염병 환자등을 다음 각 호의 어느 하나에 해당하는 시설에 격리한다. 다만, 사람 간 전파가능성이 낮은 경우 등 질병관리청장이 정하는 경우는 격리 대상에서 제외할 수 있다.
1. 검역소에서 관리하는 격리시설로서 질병관리청장이 지정한 시설
2. 「감염병의 예방 및 관리에 관한 법률」 제36조 또는 제37조에 따른 감염병관리기관, 격리소 · 요양소 또는 진료소
3. 자가
4. 「감염병의 예방 및 관리에 관한 법률」 제8조의2에 따른 감염병전문병원
5. 국내에 거주지가 없는 경우 질병관리청장이 지정하는 시설 또는 장소

② 질병관리청장은 검역감염병 환자등이 많이 발생하여 제1항에 따른 격리시설이나 감염병관리기관 등이 부족한 경우에는 보건복지부령으로 정하는 바에 따라 임시 격리시설을 설치 · 운영할 수 있다.
③ 질병관리청장은 제1항에 따른 격리조치(이송을 포함한다)를 할 때에 필요하면 특별시장 · 광역시장 · 특별자치시장 · 도지사 · 특별자치도지사(이하 "시 · 도지사"라 한다) 또는 시장 · 군수 · 구청장(자치구의 구청장을 말한다. 이하 같다)에게 협조를 요청할 수 있다. 이 경우 시 · 도지사 또는 시장 · 군수 · 구청장은 특별한 사유가 없으면 협조하여야 한다.
④ 검역감염병 환자등의 격리 기간은 검역감염병 환자등의 감염력이 없어질 때까지로 하고, 격리기간이 지나면 즉시 해제하여야 한다.
⑤ 제4항에 따른 격리 기간 동안 격리된 사람은 검역소장의 허가를 받지 아니하고는 다른 사람과 접촉할 수 없다.
⑥ 검역소장은 검역감염병 환자등을 격리하였을 때에는 보건복지부령으로 정하는 바에 따라 격리 사실을 격리 대상자 및 격리 대상자의 가족, 보호자 또는 격리 대상자가 지정한 사람에게 알려야 한다.

벌칙 ※ ①=39조(1년 이하의 징역 또는 1천만원 이하의 벌금)
과태료 ※ ⑤=41조(500만원 이하의 과태료)

규칙 제13조(검역감염병 환자등의 격리 통지)
검역소장은 법 제16조제1항에 따라 검역감염병 환자등을 격리했을 때에는 같은 조 제6항에 따라 격리 대상자 및 격리 대상자의 가족, 보호자 또는 격리 대상자가 지정한 사람에게 별지 제16호서식의 격리통지서를 보내야 한다. 이 경우 격리통지서는 정보통신기기를 활용하여 보낼 수 있다.

규칙 **제14조(임시 격리시설의 설치·운영)**

법 제16조제2항에 따라 질병대응센터장은 다음 각 호의 시설에 임시 격리시설을 설치·운영할 수 있다.

1. 검역소 내의 별도로 구획된 시설
2. 검역감염병 환자등이 발생한 운송수단
3. 국제공항 및 국제여객터미널 등 검역구역 내에 관계 행정기관의 장과 협의하여 지정하는 시설
4. 간이 진료시설 설치와 격리가 가능한 숙박시설로서 관계 행정기관의 장 및 특별시장·광역시장·특별자치시장·도지사·특별자치도지사 또는 시장·군수·구청장(자치구의 구청장을 말한다) 등과 협의하여 지정하는 시설

규칙 **제14조의2(격리 기간 동안 다른 사람과의 접촉)**

① 법 제16조제5항에 따라 격리된 사람이 다른 사람을 접촉하려는 경우나 다른 사람이 격리된 사람을 접촉하려는 경우에는 별지 제16호의2서식에 따른 접촉 허가 신청서를 검역소장에게 제출하여야 한다.

② 제1항에 따른 허가 신청을 받은 검역소장은 해당 검역감염병의 특성과 허가 신청인의 상태 등을 고려하여 지체 없이 허가 여부를 결정하고 이를 허가 신청인에게 통지하여야 한다.

제17조(검역감염병 접촉자에 대한 감시 등)

① **질병관리청장은 제15조제1항제2호에 따라 검역감염병 접촉자 또는 검역감염병 위험요인에 노출된 사람이 입국 후 거주하거나 체류하는 지역의 특별자치도지사·시장·군수·구청장에게 건강 상태를 감시하거나 「감염병의 예방 및 관리에 관한 법률」 제49조제1항에 따라 격리시킬 것을 요청할 수 있다.**

② **특별자치도지사·시장·군수·구청장은 제1항에 따라 감시하는 동안 검역감염병 접촉자 또는 검역감염병 위험요인에 노출된 사람이 검역감염병 환자등으로 확인된 경우에는 지체 없이 격리 등 필요한 조치를 하고 즉시 그 사실을 질병관리청장에게 보고하여야 한다.**

③ 제1항에 따른 감시 또는 격리 기간은 보건복지부령으로 정하는 해당 검역감염병의 최대 잠복기간을 초과할 수 없다.

1. 삭제 〈2020.3.4.〉
2. 삭제 〈2020.3.4.〉
3. 삭제 〈2020.3.4.〉
4. 삭제 〈2020.3.4.〉
5. 삭제 〈2020.3.4.〉
6. 삭제 〈2020.3.4.〉

벌칙 ※ ①=39조(1년 이하의 징역 또는 1천만원 이하의 벌금)

규칙 **제14조의3(검역감염병의 최대 잠복기간)**

법 제17조제3항에 따른 검역감염병의 최대 잠복기간은 다음 각 호의 구분에 따른다.

1. 콜레라: 5일
2. 페스트: 6일
3. 황열: 6일
4. 중증 급성호흡기 증후군(SARS): 10일
5. 동물인플루엔자 인체감염증: 10일
6. 중동 호흡기 증후군(MERS): 14일
7. 에볼라바이러스병: 21일
8. 법 제2조제1호바목 및 자목에 해당하는 검역감염병: 법 제4조의2제1항에 따른 검역전문위원회에서 정하는 최대 잠복기간

제18조(격리시설 등에서 물품 반출의 금지)

제16조에 따른 격리시설과 임시 격리시설에서 사용하거나 보관 중인 물품은 검역소장의 허락을 받지 아니하고 반출하여서는 아니 된다.

벌칙 ※ 39조(500만원 이하의 벌금)

제19조(오염운송수단 등의 이동금지 등의 조치)

① 질병관리청장은 검역감염병에 감염되었거나 감염이 의심되는 승객, 승무원 및 도보출입자, 검역감염병 병원체에 오염되었거나 오염이 의심되는 운송수단 및 화물(이하 이 조에서 "오염운송수단등"이라 한다)에 대하여는 검역소장이

지정하는 장소에서 검역감염병 유무에 관한 검사, 소독 및 물건의 폐기 등의 조치가 끝날 때까지 보건복지부령으로 정하는 바에 따라 이동금지 등의 조치를 할 수 있다. 이 경우 검역소장의 허가를 받지 아니하고는 오염운송수단등에 접촉하거나 탑승할 수 없다.

② 검역소장은 오염운송수단등에 대한 조치를 하여 검역감염병이 국내로 번질 우려가 없다고 인정되면 그 이동금지 등의 조치를 해제하여야 한다. 이 경우 이동금지 등의 조치를 해제하기 위한 인정 기준은 보건복지부령으로 정한다.

벌칙 ※ ①=39조(500만원 이하의 벌금)

규칙 **제15조(오염운송수단 등의 이동금지 등의 조치)**

① 법 제19조제1항에 따라 검역소장이 이동금지 등의 조치를 할 때에는 운송수단의 장 또는 그 소유자에게 별지 제17호서식에 따른 오염운송수단 등의 이동금지 등의 통보서로 알려야 한다.

② 검역소장은 검역감염병이 국내로 번질 우려가 없다고 인정되는 다음 각 호의 경우에는 제1항에 따른 조치를 지체 없이 해제하고 이를 운송수단의 장 또는 그 소유자에게 알려야 한다.

1. 검역감염병 검사 결과 이상이 없다고 판명된 경우
2. 제12조제4항에 따라 소독 결과 보고서를 제출한 경우
3. 「폐기물관리법」 제13조에 따라 물건의 폐기를 완료한 경우
4. 그 밖에 법 제19조제1항의 조치사항을 이행하였다고 검역소장이 인정한 경우

제20조(검역감염병 외의 감염병에 대한 예방조치)

검역소장은 검역조사에서 다음 각 호를 발견한 경우에는 보건복지부령으로 정하는 바에 따라 진찰, 검사, 소독 및 그 밖에 필요한 예방조치를 할 수 있다.

1. 검역감염병 외의 감염병 환자
2. 검역감염병 외의 감염병 의사환자
3. 검역감염병 외의 감염병으로 죽은 사람의 시체
4. 검역감염병 외의 감염병 병원체에 오염되었거나 오염되었을 가능성이 있는 운송수단

규칙 **제16조(검역감염병 외의 감염병에 대한 예방조치)**

법 제20조에 따라 검역소장은 해당 검역감염병 외의 감염병 환자 및 감염병 의사환자의 거주지 관할 특별시·광역시·특별자치시·도·특별자치도에 통보하여 진찰, 검사, 소독 및 그 밖에 필요한 예방조치를 하도록 하고, 해당 운송수단의 장에게는 감염 방지 방법 등을 지도할 수 있다.

제21조(소독이 필요한 화물의 보관)

검역소장은 운송수단의 화물선적 목록에 적힌 화물 중 소독할 필요가 있다고 인정되는 화물은 다른 화물과 접촉되지 아니하게 따로 보관할 것을 해당 세관장에게 요구할 수 있다.

제22조(검역증)

검역소장은 검역조사 결과 출입국자, 운송수단 또는 화물에 의하여 검역감염병이 국내외로 번질 우려가 없는 등 이상이 없는 것으로 인정되면 출입국자 또는 운송수단의 장이 요구하는 경우 보건복지부령으로 정하는 바에 따라 검역증을 내주어야 한다.

규칙 **제17조(검역증 등)**

① 법 제22조에 따른 검역증은 별지 제18호서식에 따른다.

② 법 제23조제1항에 따른 조건부 검역증은 별지 제19호서식에 따른다.

제23조(조건부 검역증)

① 검역소장은 검역조사 결과 검역소독 등을 실시할 것을 조건으로 운송수단의 장에게 조건부 검역증을 내줄 수 있다.

② 검역소장은 조건부 검역증을 받은 운송수단의 장이 해당 조건을 이행하였을 때에는 그 운송수단의 장에게 검역증을

내주어야 한다. 이 경우 운송수단의 장은 종전에 발급받은 조건부 검역증을 폐기하여야 한다.

③ 검역소장은 운송수단의 장이 제1항에 따른 조건부 검역증에 제시된 조건을 이행하지 아니하면 이동금지 등의 조치를 할 수 있다.

④ 검역소장은 제1항에 따른 조건부 검역증을 받은 운송수단의 장이 운송수단에 대한 조건을 이행하는 것이 곤란하다고 판단될 경우에는 운송수단의 장에게 그 이유를 밝히고 보건복지부령으로 정하는 바에 따라 검역소장이 지정하는 장소로 이동할 것을 지시할 수 있다. 이 경우 해당 운송수단의 장은 그 지시에 따라야 한다.

벌칙 ※ ④=39조(500만원 이하의 벌금)

규칙 제18조(이동의 지시)

법 제23조제4항에 따라 검역소장이 운송수단의 장에게 이동하도록 지시하는 경우에는 별지 제20호서식에 따른 이동 지시서로 한다.

제24조(출입국의 금지 또는 정지 요청)

질병관리청장은 공중보건상 큰 위해를 끼칠 염려가 있다고 인정되는 다음 각 호에 해당하는 사람에 대하여는 법무부장관에게 출국 또는 입국의 금지 또는 정지를 요청할 수 있다. 다만, 입국의 금지 또는 정지의 요청은 외국인의 경우에만 해당한다.

1. 검역감염병 환자등
2. 검역감염병 접촉자
3. 검역감염병 위험요인에 노출된 사람
4. 검역관리지역등에서 입국하거나 이 지역을 경유하여 입국하는 사람

제25조(시체 등의 반입 및 조사)

① 국내로 시체를 반입하려는 자는 검역감염병으로 인한 사망 여부를 확인하기 위하여 보건복지부령으로 정하는 바에 따라 필요한 서류를 제출하거나 제시하여야 한다.

② 검역소장은 검역감염병으로 죽은 사람의 시체, 유골 및 유물로서, 방부처리 후 불침투성 관에 밀봉되어 있지 아니하거나 화장조치가 되어 있지 아니한 것에 대하여는 국내 반입을 허용하지 아니한다.

③ 운송수단의 운행 중 발생한 시체는 보건복지부령으로 정하는 바에 따라 검역조사를 받아야 한다.

④ 검역소장은 제1항 또는 제3항에 따른 조사 결과 해당 시체의 사인을 확인할 수 없거나 검역감염병에 감염된 것으로 의심되는 시체의 경우에는 검사를 위해 해부를 명할 수 있으며, 필요한 경우 관계기관에 협조를 요청할 수 있다. 이 경우 해부의 방법 및 절차 등에 관하여는 「감염병의 예방 및 관리에 관한 법률」 제20조를 준용하며, "질병관리청장"은 "검역소장"으로 본다.

⑤ 검역소장은 검역감염병 환자등이 사망한 경우나 사망 후 사망한 사람이 검역감염병병원체를 보유하였던 것으로 확인된 경우 검역감염병의 차단과 확산 방지 등을 위하여 필요한 범위에서 그 시신의 장사방법 등을 제한할 수 있다. 이 경우 그 방법 및 절차 등에 관하여는 「감염병의 예방 및 관리에 관한 법률」 제20조의2를 준용하며, "질병관리청장"은 "검역소장"으로 본다.

규칙 제19조(시체 반입에 필요한 서류)

법 제25조제1항에 따라 시체를 반입하려는 자는 다음 각 호의 서류를 검역소장에게 제출하여야 한다.

1. 사망진단서 또는 시체검안서
2. 방부처리 증명서류(검역감염병으로 사망한 경우만 해당한다)
3. 항공화물운송장 사본 또는 선하증권 사본
4. 그 밖에 검역소장이 검역감염병으로 인한 사망 여부를 확인하기 위하여 제출을 요구하는 서류

규칙 제20조(운행 중 발생한 시체에 대한 검역조사)

① 법 제25조제3항에 따라 운송수단의 장은 운행 중 발생한 시체에 대하여 별지 제21호서식에 따른 사망경위서를 검역소장에게 제출해야 한다.

② 검역소장은 운송수단의 운행 중 발생한 시체가 검역감염병에 감염된 것으로 의심되는 경우에는 법 제15조에 따른 검역조치를 할 수 있다.

제26조 삭제 〈2020.3.4.〉

제27조(선박위생 증명서의 발급 등)

① 검역소장은 선장 또는 선박의 소유자가 선박위생 증명서 발급을 신청하면 그 선박에 대하여 검역감염병 병원체의 오염 여부와 감염병 매개체 유무 등에 관한 조사를 하고, 그 결과 해당 선박에 검역감염병 병원체의 오염 의심이 없고 감염병 매개체가 서식하지 아니한 경우에는 6개월간 유효한 선박위생관리 면제증명서를 내준다.

② 검역소장은 제1항에 따른 조사 결과 해당 선박에 검역감염병 병원체의 오염이 의심되거나 감염병 매개체의 서식이 의심되면 보건복지부령으로 정하는 자격이 있는 자에게 소독을 하게 하거나 감염병 매개체를 없애도록 한 후 6개월간 유효한 선박위생관리 증명서를 내준다.

③ 검역소장은 제15조제1항제6호에 따른 조치명령을 받아 같은 조 제3항에 따라 소독하거나 감염병 매개체를 없앤 선장 또는 선박의 소유자가 명령 이행에 대한 증명서 발급을 신청하면 6개월간 유효한 선박위생관리 증명서를 내준다.

④ 검역소장은 선박이 선적지로 돌아가거나 제12조와 제15조에 따른 검역조사 및 검역조치를 이행할 수 없는 특별한 사유가 있는 경우에는 제1항에 따른 선박위생관리 면제증명서 및 제2항・제3항에 따른 선박위생관리 증명서의 유효기간을 1개월의 범위에서 연장할 수 있다.

⑤ 검역소장은 제1항부터 제3항까지의 규정에 따라 발급된 증명서의 유효기간이 지난 선박이나 그 증명서를 지니지 아니하고 도착한 선박 또는 그 증명서에 재검사가 필요한 것으로 기재되어 있는 선박에 대하여는 제12조에 따른 검역조사를 하여야 한다.

⑥ 제1항에 따른 조사의 내용 및 선박위생관리 증명서와 선박위생관리 면제증명서의 신청 절차와 발급 방법 등에 관하여 필요한 사항은 보건복지부령으로 정한다.

규칙 제21조(선박위생 증명서의 발급)

① 법 제27조제1항에 따라 선장 또는 선박의 소유자가 선박위생 증명서 발급을 신청할 때에는 검역소장에게 별지 제22호서식에 따른 신청서와 별지 제23호서식에 따른 신청서 부표를 제출해야 한다.

② 검역소장은 제1항에 따른 증명서 발급 신청 선박에 대하여 검역감염병 병원체의 오염 여부와 감염병 매개체 유무 등에 관한 검사를 별지 제24호서식에 따른 선박위생관리 점검표에 따라 실시하고, 그 결과에 따라 별지 제25호서식에 따른 선박위생관리 면제증명서 또는 선박위생관리 증명서를 발급한다.

제28조(그 밖의 증명서 발급)

① 검역소장은 운송수단의 장이 감염병 매개체 구제증명서 발급을 신청하면 해당 운송수단에 대하여 보건복지부령으로 정하는 바에 따라 해당 운송수단의 감염병 매개체 구제 여부를 확인하고 그 증명서를 내주어야 한다.

② 검역소장은 물품을 수출하려는 사람이 다음 각 호에 해당하는 증명서의 발급을 신청하면 그에 해당하는 검역감염병에 대한 예방조치를 하거나 하였는지 확인하고 보건복지부령으로 정하는 바에 따라 해당 증명서를 내주어야 한다.

1. 물품에 대한 소독증명확인서: 검역감염병의 유무에 관한 검사, 소독 및 감염병 매개체를 없애는 일
2. 물품에 대한 병원체 검사증명서: 검역감염병 병원체의 유무에 관한 세균・바이러스 검사 실시

③ 검역소장은 승객 및 승무원 등 외국으로 나가는 사람이 병원체 검사증명서의 발급을 신청하면 검역감염병 감염 여부와 검역감염병 병원체의 유무에 관한 검사를 실시하고 보건복지부령으로 정하는 바에 따라 해당 증명서를 내주어야 한다.

1. 삭제 〈2020.3.4.〉
2. 삭제 〈2020.3.4.〉

④ 제1항부터 제3항까지의 규정에 따른 증명서 외의 증명서의 발급 신청 및 그에 따른 예방조치 내용과 증명서 발급 절차에 관하여 필요한 사항은 보건복지부령으로 정한다.

⑤ 제1항과 제2항에 따른 소독 및 감염병 매개체를 없애는 일은 보건복지부령으로 정하는 자격이 있는 자가 하여야 한다.

규칙 제22조(그 밖의 증명서 발급)

① 법 제28조에 따른 증명서의 발급을 신청하려는 자는 별지 제22호서식에 따른 신청서를 검역소장에게 제출해야 한다. 다만, 선박의 경우에는 별지 제23호서식에 따른 신청서 부표도 함께 제출해야 한다.

② 제1항에 따른 증명서는 다음 각 호의 서식을 따른다.

1. 법 제28조제1항에 따른 감염병 매개체 구제증명서: 별지 제26호서식
2. 법 제28조제2항제1호에 따른 물품에 대한 소독증명확인서: 별지 제27호서식
3. 법 제28조제2항제2호에 따른 물품에 대한 병원체 검사증명서: 별지 제28호서식
4. 법 제28조제3항에 따른 병원체 검사증명서: 별지 제29호서식
5. 법 제28조제4항에 따른 운송수단별 소독증명서: 별지 제30호서식

규칙 제25조(증인 날인)

① 검역소장은 이 규칙에 따라 발급하는 증명서(국제공인 예방접종증명서는 제외한다)에는 별지 제36호서식에 따른 증인을 찍어야 한다.

② 검역소장은 제23조제2항에 따라 발급하는 국제공인 예방접종증명서에는 별지 제37호서식에 따른 국제공인 예방접종 확인 증인을 찍어야 한다.

제28조의2(국제공인예방접종)

① 질병관리청장은 외국으로 나가는 사람의 요청이 있을 경우에는 검역감염병의 예방접종을 실시하고 국제공인예방접종증명서를 내주어야 한다.

② 질병관리청장은 검역감염병의 예방접종 후 이상반응에 대비하여 관련 응급처치 비상품을 구비하여야 한다.

③ 제28조의3의 국제공인예방접종기관의 장은 검역감염병의 예방접종을 수행한 경우 예방접종증명서를 발급하여야 하며, 검역소장은 예방접종증명서의 사실을 확인한 후 국제공인예방접종증명서를 발급한다.

④ 제1항 및 제3항에 따른 국제공인예방접종증명서의 발급 절차와 제2항에 따른 이상반응 관리 등에 필요한 사항은 보건복지부령으로 정한다.

규칙 제23조(국제공인예방접종증명서의 발급 등)

① 법 제28조의2제1항에 따라 국제공인예방접종증명서의 발급을 요청하려는 사람은 별지 제31호서식에 따른 국제공인예방접종증명서 발급신청서를 검역소장에게 제출해야 한다.

② 제1항에 따라 발급 요청을 받은 검역소장은 예방접종을 한 후 별지 제32호서식에 따른 국제공인예방접종증명서를 발급한다. 다만, 요청인이 「감염병의 예방 및 관리에 관한 법률」에 따른 예방접종을 받았거나 제24조제1항에 따른 국제공인예방접종지정기관에서 예방접종을 받고 「감염병의 예방 및 관리에 관한 법률 시행규칙」 제22조에 따른 예방접종증명서나 국제공인 예방접종지정기관의 장으로부터 발급받은 별지 제33호서식에 따른 예방접종증명서를 제출한 경우에는 그 사실을 확인한 후 증명서를 발급한다.

③ 제2항에 따라 국제공인예방접종증명서를 발급한 검역소장은 별지 제34호서식에 따른 국제공인예방접종증명서 발급 처리부에 접종 상황을 기록하고 준영구로 보관해야 한다.

④ 제1항부터 제3항까지에서 규정한 사항 외에 법 제28조의2제1항 및 제3항에 따른 국제공인예방접종증명서의 발급에 필요한 사항은 질병관리청장이 정한다.

⑤ 검역소장은 법 제28조의2제2항에 따른 응급처치 비상품의 유효기간 및 작동 여부를 정기적으로 점검해야 한다.

⑥ 제5항에서 규정한 사항 외에 응급처치 비상품의 종류, 응급처치의 방법 등 검역감염병의 예방접종 후 이상반응의 관리에 필요한 사항은 질병관리청장이 정한다.

제28조의3(국제공인예방접종지정기관의 지정 등)

① 질병관리청장은 다음 각 호의 어느 하나에 해당하는 기관 중에서 국제공인예방접종을 실시할 수 있는 기관(이하 "국제공인예방접종지정기관"이라 한다)을 지정할 수 있다. 이 경우 질병관리청장은 이를 공고하여야 한다.

1. 「의료법」 제3조에 따른 의료기관
2. 의무실이 설치되어 있고 의사가 항상 근무하는 국가 및 지방자치단체의 기관, 「공공기관의 운영에 관한 법률」에 따른 공공기관

② 질병관리청장은 국제공인예방접종지정기관이 다음 각 호의 어느 하나에 해당하는 경우에는 그 지정을 취소할 수 있다.

1. 최근 3년간 검역감염병에 대한 예방접종 실적이 없는 경우
2. 검역감염병 예방접종과 관련하여 이 법이나 의료 관계 법령을 위반한 경우

③ 제1항 및 제2항에서 규정한 사항 외에 국제공인예방접종지정기관의 지정 및 지정취소의 기준・절차 등에 필요한 사항은 보건복지부령으로 정한다.

규칙 제24조(국제공인예방접종지정기관의 지정 및 지정취소)

① 법 제28조의3제1항에 따라 국제공인예방접종을 실시할 수 있는 기관(이하 "국제공인예방접종지정기관"이라 한다)으로 지정받으려는 자(이하 이 조에서 "신청인"이라 한다)는 별지 제35호서식의 국제공인예방접종지정기관 지정신청서에 예방접종을 담당할 의사의 이력서를 첨부하여 질병관리청장에게 제출해야 한다.

② 법 제28조의3제3항에 따른 국제공인예방접종지정기관의 지정기준은 다음 각 호와 같다.

1. 예방접종에 필요한 의약품을 안전하게 보관할 수 있는 장비로서 질병관리청장이 정하는 장비를 갖출 것
2. 예방접종 이상반응에 대비하기 위한 의약품 및 장비로서 질병관리청장이 정하는 의약품 및 장비를 갖출 것
3. 국제공인예방접종지정기관의 지정이 취소된 기관의 경우에는 그 지정이 취소된 날부터 1년이 경과될 것

③ 질병관리청장은 신청인이 제2항에 따른 지정기준에 맞는지를 검토한 후 지정 여부를 신청인에게 문서로 통지하여야 한다.

④ 질병관리청장이 법 제34조의2에 따른 청문 절차를 거쳐 국제공인예방접종지정기관의 지정을 취소하는 경우에는 그 사유를 명시하여 해당 국제공인예방접종지정기관에 문서로 통지하여야 한다.

⑤ 제1항부터 제4항까지에서 규정한 사항 외에 국제공인예방접종지정기관의 지정에 필요한 세부적인 사항은 질병관리청장이 정한다.

제29조(검역구역의 보건위생관리)

① 질병관리청장은 검역감염병이나 검역감염병 외의 감염병이 유행하거나 유행할 우려가 있다고 인정하면 보건복지부령으로 정하는 바에 따라 검역구역 내 운송수단, 시설, 건물, 물품 및 그 밖의 장소와 그 관계인에 대하여 보건위생관리에 필요한 다음 각 호의 조치를 하거나 필요한 지시를 할 수 있다.

1. 검역감염병 및 검역감염병 외의 감염병에 관한 역학조사
2. 살충・살균을 위한 소독과 감염병 매개체를 없애는 일
3. 검역감염병 보균자 및 검역감염병 외의 감염병 보균자 색출 검사와 예방접종
4. 운송수단에 실리는 식재료, 식품 및 식수검사
5. 어패류와 식품을 다루는 사람에 대한 위생지도와 교육・홍보
6. 검역구역 안의 감염병 매개체의 서식 분포 등에 대한 조사
7. 선박의 균형을 유지하기 위하여 선박에 실은 물에 대한 조사
8. 그 밖에 질병관리청장이 검역감염병 및 검역감염병 외의 감염병을 예방하기 위하여 필요하다고 인정하는 사항

② 질병관리청장은 제1항에 따른 조치와 지시를 할 때에 필요하면 관계 기관이나 관계인에게 협조를 요청할 수 있으며, 그 요청을 받은 관계 기관의 장이나 관계인은 부득이한 사유가 없으면 협조하여야 한다.

과태료 ※ ①=41조(500만원 이하의 과태료)

규칙 제25조의2(검역구역의 보건위생관리)

① 검역소장은 법 제29조제1항제4호, 제5호 및 제7호의 조치를 하려는 경우에는 조치 대상자에게 미리 그 조치의 내용 및 일시를 알려야 한다.

② 제1항에서 정한 사항 외에 법 제29조제1항 각 호의 조치의 방법 및 절차에 관한 사항은 질병관리청장이 정한다.

제29조의2(검역정보시스템의 구축・운영)

① 질병관리청장은 검역감염병에 감염되었거나 감염되었을 것으로 우려되는 사람과 오염 우려가 있는 운송수단을 신속히 확인하는 등 효율적 검역업무의 수행을 위하여 검역대상자 등의 정보를 전자적으로 처리할 수 있는 검역정보시스템을 구축・운영할 수 있다.

② 질병관리청장은 검역 업무를 위하여 다음 각 호의 정보시스템을 통하여 검역과 관련된 정보를 관계 기관의 장에게 요청할 수 있다. 이 경우 관계 기관의 장은 정당한 사유가 없으면 이에 따라야 한다.

1. 「약사법」 제23조의3제1항에 따른 의약품안전사용정보시스템

2. 「여권법」 제8조제2항에 따른 여권정보통합관리시스템
3. 「출입국관리법」에 따른 출입국관리정보를 처리하는 정보시스템
4. 「관세법」 제327조에 따른 국가관세종합정보망
5. 그 밖에 보건복지부령으로 정하는 정보시스템

③ 질병관리청장은 검역감염병 전파 방지 등 검역업무를 위하여 제1항에 따른 시스템을 다음 각 호의 정보시스템과 전자적으로 연계하여 활용할 수 있다. 이 경우 연계를 통하여 수집·제공할 수 있는 정보는 입국정보, 건강상태 등 대통령령으로 정한다.
1. 「감염병의 예방 및 관리에 관한 법률」 제33조의4에 따른 예방접종통합관리시스템
2. 「감염병의 예방 및 관리에 관한 법률」 제40조의5에 따른 감염병관리통합정보시스템
3. 그 밖에 보건복지부령으로 정하는 정보시스템

④ 질병관리청장은 제1항에 따른 시스템을 통하여 운영하는 정보를 효율적인 검역 업무의 수행 이외의 목적에는 활용할 수 없으며, 사생활의 비밀을 침해하지 아니하도록 관리하여야 한다.

⑤ 제1항부터 제3항까지의 정보의 보호 및 관리에 관한 사항은 이 법에서 규정된 것을 제외하고는 「개인정보 보호법」의 규정을 따른다.

⑥ 제1항부터 제3항까지에 따른 시스템의 구축·운영 등에 필요한 사항은 보건복지부령으로 정한다.

영 제4조의2(정보시스템 간 연계를 통하여 수집·제공할 수 있는 정보의 범위)

법 제29조의2제3항 후단에 따라 수집·제공할 수 있는 정보의 범위는 다음 각 호와 같다.
1. 검역대상자의 입국정보에 관한 사항
2. 검역대상자의 건강상태에 관한 사항
3. 검역대상자의 예방접종 실시 내역에 관한 사항
4. 검역대상자에 대한 역학조사 결과에 관한 사항
5. 그 밖에 검역감염병의 예방 및 관리 등을 위하여 질병관리청장이 필요하다고 인정하는 사항

규칙 제25조의3(검역정보시스템의 구축·운영)

① 질병관리청장은 법 제29조의2에 따른 검역정보시스템(이하 "검역정보시스템"이라 한다)을 운영하기 위하여 필요한 경우에는 표준화된 서식과 표준전자문서를 개발하여야 한다. 이 경우 표준화된 서식과 표준전자문서는 그 규격을 기존 종이문서의 서식과 달리하거나 서명 및 기명날인을 생략할 수 있다.

② 질병관리청장은 다음 각 호의 업무에 대해서는 검역정보시스템을 통하여 처리할 수 있도록 필요한 조치를 할 수 있다.
1. 제3조에 따른 검역조사 생략 신청 및 심사 결과 통보
2. 제4조에 따른 검역 통보
3. 제6조의4제1항제1호·제2호, 제6조의5제1항제1호·제3호 및 제6조의6제1항제1호·제2호에 따른 승무원 및 승객 명부와 보건상태 신고서 제출
4. 제17조에 따른 검역증 발급
5. 제21조제1항에 따른 신청서 및 신청서 부표 제출
6. 제22조제1항에 따른 신청서 및 신청서 부표 제출
7. 제23조제3항에 따른 국제공인 예방접종증명서의 발급 기록 보관 및 열람
8. 법 제12조의4제3항에 따른 서류 심사 및 그 결과의 통보
9. 법 제29조의4제1항에 따른 승객예약자료의 열람 및 제출
10. 법 제29조의5에 따른 자료·정보의 제출

③ 검역소장은 운송수단의 소유회사 또는 「해운법」 제33조에 따라 등록한 해운대리점으로 하여금 제2항 각 호(제7호 및 제10호는 제외한다)의 사항에 관하여 운송수단의 장을 대행하게 할 수 있다. 이 경우 검역소장은 대행한 자를 거쳐 결과를 통보할 수 있다.

④ 법 제29조의2제2항제5호에서 "보건복지부령으로 정하는 정보시스템"이란 다음 각 호의 정보시스템을 말한다.
1. 「선박의 입항 및 출항 등에 관한 법률」 제50조제1항에 따른 항만운영정보시스템
2. 「전기통신사업법」 제2조제8호에 따른 전기통신사업자가 전기통신역무를 제공하기 위해 사용하는 시스템
3. 그 밖에 질병관리청장이 검역 업무의 효율적 운영을 위해 필요하다고 인정하는 정보시스템

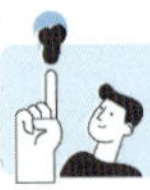

제 2 장의 2 자료제출 요청 등

제29조의3 삭제 〈2020.3.4.〉

제29조의4(승객예약자료의 요청)

① 질병관리청장은 다음 각 호의 업무를 수행하기 위하여 필요한 경우에는 운송수단의 장에게 운송수단의 장이 보유하고 있는 승객예약자료를 정보통신망을 통하여 열람할 수 있도록 하거나 지체 없이 문서(전자문서를 포함한다)로 제출할 것을 요청할 수 있다.

1. 검역감염병 발생국가에서 입국하거나 검역감염병 발생국가를 경유하여 입국한 것으로 의심되는 사람에 대한 검역업무
2. 검역감염병에 감염되었거나 감염되었을 것으로 우려되는 사람이 출국 또는 입국하는 경우의 검역업무
3. 제12조에 따른 검역조사 업무
4. 제12조의2제3항에 따른 조치 업무

② 제1항에 따른 요청을 받은 운송수단의 장은 정당한 사유가 없으면 이에 따라야 한다.

③ 제1항에 따라 열람하거나 제출받을 수 있는 자료의 범위는 다음 각 호로 한정한다.

1. 성명, 국적, 생년월일, 여권번호 및 예약번호
2. 주소 및 전화번호
3. 운송수단의 편명, 입항일시
4. 예약 및 탑승수속 시점
5. 탑승권 번호 · 좌석번호 · 발권일 · 발권장소
6. 여행경로 및 여행사
7. 가족, 단체여행객 등 동반탑승자 및 동반탑승자의 좌석번호
8. 수하물에 관한 자료

④ 제1항에 따라 제공받은 승객예약자료의 보관방법, 보존기한, 파기 등에 관하여 필요한 사항은 대통령령으로 정한다.

과태료 ※ 41조(1천만원 이하의 과태료)

영 제5조(승객예약자료의 관리)

① 질병관리청장은 법 제29조의4제1항에 따라 승객예약자료를 제출받은 경우 다음 각 호의 조치를 해야 한다.

1. 승객예약자료에 접근할 수 있는 사람 및 그 권한을 분명히 할 것
2. 승객예약자료에 대해서는 물리적 잠금장치(전자문서의 경우에는 보안프로그램을 말한다)를 설치할 것

② 질병관리청장은 법 제29조의4제1항에 따라 제출받은 승객예약자료를 그 제출받은 날부터 2개월 동안 보관해야 한다.

③ 질병관리청장은 제2항에 따른 승객예약자료의 보존기한이 지났을 때에는 보존기한이 지난 날부터 7일 이내에 다음 각 호의 구분에 따라 해당 승객예약자료를 삭제하거나 파기해야 한다.

1. 전자문서로 되어 있는 승객예약자료: 복구 또는 재생이 불가능한 방법으로 영구 삭제할 것
2. 제1호를 제외한 승객예약자료: 파쇄 또는 소각의 방법으로 파기할 것

제29조의5(관계 기관의 협조)

질병관리청장은 검역감염병의 예방 · 관리를 위하여 검역감염병에 감염되었거나 감염되었을 것으로 우려되는 사람의 주민등록번호, 출입국관리기록, 여행자 휴대품 신고내용 및 금융정보, 그 밖의 긴급하게 필요한 자료 · 정보로서 대통령령으로 정하는 자료 · 정보를 다음 각 호의 어느 하나에 해당하는 관계 중앙행정기관의 장(그 소속기관 및 책임운영기관의 장을 포함한다. 이하 이 조에서 같다)에게 요청할 수 있다. 이 경우 요청을 받은 관계 중앙행정기관의 장은 정당한 사유가 없으면 이에 따라야 한다.

1. 외교부장관
2. 법무부장관
3. 행정안전부장관
4. 국토교통부장관
5. 금융위원회위원장
6. 관세청장
7. 그 밖에 대통령령으로 정하는 중앙행정기관의 장

영 제6조(관계 기관의 협조)

① 법 제29조의5 각 호 외의 부분 전단에서 "대통령령으로 정하는 자료 · 정보"란 다음 각 호의 자료 · 정보를 말한다.
1. 「관세법」 제241조제2항제1호에 따른 휴대품 또는 별송품에 관한 신고 정보
2. 「여권법」 제7조제1항에 따른 여권 수록 정보
3. 「재외동포의 출입국과 법적 지위에 관한 법률」 제6조에 따른 외국국적동포의 국내거소신고 정보
4. 「주민등록법」 제7조의2제1항에 따른 주민등록번호와 같은 법 제10조제1항 또는 제10조의2제1항에 따라 신고한 주소 정보
5. 「출입국관리법」 제12조제1항에 따른 외국인 입국심사 정보 및 같은 법 제32조에 따른 외국인등록 정보

② 법 제29조의5제7호에서 "대통령령으로 정하는 중앙행정기관의 장"이란 해양수산부장관을 말한다.

제29조의6(안내 · 교육)

① 「공항시설법」 제2조제3호에 따른 공항 또는 「항만법」 제2조제1호에 따른 항만 등의 시설관리자는 보건복지부령으로 정하는 바에 따라 검역관리지역등의 위치, 그 지역에서 발생하고 있는 검역감염병의 종류 및 예방방법, 검역감염병에 감염되었거나 감염이 의심되는 경우 조치방법 등에 관하여 시설을 이용하는 자에게 안내하여야 한다.

② 검역소장은 검역관리지역등에 대한 안내와 검역감염병의 예방에 관한 교육 등이 필요한 경우 운송수단의 장에게 출입국자를 대상으로 다음 각 호의 사항에 관하여 안내 및 교육을 실시하도록 요청하여야 한다. 이 경우 검역소장은 운송수단의 장에게 실시할 안내 및 교육의 구체적인 내용을 영상물 등 시각적인 매체의 형태를 포함하여 제공하여야 하고, 요청을 받은 운송수단의 장은 정당한 사유가 없으면 이에 따라야 한다.
1. 검역관리지역등의 위치
2. 검역관리지역등에서 발생하고 있는 검역감염병의 종류, 그 위험성 및 예방방법
3. 검역감염병에 감염되었거나 감염이 의심되는 경우 조치방법
4. 건강 상태 신고 및 발열여부 검사에 관한 사항
5. 제12조의2에 따른 신고의 절차 · 방법 등에 관한 사항
6. 그 밖에 검역소장이 필요하다고 인정하여 안내 및 교육을 요청하는 사항

과태료 ※ ②=41조(500만원 이하의 과태료)

규칙 제25조의4(검역관리지역등의 안내)

① 「공항시설법」 제2조제3호에 따른 공항 또는 「항만법」 제2조제1호에 따른 항만 등의 시설관리자(이하 "시설관리자"라 한다)가 법 제29조의6제1항에 따라 검역관리지역등에 대한 검역 관련 정보를 안내하는 경우에는 다음 각 호의 방법에 따른다.
1. 해당 시설의 이용자가 알아보기 쉬운 형태(영상물을 포함한다)로 눈에 잘 띄는 장소에 게시할 것
2. 해당 시설의 이용자가 알아듣기 용이한 방법으로 방송할 것

② 검역소장은 법 제29조의6제1항에 따른 시설관리자의 안내 업무를 위하여 필요하다고 인정하는 경우에는 해당 시설관리자에게 구체적인 검역 관련 정보를 제공할 수 있다.

제29조의7(검역소의 설치)

① 검역감염병이 국내외로 전파되는 것을 방지하고 국민의 건강을 안전하게 보호하기 위하여 공항, 항만, 철도역 및 국경에 국립검역소(이하 "검역소"라 한다)를 설치하여 운영한다.

② 질병관리청장은 대통령령으로 정하는 기준에 따라 권역별 거점검역소를 운영할 수 있다.

제29조의8(검역소의 기능 및 업무)

검역소는 다음 각 호의 기능 및 업무를 수행한다.

1. 검역감염병의 국내유입 및 국외전파를 방지하기 위한 검역
2. 입국자 중 감염병 증상이 있는 자의 역학조사
3. 검역감염병 환자등 및 검역감염병 접촉자의 격리, 진단검사
4. 검역구역의 보건위생관리
5. 검역감염병의 예방교육 및 홍보
6. 그 밖에 검역과 관련하여 보건복지부령으로 정하는 업무

규칙 제25조의5(검역소의 업무)

법 제29조의8제6호에서 "보건복지부령으로 정하는 업무"란 다음 각 호의 업무를 말한다.

1. 검역 통계 및 검역 정보의 관리
2. 검역소 내 격리에 필요한 시설의 운영
3. 검역 업무 관계 기관과의 대내외 협력

제29조의9(검역소 시설 · 장비 등)

검역소는 보건복지부령으로 정하는 기준에 적합한 시설 · 장비 등을 갖추어야 한다.

규칙 제25조의6(검역소의 시설 · 장비)

검역소는 법 제29조의9에 따라 다음 각 호의 시설 · 장비를 갖추어야 한다.

1. 법 제15조제1항제1호 및 제2호에 따른 감시 및 격리에 필요한 시설
2. 영상정보처리기기, 전자감지기 등 검역 업무의 수행에 필요한 장비

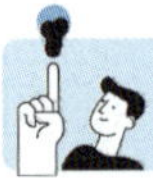

제 3 장 검역공무원

제30조(검역공무원)

① 이 법에 규정한 직무를 수행하기 위하여 검역소에 검역소장, 검역관 및 그 밖의 공무원(이하 "검역공무원"이라 한다)을 둔다.

② 질병관리청장은 검역공무원에 대하여 정기적으로 업무수행에 관한 교육 · 훈련을 실시하여야 한다.

③ 검역공무원의 자격 등에 관하여 필요한 사항은 보건복지부령으로 정한다.

규칙 제26조(검역공무원의 자격 등)

① 법 제30조제1항에 따른 검역관은 의무직 · 보건직 · 약무직 · 간호직 또는 의료기술직 공무원으로서 질병관리청장이 정한 검역 관련 전문교육을 이수한 사람이어야 한다.

② 법 제30조제1항에 따른 그 밖의 공무원 중 검역관의 업무를 지원 또는 보조하는 공무원은 검역소장이 실시하는 검역 관련 기본교육을 이수한 사람이어야 한다.

제31조(검역공무원의 권한)

① 검역공무원은 이 법에 규정된 직무를 수행하기 위하여 검역 대상이 되는 운송수단과 그 밖에 필요한 장소에 출입할 수 있으며, 운송수단의 운행과 관련된 서류나 시설 · 장비 등을 검사 · 조사할 수 있다.

② 검역공무원은 출입국자와 운송수단의 장에게 검역조사를 위한 질문이나 그 밖에 필요한 자료를 제출하거나 제시하

도록 요구할 수 있다.

제32조(검역선 등의 운용)

① 검역소장은 검역 사무를 수행하기 위하여 검역선, 검역차량 등을 운용할 수 있으며, 이에 필요한 세부 사항은 보건복지부령으로 정한다.

② 검역소장은 환자가 발생한 경우 등 긴급한 검역조치가 필요한 경우에는 관계 기관의 장에게 검역 업무의 수행에 필요한 검역선 등을 제공하도록 요청할 수 있으며, 그 요청을 받은 관계 기관의 장은 부득이한 사유가 없으면 요청에 따라야 한다.

규칙 제27조(검역차량의 운용)

① 법 제32조제1항에 따른 검역차량 중 환자 후송 등 긴급한 검역조치를 대비하여 운용하는 차량의 경우에는 「구급차의 기준 및 응급환자 이송업의 시설 등 기준에 관한 규칙」 제2조 및 제6조에 따른 구급자동차의 형태 및 내부장치에 관한 기준을 준수해야 한다.

② 제1항에서 규정한 사항 외에 검역차량의 운용에 필요한 세부사항은 질병관리청장이 정한다.

제33조(검역공무원의 제복 등)

① 검역공무원은 이 법에 규정된 직무를 수행할 때에는 제복을 입어야 하며, 권한을 표시하는 증표를 지니고 관계인이 요구하면 보여주어야 한다.

② 제1항에 따른 검역공무원의 복제 및 증표에 관한 사항은 보건복지부령으로 정한다.

규칙 제28조(검역공무원의 증표)

법 제33조제1항에 따른 검역공무원의 증표는 별지 제38호서식을 따른다.

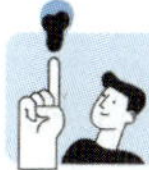

제 4 장 보 칙

제34조(수수료의 징수)

질병관리청장은 다음 각 호의 조치를 한 경우에는 운송수단의 장, 화물의 소유자 또는 관리자 및 승객·승무원 등으로부터 보건복지부령으로 정하는 바에 따라 수수료를 받을 수 있다.

1. 제15조제1항제3호, 제4호, 제4호의2, 제7호 및 제8호에 따른 조치를 한 경우

1의2. 제25조제4항에 따른 조치를 한 경우

2. 제27조, 제28조 및 제28조의2에 따른 조치를 하거나 그에 대한 증명서를 발급한 경우

규칙 제29조(수수료의 징수)

① 법 제34조에 따른 수수료는 별표 3의 수수료 징수기준에 따른다.

② 제1항에 따른 수수료는 수입인지로 내거나 정보통신망을 이용하여 전자화폐·전자결제 등의 방법으로 내야 한다.

③ 다음 각 호의 어느 하나에 해당하는 사람에게는 별표 3의 수수료 징수기준 중 예방접종에 관한 수수료를 면제할 수 있다. 〈개정 2025.5.14.〉

1. 「해외이주법」 제4조제2호에 따른 무연고이주자 및 「입양특례법」 제19조에 따른 양자

1. 「해외이주법」 제4조제2호에 따른 무연고이주자 및 「국제입양에 관한 법률」 제7조제1항제1호에 따른 양자 [시행일: 2025.7.19.]

2. 「출입국관리법」 제46조에 따라 강제퇴거되는 사람

3. 「아동복지법」 제52조제1항제1호부터 제5호까지에 따른 아동복지시설에 수용된 아동으로서 외국의 정부 또는 단체와의 문화교류를 위하여 출국하는 사람

제34조의2(청문)

질병관리청장은 제28조의3에 따라 국제공인예방접종지정기관의 지정을 취소하려는 경우에는 청문을 하여야 한다.

제35조(비용 부담)

제16조 및 제17조의 격리 및 감시에 드는 경비는 국가가 부담한다.

제36조(질병관리조직의 설치 · 운영)

질병관리청장은 검역 사무와 다른 법률에서 정하는 사무를 맡기기 위하여 「정부조직법」 제3조와 제4조에도 불구하고 대통령령으로 정하는 바에 따라 질병관리조직을 설치 · 운영할 수 있다.

제37조(권한의 위임)

이 법에 따른 질병관리청장의 권한은 대통령령으로 정하는 바에 따라 그 일부를 소속 기관의 장에게 위임할 수 있다.

영 제7조(권한의 위임)

① 질병관리청장은 법 제37조에 따라 다음 각 호의 권한을 질병대응센터장에게 위임한다.
1. 법 제15조제1항제4호의2 및 제7호에 따른 검사, 같은 조 제5항에 따른 협조의 요청
2. 법 제16조제2항에 따른 임시 격리시설의 설치 · 운영
3. 법 제29조제1항제3호에 따른 보균자 색출 검사, 같은 항 제4호에 따른 식재료 · 식품 및 식수검사, 같은 항 제6호 및 제7호에 따른 조사, 같은 조 제2항에 따른 협조의 요청
4. 법 제34조제1호에 따른 수수료의 징수(질병대응센터장에게 위임된 사무에 대한 수수료의 징수로 한정한다)

② 질병관리청장은 법 제37조에 따라 다음 각 호의 권한을 검역소장에게 위임한다.
1. 법 제12조의2제2항에 따른 해외감염병신고센터의 설치
2. 법 제15조제1항제1호부터 제4호까지 및 제6호에 따른 검역조치, 같은 항 제7호에 따른 진찰, 같은 항 제8호에 따른 예방접종 및 같은 조 제5항에 따른 협조의 요청

2의2. 법 제15조제4항 전단에 따른 회항 또는 이동 지시

3. 법 제16조제1항에 따른 격리조치(이송을 포함한다) 및 같은 조 제3항에 따른 협조의 요청
4. 법 제17조제1항에 따른 건강 상태 감시 또는 격리의 요청
5. 법 제19조제1항에 따른 승객, 승무원, 도보출입자, 운송수단 및 화물에 대한 이동금지 등의 조치
6. 법 제28조의2제1항에 따른 검역감염병 예방접종의 실시 및 국제공인예방접종증명서의 발급, 같은 조 제2항에 따른 응급처치 비상품의 구비
7. 법 제29조제1항제1호 · 제2호 · 제5호 및 제8호에 따른 보건위생관리 조치, 같은 항 제3호에 따른 예방접종 및 같은 조 제2항에 따른 협조의 요청
8. 법 제34조에 따른 수수료의 징수(검역소장에게 위임된 사무에 대한 수수료의 징수로 한정한다)

영 제8조(민감정보 및 고유식별정보의 처리)

질병관리청장(법 제37조에 따라 질병관리청장의 권한을 위임받은 자를 포함한다) 및 검역소장은 다음 각 호의 사무를 수행하기 위하여 불가피한 경우 「개인정보 보호법」 제23조에 따른 건강에 관한 정보, 같은 법 시행령 제19조제1호 · 제2호 또는 제4호에 따른 주민등록번호 · 여권번호 또는 외국인등록번호가 포함된 자료를 처리할 수 있다. 다만, 제10호의 사무의 경우에는 「개인정보 보호법」 제23조에 따른 건강에 관한 정보는 제외한다.

1. 검역관리지역 및 중점검역관리지역에 체류하거나 경유한 사람의 검역조치에 관한 사무
2. 법 제12조 및 제12조의3부터 제12조의5까지의 규정에 따른 검역조사에 관한 사무
3. 법 제12조의2제3항에 따른 조치에 관한 사무
4. 법 제15조에 따른 검역조치에 관한 사무
5. 법 제20조에 따른 검역감염병 외의 감염병에 대한 예방조치에 관한 사무
6. 법 제25조에 따른 시체 등의 반입 및 조사에 관한 사무
7. 법 제28조에 따른 증명서의 발급 신청 접수 및 발급 사무
8. 법 제28조의2에 따른 국제공인예방접종증명서의 발급 사무
9. 법 제29조에 따른 검역구역의 보건위생관리에 관한 사무
10. 법 제29조의4에 따른 승객예약자료의 열람 · 제출 요

청 및 관리에 관한 사무
11. 법 제29조의5에 따른 자료·정보의 요청 및 관리에 관한 사무

제38조(비밀누설 금지)
검역조사 등 검역 관련 업무에 종사하거나 종사하였던 사람은 제12조에 따른 검역조사, 제12조의2에 따른 조치, 제12조의3에 따른 항공기 검역조사, 제12조의4에 따른 선박 검역조사, 제12조의5에 따른 육로에서의 검역조사, 제29조의2에 따른 검역정보시스템의 구축 · 운영, 제29조의4에 따른 승객예약자료 제공 요청 및 제29조의5에 따른 협조 요청 등에서 업무상 알게 된 비밀을 다른 사람에게 누설하여서는 아니 된다.

벌칙 ※ 39조(1년 이하의 징역 또는 1천만원 이하의 벌금)

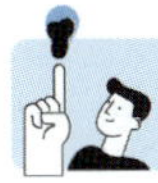

제 5 장 벌 칙

제39조(벌칙)
① 다음 각 호의 어느 하나에 해당하는 자는 1년 이하의 징역 또는 1천만원 이하의 벌금에 처한다.
1. 제6조제1항에 따른 검역조사를 받지 아니하고 우리나라로 들어오거나 외국으로 나간 사람, 운송수단의 장, 화물의 소유자 또는 관리자
2. 제12조제3항에 따른 서류의 제출 또는 제시 요구를 거부·방해·기피하거나 거짓 서류를 제출 또는 제시한 자
3. 제15조제1항에 따른 질병관리청장의 조치에 따르지 아니한 자
4. 제16조제1항 및 제17조제1항에 따른 격리조치에 따르지 아니한 자
5. 제38조를 위반하여 업무상 알게 된 비밀을 다른 사람에게 누설한 자

② 다음 각 호의 어느 하나에 해당하는 자는 500만원 이하의 벌금에 처한다.
1. 제15조제3항을 위반하여 소독 실시 등의 명령을 이행하지 아니하거나 그 실시 결과에 대하여 검역소장에게 제출하여 확인을 받지 아니한 자
2. 제15조제4항 또는 제23조제4항에 따른 이동 지시를 거부한 운송수단의 장
3. 제18조를 위반하여 격리시설과 임시 격리시설에서 사용하거나 보관 중인 물품을 검역소장의 허락을 받지 아니하고 반출한 자
4. 제19조제1항에 따른 이동금지 등의 조치에 따르지 아니한 자

제40조(양벌규정)
법인의 대표자나 법인 또는 개인의 대리인, 사용인, 그 밖의 종업원이 그 법인 또는 개인의 업무에 관하여 제39조의 위반행위를 하면 그 행위자를 벌하는 외에 그 법인 또는 개인에게도 해당 조문의 벌금형을 과한다. 다만, 법인 또는 개인이 그 위반행위를 방지하기 위하여 해당 업무에 관하여 상당한 주의와 감독을 게을리하지 아니한 경우에는 그러하지 아니하다.

제41조(과태료)
① 다음 각 호의 어느 하나에 해당하는 자에게는 1천만원 이하의 과태료를 부과한다.

1. 제12조의2제1항을 위반하여 신고를 하지 아니하거나 허위로 신고한 자
2. 제29조의4에 따른 승객예약자료 제공 요청에 불응하거나 거짓 자료를 제출한 자

② 다음 각 호의 어느 하나에 해당하는 자에게는 500만원 이하의 과태료를 부과한다.

1. 삭제 〈2020.3.4.〉
2. 제9조에 따른 검역 통보를 하지 아니하거나 거짓으로 통보한 운송수단의 장

2의2. 제12조의2제3항에 따른 조치에 따르지 아니한 자

3. 제13조를 위반하여 검역 전에 승선하거나 탑승한 자
4. 제16조제5항을 위반하여 격리 기간 동안 다른 사람과 접촉한 격리 대상자
5. 삭제 〈2020.3.4.〉
6. 제29조제1항에 따른 조치나 지시에 따르지 아니한 자
7. 제29조의6제2항을 위반하여 정당한 사유 없이 요청에 응하지 아니한 자

③ 제1항 및 제2항에 따른 과태료는 대통령령으로 정하는 바에 따라 검역소장이 부과·징수한다.

영 제9조(과태료의 부과기준)

법 제41조에 따른 과태료의 부과기준은 별표와 같다.

학습요약

1 제정 목적 ✪✪✪

1) 우리나라로 들어오거나 외국으로 나가는 사람, 운송수단 및 화물을 검역하는 절차와 감염병을 예방하기 위한 조치에 관한 사항을 규정하여
2) 국내외로 감염병이 번지는 것을 방지함으로써
3) 국민의 건강을 유지 · 보호하는 것

2 검역감염병 ✪✪✪

검역감염병이란 1) 콜레라, 2) 페스트, 3) 황열, 4) 중증 급성호흡기 증후군(SARS), 5) 동물인플루엔자 인체감염증, 6) 신종인플루엔자, 7) 중동 호흡기 증후군(MERS), 8) 에볼라바이러스병, 9) 1)~8)까지의 것 이외의 감염병으로서 외국에서 발생하여 국내로 들어올 우려가 있거나 우리나라에서 발생하여 외국으로 번질 우려가 있어 질병관리청장이 긴급 검역조치가 필요하다고 인정하여 고시하는 감염병을 말함

3 검역 조사대상

1) **검역조사 대상**
   (1) 다음의 어느 하나에 해당하는 사람과 운송수단 및 화물(운송수단 내의 컨테이너, 운송수단 내 비치용품, 소모용품 및 개인 소지 물품 포함)
      ① 우리나라로 들어오거나 외국으로 나가는 승객 · 승무원 등 모든 사람, 운송수단 및 보건복지부령으로 정하는 화물
      ② 범죄의 예방, 수사 업무나 피의자 체포 업무 수행, 긴급 위난 시의 구조 등 대통령령으로 정하는 사유로 ①에 해당하는 운송수단과 접촉한 사람과 운송수단 및 화물
   (2) (1)에 따른 검역조사를 받지 아니한 운송수단과 사람 및 화물은 검역 절차가 끝나기 전에는 우리나라로 들어오거나 외국에 나갈 수 없음
   (3) (1), (2)에도 불구하고 검역감염병 환자 등과 사망자가 없는 운송수단으로서 검역조사 생략 대상에 해당하는 운송수단은 전부 또는 일부를 생략할 수 있음
2) **검역조사 생략 대상**
   (1) 외국으로 나가는 운송수단으로서 질병관리청장이 우리나라에서 검역감염병이 발생하여 국외로 번질 우려가 없다고 인정하는 운송수단(출입국자 및 화물 포함)
   (2) 연료나 자재 및 생활필수품 등을 공급받을 목적으로 우리나라에 일시 머무르는 운송수단 중 보건복지부령으로 정하는 운송수단
      ① 급유 또는 급수를 위한 경우
      ② 운행에 필요한 물품을 공급받기 위한 경우
      ③ 도착 또는 출발을 위한 증명서를 받는 경우

④ 운송수단을 수리하기 위한 경우
⑤ 태풍 등 기상악화의 경우
(3) 군용 운송수단으로서 해당 운송수단의 장이 운송수단 안에 검역감염병 환자 등과 감염병 매개체가 없다는 사실을 통보한 군용 운송수단
(4) 통일부장관이 요청하는 운송수단
(4) 관계 중앙행정기관의 장이 검역조사의 생략을 요청하는 운송수단으로서 질병관리청장이 인정하는 운송수단

4 검역조사 장소와 시각

1) **검역장소 지정:** 질병관리청장이 관계 중앙행정기관의 장과 협의하여 정함
2) **검역장소**
(1) 검역을 받으려는 운송수단은 검역장소에 도착하여 검역조사를 받아야 함. 다만, 검역 장소에서 검역조사를 받기 어렵거나 검역조사가 완료되기 어려운 경우 보건복지부령으로 정하는 검역구역에서 검역조사를 받을 수 있음
① 날씨가 나빠 검역장소에서 검역을 하기 어려운 경우
② 조수 간만의 차 또는 파고로 검역장소에서 검역을 하기 어려운 경우
③ 운송수단이 고장 등으로 검역장소에 정박 · 착륙 또는 도착할 수 없는 경우
④ 검역관이 검역 장소로 이동할 수단이 없어 검역장소에서 검역을 하기 어려운 경우
⑤ 화물의 긴급 하역 등 선박이 도착하는 즉시 신속한 검역이 필요한 경우
⑥ 그 밖에 (1)에서 (5)까지의 경우에 준하는 부득이한 사유가 있다고 검역소장이 인정하는 경우
(2) 나포, 귀순, 조난 및 응급환자 발생 등 부득이한 경우나 날씨가 그 밖의 부득이한 사유가 있는 경우 검역소장이 정하는 장소에서 검역조사를 할 수 있음
3) **검역시각** ✪
(1) 검역소장은 검역조사 대상이 검역장소에 도착하는 즉시 검역조사를 하여야 함
(2) 즉시 검역조사를 하지 못하는 부득이한 사유(①~③)가 있는 경우에는 검역구역에 대기하거나 격리할 것을 조건으로 승객 · 승무원 및 화물을 내리게 할 수 있음
① 기상악화, 천재지변 등으로 정상적인 검역조사의 수행이 불가능한 경우
② 운송수단의 장의 운송수단 및 승객의 안전상 이유 등으로 검역조사의 연기를 요청한 경우
③ 그 밖에 검역소장이 검역공무원의 안전상 이유 등으로 즉시 검역조사를 하기 어렵다고 인정한 경우
(3) 외국으로 나가는 운송수단의 장은 검역소장에게 출발 예정 시각을 통보해야 함
(4) 검역소장은 (3)에 따라 통보받은 출발 예정 시각 전에 검역조치를 마쳐야 함

5 검역조사 ✪✪✪

1) **검역조사 내용:** 검역소장은 다음 사항에 대해 검역조사를 하여야 함. 다만 자동차의 경우 (2)외의 사항을 생략할 수 있음
(1) 운송수단 및 화물의 보건 · 위생상태에 대한 경과와 현황
(2) 출입국자의 검역감염병 감염, 위험요인 여부 및 예방관리에 관한 사항
(3) 운송수단의 식품 보관 상태
(4) 감염병 매개체의 서식 유무와 번식 상태
2) 육로를 통하여 들어오는 출입국자는 출입하기 전에 검역구역이나 보건복지부령으로 정하는 장소에서 검역조사를 받아야 함
3) 검역소장은 1)에 따른 검역조사를 하기 위하여 출입국자와 운송수단의 장에게 필요서류를 제출 또는 제시하도록 요구할 수 있으며, 필요한 사항을 질문하거나 검사 · 조사할 수 있음
4) 선박의 경우 운송수단의 장은 검역조사에 필요한 서류를 검역소장에게 제출하며, 검역 장소에 도착하여 선박에 노란색 기를 달거나 노란색 전조등을 켜는 등 검역표시를 해야 함

6 검역조치 ✪✪✪

1) 질병관리청장은 검역감염병에 감염되었거나 감염된 것으로 의심되는 사람, 검역감염병 병원체에 오염되었거나 오염된 것으로 의심되거나 감염병 매개체가 서식하는 것으로 의심되는 운송수단이나 화물에 대하여 다음 내용에 대한 전부 또는 일부의 조치를 할 수 있음
   (1) 검역감염병 환자 등을 감시하거나 격리
   (2) 검역감염병 접촉자 또는 검역감염병 위험요인에 노출된 사람을 감시하거나 격리
   (3) 검역감염병 병원체에 오염되었거나 오염된 것으로 의심되는 화물을 소독 또는 폐기하거나 옮기지 못하게 하는 것
   (4) 검역감염병 병원체에 오염되었거나 오염된 것으로 의심되는 곳을 소독하거나 사용을 금지 또는 제한
   (5) 검역감염병 병원체 오염 여부를 확인할 필요가 있다고 인정되는 운송수단 및 화물을 검사
   (6) 감염병 매개체가 서식하거나 서식하는 것으로 의심되는 운송수단과 화물을 소독하고 감염병 매개체를 없애도록 운송수단의 장이나 화물의 소유자 또는 관리자에게 명하는 것
   (7) 검역감염병의 감염 여부를 확인할 필요가 있다고 인정되는 사람을 진찰하거나 검사
   (8) 검역감염병의 예방이 필요한 사람에게 예방접종 시행
2) (6)의 명령 받은 운송수단의 장, 화물 소유자 또는 관리자를 보건복지부령으로 정한 자격 있는 자에게 소독 등의 업무 대신하게 하고 그 결과를 검역소장에게 제출 · 확인받아야 함
3) 해당 질병관리청장이 위의 적절한 조치를 시행할 수 없는 경우에는 운송수단의 장에게 그 이유를 알리고 질병관리청장이 지정하는 장소로 이동할 것을 지시할 수 있음 → 이 경우 해당 운송수단의 장은 그 지시에 따라야 함

7 검역감염병 환자 등의 격리 ✪✪✪

1) **격리시설:** 질병관리청장은 다음의 어느 하나에 해당되는 시설에 격리. 다만 사람 간 전파가능성이 낮은 경우 등 질병관리청장이 정하는 경우는 격리대상에서 제외할 수 있음
   (1) 검역소에서 관리하는 격리시설로서 질병관리청장이 지정한 시설
   (2) 감염병관리기관, 격리소 · 요양소 또는 진료소
   (3) 자가
   (4) 감염병 전문병원
   (5) 국내에 거주지가 없는 경우 질병관리청장이 지정하는 시설 또는 장소
2) 질병관리청장은 검역감염병 환자 등이 많이 발생하여 1)에 따른 격리시설이나 감염병관리기관 등이 부족한 경우에는 보건복지부령으로 정하는 바에 따라 임시 격리시설을 설치 · 운영할 수 있음
3) 질병관리청장은 1)에 따른 격리조치(이송을 포함한다)를 할 때에 필요하면 시 · 도지사 또는 시장 · 군수 · 구청장에게 협조를 요청할 수 있음
4) **격리기간:** 검역감염병 환자 등의 감염력이 없어질 때까지 함
5) 4) 격리된 사람은 격리 기간 동안 검역소장의 허가 없이 다른 사람과 접촉할 수 없음

8 검역감염병 접촉자에 대한 감시 ✪✪✪✪

1) **질병관리청장의 권한**
   (1) 검역감염병 접촉자 또는 검역감염병 위험요인에 노출된 사람이 입국 후 거주하거나 체류하는 지역의 특별자치도지사 · 시장 · 군수 · 구청장에게 건강 상태를 감시하거나 격리시킬 것을 요청할 수 있음
2) **특별자치도지사 · 시장 · 군수 · 구청장:** 감시하는 동안 대상자가 검역감염병 환자로 확인된 경우
   (1) 지체 없이 격리 등 필요한 조치
   (2) 즉시 그 사실을 질병관리청장에게 보고
3) **감시 또는 격리기간:** 해당 검역감염병의 최대 잠복기간을 초과할 수 없음 ✪✪✪
   (1) 콜레라: 5일

(2) 페스트, 황열: 6일
(3) 중증 급성호흡기 증후군(SARS), 동물인플루엔자 인체감염증: 10일
(4) 중동 호흡기 증후군(MERS): 14일
(5) 에볼라바이러스병: 21일
(6) 신종인플루엔자 및 외국에서 발생하여 국내로 들어올 우려가 있거나 우리나라에서 발생하여 외국으로 번질 우려가 있어 긴급 검역조치가 필요하다고 인정하여 고시하는 감염병: 검역전문위원에서 정하는 최대 잠복기

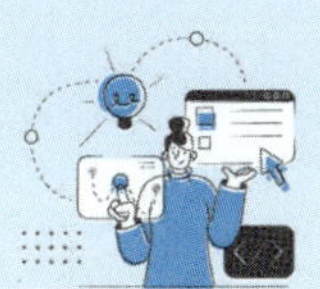

핵심문제

1. **검역법의 목적으로 옳은 것은?**

① 검역하는 절차 규정
② 국민의 건강을 유지·보호하기 위함
③ 국내외로 감염병이 번지는 것을 방지하기 위함
④ 감염병을 예방하기 위한 조치에 관한 사항 규정
⑤ 국내로 들어오는 사람, 운송수단을 검역하기 위함

☞ 법 제1조(목적)

2. **검역감염병에 해당되는 것은?**

① 황열　② 홍역　③ 결핵
④ 말라리아　⑤ 인플루엔자

☞ 법 제2조(정의)

3. **검역감염병에 해당하지 <u>않는</u> 것은?**

① 콜레라　② 페스트
③ 장티푸스　④ 에볼라바이러스병
⑤ 중동 호흡기 증후군(MERS)

☞ 법 제2조(정의)

4. **검역감염병 병원체가 인체에 침입한 것으로 의심되나 검역감염병 환자로 확인되기 전 단계에 있는 사람은?**

① 검역감염병 전 환자　② 검역감염병 접촉자
③ 검역감염병 의심환자　④ 검역감염병 의사환자
⑤ 검역감염병 매개환자

☞ 법 제2조(정의)

정답 1. ② 2. ① 3. ③ 4. ④

5. **검역감염병 환자 등이 없는 운송수단으로서 승객, 승무원, 화물을 내리지 않은 우리나라에 일시 머무르는 운송수단으로서 검역조사를 생략할 수 있는 경우와 관련 없는 것은?**

① 급유를 위한 경우
② 태풍 등 기상악화의 경우
③ 도착 증명서를 받기 위한 경우
④ 선박 운영회사의 내부 점검을 위한 경우
⑤ 운행에 필요한 물품을 공급받기 위한 경우

☞ 시행규칙 제3조(검역조사의 생략 등)

6. **관계 중앙행정기관의 장과 협의하여 검역 장소를 지정할 수 있는 사람은?**

① 검역소장
② 질병관리청장
③ 국토교통부장관
④ 해양수산부장관
⑤ 보건복지부장관

☞ 법 제10조(검역 장소)

7. **검역소장이 정하는 장소에서 검역조사를 받을 수 있는 경우가 아닌 것은?**

① 운송수단이 검역장소에 접근할 수 없는 경우
② 선장의 요청으로 검역장소 변경을 희망하는 경우
③ 검역공무원이 검역장소로 이동할 교통수단이 없는 경우
④ 기상 악화로 인해 검역장소에서 검역조사를 받기 어려운 경우
⑤ 화물의 긴급 하역 등으로 인해 검역장소에서 검역조사를 받기 어려운 경우

☞ 법 제10조(검역 장소), 시행규칙 제5조(검역 장소 등)

8. **자동차의 경우 반드시 해야 하는 검역조사의 내용은?**

① 자동차 내 식품 보관 상태
② 자동차 내 위생상태에 대한 현황
③ 자동차 내 감염병 매개체의 서식 유무
④ 승객의 검역감염병 예방관리에 관한 사항
⑤ 자동차의 운행경로 및 출발국가의 감염병 발생 현황

☞ 법 제12조(검역조사)

정답 5. ④ 6. ② 7. ② 8. ④

9. 검역소장이 검역감염병에 감염되었거나 감염된 것으로 의심되는 사람 또는 운송수단, 화물에 대하여 취할 수 있는 조치가 아닌 것은?

① 검역감병원 환자의 격리
② 검역감염병 환자의 의료비 지원
③ 검역감염병 오염이 의심되는 곳의 소독
④ 검역감염병의 예방이 필요한 사람에게 예방접종
⑤ 감염여부를 확인할 필요가 있는 사람을 진찰, 검사

☞ 법 제15조(검역조치)

10. 검역감염병 환자를 감염병전문병원에 격리할 수 있는 자는?

① 검역소장
② 보건소장
③ 시·도지사
④ 질병관리청장
⑤ 보건복지부장관

☞ 법 제16조(검역감염병 환자등의 격리)

11. 콜레라 접촉자를 감시 또는 격리할 수 있는 최대 기간은?

① 5일
② 6일
③ 7일
④ 8일
⑤ 9일

☞ 법 제17조(검역감염병 접촉자에 대한 감시 등), 시행규칙 제14조의3(검역감염병의 최대 잠복기간)

12. 검역감염병의 잠복기간이 가장 긴 것은?

① 황열
② 페스트
③ 에볼라바이러스병
④ 중동 호흡기 증후군(MERS)
⑤ 중증 급성호흡기 증후군(SARS)

☞ 법 제17조(검역감염병 접촉자에 대한 감시 등), 시행규칙 제14조의3(검역감염병의 최대 잠복기간)

정답 9. ② 10. ④ 11. ① 12. ③

13. 검역소장이 검역감염병 외의 감염병에 대한 예방조치를 할 수 있는 경우가 아닌 것은?

① 검역감염병 외의 감염병 환자
② 검역감염병 외의 감염병 의사환자
③ 검역감염병 외의 감염병 환자의 가족
④ 검역감염병 외의 감염병으로 죽은 사람의 시체
⑤ 검역감염병 외의 감염병 병원체에 오염되었을 가능성이 있는 운송수단

☞ 법 제20조(검역감염병 외의 감염병에 대한 예방조치)

14. 질병관리청장이 공중보건상 큰 위해를 끼칠 염려가 있다고 인정되는 경우 출국 또는 입국의 금지 또는 정지를 요청할 수 있는 자는?

① 대통령
② 국무총리
③ 외교부장관
④ 법무부장관
⑤ 보건복지부장관

☞ 법 제24조(출입국의 금지 또는 정지 요청)

15. 질병관리청장이 검역감염병이나 검역감염병 외의 감염병이 유행하거나 유행할 우려가 있는 경우 취할 수 있는 조치가 아닌 것은?

① 검역감염병의 역학조사
② 살충·살균을 위한 소독
③ 감염병 보균자 색출 검사와 예방접종
④ 어패류와 식품 다루는 사람에 대한 위생지도 교육·홍보
⑤ 검역구역 인근 감염병 매개체의 서식 분포 등에 대한 조사

☞ 법 제29조(검역구역의 보건위생관리)

정답 13. ③ 14. ④ 15. ⑤

08절

마약류 관리에 관한 법률

(약칭: 마약류관리법)

REGULATIONS of HEALTH & MEDICAL CARE

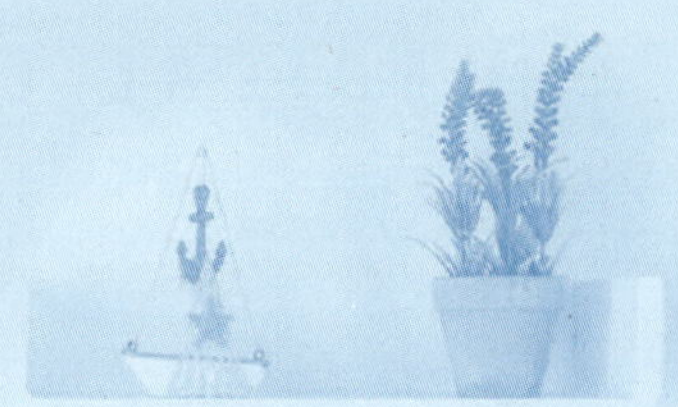

학습목표

1. 마약류의 관리에 관한 법률 관련 용어를 정의한다.
2. 마약류취급자가 아닌 자의 취급금지를 설명한다.
3. 사고마약류 사유와 처리방법을 설명한다.
4. 마약류 저장 방법을 설명한다.
5. 마약투약의 기록 및 보존 의무를 설명한다.
6. 마약류관리자를 설명한다.
7. 마약중독자의 마약사용 금지를 설명한다.
8. 마약류중독자의 치료보호를 설명한다.

마약류 관리에 관한 법률

제정	2000. 1. 12.	법률 제6146호
개정	2019. 12. 3.	법률 제16714호
개정	2020. 3. 31.	법률 제17190호
개정	2021. 8. 17.	법률 제18443호
개정	2022. 6. 10.	법률 제18964호
개정	2023. 6. 13.	법률 제19450호
개정	2023. 8. 16.	법률 제19648호
개정	2025. 7. 2.	법률 제20878호, 2025.4.1., 일부개정

마약류 관리에 관한 법률 시행령

제정	2000. 7. 1.	대통령령 제16884호
개정	2019. 3. 12.	대통령령 제29620호
개정	2020. 6. 2.	대통령령 제30755호
개정	2020. 9. 22.	대통령령 제31048호
개정	2021. 1. 5.	대통령령 제31381호
개정	2021. 12. 14.	대통령령 제32219호
개정	2022. 12. 20.	대통령령 제33112호
개정	2023. 12. 12.	대통령령 제33913호
개정	2024. 1. 30.	대통령령 제34173호
개정	2024. 5. 28.	대통령령 제34534호
개정	2025. 2. 7.	대통령령 제35252호, 2025.2.6., 일부개정

마약류 관리에 관한 법률 시행규칙

제정	2000. 7. 1.	보건복지부령 제160호
개정	2019. 3. 12.	총리령 제1528호
개정	2020. 5. 22.	총리령 제1615호
개정	2021. 4. 12.	총리령 제1694호
개정	2022. 1. 17.	총리령 제1781호
개정	2023. 6. 2.	총리령 제1881호
개정	2024. 3. 4.	총리령 제1943호
개정	2025. 2. 7.	총리령 제2011호, 2025.2.6., 일부개정

한국보건의료인국가시험원의 마약류관리법 출제영역

영역	해당조문	
1. 총칙과 마약류 중독자	제1조	목적
	제2조~제2조의6	정의, 국가 등의 책임, 마약류관리기본계획, 마약류대책협의회, 마약류 사건보도 권고기준 수립 및 준수 협조요청, 청소년 마약중독예방교육과 학교교육의 연계
	제3조	일반 행위의 금지
	제4조	마약류취급자가 아닌 자의 마약류 취급 금지
	제5조~제5조의3	마약류 등의 취급 제한, 임시마약류 지정 등, 마약류안전관리심의위원회
	제39조	마약 사용의 금지
	제40조~제40조의3	마약류 중독자의 치료보호, 형벌과 수강명령 등의 병과, 판결 전 조사

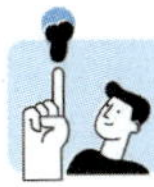

제 1 장 총 칙

제1조(목적)

이 법은 마약 · 향정신성의약품 · 대마 및 원료물질의 취급 · 관리를 적정하게 하고, 마약류 중독에 대한 치료 · 예방 등을 위하여 필요한 사항을 규정함으로써 그 오용 또는 남용으로 인한 보건상의 위해를 방지하여 국민보건 향상과 건강한 사회 조성에 이바지함을 목적으로 한다.

영 제1조(목적)

이 영은 「마약류 관리에 관한 법률」에서 위임된 사항과 그 시행에 필요한 사항을 규정함을 목적으로 한다.

규칙 제1조(목적)

이 규칙은 「마약류관리에 관한 법률」과 동법시행령에서 위임된 사항과 그 시행에 관하여 필요한 사항을 규정함을 목적으로 한다.

제2조(정의)

이 법에서 사용하는 용어의 뜻은 다음과 같다.

1. "마약류"란 마약 · 향정신성의약품 및 대마를 말한다.
2. "마약"이란 다음 각 목의 어느 하나에 해당하는 것을 말한다.
   가. 양귀비: 양귀비과의 파파베르 솜니페룸 엘(Papaver somniferum L.), 파파베르 세티게룸 디시(Papaver setigerum DC.) 또는 파파베르 브락테아툼(Papaver bracteatum)
   나. 아편: 양귀비의 액즙이 응결된 것과 이를 가공한 것. 다만, 의약품으로 가공한 것은 제외한다.
   다. 코카 잎[엽]: 코카 관목[: 에리드록시론속의 모든 식물을 말한다]의 잎. 다만, 엑고닌 · 코카인 및 엑고닌 알칼로이드 성분이 모두 제거된 잎은 제외한다.
   라. 양귀비, 아편 또는 코카 잎에서 추출되는 모든 알카로이드 및 그와 동일한 화학적 합성품으로서 대통령령으로 정하는 것
   마. 가목부터 라목까지에 규정된 것 외에 그와 동일하게 남용되거나 해독 작용을 일으킬 우려가 있는 화학적 합성품으로서 대통령령으로 정하는 것
   바. 가목부터 마목까지에 열거된 것을 함유하는 혼합물질 또는 혼합제제. 다만, 다른 약물이나 물질과 혼합되어 가목부터 마목까지에 열거된 것으로 다시 제조하거나 제제할 수 없고, 그것에 의하여 신체적 또는 정신적 의존성을 일으키지 아니하는 것으로서 총리령으로 정하는 것[이하 "한외마약"이라 한다]은 제외한다.
3. "향정신성의약품"이란 인간의 중추신경계에 작용하는 것으로서 이를 오용하거나 남용할 경우 인체에 심각한 위해가 있다고 인정되는 다음 각 목의 어느 하나에 해당하는 것으로서 대통령령으로 정하는 것을 말한다.
   가. 오용하거나 남용할 우려가 심하고 의료용으로 쓰이지 아니하며 안전성이 결여되어 있는 것으로서 이를 오용하거나 남용할 경우 심한 신체적 또는 정신적 의존성을 일으키는 약물 또는 이를 함유하는 물질
   나. 오용하거나 남용할 우려가 심하고 매우 제한된 의료용으로만 쓰이는 것으로서 이를 오용하거나 남용할 경우 심한 신체적 또는 정신적 의존성을 일으키는 약물 또는 이를 함유하는 물질
   다. 가목과 나목에 규정된 것보다 오용하거나 남용할 우려가 상대적으로 적고 의료용으로 쓰이는 것으로서 이를 오용하거나 남용할 경우 그리 심하지 아니한 신체적 의존성을 일으키거나 심한 정신적 의존성을 일으키는 약물 또는 이를 함유하는 물질
   라. 다목에 규정된 것보다 오용하거나 남용할 우려가 상대적으로 적고 의료용으로 쓰이는 것으로서 이를 오용하거나 남용할 경우 다목에 규정된 것보다 신체적 또는 정신적 의존성을 일으킬 우려가 적은 약물 또는 이를 함유하는 물질
   마. 가목부터 라목까지에 열거된 것을 함유하는 혼합물질 또는 혼합제제. 다만, 다른 약물 또는 물질과 혼합되어

가목부터 라목까지에 열거된 것으로 다시 제조하거나 제제할 수 없고, 그것에 의하여 신체적 또는 정신적 의존성을 일으키지 아니하는 것으로서 총리령으로 정하는 것은 제외한다.

4. "대마"란 다음 각 목의 어느 하나에 해당하는 것을 말한다. 다만, 대마초[칸나비스 사티바 엘(Cannabis sativa L)을 말한다. 이하 같다]의 종자·뿌리 및 성숙한 대마초의 줄기와 그 제품은 제외한다.
   가. 대마초와 그 수지
   나. 대마초 또는 그 수지를 원료로 하여 제조된 모든 제품
   다. 가목 또는 나목에 규정된 것과 동일한 화학적 합성품으로서 대통령령으로 정하는 것
   라. 가목부터 다목까지에 규정된 것을 함유하는 혼합물질 또는 혼합제제
5. "마약류취급자"란 다음 가목부터 사목까지의 어느 하나에 해당하는 자로서 이 법에 따라 허가 또는 지정을 받은 자와 아목 및 자목에 해당하는 자를 말한다.
   가. 마약류수출입업자: 마약 또는 향정신성의약품의 수출입을 업으로 하는 자
   나. 마약류제조업자: 마약 또는 향정신성의약품의 제조[제제 및 소분을 포함한다. 이하 같다]를 업으로 하는 자
   다. 마약류원료사용자: 한외마약 또는 의약품을 제조할 때 마약 또는 향정신성의약품을 원료로 사용하는 자
   라. 대마재배자: 섬유 또는 종자를 채취할 목적으로 대마초를 재배하는 자
   마. 마약류도매업자: 마약류소매업자, 마약류취급의료업자, 마약류관리자 또는 마약류취급학술연구자에게 마약 또는 향정신성의약품을 판매하는 것을 업으로 하는 자
   바. 마약류관리자: 「의료법」에 따른 의료기관(이하 "의료기관"이라 한다)에 종사하는 약사로서 그 의료기관에서 환자에게 투약하거나 투약하기 위하여 제공하는 마약 또는 향정신성의약품을 조제·수수하고 관리하는 책임을 진 자
   사. 마약류취급학술연구자: 학술연구를 위하여 마약 또는 향정신성의약품을 사용하거나, 대마초를 재배하거나 대마를 수입하여 사용하는 자
   아. 마약류소매업자: 「약사법」에 따라 등록한 약국개설자로서 마약류취급의료업자의 처방전에 따라 마약 또는 향정신성의약품을 조제하여 판매하는 것을 업으로 하는 자
   자. 마약류취급의료업자: 의료기관에서 의료에 종사하는 의사·치과의사·한의사 또는 「수의사법」에 따라 동물진료에 종사하는 수의사로서 의료나 동물 진료를 목적으로 마약 또는 향정신성의약품을 투약하거나 투약하기 위하여 제공하거나 마약 또는 향정신성의약품을 기재한 처방전을 발급하는 자
6. "원료물질"이란 마약류가 아닌 물질 중 마약 또는 향정신성의약품의 제조에 사용되는 물질로서 대통령령으로 정하는 것을 말한다.
7. "원료물질취급자"란 원료물질의 제조·수출입·매매에 종사하거나 이를 사용하는 자를 말한다.
8. "군수용마약류"란 국방부 및 그 직할 기관과 육군·해군·공군에서 관리하는 마약류를 말한다.
9. "치료보호"란 마약류 중독자의 마약류에 대한 정신적·신체적 의존성을 극복시키고 재발을 예방하여 건강한 사회인으로 복귀시키기 위한 입원 치료와 통원 치료를 말한다.

벌칙 ※ 3호가목, 나목, 다목, 라목=60조(10년 이하의 징역 또는 1억원 이하의 벌금), 58조(무기 또는 5년 이상의 징역)

영 제2조(마약 등)

① 「마약류 관리에 관한 법률」(이하 "법"이라 한다) 제2조제2호라목에 따른 마약은 별표 1과 같다.
② 법 제2조제2호마목에 따른 마약은 별표 2와 같다.
③ 법 제2조제3호가목부터 마목까지의 규정에 따른 향정신성의약품은 각각 별표 3부터 별표 7까지와 같다.
④ 법 제2조제4호다목에 따른 대마는 별표 7의2와 같다.
⑤ 법 제2조제6호에 따른 원료물질은 별표 8과 같다.

규칙 제2조(한외마약)

「마약류 관리에 관한 법률」(이하 "법"이라 한다) 제2조제2호바목 단서에 따른 한외마약은 다음 각호의 1에 해당하는 마약의 제제(주사제의 제제를 제외한다)로 한다.

1. 100그램당 코데인, 디히드로코데인 및 그 염류는 염기로서 1그램이하(수제인 경우에는 100밀리리터당 100밀리그램 이하)이고, 1회 용량이 코데인 및 그 염류는 염기로서 20밀리그램 이하, 디히드로코데인 및 그 염류는 염기로서 10밀리그램 이하이며, 마약성분외의 유효성분이 3종 이상 배합된 제제
2. 100밀리리터당 또는 100그램당 의료용 아편이 100밀리그램 이하이고, 동일한 양의 토근이 배합된 제제
3. 디펜옥시레이트가 염기로서 1회용량이 2.5밀리그램 이하이고, 당해 디펜옥시레이트 용량의 1퍼센트 이상에 해당하는 양의 아트로핀설페이트를 함유하는 제제
4. 디펜옥신 1회 용량이 0.5밀리그램 이하이고, 당해 디

펜옥신 용량의 5퍼센트이상에 해당하는 양의 아트로핀설페이트를 함유하는 제제
5. 마약류취급학술연구자가 학술연구목적에 사용하는 연구시험용 시약으로서 식품의약품안전처장이 인정한 제제

규칙 제3조(신체적 또는 정신적 의존성을 야기하지 아니하는 제제)

① 법 제2조제3호마목 단서에 따라 신체적 또는 정신적 의존성을 야기하지 아니하는 제제로 인정하는 기준은 다음 각 호와 같다. 다만, 법 제2조제3호나목에 해당하는 향정신성의약품을 함유한 제제는 제1호 내지 제3호의 요건에 해당하더라도 이를 신체적 또는 정신적의존성을 야기하는 제제로 본다.
1. 법 제2조제3호다목 또는 라목의 향정신성의약품이 복합제제의 주성분이 아니어야 하며, 향정신성의약품의 성분이 2종 이상 함유한 것이 아닐 것
2. 복합제제에 함유되는 향정신성의약품의 함량은 복합제제의 1일 복용량에 함유된 향정신성의약품의 양이 당해 향정신성의약품 제조품목허가시 허가된 1일 용량(이하 "허가용량"이라 한다)의 2분의 1 이하로 치료효과를 기대할 수 있는 양일 것
3. 향정신성의약품에 신경계 작용약물이 함유된 복합제제는 그 함유된 성분 상호간에 상승작용을 야기하지 아니할 것
4. 피라비탈, 알로피라비탈, 싸이크로피라비탈 등 바르비탈류의 분자화합물의 제제는 이에 함유된 바르비탈류의 용량을 계산하여 그 제제의 1일 복용량에 함유된 당해 성분의 함량이 각각 허가용량의 2분의 1 이하로서 치료효과를 기대할 수 있는 양일 것
5. 학술연구목적의 시약은 연구시험용으로 제조되고 단위당 함량이 1그램 이하일 것

② 제1항의 규정에 적합하여 신체적 또는 정신적 의존성을 야기하지 아니하는 제제로 인정받고자 하는 경우에는 당해 품목마다 별지 제1호서식에 의한 신청서(전자문서로 된 신청서를 포함한다)에 이를 입증하는 근거서류(전자문서를 포함한다)를 첨부하여 식품의약품안전처장에게 제출하여야 한다.

제2조의2(국가 등의 책임)

① 국가와 지방자치단체는 국민이 마약류 등을 남용하는 것을 예방하고, 마약류 중독자에 대한 치료보호와 사회복귀 촉진을 위하여 연구·조사 등 필요한 조치를 하고 재원 등을 마련하여야 한다.
② 국가와 지방자치단체는 「청소년 보호법」 제2조제1호의 청소년을 대상으로 한 마약류 중독 예방 교육(이하 "청소년 마약중독예방교육"이라 한다)을 실시하여야 한다.
③ 국가와 지방자치단체는 국민보건 향상과 건강한 사회 조성을 위하여 마약류 중독 등의 폐해 예방을 위한 홍보·교육·연구 등 필요한 조치를 하여야 한다.
④ 국가와 지방자치단체는 치료보호 또는 치료감호(「치료감호 등에 관한 법률」 제2조제1항제2호에 따른 치료감호대상자에 관한 경우로 한정한다)가 종료된 사람의 사회복귀 및 재활을 위한 사후관리체계를 구축하여야 한다. 〈신설 2024.10.22.〉
⑤ 국민은 마약류 중독자에 대하여 치료의 대상으로 인식하고 건강한 사회구성원으로 자립할 수 있도록 협조하여야 한다. 〈개정 2024.10.22.〉

제2조의3(마약류관리기본계획)

① 관계 중앙행정기관의 장은 5년마다 소관 마약류 관리에 관한 계획을 수립하여 국무총리에게 제출하여야 한다.
② 국무총리는 제1항에 따라 제출받은 관계 중앙행정기관의 마약류 관리에 관한 계획을 종합하여 제2조의4에 따른 마약류대책협의회의 협의·조정을 거쳐 마약류관리기본계획(이하 "기본계획"이라 한다)을 수립한 후 관계 중앙행정기관의 장에게 통보하여야 한다.
③ 기본계획에는 다음 각 호의 사항이 포함되어야 한다.
1. 마약류관리에 관한 기본목표 및 추진방향
2. 마약류관리에 관한 추진계획 및 추진방법
3. 마약류관리에 관한 관계 기관 및 단체의 역할과 협조에 필요한 사항
4. 그 밖에 마약류관리의 체계적·효율적 수행을 위하여 필요한 사항

③ 기본계획에는 다음 각 호의 사항이 포함되어야 한다. 〈개정 2025.4.1.〉 [시행일: 2025.10.2.]
1. 마약류 관리와 오남용 예방 및 마약류 중독자 관리에 관한 기본목표 및 추진방향
2. 마약류 관리와 오남용 예방 및 마약류 중독자 관리에 관한 추진계획 및 추진방법
3. 마약류 관리와 오남용 예방 및 마약류 중독자 관리에 관한 관계 기관 및 단체의 역할과 협조에 필요한 사항

4. 그 밖에 마약류 관리와 오남용 예방 및 마약류 중독자 관리의 체계적·효율적 수행을 위하여 필요한 사항

④ 관계 중앙행정기관의 장은 기본계획에 따라 매년 연도별 시행계획을 수립하여 국무총리에게 제출하고, 국무총리는 제출받은 관계 중앙행정기관의 시행계획을 종합하여 제2조의4에 따른 마약류대책협의회의 협의·조정을 거쳐 연도별 시행계획(이하 "시행계획"이라 한다)을 수립한 후 관계 중앙행정기관의 장에게 통보하여야 한다.

⑤ 국무총리 및 관계 중앙행정기관의 장은 기본계획이나 시행계획을 수립하고 추진하기 위하여 필요한 경우에는 관계 기관 및 단체의 장 등에게 자료의 제공 등을 요청할 수 있다. 이 경우 관계 기관이나 단체의 장 등은 특별한 사유가 없으면 이에 따라야 한다.

⑥ 그 밖에 기본계획 및 시행계획의 수립·시행에 필요한 사항은 대통령령으로 정한다.

영 제2조의2(마약류관리기본계획 및 시행계획)

① 관계 중앙행정기관의 장은 법 제2조의3제1항에 따라 소관 마약류 관리에 관한 계획을 수립하여 같은 조 제2항에 따른 마약류관리기본계획의 시행 전년도 6월 30일까지 국무총리에게 제출해야 한다.

② 관계 중앙행정기관의 장은 법 제2조의3제4항에 따라 다음 연도의 마약류 관리에 관한 시행계획을 수립하여 매년 11월 30일까지 국무총리에게 제출해야 한다.

제2조의4(마약류대책협의회)

① 마약류의 오남용을 방지하고 마약류 문제에 대응하기 위하여 국무총리 소속으로 마약류대책협의회(이하 "협의회"라 한다)를 둔다.

② 협의회는 다음 각 호의 사항을 협의·조정한다.

1. 기본계획과 시행계획의 수립·추진에 관한 사항
2. 마약류 관련 국내외 정보의 공유 및 관리, 국제협력·수사·단속·치료·재활·교육·홍보 등을 위한 관계 기관 및 단체의 협조에 관한 사항
3. 그 밖에 마약류와 관련하여 관계 기관 및 단체의 협의·조정이 필요한 사항

③ 협의회는 의장 1인을 포함한 20인 이내의 위원으로 구성한다.

④ 협의회의 의장은 국무조정실장으로 하고, 위원은 다음 각 호의 사람으로 한다. 이 경우 복수의 차관·차장 또는 상임위원이 있는 기관은 해당 기관의 장이 지명하는 차관·차장 또는 상임위원으로 한다.

1. 기획재정부차관·교육부차관·외교부차관·법무부차관·행정안전부차관·보건복지부차관·방송통신위원회상임위원·국가정보원차장·식품의약품안전처차장·대검찰청차장검사·관세청차장·경찰청차장·해양경찰청차장 및 국무조정실 사회조정실장
2. 그 밖에 대통령령으로 정하는 중앙행정기관의 고위공무원단에 속하는 공무원
3. 마약류와 관련하여 학계·언론계·기관·단체에 종사하는 등 마약류 관련 분야에 관한 학식과 경험이 풍부한 사람 중에서 의장이 위촉하는 사람

⑤ 협의회에 간사 2명을 둔다. 이 경우 간사는 국무조정실 및 식품의약품안전처 소속 고위공무원단에 속하는 공무원 중에서 의장이 지명하는 사람이 된다.

⑥ 협의회의 업무를 효율적으로 지원하기 위하여 협의회에 분과위원회 및 실무협의회를 둘 수 있다.

⑦ 협의회와 제6항에 따른 분과위원회 및 실무협의회의 구성 및 운영 등에 필요한 사항은 대통령령으로 정한다.

영 제2조의3(마약류대책협의회의 구성)

① 법 제2조의4제4항제2호에서 "대통령령으로 정하는 중앙행정기관의 고위공무원단에 속하는 공무원"이란 국립과학수사연구원의 원장을 말한다.

② 법 제2조의4제1항에 따른 마약류대책협의회(이하 "협의회"라 한다) 위원의 임기는 2년으로 하되, 연임할 수 있다. 다만, 공무원인 위원의 임기는 그 직위에 재직하는 기간 동안으로 한다.

③ 협의회의 의장은 법 제2조의4제4항제3호에 따라 위촉된 위원이 다음 각 호의 어느 하나에 해당하는 경우에는 해당 위원을 해촉할 수 있다.

1. 심신쇠약으로 직무를 수행할 수 없게 된 경우
2. 직무와 관련된 비위 사실이 있는 경우
3. 직무태만, 품위손상이나 그 밖의 사유로 위원으로 적합하지 않다고 인정되는 경우
4. 위원 스스로 직무를 수행하기 어렵다는 의사를 밝히는 경우

영 제2조의4(협의회의 운영)

① 협의회의 의장은 협의회를 대표하며, 협의회의 업무를 총괄한다.

② 협의회의 의장이 부득이한 사유로 직무를 수행할 수 없는 때에는 의장이 미리 지명한 위원이 그 직무를 대행한다.

③ 협의회의 회의는 의장이 필요하다고 인정하거나 재적위원 3분의 1 이상이 요구하는 경우 의장이 소집한다.

④ 협의회의 회의는 재적위원 과반수의 출석으로 개의하고, 출석위원 과반수의 찬성으로 의결한다.

⑤ 협의회는 업무를 수행하기 위하여 필요한 때에는 전문적인 지식과 경험이 있는 공무원 또는 관계 전문가를 참석하게 하여 의견을 듣거나 관계 기관·단체 등에 대하여 필요한 자료 또는 의견의 제출 등 필요한 협조를 요청할 수 있다.

⑥ 협의회에 출석한 위원 및 관계 전문가에 대하여는 예산의 범위에서 수당·여비 및 그 밖에 필요한 경비를 지급할 수 있다. 다만, 공무원이 그 소관 업무와 직접적으로 관련되어 협의회에 출석하는 경우에는 그렇지 않다.

영 제2조의5(실무협의회의 구성 및 운영)

① 법 제2조의4제6항에 따른 실무협의회(이하 "실무협의회"라 한다)는 의장 1명을 포함한 20명 이내의 위원으로 구성한다.

② 실무협의회의 의장은 국무조정실 사회조정실장이 된다.

③ 실무협의회의 위원은 다음 각 호의 사람이 된다.

1. 기획재정부·교육부·외교부·법무부·행정안전부·보건복지부·방송통신위원회·국가정보원·식품의약품안전처·대검찰청·관세청·경찰청·해양경찰청 및 국무조정실의 국장급 공무원 중 해당 기관의 장이 지명하는 사람
2. 마약류 관련 단체·연구기관 또는 학계·언론계에 종사하는 마약류 관련 전문가 중에서 협의회의 의장이 위촉하는 사람

④ 실무협의회 위원의 임기는 2년으로 하되, 연임할 수 있다. 다만, 공무원인 위원의 임기는 그 직위에 재직하는 기간 동안으로 한다.

⑤ 협의회 의장의 제3항제2호에 따라 위촉된 위원의 해촉에 관하여는 제2조의3제3항을 준용한다.

⑥ 실무협의회의 효율적인 운영을 위하여 실무협의회에 전문분야별로 다음 각 호의 실무분과협의회(이하 "실무분과협의회"라 한다)를 둘 수 있다.

1. 수사·단속·정보실무분과협의회
2. 치료·사회재활실무분과협의회
3. 예방·교육·홍보실무분과협의회

⑦ 실무협의회의 운영에 관하여는 제2조의4를 준용한다. 이 경우 "협의회"는 "실무협의회"로 본다.

영 제2조의6(운영세칙)

이 영에서 규정한 사항 외에 협의회, 실무협의회 및 실무분과협의회의 구성 및 운영에 필요한 사항은 협의회의 의결을 거쳐 의장이 정한다.

제2조의5(마약류 사건보도 권고기준 수립 및 준수 협조요청)

① 식품의약품안전처장은 마약류 사건보도로 인한 마약류사범 발생을 방지하기 위하여 대통령령으로 정하는 관계 중앙행정기관의 장과 협의하여 언론의 마약류 사건보도에 대한 권고기준을 수립하고 그 이행확보 방안을 마련하여야 한다.

② 식품의약품안전처장은 방송·신문·잡지 및 인터넷신문 등 언론에 대하여 제1항에 따른 마약류 사건보도에 대한 권고기준을 준수하도록 협조를 요청할 수 있다. 이 경우 언론은 협조요청을 적극 이행하도록 노력하여야 한다.

영 제2조의7(마약류 사건보도 권고기준 수립 시 협의 기관)

① 법 제2조의5제1항에서 "대통령령으로 정하는 관계 중앙행정기관의 장"이란 다음 각 호의 중앙행정기관의 장을 말한다.

1. 기획재정부장관
2. 교육부장관
3. 외교부장관
4. 법무부장관
5. 국방부장관
6. 행정안전부장관
7. 보건복지부장관
8. 여성가족부장관
9. 방송통신위원회위원장
10. 국무조정실장
11. 관세청장
12. 검찰총장
13. 병무청장
14. 경찰청장
15. 해양경찰청장

② 식품의약품안전처장은 법 제2조의5제1항에 따라 언론의 마약류 사건보도에 대한 권고기준을 수립하려는 경우 국가정보원장과 협의해야 한다.

[본조신설 2024.7.2.]

제2조의6(청소년 마약중독예방교육과 학교교육의 연계)

① 국가와 지방자치단체는 청소년 마약중독예방교육과 「교육기본법」에 따른 학교교육을 연계할 수 있도록 교육 콘텐츠 개발 등 필요한 시책을 대통령령으로 정하는 바에 따라 수립·시행하여야 한다.

② 국가와 지방자치단체는 제1항에 따른 시책을 수립할 때에는 미리 관계 기관과 협의하여야 하며, 전문가의 의견을 들어야 한다.

③ 제2항에 따른 협의를 요청받은 관계 기관은 특별한 사유가 없으면 이에 따라야 한다.

영 제2조의8(청소년 마약중독예방교육과 학교교육 연계)

국가와 지방자치단체는 법 제2조의6제1항에 따른 시책을 수립·시행하는 경우에는 다음 각 호의 사항을 포함해야 한다.

1. 법 제2조의2제2항에 따른 청소년 마약중독예방교육(이하 "청소년 마약중독예방교육"이라 한다)을 위한 교육 콘텐츠 개발 등 청소년 마약중독예방교육에 필요한 사항
2. 청소년 마약중독예방교육을 위한 전문가 육성, 온라인 교육 플랫폼의 활성화 등 청소년 마약중독예방교육과 「교육기본법」에 따른 학교교육(이하 "학교교육"이라 한다)을 연계하기 위한 기반 조성에 필요한 사항
3. 그 밖에 청소년 마약중독예방교육과 학교교육의 연계에 필요한 사항

제3조(일반 행위의 금지)

누구든지 다음 각 호의 어느 하나에 해당하는 행위를 하여서는 아니 된다. 〈개정 2025.4.1.〉

1. 이 법에 따르지 아니한 마약류의 사용
2. 마약의 원료가 되는 식물을 재배하거나 그 성분을 함유하는 원료·종자·종묘를 소지, 소유, 관리, 수출입, 수수, 매매 또는 매매의 유인·권유·알선을 하거나 그 성분을 추출하는 행위. 다만, 대통령령으로 정하는 바에 따라 식품의약품안전처장의 승인을 받은 경우는 제외한다.
3. 헤로인, 그 염류 또는 이를 함유하는 것을 소지, 소유, 관리, 수입, 제조, 매매, 매매의 유인·권유·알선, 수수, 운반, 사용, 투약하거나 투약하기 위하여 제공하는 행위. 다만, 대통령령으로 정하는 바에 따라 식품의약품안전처장의 승인을 받은 경우는 제외한다.
4. 마약 또는 향정신성의약품을 제조할 목적으로 원료물질을 제조, 수출입, 매매, 매매의 유인·권유·알선, 수수, 소지, 소유 또는 사용하는 행위. 다만, 대통령령으로 정하는 바에 따라 식품의약품안전처장의 승인을 받은 경우는 제외한다.
5. 제2조제3호가목의 향정신성의약품 또는 이를 함유하는 향정신성의약품을 소지, 소유, 사용, 관리, 수출입, 제조, 매매, 매매의 유인·권유·알선 또는 수수하는 행위. 다만, 대통령령으로 정하는 바에 따라 식품의약품안전처장의 승인을 받은 경우는 제외한다.
6. 제2조제3호가목의 향정신성의약품의 원료가 되는 식물 또는 버섯류에서 그 성분을 추출하거나 그 식물 또는 버섯류를 수출입, 매매, 매매의 유인·권유·알선, 수수, 흡연 또는 섭취하거나 흡연 또는 섭취할 목적으로 그 식물 또는 버섯류를 소지·소유하는 행위. 다만, 대통령령으로 정하는 바에 따라 식품의약품안전처장의 승인을 받은 경우는 제외한다.
7. 대마를 수출입·제조·매매하거나 매매를 유인·권유·알선하는 행위. 다만, 공무, 학술연구 또는 의료 목적을 위하여 대통령령으로 정하는 바에 따라 식품의약품안전처장의 승인을 받은 경우는 제외한다.
8. 삭제 〈2016.2.3.〉
9. 삭제 〈2016.2.3.〉
10. 다음 각 목의 어느 하나에 해당하는 행위
    가. 대마 또는 대마초 종자의 껍질을 흡연 또는 섭취하는 행위(제7호 단서에 따라 의료 목적으로 섭취하는 행위는 제외한다)
    나. 가목의 행위를 할 목적으로 대마, 대마초 종자 또는 대마초 종자의 껍질을 소지하는 행위
    다. 가목 또는 나목의 행위를 하려 한다는 정을 알면서 대마초 종자나 대마초 종자의 껍질을 매매하거나 매매를 유인·권유·알선하는 행위
11. 제4조제1항 또는 제1호부터 제10호까지의 규정에서 금지한 행위를 하기 위한 장소·시설·장비·자금 또는 운반 수단을 타인에게 제공하는 행위
12. 다음 각 목의 어느 하나에 해당하는 규정에서 금지하는 행위에 관한 정보를 타인에게 알리거나 제시하는 행위. 다만, 마약류 오남용 예방교육 등 공익적 목적인 경우는 제외한다.

가. 제1호부터 제11호까지의 규정
나. 제4조제1항 또는 제3항
다. 제5조제1항 또는 제2항
라. 제5조의2제5항

13. 타인에게 마약류의 투약, 흡연 또는 섭취를 유인 또는 권유하는 행위. 다만, 제18조제2항제1호 또는 제21조제2항에 따라 허가를 받은 마약 또는 향정신성의약품은 제외한다.

벌칙 ※ 2~7호=58조(무기 또는 5년 이상의 징역), 59조(1년 이상의 유기징역, 상습적이면 3년 이상의 유기징역), 7호(예비 또는 음모한 자)=59조(10년 이하의 징역), 1호·11호=60조(10년 이하의 징역 또는 1억원 이하의 벌금), 1호·2호·6호·10호=61조(5년 이하의 징역 또는 5천만원 이하의 벌금), 10호=58조의2(2년 이상의 유기징역, 상습적이면 3년 이상의 유기징역), 12호=62조(3년 이하의 징역 또는 3천만원 이하의 벌금), 제3조제13호=63조(2년 이하의 징역 또는 2천만원 이하의 벌금)

영 제3조(일반 행위 금지의 예외)

① 법 제3조제2호 단서, 제3호 단서 또는 제4호 단서에 따라 식품의약품안전처장으로부터 마약 또는 원료물질 등의 취급에 관한 승인을 받을 수 있는 경우는 다음 각 호와 같다.
1. 마약류취급학술연구자가 학술연구를 위하여 필요한 양만 취급하려는 경우
2. 공무상 필요에 따라 취급하려는 경우
3. 마약류제조업자 또는 「약사법」에 따른 의약품제조업자가 향정신성의약품의 품목허가를 받기 위한 시험제품을 제조하기 위하여 원료물질을 취급하려는 경우
4. 「대외무역법」 제2조제3호에 따른 무역거래자가 물품매도확약서를 발행하여 구매의 알선행위를 하는 경우
5. 제1호부터 제4호까지에 준하는 경우로서 마약 또는 원료물질 등을 취급할 필요가 있다고 식품의약품안전처장이 인정하는 경우

② 법 제3조제5호 단서 또는 제6호 단서에 따라 식품의약품안전처장으로부터 향정신성의약품 등의 취급에 관한 승인을 받을 수 있는 경우는 다음 각 호와 같다.
1. 마약류취급학술연구자가 학술연구를 위하여 필요한 양만 취급하려는 경우
2. 공무상 필요에 따라 취급하려는 경우
3. 마약류제조업자가 시험용으로 향정신성의약품을 필요로 하는 경우
4. 「대외무역법」 제2조제3호에 따른 무역거래자가 물품매도확약서를 발행하여 구매의 알선행위를 하는 경우
5. 제1호부터 제4호까지에 준하는 경우로서 향정신성의약품 등을 취급할 필요가 있다고 식품의약품안전처장이 인정하는 경우

③ 법 제3조제7호 단서에 따라 식품의약품안전처장으로부터 대마를 수출입·제조[제제 및 소분을 포함한다. 이하 같다]·매매하거나 매매를 알선하는 행위를 승인받을 수 있는 경우는 다음 각 호와 같다.
1. 공무상 마약류를 취급하는 공무원이 공무상 필요한 경우
2. 마약류취급학술연구자가 학술연구를 위하여 필요한 경우
3. 「약사법」 제91조에 따른 한국희귀·필수의약품센터(이하 이 조에서 "센터"라 한다)가 다음 각 목의 어느 하나에 해당하는 대마를 수입·매매하는 경우
가. 「약사법」 제91조제1항제3호에 따라 국민 보건상 긴급하게 도입할 필요가 있다고 식품의약품안전처장이 인정하는 의약품으로서의 대마
나. 국내에 대체 가능한 의약품이 없어 환자가 센터에 수입하여 판매할 것을 요청하는 의약품으로서의 대마
4. 환자가 질병의 치료를 위하여 제3호에 따라 센터가 수입하는 의약품으로서의 대마가 필요한 경우
5. 환자가 자가치료를 목적으로 의약품으로서의 대마를 휴대하고 출입국하는 경우

④ 제1항부터 제3항까지의 규정에 따른 승인신청에 필요한 사항은 총리령으로 정한다.

규칙 제4조(취급승인 신청)

「마약류 관리에 관한 법률 시행령」(이하 "영"이라 한다) 제3조에 따라 취급승인을 받으려는 자는 별지 제2호서식의 마약류·원료물질 취급승인 신청서(전자문서로 된 신청서를 포함한다)에 다음 각 호의 구분에 따른 서류(전자문서를 포함한다)를 첨부하여 식품의약품안전처장에게 제출해야 한다.
1. 영 제3조제1항, 제2항 및 제3항제1호부터 제3호까지에 해당하는 경우: 해당 자격을 증명하는 서류 사본 및 취급계획서
2. 영 제3조제3항제4호에 해당하는 경우: 국내 의료기관의 해당 질환 전문의가 발행한 다음 각 목의 서류
가. 진단서(의약품명, 1회 투약량, 1일 투약횟수, 총 투약일수, 용법 등이 명시된 것을 말한다. 이하 이 조 및 제5조에서 같다)
나. 진료기록
다. 국내 대체치료수단이 없다고 판단한 의학적 소견서
3. 영 제3조제3항제5호에 해당하는 경우: 다음 각 목의 서류
가. 출입국을 증명하는 서류 사본(식품의약품안전처장이 「전자정부법」 제36조제1항에 따른 행정정보의 공동이용을 통하여 첨부서류에 대한 정보를 확인할 수 있는 경우에는 그 확인으로 첨부서류를 갈음하며, 신청인이 확인에 동의하지 않는 경우에는 이를 제출해야 한다)
나. 휴대약품명, 휴대약품의 수량, 체류기간, 출입국의 목적 등을 기재한 서류
다. 국내외 의료기관의 의사가 발행한 진단서 또는 입국자의 경우 반출하려는 국가의 정부에서 발행한 자가치료 목적의 의약품으로서의 대마 반출승인서

제3조의2 [종전 제3조의2는 제2조의2로 이동 〈2011.6.7.〉]

제4조(마약류취급자가 아닌 자의 마약류 취급 금지)

① 마약류취급자가 아니면 다음 각 호의 어느 하나에 해당하는 행위를 하여서는 아니 된다. 〈개정 2025.4.1.〉

1. 마약 또는 향정신성의약품을 소지, 소유, 사용, 운반, 관리, 수입, 수출, 제조, 조제, 투약, 수수, 매매, 매매의 유인·권유·알선 또는 제공하는 행위
2. 대마를 재배·소지·소유·수수·운반·보관 또는 사용하는 행위
3. 마약 또는 향정신성의약품을 기재한 처방전을 발급하는 행위
4. 한외마약을 제조하는 행위

② 제1항에도 불구하고 다음 각 호의 어느 하나에 해당하는 경우에는 마약류취급자가 아닌 자도 마약류를 취급할 수 있다.

1. 이 법에 따라 마약 또는 향정신성의약품을 마약류취급의료업자로부터 투약받아 소지하는 경우
2. 이 법에 따라 마약 또는 향정신성의약품을 마약류소매업자로부터 구입하거나 양수하여 소지하는 경우
3. 이 법에 따라 마약류취급자를 위하여 마약류를 운반·보관·소지 또는 관리하는 경우
4. 공무상 마약류를 압류·수거 또는 몰수하여 관리하는 경우
5. 제13조에 따라 마약류 취급 자격 상실자 등이 마약류취급자에게 그 마약류를 인계하기 전까지 소지하는 경우
6. 제3조제7호 단서에 따라 의료 목적으로 사용하기 위하여 대마를 운반·보관 또는 소지하는 경우
7. 그 밖에 총리령으로 정하는 바에 따라 식품의약품안전처장의 승인을 받은 경우

③ 마약류취급자는 이 법에 따르지 아니하고는 마약류를 취급하여서는 아니 된다. 다만, 대통령령으로 정하는 바에 따라 식품의약품안전처장의 승인을 받은 경우에는 그러하지 아니하다.

④ 제2항제3호에 따라 대마를 운반·보관 또는 소지하려는 자는 특별자치시장·시장(「제주특별자치도 설치 및 국제자유도시 조성을 위한 특별법」에 따른 행정시장을 포함한다. 이하 같다)·군수 또는 구청장(자치구의 구청장을 말한다. 이하 같다)에게 신고하여야 한다. 이 경우 특별자치시장·시장·군수 또는 구청장은 그 신고 받은 내용을 검토하여 이 법에 적합하면 신고를 수리하여야 한다.

⑤ 제4항 전단에 따른 신고 절차 및 대마의 운반·보관 또는 소지 방법에 관하여 필요한 사항은 총리령으로 정한다.

벌칙 ※ ①=58조(무기 또는 5년 이상의 징역), 59조(1년 이상의 유기징역), ③=59조(1년 이상의 유기징역), 제58조의2(2년 이상 유기징역, 상습적이면 3년 이상의 유기징역), 60조(10년 이하의 징역 또는 1억원 이하의 벌금), 61조(5년 이하의 징역 또는 5천만원 이하의 벌금), ①, ③(대마제외)=59조(1년 이상의 유기징역, 상습적이면 3년 이상의 유기징역)

영 제4조(마약류취급자의 예외적인 마약류 취급)

① 법 제4조제3항 단서에 따라 마약류취급자가 식품의약품안전처장으로부터 마약류 취급에 관한 승인을 받을 수 있는 경우는 다음 각 호와 같다.

1. 마약류수출입업자·마약류제조업자·마약류원료사용자 또는 마약류취급학술연구자가 마약류 품질관리를 목적으로 취급하려는 경우
2. 마약류수출입업자·마약류제조업자·마약류원료사용자 또는 마약류취급학술연구자가 마약·향정신성의약품 또는 한외마약의 품목허가를 받기 위한 임상연구나 시험제품을 제조하기 위하여 취급하려는 경우
3. 제1호 및 제2호에 준하는 경우로서 마약류를 취급할 필요가 있다고 식품의약품안전처장이 인정하는 경우

② 제1항에 따른 승인신청에 필요한 사항은 총리령으로 정한다.

규칙 제5조(마약류취급자가 아닌 자의 마약류 취급)

① 법 제4조제2항제7호에 따라 마약류취급자가 아닌 자가 마약류를 취급할 수 있는 경우는 다음 각 호의 어느 하나와 같다.

1. 의약품제조업자 등이 마약·향정신성의약품 또는 한외마약의 품목허가를 받기 위한 임상연구나 시험제품을 제조하기 위하여 취급하는 경우

1의2. 법 제2조제3호마목 단서에 해당하는 제제가 포함된 의약품의 품목허가를 받거나 품목신고를 하기 위한 임상연구나 시험제품을 제조하기 위하여 취급하는 경우

2. 의약품제조업자 등이 품질관리를 목적으로 취급하는 경우

2의2. 의약품을 분류·포장하는 기계·기구 등을 제작하는 자가 시험제품을 제작하거나 제품의 성능을 시험하기 위하여 향정신성의약품을 취급하는 경우

3. 공무수행 또는 공무수행을 보조하기 위하여 부득이 마약류 취급을 필요로 하는 경우
4. 「대외무역법」에 의한 외국의 수출자의 위임을 받은 무역거래자가 물품매도확약서를 발행하여 마약류의 구매의 알선행위를 하는 경우

5. 도핑(doping) 검사 및 그 검사를 위한 시험을 목적으로 마약류 취급을 필요로 하는 경우
6. 자가치료를 목적으로 마약 또는 향정신성의약품을 휴대하고 출입국하는 경우
6의2. 국내에 대체치료수단이 없어 자가치료를 목적으로 한국희귀·필수의약품센터를 통하여 수입된 마약 또는 향정신성의약품을 취급하는 경우
7. 의료봉사 단체 또는 의료기관 등이 해외 의료봉사·원조·지원을 위하여 취급하는 경우
8. 「항공안전법」에 따른 구급의료용품 탑재 등 식품의약품안전처장이 필요하다고 인정하여 공고하는 경우

② 마약류취급자가 아닌 자가 제1항 각 호의 어느 하나에 해당되어 마약류 취급승인을 받으려는 경우에는 별지 제3호서식에 의한 신청서(전자문서로 된 신청서를 포함한다)에 다음 각 호의 구분에 따른 서류(전자문서를 포함한다)를 첨부하여 식품의약품안전처장에게 제출하여야 한다.
1. 제1항제1호, 제1호의2, 제2호, 제2호의2, 제3호부터 제5호까지 및 제8호에 해당하는 경우
가. 해당 자격을 증명하는 서류 사본
나. 취급계획서
2. 제1항제6호에 해당하는 경우
가. 출입국을 증명하는 서류 사본(식품의약품안전처장이 「전자정부법」 제36조제1항에 따른 행정정보의 공동이용을 통하여 첨부서류에 대한 정보를 확인할 수 있는 경우에는 그 확인으로 첨부서류를 갈음하되, 신청인이 확인에 동의하지 않는 경우에는 이를 제출하여야 한다)
나. 휴대약품명, 휴대약품의 수량, 체류기간, 출입국의 목적 등을 기재한 서류
다. 국내외 의료기관의 의사가 발행한 진단서 또는 입국자의 경우 반출하려는 국가의 정부에서 발행한 자가치료 목적의 마약 또는 향정신성의약품 반출승인서
2의2. 제1항제6호의2에 해당하는 경우: 국내 의료기관의 해당 질환 전문의가 발행한 다음 각 목의 서류
가. 진단서
나. 진료기록
다. 국내 대체치료수단이 없다고 판단한 의학적 소견서
3. 제1항제7호에 해당하는 경우: 해외 의료봉사·원조 또는 지원 목적임을 증명하는 서류로서 취급하려는 마약 또는 향정신성의약품의 품명, 수량 등이 기재된 해당 국가의 정부 또는 그 밖에 권한이 있는 기관이 발행한 서류

규칙 제6조(마약류취급자의 예외적인 취급승인 신청)

법 제4조제3항 단서, 제5조의2제6항제2호, 같은 법 시행령 제4조 및 제5조의3에 따라 마약류, 예고임시마약류 또는 임시마약류의 취급승인을 받으려는 자는 별지 제3호서식에 의한 신청서(전자문서로 된 신청서를 포함한다)에 그 자격을 증명하는 서류 사본(전자문서를 포함한다) 및 취급계획서(전자문서를 포함한다)를 첨부하여 식품의약품안전처장에게 제출하여야 한다.

규칙 제7조(대마의 운반·보관 등)

① 법 제4조제4항 전단에 따라 대마를 운반·보관 또는 소지하는 것을 신고하려는 자는 별지 제4호서식의 대마 운반·보관·소지 신고서(전자문서로 된 신고서를 포함한다)를 관할 특별자치시장·시장(「제주특별자치도 설치 및 국제자유도시 조성을 위한 특별법」에 따른 행정시장을 포함한다. 이하 같다)·군수 또는 구청장(자치구의 구청장을 말한다. 이하 같다)에게 제출하여야 한다.

② 제1항에 따라 신고를 한 자는 대마를 취급할 수 있는 자격이 있는 자에게 대마를 인계하기까지 신고서를 휴대하여야 하며, 관계공무원의 요구가 있는 때에는 이를 제시하여야 한다.

제5조(마약류 등의 취급 제한)

① 마약류취급자는 그 업무 외의 목적을 위하여 제4조제1항 각 호에 규정된 행위를 하여서는 아니 된다.

② 이 법에 따라 마약류 또는 임시마약류를 소지·소유·운반 또는 관리하는 자는 다른 목적을 위하여 이를 사용하여서는 아니 된다.

③ 식품의약품안전처장은 공익을 위하여 필요하다고 인정하는 때에는 다음 각 호의 어느 하나에 해당하는 경우 마약류(대마는 제외한다) 또는 임시마약류의 수입·수출·제조·판매 또는 사용을 금지 또는 제한하거나 그 밖의 필요한 조치를 할 수 있다.
1. 국내의 수요량 및 보유량을 고려하여 마약 또는 향정신성의약품을 제조·수입 또는 수출할 필요가 없다고 인정하는 경우
2. 이미 제조 또는 수입된 품종 또는 품목의 마약 또는 향정신성의약품과 동일한 품종 또는 품목의 마약 또는 향정신성의약품을 국내의 수급여건 등을 고려하여 다른 제조업자 또는 수입업자가 제조 또는 수입할 필요가 없다고 인정하는 경우
3. 마약류 품목허가증에 기재된 용량 이상의 마약 또는 향정신성의약품을 남용하였다고 인정하는 경우
4. 마약 또는 향정신성의약품에 대한 신체적·정신적 의존성을 야기하게 할 염려가 있을 정도로 마약 또는 향정신성의약품을 장기 또는 계속 투약하거나 투약하기 위하여 제공하는 경우

5. 그 밖에 대통령령으로 정하는 경우

벌칙 ※ ①, ②=60조(10년 이하의 징역 또는 1억원 이하의 벌금), 61조(5년 이하의 징역 또는 5천만원 이하의 벌금)

영 제5조(마약류 취급의 금지 및 제한)

① 법 제5조제3항제5호에서 "대통령령으로 정하는 경우"란 마약류 품목허가증에 기재된 용법, 효능·효과, 사용상의 주의사항을 벗어나 마약 또는 향정신성의약품을 처방·투약하거나 투약하기 위하여 제공하는 경우를 말한다. 다만, 환자의 치료를 위하여 사용이 필요하거나 의학적 타당성 등이 있다고 확인된 경우는 제외한다.

② 식품의약품안전처장은 법 제5조제3항에 따른 금지 등의 조치를 하는 경우에는 그 사실을 서면으로 알려야 한다.

③ 법 제5조제3항에 따른 조치의 세부기준은 식품의약품안전처장이 정하여 고시한다.

제5조의2(임시마약류 지정 등)

① 식품의약품안전처장은 마약류가 아닌 물질·약물·제제·제품 등(이하 이 조에서 "물질등"이라 한다) 중 오용 또는 남용으로 인한 보건상의 위해가 우려되어 긴급히 마약류에 준하여 취급·관리할 필요가 있다고 인정하는 물질등을 임시마약류로 지정할 수 있다. 이 경우 임시마약류는 다음 각 호에서 정하는 바와 같이 구분하여 지정한다.

1. 1군 임시마약류: 중추신경계에 작용하거나 마약류와 구조적·효과적 유사성을 지닌 물질로서 의존성을 유발하는 등 신체적·정신적 위해를 끼칠 가능성이 높은 물질
2. 2군 임시마약류: 의존성을 유발하는 등 신체적·정신적 위해를 끼칠 가능성이 있는 물질

② 제1항에도 불구하고 다음 각 호의 어느 하나에 해당하는 의약품은 임시마약류의 지정 대상에서 제외한다.

1. 「약사법」 제31조제2항 및 제3항에 따라 식품의약품안전처장으로부터 의약품 품목허가를 받거나 품목신고를 한 의약품
2. 「약사법」 제34조제1항에 따라 식품의약품안전처장으로부터 승인을 받은 임상시험용 의약품

③ 식품의약품안전처장이 임시마약류를 지정하려는 때에는 미리 대통령령으로 정하는 관계 기관과의 협의를 거쳐 다음 각 호의 사항을 1개월 이상 관보 및 인터넷 홈페이지에 예고하여야 하고, 임시마약류를 지정한 때에는 다음 제1호부터 제3호까지 및 제5호의 사항을 관보 및 인터넷 홈페이지에 공고하여야 한다.

1. 임시마약류의 지정 사유
2. 임시마약류의 명칭
3. 1군 임시마약류 또는 2군 임시마약류의 구분
4. 임시마약류 지정의 예고 기간 등 임시마약류의 지정 예고에 관한 사항
5. 임시마약류 지정 기간 등 임시마약류의 지정에 관한 사항

④ 제3항에 따라 지정 전에 예고한 임시마약류(이하 "예고임시마약류"라 한다)에 대한 효력은 임시마약류로 예고한 날부터 임시마약류 지정 공고 전날까지로 하며, 예고임시마약류를 임시마약류로 지정하려는 때에는 3년의 범위에서 기간을 정하여 지정하여야 한다. 다만, 마약류 지정을 검토할 필요가 있는 임시마약류에 대하여는 그 지정기간이 끝나기 전에 제3항에 따라 예고하여 임시마약류로 다시 지정할 수 있다.

⑤ 누구든지 예고임시마약류 또는 임시마약류에 대하여 다음 각 호의 어느 하나에 해당하는 행위를 하여서는 아니 된다. 〈개정 2025.4.1.〉

1. 재배·추출·제조·수출입하거나 그러할 목적으로 소지·소유
2. 매매·매매의 유인·권유·알선·수수·제공하거나 그러할 목적으로 소지·소유
3. 소지·소유·사용·운반·관리·투약·보관
4. 1군 또는 2군 임시마약류와 관련된 금지행위를 하기 위한 장소·시설·장비·자금 또는 운반 수단을 타인에게 제공

⑥ 제5항에도 불구하고 다음 각 호의 어느 하나에 해당하는 경우에는 예고임시마약류 또는 임시마약류를 취급할 수 있다.

1. 공무상 예고임시마약류 또는 임시마약류를 압류·수거 또는 몰수하여 관리하는 경우

2. 그 밖에 공무상 마약류를 취급하는 공무원 또는 마약류취급학술연구자가 대통령령으로 정하는 바에 따라 식품의약품안전처장의 승인을 받아 예고임시마약류 또는 임시마약류를 취급하는 경우

벌칙 ※ ⑤, ⑤항1호,2호=58조(무기 또는 5년 이상의 징역, 상습적이면 3년 이상의 유기징역), ⑤항3호=59조(1년 이상의 유기징역), ⑤항1호, 4호=60조(10년 이하의 징역 또는 1억원 이하의 벌금), ⑤항2~4호=61조(5년 이하의 징역 또는 5천만원 이하의 벌금)

과태료 ※ ⑤=69조(500만원 이하의 과태료)

영 제5조의2(임시마약류 지정 시 협의 기관)

법 제5조의2제3항 각 호 외의 부분에서 "대통령령으로 정하는 관계 기관"이란 교육부, 외교부, 법무부, 행정안전부, 보건복지부, 여성가족부, 국가정보원, 관세청, 검찰청, 경찰청, 해양경찰청, 그 밖에 식품의약품안전처장이 임시마약류 지정과 관련하여 협의할 필요가 있다고 인정하는 관계 기관을 말한다.

영 제5조의3(예고임시마약류 또는 임시마약류의 취급승인)

법 제5조의2제6항제2호에 따라 공무상 마약류를 취급하는 공무원 또는 마약류취급학술연구자가 예고임시마약류 또는 임시마약류를 취급하려는 경우에는 총리령으로 정하는 바에 따라 식품의약품안전처장의 승인을 받아야 한다.

제5조의3(마약류안전관리심의위원회)

① 다음 각 호의 사항을 심의하기 위하여 식품의약품안전처에 마약류안전관리심의위원회(이하 "심의위원회"라 한다)를 둔다.

1. 마약류의 오남용 방지를 위한 조치기준에 관한 사항
2. 마약류의 안전사용 기준에 관한 사항
3. 제11조의2제1항에 따른 마약류 통합정보의 제공 및 활용에 관한 사항
4. 그 밖에 식품의약품안전처장이 필요하다고 인정하는 사항

② 심의위원회는 위원장 1명을 포함하여 30명 이내의 위원으로 구성하며, 위원장은 식품의약품안전처 차장이 된다.

③ 위원은 다음 각 호의 어느 하나에 해당하는 사람 중에서 식품의약품안전처장이 임명하거나 위촉한다.

1. 마약류의 안전관리, 범죄수사 등의 업무를 담당하는 공무원
2. 마약류의 오남용 방지 분야의 전문지식을 가진 사람
3. 「비영리민간단체 지원법」 제2조에 따른 비영리민간단체가 추천하는 사람
4. 그 밖에 마약류 안전관리 또는 관련 법률에 관한 학식과 경험이 풍부한 사람

④ 그 밖에 심의위원회의 운영 등에 필요한 사항은 대통령령으로 정한다.

영 제5조의4(마약류안전관리심의위원회의 위원 임기)

법 제5조의3제1항에 따른 마약류안전관리심의위원회(이하 "심의위원회"라 한다)의 위원 임기는 다음 각 호의 구분에 따른다.

1. 법 제5조의3제3항제1호에 따라 임명되거나 위촉된 공무원위원: 같은 호에 따른 마약류의 안전관리 등의 업무를 담당하는 직위에 재직하는 기간
2. 법 제5조의3제3항제2호부터 제4호까지의 규정에 따라 위촉된 위원: 2년. 다만, 위원의 사임 등으로 새로 위촉된 위원의 임기는 전임위원 임기의 남은 기간으로 한다.

영 제5조의5(위원의 제척·기피·회피)

① 심의위원회의 위원이 다음 각 호의 어느 하나에 해당하는 경우에는 해당 심의위원회의 심의에서 제척된다.

1. 위원 또는 그 배우자나 배우자였던 사람이 해당 안건의 당사자(당사자가 법인·단체 등인 경우에는 그 임원 또는 직원을 포함한다. 이하 이 호 및 제2호에서 같다)이거나 그 안건의 당사자와 공동권리자 또는 공동의무자인 경우
2. 위원이 해당 안건의 당사자와 친족이거나 친족이었던 경우
3. 위원 또는 위원이 속한 법인·단체 등이 해당 안건에 대해 증언, 진술, 자문, 연구, 용역 또는 감정을 한 경우
4. 위원이나 위원이 속한 법인·단체 등이 해당 안건의 당사자의 대리인이거나 대리인이었던 경우
5. 위원이 해당 안건의 당사자인 법인·단체 등에서 최근 3년 이내에 임원 또는 직원으로 재직한 경우
6. 그 밖에 위원이 해당 안건과 직접적인 이해관계가 있는 등 심의위원회의 공정한 심의를 저해할 중대한 사유가 있다고 심의위원회의 위원장(이하 "위원장"이라 한다)이 인정하는 경우

② 당사자는 심의위원회의 위원에게 공정한 심의를 기대하기 어려운 사정이 있는 때에는 심의위원회에 서면으로 기피 신청을 할 수 있고, 심의위원회는 의결로 기피 여부를 결정한다. 이 경우 기피 신청의 대상인 위원은 그 의결에 참여하지 못한다.

③ 심의위원회의 위원이 제1항 각 호에 따른 제척사유에 해당하거나 본인에게 공정한 심의를 기대하기 어려운 사정이 있는

때에는 스스로 해당 안건의 심의에서 회피해야 한다.

영 제5조의6(위원의 해임 또는 해촉)

식품의약품안전처장은 심의위원회의 위원이 다음 각 호의 어느 하나에 해당하는 경우에는 해당 위원을 해임하거나 해촉할 수 있다.

1. 심신장애로 직무를 수행할 수 없게 된 경우
2. 직무와 관련된 비위사실이 있는 경우
3. 직무태만, 품위손상이나 그 밖의 사유로 위원으로 적합하지 않다고 인정되는 경우
4. 위원 스스로 직무를 수행하는 것이 곤란하다고 의사를 밝히는 경우
5. 제5조의5제1항 각 호에 따른 제척사유에 해당함에도 불구하고 같은 조 제3항에 따라 회피하지 않은 경우

영 제5조의7(심의위원회의 운영)

① 위원장은 심의위원회를 대표하고, 심의위원회의 사무를 총괄한다.

② 위원장이 부득이한 사유로 직무를 수행할 수 없는 때에는 위원장이 미리 지명한 위원이 그 직무를 대행한다.

③ 심의위원회의 회의는 재적위원 과반수의 출석으로 개의하고, 출석위원 3분의 2 이상의 찬성으로 의결한다.

④ 심의위원회의 사무를 처리하기 위해 심의위원회에 간사 1명을 두며, 간사는 식품의약품안전처 소속 공무원 중에서 식품의약품안전처장이 지명한다.

⑤ 심의위원회는 심의위원회의 심의를 위해 필요하다고 인정하는 경우에는 관계 행정기관, 공공기관, 법인·단체 또는 전문가 등에게 심의위원회의 회의 출석이나 의견 또는 자료의 제출 등을 요청할 수 있다.

영 제5조의8(심의위원회의 운영세칙)

제5조의4부터 제5조의7까지에서 규정한 사항 외에 심의위원회의 운영 등에 필요한 세부 사항은 식품의약품안전처장이 정한다.

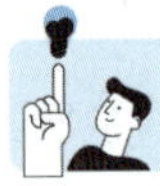

제 2 장 허가 등

제6조(마약류취급자의 허가 등)

① 마약류취급자가 되려는 다음 각 호의 어느 하나에 해당하는 자로서 총리령으로 정하는 바에 따라 제1호·제2호 및 제4호에 해당하는 자는 식품의약품안전처장의 허가를 받아야 하고, 제3호 및 제5호에 해당하는 자는 특별자치시장·시장·군수 또는 구청장의 허가를 받아야 한다. 허가받은 사항을 변경할 때에도 또한 같다.

1. 마약류수출입업자: 「약사법」에 따른 수입자로서 식품의약품안전처장에게 의약품 품목허가를 받거나 품목신고를 한 자
2. 마약류제조업자 및 마약류원료사용자: 「약사법」에 따라 의약품제조업의 허가를 받은 자
3. 마약류도매업자: 「약사법」에 따라 등록된 약국개설자 또는 의약품 도매상의 허가를 받은 자
4. 마약류취급학술연구자: 연구기관 및 학술기관 등에서 학술연구를 위하여 마약류의 사용을 필요로 하는 자
5. 대마재배자: 「농업·농촌 및 식품산업 기본법」 제3조제2호에 따른 농업인으로서 섬유나 종자를 채취할 목적으로 대마초를 재배하려는 자

② 마약류관리자가 되려면 마약류취급의료업자가 있는 의료기관에 종사하는 약사로서 총리령으로 정하는 바에 따라 특별자치시장·시장·군수 또는 구청장의 지정을 받아야 한다. 지정받은 사항을 변경할 때에도 또한 같다.

③ 다음 각 호의 어느 하나에 해당하는 사람은 마약류수출입업자, 마약류취급학술연구자 또는 대마재배자로 허가를 받을 수 없다. 〈개정 2024.10.22.〉

1. 피성년후견인, 피한정후견인 또는 미성년자
2. 「정신건강증진 및 정신질환자 복지서비스 지원에 관한 법률」 제3조제1호에 따른 정신질환자(정신건강의학과 전문의가 마약류에 관한 업무를 담당하는 것이 적합하다고 인정한 사람은 제외한다) 또는 마약류 중독자
3. 이 법이나 「약사법」·「의료법」·「보건범죄 단속에 관한 특별조치법」 또는 그 밖에 마약류 관련 법률을 위반한 죄를 범하여 금고 이상의 실형을 선고받고 그 집행이 끝나거나(집행이 끝난 것으로 보는 경우를 포함한다) 집행이 면제된 날부터 3년이 지나지 아니한 사람

4. 제3호의 죄를 범하여 금고 이상의 형의 집행유예를 선고받고 그 유예기간 중에 있는 사람

④ 제44조에 따라 마약류취급자의 허가 취소처분을 받고 2년이 지나지 아니한 자 또는 지정 취소처분을 받고 1년이 지나지 아니한 자에 대하여는 제1항이나 제2항에 따른 허가 또는 지정을 할 수 없다. 다만, 제3항제1호에 해당하여 허가 또는 지정이 취소된 경우는 제외한다.

벌칙 ※ ①=61조(5년 이하의 징역 또는 5천만원 이하의 벌금)

규칙 제8조(허가의 신청)

① 법 제6조제1항제1호 및 제2호에 따라 마약류수출입업자 · 마약류제조업자 또는 마약류원료사용자가 되려는 자는 별지 제5호서식의 허가신청서(전자문서로 된 신청서를 포함한다)를 식품의약품안전처장에게 제출하여야 한다. 이 경우 마약류수출입업자가 되려는 자는 법 제6조제3항제2호에 해당되지 아니함을 증명하는 의사의 진단서를 첨부하여야 한다.

② 제1항의 규정에 의하여 마약류수출입업자 · 마약류제조업자 또는 마약류원료사용자가 되고자 하는 자는 그 업종에 속하는 1개 이상의 품목별 허가나 신체적 또는 정신적 의존성을 야기하지 아니하는 제제로 인정받기 위한 신청을 제3조제2항, 제32조제1항 · 제2항에 따라 동시에 하여야 한다. 다만, 한국희귀 · 필수의약품센터가 환자의 자가치료를 목적으로 마약 또는 향정신성의약품을 수입하려는 경우에는 그러하지 아니하다.

③ 법 제6조제1항제3호에 따라 마약류도매업자가 되려는 자는 별지 제5호서식에 따른 허가신청서(전자문서로 된 신청서를 포함한다)에 약국개설등록증 사본 또는 의약품도매상허가증 사본을 첨부하여 특별자치시장 · 시장 · 군수 또는 구청장에게 제출해야 한다. 다만, 「약사법」에 따른 약국개설등록신청 또는 의약품도매상허가신청과 동시에 해당 신청서에 마약류도매업자가 되고자 하는 뜻을 분명히 기록한 경우에는 마약류도매업자허가신청서를 제출한 것으로 본다.

④ 법 제6조제1항제4호에 따라 마약류취급학술연구자가 되려는 자나 법 제6조의2제1항 전단에 따라 원료물질수출입업자 또는 원료물질제조업자(이하 "원료물질수출입업자등"이라 한다)가 되려는 자는 별지 제5호서식의 허가신청서(전자문서로 된 신청서를 포함한다)에 다음 각 호의 서류(전자문서를 포함한다)를 첨부하여 지방식품의약품안전청장에게 제출하여야 한다.

1. 법 제6조제3항제2호에 해당되지 아니함을 증명하는 의사의 진단서
2. 마약류의 사용을 필요로 하는 학술연구계획서(마약류취급학술연구자가 되려는 자만 해당한다)
3. 학술연구자의 자격에 관한 서류(마약류취급학술연구자가 되려는 자만 해당한다)
4. 취급하는 원료물질의 종류를 기재한 서류(원료물질수출입업자등이 되려는 자만 해당한다)

⑤ 법 제6조제1항제5호에 따라 대마재배자가 되려는 자는 별지 제6호서식에 따른 허가신청서(전자문서로 된 신청서를 포함한다)에 법 제6조제3항제2호에 해당되지 아니함을 증명하는 의사의 진단서를 첨부하여 특별자치시장 · 시장 · 군수 또는 구청장에게 제출하여야 한다.

⑥ 제1항 및 제4항에 따라 신청서를 제출받은 식품의약품안전처장 또는 지방식품의약품안전청장은 다음 각 호의 구분에 따라 해당하는 서류를 확인하여야 한다.

1. 법인인 경우: 「전자정부법」 제36조제1항에 따른 행정정보의 공동이용을 통한 법인 등기사항증명서
2. 마약류수출입업자가 되려는 자: 「의약품 등의 안전에 관한 규칙」 제59조에 따른 허가대장 또는 신고수리대장을 통한 수입품목허가(신고)증
3. 마약류제조업자 또는 마약류원료사용자가 되려는 자: 「의약품 등의 안전에 관한 규칙」 제13조제1항에 따른 허가대장을 통한 의약품제조업허가증

⑦ 법 제6조제1항 각 호 외의 부분 후단에 따른 마약류취급자 중 대마재배자의 허가사항의 변경허가는 재배지 · 재배면적 · 재배목적 또는 허가조건의 변경에 한한다.

⑧ 삭제 〈2008.10.31.〉

⑨ 제1항 또는 제4항에 따른 신청인이 외국인인 경우에는 법 제6조제3항 각 호에 해당하지 아니함을 확인할 수 있는 다음 각 호의 어느 하나에 해당하는 서류를 함께 제출하여야 한다.

1. 해당 국가의 정부 또는 그 밖에 권한이 있는 기관이 발행한 서류
2. 공증인이 공증한 신청인의 진술서로서 「재외공관 공증법」에 따라 해당 국가에 주재하는 대한민국 재외공관의 영사관이 확인한 서류. 다만, 「외국공문서에 대한 인증의 요구를 폐지하는 협약」을 체결한 국가의 경우에는 아포스티유(apostille)로 영사관의 확인을 대신할 수 있다.

규칙 제9조(허가증 교부)

제8조에 따라 식품의약품안전처장, 지방식품의약품안전청장 또는 특별자치시장 · 시장 · 군수 또는 구청장이 마약류취급자 또는 원료물질수출입업자등의 허가를 한 때에는 별지 제7호서식 또는 별지 제8호서식에 따른 허가증을 당해 신청인에게 교부해야 한다.

규칙 제10조(지정의 신청)

① 법 제6조제2항에 따라 마약류관리자의 지정을 받으려는 자는 별지 제5호서식에 의한 신청서(전자문서로 된 신청서를 포함한다)를 특별자치시장 · 시장 · 군수 · 구청장에게 제출해야 한다.

② 제1항에 따라 신청서를 제출받은 특별자치시장 · 시장 · 군수 또는 구청장은 「전자정부법」 제36조제1항에 따른 행정정보의 공동이용을 통해 약사면허증을 확인해야 한다. 다만, 신청인이 확인에 동의하지 않는 경우에는 그 사본을 첨부하게 해야 한다.

규칙 제11조(지정서 교부)

제10조에 따라 특별자치시장 · 시장 · 군수 또는 구청장은 마약

류관리자의 지정을 한 때에는 별지 제9호서식에 따른 지정서를 당해 신청인에게 교부해야 한다.

규칙 제12조(허가사항 또는 지정사항의 변경)

① 법 제6조제1항 각 호 외의 부분 후단, 같은 조 제2항 후단 또는 제6조의2제1항 후단에 따라 허가사항 또는 지정사항의 변경허가(지정)를 받으려는 자는 별지 제10호서식에 따른 신청서(전자문서로 된 신청서를 포함한다)에 그 변경을 증명하는 서류(전자문서를 포함한다)와 허가증 또는 지정서를 첨부하여 변경이 있는 날부터 20일 이내에 당해 식품의약품안전처장, 지방식품의약품안전청장 또는 특별자치시장·시장·군수 또는 구청장(이하 "허가관청"이라 한다)에게 제출해야 한다.

② 삭제 〈2008.10.31.〉

규칙 제13조(허가증 또는 지정서의 게시)

허가관청은 마약류취급자 및 원료물질수출입업자등으로 하여금 그 허가증 또는 지정서를 당해 업소안의 다른 사람이 보기 쉬운 곳에 게시하도록 할 수 있다.

제6조의2(원료물질의 수출입업 또는 제조업의 허가)

① 대통령령으로 정하는 원료물질의 수출입 또는 제조를 업으로 하려는 자는 총리령으로 정하는 바에 따라 식품의약품안전처장의 허가를 받아야 한다. 허가받은 사항을 변경할 때에도 또한 같다.

② 제6조제3항 각 호의 어느 하나에 해당하는 사람은 원료물질의 수출입업자 또는 제조업자로 허가받을 수 없다.

③ 원료물질의 수출입 또는 제조를 업으로 하려는 자의 허가 제한에 관하여는 제6조제4항을 준용한다.

벌칙 ※ ①=61조(5년 이하의 징역 또는 5천만원 이하의 벌금)

영 제6조(원료물질의 수출입업 또는 제조업의 허가)

법 제6조의2제1항 전단에서 "대통령령으로 정하는 원료물질"이란 별표 8 중 1군에 해당하는 원료물질을 말한

제7조(허가증 등의 발급과 등재)

① 제6조제1항·제2항이나 제6조의2제1항에 따라 허가 또는 지정을 하는 식품의약품안전처장, 특별자치시장·시장·군수 또는 구청장(이하 "허가관청"이라 한다)은 총리령으로 정하는 바에 따라 마약류취급자나 원료물질의 수출입업 또는 제조업 허가를 받은 자(이하 "원료물질수출입업자등"이라 한다) 명부에 그 내용을 기록하고 허가증 또는 지정서를 발급하여야 한다. 허가 또는 지정한 사항을 변경할 때에도 또한 같다.

② 제6조제1항·제2항이나 제6조의2제1항에 따라 허가 또는 지정받은 자가 그 허가증 또는 지정서를 잃어버렸거나 못쓰게 된 경우에는 총리령으로 정하는 바에 따라 재발급받아야 한다.

규칙 제14조(명부등재사항)

법 제7조제1항의 규정에 의하여 마약류취급자 또는 원료물질수출입업자등 명부에 등재하여야 하는 사항은 다음 각 호와 같다.

1. 허가의 경우
   가. 허가업소의 명칭 및 소재지
   나. 마약류취급자 또는 원료물질수출입업자등의 성명 및 주민등록번호(법인인 경우에는 그 대표자의 성명 및 주민등록번호)
   다. 허가종별 및 허가조건
   라. 허가번호 및 등재연월일
   마. 재배장소(대마재배자에 한한다)
2. 지정의 경우
   가. 의료기관의 명칭 및 소재지
   나. 의료기관개설자의 성명 및 주민등록번호(법인인 경우에는 그 대표자의 성명 및 주민등록번호)
   다. 마약류관리자의 성명 및 약사면허번호
   라. 지정조건
   마. 지정번호 및 등재연월일

규칙 제15조(허가증 또는 지정서의 재교부 신청)

① 법 제7조제2항의 규정에 의하여 허가증 또는 지정서를 재교부 받고자 하는 자는 그 사유가 발생한 날부터 20일 이내에 별지 제11호서식에 따른 신청서(전자문서로 된 신청서를 포함한다)에 허가증 또는 지정서를 첨부(허가증 또는 지정서를 못쓰게 된 경우로 한정한다)하여 당해 허가관청에 제출하여야 한다.

② 제1항의 규정에 의하여 허가증 또는 지정서의 재교부를 받은 후 잃어버린 허가증 또는 지정서를 발견한 때에는 지체없이 이를 당해 허가관청에 반납하여야 한다.

③ 삭제 〈2008.10.31.〉

제8조(허가증 등의 양도 금지와 폐업 등의 신고 등)

① 마약류취급자는 그 허가증 또는 지정서를 타인에게 빌려주거나 양도하여서는 아니 된다.

② 마약류취급자나 원료물질수출입업자등이 마약류의 취급 또는 원료물질의 수출입·제조에 관한 업무를 폐업 또는 휴업하거나 그 휴업한 업무를 다시 시작(이하 "폐업등"이라 한다)하려는 경우에는 총리령으로 정하는 바에 따라 해당 허가관청에 그 사실을 신고하여야 한다. 다만, 다음 각 호에 따라 폐업등을 신고한 경우에는 본문에 따라 폐업등을 신고한 것으로 본다.

1. 의료기관 개설자인 마약류취급의료업자가 「의료법」 제40조에 따라 의료업의 폐업등을 신고한 경우
2. 마약류소매업자가 「약사법」 제22조에 따라 약국의 폐업등을 신고한 경우

③ 마약류취급자나 원료물질수출입업자등이 다음 각 호의 어느 하나에 해당하게 되었을 때에는 각 호의 구분에 따른 자는 총리령으로 정하는 바에 따라 해당 허가관청에 그 사실 및 소지 마약류 또는 원료물질의 품명, 수량 등 총리령으로 정하는 사항을 신고하여야 한다.

1. 사망한 경우: 상속인(상속인이 분명하지 아니한 경우에는 그 상속재산의 관리인을 말한다. 이하 같다)
2. 피성년후견인 또는 피한정후견인이 된 경우: 후견인
3. 법인이 해산한 경우: 청산인
4. 학술연구를 마친 경우: 마약류취급학술연구자

④ 허가관청의 장은 제2항 각 호 외의 부분 본문 또는 제3항에 따른 신고를 받은 경우에는 그 내용을 검토하여 이 법에 적합하면 신고를 수리하여야 한다.

⑤ 제1항을 위반하였거나 제2항에 따른 폐업신고 또는 제3항에 따른 신고를 수리한 경우에는 해당 허가 또는 지정은 그 효력을 상실한다.

⑥ 허가관청은 제5항에 따라 마약류취급자 또는 원료물질수출입업자등의 허가 또는 지정의 효력이 상실되었거나 제44조에 따라 마약류취급자 또는 원료물질수출입업자등의 허가 또는 지정의 취소처분을 하거나 업무의 정지처분을 하였을 때에는 총리령으로 정하는 바에 따라 마약류취급자 또는 원료물질수출입업자등 명부에 그 사항을 기록하여야 한다.

벌칙 ※ ①=62조(3년 이하의 징역 또는 3천만원 이하의 벌금), 63조(2년 이하의 징역 또는 2천만원 이하의 벌금), ②, ③=64조(1년 이하의 징역 또는 1천만원 이하의 벌금)

과태료 ※ ②, ③=69조(500만원 이하의 과태료)

규칙 제16조(폐업 등의 신고)

① 법 제8조제2항의 규정에 따라 마약류취급자 또는 원료물질수출입업자등은 마약류 또는 원료물질의 취급에 관한 업무를 폐업 또는 휴업하거나 휴업한 업무를 재개한 때에는 그 사실이 발생한 날부터 20일 이내에 별지 제12호서식의 신고서(전자문서로 된 신고서를 포함한다)에 다음 각 호의 구분에 따른 서류를 첨부하여 허가관청에 제출하여야 한다.

1. 휴업 또는 업무 재개의 경우 : 제9조에 따른 마약류취급자 또는 원료물질수출입업자등 허가증
2. 폐업의 경우
   가. 제9조에 따른 마약류취급자 또는 원료물질수출입업자등 허가증
   나. 제34조에 따른 수출입·제조 품목 허가증

② 법 제8조제3항의 규정에 따라 마약류취급자 또는 원료물질수출입업자등의 상속인(상속인이 분명하지 아니한 경우에는 그 상속재산의 관리인을 말한다), 후견인 또는 청산인은 마약류취급자 또는 원료물질수출입업자등이 사망 또는 제한능력자가 되거나 법인이 해산한 때에, 마약류취급학술연구자는 학술연구를 종료한 때에 그 사실이 발생한 날부터 20일 이내에 별지 제13호서식의 신고서(전자문서로 된 신고서를 포함한다)를 허가관청에 제출하여야 한다.

규칙 제17조(허가증 등의 반납 등)

① 법 제8조제5항 및 법 제44조에 따라 마약류취급자 또는 원료물질수출입업자등이 허가 또는 지정의 효력 상실 또는 취소처분을 받았거나, 그 업무의 정지처분을 받은 때에는 그 효력이 상실되거나 그 처분을 받은 날부터 20일 이내에 마약류취급자 또는 원료물질수출입업자등의 허가증 또는 지정서를 해당 허가관청에 반납하여야 한다.

② 법 제8조제6항에 따라 해당 허가관청은 마약류취급자 또는 원료물질수출입업자등의 허가 또는 지정의 효력이 상실되었거나 마약류취급자 또는 원료물질수출입업자등의 허가 또는 지정을 취소하거나 그 업무의 정지를 한 때에는 마약류취급자 또는 원료물질수출입업자등 명부에 해당 처분에 관한 사항을 적어 넣어야 한다.

③ 허가관청은 법 제44조에 따라 취급업무의 정지를 한 때에는 마약류취급자 또는 원료물질수출입업자등의 허가증 또는 지정서의 이면에 처분의 요지와 업무정지기간을 적어 넣고 허가증 또는 지정서를 해당 마약류취급자 또는 원료물질수출입업자등에게 되돌려 주어야 한다.

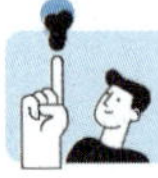

제 3 장 마약류의 관리

제9조(수수 등의 제한)

① 마약류취급자 또는 마약류취급승인자(제3조제2호부터 제7호까지 또는 제4조제2항제7호에 따라 마약류 취급의 승인을 받은 자를 말한다. 이하 같다)는 마약류취급자 또는 마약류취급승인자가 아닌 자로부터 마약류를 양수할 수 없다. 다만, 제13조에 따라 허가관청의 승인을 받은 경우에는 그러하지 아니하다.

② 마약류취급자 또는 마약류취급승인자는 이 법에서 정한 경우 외에는 마약류를 양도할 수 없다. 다만, 다음 각 호의 어느 하나에 해당하는 경우에는 그러하지 아니하다.

1. 다음 각 목의 어느 하나에 해당하여 식품의약품안전처장의 승인을 받은 경우
   가. 품목허가가 취소되어 소지·소유 또는 관리하는 마약 및 향정신성의약품을 다른 마약류취급자에게 양도하려는 경우
   나. 마약류취급학술연구자, 마약류취급승인자(제57조의2제2호에 해당하는 자는 제외한다) 또는 제4조제3항 단서에 따라 승인을 받은 마약류취급자에게 마약류를 양도하려는 경우
2. 소유 또는 관리하던 마약 및 향정신성의약품을 사용중단 등의 사유로 원소유자 등인 마약류취급자·마약류취급승인자 또는 외국의 원소유자 등에게 반품하려는 경우
3. 「약사법」 제91조에 따른 한국희귀·필수의약품센터가 제57조의2제2호에 해당하는 마약류취급승인자에게 마약류를 양도하려는 경우

③ 마약류제조업자, 마약류원료사용자 또는 마약류취급학술연구자가 다른 마약류제조업자, 마약류원료사용자 또는 마약류취급학술연구자에게 마약류(제제는 제외한다)를 양도하려면 총리령으로 정하는 바에 따라 식품의약품안전처장의 승인을 받아야 한다.

벌칙 ※ ①=60조(10년 이하의 징역 또는 1억원 이하의 벌금), 61조(5년 이하의 징역 또는 5천만원 이하의 벌금), ②, ③=62조(3년 이하의 징역 또는 3천만원 이하의 벌금), ②=63조(2년 이하의 징역 또는 2천만원 이하의 벌금)

규칙 제18조(마약류 양도승인의 신청)

법 제9조제2항제1호 및 같은 조 제3항에 따라 마약류의 양도승인을 받으려는 자는 별지 제14호서식의 신청서(전자문서로 된 신청서를 포함한다)에 양도계약서를 첨부하여 지방식품의약품안전청장에게 제출해야 한다.

제10조 삭제 〈2015.5.18.〉

제11조(마약류 취급의 보고)

① **마약류취급자 또는 마약류취급승인자는 수출입·제조·판매·양수·양도·구입·사용·폐기·조제·투약하거나 투약하기 위하여 제공 또는 학술연구를 위하여 사용한 마약 또는 향정신성의약품의 품명·수량·취급연월일·구입처·재고량·일련번호와 상대방(마약 또는 향정신성의약품의 조제 또는 투약의 대상이 동물인 경우에는 그 소유자 또는 관리자를 말한다)의 성명 등에 관한 사항을 식품의약품안전처장에게 보고하여야 한다.** 이 경우 마약류취급자 또는 마약류취급승인자가 마약류 취급의 상대방일 때에는 취급범위, 허가·승인번호 및 허가·취급승인일을 함께 보고하여야 한다.

② 마약류취급의료업자와 마약류소매업자는 제1항에서 정한 사항 외에 다음 각 호의 사항을 식품의약품안전처장에게 보고하여야 한다.

1. 마약 또는 향정신성의약품을 조제 또는 투약 받거나 투약하기 위하여 제공받은 환자의 주민등록번호(외국인인 경우에는 여권번호 또는 외국인 등록번호를 말한다. 이하 같다) 및 「통계법」 제22조제1항 전단에 따라 작성·고시

된 한국표준질병·사인분류에 따른 질병분류기호(마약 또는 향정신성의약품의 조제 또는 투약의 대상이 동물인 경우에는 그 종류, 질병명과 소유자 또는 관리자의 주민등록번호를 말한다)

2. 마약 또는 향정신성의약품을 투약하거나 투약하기 위하여 제공하거나 제32조제2항에 따라 이를 기재한 처방전을 발급한 자의 업소명칭, 성명 및 면허번호

③ **마약류관리자가 있는 의료기관의 경우 그 의료기관에서 마약류취급의료업자 또는 마약류관리자가 투약하거나 투약하기 위하여 제공하는 마약 또는 향정신성의약품에 대하여는 제1항과 제2항에도 불구하고 해당 마약류관리자가 식품의약품안전처장에게 보고하여야 한다.**

④ 제2항에도 불구하고 마약류취급의료업자 또는 마약류소매업자가 조제·투약보고를 하는 경우로서 다음 각 호의 어느 하나에 해당하는 경우에는 해당 정보를 식품의약품안전처장에게 보고하지 아니할 수 있다.

1. 처방전에 질병분류기호 또는 질병명이 기재되지 아니한 경우: 해당 질병분류기호 또는 질병명(마약류소매업자에 한정한다)
2. 수의사가 동물진료를 목적으로 마약 또는 향정신성의약품의 투약을 동물병원 내에서 완료한 경우: 해당 동물의 소유자 또는 관리자의 주민등록번호
3. 국가안전보장에 관련된 정보 및 보안을 위하여 처방전을 공개할 수 없는 경우: 해당 환자 또는 처방의사의 성명이나 환자의 주민등록번호

⑤ 제1항부터 제3항까지의 규정에 따른 보고사항을 변경하고자 하는 때에는 변경보고를 하여야 한다.

⑥ 제1항부터 제3항까지의 규정에 따른 보고 대상·절차·시기 등 및 제5항에 따른 변경보고 등에 필요한 사항은 총리령으로 정한다.

벌칙 ※ ①~③, ⑤=63조(2년 이하의 징역 또는 2천만원 이하의 벌금), 64조(1년 이하의 징역 또는 1천만원 이하의 벌금)

과태료 ※ ①~③, ⑤=69조(500만원 이하의 과태료)

규칙 제21조(마약류 취급의 보고 등)

① 마약류취급자 또는 법 제9조제1항 본문에 따른 마약류취급승인자(법 제3조제2호부터 제7호까지 또는 법 제4조제2항 제7호에 따라 마약류 취급의 승인을 받은 자를 말한다. 이하 같다)는 수출입·제조·판매·양수·양도·구입·사용·폐기·조제·투약하거나 투약하기 위하여 제공 또는 학술연구를 위하여 사용한 마약 또는 향정신성의약품에 관한 사항을 다음 각 호의 구분에 따라 법 제11조의3제1항에 따른 마약류통합관리시스템(이하 "마약류통합관리시스템"이라 한다)을 통하여 식품의약품안전처장에게 보고하여야 한다. 보고사항을 변경할 때에도 또한 같다.

1. 마약류취급자(마약류원료사용자·마약류취급학술연구자 및 법 제4조제3항 단서에 따른 승인을 받은 마약류취급자가 그 승인받은 마약 또는 향정신성의약품을 취급하는 경우는 제외한다)가 다음 각 목의 마약 또는 향정신성의약품을 취급한 경우에는 그 취급한 날부터 7일 이내(취급당일, 공휴일 및 토요일은 산입하지 아니한다. 이하 이 조에서 같다)에 보고할 것. 다만, 전산 장애 등 그 밖의 불가피한 사유가 있는 경우 그 사유가 해소된 날부터 3일 이내에 보고하여야 한다.
   가. 제32조제1항제1호에 따라 품목허가를 받은 마약
   나. 제32조제1항제1호에 따라 품목허가를 받은 향정신성의약품 중 식품의약품안전처장이 공고한 향정신성의약품
2. 마약류취급자(마약류원료사용자·마약류취급학술연구자 및 법 제4조제3항 단서에 따른 승인을 받은 마약류취급자가 그 승인받은 마약 또는 향정신성의약품을 취급하는 경우는 제외한다)가 다음 각 목의 마약 또는 향정신성의약품을 취급한 경우에는 그 취급한 달의 다음 달 10일까지(보고 기일이 토요일 또는 공휴일인 경우에는 다음 날을 기한으로 한다. 이하 같다) 보고할 것. 다만, 제조·수입·수출한 경우 그 취급한 날부터 10일 이내에 보고하여야 한다.
   가. 제32조제1항제1호에 따라 품목허가를 받은 향정신성의약품. 다만, 제1호나목에 따라 식품의약품안전처장이 공고한 향정신성의약품은 제외한다.
   나. 제32조제1항제2호에 따라 품목허가를 받은 마약 또는 향정신성의약품
   다. 제32조제1항에 따른 품목허가를 받지 아니한 마약 또는 향정신성의약품
3. 마약류원료사용자, 마약류취급학술연구자, 법 제4조제3항 단서에 따른 승인을 받은 마약류취급자(그 승인받은 마약 또는 향정신성의약품을 취급하는 경우만 해당한다) 및 마약류취급승인자가 마약 또는 향정신성의약품을 취급한 경우에는 그 취급한 달의 다음 달 10일까지 보고할 것. 다만, 다음 각 목에 따른 목적으로 사용되는 마약류에 대한 보고는 다음 각 목의 구분에 따라 규정된 달의 다음 달 10일까지 한꺼번에 보고할 수 있다.
   가. 해외봉사·원조·지원을 목적으로 마약 또는 향정신성의약품을 사용한 경우: 해당 해외봉사·원조·지원 등을 종료한 달
   나. 품질관리를 목적으로 마약 또는 향정신성의약품을 사용하고 그 상세사용내역을 「의약품 등의 안전에 관한 규칙」 별표 1부터 별표 3까지에 따라 기록·보관한 경우: 그 마약 또는 향정신성의약품의 포장단위별로 사용이 종료된 달

다. 도핑검사 및 그 검사를 위한 시험을 목적으로 마약 또는 향정신성의약품을 사용한 경우: 포장단위별로 사용이 종료된 달

4. 제1호부터 제3호까지의 규정에도 불구하고 마약류취급의료업자, 마약류관리자, 마약류취급학술연구자, 법 제4조제3항 단서에 따라 승인을 받은 마약류취급자 및 마약류취급승인자가 「약사법」 제2조제15호에 따른 임상시험을 목적으로 마약 또는 향정신성의약품을 사용한 경우에는 해당 임상시험을 종료한 달의 다음 달 10일까지 보고할 것

② 법 제35조제2항 및 제3항에 따라 작성 · 보존하여야 하는 장부는 별지 제23호서식과 같다.

③ 영 제12조의2제2호에 따른 점검부는 별지 제24호서식과 같다.

④ 마약류취급학술연구자는 제2항에 따른 기록을 「전자서명법」에 따른 전자문서로 작성 · 보관할 수 있다.

⑤ 제1항에 따른 보고를 하려는 자는 다음 각 호의 구분에 따른 서식을 작성하여 식품의약품안전처장에게 제출해야 한다. 〈개정 2019.3.12.〉

1. 마약류수출입업자의 수출입 보고: 별지 제19호서식
2. 마약류제조업자의 제조 보고: 별지 제19호의2서식
3. 마약류 제조 위 · 수탁자 간 입출고 상황 보고: 별지 제19호의3서식
4. 마약류취급자 · 마약류취급승인자의 구입 · 판매 · 양도 · 양수 보고: 별지 제19호의4서식
5. 마약류원료사용자의 원료사용 보고: 별지 제19호의5서식
6. 마약류취급자(마약류도매업자 · 마약류소매업자는 제외한다) · 마약류취급승인자의 마약류 사용 보고: 별지 제19호의6서식
7. 마약류소매업자 · 마약류취급의료업자 · 마약류관리자의 조제 또는 투약 보고: 별지 제19호의7서식. 다만, 마약류관리자가 조제 보고를 하고 그 마약류 투약 기록을 확인할 수 있는 때에는 투약 보고를 한 것으로 본다.
8. 마약류취급자 · 마약류취급승인자의 폐기 보고: 별지 제19호의8서식

⑥ 제1항에 따라 보고한 사항에 변경이 있을 때에는 제1항 각 호에서 정한 보고기한 종료일부터 14일 이내에 별지 제19호의9서식에 따라 변경 보고를 하여야 한다.

⑦ 제1항부터 제6항까지의 마약류 취급관련 정보는 실제로 취급하거나 소지하는 제품정보와 일치하여야 하며, 마약류취급자 및 마약류취급승인자는 일치여부 확인 등 필요한 조치를 하여야 한다.

제11조의2(마약류통합정보관리센터)

① 식품의약품안전처장은 제11조에 따라 보고받거나 제13조제2항에 따라 통지받은 정보(이하 "마약류 통합정보"라 한다) 등을 효과적으로 관리하기 위하여 대통령령으로 정하는 바에 따라 관계 전문기관을 마약류통합정보관리센터(이하 "통합정보센터"라 한다)로 지정하여 다음 각 호의 업무를 위탁할 수 있다. 〈개정 2025.3.18.〉

1. 마약류 통합정보의 수집 · 조사 · 이용 및 제공에 관한 사항
2. 마약류 통합정보 관리를 위한 계획의 수립 및 시행에 관한 사항
3. 제11조에 따른 마약류 취급 보고에 관한 교육 및 홍보에 관한 사항
4. 마약류 통합정보의 표준화 및 활용에 관한 연구 · 조사 및 교육에 관한 사항
5. 제11조의3에 따른 마약류통합관리시스템의 구축 및 운영에 관한 사항
6. 제11조의3에 따른 마약류통합관리시스템과의 연계 사용을 위한 외부 소프트웨어의 기능 검사, 지원 및 결과 공개에 관한 사항
7. 그 밖에 마약류의 통합정보 관리에 관하여 총리령으로 정하는 사항

② 통합정보센터의 장은 국가, 지방자치단체, 공공기관, 마약류취급자 및 마약류취급승인자 등을 대상으로 보고받은 정보의 진위 여부를 확인하는 등 제1항에 따른 업무를 수행하거나 마약류 오남용을 분석하는 데 필요한 경우에 한하여 그 업무와 관련성이 있는 「주민등록법」 제30조제1항에 따른 주민등록전산정보자료, 「가족관계의 등록 등에 관한 법률」 제11조제4항에 따른 전산정보자료, 출입국관리기록, 진료기록, 의약품공급기록 등의 자료로서 대통령령으로 정하는 자료[개인정보(「개인정보 보호법」 제2조제1호에 따른 개인정보를 말한다. 이하 같다)를 포함한다]를 제공하도록 요청할 수 있다. 이 경우 요청을 받은 자는 정당한 사유가 없으면 이에 따라야 하며, 통합정보센터의 장에게 제공하는 자료에 대하여는 사용료 또는 수수료 등을 면제한다.

③ 식품의약품안전처장과 통합정보센터의 장은 제11조에 따라 보고된 정보나 제2항에 따라 제공받은 자료와 정보를 철저히 관리하여야 한다.

④ 식품의약품안전처장은 통합정보센터의 장에게 마약 또는 향정신성의약품의 취급 및 관리 현황 등에 대하여 보고하게 할 수 있다.

⑤ 식품의약품안전처장은 통합정보센터의 운영 등에 사용되는 비용의 전부 또는 일부를 지원할 수 있다.

⑥ 제1항제6호에 따른 외부 소프트웨어의 기능 검사에 필요한 구체적인 방법 및 기준은 식품의약품안전처장이 정하여 고시한다.
⑦ 그 밖에 통합정보센터의 운영 등에 필요한 사항은 대통령령으로 정한다.

영 제8조(마약류통합정보관리센터의 지정 등)

① 식품의약품안전처장은 법 제11조의2제1항에 따라 「약사법」 제68조의3제1항에 따른 한국의약품안전관리원(이하 "한국의약품안전관리원"이라 한다)을 마약류통합정보관리센터(이하 "통합정보센터"라 한다)로 지정하고, 법 제11조의2제1항 각 호의 업무를 위탁한다.
② 통합정보센터의 장은 매 회계연도 시작 전까지 다음 연도의 사업계획서와 다음 각 호의 서류를 첨부한 예산서를 이사회에서 의결한 후 식품의약품안전처장의 승인을 받아야 한다. 사업계획서와 예산서를 변경하는 경우에도 또한 같다.
1. 추정재무상태표
2. 추정손익계산서
3. 자금의 수입·지출 계획서

영 제8조의2(통합정보센터의 업무수행 등을 위한 요청 자료의 범위)

법 제11조의2제2항 전단에서 "대통령령으로 정하는 자료"란 다음 각 호의 자료를 말한다. 〈개정 2025.2.6.〉
1. 「주민등록법」 제30조제1항에 따른 주민등록전산정보자료
2. 「가족관계의 등록 등에 관한 법률」 제11조제4항에 따른 전산정보자료
3. 「출입국관리법」에 따른 다음 각 목의 자료
가. 「출입국관리법」 제3조·제6조·제12조 및 제28조에 따른 출입국 기록에 관한 자료
나. 「출입국관리법」 제31조 및 제32조에 따른 외국인등록사항(외국인등록번호를 포함한다)에 관한 자료
4. 「재외동포의 출입국과 법적 지위에 관한 법률」 제6조에 따른 국내거소신고사항(국내거소신고번호 및 거주국에 관한 사항을 포함한다)에 관한 자료
5. 「의료법」에 따른 다음 각 목의 자료
가. 「의료법」 제11조제2항에 따라 의사·치과의사·한의사의 면허에 관한 사항을 등록한 등록대장
나. 「의료법」 제18조제1항에 따른 처방전
다. 「의료법」 제22조제1항에 따른 진료기록부 또는 같은 법 제23조제1항에 따른 진료기록부에 대한 전자의무기록(진료를 받은 사람의 인적사항, 주된 증상 및 치료 내용에 관한 사항만 해당한다)
라. 「의료법」 제65조 및 제66조에 따른 의사·치과의사·한의사의 면허취소 및 자격정지 등의 행정처분에 관한 자료
5의2. 「국민건강보험법」에 따른 다음 각 목의 자료
가. 「국민건강보험법」 제43조에 따른 요양기관의 시설·장비 및 인력에 관한 자료
나. 「국민건강보험법」 제47조에 따른 요양급여비용의 청구와 지급에 관한 정보 중 진료이력, 투약정보, 상병 내역 및 요양기관의 명칭에 관한 자료
5의3. 「의료급여법」 제11조에 따른 급여비용의 청구와 지급에 관한 정보 중 진료이력, 투약정보, 상병내역 및 의료급여기관의 명칭에 관한 자료
5의4. 「형의 집행 및 수용자의 처우에 관한 법률」 제36조제1항에 따른 수용자의 치료 관련 기록에 관한 자료
5의5. 「형의 실효 등에 관한 법률」 제2조제5호에 따른 범죄경력자료 중 마약류 투약 관련 범죄경력에 관한 자료
6. 「약사법」에 따른 다음 각 목의 자료
가. 「약사법」 제6조제1항에 따라 약사·한약사의 면허에 관한 사항을 등록한 등록대장
나. 「약사법」 제23조의3제1항에 따른 의약품안전사용정보시스템을 활용한 의약품정보의 확인에 관한 자료
다. 「약사법」 제29조에 따라 보존하고 있는 처방전
라. 「약사법」 제30조제1항에 따른 조제기록부(환자의 인적사항, 처방 약품명, 처방 일수 및 조제 내용에 관한 사항만 해당한다)
마. 「약사법」 제47조의3제2항 본문에 따른 의약품(마약류만 해당한다)의 공급 내역에 관한 자료
바. 「약사법」 제79조에 따른 약사·한약사의 면허취소 및 자격정지 등의 행정처분에 관한 자료
7. 「수의사법」에 따른 다음 각 목의 자료
가. 「수의사법」 제6조제1항에 따라 수의사의 면허에 관한 사항을 등록한 면허대장
나. 「수의사법」 제12조의2제1항에 따른 처방전
다. 「수의사법」 제13조제1항에 따른 진료부(동물의 소유자·관리인의 성명·주소, 병명, 주요 증상 및 사용한 마약·향정신성의약품의 품명·수량에 관한 사항만 해당한다)
라. 「수의사법」 제32조에 따른 수의사의 면허취소 및 효력정지 등의 행정처분에 관한 자료
8. 「관세법」 제241조제1항에 따른 물품(마약류만 해당한다)의 수출·수입 또는 반송의 신고에 관한 자료

규칙 제22조의2(마약류통합정보관리센터의 업무)

법 제11조의2제1항제7호에서 "총리령으로 정하는 사항"이란 다음 각 호의 업무에 관한 사항을 말한다.
1. 마약류통합관리시스템의 관리
2. 대마의 취급·관리에 관하여 보고된 정보의 수집·조사·이용 및 제공
3. 그 밖에 마약류의 통합정보 관리를 위해 식품의약품안전처장이 필요하다고 인정하는 업무

제11조의3(마약류통합관리시스템의 구축 · 운영 및 연계)

① 식품의약품안전처장은 마약류 통합정보 등을 효과적으로 관리하기 위하여 마약류통합관리시스템(이하 "마약류통합관리시스템"이라 한다)을 구축·운영하여야 한다.

② 마약류취급의료업자 및 마약류소매업자는 의료기관 및 약국에서 사용하는 소프트웨어와 마약류통합관리시스템의 연계를 위하여 식품의약품안전처장에게 해당 소프트웨어의 연계를 신청하여야 한다. 이 경우 의료기관 및 약국에 소프트웨어를 공급하는 「소프트웨어 진흥법」에 따른 소프트웨어사업자가 마약류취급의료업자 및 마약류소매업자를 대신하여 연계를 신청할 수 있다. 〈신설 2025.3.18.〉

③ 식품의약품안전처장은 소프트웨어 연계를 위하여 필요한 경우 마약류취급의료업자, 마약류소매업자 또는 「소프트웨어 진흥법」에 따른 소프트웨어사업자에게 행정적·기술적 지원을 할 수 있다. 〈신설 2025.3.18.〉

④ 마약류통합관리시스템의 구축·운영·연계 및 지원에 필요한 사항은 대통령령으로 정한다. 〈개정 2025.3.18.〉

[제목개정 2025.3.18.]

영 제8조의3(마약류통합관리시스템의 구축 · 운영)

① 식품의약품안전처장은 법 제11조의3에 따른 마약류통합관리시스템(이하 "마약류통합관리시스템"이라 한다)의 구축·운영을 위해 필요하다고 인정하는 경우에는 관계 행정기관, 공공기관, 법인 · 단체 또는 전문가 등에게 의견이나 자료의 제출 등 필요한 협조를 요청할 수 있다.

② 식품의약품안전처장은 마약류통합관리시스템의 효율적 개선 · 정비를 위해 필요하다고 인정하는 경우에는 마약류통합관리시스템의 업무 과정, 업무 성과 또는 안전성 확보 조치 등에 관한 평가체계를 마련하여 주기적으로 이를 평가할 수 있다. 다만, 식품의약품안전처장이 중대하거나 긴급한 평가가 필요하다고 인정하는 경우에는 수시로 평가할 수 있다.

③ 식품의약품안전처장은 마약류통합관리시스템에서 관리하는 정보의 유출 · 위조 · 변조 또는 훼손 등을 방지하기 위해 다음 각 호의 기술적 또는 물리적 조치 등을 취할 수 있다.
1. 마약류통합관리시스템의 접근 통제를 위한 접근 권한자 등의 지정·관리
2. 마약류통합관리시스템의 불법 접근 방지를 위한 방화벽, 침입탐지시스템 또는 침입차단시스템 등의 설치·운영
3. 마약류통합관리시스템에서 관리하는 정보에 대한 암호화 조치 또는 보안프로그램 등의 설치·갱신
4. 마약류통합관리시스템에 대한 접속기록 및 사용기록 등의 보관·관리
5. 마약류통합관리시스템과 연계되어 운영되는 다른 정보시스템에 대한 보안성 검토 및 점검 실시

④ 식품의약품안전처장은 마약류통합관리시스템을 활용하여 다음 각 호의 업무를 수행할 수 있다.
1. 법 제11조의2제1항 각 호 외의 부분에 따른 마약류 통합정보(이하 "마약류 통합정보"라 한다)의 수집·조사·이용·제공 및 분석 등의 업무
2. 법 제11조의2제1항제6호에 따른 외부 소프트웨어의 기능 검사 및 결과 공개
3. 법 제11조의4제1항 및 같은 조 제2항 단서에 따른 마약류 통합정보의 제공
4. 법 제11조의5에 따른 마약류 통합정보의 가공 및 활용
5. 그 밖에 제1호부터 제4호까지의 업무와 유사한 것으로서 식품의약품안전처장이 마약류통합관리시스템을 활용하여 처리하는 것이 적정하다고 인정하는 업무

제11조의4(마약류 통합정보의 제공 등)

① 식품의약품안전처장 및 통합정보센터의 장은 마약류의 오남용 방지 및 안전한 취급·관리를 위하여 마약류 통합정보(개인정보는 제외한다)를 대통령령으로 정하는 행정기관 및 공공기관에 제공할 수 있다.

② 식품의약품안전처장 및 통합정보센터의 장은 마약류 통합정보 및 제11조의2제2항에 따라 제공받은 자료를 제3자에게 제공해서는 아니 된다. 다만, 다음 각 호의 어느 하나에 해당하는 경우에는 대통령령으로 정하는 바에 따라 마약류 통합정보를 제공할 수 있다.
1. 특별시장·광역시장·특별자치시장·도지사 또는 특별자치도지사(이하 "시·도지사"라 한다) 또는 시장·군수·구청장이 제41조에 따른 마약류의 취급 감시 등 안전관리 업무 수행을 위하여 필요한 경우
2. 검찰, 경찰, 그 밖의 수사기관이 법원이 발부한 압수·수색영장에 따라 범죄수사에 관련된 자료제공을 요구하는 경우
3. 마약류취급의료업자가 마약 또는 향정신성의약품의 과다·중복 처방 등 오남용을 방지하기 위하여 투약내역(일자, 약품정보, 수량을 말한다. 이하 같다)을 요청(전자적 방법을 통한 요청을 포함한다)하는 경우. 이 경우 마약류취급의료업자는 환자에게 열람요청 사실을 사전에 알려야 한다.

4. 그 밖에 식품의약품안전처장이 공익목적을 위하여 정보제공이 필요하다고 인정하는 경우. 이 경우 심의위원회의 심의를 거쳐야 한다.

③ 제2항에 따라 정보를 제공받은 자는 해당 정보를 요구 또는 요청한 목적이 달성된 때에는 지체 없이 파기하여야 한다.

영 제8조의4(마약류 통합정보의 제공)

① 법 제11조의4제1항에서 "대통령령으로 정하는 행정기관 및 공공기관"이란 다음 각 호의 구분에 따른 기관을 말한다.

1. 다음 각 목의 행정기관
   가. 기획재정부
   나. 교육부
   다. 외교부
   라. 법무부
   마. 행정안전부
   바. 보건복지부
   사. 방송통신위원회
   아. 국가정보원
   자. 관세청
   차. 통계청
   카. 대검찰청
   타. 경찰청
   파. 해양경찰청
   하. 그 밖에 마약류의 취급·관리와 관련이 있는 중앙행정기관 또는 지방자치단체의 행정기관 중 식품의약품안전처장이 마약류 통합정보[「개인정보 보호법」 제2조제1호에 따른 개인정보(이하 "개인정보"라 한다)는 제외한다]의 제공이 필요하다고 인정하는 행정기관
2. 다음 각 목의 공공기관
   가. 「국민건강보험법」 제13조에 따른 국민건강보험공단
   나. 「국민건강보험법」 제62조에 따른 건강보험심사평가원

② 식품의약품안전처장 및 통합정보센터의 장은 법 제11조의4제2항 각 호 외의 부분 단서에 따라 마약류 통합정보를 제공하는 경우에는 다음 각 호의 기준에 따라야 한다.

1. 마약류통합관리시스템을 통해 제공할 것. 다만, 제공하는 정보의 내용·성격 또는 정보 제공의 목적·방식 등에 비추어 마약류통합관리시스템으로 제공하는 것이 적절하지 않다고 식품의약품안전처장이 인정하는 경우에는 그렇지 않다.
2. 제공되는 마약류 통합정보의 이용 또는 활용 목적을 고려하여 해당 업무 수행에 필요한 최소한의 범위에서 제공할 것
3. 제공되는 마약류 통합정보를 목적 외의 용도로 이용 또는 활용하거나 다른 제3자에게 제공해서는 안 된다는 것을 분명히 밝힐 것
4. 제공되는 마약류 통합정보에 개인정보가 포함된 경우에는 해당 개인정보에 대한 보호 대책을 요청할 것. 다만, 법 제11조의4제2항제2호에 따라 제공하거나 마약류통합관리시스템을 통해 열람의 형식으로 제공하는 경우에는 그렇지 않다.

제11조의5(마약류 통합정보의 가공 및 활용)

식품의약품안전처장 및 통합정보센터의 장은 마약류 오남용으로 인한 보건상의 위해를 방지할 목적으로 다음 각 호의 어느 하나에 해당하는 경우에 한정하여 대통령령으로 정하는 바에 따라 마약류 통합정보(개인정보는 제외한다)를 가공하여 활용할 수 있다.

1. 관련 행정기관 또는 공공기관 등에 마약류 오남용에 관한 통계 자료 등을 제공하여 관련 정책 수립 및 집행에 활용하도록 하는 경우
2. 마약류소매업자 또는 마약류취급의료업자에게 마약류 오남용 사례 및 통계 자료 등을 제공하여 과다 처방을 억제하도록 하기 위한 경우. 이 경우 자료제공의 내용 및 대상 등에 관하여는 심의위원회의 심의를 거쳐야 한다.
3. 마약류 오남용 관련 연구, 조사 및 교육 등을 위하여 마약류 오남용 관련 통계 자료 등을 제공하거나 공개하는 경우
4. 그 밖에 식품의약품안전처장이 공익목적을 위하여 가공 및 활용이 필요하다고 인정하는 경우

영 제8조의5(마약류 통합정보의 가공 및 활용)

① 식품의약품안전처장 및 통합정보센터의 장은 법 제11조의5에 따라 마약류 통합정보(개인정보는 제외한다. 이하 이 조에서 같다)의 효율적 가공·활용을 위해 필요하다고 인정하는 경우에는 관계 행정기관, 공공기관, 법인·단체 또는 전문가 등에게 의견이나 자료의 제출 등 필요한 협조를 요청할 수 있다.

② 식품의약품안전처장 및 통합정보센터의 장은 마약류통합관리시스템을 통해 마약류 통합정보를 가공하여 활용할 수 있으며, 해당 마약류 통합정보를 가공하는 경우에도 그 활용

목적 등을 고려하여 해당 통합정보의 안전성에 지장을 초래하지 않는 범위에서 가공해야 한다.

③ 식품의약품안전처장 및 통합정보센터의 장은 법 제11조의5에 따라 마약류 오남용에 관한 통계 자료 등을 제공받은 자에 대해서는 해당 통계 자료 등을 활용하여 달성한 업무 실적이나 그 결과물 등을 제출해 줄 것을 요청할 수 있다.

제11조의6(취급정보의 목적 외 이용 · 제공 제한)

식품의약품안전처 및 통합정보센터에 종사하는 사람이나 종사하였던 사람, 마약류통합관리시스템을 구축 · 운영하기 위한 용역 · 연구 · 조사를 수행하는 사람이나 수행하였던 사람, 제11조의4 또는 제11조의5에 따라 마약류 통합정보를 제공받은 사람은 업무상 알게 된 마약류 통합정보와 관련하여 다음 각 호의 행위를 하여서는 아니 된다.

1. 개인정보를 업무상 목적 외의 용도로 이용하거나 제3자에게 제공하는 행위
2. 개인정보를 제외한 정보를 업무상 목적 외의 용도로 이용하거나 제3자에게 제공하는 행위

벌칙 ※ 1호=61조(5년 이하의 징역 또는 5천만원 이하의 벌금), 2호=62조(3년 이하의 징역 또는 3천만원 이하의 벌금)

제12조(사고 마약류 등의 처리)

① 마약류취급자 또는 마약류취급승인자는 소지하고 있는 마약류에 대하여 다음 각 호의 어느 하나에 해당하는 사유가 발생하면 총리령으로 정하는 바에 따라 해당 허가관청(마약류취급의료업자의 경우에는 해당 의료기관의 개설허가나 신고관청을 말하며, 마약류소매업자의 경우에는 약국 개설 등록관청을 말한다. 이하 같다)에 지체 없이 그 사유를 보고하여야 한다.

1. 재해로 인한 상실
2. 분실 또는 도난
3. 변질 · 부패 또는 파손

② 마약류취급자 또는 마약류취급승인자가 소지하고 있는 마약류를 다음 각 호의 어느 하나에 해당하는 사유로 폐기하려는 경우에는 총리령으로 정하는 바에 따라 폐기하여야 한다.

1. 제1항제3호에 해당하는 사유
2. 유효기한 또는 사용기한의 경과
3. 유효기한 또는 사용기한이 지나지 아니하였으나 재고관리 또는 보관을 하기에 곤란한 사유

벌칙 ※ ①, ②=63조(2년 이하의 징역 또는 2천만원 이하의 벌금), 64조(1년 이하의 징역 또는 1천만원 이하의 벌금)

과태료 ※ ①=69조(500만원 이하의 과태료)

규칙 제23조(사고마약류 등의 처리)

① 마약류취급자 또는 마약류취급승인자가 법 제12조제1항에 따라 사고마약류의 보고를 하려는 경우에는 그 사유가 발생한 것을 안 날부터 5일 이내에 별지 제25호서식에 따른 보고서(전자문서로 된 보고서를 포함한다)에 그 사실을 증명하는 서류(전자문서를 포함한다)를 첨부하여 지방식품의약품안전청장, 특별시장 · 광역시장 · 특별자치시장 · 도지사 또는 특별자치도지사(이하 "시 · 도지사"라 한다) 또는 시장 · 군수 · 구청장에게 제출해야 한다. 다만, 법 제12조제1항제3호의 사유가 발생하여 보고하는 경우에는 그 사실을 증명하는 서류를 첨부하지 않는다.

② 제1항의 규정에 의하여 사고마약류의 보고를 받은 지방식품의약품안전청장, 시 · 도지사 또는 시장 · 군수 · 구청장은 이를 식품의약품안전처장에게 보고하여야 한다.

③ 제1항의 사실을 증명하는 서류(전자문서를 포함한다)는 다음 각 호의 기관에서 발급하는 서류에 한한다.

1. 법 제12조제1항제1호의 사유 : 관할 시 · 도지사
2. 법 제12조제1항제2호의 사유 : 수사기관

④ 마약류취급자 또는 마약류취급승인자는 법 제12조제2항 각 호에 해당하는 사고마약류 등을 폐기하려는 때에는 별지 제26호서식에 따른 신청서(전자문서로 된 신청서를 포함한다)를 지방식품의약품안전청장, 시 · 도지사 또는 시장 · 군수 · 구청장에게 제출하여야 한다.

⑤ 제4항에 따른 폐기신청을 받은 지방식품의약품안전청장, 시 · 도지사 또는 시장 · 군수 · 구청장은 해당 폐기처분대상 마약류가 법 제12조제2항 각 호에 해당하는지 여부 등을 관계 공무원 참관하에 확인한 후 이를 영 제21조 각 호의 어느 하나에 해당하는 폐기방법에 따라 폐기처분해야 한다.

⑥ 제5항에 따라 마약류를 폐기처분한 지방식품의약품안전청장, 시 · 도지사 또는 시장 · 군수 · 구청장은 별지 제27호서식에 따른 보고서(전자문서로 된 보고서를 포함한다)를 지체없이 식품의약품안전처장에게 제출하여야 한다.

제13조(자격 상실자의 마약류 처분)

① 마약류취급자(마약류관리자는 제외한다)가 제8조 및 제44조에 따라 마약류취급자 자격을 상실한 경우에는 해당 마약류취급자 · 상속인 · 후견인 · 청산인 및 합병 후 존속하거나 신설된 법인은 보유하고 있는 마약류를 총리령으로 정하는 바에 따라 해당 허가관청의 승인을 받아 마약류취급자에게 양도하여야 한다. 다만, 그 상속인이나 법인이 마약류취급자인 경우에는 해당 허가관청의 승인을 받아 이를 양도하지 아니할 수 있으며, 대마재배자의 상속인이나 그 상속 재산의 관리인 · 후견인 또는 법인이 대마재배자가 되려고 신고하는 경우에는 해당 연도에 한정하여 제6조 제1항제5호에 따른 허가를 받은 것으로 본다.

② 제1항에 따라 마약 또는 향정신성의약품의 양도 등을 승인한 허가관청은 승인에 관한 사항을 총리령으로 정하는 바에 따라 식품의약품안전처장에게 알려야 한다.

③ 특별자치시장 · 시장 · 군수 또는 구청장은 제1항 단서에 따른 신고를 받은 경우에는 그 내용을 검토하여 이 법에 적합하면 신고를 수리하여야 한다.

벌칙 ※ ①=63조(2년 이하의 징역 또는 2천만원 이하의 벌금), 64조(1년 이하의 징역 또는 1천만원 이하의 벌금)

규칙 제24조(자격상실자의 마약류처리)

① 법 제13조제1항 본문에 따라 마약류취급자(마약류관리자를 제외한다)가 법 제8조 및 법 제44조의 규정에 의하여 마약류취급자의 자격을 상실한 때에 당해 마약류취급자 · 상속인 · 후견인 · 청산인 및 합병후 존속 또는 신설된 법인이 보유하고 있는 마약류의 양도에 관한 승인을 얻고자 하는 경우에는 별지 제14호서식에 따른 신청서(전자문서로 된 신청서를 포함한다)에 계약서를 첨부하여 해당 허가관청에 제출하여야 한다.

② 법 제8조 및 제44조에 따라 자격을 상실한 마약류취급자(마약류관리자는 제외한다)의 상속인이나 합병 후 존속 또는 신설된 법인이 마약류취급자에 해당하여 법 제13조제1항 단서에 따라 보유하고 있는 마약류를 양도하지 아니하기 위해서는 별지 제14호의2서식에 따른 마약류 양도 제외 승인 신청서(전자문서를 포함한다)를 작성하여 해당 허가관청에 제출하여야 한다.

③ 법 제13조제1항 단서에 따라 대마재배자의 상속인이나 그 상속재산의 관리인 · 후견인 또는 법인이 대마재배자가 되고자 하는 때에는 별지 제28호서식에 따른 신고서(전자문서로 된 신고서를 포함한다)를 관할 특별자치시장 · 시장 · 군수 또는 구청장에게 제출하여야 한다.

④ 제1항부터 제3항까지의 규정에 따른 신청 또는 신고는 마약류취급자의 자격이 상실된 날부터 20일 이내에 하여야 한다.

⑤ 법 제13조제2항에 따라 허가관청이 마약 또는 향정신성의약품의 양도 등의 승인에 관한 사항을 식품의약품안전처장에게 알리려는 경우에는 별지 제28호의2서식에 따른 보고서를 작성하여 식품의약품안전처장에게 제출하여야 한다. 보고 사항을 변경하고자 할 경우에는 별지 제28호의3서식에 따른 보고서를 작성하여 식품의약품안전처장에게 제출하여야 한다.

제14조(광고)

① 제3조제12호에도 불구하고 마약류제조업자 · 마약류수출입업자는 제18조 또는 제21조에 따라 품목허가를 받은 마약 또는 향정신성의약품을 의학 · 약학 · 수의학에 관한 전문가 등을 대상으로 하는 매체 또는 수단에 의한 경우에 한정하여 광고할 수 있다.

② 제1항에 따른 광고의 매체 또는 수단은 다음 각 호와 같다.

1. 의학 · 약학 · 수의학에 관한 사항을 전문적으로 취급하는 신문 또는 잡지
2. 제품설명회. 이 경우 설명 내용에는 부작용 등 사용 시 주의사항에 관한 정보가 포함되어야 한다.

③ 제1항에 따른 마약 또는 향정신성의약품에 관한 광고의 기준은 총리령으로 정한다.

벌칙 ※ 제64조(1년 이하의 징역 또는 1천만원 이하의 벌금)

규칙 제25조(마약 및 향정신성의약품의 광고기준)

법 제14조제3항에 따른 마약 및 향정신성의약품의 광고기준은 다음 각호와 같다.

1. 마약 및 향정신성의약품의 명칭, 제조방법, 효능이나 효과에 관하여 허가를 받은 사항 외의 광고를 하여서는 아니된다.
2. 마약 및 향정신성의약품의 효능이나 효과를 광고하는 때에는 다음 각목의 광고를 하여서는 아니된다.
   가. 우수한 치료효과를 나타낸다는 등으로 그 사용결과를 표시 또는 암시하는 광고
   나. 적응증상을 서술적 또는 위협적인 표현으로 표시 또는 암시하는 광고
   다. 마약 및 향정신성의약품의 사용을 직접 또는 간접

적으로 강요하는 광고
3. 마약 및 향정신성의약품의 사용에 있어서 이를 오·남용하게 할 염려가 있는 표현의 광고를 하여서는 아니된다.
4. 마약 및 향정신성의약품에 관하여 의사·치과의사·수의사 또는 약사나 기타의 자가 이를 지정·공인·추천·지도 또는 신용하고 있다는 등의 광고를 하여서는 아니된다.
5. 의사·치과의사·수의사 또는 약사가 마약 및 향정신성의약품의 제조방법, 효능이나 효과 등에 관하여 연구 또는 발견한 사실에 대하여 의학 또는 약학상 공인된 사항 이외의 광고를 하여서는 아니된다.
6. 마약 및 향정신성의약품에 관하여 그 사용자의 감사장이나 체험기를 이용하거나 구입·주문쇄도 기타 이와 유사한 뜻을 표현하는 광고를 하여서는 아니된다.
7. 마약 및 향정신성의약품의 제조방법, 효능이나 효과 등에 관하여 광고에 문헌을 인용하는 경우에는 의학 또는 약학상 인정된 문헌에 한하여 인용하되, 인용문헌의 본뜻을 정확하게 전하여야 하며 연구자의 성명, 문헌명과 발표연월일을 명시하여야 한다.
8. 마약 및 향정신성의약품을 광고할 때에는 다른 의약품·마약 또는 향정신성의약품을 비방하거나 비난한다고 의심되는 광고 또는 외국제품과 유사하다거나 보다 우수하다는 내용 등의 모호한 표현의 광고를 하여서는 아니된다.
9. 마약 및 향정신성의약품의 부작용을 부정하는 표현 또는 부당하게 안전성을 강조하는 표현의 광고를 하여서는 아니된다.
10. 마약 및 향정신성의약품을 판매하는 때에는 사은품 또는 현상품을 제공하거나 마약 및 향정신성의약품을 상품으로 제공하는 방법에 의한 광고를 하여서는 아니된다.

제15조(마약류의 저장)

마약류취급자, 마약류취급승인자 또는 제4조제2항제3호부터 제5호까지 및 제5조의2제6항 각 호에 따라 마약류나 예고임시마약류 또는 임시마약류를 취급하는 자는 **그 보관·소지 또는 관리하는 마약류나 예고임시마약류 또는 임시마약류를 총리령으로 정하는 바에 따라 다른 의약품과 구별하여 저장**하여야 한다. 이 경우 **마약은 잠금장치가 되어 있는 견고한 장소에 저장**하여야 한다.

벌칙 ※ 64조(1년 이하의 징역 또는 1천만원 이하의 벌금)

과태료 ※ 69조(500만원 이하의 과태료)

규칙 제26조(마약류의 저장)

법 제15조에 따른 마약류, 예고임시마약류 또는 임시마약류의 저장기준은 다음 각 호와 같다.
1. 마약류, 예고임시마약류 또는 임시마약류의 저장장소(대마의 저장장소를 제외한다)는 마약류취급자, 마약류취급승인자 또는 법 제4조제2항제3호부터 제5호까지 및 법 제5조의2제6항 각 호에 따라 마약류, 예고임시마약류 또는 임시마약류를 취급하는 자의 업소 또는 사무소(법 제57조 및 「약사법 시행규칙」 제37조제2항에 따라 마약류의 보관·배송 등의 업무를 위탁받은 마약류도매업자의 업소 또는 사무소를 포함한다)안에 있어야 하고, 마약류, 예고임시마약류 또는 임시마약류 저장시설은 일반인이 쉽게 발견할 수 없는 장소에 설치하되 이동할 수 없도록 설치할 것
2. 마약은 이중으로 잠금장치가 설치된 철제금고(철제와 동등 이상의 견고한 재질로 만들어진 금고를 포함한다)에 저장할 것
3. 향정신성의약품, 예고임시마약류 또는 임시마약류는 잠금장치가 설치된 장소에 저장할 것. 다만, 마약류소매업자·마약류취급의료업자 또는 마약류관리자가 원활한 조제를 목적으로 업무시간중 조제대에 비치하는 향정신성의약품은 제외한다.
4. 대마의 저장장소에는 대마를 반출·반입하는 경우를 제외하고는 잠금장치를 설치하고 다른 사람의 출입을 제한하는 조치를 취할 것

제16조(봉함)

① 다음 각 호의 어느 하나에 해당하는 자가 마약류를 판매하거나 수출 또는 양도할 때에는 그 용기나 포장을 봉함하여야 한다. 이 경우 봉함은 그 봉함을 뜯지 아니하고서는 용기나 포장을 개봉할 수 없고, 개봉한 후에는 쉽게 원상으로 회복시킬 수 없도록 하여야 한다.
1. 마약류수출입업자
2. 마약류제조업자
3. 마약류원료사용자
4. 마약류취급학술연구자

5. 마약류취급승인자

② 마약류취급자 · 마약류취급승인자는 제1항에 따라 봉함을 하지 아니한 마약류를 수수하지 못한다. 다만, 다음 각 호의 어느 하나에 해당하는 경우에는 그러하지 아니하다.

1. 마약류취급자가 제9조제2항제3호에 따라 소유 또는 관리하던 마약 또는 향정신성의약품을 원소유자 등 마약류취급자에게 반품하려는 경우
2. 제13조에 따라 보유하고 있는 마약류를 마약류취급자에게 양도하는 경우 등 대통령령으로 정하는 사유로 식품의약품안전처장의 승인을 받은 경우

벌칙 ※ 63조(2년 이하의 징역 또는 2천만원 이하의 벌금), 64조(1년 이하의 징역 또는 1천만원 이하의 벌금)

영 제9조(봉함하지 아니한 마약류의 수수)

법 제16조제2항제2호에서 "제13조에 따라 보유하고 있는 마약류를 마약류취급자에게 양도하는 경우 등 대통령령으로 정하는 사유"란 다음 각 호의 사유를 말한다.

1. 법 제13조제1항에 따라 허가관청의 승인을 받아 수수하는 경우
2. 마약류취급학술연구자가 학술연구를 위하여 수수하는 경우
3. 공무상 필요에 따라 연구 및 시험용으로 제품 또는 반제품으로 수수하려는 경우

규칙 제29조(봉함하지 아니한 마약류의 수수 승인신청)

법 제16조제2항제2호 및 영 제9조에 따라 봉함하지 아니한 마약류를 수수하고자 하는 자는 별지 제33호서식에 따른 신청서(전자문서로 된 신청서를 포함한다)에 그 사유서(전자문서를 포함한다)를 첨부하여 식품의약품안전처장에게 제출하여야 한다. 다만, 마약류취급학술연구자가 봉함하지 아니한 마약류를 수수하려는 때에는 지방식품의약품안전청장에게 제출하여야 한다.

제17조(용기 등의 기재사항)

① 마약, 향정신성의약품 및 한외마약의 용기 · 포장 또는 첨부 문서에는 총리령으로 정하는 사항을 기재하여야 한다.

② 마약 및 향정신성의약품의 용기 · 포장 및 첨부 문서에는 총리령으로 정하는 바에 따라 붉은색으로 표시된 "마약" 또는 "향정신성"이라는 문자를 다른 문자 · 기사 · 그림 또는 도안보다 쉽게 볼 수 있는 부분에 표시하여야 한다.

벌칙 ※ 63조(2년 이하의 징역 또는 2천만원 이하의 벌금), 64조(1년 이하의 징역 또는 1천만원 이하의 벌금)

규칙 제30조(용기 등의 기재사항)

① 법 제17조제1항에 따라 마약류수출입업자, 마약류제조업자 또는 마약류원료사용자가 제32조제1항에 따라 품목허가를 받은 마약 · 향정신성의약품 또는 한외마약의 용기 · 포장 또는 첨부문서에 기재하여야 하는 사항은 다음 각 호와 같다.

1. 마약류수출입업자 · 마약류제조업자 또는 마약류원료사용자의 상호 및 주소(위탁제조한 경우에는 수탁제조소의 명칭과 주소를 포함한다)
2. 제품명
3. 제조번호와 유효기한 또는 사용기한
4. 중량, 용량 또는 개수
5. 대한민국약전에서 용기 · 포장 및 첨부문서에 기재하도록 정한 사항
6. 붉은색으로 표시된 "마약" · "향정신성" 또는 "한외마약"이라는 문자
7. 저장방법
8. 품목허가증에 기재된 모든 성분의 명칭, 유효성분의 분량(유효성분이 분명하지 아니한 것은 그 본질 및 그 제조방법의 요지를 말한다) 및 보존제의 분량. 다만, 다음 각 목의 성분은 기재를 생략할 수 있다.
   가. 보존제를 제외한 소량 함유 성분
   나. 제34조에 따른 품목허가증에 기재된 성분 중 원료약품 · 원자재 및 그 분량에 기재된 원료명 이외의 성분으로서 별도 규격 등으로 정하는 성분
9. 성상
10. 효능 · 효과
11. 용법 · 용량
12. "전문의약품"이라는 문자
13. 그 밖에 사용 또는 취급 시 필요한 주의사항

② 법 제17조제1항에 따라 마약류수출입업자 또는 마약류제조업자가 제32조제1항에 따른 품목허가를 받은 마약 · 향정신성의약품 및 자가치료 목적으로 수입하는 마약 · 향정신성의약품을 제외한 마약 · 향정신성의약품의 용기 또는 포장에 기재하여야 하는 사항은 다음 각 호와 같다.

1. 영 별표 1부터 별표 7까지에 규정된 품명에 따른 유효성분의 명칭(그 염 및 이성체 또는 이성체의 염을 포함한다) 및 분량
2. 마약류수출입업자 또는 마약류제조업자의 상호
3. 제조번호와 유효기한 또는 사용기한
4. 중량, 용량 또는 개수
5. 저장방법
6. 붉은색으로 표시된 "마약" 또는 "향정신성"이라는 문자
7. 마약류통합관리시스템에서 부여한 품목코드

③ 법 제17조제2항 및 이 규칙 제30조제1항에 따라 표시하는 "마약" 또는 "향정신성"이라는 문자의 크기는 한국산업규격

KS A 0201 활자의 기준 치수에서 정하는 활자의 크기를 표시하는 단위(이하 "포인트"라 한다)로 12포인트 이상이어야 하고, 제품명 · 유효성분명과 중량이나 용량을 제외한 다른 문자보다 크게 기재하여야 한다.

④ 제3항에도 불구하고 마약 또는 향정신성의약품을 직접 담는 용기또는 직접 포장의 면적이 좁아 그 외부의 용기나 포장에 제3항에 따른 표시를 한 경우에는 직접 담는 용기나 직접 포장에 표시하는 "마약" 또는 "향정신성"이라는 문자의 크기는 12포인트 미만으로 할 수 있다.

규칙 제31조(준용)

제30조에 규정된 사항 외에 제32조제1항에 따라 품목허가를 받은 마약 · 향정신성의약품 또는 한외마약의 용기 등 기재사항에 관하여는 「의약품 등의 안전에 관한 규칙」 제69조부터 제71조까지를 준용한다. 이 경우 "의약품"은 "마약" · "향정신성의약품" 또는 "한외마약"으로 본다.

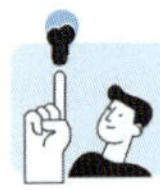

제 4 장 마약류취급자

제18조(마약류 수출입의 허가 등)

① 마약류수출입업자가 아니면 마약 또는 향정신성의약품을 수출입하지 못한다.

② 마약류수출입업자가 마약 또는 향정신성의약품을 수출입하려면 총리령으로 정하는 바에 따라 다음 각 호의 허가 또는 승인을 받아야 한다.

1. 품목마다 식품의약품안전처장의 허가를 받을 것. 허가받은 사항을 변경할 때에도 같다.
2. 수출입할 때마다 식품의약품안전처장의 승인을 받을 것. 승인받은 사항을 변경할 때에도 같다.

③ 식품의약품안전처장은 제2항에 따른 허가신청에 대하여 심사 결과 적합한 것으로 인정된 경우에는 이를 허가하여야 한다.

④ 제2항의 경우 제44조에 따라 품목 허가의 취소처분을 받고 1년이 지나지 아니한 자에 대하여는 해당 품목의 허가를 하지 못한다. 다만, 제6조제3항제1호에 해당하여 품목 허가가 취소된 경우는 제외한다.

벌칙 ※ ①=58조(무기 또는 5년 이하의 징역), 59조(1년 이상의 유기징역, 상습적이면 3년 이상의 유기징역), ②항1호=61조(5년 이하의 징역 또는 5천만원 이하의 벌금), ②항2호=62조(3년 이하의 징역 또는 3천만원 이하의 벌금), 63조(2년 이하의 징역 또는 2천만원 이하의 벌금)

규칙 제32조(수출입 · 제조품목허가신청 등)

① 법 제18조제2항제1호, 법 제21조제2항 또는 법 제24조제2항에 따라 마약 · 향정신성의약품 또는 한외마약의 수입 또는 제조품목허가를 받으려는 자는 별지 제34호서식에 따른 신청서(전자문서로 된 신청서를 포함한다)에 다음 각 호의 구분에 따른 서류(전자문서로 된 서류를 포함한다)를 첨부하여 식품의약품안전처장에게 제출하여야 한다.

1. 사람에게 사용할 것을 목적으로 하는 경우: 「의약품 등의 안전에 관한 규칙」 제4조 및 제12조에 따른 서류. 다만, 「의약품 등의 안전에 관한 규칙」 제5조제1항 각 호의 어느 하나에 해당하는 경우에는 같은 규칙 제5조제2항 · 제3항 및 제12조에 따른 서류를 제출하여야 한다.
2. 동물용으로만 사용할 것을 목적으로 하는 경우: 「동물용 의약품등 취급규칙」 제5조제3항제1호 및 제16조제1항제1호에 따른 서류. 다만, 「동물용 의약품등 취급규칙」 제5조제2항 및 제16조제2항에 해당하는 경우에는 같은 규칙 제5조제4항제1호 또는 제16조제2항제1호에 따른 서류를 제출하여야 한다.

② 법 제18조제2항제1호에 따라 마약 또는 향정신성의약품의 수출품목허가를 받으려는 자는 별지 제34호서식에 따른 신청서(전자문서로 된 신청서를 포함한다)를 식품의약품안전처장에게 제출하여야 한다. 이 경우 식품의약품안전처장은 제34조에 따른 제조품목허가증을 확인하여야 한다.

규칙 제33조(품목허가사항 변경허가 신청)

① 법 제18조제2항제1호 후단, 법 제21조제2항 후단 또는 법 제24조제2항 후단에 따라 마약 · 향정신성의약품 또는 한외마약의 수입 또는 제조품목허가 사항에 대한 변경허가를 받으려는 자는 별지 제34호의2서식에 따른 신청서(전자문서로 된 신청서를 포함한다)에 그 허가증, 변경사유서 및 그 근거서류(제32조제1항 각 호의 서류를 말하며, 전자문서를 포함한다)를 첨부하여 식품의약품안전처장에게 제출하여야 한다.

② 법 제18조제2항제1호 후단에 따라 마약 또는 향정신성의약품의 수출품목허가를 변경하려는 자는 별지 제34호의2서식에 따른 신청서(전자문서로 된 신청서를 포함한다)에 그 허가증 및 변경사유서를 첨부하여 식품의약품안전처장에게

제출하여야 한다. 이 경우 식품의약품안전처장은 제34조에 따른 제조품목허가증 변경사항을 확인하여야 한다.

규칙 제34조(품목허가증 등)

제32조제1항 · 제2항 및 제33조제1항 · 제2항에 따라 식품의약품안전처장은 마약 · 향정신성의약품 또는 한외마약의 수입 · 수출 또는 제조품목허가(변경허가를 포함한다)를 하는 때에는 품목허가대장에 다음 사항을 적어 넣고 별지 제34호의3서식에 따른 품목허가증을 당해 신청인에게 교부하여야 한다.

1. 마약류취급자의 상호 · 종별 및 허가번호
2. 제품명
3. 품목허가번호 및 허가연월일
4. 품목변경사항 및 변경연월일(변경허가한 경우에 한한다)

규칙 제34조의2(마약류 수출입의 승인 등)

① 법 제18조제2항제2호에 따라 마약 또는 향정신성의약품의 수출 승인을 받으려는 자 또는 승인을 받은 사항에 대한 변경승인을 받으려는 자는 별지 제34호의4서식의 신청서(전자문서로 된 신청서를 포함한다)에 다음 각 호의 서류(전자문서로 된 서류를 포함한다)를 첨부하여 식품의약품안전처장에게 제출하여야 한다.
1. 물품매도확약서 또는 거래를 증명할 수 있는 서류
2. 수입국의 수입 승인을 증명할 수 있는 서류

② 법 제18조제2항제2호에 따라 마약 또는 향정신성의약품의 수입 승인을 받으려는 자 또는 승인을 받은 사항에 대한 변경승인을 받으려는 자는 별지 제34호의5서식의 신청서(전자문서로 된 신청서를 포함한다)에 물품매도확약서 또는 거래를 증명할 수 있는 서류(전자문서로 된 서류를 포함한다)를 첨부하여 식품의약품안전처장에게 제출하여야 한다.

③ 식품의약품안전처장은 제1항 또는 제2항에 따른 신청이 적합한 경우 별지 제34호의6서식에 따른 승인서를 발급하여야 하며, 변경승인을 하는 경우에는 승인서의 변경 및 처분사항란에 변경사항을 적어야 한다.

규칙 제34조의3(수입허가공인증명)

① 식품의약품안전처장은 마약류수출입업자 또는 원료물질수출입업자가 마약, 향정신성의약품 또는 원료물질의 수입을 위하여 요청하는 경우 수입허가공인증명서를 발급할 수 있다.

② 제1항에 따라 수입허가공인증명서를 발급받으려는 자는 별지 제35호서식의 신청서(전자문서로 된 신청서를 포함한다)를 식품의약품안전처장에게 제출하여야 한다. 이 경우 식품의약품안전처장은 제34조의2제3항 또는 제48조제3항에 따른 마약, 향정신성의약품 또는 원료물질 수입승인서를 확인하여야 한다.

제19조 삭제 〈2015.5.18.〉

제20조(수입한 마약 등의 판매)

마약류수출입업자는 수입한 마약 또는 향정신성의약품을 마약류제조업자, 마약류원료사용자 및 마약류도매업자 외의 자에게 판매하지 못한다.

벌칙 ※ 62조(3년 이하의 징역 또는 3천만원 이하의 벌금), 63조(2년 이하의 징역 또는 2천만원 이하의 벌금)

제21조(마약류 제조의 허가 등)

① 마약류제조업자가 아니면 마약 및 향정신성의약품을 제조하지 못한다.

② 마약류제조업자가 마약 또는 향정신성의약품을 제조하려면 총리령으로 정하는 바에 따라 품목마다 식품의약품안전처장의 허가를 받아야 한다. 허가받은 사항을 변경할 때에도 또한 같다.

③ 제2항의 경우에는 제18조제3항 및 제4항을 준용한다.

벌칙 ※ ①=58(무기 또는 5년 이상의 징역), 59조(1년 이상의 유기징역, 상습적이면 3년 이상의 유기징역), ②=61조(5년 이하의 징역 또는 5천만원 이하의 벌금)

제22조(제조한 마약 등의 판매)

① 마약류제조업자는 제조한 마약을 마약류도매업자 외의 자에게 판매하여서는 아니 된다.

② 마약류제조업자가 제조한 향정신성의약품은 마약류수출입업자, 마약류도매업자, 마약류소매업자 또는 마약류취급의료업자 외의 자에게 판매하여서는 아니 된다.

벌칙 ※ ①=62조(3년 이하의 징역 또는 3천만원 이하의 벌금), ②=63조(2년 이하의 징역 또는 2천만원 이하의 벌금)

제23조 삭제 〈2015.5.18.〉

제24조(마약류 원료 사용의 허가 등)

① 마약류원료사용자가 아니면 마약 또는 향정신성의약품을 원료로 사용한 한외마약 또는 의약품을 제조하지 못한다.
② 마약류원료사용자가 한외마약을 제조하려면 총리령으로 정하는 바에 따라 품목마다 식품의약품안전처장의 허가를 받아야 한다. 허가받은 사항을 변경할 때에도 또한 같다.
③ 제2항의 경우에는 제18조제3항 및 제4항을 준용한다.

벌칙 ※ ①=59조(1년 이상의 유기징역, 상습적이면 3년 이상의 유기징역), ②=61조(5년 이하의 징역 또는 5천만원 이하의 벌금)

제25조 삭제 〈2015.5.18.〉

제26조(마약류의 도매)

① 마약류도매업자는 그 영업소가 있는 특별시·광역시·특별자치시·도 또는 특별자치도 내의 마약류소매업자, 마약류취급의료업자, 마약류관리자 또는 마약류취급학술연구자 외의 자에게 마약을 판매하여서는 아니 된다. 다만, 해당 허가관청의 승인을 받아 판매하는 경우에는 그러하지 아니하다.
② 마약류도매업자는 마약류취급학술연구자, 마약류도매업자, 마약류소매업자, 마약류취급의료업자 또는 마약류관리자 외의 자에게 향정신성의약품을 판매하여서는 아니 된다. 다만, 해당 허가관청의 승인을 받아 판매하는 경우에는 그러하지 아니하다.

벌칙 ※ ①=62조(3년 이하의 징역 또는 3천만원 이하의 벌금), ②=64조(1년 이하의 징역 또는 1천만원 이하의 벌금)

제27조 삭제 〈2015.5.18.〉

제28조(마약류의 소매)

① 마약류소매업자가 아니면 마약류취급의료업자가 발급한 마약 또는 향정신성의약품을 기재한 처방전에 따라 조제한 마약 또는 향정신성의약품을 판매하지 못한다. 다만, 마약류취급의료업자가 「약사법」에 따라 자신이 직접 조제할 수 있는 경우는 제외한다.
② 마약류소매업자는 그 조제한 처방전을 2년간 보존하여야 한다.
③ 마약류소매업자는 「전자문서 및 전자거래 기본법」 제2조제5호에 따른 전자거래를 통한 마약 또는 향정신성의약품의 판매를 하여서는 아니 된다.
④ 마약류소매업자는 다음 각 호의 어느 하나에 해당하는 경우에는 조제를 거부할 수 있다. 다만, 처방전을 발행한 마약류취급의료업자에게 전화 및 팩스를 이용하거나 「정보통신망 이용촉진 및 정보보호 등에 관한 법률」 제2조제1항제1호에 따른 정보통신망을 통하여 다음 각 호에 해당하지 아니함을 확인한 경우에는 그러하지 아니하다.
1. 제4조제1항제3호를 위반하여 마약류취급의료업자가 아닌 자가 발급한 처방전으로 의심되는 경우
2. 제32조제2항에 따른 기재사항의 전부 또는 일부가 기입되어 있지 아니하거나 기재사항을 거짓으로 기입한 것으로 의심되는 처방전의 경우

벌칙 ※ ①=60조(10년 이하의 징역 또는 1억원 이하의 벌금), ①, ③=61조(5년 이하의 징역 또는 5천만원 이하의 벌금), ②=63조(2년 이하의 징역 또는 2천만원 이하의 벌금)

제29조 삭제 〈2015.5.18.〉

제30조(마약류 투약 등)

① 마약류취급의료업자가 아니면 의료나 동물 진료를 목적으로 마약 또는 향정신성의약품을 투약하거나 투약하기 위하여 제공하거나 마약 또는 향정신성의약품을 기재한 처방전을 발급하여서는 아니 된다.

② 마약류취급의료업자는 중독성·의존성을 현저하게 유발하여 신체적·정신적으로 중대한 위해를 끼칠 우려가 있는 총리령으로 정하는 마약 또는 향정신성의약품을 자신에게 투약하거나 자신을 위하여 해당 마약 또는 향정신성의약품을 기재한 처방전을 발급하여서는 아니 된다.

③ 마약류취급의료업자는 대통령령으로 정하는 마약 또는 향정신성의약품을 기재한 처방전을 발급하는 경우에는 제11조의4제2항제3호에 따라 식품의약품안전처장 및 통합정보센터의 장에게 투약내역의 제공을 요청하여 확인하여야 한다. 다만, 긴급한 사유가 있거나 오남용 우려가 없는 경우 등 대통령령으로 정하는 경우에는 그러하지 아니하다.

③ 마약류취급의료업자는 대통령령으로 정하는 마약 또는 향정신성의약품을 기재한 처방전을 발급하는 경우에는 제11조의4제2항제3호에 따라 식품의약품안전처장 및 통합정보센터의 장에게 투약내역의 제공을 요청하여 확인하여야 한다. 다만, 다음 각 호의 어느 하나에 해당하는 경우에는 그러하지 아니하다. 〈신설 2025.3.18.〉

1. 긴급한 사유가 있는 경우
2. 암환자의 통증을 완화하기 위한 경우
3. 제1호 및 제2호에 준하는 경우로서 대통령령으로 정하는 경우
4. 그 밖에 투약내역을 확인하지 아니하고 처방전을 발급하여야 할 부득이한 사유가 있는 경우로서 대통령령으로 정하는 경우

[시행일: 2025.9.19.]

④ 마약류취급의료업자는 제11조의4제2항제3호에 따라 투약내역을 확인한 결과 마약 또는 향정신성의약품의 과다·중복 처방 등 오남용이 우려되는 경우에는 처방 또는 투약을 하지 아니할 수 있다.

벌칙 ※ ①, ②=60조(10년 이하의 징역 또는 1억원 이하의 벌금), 61조(5년 이하의 징역 또는 5천만원 이하의 벌금)

과태료 ※ ②, ③=69조(500만원 이하의 과태료)

영 제11조(마약류 투약 등)

① 법 제30조제1항에 따라 마약류취급의료업자는 의료나 동물 진료를 목적으로 마약을 투약하기 위하여 제공하려는 경우에는 마약을 조제하여 제공하여야 한다.

② 법 제30조제3항 본문에서 "대통령령으로 정하는 마약 또는 향정신성의약품"이란 별표 2 제27호에 따른 펜타닐(Fentanyl)과 그 염류(내용고형제와 외용제제의 형태만 해당한다)를 말한다. 〈신설 2025.2.6.〉

③ 법 제30조제3항 단서에서 "긴급한 사유가 있거나 오남용 우려가 없는 경우 등 대통령령으로 정하는 경우"란 다음 각 호의 어느 하나에 해당하는 경우를 말한다. 〈신설 2025.2.6.〉

1. 긴급한 사유가 있는 경우
2. 오남용 우려가 없는 경우
3. 암환자의 통증을 완화하기 위한 경우
4. 그 밖에 투약내역을 확인하지 않고 처방전을 발급해야 할 부득이한 사유가 있다고 식품의약품안전처장이 인정하는 경우

규칙 제35조(마약류 투약 등)

법 제30조제2항에서 "총리령으로 정하는 마약 또는 향정신성의약품"이란 영 별표 6 제68번란에 따른 프로포폴(Propofol)을 말한다.

[본조신설 2025.2.6.]

제31조 삭제 〈2015.5.18.〉

제32조(처방전의 기재)

① 마약류취급의료업자는 처방전에 따르지 아니하고는 마약 또는 향정신성의약품을 투약하거나 투약하기 위하여 제공하여서는 아니 된다. 다만, 다음 각 호의 어느 하나에 해당하는 경우에는 그러하지 아니하다.

1. 「약사법」에 따라 자신이 직접 조제할 수 있는 마약류취급의료업자가 진료기록부에 그가 사용하려는 마약 또는 향정신성의약품의 품명과 수량을 적고 이를 직접 투약하거나 투약하기 위하여 제공하는 경우
2. 「수의사법」에 따라 수의사가 진료부에 사용하려는 마약 또는 향정신성의약품의 품명과 수량을 적고 이를 동물에게 직접 투약하거나 투약하기 위하여 제공하는 경우

② 마약류취급의료업자가 마약 또는 향정신성의약품을 기재한 처방전을 발급할 때에는 그 처방전에 발급자의 업소 소재지, 상호 또는 명칭, 면허번호와 환자나 동물의 소유자·관리자의 성명 및 주민등록번호를 기입하여 서명 또는 날인하여야 한다.

③ 제1항과 제2항에 따른 처방전 또는 진료기록부(「전자서명법」에 따른 전자서명이 기재된 전자문서를 포함한다)는 2년간 보존하여야 한다.

벌칙 ※ ①, ②=63조(2년 이하의 징역 또는 2천만원 이하의 벌금), 64조(1년 이하의 징역 또는 1천만원 이하의 벌금)
과태료 ※ ③=69조(500만원 이하의 과태료)

제33조(마약류관리자)

① 4명 이상의 마약류취급의료업자가 의료에 종사하는 의료기관의 대표자는 그 의료기관에 마약류관리자를 두어야 한다. 다만, 향정신성의약품만을 취급하는 의료기관의 경우에는 그러하지 아니하다.

② 제1항의 마약류관리자가 다음 각 호의 어느 하나에 해당하는 경우에는 해당 의료기관의 대표자는 다른 마약류관리자(다른 마약류관리자가 없는 경우에는 후임 마약류관리자가 결정될 때까지 그 의료기관에 종사하는 마약류취급의료업자)에게 관리 중인 마약류를 인계하게 하고 그 이유를 해당 허가관청에 신고하여야 한다.

1. 제8조제5항에 따라 마약류관리자 지정의 효력이 상실된 경우
2. 제44조에 따라 마약류취급자의 지정이 취소되거나 업무정지처분을 받은 경우

벌칙 ※ ①, ②=63조(2년 이하의 징역 또는 2천만원 이하의 벌금), ②=64조(1년 이하의 징역 또는 1천만원 이하의 벌금)
과태료 ※ ②=69조(500만원 이하 과태료)

영 제12조(기록의 인계)
법 제33조제2항에 따라 의료기관의 대표자는 관리 중인 마약류를 인계하는 경우에는 해당 마약류를 취급한 기록을 함께 인계하여야 한다.

제34조(마약 등의 관리)

마약류관리자가 있는 의료기관이 마약 및 향정신성의약품을 관리할 때에는 그 마약류관리자가 해당 의료기관에서 투약하거나 투약하기 위하여 제공할 목적으로 구입 또는 관리하는 마약 및 향정신성의약품이 아니면 이를 투약하거나 투약하기 위하여 제공하지 못한다.

벌칙 ※ 63조(2년 이하의 징역 또는 2천만원 이하의 벌금), 64조(1년 이하의 징역 또는 1천만원 이하의 벌금)

제35조(마약류취급학술연구자)

① 마약류취급학술연구자가 아니면 마약류를 학술연구의 목적에 사용하지 못한다.

② 마약류취급학술연구자가 대마초를 재배하거나 대마를 수입하여 학술연구에 사용하였을 때에는 총리령으로 정하는 바에 따라 그 사용(대마초 재배 현황을 포함한다) 및 연구에 관한 장부를 작성하고, 그 내용을 식품의약품안전처장에게 보고하여야 한다.

③ 마약류취급학술연구자가 마약 또는 향정신성의약품을 학술연구에 사용하였을 때에는 총리령으로 정하는 바에 따라 그 연구에 관한 장부를 작성하여야 한다.
④ 마약류취급학술연구자는 제2항과 제3항에 따라 작성한 장부를 2년간 보존하여야 한다.

벌칙 ※ ①=60조(10년 이하의 징역 또는 1억원 이하의 벌금), 61조(5년 이하의 징역 또는 5천만원 이하의 벌금), ②, ③=64조(1년 이하의 징역 또는 1천만원 이하의 벌금)
과태료 ※ ②, ④=69조(500만원 이하의 과태료)

규칙 제37조(마약류취급학술연구자의 보고 의무)
법 제35조제2항에 따라 대마를 취급하는 마약류취급학술연구자는 매 반기의 대마초의 사용(대마초 재배 현황을 포함한다) 및 연구에 대하여 매 반기가 종료된 다음 달 10일까지 별지 제43호서식에 따른 보고서(전자문서로 된 보고서를 포함한다)를 지방식품의약품안전청장에게 제출하여야 한다.

제36조(대마재배자의 보고)

① 대마재배자는 총리령으로 정하는 바에 따라 대마초의 재배 면적과 생산 현황 및 수량을 특별자치시장・시장・군수 또는 구청장에게 보고하여야 한다.
② 대마재배자는 그가 재배한 대마초 중 그 종자・뿌리 및 성숙한 줄기를 제외하고는 이를 소각・매몰하거나 그 밖에 그 유출을 방지할 수 있는 방법으로 폐기하고 그 결과를 총리령으로 정하는 바에 따라 특별자치시장・시장・군수 또는 구청장에게 보고하여야 한다.

벌칙 ※ 64조(1년 이하의 징역 또는 1천만원 이하의 벌금)
규칙 제38조(대마재배자의 보고)
법 제36조제1항의 규정에 의하여 대마초의 재배면적 · 생산현황 및 수량을 보고하고자 하는 대마재배자는 매년 2회(전반기에는 5월31일까지, 하반기에는 매년 11월 30일까지) 별지 제44호서식에 따른 보고서(전자문서로 된 보고서를 포함한다)를 특별자치시장 · 시장 · 군수 또는 구청장에게 제출하여야 한다.

규칙 제39조(대마의 폐기보고)
법 제36조제2항에 따라 대마재배자는 그가 재배한 대마초중 종자 · 뿌리 및 성숙한 줄기를 제외하고는 이를 특별자치시장 · 시장 · 군수 또는 구청장이 지정하는 공무원의 참관하에 폐기해야 하며, 참관자의 확인을 받아 그 폐기한 날부터 10일 이내에 별지 제45호서식에 따른 보고서(전자문서로 된 보고서를 포함한다)를 특별자치시장 · 시장 · 군수 또는 구청장에게 제출해야 한다.

제37조(허가 등의 제한)

허가관청은 제6조, 제18조, 제21조 및 제24조에 따른 허가 또는 지정을 할 때에 마약류의 오용이나 남용으로 인하여 국민보건에 위해를 끼칠 우려가 있다고 인정하는 경우에는 특정 지역 또는 특정 품목을 한정하여 허가 또는 지정을 하지 아니할 수 있다. 이 경우 특정 지역 또는 특정 품목에 관한 사항은 미리 공고하여야 한다.

제38조(마약류취급자의 관리의무)

① 마약류제조업자 또는 마약류원료사용자는 그 업무에 종사하는 종업원의 지도・감독과 품질관리, 그 밖에 마약・향정신성의약품 및 한외마약에 관한 업무에 대하여 총리령으로 정하는 사항을 준수하여야 한다.
② 마약류취급자는 변질・부패・오염 또는 파손되었거나 사용기간 또는 유효기간이 지난 마약류를 판매하거나 사용하여서는 아니 된다.
③ 마약류취급자가 그 업무에 종사할 때에는 의료용 마약류의 도난 및 유출을 방지하기 위하여 대통령령으로 정하는 사항을 준수하여야 한다.

벌칙 ※ ②=64조(1년 이하의 징역 또는 1천만원 이하의 벌금)
영 제12조의2(마약류취급자의 준수사항)
법 제38조제3항에 따라 마약류취급자는 다음 각 호의 사항을 준수하여야 한다.
1. 마약류취급자가 보관・소지 또는 관리하는 의료용 마약류의 입고・출고 및 사용에 대한 기록을 작성하고 2년

간 보관할 것. 다만, 법 제11조에 따라 마약류취급자가 보관·소지 또는 관리하는 의료용 마약류의 입고·출고 및 사용에 대하여 식품의약품안전처장에게 보고한 경우는 제외한다.

2. 의료용 마약류의 저장시설에는 마약류취급자 또는 마약류취급자가 지정한 종업원 외의 사람을 출입시켜서는 아니 되며, 저장시설을 주 1회 이상 점검하여 점검부를 작성·비치하고 이를 2년간 보존할 것
3. 종업원에 대한 지도·감독을 철저히 하여 의료용 마약류의 도난사고가 발생하지 아니하도록 할 것

규칙 제40조(마약류제조업자 또는 마약류원료사용자의 준수사항)

법 제38조제1항의 규정에 의하여 마약류제조업자 또는 마약류원료사용자가 준수하여야 하는 사항은 다음 각호와 같다.

1. 보건위생상의 위해가 없도록 그 제조소 및 제조시설을 위생적으로 관리할 것
2. 종업원에 대한 지도·감독을 철저히 하여 보건위생상의 사고가 발생하지 아니하도록 할 것
3. 보건위생상의 위해가 발생할 염려가 있는 물건은 이를 제조소에 두지 아니할 것
4. 마약 또는 향정신성의약품의 원료와 그 제품에 대한 자가시험을 행하고 그 시험을 행한 기록을 작성·비치하여야 하며 그 기록을 2년간 보존할 것
5. 제조관리기준서·제품표준서 등에 의하여 유효성분의 함량 등을 정확하게 생산할 것
6. 마약 또는 향정신성의약품의 원료와 그 제품이 변질되거나 부패되지 아니하도록 안전하게 일반의약품과 별도로 분리하여 저장·관리할 것
7. 제조소의 제조업무에 관하여 필요한 기록을 작성·비치할 것
8. 삭제 〈2018.2.9.〉

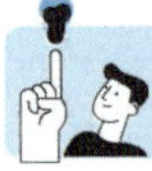

제 5 장 마약류 중독자 등

제39조(마약 사용의 금지)

마약류취급의료업자는 마약 중독자에게 그 중독 증상을 완화시키거나 치료하기 위하여 다음 각 호의 어느 하나에 해당하는 행위를 하여서는 아니 된다. 다만, 제40조에 따른 치료보호기관에서 보건복지부장관 또는 시·도지사의 허가를 받은 경우에는 그러하지 아니하다.

1. 마약을 투약하는 행위
2. 마약을 투약하기 위하여 제공하는 행위
3. 마약을 기재한 처방전을 발급하는 행위

벌칙 ※ 60조(10년 이하의 징역 또는 1억원 이하의 벌금)

영 제13조(마약 중독자에 대한 마약 사용)

법 제39조 각 호 외의 부분 단서에 따른 마약의 투약은 법 제40조제1항에 따른 치료보호기관의 장이 중독자의 증상을 고려하여 특히 필요하다고 인정하는 경우로서 보건복지부령으로 정하는 바에 따라 보건복지부장관 또는 특별시장·광역시장·특별자치시장·도지사 또는 특별자치도지사(이하 "시·도지사"라 한다)의 허가를 받은 경우로 한정한다.

제40조(마약류 중독자의 치료보호)

① 보건복지부장관 또는 시·도지사는 마약류 사용자의 마약류 중독 여부를 판별하거나 마약류 중독자로 판명된 사람을 치료보호하기 위하여 치료보호기관을 설치·운영하거나 지정할 수 있다.

② 제1항에 따른 치료보호기관은 다음 각 호의 시설 및 인력을 갖추어야 한다. 이 경우 국가와 지방자치단체는 예산의 범위에서 다음 각 호의 시설 및 인력을 갖추는 데에 드는 비용의 전부 또는 일부를 지원할 수 있다. 〈개정 2024.10.22.〉

1. 마약류 사용 여부 감정을 위한 소변, 모발 등 생체시료를 분석할 수 있는 기기 및 장비
2. 마약류 중독 여부 판별을 위하여 정신건강의학과 전문의의 의학적 판단 등에 필요한 보조적 검사장비
3. 정신건강의학과 전문의 및 「정신건강증진 및 정신질환자 복지서비스 지원에 관한 법률」 제17조제1항에 따른 정신

건강전문요원
4. 그 밖에 대통령령으로 정하는 마약류 중독자 치료보호에 필요한 시설 및 장비

③ 시·도지사가 제1항에 따라 치료보호기관을 설치·운영하거나 지정한 경우에는 이를 보건복지부장관에게 통보하여야 한다.

④ 보건복지부장관 또는 시·도지사는 제1항에 따라 지정한 치료보호기관이 제2항 각 호의 시설 및 인력을 갖추었는지 여부와 치료보호 실적 등을 3년마다 평가하여 치료보호기관으로 재지정할 수 있다.

⑤ 보건복지부장관 또는 시·도지사는 제1항 또는 제4항에 따라 지정하거나 재지정한 치료보호기관이 다음 각 호의 어느 하나에 해당하는 경우에는 그 지정 또는 재지정을 취소할 수 있다. 다만, 제1호에 해당하는 경우에는 그 지정 또는 재지정을 취소하여야 한다.
1. 거짓이나 그 밖의 부정한 방법으로 지정 또는 재지정을 받은 경우
2. 지정 또는 재지정의 취소를 요청하는 경우
3. 제4항에 따른 평가 결과 제2항 각 호의 시설 및 인력을 갖추지 못한 것으로 확인된 경우

⑥ 보건복지부장관은 제1항에 따른 치료보호기관에 종사하는 인력의 전문성 향상을 위하여 제7항에 따른 판별검사 및 치료보호를 위한 전문교육을 개발·운영하여야 하며, 이를 대통령령으로 정하는 전문기관에 위탁할 수 있다.

⑦ 보건복지부장관 또는 시·도지사는 마약류 사용자에 대하여 제1항에 따른 치료보호기관에서 마약류 중독 여부의 판별검사를 받게 하거나 마약류 중독자로 판명된 사람에 대하여 치료보호를 받게 할 수 있다. 이 경우 판별검사 기간은 1개월 이내로 하고, 치료보호 기간은 12개월 이내로 한다.

⑧ 보건복지부장관 또는 시·도지사는 제7항에 따른 판별검사 또는 치료보호를 하려면 치료보호심사위원회의 심의를 거쳐야 한다.

⑨ 제8항에 따른 판별검사 및 치료보호에 관한 사항을 심의하기 위하여 보건복지부에 중앙치료보호심사위원회를 두고, 특별시, 광역시, 특별자치시, 도 및 특별자치도에 지방치료보호심사위원회를 둔다.

⑩ 중앙치료보호심사위원회 및 지방치료보호심사위원회의 심의 내용에 관한 사항은 다음 각 호에 따른다.
1. 중앙치료보호심사위원회는 다음 각 목의 사항을 심의한다.
   가. 마약류 중독자 치료보호의 기본방향에 관한 사항
   나. 판별검사의 기준에 관한 사항
   다. 보건복지부장관이 설치·운영하거나 지정한 치료보호기관에서의 치료보호 및 판별검사에 관한 사항
   라. 마약류 중독자의 치료보호 시작·종료와 치료보호기간 연장에 관한 사항
   마. 그 밖에 마약류 중독자의 치료보호 및 판별검사에 관하여 보건복지부장관이 필요하다고 인정하는 사항
2. 지방치료보호심사위원회는 다음 각 목의 사항을 심의한다.
   가. 시·도지사가 설치·운영하거나 지정한 치료보호기관에서의 치료보호 및 판별검사에 관한 사항
   나. 마약류 중독자의 치료보호 시작·종료와 치료보호기간 연장에 관한 사항
   다. 그 밖에 마약류 중독자의 치료보호 및 판별검사에 관하여 시·도지사가 필요하다고 인정하는 사항

⑪ 국가 및 지방자치단체는 제7항에 따른 판별검사 및 치료보호에 드는 비용을 부담한다.

⑫ 제1항부터 제11항까지에 따른 치료보호기관의 설치·운영 및 지정·재지정, 판별검사 및 치료보호, 치료보호심사위원회의 구성·운영·직무 등에 관하여 필요한 사항은 대통령령으로 정한다.

벌칙 ※ ①, ⑦=63조(2년 이하의 징역 또는 2천만원 이하의 벌금)

영 제28조의2(민감정보 및 고유식별정보의 처리)

보건복지부장관, 식품의약품안전처장(제8조제1항 또는 제28조에 따라 식품의약품안전처장의 업무를 위탁받거나 권한을 위임받은 자를 포함한다), 지방식품의약품안전청장, 시·도지사 또는 시장·군수·구청장(해당 권한이 위임·위탁된 경우에는 그 권한을 위임·위탁받은 자를 포함한다) 또는 법 제40조제1항에 따른 치료보호기관(제9호 및 제10호의 사무만 해당한다)은 다음 각 호의 사무를 수행하기 위하여 불가피한 경우 「개인정보 보호법」 제23조에 따른 건강에 관한 정보(이하 "건강정보"라 한다), 같은 법 시행령 제18조제2호에 따른 범죄경력자료에 해당하는 정보(이하 "범죄경력정보"라 한다), 같은 영 제19조제1호, 제2호 또는 제4호에 따른 주민등록번호, 여권번호 또는 외국인등록번호가 포함된 자료를 처리할 수 있다. 다만, 제4호, 제5호, 제7호 및 제16호의 사무의 경우에는 건강정보와 범죄경력정보는 제외하고, 제6호의2의 사무의 경우에는 범죄경력정보는 제외한다.

1. 법 제3조제7호 단서 및 이 영 제3조제3항제4호에 따

른 대마 매매의 승인에 관한 사무
1의2. 법 제4조에 따른 마약류취급자가 아닌 자의 마약류 취급 금지 등에 관한 사무
2. 법 제6조에 따른 마약류취급자의 허가 등에 관한 사무
3. 법 제6조의2에 따른 원료물질의 수출입업 또는 제조업의 허가 등에 관한 사무
4. 법 제7조에 따른 허가증 등의 발급과 등재에 관한 사무
5. 법 제8조에 따른 폐업 등의 신고 등에 관한 사무
6. 법 제9조에 따른 마약류 양도·양수의 승인 등에 관한 사무
6의2. 법 제11조에 따른 마약류 취급의 보고에 관한 사무
6의3. 법 제11조의2에 따른 정보의 수집·조사·이용 및 제공에 관한 사무
7. 법 제12조에 따른 사고 마약류 등의 처리에 관한 사무
8. 법 제13조에 따른 자격 상실자의 마약류 처분에 관한 사무
9. 법 제39조 각 호 외의 부분 단서에 따른 마약 중독자에 대한 마약 사용의 허가에 관한 사무
10. 법 제40조에 따른 마약류 중독자의 치료보호에 관한 사무
11. 법 제41조에 따른 출입·검사와 수거 등에 관한 사무
12. 법 제42조에 따른 폐기 명령 등에 관한 사무
13. 법 제43조에 따른 업무 보고 등에 관한 사무
14. 법 제44조에 따른 허가 등의 취소처분 등에 관한 사무
15. 법 제46조에 따른 과징금의 부과·징수에 관한 사무
16. 법 제48조에 따른 마약류 감시원에 관한 사무
17. 법 제51조에 따른 원료물질의 관리에 관한 사무
18. 법 제51조의5에 따른 마약류 명예지도원에 관한 사무
19. 법 제52조에 따른 마약류 관계 자료의 수집 등에 관한 사무
20. 법 제53조에 따른 몰수 마약류의 처분 등에 관한 사무
20의2. 법 제53조의2에 따른 수거·폐기사업참여자의 선정 및 관리에 관한 사무
21. 법 제54조에 따른 보상금의 지급에 관한 사무

제40조의2(형벌과 수강명령 등의 병과)

① 법원은 제3조, 제4조 또는 제5조를 위반하여 마약류를 투약, 흡연 또는 섭취한 사람(이하 이 조에서 "마약류사범"이라 한다)에 대하여 형의 선고를 유예하는 경우에는 1년 동안 보호관찰을 받을 것을 명할 수 있다.

② 법원은 마약류사범에 대하여 유죄판결(선고유예는 제외한다)을 선고하거나 약식명령을 고지하는 경우에는 200시간의 범위에서 재범예방에 필요한 교육의 수강명령(이하 "수강명령"이라 한다) 또는 재활교육 프로그램의 이수명령(이하 "이수명령"이라 한다)을 병과하여야 한다. 다만, 수강명령 또는 이수명령을 부과할 수 없는 특별한 사정이 있는 경우에는 그러하지 아니하다.

③ 수강명령은 형의 집행을 유예하는 경우에 그 집행유예기간 내에서 병과하고, 이수명령은 벌금 이상의 형을 선고하거나 약식명령을 고지하는 경우에 병과한다.

④ 법원이 마약류사범에 대하여 형의 집행을 유예하는 경우에는 수강명령 외에 그 집행유예기간 내에서 보호관찰 또는 사회봉사 중 하나 이상의 처분을 병과할 수 있다.

⑤ 수강명령 또는 이수명령은 형의 집행을 유예하는 경우에는 그 집행유예기간 내에, 벌금형을 선고하거나 약식명령을 고지하는 경우에는 형 확정일부터 6개월 이내에, 징역형 이상의 실형을 선고하는 경우에는 형기 내에 각각 집행한다.

⑥ 수강명령 또는 이수명령이 형의 집행유예 또는 벌금형과 병과된 경우에는 보호관찰소의 장이 집행하고, 징역형 이상의 실형과 병과된 경우에는 교정시설의 장이 집행한다. 다만, 징역형 이상의 실형과 병과된 이수명령을 모두 이행하기 전에 석방 또는 가석방되거나 미결구금일수 산입 등의 사유로 형을 집행할 수 없게 된 경우에는 보호관찰소의 장이 남은 이수명령을 집행한다.

⑦ 수강명령 또는 이수명령은 다음 각 호의 내용으로 한다.
1. 마약류사범 행동의 진단·상담
2. 마약류 폐해에 대한 이해를 위한 교육
3. 그 밖에 마약류사범의 재범예방을 위하여 필요한 사항

⑧ 보호관찰소의 장 또는 교정시설의 장은 수강명령 또는 이수명령의 집행에 관한 업무를 제51조의6에 따른 한국마약퇴치운동본부에 위탁할 수 있다.

⑨ 형벌과 병과하는 보호관찰, 사회봉사, 수강명령 및 이수명령에 관하여 이 법에서 규정한 사항 외에는 「보호관찰 등에 관한 법률」을 준용한다.

벌칙 ※ ②=65조의2(징역형 이상의 실형과 병과된 경우 1년 이하의 징역 또는 1천만원 이하의 벌금, 벌금형과 병과된 경우 1천만원 이하의 벌금)

제40조의3(판결 전 조사)

① 법원은 제3조, 제4조 또는 제5조를 위반하여 마약류를 투약, 흡연 또는 섭취한 피고인에 대하여 제40조의2에 따른 보호관찰, 사회봉사, 수강명령 또는 이수명령을 부과하기 위하여 필요하다고 인정하면 그 법원의 소재지 또는 피고인의 주거지를 관할하는 보호관찰소의 장에게 피고인의 신체적·심리적 특성 및 상태, 성장배경, 가정환경, 직업, 생활환경, 교우관계, 범행동기, 마약류 중독여부, 병력, 재범위험성 등 피고인에 관한 사항의 조사를 요구할 수 있다.
② 제1항의 요구를 받은 보호관찰소의 장은 지체 없이 이를 조사하여 서면으로 해당 법원에 알려야 한다. 이 경우 필요하다고 인정하면 피고인이나 그 밖의 관계인을 소환하여 심문하거나 소속 보호관찰관에게 필요한 사항을 조사하게 할 수 있다.
③ 법원은 제1항의 요구를 받은 보호관찰소의 장에게 조사진행상황에 관한 보고를 요구할 수 있다.

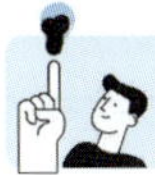

제 6 장 감독과 단속

제41조(출입·검사와 수거)

① 식품의약품안전처장(대통령령으로 정하는 그 소속 기관의 장을 포함한다), 시·도지사 또는 시장·군수·구청장은 마약류, 임시마약류 및 원료물질의 취급을 감시하고 단속할 필요가 있다고 인정하면 관계 공무원으로 하여금 마약류취급자, 마약류취급승인자, 제5조의2제6항에 따라 임시마약류를 취급하는 자 및 원료물질취급자에 대하여 해당 업소나 공장·창고, 대마초 재배지, 약국, 조제 장소, 그 밖에 마약류, 임시마약류 및 원료물질에 관계 있는 장소에 출입하여 다음 각 호의 업무를 하게 할 수 있다.
1. 해당 업소 등의 구조·설비·업무현황, 기록한 서류와 의약품, 그 밖의 물건에 대한 검사
2. 관계인에 대한 질문
3. 마약류·임시마약류·원료물질 및 이와 관계가 있다고 인정되는 약품과 물건을 총리령으로 정하는 바에 따른 수거. 이 경우 시험용으로 필요한 최소 분량으로 한정한다.

② 식품의약품안전처장은 통합정보센터의 감독에 필요하다고 인정하는 경우에는 통합정보센터의 장에게 그 업무 및 재산에 관한 보고 또는 자료의 제출을 명하거나 소속 공무원으로 하여금 현장 출입 또는 서류검사를 하게 하는 등 필요한 조치를 할 수 있다.
③ 제1항 또는 제2항에 따라 출입·검사 또는 수거하는 공무원은 그 권한을 표시하는 증표를 지니고 이를 관계인에게 보여주어야 한다.

벌칙 ※ ①=63조(2년 이하의 징역 또는 2천만원 이하의 벌금), 64조(1년 이하의 징역 또는 1천만원 이하의 벌금)

영 제13조의2(출입·검사와 수거)

법 제41조제1항 각 호 외의 부분에서 "대통령령으로 정하는 그 소속 기관의 장"이란 지방식품의약품안전청장을 말한다.

규칙 제42조(수거증 등)

법 제41조의 규정에 의하여 관계공무원이 마약류·원료물질 및 이와 관계가 있다고 인정되는 약품 및 물건을 수거하거나 법 제47조의 규정에 의하여 부정마약류를 압류하는 때에는 별지 제47호서식에 따른 수거증(압류증)을 피수거인 또는 피압류인에게 교부하여야 한다.

제42조(폐기 명령 등)

① 식품의약품안전처장, 시·도지사 또는 시장·군수·구청장은 제12조에 따라 보고된 마약류나 제13조에 따른 승인을 받지 못한 마약류 및 제16조, 제17조, 제18조, 제21조 또는 제24조를 위반하여 제조·판매·저장 또는 수입한 향정신

성의약품이나 불량한 향정신성의약품 등을 공중위생상의 위해의 발생을 방지할 수 있는 방법으로 폐기하거나 필요한 조치를 마약류취급자 및 마약류취급승인자에게 명할 수 있다.

② 식품의약품안전처장, 시·도지사 또는 시장·군수·구청장은 다음 각 호의 어느 하나에 해당하는 경우에는 관계 공무원으로 하여금 해당 물품을 폐기 또는 압류하거나 그 밖에 필요한 조치를 하게 할 수 있다. 〈개정 2025. 4. 1.〉

1. 제1항에 따른 명령을 받은 자가 그 명령을 이행하지 아니한 경우
2. 대마재배자가 제36조제2항에 따른 폐기를 하지 아니한 경우
3. 제3조제4호를 위반하여 원료물질이 제조, 수출입, 매매, 매매의 유인·권유·알선, 수수, 소지, 소유 또는 사용되거나 그러한 목적으로 저장된 원료물질이 발견된 경우

벌칙 ※ 64조(1년 이하의 징역 또는 1천만원 이하의 벌금)

영 제14조(행정처분 등)

법 제42조제1항에 따른 폐기 등 필요한 조치의 명령과 법 제44조제1항에 따른 허가 등의 취소, 업무정지 또는 취급정지 등에 관한 명령은 서면으로 실시하고, 법 제47조에 따라 압류나 그 밖에 필요한 처분을 하는 경우에는 총리령으로 정하는 바에 따라 압류증 등의 서류를 발급하여야 한다.

제43조(업무 보고 등)

식품의약품안전처장, 시·도지사 또는 시장·군수·구청장은 마약류취급자, 마약류취급승인자 및 원료물질취급자에 대하여 그 업무에 관하여 필요한 사항을 보고하게 하거나, 관계 장부·서류나 그 밖의 물건을 제출할 것을 명할 수 있다.

벌칙 ※ 63조(2년 이하의 징역 또는 2천만원 이하의 벌금), 64조(1년 이하의 징역 또는 1천만원 이하의 벌금)

제44조(허가 등의 취소와 업무정지)

① 마약류취급자, 마약류취급승인자 또는 원료물질수출입업자등이 다음 각 호의 어느 하나에 해당하는 경우에는 해당 허가관청은 이 법에 따른 허가(품목허가를 포함한다), 지정 또는 승인을 취소하거나 1년의 범위에서 그 업무 또는 마약류 및 원료물질 취급의 전부 또는 일부의 정지를 명할 수 있다. 다만, 국민보건에 위해를 끼쳤거나 끼칠 우려가 있는 마약, 향정신성의약품 또는 한외마약의 경우에는 그 취급자에게 책임질 사유가 없고 그 약품의 성분·처방 등을 변경함으로써 그 허가 목적을 달성할 수 있다고 인정되는 경우에는 그 변경만을 명할 수 있다.

1. 업무 또는 마약류 및 원료물질 취급의 전부 또는 일부의 정지를 명하는 경우
   가. 제5조제1항 및 제2항에 따른 마약류 취급 제한 규정을 위반한 경우
   나. 제5조제3항의 조치를 위반한 때
   다. 제6조제1항 각 호 외의 부분 후단 및 같은 조 제2항 후단에 따른 변경허가 또는 변경지정을 받지 아니한 경우
   라. 제6조의2제1항 후단에 따른 변경허가를 받지 아니한 경우
   마. 제7조제2항에 따른 허가증 또는 지정서를 재발급받지 아니한 경우
   바. 제9조제2항 및 제3항을 위반하여 마약류를 양도한 경우
   사. 삭제 〈2015.5.18.〉
   아. 삭제 〈2015.5.18.〉
   자. 제11조를 위반하여 보고하지 아니하거나 거짓으로 보고한 경우
   차. 제12조를 위반하여 보고하지 아니하거나 사고 마약류 등을 폐기한 경우
   카. 제14조를 위반하여 마약류를 광고한 경우
   타. 제15조를 위반하여 마약류를 저장한 경우
   파. 제16조를 위반하여 마약류를 봉함하지 아니하거나 봉함하지 아니한 마약류를 수수한 경우
   하. 제17조를 위반하여 기재를 하지 아니하거나 거짓으로 기재한 경우
   거. 삭제 〈2015.5.18.〉
   너. 제20조·제22조 및 제26조를 위반하여 판매한 경우

더. 제32조를 위반하여 처방전에 따르지 아니하고 투약 등을 하거나 처방전을 거짓으로 기재한 경우 및 처방전을 작성·비치·보존하지 아니한 경우
러. 제33조를 위반하여 마약류관리자를 두지 아니한 경우
머. 제35조제2항부터 제4항까지의 규정을 위반하여 기록·보존을 하지 아니하거나 거짓으로 기록한 경우
버. 대마재배자가 정당한 사유 없이 2년간 계속하여 대마초를 재배하지 아니한 경우
서. 제38조에 따른 마약류취급자의 관리의무를 위반한 경우
어. 제41조에 따른 관계 공무원의 검사·질문·수거를 거부·방해하거나 기피한 경우
저. 제50조를 위반하여 마약류취급자 또는 원료물질수출입업자등이 교육을 받지 아니한 경우
처. 제51조제1항을 위반하여 원료물질의 수출입 승인을 받지 아니하고 수출입한 경우나 승인받은 내용과 다르게 수출입한 경우
커. 제51조제2항을 위반하여 원료물질의 제조, 수출입, 수수 또는 매매에 대한 기록을 작성·보존하지 아니하거나 거짓으로 기록한 경우
터. 제51조제2항에 따른 원료물질의 수출입, 수수 또는 매매에 대한 기록 작성의 의무를 회피할 목적으로 소량으로 나누어 원료물질을 거래한 경우
퍼. 제51조제3항에 따른 신고를 하지 아니한 경우
허. 제18조제2항제2호에 따른 수출입 승인 또는 변경승인을 받지 아니한 경우

2. 허가(품목허가를 포함한다), 지정 또는 승인을 취소하는 경우
가. 제6조제3항 각 호의 결격사유에 해당한 경우
나. 제18조제2항제1호·제21조제2항 및 제24조제2항에 따른 허가 또는 변경허가를 받지 아니한 경우
다. 제1호가목·파목·어목 또는 제9조제2항을 2회 이상 위반한 경우
라. 제1호자목·차목·러목·허목 또는 제9조제3항을 3회 이상 위반한 경우
마. 마약의 유효성분 함량이나 제제할 때 발생하는 마약의 손실률 등에 대하여 총리령으로 정하는 기준을 3회 이상 위반한 경우
바. 마약류취급자가 제6조제1항 또는 제2항에 따른 마약류취급자가 되기 위하여 필요한 약사 등의 자격을 상실하거나 「약사법」에 따른 의약품제조업, 의약품 도매상 등의 허가가 취소 등이 된 경우
사. 원료물질수출입업자등이 「부가가치세법」 제8조에 따라 관할 세무서장에게 폐업신고를 하거나 관할 세무서장이 사업자등록을 말소한 경우
아. 거짓이나 그 밖의 부정한 방법으로 제3조제2호부터 제7호까지의 규정, 제4조제2항제7호 또는 같은 조 제3항에 따른 승인을 받은 경우
자. 거짓이나 그 밖의 부정한 방법으로 제6조제1항 또는 제6조의2제1항에 따른 허가 또는 변경허가를 받은 경우
차. 거짓이나 그 밖의 부정한 방법으로 제18조제2항제1호, 제21조제2항 또는 제24조제2항에 따른 허가 또는 변경허가를 받은 경우
카. 업무정지기간 중에 업무를 한 경우

② 제1항에 따른 행정처분의 기준은 총리령으로 정한다.
③ 식품의약품안전처장은 제1항제2호사목의 사유로 허가를 취소하기 위하여 필요한 경우에는 관할 세무서장에게 원료물질수출입업자등의 폐업 여부에 대한 정보의 제공을 요청할 수 있다. 이 경우 요청을 받은 관할 세무서장은 특별한 사유가 없으면 「전자정부법」 제36조제1항에 따라 영업자의 폐업 여부에 대한 정보를 제공하여야 한다.
④ 허가관청은 마약류취급의료업자 및 마약류소매업자에 대하여 제1항에 따른 처분을 한 경우에는 그 사실을 「국민건강보험법」에 따른 건강보험심사평가원과 국민건강보험공단에 알려야 한다.

벌칙 ※ 63조(2년 이하의 징역 또는 2천만원 이하의 벌금), 64조(1년 이하의 징역 또는 1천만원 이하의 벌금)

규칙 제43조(행정처분기준)
법 제44조제2항의 규정에 의한 행정처분기준은 별표 2와 같다.

제44조의2(위반사항의 통보)

① 수사기관의 장은 다음 각 호의 영업소를 운영하는 자(실질적 운영자를 포함한다)가 그 영업소 운영과 관련하여 제3조제11호를 위반(교사와 방조를 포함한다)한 경우에 해당 영업의 허가, 신고 또는 등록을 관할하는 특별자치시장·시장·군수 또는 구청장에게 통보하여야 한다.

1. 「식품위생법」 제36조제1항제3호에 따른 식품접객업 중 주류를 조리·판매하는 영업으로서 대통령령으로 정하는 영업
2. 「공중위생관리법」 제2조제1항제2호에 따른 숙박업
3. 「음악산업진흥에 관한 법률」 제2조제13호에 따른 노래연습장업

② 제1항에 따른 통보 절차 등에 필요한 사항은 총리령으로 정한다.

영 제14조의2(위반사항 통보 대상 식품접객업의 범위)

법 제44조의2제1항제1호에서 "대통령령으로 정하는 영업"이란 「식품위생법 시행령」 제21조제8호나목부터 라목까지의 규정에 따른 일반음식점영업, 단란주점영업 및 유흥주점영업을 말한다.

[본조신설 2024.7.2.]

규칙 제43조의2(위반사항의 통보)

수사기관의 장은 법 제44조의2제1항에 따라 위반사항(교사와 방조를 포함한다)을 통보하는 경우에는 해당 사건의 수사결과와 다음 각 호의 사항을 함께 통보해야 한다.

1. 영업소의 명칭 및 업종
2. 영업소의 대표자명
3. 영업소의 소재지
4. 영업소의 허가, 신고 또는 등록 번호

[본조신설 2024.8.7.]

제45조(청문)

허가관청은 제44조제1항에 따라 마약류취급자 또는 원료물질수출입업자등의 허가 또는 지정을 취소하려면 청문을 하여야 한다.

제46조(과징금처분)

① 허가관청은 마약류취급자 또는 원료물질수출입업자등에 대하여 제44조제1항에 따른 업무정지처분을 하게 되는 경우에는 대통령령으로 정하는 바에 따라 업무정지처분을 갈음하여 2억원 이하의 과징금을 부과할 수 있다. 이 경우 과징금 부과는 업무정지처분으로 인하여 국민보건에 큰 위해를 가져오거나 가져올 우려가 있는 경우로 한정하며, 3회를 초과하여 부과할 수 없다.

② 제1항에 따른 과징금을 부과하는 위반행위의 종류, 위반정도 등에 따른 과징금의 금액과 그 밖에 필요한 사항은 대통령령으로 정한다.

③ 허가관청은 제1항에 따른 과징금을 부과하기 위하여 필요한 경우에는 다음 각 호의 사항을 적은 문서로 관할 세무관서의 장에게 과세 정보의 제공을 요청할 수 있다.

1. 납세자의 인적사항
2. 과세 정보의 사용 목적
3. 과징금 부과기준이 되는 매출금액

④ 허가관청은 제1항에 따른 과징금을 기한까지 내지 아니하면 대통령령으로 정하는 바에 따라 제1항에 따른 과징금 부과처분을 취소하고 제44조제1항에 따른 업무정지처분을 하거나 국세 체납처분의 예 또는 「지방행정제재·부과금의 징수 등에 관한 법률」에 따라 징수한다. 다만, 폐업 등으로 제44조제1항에 따른 업무정지처분을 할 수 없는 경우에는 국세 체납처분의 예 또는 「지방행정제재·부과금의 징수 등에 관한 법률」에 따라 징수한다.

⑤ 허가관청은 제4항에 따라 체납된 과징금의 징수를 위하여 필요한 경우에는 다음 각 호의 어느 하나에 해당하는 자료의 제공을 해당 각 호의 자에게 각각 요청할 수 있다. 이 경우 요청을 받은 자는 정당한 사유가 없으면 이에 따라야 한다.

1. 「건축법」 제38조에 따른 건축물대장 등본: 특별자치시장·특별자치도지사·시장(「제주특별자치도 설치 및 국제자

유도시 조성을 위한 특별법」에 따른 행정시장을 제외한다)・군수 또는 구청장
2. 「공간정보의 구축 및 관리 등에 관한 법률」 제71조에 따른 토지대장 등본: 국토교통부장관
3. 「자동차관리법」 제7조에 따른 자동차등록원부 등본: 시・도지사

영 제15조(과징금의 산정기준)

법 제46조에 따른 과징금의 금액은 위반행위의 종류, 위반 정도 등을 고려하여 총리령으로 정하는 업무정지처분기준에 따라 별표 9의 기준을 적용하여 산정한다.

영 제16조(과징금의 부과・징수절차)

① 법 제46조에 따라 식품의약품안전처장, 시·도지사 또는 시장·군수·구청장이 과징금을 부과하려는 경우에는 그 위반행위의 종류와 해당 과징금의 금액 등을 구체적으로 적은 서면으로 과징금 부과 대상자에게 알려야 한다.
② 제1항에 따라 통지를 받은 자는 20일 이내에 해당 과징금을 식품의약품안전처장, 시·도지사 또는 시장·군수·구청장이 정하는 수납기관에 내야 한다.
③ 제2항에 따라 과징금을 받은 수납기관은 과징금을 낸 자에게 영수증을 발급하여야 한다.
④ 제2항에 따라 과징금을 받은 수납기관은 지체 없이 그 사실을 식품의약품안전처장, 시·도지사 또는 시장·군수·구청장에게 통보하여야 한다.
⑤ 삭제 〈2021.9.24.〉

영 제16조의2(과징금 미납자에 대한 처분)

① 식품의약품안전처장, 시·도지사 또는 시장·군수·구청장은 법 제46조제1항에 따라 과징금을 납부하여야 할 자가 납부기한까지 과징금을 내지 아니하면 같은 조 제4항 본문에 따라 납부기한이 지난 후 15일 이내에 독촉장을 발급하여야 한다. 이 경우 납부기한은 독촉장을 발급하는 날부터 10일 이내로 하여야 한다.
② 식품의약품안전처장, 시·도지사 또는 시장·군수·구청장은 과징금을 납부하여야 할 자가 제1항에 따른 독촉장을 받고도 그 납부기한까지 과징금을 내지 아니하면 법 제46조제4항 본문에 따라 과징금 부과처분을 취소하고 법 제44조제1항에 따른 업무정지 처분을 하거나 국세 체납처분의 예 또는 「지방행정제재·부과금의 징수 등에 관한 법률」에 따라 징수하여야 한다.
③ 식품의약품안전처장, 시·도지사 또는 시장·군수·구청장은 법 제46조제4항 본문에 따라 과징금 부과처분을 취소하고 법 제44조제1항에 따른 업무정지 처분을 하는 경우에는 처분대상자에게 서면으로 그 내용을 통지하여야 한다. 이 경우 서면에는 처분의 변경사유와 업무정지 처분의 기간 등 업무정지 처분에 필요한 사항이 포함되어야 한다.

규칙 제44조(과징금 징수절차)

영 제16조의 규정에 의한 과징금의 징수절차에 관하여는 「국고금관리법 시행규칙」을 준용한다. 이 경우 납입고지서에는 이의방법 및 이의기간 등을 함께 기재하여야 한다.

제47조(부정 마약류의 처분)

식품의약품안전처장은 이 법이나 그 밖의 마약류에 관한 법령을 위반하여 소지, 소유, 사용, 관리, 재배, 수출입, 제조, 매매, 매매의 유인·권유·알선, 수수, 투약 또는 투약하기 위하여 제공하거나 조제 또는 연구에 사용하는 마약류, 예고임시마약류 및 임시마약류에 대하여는 압류나 그 밖에 필요한 처분을 할 수 있다. 〈개정 2025.4.1.〉

벌칙 ※ 63조(2년 이하의 징역 또는 2천만원 이하의 벌금), 64조=(1년 이하의 징역 또는 1천만원 이하의 벌금)

제48조(마약류 감시원)

① 제41조제1항 및 제42조제2항에 따른 관계 공무원의 직무와 그 밖에 마약류와 원료물질에 관한 감시 업무를 하게 하기 위하여 식품의약품안전처와 그 소속 기관, 특별시・광역시・특별자치시・도・특별자치도 및 시・군・구(자치구만 해당한다. 이하 같다)에 마약류 감시원을 둔다.
② 마약류 감시원의 자격, 직무 범위, 그 밖에 필요한 사항은 대통령령으로 정한다.

영 제17조(마약류 감시원)

① 법 제48조에 따라 식품의약품안전처장, 시·도지사 또는 시장·군수·구청장(자치구의 구청장을 말한다. 이하 같다)은 다음 각 호의 어느 하나에 해당하는 소속 공무원을 마약류 감시원으로 임명한다.
  1. 「고등교육법」 제2조에 따른 학교의 약학 관련 학과 또는 법학 관련 학과에서 학사 이상의 학위를 받은 사람이나 다른 법령에 따라 이와 같은 수준 이상의 학력이 있다고 인정되는 사람
  2. 1년 이상 약무에 관한 업무에 종사한 경력이 있는 사람
  3. 보건행정관서에서 1년 이상 보건행정에 관한 업무에 종사한 경력이 있는 사람
② 법 제48조제2항에 따른 마약류 감시원의 직무 범위는 다음

각 호와 같다.
1. 마약류취급자, 마약류 취급의 승인을 받은 자 및 취급업소에 대한 감시·출입·검사 및 감독
2. 원료물질취급자 및 취급업소에 대한 감시·출입·검사 및 감독
3. 마약·향정신성의약품 또는 한외마약의 품질관리를 위한 마약·향정신성의약품·한외마약 또는 이와 관계있는 의약품의 수거
4. 마약류 중독자 치료보호의 지원

③ 제1항에 따라 식품의약품안전처장, 시·도지사 또는 시장·군수·구청장은 마약류 감시원을 임명하는 경우에는 이에 관한 사항을 임명에 관한 관리대장에 기록하고 마약류 감시원증을 발급하여야 한다.

규칙 제45조(마약류감시원증 교부)

법 제48조 및 영 제17조의 규정에 의하여 식품의약품안전처장, 시·도지사 또는 시장·군수·구청장은 마약류감시원을 임명한 때에는 별지 제48호서식에 따른 마약류감시원증을 교부하여야 한다.

제49조 삭제 〈2023.8.16.〉

제50조(마약류취급자와 원료물질수출입업자등의 교육)

① 마약류취급자(대마재배자는 제외한다) 또는 원료물질수출입업자등은 식품의약품안전처장 또는 시·도지사가 하는 마약류 또는 원료물질 관리에 관한 교육을 받아야 한다.

② 제1항에 따른 마약류 또는 원료물질 관리에 관한 교육의 방법·횟수 및 내용 등에 필요한 사항은 총리령으로 정한다.

규칙 제47조(마약류취급자와 원료물질수출입업자등의 교육)

① 법 제50조에 따라 마약류수출입업자·마약류제조업자·마약류원료사용자·마약류취급학술연구자 및 원료물질수출입업자등은 지방식품의약품안전청장이, 마약류도매업자·마약류소매업자·마약류관리자 및 마약류취급의료업자(법 제6조제2항에 따른 마약류관리자를 둔 의료기관의 마약류취급의료업자를 제외한다. 이하 이 조에서 같다)는 시·도지사가 실시하는 마약류 또는 원료물질 관리에 관한 교육을 받아야 한다.

② 제1항에 따른 교육은 1회 2시간으로 하되, 그 교육을 받을 시기는 법 제2조제5호에 따른 마약류취급자(대마재배자를 제외한다. 이하 이 조에서 같다) 또는 원료물질수출입업자등으로 허가 또는 지정(교육을 이수한 지 1년이 지나지 아니한 자가 폐업 등의 사유로 다시 허가 또는 지정을 받은 경우는 제외한다)을 받은 후 1년 이내로 한다.

③ 지방식품의약품안전청장 또는 시·도지사는 마약류 또는 원료물질의 계속된 도난·분실로 인하여 주의를 촉구할 필요성이 있거나 마약류관련 법령의 개정 등으로 마약류 또는 원료물질 관리에 관한 교육이 필요하다고 인정되는 때에는 제2항에도 불구하고 1년에 1회에 한하여 추가로 교육을 실시할 수 있다.

④ 제1항에 따라 교육을 실시하는 지방식품의약품안전청장 및 시·도지사는 마약류취급자 또는 원료물질수출입업자등에 대한 교육계획을 전년도 말까지 수립하여 교육을 실시하되, 그 계획에는 교육대상자의 편의를 위하여 매년 2회 이상 교육을 실시하는 내용이 포함되어야 한다.

⑤ 마약류취급자에 대한 교육내용에 포함되어야 하는 사항은 다음 각호와 같다.
1. 마약류의 판매 및 봉함에 관한 사항, 사고의 처리 및 보고에 관한 사항, 마약류취급 관련업무의 양도·양수에 관한 사항, 마약류 보관·저장에 관한 사항 및 마약류통합관리시스템을 활용한 보고 방법에 관한 사항
2. 마약 및 향정신성의약품의 원료 및 제품에 대한 자가시험 관련기록의 작성·비치에 관한 사항과 용기 등에의 기재에 관한 사항(마약류취급자 중 마약류수출입업자, 마약류제조업자 및 마약류원료사용자만 해당한다)
3. 마약 및 향정신성의약품의 투약 및 처방전의 기록에 관한 사항(마약류취급자 중 마약류취급의료업자만 해당한다)
4. 마약류 사용·연구기록·기록보관에 관한 사항(마약류취급자 중 마약류취급학술연구자만 해당한다)
5. 기타 마약류 관련법령의 준수에 관한 사항 등 식품의약품안전처장 또는 시·도지사가 따로 정하는 사항

⑥ 원료물질수출입업자등에 대한 교육내용에 포함되어야 하는 사항은 다음 각 호와 같다.
1. 원료물질의 수출입 승인에 관한 사항
2. 원료물질의 제조·수출입·수수 또는 매매에 대한 기록 정비에 관한 사항
3. 그 밖에 마약류 관련 법령의 준수에 관한 사항 등 식품의약품안전처장이나 시·도지사가 따로 정하는 사항

⑦ 지방식품의약품안전청장 및 시·도지사는 마약류취급자 또는 원료물질수출입업자등에 대한 교육을 실시한 때에는 교육을 받은 자에게 수료증을 교부하여야 하며, 그 교부대장을 관리하여야 한다.

⑧ 시·도지사는 「약사법」 제15조에 따른 연수교육, 「의료법」 제30조제2항에 따른 보수교육 또는 「수의사법」 제34조제1항에 따른 연수교육을 실시하는 경우에는 제1항 또는 제3항에 따른 마약류 또는 원료물질 관리에 관한 교육을 공동으로 실시할 수 있다.

제51조(원료물질의 관리)

① 원료물질을 수출입하는 자는 수출입할 때마다 식품의약품안전처장의 승인을 받아야 한다.
② 원료물질을 제조하거나 수출입·수수 또는 매매하는 자는 제조, 수출입·수수 또는 매매(이하 이 조에서 "거래"라 한다)에 대한 기록을 작성하고 이를 2년간 보존하여야 한다. 다만, 다음 각 호의 어느 하나에 해당하는 경우는 제외한다.
  1. 「약사법」에 따라 제조·거래에 대한 기록을 작성·보존하고 있는 제조·거래의 경우
  2. 「화학물질관리법」에 따라 제조·거래에 대한 기록을 작성·보존하고 있는 제조·거래의 경우
  3. 원료물질을 대통령령으로 정하는 농도 이하로 함유하는 원료물질 복합제를 제조·거래하는 경우
  4. 통상적인 사업 수행을 위한 합법적인 거래로서 대통령령으로 정하는 거래의 경우
  5. 대통령령으로 정하는 수량 이하로 거래하는 경우
③ 원료물질취급자는 다음 각 호의 어느 하나에 해당하는 경우에는 그 사실을 법무부장관이나 식품의약품안전처장에게 지체 없이 신고하여야 한다.
  1. 원료물질의 구매 목적이 불확실하거나 마약 및 향정신성의약품의 불법 제조에 사용될 우려가 있는 거래의 경우
  2. 대통령령으로 정하는 수량 이상의 원료물질의 도난 또는 소재불명, 그 밖의 사고가 발생한 경우
④ 제3항에 따라 법무부장관이나 식품의약품안전처장에게 신고한 원료물질취급자나 신고를 받은 공무원은 그 사항에 대하여 비밀을 유지하여야 한다.
⑤ 제1항의 승인을 받아야 할 원료물질의 종류와 승인절차에 관하여 필요한 사항은 대통령령으로 정한다.
⑥ 제2항과 제3항에 따른 제조·거래 기록의 작성·보존 및 신고에 필요한 사항은 총리령으로 정한다.
⑦ 원료물질수출입업자등은 국제협력에 필요한 경우 등 총리령으로 정하는 사유가 있어 식품의약품안전처장이 요구하는 경우에는 제조·거래에 관한 사항을 지체 없이 보고하여야 한다.

벌칙 ※ ①~④=63조(2년 이하의 징역 또는 2천만원 이하의 벌금), ⑦=64조(1년 이하의 징역 또는 1천만원 이하의 벌금)

과태료 ※ ⑦=69조(500만원 이하의 과태료)

영 제19조(원료물질 거래기록의 작성 및 보존이 면제되는 거래)

① 법 제51조제2항제3호에 따라 원료물질 거래 기록의 작성 및 보존이 면제되는 원료물질의 최고농도는 별표 8과 같다. 〈신설 2024.7.2.〉
② 법 제51조제2항제4호에 따라 원료물질 거래기록의 작성 및 보존이 면제되는 거래는 다음 각 호의 거래로 한다. 〈개정 2024.7.2.〉
  1. 수입의 경우: 생산국 정부가 발행한 제조증명서 또는 판매증명서를 첨부하는 거래
  2. 수출의 경우: 대한민국 정부가 발행한 수출증명서를 첨부하는 거래
  3. 수수 및 매매의 경우: 국가 또는 지방자치단체를 상대방으로 하는 거래
③ 법 제51조제2항제5호에 따라 원료물질 거래기록의 작성 및 보존이 면제되는 원료물질의 최대거래량은 별표 8과 같다. 〈개정 2024.7.2.〉

영 제19조의2(도난 등 사고 발생 원료물질의 신고)

원료물질취급자는 법 제51조제3항제2호에 따라 다음 각 호의 구분에 따른 원료물질의 도난, 소재불명 또는 그 밖의 사고가 발생한 경우에는 법무부장관 또는 식품의약품안전처장에게 지체 없이 신고하여야 한다.
  1. 별표 8에서 원료물질의 최대거래량을 정하고 있는 경우: 최대거래량 이상의 원료물질
  2. 별표 8에서 원료물질의 최대거래량을 정하지 아니한 경우: 해당 원료물질

영 제20조(승인을 받아야 할 원료물질의 종류와 승인절차 등)

① 법 제51조제5항에 따라 원료물질을 수출입하는 자가 수출입할 때마다 식품의약품안전처장의 승인을 받아야 할 원료물질의 종류는 별표 8 중 1군에 해당하는 원료물질로 한다. 다만, 「약사법」, 「식품위생법」, 그 밖의 다른 법률에 따라 수출입에 관한 허가 또는 승인을 받거나 등록 또는 신고 등을 하여야 하는 원료물질은 제외한다.
② 제1항 본문에 따른 승인을 받으려는 자는 원료물질 수출입 승인신청서에 총리령으로 정하는 서류를 첨부하여 식품의약품안전처장에게 제출하여야 한다.
③ 식품의약품안전처장은 제2항에 따른 신청에 대하여 승인을 한 경우에는 신청인에게 원료물질 수출입 승인서를 발급하여야 한다.
④ 제1항 단서에 따른 원료물질의 수출입에 관한 허가 또는 승인을 하였거나 등록 또는 신고 등을 받은 행정기관의 장은 식품의약품안전처장에게 원료물질취급자·수입국·수출국·수량 및 용도 등이 포함된 허가·승인·등록 또는 신고 내용을 통보하여야 한다.

규칙 제48조(원료물질거래 등의 신고 등)

① 법 제51조제2항에 따라 원료물질을 제조하는 자는 별지 제50호서식의 원료물질 제조대장을 작성하여야 하고, 원료물질을 영 제19조제2항에 따른 최대거래량을 초과하여 수출입·수수 또는 매매하는 자는 별지 제51호서식의 원료물질

거래대장을 작성하여야 한다.
② 원료물질취급자는 법 제51조제3항 각 호의 어느 하나에 해당되는 경우 별지 제52호서식에 따른 신고서(전자문서로 된 신고서를 포함한다)에 관련서류(전자문서를 포함한다)를 첨부하여 법무부장관 또는 지방식품의약품안전청장에게 지체없이 제출하여야 한다.
③ 법 제51조제5항 및 영 제20조제2항의 규정에 따라 원료물질의 수입 승인을 얻고자 하는 자는 별지 제53호서식의 원료물질 수입승인신청서(전자문서로 된 신청서를 포함한다)에, 원료물질의 수출승인을 얻고자 하는 자는 별지 제54호서식의 원료물질 수출승인신청서(전자문서로 된 신청서를 포함한다)에 물품매도확약서 또는 거래를 증명할 수 있는 서류(전자문서를 포함한다)를 첨부하여 식품의약품안전처장에게 제출하여야 한다.
④ 법 제51조제7항에서 "총리령으로 정하는 사유"란 다음 각 호의 경우를 말한다.
1. 국제협력을 위하여 필요한 경우
2. 마약류 범죄에 대한 조사를 위하여 필요한 경우
3. 그 밖에 원료물질의 마약류 불법전용 차단을 위하여 필요한 경우

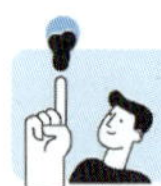

제 6 장의 2 마약류 중독 예방 등

제51조의2(마약류 오남용 예방 및 사회재활사업)

① 식품의약품안전처장은 마약류의 오남용을 예방하고 마약류 중독자의 사회복귀를 지원하기 위하여 다음 각 호의 업무를 수행한다.
1. 마약류 오남용 예방을 위한 교육·상담 및 홍보
2. 마약류 중독자의 사회복귀를 지원하기 위하여 필요한 교육·상담·홍보 등 사업(이하 "사회재활사업" 이라 한다)
3. 사회재활사업 관련 인력의 양성 및 활용
4. 그 밖에 마약류 오남용 예방 및 사회재활사업을 위하여 식품의약품안전처장이 필요하다고 인정하는 업무
② 식품의약품안전처장은 제1항에 따른 마약류 오남용 예방 및 사회재활사업을 위하여 불가피한 경우에는 관계 기관 및 단체의 장 등에게 다음 각 호의 자료 또는 정보의 제공을 요청할 수 있고, 제공받은 자료 또는 정보를 처리(「개인정보 보호법」 제2조제2호의 처리를 말한다)할 수 있다.
1. 주민등록번호, 여권번호 또는 외국인등록번호
2. 「형의 실효 등에 관한 법률」 제2조제5호에 따른 범죄경력자료로서 이 법에 관한 정보
3. 제40조에 따른 치료보호기관의 치료보호 관련 정보로서 건강에 관한 정보
4. 제40조의2에 따른 수강명령 또는 이수명령의 이행실적
5. 이 법을 위반하여 「형사소송법」 제247조에 따라 검사의 조건부 기소유예 처분을 받은 사람의 교육 이수실적
③ 제2항 각 호의 자료 또는 정보의 제공을 요청받은 관계 기관 및 단체의 장은 특별한 사유가 없으면 그 요청에 따라야 한다.
④ 제1항에 따른 인력의 양성·활용과 사회재활사업, 제2항에 따른 자료 또는 정보의 제공요청 및 처리 등에 필요한 사항은 대통령령으로 정한다.
⑤ 식품의약품안전처장은 제1항과 제2항에 따른 업무의 전부 또는 일부를 대통령령으로 정하는 관계 기관 또는 단체에 위탁하고 이에 필요한 재정적 지원을 할 수 있다.

제51조의2(마약류 오남용 예방 및 사회재활사업)

① 식품의약품안전처장은 마약류의 오남용을 예방하고 마약류 중독자의 사회복귀와 정상적인 일상생활의 유지·보호를 지원하기 위하여 다음 각 호의 업무를 수행한다. 〈개정 2025.4.1.〉
1. 마약류 오남용 예방을 위한 교육·상담 및 홍보

2. 마약류 중독자의 사회복귀를 지원하고 재범방지·회복 및 사회복귀 이후 정상적인 일상생활의 유지를 위하여 필요한 보호·교육·상담·홍보 등 사업(이하 "사회재활사업" 이라 한다)
3. 사회재활사업 관련 인력의 양성 및 활용
4. 그 밖에 마약류 오남용 예방 및 사회재활사업을 위하여 식품의약품안전처장이 필요하다고 인정하는 업무

② 식품의약품안전처장은 제1항에 따른 마약류 오남용 예방 및 사회재활사업을 위하여 불가피한 경우에는 관계 기관 및 단체의 장 등에게 다음 각 호의 자료 또는 정보의 제공을 요청할 수 있고, 제공받은 자료 또는 정보를 처리(「개인정보 보호법」 제2조제2호의 처리를 말한다)할 수 있다.
1. 주민등록번호, 여권번호 또는 외국인등록번호
2. 「형의 실효 등에 관한 법률」 제2조제5호에 따른 범죄경력자료로서 이 법에 관한 정보
3. 제40조에 따른 치료보호기관의 치료보호 관련 정보로서 건강에 관한 정보
4. 제40조의2에 따른 수강명령 또는 이수명령의 이행실적
5. 이 법을 위반하여 「형사소송법」 제247조에 따라 검사의 조건부 기소유예 처분을 받은 사람의 교육 이수실적

③ 제2항 각 호의 자료 또는 정보의 제공을 요청받은 관계 기관 및 단체의 장은 특별한 사유가 없으면 그 요청에 따라야 한다.

④ 식품의약품안전처장은 마약류 중독자를 체계적·효율적으로 보호하고 지원하기 위한 시스템(이하 "마약류중독자관리시스템"이라 한다)을 구축·운영하여야 하고, 이를 위하여 제2항 각 호의 자료 또는 정보를 연계하여 활용할 수 있다. 〈신설 2025.4.1.〉

⑤ 마약류중독자관리시스템을 구축·운영하기 위한 용역·연구·조사를 수행하는 사람이나 수행하였던 사람 및 제7항에 따라 제2항 각 호의 자료 또는 정보를 제공받은 사람은 업무상 알게 된 정보와 관련하여 다음 각 호의 행위를 하여서는 아니 된다. 〈신설 2025.4.1.〉
1. 개인정보를 업무상 목적 외의 용도로 이용하거나 제3자에게 제공하는 행위
2. 개인정보를 제외한 정보를 업무상 목적 외의 용도로 이용하거나 제3자에게 제공하는 행위

⑥ 제1항에 따른 인력의 양성·활용과 사회재활사업, 제2항에 따른 자료 또는 정보의 제공요청 및 처리 등에 필요한 사항은 대통령령으로 정한다. 〈개정 2025.4.1.〉

⑦ 식품의약품안전처장은 제1항·제2항·제4항에 따른 업무의 전부 또는 일부를 대통령령으로 정하는 관계 기관 또는 단체에 위탁하고 이에 필요한 재정적 지원을 할 수 있다. 〈개정 2025.4.1.〉

[시행일: 2025.10.2.] 제51조의2제1항, 제51조의2제4항, 제51조의2제5항, 제51조의2제6항, 제51조의2제7항

벌칙 ⑤의1=61조(5년 이하의 징역 또는 5천만원 이하의 벌금), ⑤의2=62조(3년 이하의 징역 또는 3천만원 이하의 벌금)

영 제20조의2(마약류 오남용 예방 및 사회재활사업)

식품의약품안전처장은 법 제51조의2제1항에 따른 마약류 오남용 예방 및 마약류 중독자 사회복귀 지원 업무를 효율적으로 추진하기 위하여 다음 각 호의 업무를 수행할 수 있다.
1. 마약류 오남용 예방 및 마약류 중독자의 사회복귀 지원을 위한 전문인력 인증제도의 운영
2. 마약류 오남용 예방 및 마약류 중독자의 사회복귀 지원을 위한 전문인력 양성과정 개발 및 보급
3. 마약류 오남용 예방 및 마약류 중독자의 사회복귀 지원 전문인력 양성 우수사례 발굴
4. 마약류 오남용 예방 및 마약류 중독자의 사회복귀 지원을 위한 기반 마련, 프로그램 개발 및 보급
5. 마약류 오남용 예방 및 마약류 중독자의 사회복귀 지원을 위한 정보체계의 구축·운영
6. 마약류 중독 인식개선 및 사회재활사업의 홍보
7. 마약류 중독자 재활센터의 설치·운영의 지원
8. 마약류 중독자 대상 재활시설 입소 지원

영 제20조의3(자료 또는 정보의 제공요청 및 처리)

① 식품의약품안전처장은 법 제51조의2제2항에 따라 마약류 오남용 예방 및 사회재활사업을 위하여 자료 또는 정보를 요청하려는 경우에는 다음 각 호의 내용을 포함하여 서면 또는 전자적 방식으로 요청해야 한다.
1. 자료 또는 정보 제공요청의 목적
2. 자료 또는 정보의 항목
3. 자료 또는 정보의 보유 및 이용기간

② 제1항에 따른 요청을 받은 관계 기관 및 단체의 장은 해당 자료 또는 정보를 서면 또는 전자적 방식으로 제공할 수 있다.

③ 식품의약품안전처장은 제2항에 따라 제공받은 자료 또는 정보 중 개인정보에 대하여 보유기간의 경과, 개인정보의 처리 목적 달성 등 개인정보가 불필요하게 되었을 때에는 「개인정보보호법」에 따라 지체 없이 그 개인정보를 파기해야 한다.

영 제20조의4(마약류 오남용 예방 및 사회재활사업의 위탁)

① 법 제51조의2제5항에서 "대통령령으로 정하는 관계 기관 또는 단체"란 다음 각 호의 기관 또는 단체를 말한다.
1. 법 제51조의6제1항에 따른 한국마약퇴치운동본부(이하 "한국마약퇴치운동본부"라 한다)

2. 한국의약품안전관리원
3. 그 밖에 마약류 분야에 전문성이 있다고 식품의약품안전처장이 인정하는 기관 또는 단체

② 식품의약품안전처장은 법 제51조의2제5항에 따라 업무를 위탁하는 경우에는 위탁업무의 내용과 수탁기관을 고시해야 한다.

제51조의3(마약퇴치의 날)

① 마약류 등의 오남용에 대한 사회적 경각심을 높이고 마약류에 관한 범죄를 예방하기 위하여 매년 6월 26일을 마약퇴치의 날로 정한다.
② 국가와 지방자치단체는 마약퇴치의 날의 취지에 적합한 행사와 교육·홍보사업을 실시할 수 있다.
③ 제2항에 따른 마약퇴치의 날 행사 및 교육·홍보사업에 필요한 사항은 대통령령으로 정한다.

영 제20조의5(마약퇴치의 날 행사 등)

① 국가와 지방자치단체는 법 제51조의3제2항에 따른 마약퇴치의 날 기념행사를 주간이나 월간으로 정하여 실시할 수 있다.
② 국가와 지방자치단체는 법 제51조의3제2항에 따른 마약퇴치의 날 기념행사를 실시할 경우 마약퇴치에 이바지한 공이 매우 큰 개인이나 단체를 마약퇴치유공자로 선정하여 포상할 수 있다.

제51조의4(실태조사)

① 보건복지부장관과 식품의약품안전처장은 이 법의 적절한 시행을 위하여 마약류 사용·중독·확산 및 예방·치료·재활·시설 현황 등에 대한 실태조사를 3년마다 실시하여야 한다.
② 제1항에 따른 조사의 방법과 내용 등에 관한 사항은 보건복지부령 또는 총리령으로 정한다.

규칙 제48조의3(실태조사)

① 법 제51조의4제1항에 따른 마약류 사용·확산 및 예방·재활·시설 현황 등에 대한 실태조사(이하 "실태조사"라 한다)의 내용은 다음 각 호와 같다.
  1. 마약류 예방교육의 현황 및 효과에 관한 사항
  2. 마약류에 대한 인식·지식 및 태도에 관한 사항
  3. 마약류 사용 경험 및 원인에 관한 사항
  4. 마약류 중독자 사회재활 현황 및 효과에 관한 사항
  5. 마약류 예방·재활 관련 시설의 현황에 관한 사항
  6. 그 밖에 식품의약품안전처장이 필요하다고 인정하는 사항

② 식품의약품안전처장은 실태조사를 면접조사, 전화조사, 온라인조사, 방문조사 또는 그 밖에 식품의약품안전처장이 정하는 방법으로 실시할 수 있다
③ 식품의약품안전처장은 효율적인 실태조사를 위하여 필요하다고 인정하는 경우에는 마약류에 관한 전문성을 갖춘 연구기관 또는 단체에 의뢰하여 실시할 수 있다.

제51조의5(마약류 명예지도원)

① 마약류의 오용·남용을 방지하고 홍보·계몽 등을 하기 위하여 식품의약품안전처, 특별시·광역시·특별자치시·도·특별자치도 및 시·군·구에 마약류 명예지도원을 둘 수 있다.
② 마약류 명예지도원의 자격, 업무 범위, 그 밖에 필요한 사항은 대통령령으로 정한다.

영 제20조의6(마약류 명예지도원)

① 법 제51조의5제1항에 따라 식품의약품안전처장, 시·도지사 또는 시장·군수·구청장은 마약류 명예지도원을 두려는 경우에는 다음 각 호의 어느 하나에 해당하는 사람 중에서 위촉해야 한다.
  1. 「고등교육법」 제2조에 따른 학교에서 학사 이상의 학위를 받은 사람 또는 다른 법령에 따라 이와 같은 수준 이상의 학력이 있다고 인정되는 사람
  2. 소비자 관련 단체, 청소년 관련 단체 또는 의약 관련 협회·단체(이하 이 조에서 "관련 단체"라 한다)의 회원 또는 직원으로서 해당 관련 단체의 장이 추천한 사람
  3. 보건행정관서에서 1년 이상 보건행정에 관한 업무에 종사한 경력이 있는 사람
  4. 마약류 관련 수사업무에 1년 이상 종사한 경력이 있는 사람

② 법 제51조의5제1항에 따른 마약류 명예지도원의 업무 범위는 다음 각 호와 같다.
  1. 마약류의 오용·남용 방지를 위한 홍보 및 계몽
  2. 법 위반행위에 대한 신고 및 자료 제공

③ 마약류 명예지도원의 임기는 2년으로 하며, 연임할 수 있다. 다만, 제1항제2호에 따라 위촉된 사람의 연임은 관련 단체의 장의 연임요청이 있어야 한다.

④ 식품의약품안전처장, 시·도지사 또는 시장·군수·구청장은 예산의 범위에서 마약류 명예지도원의 활동에 필요한 경비를 지원할 수 있다.
⑤ 식품의약품안전처장, 시·도지사 또는 시장·군수·구청장은 마약류 명예지도원이 다음 각 호의 어느 하나에 해당하는 경우에는 위촉을 해제하여야 한다.
1. 법 제3조를 위반한 경우
2. 관련 단체로부터 퇴직 또는 해임되거나 회원자격을 상실한 경우
3. 마약류 명예지도원의 업무와 관련하여 부정한 행위로 물의를 일으킨 경우
4. 질병·부상 등의 사유로 업무 수행이 곤란하게 된 경우
⑥ 이 영에서 규정한 사항 외에 마약류 명예지도원의 운영에 필요한 세부 사항은 식품의약품안전처장, 시·도지사 및 시장·군수·구청장이 따로 정한다.

규칙 제48조의4(마약류명예지도원증의 발급)

법 제51조의5 및 영 제20조의6에 따라 지방식품의약품안전청장, 시·도지사 또는 시장·군수·구청장은 마약류명예지도원을 위촉한 때에는 별지 제54호의2서식에 따른 마약류명예지도원증을 발급해야 한다.

제51조의6(한국마약퇴치운동본부의 설립)

① 마약류에 대한 다음 각 호의 사업을 수행하기 위하여 한국마약퇴치운동본부를 둔다.
1. 마약류의 폐해에 대한 대국민 홍보·계몽 및 교육 사업
2. 마약류 중독자의 사회복귀를 위한 사회복지 사업
3. 마약류 관련 예방교육을 위한 자료의 개발 및 보급
4. 마약류 중독자 재활 및 예방 관련 전문인력의 양성 지원
5. 그 밖에 식품의약품안전처장이 필요하다고 인정하는 불법 마약류 및 약물 오용·남용 퇴치와 관련된 사업
② 한국마약퇴치운동본부는 법인으로 한다.
③ 한국마약퇴치운동본부는 정관으로 정하는 바에 따라 필요한 곳에 지부를 둘 수 있다.
④ 한국마약퇴치운동본부에 관하여 이 법에서 규정한 것을 제외하고는 「민법」 중 재단법인에 관한 규정을 준용한다.
⑤ 식품의약품안전처장과 지방자치단체의 장은 예산의 범위에서 한국마약퇴치운동본부에 대하여 운영과 제1항에 따른 사업에 필요한 경비를 지원할 수 있다.
⑥ 한국마약퇴치운동본부의 운영 등에 필요한 사항은 대통령령으로 정한다.

영 제20조의7(한국마약퇴치운동본부의 운영 등)

① 법 제51조의6제6항에 따라 한국마약퇴치운동본부의 장은 매 사업연도가 시작되기 60일 전까지 사업계획서 및 수입·지출예산서를 식품의약품안전처장에게 제출해야 한다.
② 한국마약퇴치운동본부의 장은 제1항에 따른 사업계획서 및 수입·지출예산서의 내용을 변경하려는 경우에는 그 변경할 내용 및 사유를 구체적으로 적은 서류를 식품의약품안전처장에게 제출하여야 한다.
③ 식품의약품안전처장은 제1항에 따라 다음 연도의 사업계획서 및 수입·지출예산서를 받거나 제2항에 따라 변경 내용 및 사유를 적은 서류를 받은 경우 필요하면 한국마약퇴치운동본부의 장에게 다음 각 호의 사항에 관한 자료를 요청할 수 있다.
1. 법 제51조의6제1항 각 호의 사업에 관한 사항
2. 법 제51조의6제5항에 따라 지원된 재정의 사용 명세에 관한 사항

제51조의7(하수역학 마약류 사용 행태조사)

① 식품의약품안전처장은 「하수도법」 제2조제9호에 따른 공공하수처리시설 등에서 하수를 채집하여 마약류 사용 행태를 추정·분석하기 위한 조사(이하 "하수역학 마약류 사용 행태조사"라 한다)를 매년 실시한다.
② 식품의약품안전처장은 하수역학 마약류 사용 행태조사를 하는 경우 지방자치단체의 장에게 필요한 자료의 제출을 요청할 수 있다. 이 경우 요청을 받은 지방자치단체의 장은 특별한 사유가 없으면 이에 따라야 한다.
③ 하수역학 마약류 사용 행태조사의 내용 및 방법 등에 필요한 사항은 대통령령으로 정한다.

제51조의7(하수역학 마약류 사용 행태조사)

① 식품의약품안전처장은 「하수도법」 제2조제9호에 따른 공공하수처리시설 등에서 하수를 채집하여 마약류 사용 행태

를 추정·분석하기 위한 조사(이하 "하수역학 마약류 사용 행태조사"라 한다)를 매년 실시하고, 그 결과를 공표하여야 한다. 〈개정 2025.4.1.〉

② 식품의약품안전처장은 하수역학 마약류 사용 행태조사를 하는 경우 지방자치단체의 장에게 필요한 자료의 제출을 요청할 수 있다. 이 경우 요청을 받은 지방자치단체의 장은 특별한 사유가 없으면 이에 따라야 한다.

③ 식품의약품안전처장은 하수역학 마약류 사용 행태조사의 실시에 관한 업무를 대통령령으로 정하는 관계 기관 또는 단체에 위탁할 수 있다. 이 경우 식품의약품안전처장은 위탁받은 기관 또는 단체에 예산의 범위에서 필요한 경비의 전부 또는 일부를 지원할 수 있다. 〈신설 2025.4.1.〉

④ 하수역학 마약류 사용 행태조사의 내용 및 방법 등에 필요한 사항은 대통령령으로 정한다. 〈개정 2025.4.1.〉

[시행일: 2025.10.2.]

영 제20조의8(하수역학 마약류 사용 행태조사의 내용 및 방법 등)

① 법 제51조의7에 따라 「하수도법」 제2조제9호에 따른 공공하수처리시설 등에서 하수를 채집하여 마약류 사용 행태를 추정·분석하기 위한 조사(이하 "하수역학 마약류 사용 행태조사"라 한다)의 내용은 다음 각 호와 같다.
1. 마약류의 종류, 검출량 등의 모니터링 및 마약류 사용 현황에 관한 사항
2. 하수가 채취된 지역별, 시기별 특성 등을 고려한 마약류의 사용량 추정 및 분석에 관한 사항
3. 그 밖에 식품의약품안전처장이 하수역학 마약류 사용 행태조사를 위하여 필요하다고 인정하는 사항

② 식품의약품안전처장은 하수역학 마약류 사용 행태조사를 문헌조사, 현장조사 또는 그 밖에 식품의약품안전처장이 정하는 방법으로 실시할 수 있다.

제51조의8(벌칙 적용에서 공무원 의제)

제51조의6제1항에 따른 한국마약퇴치운동본부 임직원 중 공무원이 아닌 사람은 「형법」 제127조 및 제129조부터 제132조까지를 적용할 때에는 공무원으로 본다.

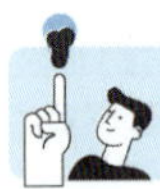

제 7 장 보 칙

제52조(마약류 관계 자료의 수집)

보건복지부장관과 식품의약품안전처장은 정부 각 기관으로부터 이 법이나 그 밖의 마약류 관계 법령의 시행에 관한 사항을 수집하며, 마약류에 대하여 필요한 사항에 관하여 그 자료의 제출을 요구할 수 있다.

제52조의2(유해성 평가)

식품의약품안전처장은 마약류의 적정한 지정을 위하여 임시마약류 및 그 밖에 이에 준하는 것으로서 대통령령으로 정하는 물질에 대하여 신체적 또는 정신적 의존성, 독성 등 유해성 평가를 하여야 한다.

영 제20조의9(유해성 평가 대상 물질)

법 제52조의2에서 "대통령령으로 정하는 물질"이란 다음 각 호의 어느 하나에 해당하는 물질을 말한다.
1. 마약류 또는 임시마약류와 구조적·효과적 유사성이 있는 물질로서 보건상 위해가 우려되는 물질
2. 오용 또는 남용으로 인한 신체적·정신적 위해를 끼칠 가능성이 있는 물질

[제20조의8에서 이동 〈2025.2.6.〉]

제52조의3(국제협력)

식품의약품안전처장은 마약류 · 원료물질의 안전관리, 오남용 예방 및 사회재활사업을 위하여 국제기구 및 국외 관계기관 등과 정보교환 등 국제협력에 노력하여야 한다.

제53조(몰수 마약류의 처분방법 등)

① 이 법이나 그 밖의 법령에서 정하는 바에 따라 몰수된 마약류는 시·도지사에게 인계하여야 한다.
② 시·도지사는 제1항의 마약류를 인수하였을 때에는 이를 폐기하거나 그 밖에 필요한 처분을 하여야 한다.
③ 제2항의 처분에 필요한 사항은 대통령령으로 정한다.

영 제21조(몰수 마약류의 폐기방법)

시 · 도지사는 법 제53조제2항에 따라 몰수 마약류를 폐기하는 경우에는 다음 각 호의 방법으로 하여야 한다.

1. 가연성이 있는 마약류는 보건위생상 위해가 발생할 우려가 없는 장소에서 태워버릴 것
2. 중화·가수분해·산화·환원·희석 또는 그 밖의 방법으로 마약류가 아닌 것으로 변화시킬 것
3. 제1호 또는 제2호의 방법으로 마약류를 폐기할 수 없는 경우에는 지하수를 오염시킬 우려가 없는 지하 1미터 이상의 땅속에 파묻거나, 해수면 위에 떠오를 우려가 없는 방법으로 바닷물 속에 가라앉히거나, 그 밖에 보건위생상 위해가 발생할 우려가 없는 방법으로 처리할 것

영 제22조(몰수 마약류의 처분)

① 법 제53조제2항에 따른 "필요한 처분"은 다음 각 호의 어느 하나에 해당하는 경우로서 시 · 도지사가 몰수 마약류를 이에 제공할 필요가 있다고 인정하여 실시하는 처분으로 한다.
1. 마약류취급학술연구자가 연구용으로 필요한 양만 쓰려는 경우
2. 공무상 시험용으로 쓰려는 경우
3. 몰수 마약류를 법에 따라 제조 또는 수입 등이 된 마약류로 재활용하려는 경우

② 제1항제1호 및 제2호에 따라 마약류를 제공받으려는 자는 총리령으로 정하는 바에 따라 신청서를 시 · 도지사에게 제출하여야 한다.
③ 제1항제3호에 따라 마약류를 재활용하려는 시 · 도지사는 그 양수인을 지정하여야 한다.
④ 제3항에 따라 양수인으로 지정되어 몰수 마약류를 양수하려는 자는 시 · 도지사가 정하는 가액을 해당 지방자치단체의 수입증지로 내야 한다. 다만, 시 · 도지사는 정보통신망을 이용하여 전자화폐 · 전자결제 등의 방법으로 내게 할 수 있다.

규칙 제49조(몰수마약류의 인계)

① 법 제53조제1항의 규정에 의하여 몰수한 마약류를 시 · 도지사에게 인계하는 경우에 그 기관의 장은 별지 제55호서식에 따른 마약류인계서를 작성 · 첨부하여야 한다.
② 제1항의 규정에 의하여 시 · 도지사는 마약류를 인수한 때에는 별지 제56호서식에 따른 인수증을 인계한 기관의 장에게 교부하여야 하고 별지 제57호서식에 따른 인수대장을 작성 · 비치하여야 한다.

규칙 제50조(몰수마약류 공급신청서)

영 제22조제2항의 규정에 의한 몰수마약류를 공급받고자 하는 자는 별지 제58호서식에 따른 신청서(전자문서로 된 신청서를 포함한다)를 시 · 도지사에게 제출하여야한다.

제53조의2(가정 내 의료용 마약류 수거 · 폐기 사업 실시 등)

① 식품의약품안전처장 또는 시·도지사는 가정 내 의료용 마약류의 오남용을 예방하기 위하여 가정에서 사용하고 남은 의료용 마약류의 수거·폐기를 위한 사업을 실시할 수 있다.
② 식품의약품안전처장은 제1항에 따른 사업에 참여하는 개인·기관·단체 또는 법인 등에 예산의 범위에서 사업 수행에 필요한 비용을 지원할 수 있다.
③ 제1항에 따른 사업에 참여하는 개인·기관·단체 또는 법인의 선정 기준·절차, 사업 수행 방법, 비용 지원 등에 관하여 필요한 사항은 대통령령으로 정한다.

영 제22조의2(의료용 마약류 수거 · 폐기사업참여자 선정)

① 법 제53조의2에 따라 가정에서 사용하고 남은 의료용 마약류의 수거 · 폐기 사업(이하 "수거 · 폐기사업"이라 한다)에 참여하는 개인 · 기관 · 단체 또는 법인 등(이하 "수거 · 폐기사업참여자"라 한다)의 선정 기준은 다음 각 호와 같다.
1. 수거·폐기사업 수행에 필요한 전담 인력과 전담 조직 등을 갖추고 있을 것
2. 수거·폐기사업 수행에 필요한 시설과 장비 등을 갖추고 있을 것
3. 설립목적 또는 활동실적이 보건의료 분야와 관련될 것

② 식품의약품안전처장 또는 시 · 도지사는 법 제53조의2에 따

라 수거 · 폐기사업참여자를 선정할 때에는 다음 각 호의 사항이 포함된 선정 계획을 30일 이상 공고해야 한다.
1. 수거 · 폐기사업의 내용 및 기간 등에 관한 사항
2. 수거 · 폐기사업참여자의 선정 방법 및 절차 등에 관한 사항
3. 수거 · 폐기사업참여자의 비용 지원에 관한 사항
4. 그 밖에 수거 · 폐기사업참여자의 선정과 관련하여 식품의약품안전처장 또는 시 · 도지사가 필요하다고 인정하는 사항

③ 법 제53조의2에 따라 수거 · 폐기사업참여자로 선정받으려는 자는 수거 · 폐기사업참여자 선정신청서에 다음 각 호의 서류를 첨부하여 식품의약품안전처장 또는 시 · 도지사에게 제출해야 한다.
1. 제1항 각 호에 따른 선정 기준에 적합함을 증명하는 서류
2. 수거 · 폐기사업 수행을 위한 사업계획서
3. 수거 · 폐기사업 수행을 위한 자금운용계획서
4. 정관 또는 이에 준하는 사업 운영 규정

④ 식품의약품안전처장 또는 시 · 도지사는 법 제53조의2에 따라 수거 · 폐기사업참여자를 선정한 경우에는 그 선정 사실을 인터넷 홈페이지에 공고해야 한다.

⑤ 법 제53조의2에 따라 수거 · 폐기사업참여자로 선정된 자는 매 연도의 사업 실적보고서와 자금운용 결산서를 다음 연도 1월 31일까지 식품의약품안전처장 또는 시 · 도지사에게 제출해야 한다.

⑥ 제1항부터 제5항까지에서 규정한 사항 외에 수거 · 폐기사업참여자의 선정 기준, 절차 및 방법 등에 필요한 세부 사항은 식품의약품안전처장이 정하여 고시한다.

영 제22조의3(의료용 마약류 수거 · 폐기사업참여자 지원)

식품의약품안전처장이 법 제53조의2제2항에 따라 수거 · 폐기사업참여자에게 지원할 수 있는 비용은 다음 각 호와 같다.
1. 수거 · 폐기사업 전담 인력의 운용 또는 관리 등에 드는 비용
2. 수거 · 폐기사업에 필요한 시설 또는 장비의 설치 · 운용 등에 드는 비용
3. 마약류의 운반 또는 폐기 등에 드는 비용
4. 그 밖에 제1호부터 제3호까지에 준하는 비용으로서 수거 · 폐기사업의 효율적 수행에 필요하다고 식품의약품안전처장이 인정하는 비용

제54조(보상금)

이 법이나 그 밖의 법령에서 규정하는 마약류에 관한 범죄가 발각되기 전에 그 범죄를 수사기관에 신고 또는 고발하거나 검거한 사람에게는 대통령령으로 정하는 바에 따라 보상금을 지급한다. 다만, 공무원이 그 직무와 관련하여 신고 또는 고발하거나 검거한 경우에는 보상금을 지급하지 아니한다.

영 제23조(신고 · 고발)

① 법 제54조에 따른 마약류에 관한 범죄의 신고 또는 고발(이하 이 조에서 "신고 · 고발"이라 한다)은 익명 또는 가명으로 할 수 있다.

② 신고 · 고발이 말로 접수된 경우 이를 접수한 공무원은 신고조서 또는 고발조서를 작성하여야 한다.

③ 신고 · 고발에 관한 사무를 처리하는 사람은 그 신고인 또는 고발인에 대한 사항을 누설해서는 아니 된다.

영 제24조(보상금의 지급신청)

① 법 제54조에 따른 보상금을 받으려는 사람은 법무부령으로 정하는 바에 따라 보상금 지급신청서를 관할 지방검찰청 검사장(지청장을 포함한다. 이하 이 조에서 같다)을 거쳐 법무부장관에게 제출하여야 한다.

② 제1항에 따른 신청은 「민원 처리에 관한 법률 시행령」 제2조제1항제3호에도 불구하고 익명 또는 가명으로 할 수 있다. 이 경우 그 사유에 관한 범죄인지관서의 장의 확인을 받아야 한다.

③ 제1항에 따른 신청서를 접수한 관할 지방검찰청 검사장은 그 신청서에 법무부령으로 정하는 서류를 첨부하여 법무부장관에게 제출하여야 한다.

영 제25조(보상금의 지급)

① 법 제54조에 따른 보상금은 검사가 범인에 대하여 공소를 제기하거나 기소유예처분을 한 경우에 지급한다. 다만, 범인을 검거하지 못하고 마약류만 압수한 경우에는 법무부령으로 정하는 바에 따라 보상금을 지급할 수 있다.

② 법 제54조에 따른 보상금은 법무부령으로 정하는 바에 따라 추징금액과 몰수품의 국내 도매가격을 합산한 금액 또는 추징 예상금액과 압수물의 국내 도매가격을 합산한 금액을 한도로 예산의 범위에서 지급한다.

영 제26조(보상금의 지급조서 및 대장)

법 제54조에 따라 법무부장관이 보상금을 지급하는 경우에는 법무부령으로 정하는 바에 따라 보상금 지급조서 및 보상금 지급대장을 작성 · 비치하여야 한다.

제55조(수수료)

다음 각 호의 어느 하나에 해당하는 자는 총리령으로 정하는 바에 따라 수수료를 내야 한다.
1. 이 법에 따른 허가 또는 지정을 받으려는 자

2. 이 법에 따른 허가 또는 지정 사항을 변경하려는 자
3. 이 법에 따른 허가증 또는 지정서를 재발급받으려는 자

영 제27조(허가의 경합)
동일인이 두 종류 이상의 법 제6조제1항에 따른 마약류취급자의 허가 또는 법 제6조의2제1항에 따른 원료물질의 수출입업 또는 제조업의 허가를 받은 경우에는 마약류취급자 또는 법 제7조제1항 전단에 따른 원료물질수출입업자등(이하 "원료물질수출입업자등"이라 한다)에 관한 규정을 적용할 때 각 허가별로 별개의 마약류취급자 또는 원료물질수출입업자등으로 본다.

규칙 제51조(수수료)
① 제8조제1항·제4항부터 제6항까지, 제10조제1항, 제12조제1항, 제15조제1항, 제32조제2항, 제33조제2항, 제34조의3에 따라 허가 또는 지정신청 등을 하려는 자, 허가 또는 지정사항을 변경신청하려는 자, 허가증 또는 지정서의 재교부를 받으려는 자는 법 제55조에 따라 별표 3에 따른 수수료를 해당 허가관청에 납부하여야 한다.
② 제1항의 수수료는 다음 각 호의 구분에 따른 방법으로 납부해야 한다.
1. 식품의약품안전처장 또는 지방식품의약품안전청장의 소관 업무인 경우: 현금, 현금의 납입을 증명하는 증표 또는 정보통신망을 이용한 전자화폐·전자결제 등의 방법
2. 특별자치시장·시장·군수 또는 구청장의 소관 업무인 경우: 수입증지 또는 정보통신망을 이용한 전자화폐·전자결제 등의 방법
③ 제32조제1항 또는 제33조제1항에 따라 허가 또는 변경허가를 신청하려는 자는 「의약품 등의 안전에 관한 규칙」 제4조제6항, 제5조제4항 및 제8조제7항에 따른 수수료를 해당 허가관청에 납부하여야 한다.

제56조(권한의 위임)
이 법에 따른 식품의약품안전처장의 권한은 대통령령으로 정하는 바에 따라 그 일부를 소속 기관의 장 또는 시·도지사에게 위임할 수 있으며, 이 법에 따른 시·도지사의 권한은 대통령령으로 정하는 바에 따라 그 일부를 시장·군수·구청장에게 위임할 수 있다.

영 제28조(권한의 위임)
① 식품의약품안전처장은 법 제56조에 따라 법 제52조의2에 따른 임시마약류 등의 유해성 평가에 관한 권한을 식품의약품안전평가원장에게 위임한다.
② 식품의약품안전처장은 법 제56조에 따라 다음 각 호의 권한을 지방식품의약품안전청장에게 위임한다.
1. 법 제6조제1항제4호에 따른 마약류취급학술연구자의 허가 및 변경허가
1의2. 법 제6조의2제1항에 따른 원료물질의 수출입업 또는 제조업의 허가 및 변경허가
1의3. 법 제7조제1항 및 제2항에 따른 마약류취급학술연구자 및 원료물질수출입업자등의 명부 기록 및 허가증 또는 지정서 발급 및 재발급
2. 법 제8조에 따른 마약류취급학술연구자 또는 원료물질수출입업자등의 마약류 또는 원료물질 취급에 관한 업무의 폐업 등의 신고의 수리
3. 법 제9조제2항제1호 및 같은 조 제3항에 따른 마약류 양도의 승인
4. 법 제12조에 따른 사고 마약류의 처리 및 이에 대한 보고의 접수
5. 법 제13조제1항에 따른 마약류취급학술연구자의 자격상실 등에 따른 소지 중인 마약류의 처분 승인
6. 법 제16조제2항 단서에 따른 마약류취급학술연구자에 대한 무봉함 마약 및 향정신성의약품 수수의 승인
7. 법 제35조제2항에 따른 마약류취급학술연구자의 대마의 학술연구용 사용 보고와 대마초 재배 보고의 접수
8. 삭제 〈2020.9.22.〉
9. 법 제42조에 따른 마약류의 폐기 명령 및 폐기 처분
10. 법 제43조에 따른 업무 보고 등 명령에 관한 업무
11. 법 제44조제1항에 따른 마약류취급학술연구자 또는 원료물질수출입업자등에 대한 허가의 취소와 그 업무 또는 마약류 사용의 전부나 일부의 정지명령 및 법 제46조에 따른 마약류취급학술연구자 또는 원료물질수출입업자등에 대한 과징금의 부과·징수
12. 법 제47조에 따른 부정 마약의 처분
13. 법 제51조의5 및 이 영 제20조의6에 따른 마약류 명예지도원의 위촉·위촉해제 및 그 운영
14. 법 제50조에 따른 마약류수출입업자·마약류제조업자·마약류원료사용자·마약류취급학술연구자 및 원료물질수출입업자등에 대한 교육 및 수료증 발급
14의2. 법 제51조제3항에 따른 신고의 접수
15. 법 제69조에 따른 마약류취급학술연구자 또는 원료물질수출입업자등에 대한 과태료의 부과·징수
③ 삭제 〈2024.1.30.〉
④ 삭제 〈2024.1.30.〉

영 제28조의2(민감정보 및 고유식별정보의 처리)
보건복지부장관, 식품의약품안전처장(제8조제1항 또는 제28조에 따라 식품의약품안전처장의 업무를 위탁받거나 권한을 위임받은 자를 포함한다), 지방식품의약품안전청장, 시·도지사 또는 시장·군수·구청장(해당 권한이 위임·위탁된 경우에는 그 권한을 위임·위탁받은 자를 포함한다) 또는 법 제40조제1항에 따른 치료보호기관(제9호 및 제10호의 사무만 해당한다)

은 다음 각 호의 사무를 수행하기 위하여 불가피한 경우 「개인정보 보호법」 제23조에 따른 건강에 관한 정보(이하 "건강정보"라 한다), 같은 법 시행령 제18조제2호에 따른 범죄경력자료에 해당하는 정보(이하 "범죄경력정보"라 한다), 같은 영 제19조제1호, 제2호 또는 제4호에 따른 주민등록번호, 여권번호 또는 외국인등록번호가 포함된 자료를 처리할 수 있다. 다만, 제4호, 제5호, 제7호 및 제16호의 사무의 경우에는 건강정보와 범죄경력정보는 제외하고, 제6호의2의 사무의 경우에는 범죄경력정보는 제외한다.

1. 법 제3조제7호 단서 및 이 영 제3조제3항제4호에 따른 대마 매매의 승인에 관한 사무

1의2. 법 제4조에 따른 마약류취급자가 아닌 자의 마약류 취급 금지 등에 관한 사무

2. 법 제6조에 따른 마약류취급자의 허가 등에 관한 사무
3. 법 제6조의2에 따른 원료물질의 수출입업 또는 제조업의 허가 등에 관한 사무
4. 법 제7조에 따른 허가증 등의 발급과 등재에 관한 사무
5. 법 제8조에 따른 폐업 등의 신고 등에 관한 사무
6. 법 제9조에 따른 마약류 양도·양수의 승인 등에 관한 사무

6의2. 법 제11조에 따른 마약류 취급의 보고에 관한 사무

6의3. 법 제11조의2에 따른 정보의 수집·조사·이용 및 제공에 관한 사무

7. 법 제12조에 따른 사고 마약류 등의 처리에 관한 사무
8. 법 제13조에 따른 자격 상실자의 마약류 처분에 관한 사무
9. 법 제39조 각 호 외의 부분 단서에 따른 마약 중독자에 대한 마약 사용의 허가에 관한 사무
10. 법 제40조에 따른 마약류 중독자의 치료보호에 관한 사무
11. 법 제41조에 따른 출입·검사와 수거 등에 관한 사무
12. 법 제42조에 따른 폐기 명령 등에 관한 사무
13. 법 제43조에 따른 업무 보고 등에 관한 사무
14. 법 제44조에 따른 허가 등의 취소처분 등에 관한 사무
15. 법 제46조에 따른 과징금의 부과·징수에 관한 사무
16. 법 제48조에 따른 마약류 감시원에 관한 사무
17. 법 제51조에 따른 원료물질의 관리에 관한 사무
18. 법 제51조의5에 따른 마약류 명예지도원에 관한 사무
19. 법 제52조에 따른 마약류 관계 자료의 수집 등에 관한 사무
20. 법 제53조에 따른 몰수 마약류의 처분 등에 관한 사무

20의2. 법 제53조의2에 따른 수거·폐기사업참여자의 선정 및 관리에 관한 사무

21. 법 제54조에 따른 보상금의 지급에 관한 사무

제56조의2(군수용 마약류의 취급에 관한 특례)

① 이 법의 규정에도 불구하고 군수용 마약류의 소지·관리, 조제·투약·수수, 학술연구를 위한 사용 또는 마약류를 기재한 처방전의 발급에 관하여는 이를 국방부장관 소관으로 한다.

② 제1항에 따른 군수용 마약류의 취급에 필요한 사항은 국방부령으로 정한다.

제57조(다른 법률의 적용)

마약 및 향정신성의약품의 제조·관리 등에 관하여 이 법에 규정된 것을 제외하고는 「약사법」을 적용한다.

제57조의2(적용의 일부 제외)

다음 각 호의 어느 하나에 해당하는 마약류취급승인자에 관하여는 제11조, 제15조 및 제44조를 적용하지 아니한다.

1. 자가치료를 목적으로 마약 또는 향정신성의약품을 휴대하고 출입국하기 위하여 승인을 받은 경우
2. 「약사법」 제91조에 따른 한국희귀·필수의약품센터를 통하여 수입된 마약류를 취급하기 위하여 승인받은 경우

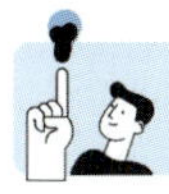

제 8 장 벌 칙

제58조(벌칙)

① 다음 각 호의 어느 하나에 해당하는 자는 무기 또는 5년 이상의 징역에 처한다. 〈개정 2025.4.1.〉

1. 제3조제2호 · 제3호, 제4조제1항, 제18조제1항 또는 제21조제1항을 위반하여 마약을 수출입 · 제조 · 매매하거나 매매를 유인 · 권유 · 알선한 자 또는 그러할 목적으로 소지 · 소유한 자
2. 제3조제4호를 위반하여 마약 또는 향정신성의약품을 제조할 목적으로 그 원료가 되는 물질을 제조 · 수출입하거나 그러할 목적으로 소지 · 소유한 자
3. 제3조제5호를 위반하여 제2조제3호가목에 해당하는 향정신성의약품 또는 그 물질을 함유하는 향정신성의약품을 제조 · 수출입 · 매매 · 매매의 유인 · 권유 · 알선 또는 수수하거나 그러할 목적으로 소지 · 소유한 자
4. 제3조제6호를 위반하여 제2조제3호가목에 해당하는 향정신성의약품의 원료가 되는 식물 또는 버섯류에서 그 성분을 추출한 자 또는 그 식물 또는 버섯류를 수출입하거나 수출입할 목적으로 소지 · 소유한 자
5. 제3조제7호를 위반하여 대마를 수입하거나 수출한 자 또는 그러할 목적으로 대마를 소지 · 소유한 자
6. 제4조제1항을 위반하여 제2조제3호나목에 해당하는 향정신성의약품 또는 그 물질을 함유하는 향정신성의약품을 제조 또는 수출입하거나 그러할 목적으로 소지 · 소유한 자
7. 제4조제1항 또는 제5조의2제5항을 위반하여 미성년자에게 마약을 수수 · 조제 · 투약 · 제공한 자 또는 향정신성의약품이나 임시마약류를 매매 · 수수 · 조제 · 투약 · 제공한 자
8. 1군 임시마약류에 대하여 제5조의2제5항제1호 또는 제2호를 위반한 자

② 영리를 목적으로 하거나 상습적으로 제1항의 행위를 한 자는 사형 · 무기 또는 10년 이상의 징역에 처한다.

③ 제1항과 제2항에 규정된 죄의 미수범은 처벌한다.

④ 제1항(제7호는 제외한다) 및 제2항에 규정된 죄를 범할 목적으로 예비 또는 음모한 자는 10년 이하의 징역에 처한다.

제58조의2(벌칙)

① 제3조제10호 또는 제4조제1항을 위반하여 미성년자에게 대마를 수수 · 제공하거나 대마 또는 대마초 종자의 껍질을 흡연 또는 섭취하게 한 자는 2년 이상의 유기징역에 처한다.

② 상습적으로 제1항의 죄를 범한 자는 3년 이상의 유기징역에 처한다.

③ 제1항 및 제2항에 규정된 죄의 미수범은 처벌한다.

제59조(벌칙)

① 다음 각 호의 어느 하나에 해당하는 자는 1년 이상의 유기징역에 처한다. 〈개정 2025.4.1.〉

1. 제3조제2호를 위반하여 수출입 · 매매 또는 제조할 목적으로 마약의 원료가 되는 식물을 재배하거나 그 성분을 함유하는 원료 · 종자 · 종묘를 소지 · 소유한 자
2. 제3조제2호를 위반하여 마약의 성분을 함유하는 원료 · 종자 · 종묘를 관리 · 수수하거나 그 성분을 추출하는 행위를 한 자
3. 제3조제3호를 위반하여 헤로인이나 그 염류 또는 이를 함유하는 것을 소지 · 소유 · 관리 · 수수 · 운반 · 사용 또는 투약하거나 투약하기 위하여 제공하는 행위를 한 자
4. 제3조제4호를 위반하여 마약 또는 향정신성의약품을 제조할 목적으로 그 원료가 되는 물질을 매매하거나 매매를 유인 · 권유 · 알선하거나 수수한 자 또는 그러할 목적으로 소지 · 소유 또는 사용한 자
5. 제3조제5호를 위반하여 제2조제3호가목에 해당하는 향정신성의약품 또는 그 물질을 함유하는 향정신성의약품을 소지 · 소유 · 사용 · 관리한 자

6. 제3조제6호를 위반하여 제2조제3호가목에 해당하는 향정신성의약품의 원료가 되는 식물 또는 버섯류를 매매하거나 매매를 유인·권유·알선하거나 수수한 자 또는 그러할 목적으로 소지·소유한 자
7. 제3조제7호를 위반하여 대마를 제조하거나 매매·매매의 유인·권유·알선을 한 자 또는 그러할 목적으로 대마를 소지·소유한 자
8. 삭제 〈2023.3.28.〉
9. 제4조제1항을 위반하여 마약을 소지·소유·관리 또는 수수하거나 제24조제1항을 위반하여 한외마약을 제조한 자
10. 제4조제1항을 위반하여 제2조제3호다목에 해당하는 향정신성의약품 또는 그 물질을 함유하는 향정신성의약품을 제조 또는 수출입하거나 그러할 목적으로 소지·소유한 자
11. 제4조제1항을 위반하여 대마의 수출·매매 또는 제조할 목적으로 대마초를 재배한 자
12. 제4조제3항을 위반하여 마약류(대마는 제외한다)를 취급한 자
13. 1군 임시마약류에 대하여 제5조의2제5항제3호를 위반한 자
14. 제18조제1항·제21조제1항 또는 제24조제1항을 위반하여 향정신성의약품을 수출입 또는 제조하거나 의약품을 제조한 자

② 상습적으로 제1항의 죄를 범한 자는 3년 이상의 유기징역에 처한다.
③ 제1항(제5호 및 제13호는 제외한다) 및 제2항에 규정된 죄의 미수범은 처벌한다.
④ 제1항제7호의 죄를 범할 목적으로 예비 또는 음모한 자는 10년 이하의 징역에 처한다.

제60조(벌칙)

① 다음 각 호의 어느 하나에 해당하는 자는 10년 이하의 징역 또는 1억원 이하의 벌금에 처한다. 〈개정 2025.4.1.〉
1. 제3조제1호를 위반하여 마약 또는 제2조제3호가목에 해당하는 향정신성의약품을 사용하거나 제3조제11호를 위반하여 마약 또는 제2조제3호가목에 해당하는 향정신성의약품과 관련된 금지된 행위를 하기 위한 장소·시설·장비·자금 또는 운반 수단을 타인에게 제공한 자
2. 제4조제1항을 위반하여 제2조제3호나목 및 다목에 해당하는 향정신성의약품 또는 그 물질을 함유하는 향정신성의약품을 매매, 매매의 유인·권유·알선, 수수, 소지, 소유, 사용, 관리, 조제, 투약, 제공한 자 또는 향정신성의약품을 기재한 처방전을 발급한 자
3. 제4조제1항을 위반하여 제2조제3호라목에 해당하는 향정신성의약품 또는 그 물질을 함유하는 향정신성의약품을 제조 또는 수출입하거나 그러할 목적으로 소지·소유한 자
4. 제5조제1항·제2항, 제9조제1항, 제28조제1항, 제30조제1항·제2항, 제35조제1항 또는 제39조를 위반하여 마약을 취급하거나 그 처방전을 발급한 자
5. 1군 임시마약류에 대하여 제5조의2제5항제4호를 위반한 자
6. 2군 임시마약류에 대하여 제5조의2제5항제1호를 위반한 자

② 상습적으로 제1항의 죄를 범한 자는 그 죄에 대하여 정하는 형의 2분의 1까지 가중한다.
③ 제1항과 제2항에 규정된 죄의 미수범은 처벌한다.

제61조(벌칙)

① 다음 각 호의 어느 하나에 해당하는 자는 5년 이하의 징역 또는 5천만원 이하의 벌금에 처한다. 〈개정 2025.4.1.〉
1. 제3조제1호를 위반하여 향정신성의약품(제2조제3호가목에 해당하는 향정신성의약품은 제외한다) 또는 대마를 사용하거나 제3조제11호를 위반하여 향정신성의약품(제2조제3호가목에 해당하는 향정신성의약품은 제외한다) 및 대마와 관련된 금지된 행위를 하기 위한 장소·시설·장비·자금 또는 운반 수단을 타인에게 제공한 자
2. 제3조제2호를 위반하여 마약의 원료가 되는 식물을 재배하거나 그 성분을 함유하는 원료·종자·종묘를 소지·소유한 자

2의2. 거짓이나 그 밖의 부정한 방법으로 제3조제2호부터 제7호까지의 규정, 제4조제2항제7호 또는 같은 조 제3항에 따른 승인을 받은 자

3. 제3조제6호를 위반하여 제2조제3호가목에 해당하는 향정신성의약품의 원료가 되는 식물 또는 버섯류를 흡연·섭취하거나 그러할 목적으로 소지·소유한 자 또는 다른 사람에게 흡연·섭취하게 할 목적으로 소지·소유한 자
4. 제3조제10호를 위반하여 다음 각 목의 어느 하나에 해당하는 행위를 한 자
가. 대마 또는 대마초 종자의 껍질을 흡연하거나 섭취한 자
나. 가목의 행위를 할 목적으로 대마, 대마초 종자 또는 대마초 종자의 껍질을 소지하고 있는 자
다. 가목 또는 나목의 행위를 하려 한다는 정을 알면서 대마초 종자나 대마초 종자의 껍질을 매매하거나 매매를 유인·권유·알선한 자
5. 제4조제1항을 위반하여 제2조제3호라목에 해당하는 향정신성의약품 또는 그 물질을 함유하는 향정신성의약품을 매매, 매매의 유인·권유·알선, 수수, 소지, 소유, 사용, 관리, 조제, 투약, 제공한 자 또는 향정신성의약품을 기재한 처방전을 발급한 자
6. 제4조제1항을 위반하여 대마를 재배·소지·소유·수수·운반·보관하거나 이를 사용한 자
7. 제5조제1항·제2항, 제9조제1항 또는 제35조제1항을 위반하여 향정신성의약품, 대마 또는 임시마약류를 취급하거나 그 처방전을 발급한 자
8. 2군 임시마약류에 대하여 제5조의2제5항제2호부터 제4호까지의 규정을 위반한 자
8의2. 거짓이나 그 밖의 부정한 방법으로 제6조제1항, 제6조의2제1항, 제18조제2항제1호, 제21조제2항 또는 제24조제2항에 따른 허가 또는 변경허가를 받은 자
9. 제6조의2를 위반하여 원료물질을 수출입하거나 제조한 자
10. 제11조의6제1호를 위반하여 마약류 통합정보에 포함된 개인정보를 업무상 목적 외의 용도로 이용하거나 제3자에게 제공한 자
10의2. 제18조제2항제1호를 위반하여 마약 또는 향정신성의약품을 수출입한 자
10의3. 제21조제2항을 위반하여 마약 또는 향정신성의약품을 제조한 자
10의4. 제24조제2항을 위반하여 마약을 원료로 사용한 한외마약을 제조한 자
10의2. 제51조의2제5항제1호를 위반하여 개인정보를 업무상 목적 외의 용도로 이용하거나 제3자에게 제공한 자
10의3. 제18조제2항제1호를 위반하여 마약 또는 향정신성의약품을 수출입한 자
10의4. 제21조제2항을 위반하여 마약 또는 향정신성의약품을 제조한 자
10의5. 제24조제2항을 위반하여 마약을 원료로 사용한 한외마약을 제조한 자
[시행일: 2025.10.2.]
11. 제28조제1항 또는 제30조제1항·제2항을 위반하여 향정신성의약품을 취급하거나 그 처방전을 발급한 자
12. 제28조제3항을 위반하여 마약 또는 향정신성의약품을 전자거래를 통하여 판매한 자
② 상습적으로 제1항의 죄를 범한 자는 그 죄에 대하여 정하는 형의 2분의 1까지 가중한다.
③ 제1항(제2호·제3호 및 제9호는 제외한다) 및 제2항(제1항제2호·제3호 및 제9호를 위반한 경우는 제외한다)에 규정된 죄의 미수범은 처벌한다.

제62조(벌칙)
① 다음 각 호의 어느 하나에 해당하는 자는 3년 이하의 징역 또는 3천만원 이하의 벌금에 처한다. 〈개정 2025.4.1〉
1. 제8조제1항을 위반하여 마약의 취급에 관한 허가증 또는 지정서를 타인에게 빌려주거나 양도한 자 또는 제9조제2항·제3항, 제18조제2항제2호, 제20조, 제22조제1항, 제26조제1항을 위반하여 마약을 취급한 자
2. 제9조제2항, 제20조, 제22조제1항, 제26조제1항의 위반행위의 상대방이 되어 마약을 취급한 자
3. 제11조의6제2호를 위반하여 마약류 통합정보 중 개인정보 이외의 정보를 업무상 목적 외의 용도로 이용하거나 제3자에게 제공한 자
4. 제3조제12호를 위반하여 금지되는 행위에 관한 정보를 타인에게 알리거나 제시한 자(예고임시마약류에 대해서는 제외한다)
4. 제51조의2제5항제2호를 위반하여 개인정보를 제외한 정보를 업무상 목적 외의 용도로 이용하거나 제3자에게 제

공한 자

5. 제3조제12호를 위반하여 금지되는 행위에 관한 정보를 타인에게 알리거나 제시한 자(예고임시마약류에 대해서는 제외한다)

[시행일: 2025.10.2.]

② 상습적으로 제1항의 죄를 범한 자는 그 죄에 대하여 정하는 형의 2분의 1까지 가중한다.

③ 제1항과 제2항에 규정된 죄의 미수범은 처벌한다.

제63조(벌칙)

① 다음 각 호의 어느 하나에 해당하는 자는 2년 이하의 징역 또는 2천만원 이하의 벌금에 처한다. 〈개정 2025.4.1.〉

1. 제51조제1항부터 제4항까지의 규정을 위반한 자
2. 제8조제1항을 위반하여 향정신성의약품의 취급에 관한 허가증 또는 지정서를 타인에게 빌려주거나 양도한 자 또는 제9조제2항·제3항, 제20조·제22조제2항 또는 제28조제2항을 위반하여 향정신성의약품을 취급한 자
3. 제8조제1항을 위반하여 대마의 취급에 관한 허가증을 타인에게 빌려주거나 양도한 자 또는 제9조제2항·제3항을 위반하여 대마를 취급한 자
4. 제9조제2항, 제20조 및 제22조제2항의 위반행위의 상대방이 되어 향정신성의약품을 취급한 자
5. 제9조제2항의 위반행위의 상대방이 되어 대마를 취급한 자
6. 제11조제1항부터 제3항까지 및 제5항, 제16조, 제28조제2항, 제32조제1항 및 제2항, 제33조제1항, 제34조를 위반하여 마약을 취급한 자
7. 제11조제1항부터 제3항까지 및 제5항의 규정에 따른 보고 또는 변경보고를 거짓으로 하거나 제32조제2항에 따른 처방전에 거짓으로 기재하여 마약을 취급한 자
8. 제17조를 위반하여 기재하지 아니하거나 거짓으로 기재하여 마약을 취급한 자

8의2. 제43조에 따른 명령을 위반하여 보고하지 아니하거나 거짓된 보고를 하여 마약을 취급한 자

9. 제12조제1항을 위반하여 거짓으로 보고하여 마약을 취급하거나 제12조제2항을 위반하여 마약을 폐기한 자
10. 제13조제1항, 제33조제2항을 위반하여 마약을 취급한 자(제69조제1항제8호에 해당하는 자는 제외한다)
11. 제18조제2항제2호를 위반하여 향정신성의약품을 취급한 자
12. 제40조제1항에 따른 치료보호기관을 정당한 이유 없이 이탈한 자 또는 이탈한 자를 은닉한 자
13. 제40조제7항에 따른 중독 판별검사 또는 치료보호를 정당한 이유 없이 거부·방해 또는 기피한 자
14. 마약을 취급하는 자로서 정당한 이유 없이 제41조제1항에 따른 출입, 검사, 수거 등을 거부·방해 또는 기피한 자 또는 제47조에 따른 처분을 거부·방해 또는 기피한 자
15. 제44조에 따른 업무정지기간에 그 업무를 하여 마약을 취급한 자
16. 제51조제2항에 따른 기록작성의 의무를 회피할 목적으로 소량으로 나누어 원료물질을 거래한 자
17. 제3조제13호를 위반하여 타인에게 마약류의 투약, 흡연 또는 섭취를 유인 또는 권유한 자

② 다음 각 호의 어느 하나에 해당하는 자는 그 죄에 대하여 정하는 형의 2분의 1까지 가중한다. 〈개정 2025.4.1.〉

1. 상습적으로 제1항제2호부터 제5호까지, 제11호·제12호의 죄를 범한 자
2. 미성년자에 대하여 제1항제17호의 죄를 범한 자

③ 제1항제2호부터 제5호까지, 제11호·제12호와 제2항에 규정된 죄의 미수범은 처벌한다.

제64조(벌칙)

다음 각 호의 어느 하나에 해당하는 자는 1년 이하의 징역 또는 1천만원 이하의 벌금에 처한다.

1. 제8조제2항·제3항에 따른 신고를 거짓으로 한 자
2. 제11조제1항부터 제3항까지 및 제5항을 위반하여 보고 또는 변경보고를 하지 아니하거나 거짓으로 보고하여 향정신성의약품을 취급한 자
3. 제12조제1항을 위반하여 거짓으로 보고하여 향정신성의약품을 취급하거나 또는 제17조에 따른 기재를 하지 아니

하거나 거짓으로 기재하여 향정신성의약품을 취급한 자
4. 제36조 또는 제43조에 따른 명령을 위반하거나 보고 또는 신고를 하지 아니한 자 또는 명령을 위반하거나 거짓된 보고 또는 신고를 하여 대마를 취급한 자
5. 제12조제2항을 위반하여 향정신성의약품을 폐기한 자
6. 제12조제2항을 위반하여 대마를 폐기한 자
7. 제13조제1항을 위반하여 대마를 취급한 자
8. 제13조제1항, 제16조, 제26조제2항, 제32조제1항 및 제2항, 제33조제2항 또는 제34조를 위반하여 향정신성의약품을 취급한 자
9. 제13조제1항, 제33조제2항을 위반하여 마약류취급자에게 향정신성의약품을 양도 또는 인계하지 아니한 자
10. 제14조를 위반한 자
11. 제15조를 위반하여 마약류(향정신성의약품은 제외한다)를 저장한 자
12. 제26조제2항의 위반행위의 상대방이 되어 향정신성의약품을 취급한 자
12의2. 제32조제2항에 따른 처방전에 거짓으로 기재하여 향정신성의약품을 취급한 자
13. 제35조제2항 및 제3항을 위반하여 장부를 작성하지 아니하거나 거짓으로 작성하거나 보고한 자
14. 제36조제2항 또는 제42조제2항을 위반하여 대마를 폐기하지 아니하거나 처분을 거부·방해 또는 기피한 자
15. 제38조제2항을 위반하여 마약류를 판매하거나 사용한 자
16. 향정신성의약품, 예고임시마약류, 임시마약류를 취급하는 자 또는 원료물질취급자로서 정당한 이유 없이 제41조제1항, 제42조, 제43조 또는 제47조에 따른 명령을 위반하거나 거짓된 보고를 하거나 검사·수거·압류 또는 처분을 거부·방해 또는 기피한 자
17. 대마를 취급하는 자로서 정당한 이유 없이 제41조제1항에 따른 출입·검사 또는 수거를 거부·방해 또는 기피한 자
18. 제44조에 따른 업무정지기간에 그 업무를 하여 향정신성의약품을 취급한 자
19. 제44조에 따른 업무정지기간에 그 업무를 하여 대마를 취급한 자
20. 제51조제7항에 따른 보고를 거짓으로 한 자

제65조 삭제 〈2002.12.26.〉

제65조의2(벌칙)

제40조의2제2항에 따라 이수명령을 부과받은 사람이 보호관찰소의 장 또는 교정시설의 장의 이수명령 이행에 관한 지시에 불응하여 「보호관찰 등에 관한 법률」 또는 「형의 집행 및 수용자의 처우에 관한 법률」에 따른 경고를 받은 후 재차 정당한 사유 없이 이수명령 이행에 관한 지시에 불응한 경우에는 다음 각 호에 따른다.
1. 징역형 이상의 실형과 병과된 경우에는 1년 이하의 징역 또는 1천만원 이하의 벌금에 처한다.
2. 벌금형과 병과된 경우에는 1천만원 이하의 벌금에 처한다.

제66조(자격정지 또는 벌금의 병과)

① 제58조 및 제59조에서 정한 죄에 대하여는 10년 이하의 자격정지 또는 1억원 이하의 벌금을 병과할 수 있다.
② 제60조부터 제64조까지의 규정에서 정한 죄를 범한 자에 대하여는 5년 이하의 자격정지 또는 각 해당 조문의 벌금(징역에 처하는 경우만 해당한다)을 병과할 수 있다.

제67조(몰수)

이 법에 규정된 죄에 제공한 마약류·임시마약류 및 시설·장비·자금 또는 운반 수단과 그로 인한 수익금은 몰수한다. 다만, 이를 몰수할 수 없는 경우에는 그 가액을 추징한다.

제68조(양벌규정)

법인의 대표자나 법인 또는 개인의 대리인, 사용인, 그 밖의 종업원이 그 법인 또는 개인의 마약류 업무에 관하여 이 법에 규정된 죄를 범하면 그 행위자를 벌하는 외에 그 법인 또는 개인에게도 1억원(대마의 경우에는 5천만원) 이하의 벌금형을 과하되, 제61조부터 제64조까지의 어느 하나에 해당하는 위반행위를 하면 해당 조문의 벌금형을 과한다. 다만, 법인 또는 개인이 그 위반행위를 방지하기 위하여 해당 업무에 관하여 상당한 주의와 감독을 게을리하지 아니한 경우에는 그러하지 아니하다.

제69조(과태료)

① 다음 각 호의 어느 하나에 해당하는 자에게는 500만원 이하의 과태료를 부과한다.

1. 제8조제2항 및 제3항에 따른 신고를 하지 아니한 자
2. 삭제 〈2015.5.18.〉
3. 제11조제1항부터 제3항까지 및 제5항을 위반하여 마약류취급의료업자, 마약류관리자, 마약류소매업자가 의료행위 또는 동물 진료나 조제를 목적으로 가지고 있는 향정신성의약품이 보고된 재고량과 차이가 있는 경우
4. 삭제 〈2015.5.18.〉
5. 제12조제1항, 제35조제2항 또는 제51조제7항에 따른 보고를 하지 아니한 자
6. 제15조를 위반하여 향정신성의약품을 저장한 자

6의2. 제30조제3항을 위반하여 투약내역을 확인하지 아니한 마약류취급의료업자

7. 제32조제3항을 위반하여 기록을 보존하지 아니한 자
8. 제33조제2항을 위반하여 마약류 인계 후 그 이유를 해당 관청에 신고하지 아니한 자
9. 제35조제4항을 위반하여 장부를 보존하지 아니한 자
10. 예고임시마약류에 대하여 제5조의2제5항을 위반한 자

② 제1항에 따른 과태료는 위반행위의 종류 및 그 정도 등을 고려하여 대통령령으로 정하는 바에 따라 식품의약품안전처장, 시·도지사, 시장·군수·구청장이 부과·징수한다.

영 제29조(과태료의 부과 · 징수)

법 제69조제1항에 따른 과태료의 부과기준은 별표 10과 같다.

■ 마약류 관리에 관한 법률 시행령 [별표 1]

법 제2조제2호라목에 해당하는 마약(제2조제1항 관련)

법 제2조제2호라목에 해당하는 마약은 다음의 것과 그 염류로 한다.

구분	품명	화학명 또는 구조식
1	아세토르핀(Acetorphine)	(5α,7α)-7-[(2R)-2-hydroxy-2-pentanyl]-6-methoxy-17-methyl-4,5-epoxy-6,14-ethenomorphinan-3-yl acetate
2	벤질모르핀(Benzylmorphine)	(5α,6α)-3-(benzyloxy)-17-methyl-7,8-didehydro-4,5-epoxymorphinan-6-ol
3	코카인(Cocaine)	methyl-(1R,2R,3S,5S)-3-(benzoyloxy)-8-methyl-8-azabicyclo[3.2.1]octane-2-carboxylate
4	코독심(Codoxime)	({(E)-[(5α,6E)-3-methoxy-17-methyl-4,5-epoxymorphinan-6-ylidene]amino}oxy)acetic acid
5	데소모르핀(Desomorphine)	(5α)-17-methyl-4,5-epoxymorphinan-3-ol
6	디히드로모르핀(Dihydromorphine)	(5α,6α)-17-methyl-4,5-epoxymorphinan-3,6-diol
7	엑고닌(Ecgonine) 및 그 유도체. 다만, 별표 1부터 별표 6까지, 별표 7의2 및 별표 8에서 별도로 규정한 엑고닌 유도체는 제외한다.	Ecgonine: (1R,2R,3S,5S)-3-hydroxy-8-methyl-8-azabicyclo [3.2.1]octane-2-carboxylic acid 아래의 기본구조를 가지고, R 위치에 다음의 작용기를 가지는 물질 기본구조 / R • R_1: 알킬옥시[a], OH, NH_2, 알킬아민[a] • R_2: 수소, 알킬기[a], 아실기[a] • R_3: 수소, 알킬기[a] ※ a: R에 규정된 것에 결합 가능한 작용기를 포함
8	에토르핀(Etorphine)	(5α,6β,14β,18R)-18-[(2R)-2-hydroxy-2-pentanyl]-6-methoxy-17-methyl-7,8-didehydro-18,19-dihydro-4,5-epoxy-6,14-ethenomorphinan-3-ol
9	헤로인(Heroin)	(5α,6α)-17-methyl-7,8-didehydro-4,5-epoxymorphinan-3,6-diyl diacetate
10	히드로코돈(Hydrocodone)	(5α)-3-methoxy-17-methyl-4,5-epoxymorphinan-6-one
11	히드로모르피놀(Hydromorphinol)	(5α,6α)-17-methyl-4,5-epoxymorphinan-3,6,14-triol
12	히드로모르폰(Hydromorphone)	(5α)-3-hydroxy-17-methyl-4,5-epoxymorphinan-6-one
13	메틸데소르핀(Methyldesorphine)	(5α)-6,17-dimethyl-6,7-didehydro-4,5-epoxymorphinan-3-ol
14	메틸디히드로모르핀(Methyldihydromorphine)	(5α,6α)-6,17-dimethyl-4,5-epoxymorphinan-3,6-diol
15	메토폰(Metopon)	3-Hydroxy-5,17-dimethyl-4,5-epoxymorphinan-6-one
16	모르핀(Morphine)	(5α,6α)-17-methyl-7,8-didehydro-4,5-epoxymorphinan-3,6-diol
17	모르핀-엔-옥사이드(Morphine-N-Oxide)	(1S,4R,5R,13R,14S,17R)-4-methyl-12-oxa-4-azapentacyclo[9.6.1.01,13.05,17.07.18]octadeca-7(18),8,10,15-tetraene-10,14-diol 4-oxide
18	미로핀(Myrophine)	(5α,6α)-3-(benzyloxy)-17-methyl-7,8-didehydro-4,5-epoxymorphinan-6-yl myristate

구분	품명	화학명 또는 구조식
19	니코디코딘(Nicodicodine)	3–methoxy–17–methyl–4,5–epoxymorphinan–6–yl nicotinate
20	니코모르핀(Nicomorphine)	(5α,6α)–17–methyl–7,8–didehydro–4,5–epoxymorphinan–3,6–diyl dinicotinate
21	노르모르핀(Normorphine)	(5α,6α)–7,8–didehydro–4,5–epoxymorphinan–3,6–diol
22	옥시코돈(Oxycodone)	(5α)–14–hydroxy–3–methoxy–17–methyl–4,5–epoxymorphinan–6–one
23	옥시모르폰(Oxymorphone)	(5α)–3,14–dihydroxy–17–methyl–4,5–epoxymorphinan–6–one
24	테바콘(Thebacon)	(5α)–3–methoxy–17–methyl–6,7–didehydro–4,5–epoxymorphinan–6–yl acetate
25	테바인(Thebaine)	(5α)–3,6–dimethoxy–17–methyl–6,7,8,14–tetradehydro–4,5–epoxymorphinan
26	아세틸디히드로코데인(Acetyldihydrocodeine)	(5α,6α)–3–methoxy–17–methyl–4,5–epoxymorphinan–6–yl acetate
27	코데인(Codeine)	(5α,6α)–3–methoxy–17–methyl–7,8–didehydro–4,5–epoxymorphinan–6–ol
28	디히드로코데인(Dihydrocodeine)	(5α,6α)–3–methoxy–17–methyl–4,5–epoxymorphinan–6–ol
29	에틸모르핀(Ethylmorphine)	(5α,6α)–3–ethoxy–17–methyl–7,8–didehydro–4,5–epoxymorphinan–6–ol
30	니코코딘(Nicocodine)	(5α,6α)–3–methoxy–17–methyl–7,8–didehydro–4,5–epoxymorphinan–6–yl nicotinate
31	노르코데인(Norcodeine)	(5α,6α)–3–methoxy–7,8–didehydro–4,5–epoxymorphinan–6–ol
32	폴코딘(Pholcodine)	(5α,6α)–17–methyl–3–[2–(4–morpholinyl)ethoxy]–7,8–didehydro–4,5–epoxymorphinan–6–ol
33	엔–옥사이드 또는 4급 암모늄 구조를 가지는 모르핀 유도체. 다만, 별표 1부터 별표 6까지, 별표 7의2 및 별표 8에서 별도로 규정한 것은 제외한다.	아래의 기본구조를 가지고, R 위치에 다음의 작용기를 가지는 모르핀 유도체 기본구조: 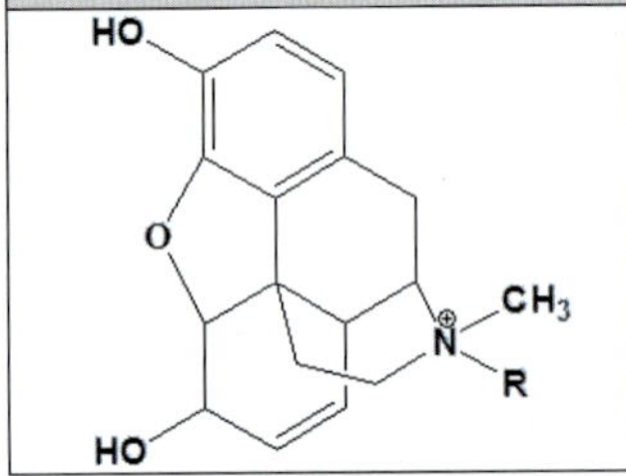 HO, O, HO, CH_3, $\overset{\oplus}{N}$, R R: • O^- • 메틸
34	디히드로에토르핀(Dihydroetorphine)	(5α,6β,14β,18R)–18– [(2R)–2–hydroxy–2–pentanyl]–6–methoxy–17–methyl–18,19–dihydro–4,5–epoxy–6,14–ethenomorphinan–3–ol
35	오리파빈(Oripavine)	6,7,8,14–Tetradehydro–4,5α–epoxy–6–methoxy–17–methylmorphinan–3–ol

■ 마약류 관리에 관한 법률 시행령 [별표 2]

법 제2조제2호마목에 해당하는 마약(제2조제2항 관련)

법 제2조제2호마목에 해당하는 마약은 다음의 것과 그 염류로 한다.

구분	품명	화학명 또는 구조식
1	아세틸메타돌(Acetylmethadol)	6-(dimethylamino)-4,4-diphenyl-3-heptanyl acetate
2	알릴프로딘(Allylprodine)	3-allyl-1-methyl-4-phenyl-4-piperidinyl propionate
3	알파세틸메타돌(Alphacetylmethadol)	(3R,6R)-6-(dimethylamino)-4,4-diphenyl-3-heptanyl acetate
4	알파메프로딘(Alphameprodine)	(3R,4S)-3-ethyl-1-methyl-4-phenyl-4-piperidinyl propionate
5	알파메타돌(Alphamethadol)	(3R,6R)-6-(dimethylamino)-4,4-diphenyl-3-heptanol
6	알파프로딘(Alphaprodine)	(3R,4S)-1,3-dimethyl-4-phenyl-4-piperidinyl propionate
7	아닐레리딘(Anileridine)	ethyl 1-[2-(4-aminophenyl)ethyl]-4- phenylpiperidine-4-carboxylate
8	벤제티딘(Benzethidine)	ethyl 1-[2-(benzyloxy)ethyl]-4-phenyl -4-piperidinecarboxylate
9	베타세틸메타돌(Betacetylmethadol)	(3S,6R)-6-(dimethylamino)-4,4-diphenyl-3-heptanyl acetate
10	베타메프로딘(Betameprodine)	(3R,4R)-3-ethyl-1-methyl-4-phenyl-4-piperidinyl propionate
11	베타메타돌(Betamethadol)	(3S,6R)-6-(dimethylamino)-4,4-diphenyl-3-heptanol
12	베타프로딘(Betaprodine)	(3R,4R)-1,3-dimethyl-4-phenyl-4-piperidinyl propionate
13	베지트라미드(Bezitramide)	4-[4-(2-oxo-3-propionyl-2,3-dihydro-1H-benzimidazol-1-yl)-1-piperidinyl]-2,2-diphenylbutanenitrile
14	클로니타젠(Clonitazene)	2-[2-(4-chlorobenzyl)-5-nitro-1H-benzimidazol-1-yl]-N,N-diethylethanamine
15	덱스트로모라미드(Dextromoramide)	(3S)-3-methyl-4-(4-morpholinyl)-2,2-diphenyl-1-(1-pyrrolidinyl)-1-butanone
16	디암프로미드(Diampromide)	N-{2-[methyl(2-phenylethyl)amino]propyl}-N-phenylpropanamide
17	디에틸티암부텐(Diethylthiambutene)	N,N-diethyl-4,4-di(2-thienyl)-3-buten-2-amine
18	디메녹사돌(Dimenoxadol)	2-(dimethylamino)ethylethoxy(diphenyl)acetate
19	디메펩타놀(Dimepheptanol)	6-(dimethylamino)-4,4-diphenyl-3-heptanol
20	디메틸티암부텐(Dimethylthiambutene)	N,N-dimethyl-4,4-di(2-thienyl)-3-buten-2-amine
21	디옥사페틸부티레이트(Dioxaphetylbutyrate)	ethyl 4-(4-morpholinyl)-2,2-diphenylbutanoate
22	디페녹실레이트(Diphenoxylate)	ethyl 1-(3-cyano-3,3-diphenylpropyl) -4-phenyl-4-piperidinecarboxylate
23	디피파논(Dipipanone)	4,4-diphenyl-6-(1-piperidinyl)-3-heptanone
24	에틸메틸티암부텐(Ethylmethylthiambutene)	N-ethyl-N-methyl-4,4-di(2-thienyl)-3-buten-2-amine
25	에토니타젠(Etonitazene)	2-[2-(4-ethoxybenzyl)-5-nitro-1H-benzimidazol-1-yl]-N,N-diethylethanamine
26	에톡세리딘(Etoxeridine)	ethyl 1-[2-(2-hydroxyethoxy)ethyl]-4-phenyl-4-piperidinecarboxylate
27	펜타닐(Fentanyl)	N-phenyl-N-[1-(2-phenylethyl)-4-piperidinyl]propanamide
28	푸레티딘(Furethidine)	ethyl 4-phenyl-1-[2-(tetrahydro-2-furanylmethoxy)ethyl]-4-piperidinecarboxylate
29	히드록시페티딘(Hydroxypethidine)	ethyl 4-(3-hydroxyphenyl)-1-methyl -4-piperidinecarboxylate
30	이소메타돈(Isomethadone)	6-(dimethylamino)-5-methyl-4,4-diphenyl-3-hexanone
31	케토베미돈(Ketobemidone)	1-[4-(3-hydroxyphenyl)-1-methyl-4-piperidinyl]-1-propanone

구분	품명	화학명 또는 구조식
32	레보메토르판(Levomethorphan)	3-methoxy-17-methylmorphinan
33	레보모라미드(Levomoramide)	(3R)-3-methyl-4-(4-morpholinyl)-2,2-diphenyl-1-(1-pyrrolidinyl)-1-butanone
34	레보페나실모르판(Levophenacylmorphan)	2-(3-hydroxymorphinan-17-yl)-1-phenylethanone
35	레보르파놀(Levorphanol)	17-methylmorphinan-3-ol
36	메타조신(Metazocine)	1,10,13-trimethyl-10-azatricyclo[7.3.1.02,7]trideca-2,4,6-trien-4-ol
37	메타돈(Methadone)	6-(dimethylamino)-4,4-diphenyl-3-heptanone
38	메타돈 제조중간체(Methadone Intermediate)	4-(dimethylamino)-2,2-diphenylpentanenitrile
39	모라미드 제조중간체(Moramide Intermediate)	3-methyl-4-(4-morpholinyl)-2,2-diphenylbutanoic acid
40	모르페리딘(Morpheridine)	ethyl 1-[2-(4-morpholinyl)ethyl]-4- phenyl-4-piperidinecarboxylate
41	노라시메타돌(Noracymethadol)	6-(methylamino)-4,4-diphenyl-3-heptanyl acetate
42	노르레보르파놀(Norlevorphanol)	morphinan-3-ol
43	노르메타돈(Normethadone)	6-(dimethylamino)-4,4-diphenyl-3-hexanone
44	노르피파논(Norpipanone)	4,4-diphenyl-6-(1-piperidinyl)-3-hexanone
45	페티딘(Pethidine)	ethyl 1-methyl-4-phenyl-4-piperidine carboxylate
46	페티딘 제조중간체 에이(Pethidine Intermediate A)	1-methyl-4-phenyl-4-piperidinecarbonitrile
47	페티딘 제조중간체 비(Pethidine Intermediate B)	ethyl 4-phenyl-4-piperidinecarboxylate
48	페티딘 제조중간체 시(Pethidine Intermediate C)	1-methyl-4-phenyl-4-piperidinecarboxylic acid
49	페나독손(Phenadoxone)	6-(4-morpholinyl)-4,4-diphenyl-3-heptanone
50	페남프로미드(Phenampromide)	N-phenyl-N-[1-(1-piperidinyl)-2-propanyl]propanamide
51	페나조신(Phenazocine)	(1R,9R,13R)-1,13-dimethyl-10-(2-phenylethyl)-10-azatricyclo[7.3.1.02,7]trideca-2,4,6-trien-4-ol
52	페노모르판(Phenomorphan)	17-(2-phenylethyl)morphinan-3-ol
53	페노페리딘(Phenoperidine)	ethyl 1-(3-hydroxy-3-phenylpropyl)- 4-phenyl-4-piperidinecarboxylate
54	피미노딘(Piminodine)	ethyl 1-(3-anilinopropyl)-4-phenyl-4- piperidinecarboxylate
55	피리트라미드(Piritramide)	1'-(3-cyano-3,3-diphenylpropyl)-1,4'-bipiperidine-4'-carboxamide
56	프로헵타진(Proheptazine)	1,3-dimethyl-4-phenyl-4-azepanyl propionate
57	프로페리딘(Properidine)	isopropyl 1-methyl-4-phenyl-4- piperidinecarboxylate
58	라세메토르판(Racemethorphan)	(9α,13α,14α)-3-methoxy-17-methylmorphinan hydrobromide hydrate
59	라세모라미드(Racemoramide)	3-methyl-4-(4-morpholinyl)-2,2-diphenyl-1-(1-pyrrolidinyl)-1-butanone
60	라세모르판(Racemorphan)	17-methylmorphinan-3-ol
61	트리메페리딘(Trimeperidine)	1,2,5-trimethyl-4-phenyl-4-piperidinyl propionate
62	프로피람(Propiram)	N-[1-(1-piperidinyl)-2-propanyl]-N-(2-pyridinyl)propanamide
63	드로테바놀(Drotebanol)	3,4-dimethoxy-17-methylmorphinan-6,14-diol
64	디페녹신(Difenoxin)	1-(3-cyano-3,3-diphenylpropyl)-4-phenyl-4-piperidinecarboxylic acid
65	알펜타닐(Alfentanil)	N-{1-[2-(4-ethyl-5-oxo-4,5-dihydro-1H-tetrazol-1-yl)ethyl]-4-(methoxymethyl)-4-piperidinyl}-N-phenylpropanamide
66	틸리딘(Tilidine)	ethyl (1S,2R)-2-(dimethylamino)-1- phenyl-3-cyclohexene-1-carboxylate

구분	품명	화학명 또는 구조식
67	프로폭시펜(Propoxyphene)	4-(dimethylamino)-3-methyl-1,2-diphenyl-2-butanyl propionate
68	아세틸-알파-메틸펜타닐 (Acetyl-alpha-methyl- fentanyl)	N-phenyl-N-[1-(1-phenyl-2-propanyl)-4-piperidinyl]acetamide
69	알파-메틸펜타닐 (Alpha-methylfentanyl)	N-phenyl-N-[1-(1-phenyl-2-propanyl)-4-piperidinyl]propanamide
70	3-메틸펜타닐(3-Methylfentanyl)	N-[3-methyl-1-(2-phenylethyl)-4-piperidinyl]-N-phenylpropanamide
71	수펜타닐(Sufentanil)	N-{4-(methoxymethyl)-1-[2-(2-thienyl)ethyl]-4-piperidinyl}-N-phenylpropanamide
72	피이피에이피(PEPAP)	4-phenyl-1-(2-phenylethyl)-4-piperidinyl acetate
73	엠피피피(MPPP)	1-(4-methylphenyl)-2-(1-pyrrolidinyl)-1-propanone
74	레미펜타닐(Remifentanil)	methyl 1-(3-methoxy-3-oxopropyl)-4-[phenyl(propionyl)amino]-4-piperidinecarboxylate
75	타펜타돌(Tapentadol)	3-[(2R,3R)-1-(dimethylamino)-2-methyl-3-pentanyl]phenol
76	티오펜타닐(Thiofentanyl)	N-phenyl-N-{1-[2-(2-thienyl)ethyl]-4-piperidinyl}propanamide
77	3-메틸티오펜타닐 (3-Methylthiofentanyl)	N-{3-methyl-1-[2-(2-thienyl)ethyl]-4-piperidinyl}-N-phenylpropanamide
78	알파-메틸티오펜타닐 (Alpha-methylthiofentanyl)	N-phenyl-N-{1-[1-(2-thienyl)-2-propanyl]-4-piperidinyl}propanamide
79	베타-히드록시-3메틸펜타닐 (Beta-hydroxy-3-methylfentanyl)	N-[1-(2-hydroxy-2-phenylethyl)-3-methyl-4-piperidinyl]-N-phenylpropanamide
80	베타-히드록시펜타닐 (Beta-hydroxyfentanyl)	N-[1-(2-hydroxy-2-phenylethyl)-4-piperidinyl]-N-phenylpropanamide
81	파라-플루오로펜타닐 (Para-fluorofentanyl)	N-(4-fluorophenyl)-N-[1-(2-phenylethyl)-4-piperidinyl]propanamide
82	아세틸펜타닐(Acetylfentanyl)	(N-(1-Phenethylpiperidin-4-yl)-N-phenylacetamide))
83	에이에이치-7921(AH-7921)	3,4-dichloro-N-((1-dimethylamino)cyclohexylmethyl)benzamide
84	부티르펜타닐(Butyrfentanyl)	N-phenyl-N-[1-(2-phenylethyl)-4-piperidinyl]butanamide
85	카르펜타닐(Carfentanil)	methyl 1-(2-phenylethyl)-4-[phenyl(propanoyl)amino]piperidine-4-carboxylate
86	푸라닐펜타닐(Furanylfentanyl)	N-phenyl-N-[1-(2-phenylethyl)piperidin-4-yl]furan-2-carboxamide
87	옥펜타닐(Ocfentanil)	N-(2-fluorophenyl)-2-methoxy-N-[1-(2-phenylethyl)piperidin-4-yl]acetamide
88	아크릴펜타닐(Acrylfentanyl)	N-phenyl-N-[1-(2-phenylethyl)piperidin-4-yl]prop-2-enamide
89	4-플루오로이소부티르펜타닐 (4-Fluoroisobutyrfentanyl, 4-FIBF)	N-(4-fluorophenyl)-2-methyl-N-[1-(2-phenylethyl)piperidin-4-yl]propanamide
90	테트라히드로푸라닐펜타닐 (Tetrahydrofuranylfentanyl, THF-F)	N-phenyl-N-[1-(2-phenylethyl)piperidin-4-yl]oxolane-2-carboxamide
91	유-47700(U-47700)	3,4-dichloro-N-(2-dimethylamino-cyclohexyl)-N-methyl-benzamide
92	파라플루오로부티릴펜타닐 (Parafluorobutyrylfentanyl)	N-(4-fluorophenyl)-N-[1-(2-phenylethyl)piperidin-4-yl]butanamide
93	오르토-플루오로펜타닐 (Ortho-fluorofentanyl)	N-(2-fluorophenyl)-N-[1-(2-phenylethyl)piperidin-4-yl]propanamide
94	메톡시아세틸펜타닐 (Methoxyacetylfentanyl)	2-methoxy-N-phenyl-N-[1-(2-phenylethyl)piperidin-4-yl]acetamide
95	시클로프로필펜타닐 (Cyclopropylfentanyl)	N-Phenyl-N-[1-(2-phenylethyl)piperidin-4-yl]cyclopropancarboxamide
96	크로토닐펜타닐(Crotonylfentanyl)	N-phenyl-N-1-(2-phenylethyl)-4-piperidinyl-2-butenamide

구분	품명	화학명 또는 구조식
97	발레릴펜타닐(Valerylfentanyl)	N–phenyl–N–[1–(2–phenylethyl)piperidin–4–yl]pentanamide
98	펜타닐(Fentanyl)의 유사체. 다만, 별표 1부터 별표 6까지, 별표 7의2 및 별표 8에서 별도로 규정한 펜타닐의 유사체는 제외한다.	아래의 기본구조를 가지고, R 위치에 다음의 작용기를 가지는 물질 기본구조 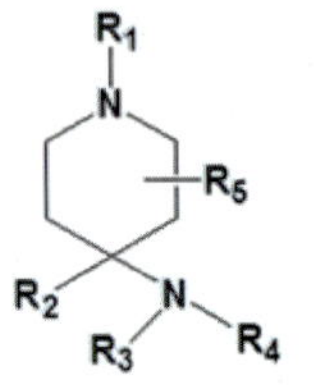 / R • R_1: 수소, 알킬, 치환된 알킬, 아릴알킬, 치환된 아릴알킬 ※ R_1 인접 질소의 경우 N–oxide를 포함한다. • R_2: 수소, 알콕시카르보닐, 알콕시알킬, 아릴, 치환된 아릴 • R_3: 아릴, 치환된 아릴 • R_4: 수소, 카르보닐, 치환된 카르보닐 • R_5: 수소, 알킬, 알케닐, 할로겐
99	이소토니타젠(Isotonitazene)	N,N–diethyl–2–[2–[(4–isopropoxyphenyl)methyl]–5–nitro–benzimidazol–1–yl]ethanamine
100	알티아이–111(RTI–111)	methyl (1R,2S,3S,5S)–3–(3,4–dichlorophenyl)–8–methyl–8–azabicyclo[3.2.1]octane–2–carboxylate
101	유–48800(U–48800)	2–(2,4–dichlorophenyl)–N–[(1S,2S)–2–(dimethylamino)cyclohexyl]–N–methylacetamide
102	브로르핀(Brorphine)	3–{1–[1–(4–Bromophenyl)ethyl]piperidin–4–yl}–1H–benzimidazol–2–one
103	메토니타젠(Metonitazene)	N,N–diethyl–2–{2–[(4–methoxyphenyl)methyl]–5–nitrobenzimidazol–1–yl}ethanamine
104	올리세리딘(Oliceridine)	N–[(3–methoxythiophen–2–yl)methyl]–2–[(9R)–9–pyridin–2–yl–6–oxaspiro[4.5]decan–9–yl]ethanamine

■ 마약류 관리에 관한 법률 시행령 [별표 3]

법 제2조제3호가목에 해당하는 향정신성의약품(제2조제3항 관련)

법 제2조제3호가목에 해당하는 향정신성의약품은 다음의 것과 그 염 및 이성체(異性體) 또는 이성체의 염으로 한다.

구분	품명	화학명 또는 구조식
1	디메톡시브로모암페타민 (Dimethoxybromoamphetamine)	1-(4-bromo-2,5-dimethoxyphenyl)-2-propanamine
2	2,5-디메톡시암페타민 (2,5-Dimethoxyamphetamine, 2,5-DMA)	1-(2,5-dimethoxyphenyl)-2-propanamine
3	4-메톡시암페타민 (4-Methoxyamphetamine, PMA)	1-(4-methoxyphenyl)-2-propanamine
4	5-메톡시-3,4-메틸렌디옥시암페타민 (5-Methoxy-3,4-methylenedioxyamphetamine, MMDA)	1-(7-methoxy-1,3-benzodioxol-5-yl)-2-propanamine
5	4-메틸-2,5-디메톡시암페타민 (4-Methyl-2,5-dimethoxyamphetamine, STP, DOM)	1-(2,5-dimethoxy-4-methylphenyl)-2-propanamine
6	3,4-메틸렌디옥시암페타민 (3,4-Methylenedioxyamphetamine, MDA)	1-(1,3-benzodioxol-5-yl)-2-propanamine
7	3,4,5-트리메톡시암페타민 (3,4,5-trimethoxyamphetamine, TMA)	1-(3,4,5-trimethoxyphenyl)-2-propanamine
8	부포테닌(Bufotenine)	3-[2-(dimethylamino)ethyl]-1H-indol-5-ol
9	디에틸트립타민(Diethyltryptamine, DET)	N,N-diethyl-2-(1H-indol-3-yl)ethanamine
10	디메틸트립타민(Dimethyltryptamine, DMT)	2-(1H-indol-3-yl)-N,N-dimethylethanamine
11	디메틸헵틸피란(Dimethylheptylpyran, DMHP)	6,6,9-trimethyl-3-(3-methyl-2-octanyl)-7,8,9,10-tetrahydro-6H-benzo[c]chromen-1-ol
12	엔-에틸-3-피페리딜 벤질레이트 (N-ethyl-3-piperidyl benzilate)	1-ethyl-3-piperidinyl hydroxy(diphenyl)acetate
13	이보게인(Ibogaine)	12-methoxyibogamine
14	리서직산 디에틸아마이드 (Lisergic acid diethylamide, LSD, LSD-25)	(8β)-N,N-diethyl-6-methyl-9,10-didehydroergoline-8-carboxamide
15	메스칼린(Mescaline)	2-(3,4,5-trimethoxyphenyl)ethanamine
16	엔-메틸-3-피페리딜 벤질레이트 (N-methyl-3-piperidyl benzilate)	1-methyl-3-piperidinyl hydroxy(diphenyl)acetate
17	파라헥실(Parahexyl)	3-hexyl-6,6,9-trimethyl-7,8,9,10-tetrahydro-6H-benzo[c]chromen-1-ol
18	페이오트(Peyote)	Lophophora williamsii
19	사일로시빈(Psilocybin)	3-[2-(dimethylamino)ethyl]-1H-indol-4-yl dihydrogen phosphate
20	사일로신(Psilocyn)	3-[2-(dimethylamino)ethyl]-1H-indol-4-ol
21	펜사이클리딘(Phencyclidine)의 유사체. 다만, 별표 1부터 별표 6까지, 별표 7의2 및 별표 8에서 별도로 규정한 펜사이클리딘의 유사체는 제외한다.	아래의 기본구조를 가지고 R 위치에 다음의 작용기를 가지는 물질 [기본구조: R_2, R_1, X, R_3 치환 사이클로헥산 구조식] R: • R_1: NH_2, N-알킬아미노, N-알킬-N'-알킬아미노, 1-피롤리디닐, 1-피페리디닐, 1-아제피닐, 1-모르포리닐(고리형 작용기에는 결합 가능한 작용기가 추가 치환될 수 있다) • R_2: 페닐, 치환된 페닐, 티에닐, 치환된 티에닐 • R_3: 수소, 알킬(각 작용기가 2 곳 이상 도입된 것을 포함한다) • X: 수소, 산소

<table>
<tr><th>구분</th><th>품명</th><th>화학명 또는 구조식</th></tr>
<tr><td>22</td><td>메스케치논(Methcathinone) 및 그 유사체. 다만, 별표 1부터 별표 6까지, 별표 7의2 및 별표 8에서 별도로 규정한 메스케치논 유사체 및 「약사법」 제31조 · 제42조에 따라 의약품으로 허가받거나 신고한 물질은 제외한다.</td><td>Methcathinone:
2-(methylamino)-1-phenyl-1-propanone
아래의 기본구조를 가지고, R 위치에 다음의 작용기를 가지는 물질<table><tr><th>기본구조</th><th>R</th></tr><tr><td>O
Ar R_1
R_2</td><td>• R_1: NH_2, N-알킬아미노, N-알킬-N'-알킬아미노, 1-피롤리디닐, 1-피페리디닐, 1-모르포리닐, 1-프탈리미도
• R_2: 수소 또는 알킬[a]
• Ar: 페닐, 치환된* 페닐 또는 고리가 접합된 페닐
* 치환체: 수소, 알킬[a], 히드록시, 알콕시 및 할로겐(각 작용기가 2 곳 이상 도입된 것을 포함한다)
※ R에 규정된 알킬은 고리형을 포함한다.
※ a: R에 규정된 것에 결합 가능한 작용기를 포함한다.</td></tr></table></td></tr>
<tr><td>23</td><td>에트립타민(Etryptamine)</td><td>1-(1H-indol-3-yl)-2-butanamine</td></tr>
<tr><td>24</td><td>4-메틸티오암페타민
(4-Methylthioamphetamine, 4-MTA)</td><td>1-[4-(methylsulfanyl)phenyl]-2-propanamine</td></tr>
<tr><td>25</td><td>크라톰(Kratom)</td><td>Mitragyna speciosa</td></tr>
<tr><td>26</td><td>5-메톡시-디이소프로필트립타민
(5-Methoxy-diisopropyltryptamine, 5-Meo-DiPT)</td><td>N-isopropyl-N-[2-(5-methoxy-1H-indol-3-yl)ethyl]-2-propanamine</td></tr>
<tr><td>27</td><td>5-메톡시-메틸이소프로필트립타민
(5-Methoxy-methyliso propyltryptamine, 5-MeO-MiPT)</td><td>N-[2-(5-methoxy-1H-indol-3-yl)ethyl]-N-methyl-2-propanamine</td></tr>
<tr><td>28</td><td>5-메톡시디메틸트립타민
(5-Methoxydimethyltryptamine, 5-MeO-DMT)</td><td>2-(5-methoxy-1H-indol-3-yl)-N,N-dimethylethanamine</td></tr>
<tr><td>29</td><td>메틸이소프로필트립타민
(Methylisopropyltryptamine, MiPT)</td><td>N-[2-(1H-indol-3-yl)ethyl]-N-methyl-2-propanamine</td></tr>
<tr><td>30</td><td>5-메톡시-알파-메틸트립타민
(5-Methoxy-α-methyltryptamine, 5-MeO-AMT)</td><td>1-(5-methoxy-1H-indol-3-yl)-2-propanamine</td></tr>
<tr><td>31</td><td>디이소프로필트립타민
(Diisopropyltryptamine, DiPT)</td><td>N-[2-(1H-indol-3-yl)ethyl]-N-isopropyl-2-propanamine</td></tr>
<tr><td>32</td><td>4-아세톡시-디이소프로필트립타민
(4-Acetoxy-diisopropyltryptamine, 4-Acetoxy-DiPT)</td><td>3-[2-(diethylamino)ethyl]-1H-indol-4-yl acetate</td></tr>
<tr><td>33</td><td>제이더블유에이치(JWH)-018 및 그 유사체. 다만, 별표 1부터 별표 6까지, 별표 7의2 및 별표 8에서 별도로 규정한 제이더블유에이치-018 유사체는 제외한다.</td><td>JWH-018:
1-naphthyl(1-pentyl-1H-indol-3-yl)methanone
아래의 기본구조를 가지고, R 또는 X 위치에 다음의 작용기를 가지는 물질<table><tr><th>기본구조</th><th>R 또는 X</th></tr><tr><td>O R_1
XR_3
N
R_2</td><td>• R_1: (헤테로)방향족 고리[a], 테트라메틸사이클로프로필, 아다만틸, 아다만틸아민, 알킬a(작용기가 에스테르 또는 아마이드 결합하는 것을 포함한다)
• R_2: 알킬[a]
• X: 탄소 또는 질소
• R_3: 수소 또는 알킬[a]
※ a: R에 규정된 것에 결합 가능한 작용기를 포함</td></tr></table></td></tr>
</table>

구분	품명	화학명 또는 구조식
34	제이더블유에이치-030 및 그 유사체. 다만, 별표 1부터 별표 6까지, 별표 7의2 및 별표 8에서 별도로 규정한 제이더블유에이치-030 유사체는 제외한다.	JWH-030: 1-naphthyl(1-pentyl-1H-pyrrol-3-yl)methanone 아래의 기본구조를 가지고, R 또는 X 위치에 다음의 작용기를 가지는 물질 기본구조 / R 또는 X • R_1: 알킬[a] • X: 탄소 또는 질소 • R_2, R_3: 수소 또는 알킬[a] 및 방향족 고리 ※ a: R에 규정된 것에 결합 가능한 작용기를 포함
35	제이더블유에이치-175 및 그 유사체. 다만, 별표 1부터 별표 6까지, 별표 7의2 및 별표 8에서 별도로 규정한 제이더블유에이치-175 유사체는 제외한다.	JWH-175: 3-(1-naphthylmethyl)-1-pentyl-1H-indole 아래의 기본구조를 가지고, R 또는 X 위치에 다음의 작용기를 가지는 물질 기본구조 / R 또는 X • R_1: 알킬[a] • X: 탄소 또는 질소 • R_2: 수소 또는 알킬[a] • R_3: 수소 또는 알킬[a] 및 알콕시 ※ a: R에 규정된 것에 결합 가능한 작용기를 포함
36	제이더블유에이치-176 및 그 유사체. 다만, 별표 1부터 별표 6까지, 별표 7의2 및 별표 8에서 별도로 규정한 제이더블유에이치-176 유사체는 제외한다.	JWH-176: 1-[(Z)-(3-pentyl-1H-inden-1-ylidene)methyl]naphthalene 아래의 기본구조를 가지고, R 위치에 다음의 작용기를 가지는 물질 기본구조 / R • R_1: 알킬[a] • R_2: 수소 또는 알킬[a] ※ a: R에 규정된 것에 결합 가능한 작용기를 포함
37	에이치유-210(HU-210)	9-(hydroxymethyl)-6,6-dimethyl-3-(2-methyl-2-octanyl)-6a,7,10,10a-tetrahydro-6H-benzo[c]chromen-1-ol
38	시피(CP)-47497 및 그 유사체. 다만, 별표 1부터 별표 6까지, 별표 7의2 및 별표 8에서 별도로 규정한 시피-47497 유사체는 제외한다.	CP-47497: 2-[(1S,3R)-3-hydroxycyclohexyl]-5-(2-methyl-2-octanyl)phenol 아래의 기본구조를 가지고, R 위치에 다음의작용기를 가지는 물질 기본구조 / R • R_1: 알킬a • R_2: 수소 또는 알킬[a] ※ a: R에 규정된 것에 결합 가능한 작용기를 포함

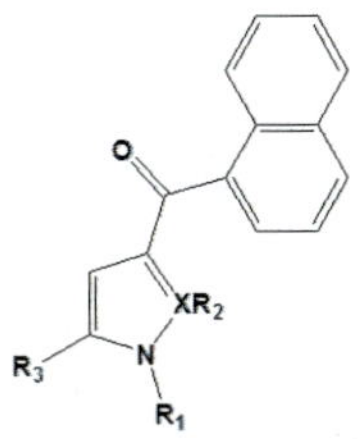

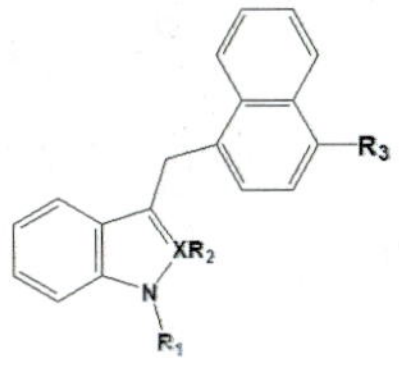

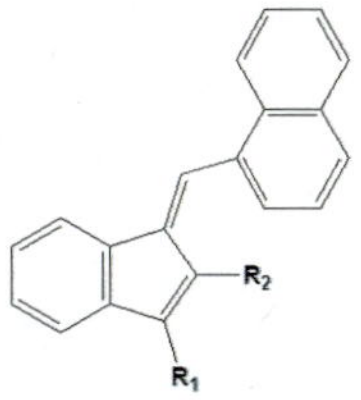

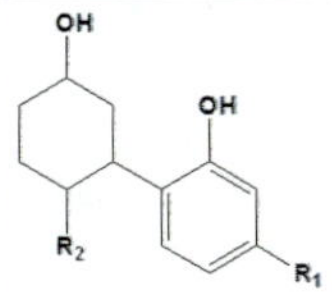

구분	품명	화학명 또는 구조식
39	메틸렌디옥시피로발레론 (Methylenedioxypyrovalerone, MDPV)	1–(1,3–benzodioxol–5–yl)–2–(1–pyrrolidinyl)–1–pentanone
40	4–플루오로암페타민 (4–Fluoroamphetamine, 4–FA)	1–(4–fluorophenyl)–2–propanamine
41	4–메틸암페타민 (4–Methylamphetamine, 4–MA)	1–(4–methylphenyl)–2–propanamine
42	엔–히드록시 메틸렌디옥시암페타민 (N–hydroxy methylenedioxy amphetamine, N–hydroxy MDA)	1–(1,3–benzodioxol–5–yl)–N–hydroxy–2–propanamine
43	메틸렌디옥시에틸암페타민 (Methylenedioxyethylamphetamine, MDE)	1–(1,3–benzodioxol–5–yl)–N–ethyl–2–propanamine
44	4–메틸아미노렉스(4–Methylaminorex)	4–methyl–5–phenyl–4,5–dihydro–1,3–oxazol–2–amine
45	5–에이피비(5–APB)	5–(2–aminopropyl)benzofuran
46	피엠엠에이(PMMA, para–methoxymethamphetamine)	1–(4–methoxyphenyl)–N–methyl–propan–2–amine
47	엠엠디에이–2(MMDA–2)	1–(6–methoxy–1,3–benzodioxol–5–yl)propan–2–amine
48	메톡세타민(methoxetamine)	(RS)2–(3–methoxyphenyl)–2–(ethylamino)cyclohexanone
49	시비–13(CB–13)	Naphthalen–1–yl–(4–pentyloxynaphthalen–1–yl)methanone
50	5–메오–디에이엘티(5–MeO–DALT)	N–allyl–N–[2–(5–methoxy–1H–indol–3–yl)ethyl]prop–2–en–1–amine
51	메티오프로파민(methiopropamine)	1–(thiophen–2–yl)–2–methylaminopropane
52	5–에이피디비(5–APDB)	5–(2–aminopropyl)–2,3–dihydrobenzofuran
53	파라–클로로암페타민(p–chloroamphetamine)	1–(4–chlorophenyl)propan–2–amine
54	알파–피브이티(α–PVT)	2–(pyrrolidin–1–yl)–1–(thiophen–2–yl)pentan–1–one
55	알파–메틸트립타민(α–methyltryptamine)	2–(1H–indole–3–yl)–1–methyl–ethylamine
56	4–오에이치–디이티(4–OH–DET)	3–(2–diethylaminoethyl)–1H–indol–4–ol
57	데스옥시–디2피엠(Dexoxy–D2PM)	(RS)–2–(Diphenylmethyl)pyrrolidine
58	5–엠에이피비(5–MAPB)	1–(benzofuran–5–yl)–N–methylpropan–2–amine
59	엠디에이아이(MDAI)	6,7–dihydro–5H–cyclopenta[f][1,3]benzodioxol–6–amine
60	25시–엔비오엠이(25C–NBOMe)	2–(4–chloro–2,5–dimethoxyphenyl)–N–[(2–methoxyphenyl)methyl]ethanamine
61	3–플루오로메트암페타민 (3–fluoromethamphetamine, 3–FMA)	1–(3–fluorophenyl)–N–methylpropan–2–amine
62	5–에이피아이(5–API)	2–(1H–indol–5–yl)–1–methyl–ethylamine
63	5–아이에이아이(5–IAI)	5–iodo–2,3–dihydro–1H–inden–2–amine
64	디메톡시–메트암페타민 (Dimethoxy–methamphetamine, DMMA)	2–(3,4–dimethoxyphenyl)–N–methylpropylamine
65	에틸페니데이트(Ethylphenidate)	ethyl 2–phenyl–2–piperidin–2–ylacetate
66	엠티–45(MT–45)	1–cyclohexyl–4–(1,2–diphenylethyl)piperazine

구분	품명	화학명 또는 구조식
67	5-엠이오-이피티(5-MeO-EPT)	5-methoxy-N-ethyl-N-propyltryptamine
68	디오시(DOC)	1-(4-chloro-2,5-dimethoxy-phenyl)propan-2-amine
69	25아이-엔비오엠이(25I-NBOMe)	2-(4-iodo-2,5-dimethoxyphenyl)-N-[(2-methoxyphenyl)methyl] ethanamine
70	2-벤즈히드릴피페리딘 (2-Benzhydrylpiperidine, 2-DPMP)	2-benzhydrylpiperidine
71	에이-836,339(A-836,339)	N-[3-(2-methoxyethyl)-4,5-dimethyl-1,3-thiazol-2-ylidene]-2, 2,3,3-tetramethylcyclopropane-1-carboxamide
72	파라-클로로메트암페타민 (p-Chloromethamphetamine, PCMA)	1-(4-chlorophenyl)-N-methylpropan-2-amine
73	파라-브로모암페타민 (p-Bromoamphetamine, PBA)	1-(4-bromophenyl)propan-2-amine
74	25디-엔비오엠이(25D-NBOMe)	2-(2,5-dimethoxy-4-methylphenyl)-N-[(2-methoxyphenyl)meth yl]ethanamine
75	5-이에이피비(5-EAPB)	1-(benzofuran-5-yl)-N-ethylpropan-2-amine
76	2시-시(2C-C)	2-(4-chloro-2,5-dimethoxyphenyl) ethanamine
77	2시-피(2C-P)	2-(2,5-dimethoxy-4-(n)-propylphenyl) ethanamine
78	엔-메틸-2-에이아이(N-Methyl-2-AI)	N-methyl-2,3-dihydro-1H-inden-2-amine
79	아르에이치-34(RH-34)	3-{2-[(2-methoxyphenyl)methylamino]ethyl}-1H-quinazoline-2, 4-dione
80	엔-에틸노르케타민(N-Ethylnorketamine)	2-(2-chlorophenyl)-2-(ethylamino)cyclohexan-1-one
81	메피라핌(Mepirapim)	(4-methylpiperazin-1-yl)-(1-pentylindol-3-yl)methanone
82	25비-엔비오엠이(25B-NBOMe)	2-(4-bromo-2,5-dimethoxyphenyl)-N-(2-methoxybenzyl)ethan amine
83	4,4'-디엠에이아르(4,4'-DMAR)	para-methyl-4-methylaminorex
84	25비-엔비에프(25B-NBF)	2-(4-bromo-2,5-dimethoxyphenyl)-N-[(2-fluorophenyl)methyl] ethanamine
85	25시-엔비에프(25C-NBF)	2-(4-chloro-2,5-dimethoxyphenyl)-N-[(2-fluorophenyl)methyl] ethanamine
86	25아이-엔비에프(25I-NBF)	2-(4-iodo-2,5-dimethoxyphenyl)-N-[(2-fluorophenyl)methyl]et hanamine
87	2-엠이오-디페니딘 (2-MeO-diphenidine)	1-[1-(2-methoxyphenyl)-2-phenylethyl]piperidine
88	비오디(BOD)	2-(2,5-dimethoxy-4-methylphenyl)-2-methoxyethanamine
89	에스칼린(Escaline)	2-(4-ethoxy-3,5-dimethoxyphenyl)ethanamine
90	알릴에스칼린(Allylescaline)	2-[4-(allyloxy)-3,5-dimethoxyphenyl]ethanamine
91	메트알릴에스칼린 (Methallylescaline)	2-{3,5-dimethoxy-4-[(2-methyl-2-propan-1-yl)oxy]phenyl}eth anamine

구분	품명	화학명 또는 구조식
92	25이-엔비오엠이(25E-NBOMe)	2-(4-ethyl-2,5-dimethoxyphenyl)-N-[(2-methoxyphenyl)methyl]ethanamine
93	25엔-엔비오엠이(25N-NBOMe)	2-(2,5-dimethoxy-4-nitrophenyl)-N-[(2-methoxyphenyl)methyl] ethanamine
94	25시-엔비오에이치(25C-NBOH)	2-{[2-(4-chloro-2,5-dimethoxyphenyl)ethylamino]methyl}phenol
95	25아이-엔비오에이치(25I-NBOH)	2-{[2-(4-iodo-2,5-dimethoxyphenyl)ethylamino]methyl}phenol
96	라로카인(Larocaine)	[3-(diethylamino)-2,2-dimethylpropyl]-4-aminobenzoate
97	니트라카인(Nitracaine)	[3-(diethylamino)-2,2-dimethylpropyl]-4-nitrobenzoate
98	플루브로마제팜(Flubromazepam)	7-bromo-5-(2-fluorophenyl)-1,3-dihydro-1,4-benzodiazepin-2-one
99	3시-이(3C-E)	1-(4-Ethoxy-3,5-dimethoxyphenyl)propan-2-amine
100	메트암네타민(Methamnetamine)	N-Methyl-1-(2-naphthyl)propan-2-amine
101	티-비오시-3,4-엠디엠에이(t-BOC-3,4-MDMA)	N-[2-(1,3-Benzodioxol-5-yl)-1-methylethyl]-N-methyl-carbamate
102	더블유아이엔-55,212-2(WIN-55,212-2)	[(11R)-2-methyl-11-(morpholin-4-ylmethyl)-9-oxa-1-azatricyclo[6.3.1.04,12]dodeca-2,4(12),5,7-tetraen-3-yl]-naphthalen-1-ylmethanone
103	에이엘-엘에이디(AL-LAD)	(6aR,9R)-N,N-diethyl-7-prop-2-enyl-6,6a,8,9-tetrahydro-4H-indolo- [4,3-fg]quinoline-9-carboxamide
104	7-히드록시미트라지닌 (7-Hydroxymitragynine)	methyl (E)-2-[(2S,3S,7aS,12bS)-3-ethyl-7a-hydroxy-8-methoxy-2,3,4,6,7,12b-hexahydro-1H-indolo[2,3-a]quinolizin-2-yl]-3-methoxyprop-2-enoate
105	미트라지닌(Mitragynine)	methyl (E)-2-[(2S,3S,12bS)-3-ethyl-8-methoxy-1,2,3,4,6,7,12,12b-octahydroindolo[2,3-a]quinolizin-2-yl]-3-methoxyprop-2-enoate
106	3,4-디클로로메틸페니데이트 (3,4-Dichloromethylphenidate)	methyl 2-(3,4-dichlorophenyl)-2-piperidin-2-ylacetate
107	디페니딘(Diphenidine)	1-(1,2-diphenylethyl)piperidine
108	브로모-드래곤에프엘와이 (Bromo-DragonFLY)	(2R)-1-(4-bromofuro[2,3-f][1]benzofuran-8-yl)propan-2-amine
109	25에이치-엔비오엠이(25H-NBOMe)	2-(2,5-dimethoxyphenyl)-N-[(2-methoxyphenyl)methyl]ethanamine
110	더블유-15(W-15)	4-chloro-N-(1-phenethylpiperidin-2-ylidene)benzenesulfonamide
111	더블유-18(W-18)	4-chloro-N-[1-[2-(4-nitrophenethyl]piperidin-2-ylidene]benzenesulfonamide
112	2시-엔(2C-N)	2-(2,5-dimethoxy-4-nitrophenyl)ethanamine
113	25비-엔비오에이치(25B-NBOH)	2-{[(4-bromo-2,5-dimethoxyphenethyl)amino]methyl}phenol
114	2시-티에프엠(2C-TFM)	2-[2,5-dimethoxy-4-(trifluoromethyl)phenyl]ethan-1-amine
115	4-플루오로메틸페니데이트 (4-Fluoromethylphenidate)	methyl 2-(4-fluorophenyl)-2-(piperidin-2-yl)acetate

구분	품명	화학명 또는 구조식
116	3시-피(3C-P)	1-(3,5-dimethoxy-4-propoxyphenyl)propan-2-amine
117	비피카나(BiPICANA)	N-naphthalen-1-yl-1-pentyl-N-(1-pentylindole-3-carbonyl)indole-3-carboxamide
118	오알지27569(Org27569)	5-chloro-3-ethyl-N-[4-(piperidin-1-yl)phenethyl]-1H-indole-2-carboxamide
119	에이비-시에이치푸피카(AB-CHFUPYCA)	N-(1-amino-3-methyl-1-oxobutan-2-yl)-2-(cyclohexylmethyl)-5-(4-fluorophenyl)pyrazole-3-carboxamide
120	4-플루오로에틸페니데이트 (4-Fluoroethylphenidate)	Ethyl 2-(4-fluorophenyl)-2-piperidin-2-ylacetate
121	티오티논(Thiothinone)	2-(methylamino)-1-thiophen-2-ylpropan-1-one
122	4-엠엠에이-엔비오엠이(4-MMA-NBOMe)	N-[(2-methoxyphenyl)methyl]-N-methyl-1-(4-methylphenyl)propan-2-amine
123	3-플루오로에트암페타민 (3-Fluoroethamphetamine)	N-ethyl-1-(3-fluorophenyl)propan-2-amine
124	4-플루오로에트암페타민 (4-Fluoroethamphetamine)	N-ethyl-1-(4-fluorophenyl)propan-2-amine
125	5-엠에이피디비(5-MAPDB)	1-(2,3-Dihydro-1-benzofuran-5-yl)-N-methylpropan-2-amine
126	메틸나프티데이트(Methylnaphthidate)	Methyl (2R)-2-naphthalen-2-yl-2-[(2R)-piperidin-2-yl]acetate
127	에틸나프티데이트(Ethylnaphthidate)	Ethyl 2-naphthalen-2-yl-2-piperidin -2-ylacetate
128	2시-비-에프엘와이(2C-B-FLY)	2-(4-bromo-2,3,6,7-tetrahydrofuro[2,3-f][1]benzofuran-8-yl)ethanamine
129	4'-플루오로-4-메틸아미노렉스 (4'-Fluoro-4-methylaminorex)	5-(4-fluorophenyl)-4-methyl-4,5-dihydro-1,3-oxazol-2-amine
130	알파-피비티(α-PBT)	2-pyrrolidin-1-yl-1-thiophen-2-ylbutan-1-one
131	아디나졸람(Adinazolam)	1-(8-Chloro-6-phenyl-4H-[1,2,4]triazolo[4,3-a][1,4]benzodiazepin-1-yl)-N,N-dimethylmethanamine
132	플루클로티졸람(Fluclotizolam)	4-chloro-7-(2-fluorophenyl)-13-methyl-3-thia-1,8,11,12-tetrazatricyclo[8.3.0.02,6]trideca-2(6),4,7,10,12-pentaene
133	메티졸람(Metizolam)	7-(2-chlorophenyl)-4-ethyl-3-thia-1,8,11,12-tetrazatricyclo[8.3.0.02,6]trideca-2(6),4,7,10,12-pentaene
134	푸비미나(FUBIMINA)	[1-(5-fluoropentyl)benzimidazol-2-yl]-naphthalen-1-ylmethanone
135	이티에이치-엘에이디(ETH-LAD)	(6aR,9R)-N,N,7-Triethyl-6,6a,8,9-tetrahydro-4H-indolo[4,3-fg]quinoline-9-carboxamide
136	쿠밀-페가클론(Cumyl-Pegaclone)	5-pentyl-2-(2-phenylpropan-2-yl)-2,5-dihydro-1H-pyrido[4,3-b]indol-1-one

■ 마약류 관리에 관한 법률 시행령 [별표 4]

법 제2조제3호나목에 해당하는 향정신성의약품(제2조제3항 관련)

법 제2조제3호나목에 해당하는 향정신성의약품은 다음의 것과 그 염 및 이성체 또는 이성체의 염으로 한다.

구분	품명	화학명 또는 구조식
1	암페타민(Amphetamine)	1–phenyl–2–propanamine
2	덱스암페타민(Dexamphetamine)	(2S)–1–phenyl–2–propanamine
3	레보암페타민(Levoamphetamine)	(2R)–1–phenyl–2–propanamine
4	메트암페타민(Methamphetamine)	N–methyl–1–phenyl–2–propanamine
5	히드록시암페타민(Hydoxyamphetamine)	4–(2–aminopropyl)phenol
6	메틸페니데이트(Methylphenidate)	methyl phenyl(2–piperidinyl)acetate
7	펜메트라진(Phenmetrazine)	3–methyl–2–phenylmorpholine
8	메클로쿠알론(Mecloqualone)	3–(2–chlorophenyl)–2–methyl–4(3H)–quinazolinone
9	메타쿠알론(Methaqualone)	2–methyl–3–(2–methylphenyl)–4(3H)–quinazolinone
10	펜사이클리딘(Phencyclidine)	1–(1–phenylcyclohexyl)piperidine
11	펜프로포렉스(Fenproporex)	3–[(1–phenyl–2–propanyl)amino]propanenitrile
12	2,5–디메톡시–4–에틸–암페타민 (2,5–Dimethoxy–4–ethylamphetamine, DOET)	1–(4–ethyl–2,5–dimethoxyphenyl)–2–propanamine
13	3,4–메틸렌디옥시–엔–메틸암페타민 (3,4–Methylenedioxy–N–methylamphetamine, MDMA)	1–(1,3–benzodioxol–5–yl)–N–methyl–2–propanamine
14	페네틸린(Fenetylline)	1,3–dimethyl–7–{2–[(1–phenyl–2–propanyl)amino]ethyl}–3,7–dihydro–1H–purine–2,6–dione
15	엔–에틸–암페타민(N–ethylamphetamine)	N–ethyl–1–phenyl–2–propanamine
16	펜캄파민(Fencamfamine)	N–ethyl–3–phenylbicyclo[2.2.1]heptan–2–amine
17	벤즈페타민(Benzphetamine)	(2S)–N–benzyl–N–methyl–1–phenyl–2–propanamine
18	세코바르비탈(Secobarbital)	5–allyl–5–(2–pentanyl)–2,4,6(1H,3H,5H)–pyrimidinetrione
19	지페프롤(Zipeprol)	1–methoxy–3–[4–(2–methoxy–2–phenylethyl)–1–piperazinyl]–1–phenyl–2–propanol
20	2시–비(2C–B)	2–(4–bromo–2,5–dimethoxyphenyl)ethanamine
21	아민엡틴(Amineptine)	7–(10,11–dihydro–5H–dibenzo[a,d][7]annulen–5–ylamino)heptanoic acid
22	살비아 디비노럼(Salvia Divinorum)	Salvia divinorum
23	살비노린 에이(Salvinorin A)	methyl (2S,4aR,6aR,7R,9S,10aS,10bR)–9–acetoxy–2–(3–furyl)–6a,10b–dimethyl–4,10–dioxododecahydro–2H–benzo[f]isochromene–7–carboxylate
24	케타민(Ketamine)	2–(2–chlorophenyl)–2–(methylamino)cyclohexanone
25	디메틸암페타민(Dimethylamphetamine)	N,N–dimethyl–1–phenyl–2–propanamine

구분	품명	화학명 또는 구조식
26	2시-아이(2C-I)	2-(4-iodo-2,5-dimethoxyphenyl)ethanamine
27	벤질피페라진(Benzylpiperazine)	1-benzylpiperazine
28	메타-클로로페닐피페라진 (meta-Chlorophenylpiperazine, mCPP)	1-(3-chlorophenyl)piperazine
29	트리플루오로메틸페닐피페라진 (Trifluoromethylphenylpiperazine, TFMPP)	1-[3-(trifluoromethyl)phenyl]piperazine
30	파라-메톡시페닐피페라진 (para-Methoxyphenylpiperazine, MeOPP)	1-(4-methoxyphenyl)piperazine
31	메틸렌디옥시벤질피페라진 (Methylenedioxybenzylpiperazine, MDBZP)	1-(benzo[1,3]dioxol-5-ylmethyl)piperazine
32	2시-디(2C-D)	2-(2,5-dimethoxy-4-methylphenyl)ethanamine
33	2시-이(2C-E)	2-(4-ethyl-2,5-dimethoxyphenyl)ethanamine
34	2시-티-2(2C-T-2)	2-[4-(ethylsulfanyl)-2,5-dimethoxyphenyl]ethanamine
35	2시-티-7(2C-T-7)	2-[2,5-dimethoxy-4-(propylsulfanyl)phenyl]ethanamine
36	1,3-벤조이디옥소일-엔-메틸부탄아민 (1,3-Benzodioxlyl-N-methylbutanamine, MBDB)	1-(1,3-benzodioxol-5-yl)-N-methyl-2-butanamine
37	메틸렌디옥시디메틸암페타민 (Methylenedioxydimethylamphetamine, MDDMA)	(2-benzo[1,3]dioxol-5-yl-1-methyl-ethyl)-dimethylamine
38	부틸론(Butylone, bk-MBDB)	1-(1,3-benzodioxol-5-yl)-2-(methylamino)-1-butanone
39	메틸벤질피페라진 (Methylbenzylpiperazine, MBZP)	1-benzyl-4-methylpiperazine
40	파라플루오로페닐피페라진 (p-fluorophenyl piperazine, pFPP)	1-(4-fluorophenyl)piperazine
41	틸레타민(Tiletamine)	2-(Ethylamino)-2-(2-thienyl)cyclohexanone
42	졸라제팜(Zolazepam)	4-(2-Fluorophenyl)-6,8-dihydro-1,3,8-trimethylpyrazolo[3,4-e][1,4]diazepin-7(1H)-one
43	리스덱스암페타민(Lisdexamphetamine)	(2S)-2,6-diamino-N-[(2S)-1-phenylpropan-2-yl]hexanamide
44	프로린탄(Prolintane)	1-(1-Benzylbutyl)pyrrolidine

■ 마약류 관리에 관한 법률 시행령 [별표 5]

법 제2조제3호다목에 해당하는 향정신성의약품(제2조제3항 관련)

법 제2조제3호다목에 해당하는 향정신성의약품은 다음의 것과 그 염 및 이성체 또는 이성체의 염으로 한다.

구분	품명	화학명 또는 구조식
1	알로바르비탈(Allobarbital)	5,5-diallyl-2,4,6(1H,3H,5H)-pyrimidinetrione
2	알페날(Alphenal)	5-allyl-4,6-dihydroxy-5-phenyl-2(5H)-pyrimidinone
3	아모바르비탈(Amobarbital)	5-ethyl-5-(3-methylbutyl)-2,4,6(1H,3H,5H)-pyrimidinetrione
4	아프로바르비탈(Aprobarbital)	5-allyl-4,6-dihydroxy-5-isopropyl-2(5H)-pyrimidinone
5	바르비탈(Barbital)	5,5-diethyl-2,4,6(1H,3H,5H)-pyrimidinetrione
6	브랄로바르비탈(Brallobarbital)	5-allyl-5-(2-bromo-2-propen-1-yl)-2,4,6(1H,3H,5H)-pyrimidinetrione
7	섹부타바르비탈(Secbutabarbital)	5-sec-butyl-5-ethyl-2,4,6(1H,3H,5H)-pyrimidinetrione
8	부탈비탈(Butalbital)	5-allyl-4,6-dihydroxy-5-isobutyl-2(5H)-pyrimidinone
9	부탈리로날(Butallylonal)	5-(2-bromo-2-propen-1-yl)-5-sec-butyl-2,4,6(1H,3H,5H)-pyrimidinetrione
10	부토바르비탈(Butobarbital)	5-butyl-5-ethyl-4,6-dihydroxy-2(5H)-pyrimidinone
11	시클로바르비탈(Cyclobarbital)	5-(1-cyclohexen-1-yl)-5-ethyl-2,4,6(1H,3H,5H)-pyrimidinetrione
12	시클로펜토바르비탈(Cyclopentobarbital)	5-allyl-5-(2-cyclopenten-1-yl)-2,4,6(1H,3H,5H)-pyrimidinetrione
13	엔알릴프로피말(Enallylpropymal)	5-allyl-5-isopropyl-1-methyl-2,4,6(1H,3H,5H)-pyrimidinetrione
14	에트알로바르비탈(Ethallobarbital)	5-allyl-5-ethyl-2,4,6(1H,3H,5H)-pyrimidinetrione
15	헵타바르비탈(Heptabarbital)	5-(1-cyclohepten-1-yl)-5-ethyl-2,4,6(1H,3H,5H)-pyrimidinetrione
16	헵토바르비탈(Heptobarbital)	4,6-dihydroxy-5-methyl-5-phenyl-2(5H)-pyrimidinone
17	헥세탈(Hexethal)	5-ethyl-5-hexyl-2,4,6(1H,3H,5H)-pyrimidinetrione
18	헥소바르비탈(Hexobarbital)	5-(1-cyclohexen-1-yl)-1,5-dimethyl-2,4,6(1H,3H,5H)-pyrimidinetrione
19	메타아르비탈(Metharbital)	5,5-diethyl-1-methyl-2,4,6(1H,3H,5H)-pyrimidinetrione
20	메토헥시탈(Methohexital)	5-allyl-5-(3-hexyn-2-yl)-1-methyl-2,4,6(1H,3H,5H)-pyrimidinetrione
21	메틸페노바르비탈(Methylphenobarbital)	5-ethyl-1-methyl-5-phenyl-2,4,6(1H,3H,5H)-pyrimidinetrione
22	나르코바르비탈(Narcobarbital)	5-(2-bromo-2-propen-1-yl)-5-isopropyl-1-methyl-2,4,6(1H,3H,5H)-pyrimi dinetrione
23	네알바르비탈(Nealbarbital)	5-allyl-5-(2,2-dimethylpropyl)-2,4,6(1H,3H,5H)-pyrimidinetrione
24	펜토바르비탈(Pentobarbital)	5-ethyl-5-(2-pentanyl)-2,4,6(1H,3H,5H)-pyrimidinetrione
25	페노바르비탈(Phenobarbital)	5-ethyl-5-phenyl-2,4,6(1H,3H,5H)-pyrimidinetrione
26	페타르비탈(Phetharbital)	5,5-diethyl-1-phenyl-2,4,6(1H,3H,5H)-pyrimidinetrione
27	프로바르비탈(Probarbital)	5-ethyl-4,6-dihydroxy-5-isopropyl-2(5H)-pyrimidinone
28	프로팔리로날(Propallylonal)	5-(2-bromo-2-propen-1-yl)-5-isopropyl-2,4,6(1H,3H,5H)-pyrimidinetrione
29	프로필바르비탈(Propylbarbital)	5,5-dipropyl-2,4,6(1H,3H,5H)-pyrimidinetrione
30	스피로티오바르비탈(Spirothiobarbital)	1-ethyl-2,4-dimethyl-8-thioxo-7,9-diazaspiro[4.5]decane-6,10-dione
31	테트라바르비탈(Tetrabarbital)	5-ethyl-5-(3-hexanyl)-2,4,6(1H,3H,5H)-pyrimidinetrione
32	티오펜탈(Thiopental)	5-ethyl-5-(2-pentanyl)-2-thioxodihydro-4,6(1H,5H)-pyrimidinedione
33	빈바르비탈(Vinbarbital)	5-ethyl-5-[(2E)-2-penten-2-yl]-2,4,6(1H,3H,5H)-pyrimidinetrione
34	바로탈룸(Barotalum)	5-[(2E)-2-buten-1-yl]-5-ethyl-2,4,6(1H,3H,5H)-pyrimidinetrione
35	디베랄(Diberal)	5-ethyl-5-(4-methyl-2-pentanyl)-2,4,6(1H,3H,5H)-pyrimidinetrione
36	도르모비트(Dormovit)	5-(2-furylmethyl)-5-isopropyl-2,4,6(1H,3H,5H)-pyrimidinetrione

구분	품명	화학명 또는 구조식
37	이도부탈(Idobutal)	5–allyl–5–butyl–2,4,6(1H,3H,5H)–pyrimidinetrione
38	레포살(Reposal)	5–(bicyclo[3.2.1]oct–2–en–3–yl)–5–ethyl–2,4,6(1H,3H,5H)–pyrimidinetrione
39	비닐비탈(Vinylbital)	5–(2–pentanyl)–5–vinyl–2,4,6(1H,3H,5H)–pyrimidinetrione
40	카르부바르비탈(Carbubarbital)	2–(5–butyl–2,4,6–trioxohexahydro–5–pyrimidinyl)ethyl carbamate
41	시그모달(Sigmodal)	5–(2–bromo–2–propen–1–yl)–5–(2–pentanyl)–2,4,6(1H,3H,5H)–pyrimidinetrione
42	엘도랄(Eldoral)	5–ethyl–5–(1–piperidinyl)–2,4,6(1H,3H,5H)–pyrimidinetrione
43	티아미랄(Thiamylal)	5–allyl–5–(2–pentanyl)–2–thioxodihydro–4,6(1H,5H)–pyrimidinedione
44	클로르헥사돌(Chlorhexadol)	2–methyl–4–(2,2,2–trichloro–1–hydroxyethoxy)–2–pentanol
45	글루테티미드(Glutethimide)	3–ethyl–3–phenyl–2,6–piperidinedione
46	리저직산(Lysergic acid)	(8β)–6–methyl–9,10–didehydroergoline–8–carboxylic acid
47	리저직산 아미드(Lysergic acid amide)	(8β)–6–methyl–9,10–didehydroergoline–8–carboxamide
48	메프로바메이트(Meprobamate)	2–[(carbamoyloxy)methyl]–2–methylpentyl carbamate
49	메티프릴론(Methyprylon)	3,3–diethyl–5–methyl–2,4–piperidinedione
50	설폰디에틸메탄(Sulfondiethylmethane)	3,3–bis(ethylsulfonyl)pentane
51	설폰에틸메탄(Sulfonethylmethane)	2,2–bis(ethylsulfonyl)butane
52	설폰메탄(Sulfonmethane)	2,2–bis(ethylsulfonyl)propane
53	펜타조신(Pentazocine)	(1R,9R,13R)–1,13–dimethyl–10–(3–methyl–2–buten–1–yl)–10–azatricyclo[7.3.1.02,7]trideca–2,4,6–trien–4–ol
54	알릴이소프로필아세틸우레아 (Allylisopropylacetylurea, apronalide)	N–carbamoyl–2–isopropyl–4–pentenamide
55	브롬디에틸아세틸우레아 (Bromdiethylacetylurea, carbromal)	(1Z)–2–bromo–2–ethyl–N–[hydroxy(imino)methyl]butanimidic acid
56	브롬바레릴우레아 (Bromvalerylurea, bromisoval)	2–bromo–N–carbamoyl–3–methylbutanamide
57	부프레노르핀(Buprenorphine)	(5α,6β,14β,18R)–17–(cyclopropylmethyl)–18–[(2S)–2–hydroxy–3,3–dimethyl–2–butanyl]–6–methoxy–18,19–dihydro–4,5–epoxy–6,14–ethenomorphinan–3–ol
58	에프타조신(Eptazocine)	1,11–dimethyl–11–azatricyclo[7.4.1.02,7]tetradeca–2,4,6–trien–4–ol
59	플루니트라제팜(Flunitrazepam)	5–(2–fluorophenyl)–1–methyl–7–nitro–1,3–dihydro–2H–1,4–benzodiazepin–2–one
60	5, 5'– 바르비탈산 유도체. 다만, 별표 1부터 별표 6까지, 별표 7의2 및 별표 8에서 별도로 규정한 것은 제외한다.	Barbituric acid: 2,4,6(1H,3H,5H)–pyrimidinetrione 아래의 기본구조를 가지고, R 위치에 다음의 작용기를 가지는 물질 기본구조: R1 R2 / O O / HN NH / O R: • R1, R2: 결합 가능한 작용기(H 제외)
61	5, 5'– 티오바르비탈산 유도체. 다만, 별표 1부터 별표 6까지, 별표 7의2 및 별표 8에서 별도로 규정한 것은 제외한다.	Thiobarbituric acid: 2–thioxodihydro–4,6(1H,5H)–pyrimidinedione 아래의 기본구조를 가지고, R 위치에 다음의 작용기를 가지는 물질 기본구조: R1 R2 / O O / HN NH / S R: • R1, R2: 결합 가능한 작용기(H 제외)

■ 마약류 관리에 관한 법률 시행령 [별표 6]

법 제2조제3호라목에 해당하는 향정신성의약품(제2조제3항 관련)

법 제2조제3호라목에 해당하는 향정신성의약품은 다음의 것과 그 염 및 이성체 또는 이성체의 염으로 한다.

구분	품명	화학명 또는 구조식
1	알프라졸람(Alprazolam)	8-chloro-1-methyl-6-phenyl-4H-[1,2,4]triazolo[4,3-a][1,4]benzodiazepine
2	암페프라몬(Amfepramone)	2-(diethylamino)-1-phenyl-1-propanone
3	브로마제팜(Bromazepam)	7-bromo-5-(2-pyridinyl)-1,3-dihydro-2H-1,4-benzodiazepin-2-one
4	브로티졸람(Brotizolam)	2-bromo-4-(2-chlorophenyl)-9-methyl-6H-thieno[3,2-f][1,2,4]triazolo[4,3-a][1,4]diazepine
5	부토르파놀(Butorphanol)	17-(cyclobutylmethyl)morphinan-3,14-diol
6	카마제팜(Camazepam)	7-chloro-1-methyl-2-oxo-5-phenyl-2,3-dihydro-1H-1,4-benzodiazepin-3-yl dimethylcarbamate
7	카틴(Cathine)	(1S,2S)-2-amino-1-phenyl-1-propanol
8	클로랄베타인(Chloral betaine)	(trimethylammonio)acetate - 2,2,2-trichloro-1,1-ethanediol (1:1)
9	클로랄히드레이트(Chloral hydrate)	2,2,2-trichloro-1,1-ethanediol
10	클로르디아제폭시드(Chlordiazepoxide)	(2Z)-7-chloro-N-methyl-5-phenyl-1,3-dihydro-2H-1,4-benzodiazepin-2-imine 4-oxide
11	클로바잠(Clobazam)	7-chloro-1-methyl-5-phenyl-1H-1,5-benzodiazepine-2,4(3H,5H)-dione
12	클로나제팜(Clonazepam)	5-(2-chlorophenyl)-7-nitro-1,3-dihydro-2H-1,4-benzodiazepin-2-one
13	클로라제페이트(Clorazepate)	7-chloro-2-oxo-5-phenyl-2,3-dihydro-1H-1,4-benzodiazepine-3-carboxylic acid
14	클로티아제팜(Clotiazepam)	5-(2-chlorophenyl)-7-ethyl-1-methyl-1,3-dihydro-2H-thieno[2,3-e][1,4]diazepin-2-one
15	클록사졸람(Cloxazolam)	10-chloro-11b-(2-chlorophenyl)-2,3,7,11b-tetrahydro[1,3]oxazolo[3,2-d][1,4]benzodiazepin-6(5H)-one
16	델로라제팜(Delorazepam)	7-chloro-5-(2-chlorophenyl)-1,3-dihydro-2H-1,4-benzodiazepin-2-one
17	디아제팜(Diazepam)	7-chloro-1-methyl-5-phenyl-1,3-dihydro-2H-1,4-benzodiazepin-2-one
18	에스타졸람(Estazolam)	8-chloro-6-phenyl-4H-[1,2,4]triazolo[4,3-a][1,4]benzodiazepine
19	에트클로르비놀(Ethchlorvinol)	(1E)-1-chloro-3-ethyl-1-penten-4-yn-3-ol
20	에티나메이트(Ethinamate)	1-ethynylcyclohexyl carbamate
21	에틸로플라제페이트(Ethyl Loflazepate)	ethyl 7-chloro-5-(2-fluorophenyl)-2-oxo-2,3-dihydro-1H-1,4-benzodiazepine-3-carboxylate
22	에티졸람(Etizolam)	4-(2-chlorophenyl)-2-ethyl-9-methyl-6H-thieno[3,2-f][1,2,4]triazolo[4,3-a][1,4]diazepine
23	펜플루라민(Fenfluramine)	N-ethyl-1-[3-(trifluoromethyl)phenyl]-2-propanamine
24	플루디아제팜(Fludiazepam)	7-chloro-5-(2-fluorophenyl)-1-methyl-1,3-dihydro-2H-1,4-benzodiazepin-2-one
25	플루라제팜(Flurazepam)	7-chloro-1-[2-(diethylamino)ethyl]-5-(2-fluorophenyl)-1,3-dihydro-2H-1,4-benzodiazepin-2-one
26	할라제팜(Halazepam)	7-chloro-5-phenyl-1-(2,2,2-trifluoroethyl)-1,3-dihydro-2H-1,4-benzodiazepin-2-one
27	할록사졸람(Haloxazolam)	10-bromo-11b-(2-fluorophenyl)-2,3,7,11b-tetrahydro[1,3]oxazolo[3,2-d][1,4]benzodiazepin-6(5H)-one

구분	품명	화학명 또는 구조식
28	케타졸람(Ketazolam)	11-chloro-2,8-dimethyl-12b-phenyl-8,12b-dihydro-4H-[1,3]oxazino[3,2-d][1,4]benzodiazepine-4,7(6H)-dione
29	레페타민(Lefetamine)	(1R)-N,N-dimethyl-1,2-diphenylethanamine
30	로프라졸람(Loprazolam)	(2Z)-6-(2-chlorophenyl)-2-[(4-methyl-1-piperazinyl)methylene]-8-nitro-2,4-dihydro-1H-imidazo[1,2-a][1,4]benzodiazepin-1-one
31	로라제팜(Lorazepam)	7-chloro-5-(2-chlorophenyl)-3-hydroxy-1,3-dihydro-2H-1,4-benzodiazepin-2-one
32	로르메타제팜(Lormetazepam)	7-chloro-5-(2-chlorophenyl)-3-hydroxy-1-methyl-1,3-dihydro-2H-1,4-benzodiazepin-2-one
33	마진돌(Mazindol)	5-(4-chlorophenyl)-2,5-dihydro-3H-imidazo[2,1-a]isoindol-5-ol
34	메다제팜(Medazepam)	7-chloro-1-methyl-5-phenyl-2,3-dihydro-1H-1,4-benzodiazepine
35	메페노렉스(Mefenorex)	3-chloro-N-(1-phenyl-2-propanyl)-1-propanamine
36	미다졸람(Midazolam)	8-chloro-6-(2-fluorophenyl)-1-methyl-4H-imidazo[1,5-a][1,4]benzodiazepine
37	니메타제팜(Nimetazepam)	1-methyl-7-nitro-5-phenyl-1,3-dihydro-2H-1,4-benzodiazepin-2-one
38	니트라제팜(Nitrazepam)	7-nitro-5-phenyl-1,3-dihydro-2H-1,4-benzodiazepin-2-one
39	노르다제팜(Nordazepam)	7-chloro-5-phenyl-1,3-dihydro-2H-1,4-benzodiazepin-2-one
40	옥사제팜(Oxazepam)	7-chloro-3-hydroxy-5-phenyl-1,3-dihydro-2H-1,4-benzodiazepin-2-one
41	옥사졸람(Oxazolam)	10-chloro-2-methyl-11b-phenyl-2,3,7,11b-tetrahydro[1,3]oxazolo[3,2-d][1,4]benzodiazepin-6(5H)-one
42	옥시페르틴(Oxypertine)	5,6-dimethoxy-2-methyl-3-[2-(4-phenyl-1-piperazinyl)ethyl]-1H-indole
43	파라알데히드(Paraldehyde)	2,4,6-trimethyl-1,3,5-trioxane
44	페몰린(Pemoline)	2-amino-5-phenyl-1,3-oxazol-4(5H)-one
45	페트리클로랄(Petrichloral)	2,2,2-trichloro-1-{3-(2,2,2-trichloro-1-hydroxyethoxy)-2,2-bis[(2,2,2-trichloro-1-hydroxyethoxy)methyl]propoxy}ethanol
46	펜디메트라진(Phendimetrazine)	3,4-dimethyl-2-phenylmorpholine
47	펜터민(Phentermine)	2-methyl-1-phenyl-2-propanamine
48	피나제팜(Pinazepam)	7-chloro-5-phenyl-1-(2-propyn-1-yl)-1,3-dihydro-2H-1,4-benzodiazepin-2-one
49	피프라드롤(알파 또는 감마)[Pipradrol(α, γ)]	diphenyl(2-piperidinyl)methanol
50	프라제팜(Prazepam)	7-chloro-1-(cyclopropylmethyl)-5-phenyl-1,3-dihydro-2H-1,4-benzodiazepin-2-one
51	프로필헥세드린(Propylhexedrine)	1-cyclohexyl-N-methyl-2-propanamine
52	피리틸디온(Pyrithyldione)	3,3-diethyl-2,4(1H,3H)-pyridinedione
53	피로발레론(Pyrovalerone)	1-(4-methylphenyl)-2-(1-pyrrolidinyl)-1-pentanone
54	테마제팜(Temazepam)	7-chloro-3-hydroxy-1-methyl-5-phenyl-1,3-dihydro-2H-1,4-benzodiazepin-2-one
55	테트라제팜(Tetrazepam)	7-chloro-5-(1-cyclohexen-1-yl)-1-methyl-1,3-dihydro-2H-1,4-benzodiazepin-2-one
56	트리아졸람(Triazolam)	8-chloro-6-(2-chlorophenyl)-1-methyl-4H-[1,2,4]triazolo[4,3-a][1,4]benzodiazepine
57	조피클론(Zopiclone)	6-(5-chloro-2-pyridinyl)-7-oxo-6,7-dihydro-5H-pyrrolo[3,4-b]pyrazin-5-yl 4-methyl-1-piperazinecarboxylate
58	플루토프라제팜(Flutoprazepam)	7-chloro-1-(cyclopropylmethyl)-5-(2-fluorophenyl)-1,3-dihydro-2H-1,4-benzodiazepin-2-one
59	멕사졸람(Mexazolam)	10-chloro-11b-(2-chlorophenyl)-3-methyl-2,3,7,11b-tetrahydro[1,3]oxazolo[3,2-d][1,4]benzodiazepin-6(5H)-one

구분	품명	화학명 또는 구조식
60	졸피뎀(Zolpidem)	N,N–dimethyl–2–[6–methyl–2–(4–methylphenyl)imidazo[1,2–a]pyridin–3–yl]acetamide
61	아미노렉스(Aminorex)	5–phenyl–4,5–dihydro–1,3–oxazol–2–amine
62	메소카브(Mesocarb)	5–[(phenylcarbamoyl)imino]–3–(1–phenyl–2–propanyl)–5H–1,2,3–oxadiazol–3–ium–2–ide
63	날부핀(Nalbuphine)	(5α,6α)–17–(cyclobutylmethyl) –4,5–epoxymorphinan–3,6,14–triol
64	지에이치비(GHB)	4–hydroxybutanoic acid
65	덱스트로메토르판(Dextromethorphan)	(9α,13α,14α)–3–methoxy–17 –methylmorphinan
66	카리소프로돌(Carisoprodol)	2–[(carbamoyloxy)methyl]–2–methylpentyl isopropylcarbamate
67	쿠아제팜(Quazepam)	7–chloro–5–(2–fluorophenyl)–1–(2,2,2–trifluoroethyl)–1,3–dihydro–2H–1,4–benzodiazepine–2–thione
68	프로포폴(Propofol)	2,6–diisopropylphenol
69	로카세린(Lorcaserin)	(1R)–8–chloro–1–methyl–2,3,4,5–tetrahydro–1H–3–benzazepine
70	페나제팜(Phenazepam)	7–Bromo–5–(2–chlorophenyl)–1,3–dihydro–2H–1,4–benzodiazepin–2–one
71	레미마졸람(Remimazolam)	Methyl 3–[(4S)–8–bromo–1–methyl–6–pyridin–2–yl–4H–imidazo[1,2–a][1,4]benzodia zepin–4–yl]propanoate
72	페니부트(Phenibut)	4–amino–3–phenylbutanoic acid
73	디클라제팜(Diclazepam)	7–chloro–5–(2–chlorophenyl)–1–methyl–1,3–dihydro–2H–1,4–benzodiazepin–2–one
74	잘레플론(Zaleplon)	N–[3–(3–cyanopyrazolo[1,5–a]pyrimidin–7–yl)phenyl]–N–ethylacetamide
75	수보렉산트(Suvorexant)	[(7R)–4–(5–chloro–1,3–benzoxazol–2–yl)–7–methyl–1,4–diazepin–1–yl]–[5–methyl–2–(triazol–2–yl)phenyl]methadone
76	디날부핀 세바케이트(Dinalbuphine sebacate)	bis[(4R,4aS,7S,7aR,12bS)–3–(cyclobutylmethyl)4a,7–dihydroxy–1,2,4,5,6,7,7a,13 – octahydro–4,12–methanobenzofuro[3,2–e]isoquinolin–9–yl] decanedioate
77	클로나졸람(Clonazolam)	6–(2–chlorophenyl)–1–methyl–8–nitro–4H–[1,2,4]triazolo[4,3–a][1,4]benzodiazepine
78	플루브로마졸람(Flubromazolam)	8–bromo–6–(2–fluorophenyl)–1–methyl–4H–[1,2,4]triazolo[4,3–a][1,4]benzodiazepine
79	플루알프라졸람(Flualprazolam)	8–chloro–6–(2–fluorophenyl)–1–methyl–4H–[1,2,4]triazolo[4,3–a][1,4]benzodiazepine

■ 마약류 관리에 관한 법률 시행령 [별표 7]

법 제2조제3호마목에 해당하는 향정신성의약품(제2조제3항 관련)

별표 3부터 별표 6까지에서 열거한 것을 함유하는 혼합물질 또는 혼합제제. 다만, 법 제2조제3호마목 단서에 따라 총리령으로 정하는 것은 제외한다.

학습요약

1 제정 목적

1) 마약 · 향정신성의약품 · 대마 및 원료물질의 취급 · 관리를 적정하게 하고, 마약류 중독에 대한 치료 · 예방 등을 위하여 필요한 사항을 규정함
2) 그 오용 또는 남용으로 인한 보건상의 위해를 방지하기 위함
3) 국민보건 향상과 건강한 사회 조성에 이바지함

2 용어 정의 ✪✪✪

1) **마약류:** 마약 · 향정신성의약품 및 대마
2) **마약**
   (1) 양귀비: 양귀비과(科)의 파파베르 솜니페룸 엘(Papaver somniferum L.), 파파베르 세티게룸 디시(Papaver setigerum DC.) 또는 파파베르 브락테아툼(Papaver bracteatum)
   (2) 아편: 양귀비의 액즙이 응결된 것과 이를 가공한 것(의약품으로 가공한 것은 제외)
   (3) 코카 잎[엽]: 코카 관목의 잎(엑고닌 · 코카인 및 엑고닌 알칼로이드 성분이 모두 제거된 잎은 제외)
   (4) 양귀비, 아편 또는 코카잎에서 추출되는 모든 알카로이드 및 그와 동일한 화학적 합성품으로서 대통령령으로 정하는 것
   (5) (1)~(4)에 규정된 것 외에 그와 동일하게 남용되거나 해독작용을 일으킬 우려가 있는 화학적 합성품으로서 대통령령으로 정하는 것
   (6) (1)~(5)에 열거된 것을 함유하는 혼합물질 또는 혼합제제(한외마약 제외)
3) **향정신성의약품:** 인간의 중추신경계에 작용하는 것으로서 이를 오용하거나 남용할 경우 인체에 심각한 위해가 있다고 인정되는 것으로 대통령령으로 정하는 것
4) **대마**
   (1) 대마초와 그 수지 및 대마초
   (2) 그 수지를 원료로 하여 제조된 모든 제품(대마초의 종자 · 뿌리 및 성숙한 대마초의 줄기와 제품 제외)
   (3) (1), (2)와 동일한 화학적 합성품
   (4) (1)~(3) 함유하는 혼합물질 또는 혼합제제
5) **마약류취급자**
   (1) 마약류수출입업자: 마약 또는 향정신성의약품의 수출입 업자
   (2) 마약류제조업자: 마약 또는 향정신성의약품의 제조(제제 및 소분 포함) 업자
   (3) 마약류원료사용자: 한외마약 또는 의약품을 제조할 때 마약 또는 향정신성의약품 원료 사용자
   (4) 대마재배자: 섬유 또는 종자를 채취할 목적으로 대마초 재배자
   (5) 마약류도매업자: 마약류소매업자, 마약류취급의료업자, 마약류관리자 또는 마약류 취급학술연구자에게 마약 또는 향정신성의약품을 판매하는 업자
   (6) 마약류관리자: 의료기관에 종사하는 약사로서 그 의료기관에서 환자에게 투약하거나 투약하기 위하여 제공하는 마약 또는 향정신성 의약품을 조제 · 수수하고 관리하는 책임자
   (7) 마약류취급학술연구자: 학술연구를 위하여 마약 또는 향정신성의약품을 사용하거나, 대마초 재배 또는 대마 수입

사용자
(8) 마약류소매업자: 「약사법」에 따라 등록한 약국개설자로서 마약류취급의료업자의 처방전에 따라 마약 또는 향정신성의약품을 조제하여 판매하는 업자
(9) 마약류취급의료업자: 의료기관에서 의료에 종사하는 의사 · 치과의사 · 한의사 또는 「수의사법」에 따라 동물 진료에 종사하는 수의사로서 의료나 동물 진료를 목적으로 마약 또는 향정신성의약품을 투약하거나 투약하기 위하여 제공하거나 마약 또는 향정신성의약품을 기재한 처방전 발급한 자

6) **원료물질:** 마약류가 아닌 물질 중 마약 또는 향정신성의약품의 제조에 사용되는 물질로서 대통령령으로 정하는 것
7) **원료물질취급자:** 원료물질의 제조 · 수출입 · 매매에 종사하거나 이를 사용하는 자
8) **군수용마약류:** 국방부 및 그 직할 기관과 육군 · 해군 · 공군에서 관리하는 마약류
9) **치료보호:** 마약류 중독자의 마약류에 대한 정신적 · 신체적 의존성을 극복시키고 재발을 예방하여 건강한 사회인으로 복귀시키기 위한 입원치료와 통원치료

3 마약류 취급자가 아닌 자의 마약류 취급 금지 ✪✪✪

1) **마약류 취급자가 아닌 자의 행위 금지**
(1) 마약 또는 향정신성의약품을 소지, 소유, 사용, 운반, 관리, 수입, 수출, 제조, 조제, 투약, 수수, 매매, 매매의 유인 · 권유 · 알선 또는 제공
(2) 대마를 재배, 소지, 소유, 수수, 운반, 보관 또는 사용
(3) 마약 또는 향정신성의약품을 기재한 처방전 발급
(4) 한외마약 제조

2) **마약류 취급자가 아닌 자의 마약류 취급 가능 경우** ✪✪
(1) 마약 또는 향정신성의약품을 마약류취급의료업자로부터 투약받아 소지
(2) 마약 또는 향정신성의약품을 마약류소매업자로부터 구입하거나 양수하여 소지
(3) 마약류취급자를 위하여 마약류를 운반 · 보관 · 소지 또는 관리
(4) 공무상 마약류를 압류 · 수거 또는 몰수하여 관리
(5) 마약류 취급 자격 상실자 등이 마약류취급자에게 그 마약류를 인계하기 전까지 소지
(6) 의료 목적으로 사용하기 위하여 대마를 운반 · 보관 또는 소지
(7) 그 밖에 총리령으로 정하는 바에 따라 식품의약품안전처장의 승인
① 의약품제조업자 등이 마약 · 향정신성의약품 또는 한외마약의 품목허가를 받기 위한 임상연구나 시험제품을 제조하기 위하여 취급
①-2 법 제2조제3호마목 단서에 해당하는 제제가 포함된 의약품의 품목허가를 받거나 품목신고를 하기 위한 임상연구나 시험제품을 제조하기 위하여 취급
② 의약품제조업자 등이 품질관리를 목적으로 취급
②-2 의약품을 분류 · 포장하는 기계 · 기구 등을 제작하는 자가 시험제품을 제작하거나 제품의 성능을 시험하기 위하여 향정신성의약품을 취급
③ 공무수행 또는 공무수행을 보조하기 위하여 부득이 마약류 취급을 필요로 하는 경우
④ 「대외무역법」에 의한 외국의 수출자의 위임을 받은 무역거래자가 물품매도확약서를 발행하여 마약류의 구매의 알선행위
⑤ 도핑(doping) 검사 및 그 검사를 위한 시험을 목적으로 마약류 취급을 필요로 하는 경우
⑥ 자가치료를 목적으로 마약 또는 향정신성의 약품을 휴대하고 출입국
⑥-2 국내에 대체치료수단이 없어 자가치료를 목적으로 한국희귀 · 필수의약품센터를 통하여 수입된 마약 또는 향정신성의약품을 취급
⑦ 의료봉사 단체 또는 의료기관 등이 해외 의료봉사 · 원조 · 지원을 위하여 취급
⑧ 「항공안전법」에 따른 구급의료용품 탑재 등 식품의약품안전처장이 필요하다고 인정하여 공고

4 마약류 취급자의 허가 ✪✪✪

1) **허가자**
   (1) 식품의약품안전처장의 허가: 마약류수출입업자, 마약류제조업자, 마약류원료사용자, 마약류취급학술연구자
   (2) 특별자치시장, 시장 · 군수 또는 구청장의 허가: 마약류도매업자, 대마재배자
   (3) 특별자치시장, 시장 · 군수 또는 구청장의 지정: 마약류관리자(마약류취급의료업자가 있는 의료기관에 종사하는 약사)
2) **마약류수출입업자, 마약류취급학술연구자, 대마재배자의 허가 결격사유**
   (1) 피성년후견인, 피한정후견인, 미성년자
   (2) 정신질환자(정신건강의학과 전문의가 마약류에 관한 업무를 담당하는 것이 적합하다고 인정한 사람 제외) 또는 마약류 중독자
   (3) 「약사법」 · 「의료법」 · 「보건범죄 단속에 관한 특별 조치법」 또는 그 밖의 마약류 관련 법률을 위반하거나, 이 법을 위반하여 금고 이상의 형을 선고받고 그 집행이 끝나거나 면제된 날부터 3년이 지나지 아니한 사람
3) **허가나 지정 금지기간**
   (1) 마약류취급자의 허가취소 처분을 받고 2년이 지나지 아니한 자
   (2) 마약류취급자의 지정 취소처분을 받고 1년이 지나지 아니한 자

5 마약류 취급자

수입한 마약 등의 판매: 마약류수출입업자는 수입한 마약 또는 향정신성의약품을 마약류제조업자, 마약류원료사용자 및 마약류도매업자 외의 자에게 판매 못함 ✪

6 사고마약류 사유와 처리방법 ✪✪✪

1) **사고마약의 종류**
   (1) 재해로 인한 상실
   (2) 분실 또는 도난
   (3) 변질 · 부패 또는 파손
2) **사고마약 발생 시 보고대상:** 마약류취급자 또는 마약류취급승인자는 사고마약류가 발생하면 해당 허가관청에 지체 없이 그 사유를 보고하여야 함
   (1) 마약류취급자 또는 마약류취급승인자: 지방식품의약품안전청장, 특별시장, 광역시장, 특별자치시장, 도지사 또는 특별자치도지사 또는 시 · 군 · 구청장에게 제출 → 식품의약품안전처장에게 보고
   (2) 마약류취급의료업자: 해당 의료기관의 개설허가나 신고관청(병원급 의료기관 → 시 · 도지사, 의원급 의료기관 → 시장 · 군수 · 구청장)
   (3) 마약류 소매업자: 약국 개설 등록 관청
3) **마약 폐기사유**
   (1) 변질 · 부패 또는 파손
   (2) 유효기한 또는 사용기한의 경과
   (3) 유효기한 또는 사용기한이 지나지 아니하였으나 재고관리 또는 보관을 하기에 곤란한 사유
4) **처리**
   (1) 사고마약류 폐기 시 신청서를 지방식품의약안전청장, 시 · 도지사, 또는 시장, 군수, 구청장에게 제출 → 관계 공무원 참관하에 폐기 해당 여부 확인 후 폐기처분 → 식품의약품안전처장에게 보고서 제출

7 자격 상실자의 마약류 처분

자격이 상실된 날부터 20일 이내
1) 마약류취급자(마약류관리자 제외)가 마약류취급자 · 상속인 · 후견인 · 청산인 및 합병 후 존속하거나 신설된 법인은 보유하고 있는 마약류를 해당 허가관청(→ 식품의약품안전처장 알림)의 승인을 받아 마약류취급자에게 양도

8 광고

품목허가를 받은 마약 또는 향정신성의약품을 의학 · 약학 · 수의학에 관한 전문가 등을 대상으로 하는 매체 또는 수단에 의한 경우에 한정 하여 광고 가능
1) **매체 및 수단:** 의학 · 약학 · 수의학에 관한 사항을 전문적으로 취급하는 신문 또는 잡지
제품설명회(부작용 등 사용 시 주의사항에 관한 정보 포함되어야 함)
2) **광고 금지**
(1) 우수한 치료효과를 나타낸다는 등으로 그 사용결과를 표시 또는 암시하는 광고
(2) 적응증상을 서술적 또는 위협적인 표현으로 표시 또는 암시하는 광고
(3) 마약 및 향정신성의약품의 사용을 직접 또는 간접적으로 강요하는 광고
(4) 오 · 남용하게 할 염려가 있는 표현의 광고
(5) 의사 · 치과의사 · 수의사 또는 약사나 기타의 자가 지정 · 공인 · 추천 · 지도 또는 신용하고 있다는 등의 광고, 의학 또는 약학상 공인된 사항 이외의 광고
(6) 사용자의 감사장이나 체험기를 이용하거나 구입 · 주문쇄도 기타 이와 유사한 뜻을 표현하는 광고
(7) 문헌을 인용하여 광고하는 경우에는 의학 또는 약학상 인정된 문헌에 한하여 인용, 인용문헌의 본 뜻을 정확하게 전하여야 하며 연구자의 성명, 문헌명과 발표연월일을 명시
(8) 다른 의약품 · 마약 또는 향정신성의약품을 비방하거나 비난한다고 의심되는 광고 또는 외국제품과 유사하다거나 보다 우수하다는 내용 등의 모호한 표현의 광고
(9) 마약 및 향정신성의약품의 부작용을 부정하는 표현 또는 부당하게 안전성을 강조하는 표현의 광고
(10) 마약 및 향정신성의약품을 판매하는 때에는 사은품 또는 현상품을 제공하거나 마약 및 향정신성의약품을 상품으로 제공하는 방법의 광고

9 마약류 저장 ✪✪✪

1) **원칙** ✪✪
(1) 총리령으로 정하는 바에 따라 다른 의약품과 구별하여 저장(마약은 잠금장치가 되어 있는 견고한 장소에 저장)
(2) 마약류, 예고임시마약류 또는 임시마약류의 저장장소(대마의 저장장소 제외)는 마약류를 취급하는 자의 업소 또는 사무소 안에 있어야 함(마약류의 보관 · 배송 등의 업무를 위탁받은 마약류도매업자의 업소 또는 사무소를 포함)
(3) 마약류저장시설은 일반인이 쉽게 발견할 수 없는 장소에 설치하되 이동할 수 없도록 설치할 것
2) **마약:** 이중으로 잠금장치가 설치된 철제금고(철제와 동등 이상의 견고한 재질로 만들어진 금고를 포함)에 저장할 것
3) **향정신성의약품, 예고임시마약류 또는 임시마약류**
(1) 잠금장치가 설치된 장소에 저장할 것
(2) 제외: 마약류소매업자 · 마약류취급의료업자 또는 마약류관리자가 원활한 조제를 목적으로 업무시간 중 조제대에 향정신성의약품을 비치할 수 있음
4) **대마**
(1) 대마를 반출 · 반입하는 경우를 제외하고는 잠금장치 설치
(2) 다른 사람의 출입제한 조치를 취할 것

10 처방전 기재

발급자의 업소 소재지, 상호 또는 명칭, 면허번호와 환자나 동물의 소유자 · 관리자의 성명 및 주민등록번호를 기입하여 서명 또는 날인. 2년 보존

11 마약류 관리자

4명 이상의 마약류취급의료업자가 의료에 종사하는 의료기관의 대표자는 그 의료기관에 마약류관리자를 두어야 함(향정신성의약품만을 취급하는 의료기관은 해당 없음)

12 마약류취급자의 준수사항

1) 마약류취급자가 보관 · 소지 또는 관리하는 의료용 마약류의 입고 · 출고 및 사용에 관한 기록을 작성하고 2년간 보관할 것
2) 의료용 마약류 저장시설에는 마약류취급자 또는 마약류취급자가 지정한 종업원 외의 사람 출입을 금지시킴
3) 저장시설을 주 1회 이상 점검하여 점검부 작성, 비치하고 이를 2년간 보관할 것
4) 종업원에 대한 지도 · 감독 철저

13 마약 중독자의 마약 사용 금지 ✪✪✪✪

1) **금지 대상:** 마약류취급의료업자는 마약 중독자에게 중독 증상을 완화시키거나 치료하기 위하여 다음의 행위를 하여서는 안 됨 ✪✪✪
   (1) 마약을 투약하는 행위
   (2) 마약을 투약하기 위하여 제공하는 행위
   (3) 마약을 기재한 처방전을 발급하는 행위
2) **마약 중독자에 대한 마약 사용:** 치료보호기관의 장이 중독자의 증상을 고려하여 특히 필요하다고 인정하는 경우로서 보건복지부장관 또는 특별시장 · 광역시장 · 특별자치시장 · 도지사 또는 특별자치도지사의 허가를 받은 경우 마약 투약 가능

14 마약류 중독자의 치료보호 ✪✪✪

1) **보건복지부장관 또는 시 · 도지사:** 마약류 사용자의 마약류 중독 여부를 판별하거나 마약류 중독자로 판명된 사람을 치료보호하기 위하여 치료보호기관을 설치 · 운영하거나 지정 가능
   (1) 치료보호기관에서 마약류 중독 여부의 판별검사(1개월 이내)를 받게 하거나 마약류 중독자로 판명된 사람에 대하여 치료보호(12개월 이내)를 받게 할 수 있음: 국가 및 지방자치단체 비용 부담 ✪✪✪
   (2) 판별검사 또는 치료보호를 하려면 치료보호심사위원회의 심의를 거쳐야 함 ✪
2) **치료보호심사위원회:** 보건복지부, 특별시, 광역시, 특별자치시, 도 및 특별자치도에 설치함

15 형벌과 수강명령 등의 병과

법원은 마약류를 투약, 흡연 또는 섭취한 사람(마약류사범)에 대하여 형의 선고를 유예하는 경우 1년 동안 보호관찰을 명할 수 있음

16 마약류취급자와 원료물질수출입업자 등의 교육

마약류취급자(대마재배자 제외) 또는 원료물질수출입업자 등 식품의약품안전처장 또는 시 · 도지사가 하는 마약류 또는 원료물질 관리에 관한 교육을 받아야 함

1) **시 · 도지사 실시하는 교육:** 1회 2시간
2) **교육시기:** 마약류취급자(대마재배자를 제외) 또는 원료물질수출입업자 등으로 허가 또는 지정을 받은 후 1년 이내

17 마약류 오남용 예방 및 사회재활사업

식품의약품안전처장은 마약류의 오남용을 예방하고 마약류 중독자의 사회복귀와 정상적인 일상생활의 유지 · 보호를 지원하기 위함

1) 교육내용
   (1) 마약류 오남용 예방을 위한 교육 · 상담 및 홍보
   (2) 마약류 중독자의 사회복귀를 지원하고 재범방지 · 회복 및 사회복귀 이후 정상적인 일상생활의 유지를 위하여 필요한 보호 · 교육 · 상담 · 홍보 등 사업
   (3) 사회재활사업 관련 인력의 양성 및 활용

18 실태조사

보건복지부장관과 식품의약품안전처장, 실태조사를 3년마다 실시

(1) 내용: 마약류 사용 · 확산 및 예방 · 재활 · 시설 현황 등

19 몰수마약류의 처분방법

1) 몰수된 마약은 시 · 도지사에게 인계함. 시 · 도지사는 몰수된 마약을 인계 받아 폐기하거나 그 밖에 필요한 처분을 함
   (1) 폐기방법
      ① 가연성이 있는 마약류: 보건위생상 위해가 발생할 우려가 없는 장소에서 태움
      ② 중화 · 가수분해 · 산화 · 환원 · 희석 또는 그 밖의 방법으로 마약류가 아닌 것으로 변화
      ③ 지하수를 오염시킬 우려가 없는 지하 1미터 이상의 땅속에 파묻거나, 해수면 위에 떠오를 우려가 없는 방법으로 바닷물 속에 가라앉히거나, 그 밖에 보건위생상 위해가 발생할 우려가 없는 방법으로 처리
   (2) 처분방법: 대통령령으로 정함
      ① 공여: ㉠ 마약류취급학술연구자가 연구용으로 필요한 양만 쓰려는 경우
      ㉡ 공무상 시험용으로 쓰려는 경우
      ㉢ 재활용하려는 경우
      ② 공급받고자 하는 자는 신청서를 시 · 도지사에게 제출함

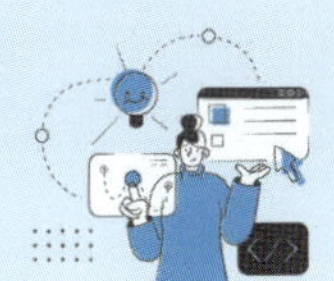

핵심문제

1. 마약류관리에 관한 법률에서 정의한 마약류에 대한 설명으로 옳은 것은?

① 대통령령으로 정하는 양귀비, 아편 또는 코카엽에서 추출한 모든 알칼로이드
② 양귀비, 아편 또는 코카엽
③ 리그약물
④ 암페타민
⑤ 세코바르비탈

☞ 법 제2조(정의)

2. 마약류 취급의 보고 주체는?

① 질병관리청장
② 시·군·구청장
③ 도지사
④ 보건복지부장관
⑤ 식품의약품안전처장

☞ 법 제6조(마약류취급자의 허가 등)

3. '마약류취급자, 마약류취급승인자 또는 제4조제2항제3호부터 제5호까지 및 제5조의2제6항 각 호에 따라 마약류나 예고임시마약류 또는 임시마약류를 취급하는 자는 그 보관 · 소지 또는 관리하는 마약류나 예고임시마약류 또는 임시마약류를 총리령으로 정하는 바에 따라 다른 의약품과 구별하여 저장하여야 한다. 이 경우 마약은 (　　　　)가(로/이) 되어 있는 견고한 장소에 저장하여야 한다. 괄호 안에 속하는 적절한 말은?

① 접근 제한
② 잠금장치
③ 비밀번호
④ 보안 설정
⑤ 고정장치

☞ 법 제15조(마약류의 저장)

정답 1. ① 2. ⑤ 3. ②

4. **마약 또는 향정신성의약품을 기재한 처방전 또는 진료기록부의 보존 년도는?**

① 1년
② 2년
③ 3년
④ 5년
⑤ 10년

☞ 법 제32조(처방전의 기재)

5. **마약취급의료업자가 처방전을 발급 시 기재사항으로 틀린 것은?**

① 발급자 소재지
② 상호
③ 면허번호
④ 서명
⑤ 문서 보존기간

☞ 법 제32조(처방전의 기재)

6. **사고 마약은 폐기 해당 여부 확인 후 폐기처분 후 (   )에게 보고하는지 (   ) 안에 알맞은 것은?**

① 시·군·구청장
② 식품의약품안전처장
③ 지방식품의약품안전청장
④ 보건소장
⑤ 보건복지부장관

☞ 법 제12조(사고 마약류 등의 처리)

7. **마약 및 향정신성의약품 광고기준으로 옳은 것은?**

① 마약 및 향정신성의약품의 명칭, 제조방법, 효능이나 효과에 관하여 허가를 받은 사항의 광고
② 우수한 치료효과를 나타낸다는 등으로 그 사용 결과를 표시 또는 암시하는 광고
③ 적응증상을 서술적 또는 위협적인 표현으로 표시 또는 암시하는 광고
④ 마약 및 향정신성의약품의 사용을 직접 또는 간접적으로 강요하는 광고
⑤ 마약 및 향정신성의약품의 사용에 있어서 이를 오·남용하게 할 염려가 있는 표현의 광고

☞ 시행규칙 제25조(마약 및 향정신성의약품의 광고기준)

정답 4. ② 5. ⑤ 6. ② 7. ①

8. 보건복지부장관과 식품의약품안전처장은 마약류 사용 · 중독 · 확산 및 예방 · 치료 · 재활 · 시설 현황 등에 대한 실태조사를 몇 년마다 실시하여야 하는가?

① 1년 ② 2년 ③ 3년
④ 4년 ⑤ 5년

☞ 법 제51조의4(실태조사)

9. 마약류를 투약, 흡연 또는 섭취한 사람(마약류사범)에 대하여 형의 선고를 유예하는 경우 보호관찰 기간은?

① 1년 ② 2년 ③ 3년
④ 4년 ⑤ 5년

☞ 법 제40조의2(형벌과 수강명령 등의 병과)

10. 마약류취급의료업자로 틀린 것은?

① 의사 ② 치과의사 ③ 약사
④ 수의사 ⑤ 한의사

☞ 법 제2조(정의)

11. 마약류 관리자가 될 수 있는 사람은?

① 의사 ② 간호사 ③ 약사
④ 의료기관 장 ⑤ 한의사

☞ 법 제2조(정의)

12. 마약류취급자 또는 원료물질수출입업자 등은 마약류 또는 원료물질의 취급에 관한 업무를 폐업 또는 휴업하거나 휴업한 업무를 재개한 때에는 그 사실이 발생한 날부터 며칠 이내에 허가관청에 제출하여야 하는가?

① 즉시 ② 10일 ③ 20일
④ 30일 ⑤ 60일

☞ 법 제8조(허가증 등의 양도 금지와 폐업 등의 신고 등), 시행규칙 제16조(폐업 등의 신고)

정답 8. ③ 9. ① 10. ③ 11. ③ 12. ③

13. 마약류취급자 또는 마약류취급승인자가 사고마약류의 보고를 하려는 경우에는 그 사유가 발생한 것을 안 날부터 며칠 이내에 그 사실을 증명하는 서류를 첨부하여 지방식품의약품안전청장, 특별시장 · 광역시장 · 특별자치시장 · 도지사 또는 특별자치도지사 또는 시장 · 군수 · 구청장에게 제출해야 하는가?

① 즉시 ② 5일 ③ 10일
④ 20일 ⑤ 30일

☞ 시행규칙 제23조(사고마약류 등의 처리)

14. 마약류수출입업자 · 마약류제조업자 · 마약류원료사용자 · 마약류취급학술연구자 및 원료물질수출입업자 등은 시 · 도지사가 실시하는 마약류 또는 원료물질 관리에 관한 교육을 1회 몇 시간 받아야 하는가?

① 1시간 ② 2시간 ③ 3시간
④ 4시간 ⑤ 5시간

☞ 시행규칙 제47조(마약류취급자와 원료물질수출입업자등의 교육)

15. 마약류 사용 · 확산 및 예방 · 재활 · 시설 현황 등에 대한 실태조사 내용으로 틀린 것은?

① 마약류 예방교육의 현황 및 효과에 관한 사항
② 마약류에 대한 인식·지식 및 태도에 관한 사항
③ 마약류 중독 경험 및 원인에 관한 사항
④ 마약류 중독자 사회재활 현황 및 효과에 관한 사항
⑤ 마약류 예방·재활 관련 시설의 현황에 관한 사항

☞ 시행규칙 제48조의3(실태조사)

16. 몰수 마약류의 폐기방법으로 옳지 않은 것은?

① 일반 폐기물처럼 매립
② 지하수를 오염시킬 우려가 없는 지하 1미터 이상의 땅속에 파묻기
③ 해수면 위에 떠오를 우려가 없는 방법으로 바닷물 속에 가라앉히기
④ 가연성이 있는 마약류는 보건위생상 위해(危害)가 발생할 우려가 없는 장소에서 태우기
⑤ 중화·가수분해·산화·환원·희석 또는 그 밖의 방법으로 마약류가 아닌 것으로 변화

☞ 시행령 제21조(몰수 마약류의 폐기방법)

정답 13. ② 14. ② 15. ③ 16. ①

17. 마약류 중독자의 치료보호기관에서 마약류 중독 여부 판별검사 기간은?

① 즉시 ② 1일 이내
③ 1주일 이내 ④ 2주일 이내
⑤ 1개월 이내

☞ 법 제40조(마약류 중독자의 치료보호)

18. 마약류 중독자의 치료보호기관에서 치료보호 기간은?

① 1달 이내 ② 3달 이내
③ 6달 이내 ④ 1년 이내
⑤ 2년 이내

☞ 법 제40조(마약류 중독자의 치료보호)

19. 마약류의 오남용을 예방하고 마약류 중독자의 사회복귀를 지원하는 주체는?

① 시·군·구청장 ② 식품의약품안전처장
③ 지방식품의약품안전청장 ④ 보건소장
⑤ 보건복지부장관

☞ 법 제51조의2(마약류 오남용 예방 및 사회재활사업)

20. 마약류취급자 또는 마약류취급승인자가 보관 중인 마약류가 파손, 변질 또는 유효기한이 경과되어 사용할 수 없게 된 경우, 마약류를 어떻게 처리해야 하는가?

① 반품 ② 교환
③ 폐기 ④ 재포장
⑤ 재사용

☞ 법 제12조(사고 마약류 등의 처리)

정답 17. ⑤ 18. ④ 19. ② 20. ③

09절

응급의료에 관한 법률

(약칭: 응급의료법)

REGULATIONS of HEALTH & MEDICAL CARE

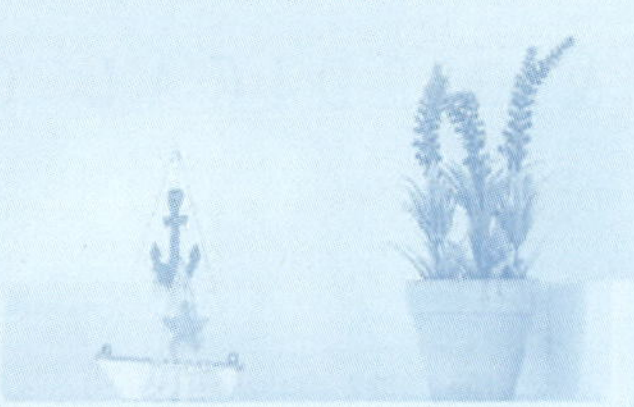

학습목표

1. 응급의료에 관한 법률 관련 용어를 정의한다.
2. 응급의료의 거부금지를 설명한다.
3. 응급환자가 아닌 사람에 대한 조치를 설명한다.
4. 응급환자에 대한 우선 응급의료를 설명한다.
5. 응급의료의 설명 · 동의를 설명한다.
6. 응급의료중단의 금지를 설명한다.
7. 응급환자의 이송을 설명한다.
8. 응급의료 등의 방해 금지를 설명한다.
9. 응급의료기관의 종류와 체계를 설명한다.
10. 응급실 출입 및 체류제한을 설명한다.
11. 응급의료기관의 비상진료체계를 설명한다.
12. 응급의료기관의 예비병상확보를 설명한다.

응급의료에 관한 법률

제정 1995. 1. 1. 법률 제4730호
개정 2020. 4. 7. 법률 제17210호
개정 2020. 12. 29. 법률 제17786호
개정 2021. 3. 23. 법률 제17968호
개정 2021. 12. 21. 법률 제18621호
개정 2022. 12. 27. 법률 제19124호
개정 2023. 8. 16. 법률 제19654호
개정 2024. 1. 30. 법률 제20170호
개정 2025. 6. 21. 법률 제20445호, 2024.9.20., 타법개정

응급의료에 관한 법률 시행령

제정 1994. 12. 31. 대통령령 제14496호
개정 2020. 7. 28. 대통령령 제30876호
개정 2021. 1. 5. 대통령령 제31380호
개정 2021. 12. 28. 대통령령 제32267호
개정 2022. 12. 20. 대통령령 제33099호
개정 2023. 11. 16. 대통령령 제33858호
개정 2024. 2. 16. 대통령령 제34190호
개정 2025. 3. 12. 대통령령 제35382호, 2025.3.12., 타법개정

응급의료에 관한 법률 시행규칙

제정 1995. 1. 4. 보건복지부령 제2호
개정 2020. 2. 28. 보건복지부령 제711호
개정 2020. 6. 26. 보건복지부령 제737호
개정 2021. 12. 16. 보건복지부령 제769호
개정 2021. 7. 7. 보건복지부령 제817호
개정 2021. 12. 31. 보건복지부령 제851호
개정 2023. 2. 24. 보건복지부령 제938호
개정 2024. 2. 16. 보건복지부령 제998호
개정 2025. 3. 11 보건복지부령 제1096호, 2025.3.11., 타법개정

한국보건의료인국가시험원의 응급의료법 출제영역

영역	해당조문	
1. 총칙, 응급의료종사자의 권리와 의무 및 응급의료기관 등	제1조	목적
	제2조	정의
	제6조	응급의료의 거부금지 등
	제7조	응급환자가 아닌 사람에 대한 조치
	제8조	응급환자에 대한 우선 응급의료 등
	제9조	응급의료의 설명 · 동의
	제10조	응급의료중단의 금지
	제11조	응급환자의 이송
	제12조	응급의료 등의 방해 금지
	제25조	중앙응급의료센터
	제26조	권역응급의료센터의 지정
	제27조	응급의료지원센터의 설치 및 운영
	제28조	응급의료지원센터에 대한 협조 등
	제29조	전문응급의료센터의 지정
	제30조~제30조의5	지역응급의료센터의 지정, 권역외상센터의 지정, 지역외상센터의 지정, 권역외상센터 및 지역외상센터에 대한 지원, 정신질환자응급의료센터의 지정 등
	제31조~제31조의5	지역응급의료기관의 지정, 응급의료기관의 운영, 응급의료기관의 재지정, 환자의 중증도 분류 및 감염병 의심환자 등의 선별, 응급실 출입 제한
	제32조	비상진료체계
	제33조~제33조의2	예비병상의 확보, 응급실 체류 제한
	제34조~제34조의2	당직의료기관의 지정, 야간 · 휴일 소아 진료기관의 지정
	제35조~제35조의2	응급의료기관의 지정 취소 등, 응급의료기관 외의 의료기관

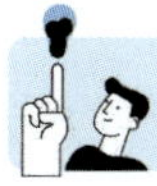

제 1 장 총 칙

제1조(목적)

이 법은 국민들이 응급상황에서 신속하고 적절한 응급의료를 받을 수 있도록 응급의료에 관한 국민의 권리와 의무, 국가·지방자치단체의 책임, 응급의료제공자의 책임과 권리를 정하고 응급의료자원의 효율적 관리에 필요한 사항을 규정함으로써 응급환자의 생명과 건강을 보호하고 국민의료를 적정하게 함을 목적으로 한다.

영 제1조(목적)

이 영은 「응급의료에 관한 법률」에서 위임된 사항과 그 시행에 관하여 필요한 사항을 규정함을 목적으로 한다.

규칙 제1조(목적)

이 규칙은 「응급의료에 관한 법률」 및 같은 법 시행령에서 위임된 사항과 그 시행에 필요한 사항을 규정함을 목적으로 한다.

제2조(정의)

이 법에서 사용하는 용어의 뜻은 다음과 같다.

1. "응급환자"란 질병, 분만, 각종 사고 및 재해로 인한 부상이나 그 밖의 위급한 상태로 인하여 즉시 필요한 응급처치를 받지 아니하면 생명을 보존할 수 없거나 심신에 중대한 위해가 발생할 가능성이 있는 환자 또는 이에 준하는 사람으로서 보건복지부령으로 정하는 사람을 말한다.
2. "응급의료"란 응급환자가 발생한 때부터 생명의 위험에서 회복되거나 심신상의 중대한 위해가 제거되기까지의 과정에서 응급환자를 위하여 하는 상담·구조·이송·응급처치 및 진료 등의 조치를 말한다.
3. "응급처치"란 응급의료행위의 하나로서 응급환자의 기도를 확보하고 심장박동의 회복, 그 밖에 생명의 위험이나 증상의 현저한 악화를 방지하기 위하여 긴급히 필요로 하는 처치를 말한다.
4. "응급의료종사자"란 관계 법령에서 정하는 바에 따라 취득한 면허 또는 자격의 범위에서 응급환자에 대한 응급의료를 제공하는 의료인과 응급구조사를 말한다.
5. "응급의료기관"이란 「의료법」 제3조에 따른 의료기관 중에서 이 법에 따라 지정된 권역응급의료센터, 전문응급의료센터, 지역응급의료센터 및 지역응급의료기관을 말한다.
6. "구급차등"이란 응급환자의 이송 등 응급의료의 목적에 이용되는 자동차, 선박 및 항공기 등의 이송수단을 말한다.
7. "응급의료기관등"이란 응급의료기관, 구급차등의 운용자 및 응급의료지원센터를 말한다.
8. "응급환자이송업"이란 구급차등을 이용하여 응급환자 등을 이송하는 업을 말한다.

규칙 제2조(응급환자)

「응급의료에 관한 법률」(이하 "법"이라 한다) 제2조제1호에서 "보건복지부령이 정하는 자"란 다음 각 호의 어느 하나에 해당하는 증상이 있는 자를 말한다.

1. 별표 1의 응급증상 및 이에 준하는 증상
2. 제1호의 증상으로 진행될 가능성이 있다고 응급의료종사자가 판단하는 증상

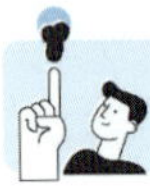

제 2 장 국민의 권리와 의무

제3조(응급의료를 받을 권리)

모든 국민은 성별, 나이, 민족, 종교, 사회적 신분 또는 경제적 사정 등을 이유로 차별받지 아니하고 응급의료를 받을 권리를 가진다. 국내에 체류하고 있는 외국인도 또한 같다.

제4조(응급의료에 관한 알 권리)

① 모든 국민은 응급상황에서의 응급처치 요령, 응급의료기관등의 안내 등 기본적인 대응방법을 알 권리가 있으며, 국가와 지방자치단체는 그에 대한 교육·홍보 등 필요한 조치를 마련하여야 한다.

② 모든 국민은 국가나 지방자치단체의 응급의료에 대한 시책에 대하여 알 권리를 가진다.

제5조(응급환자에 대한 신고 및 협조 의무)

① 누구든지 응급환자를 발견하면 즉시 응급의료기관등에 신고하여야 한다.

② 응급의료종사자가 응급의료를 위하여 필요한 협조를 요청하면 누구든지 적극 협조하여야 한다.

제5조의2(선의의 응급의료에 대한 면책)

생명이 위급한 응급환자에게 다음 각 호의 어느 하나에 해당하는 응급의료 또는 응급처치를 제공하여 발생한 재산상 손해와 사상에 대하여 고의 또는 중대한 과실이 없는 경우 그 행위자는 민사책임과 상해에 대한 형사책임을 지지 아니하며 사망에 대한 형사책임은 감면한다.

1. 다음 각 목의 어느 하나에 해당하지 아니하는 자가 한 응급처치
   가. 응급의료종사자
   나. 「선원법」 제86조에 따른 선박의 응급처치 담당자, 「119구조 · 구급에 관한 법률」제10조에 따른 구급대 등 다른 법령에 따라 응급처치 제공의무를 가진 자
2. 응급의료종사자가 업무수행 중이 아닌 때 본인이 받은 면허 또는 자격의 범위에서 한 응급의료
3. 제1호나목에 따른 응급처치 제공의무를 가진 자가 업무수행 중이 아닌 때에 한 응급처치

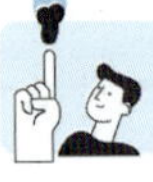

제 3 장 응급의료종사자의 권리와 의무

제6조(응급의료의 거부금지 등)

① 응급의료기관등에서 근무하는 응급의료종사자는 응급환자를 항상 진료할 수 있도록 응급의료업무에 성실히 종사하여야 한다.

② 응급의료종사자는 업무 중에 응급의료를 요청받거나 응급환자를 발견하면 즉시 응급의료를 하여야 하며 정당한 사유 없이 이를 거부하거나 기피하지 못한다.

벌칙 ※ ②=60조(3년 이하의 징역 또는 3천만원 이하의 벌금)

제7조(응급환자가 아닌 사람에 대한 조치)

① 의료인은 응급환자가 아닌 사람을 응급실이 아닌 의료시설에 진료를 의뢰하거나 다른 의료기관에 이송할 수 있다.

② 진료의뢰·환자이송의 기준 및 절차 등에 관하여 필요한 사항은 대통령령으로 정한다.

영 제2조(응급환자가 아닌 자에 대한 이송기준 및 절차)

① 의료인은 응급의료기관에 내원한 환자가 응급환자에 해당하지 아니하나 진료가 필요하다고 인정되는 경우에는 「응급의료에 관한 법률」(이하 "법"이라 한다) 제7조의 규정에 따라 본인 또는 법정대리인의 동의를 얻어 응급실이 아닌 의료시설에 진료를 의뢰하거나 다른 의료기관에 이송할 수 있다.

② 의료인은 제1항의 규정에 따라 응급환자에 해당하지 아니하는 환자를 응급실이 아닌 의료시설에 진료를 의뢰하거나 다른 의료기관에 이송하는 경우에는 당해 환자가 응급환자에 해당하지 아니하는 이유를 설명하고, 그에 필요한 진료내용 및 진료과목 등을 추천하여야 한다.

③ 의료기관의 장은 제1항의 규정에 따라 응급환자에 해당하지 아니하는 환자를 다른 의료기관으로 이송한 경우 그 이송받은 의료기관, 환자 또는 그 법정대리인이 진료에 필요한 의무기록을 요구하는 경우에는 이를 즉시 제공하여야 한다.

제8조(응급환자에 대한 우선 응급의료 등)

① 응급의료종사자는 응급환자에 대하여는 다른 환자보다 우선하여 상담·구조 및 응급처치를 하고 진료를 위하여 필요한 최선의 조치를 하여야 한다.

② 응급의료종사자는 응급환자가 2명 이상이면 의학적 판단에 따라 더 위급한 환자부터 응급의료를 실시하여야 한다.

제9조(응급의료의 설명·동의)

① 응급의료종사자는 다음 각 호의 어느 하나에 해당하는 경우를 제외하고는 응급환자에게 응급의료에 관하여 설명하고 그 동의를 받아야 한다.

1. 응급환자가 의사결정능력이 없는 경우
2. 설명 및 동의 절차로 인하여 응급의료가 지체되면 환자의 생명이 위험하여지거나 심신상의 중대한 장애를 가져오는 경우

② 응급의료종사자는 응급환자가 의사결정능력이 없는 경우 법정대리인이 동행하였을 때에는 그 법정대리인에게 응급의료에 관하여 설명하고 그 동의를 받아야 하며, 법정대리인이 동행하지 아니한 경우에는 동행한 사람에게 설명한 후 응급처치를 하고 의사의 의학적 판단에 따라 응급진료를 할 수 있다.

③ 응급의료에 관한 설명·동의의 내용 및 절차 등에 관하여 필요한 사항은 보건복지부령으로 정한다.

규칙 제3조(응급의료에 관한 설명·동의의 내용 및 절차)

① 법 제9조에 따라 응급환자 또는 그 법정대리인에게 응급의료에 관하여 설명하고 동의를 얻어야 할 내용은 다음 각 호와 같다.

1. 환자에게 발생하거나 발생가능한 증상의 진단명
2. 응급검사의 내용
3. 응급처치의 내용
4. 응급의료를 받지 아니하는 경우의 예상결과 또는 예후
5. 그 밖에 응급환자가 설명을 요구하는 사항

② 제1항의 규정에 의한 설명·동의는 별지 제1호서식의 응급의료에 관한 설명·동의서에 의한다.

③ 응급의료종사자가 의사결정능력이 없는 응급환자의 법정대리인으로부터 제1항에 따른 동의를 얻지 못하였으나 응급환자에게 반드시 응급의료가 필요하다고 판단되는 때에는 의료인 1명 이상의 동의를 얻어 응급의료를 할 수 있다.

제10조(응급의료 중단의 금지)

응급의료종사자는 정당한 사유가 없으면 응급환자에 대한 응급의료를 중단하여서는 아니 된다.

제11조(응급환자의 이송)

① 의료인은 해당 의료기관의 능력으로는 응급환자에 대하여 적절한 응급의료를 할 수 없다고 판단한 경우에는 지체 없이 그 환자를 적절한 응급의료가 가능한 다른 의료기관으로 이송하여야 한다.
② 의료기관의 장은 제1항에 따라 응급환자를 이송할 때에는 응급환자의 안전한 이송에 필요한 의료기구와 인력을 제공하여야 하며, 응급환자를 이송받는 의료기관에 진료에 필요한 의무기록을 제공하여야 한다.
③ 의료기관의 장은 이송에 든 비용을 환자에게 청구할 수 있다.
④ 응급환자의 이송절차, 의무기록의 이송 및 비용의 청구 등에 필요한 사항은 보건복지부령으로 정한다.

규칙 제4조(응급환자의 이송절차 및 의무기록의 이송)
① 의료인은 법 제11조에 따라 응급환자를 다른 의료기관으로 이송하는 경우에는 이송받는 의료기관에 연락하고, 적절한 이송수단을 알선하거나 제공하여야 한다.
② 의료인은 제1항에 따라 이송받는 의료기관에 대한 연락이나 준비를 할 수 없는 경우에는 법 제27조제1항에 따른 응급의료지원센터(이하 "응급의료지원센터"라 한다)나 「119구조·구급에 관한 법률」 제10조의2에 따른 119구급상황관리센터를 통하여 이송받을 수 있는 의료기관을 확인하고 적절한 이송수단을 알선하거나 제공하여야 한다.
③ 제1항과 제2항에 따라 응급환자를 이송하는 경우에 제공하여야 하는 의무기록은 다음 각 호와 같다.
1. 별지 제2호서식의 응급환자진료의뢰서
2. 검사기록 등 의무기록과 방사선 필름의 사본 그 밖에 응급환자의 진료에 필요하다고 판단되는 자료

규칙 제5조(이송비용의 청구)
의료기관의 장이 법 제11조제3항의 규정에 따라 환자에게 청구할 수 있는 이송에 소요되는 비용은 당해 의료기관의 구급차를 사용한 경우에 그 구급차에 의한 이송처치료를 말한다.

제12조(응급의료 등의 방해 금지)

① 누구든지 응급의료종사자(「의료기사 등에 관한 법률」 제2조에 따른 의료기사와 「간호법」 제6조에 따른 간호조무사를 포함한다)와 구급차등의 응급환자에 대한 구조·이송·응급처치 또는 진료를 폭행, 협박, 위계, 위력, 그 밖의 방법으로 방해하거나 의료기관 등의 응급의료를 위한 의료용 시설·기재·의약품 또는 그 밖의 기물을 파괴·손상하거나 점거하여서는 아니 된다. 〈개정 2024.9.20.〉
② 응급의료기관의 장 또는 응급의료기관 개설자는 제1항을 위반하여 응급의료를 방해하거나 의료용 시설 등을 파괴·손상 또는 점거한 사실을 알게 된 경우에는 수사기관에 즉시 신고하여야 하고, 이후 특별시장·광역시장·특별자치시장·도지사·특별자치도지사(이하 "시·도지사"라 한다) 또는 시장·군수·구청장(자치구의 구청장을 말한다. 이하 같다)에게 통보하여야 한다.

벌칙 ※ ①(응급의료를 방해하거나 의료용시설 등을 파괴·손상 또는 점거한 자)=60조(5년 이하의 징역 또는 5천만원 이하의 벌금)

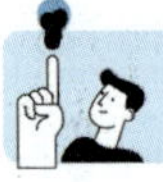

제 4 장 국가 및 지방자치단체의 책임

제13조(응급의료의 제공)

국가 및 지방자치단체는 응급환자의 보호, 응급의료기관등의 지원 및 설치·운영, 응급의료종사자의 양성, 응급이송수단의 확보 등 응급의료를 제공하기 위한 시책을 마련하고 시행하여야 한다.

제13조의2(응급의료기본계획 및 연차별 시행계획)

① 보건복지부장관은 제13조에 따른 업무를 수행하기 위하여 제13조의5에 따른 중앙응급의료위원회의 심의를 거쳐 응급의료기본계획(이하 "기본계획"이라 한다)을 5년마다 수립하여야 한다.
② 기본계획은 「공공보건의료에 관한 법률」 제4조에 따른 공공보건의료 기본계획과 연계하여 수립하여야 하며, 다음 각 호의 사항을 포함하여야 한다. 〈개정 2025.4.1.〉
1. 국민의 안전한 생활환경 조성을 위한 다음 각 목의 사항
가. 국민에 대한 응급처치 및 응급의료 교육·홍보 계획
나. 생활환경 속의 응급의료 인프라 확충 계획
다. 응급의료의 평등한 수혜를 위한 계획
라. 응급의료 취약지역에 대한 응급의료 강화 및 대응 계획 [시행일: 2026.4.2.]
2. 응급의료의 효과적인 제공을 위한 다음 각 목의 사항
가. 민간 이송자원의 육성 및 이송체계의 개선 계획
나. 응급의료기관에 대한 평가·지원 및 육성 계획
다. 응급의료 인력의 공급 및 육성 계획
라. 응급의료정보통신체계의 구축·운영 계획
마. 응급의료의 질적 수준 개선을 위한 계획
바. 재난 등으로 다수의 환자 발생 시 응급의료 대비·대응 계획
3. 기본계획의 효과적 달성을 위한 다음 각 목의 사항
가. 기본계획의 달성목표 및 그 추진방향
나. 응급의료제도 및 운영체계에 대한 평가 및 개선방향
다. 응급의료재정의 조달 및 운용
라. 기본계획 시행을 위한 중앙행정기관의 협조 사항
③ 보건복지부장관은 기본계획을 확정한 때에는 지체 없이 이를 관계 중앙행정기관의 장과 시·도지사에게 통보하여야 한다.
④ 보건복지부장관은 보건의료 시책상 필요한 경우 제13조의5에 따른 중앙응급의료위원회의 심의를 거쳐 기본계획을 변경할 수 있다.
⑤ 보건복지부장관은 대통령령으로 정하는 바에 따라 기본계획에 따른 연차별 시행계획을 수립하여야 한다.

영 제3조(연차별 시행계획의 수립)
보건복지부장관은 법 제13조의2제5항에 따라 응급의료기본계획에 따른 연차별 시행계획을 계획 시행 전년도 10월 31일까지 수립하여야 한다.

제13조의3(지역응급의료시행계획)

① 시·도지사는 기본계획에 따라 매년 지역응급의료시행계획을 수립하여 시행하여야 한다.
② 지역응급의료시행계획은 제13조의2에 따른 기본계획의 지역 내 시행을 위하여 각 시·도의 상황에 맞게 수립하되, 다음 각 호의 사항을 포함하여야 한다.
1. 응급환자 발생 현황, 응급의료 제공 현황 등 지역응급의료 현황
2. 지역 내 응급의료 자원조사 등을 통한 지역응급의료 이송체계 마련
3. 응급의료의 효과적 제공을 위한 지역응급의료 주요 사업 추진계획 수립 및 실적 관리
4. 응급의료정책 추진을 위한 인력·조직 등의 기반 마련 및 지역 내 응급의료기관 간 협력체계 구축
5. 그 밖에 시·도지사가 기본계획의 시행 및 응급의료 발전을 위하여 필요하다고 인정하는 사항
③ 보건복지부장관은 대통령령으로 정하는 바에 따라 지역응급의료시행계획 및 그 시행결과를 평가할 수 있다.
④ 보건복지부장관은 지역응급의료시행계획 및 그 시행결과에 대하여 평가한 결과를 토대로 시·도지사에게 계획 및 사업의 변경 또는 시정을 요구할 수 있다.
⑤ 그 밖에 지역응급의료시행계획의 수립·시행 및 평가에 관하여는 대통령령으로 정한다.

영 제5조(지역응급의료시행계획의 평가 등)

① 법 제13조의3제3항에 따른 평가를 위하여 특별시장 · 광역시장 · 특별자치시장 · 도지사 및 특별자치도지사(이하 "시 · 도지사"라 한다)는 법 제13조의3제1항에 따라 수립한 다음 해의 지역응급의료시행계획을 매년 12월 31일까지 보건복지부장관에게 제출해야 한다.

② 법 제13조의3제3항에 따른 평가를 위하여 시 · 도지사는 지난해의 지역응급의료시행계획 시행결과를 매년 2월 말일까지 보건복지부장관에게 제출해야 한다.

제13조의4(응급의료계획에 대한 협조)

① 보건복지부장관 및 시・도지사는 기본계획 및 지역응급의료시행계획의 수립・시행을 위하여 필요한 경우에는 국가기관, 지방자치단체, 응급의료에 관련된 기관・단체 및 「공공기관의 운영에 관한 법률」 제4조에 따른 공공기관(이하 "공공기관"이라 한다)의 장에게 자료제공 등의 협조를 요청할 수 있다.

② 제1항에 따라 협조요청을 받은 국가기관, 지방자치단체, 관계 기관・단체, 공공기관의 장 등은 특별한 사유가 없는 한 이에 응하여야 한다.

③ 제1항에 따라 요청할 수 있는 자료의 범위와 그 관리 및 활용 등은 대통령령으로 정한다.

영 제5조의2(자료의 범위 등)

① 법 제13조의4제1항에 따라 보건복지부장관은 법 제13조의2제1항에 따른 응급의료기본계획의 수립 · 시행을 위하여 응급환자에 관한 다음 각 호의 자료를 요청할 수 있다. 이 경우 요청일부터 과거 3년간의 자료에 한정한다.

1. 「국민건강보험법」 제5조에 따른 가입자・피부양자에 대한 건강보험 관련 자료 및 같은 법 제47조제2항에 따른 요양급여비용 심사청구 자료
2. 「의료급여법」 제11조제2항에 따른 의료급여비용 심사청구 자료
3. 「산업재해보상보험법」 제36조제2항에 따른 보험급여 청구 및 결정 자료
4. 「자동차손해배상 보장법」 제12조제2항에 따른 자동차보험진료수가 청구 자료
5. 「119구조・구급에 관한 법률」 제22조제2항에 따른 구조・구급활동상황일지
6. 「주민등록법」 제7조제1항에 따른 개인별 및 세대별 주민등록표
7. 「장애인복지법」 제32조제1항에 따른 장애인 등록 자료
8. 「교통안전법」 제51조에 따른 교통사고조사와 관련된 자료・통계 또는 정보

② 법 제13조의4제1항에 따라 시 · 도지사가 제13조의3제1항에 따른 지역응급의료시행계획의 수립 · 시행을 위하여 요청할 수 있는 자료의 범위는 다음 각 호와 같다. 〈개정 2024.10.8.〉

1. 법 제25조제1항에 따라 설치된 중앙응급의료센터가 같은 조 제1항제1호 및 제5호부터 제10호까지에 따라 수행한 업무에 관한 자료
2. 관할지역 내 소재하는 다음 각 목의 기관의 시설・장비・인력 현황 및 수행한 업무에 관한 통계 자료
   가. 법 제26조제1항에 따라 지정된 권역응급의료센터
   나. 법 제29조제1항에 따라 지정된 전문응급의료센터
   다. 법 제30조제1항에 따라 지정된 지역응급의료센터
   라. 법 제31조제1항에 따라 지정된 지역응급의료기관
3. 법 제27조제1항에 따라 설치된 지역별 응급의료지원센터(이하 "응급의료지원센터"라 한다)가 같은 조 제2항제3호, 제7호 및 제8호에 따라 수행한 업무에 관한 자료

③ 보건복지부장관은 제1항에 따라 수집된 자료를 활용하여 다음 각 호의 정보를 산출하고 관리하여야 한다.

1. 지역별, 질환군별, 시간대별 응급환자의 발생 현황
2. 응급의료 자원의 분포
3. 응급환자의 이송 및 「의료법」 제3조에 따른 의료기관 이용 현황
4. 응급환자 진료 경로 및 결과
5. 그 밖에 응급환자의 흐름과 제공된 응급의료를 파악하는 데 필요한 정보

④ 보건복지부장관은 제3항에 따른 정보를 산출한 후 지체 없이 주민등록번호 등 개인을 식별할 수 있는 정보를 삭제하여야 하며, 제1항에 따라 수집된 자료도 「개인정보 보호법」 제21조에 따라 파기하여야 한다.

제13조의5(중앙응급의료위원회)

① 응급의료에 관한 주요 시책을 심의하기 위하여 보건복지부에 중앙응급의료위원회(이하 "중앙위원회"라 한다)를 둔다.

② 중앙위원회는 위원장 1명과 부위원장 1명을 포함한 15명 이내의 위원으로 구성한다.

③ 중앙위원회의 위원장은 보건복지부장관이 되고 부위원장은 위원 중 위원장이 지명하며 위원은 당연직 위원과 위촉위원으로 한다.

④ 당연직 위원은 다음 각 호의 사람으로 한다.

1. 기획재정부차관
2. 교육부차관
3. 국토교통부차관
4. 소방청장
5. 제25조에 따른 중앙응급의료센터의 장

⑤ 위촉 위원은 다음 각 호의 사람으로서 위원장이 위촉한다.
1. 「비영리민간단체 지원법」 제2조에 따른 비영리민간단체를 대표하는 사람 3명
2. 응급의료에 관한 학식과 경험이 풍부한 사람 3명
3. 제2조제5호에 따른 응급의료기관을 대표하는 사람 1명
4. 보건의료 관련 업무를 담당하는 지방공무원으로서 특별시·광역시를 대표하는 사람 1명
5. 보건의료 관련 업무를 담당하는 지방공무원으로서 도(특별자치도를 포함한다)를 대표하는 사람 1명

⑥ 중앙위원회는 다음 각 호의 사항을 심의한다.
1. 제13조의2에 따른 응급의료기본계획 및 연차별 시행계획의 수립 및 변경
2. 「국가재정법」 제74조에 따라 응급의료기금의 기금운용심의회에서 심의하여야 할 사항
3. 응급의료에 관련한 정책 및 사업에 대한 조정
4. 응급의료에 관련한 정책 및 사업의 평가 결과
5. 지역응급의료시행계획 및 특별시·광역시·도·특별자치도(이하 "시·도"라 한다)의 응급의료에 관련한 사업의 평가 결과
6. 응급의료의 중기·장기 발전방향 및 제도 개선에 관한 사항
7. 그 밖에 응급의료에 관하여 보건복지부장관이 부의하는 사항

⑦ 중앙위원회는 매년 2회 이상 개최하여야 한다.

⑧ 그 밖에 중앙위원회의 회의 및 운영에 관한 사항은 대통령령으로 정한다.

영 제6조(중앙응급의료위원회)

① 법 제13조의5제5항에 따른 위촉 위원의 임기는 3년으로 한다.

② 위원장은 위원회의 위촉 위원이 다음 각 호의 어느 하나에 해당하는 경우에는 해당 위원을 해촉할 수 있다.
1. 심신장애로 인하여 직무를 수행할 수 없게 된 경우
2. 직무와 관련된 비위사실이 있는 경우
3. 직무태만, 품위손상, 그 밖의 사유로 인하여 위원으로 적합하지 아니하다고 인정되는 경우
4. 위원 스스로 직무를 수행하는 것이 곤란하다고 의사를 밝히는 경우

③ 법 제13조의5에 따른 중앙응급의료위원회(이하 "위원회"라 한다)의 위원장은 위원회를 대표하며, 위원회의 업무를 총괄한다.

④ 위원회의 회의는 위원회의 위원장이 필요하다고 인정하거나 재적위원 3분의 1 이상이 요구하는 경우에 위원회의 위원장이 소집한다.

⑤ 위원회의 회의는 재적위원 과반수의 출석으로 개의하고, 출석위원 과반수의 찬성으로 의결한다.

⑥ 위원회에 간사 1명을 두되, 간사는 보건복지부 소속 고위공무원단에 속하는 공무원 중에서 보건복지부장관이 지명한다.

⑦ 위원회는 심의 사항을 전문적으로 검토하기 위해 위원회에 분야별로 전문위원회를 둘 수 있다.

⑧ 위원회 및 전문위원회의 회의에 출석한 위원, 관계 공무원 또는 관계 전문가에게는 예산의 범위에서 수당, 여비, 그 밖에 필요한 경비를 지급할 수 있다. 다만, 공무원인 위원이나 관계 공무원이 그 소관 업무와 직접 관련하여 출석하는 경우에는 그러하지 아니하다.

⑨ 제1항부터 제8항까지에서 규정한 사항 외에 위원회 및 전문위원회의 운영에 필요한 사항은 위원회의 의결을 거쳐 위원회의 위원장이 정한다.

제13조의6(시·도응급의료위원회)

① 응급의료에 관한 중요 사항을 심의하기 위하여 시·도에 시·도응급의료위원회(이하 "시·도위원회"라 한다)를 둔다.

② 시·도위원회는 해당 시·도의 응급의료에 관한 다음 각 호의 사항을 심의한다.
1. 제13조의3제1항에 따른 지역응급의료시행계획의 수립 및 변경
2. 지역응급의료 자원조사

3. 중증응급환자를 위한 지역 이송체계 마련 및 주요 이송곤란 사례 검토 등을 통한 이송체계 개선
4. 응급의료를 위한 지방 재정의 사용
5. 응급의료 시책 및 사업의 조정
6. 응급의료기관등에 대한 평가 결과의 활용
7. 지역응급의료서비스 품질 관리 실태 및 개선 필요 사항
8. 그 밖에 응급의료에 관하여 시 · 도지사가 부의하는 사항

③ 시 · 도지사는 제2항의 시 · 도위원회 심의사항과 관련된 정책 개발 및 실무 지원을 위하여 시 · 도 응급의료지원단을 설치 · 운영한다. 다만, 시 · 도지사는 필요한 경우 「공공보건의료에 관한 법률」 제22조에 따른 공공보건의료 지원단과 통합하여 운영할 수 있다.

④ 시 · 도위원회는 매년 2회 이상 개최하여야 한다.

⑤ 시 · 도위원회 및 시 · 도 응급의료지원단의 구성 · 기능 및 운영 등에 관하여 필요한 사항은 대통령령으로 정하는 기준에 따라 해당 시 · 도의 조례로 정한다.

영 제7조(시 · 도응급의료위원회의 설치 등)

① 법 제13조의6제1항에 따른 시 · 도응급의료위원회(이하 "시 · 도위원회"라 한다)는 위원장 1명과 부위원장 1명을 포함한 10명 이내의 위원으로 구성한다.

② 위원장 및 부위원장은 위원 중에서 시 · 도지사가 임명하고, 위원은 성별을 고려하여 다음 각 호의 자 중에서 시 · 도지사가 임명 또는 위촉한다. 〈개정 2024.10.8.〉

1. 응급의료기관을 대표하는 자
1의2. 법 제30조의2에 따라 지정된 권역외상센터를 대표하는 자
2. 응급의료지원센터를 대표하는 자
3. 해당 특별시 · 광역시 · 특별자치시 · 도 · 특별자치도(이하 "시 · 도"라 한다) 소방본부의 구급업무를 담당하는 소방공무원
4. 시 · 도의 응급의료에 관련된 업무를 담당하는 공무원
5. 「비영리민간단체지원법」 제2조에 따른 비영리민간단체를 대표하는 자
6. 응급의료에 관하여 학식과 경험이 풍부한 자

③ 시 · 도지사는 시 · 도위원회의 위원이 다음 각 호의 어느 하나에 해당하는 경우에는 해당 위원을 해임하거나 해촉할 수 있다.

1. 심신장애로 인하여 직무를 수행할 수 없게 된 경우
2. 직무와 관련된 비위사실이 있는 경우
3. 직무태만, 품위손상, 그 밖의 사유로 인하여 위원으로 적합하지 아니하다고 인정되는 경우
4. 위원 스스로 직무를 수행하는 것이 곤란하다고 의사를 밝히는 경우

영 제7조의2(시 · 도 응급의료지원단의 구성 · 운영)

법 제13조의6제3항에 따른 시 · 도 응급의료지원단(이하 이 조에서 "지원단"이라 한다)의 구성 및 운영에 관한 사항은 다음 각 호의 기준에 따라 해당 시 · 도의 조례로 정한다.

1. 지원단은 단장과 지원단의 업무를 수행하는 단원으로 구성할 것
2. 지원단의 단장은 시 · 도의 응급의료 관련 업무를 담당하는 일반직공무원 또는 응급의료에 관한 학식과 경험이 풍부한 사람 중에서 맡도록 할 것. 이 경우 필요하면 공동 단장으로 할 수 있다.

제13조의7(응급의료 실태조사)

① 보건복지부장관은 응급의료 정책 수립에 필요한 기초 자료로 활용하기 위하여 5년마다 응급의료 실태조사를 실시하고, 그 결과를 공표하여야 한다.

② 보건복지부장관은 제1항에 따른 실태조사를 위하여 관계 중앙행정기관, 지방자치단체 및 관계 기관 · 법인 · 단체에 자료의 제출 또는 의견의 진술을 요청할 수 있다. 이 경우 요청을 받은 자는 정당한 사유가 없으면 이에 협조하여야 한다.

③ 제1항에 따른 실태조사의 내용, 방법 및 공표 등에 필요한 사항은 보건복지부령으로 정한다.

[본조신설 2025.4.1.] [시행일: 2026.4.2.]

제14조(구조 및 응급처치에 관한 교육)

① **보건복지부장관 또는 시 · 도지사는 응급의료종사자가 아닌 사람 중에서 다음 각 호의 어느 하나에 해당하는 사람에게 구조 및 응급처치에 관한 교육을 받도록 명할 수 있다. 이 경우 교육을 받도록 명받은 사람은 정당한 사유가**

없으면 이에 따라야 한다.
1. 구급차등의 운전자
1의2. 제47조의2제1항 각 호의 어느 하나에 해당하는 시설 등에서 의료 · 구호 또는 안전에 관한 업무에 종사하는 사람
2. 「여객자동차 운수사업법」 제3조제1항에 따른 여객자동차운송사업용 자동차의 운전자
3. 「학교보건법」 제15조에 따른 보건교사
4. 도로교통안전업무에 종사하는 사람으로서 「도로교통법」 제5조에 규정된 경찰공무원등
5. 「산업안전보건법」 제32조제1항 각 호 외의 부분 본문에 따른 안전보건교육의 대상자
6. 「체육시설의 설치 · 이용에 관한 법률」 제5조 및 제10조에 따른 체육시설에서 의료 · 구호 또는 안전에 관한 업무에 종사하는 사람
7. 「유선 및 도선 사업법」 제22조에 따른 인명구조요원
8. 「관광진흥법」 제3조제1항제2호부터 제6호까지의 규정에 따른 관광사업에 종사하는 사람 중 의료 · 구호 또는 안전에 관한 업무에 종사하는 사람
9. 「항공안전법」 제2조제14호 및 제17호에 따른 항공종사자 또는 객실승무원 중 의료 · 구호 또는 안전에 관한 업무에 종사하는 사람
10. 「철도안전법」 제2조제10호가목부터 라목까지의 규정에 따른 철도종사자 중 의료 · 구호 또는 안전에 관한 업무에 종사하는 사람
11. 「선원법」 제2조제1호에 따른 선원 중 의료 · 구호 또는 안전에 관한 업무에 종사하는 사람
12. 「화재의 예방 및 안전관리에 관한 법률」 제24조에 따른 소방안전관리자 중 대통령령으로 정하는 사람
13. 「국민체육진흥법」 제2조제6호에 따른 체육지도자
14. 「유아교육법」 제22조제2항에 따른 교사
15. 「영유아보육법」 제21조제2항에 따른 보육교사

② 보건복지부장관 및 시 · 도지사는 대통령령으로 정하는 바에 따라 제4조제1항에 따른 응급처치 요령 등의 교육 · 홍보를 위한 계획을 매년 수립하고 실시하여야 한다. 이 경우 보건복지부장관은 교육 · 홍보 계획의 수립 시 소방청장과 협의하여야 한다.

③ 시 · 도지사는 제2항에 따라 응급처치 요령 등의 교육 · 홍보를 실시한 결과를 보건복지부장관에게 통보하여야 한다. 〈신설 2024.9.20.〉

④ 제1항부터 제3항까지의 규정에 따른 구조 및 응급처치에 관한 교육의 내용 및 실시방법, 통보 등에 관하여 필요한 사항은 보건복지부령으로 정한다. 〈개정 2024.9.20.〉

영 제7조의3(구조 및 응급처치에 관한 교육 대상자)

법 제14조제1항제12호에서 "대통령령으로 정하는 사람"이란 「화재의 예방 및 안전관리에 관한 법률 시행령」 별표 4 제1호가목 또는 제2호가목에 따른 특급 소방안전관리대상물 또는 1급 소방안전관리대상물의 소방안전관리자[「화재의 예방 및 안전관리에 관한 법률」 제34조에 따라 소방청장이 실시하는 강습교육(법 제14조제1항에 따른 교육의 내용 및 시간을 충족하는 강습교육만 해당한다)을 받은 사람은 제외한다]를 말한다.

영 제8조(응급처치 교육 · 홍보 계획 수립 등)

① 보건복지부장관 및 시 · 도지사는 법 제14조제2항에 따라 매년 응급처치 요령 등의 교육 · 홍보를 위한 계획(이하 "교육 · 홍보계획"이라 한다)을 수립하고 실시하여야 한다.
② 교육 · 홍보계획에는 다음 각 호의 내용이 포함되어야 한다.
1. 교육 · 홍보의 대상 · 내용 · 방법
2. 그 밖에 응급처치 요령 등의 교육 · 홍보에 관하여 필요한 사항
③ 보건복지부장관 및 시 · 도지사는 교육 · 홍보 관련 전문가나 단체에 의뢰하여 제1항에 따라 수립한 교육 · 홍보계획을 실시할 수 있다.

규칙 제6조(구조 및 응급처치교육)

① 보건복지부장관 또는 특별시장 · 광역시장 · 특별자치시장 · 도지사 · 특별자치도지사(이하 "시 · 도지사"라 한다)가 법 제14조에 따라 구조 및 응급처치에 관한 교육을 실시하려는 경우 그 교육의 내용 및 실시방법은 별표 2와 같다. 이 경우 세부적인 사항은 보건복지부장관이 정하여 고시한다.
② 보건복지부장관 또는 시 · 도지사는 법 제14조에 따라 구조 및 응급처치에 관한 교육을 받은 자에 대하여 별지 제3호서식의 구조 및 응급처치교육 수료증을 발급하여야 한다.
③ 제2항에 따라 수료증을 발급받은 자는 당해 사업장 등에 수료증을 게시하거나 교육받은 사실을 표시할 수 있다.

제15조(응급의료정보통신망의 구축)

① 국가 및 지방자치단체는 국민들에게 효과적인 응급의료를 제공하기 위하여 다음 각 호의 업무에 필요한 각종 자료 및 정보의 수집, 처리, 분석 및 제공 등을 수행하기 위한 정보통신망(이하 "응급의료정보통신망"이라 한다)을 구축하여야 한다.

1. 제25조제1항 각 호에 따른 중앙응급의료센터의 업무
2. 제27조제2항 각 호에 따른 응급의료지원센터의 업무
3. 그 밖에 보건복지부장관이 정하는 응급의료 관련 업무

② 응급의료정보통신망의 체계 및 운용비용 등에 관하여 필요한 사항은 보건복지부령으로 정한다.

③ 보건복지부장관은 응급의료정보통신망을 통한 업무를 수행하기 위하여 필요한 경우 관계 중앙행정기관의 장 또는 지방자치단체의 장 및 응급의료와 관련된 기관・단체 등(이하 이 조에서 "관계 중앙행정기관의 장등"이라 한다)에 다음 각 호의 정보의 제공을 요청할 수 있다. 다만, 제1호 및 제2호의 정보는 제25조제1항제3호・제5호・제9호 및 제27조제2항제3호・제6호・제8호의 업무를 수행하기 위하여 필요한 경우로 한정한다.

1. 응급환자의 인적사항에 관한 정보
2. 응급환자에 대한 응급의료 내용에 관한 정보
3. 그 밖에 응급의료 이용 실태 파악에 필요한 정보로서 대통령령으로 정하는 정보

④ 제3항에 따라 정보제공을 요청받은 관계 중앙행정기관의 장등은 특별한 사유가 없으면 이에 따라야 한다.

⑤ 보건복지부장관은 응급의료정보통신망을 통하여 제3항 단서에 따른 업무를 수행하기 위하여 불가피한 경우 「개인정보 보호법」 제23조에 따른 건강에 관한 정보 및 같은 법 제24조에 따른 고유식별정보(주민등록번호를 포함한다)가 포함된 자료를 처리할 수 있다.

⑥ 관계 중앙행정기관의 장등은 응급의료정보통신망이 보유하고 있는 정보의 활용이 필요한 경우 사전에 보건복지부장관과 협의하여야 한다. 이 경우 보건복지부장관은 관계 중앙행정기관의 장등에게 해당 정보 수집의 목적 범위에서 정보를 제공할 수 있고 정보를 제공받은 관계 중앙행정기관의 장등은 제공받은 목적의 범위에서만 이를 보유・활용할 수 있다.

⑦ 보건복지부장관은 응급의료정보통신망의 구축・운영의 전 과정에서 개인정보 보호를 위하여 필요한 시책을 마련하여야 한다.

규칙 제7조(응급의료 통신체계 등)

① 국가 및 지방자치단체는 법 제15조제1항에 따른 응급의료정보통신망을 구축하는 경우 응급의료기관등을 운용하는 자와 법 제25조제1항에 따른 중앙응급의료센터(이하 "중앙응급의료센터"라 한다)가 연계될 수 있도록 해야 한다. 〈개정 2024.7.31.〉

② 중앙응급의료센터의 통신체계 운용비용은 법 제15조제2항의 규정에 따라 국가 및 지방자치단체가 그 2분의 1을 각각 부담한다.

제15조의2(응급의료조사통계사업)

보건복지부장관은 응급의료 관련 자료를 지속적이고 체계적으로 수집·분석하여 응급환자의 발생, 분포, 이송, 사망 및 후유 장애 현황 등 응급의료 관련 통계를 산출하기 위한 조사·통계사업을 시행할 수 있다. 이 경우 통계자료의 수집 및 통계의 작성 등에 관하여는 「통계법」을 준용한다.

제15조의3(비상대응매뉴얼)

① 국가와 지방자치단체는 「재난 및 안전관리 기본법」 제3조제1호 및 제2호의 재난 및 해외재난으로부터 국민과 주민의 생명을 보호하기 위하여 응급의료에 관한 기본적인 사항과 응급의료 지원 등에 관한 비상대응매뉴얼을 마련하고 의료인에게 이에 대한 교육을 실시하여야 한다.

② 제1항에 따른 비상대응매뉴얼의 내용, 교육의 대상・방법, 교육 참가자에 대한 비용지원 등에 필요한 사항은 대통령령으로 정한다.

영 제8조의2(비상대응매뉴얼의 내용)

① 법 제15조의3제1항에 따른 국가의 비상대응매뉴얼에는 다음 각 호의 사항이 포함되어야 한다. 〈개정 2024.10.8.〉

1. 재난현장에서 응급의료 지원과 관련된 기관별 역할과 지휘체계의 안내
2. 재난현장의 응급의료체계
3. 재난현장의 응급의료 지원을 위한 인력의 구성 및 운영
4. 재난발생시 응급환자의 진료와 응급의료 지원을 중점으로 수행하는 응급의료기관의 시설·장비 및 인력 현황
5. 재난피해자 중 초기에 긴급한 심리치료가 필요한 대상자의 선정 및 심리치료 방법
6. 재난현장의 응급의료 지원에 필요한 물품의 비축과 관리
7. 재난현장의 응급의료 지원 통신체계
8. 재난현장의 응급의료 지원에 대한 교육과 훈련
9. 그 밖에 재난유형별 응급의료 지원에 필요한 사항

② 법 제15조의3제1항에 따른 지방자치단체의 비상대응매뉴얼에는 다음 각 호의 사항이 포함되어야 한다. 〈개정 2024.10.8.〉

1. 재난현장의 응급의료 지원 인력을 편성한 의료기관 현황 및 의료기관별 응급의료 지원 인력의 편성 내용
2. 재난현장의 응급의료 지원에 필요한 장비 편성 및 활용
3. 관할 구역의 응급의료기관의 현황과 비상연락체계
4. 관할 구역의 재난시 응급의료 지원에 필요한 물품의 종류, 수량, 비축 기관 및 관리
5. 관할 구역의 응급의료 지원 통신체계 현황 및 관리
6. 재난현장의 응급의료 지원에 대한 교육과 훈련 실시에 필요한 사항
7. 그 밖에 재난현장의 응급의료 지원을 위하여 지방자치단체의 장이 필요하다고 인정하는 사항

영 제8조의3(비상대응매뉴얼의 교육 등)

① 법 제15조의3제2항에 따른 비상대응매뉴얼의 교육 대상은 응급의료기관의 응급의료종사자로 하고, 매년 보건복지부장관이 지방자치단체별·직종별로 교육 대상자의 인원수 등을 정하여 고시한다. 〈개정 2024.10.8.〉

② 국가와 지방자치단체의 비상대응매뉴얼 교육은 재난현장에서 응급의료와 그 지원에 필요한 기본 교육과 함께 응급의료 실습과정을 포함하여 실시하고, 교육시간은 매년 12시간 이상으로 한다.

③ 법 제15조의3제2항에 따라 국가와 지방자치단체는 교육 참가자에게 예산의 범위에서 급식비·교통비 등 실비와 교육 참가비를 지급할 수 있다. 이 경우 지급액의 산정방법 및 지급절차 등에 관하여 필요한 사항은 보건복지부장관이 정하여 고시한다. 〈개정 2024.10.8.〉

제16조(재정 지원)

① 국가 및 지방자치단체는 예산의 범위에서 응급의료기관등 및 응급의료시설에 대하여 필요한 재정 지원을 할 수 있다.

② 국가 및 지방자치단체는 제47조의2에 따른 자동심장충격기 등 심폐소생을 위한 응급장비를 갖추어야 하는 시설 등에 대하여 필요한 재정 지원을 할 수 있다.

제17조(응급의료기관등에 대한 평가)

① 보건복지부장관은 응급의료기관등의 시설·장비·인력, 업무의 내용·결과 등에 대하여 평가를 할 수 있다. 이 경우 평가 대상이 되는 응급의료기관등의 장은 특별한 사유가 없으면 평가에 응하여야 한다.

② 보건복지부장관은 제1항에 따른 응급의료기관등의 평가를 위하여 해당 응급의료기관등을 대상으로 필요한 자료의 제공을 요청할 수 있다. 이 경우 자료의 제공을 요청받은 응급의료기관등은 정당한 사유가 없으면 이에 따라야 한다.

③ 보건복지부장관은 응급의료기관등에 대한 평가 결과를 공표할 수 있다.

④ 보건복지부장관은 제1항에 따른 응급의료기관등에 대한 평가 결과에 따라 응급의료기관등에 대하여 행정적·재정적 지원을 할 수 있다.

⑤ 제1항 및 제3항에 따른 응급의료기관등의 평가방법, 평가주기, 평가결과 공표 등에 관하여 필요한 사항은 보건복지부령으로 정한다.

규칙 제8조(응급의료기관등의 평가방법 및 평가주기 등)

① 보건복지부장관이 법 제17조제1항의 규정에 따라 실시하는 응급의료기관등에 대한 평가는 서면평가와 현지평가로 구분한다.

② 제1항의 규정에 의한 평가중 서면평가는 매년 모든 응급의료기관등을 대상으로 실시하고, 현지평가는 서면평가 결과의 확인이 필요하거나 응급의료기관등의 요구 등이 있는 경우에 실시한다.

③ 응급의료기관등에 대한 평가의 기준·방법 및 절차 등에 필요한 세부적인 사항은 보건복지부장관이 정한다.

④ 보건복지부장관은 필요하다고 인정하는 경우에는 응급의료기관등에 대한 평가를 관계 전문기관에 의뢰하여 실시할 수 있다.

⑤ 보건복지부장관은 법 제17조제3항에 따라 응급의료기관등별로 다음 각 호의 내용을 공표할 수 있다.

1. 평가 종합 등급

2. 평가영역별 또는 평가지표별 등급 또는 점수
3. 그 밖에 응급의료기관등의 업무 개선을 위하여 공표가 필요하다고 판단되는 내용

제18조(환자가 여러 명 발생한 경우의 조치)

① 보건복지부장관, 시·도지사 또는 시장·군수·구청장은 재해 등으로 환자가 여러 명 발생한 경우에는 응급의료종사자에게 응급의료 업무에 종사할 것을 명하거나, 의료기관의 장 또는 구급차등을 운용하는 자에게 의료시설을 제공하거나 응급환자 이송 등의 업무에 종사할 것을 명할 수 있으며, 중앙행정기관의 장 또는 관계 기관의 장에게 협조를 요청할 수 있다.
② 응급의료종사자, 의료기관의 장 및 구급차등을 운용하는 자는 정당한 사유가 없으면 제1항에 따른 명령을 거부할 수 없다.
③ 환자가 여러 명 발생하였을 때 인명구조 및 응급처치 등에 필요한 사항은 대통령령으로 정한다.

벌칙 ※ ②=60조(1년 이하의 징역 또는 1천만원 이하의 벌금)

영 제9조(다수의 환자발생에 대한 인명구조 및 응급처치)
① 보건복지부장관 또는 시·도지사는 재해 등으로 환자가 여러 명 발생한 경우에는 법 제18조에 따라 응급의료기관 및 관계기관에 대한 지휘체계를 확립하고 그 사상자의 규모, 피해지역의 범위, 사고의 종류 및 추가적인 사고발생의 위험도 등을 고려하여 신속하고 적절한 인명구조 및 응급처치가 될 수 있도록 해야 한다.
② 시·도지사 또는 시장·군수·구청장(자치구 구청장을 말한다. 이하 같다)은 다수의 환자가 발생한 사실을 알게 되거나 보고를 받은 때에는 지체없이 보건복지부장관에게 이를 통보해야 한다.
③ 시·도지사 또는 시장·군수·구청장은 다수의 환자가 발생한 때에는 사고 발생일부터 사고수습 종료일까지 매일 1일 활동상황을 보건복지부장관에게 통보해야 하며, 사고수습이 종료된 경우에는 지체없이 활동상황을 종합하여 통보해야 한다.

영 제10조(다수의 환자발생에 대한 조치계획의 수립)
① 법 제18조제3항의 규정에 따라 보건복지부장관 또는 시·도지사는 다수의 환자발생에 대비하여 환자발생의 원인 및 규모에 따른 적정한 조치계획을 미리 수립하여야 한다.
② 제1항의 조치계획에는 다음 각호의 사항이 포함되어야 한다.
1. 응급의료 인력·장비 및 시설의 편성과 활용
2. 관계기관의 협조체계 구축
3. 응급의료활동훈련

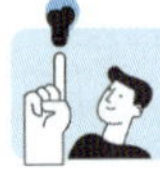

제 5 장 재정

제19조(응급의료기금의 설치 및 관리·운용)

① 보건복지부장관은 응급의료를 효율적으로 수행하기 위하여 응급의료기금(이하 "기금"이라 한다)을 설치한다.
② 보건복지부장관은 기금의 관리·운용을 대통령령으로 정하는 의료 관련 기관 또는 의료 관련 단체(이하 "기금관리기관의 장"이라 한다)에 위탁할 수 있다. 이 경우 보건복지부장관은 기금의 관리·운용에 관한 사무를 감독하며 이에 필요한 명령을 할 수 있다.
③ 그 밖에 기금의 설치 및 관리·운용에 필요한 사항은 대통령령으로 정한다.

영 제11조(기금의 회계기관)
보건복지부장관은 소속공무원중에서 법 제19조제1항의 규정에 의한 응급의료기금(이하 "기금"이라 한다)의 수입과 지출에 관한 사무를 행하게 하기 위하여 기금수입징수관·기금재무관·기금지출관 및 기금출납공무원을 임명한다.

영 제12조(기금업무의 위탁)
① 보건복지부장관은 법 제19조제2항에 따라 기금의 관리·운용에 관한 사항 중 법 제21조제1호에 따른 미수금의 대지급 업무를 「국민건강보험법」 제62조에 따른 건강보험심사평가원(이하 "심사평가원"이라 한다)에 위탁하여 한다.
② 보건복지부장관은 기금에서 제1항의 규정에 의한 위탁업무

에 소요되는 비용(이하 "위탁사업비"라 한다)을 심사평가원에 배정·지급하여야 한다.

영 제13조(위탁사업비의 관리·운용계획의 수립)

① 심사평가원의 원장(이하 "심사평가원장"이라 한다)은 위탁사업비의 관리·운용계획을 수립하여 다음 회계연도 개시 2월 전까지 보건복지부장관의 승인을 얻어야 한다. 이를 변경하고자 하는 때에는 그 변경하고자 하는 사항에 관하여 보건복지부장관의 승인을 얻어야 한다.

② 제1항의 규정에 의한 위탁사업비의 관리·운용계획에는 다음 각호의 사항이 포함되어야 한다.

1. 위탁사업비의 수입 및 지출에 관한 사항
2. 사업의 내용 및 위탁사업비의 용도를 설명하는 내역

영 제14조(위탁사업비의 용도)

위탁사업비를 사용할 수 있는 용도는 다음 각 호와 같다.

1. 법 제22조제1항에 따른 미수금 대지급에 드는 비용
2. 미수금 대지급심사와 대지급금의 구상 등에 소요되는 인건비 및 여비
3. 미수금 대지급심사와 대지급금의 구상 등에 소요되는 소모품 등 행정경비
4. 그 밖에 위탁업무의 수행에 필요한 비용

영 제15조(위탁사업비의 회계)

① 위탁사업비는 심사평가원의 다른 회계와 구분되는 별도의 계정을 설정하여 관리하여야 한다.

② 위탁사업비의 회계절차 및 방법은 심사평가원장이 보건복지부장관의 승인을 얻어 정한다.

영 제16조(위탁사업비의 결산)

① 심사평가원장은 당해 연도의 위탁사업비의 결산보고서를 작성하여 당해 회계연도 종료 후 2월 이내에 보건복지부장관에게 보고하여야 한다.

② 제1항의 규정에 의한 위탁사업비의 결산보고서에는 다음 각호의 사항이 포함되어야 한다.

1. 위탁사업비의 사용에 관한 내역
2. 위탁사업비의 결산내역

③ 심사평가원장은 매회계연도 결산상 잉여금이 발생한 경우에는 이를 다음 연도의 예산에 이월하여 수입으로 계상하여야 한다.

제20조(기금의 조성)

① 기금은 다음 각 호의 재원으로 조성한다.

1. 「국민건강보험법」에 따른 요양기관의 업무정지를 갈음하여 보건복지부장관이 요양기관으로부터 과징금으로 징수하는 금액 중 「국민건강보험법」에 따라 지원하는 금액
2. 응급의료와 관련되는 기관 및 단체의 출연금 및 기부금
3. 정부의 출연금
4. 그 밖에 기금을 운용하여 생기는 수익금

② 정부는 제1항제3호의 정부출연금으로 다음 각 호의 해당 연도 예상수입액의 100분의 20에 해당하는 금액을 매 회계연도의 세출예산에 계상하여야 한다.

1. 「도로교통법」 제160조제2항 및 제3항에 따른 과태료(같은 법 제161조제1항제1호에 따라 시·도경찰청장이 부과·징수하는 것에 한한다)
2. 「도로교통법」 제162조제3항에 따른 범칙금

[법률 제9305호(2008.12.31.) 제20조제2항제1호의 개정규정은 같은 법 부칙 제3항의 규정에 의하여 2027년 12월 31일까지 유효함]

제21조(기금의 사용)

기금은 다음 각 호의 용도로 사용한다.

1. 응급환자의 진료비 중 제22조에 따른 미수금의 대지급
2. 응급의료기관등의 육성·발전과 의료기관의 응급환자 진료를 위한 시설 등의 설치에 필요한 자금의 융자 또는 지원
3. 응급의료 제공체계의 원활한 운영을 위한 보조사업
4. 대통령령으로 정하는 재해 등이 발생하였을 때의 의료 지원
5. 구조 및 응급처치 요령 등 응급의료에 관한 교육·홍보 사업
6. 응급의료의 원활한 제공을 위한 자동심장충격기 등 응급장비의 구비 지원
7. 응급의료를 위한 조사·연구 사업
8. 기본계획 및 지역응급의료시행계획의 시행 지원
9. 응급의료종사자의 양성 등 지원

영 제17조(재해시의 의료지원)

법 제21조제4호의 규정에 의한 의료지원은 재해 발생시 응급의료 활동에 필요한 의료인력의 여비와 그 밖에 이에 준하는 경비의 지원으로 한다.

제22조(미수금의 대지급)

① 의료기관과 구급차등을 운용하는 자는 응급환자에게 응급의료를 제공하고 그 비용을 받지 못하였을 때에는 그 비용 중 응급환자 본인이 부담하여야 하는 금액(이하 "미수금"이라 한다)에 대하여는 기금관리기관의 장(기금의 관리·운용에 관한 업무가 위탁되지 아니한 경우에는 보건복지부장관을 말한다. 이하 이 조 및 제22조의2에서 같다)에게 대신 지급하여 줄 것을 청구할 수 있다.

② 기금관리기관의 장은 제1항에 따라 의료기관 등이 미수금에 대한 대지급을 청구하면 보건복지부령으로 정하는 기준에 따라 심사하여 그 미수금을 기금에서 대신 지급하여야 한다.

③ 국가나 지방자치단체는 제2항에 따른 대지급에 필요한 비용을 기금관리기관의 장에게 보조할 수 있다.

④ 기금관리기관의 장은 제2항에 따라 미수금을 대신 지급한 경우에는 응급환자 본인과 그 배우자, 응급환자의 1촌의 직계혈족 및 그 배우자 또는 다른 법령에 따른 진료비 부담 의무자에게 그 대지급금을 구상할 수 있다.

⑤ 제4항에 따른 대지급금의 상환 청구를 받은 자가 해당 대지급금을 정하여진 기간 내에 상환하지 아니하면 기금관리기관의 장은 기한을 정하여 독촉할 수 있다.

⑥ 제5항에 따른 독촉을 받은 자가 그 기한 내에 대지급금을 상환하지 아니하면 기금관리기관의 장은 보건복지부장관의 승인을 받아 국세 체납처분의 예에 따라 이를 징수할 수 있다.

⑦ 기금관리기관의 장은 제4항에 따라 대지급금을 구상하였으나 상환받기가 불가능하거나 제22조의3에 따른 소멸시효가 완성된 대지급금을 결손으로 처리할 수 있다.

⑧ 미수금 대지급의 대상·범위·절차 및 방법, 구상의 절차 및 방법, 상환이 불가능한 대지급금의 범위 및 결손처분 절차 등에 관하여 필요한 사항은 대통령령으로 정한다.

영 제18조(미수금 대지급의 대상)

법 제22조에 따른 미수금 대지급의 대상은 다음 각 호의 어느 하나에 해당하지 아니하는 응급환자로 한다.

1. 다른 법령에 의하여 응급의료행위에 대한 비용(이하 "응급의료비용"이라 한다) 전액을 지급받는 자
2. 다른 법령에 의하여 응급의료비용의 일부를 지급받는 자로서 그 나머지 응급의료비용을 부담할 능력이 있는 자

영 제19조(미수금 대지급의 범위)

법 제22조에 따른 미수금 대지급의 범위는 다음 각 호의 비용 중 응급환자 본인이 부담하여야 하는 비용으로 한다.

1. 의료기관의 응급의료비용
2. 구급차등을 운용하는 자의 법 제24조에 따른 이송처치료(의료기관이 구급차등을 운용하는 경우는 제외한다)

영 제20조(미수금 대지급의 청구 및 심사 절차)

① 의료기관과 구급차등을 운용하는 자가 법 제22조제1항에 따라 미수금의 대지급을 받으려는 경우에는 보건복지부령으로 정하는 바에 따라 심사평가원장에게 미수금의 대지급 청구를 하여야 한다.

② 제1항에 따른 미수금의 대지급 청구는 진료종료일 또는 이송종료일부터 3년 이내에 하여야 한다.

③ 심사평가원장은 제1항에 따른 의료기관등의 미수금 대지급 청구에 대하여 그 내용을 심사한 후 대지급금을 지급하여야 한다.

④ 미수금 대지급 청구의 심사에 관하여 필요한 사항은 보건복지부령으로 정한다.

영 제21조(대지급금의 구상)

심사평가원장은 법 제22조제2항에 따라 미수금을 대지급한 경우에는 지체 없이 그 대지급금 전액에 대하여 법 제22조제4항에 따라 응급환자 본인과 그 배우자, 응급환자의 1촌의 직계혈족 및 그 배우자 또는 다른 법령에 의한 진료비부담 의무자(이하 "상환의무자"라 한다)에게 일정한 기간을 정하여 이를 납부하도록 청구해야 한다. 이 경우 상환의무자의 신청에 따라 48개월의 범위에서 분할하여 납부하게 할 수 있다.

영 제22조(상환금의 처리)

심사평가원장은 법 제22조제4항에 따라 상환의무자로부터 대지급금을 구상한 경우에는 그 구상금액을 제15조제1항에 따른 위탁사업비의 계정에 납입하여야 한다.

영 제23조(상환이 불가능한 대지급금의 처리)

① 법 제22조제7항 및 제8항에 따라 결손처분을 할 수 있는 상환이 불가능한 대지급금의 범위는 다음 각 호와 같다.

1. 상환의무자의 행방을 알 수 없거나 상환할 만한 재산이 없다고 판명된 경우
2. 당해권리에 대한 소멸시효가 완성된 경우
3. 그 밖에 징수할 가능성이 없다고 심사평가원장이 인정하는 경우

② 심사평가원장은 법 제22조제7항에 따라 상환이 불가능한 대지급금을 결손처분하려는 경우에는 지방자치단체, 세무서, 그 밖의 관계기관에 대하여 그 상환의무자의 행방 또는

재산의 유무를 조사·확인해야 한다. 다만, 체납액이 10만 원 미만인 경우에는 그렇지 않다.

영 제27조의2(민감정보 및 고유식별정보의 처리)

① 법 제22조제1항에 따른 기금관리기관의 장은 다음 각 호의 사무를 수행하기 위하여 불가피한 경우 「개인정보 보호법」 제23조에 따른 건강에 관한 정보, 같은 법 시행령 제19조제1호 또는 제4호에 따른 주민등록번호 또는 외국인등록번호가 포함된 자료를 처리할 수 있다.
  1. 법 제22조에 따른 미수금의 대지급에 관한 사무
  2. 법 제22조의2에 따른 자료의 제공 요청에 관한 사무

② 보건복지부장관(제23조의3 및 제26조에 따라 보건복지부장관의 업무를 위탁받은 자를 포함한다)은 다음 각 호의 사무를 수행하기 위하여 불가피한 경우 「개인정보 보호법」 제23조에 따른 건강에 관한 정보, 같은 법 시행령 제18조제2호에 따른 범죄경력자료에 해당하는 정보, 같은 영 제19조제1호 또는 제4호에 따른 주민등록번호 또는 외국인등록번호가 포함된 자료를 처리할 수 있다.
  1. 법 제13조의4제1항 및 제3항에 따른 응급의료기본계획의 수립·시행을 위한 자료제공 등의 협조 요청, 자료의 관리 및 활용에 관한 사무
  2. 법 제36조 및 제37조에 따른 응급구조사의 자격인정 및 결격사유 확인 등에 관한 사무
  3. 법 제38조에 따른 부정행위에 대한 제재에 관한 사무
  4. 법 제28조제1항 및 제2항에 따른 응급의료에 관한 정보제공 요청 및 정보제공에 관한 사무

③ 보건복지부장관, 시·도지사 또는 시장·군수·구청장(해당 권한이 위임·위탁된 경우에는 그 권한을 위임·위탁받은 자를 포함한다)은 다음 각 호의 사무를 수행하기 위하여 불가피한 경우 「개인정보 보호법 시행령」 제19조제1호, 제2호 또는 제4호에 따른 주민등록번호, 여권번호 또는 외국인등록번호가 포함된 자료를 처리할 수 있다.
  1. 법 제18조에 따른 환자가 여러 명 발생한 경우의 조치에 관한 사무
  2. 법 제51조에 따른 이송업의 허가 등에 관한 사무
  3. 법 제53조에 따른 이송업의 휴업 등의 신고에 관한 사무
  4. 법 제55조에 따른 행정처분에 관한 사무
  5. 법 제56조에 따른 청문에 관한 사무
  6. 법 제57조에 따른 과징금의 부과·징수에 관한 사무

규칙 제9조(대지급 청구의 심사기준)

① 법 제22조제2항에 따른 미수금의 대지급 청구에 대한 심사기준은 다음 각호와 같다.
  1. 의약학적인 측면과 비용효과적인 측면에서 응급의료를 적정하게 행하였는지의 여부
  2. 대지급 청구의 대상인 응급진료비 및 이송처치료 산출의 적정성 여부

② 그 밖에 대지급 청구의 심사에 관한 세부적인 기준은 보건복지부장관이 정하여 고시한다.

규칙 제10조(미수금 대지급의 청구방법)

① 의료기관과 구급차등을 운용하는 자는 법 제22조 및 「응급의료에 관한 법률 시행령」(이하 "영"이라 한다) 제20조제1항에 따라 미수금에 대한 대지급을 받으려는 경우에는 별지 제4호서식의 응급환자진료비(이송처치료) 미수금 대지급 청구서에 상환의무자의 서명·날인을 받아 다음 각 호의 서류를 첨부하여 건강보험심사평가원장에게 제출해야 한다.
  1. 응급진료비 미수금의 대지급을 청구하는 경우
    가. 응급진료에 관한 진료기록부 사본 1부
    나. 「국민건강보험법 시행규칙」 제19조제3항에 따른 요양급여비용명세서 또는 「의료급여법 시행규칙」 제20조제2항에 따른 의료급여비용명세서의 서식에 따른 응급진료비 산출내역서 1부
    다. 환자에게 발행한 진료비계산서 사본 1부
    라. 삭제 〈2020.12.16.〉
  2. 이송처치료 미수금의 대지급을 청구하는 경우
    가. 별지 제5호서식의 이송처치료 영수증 사본 1부
    나. 별지 제16호서식의 출동 및 처치기록지 1부
    다. 삭제 〈2020.12.16.〉

② 의료기관과 구급차등을 운용하는 기관의 장은 응급환자가 다음 각 호의 어느 하나에 해당하여 제1항에 따른 청구서에 상환의무자의 서명·날인을 받을 수 없는 경우에는 다음 각 호의 어느 하나에 해당한다는 내용의 확인서를 건강보험심사평가원장에게 제출해야 한다.
  1. 응급진료 중 사망한 자로서 무연고자로 확인된 경우
  2. 응급진료 중 이탈하여 복귀하지 아니하거나 응급진료 종료 후 도주한 사람으로서 주소지 확인이 불가능함이 객관적으로 입증된 경우
  3. 경찰관서 또는 지방자치단체 등을 통하여 조회한 결과 신원이 확인되지 않은 경우
  4. 의식이 없는 상태에서 상환의무자 없이 응급진료 중 또는 종료 후 다른 의료기관으로 전원되었거나 이송되었음이 객관적으로 입증된 경우

제22조의2(자료의 제공)

① 기금관리기관의 장은 국가·지방자치단체 및 의료기관 등 관계기관에 미수금 심사, 대지급금 구상 및 결손처분 등을 위하여 국세·지방세, 토지·주택·건축물·자동차·선박·항공기, 국민건강보험·국민연금·고용보험·산업재해보상보험·보훈급여·공무원연금·공무원재해보상급여·군인연금·사립학교교직원연금·별정우체국연금·기초연금, 주민등록·가족관계등록 등에 관한 자료의 제공을 요청할 수 있다.

② 제1항에 따른 요청을 받은 기관은 특별한 사유가 없으면 이에 따라야 한다.

③ 제1항에 따라 관계 기관이 기금관리기관의 장에게 제공하는 자료에 대하여는 사용료와 수수료 등을 면제한다.

제22조의3(구상권의 시효)

① 제22조제4항에 따른 대지급금에 대한 구상의 권리는 그 대지급금을 청구할 수 있는 날부터 3년 동안 행사하지 아니하면 소멸시효가 완성된다.

② 시효중단, 그 밖의 소멸시효에 관하여는 「민법」에 따른다.

제23조(응급의료수가의 지급기준)

① 응급의료수가의 지급기준은 보건복지부장관이 정한다.

② 보건복지부장관은 제1항에 따른 응급의료수가의 지급기준을 정할 때 제17조에 따른 응급의료기관에 대한 평가 결과를 반영하여 응급의료수가에 차등을 둘 수 있다.

제24조(이송처치료)

① 구급차등을 운용하는 자가 구급차등을 이용하여 응급환자 등을 이송하였을 때에는 보건복지부령으로 정하는 이송처치료를 그 응급환자로부터 받을 수 있다.

② 구급차등을 운용하는 자는 구급차등의 이용자로부터 제1항에 따른 이송처치료 외에 별도의 비용을 받아서는 아니 된다.

규칙 제11조(이송처치료의 기준)

① 구급차등을 운용하는 자가 법 제24조의 규정에 따라 응급환자로부터 받을 수 있는 이송처치료의 기준은 별표 3과 같다.

② 구급차등을 운용하는 자는 응급환자로부터 이송처치료를 받은 경우에는 별지 제5호서식의 이송처치료 영수증을 발급하여야 한다. 다만, 다음 각 호의 사항이 모두 표시된 신용카드의 매출전표를 발급한 경우는 제외한다.

1. 이송처치료의 기본, 추가 및 할증 요금
2. 부가요금

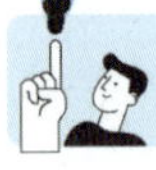

제 6 장 응급의료기관등

제25조(중앙응급의료센터)

① 보건복지부장관은 응급의료에 관한 다음 각 호의 업무를 수행하게 하기 위하여 중앙응급의료센터를 설치·운영할 수 있다. 〈개정 2025.3.18.〉

1. 응급의료기관등에 대한 평가 및 질을 향상시키는 활동에 대한 지원
2. 응급의료종사자에 대한 교육훈련
3. 응급의료기관등 간의 업무조정 및 지원, 관련 정보의 수집·제공 및 응급환자 현황 파악과 추적 관리
4. 응급의료 관련 연구
5. 국내외 재난 등의 발생 시 응급의료 관련 업무의 조정, 관련 정보의 수집·제공 및 응급환자 현황 파악과 추적 관리
6. 응급의료정보통신망의 구축 및 관리·운영과 그에 따른 업무
7. 제15조의2에 따른 응급의료 관련 조사·통계사업에 관한 업무
8. 응급처치 관련 교육 및 응급장비 관리에 관한 지원
9. 응급환자 이송체계 운영 및 관리에 관한 지원

10. 응급의료분야 의료취약지 관리 업무
11. 그 밖에 보건복지부장관이 정하는 응급의료 관련 업무

② 보건복지부장관은 제1항에 따른 중앙응급의료센터를 효율적으로 운영하기 위하여 필요하다고 인정하면 그 운영에 관한 업무를 대통령령으로 정하는 바에 따라 의료기관·관계전문기관·법인·단체에 위탁할 수 있다. 이 경우 예산의 범위에서 그 운영에 필요한 경비를 지원할 수 있다.

③ 제1항 및 제2항에 따른 중앙응급의료센터의 설치·운영 및 운영의 위탁 등에 관하여 필요한 사항은 보건복지부령으로 정한다.

영 제23조의2(중앙응급의료센터 운영의 위탁)

보건복지부장관은 법 제25조제2항에 따라 같은 조 제1항에 따른 중앙응급의료센터의 운영에 관한 업무를 「국립중앙의료원의 설립 및 운영에 관한 법률」에 따른 국립중앙의료원에 위탁한다.

규칙 제12조(중앙응급의료센터의 설치·운영기준 등)

법 제25조제3항에 따른 중앙응급의료센터의 설치·운영기준은 별표 4와 같다.

제26조(권역응급의료센터의 지정)

① 보건복지부장관은 응급의료에 관한 다음 각 호의 업무를 수행하게 하기 위하여 「의료법」 제3조의4에 따른 상급종합병원 또는 같은 법 제3조의3에 따른 300병상을 초과하는 종합병원 중에서 권역응급의료센터를 지정할 수 있다.
1. 중증응급환자 중심의 진료
2. 재난 대비 및 대응 등을 위한 거점병원으로서 보건복지부령으로 정하는 업무
3. 권역 내에 있는 응급의료종사자에 대한 교육·훈련
4. 권역 내 다른 의료기관에서 제11조에 따라 이송되는 중증응급환자에 대한 수용
5. 그 밖에 보건복지부장관이 정하는 권역 내 응급의료 관련 업무

② 권역응급의료센터의 지정 기준·방법·절차 및 업무와 중증응급환자의 기준 등은 권역 내 응급의료 수요와 공급 등을 고려하여 보건복지부령으로 정한다.

규칙 제13조(권역응급의료센터의 지정기준·방법 및 절차)

① 보건복지부장관은 법 제26조에 따라 권역응급의료센터를 지정하려는 경우에는 의료자원의 분포, 주민의 생활권, 주민의 수 등을 고려하여 별표 5의 응급의료권역 및 권역응급의료센터 적정개소 수에 따라 지정한다. 다만, 지역별 응급의료 수요 및 의료자원 공급, 응급의료환경의 변화 등을 신속히 반영하기 위하여 필요한 경우에는 법 제13조의5 제1항에 따른 중앙응급의료위원회의 심의를 거쳐 응급의료권역 및 권역응급의료센터 적정개소 수를 초과하여 권역응급의료센터를 지정할 수 있다.

② 권역응급의료센터의 지정기준은 별표 5의2와 같다.

③ 권역응급의료센터로 지정을 받고자 하는 종합병원은 별지 제6호서식의 권역응급의료센터 지정신청서에 다음 각호의 서류를 첨부하여 관할 시·도지사를 거쳐 보건복지부장관에게 제출하여야 한다.
1. 응급의료시설의 도면 1부
2. 응급의료 시설·인력 및 장비 등의 현황 및 운영계획서 1부
3. 응급의료서비스 수준의 향상을 위한 계획서 1부

④ 시·도지사는 제3항의 규정에 의한 권역응급의료센터 지정신청서를 제출받은 경우에는 그에 대한 심사의견서를 첨부하여 보건복지부장관에게 제출하여야 한다.

⑤ 보건복지부장관은 권역응급의료센터를 지정한 경우에는 별지 제7호서식의 권역응급의료센터 지정서를 교부하여야 한다.

⑥ 보건복지부장관은 권역응급의료센터로 지정받고자 하는 자가 지정기준의 일부를 충족하지 못한 경우에는 일정기간내에 그 기준을 충족할 것을 조건으로 지정할 수 있다.

규칙 제13조의2(권역응급의료센터의 재난 대비 및 대응 업무)

법 제26조제1항제2호에 따른 권역응급의료센터의 재난 대비 및 대응 업무는 다음 각 호와 같다.
1. 재난 의료 대응계획의 수립
2. 재난 의료에 필요한 시설·장비 및 물품의 관리
3. 재난 의료 지원조직의 구성 및 출동체계 유지
4. 권역 내 응급의료기관을 대상으로 한 재난 의료 교육 및 훈련
5. 그 밖에 법 제15조의2에 따른 비상대응매뉴얼로 정하는 업무

제27조(응급의료지원센터의 설치 및 운영)

① 보건복지부장관은 응급의료를 효율적으로 제공할 수 있도록 응급의료자원의 분포와 주민의 생활권을 고려하여 지역별로 응급의료지원센터를 설치·운영하여야 한다.

② 응급의료지원센터의 업무는 다음 각 호와 같다.

1. 삭제 〈2012.3.21.〉
2. 삭제 〈2012.3.21.〉
3. 응급의료에 관한 각종 정보의 관리 및 제공
4. 삭제 〈2015.1.28.〉
5. 지역 내 응급의료종사자에 대한 교육훈련
6. 지역 내 응급의료기관 간 업무조정 및 지원
7. 지역 내 응급의료의 질 향상 활동에 관한 지원
8. 지역 내 재난 등의 발생 시 응급의료 관련 업무의 조정 및 지원
9. 그 밖에 보건복지부령으로 정하는 응급의료 관련 업무

③ 보건복지부장관은 응급의료지원센터를 효율적으로 운영하기 위하여 필요하다고 인정하면 그 운영에 관한 업무를 대통령령으로 정하는 바에 따라 관계 전문기관·법인·단체에 위탁할 수 있다.

④ 국가 및 지방자치단체는 제3항에 따라 응급의료지원센터의 운영에 관한 업무를 위탁한 경우에는 그 운영에 드는 비용을 지원할 수 있다.

영 제23조의3(응급의료지원센터 운영의 위탁)

① 법 제27조제3항에 따라 응급의료지원센터 운영에 관한 업무를 위탁받을 수 있는 관계 전문기관·법인·단체는 다음 각 호와 같다.

1. 법 제25조제1항에 따라 설치된 중앙응급의료센터
2. 법 제26조제1항에 따라 지정된 권역응급의료센터
3. 「공공기관의 운영에 관한 법률」 제4조에 따른 공공기관

② 보건복지부장관은 법 제27조제3항에 따라 업무를 위탁하는 경우에는 그 수탁자 및 위탁업무를 고시하여야 한다.

규칙 제14조(응급의료지원센터의 응급의료 관련 업무)

법 제27조제2항제9호에 따른 응급의료지원센터의 응급의료 관련 업무는 다음 각 호와 같다.

1. 응급의료기관등에 대한 평가를 위한 자료수집체계의 수립·운영
2. 응급의료기관등에 대한 평가 지원
3. 응급의료에 관한 실태조사 그 밖에 응급의료의 발전을 위하여 보건복지부장관이 부여하는 업무

규칙 제15조(응급의료지원센터의 운영실적 보고)

① 응급의료지원센터의 장은 별지 제8호서식의 응급의료지원센터 운영실적보고서에 따라 매 분기의 운영실적을 작성하여 해당 분기 종료 후 다음달 10일까지 보건복지부장관에게 제출하여야 한다.

② 응급의료지원센터의 장은 매년의 연간운영실적을 작성하여 해당 연도의 다음해 1월 20일까지 보건복지부장관에게 보고하여야 한다.

③ 제2항의 규정에 의한 연간운영실적은 분기별·관할지역별로 운영실적·문제점 및 대책 등을 분석하여 작성하여야 한다.

제28조(응급의료지원센터에 대한 협조 등)

① 응급의료지원센터의 장은 응급의료 관련 정보를 효과적으로 관리하기 위하여 응급의료정보관리체계를 구축하여야 하며, 이를 위하여 응급의료기관의 장과 구급차등을 운용하는 자에게 응급의료에 관한 정보제공을 요청할 수 있다.

② 응급의료지원센터의 장은 그 업무를 수행할 때 필요하다고 인정하면 의료기관 및 구급차등을 운용하는 자에게 응급의료에 대한 각종 정보를 제공하고, 구급차등의 출동 등 응급의료에 필요한 조치를 요청할 수 있다.

③ 제1항과 제2항에 따라 응급의료에 관한 정보 제공이나 필요한 조치를 요청받은 자는 특별한 사유가 없으면 이에 따라야 한다.

④ 응급의료지원센터에 대한 정보제공 등에 필요한 사항은 대통령령으로 정한다.

영 제24조(응급의료지원센터에 대한 응급의료기관등의 정보제공)

① 법 제28조제1항의 규정에 따라 응급의료지원센터의 장이 응급의료기관의 장과 구급차등을 운용하는 자에게 요청할 수 있는 응급의료에 관한 정보는 다음과 같다.

1. 중환자실 및 응급실의 인력·규모·시설·의료기구 및 장비

2. 구급차등의 편성·장비 및 운영인력
3. 응급실 근무자, 당직응급의료종사자, 응급실의 사용가능 병상수
4. 법 제11조에 따라 의료인이 응급환자의 이송을 결정하기 전에 응급의료지원센터의 장에게 다른 의료기관과의 협의를 요청한 경우 협의를 위하여 다른 의료기관에 제공할 환자의 주요증상, 활력징후, 검사결과 등에 관한 정보
5. 그 밖에 응급의료와 관련된 주요의료시설, 의료장비, 응급수술 가능질환, 응급환자의 수용 및 이송 현황 등에 대하여 응급의료지원센터의 장이 필요하다고 인정하여 요구하는 사항

② 법 제28조제2항의 규정에 따라 응급의료기관의 장 또는 구급차등을 운용하는 자가 응급의료지원센터의 장으로부터 구급차등의 출동, 응급환자의 수용 및 다른 의료기관과의 협의 등 필요한 조치를 요청받은 경우에는 출동상황, 응급환자의 처리상황 및 그 처리결과를 응급의료지원센터의 장에게 통보하여야 한다.

③ 지방자치단체, 경찰관서, 소방관서 및 군부대의 장은 응급의료지원센터의 장으로부터 구급차등의 출동 등 응급의료를 위한 협조를 요청받아 이를 조치한 경우에는 구급차등의 출동상황, 인력 및 장비의 지원상황, 응급환자의 처리상황 및 그 처리결과를 응급의료지원센터의 장에게 통보하여야 한다.

④ 응급의료기관의 장과 구급차등을 운용하는 자는 제1항 및 제2항의 규정에 따라 응급의료지원센터에 제공한 정보의 변동사항이 있는 경우에는 즉시 그 사항을 응급의료지원센터에 통보하여야 한다.

제29조(전문응급의료센터의 지정)

① **보건복지부장관은 소아환자, 화상환자 및 독극물중독환자 등에 대한 응급의료를 위하여 권역응급의료센터, 지역응급의료센터 중에서 분야별로 전문응급의료센터를 지정할 수 있다.**

② 전문응급의료센터 지정의 기준·방법 및 절차 등에 관하여 필요한 사항은 보건복지부령으로 정한다.

규칙 제16조(전문응급의료센터의 지정기준·방법 및 절차)

① 법 제29조의 규정에 의한 분야별 전문응급의료센터의 지정기준은 별표 6과 같다.

② 전문응급의료센터로 지정을 받고자 하는 종합병원은 별지 제6호서식의 전문응급의료센터 지정신청서에 다음 각호의 서류를 첨부하여 관할 시·도지사를 거쳐 보건복지부장관에게 제출하여야 한다.

1. 지정받고자 하는 전문분야의 응급의료시설 도면 1부
2. 지정받고자 하는 전문분야의 응급의료 시설·인력 및 장비 등의 현황 및 운영계획서 1부
3. 지정받고자 하는 전문분야의 응급의료서비스 수준의 향상을 위한 계획서 1부

③ 보건복지부장관은 분야별 전문응급의료센터를 지정한 경우에는 별지 제7호서식의 전문응급의료센터 지정서를 교부하여야 한다.

④ 보건복지부장관은 분야별 전문응급의료센터로 지정을 받고자 하는 자가 지정기준의 일부를 충족하지 못한 경우에는 일정기간내에 그 기준을 충족할 것을 조건으로 지정할 수 있다.

제30조(지역응급의료센터의 지정)

① **시·도지사는 응급의료에 관한 다음 각 호의 업무를 수행하게 하기 위하여 「의료법」 제3조의3에 따른 종합병원(이하 "종합병원"이라 한다) 중에서 지역응급의료센터를 지정할 수 있다.**

1. 응급환자의 진료
2. 제11조에 따라 응급환자에 대하여 적절한 응급의료를 할 수 없다고 판단한 경우 신속한 이송

② 지역응급의료센터의 지정 기준·방법·절차와 업무 등에 필요한 사항은 시·도의 응급의료 수요와 공급 등을 고려하여 보건복지부령으로 정한다.

규칙 제17조(지역응급의료센터의 지정기준·방법 및 절차)

① 시·도지사는 법 제30조에 따라 지역응급의료센터를 지정하려는 경우에는 주민의 접근시간을 고려하여 적정한 분포가 이루어지도록 다음 각 호의 기준에 따라 지정해야 한다. 다만, 주민의 생활권, 의료자원의 분포 등 불가피한 사유로 기준을 초과하여 지역응급의료센터를 지정할 필요가 있는 경우에는 법 제13조의6제1항에 따른 시·도응급의료위원회의 심의를 거쳐 이를 지정할 수 있다.

1. 특별시, 광역시 및 특별자치시: 인구 100만명당 1개소
2. 도 및 특별자치도: 인구 50만명당 1개소

② 지역응급의료센터의 지정기준은 별표 7과 같다.

③ 지역응급의료센터로 지정을 받으려는 종합병원은 별지 제6호서식의 지역응급의료센터 지정신청서에 다음 각 호의 서류를 첨부하여 관할 시·도지사에게 제출해야 한다.

1. 응급의료시설의 도면 1부

2. 응급의료 시설·인력 및 장비 등의 현황 및 운영계획서 1부

④ 시·도지사는 지역응급의료센터를 지정한 경우에는 별지 제7호서식의 지역응급의료센터 지정서를 교부하여야 한다.

제30조의2(권역외상센터의 지정)

① 보건복지부장관은 외상환자의 응급의료에 관한 다음 각 호의 업무를 수행하게 하기 위하여 권역응급의료센터, 전문응급의료센터 및 지역응급의료센터 중 권역외상센터를 지정할 수 있다.
  1. 외상환자의 진료
  2. 외상의료에 관한 연구 및 외상의료표준의 개발
  3. 외상의료를 제공하는 의료인의 교육훈련
  4. 대형 재해 등의 발생 시 응급의료 지원
  5. 그 밖에 보건복지부장관이 정하는 외상의료 관련 업무

② 권역외상센터는 외상환자에 대한 효과적인 응급의료 제공을 위하여 다음 각 호의 요건을 갖추어야 한다. 이 경우 각 호에 따른 구체적인 요건은 보건복지부령으로 정한다.
  1. 외상환자 전용 중환자 병상 및 일반 병상
  2. 외상환자 전용 수술실 및 치료실
  3. 외상환자 전담 전문의
  4. 외상환자 전용 영상진단장비 및 치료장비
  5. 그 밖에 외상환자 진료에 필요한 인력·시설·장비

③ 그 밖에 권역외상센터 지정의 기준·방법 및 절차 등에 관한 구체적인 사항은 보건복지부령으로 정한다.

규칙 제17조의2(권역외상센터의 요건 및 지정기준 등)

① 보건복지부장관은 법 제30조의2에 따라 권역외상센터를 지정하려는 경우에는 시·도별로 1개소를 지정하는 것을 원칙으로 하되, 주민의 생활권, 외상환자의 발생 수 등을 고려하여 추가로 지정할 수 있다.

② 권역외상센터의 요건과 지정기준은 별표 7의2와 같다.

③ 권역외상센터로 지정을 받으려는 권역응급의료센터, 전문응급의료센터 또는 지역응급의료센터는 별지 제6호의2서식의 권역외상센터 지정신청서에 다음 각 호의 서류를 첨부하여 보건복지부장관에게 제출해야 한다.
  1. 권역외상센터시설의 도면 1부
  2. 권역외상센터 시설·인력·장비 등의 현황 및 운영계획서 1부
  3. 보건복지부장관이 정하는 기준에 따른 중증외상환자(이하 "중증외상환자"라 한다)의 이송체계 구축계획서 1부
  4. 중증외상환자 진료수준의 향상을 위한 계획서 1부

④ 보건복지부장관은 권역외상센터로 지정을 받으려는 자가 별표 7의2의 요건과 지정기준 일부를 충족하지 못한 경우에는 일정기간 내에 그 요건과 지정기준을 충족할 것을 조건으로 지정할 수 있다.

⑤ 보건복지부장관은 권역외상센터를 지정한 경우에는 별지 제7호의2서식의 권역외상센터 지정서를 발급하여야 한다.

제30조의3(지역외상센터의 지정)

① 시·도지사는 관할 지역의 주민에게 적정한 외상의료를 제공하기 위하여 응급의료기관 중 지역외상센터를 지정할 수 있다.

② 지역외상센터 지정의 기준·방법 및 절차 등에 관한 구체적인 사항은 보건복지부령으로 정한다.

제30조의4(권역외상센터 및 지역외상센터에 대한 지원)

국가 및 지방자치단체는 중증 외상으로 인한 사망률을 낮추고 효과적인 외상의료체계를 구축하기 위하여 권역외상센터 및 지역외상센터에 대한 행정적·재정적 지원을 실시할 수 있다.

제30조의5(정신질환자응급의료센터의 지정 등)

① 보건복지부장관은 정신질환자(「정신건강증진 및 정신질환자 복지서비스 지원에 관한 법률」 제3조제1호에 따른 정신

질환자를 말한다. 이하 같다)에 대한 응급의료를 위하여 응급의료기관 중 정신질환자응급의료센터를 지정할 수 있다.
② 정신질환자응급의료센터의 지정 기준·방법 및 절차 등에 관한 구체적인 사항은 보건복지부령으로 정한다.

규칙 제17조의3(정신질환자응급의료센터의 지정 기준·방법 및 절차)
① 법 제30조의5제1항에 따른 정신질환자응급의료센터(이하 "정신질환자응급의료센터"라 한다)의 지정 기준은 별표 7의3과 같다.
② 정신질환자응급의료센터의 지정을 받으려는 응급의료기관의 장은 별지 제6호서식의 정신질환자응급의료센터 지정신청서에 다음 각 호의 서류를 첨부하여 관할 시·도지사를 거쳐 보건복지부장관에게 제출해야 한다.
1. 응급의료시설의 도면 1부
2. 응급의료 시설·인력 및 장비 등의 현황 및 운영계획서 1부
③ 보건복지부장관은 정신질환자응급의료센터를 지정한 경우에는 별지 제7호서식의 정신질환자응급의료센터 지정서를 발급해야 한다.

제31조(지역응급의료기관의 지정)

① 시장·군수·구청장은 응급의료에 관한 다음 각 호의 업무를 수행하게 하기 위하여 종합병원 중에서 지역응급의료기관을 지정할 수 있다. 다만, 시·군의 경우에는 「의료법」 제3조제2항제3호가목의 병원 중에서 지정할 수 있다.
1. 응급환자의 진료
2. 제11조에 따라 응급환자에 대하여 적절한 응급의료를 할 수 없다고 판단한 경우 신속한 이송
② 지역응급의료기관의 지정 기준·방법·절차와 업무 등에 필요한 사항은 시·군·구의 응급의료 수요와 공급 등을 고려하여 보건복지부령으로 정한다.

규칙 제18조(지역응급의료기관의 지정기준·방법 및 절차)
① 법 제31조제2항에 따른 지역응급의료기관의 지정기준은 별표 8과 같다.
② 지역응급의료기관으로 지정받으려는 종합병원 또는 병원의 장은 별지 제6호서식의 지역응급의료기관 지정신청서에 다음 각 호의 서류를 첨부하여 관할 시장·군수·구청장(자치구의 구청장을 말한다. 이하 같다)에게 제출해야 한다.
1. 응급의료시설의 도면 1부
2. 응급의료 시설·인력 및 장비 등의 현황 및 운영계획서 1부
③ 시장·군수·구청장은 지역응급의료기관을 지정한 경우에는 별지 제7호서식의 지역응급의료기관 지정서를 교부하여야 한다.

제31조의2(응급의료기관의 운영)

① 응급의료기관은 응급환자를 24시간 진료할 수 있도록 응급의료기관의 지정기준에 따라 시설, 인력 및 장비 등을 유지하여 운영하여야 한다.
② 제1항에 따른 인력 및 장비에는 보안인력과 보안장비가 포함되어야 한다.
③ 제2항에 따른 보안인력 및 보안장비에 관한 세부적인 사항은 보건복지부령으로 정한다.
④ 제1항에도 불구하고 자연재해, 감염병 유행 등 「재난 및 안전관리 기본법」 제3조제1호에 따른 재난 및 이에 준하는 상황으로 인하여 응급의료기관의 지정기준에 따라 시설, 인력 및 장비 등을 유지하여 운영하기 어려운 경우에는 보건복지부장관이 정하는 절차에 따라 그 예외를 인정할 수 있다.

과태료 ※ 62조(300만원 이하의 과태료)

제31조의3(응급의료기관의 재지정)

① 보건복지부장관 및 시·도지사, 시장·군수·구청장은 3년마다 해당 지정권자가 지정한 모든 응급의료기관을 대상으로 다음 각 호의 사항을 반영하여 재지정하거나 지정을 취소할 수 있다. 다만, 제1호를 충족하지 못한 경우에는 지정을 취소하여야 한다.

1. 제31조의2에 따른 지정기준의 준수
2. 제17조에 따른 응급의료기관의 평가 결과
3. 그 밖에 보건복지부령으로 정하는 사항

② 응급의료기관의 재지정 절차 및 방법 등은 보건복지부령으로 정한다.

규칙 제18조의2(응급의료기관의 재지정 절차 및 방법 등)

① 보건복지부장관 및 시·도지사, 시장·군수·구청장은 법 제31조의3제1항에 따라 응급의료기관을 재지정하려는 경우에는 재지정 예정일 6개월 전에 다음 각 호의 사항을 포함하여 응급의료기관 재지정 계획을 공고하여야 한다.

1. 재지정 대상 응급의료기관
2. 재지정 신청 절차
3. 재지정 심사의 기준 및 절차
4. 그 밖에 재지정에 필요한 사항

② 응급의료기관의 재지정은 3년마다 같은 해에 시행하며, 재지정 이후에 응급의료기관의 종류가 변경되는 사항을 고려하여 모든 응급의료기관의 재지정일은 같은 날로 정한다.

③ 제1항의 응급의료기관 재지정 계획에 따른 심사 및 결정은 권역응급의료센터, 지역응급의료센터, 지역응급의료기관의 순서로 실시한다.

④ 그 밖에 응급의료기관의 재지정 기준·방법 및 절차에 관하여는 제13조, 제16조, 제17조, 제17조의3 및 제18조의 응급의료기관의 지정 기준·방법 및 절차에 관한 사항을 준용한다. 이 경우 "지정"은 "재지정"으로 본다.

⑤ 보건복지부장관 및 시·도지사, 시장·군수·구청장은 응급의료기관 재지정 심사에 필요한 자료 수집과 사실 조사 등을 관계 전문기관에 의뢰하여 실시할 수 있다.

⑥ 법 제31조의3제1항제3호에서 "보건복지부령으로 정하는 사항"이란 응급의료기관이 거짓이나 그 밖의 부정한 방법으로 법 제17조에 따른 평가를 방해하는 행위를 하였는지에 관한 사항을 말한다.

제31조의4(환자의 중증도 분류 및 감염병 의심환자 등의 선별)

① **응급의료기관의 장 및 구급차등의 운용자는 응급환자 등에 대한 신속하고 적절한 이송·진료와 응급실의 감염예방을 위하여 보건복지부령으로 정하는 바에 따라 응급환자 등의 중증도를 분류하고 감염병 의심환자 등을 선별하여야 한다.**

② 응급의료기관의 장은 제1항에 따라 선별된 감염병 의심환자 등을 격리 진료할 수 있도록 시설 등을 확보하여야 한다.

③ 구급차등의 운용자는 환자의 이송 시 응급환자의 중증도와 전반적인 환자의 상태, 제13조의3제2항제2호에 따라 마련된 지역응급의료 이송체계 등을 종합적으로 고려하여 이송하여야 한다.

④ 제26조에 따라 지정된 권역응급의료센터의 장은 중증응급환자 중심의 진료를 위하여 제1항에 따른 응급환자 등의 중증도 분류 결과 경증에 해당하는 응급환자를 다른 응급의료기관에 이송할 수 있다. 이 경우 관련 절차는 제7조제2항을 준용한다.

⑤ 제1항의 분류·선별기준 및 제2항의 격리 시설 기준 등에 관한 사항은 보건복지부령으로 정한다.

규칙 제18조의3(응급환자의 중증도 분류 등)

① 응급의료기관의 장은 법 제31조의4제1항에 따라 응급실의 입구에 환자분류소를 설치하여 보건복지부장관이 정하는 교육을 이수한 의사, 간호사 또는 1급 응급구조사가 응급환자 등의 중증도를 분류하고, 감염병 의심환자 등을 선별하도록 해야 한다.

② 구급차등의 운용자는 법 제31조의4제1항에 따라 의사, 간호사 또는 응급구조사가 응급환자 등의 중증도를 분류하고, 감염병 의심환자 등을 선별하도록 해야 한다. 〈신설 2024.10.4.〉

③ 구급차등의 운용자는 소속 의사, 간호사 또는 응급구조사가 제2항에 따른 응급환자 등의 중증도 분류에 필요한 교육을 받도록 해야 하며, 응급환자 등의 중증도 분류에 관한 교육 내용, 기준 등은 보건복지부장관이 정한다. 〈신설 2024.10.4.〉

④ 보건복지부장관 및 소방청장은 다음 각 호에서 정하는 사람에 대하여 제3항에 따른 교육을 실시한다. 〈신설 2024.10.4.〉

1. 보건복지부장관: 소방청을 제외한 구급차등의 운용자에 소속된 의사, 간호사 또는 응급구조사
2. 소방청장: 「119구조·구급에 관한 법률」 제10조에 따른 구급대의 대원인 의사, 간호사 또는 응급구조사

⑤ 제1항 및 제2항에 따라 응급환자 등의 중증도를 분류하거나 감염병 의심환자 등을 선별할 때에는 환자의 주요증상, 활력징후(호흡, 맥박, 혈압, 체온), 의식 수준, 손상 기전, 통증 정도 등을 고려해야 하며 그 세부적인 기준·방법 및 절차 등은 보건복지부장관이 각각 고시하는 중증도 분류기준에 따른다. 〈개정 2024.10.4.〉

⑥ 제5항에도 불구하고 재해 등으로 응급환자가 여러 명 발생한 경우에 응급환자 등의 중증도를 분류하거나 감염병 의심환자 등을 선별할 때에는 보건복지부장관이 소방청장과 협의하여 정하여 고시하는 중증도 분류기준에 따른다. 〈신설 2024.10.4.〉

제31조의5(응급실 출입 제한)

① 응급환자의 신속한 진료와 응급실 감염예방 등을 위하여 다음 각 호의 어느 하나에 해당하는 사람 외에는 응급실에 출입하여서는 아니 된다.
  1. 응급실 환자
  2. 응급의료종사자(이에 준하는 사람을 포함한다)
  3. 응급실 환자의 보호자로서 진료의 보조에 필요한 사람

② 응급의료기관의 장은 제1항에 따라 응급실 출입이 제한된 사람이 응급실에 출입할 수 없도록 관리하여야 하고, 응급실에 출입하는 사람의 성명 등을 기록·관리하여야 한다.

③ 제1항의 응급실 출입기준 및 제2항의 출입자의 명단 기록·관리에 필요한 사항은 보건복지부령으로 정한다.

④ 제1항에도 불구하고 보건복지부장관, 시·도지사 또는 시장·군수·구청장은 제17조에 따른 응급의료기관 평가, 제31조의3에 따른 재지정 심사 등을 위하여 응급의료기관에 대한 지도·감독이 필요하다고 인정하는 경우 소속 공무원 및 관계 전문가로 하여금 응급실을 출입하도록 할 수 있다.

⑤ 제4항에 따라 응급실을 출입하는 자는 그 권한을 표시하는 증표를 지니고 이를 관계인에게 보여주어야 한다.

과태료 ※ ②(응급실 출입 명단 미기록·미관리)=62조(300만원 이하의 과태료)

규칙 제18조의4(응급실 출입 제한)

① 법 제31조의5제1항제3호에 따라 응급의료기관의 장이 응급실 출입을 허용할 수 있는 환자의 보호자는 1명으로 한다. 다만, 다음 각 호의 경우에는 2명으로 할 수 있다.
  1. 소아, 장애인, 술 취한 사람 또는 정신질환자의 진료 보조를 위하여 필요한 경우
  2. 그 밖에 진료 보조를 위하여 응급의료기관의 장이 필요하다고 인정하는 경우

② 응급실 환자의 보호자로서 다음 각 호의 어느 하나에 해당하는 사람은 응급실에 출입하여서는 아니 된다.
  1. 발열·기침 등 감염병의 의심 증상이 있는 사람
  2. 응급의료종사자에게 위해를 끼치거나 끼칠 위험이 있는 사람
  3. 술 취한 사람, 폭력행위자 등 다른 환자의 진료에 방해가 될 수 있는 사람
  4. 그 밖에 응급의료기관의 장이 응급환자의 신속한 진료와 응급실 감염예방 등을 위하여 출입을 제한할 필요가 있다고 인정하는 사람

③ 응급의료기관의 장은 법 제31조의5제1항제3호에 따라 응급실에 출입하는 사람에게 출입증을 교부하여야 한다.

④ 응급의료기관의 장은 제1항에 따라 응급실에 출입하는 사람의 성명, 환자와의 관계, 입실·퇴실 일시, 연락처, 발열·기침 여부 등을 기록(전자문서로 된 기록을 포함한다)·관리하고, 1년간 보존하여야 한다.

⑤ 응급의료기관의 장은 응급실 출입 제한에 관한 세부 사항을 응급실 입구 등에 게시하여야 한다.

제32조(비상진료체계)

① 응급의료기관은 공휴일과 야간에 당직응급의료종사자를 두고 응급환자를 언제든지 진료할 준비체계(이하 "비상진료체계"라 한다)를 갖추어야 한다.

② 응급의료기관의 장으로부터 비상진료체계의 유지를 위한 근무명령을 받은 응급의료종사자는 이를 성실히 이행하여야 한다.

③ 응급의료기관의 장은 제1항에 따른 당직응급의료종사자로서 제31조의2에 따른 인력기준을 유지하는 것과는 별도로 보건복지부령으로 정하는 바에 따라 당직전문의 또는 당직전문의를 갈음할 수 있는 당직의사(이하 "당직전문의등"이라 한다)를 두어야 한다.

④ 응급의료기관의 장은 제31조의2에 따라 응급실에 근무하는 의사가 요청하는 경우 다음 각 호의 어느 하나에 해당하는 자가 응급환자를 직접 진료하게 하여야 한다.
  1. 당직전문의등
  2. 해당 응급환자의 진료에 적합한 자로서 보건복지부령에 따라 당직전문의등과 동등한 자격을 갖춘 것으로 인정되는 자

⑤ 비상진료체계에 관하여 필요한 사항은 보건복지부령으로 정한다.

과태료 ※ ④=62조(300만원 이하의 과태료)

규칙 제19조(비상진료체계)

① 법 제32조제3항에 따라 응급의료기관의 장은 다음 각 호의 구분에 따른 당직전문의를 두어야 한다. 다만, 권역응급의료센터가 아닌 응급의료기관이 해당 진료과목을 설치·운영하지 않는 경우에는 그 진료과목의 당직전문의를 두지 않을 수 있다.
  1. 권역응급의료센터: 내과·외과·산부인과·소아청소년과·정형외과·신경외과·심장혈관흉부외과·마취통증의학과·신경과 및 영상의학과 전문의 각 1명 이상
  2. 지역응급의료센터: 내과·외과·산부인과·소아청소년과 및 마취통증의학과 전문의 각 1명 이상
  3. 지역응급의료기관: 내과계열 및 외과계열 전문의 각 1명 이상

② 법 제32조제4항제2호에 따른 당직전문의등과 동등한 자격을 갖춘 것으로 인정되는 자는 제1항 각 호의 진료과목별 전문의 중 당직전문의가 아닌 전문의로 한다.

③ 응급의료기관의 장은 제1항에 따른 당직전문의의 명단을 환자 및 환자의 보호자가 쉽게 볼 수 있도록 응급실 내부에 게시하여야 하며, 인터넷 홈페이지를 운영하는 경우에는 제1항에 따라 당직전문의를 둔 진료과목을 인터넷 홈페이지에 따로 표시하여야 한다.

제33조(예비병상의 확보)

① 응급의료기관은 응급환자를 위한 예비병상을 확보하여야 하며 예비병상을 응급환자가 아닌 사람이 사용하게 하여서는 아니 된다.

② 예비병상의 확보 및 유지에 필요한 사항은 보건복지부령으로 정한다.

과태료 ※ 62조(300만원 이하의 과태료)

규칙 제20조(예비병상의 확보 및 유지)

① 응급의료기관이 법 제33조의 규정에 따라 확보하여야 하는 예비병상의 수는 「의료법」 제33조제4항에 따라 허가받은 병상 수의 100분의 1 이상(병·의원의 경우에는 1병상 이상)으로 한다.

② 응급의료기관은 응급실을 전담하는 의사(이하 "전담의사"라 한다)가 입원을 의뢰한 응급환자에 한하여 제1항에 따른 예비병상을 사용하게 해야 한다. 다만, 최근의 응급환자발생상황과 다음 날의 예비병상 확보가능성 등을 고려하여 매일 오후 10시 이후에는 응급실에 있는 응급환자중 입원 등의 필요성이 더 많이 요구되는 환자의 순으로 예비병상을 사용하도록 할 수 있다.

제33조의2(응급실 체류 제한)

① 응급의료기관의 장은 환자의 응급실 체류시간을 최소화하고 입원진료가 필요한 응급환자는 신속하게 입원되도록 조치하여야 한다.

② 권역응급의료센터 및 지역응급의료센터의 장은 24시간을 초과하여 응급실에 체류하는 환자의 비율을 보건복지부령으로 정하는 기준 미만으로 유지하여야 한다.

규칙 제20조의2(응급실 체류 제한)

법 제33조의2제2항에서 "보건복지부령으로 정하는 기준"이란 연 100분의 5를 말한다.

제34조(당직의료기관의 지정)

보건복지부장관, 시·도지사 또는 시장·군수·구청장은 공휴일 또는 야간이나 그 밖에 응급환자 진료에 지장을 줄 우려가 있다고 인정할 만한 이유가 있는 경우에는 응급환자에 대한 응급의료를 위하여 보건복지부령으로 정하는 바에 따라 의료기관의 종류별·진료과목별 및 진료기간별로 당직의료기관을 지정하고 이들로 하여금 응급의료를 하게 할 수 있다.

규칙 제21조(당직의료기관의 지정)

① 법 제34조의 규정에 의한 당직의료기관의 지정대상은 응급의료기관을 제외한 의료기관으로 한다.

② 보건복지부장관, 시·도지사 또는 시장·군수·구청장은 당직의료기관을 지정하고자 하는 경우에는 다음 각호의 구분에 따라 시·군·구(자치구를 말한다. 이하 같다)별로 의료기관의 신청을 받아 지정하여야 한다.
  1. 시장·군수·구청장이 지정하는 경우
     재해 또는 사고 그 밖에 불가피한 사유로 관할 구역에서 응급환자의 진료에 지장을 발생할 우려가 있는 경우

2. 시·도지사가 지정하는 경우
   가. 당직의료기관을 지정하여야 하는 지역이 관할 시·도의 전체 지역이거나 2 이상의 시·군·구에 해당하는 경우
   나. 의료기관의 분포 등을 고려하여 시·군·구별로 지정하여 운영하는 것이 불합리하다고 판단하여 당직의료권역을 정한 경우
   다. 시장·군수·구청장이 지정한 당직의료기관이 충분하지 아니하다고 인정되는 경우
3. 보건복지부장관이 지정하는 경우
   가. 당직의료기관을 지정하여야 하는 범위가 전국 또는 2 이상의 시·도에 해당하는 경우
   나. 의료기관의 분포 등을 고려하여 시·도별로 지정하여 운영하는 것이 불합리하다고 판단하여 당직의료권역을 정한 경우
   다. 시·도지사가 지정한 당직의료기관이 충분하지 아니하다고 인정되는 경우

③ 보건복지부장관, 시·도지사 또는 시장·군수·구청장은 제2항의 규정에 따라 당직의료기관을 지정함에 있어 지정신청을 한 의료기관이 충분하지 아니한 경우에는 지정신청을 한 의료기관외의 의료기관을 당직의료기관으로 직접 지정할 수 있다.

④ 보건복지부장관, 시·도지사 또는 시장·군수·구청장이 제2항의 규정에 따라 당직의료기관을 지정하는 때에는 당직근무개시일 전에 미리 해당 의료기관에 지정사실을 통보하여야 한다.

제34조의2(야간·휴일 소아 진료기관의 지정)

① 보건복지부장관 또는 시·도지사는 응급실 과밀화 해소 및 소아환자에 대한 의료 공백 방지를 위하여 「의료법」 제3조에 따른 의료기관 중에서 야간 또는 휴일에 소아환자를 진료하는 야간·휴일 소아 진료기관을 지정할 수 있다.

② 보건복지부장관, 시·도지사 또는 시장·군수·구청장은 야간·휴일 소아 진료기관에 대한 행정적·재정적 지원을 할 수 있다.

③ 야간·휴일 소아 진료기관의 지정 기준·방법·절차 및 업무 등에 관하여 필요한 사항은 보건복지부령으로 정한다.

규칙 제21조의2(야간·휴일 소아 진료기관의 지정)

① 법 제34조의2제1항에 따라 야간·휴일 소아 진료기관으로 지정받으려는 의료기관의 장은 다음 각 호의 사항을 고려하여 보건복지부장관이 정하는 기준을 충족해야 한다.
   1. 야간 또는 휴일에 소아환자를 진료하기 위해 필요한 시설·인력 및 장비 등을 갖출 것
   2. 소아환자에 대한 충분한 진료 실적을 갖출 것
   3. 야간 또는 휴일에 소아환자를 진료하기에 적합한 운영계획을 마련할 것

② 제1항에 따라 야간·휴일 소아 진료기관으로 지정받으려는 의료기관의 장은 별지 제8호의2서식의 야간·휴일 소아 진료기관 지정신청서에 다음 각 호의 서류를 첨부하여 관할 시장·군수·구청장을 거쳐 시·도지사에게 제출해야 한다.
   1. 의료기관의 시설·인력 및 장비 등 현황
   2. 소아환자 진료 실적
   3. 운영계획서

③ 시장·군수·구청장은 제2항에 따른 야간·휴일 소아 진료기관 지정신청서를 제출받은 경우에는 그에 대한 검토의견서를 첨부하여 시·도지사에게 제출해야 한다.

④ 시·도지사는 야간·휴일 소아 진료기관을 지정한 경우에는 별지 제8호의3서식의 야간·휴일 소아 진료기관 지정서를 발급해야 한다.

⑤ 제1항부터 제4항까지에서 규정한 사항 외에 야간·휴일 소아 진료기관의 지정 등에 필요한 사항은 보건복지부장관이 정한다.

[본조신설 2024.7.31.]

제35조(응급의료기관의 지정 취소 등)

① 응급의료기관 및 권역외상센터, 지역외상센터가 다음 각 호의 어느 하나에 해당하는 경우에는 보건복지부장관, 시·도지사 또는 시장·군수·구청장 중 해당 지정권자가 그 지정을 취소할 수 있다.
   1. 지정기준에 미달한 경우
   2. 이 법에 따른 업무를 수행하지 아니한 경우
   3. 이 법 또는 이 법에 따른 처분이나 명령을 위반한 경우

② 보건복지부장관, 시·도지사 또는 시장·군수·구청장은 응급의료기관 및 권역외상센터, 지역외상센터가 제1항 각 호의 어느 하나에 해당하는 경우에는 일정한 기간을 정하여 위반한 사항을 시정하도록 명하여야 한다.

③ 보건복지부장관, 시·도지사 또는 시장·군수·구청장은 제2항의 시정명령을 한 경우 명령의 성실한 이행을 위하여 명령이 이행될 때까지 제16조제1항, 제17조제4항 및 제30조의4에 따른 재정 지원의 전부 또는 일부를 중단할 수 있다.

④ 보건복지부장관은 응급의료기관 및 권역외상센터, 지역외상센터가 제2항에 따른 시정명령을 이행하지 아니한 경우 일정한 기간을 정하여 제23조에 따른 응급의료수가를 차감할 수 있다.

규칙 제22조(응급의료기관의 지정취소 등에 따른 조치사항)
법 제31조의3 또는 제35조에 따라 응급의료기관의 재지정을 받지 못하거나 지정취소처분을 받은 의료기관은 응급의료기관임을 나타내는 표시 등을 제거하여야 하며, 교부받은 응급의료기관 지정서를 반납하여야 한다.

제35조의2(응급의료기관 외의 의료기관)

① 이 법에 따른 응급의료기관으로 지정받지 아니한 의료기관이 응급의료시설을 설치·운영하려면 보건복지부령으로 정하는 시설·인력 등을 갖추어 시장·군수·구청장에게 신고하여야 한다. 다만, 종합병원의 경우에는 신고를 생략할 수 있다.

② 시장·군수·구청장은 제1항에 따른 신고를 받은 경우 그 내용을 검토하여 이 법에 적합하면 신고를 수리하여야 한다.

규칙 제23조(응급의료시설의 설치기준)

① 응급의료기관으로 지정받지 아니한 의료기관이 법 제35조의2의 규정에 따라 응급의료시설을 설치·운영하고자 하는 경우에 갖추어야 하는 시설·인력 등의 기준은 별표 9와 같다.

② 응급의료기관으로 지정받지 아니한 의료기관이 응급의료시설을 설치·운영하고자 하는 경우에는 별지 제9호서식의 응급의료시설 설치신고서에 다음 각호의 서류를 첨부하여 관할 시장·군수·구청장에게 제출하여야 한다.
1. 응급의료시설의 도면 1부
2. 응급의료 시설·인력 및 장비 등의 현황 1부
3. 응급의료시설의 운영계획서 1부

③ 시장·군수·구청장은 제2항의 규정에 의한 신고를 수리한 때에는 별지 제10호서식의 응급의료시설 설치신고확인증을 발급해야 한다.

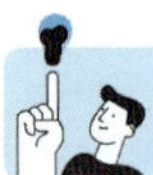

제 7 장 응급구조사

제36조(응급구조사의 자격)

① 응급구조사는 업무의 범위에 따라 1급 응급구조사와 2급 응급구조사로 구분한다.

② 1급 응급구조사가 되려는 사람은 다음 각 호의 어느 하나에 해당하는 사람으로서 보건복지부장관이 실시하는 시험에 합격한 후 보건복지부장관의 자격인정을 받아야 한다.
1. 대학 또는 전문대학에서 응급구조학을 전공하고 졸업한 사람
1. 제36조의4제1항에 따라 지정받은 대학 또는 전문대학에서 응급구조학을 전공하고 졸업한 사람 [시행일: 2026.1.31.]
2. 보건복지부장관이 정하여 고시하는 기준에 해당하는 외국의 응급구조사 자격인정을 받은 사람
3. 2급 응급구조사로서 응급구조사의 업무에 3년 이상 종사한 사람

③ 2급 응급구조사가 되려는 사람은 다음 각 호의 어느 하나에 해당하는 사람으로서 보건복지부장관이 실시하는 시험에 합격한 후 보건복지부장관의 자격인정을 받아야 한다.
1. 보건복지부장관이 지정하는 응급구조사 양성기관에서 대통령령으로 정하는 양성과정을 마친 사람
1. 제36조의4제2항에 따라 지정받은 양성기관에서 대통령령으로 정하는 양성과정을 마친 사람 [시행일: 2026.1.31.]
2. 보건복지부장관이 정하여 고시하는 기준에 해당하는 외국의 응급구조사 자격인정을 받은 사람

④ 보건복지부장관은 제2항과 제3항에 따른 응급구조사시험의 실시에 관한 업무를 대통령령으로 정하는 바에 따라 「한국보건의료인국가시험원법」에 따른 한국보건의료인국가시험원에 위탁할 수 있다.

⑤ 1급 응급구조사 및 2급 응급구조사의 시험과목, 시험방법 및 자격인정에 관하여 필요한 사항은 보건복지부령으로 정한다.

벌칙 ※ 응급구조사 자격인정을 받지 못하고 응급구조사 사칭 · 업무한 사람=60조(5년 이하 징역 또는 5천만원 이하 벌금)

영 제25조(응급구조사의 양성과정)

① 법 제36조제3항제1호의 규정에 의한 응급구조사 양성과정은 강의 · 실습 및 실무수습과정으로 구분하고, 각 과정에 따른 교육과목 및 시간은 보건복지부령으로 정한다.
② 제1항의 규정에 의한 양성과정을 이수할 수 있는 자는 「초 · 중등교육법」 제2조제4호의 규정에 의한 고등학교 졸업자(당해 연도 졸업예정자를 포함한다) 또는 이와 동등 이상의 학력이 있는 자로 한다.
③ 양성기관의 장은 보건복지부령이 정하는 바에 따라 양성과정을 이수중인 자의 학력 · 경력 및 자격에 따라 제1항의 규정에 의한 교육과목 및 시간의 일부를 감면하여 실시할 수 있다.

규칙 제24조(응급구조사 양성기관의 지정기준)

법 제36조제3항제1호의 규정에 의한 응급구조사 양성기관의 지정기준은 별표 10과 같다.

규칙 제25조(응급구조사의 양성과정)

① 영 제25조제1항의 규정에 의한 응급구조사 양성과정의 교육과목 및 시간은 별표 11과 같다.
② 응급구조사양성기관의 장은 영 제25조제3항에 따라 다음 각 호의 어느 하나에 해당하는 자에 대하여 별표 11의 교육과목 중 구급차 동승실습을 감면할 수 있다.
  1. 「119구조 · 구급에 관한 법률」 제10조에 따른 구급대의 대원으로 1년 이상 근무한 자
  2. 법 제44조의 규정에 의한 구급차등을 운용하는 자에 소속되고, 구급차등에 탑승하여 1년 이상 응급의료활동에 참여하거나 보조한 자
  3. 300시간 이상 인명의 구조 · 구급활동에 참여한 경력을 가진 자원봉사자로서 시 · 도지사로부터 인정을 받은 자

영 제26조(응급구조사시험 관리업무의 위탁)

보건복지부장관은 법 제36조제4항에 따라 응급구조사시험의 실시에 관한 업무를 「한국보건의료인국가시험원법」에 따른 한국보건의료인국가시험원에 위탁한다.

규칙 제26조(응급구조사시험의 범위 및 과목 등)

① 법 제36조제5항의 규정에 의한 응급구조사시험은 필기시험 및 실기시험으로 구분하여 별표 12의 시험과목과 시험방법으로 실시한다.
② 제1항의 규정에 의한 응급구조사시험의 합격자결정은 필기시험의 매 과목 40퍼센트 이상을 득점하고, 실기시험에 합격한 자중 전과목 총점의 60퍼센트 이상을 득점한 자를 합격자로 한다.
③ 응급구조사시험의 출제방법, 과목별 배점비율, 그 밖에 시험 시행에 필요한 사항은 영 제26조에 따라 시험관리업무의 위탁기관으로 지정받은 응급구조사 시험관리기관(이하 "시험관리기관"이라 한다)의 장이 정한다.

규칙 제27조(응급구조사시험의 시행 등)

① 시험관리기관의 장은 응급구조사시험을 실시하고자 하는 때에는 보건복지부장관의 승인을 받아 시험일시, 시험장소, 시험과목, 응시원서의 제출기간 그 밖에 시험 시행에 필요한 사항을 시험실시 90일전까지 공고하여야 한다. 다만, 시험장소는 응시인원이 확인된 후 시험실시 30일 전까지 공고할 수 있다.
② 시험관리기관의 장은 응급구조사시험을 실시할 때마다 시험과목별로 전문지식을 갖춘 자 중에서 시험위원을 임명 또는 위촉하여야 하며 이들에 대하여 예산의 범위안에서 수당을 지급할 수 있다.
③ 시험관리기관의 장은 응급구조사시험 관리업무의 원활한 수행을 위하여 필요한 경우에는 국가, 지방자치단체 또는 관계기관 · 단체에 대하여 시험장소 및 시험감독의 지원 등 필요한 협조를 요청할 수 있다.

규칙 제28조(응급구조사시험의 응시 및 수수료)

① 응급구조사시험에 응시하고자 하는 자는 시험관리기관의 장이 정하는 응시원서를 제출하여야 한다.
② 응급구조사시험에 응시하고자 하는 자는 시험관리기관의 장이 보건복지부장관의 승인을 얻어 정한 수수료를 납부하여야 한다.
③ 시험관리기관의 장은 응급구조사시험에 응시하려는 자가 다음 각 호의 어느 하나에 해당하는 경우에는 제2항에 따른 수수료의 전부 또는 일부를 반환해야 한다. 〈신설 2024.9.26.〉
  1. 수수료를 과오납한 경우
  2. 시험관리기관의 귀책사유로 시험에 응시하지 못한 경우
  3. 시험시행일 5일 전까지 응시원서의 접수를 취소하는 경우
  4. 본인의 사고 또는 질병으로 입원(시험시행일이 입원기간에 포함되는 경우로 한정한다)하여 시험에 응시하지 못한 경우
  5. 「감염병의 예방 및 관리에 관한 법률」에 따른 진찰 · 치료 · 입원 또는 격리(시험시행일이 진찰 · 치료 · 입원 또는 격리 기간에 포함되는 경우로 한정한다) 처분을 받아 시험에 응시하지 못한 경우
  6. 본인이 사망하거나 다음 각 목의 사람이 시험시행일 7일 전부터 시험시행일까지의 기간에 사망하여 시험에 응시하지 못한 경우
    가. 응시하려는 자의 배우자
    나. 응시하려는 자 본인 및 배우자의 자녀
    다. 응시하려는 자 본인 및 배우자의 부모
    라. 응시하려는 자 본인 및 배우자의 조부모 · 외조부모
    마. 응시하려는 자 본인 및 배우자의 형제자매
④ 제3항에 따른 수수료의 반환 기준, 방법 및 절차 등에 관한 세부사항은 시험관리기관의 장이 정한다. 〈신설 2024.9.26.〉

제36조의2(응급구조사 자격증의 교부 등)

① 보건복지부장관은 제36조제2항 또는 제3항에 따른 응급구조사시험에 합격한 사람에게 응급구조사 자격증을 교부하여야 한다. 다만, 자격증 교부 신청일 기준으로 제37조에 따른 결격사유에 해당하는 사람에게는 자격증을 교부해서는 아니 된다.
② 제1항에 따라 응급구조사 자격증을 교부받은 사람은 응급구조사 자격증의 분실 또는 훼손으로 사용할 수 없게 된 경우에는 보건복지부장관에게 재교부 신청을 할 수 있다.
③ 응급구조사는 다른 사람에게 자기의 성명을 사용하여 제41조에 따른 응급구조사의 업무를 수행하게 하여서는 아니 된다.
④ 제1항 및 제2항에 따른 응급구조사 자격증의 교부·재교부 및 관리에 필요한 사항은 보건복지부령으로 정한다.
⑤ 제1항에 따라 자격증을 교부받은 사람은 다른 사람에게 그 자격증을 빌려주어서는 아니 되고, 누구든지 그 자격증을 빌려서는 아니 된다.
⑥ 누구든지 제5항에 따라 금지된 행위를 알선하여서는 아니 된다.

벌칙 ※ ③, ⑤, ⑥=60조(3년 이하의 징역 또는 3천만원 이하의 벌금)

규칙 제29조(자격증의 교부 등)

① 법 제36조의2제1항에 따라 응급구조사시험에 합격한 자는 다음 각호의 서류를 첨부하여 보건복지부장관에게 자격증의 교부를 신청하여야 한다.
  1. 법 제36조제2항 및 제3항의 규정에 의한 자격이 있음을 증명하는 다음 각목의 서류
    가. 법 제36조제2항제1호 또는 제3항제1호에 해당하는 자: 졸업증명서 또는 수료증 1부
    나. 법 제36조제2항제2호 또는 제3항제2호에 해당하는 자: 자격증사본 또는 면허증사본 1부
    다. 법 제36조제2항제3호에 해당하는 자 : 자격증 사본 1부 및 경력증명서 1부
  2. 법 제37조제1호 및 제2호에 해당하는 자가 아님을 증명하는 의사의 진단서 1부
  3. 사진(신청 전 6개월 이내에 모자 등을 쓰지 않고 촬영한 천연색 상반신 정면사진으로 가로 3.5센티미터, 세로 4.5센티미터의 사진을 말한다) 2장
② 보건복지부장관은 자격증의 교부신청을 받은 날부터 14일 이내에 시험응시자격 유무를 확인하여 별지 제11호서식의 응급구조사자격등록대장에 합격자를 등록하고 별지 제12호서식의 응급구조사자격증을 교부한다.

규칙 제30조(자격증의 재교부)

법 제36조의2제2항에 따라 응급구조사가 응급구조사자격증을 재교부받고자 하는 때에는 별지 제13호서식의 응급구조사자격증 재교부신청서에 다음 각호의 서류를 첨부하여 보건복지부장관에게 제출하여야 한다.
  1. 자격증이 헐어 못쓰게 된 경우에는 그 자격증 1부
  2. 자격증을 잃어버린 경우에는 그 사유서 1부
  3. 사진(신청 전 6개월 이내에 모자 등을 쓰지 않고 촬영한 천연색 상반신 정면사진으로 가로 3.5센티미터, 세로 4.5센티미터의 사진을 말한다) 1장

규칙 제31조(자격증의 반납)

① 응급구조사는 다음 각호의 1에 해당하는 사유가 있는 경우에는 자격증(제3호의 경우에는 다시 찾은 자격증을 말한다)을 지체없이 보건복지부장관에게 반납하여야 한다.
  1. 자격취소처분을 받은 경우
  2. 삭제 〈2015.1.8.〉
  3. 자격증을 재교부받은 후 잃어버린 자격증을 찾은 경우
② 삭제 〈2015.1.8.〉

제36조의3(응급구조사 실태 등의 신고)

① 응급구조사는 대통령령으로 정하는 바에 따라 최초로 자격을 받은 후부터 3년마다 그 실태와 취업상황을 보건복지부장관에게 신고하여야 한다.
② 보건복지부장관은 제43조의 보수교육을 받지 아니한 응급구조사에 대하여 제1항에 따른 신고를 반려할 수 있다.
③ 보건복지부장관은 제1항에 따른 신고 수리 업무를 대통령령으로 정하는 바에 따라 관련 기관 등에 위탁할 수 있다.

영 제26조의2(응급구조사 실태와 취업상황 신고)

① 응급구조사는 법 제36조의3제1항에 따라 응급구조사 자격증을 발급받은 날부터 매 3년이 되는 해의 12월 31일까지 그 실태와 취업상황을 보건복지부장관에게 신고하여야 한다.
② 응급구조사는 제1항에 따른 신고를 하는 경우에는 보건복지부령으로 정하는 응급구조사 취업상황 등 신고서(전자문서로 된 신고서를 포함한다)에 법 제43조에 따른 보수교육 이수 또는 면제를 증명하는 서류(전자문서로 된 서류를 포함한다)를 첨부하여 보건복지부장관에게 제출하여야 한다.
③ 보건복지부장관은 법 제36조의3제1항에 따른 응급구조사 실태와 취업상황의 신고 업무를 효율적으로 처리하기 위하

여 필요하다고 인정하는 경우에는 해당 업무를 전자적으로 처리할 수 있는 정보처리시스템을 구축·운영할 수 있다.

규칙 제31조의2(응급구조사 실태와 취업상황 신고)

① 영 제26조의2제2항에 따른 응급구조사 취업상황 등 신고서는 별지 제13호의2서식과 같다.

② 법률 제14218호 응급의료에 관한 법률 일부개정법률 부칙 제2조에 따라 그 실태와 취업상황을 신고하는 응급구조사는 별지 제13호의2서식에 따른 응급구조사 취업상황 등 신고서에 별지 제14호의2서식의 응급구조사 보수교육 면제 확인서 또는 별지 제15호서식의 응급구조사 보수교육이수증을 첨부하여 보건복지부장관에게 제출하여야 한다.

③ 법률 제14218호 응급의료에 관한 법률 일부개정법률 부칙 제2조에 따라 그 실태와 취업상황을 신고한 응급구조사는 해당 신고를 한 날부터 매 3년이 되는 해의 12월 31일까지 그 실태와 취업상황을 신고하여야 한다.

영 제26조의3(업무의 위탁)

① 보건복지부장관은 법 제36조의3제3항에 따라 같은 조 제1항에 따른 응급구조사 실태와 취업상황의 신고 수리 업무를 다음 각 호의 기관 또는 단체에 위탁할 수 있다.

1. 「공공기관의 운영에 관한 법률」 제4조에 따른 공공기관 중 그 설립 목적이 보건의료 또는 인력개발과 관련되는 공공기관
2. 응급구조사를 구성원으로 하여 설립된 기관으로서 전국적 조직을 갖추고 있는 기관 또는 단체
3. 위탁 업무 수행에 필요한 조직·인력 및 전문성 등을 갖춘 기관 또는 단체로서 보건복지부장관이 정하여 고시하는 기관 또는 단체

② 보건복지부장관은 법 제36조의3제3항에 따라 응급구조사 실태와 취업상황의 신고 수리 업무를 위탁하려는 경우에는 그 위탁 기준·절차 및 방법 등에 관한 사항을 미리 공고하여야 한다.

③ 보건복지부장관은 법 제36조의3제3항에 따라 응급구조사 실태와 취업상황의 신고 수리 업무를 위탁한 경우에는 그 위탁 내용 및 수탁자 등에 관한 사항을 관보에 고시하고, 보건복지부 인터넷 홈페이지에 게재하여야 한다.

④ 법 제36조의3제3항에 따라 응급구조사 실태와 취업상황의 신고 수리 업무를 위탁받은 기관은 사업운영계획, 사업집행현황, 자금운용계획 및 자금집행내역 등에 관한 사항을 보건복지부장관에게 보고하여야 한다.

⑤ 제2항부터 제4항까지의 규정에 따른 위탁 기준 등의 공고, 위탁 내용 등의 고시 또는 위탁 업무의 보고 등에 필요한 세부 사항은 보건복지부장관이 정하여 고시한다.

제36조의4(응급구조사 양성대학 등 지정)

① 보건복지부장관은 1급 응급구조사의 적절한 수급 및 양성을 위하여 응급구조학과를 개설한 대학 또는 전문대학을 1급 응급구조사 양성대학으로 지정할 수 있다.

② 보건복지부장관은 2급 응급구조사의 적절한 수급 및 양성을 위하여 관련 양성과정을 개설한 기관을 2급 응급구조사 양성기관으로 지정할 수 있다.

③ 보건복지부장관은 1급 응급구조사 양성대학 또는 2급 응급구조사 양성기관(이하 "응급구조사 양성대학등"이라 한다)을 지정한 때에는 보건복지부령으로 정하는 바에 따라 지정서를 발급하고 그 사실을 관보 또는 보건복지부 인터넷홈페이지에 공고하여야 한다.

④ 보건복지부장관은 응급구조사 양성대학등이 다음 각 호의 어느 하나에 해당하는 경우에는 제1항 또는 제2항에 따른 지정을 취소할 수 있다. 다만, 제1호에 해당하는 경우에는 지정을 취소하여야 한다.

1. 거짓 또는 부정한 방법으로 지정을 받은 경우
2. 지정기준에 적합하지 아니하거나 지정목적에 충실하게 운영되지 못한 경우

⑤ 보건복지부장관은 응급구조사 양성대학등의 지정 관련 업무를 대통령령으로 정하는 바에 따라 관련 전문기관 또는 단체에 위탁할 수 있다.

⑥ 제1항 및 제2항에 따른 응급구조사 양성대학등의 지정에 필요한 기준, 교육인력, 과목 등에 관한 사항은 대통령령으로 정한다.

⑦ 제1항, 제2항 및 제4항에 따른 응급구조사 양성대학등의 지정 및 지정 취소의 절차, 방법 등에 필요한 사항은 보건복지부령으로 정한다.

[본조신설 2024.1.30.] [시행일: 2026.1.31.]

제37조(결격사유)

다음 각 호의 어느 하나에 해당하는 사람은 응급구조사가 될 수 없다.

1. 「정신건강증진 및 정신질환자 복지서비스 지원에 관한 법률」 제3조제1호에 따른 정신질환자. 다만, 전문의가 응급

구조사로서 적합하다고 인정하는 사람은 그러하지 아니하다.
2. 마약·대마 또는 향정신성의약품 중독자
3. 피성년후견인·피한정후견인
4. 다음 각 목의 어느 하나에 해당하는 법률을 위반하여 금고 이상의 실형을 선고받고 그 집행이 끝나지 아니하거나 면제되지 아니한 사람
   가. 이 법
   나. 「형법」 제233조, 제234조, 제268조(의료과실만 해당한다), 제269조, 제270조제1항부터 제3항까지, 제317조제1항
   다. 「보건범죄 단속에 관한 특별조치법」, 「지역보건법」, 「국민건강증진법」, 「후천성면역결핍증 예방법」, 「의료법」, 「의료기사 등에 관한 법률」, 「시체 해부 및 보존 등에 관한 법률」, 「혈액관리법」, 「마약류 관리에 관한 법률」, 「모자보건법」, 「국민건강보험법」

제38조(부정행위에 대한 제재)

① 부정한 방법으로 응급구조사시험에 응시한 사람 또는 응급구조사시험에서 부정행위를 한 사람에 대하여는 그 수험을 정지시키거나 합격을 무효로 한다.
② 보건복지부장관은 제1항에 따라 수험이 정지되거나 합격이 무효로 된 사람에 대하여 처분의 사유와 위반 정도 등을 고려하여 대통령령으로 정하는 바에 따라 그 다음에 치러지는 응급구조사시험 응시를 3회의 범위에서 제한할 수 있다.

영 제26조의4(응급구조사시험의 응시제한 기준)
법 제38조제2항에 따른 응급구조사시험의 응시제한 기준은 별표 1과 같다.

제39조(응급구조사의 준수 사항)

응급구조사는 응급환자의 안전을 위하여 그 업무를 수행할 때 응급처치에 필요한 의료장비, 무선통신장비 및 구급의약품의 관리·운용과 응급구조사의 복장·표시 등 응급환자 이송·처치에 필요한 사항에 대하여 보건복지부령으로 정하는 사항을 지켜야 한다.

과태료 ※ 62조(300만원 이하의 과태료)

규칙 제32조(응급구조사의 준수사항)
법 제39조의 규정에 의한 응급구조사의 준수사항은 별표 13과 같다.

제40조(비밀 준수 의무)

응급구조사는 직무상 알게 된 비밀을 누설하거나 공개하여서는 아니 된다.

벌칙 ※ 60조(3년 이하의 징역 또는 3천만원 이하의 벌금)

제41조(응급구조사의 업무)

① 응급구조사는 응급환자가 발생한 현장에서 응급환자에 대하여 상담·구조 및 이송 업무를 수행하며, 「의료법」 제27조의 무면허 의료행위 금지 규정에도 불구하고 보건복지부령으로 정하는 범위에서 현장에 있거나 이송 중이거나 의료기관 안에 있을 때에는 응급처치의 업무에 종사할 수 있다.
② 보건복지부장관은 5년마다 제1항에 따른 응급구조사 업무범위의 적절성에 대한 조사를 실시하고, 중앙위원회의 심의를 거쳐 응급구조사 업무범위 조정을 위하여 필요한 조치를 할 수 있다.

규칙 제33조(응급구조사의 업무)

법 제41조의 규정에 의한 응급구조사의 업무범위는 별표 14와 같다.

제41조의2(응급구조사 업무지침의 개발 및 보급)

① 보건복지부장관은 응급구조사 업무의 체계적·전문적 관리를 위하여 보건복지부령으로 정하는 절차·내용·방법에 따라 응급구조사 업무지침을 작성하여 보급하여야 한다.
② 보건복지부장관은 제41조제2항에 따라 응급구조사의 업무범위를 조정한 경우에는 제1항에 따른 업무지침에 이를 반영하여야 한다.
③ 응급구조사는 제41조에 따른 업무를 수행할 때 제1항에 따른 업무지침을 활용하여야 한다.

규칙 제33조의2(응급구조사 업무지침의 개발 및 보급)

① 법 제41조의2제1항에 따른 응급구조사 업무지침(이하 "업무지침"이라 한다)에는 다음 각 호의 내용이 포함되어야 한다.
  1. 법 제39조에 따른 응급구조사의 준수사항에 관한 세부 내용
  2. 법 제41조에 따른 응급구조사의 업무 및 법 제42조에 따른 응급구조사 업무의 제한에 관한 세부 내용과 절차
  3. 법 제48조의2에 따른 응급의료기관의 수용능력 확인
  4. 법 제49조에 따른 출동 및 처치 기록의 작성·제출 방법
  5. 그 밖에 응급환자의 상태 분류 및 응급처치 요령 등 응급구조사 업무에 관한 사항
② 보건복지부장관은 업무지침을 작성함에 있어 관계 행정기관 및 응급의료 관련 단체의 의견을 수렴하여야 한다.
③ 보건복지부장관은 개발된 업무지침을 소방청장 및 시·도지사에게 통보하여야 하며, 시·도지사로 하여금 그 업무지침을 구급차등의 운용자에게 통보하도록 하여야 한다.

제42조(업무의 제한)

응급구조사는 의사로부터 구체적인 지시를 받지 아니하고는 제41조에 따른 응급처치를 하여서는 아니 된다. 다만, 보건복지부령으로 정하는 응급처치를 하는 경우와 급박한 상황에서 통신의 불능 등으로 의사의 지시를 받을 수 없는 경우에는 그러하지 아니하다.

벌칙 ※ 60조(3년 이하의 징역 또는 3천만원 이하의 벌금)

규칙 제34조(경미한 응급처치)

법 제42조 단서의 규정에 따라 응급구조사가 의사의 지시를 받지 아니하고 행할 수 있는 응급처치의 범위는 제33조의 규정에 의한 2급응급구조사의 업무범위와 같다.

제43조(응급구조사의 보수교육 등)

① 보건복지부장관은 응급구조사의 자질향상을 위하여 필요한 보수교육을 매년 실시하여야 한다.
② 보건복지부장관은 제1항에 따른 보수교육에 관한 업무를 보건복지부령으로 정하는 관계 기관 또는 단체에 위탁할 수 있다.
③ 보건복지부장관은 제2항에 따라 보수교육에 관한 업무를 위탁하는 경우 보수교육의 실효성을 확보하기 위한 평가 및 점검을 매년 1회 이상 정기적으로 실시하여야 한다.
④ 제1항에 따른 보수교육의 내용·대상과 제3항에 따른 평가 및 점검에 필요한 사항은 보건복지부령으로 정한다.

규칙 제35조(응급구조사의 보수교육)

① 법 제43조제1항에 따른 응급구조사 보수교육(이하 "보수교육"이라 한다)은 다음 각 호의 구분에 따라 실시한다. 〈개정 2024.10.4.〉
  1. 보수교육의 내용: 다음 각 목의 사항
    가. 직업윤리
    나. 업무 전문성 향상 및 업무 개선
    다. 의료 관계 법령의 준수
    라. 그 밖에 가목부터 다목까지의 사항에 준하는 것으로서 보건복지부장관이 보수교육에 특히 필요하다고 인정하여 정하는 사항
  2. 보수교육의 대상: 응급구조사 자격을 가지고 해당 자격과 관련된 업무에 종사하고 있는 사람
  3. 보수교육의 방법: 대면교육 또는 정보통신망을 활용한

온라인 교육
4. 보수교육의 시간: 매년 8시간 이상. 다만, 1년 이상 응급구조사의 업무에 종사하지 않다가 다시 그 업무에 종사하는 사람의 경우 그 종사하려는 연도의 교육시간에 관하여는 다음 각 목의 구분에 따른다.
가. 1년 이상 2년 미만 그 업무에 종사하지 않은 사람: 12시간 이상
나. 2년 이상 3년 미만 그 업무에 종사하지 않은 사람: 16시간 이상
다. 3년 이상 그 업무에 종사하지 않은 사람: 20시간 이상

② 보건복지부장관은 응급구조사가 다음 각 호의 기관에서 보건복지부장관이 보수교육에 상응한 교육으로 정하는 교육을 받은 경우 해당 교육시간 중 일정시간을 보수교육 이수시간으로 인정할 수 있다. 〈신설 2024.10.4.〉
1. 소방청
2. 중앙응급의료센터

③ 다음 각 호의 어느 하나에 해당하는 응급구조사에 대해서는 해당 연도의 보수교육을 면제한다. 〈개정 2024.10.4.〉
1. 군복무 중인 사람(군에서 해당 업무에 종사하고 있는 사람은 제외한다)
2. 해당 연도에 응급구조사 자격을 취득한 사람
3. 응급구조학 관련 대학원에 재학하고 있는 등 해당 연도에 보수교육을 받을 필요가 없다고 보건복지부장관이 인정하는 요건을 갖춘 사람

④ 법 제43조제2항에 따라 보수교육을 실시하는 기관 또는 단체의 장은 다음 각 호의 어느 하나에 해당하는 사람에 대해서는 해당 연도의 보수교육을 유예할 수 있다. 이 경우 보수교육이 유예된 사람은 유예사유가 해소된 후 그 유예된 보수교육을 추가로 받아야 한다. 〈신설 2024.10.4.〉
1. 해당 연도에 응급구조사 자격과 관련된 업무에 종사하지 않은 기간이 6개월 이상인 사람
2. 본인의 질병이나 그 밖의 불가피한 사유로 해당 연도에 보수교육을 받기가 어렵다고 보건복지부장관이 인정하는 요건을 갖춘 사람

⑤ 제3항 또는 제4항에 따라 보수교육을 면제받거나 유예받으려는 사람은 별지 제14호서식의 응급구조사 보수교육 면제확인 · 유예 신청서(전자문서로 된 신청서를 포함한다)에 보수교육 면제 또는 유예의 사유를 증명할 수 있는 서류(전자문서로 된 서류를 포함한다)를 첨부하여 법 제43조제2항에 따라 보수교육을 실시하는 기관 또는 단체의 장에게 제출하여야 한다. 〈개정 2024.10.4.〉

⑥ 법 제43조제2항에 따라 보수교육을 실시하는 기관 또는 단체의 장은 제5항에 따른 신청에 대하여 보수교육 면제확인 또는 유예 여부 결정을 한 경우에는 신청인에게 그 내용을 알려야 한다. 이 경우 보수교육 면제 또는 유예 대상자에 대해서는 별지 제14호의2서식의 응급구조사 보수교육 면제 · 유예 확인서를 발급하여야 한다. 〈신설 2024.10.4.〉

⑦ 법 제43조제2항에서 "보건복지부령으로 정하는 관계 기관 또는 단체"란 응급의료기관, 응급구조사관련단체 또는 응급구조사양성기관을 말한다. 〈개정 2024.10.4.〉

⑧ 보수교육을 실시한 기관의 장은 보수교육을 받은 자에 대하여 별지 제15호서식의 응급구조사보수교육이수증을 교부하여야 한다. 〈개정 2024.10.4.〉

⑨ 법 제43조제2항에 따라 보수교육에 관한 업무를 위탁받으려는 기관 또는 단체는 보수교육을 실시하는 해당 연도의 2월 말까지 보수교육의 내용, 방법, 비용 등을 포함한 보수교육계획서를 작성하여 보건복지부장관에게 제출하여야 한다. 〈신설 2024.10.4.〉

⑩ 제9항에 따라 보수교육을 위탁받아 실시한 기관 또는 단체는 해당 연도의 보수교육 실적보고서를 다음 연도 2월 말까지 보건복지부장관에게 제출하여야 한다. 〈신설 2024.10.4.〉

⑪ 보수교육에 필요한 경비는 교육을 받는 자가 부담한다. 〈신설 2024.10.4.〉

⑫ 법 제43조제3항에 따른 평가는 서면평가와 현지평가로 하되, 그 평가기준은 다음 각 호와 같다. 〈신설 2024.10.4.〉
1. 보수교육 실시계획의 타당성
2. 보수교육의 비용과 그 집행의 적절성
3. 보수교육 시설 · 장비의 적합성 및 인력의 전문성
4. 보수교육의 효과성

제43조의2(응급구조학을 전공하는 학생의 응급처치 허용)

대학 또는 전문대학에서 응급구조학을 전공하는 학생은 보건복지부령으로 정하는 경우에 한하여 의사로부터 구체적인 지시를 받아 응급처치를 할 수 있다. 이 경우 제39조부터 제41조까지 및 제41조의2에 따른 응급구조사에 관한 규정을 준용한다.

규칙 제35조의2(응급구조학을 전공하는 학생의 응급처치 허용)

법 제43조의2에서 "보건복지부령으로 정하는 경우"란 응급구조 관련 실습을 하는 경우를 말한다.

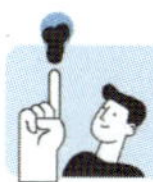

제 8 장 응급환자 이송 등

제44조(구급차등의 운용자)

① 다음 각 호의 어느 하나에 해당하는 자 외에는 구급차등을 운용할 수 없다.

1. 국가 또는 지방자치단체
2. 「의료법」 제3조에 따른 의료기관
3. 다른 법령에 따라 구급차등을 둘 수 있는 자
4. 이 법에 따라 응급환자이송업(이하 "이송업"이라 한다)의 허가를 받은 자
5. 응급환자의 이송을 목적사업으로 하여 보건복지부장관의 설립허가를 받은 비영리법인

② 의료기관은 구급차등의 운용을 제1항제4호에 따른 이송업의 허가를 받은 자(이하 "이송업자"라 한다) 또는 제1항제5호에 따른 비영리법인에 위탁할 수 있다.

③ 제2항에 따라 구급차등의 운용을 위탁한 의료기관과 그 위탁을 받은 자는 보건복지부령으로 정하는 구급차등의 위탁에 대한 기준 및 절차를 지켜야 한다.

벌칙 ※ ①=60조(1년 이하의 징역 또는 1천만원 이하의 벌금)

규칙 제36조(구급차등의 운용위탁)

법 제44조제3항의 규정에 의한 구급차 등의 운용위탁에 대한 기준 및 절차 등은 별표 15와 같다.

제44조의2(구급차등의 운용신고 등)

① 제44조제1항제1호의 국가 또는 지방자치단체가 구급차등을 운용하고자 할 때에는 해당 구급차등을 관계 법령에 따라 등록한 후 지체 없이 보건복지부령으로 정하는 바에 따라 시장·군수·구청장에게 통보하여야 한다. 그 통보 후 보건복지부령으로 정하는 중요 사항을 변경할 때에도 같다.

② 제44조제1항제2호부터 제5호까지에 해당하는 자가 구급차등을 운용하고자 할 때에는 해당 구급차등을 관계 법령에 따라 등록한 후 지체 없이 보건복지부령으로 정하는 바에 따라 시장·군수·구청장에게 신고하여야 한다. 그 신고 후 보건복지부령으로 정하는 중요 사항을 변경할 때에도 같다.

③ 시장·군수·구청장은 제2항에 따른 신고를 받은 경우 그 내용을 검토하여 이 법에 적합하면 신고를 수리하여야 한다.

과태료 ※ ②=62조(300만원 이하의 과태료)

규칙 제36조의2(구급차등 운용의 통보 또는 신고 절차 등)

① 법 제44조의2제1항 또는 제2항에 따라 구급차등의 운용을 통보 또는 신고하려는 자는 관계 법령에 따라 구급차등을 등록한 후(응급환자이송업의 경우에는 법 제51조에 따라 이송업의 허가를 받은 후를 말한다) 10일 이내에 별지 제15호의5서식의 구급차등 운용 통보(신고)서를 다음 각 호의 구분에 따라 시장·군수·구청장에게 제출해야 한다.

1. 자동차의 경우: 「자동차등록령」 제2조제2호에 따른 사용본거지(이하 "사용본거지"라 한다)를 관할하는 시장·군수·구청장. 이 경우 별지 제18호서식의 응급환자이송업 허가증(응급환자이송업의 경우에 한정한다)을 첨부해야 한다.
2. 선박 또는 항공기의 경우: 등록지를 관할하는 시장·군수·구청장. 이 경우 「항공안전법」 제12조에 따른 항공기 등록증명서를 첨부해야 한다(항공기의 경우에 한정한다).

② 제1항에 따른 통보 또는 신고를 받은 시장·군수·구청장은 「전자정부법」 제36조제1항에 따른 행정정보의 공동이용을 통하여 「자동차관리법」 제7조에 따른 자동차등록원부(자동차의 경우에 한정한다) 또는 「선박법」 제8조에 따른 선박국적증서(선박의 경우에 한정한다)를 확인해야 한다. 다만, 통보 또는 신고하려는 자가 확인에 동의하지 않는 경우에는 그 서류를 첨부하도록 해야 한다.

③ 제1항에 따른 통보 또는 신고를 받은 시장·군수·구청장은 구급차등이 법 제46조, 제46조의2, 제46조의3 및 제47조에 따른 기준 등에 적합한 경우에는 통보 또는 신고일부터 7일 이내에 다음 각 호의 구분에 따라 조치하고, 적합하지 않은 경우에는 그 사실을 통보 또는 신고한 자에게 지체 없이 통지해야 한다.

1. 통보의 경우: 별지 제15호의6서식의 부착용 통보확인증 발급
2. 신고의 경우: 별지 제15호의7서식의 구급차등 운용 신고확인증(이하 "신고확인증"이라 한다) 및 별지 제15호의8서식의 부착용 신고확인증 발급

④ 법 제44조의2제1항 후단 및 제2항 후단에서 "보건복지부령으로 정하는 중요 사항"이란 다음 각 호의 사항을 말한다.
1. 구급차등의 사용본거지 또는 등록지 변경
2. 구급차등의 소유자 변경
3. 구급차 구분의 변경
4. 삭제 〈2017.12.1.〉

⑤ 구급차등의 운용자는 제3항 각 호의 어느 하나에 해당하는 경우에는 그 사실이 발생한 날부터 10일 이내에 별지 제15호의9서식의 구급차등 운용 변경 통보(신고)서에 다음 각 호의 서류를 첨부하여 시장·군수·구청장에게 변경 통보 또는 신고해야 한다. 다만, 제3항제1호의 경우에는 변경된 시장·군수·구청장에게 변경 통보 또는 신고해야 하고, 변경 통보 또는 신고를 받은 시장·군수·구청장은 지체 없이 변경 전의 시장·군수·구청장에게 그 사실을 통보해야 한다.
1. 신고확인증 1부(변경 신고에 한정한다)
2. 「항공안전법」 제12조에 따른 항공기 등록증명서 1부(항공기의 경우에 한정한다)

⑥ 제5항에 따른 통보 또는 신고를 받은 시장·군수·구청장은 「전자정부법」 제36조제1항에 따른 행정정보의 공동이용을 통하여 「자동차관리법」 제7조에 따른 자동차등록원부(자동차의 경우에 한정한다) 또는 「선박법」 제8조에 따른 선박국적증서(선박의 경우에 한정한다)를 확인해야 한다. 다만, 통보 또는 신고하려는 자가 확인에 동의하지 않는 경우에는 그 서류를 첨부하도록 해야 한다.

⑦ 제5항에 따른 통보 또는 신고를 받은 시장·군수·구청장은 부착용 통보확인증이나 신고확인증 및 부착용 신고확인증에 변경사항을 기재하여 구급차등의 운용자에게 발급해야 한다.

⑧ 구급차등의 운용자는 부착용 통보확인증 또는 부착용 신고확인증을 구급차등의 앞면에 부착하여야 한다.

⑨ 부착용 통보확인증이나 신고확인증 및 부착용 신고확인증을 재발급 받으려는 자는 별지 제15호의10서식의 재발급 신청서에 다음 각 호의 서류를 첨부하여 시장·군수·구청장에게 제출하여야 한다.
1. 헐어 못쓰게 된 경우에는 그 부착용 통보확인증, 신고확인증 또는 부착용 신고확인증
2. 잃어버린 경우에는 그 사유서

⑩ 시장·군수·구청장은 구급차등 운용신고 등에 관한 사항을 별지 제15호의12서식의 구급차등 관리대장에 기록·관리하고, 매년 1월 31까지 시·도지사를 거쳐 보건복지부장관에게 그 관리대장을 제출해야 한다.

제44조의3(구급차등의 말소신고 등)

① 제44조제1항제1호의 구급차등 운용자는 구급차등이 다음 각 호의 어느 하나에 해당하는 경우에는 보건복지부령으로 정하는 바에 따라 시장·군수·구청장에게 구급차등의 말소 통보를 하여야 한다.
1. 「자동차관리법」 제13조, 「항공안전법」 제15조 등 관계 법령에 따라 구급차등의 등록이 말소된 경우
2. 제46조의2에 따른 운행연한 또는 운행거리가 초과된 경우

② 제44조제1항제2호부터 제5호까지의 구급차등 운용자는 구급차등이 제1항 각 호의 어느 하나에 해당하는 경우에는 보건복지부령으로 정하는 바에 따라 시장·군수·구청장에게 구급차등의 말소 신고를 하여야 한다.

③ 시장·군수·구청장은 제1항 및 제2항에 따라 말소 통보 또는 신고를 하여야 하는 자가 말소 통보 또는 신고를 하지 아니할 경우 직권으로 말소할 수 있다.

과태료 ※ ①, ②=62조(300만원 이하의 과태료)

규칙 제36조의3(구급차등의 말소 통보 또는 신고)

① 구급차등의 운용자는 법 제44조의3제1항 각 호의 어느 하나에 해당하는 사실이 발생한 날부터 10일 이내에 별지 제15호의11서식의 구급차등의 운용 말소 통보(신고)서에 다음 각 호의 서류를 첨부하여 시장·군수·구청장에게 제출하여야 한다.
1. 통보(신고)확인증, 부착용 통보(신고)확인증
2. 「자동차등록규칙」 제4조에 따른 자동차등록증 사본, 「선박법 시행규칙」 제23조에 따른 선박등록 말소확인서 또는 「항공기등록규칙」 제2조에 따른 항공기 등록원부 중 해당하는 서류 1부

② 시장·군수·구청장은 구급차등의 말소 통보 또는 신고에 관한 사항을 별지 제15호의12서식의 구급차등 관리대장에 기록·관리하고, 매년 1월 31일까지 시·도지사를 거쳐 보건복지부장관에게 그 관리대장의 사본을 제출하여야 한다.

제44조의4(구급차등의 운용자의 명의이용 금지)

제44조제1항제2호부터 제5호까지의 구급차등 운용자는 자기 명의로 다른 사람에게 구급차등을 운용하게 할 수 없다.

벌칙 ※ 60조(1년 이하의 징역 또는 1천만원 이하의 벌금)

제45조(다른 용도에의 사용 금지)

① 구급차등은 다음 각 호의 용도 외에는 사용할 수 없다.
1. 응급환자 이송
2. 응급의료를 위한 혈액, 진단용 검사대상물 및 진료용 장비 등의 운반
3. 응급의료를 위한 응급의료종사자의 운송
4. 사고 등으로 현장에서 사망하거나 진료를 받다가 사망한 사람을 의료기관 등에 이송
5. 그 밖에 보건복지부령으로 정하는 용도

② 시·도지사 또는 시장·군수·구청장은 제1항 또는 제44조의2제2항을 위반한 구급차등의 운용자에 대하여는 그 운용의 정지를 명하거나 구급차등의 등록기관의 장에게 해당 구급차등의 말소등록을 요청할 수 있다. 이 경우 말소등록을 요청받은 등록기관의 장은 해당 구급차등에 대한 등록을 말소하여야 한다.

③ 시·도지사 또는 시장·군수·구청장은 관할 구역에서 운용되는 구급차의 제1항에 따른 용도 외의 사용 여부를 확인하기 위하여 필요한 경우 시·도경찰청장 또는 경찰서장에게 구급차의 교통법규 위반사항 확인을 요청할 수 있다. 이 경우 요청을 받은 시·도경찰청장 또는 경찰서장은 정당한 사유가 없으면 이에 따라야 한다.

벌칙 ※ ①=60조(1년 이하의 징역 또는 1천만원 이하의 벌금)

규칙 제37조(구급차등의 용도)

법 제45조제1항제5호에서 "보건복지부령으로 정하는 용도"란 다음 각 호의 용도를 말한다.
1. 「지역보건법」 제2조제1호에 따른 지역보건의료기관에서 행하는 보건사업의 수행에 필요한 업무
2. 구급차등의 이용이 불가피한 척추장애환자 또는 거동이 불편한 환자의 이송
3. 다수인이 모이는 행사 등에서 발생되는 응급환자 이송을 위한 대기

제46조(구급차등의 기준)

① 구급차등은 환자이송 및 응급의료를 하는 데에 적합하게 설계·제작되어야 한다.

① 구급차등은 환자이송 및 응급의료를 하는 데에 적합하게 설계·제작되어야 한다. 이 경우 구급차 내에서의 원활한 응급처치를 위하여 운전석과의 구획 칸막이와 간이침대 사이에 70센티미터 이상의 공간을 확보하여야 한다. 〈개정 2025.4.1.〉

② 구급차의 형태, 표시, 내부장치 등에 관한 기준은 보건복지부와 국토교통부의 공동부령으로 정한다.

[시행일: 2027.4.2.] 제46조제1항 후단

규칙 제38조(구급차등의 장비 및 관리 등)

① 법 제46조의 규정에 의한 구급자동차는 위급의 정도가 중한 응급환자의 이송에 적합하도록 제작된 구급차(이하 "특수구급차"라 한다)와 위급의 정도가 중하지 아니한 응급환자의 이송에 주로 사용되는 구급차(이하 "일반구급차"라 한다)로 구분한다.

② 법 제46조의3제1항에 따른 응급의료 전용헬기의 장비·의약품·환자인계점 관리 등에 관한 기준은 별표 15의2와 같다.

③ 법 제47조제1항의 규정에 따라 구급차등에 갖추어야 하는 의료장비·구급의약품 및 통신장비의 기준은 별표 16과 같다.

④ 법 제47조제2항 및 제4항에 따라 구급차 장착 장비의 기준과 장비장착에 따른 정보 수집·보관·제출 방법 및 동의 절차에 관한 사항은 별표 16의2와 같다.

⑤ 법 제47조제3항에 따라 구급차등에 갖추어야 하는 의료장비·구급의약품·통신장비 등의 관리 및 필요한 조치와 구급차등에 관한 관리기준은 별표 17과 같다.

제46조의2(구급차 운행연한)

① 구급차는 보건복지부와 국토교통부의 공동부령으로 정하는 운행연한 및 운행거리를 초과하여 운행하지 못한다. 다만, 시장·군수·구청장은 관할 구역 내 구급차의 운행여건 등을 고려하여 보건복지부와 국토교통부의 공동부령으로 정하는 안전성 요건이 충족되는 경우에는 2년의 범위에서 운행연한을 연장할 수 있다.

② 시장·군수·구청장은 구급차의 제작·조립이 중단되거나 출고가 지연되는 등 부득이한 사유로 구급차의 수급이 현저히 곤란하다고 인정되는 때에는 보건복지부와 국토교통부의 공동부령으로 정하는 안전성 요건이 충족되는 경우

6개월의 범위에서 제1항에 따른 운행연한을 초과하여 운행하게 할 수 있다.

과태료 ※ 62조(300만원 이하의 과태료)

제46조의3(응급의료 전용헬기)

① 보건복지부장관 또는 시·도지사는 응급의료 취약지역 응급환자의 신속한 이송 및 응급처치 등을 위하여 응급환자 항공이송을 전담하는 헬리콥터(이하 "응급의료 전용헬기"라 한다)를 운용할 수 있다.

② 보건복지부장관 또는 시·도지사는 응급의료 전용헬기의 환자인계점에 누구든지 쉽게 인식할 수 있도록 해당 인계점이 응급환자 이송을 위하여 사용된다는 사실과 환자인계점에서 제한되는 행위 등을 알리는 안내표지를 설치할 수 있다.

③ 응급의료 전용헬기의 장비·의약품·환자인계점 관리 등에 필요한 사항은 보건복지부령으로 정한다.

제47조(구급차등의 장비)

① 구급차등에는 응급환자에게 응급처치를 할 수 있도록 의료장비 및 구급의약품 등을 갖추어야 하며, 구급차등이 속한 기관·의료기관 및 응급의료지원센터와 통화할 수 있는 통신장비를 갖추어야 한다. 이 경우 구급의약품의 적정상태를 유지하기 위하여 필요한 조치를 시행하여야 한다.

② 구급차에는 응급환자의 이송 상황과 이송 중 응급처치의 내용을 파악하기 위하여 보건복지부령으로 정하는 기준에 적합한 다음 각 호의 장비를 장착하여야 한다. 이 경우 보건복지부령으로 정하는 바에 따라 장비 장착에 따른 정보를 수집·보관하여야 하며, 보건복지부장관이 해당 정보의 제출을 요구하는 때에는 이에 따라야 한다.

1. 구급차 운행기록장치 및 영상기록장치(차량 속도, 위치정보 등 구급차의 운행과 관련된 정보를 저장하고 충돌 등 사고발생 시 사고 상황을 영상 등으로 저장하는 기능을 갖춘 장치를 말한다)
2. 구급차 요금미터장치(거리를 측정하여 이를 금액으로 표시하는 장치를 말하며, 보건복지부령으로 정하는 구급차에 한정한다)
3. 「개인정보 보호법」 제2조제7호에 따른 고정형 영상정보처리기기

③ 제1항에 따라 갖추어야 하는 의료장비·구급의약품 및 통신장비 등의 관리와 필요한 조치, 구급차등의 관리 및 제2항에 따른 장비의 장착·관리 등에 필요한 사항은 보건복지부령으로 정한다.

④ 제2항제3호에 따른 장비는 보건복지부령으로 정하는 구급차 이용자 등의 동의 절차를 거쳐 개인영상정보를 수집하도록 하고, 이 법에서 정한 것 외에 고정형 영상정보처리기기의 설치 등에 관한 사항은 「개인정보 보호법」에 따른다.

제47조의2(심폐소생을 위한 응급장비의 구비 등의 의무)

① 다음 각 호의 어느 하나에 해당하는 시설 등의 소유자·점유자 또는 관리자는 자동심장충격기 등 심폐소생술을 할 수 있는 응급장비를 갖추어야 한다.

1. 「공공보건의료에 관한 법률」 제2조제3호에 따른 공공보건의료기관
2. 「119구조·구급에 관한 법률」제10조에 따른 구급대와 「의료법」 제3조에 따른 의료기관에서 운용 중인 구급차
3. 「항공안전법」 제2조제1호에 따른 항공기 중 항공운송사업에 사용되는 여객 항공기 및 「공항시설법」 제2조제3호에 따른 공항
4. 「철도산업발전 기본법」 제3조제4호에 따른 철도차량 중 객차
5. 「선박법」 제1조의2제1항제1호 및 제2호에 따른 선박 중 총톤수 20톤 이상인 선박
6. 대통령령으로 정하는 규모 이상의 「건축법」 제2조제2항제2호에 따른 공동주택

6의2. 「산업안전보건법」 제18조에 따라 보건관리자를 두어야 하는 사업장 중 상시근로자가 300명 이상인 사업장

6의3. 「관광진흥법」 제52조에 따라 지정된 관광지 및 관광단지 중 실제 운영 중인 관광지 및 관광단지에 소재하는 대통령령으로 정하는 시설

7. 그 밖에 대통령령으로 정하는 다중이용시설

② 제1항에 따라 자동심장충격기 등 심폐소생술을 할 수 있는 응급장비를 갖춘 경우 해당 시설 등의 소유자・점유자 또는 관리자는 그 사실을 보건복지부령으로 정하는 바에 따라 시장・군수・구청장에게 신고하여야 한다. 신고한 응급장비의 양도・폐기・이전 등 보건복지부령으로 정하는 중요 사항을 변경하려는 경우에도 또한 같다.

③ 제1항에 따라 응급장비를 설치한 자는 해당 응급장비를 매월 1회 이상 점검하고 그 결과를 관할 시장・군수・구청장에게 통보하여야 한다.

④ 제1항에 따라 자동심장충격기 등 심폐소생술을 할 수 있는 응급장비를 설치한 자는 해당 시설 등의 출입구 또는 여러 사람이 보기 쉬운 곳에 사용에 관한 안내표지판을 부착하여야 한다.

⑤ 제1항에 따라 갖추어야 하는 응급장비의 관리 등에 필요한 사항은 보건복지부령으로 정한다.

과태료 ※ ①, ②, ③=62조(300만원 이하의 과태료), ④=62조(100만원 이하의 과태료)

영 **제26조의5(응급장비의 구비의무가 있는 공동주택 등)**

① 법 제47조의2제1항제6호에서 "대통령령으로 정하는 규모"란 500세대를 말한다.

② 법 제47조의2제1항제6호의3에서 "대통령령으로 정하는 시설"이란 「관광진흥법 시행령」 제46조제1항에 따른 관광지 및 관광단지 조성계획에 따라 공공편익시설지구에 설치한 관리사무소 및 안내시설을 말한다.

③ 법 제47조의2제1항제7호에서 "대통령령으로 정하는 다중이용시설"이란 다음 각 호의 시설을 말한다.

1. 철도역사(「대도시권 광역교통 관리에 관한 특별법」 제2조제2호나목에 따른 광역철도 및 「도시철도법」 제2조제2호에 따른 도시철도 구간에 있는 철도역사는 제외한다)의 대합실 중 연면적이 2천제곱미터 이상이거나 전년도 일일 평균이용객수가 1만명 이상인 대합실
2. 「여객자동차 운수사업법」 제2조제5호에 따른 여객자동차터미널의 대합실 중 연면적이 2천제곱미터 이상이거나 전년도 일일 평균이용객수가 3천명 이상인 대합실
3. 「항만법」 제2조제5호나목3)에 따른 대합실 중 연면적이 2천제곱미터 이상이거나 전년도 일일 평균이용객수가 1천명 이상인 대합실
4. 「관광진흥법」 제5조제1항에 따른 카지노 시설 중 영업장의 전용면적이 2천제곱미터 이상인 카지노 시설
5. 「한국마사회법」 제4조에 따른 경마장
6. 「경륜・경정법」 제5조제1항에 따른 경주장
7. 「형의 집행 및 수용자의 처우에 관한 법률」 제11조에 따른 교도소, 소년교도소 및 구치소, 「출입국관리법」 제2조제13호에 따른 외국인보호소, 「보호소년 등의 처우에 관한 법률」에 따른 소년원
8. 「체육시설의 설치・이용에 관한 법률」 제5조에 따른 전문체육시설 중 총 관람석 수가 5천석 이상인 운동장 및 종합운동장
9. 중앙행정기관의 청사 중 보건복지부장관이 정하는 청사
10. 시・도의 청사 중 보건복지부장관이 정하는 청사

규칙 **제38조의2(응급장비 설치 등에 관한 현황 파악)**

① 법 제47조의2에 따라 자동심장충격기 등 심폐소생술을 행할 수 있는 응급장비(이하 "응급장비"라 한다)를 설치한 경우 해당 시설 등의 소유자, 점유자 또는 관리자는 그 사실을 별지 제15호의13서식의 응급장비 설치 신고서에 응급장비 설치 사실을 확인할 수 있는 서류를 첨부하여 시장·군수·구청장에게 제출하여야 한다.

② 시장·군수·구청장은 제1항에 따른 신고를 받은 때에는 별지 제15호의14서식의 응급장비 등록대장에 이를 기록하고 관리하여야 한다.

③ 시장·군수·구청장은 별지 제15호의15서식의 응급장비 관리상황 보고서에 따라 응급장비 관리상황을 다음 연도의 1월 31일까지 시·도지사를 거쳐 보건복지부장관에게 제출하여야 한다.

④ 응급장비를 설치한 해당 시설 등의 소유자·점유자 또는 관리자는 심폐소생을 위한 응급장비를 양도·폐기 또는 이전하려면 법 제47조의2제2항 후단에 따라 별지 제15호의16서식의 응급장비 양도·폐기·이전 신고서를 시장·군수·구청장에게 제출하여야 한다.

규칙 **제38조의3(응급장비의 관리)**

① 법 제47조의2에 따라 응급장비를 설치한 다중이용시설 등의 개설자 또는 관리자는 이를 관리하는 책임자를 두고 다음 각 호의 직무를 수행하게 하여야 한다.

1. 매월 1회 이상의 점검
2. 응급장비 사용교육
3. 응급장비의 관리에 관한 서류의 작성・비치

② 응급장비가 사용된 경우 해당 다중이용시설 등의 개설자 또는 관리자나 이를 직접 사용한 자는 응급의료지원센터에 그 사실을 지체 없이 알려 적절한 조치가 취하여지도록 하여야 한다. 다만, 법 제47조의2제1항제1호 및 제2호의 경우에는 그러하지 아니하다.

③ 그 밖에 응급장비의 관리에 필요한 사항은 보건복지부장관이 따로 정하여 고시한다.

제47조의3(여객항공기 등에서의 응급장비 및 응급처치 의약품의 구비)

① 제47조의2제1항제3호부터 제5호까지의 시설 등을 관장하는 중앙행정기관의 장은 해당 시설 등의 소유자・점유자

또는 관리자가 응급장비 및 응급처치 의약품을 구비하도록 노력하여야 한다.

② 보건복지부장관은 제1항의 응급장비 및 응급처치 의약품 구비에 대한 기준을 마련하여 제시할 수 있으며, 해당 중앙행정기관의 장에게 이를 권고할 수 있다. 다만, 국제협약 등을 준수하기 위하여 다른 법령에서 특별히 정하는 사항이 있는 경우에는 그 법령에서 정하는 바에 따른다.

제48조(응급구조사 등의 탑승의무)

구급차등의 운용자는 구급차등이 출동할 때에는 보건복지부령으로 정하는 바에 따라 응급구조사를 탑승시켜야 한다. 다만, 의사나 간호사가 탑승한 경우는 제외한다.

과태료 ※ 62조(300만원 이하의 과태료)

규칙 제39조(응급구조사의 배치)

구급차등의 운용자는 응급환자를 이송하거나 이송하기 위하여 출동하는 때에는 법 제48조의 규정에 따라 그 구급차등에 응급구조사 1인 이상이 포함된 2인 이상의 인원이 항상 탑승하도록 하여야 한다. 다만, 의료법에 의한 의사 또는 간호사가 탑승한 경우에는 응급구조사가 탑승하지 아니할 수 있다.

제48조의2(수용능력 확인 등)

① 응급환자 등을 이송하는 자(구급차등의 운전자와 제48조에 따라 구급차등에 동승하는 응급구조사, 의사 또는 간호사를 말한다)는 특별한 사유가 없는 한 보건복지부령으로 정하는 방법에 따라 이송하고자 하는 응급의료기관의 응급환자 수용 능력을 확인하고 응급환자의 상태와 이송 중 응급처치의 내용 등을 미리 통보하여야 한다.

② 응급의료기관의 장은 제1항에 따른 응급환자 수용능력 확인을 요청받은 경우 정당한 사유 없이 응급의료를 거부 또는 기피할 수 없으며 응급환자를 수용할 수 없는 경우에는 제2조제7호의 응급의료기관등에 지체 없이 관련 내용을 통보하여야 한다.

③ 제1항 및 제2항과 관련된 구체적인 기준, 방법, 절차 등 필요한 사항은 보건복지부령으로 정한다.

규칙 제39조의2(수용능력의 확인 등)

① 법 제48조의2제1항에 따라 응급환자 등을 이송하는 자는 전화, 무선통신, 그 밖의 전산망 등을 이용하여 응급의료기관의 수용능력을 확인하고, 다음 각 호의 사항을 통보하여야 한다.

1. 환자의 발생 경위(확인된 경우만 해당한다)
2. 환자의 연령, 성별 및 상태(활력 징후 및 의식 수준을 말한다)
3. 현장 및 이송 중 응급처치의 내용
4. 도착 예정 시각

② 제1항에 따른 확인 및 통보는 특별한 사유가 없으면 이송을 시작한 즉시 하여야 한다.

제49조(출동 및 처치 기록 등)

① 응급구조사가 출동한 때에는 보건복지부령으로 정하는 바에 따라 지체 없이 출동 사항, 제31조의4에 따른 응급환자의 중증도 분류 결과, 처치 내용 등을 기록하고 이를 소속 구급차등의 운용자와 해당 응급환자의 진료의사에게 제출하여야 한다. 다만, 응급구조사를 갈음하여 의사나 간호사가 탑승한 경우에는 탑승한 의사(간호사만 탑승한 경우에는 탑승 간호사)가 출동 및 처치 기록과 관련한 응급구조사의 임무를 수행하여야 한다.

② 구급차등의 운용자는 구급차등의 운행과 관련하여 보건복지부령으로 정하는 바에 따라 운행기록대장을 작성하여야 한다.

③ 제1항에 따른 기록을 제출받은 구급차등의 운용자는 그 기록을 보건복지부령으로 정하는 바에 따라 그 소재지를 관할하는 응급의료지원센터에 제출하여야 한다.

④ 구급차등의 운용자는 제1항에 따라 제출받은 기록 및 제2항에 따라 작성한 운행기록대장을, 응급환자의 진료의사가 소속된 의료기관의 장은 제1항에 따라 제출받은 기록을 각각 보건복지부령으로 정하는 기간 동안 보존하여야 한다.

⑤ 출동 및 처치 기록의 내용 및 방법 등에 관하여 필요한 사항은 보건복지부령으로 정한다.

과태료 ※ ①, ②, ③, ④=62조(300만원 이하의 과태료)

규칙 제40조(출동 및 처치기록의 내용 및 방법)

① 의사, 간호사 또는 응급구조사(이하 "응급구조사등"이라 한다)는 법 제49조제1항에 따라 출동 사항, 응급환자의 중증도 분류 결과와 응급처치의 내용을 별지 제16호서식의 출동 및 처치 기록지에 기록해야 한다.

② 응급구조사등은 제1항에 따라 출동 사항, 응급환자의 중증도 분류 결과와 응급처치의 내용에 관한 기록을 3부 작성하여 그 응급환자를 인수한 의사의 서명을 얻은 뒤 1부는 보관하고, 1부는 해당 응급환자의 진료의사에게 제출하며, 1부는 이송처치료징수용으로 환자 또는 그 보호자에게 발급한다.

③ 구급차등의 운용자와 의료기관의 장은 제2항에 따라 응급구조사등이 작성하여 제출한 출동 사항, 응급환자의 중증도 분류 결과와 응급처치의 내용에 관한 기록을 3년간 보존해야 한다.

④ 구급차등의 운용자는 법 제49조제3항에 따라 출동 사항, 응급환자의 중증도 분류 결과와 응급처치의 내용에 관한 기록(전자문서를 포함한다)을 응급의료지원센터로 다음달 10일까지 매월 제출해야 한다.

⑤ 구급차등의 운용자는 별지 제16호의2서식의 구급차등 운행기록대장을 작성하여 3년간 보존해야 한다.

제50조(지도 · 감독)

① 시 · 도지사 또는 시장 · 군수 · 구청장은 관할 구역에서 운용되는 구급차등에 대하여 매년 한 번 이상 구급차등의 운용상황과 실태를 점검하여 그 결과에 따라 시정명령 · 정지명령 등 필요한 조치를 할 수 있다.

② 시 · 도지사 또는 시장 · 군수 · 구청장은 관할 구역 내에 있는 제47조의2제1항 각 호의 시설 등에 대하여 매년 한 번 이상 자동심장충격기 등 심폐소생술을 할 수 있는 응급장비의 구비현황과 관리실태를 점검하여야 하며, 그 결과에 따라 시정명령 등 필요한 조치를 할 수 있다.

제51조(이송업의 허가 등)

① 이송업을 하려는 자는 보건복지부와 국토교통부의 공동부령으로 정하는 시설 등을 갖추어 관할 시 · 도지사의 허가를 받아야 한다. 이 경우 둘 이상의 시 · 도에서 영업을 하려는 경우에는 해당 시 · 도별로 시 · 도지사의 허가를 받아야 한다.

② 시 · 도지사는 제1항에 따라 허가를 하는 경우에는 시설의 규모 등을 고려하여 영업지역을 제한하여 허가할 수 있다.

③ 이송업자가 대통령령으로 정하는 중요한 사항을 변경하려는 경우에는 관할 시 · 도지사의 변경허가를 받아야 한다.

④ 시 · 도지사는 제3항에 따른 변경허가의 신청을 받은 날부터 15일 이내에 변경허가 여부를 신청인에게 통지하여야 한다.

⑤ 시 · 도지사는 제4항에서 정한 기간 내에 변경허가 여부 또는 민원 처리 관련 법령에 따른 처리기간의 연장 여부를 신청인에게 통지하지 아니하면 그 기간(민원 처리 관련 법령에 따라 처리기간이 연장 또는 재연장된 경우에는 해당 처리기간을 말한다)이 끝난 날의 다음 날에 변경허가를 한 것으로 본다.

⑥ 이송업자가 제3항의 사항 외에 대통령령으로 정하는 사항을 변경하려는 경우에는 관할 시 · 도지사에게 신고하여야 한다. 이 경우 관할 시 · 도지사는 그 내용을 검토하여 이 법에 적합하면 신고를 수리하여야 한다.

⑦ 이송업자는 제1항에 따른 시설 등의 기준을 지켜야 한다.

벌칙 ※ ①=60조(5년 이하의 징역 또는 5천만원 이하의 벌금)

과태료 ※ ③=62조(300만원 이하의 과태료)

영 제27조(응급환자이송업 허가사항의 변경사항)

① 응급환자이송업의 허가를 받은 자가 법 제51조제3항의 규정에 따라 관할 시 · 도지사의 변경허가를 받아야 하는 중요한 사항은 다음 각호의 1과 같다.

1. 영업지역의 변경
2. 구급차의 증감

② 응급환자이송업의 허가를 받은 자가 법 제51조제6항에 따라 관할 시 · 도지사에게 신고해야 하는 사항은 다음 각 호와 같다.

1. 대표자 또는 상호의 변경
2. 사무소(분사무소 또는 사업장을 포함한다)의 명칭 및 위치변경

규칙 제41조(이송업의 허가절차)

① 법 제51조제1항에 따라 응급환자이송업의 허가를 받으려는 자는 별지 제17호서식의 응급환자이송업허가신청서(전자문서로 된 신청서를 포함한다)에 다음 각 호의 서류(전자문서를 포함한다)를 첨부하여 시 · 도지사에게 제출해야 한다.

1. 사업계획서 1부
2. 사업용 고정자산의 총액 및 그 내역을 기재한 서류 1부
3. 차고를 설치할 수 있는 토지의 사용권을 증명하는 서류

1부
4. 영업시설의 개요 및 평면도 1부
5. 삭제 〈2006.7.3.〉
6. 기존 법인에 있어서는 다음 각 목의 서류
가. 정관
나. 임원의 명부 1부
다. 허가신청에 관한 의사의 결정을 증명하는 서류 1부
7. 법인을 설립하려는 자에 있어서는 다음 각 목의 서류
가. 정관(공증인의 인증이 있는 것) 1부
나. 발기인 또는 설립사원의 명부 1부
다. 설립하고자 하는 법인이 주식회사 또는 유한회사인 경우에는 주주 또는 사원모집 계획서 1부

② 제1항에 따라 신청서를 제출받은 시 · 도지사는 「전자정부법」 제36조제1항에 따른 행정정보의 공동이용을 통하여 다음 각 호의 서류를 확인하여야 한다.
1. 건축물대장
2. 법인인 경우에는 법인 등기사항증명서

③ 제1항제1호에 따른 사업계획서에는 다음 각 호의 사항을 기재해야 한다.
1. 사무소 및 분사무소(사업장)의 명칭 및 위치
2. 영업지역(시 · 군 · 구 단위)
3. 구급차의 총대수 · 종별 · 형식 · 연식, 상용차 및 예비차의 구별
4. 삭제 〈2015.1.8.〉
5. 지도의사의 선임현황

④ 시 · 도지사는 응급환자이송업의 허가를 한 때에는 별지 제18호서식의 응급환자이송업 허가증 및 별지 제18호의2서식의 부착용 허가증을 발급하고, 별지 제19호서식의 응급환자이송업허가관리대장을 작성 · 보관해야 한다.

⑤ 응급환자이송업의 허가를 받은 자가 법 제51조제3항 및 제6항에 따라 허가받은 사항의 변경허가를 받거나 변경신고를 하려는 경우에는 별지 제20호서식의 응급환자이송업 허가사항 변경허가신청(신고)서에 다음 각 호의 서류를 첨부하여 시 · 도지사에게 제출(변경신고의 경우에는 변경사항이 발생한 날부터 14일 이내에 제출)해야 한다. 이 경우 변경허가를 하거나 변경 신고를 받은 시 · 도지사는 제4항에 따라 발급한 응급환자이송업 허가증 또는 부착용 허가증의 변경 내용을 고쳐쓴 후 발급해야 한다.
1. 허가증 1부
2. 변경내역서 1부

⑥ 응급환자이송업자는 부착용 허가증을 구급차등의 앞면에 부착해야 한다.

⑦ 응급환자이송업자가 응급환자이송업 허가증 또는 부착용 허가증을 재발급받으려는 경우에는 별지 제21호서식의 재발급신청서에 다음 각 호의 서류를 첨부하여 시 · 도지사에게 제출해야 한다.
1. 헐어 못쓰게 된 경우에는 그 허가증 또는 부착용 허가증
2. 잃어버린 경우에는 그 사유서

제52조(지도의사)

① 구급차등의 운용자(제44조제1항제2호에 따른 의료기관을 제외한다. 이하 이 조에서 같다)는 응급환자를 이송하기 위하여 구급차등을 사용하는 경우 상담 · 구조 · 이송 및 응급처치를 지도받기 위하여 지도의사를 두거나 응급의료지원센터 또는 응급의료기관의 의사를 지도의사로 위촉하여야 한다.
② 구급차등의 운용자에 따른 지도의사의 수와 업무 및 선임 등에 관하여 필요한 사항은 보건복지부령으로 정한다.

규칙 제42조(지도의사의 수 및 업무)

① 구급차등의 운용자(법 제44조제1항제2호에 따른 의료기관을 제외한다)는 법 제52조제1항에 따라 관할 시 · 도에 소재하는 응급의료기관에 근무하는 전문의중에서 1인 이상을 지도의사로 선임 또는 위촉하여야 한다.

② 제1항의 규정에 의한 지도의사의 업무는 다음 각호와 같다.
1. 응급환자가 의료기관에 도착하기 전까지 행하여진 응급의료에 대한 평가
2. 응급구조사의 자질향상을 위한 교육 및 훈련
3. 이송중인 응급환자에 대한 응급의료 지도

제53조(휴업 등의 신고)

이송업자는 이송업의 전부 또는 일부를 휴업 · 폐업 또는 재개업하려는 경우에는 보건복지부령으로 정하는 바에 따라 관할 시 · 도지사에게 신고하여야 한다.

과태료 ※ 62조(300만원 이하의 과태료)

규칙 제43조(휴업 등의 신고)

응급환자이송업자가 법 제53조의 규정에 따라 휴업 · 폐업 · 재개업의 신고를 하고자 하는 때에는 휴업 · 폐업 또는 재개업한 날부터 14일 이내에 별지 제22호서식의 응급환자이송업의 휴업 · 폐업 · 재개업신고서에 응급환자이송업허가증을 첨부(재개업의 경우를 제외한다)하여 시 · 도지사에게 제출하여야 한다.

제54조(영업의 승계)

① 다음 각 호의 어느 하나에 해당하는 자는 이송업자의 지위를 승계한다.
1. 이송업자가 사망한 경우 그 상속인
2. 이송업자가 그 사업을 양도한 경우 그 양수인
3. 법인인 이송업자가 합병한 경우 합병 후 존속하는 법인이나 합병으로 설립되는 법인

② 다음 각 호의 어느 하나에 해당하는 절차에 따라 영업시설의 전부를 인수한 자는 그 이송업자의 지위를 승계한다.
1. 「민사집행법」에 따른 강제경매
2. 「채무자 회생 및 파산에 관한 법률」에 따른 환가
3. 「국세징수법」, 「관세법」 또는 「지방세징수법」에 따른 압류재산의 매각
4. 그 밖에 제1호부터 제3호까지의 규정에 준하는 절차

③ 제1항이나 제2항에 따라 이송업자의 지위를 승계한 자는 60일 이내에 보건복지부령으로 정하는 바에 따라 관할 시·도지사에게 신고하여야 한다.

과태료 ※ ③=62조(300만원 이하의 과태료)

규칙 제44조(영업의 승계 신고)

① 법 제54조에 따라 이송업자의 지위를 승계한 자는 별지 제23호서식의 영업자지위승계신고서(전자문서로 된 신고서를 포함한다)에 이송업자의 지위를 승계했음을 증명하는 다음 각 호의 서류(전자문서를 포함한다)를 첨부하여 시·도지사에게 제출해야 한다.
1. 이송업자가 사망한 경우: 가족관계등록부 등의 증명서
2. 영업의 양도·양수의 경우: 다음 각 목의 서류
   가. 양도계약서 사본 1부
   나. 양도인의 인감증명서 또는 「본인서명사실 확인 등에 관한 법률」 제2조제3호에 따른 본인서명사실확인서 1부
3. 법인인 이송업자의 합병의 경우: 합병계약서 사본 1부
4. 법 제54조제2항의 규정에 따라 이송업자의 지위를 승계한 경우: 경락확인서 등 영업시설의 전부를 인수하였음을 입증할 수 있는 서류 1부

② 제1항에 따라 신고서를 제출받은 시·도지사는 「전자정부법」 제36조제1항에 따른 행정정보의 공동이용을 통하여 다음 각 호의 서류를 확인해야 한다.
1. 삭제 〈2008.6.13.〉
2. 법인인 이송업자의 합병인 경우: 이송업자의 지위를 승계한 법인 등기사항증명서

제54조의2(유인·알선 등 금지)

제44조제1항에 따른 구급차등의 운용자는 영리를 목적으로 응급환자를 특정 의료기관 또는 의료인에게 이송 또는 소개·알선하거나 그 밖에 유인하거나 사주하는 행위를 하여서는 아니 된다.

제54조의3(대규모 행사에서의 응급의료 인력 등 확보 의무)

대통령령으로 정하는 대규모 행사를 개최하려는 자는 응급환자의 발생 시 신속하고 적절한 응급의료를 제공하기 위하여 보건복지부령으로 정하는 바에 따라 응급의료 인력 및 응급이송수단 등을 확보하여야 한다.

영 제27조의3(대규모 행사의 범위)

법 제54조의3에서 "대통령령으로 정하는 대규모 행사"란 행사기간 중 순간 최대 관람객이 1천명 이상이 될 것으로 예상되는 행사를 말한다. 다만, 「공연법」 제11조제2항에 따라 재해대처계획의 신고가 수리된 행사는 제외한다.

규칙 제44조의2(대규모 행사에서의 응급의료 인력 등 확보 의무)

법 제54조의3 및 영 제27조의3에 따른 대규모 행사를 개최하려는 자는 다음 각 호의 응급의료 인력과 응급이송수단을 확보해야 한다.
1. 응급의료 인력: 응급구조사, 의사 또는 간호사 1명
2. 응급이송수단: 구급차등 1대

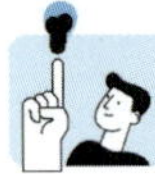

제 9 장 보 칙

제55조(응급의료종사자의 면허 · 자격 정지 등)

① 보건복지부장관은 응급의료종사자가 다음 각 호의 어느 하나에 해당하는 경우에는 그 면허 또는 자격을 취소하거나 6개월 이내의 기간을 정하여 그 면허 또는 자격을 정지시킬 수 있다.

1. 제6조제2항, 제8조, 제18조제2항, 제39조, 제40조 또는 제49조제1항을 위반한 경우
2. 제24조제1항에 따른 이송처치료를 과다하게 징수하거나 같은 조 제2항을 위반하여 이송처치료 외에 별도의 비용을 징수한 때
3. 제32조제2항을 위반하여 응급환자에게 중대한 불이익을 끼친 경우

3의2. 제36조의2제3항 또는 제5항을 위반하여 다른 사람에게 자기의 성명을 사용하여 제41조에 따른 응급구조사의 업무를 수행하게 하거나 응급구조사 자격증을 다른 사람에게 빌려준 경우

4. 제37조의 결격사유에 해당하게 된 경우
5. 제42조를 위반하여 의사로부터 구체적인 지시를 받지 아니하고 응급처치를 한 경우
6. 제43조제1항에 따른 보수교육을 받지 아니한 경우
7. 그 밖에 이 법 또는 이 법에 따른 명령을 위반한 경우

② 보건복지부장관은 응급구조사가 제36조의3에 따른 신고를 하지 아니한 때에는 신고할 때까지 그 자격을 정지시킬 수 있다.

③ 보건복지부장관, 시・도지사 또는 시장・군수・구청장은 의료기관이나 이송업자 또는 구급차등을 운용하는 자가 다음 각 호의 어느 하나에 해당하는 경우에는 의료기관 등의 개설 또는 영업에 관한 허가를 취소(신고대상인 경우에는 폐쇄를 말한다. 이하 제4항에서 같다)하거나 6개월 이내의 기간을 정하여 그 업무의 정지를 명할 수 있다.

1. 제18조제2항, 제28조제3항, 제32조제1항, 제33조제1항, 제35조의2제1항, 제44조제3항, 제44조의2제2항, 제44조의4, 제45조제1항, 제46조의2, 제47조제1항・제2항, 제48조, 제49조제3항・제4항, 제51조제3항부터 제5항까지, 제52조제1항, 제53조, 제54조제3항, 제54조의2 또는 제59조를 위반한 경우
2. 제22조제1항에 따른 미수금의 대지급을 부정하게 청구한 경우
3. 제24조제1항에 따른 이송처치료를 과다하게 징수하거나 같은 조 제2항을 위반하여 이송처치료 외에 별도의 비용을 징수한 때
4. 제34조에 따라 당직의료기관으로 지정받은 자가 응급의료를 하지 아니한 경우
5. 제50조제1항에 따른 시정명령・정지명령 등 필요한 조치를 따르지 아니한 경우
6. 그 밖에 이 법 또는 이 법에 따른 명령을 위반한 경우

④ 제3항에 따라 영업허가의 취소처분을 받은 자는 그 처분을 받은 날부터 1년 이내에는 그 업을 개설・운영하지 못한다.

⑤ 제1항과 제3항에 따른 행정처분의 세부 사항은 보건복지부령으로 정한다.

규칙 제45조(행정처분의 기준)

법 제55조의 규정에 의한 행정처분의 기준은 별표 18과 같다.

규칙 제46조(행정처분대장의 작성)

법 제55조의 규정에 따라 보건복지부장관, 시 · 도지사 또는 시장 · 군수 · 구청장이 행정처분을 하는 때에는 별지 제24호서식의 행정처분대장에 그 내용을 기록하고 이를 비치하여야 한다.

제56조(청문)

보건복지부장관, 시 · 도지사 또는 시장 · 군수 · 구청장은 다음 각 호의 어느 하나에 해당하는 처분을 하려면 청문을 하여야 한다.

1. 제35조제1항에 따른 응급의료기관의 지정의 취소

2. 제55조제1항에 따른 응급의료종사자의 면허 또는 자격의 취소
3. 제55조제3항에 따른 의료기관 등의 개설 또는 영업에 관한 허가의 취소 및 폐쇄 명령

제57조(과징금)

① 보건복지부장관, 시・도지사 또는 시장・군수・구청장은 의료기관이나 이송업자 또는 구급차등을 운용하는 자가 제55조제3항 각 호의 어느 하나에 해당하는 경우로서 그 업무의 정지가 국민보건의료에 커다란 위해를 가져올 우려가 있다고 인정되는 경우에는 업무정지처분을 갈음하여 3억원 이하의 과징금을 부과할 수 있다. 이 경우 과징금의 부과 횟수는 세 번을 초과할 수 없다.
② 제1항에 따라 과징금을 부과하는 위반행위의 종류, 위반 정도에 따른 과징금의 금액과 그 밖에 필요한 사항은 대통령령으로 정한다.
③ 제1항에 따른 과징금을 내야 할 자가 납부기한까지 이를 내지 아니하면 보건복지부장관은 국세 체납처분의 예에 따라 징수하고, 시・도지사 및 시장・군수・구청장은 「지방행정제재・부과금의 징수 등에 관한 법률」에 따라 징수한다.

영 제28조(과징금의 부과)
① 법 제57조제1항에 따른 과징금의 금액은 위반행위의 종별·정도 등을 고려하여 보건복지부령으로 정하는 업무정지처분기준에 따라 별표 1의2의 기준을 적용하여 산정한다.
② 보건복지부장관, 시·도지사 또는 시장·군수·구청장은 법 제57조의 규정에 따라 과징금을 부과하고자 하는 경우에는 그 위반행위의 종별과 해당 과징금의 금액을 서면으로 명시하여 이를 납부할 것을 통지하여야 한다.

규칙 제47조(규제의 재검토)
① 보건복지부장관은 다음 각 호의 사항에 대하여 다음 각 호의 기준일을 기준으로 3년마다(매 3년이 되는 해의 기준일과 같은 날 전까지를 말한다) 그 타당성을 검토하여 개선 등의 조치를 해야 한다.
1. 제13조제2항 및 별표 5에 따른 권역응급의료센터의 지정기준: 2014년 1월 1일
2. 제16조에 따른 전문응급의료센터의 지정기준·방법 및 절차: 2022년 1월 1일
3. 제17조의3에 따른 정신질환자응급의료센터의 지정기준·방법 및 절차: 2022년 1월 1일
4. 제23조제1항 및 별표 9에 따른 응급의료시설의 설치기준: 2014년 1월 1일
5. 제37조에 따른 구급차등의 용도: 2014년 1월 1일
6. 제38조제3항 및 별표 16에 따른 구급차에 갖추어야 하는 의료장비·구급의약품 및 통신장비의 기준: 2014년 1월 1일
7. 제38조제5항 및 별표 17에 따른 구급차등의 세부관리기준: 2014년 1월 1일

② 보건복지부장관은 다음 각 호의 사항에 대하여 다음 각 호의 기준일을 기준으로 2년마다(매 2년이 되는 해의 기준일과 같은 날 전까지를 말한다) 그 타당성을 검토하여 개선 등의 조치를 해야 한다.
1. 삭제 〈2025.3.11.〉
2. 제34조에 따른 경미한 응급처치의 범위: 2015년 1월 1일
3. 제35조에 따른 응급구조사의 보수교육 시간: 2015년 1월 1일
4. 삭제 〈2020.12.31.〉
5. 삭제 〈2020.12.31.〉
6. 삭제 〈2020.12.31.〉

제58조(권한의 위임)

이 법에 따른 보건복지부장관의 권한은 그 일부를 대통령령으로 정하는 바에 따라 시·도지사 또는 시장·군수·구청장에게 위임할 수 있다.

제59조(유사명칭 사용 금지)

① 이 법에 따른 응급구조사, 구급차, 중앙응급의료센터・권역응급의료센터・권역외상센터・전문응급의료센터・지역응급의료센터・지역외상센터・지역응급의료기관 또는 응급의료지원센터가 아니면 각각의 명칭 또는 이와 유사한 명칭을 사용하지 못한다.
② 다음 각 호 외의 의료기관은 응급환자 진료와 관련된 명칭이나 표현을 사용하거나 외부에 표기하여서는 아니 된다.

1. 이 법에 따라 지정받은 응급의료기관
2. 제35조의2제1항에 따라 신고한 의료기관
3. 종합병원

과태료 ※ 62조(300만원 이하의 과태료)

제59조의2(업무 검사와 보고 등)

① 보건복지부장관, 시·도지사 또는 시장·군수·구청장은 응급의료종사자 및 응급의료기관등에 대한 지도·감독이 필요하다고 인정되는 경우 관계 공무원으로 하여금 그 업무 상황, 시설 또는 진료기록부, 간호기록부, 제49조에 따른 출동 및 처치 기록지, 운행기록대장 등 관계 서류를 검사하게 하거나 관계인에게서 진술을 들어 사실을 확인하게 할 수 있으며, 응급의료종사자 및 응급의료기관등에게 필요한 사항의 보고 또는 관계 서류의 제출을 명할 수 있다. 이 경우 응급의료종사자 및 응급의료기관등은 정당한 사유 없이 이를 거부하지 못한다.

② 제1항의 경우 관계 공무원은 그 권한을 표시하는 증표 및 조사목적, 조사기간, 조사범위, 조사담당자, 관계 법령 등이 기재된 조사명령서를 지니고 이를 관계인에게 보여주어야 한다.

③ 보건복지부장관은 시·도지사 또는 시장·군수·구청장에게 관할 구역 내 응급의료종사자 및 응급의료기관등에 대하여 제1항에 따른 업무 검사와 보고 등을 실시할 것을 요구할 수 있다.

과태료 ※ ①=62조(300만원 이하의 과태료)

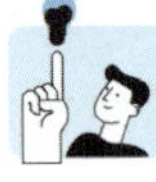

제 10 장 벌 칙

제60조(벌칙)

① 「의료법」 제3조에 따른 의료기관의 응급실에서 응급의료종사자(「의료기사 등에 관한 법률」 제2조에 따른 의료기사와 「간호법」 제6조에 따른 간호조무사를 포함한다)를 폭행하여 상해에 이르게 한 사람은 10년 이하의 징역 또는 1천만원 이상 1억원 이하의 벌금에 처하고, 중상해에 이르게 한 사람은 3년 이상의 유기징역에 처하며, 사망에 이르게 한 사람은 무기 또는 5년 이상의 징역에 처한다. 〈신설 2024.9.20.〉

② 다음 각 호의 어느 하나에 해당하는 자는 5년 이하의 징역 또는 5천만원 이하의 벌금에 처한다.

1. 제12조제1항을 위반하여 응급의료를 방해하거나 의료용 시설 등을 파괴·손상 또는 점거한 사람
2. 제36조에 따른 응급구조사의 자격인정을 받지 못하고 응급구조사를 사칭하여 제41조에 따른 응급구조사의 업무를 한 사람
3. 제51조제1항을 위반하여 이송업 허가를 받지 아니하고 이송업을 한 자

③ 다음 각 호의 어느 하나에 해당하는 사람은 3년 이하의 징역 또는 3천만원 이하의 벌금에 처한다.

1. 제6조제2항을 위반하여 응급의료를 거부 또는 기피한 응급의료종사자

1의2. 제36조의2제3항을 위반하여 다른 사람에게 자기의 성명을 사용하여 제41조에 따른 응급구조사의 업무를 수행하게 한 자

1의3. 제36조의2제5항을 위반하여 다른 사람에게 자격증을 빌려주거나 빌린 자

1의4. 제36조의2제6항을 위반하여 자격증을 빌려주거나 빌리는 것을 알선한 자

2. 제40조의 비밀 준수 의무를 위반한 사람. 다만, 고소가 있어야 공소를 제기할 수 있다.

3. 제42조를 위반하여 의사로부터 구체적인 지시를 받지 아니하고 응급처치를 한 응급구조사

④ 다음 각 호의 어느 하나에 해당하는 자는 1년 이하의 징역 또는 1천만원 이하의 벌금에 처한다.
1. 제18조제2항을 위반한 응급의료종사자, 의료기관의 장 및 구급차등을 운용하는 자
2. 제44조제1항을 위반하여 구급차등을 운용한 자
3. 제44조의4를 위반하여 자기 명의로 다른 사람에게 구급차등을 운용하게 한 자
4. 제45조제1항을 위반하여 구급차등을 다른 용도에 사용한 자

제61조(양벌규정)

법인의 대표자나 법인 또는 개인의 대리인, 사용인, 그 밖의 종업원이 그 법인 또는 개인의 업무에 관하여 제60조의 위반행위를 하면 그 행위자를 벌하는 외에 그 법인 또는 개인에게도 해당 조문의 벌금형을 과한다. 다만, 법인 또는 개인이 그 위반행위를 방지하기 위하여 해당 업무에 관하여 상당한 주의와 감독을 게을리하지 아니한 경우에는 그러하지 아니하다.

제62조(과태료)

① 다음 각 호의 어느 하나에 해당하는 자에게는 300만원 이하의 과태료를 부과한다.
1. 제31조의2를 위반하여 응급의료기관의 지정기준에 따른 시설·인력·장비 등을 유지·운영하지 아니한 자
1의2. 제31조의5제2항을 위반하여 응급실에 출입하는 보호자 등의 명단을 기록 또는 관리하지 아니한 자
2. 제32조제4항을 위반하여 당직전문의등 또는 당직전문의등과 동등한 자격을 갖춘 것으로 인정되는 자로 하여금 응급환자를 진료하게 하지 아니한 자
3. 제33조를 위반하여 예비병상을 확보하지 아니하거나 응급환자가 아닌 사람에게 예비병상을 사용하게 한 자
3의2. 제47조의2제1항을 위반하여 자동심장충격기 등 심폐소생술을 할 수 있는 응급장비를 갖추지 아니한 자
3의3. 제48조 본문을 위반하여 응급구조사를 탑승시키지 아니한 자
3의4. 제47조의2제2항을 위반하여 자동심장충격기 등 심폐소생술을 할 수 있는 응급장비의 설치 신고 또는 변경 신고를 하지 아니한 자
3의5. 제47조의2제3항을 위반하여 점검 결과를 통보하지 아니한 자
4. 제39조 또는 제49조제1항부터 제4항까지를 위반하여 준수 사항을 지키지 아니하거나 출동 및 처치 기록 등에 관한 의무를 이행하지 아니한 자
4의2. 제44조의2제2항에 따른 신고를 하지 아니하고 구급차등을 운용한 자
4의3. 제44조의3제1항 및 제2항을 위반하여 말소 통보 또는 신고를 하지 아니한 자
4의4. 제46조의2에 따른 운행연한 또는 운행거리를 초과하여 구급차를 운용한 자
5. 제51조제3항, 제53조 또는 제54조제3항에 따른 변경허가를 받지 아니하거나 신고를 하지 아니한 자
6. 제59조를 위반하여 응급구조사·중앙응급의료센터 등의 명칭 또는 이와 비슷한 명칭을 사용하거나, 응급환자 진료와 관련된 명칭이나 표현을 사용하거나 외부에 표기한 자
7. 제59조의2제1항에 따른 검사 등을 거부·방해 또는 기피하거나, 보고 또는 관계 서류 제출을 하지 아니한 자

② 제1항에 따른 과태료는 대통령령으로 정하는 바에 따라 보건복지부장관, 시·도지사 또는 시장·군수·구청장이 부과·징수한다.

② 제47조의2제4항을 위반하여 자동심장충격기 등 심폐소생술을 할 수 있는 응급장비 사용에 관한 안내표지판을 부착하지 아니한 자에게는 100만원 이하의 과태료를 부과한다. 〈신설 2023.8.16.〉

③ 제1항 및 제2항에 따른 과태료는 대통령령으로 정하는 바에 따라 보건복지부장관, 시·도지사 또는 시장·군수·구청장이 부과·징수한다. 〈개정 2023.8.16.〉

[시행일: 2025.8.17.]

영 영 제29조(과태료의 부과)

법 제62조에 따른 과태료의 부과기준은 별표 2와 같다.

제63조(응급처치 및 의료행위에 대한 형의 감면)

① 응급의료종사자가 응급환자에게 발생한 생명의 위험, 심신상의 중대한 위해 또는 증상의 악화를 방지하기 위하여 긴급히 제공하는 응급의료로 인하여 응급환자가 사상에 이른 경우 그 응급의료행위가 불가피하였고 응급의료행위자에게 중대한 과실이 없는 경우에는 정상을 고려하여 「형법」 제268조의 형을 감경하거나 면제할 수 있다.

② 제5조의2제1호나목에 따른 응급처치 제공의무를 가진 자가 응급환자에게 발생한 생명의 위험, 심신상의 중대한 위해 또는 증상의 악화를 방지하기 위하여 긴급히 제공하는 응급처치(자동심장충격기를 사용하는 경우를 포함한다)로 인하여 응급환자가 사상에 이른 경우 그 응급처치행위가 불가피하였고 응급처치행위자에게 중대한 과실이 없는 경우에는 정상을 고려하여 형을 감경하거나 면제할 수 있다.

제64조(「형법」상 감경규정에 관한 특례)

음주로 인한 심신장애 상태에서 제12조제1항을 위반하는 죄를 범한 때에는 「형법」 제10조제1항을 적용하지 아니할 수 있다.

■ 응급의료에 관한 법률 시행규칙 [별표 1]

응급증상 및 이에 준하는 증상(제2조제1호 관련)

1. 응급증상

가. 신경학적 응급증상: 급성의식장애, 급성신경학적 이상, 구토・의식장애 등의 증상이 있는 두부 손상
나. 심혈관계 응급증상: 심폐소생술이 필요한 증상, 급성호흡곤란, 심장질환으로 인한 급성 흉통, 심계항진, 박동이상 및 쇼크
다. 중독 및 대사장애: 심한 탈수, 약물・알콜 또는 기타 물질의 과다복용이나 중독, 급성대사장애(간부전・신부전・당뇨병 등)
라. 외과적 응급증상: 개복술을 요하는 급성복증(급성복막염・장폐색증・급성췌장염 등 중한 경우에 한함), 광범위한 화상(외부신체 표면적의 18% 이상), 관통상, 개방성・다발성 골절 또는 대퇴부 척추의 골절, 사지를 절단할 우려가 있는 혈관 손상, 전신마취하에 응급수술을 요하는 중상, 다발성 외상
마. 출혈: 계속되는 각혈, 지혈이 안 되는 출혈, 급성 위장관 출혈
바. 안과적 응급증상: 화학물질에 의한 눈의 손상, 급성 시력 손실
사. 알러지: 얼굴 부종을 동반한 알러지 반응
아. 소아과적 응급증상: 소아경련성 장애
자. 정신과적 응급증상: 자신 또는 다른 사람을 해할 우려가 있는 정신장애

2. 응급증상에 준하는 증상

가. 신경학적 응급증상: 의식장애, 현훈
나. 심혈관계 응급증상: 호흡곤란, 과호흡
다. 외과적 응급증상: 화상, 급성복증을 포함한 배의 전반적인 이상증상, 골절・외상 또는 탈골, 그 밖에 응급수술을 요하는 증상, 배뇨장애
라. 출혈: 혈관손상
마. 소아과적 응급증상: 소아 경련, 38℃ 이상인 소아 고열(공휴일・야간 등 의료서비스가 제공되기 어려운 때에 8세 이하의 소아에게 나타나는 증상을 말한다)
바. 산부인과적 응급증상: 분만 또는 성폭력으로 인하여 산부인과적 검사 또는 처치가 필요한 증상
사. 이물에 의한 응급증상: 귀・눈・코・항문 등에 이물이 들어가 제거술이 필요한 환자

■ 응급의료에 관한 법률 시행규칙 [별표 4]

중앙응급의료센터의 설치 · 운영기준(제12조 관련)

1. 공통기준

가. 중앙응급의료센터에는 대형재해 등의 발생 시 응급의료지원을 할 수 있는 시설 · 장비 및 인력을 갖추어야 한다.
나. 중앙응급의료센터에는 전국의 응급의료종사자 교육 및 훈련을 담당할 수 있는 시설 · 장비 및 인력을 갖추어야 한다.
다. 중앙응급의료센터에는 응급의료기관 등에 대한 평가를 실시할 수 있는 전문인력 또는 장비를 갖추어야 한다.
라. 중앙응급의료센터에는 응급의료기관 등과 응급의료종사자에 대한 지도를 할 수 있는 전문인력 또는 장비를 갖추어야 한다.

2. 시설기준

중앙응급의료센터 운영 및 업무수행에 필요한 사무실, 회의실, 교육 · 세미나실, 물류창고 등 시설을 갖추어야 한다.

3. 조직 및 인력기준

가. 조직기준

1) 응급의료분야의 특수성을 고려하여 중앙응급의료센터 조직은 다른 직제와 분리하여 독립적으로 구성 및 운영되어야 되고, 응급의료센터장의 업무 수행의 전문성이 보장되어야 한다.
2) 업무수행을 위해 필요한 경우에는 중앙응급의료센터에 하부 조직을 둘 수 있다.

나. 배치기준

1) 중앙응급의료센터장: 1명을 두되, 보건복지부장관과 협의하여 임명한다.
2) 실장: 필요한 경우 2개 이상의 팀을 총괄하는 실장을 둘 수 있다.
3) 팀장 및 팀원: 팀에는 팀의 실무 관리를 총괄하는 팀장을 두고, 팀장을 포함하여 2명 이상의 팀원을 둔다.

다. 자격기준

1) 중앙응급의료센터장: 다음의 어느 하나에 해당하는 사람
   가) 다음 요건을 모두 충족하는 「의료법」에 따른 의료인
      (1) 응급의료 분야에서 10년 이상 진료 경력이 있는 사람
      (2) 응급의료 진료 및 연구 분야에서 5년 이상 부서장으로 근무한 경력이 있는 사람
   나) 5급 이상 공무원으로서 국가 또는 지방자치단체에서 보건사업에 관한 행정업무에 5년 이상 종사한 경력이 있는 사람
2) 실장 및 팀장: 응급의료에 관한 법 제25조에 따른 업무 수행에 필요한 분야에서 5년 이상 실무를 담당한 경력이 있는 사람

4. 운영기준

가. 중앙응급의료센터장은 매년 12월 31일까지 다음 연도의 운영계획을 수립하여 보건복지부장관에게 제출해야 한다.
나. 중앙응급의료센터장은 사업계획 및 실적, 예산 · 결산 및 조직운영 현황 등에 관한 자료를 반기별로 보건복지부장관에게 제출해야 한다.
다. 중앙응급의료센터장은 조직, 인사, 급여, 그 밖에 운영에 필요한 규정을 두고 이에 따라 센터를 운영해야 하며, 다음의 기록 및 서류를 갖추어야 한다. 다만, 필요한 경우에는 보건복지부장관과 협의하여 달리 운영할 수 있다.
   1) 중앙응급의료센터의 연혁 및 운영에 관한 기록
   2) 중앙응급의료센터장 등의 인사에 관한 기록
   3) 최근 3년 동안의 법 제25조에 따른 업무수행에 관한 자료
라. 중앙응급의료센터의 운영에 관한 회계는 다른 사업에 관한 회계와 분리하여 처리해야 한다.

■ 응급의료에 관한 법률 시행규칙 [별표 5의2] 〈개정 2024.10.4.〉

권역응급의료센터의 지정기준(제13조제2항 관련)

1. 시설기준 · 장비기준 · 인력기준

가. 시설기준

1) 응급실 시설은 서로 인접하고 다른 의료시설과 구별되어야 하며, 응급실과 응급전용 중환자실 · 입원실 및 수술실, 검사실 · 중재실 · MRI실 등은 수평 또는 수직으로 바로 연결될 수 있도록 최대한의 근접성을 갖추어 설치 · 운영해야 한다.

2) 감염병환자를 위한 음압격리병상 및 일반격리병상은 응급실 인근에 다른 구역과 분리하여 설치할 수 있으며, 소아환자를 위한 응급실을 별도 운영하는 경우 소아환자 진료구역도 응급실 다른 구역과 분리하여 설치할 수 있다.

3) 응급실 입구 환자 분류소에서 감염의사환자를 선별하고, 일반 응급환자와 동선을 분리하여 음압격리병상 등에서 격리진료를 받을 수 있도록 시설을 갖추어야 한다.

4) 응급실 전용 시설기준

시설	시설기준	비고
가) 환자 분류소	• 환자진입구와 인접하여 설치할 것 • 중증도 분류에 필요한 장비와 비품을 갖출 것 • 충분한 환기가 이루어지도록 할 것	감염의사환자를 위한 마스크 등 보호 장구를 비치할 것
나) 소생실	• 최소 20 m^2의 전용면적을 확보하고, 각각의 내변이 3 m 이상이 되도록 할 것	환자 진입구 및 구급차출입구와 인접되게 설치할 것
다) 처치실	• 최소 20 m^2의 전용면적을 확보하고, 각각의 내변이 3 m 이상이 되도록 할 것 • 감염방지를 위해 손세척이 가능할 것	
라) 응급환자 진료구역	• 각 병상마다 상지 · 하지 전동방식 높이조절 기능 및 시각적 차폐 시설을 갖출 것 • 산소와 음압을 공급하는 설비를 갖출 것 • 10병상 이상을 확보할 것	병상 간 간격은 1.5 m 이상을 확보할 것
마) 중증응급환자 진료구역	• 출입통제가 가능한 별도의 구역으로 구성하고 무정전 시스템을 갖출 것 • 각 병상마다 상지 · 하지 전동방식 높이조절 기능 및 시각적 차폐 시설을 갖출 것 • 산소, 음압, 고압공기를 공급하는 설비를 갖출 것 • 8병상 이상을 확보할 것	
바) 음압격리병상	• 외부로부터 완전히 밀폐될 것 • 필터링된 급기 · 배기, 음압제어 및 환기가 가능한 시설을 갖출 것 • 각 병상은 1인 격리실로 설치할 것 • 내부 전체를 관찰할 수 있는 창문 또는 폐쇄회로 텔레비전(CCTV)을 설치할 것 • 개인보호장비를 착용하거나 손세척을 할 수 있는 전실을 갖출 것 • 2병상 이상을 확보할 것	일반격리병상은 중증응급환자 진료구역 병상 수에 포함됨
사) 일반격리병상	• 외부로부터 완전히 차폐될 수 있을 것 • 각 병상은 1인 격리실로 설치할 것 • 내부 전체를 관찰할 수 있는 창문 또는 폐쇄회로 텔레비전(CCTV) 설비를 갖출 것 • 3병상 이상을 확보할 것	
아) 소아응급환자 진료구역	• 각 병상마다 시각적 차폐 시설을 갖출 것 • 산소와 음압을 공급하는 설비를 갖출 것 • 3병상 이상을 확보할 것	• 소아전문응급센터가 아닌 경우에만 적용 • 병상 간 간격은 1.5 m 이상을 확보할 것
자) 방사선실 · 일반촬영실 · CT촬영실	• 신체 전 부위 촬영이 가능할 것 • 산소와 음압 공급설비를 설치할 것	중증응급환자 진료구역 인근에 설치할 것
차) 응급전용 입원실	• 30병상 이상을 확보할 것 • 병상당 4.3 m^2 이상의 공간을 확보할 것	• 당일 응급의료 책임자가 입원 · 퇴원을 결정할 것. 다만, 전문진료과 중환자실 병상인 경우 입퇴원 시 당일 응급의

시설	시설기준	비고
카) 응급전용 중환자실	• 20병상 이상을 확보할 것. 다만, 20병상 중 10병상은 전문진료과의 중환자실내 응급전용 중환자병상을 지정하여 운영할 수 있다. • 「의료법 시행규칙」 별표 4의 중환자실 규정을 준수할 것	료 책임자의 동의를 받을 것 • 전문진료과 중환자실 내 병상은 응급전용임을 표기하고 환자 대장을 관리할 것
타) 응급전용 수술실	• 병원 내 수술실 중 하나를 응급환자 전용으로 지정하여 사용할 것 • 응급환자 전용 수술실이 사용 중인 경우, 별도의 수술실 1실을 응급환자 전용으로 지정하여야 함	응급전용 수술실 사용권한을 당일의 응급의료 책임자에 부여할 것
파) 보호자 면담실	• 외부로부터 시청각적으로 차단할 수 있을 것 • 환자의 상태 설명을 위한 시설을 갖출 것	
하) 전용 주차장	• 응급실 입구에 인접하고, 평면으로 연결되어 있어야 할 것 • 응급환자 전용 표기가 되어 있을 것	구급차 2대 이상 주차 공간을 확보할 것
거) 보호자 대기실	• 최소 100 m^2의 전용면적을 갖출 것 • 입원환자의 인원수에 따라 면적을 조정할 수 있음	30명 이상이 동시에 대기할 수 있는 공간으로 편의시설설치가 가능할 것
너) 회의실	20명 이상을 수용하여 교육 · 회의할 수 있도록 시청각 기자재 등을 갖출 것	• 질 관리를 위한 컨퍼런스 등을 수행할 것 • 응급실과 인접하지 않은 공간에 설치 가능함
더) 재난 및 응급의료 지원실	재난, 교육, 의료지도 등 권역 내 응급의료 업무를 하기에 충분한 공간을 확보할 것	

5) 의료기관 시설기준

시설	시설기준	비고
가) 검사실	• 혈액성분검사(CBC), 혈액화학검사(Chemistry), 동맥혈 가스분석(ABGA) 및 요검사(U/A)가 가능할 것 • 심근효소검사, 혈액응고검사가 가능할 것	• 24시간 운영할 것 • 응급환자에 우선 사용되도록 할 것
나) MRI실	• 신체 전 부위의 촬영이 가능할 것 • 산소와 음압을 공급하는 설비를 설치할 것	
다) 중재실	• 위내시경실, 담관내시경실, 기관지내시경실 각각 1실 이상 갖출 것 • 혈관조영실, 심혈관조영실 각각 1실 이상 갖출 것 • 각 시설은 산소와 음압을 공급하는 설비를 설치할 것	
라) 혈액은행	• ABO 및 Rh Typing, 교차 시험(Cross Matching), Coomb's Test 검사가 가능할 것	
마) 주산기 시설	• 신생아실을 갖출 것 • 분만실을 갖출 것	

나. 장비기준

1) 응급실 전용 장비

<table>
<tr><th rowspan="2">품명</th><th colspan="6">개 수(단위: 개)</th><th rowspan="2">비고</th></tr>
<tr><th>일반 구역</th><th>소아 구역</th><th>중증 구역</th><th>소생실 · 처치실</th><th>중환자실</th><th>격리 병상</th></tr>
<tr><td>가) 12유도심전도기</td><td>1</td><td></td><td>1</td><td></td><td></td><td></td><td></td></tr>
<tr><td>나) 심장충격기</td><td>1</td><td>1
(소아용 패드구비)</td><td>1</td><td>1</td><td>2</td><td>1</td><td>전원연결 없이 사용, 동기화 심전환 가능할 것</td></tr>
<tr><td>다) 인공호흡기</td><td></td><td></td><td>5병상당
1</td><td>1실당
1</td><td>3병상당
1</td><td>5병상당
1</td><td>호흡방식 조절가능, 경고장치가 있을 것</td></tr>
<tr><td>라) 무영등</td><td></td><td></td><td></td><td>1실당 1</td><td></td><td></td><td></td></tr>
<tr><td>마) 이동 X선 촬영기</td><td colspan="5">1</td><td>1</td><td></td></tr>
<tr><td>바) 이동식 초음파 검사기</td><td colspan="6">1</td><td>심초음파검사 가능할 것</td></tr>
</table>

품명	개 수(단위: 개)						비고
	일반 구역	소아 구역	중증 구역	소생실 · 처치실	중환자실	격리 병상	
사) 환자 감시장치	5병상당 1	5병상당 1	1병상당 1	1실당 1	1병상당 1	1병상당 1	심전도, 혈압, 혈중산소 포화도 측정이 가능할 것
아) 이동환자 감시장치	1						
자) 기도흡입기	1병상당 1	1병상당 1	1병상당 1	1실당 1	1병상당 1	1병상당 1	
차) 산소량 조절장치	1병상당 1	1병상당 1	1병상당 1	1실당 1		1병상당 1	
카) 급속혈액가온주입기			1		1		
타) 정맥 주입기	5병상당 1	5병상당 1	1병상당 1	1실당 1	1병상당 1	1병상당 1	약물 투여량의 정량 조절이 가능, 경고장치가 있을 것
파) 보온포				1실당 1	1		가온이 가능할 것
하) 중심체온 조절유도기				1			
거) 심부체온 측정장비				1			
너) 이동 심근효소측정기			1				
더) 연령별 기도 확보 장비 및 보조호흡 도구		1					
러) 소아를 위한 기타 연령별 기구 · 소모품		1					
머) 무선장비 및 전산장비	1						TRS 단말기 구비, 응급의료정보 입력 · 조회
버) 구급차	특수구급차 1대 이상을 포함한 구급차 2대						응급실과 교신할 수 있는 장비를 갖출 것

2) 의료기관 내 확보해야 하는 장비

장 비	기 준
가) 뇌압감시장비	24시간 사용이 가능해야 하며, 응급환자에 우선적으로 사용될 수 있게 할 것
나) 인공심폐순환기(ECMO)	
다) 지속적 신 대체 요법(CRRT) 장비	
라) 인큐베이터	

다. 인력기준

응급실 전담 인력기준

인 력	인력기준	비 고
가) 의사	• 응급실 전담 응급의학전문의: 5명 이상 • 소아응급환자 전담전문의: 1명 이상 ※ 소아응급환자 중심으로 진료 • 응급실 전담전문의: 전년도 응급실 내원 환자수가 30,000명을 초과하는 경우, 1명을 확보하고 매 10,000명마다 1명을 추가 확보할 것 ※ 소아응급환자 전담전문의는 응급실 전담전문의 수에 포함 ※ 응급실 전담전문의는 응급의학과, 내과, 외과, 정형외과, 신경외과, 신경과, 심장혈관흉부외과, 소아청소년과, 마취통증의학과, 영상의학과 전문의 중에서 확보할 것	• 응급실 중환자 진료구역 내에는 24시간 응급의학전문의 1명 이상이 상주할 것 • 응급실 일반 진료구역 내에는 24시간 의사 1명 이상이 상주할 것 ※ 소아전문응급센터인 경우 소아응급환자 전담전문의는 별표 6의 기준을 별도 적용
나) 간호사	• 응급실 전담 간호사 25명 이상 • 소아응급환자 전담 간호사 1명 이상 확보 • 전년도 응급실 내원 환자수가 30,000명을 초과하는 경우 3명을 추가 확보하고, 매 5000명마다 3명을 추가 확보할 것 ※ 소아응급환자 전담 간호사는 내원 환자당 추가 확보해야 하는 응급실 전담 간호사 수에 포함	• 응급전용 중환자실 및 응급전용 입원실과 별도로 할 것 ※ 소아전문응급센터인 경우 소아응급환자 전담간호사는 별표 6의 기준을 별도 적용

인 력	인력기준	비 고
다) 응급구조사	• 재난, 교육, 전원관리 등을 위해 1급 응급구조사 5명 이상 • 구급차 운영을 위해 구급차 1대당 2명 이상	• 구급차 및 관련 인력은 위탁하여 운영할 수 있을 것
라) 그 밖의 인력	• 간호사, 응급구조사 또는 보건의료정보관리사의 면허 · 자격을 가진 사람 2명 이상	• 응급의료 정보 관리 및 제공 업무를 전담할 것
	• 응급의료종사자 및 환자의 안전을 위한 청원경찰 또는 경비원 등의 보안인력 1명 이상	• 24시간 응급실 전담으로 1명 이상이 상주할 것

2. 일반 운영기준(법 제26조제2항에 따른 권역응급의료센터의 업무)

가. 권역응급의료센터의 장은 응급환자의 진료를 위해 응급실과 각 전문진료과의 당직 인력을 확보하고 관련 부서 간 협력체계를 가동해야 한다.

나. 권역응급의료센터의 장은 불시에 발생하는 중증응급환자를 수용하기 위하여 중환자실과 일반병동의 예비병상, 응급 전용 수술장 등을 확보해야 한다.

다. 권역응급의료센터의 장은 가용가능한 응급의료 자원의 현황, 주요 응급질환별 수용가능 여부, 응급환자의 내원 및 퇴실에 대한 정보를 보건복지부장관이 정하는 바에 따라 중앙응급의료센터로 전송해야 한다.

라. 권역응급의료센터의 장은 감염의사환자의 선별, 음압격리병상 등 감염예방 시설의 운영, 동선분리 및 감염예방활동, 보호자 및 방문객 출입통제 등 응급실 감염예방 및 확산방지를 위한 지침을 마련하고 시행되도록 해야 한다.

마. 권역응급의료센터의 장은 가목부터 라목까지의 조치 및 제18조의3에 따른 중증도 분류의 지도 및 시행을 위해 당일 근무하는 응급실 전담전문의 중 응급의료 책임자를 지정해야 한다.

바. 제18조의3에 따른 중증응급환자가 내원하면 응급실 전담전문의가 직접 진료해야 한다. 다른 전문진료과목 전문의의 진료가 필요한 경우 「응급의료에 관한 법률」 제32조에 따라 호출해야 하며, 호출된 전문의는 해당 환자를 신속히 진료해야 한다.

사. 중증응급환자를 다른 의료기관으로 이송하는 것을 최소화하되, 불가피하게 이송하는 경우 당일의 응급의료 책임자와 해당 진료과목 전문의가 직접 이송을 결정해야 하며, 이를 중앙응급의료센터에 통보해야 한다.

아. 마목 및 바목에 따른 중증응급환자의 적정시간 내 진료, 다른 의료기관에서 이송되어온 중증응급환자의 적극적 수용 등에 대하여, 법 제17조에 따라 보건복지부장관이 실시하는 평가를 매년 통과해야 한다.

자. 응급실 근무자 등은 소속, 전문과목, 면허 · 자격, 성명이 표기된 이름표를 달아야 하며, 면허 · 자격에는 전문의, 레지던트, 인턴, 간호사, 응급구조사 등이 구체적으로 표기되어야 한다.

차. 중증응급환자에 대한 책임 진료와 권역 내 재난 · 교육, 구급대에 대한 의료지도 등 그 밖에 권역응급의료센터의 운영에 관한 세부적인 사항은 보건복지부장관이 정한다.

카. 법 제15조의2에 따른 비상대응매뉴얼에 규정된 다수사상자 발생 시 즉시 출동할 수 있는 팀을 3개 이상 조직하되, 각 팀은 의사 1명 이상, 간호사 또는 응급구조사 2명 이상, 행정 업무를 담당하는 사람 1명 이상으로 각각 구성한다.

타. 권역응급의료센터의 장은 응급환자에 대한 검사 등이 신속하고 정확하게 이루어질 수 있도록 임상병리사, 방사선사 등 필요한 인력을 확보해야 한다.

■ 응급의료에 관한 법률 시행규칙 [별표 6]

전문응급의료센터의 지정기준(제16조제1항관련)

1. 삭제 〈2015.8.19.〉

2. 화상센터

가. 시설기준

시설내용		개수	단위면적 (m^2)	총면적 (m^2)	비고
응급 진료실	환자분류소	1	30	30	• 환자진입구와 바로 인접되게 설치할 것
	소생실	2	20	40	• 환자진입구 및 구급차출입구와 바로 인접되게 설치할 것 • 소규모수술이 가능한 장비 및 인력을 갖출 것
	간호사실	1	20	20	• 소생실 전면에 설치할 것
	환부세척실	1	20	20	
	응급환자 진료구역	1	165	165	• 최소 30병상 이상을 확보할 것
	검사실	1			• 장비기준에 의한 장비를 이용하여 검사를 하기에 충분한 공간을 확보할 것 • 24시간 혈액성분 및 화학 검사, 동맥혈가스분석, 요검사가 가능하도록 장비가 구비되어 있어야 함
	방사선실 · 일반촬영실	1	30	30	
	수술실 및 처치실	1	40	40	
응급 진료실 외의 장소	수술실	1	60	60	• 화상환자 전용으로만 이용하고, 중환자실과 인접되게 설치할 것
	중환자실의 병상	8	10	80	• 총면적은 중환자실에 있는 간호사실 · 의사실 및 물품보관소를 제외한 면적임
	입원실의 병상	30	4.3	130	
	멸균처치실의 병상	2	16	32	• 화상처치용 침상 및 멸균시설
	화상처치실	1	60	60	• 샤워기 및 소용돌이꼭지(Whirlpool tab)가 설치되어 있을 것
	회의실 및 도서실	1	60	60	
기타	원무행정실 · 의사당직실 · 보호자대기실 및 주차장을 설치하되, 그 기준은 별표 7의 지역응급센터의 기준에 의한다.				

(주)
1. 위의 개수 · 단위면적 및 총면적기준은 최소기준임
2. 검사실 및 방사선실중 CT촬영실은 종합병원의 시설을 이용할 수 있는 경우 이를 두지 아니할 수 있다.

나. 인력기준

인력	인력기준	비고
1) 의사	• 응급의학과 전문의 2명 이상 • 일반외과 전문의 1명 이상 • 성형외과 전문의 2명 이상	• 응급실에 24시간 전문의 1명 이상이 근무할 것
2) 간호사	• 15명 이상	
3) 응급구조사	• 구급차 1대당 2명 이상	
4) 그 밖의 인력	• 응급의료종사자 및 환자의 안전을 위한 청원경찰 또는 경비원 등의 보안인력 1명 이상 • 구급차 1대당 운전기사 2명 이상	• 보안인력은 24시간 1명 이상이 상주할 것 • 별표 5의2 제1호다목라) 또는 별표 7 제2호다목에 따라 권역응급의료센터 또는 지역응급의료센터의 응급실에 전담 상주 인력을 둔 경우에는 보안인력을 갖춘 것으로 봄 • 법 제44조제2항에 따라 구급차의 운용을 위탁한 경우에는 관련 인력을 위탁하여 운영할 수 있음

다. 장비기준

<table>
<tr><th>장비</th><th>소생실</th><th>응급실</th></tr>
<tr><td>제세동기</td><td>1</td><td>1</td></tr>
<tr><td>인공호흡기</td><td>1</td><td>1</td></tr>
<tr><td>주입기(Infusion Pump)</td><td>2</td><td>3병상당 1</td></tr>
<tr><td>이동 X선 촬영기</td><td colspan="2">1</td></tr>
<tr><td>CT촬영기</td><td colspan="2">1</td></tr>
<tr><td>산화질소(N_2O) 마취기</td><td colspan="2">1</td></tr>
<tr><td>환자감시장치</td><td>1</td><td>5병상당 1</td></tr>
<tr><td>이동환자감시장치</td><td colspan="2">1</td></tr>
<tr><td>부착형흡인기</td><td>1병상당 1</td><td>1병상당 1</td></tr>
<tr><td>급속혈액가온주입기(Rapid infusion warmer)</td><td colspan="2">1</td></tr>
<tr><td>보온포(가온 · 냉각기능공유)</td><td colspan="2">1</td></tr>
</table>

1. 무선통신설비 및 전산시설: 응급의료지원센터와 교신할 수 있는 통신설비와 응급의료정보제공을 위한 전산장비 등의 시설을 갖추어야 함
2. 구급차: 특수구급차 1대 이상을 포함한 구급차 2대. 다만, 법 제44조제2항의 규정에 따라 구급차의 운용을 위탁한 경우 이를 갖추지 아니할 수 있다.

3. 심혈관 센터

가. 시설기준

<table>
<tr><th colspan="2">시설내용</th><th>개수</th><th>단위면적(m^2)</th><th>총면적(m^2)</th><th>비고</th></tr>
<tr><td rowspan="8">응급진료실</td><td>환자분류소</td><td>1</td><td>30</td><td>30</td><td>• 환자진입구와 바로 인접되게 설치할 것</td></tr>
<tr><td>소생실</td><td>2</td><td>20</td><td>40</td><td>• 환자진입구 및 구급차출입구와 바로 인접되게 설치할 것
• 소규모수술이 가능한 장비 및 인력을 갖출 것</td></tr>
<tr><td>간호사실</td><td>1</td><td>20</td><td>20</td><td>• 소생실 전면에 설치</td></tr>
<tr><td>응급환자 진료구역</td><td>1</td><td>165</td><td>165</td><td>• 최소 30병상 이상을 확보할 것</td></tr>
<tr><td>검사실</td><td>1</td><td></td><td></td><td>• 장비기준에 의한 장비를 이용하여 검사를 하기에 충분한 공간을 확보할 것
• 24시간 혈액성분 및 화학 검사, 동맥혈가스분석, 요검사가 가능하도록 장비가 구비되어 있어야 함</td></tr>
<tr><td>심초음파실</td><td>1</td><td>20</td><td>20</td><td>• 소생실 옆에 위치할 것</td></tr>
<tr><td>방사선실 · 일반촬영실</td><td>1</td><td>30</td><td>30</td><td></td></tr>
<tr><td>수술실 및 처치실</td><td>1</td><td>40</td><td>40</td><td></td></tr>
<tr><td rowspan="6">응급진료실 외의 장소</td><td>수술실</td><td>1</td><td>50</td><td>50</td><td>• 종합병원의 수술실로 갈음할 수 있음</td></tr>
<tr><td>중환자실의 병상</td><td>10</td><td>10</td><td>100</td><td>• 총면적은 중환자실에 있는 간호사실 · 의사실 및 물품보관소를 제외한 면적임</td></tr>
<tr><td>입원실의 병상</td><td>30</td><td>4.3</td><td>130</td><td></td></tr>
<tr><td>혈관촬영실</td><td>1</td><td>60</td><td>60</td><td>• 응급실에 설치한 경우에는 별도로 설치하지 아니할 수 있음</td></tr>
<tr><td>심장검사실</td><td>1</td><td>60</td><td>60</td><td>• 심초음파 · 부하검사 및 심전도검사 등을 할 수 있을 것</td></tr>
<tr><td>회의실 및 도서실</td><td>1</td><td>60</td><td>60</td><td></td></tr>
<tr><td>기타</td><td colspan="5">원무행정실 · 의사당직실 · 보호자대기실 및 주차장을 설치하되, 그 기준은 별표 7의 지역응급센터의 기준에 의한다.</td></tr>
</table>

(주)
1. 위의 개수 · 단위면적 및 총면적기준은 최소기준임
2. 검사실은 종합병원의 시설을 이용할 수 있는 경우 이를 두지 아니할 수 있다.

나. 인력기준

인력	인력기준	비고
1) 의사	• 응급의학 전문의 2명 이상 • 심장내과 전문의 3명 이상 • 소아과 심장 전문의 1명 이상 • 심장혈관흉부외과 전문의 1명 이상	• 응급실에 24시간 전문의 1명 이상이 근무할 것
2) 간호사	• 15명 이상	
3) 응급구조사	• 구급차 1대당 2명 이상	
4) 그 밖의 인력	• 응급의료종사자 및 환자의 안전을 위한 청원경찰 또는 경비원 등의 보안인력 1명 이상 • 구급차 1대당 운전기사 2명 이상	• 보안인력은 24시간 1명 이상이 상주할 것 • 별표 5의2 제1호다목라) 또는 별표 7 제2호다목에 따라 권역응급의료센터 또는 지역응급의료센터의 응급실에 전담 상주 인력을 둔 경우에는 보안인력을 갖춘 것으로 봄 • 법 제44조제2항에 따라 구급차의 운용을 위탁한 경우에는 관련 인력을 위탁하여 운영할 수 있음

다. 장비기준

장비	소생실	응급실
제세동기	1	1
인공호흡기	1	1
주입기(Infusion Pump)	2	3병상당 1
이동 X-선 촬영기	1	
CT촬영기	1	
심초음파검사기	1	
환자감시장치	1	5병상당 1
이동환자감시장치	1	
부착형흡인기	1병상당 1	1병상당 1
급속혈액가온주입기 (Rapid infusion warmer)	1	
보온포(가온 · 냉각기능공유)	1	

1. 무선통신설비 및 전산시설: 응급의료지원센터와 교신할 수 있는 통신설비와 응급의료정보제공을 위한 전산장비 등의 시설을 갖추어야 함
2. 구급차: 특수구급차 1대 이상을 포함한 구급차 2대. 다만, 법 제44조제2항의 규정에 따라 구급차의 운용을 위탁한 경우 이를 갖추지 아니할 수 있다.

4. 독극물센터

가. 시설기준

시설내용		개수	단위면적 (m^2)	총면적 (m^2)	비고
응급진료실	환자분류소	1	30	30	• 환자진입구와 바로 인접되게 설치할 것
	소생실	2	20	40	• 환자진입구 및 구급차출입구와 바로 인접되게 설치할 것 • 소규모수술이 가능한 장비 및 인력을 갖출 것
	간호사실	1	20	20	• 소생실 전면에 설치할 것
	응급환자 진료구역	1	165	165	• 최소 30병상 이상을 확보할 것
	위세척실	1	20	20	• 환자진입구와 바로 인접되게 설치 할 것
	고압산소실	1	50	50	
	검사실	1			• 시설기준에 의한 검사를 시행하기에 충분한 공간을 확보할 것 • 24시간 혈액성분 및 화학 검사, 동맥혈가스분석, 요검사가 가능하도록 장비가 구비되어 있어야 함

시설내용		개수	단위면적 (m^2)	총면적 (m^2)	비고
응급진료실	방사선실 · 일반촬영실 · CT촬영실	 1 1	 30 60	 30 60	
	수술실 및 처치실	1	40	40	
응급진료실 외의 장소	중환자실의 병상	10	10	100	• 총면적은 중환자실에 있는 간호사실 · 의사실 및 물품보관소를 제외한 면적임
	입원실의 병상	30	4.3	130	• 30병상 이상을 설치할 것
	독극물 정보센터	1	60	60	
	회의실 및 도서실	1	60	60	
기타	원무행정실 · 의사당직실 · 보호자대기실 및 주차장을 설치하되, 그 기준은 별표 7의 지역응급의료센터의 기준에 의한다.				

(주)
1. 위의 개수 · 단위면적 및 총면적기준은 최소기준임
2. 검사실 및 방사선실중 CT촬영실은 종합병원의 시설을 이용할 수 있는 경우 이를 두지 아니할 수 있음

나. 인력기준

인력	인력기준	비고
1) 의사	• 응급의학 전문의 3명 이상 • 중독 전담의 2명 이상	• 응급실에 24시간 전문의 또는 중독전담의 1명 이상이 근무할 것
2) 간호사	• 15명 이상	
3) 응급구조사	• 구급차 1대당 2명 이상	
4) 그 밖의 인력	• 응급의료종사자 및 환자의 안전을 위한 청원경찰 또는 경비원 등의 보안인력 1명 이상 • 구급차 1대당 운전기사 2명 이상	• 보안인력은 24시간 1명 이상이 상주할 것 • 별표 5의2 제1호다목라) 또는 별표 7 제2호다목에 따라 권역응급의료센터 또는 지역응급의료센터의 응급실에 전담 상주 인력을 둔 경우에는 보안인력을 갖춘 것으로 봄 • 법 제44조제2항에 따라 구급차의 운용을 위탁한 경우에는 관련 인력을 위탁하여 운영할 수 있음

다. 장비기준

장비	소생실	응급실
제세동기	1	1
인공호흡기	1	1
주입기(Infusion Pump)	2	3병상당 1
이동 X선 촬영기	1	
CT촬영기	1	
초음파검사기(심초음파 검사 기능)	1	
산부인과진찰대	1	
산화질소(N_2O) 마취기	1	
환자감시장치	1	5병상당 1
이동환자감시장치	1	
부착형흡인기	1병상당 1	1병상당 1
급속혈액가온주입기(Rapid infusion warmer)	1	
보온포(가온 · 냉각기능공유)	1	
고압산소탱크	1	

1. 무선통신설비 및 전산시설: 응급의료지원센터와 교신할 수 있는 통신설비와 응급의료정보제공을 위한 전산장비 등의 시설을 갖추어야 함
2. 구급차: 특수구급차 1대 이상을 포함한 구급차 2대. 다만, 법 제44조제2항의 규정에 따라 구급차의 운용을 위탁한 경우 이를 갖추지 아니할 수 있다.

5. 소아센터

가. 시설기준

1) 소아 응급실 전용시설 기준

- 소아 응급실은 소아청소년 응급환자를 위한 전용시설로 성인을 위한 응급실과 구분되도록 설치·운영되어야 함
- 감염병 환자를 위한 음압격리병상 및 일반격리병상은 소아 응급실의 다른 구역과 분리하여 설치할 수 있음

시설	시설기준	비고
가) 환자 분류소	• 환자진입구와 인접하여 설치할 것 • 중증도 분류에 필요한 장비와 비품을 갖출 것 • 충분한 환기가 이루어지도록 할 것	감염의사환자를 위한 마스크 등 보호장구를 비치할 것
나) 처치실	• 최소 20 m^2의 전용면적을 확보하고, 각각의 내변이 3 m 이상이 되도록 할 것 • 감염방지를 위해 손세척이 가능할 것	
다) 응급환자 진료구역	• 각 병상마다 시각적 차폐 시설을 갖출 것 • 산소와 음압을 공급하는 설비를 갖출 것 • 5병상 이상을 확보할 것	병상 간 간격은 1.5 m 이상을 확보할 것
라) 중증응급환자 진료구역	• 출입통제가 가능한 별도의 구역으로 구성하고 무정전 시스템을 갖출 것 • 각 병상마다 시각적 차폐 시설을 갖출 것 • 산소, 음압, 고압공기를 공급하는 설비를 갖출 것 • 2병상 이상을 확보할 것	
마) 음압격리병상	• 외부로부터 완전히 밀폐되고 필터링된 급기·배기 및 음압제어, 환기가 가능한 시설을 갖출 것 • 각 병상은 1인 격리실로 설치할 것 • 보호구 장비 및 손세척을 할 수 있는 전실을 갖출 것 • 1병상 이상 확보할 것	일반격리병상은 중증응급환자 진료구역 병상 수에 포함됨
바) 일반격리병상	• 외부로부터 완전히 차폐될 수 있을 것 • 각 병상은 1인 격리실로 설치할 것 • 내부 전체를 관찰할 수 있는 창문 또는 폐쇄회로 텔레비전(CCTV) 설비를 갖출 것 • 1병상 이상 확보할 것	
사) 소아응급환자 전용중환자실	• 2병상 이상을 확보할 것 • 「의료법 시행규칙」 별표 4의 중환자실 규정을 준수할 것 ※ 권역응급의료센터인 경우 응급전용중환자실 중 2병상을 소아응급환자전용으로 배정할 수 있음	당일 응급의료 책임자의 동의하에 입원·퇴원을 결정할 것
아) 소아응급환자 전용입원실	• 6병상 이상을 확보할 것 • 병상당 4.3 m^2 이상의 공간을 확보할 것	
자) 보호자대기실	보호자 대기실 내에 별도의 수유실을 구비할 것	

2) 의료기관 시설기준

시설	시설기준	비고
가) MRI실	• 신체 전 부위의 촬영이 가능할 것 • 산소와 음압을 공급하는 설비를 설치할 것	• 24시간 운영할 것 • 응급환자에 우선 사용되도록 할 것
나) 검사실 등	• 소아환자의 초음파 검사가 가능할 것 • 연령별 장비를 구비하여 소아환자의 소화기 내시경 검사가 가능할 것	
다) 혈액은행	ABO 및 Rh Typing, 교차 시험(Cross Matching), Coomb's Test 검사가 가능할 것	
라) 주산기 시설	• 신생아실을 갖출 것 • 분만실을 갖출 것	

나. 장비기준

1) 소아 응급실 전용장비

장 비 명	개 수(단위: 개)	
	중증응급환자 진료구역	응급환자 진료구역
가) 제세동기	1	
나) 인공호흡기	1	
다) 이동 환자 감시장치	2	
라) 급속 혈액가온주입기	1	
마) 주입기(infusion pump)	1병상당 1	5병상당 1
바) 환자 감시장치	1병상당 1	5병상당 1
사) 부착형 흡인기	1병상당 1	
아) 초음파검사기	1	
자) 골강내 주사기구	1	
차) EKG	1	
카) Capnography	1	
타) ENT unit	1	
파) 보온포(가온 · 냉각기능)	1	
하) 소아용 네뷸라이저	3	

※ 소아환자를 위한 기구 및 소모품을 연령별로 확보하여야 함

2) 의료기관 내 확보해야 하는 장비

장 비	기 준
가) 뇌압 감시장비	24시간 사용이 가능해야 하며, 응급환자에 우선적으로 사용될 수 있게 할 것
나) 인공심폐순환기(ECMO)	
다) 지속적 신 대체 요법(CRRT) 장비	
라) 인큐베이터	

다. 인력기준

1) 소아 응급실 전담인력

인력	인력기준	비고
가) 의사	• 전문의 2명 이상을 포함한 소아응급환자 전담의 4명 이상(이 경우 전담의는 3년차 레지던트 이상을 의미한다) • 전년도 응급실 내원 소아청소년환자수가 15,000명을 초과하는 경우 전담전문의 1명을 추가 확보하고, 매 10,000명마다 소아응급환자 전담전문의 1명을 추가 확보할 것	소아전문응급센터에 24시간 소아응급환자 전담전문의 또는 3년차 이상 레지던트가 1인 이상 상주할 것 ※ 권역응급의료센터가 내원환자 대비 추가 확보해야 하는 응급실 전담전문의에 포함됨
나) 간호사	• 소아응급환자 전담간호사 10명 이상 • 전년도 응급실 내원 소아청소년환자수가 15,000명을 초과하는 경우 전담간호사 3명을 추가 확보하고, 매 5000명마다 소아응급환자 전담 간호사 3명을 추가 확보할 것	소아응급환자 전용중환자실 및 입원실 인력과 별도 ※ 권역응급의료센터가 내원환자 대비 추가 확보해야 하는 응급실 전담간호사에 포함됨
다) 그 밖의 인력	• 간호사, 응급구조사 또는 보건의료정보관리사의 면허 또는 자격을 가진 사람 1명 이상	• 응급의료 정보 관리 및 제공 업무를 전담할 것
	• 응급의료종사자 및 환자의 안전을 위한 청원경찰 또는 경비원 등의 보안인력 1명 이상	• 24시간 1명 이상이 상주할 것 • 별표 5의2 제1호다목라) 또는 별표 7 제2호다목에 따라 권역응급의료센터 또는 지역응급의료센터의 응급실에 전담 상주 인력을 둔 경우에는 보안인력을 갖춘 것으로 봄

2) 의료기관이 확보해야 하는 소아청소년과 전문인력

인력	비고
소아청소년과 전문의 5명 이상	소아전문응급센터 전담인력과 별도

라. 삭제 〈2019.12.31.〉

■ 응급의료에 관한 법률 시행규칙 [별표 7]

지역응급의료센터의 지정기준(제17조제2항 관련)

1. 시설기준

구분	개수	단위면적 (m^2)	총면적 (m^2)	비고
가. 환자분류소	1			• 환자진입구와 인접하여 설치할 것 • 중증도 분류에 필요한 장비와 비품을 갖출 것 • 충분한 환기가 이루어지도록 할 것 • 감염병 의심환자를 위한 마스크 등 보호 장비를 비치할 것
나. 응급환자진료구역	1	110	110	• 20병상(음압격리병상 및 일반격리병상을 포함한다) 이상을 확보할 것
다. 음압격리병상	1			• 외부로부터 완전히 밀폐될 것 • 필터링된 급기 · 배기, 음압제어 및 환기가 가능한 시설을 갖출 것 • 각 병상은 1인 격리실로 설치할 것 • 내부 전체를 관찰할 수 있는 창문 또는 폐쇄회로 텔레비전을 설치할 것 • 개인보호장비를 착용하거나 손세척을 할 수 있는 전실을 갖출 것
라. 일반격리병상	2			• 외부로부터 완전히 차폐될 것 • 각 병상은 1인 격리실로 설치할 것 • 내부 전체를 관찰할 수 있는 창문 또는 폐쇄회로 텔레비전을 설치할 것 • 음압격리병상 1병상 이상을 포함한 격리병상을 3병상 이상 갖출 것
마. 검사실	1			• 장비기준에 따른 장비를 이용하여 검사하기 위한 충분한 공간을 확보할 것. 다만, 종합병원의 검사실을 이용할 수 있는 경우에는 검사실을 두지 않을 수 있음 • 24시간 혈액 성분 및 화학 검사, 동맥혈가스분석, 요검사를 할 수 있는 장비를 갖출 것
바. 방사선실(일반촬영실)	1			• 외래환자용과 구분되는 별도의 시설일 것
사. 처치실	1	15	15	• 간단한 수술 및 처치를 할 수 있는 처치대 1병상을 설치할 수 있는 면적일 것
아. 원무행정실	1			• 종합병원과 별도로 입퇴원 및 의료보험청구업무를 하는 경우에는 그에 필요한 면적을 확보할 것
자. 의사당직실	1			• 의사 2명 이상이 숙식할 수 있는 공간일 것
차. 보호자대기실	1			• 20명 이상이 동시에 대기할 수 있는 공간으로서 대기의자, 호출시설 등 편의시설의 설치가 가능할 것
카. 주차장				• 구급차 2대를 포함한 4대의 차량을 동시에 주차할 수 있는 공간을 확보할 것

※ 비고: 위의 개수 · 단위면적 및 총면적 기준은 최소기준을 의미함.

2. 인력기준

인력	인력기준	비고
가. 의사	• 응급실 전담전문의 2명 이상을 포함한 전담의사 4명 이상	• 24시간 전문의 또는 3년차 이상 레지던트 1명 이상이 근무할 것
나. 간호사	• 응급실 전담간호사 10명 이상	• 24시간 응급실 전담간호사 3명 이상이 근무할 것
다. 그 밖의 인력	• 간호사, 응급구조사 또는 보건의료정보관리사의 면허 · 자격을 가진 사람 1명 이상	• 응급의료 정보 관리 및 제공 업무를 전담할 것
	• 응급의료종사자 및 환자의 안전을 위한 청원경찰 또는 경비원 등의 보안인력 1명 이상	• 24시간 응급실 전담으로 1명 이상이 상주할 것

3. 장비기준

장비명	기준
가. 심장충격기	1대 이상
나. 인공호흡기	1대 이상
다. 주입기(Infusion Pump)	5병상마다 1대 이상
라. 초음파검사기	1대 이상
마. 산부인과진찰대	1대 이상
바. 환자감시장치	5병상마다 1대 이상
사. 이동환자감시장치	1대 이상
아. 부착형흡인기	1병상마다 1대 이상
자. 부착형산소(Wall O_2 unit)	1병상마다 1대 이상
차. 급속혈액가온주입기(Rapid infusion warmer)	1대 이상
카. 보온포	1대 이상
타. CT촬영기	1대 이상. 다만, 종합병원의 CT촬영기를 이용할 수 있는 경우에는 갖추지 않을 수 있음
파. 일반 X선 촬영기	1대 이상
하. 이동 X선 촬영기	1대 이상
거. 특수구급차	1대 이상. 다만, 법 제44조제2항에 따라 구급차의 운용을 위탁한 경우에는 갖추지 않을 수 있음
너. 무선통신설비 및 전산시설	응급의료지원센터와 교신할 수 있는 통신설비와 응급의료정보의 제공을 위한 전산장비 등의 시설을 갖출 것

■ 응급의료에 관한 법률 시행규칙 [별표 7의2] 〈개정 2024.7.31.〉

권역외상센터의 요건과 지정기준(제17조의2제2항 관련)

1. 일반기준

외상환자 진료를 위한 외상 소생실, 방사선실, 중환자실, 수술실은 상호간에 구획되어야 하고, 수평 또는 수직으로 바로 연결될 수 있도록 최대한 근접성을 갖추어야 하며, 기존 시설과는 독립적으로 설치·운영되어야 한다.

2. 개별기준

가. 시설기준

시설		개수	단위면적(m^2)	총면적(m^2)	세부기준
외상	외상 소생실(치료실)	2	20	40	• 환자출입구 및 구급차출입구와 바로 인접하게 설치할 것 • 헬기장, 외상 중환자실의 병상, 외상수술실로 직접 연결되는 전용동선을 확보할 것 • 소규모 수술이 가능한 장비 및 인력을 갖출 것
소생	외상 환자 진료 구역	1	40	40	• 최소 6병상 이상을 확보할 것 • 의료가스와 음압공급유닛을 확보할 것
구역	외상 통제실	1			• 119, 구급차, 항공이송대 등과 직접 연결하여 환자 상태를 전달받고 통제·지도할 수 있는 유무선 통신설비를 확보할 것 • 입·퇴원하는 중증외상환자의 정보를 입력·관리할 수 있는 전산장비를 구비할 것 • 기능유지를 위한 인력을 갖출 것
외상 수술실		2	50	100	• 청결구역과 오염구역을 구분할 것 • 기능유지를 위한 인력을 갖출 것
외상 중환자실의 병상		20	10	200	• 총면적은 중환자실에 있는 간호사실, 의사당직실 및 물품보관소 등을 제외한 면적이며, 이들 시설을 포함한 전체 시설면적은 600 m^2 이상(병상당 30 m^2 이상)일 것
외상 입원실의 병상		40	4.3	172	• 총면적은 입원병상에 있는 간호사실, 의사당직실 및 물품보관실, 청결물실, 오물처리실 등을 제외한 면적이며, 이들 시설을 포함한 전체 시설면적은 900 m^2 이상(병상당 22.5 m^2 이상)일 것
회의실 및 의사실		1			• 회의실에는 시청각 기자재를 완비할 것 • 20명 이상이 동시에 이용할 수 있을 것 • 회의실과 의사실은 공동으로 사용할 수 있음
의사 당직실		1			• 4명 이상이 동시에 휴식·대기할 수 있을 것 • 탈의, 세안 등이 가능하고, 필요시 남녀 구분할 것 • 중환자실, 입원실 병상의 전체 시설면적에 포함됨
방사선실	일반 촬영실	1			• 외상전용 이동 X선 촬영기 1대를 보유할 것 • X선 촬영할 수 있는 시설을 외상소생실 침대 위에 갖춘 경우 일반촬영실을 설치한 것으로 봄
	CT 촬영실	1			• 권역외상센터로 지정된 종합병원(이하 "종합병원"이라 함)의 시설과 공동사용 가능하나, 외상환자 발생 시 외상환자가 우선 사용할 수 있도록 할 것
혈관 조영실		1			• 외상환자 전용으로 설치할 것
MRI실		1			• 응급의료센터의 시설과 공동사용 가능하나, 외상환자 발생 시 외상환자가 우선 사용할 수 있도록 할 것
검사실		1			• 혈액성분 및 화학 검사, 동맥혈가스분석, 요검사가 24시간 가능하도록 장비가 구비되어 있을 것 • 기능유지를 위한 전담 검사인력을 갖출 것 • 종합병원의 시설과 공동사용 가능
혈액은행		1			• 필요한 혈액제제를 보존하고 24시간 신속하게 혈액제제를 공급할 수 있도록 할 것

시설	개수	단위면적(m^2)	총면적(m^2)	세부기준
				• 기능유지를 위한 전담 관리인력을 갖출 것 • 종합병원의 시설과 공동사용 가능
헬기장				• 「공항시설법」에 따른 헬기장의 설치기준을 준수할 것 • 옥상헬기장의 경우 외상소생구역, 외상수술실, 외상중환자실로의 이동통로가 있도록 할 것

(주) 위의 개수, 단위면적 및 총면적기준은 최소기준임

나. 인력기준

인 력	비 고
의사 1) 외과, 심장혈관흉부외과, 정형외과 및 신경외과의 외상환자 전담 전문의를 각 1명 이상 둘 것 2) 24시간 외상팀과의 연계 · 지원 및 외상환자 치료 등을 위한 응급의학과 전문의를 1명 이상 둘 것 3) 외상환자에게 즉시 수술 또는 혈관조영술을 시행하기 위한 마취통증의학과 전문의 및 영상의학과 전문의를 각 1명 이상 둘 것	모든 인력은 권역외상센터의 전담 인력이어야 한다. 다만, 의사의 인력기준 중 2)의 응급의학과 전문의와 3)의 마취통증의학과 전문의 및 영상의학과 전문의는 종합병원 내 해당 과의 전문의 업무를 수행할 수 있다.
간호사 1) 외상소생구역: 상시 2명 이상의 간호사를 둘 것 2) 외상 중환자실의 병상: 「의료법 시행규칙」 별표 4 제2호아목에 따른 간호사 수를 둘 것 3) 외상 입원실의 병상: 「의료법 시행규칙」 별표 5에 따른 종합병원 구분란의 간호사 수를 둘 것	
그 밖의 인력 중증외상환자의 등록 및 통계자료의 작성 등을 위하여 임상경험이 있는 간호사 또는 실무경력이 있는 보건의료정보관리사 등을 2명 이상 둘 것	

다. 장비기준

장비명	외상 소생실	외상환자 진료구역	외상 중환자실	외상 수술실
환자감시장치	1실당 1	1병상당 1	1병상당 1	1실당 1
약물주입기	1실당 4	1병상당 2	1병상당 4	1실당 4
제세동기	1실당 1		2	1실당 1
인공호흡기	1실당 1		3병상당 2	
무영등	1실당 1			1실당 1
수술대	1실당 1			1실당 1
전기수술기(Electrosurgical unit)	1		1	1실당 1
체온조절장치	1		3	
이동용 인공호흡기	1		2	
마취기	1			1실당 1
이동형 외상환자 침대	3			
급속혈액가온주입기	2		2	1실당 1
이동형 환자감시장치	1		2	
초음파검사기(심초음파 가능한 장비)	1		1	
비침습적심박출량감시장치	1		2	
지속적신대체요법(CRRT)			3	
심부저체온유도장치			1	
체외막산소공급기(ECMO)			2	
중환자용 전동침대			1병상당 1	
흉벽진동기			2	

장비명	외상 소생실	외상환자 진료구역	외상 중환자실	외상 수술실
중앙환자감시시스템			1	
체외순환기				1
이동형 방사선발생장치(C-arm)				1
자가수혈기(Cell saver)				1

(주) 이동용 인공호흡기 중 1대는 MRI실에서 사용이 가능하여야 하며, 외상소생실의 경우 수술이 가능한 침대를 갖춘 경우 수술대를 갖춘 것으로 봄

라. 운영기준

1) 의료기관의 장은 24시간 365일 중증외상환자 진료가 가능하도록 외상환자 전담 전문의를 중심으로 3개 이상의 외상팀을 구성하고, 외상팀 단위로 신속 대응체계 및 당직체계를 운영하여야 한다.
2) 의료기관의 장은 다발성 외상을 포함한 중증외상환자에 대한 포괄적인 응급대응과 치료가 가능하도록 각 외상팀별로 전문과목 구성과 과목별 인원수를 산정하여 외상환자 전담 전문의를 배치하여야 한다.
3) 의료기관의 장은 권역외상센터의 시설과 장비는 반드시 외상환자 전용으로 사용하되, 의료기관 내 다른 시설과 장비에 대해서도 응급상황인 경우에는 외상환자가 우선적으로 사용할 수 있도록 해야 한다. 다만, 「재난 및 안전관리 기본법」 제3조제1호에 따른 재난 및 이에 준하는 상황이 발생한 경우 또는 권역외상센터 인근에서 생명이 위급한 환자가 발생한 경우에는 예외로 하며, 세부사항은 보건복지부장관이 정한다.
4) 외상응급수술을 위해 외상수술실을 항상 사용할 수 있도록 하는 등 그 밖에 권역외상센터 운영에 대한 세부적인 사항은 보건복지부장관이 정한다.

■ 응급의료에 관한 법률 시행규칙 [별표 7의3]

정신질환자응급의료센터의 지정 기준(제17조의3제1항 관련)

1. 시설 기준

「정신건강증진 및 정신질환자 복지서비스 지원에 관한 법률 시행규칙」 별표 3에 따른 시설과 다음 표에 따른 시설을 모두 갖출 것

시설	기준
가. 응급전용 입원실	「정신건강증진 및 정신질환자 복지서비스 지원에 관한 법률」 제50조에 따라 입원하는 환자(응급실에서 진료를 받은 후 입원하는 환자로 한정하며, 이하 "응급입원환자"라 한다) 2명 이상을 수용할 수 있을 것
나. 응급전용 보호실	1개 이상. 이 경우 자해 및 폭행 등을 예방할 수 있는 안전장치를 갖추어야 한다.

※ 비고
정신질환자응급의료센터로 지정을 받으려는 응급의료기관의 응급실 외의 공간에 응급전용 입원실과 응급전용 보호실을 두려면 응급의료기관의 정신건강의학과 등 병동의 일부 입원실과 보호실을 응급전용 입원실과 응급전용 보호실로 지정해야 한다.

2. 인력 기준

인력	기준
가. 정신건강의학과전문의	최소 2명을 두고, 응급입원환자가 30명을 초과하는 때에는 응급입원환자 15명당 1명을 두되, 그 끝수에는 1명을 추가한다. 이 경우 정신건강의학과전공의 1명은 정신건강의학과전문의 0.5명으로 본다.
나. 간호사	응급입원환자 4명당 1명을 두되, 그 끝수에는 1명을 추가한다.

※ 비고
1. 정신질환자응급의료센터에는 정신건강의학과전문의 또는 정신건강의학과전공의 1명 이상이 항상 근무하고 있어야 한다.
2. 정신질환자응급의료센터의 인력은 「정신건강증진 및 정신질환자 복지서비스 지원에 관한 법률 시행규칙」 별표 4에서 입원환자 수에 따라 두는 인력에 포함될 수 있다.

■ 응급의료에 관한 법률 시행규칙 [별표 8]

지역응급의료기관의 지정기준(제18조제1항 관련)

1. 시설기준

구분		개수	단위면적 (m^2)	총면적 (m^2)	비고
가. 환자분류소		1			• 환자진입구와 인접하여 설치할 것 • 중증도 분류에 필요한 장비와 비품을 갖출 것 • 충분한 환기가 이루어지도록 할 것 • 감염병 의심환자를 위한 마스크 등 보호 장구를 비치할 것
나. 응급환자 진료구역	전년도 연간 응급실 내원환자수가 1만명 이상인 경우	1	55	55	• 10병상(음압격리병상 및 일반격리병상을 포함한다) 이상을 확보할 것
	전년도 연간 응급실 내원환자수가 1만명 미만인 경우		27.5	27.5	• 5병상(음압격리병상 및 일반격리병상을 포함한다) 이상을 확보할 것
다. 음압격리병상		1			• 외부로부터 완전히 밀폐될 것 • 필터링된 급기 · 배기, 음압제어 및 환기가 가능한 시설을 갖출 것 • 각 병상은 1인 격리실로 설치할 것 • 내부 전체를 관찰할 수 있는 창문 또는 폐쇄회로 텔레비전을 설치할 것 • 개인보호장비를 착용하거나 손세척을 할 수 있는 전실을 갖출 것
라. 일반격리병상					• 외부로부터 완전히 차폐될 것 • 각 병상은 1인 격리실로 설치할 것 • 내부 전체를 관찰할 수 있는 창문 또는 폐쇄회로 텔레비전을 설치할 것 • 음압격리병상 또는 일반격리병상을 1병상 이상 갖출 것
마. 검사실		1			• 24시간 혈액 성분 및 화학 검사, 동맥혈가스분석, 요검사를 할 수 있는 장비를 갖출 것. 다만, 병원의 검사실을 이용할 수 있는 경우에는 검사실을 두지 않을 수 있음
바. 처치실		1			• 간단한 수술 및 처치를 할 수 있는 구분된 공간일 것
사. 원무행정실		1			• 일반환자용 원무행정실도 사용 가능함
아. 의사당직실		1			• 의사 1명 이상이 숙식할 수 있는 공간일 것
자. 보호자대기실		1			• 10명 이상이 동시에 대기할 수 있는 공간으로서 대기의자, 호출시설 등 편의시설의 설치가 가능할 것
차. 주차장					• 구급차 1대를 포함한 2대의 차량을 동시에 주차할 수 있는 공간을 확보할 것

※ 비고: 위의 개수 · 단위면적 및 총면적 기준은 최소기준을 의미함.

2. 인력기준

<table>
<tr><th colspan="2">구분</th><th>인력기준</th><th>비고</th></tr>
<tr><td rowspan="2">가. 의사</td><td>전년도 연간 응급실 내원환자수가 1만명 이상인 경우</td><td>• 응급실 전담의사 2명 이상</td><td rowspan="2">• 24시간 응급실 전담의사 또는 병원 당직의사 중 1명 이상이 근무할 것</td></tr>
<tr><td>전년도 연간 응급실 내원환자수가 1만명 미만인 경우</td><td>• 응급실 전담의사 1명 이상</td></tr>
<tr><td rowspan="2">나. 간호사</td><td>전년도 연간 응급실 내원환자수가 1만명 이상인 경우</td><td rowspan="2">• 응급실 전담간호사 5명 이상</td><td>• 24시간 응급실 전담간호사 2명 이상이 근무할 것</td></tr>
<tr><td>전년도 연간 응급실 내원환자수가 1만명 미만인 경우</td><td>• 24시간 응급실 전담간호사 1명 이상이 근무할 것</td></tr>
<tr><td colspan="2">다. 그 밖의 인력</td><td>• 응급의료종사자 및 환자의 안전을 위한 청원경찰 또는 경비원 등의 보안인력 1명 이상</td><td>• 보안인력은 24시간 1명 이상이 상주할 것(응급실 이외 의료기관의 보안업무 겸임이 가능함)</td></tr>
</table>

3. 장비기준

구분	기준
가. 심장충격기	1대 이상
나. 인공호흡기	1대 이상
다. 주입기(Infusion Pump)	5병상마다 1대 이상
라. 환자감시장치	5병상마다 1대 이상
마. 부착형흡인기	1병상마다 1대 이상
바. 부착형산소(Wall O_2 unit)	1병상마다 1대 이상
사. 일반 X선 촬영기	1대 이상
아. 특수구급차	1대 이상. 다만, 법 제44조제2항에 따라 구급차의 운용을 위탁한 경우에는 갖추지 않을 수 있음
자. 무선통신설비 및 전산시설	응급의료지원센터와 교신할 수 있는 통신설비와 응급의료정보의 제공을 위한 전산장비 등의 시설을 갖출 것

■ 응급의료에 관한 법률 시행규칙 [별표 9]

응급의료시설의 설치기준(제23조제1항 관련)

1. 의료기관의 외부에 법에 따라 지정받은 응급의료기관의 명칭과 혼돈되지 않는 범위에서 응급환자진료기관임을 표기할 것
2. 응급환자의 진료를 위한 20제곱미터 이상의 별도 공간을 확보하고, 간단한 처치 및 시술을 위한 병상을 구비할 것
3. 의사 1명 및 간호사 1명 이상이 24시간 근무할 것
4. 의료기관 내에 다음 각목의 장비가 구비되어 24시간 이용할 수 있을 것
   가. 일반 X선 촬영기
   나. 혈액 성분 및 화학 검사, 동맥혈가스분석, 요성분 등을 검사할 수 있는 장비
5. 심폐소생술에 필요한 후두경 등 기도삽관장비를 구비하고 있을 것

학습요약

1 제정 목적

1) 이 법은 국민들이 응급상황에서 신속하고 적절한 응급의료를 받을 수 있도록 함
2) 응급의료에 관한 국민의 권리와 의무, 국가 · 지방자치단체의 책임, 응급의료제공자의 책임과 권리를 정함
3) 응급의료자원의 효율적인 관리에 필요한 사항을 규정함
4) 응급환자의 생명과 건강을 보호하고 국민의료의 적정을 기함

2 용어 정의

1) **응급환자:** 질병, 분만, 각종 사고 및 재해로 인한 부상이나 그 밖의 위급한 상태로 인하여 즉시 필요한 응급조치를 받지 아니하면 생명을 보존할 수 없거나 심신에 중대한 위해가 발생할 가능성이 있는 환자 또는 이에 준하는 자로서 보건복지부령으로 정한 사람
2) **응급의료:** 응급환자가 발생한 때부터 생명의 위험에서 회복되거나 심신상의 중대한 위해가 제거되기까지의 과정에서 응급환자를 위하여 행해지는 상담 · 구조 · 이송 · 응급조치 및 진료 등의 조치
3) **응급처치:** 응급의료행위의 하나로서 응급환자의 기도를 확보하고 심장박동의 회복, 그 밖에 생명의 위험이나 증상의 현저한 악화를 방지하기 위하여 긴급히 필요로 하는 처치
4) **응급의료종사자:** 관계 법령에서 정하는 바에 따라 취득한 면허 또는 자격의 범위에서 응급환자에 대한 응급의료를 제공하는 의료인과 응급구조사
5) **응급의료기관:** 의료기관 중에서 이 법에 따라 지정된 권역응급의료센터, 전문응급의료센터, 지역응급의료센터 및 지역응급의료기관
6) **구급차 등:** 응급환자의 이송 등 응급의료의 목적에 이용되는 자동차, 선박 및 항공기 등의 이송수단
7) **응급의료기관 등:** 응급의료기관, 구급차 등의 운용자 및 응급의료지원센터
8) **응급환자이송업:** 구급차 등을 이용하여 응급환자 등을 이송하는 업

3 국민의 권리와 의무

1) **응급의료를 받을 권리:** 모든 국민은 성별, 나이, 민족, 종교, 사회적 신분 또는 경제적 사정 등을 이유로 차별받지 아니하고 응급의료를 받을 권리(국내 체류 외국인도 같다)를 가짐
2) **응급의료에 관한 알 권리**
   (1) 모든 국민은 응급상황에서의 응급처치 요령, 응급의료기관의 안내 등 기본적인 대응방법을 알 권리. 국가와 지방자치단체는 그에 대한 교육 · 홍보 등 필요한 조치를 마련
   (2) 모든 국민은 국가나 지방자치단체의 응급의료에 대한 시책에 대하여 알 권리
3) **응급환자에 대한 신고 및 협조의무**
   (1) 누구든지 응급환자를 발견하면 즉시 응급의료기관 등에 신고
   (2) 응급의료종사자가 응급의료를 위하여 필요한 협조를 요청하면 누구든지 적극 협조

4) **선의의 응급의료에 대한 면책:** 생명이 위급한 응급환자에게 다음의 어느 하나에 해당하는 응급의료 또는 응급처치를 제공하여 발생한 재산상 손해와 사상에 대하여 고의 또는 중대한 과실이 없는 경우 → 그 행위자는 민사책임과 상해에 대한 형사책임을 지지 아니하며 사망에 대한 형사책임은 감면
   (1) 다음의 어느 하나에 해당하지 아니하는 자가 한 응급처치
      ① 응급의료종사자
      ② 「선원법」에 따른 선박의 응급처치 담당자, 「119구조 · 구급에 따른 법률」에 따른 구급대 등 다른 법령에 따라 응급처치 제공 의무를 가진 자
   (2) 응급의료종사자가 업무수행 중이 아닌 때 본인이 받은 면허 또는 자격의 범위에서 한 응급의료
   (3) 「선원법」, 「119구조 · 구급에 따른 법률」에 따른 응급처치 제공의무를 가진 자가 업무수행 중이 아닌 때에 한 응급처치

4 응급의료 거부 금지

1) 응급의료기관 등에서 근무하는 응급의료종사자는 응급환자를 항상 진료할 수 있도록 응급의료업무에 성실히 종사하여야 함
2) 응급의료종사자는 업무 중 응급의료를 요청받거나 응급환자를 발견하면 즉시 응급의료를 하여야 하며 정당한 사유 없이 거부하거나 기피하지 못함
3) 응급의료를 거부 또는 기피한 응급의료종사자는 3년 이하의 징역 또는 3천만원 이하의 벌금에 처함

5 응급환자 아닌 사람에 대한 조치 ✪

1) 의료인은 응급의료기관에 내원한 환자가 응급환자에 해당하지 아니하나 진료가 필요하다고 인정되는 경우 → 본인 또는 법정대리인의 동의를 얻어 응급실이 아닌 의료시설에 진료를 의뢰하거나 다른 의료기관에 이송 가능: 당해 환자가 응급환자에 해당하지 아니하는 이유를 설명하고, 그에 필요한 진료내용 및 진료과목 등을 추천하여야 함
2) 의료기관의 장: 환자를 다른 의료기관으로 이송한 경우 이송받은 의료기관, 환자 또는 그 법정대리인이 진료에 필요한 의무기록을 요구하는 경우에는 이를 즉시 제공

6 응급환자 우선 응급의료 ✪✪✪✪

1) 응급의료종사자는 응급환자에 대하여는 다른 환자보다 우선하여 상담 · 구조 및 응급처치를 하고 진료를 위하여 필요한 최선의 조치를 취하여야 함
2) 응급의료종사자는 응급환자가 2명 이상이면 의학적 판단에 따라 더 위급한 환자부터 응급의료를 실시하여야 함

7 응급의료 설명, 동의 ✪✪✪

1) **응급의료종사자는 응급환자에게 응급의료에 관하여 설명 · 동의를 받아야 함**
2) **설명 · 동의 의무 면제 사유**
   (1) 응급환자가 의사결정능력이 없는 경우
   (2) 설명 및 동의 절차로 인하여 응급의료가 지체되면 환자의 생명이 위험해지거나 심신상의 중대한 장애를 가져오는 경우
3) **응급환자가 의사결정능력이 없는 경우의 설명 · 동의**
   (1) 법정대리인이 동행하였을 때: 그 법정대리인에게 응급의료에 관하여 설명하고 그 동의를 받아야 함

(2) 법정대리인이 동행하지 아니한 경우: 동행한 사람에게 설명한 후 응급처치를 하고 의사의 의학적 판단에 따라 응급진료
(3) 법정대리인으로부터 동의를 얻지 못하였으나 응급환자에게 반드시 응급의료가 필요하다고 판단되는 때: 의료인 1명 이상의 동의를 얻어 응급의료 시행

4) **설명 후 동의를 얻어야 하는 내용**
(1) 환자에게 발생하거나 발생 가능한 증상의 진단명
(2) 응급검사의 내용
(3) 응급처치의 내용
(4) 응급의료를 받지 아니하는 경우의 예상결과 또는 예후
(5) 그 밖에 응급환자가 설명을 요구하는 사항

8 응급의료 중단 금지

응급의료종사자는 정당한 사유 없이 응급의료를 중단하여서는 안 됨

9 응급환자 이송 ✪✪✪

1) 의료인은 해당 의료기관의 능력으로는 응급환자에 대하여 적절한 응급의료를 할 수 없다고 판단한 경우 → 지체 없이 환자를 적절한 응급의료가 가능한 다른 의료기관으로 이송하여야 함
(1) 이송받는 의료기관에 연락하고, 적절한 이송수단을 알선하거나 제공하여야 함
(2) 이송에 따른 의료기관 연락이나 준비를 할 수 없는 경우 응급의료지원센터나 119 구급상황관리센터를 통해 이송받을 수 있는 의료기관을 확인 후 이송수단을 알선하거나 제공하여야 함

2) 의료기관의 장
(1) 응급환자를 이송할 때에는 응급환자의 안전한 이송에 필요한 의료기구와 인력을 제공하여야 함
(2) 응급환자를 이송받는 의료기관에 진료에 필요한 의무기록을 제공하여야 함(응급환자진료의뢰서, 검사기록 등 의무기록과 방사선 필름의 사본 그 밖에 응급환자의 진료에 필요하다고 판단되는 자료)
(3) 이송에 든 비용을 환자에게 청구 가능함(구급차에 의한 이송처치료)

10 응급의료 방해 금지

누구든지 응급의료종사자와 구급차 등의 응급환자에 대한 구조, 이송, 응급처치, 또는 진료를 폭행, 협박, 위계, 위력 그 밖의 방법으로 방해하거나 의료기관 등의 응급의료를 위한 의료용 시설, 기재, 의약품 또는 그 밖의 기물 파괴, 손상하거나 점거하면 안 됨

11 구조 및 응급처치 교육

1) **교육 명령권자**
보건복지부장관 또는 시·도지사

2) **교육 대상**
(1) 구급차 등의 운전자
(2) 공공보건의료기관, 구급대와 구급차, 여객항공기 및 공항, 철도차량중 객차, 선박중 총 톤수 20톤 이상인 선박, 공

동주택, 상시근로자 300명 이상인 사업장, 다중이용시설에서 의료 · 구호 또는 안전에 관한 업무에 종사하는 사람
(3) 여객자동차운송사업용 자동차의 운전자
(4) 보건교사
(5) 도로교통 안전업무에 종사하는 경찰공무원 등
(6) 산업안전보건법에 따른 안전보건교육의 대상자
(7) 체육시설에서 의료 · 구호 또는 안전에 관한 업무에 종사하는 사람
(8) 인명구조요원
(9) 관광사업에 종사하는 사람 중 의료 · 구호 또는 안전에 관한 업무에 종사하는 사람
(10) 항공종사자 또는 객실승무원 중 의료 · 구호 또는 안전에 관한 업무에 종사하는 사람
(11) 철도종사자 중 의료 · 구호 또는 안전에 관한 업무에 종사하는 사람
(12) 선원 중 의료 · 구호 또는 안전에 관한 업무에 종사하는 사람
(13) 소방안전관리자 중 대통령령으로 정하는 사람
(14) 체육지도자
(15) 「유아교육법」에 따른 교사
(16) 「영유아보육법」에 따른 보육교사

12 다수환자 발생 조치

1) **명령권자**
보건복지부장관, 시 · 도지사 또는 시장 · 군수 · 구청장
2) **조치의 내용**
(1) 응급의료종사자에게 응급의료업무에 종사할 것을 명함
(2) 의료기관의 장 또는 구급차 등을 운용하는 자에게 의료시설을 제공하거나 응급환자 이송 등의 업무에 종사할 것을 명함
(3) 중앙행정기관의 장 또는 관계 기관의 장에게 협조 요청이 가능함
3) 응급의료종사자, 의료기관의 장 및 구급차 등을 운용하는 자는 정당한 사유가 없으면 위의 명령을 거부할 수 없음

13 응급의료기관 종류와 체계

1) **중앙응급의료센터** ✪
(1) 보건복지부장관이 종합병원 중에서 중앙응급의료센터를 설치 · 운영할 수 있음(보건복지부장관은 중앙응급의료센터의 운영에 관한 업무를 국립중앙의료원에 위탁)
(2) 업무
① 응급의료기관 등에 대한 평가 및 질을 향상시키는 활동에 대한 지원
② 응급의료종사자에 대한 교육훈련
③ 권역응급의료센터 간의 업무조정 및 지원
④ 응급의료 관련연구
⑤ 국내외 재난 등의 발생 시 응급의료 관련업무의 조정 및 그에 대한 지원(관련 정보의 수집 · 제공 및 응급환자 현황 파악과 추적 관리)
⑥ 응급의료정보통신망의 구축 및 관리 · 운영과 그에 따른 업무
⑦ 응급의료 관련 조사 · 통계 사업에 관한 업무
⑧ 응급처치 관련 교육 및 응급장비 관리에 관한 지원
⑨ 응급환자 이송체계 운영 및 관리에 관한 지원
⑩ 응급의료분야 의료취약지 관리 업무
⑪ 그 밖에 보건복지부 장관이 정하는 응급의료 관련 업무

2) **권역응급의료센터**
   (1) 보건복지부장관은 상급 종합병원 또는 300병상을 초과하는 종합병원 중에서 지정
   (2) 업무
      ① 중증응급환자중심의 진료
      ② 재난 대비 및 대응 등을 위한 거점병원으로서 보건복지부령으로 정하는 업무
      ③ 권역 내에 있는 응급의료종사자에 대한 교육 · 훈련
      ④ 권역 내 다른 의료기관에서 이송되는 중증응급환자에 대한 수용
      ⑤ 그 밖에 보건복지부장관이 정하는 권역 내 응급의료 관련업무

3) **응급의료지원센터** ✪
   (1) 보건복지부장관이 응급의료를 효율적으로 제공할 수 있도록 응급의료자원의 분포와 주민의 생활권을 고려하여 지역별로 설치 · 운영
   (2) 업무
      ① 응급의료에 관한 각종 정보의 관리 및 제공
      ② 지역 내 응급의료종사자에 대한 교육훈련
      ③ 지역 내 응급의료기관 간 업무조정 및 지원
      ④ 지역 내 응급의료의 질 향상 활동에 관한 지원
      ⑤ 지역 내 재난 등의 발생 시 응급의료 관련 업무의 조정 및 지원
      ⑥ 그 밖에 보건복지부령으로 정하는 응급의료 관련 업무

4) **전문응급의료센터**
   보건복지부장관은 소아환자, 화상환자 및 독극물중독환자 등에 대한 응급의료를 위하여 권역응급의료센터, 지역응급의료센터 중에서 분야별로 지정

5) **지역응급의료센터** ✪
   (1) 시 · 도지사가 종합병원 중에서 지정
   (2) 업무
      ① 응급환자 진료
      ② 응급환자에 대하여 적절한 응급의료를 할 수 없다고 판단한 경우 신속한 이송

6) **권역외상센터** ✪
   (1) 보건복지부장관이 권역응급의료센터, 전문응급의료센터 및 지역응급의료센터 중 지정
   (2) 업무
      ① 외상환자의 진료
      ② 외상의료에 관한 연구 및 외상의료표준의 개발
      ③ 외상의료를 제공하는 의료인의 교육훈련
      ④ 대형 재해 등의 발생 시 응급의료 지원
      ⑤ 그 밖에 보건복지부장관이 정하는 외상의료 관련 업무

7) **지역외상센터**
   시 · 도지사가 응급의료기관 중에서 지정

8) **정신질환자응급의료센터**
   보건복지부장관이 응급의료기관 중 지정

9) **지역응급의료기관** ✪
   (1) 시장 · 군수 · 구청장이 종합병원 중에서 지정. 시 · 군의 경우 병원 중에서 지정 가능
   (2) 업무
      ① 응급환자의 진료
      ② 응급환자에 대하여 적절한 응급의료를 할 수 없다고 판단한 경우 신속한 이송

14 환자의 중증도 분류 및 감염병 의심환자 등의 선별

1) 응급의료기관의 장 및 구급차 등의 운용자는 응급환자 등에 대한 신속하고 적절한 이송 · 진료와 응급실 감염예방을 위해 응급환자 등의 중증도 분류, 감염병의 환자 등을 선별해야 함

2) 응급의료기관의 장은 선별된 감염병 의심환자 등을 격리 진료할 수 있는 시설 등 확보하여야 함
3) 구급차 등의 운용자는 응급환자의 중증도와 환자상태, 지역응급의료 이송체계 등을 고려하여 이송
4) 권역응급의료센터의 장은 중증응급환자 중심의 진료를 위해 응급환자 등의 중증도 분류결과 경증응급환자를 다른 응급의료기관으로 이송 가능

15 응급실 체류 및 출입 제한

1) 응급의료기관의 장은 환자의 응급실 체류시간을 최소화하고 입원진료가 필요한 응급환자는 신속하게 입원되도록 조치하여야 함
2) 권역응급의료센터 및 지역응급의료센터의 장은 24시간을 초과하여 응급실에 체류하는 환자의 비율을 연 100분의 5 미만으로 유지하여야 함
3) 응급환자의 신속한 치료와 응급실 감염예방을 위해 다음 사람 외에는 응급실 출입을 제한함
   (1) 응급실환자
   (2) 응급의료종사자
   (3) 응급실환자의 보호자로서 진료의 보조에 필요한 사람으로 1인. 다만 소아, 장애인, 술취한 사람 또는 정신질환자의 진료보조 및 응급의료기관의 장이 필요하다고 인정하는 경우는 2인 가능

16 비상진료체계

1) 응급의료기관은 공휴일과 야간에 당직응급의료종사자를 두고 응급환자를 언제든지 진료할 준비체계를 갖추어야 함
2) 응급의료기관의 장으로부터 비상진료체계의 유지를 위한 근무명령을 받은 응급의료종사자는 이를 성실히 이행하여야 함
3) 응급의료기관의 장은 당직전문의 또는 당직전문의를 갈음할 수 있는 당직의사를 두어야 함
4) 응급의료기관의 장은 응급실에 근무하는 의사가 요청하는 경우 당직전문의나 이와 동등한 자격을 갖춘 것으로 인정되는 자가 응급환자를 직접 진료하게 함

17 예비병상 확보

1) 응급의료기관의 응급환자를 위한 예비병상을 확보하여야 함. 허가받은 병상 수의 100분의 1 이상(병 · 의원의 경우에는 1병상 이상)
2) 응급실을 전담하는 의사가 입원을 의뢰한 응급환자에 한하여 예비병상 사용
3) 최근의 응급환자발생상황과 다음날의 예비병상 확보 가능성 등을 고려하여 매일 오후 10시 이후에는 응급실에 있는 응급환자 중 입원 등의 필요성이 더 많이 요구되는 환자의 순으로 예비병상을 사용하도록 할 수 있음

18 구급차 용도

1) **운용 가능자**
   (1) 국가 또는 지방자치단체
   (2) 의료기관
   (3) 다른 법령에 따라 구급차 등을 둘 수 있는 자
   (4) 응급환자이송업의 허가를 받은 자
   (5) 응급환자의 이송을 목적사업으로 하여 보건복지부장관의 설립허가를 받은 비영리법인

2) **사용 용도**
   (1) 응급환자 이송
   (2) 응급의료를 위한 혈액, 진단용 검사대상물 및 진료용 장비 등의 운반
   (3) 응급의료를 위한 응급의료종사자의 운송
   (4) 사고 등으로 현장에서 사망하거나 진료를 받다가 사망한 사람을 의료기관 등에 이송
   (5) 지역보건의료기관에서 행하는 보건사업 수행에 필요한 업무, 척추장애환자 또는 거동이 불편한 환자 이송, 다수인이 모인 행사에서 발생되는 응급환자 이송을 위한 대기

3) **구급차에 갖추어야 하는 장비**
   의료장비, 구급의약품, 통신장비 등

4) **응급구조사 탑승의무**
   의사나 간호사가 탑승한 경우는 제외

19 심폐소생을 위한 응급장비 구비의무

1) **구비의무 시설**
   (1) 공공보건의료기관
   (2) 구급대와 의료기관에서 운용 중인 구급차
   (3) 항공운송사업에 사용되는 여객 항공기 및 공항
   (4) 철도차량 중 객차
   (5) 합계톤수 20톤 이상인 선박
   (6) 500세대 이상의 공동주택
   (7) 상시근로자가 300명 이상인 사업장
   (8) 그 밖에 대통령령으로 정하는 다중이용시설(영 제26조4 참조): 철도역사, 여객자동차터미널, 항만대합실, 카지노시설, 경마장, 경주장, 교도소, 소년교도소 및 구치소, 외국인보호소, 소년원, 종합운동장, 청사

2) **응급장비 점검**
   매월 1회 이상

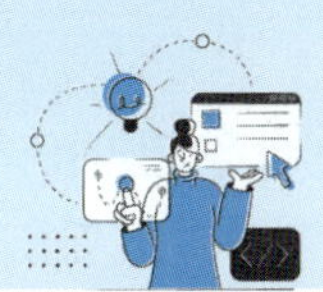

핵심문제

1. 응급의료에 관한 법률의 목적으로 옳은 것은?

① 응급의료기관의 지정과 평가를 통해 의료서비스의 질을 향상시키기 위함
② 응급환자에게 필요한 의료자원을 분배하고 공공보건체계를 강화하기 위함
③ 응급환자의 이송체계를 표준화하여 응급의료의 지역 간 격차를 해소하기 위함
④ 응급환자의 진료비를 국가가 부담함으로써 국민의 의료비 부담을 완화하기 위함
⑤ 응급환자에 대한 신속하고 적절한 응급의료를 제공하여 국민의 생명과 건강을 보호하기 위함

☞ 법 제1조(목적)

2. 응급의료기관에 속하지 않는 것은?

① 중앙응급의료센터
② 권역응급의료센터
③ 응급의료지원센터
④ 전문응급의료센터
⑤ 지역응급의료기관

☞ 법 제2조(정의)

3. 응급의료에 관한 법률상 응급의료 정의에 포함되지 않는 것은?

① 응급환자의 생명을 위협하는 상태에서의 구조 및 이송
② 심신상의 중대한 위해가 제거될 때까지의 진료와 상담
③ 응급환자의 위급 상황을 알리기 위한 병원 연락 및 동행
④ 응급환자에게 시행되는 응급처치 및 필요한 의료적 조치
⑤ 응급환자 발생 당시부터 회복될 때까지 시행되는 모든 절차

☞ 법 제2조(정의)

정답 1. ⑤ 2. ⑤ 3. ③

4. 응급의료에 관한 법률상 국민의 권리와 의무에 대한 설명으로 옳지 않은 것은?

① 응급환자를 발견한 사람은 즉시 응급의료종사자에게 신고하여야 한다.
② 응급의료종사자가 아닌 일반인은 응급환자 발생 시 협조 의무가 없다.
③ 모든 국민은 성별·나이·경제적 사정 등에 관계없이 차별 없이 응급의료를 받을 권리를 가진다.
④ 국민은 응급상황에서 응급처치 요청 및 응급의료기관 안내 등에 관한 기본적인 대응방법을 알 권리가 있다.
⑤ 응급의료종사자는 응급의료 제공을 위하여 필요한 협조를 요청할 수 있으며, 누구든지 이에 적극 협조하여야 한다.

☞ 법 제2조(정의), 제3조(응급의료를 받을 권리), 제4조(응급의료에 관한 알 권리)

5. 선의의 응급의료에 대한 면책 대상이 아닌 경우는?

① 응급의료종사자가 아닌 자가 시행
② 선박의 응급처치 담당자가 아닌 자가 시행
③ 구급대원이 업무수행 중이 아닌 때에 실시
④ 응급의료종사자가 업무수행 중이 아닌 때에 본인이 받은 면허의 범위를 넘어서는 행위
⑤ 선박이나 구급대의 응급처치 제공의무를 가진 자가 업무 수행이 아닌 때에 한 응급처치

☞ 법 제5조의2(선의의 응급의료에 대한 면책)

6. 응급환자가 아닌 환자가 응급실에 내원한 경우 의료인이 취할 수 있는 조치는?

① 진료를 거부한다.
② 법정대리인이 나타날 때까지 기다린다.
③ 응급환자가 아니더라도 진료를 해야 한다.
④ 다른 의료기관의 응급실로 진료를 의뢰한다.
⑤ 응급환자에 해당되지 않는 이유를 설명하고 다른 의료기관에 진료를 의뢰한다.

☞ 법 제7조(응급환자가 아닌 사람에 대한 조치), 시행령 제2조(응급환자에 대한 우선 응급의료 등)

7. 2인 이상의 응급환자가 도착했을 때 응급처치 우선순위 기준은?

① 연령에 따라
② 수술 예정 여부에 따라
③ 보험 가입 여부에 따라
④ 먼저 도착한 순서에 따라
⑤ 의학적 판단에 따라 더 위급한 정도에 따라

☞ 법 제8조(응급환자에 대한 우선 응급의료 등)

정답 4. ② 5. ④ 6. ⑤ 7. ⑤

8. **의사결정능력이 없는 응급환자에게 응급의료가 반드시 필요하다고 판단되나 법정대리인이나 보호자가 없는 경우, 응급의료종사자는 어떻게 조치해야 하는가?**

① 의료인 2명의 동의를 얻어 응급의료를 행한다.
② 응급의료기관장의 승인 후 응급의료를 실시할 수 있다.
③ 의료인 1명 이상의 동의를 얻어 응급의료를 할 수 있다.
④ 의료인 1명과 간호사의 동의를 얻어 응급의료를 할 수 있다.
⑤ 응급의료는 법정대리인의 서면 동의 없이는 시행할 수 없다.

☞ 법 제9조(응급의료의 설명 · 동의)

9. **응급의료종사자가 응급환자에 대한 응급의료를 중단할 수 있는 경우는?**

① 보호자가 요청한 경우
② 정당한 사유가 있는 경우
③ 응급의료를 중단할 수 있는 경우는 없다.
④ 의학적 판단에 따라 필요하다고 판단된 경우
⑤ 환자가 의식이 없고 보호자도 동의하지 않은 경우

☞ 법 제10조(응급의료 중단의 금지)

10. **의료기관에서 적절한 치료를 할 수 없는 응급환자를 다른 의료기관으로 이송하는 경우 취할 수 있는 조치가 <u>아닌</u> 것은?**

① 이송에 든 비용을 환자에게 청구한다.
② 환자의 동의가 없어도 의무기록 전체를 전송한다.
③ 필요한 경우 구급차를 통해 응급환자의 이송을 지원한다.
④ 환자의 안전한 이송을 위하여 필요한 의료기구와 인력을 제공한다.
⑤ 이송 받을 의료기관과 사전 연락하여 환자를 수용할 수 있는지 확인한다.

☞ 법 제11조(응급환자의 이송)

11. **응급환자를 다른 의료기관으로 이송할 경우 확인하거나 보내야하는 내용이 <u>아닌</u> 것은?**

① 응급환자진료의뢰서
② 적절한 이송수단 알선 및 제공
③ 의무기록과 방사선 필름의 원본
④ 이송 받을 수 있는 의료기관 확인
⑤ 안전한 이송에 필요한 의료기구와 인력 제공

☞ 시행규칙 제4조(응급환자의 이송절차 및 의무기록의 이송)

정답 8. ③ 9. ② 10. ② 11. ③

12. 응급의료기본계획의 수립자는?

① 국무총리　　② 시·도지사
③ 질병관리청장　　④ 보건복지부장관
⑤ 중앙응급의료센터장

☞ 법 제13조의2(응급의료기본계획 및 연차별 시행계획)

13. 응급의료기본계획은 몇 년마다 수립하는가?

① 1년　　② 2년　　③ 3년
④ 4년　　⑤ 5년

☞ 법 제13조의2(응급의료기본계획 및 연차별 시행계획)

14. 중앙응급의료센터의 업무에 해당하지 <u>않는</u> 것은?

① 응급의료종사자에 대한 교육훈련
② 응급환자의 건강보험 급여 기준 마련
③ 응급환자 이송체계 운영 및 관리에 관한 지원
④ 응급처치 관련 교육 및 응급장비 관리에 관한 지원
⑤ 응급의료기관에 대한 평가 및 질 향상 활동에 대한 지원

☞ 법 제25조(중앙응급의료센터)

15. 권역응급의료센터로 지정될 수 있는 곳은?

① 병원, 종합병원
② 전문병원, 종합병원
③ 전문병원, 상급종합병원
④ 100병상 이상의 병원급 의료기관
⑤ 상습종합병원, 300병상 초과 종합병원

☞ 법 제26조(권역응급의료센터의 지정)

정답　12. ④　13. ⑤　14. ②　15. ⑤

16. 응급의료지원센터의 업무가 <u>아닌</u> 것은?

① 국가 응급의료기본계획 수립
② 지역 내 응급의료종사자에 대한 교육훈련
③ 지역 내 응급의료기관 간 업무조정 및 지원
④ 응급의료에 관한 각종 정보의 수집 및 제공
⑤ 지역 내 재난 발생 시 응급의료 관련 업무의 조정 및 지원

☞ 법 제27조(응급의료지원센터의 설치 및 운영)

17. 지역응급의료센터를 지정할 수 있는 곳은?

① 의원
② 병원
③ 보건소
④ 보건지소
⑤ 종합병원

☞ 법 제30조(지역응급의료센터의 지정)

18. 지역응급의료센터의 지정권자는?

① 보건소장
② 시·도지사
③ 지방자치단체
④ 보건복지부장관
⑤ 시장·군수·구청장

☞ 법 제30조(지역응급의료센터의 지정)

19. 지역응급의료기관의 지정권자는?

① 보건소장
② 시·도지사
③ 지방자치단체
④ 보건복지부장관
⑤ 시장·군수·구청장

☞ 법 제31조(지역응급의료기관의 지정)

정답 16. ① 17. ⑤ 18. ② 19. ⑤

20. 응급실 출입에 관한 설명으로 옳은 것은?

① 응급환자의 동의 없이도 의료인 2인이 인정하면 출입이 가능하다.
② 응급환자의 보호자라면 누구든지 자유롭게 응급실에 출입할 수 있다.
③ 응급의료종사자가 안내하는 경우, 일반인도 출입 제한 대상에서 제외된다.
④ 출입 제한 대상자의 출입 사실을 기록·관리하는 것은 의료기관의 임의적 조치이다.
⑤ 응급실에는 응급환자, 응급의료종사자, 환자 보호자로서 진료나 보호에 필요한 사람만 출입할 수 있다.

☞ 법 제31조의5(응급실 출입 제한)

21. 응급의료기관이 예비병상으로 확보해야 하는 예비병상의 수는?

① 입원 병상 수의 10분의 1 이상
② 전체 환자 수의 100분의 1 이상
③ 전체 병상 수의 100분의 1 이상
④ 최근 응급환자 내원 수의 5% 이상
⑤ 예비병상 수는 병원급 이상 의료기관에서만 해당된다.

☞ 법 제33조(예비병상의 확보), 시행규칙 제20조(예비병상의 확보 및 유지

정답 20. ⑤ 21. ③

REGULATIONS *of* HEALTH & MEDICAL CARE

10절

국민건강보험법

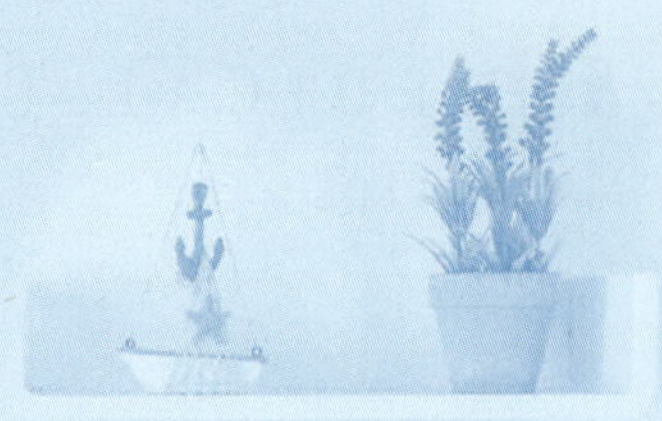

학습목표

1. 국민건강보험 관련 용어를 정의한다.
2. 건강보험의 적용대상을 설명한다.
3. 가입자의 종류와 적용대상을 설명한다.
4. 가입자 자격의 취득 및 변동, 상실의 시기를 설명한다.
5. 국민건강보험공단의 업무를 설명한다.
6. 요양급여 내용을 설명한다.
7. 요양기관 종류를 설명한다.
8. 비용의 본인 일부 부담금을 설명한다.
9. 요양비, 부가급여를 설명한다.
10. 건강검진을 설명한다.
11. 급여의 제한 사유를 설명한다.
12. 급여의 정지 사유를 설명한다.
13. 건강보험심사평가원의 업무를 설명한다.
14. 보험료 면제 및 경감 대상자를 설명한다.

국민건강보험법

제정	1999. 2. 8.	법률 제5854호
개정	2020. 4. 7.	법률 제17196호
개정	2020. 12. 29.	법률 제17772호
개정	2021. 6. 8.	법률 제18211호
개정	2022. 6. 10.	법률 제18895호
개정	2022. 12. 27.	법률 제19123호
개정	2023. 5. 19.	법률 제19420호
개정	2024. 2. 20.	법률 제20324호
개정	2025. 4. 23.	법률 제20505호, 2024.10.22., 일부개정

국민건강보험법 시행령

제정	2000. 6. 23.	대통령령 제16853호
개정	2020. 7. 7.	대통령령 제30824호
개정	2020. 10. 7.	대통령령 제31096호
개정	2020. 12. 29.	대통령령 제31337호
개정	2021. 2. 17.	대통령령 제31453호
개정	2021. 4. 6.	대통령령 제31614호
개정	2021. 6. 29.	대통령령 제31846호
개정	2022. 3. 8.	대통령령 제32528호
개정	2022. 6. 30.	대통령령 제32748호
개정	2023. 6. 27.	대통령령 제33593호
개정	2024. 5. 7.	대통령령 제34497호
개정	2025. 6. 21.	대통령령 제35597호, 2025.6.20., 타법개정

국민건강보험법 시행규칙

제정	2000. 6. 30.	보건복지부령 제157호
개정	2020. 3. 20.	보건복지부령 제715호
개정	2020. 9. 8.	보건복지부령 제748호
개정	2020. 10. 30.	보건복지부령 제759호
개정	2021. 1. 7.	보건복지부령 제778호
개정	2021. 2. 26.	보건복지부령 제783호
개정	2021. 6. 30.	보건복지부령 제810호
개정	2021. 10. 14.	보건복지부령 제834호
개정	2022. 7. 1.	보건복지부령 제899호
개정	2022. 12. 9.	보건복지부령 제923호
개정	2023. 7. 14.	보건복지부령 제951호
개정	2024. 5. 28.	보건복지부령 제1015호
개정	2025. 4. 23.	보건복지부령 제1109호, 2025.4.23., 일부개정

국민건강보험법 출제영역(한국보건의료인국가시험원)

영역	해당조문	
1. 가입자와 공단 및 심평원의 업무	제5조	적용대상 등
	제6조	가입자의 종류
	제7조	사업장의 신고
	제8조	자격의 취득 시기 등
	제9조~제9조의2	자격의 변동 시기 등, 자격 취득 · 변동 사항의 고지
	제10조	자격의 상실 시기 등
	제11조	자격 취득 등의 확인
	제12조	건강보험증
	제14조	국민건강보험공단의 업무 등
	제63조	건강보험심사평가원의 업무 등
2. 보험급여	제41조~제41조의5	요양급여, 약제에 대한 요양급여비용 상한금액의 감액 등, 행위 · 치료재료 및 약제에 대한 요양급여대상 여부의 결정 및 조정, 선별급여, 방문요양급여
	제42조~제42조의2	요양기관, 요양기관의 선별급여 실시에 대한 관리
	제43조	요양기관 현황에 대한 신고
	제44조	비용의 일부부담
	제45조	요양급여비용의 산정 등
	제46조	약제 · 치료재료에 대한 요양급여비용의 산정
	제47조~제47조의4	요양급여비용의 청구와 지급 등, 요양급여비용의 지급 보류, 요양급여비용의 차등 지급, 요양급여의 적정성 평가
	제48조	요양급여 대상 여부의 확인 등
	제49조	요양비
	제50조	부가급여
	제51조	장애인에 대한 특례
	제52조	건강검진
	제53조	급여의 제한
	제54조	급여의 정지
	제55조	급여의 확인
	제56조~제56조의2	요양비 등의 지급, 요양비 등 수급계좌
	제57조~제57조의2	부당이득의 징수, 부당이득 징수금 체납자의 인적사항 등 공개
	제58조	구상권
	제59조	수급권 보호
	제60조	현역병 등에 대한 요양급여비용 등의 지급
	제61조	요양급여비용의 정산

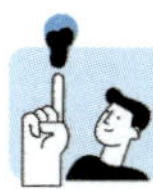

제 1 장 총 칙

제1조(목적)
이 법은 국민의 질병 · 부상에 대한 예방 · 진단 · 치료 · 재활과 출산 · 사망 및 건강증진에 대하여 보험급여를 실시함으로써 국민보건 향상과 사회보장 증진에 이바지함을 목적으로 한다.

영 제1조(목적)
이 영은 「국민건강보험법」에서 위임된 사항과 그 시행에 필요한 사항을 규정함을 목적으로 한다.

규칙 제1조(목적)
이 규칙은 「국민건강보험법」 및 같은 법 시행령에서 위임된 사항과 그 시행에 필요한 사항을 규정함을 목적으로 한다.

제2조(관장)
이 법에 따른 건강보험사업은 보건복지부장관이 맡아 주관한다.

제3조(정의)
이 법에서 사용하는 용어의 뜻은 다음과 같다.

1. "근로자"란 직업의 종류와 관계없이 근로의 대가로 보수를 받아 생활하는 사람(법인의 이사와 그 밖의 임원을 포함한다)으로서 공무원 및 교직원을 제외한 사람을 말한다.
2. "사용자"란 다음 각 목의 어느 하나에 해당하는 자를 말한다.
   가. 근로자가 소속되어 있는 사업장의 사업주
   나. 공무원이 소속되어 있는 기관의 장으로서 대통령령으로 정하는 사람
   다. 교직원이 소속되어 있는 사립학교(「사립학교교직원 연금법」 제3조에 규정된 사립학교를 말한다. 이하 이 조에서 같다)를 설립 · 운영하는 자
3. "사업장"이란 사업소나 사무소를 말한다.
4. "공무원"이란 국가나 지방자치단체에서 상시 공무에 종사하는 사람을 말한다.
5. "교직원"이란 사립학교나 사립학교의 경영기관에서 근무하는 교원과 직원을 말한다.

제3조의2(국민건강보험종합계획의 수립 등)
① 보건복지부장관은 이 법에 따른 건강보험(이하 "건강보험"이라 한다)의 건전한 운영을 위하여 제4조에 따른 건강보험정책심의위원회(이하 이 조에서 "건강보험정책심의위원회"라 한다)의 심의를 거쳐 5년마다 국민건강보험종합계획(이하 "종합계획"이라 한다)을 수립하여야 한다. 수립된 종합계획을 변경할 때도 또한 같다.
② 종합계획에는 다음 각 호의 사항이 포함되어야 한다.
1. 건강보험정책의 기본목표 및 추진방향
2. 건강보험 보장성 강화의 추진계획 및 추진방법
3. 건강보험의 중장기 재정 전망 및 운영
4. 보험료 부과체계에 관한 사항
5. 요양급여비용에 관한 사항
6. 건강증진 사업에 관한 사항
7. 취약계층 지원에 관한 사항
8. 건강보험에 관한 통계 및 정보의 관리에 관한 사항

9. 그 밖에 건강보험의 개선을 위하여 필요한 사항으로 대통령령으로 정하는 사항

③ 보건복지부장관은 종합계획에 따라 매년 연도별 시행계획(이하 "시행계획"이라 한다)을 건강보험정책심의위원회의 심의를 거쳐 수립·시행하여야 한다.

④ 보건복지부장관은 매년 시행계획에 따른 추진실적을 평가하여야 한다.

⑤ 보건복지부장관은 다음 각 호의 사유가 발생한 경우 관련 사항에 대한 보고서를 작성하여 지체 없이 국회 소관 상임위원회에 보고하여야 한다.

1. 제1항에 따른 종합계획의 수립 및 변경
2. 제3항에 따른 시행계획의 수립
3. 제4항에 따른 시행계획에 따른 추진실적의 평가

⑥ 보건복지부장관은 종합계획의 수립, 시행계획의 수립·시행 및 시행계획에 따른 추진실적의 평가를 위하여 필요하다고 인정하는 경우 관계 기관의 장에게 자료의 제출을 요구할 수 있다. 이 경우 자료의 제출을 요구받은 자는 특별한 사유가 없으면 이에 따라야 한다.

⑦ 그 밖에 제1항에 따른 종합계획의 수립 및 변경, 제3항에 따른 시행계획의 수립·시행 및 제4항에 따른 시행계획에 따른 추진실적의 평가 등에 필요한 사항은 대통령령으로 정한다.

영 제2조의2(국민건강보험종합계획의 수립 등)

① 보건복지부장관은 법 제3조의2제1항 전단에 따른 국민건강보험종합계획(이하 "종합계획"이라 한다) 및 같은 조 제3항에 따른 연도별 시행계획(이하 "시행계획"이라 한다)을 수립하는 경우에는 다음 각 호의 구분에 따른 시기까지 수립하여야 한다.

1. 종합계획: 시행 연도 전년도의 9월 30일까지
2. 시행계획: 시행 연도 전년도의 12월 31일까지

② 보건복지부장관은 종합계획 및 시행계획을 수립하거나 변경한 경우에는 다음 각 호의 구분에 따른 방법으로 공표하여야 한다.

1. 종합계획: 관보에 고시
2. 시행계획: 보건복지부 인터넷 홈페이지에 게시

③ 보건복지부장관은 종합계획 및 시행계획을 수립하거나 변경한 경우에는 관계 중앙행정기관의 장, 공단의 이사장 및 법 제62조에 따른 건강보험심사평가원(이하 "심사평가원"이라 한다)의 원장에게 그 내용을 알려야 한다.

④ 보건복지부장관은 법 제3조의2제4항에 따라 시행계획에 따른 추진실적을 평가한 경우에는 그 평가결과를 다음에 수립하는 종합계획 및 시행계획에 각각 반영하여야 한다.

⑤ 제1항부터 제4항까지에서 규정한 사항 외에 종합계획 또는 시행계획의 수립·시행·평가 등에 필요한 세부사항은 보건복지부장관이 정하여 고시한다.

영 제2조의3(종합계획에 포함될 사항)

법 제3조의2제2항제9호에서 "대통령령으로 정하는 사항"이란 다음 각 호의 사항을 말한다.

1. 건강보험의 제도적 기반 조성에 관한 사항
2. 건강보험과 관련된 국제협력에 관한 사항
3. 그 밖에 건강보험의 개선을 위하여 보건복지부장관이 특히 필요하다고 인정하는 사항

제4조(건강보험정책심의위원회)

① 건강보험정책에 관한 다음 각 호의 사항을 심의·의결하기 위하여 보건복지부장관 소속으로 건강보험정책심의위원회(이하 "심의위원회"라 한다)를 둔다.

1. 제3조의2제1항 및 제3항에 따른 종합계획 및 시행계획에 관한 사항(의결은 제외한다)
2. 제41조제3항에 따른 요양급여의 기준
3. 제45조제3항 및 제46조에 따른 요양급여비용에 관한 사항
4. 제73조제1항에 따른 직장가입자의 보험료율
5. 제73조제3항에 따른 지역가입자의 보험료율과 재산보험료부과점수당 금액

5의2. 보험료 부과 관련 제도 개선에 관한 다음 각 목의 사항(의결은 제외한다)

가. 건강보험 가입자(이하 "가입자"라 한다)의 소득 파악 실태에 관한 조사 및 연구에 관한 사항
나. 가입자의 소득 파악 및 소득에 대한 보험료 부과 강화를 위한 개선 방안에 관한 사항
다. 그 밖에 보험료 부과와 관련된 제도 개선 사항으로서 심의위원회 위원장이 회의에 부치는 사항

6. 그 밖에 건강보험에 관한 주요 사항으로서 대통령령으로 정하는 사항

② 심의위원회는 위원장 1명과 부위원장 1명을 포함하여 25명의 위원으로 구성한다.

③ 심의위원회의 위원장은 보건복지부차관이 되고, 부위원장은 제4항제4호의 위원 중에서 위원장이 지명하는 사람이 된다.
④ 심의위원회의 위원은 다음 각 호에 해당하는 사람을 보건복지부장관이 임명 또는 위촉한다.
1. 근로자단체 및 사용자단체가 추천하는 각 2명
2. 시민단체(「비영리민간단체지원법」 제2조에 따른 비영리민간단체를 말한다. 이하 같다), 소비자단체, 농어업인단체 및 자영업자단체가 추천하는 각 1명
3. 의료계를 대표하는 단체 및 약업계를 대표하는 단체가 추천하는 8명
4. 다음 각 목에 해당하는 8명
가. 대통령령으로 정하는 중앙행정기관 소속 공무원 2명
나. 국민건강보험공단의 이사장 및 건강보험심사평가원의 원장이 추천하는 각 1명
다. 건강보험에 관한 학식과 경험이 풍부한 4명
⑤ 심의위원회 위원(제4항제4호가목에 따른 위원은 제외한다)의 임기는 3년으로 한다. 다만, 위원의 사임 등으로 새로 위촉된 위원의 임기는 전임위원 임기의 남은 기간으로 한다.
⑥ 보건복지부장관은 심의위원회가 제1항제5호의2에 따라 심의한 사항을 국회에 보고하여야 한다.
⑦ 심의위원회의 운영 등에 필요한 사항은 대통령령으로 정한다.

영 제3조(심의위원회의 심의 · 의결사항)

법 제4조제1항제6호에서 "대통령령으로 정하는 사항"이란 다음 각 호의 사항을 말한다.
1. 제21조제2항에 따른 요양급여 각 항목에 대한 상대가치점수
2. 제22조에 따른 약제 · 치료재료별 요양급여비용의 상한
3. 그 밖에 제23조에 따른 부가급여에 관한 사항 등 건강보험에 관한 주요사항으로서 법 제4조에 따른 건강보험정책심의위원회(이하 "심의위원회"라 한다)의 위원장이 회의에 부치는 사항

영 제4조(공무원인 위원)

법 제4조제4항제4호가목에서 "대통령령으로 정하는 중앙행정기관 소속 공무원"이란 기획재정부와 보건복지부 소속의 3급 공무원 또는 고위공무원단에 속하는 일반직공무원 중에서 그 소속 기관의 장이 1명씩 지명하는 사람을 말한다.

영 제4조의2(심의위원회 위원의 해임 및 해촉)

보건복지부장관은 법 제4조제4항 각 호에 따른 심의위원회 위원이 다음 각 호의 어느 하나에 해당하는 경우에는 해당 심의위원회 위원을 해임하거나 해촉할 수 있다.
1. 심신장애로 인하여 직무를 수행할 수 없게 된 경우
2. 직무와 관련된 비위사실이 있는 경우
3. 직무태만, 품위손상이나 그 밖의 사유로 인하여 위원으로 적합하지 아니하다고 인정되는 경우
4. 위원 스스로 직무를 수행하는 것이 곤란하다고 의사를 밝히는 경우

영 제5조(심의위원회의 위원장 등)

① 심의위원회의 위원장은 심의위원회를 대표하며, 그 업무를 총괄한다.
② 심의위원회의 부위원장은 위원장을 보좌하며, 위원장이 부득이한 사유로 직무를 수행할 수 없을 때에는 그 직무를 대행한다.

영 제6조(심의위원회의 회의)

① 심의위원회의 위원장은 심의위원회의 회의를 소집하고, 그 의장이 된다.
② 심의위원회의 회의는 재적위원 3분의 1 이상이 요구할 때 또는 위원장이 필요하다고 인정할 때에 소집한다.
③ 심의위원회의 회의는 재적위원 과반수의 출석으로 개의하고, 출석위원 과반수의 찬성으로 의결한다.
④ 심의위원회의 위원장은 제3항에 따른 의결에 참여하지 아니한다. 다만, 가부동수일 때에는 위원장이 정한다.
⑤ 심의위원회는 효율적인 심의를 위하여 필요한 경우에는 분야별로 소위원회를 구성할 수 있다.
⑥ 제1항부터 제5항까지에서 규정한 사항 외에 심의위원회와 소위원회의 운영 등에 필요한 사항은 심의위원회의 의결을 거쳐 위원장이 정한다.

영 제7조(심의위원회의 간사)

① 심의위원회의 사무를 처리하기 위하여 심의위원회에 간사 1명을 둔다.
② 간사는 보건복지부 소속 4급 이상 공무원 또는 고위공무원단에 속하는 일반직공무원 중에서 위원장이 지명한다.

영 제8조(심의위원회 위원의 수당 등)

심의위원회의 회의에 출석한 위원에 게는 예산의 범위에서 수당 · 여비, 그 밖에 필요한 경비를 지급할 수 있다. 다만, 공무원인 위원이 소관 업무와 직접 관련하여 출석하는 경우에는 그러하지 아니하다.

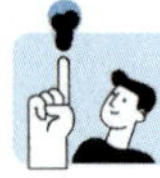

제 2 장 가입자

제5조(적용 대상 등)

① 국내에 거주하는 국민은 건강보험의 가입자 또는 피부양자가 된다. 다만, 다음 각 호의 어느 하나에 해당하는 사람은 제외한다.

1. 「의료급여법」에 따라 의료급여를 받는 사람(이하 "수급권자"라 한다)
2. 「독립유공자예우에 관한 법률」 및 「국가유공자 등 예우 및 지원에 관한 법률」에 따라 의료보호를 받는 사람(이하 "유공자등 의료보호대상자"라 한다). 다만, 다음 각 목의 어느 하나에 해당하는 사람은 가입자 또는 피부양자가 된다.
   가. 유공자등 의료보호대상자 중 건강보험의 적용을 보험자에게 신청한 사람
   나. 건강보험을 적용받고 있던 사람이 유공자등 의료보호대상자로 되었으나 건강보험의 적용배제신청을 보험자에게 하지 아니한 사람

② 제1항의 피부양자는 다음 각 호의 어느 하나에 해당하는 사람 중 직장가입자에게 주로 생계를 의존하는 사람으로서 소득 및 재산이 보건복지부령으로 정하는 기준 이하에 해당하는 사람을 말한다.

1. 직장가입자의 배우자
2. 직장가입자의 직계존속(배우자의 직계존속을 포함한다)
3. 직장가입자의 직계비속(배우자의 직계비속을 포함한다)과 그 배우자
4. 직장가입자의 형제·자매

③ 제2항에 따른 피부양자 자격의 인정 기준, 취득·상실시기 및 그 밖에 필요한 사항은 보건복지부령으로 정한다.

규칙 제2조(피부양자 자격의 인정기준 등)

① 「국민건강보험법」(이하 "법"이라 한다) 제5조제2항에 따른 피부양자 자격의 인정기준은 다음 각 호의 요건을 모두 충족하는 것으로 한다.

1. 별표 1에 따른 부양요건에 해당할 것
2. 별표 1의2에 따른 소득 및 재산요건에 해당할 것

② 피부양자는 다음 각 호의 어느 하나에 해당하는 날에 그 자격을 취득한다.

1. 신생아의 경우: 출생한 날
2. 직장가입자의 자격 취득일 또는 가입자의 자격 변동일부터 90일 이내에 피부양자의 자격취득 신고를 한 경우: 직장가입자의 자격 취득일 또는 해당 가입자의 자격 변동일
3. 직장가입자의 자격 취득일 또는 가입자의 자격 변동일부터 90일을 넘겨 피부양자 자격취득 신고를 한 경우: 법 제13조에 따른 국민건강보험공단(이하 "공단"이라 한다)에 별지 제1호서식의 피부양자 자격(취득·상실) 신고서를 제출한 날. 다만, 천재지변, 질병·사고 등 공단이 정하는 본인의 책임이 없는 부득이한 사유로 90일을 넘겨 피부양자 자격취득 신고를 한 경우에는 직장가입자의 자격 취득일 또는 가입자의 자격 변동일로 한다.

③ 피부양자는 다음 각 호의 어느 하나에 해당하게 된 날에 그 자격을 상실한다.

1. 사망한 날의 다음 날
2. 대한민국의 국적을 잃은 날의 다음 날
3. 국내에 거주하지 아니하게 된 날의 다음 날
4. 직장가입자가 자격을 상실한 날
5. 법 제5조제1항제1호에 따른 수급권자가 된 날
6. 법 제5조제1항제2호에 따른 유공자등 의료보호대상자인 피부양자가 공단에 건강보험의 적용배제 신청을 한 날의 다음 날
7. 직장가입자 또는 다른 직장가입자의 피부양자 자격을 취득한 경우에는 그 자격을 취득한 날
8. 피부양자 자격을 취득한 사람이 본인의 신고에 따라 피부양자 자격 상실 신고를 한 경우에는 신고한 날의 다음 날
9. 제1항에 따른 요건을 충족하지 아니하는 경우에는 공단이 그 요건을 충족하지 아니한다고 확인한 날의 다음 날
10. 제9호에도 불구하고 「국민건강보험법 시행령」(이하 "영"이라 한다) 제41조의2제3항에 따라 영 제41조제1항제3호 및 제4호의 소득(이하 "사업소득등"이라 한다)의 발생 사실과 그 금액을 신고하여 공단이 제1항제2호에 따른 소득요건을 충족하지 않는다고 확인한 경우에는 그 사업소득등이 발생한 날이 속하는 달의 다음 달 말일
11. 제9호에도 불구하고 영 제41조의2제3항에 따라 사업소득등의 발생 사실과 그 금액을 신고하지 않았으나 공단이 제1항제2호에 따른 소득요건을 충족하지 않음을 확인한 경우에는 그 사업소득등이 발생한 날이 속

하는 달의 말일

12. 제9호부터 제11호까지의 규정에도 불구하고 거짓이나 그 밖의 부정한 방법으로 영 제41조의2제1항에 따른 소득월액의 조정 신청 또는 이 규칙에 따른 피부양자 자격 취득 신고를 하여 피부양자 자격을 취득한 것을 공단이 확인한 경우에는 그 자격을 취득한 날

④ 직장가입자가 피부양자 자격 취득 또는 상실 신고를 하거나 피부양자가 제3항제8호에 따른 자격 상실 신고를 하려면 별지 제1호서식의 피부양자 자격(취득 · 상실) 신고서에 다음 각 호의 서류(자격 취득 신고의 경우만 해당한다)를 첨부하여 공단에 제출하여야 한다. 다만, 공단이 법 제96조에 따라 국가 등으로부터 제공받은 자료로 피부양자 자격 취득 또는 상실 대상자를 확인할 수 있는 경우에는 신고서를 제출하지 아니한다.

1. 가족관계등록부의 증명서 1부(주민등록표 등본으로 제1항 각 호의 요건 충족 여부를 확인할 수 없는 경우만 해당한다)
2. 「장애인복지법」 제32조에 따라 등록된 장애인, 「국가유공자 등 예우 및 지원에 관한 법률」 제4조 · 제73조 및 제74조에 따른 국가유공자 등(법률 제11041호로 개정되기 전의 「국가유공자 등 예우 및 지원에 관한 법률」 제73조의2에 따른 국가유공자 등을 포함한다)으로서 같은 법 제6조의4에 따른 상이등급 판정을 받은 사람과 「보훈보상대상자 지원에 관한 법률」 제2조에 따른 보훈보상대상자로서 같은 법 제6조에 따른 상이등급 판정을 받은 사람임을 증명할 수 있는 서류 1부(장애인, 국가유공자 등 또는 보훈보상대상자의 경우만 해당한다)
3. 「도시 및 주거환경정비법」에 따른 주택재건축사업의 사업자등록증 사본 등 별표 1의2 제1호다목에 해당하는 사실을 확인하기 위하여 공단이 요구하는 서류(피부양자가 되려는 사람이 별표 1의2 제1호다목에 따른 인정을 받으려는 경우만 해당한다)

⑤ 삭제 〈2013.6.28.〉

제6조(가입자의 종류)

① 가입자는 직장가입자와 지역가입자로 구분한다.

② 모든 사업장의 근로자 및 사용자와 공무원 및 교직원은 직장가입자가 된다. 다만, 다음 각 호의 어느 하나에 해당하는 사람은 제외한다.

1. 고용 기간이 1개월 미만인 일용근로자
2. 「병역법」에 따른 현역병(지원에 의하지 아니하고 임용된 하사를 포함한다), 전환복무된 사람 및 군간부후보생
3. 선거에 당선되어 취임하는 공무원으로서 매월 보수 또는 보수에 준하는 급료를 받지 아니하는 사람
4. 그 밖에 사업장의 특성, 고용 형태 및 사업의 종류 등을 고려하여 대통령령으로 정하는 사업장의 근로자 및 사용자와 공무원 및 교직원

③ 지역가입자는 직장가입자와 그 피부양자를 제외한 가입자를 말한다.

④ 삭제 〈2018.12.11.〉

영 제9조(직장가입자에서 제외되는 사람)

법 제6조제2항제4호에서 "대통령령으로 정하는 사업장의 근로자 및 사용자와 공무원 및 교직원"이란 다음 각 호의 어느 하나에 해당하는 사람을 말한다.

1. 비상근 근로자 또는 1개월 동안의 소정근로시간이 60시간 미만인 단시간근로자
2. 비상근 교직원 또는 1개월 동안의 소정근로시간이 60시간 미만인 시간제공무원 및 교직원
3. 소재지가 일정하지 아니한 사업장의 근로자 및 사용자
4. 근로자가 없거나 제1호에 해당하는 근로자만을 고용하고 있는 사업장의 사업주

규칙 제3조(사업장의 적용 · 변경 · 탈퇴 신고)

① 사용자는 해당 사업장이 법 제6조제2항에 따라 직장가입자가 되는 근로자 · 공무원 및 교직원을 사용하는 사업장이 된 경우에는 그 때부터 14일 이내에 별지 제2호서식의 사업장(기관) 적용신고서에 통장 사본 1부(자동이체를 신청하는 경우만 해당한다)를 첨부하여 공단에 제출해야 한다. 이 경우 공단은 「전자정부법」 제36조제2항에 따른 행정정보의 공동이용을 통하여 사업자등록증명 및 법인 등기사항증명서를 확인해야 하며, 신고인이 사업자등록증명을 확인하는 것에 동의하지 않는 경우에는 사업자등록증 사본을 첨부하도록 해야 한다. 〈개정 2024.8.1.〉

② 사용자는 제1항에 따라 공단에 신고한 내용이 변경된 경우에는 변경된 날부터 14일 이내에 별지 제3호서식의 사업장(기관)변경신고서를 공단에 제출해야 한다. 이 경우 공단은 「전자정부법」 제36조제2항에 따른 행정정보의 공동이용을 통하여 사업자등록증명 및 법인 등기사항증명서를 확인해야 하며, 신고인이 사업자등록증명을 확인하는 것에 동의하지 않는 경우에는 사업자등록증 사본을 첨부하도록 해야 한다. 〈개정 2024.8.1.〉

③ 사용자는 사업장이 다음 각 호의 어느 하나에 해당하게 된 경우에는 그 날부터 14일 이내에 별지 제4호서식의 사업장 탈퇴신고서에 사업장 탈퇴 사실을 증명할 수 있는 서류를 첨부하여 공단에 제출하여야 한다. 이 경우 공단은 「전자정부법」 제36조제2항에 따른 행정정보의 공동이용을 통하여 휴업 · 폐업 사실 증명원(사업장이 휴업 · 폐업한 경우만 해당한다) 및 법인 등기사항증명서를 확인하여야 하며, 신고

인이 휴업 · 폐업 사실 증명원을 확인하는 것에 동의하지 아니하는 경우에는 이를 첨부하도록 하여야 한다.

1. 사업장이 휴업 · 폐업되는 경우
2. 사업장이 합병되는 경우
3. 사업장이 폐쇄되는 경우
4. 사업장에 근로자가 없게 되거나 영 제9조제1호에 따른 근로자만을 고용하게 되는 경우

규칙 제4조(가입자 자격의 취득 · 변동 · 상실의 신고)

① 세대주는 그 세대의 구성원이 법 제6조제3항 · 제8조제1항 및 제9조제1항에 따라 지역가입자의 자격을 취득한 경우 또는 지역가입자로 자격이 변동된 경우에는 별지 제5호서식의 지역가입자 자격 취득 · 변동 신고서에 보험료 감면 증명자료를 첨부(법 제74조 및 제75조에 따라 보험료가 면제되거나 일부를 경감받는 사람만 해당하며, 공단이 법 제96조에 따라 국가 등으로부터 제공받은 자료로 보험료 감면 대상자임을 확인할 수 있는 경우에는 첨부하지 않는다)해 공단에 제출해야 한다. 다만, 제4항제2호에 따라 사용자가 별지 제8호서식의 직장가입자 자격상실 신고서를 공단에 제출한 경우에는 별지 제5호서식의 지역가입자자격취득 · 변동신고서를 제출한 것으로 본다.

② 사용자는 법 제6조제2항 · 제4항, 제8조제1항 및 제9조제1항에 따라 근로자 · 공무원 및 교직원이 다음 각 호의 어느 하나에 해당하는 경우에는 별지 제6호서식의 직장가입자 자격취득 신고서를 공단에 제출해야 한다. 이 경우 제2조제1항 각 호의 요건을 갖추었는지 여부를 주민등록표 등본으로 확인할 수 없을 때에는 가족관계등록부의 증명서 1부를 첨부해야 한다.

1. 직장가입자가 아닌 사람이 직장가입자인 근로자 · 사용자 · 공무원 및 교직원이 된 경우
2. 직장가입자인 근로자 · 사용자가 다른 사업장의 직장가입자가 되거나 직장가입자인 공무원 · 교직원이 된 경우
3. 직장가입자인 공무원 · 교직원이 직장가입자인 근로자 · 사용자가 되거나 소속 기관장을 달리하는 기관으로 전출된 경우

③ 법 제9조제3항에 따라 국방부장관 또는 법무부장관이 공단에 통지해야 할 사항은 다음 각 호와 같다.

1. 국방부장관: 법 제54조제3호에 해당하는 사람의 성명 · 주민등록번호 · 입대일 · 전역일 및 전환복무일
2. 법무부장관: 법 제54조제4호에 해당하는 사람의 성명 · 주민등록번호 · 입소일 · 출소일 · 수용기관명칭 · 코드 및 신분 구분

④ 법 제10조제2항에 따른 자격상실의 신고는 다음 각 호의 구분에 따라 해야 한다.

1. 지역가입자: 세대주가 별지 제7호서식의 지역가입자 자격상실 신고서를 공단에 제출
2. 직장가입자: 사용자가 별지 제8호서식의 직장가입자 자격상실 신고서를 공단에 제출

⑤ 사용자는 제2항에 따라 공단에 신고한 직장가입자의 내용이 변경된 경우에는 변경된 날부터 14일 이내에 별지 제9호서식의 직장가입자 내용변경 신고서를 공단에 제출해야 한다.

제7조(사업장의 신고)

사업장의 사용자는 다음 각 호의 어느 하나에 해당하게 되면 그 때부터 14일 이내에 보건복지부령으로 정하는 바에 따라 보험자에게 신고하여야 한다. 제1호에 해당되어 보험자에게 신고한 내용이 변경된 경우에도 또한 같다.

1. 제6조제2항에 따라 직장가입자가 되는 근로자 · 공무원 및 교직원을 사용하는 사업장(이하 "적용대상사업장"이라 한다)이 된 경우
2. 휴업 · 폐업 등 보건복지부령으로 정하는 사유가 발생한 경우

과태료 ※ 119조(500만원 이하의 과태료)

제8조(자격의 취득 시기 등)

① 가입자는 국내에 거주하게 된 날에 직장가입자 또는 지역가입자의 자격을 얻는다. 다만, 다음 각 호의 어느 하나에 해당하는 사람은 그 해당되는 날에 각각 자격을 얻는다.

1. 수급권자이었던 사람은 그 대상자에서 제외된 날
2. 직장가입자의 피부양자이었던 사람은 그 자격을 잃은 날
3. 유공자등 의료보호대상자이었던 사람은 그 대상자에서 제외된 날
4. 제5조제1항제2호가목에 따라 보험자에게 건강보험의 적용을 신청한 유공자등 의료보호대상자는 그 신청한 날

② 제1항에 따라 자격을 얻은 경우 그 직장가입자의 사용자 및 지역가입자의 세대주는 그 명세를 보건복지부령으로 정하는 바에 따라 자격을 취득한 날부터 14일 이내에 보험자에게 신고하여야 한다.

제9조(자격의 변동 시기 등)

① 가입자는 다음 각 호의 어느 하나에 해당하게 된 날에 그 자격이 변동된다.

1. 지역가입자가 적용대상사업장의 사용자로 되거나, 근로자·공무원 또는 교직원(이하 "근로자등"이라 한다)으로 사용된 날
2. 직장가입자가 다른 적용대상사업장의 사용자로 되거나 근로자등으로 사용된 날
3. 직장가입자인 근로자등이 그 사용관계가 끝난 날의 다음 날
4. 적용대상사업장에 제7조제2호에 따른 사유가 발생한 날의 다음 날
5. 지역가입자가 다른 세대로 전입한 날

② 제1항에 따라 자격이 변동된 경우 직장가입자의 사용자와 지역가입자의 세대주는 다음 각 호의 구분에 따라 그 명세를 보건복지부령으로 정하는 바에 따라 자격이 변동된 날부터 14일 이내에 보험자에게 신고하여야 한다.

1. 제1항제1호 및 제2호에 따라 자격이 변동된 경우: 직장가입자의 사용자
2. 제1항제3호부터 제5호까지의 규정에 따라 자격이 변동된 경우: 지역가입자의 세대주

③ 법무부장관 및 국방부장관은 직장가입자나 지역가입자가 제54조 제3호 또는 제4호에 해당하면 보건복지부령으로 정하는 바에 따라 그 사유에 해당된 날부터 1개월 이내에 보험자에게 알려야 한다.

제9조의2(자격 취득·변동 사항의 고지)

공단은 제96조제1항에 따라 제공받은 자료를 통하여 가입자 자격의 취득 또는 변동 여부를 확인하는 경우에는 자격 취득 또는 변동 후 최초로 제79조에 따른 납부의무자에게 보험료 납입 고지를 할 때 보건복지부령으로 정하는 바에 따라 자격 취득 또는 변동에 관한 사항을 알려야 한다.

규칙 제4조의2(가입자 자격의 취득·변동의 고지사항)

공단은 법 제9조의2에 따라 자격 취득 또는 변동에 관한 사항을 알리는 경우에는 제48조에 따른 납입고지서에 다음 각 호의 사항을 명시해야 한다.

1. 가입자 자격의 취득 또는 변동이 발생한 가입자의 성명
2. 취득 또는 변동이 발생한 자격

제10조(자격의 상실 시기 등)

① 가입자는 다음 각 호의 어느 하나에 해당하게 된 날에 그 자격을 잃는다.

1. 사망한 날의 다음 날
2. 국적을 잃은 날의 다음 날
3. 국내에 거주하지 아니하게 된 날의 다음 날
4. 직장가입자의 피부양자가 된 날
5. 수급권자가 된 날
6. 건강보험을 적용받고 있던 사람이 유공자등 의료보호대상자가 되어 건강보험의 적용배제신청을 한 날

② 제1항에 따라 자격을 잃은 경우 직장가입자의 사용자와 지역가입자의 세대주는 그 명세를 보건복지부령으로 정하는 바에 따라 자격을 잃은 날부터 14일 이내에 보험자에게 신고하여야 한다.

제11조(자격취득 등의 확인)

① 가입자 자격의 취득·변동 및 상실은 제8조부터 제10조까지의 규정에 따른 자격의 취득·변동 및 상실의 시기로 소급하여 효력을 발생한다. 이 경우 보험자는 그 사실을 확인할 수 있다.

② 가입자나 가입자이었던 사람 또는 피부양자나 피부양자이었던 사람은 제1항에 따른 확인을 청구할 수 있다.

제12조(건강보험증)

① 국민건강보험공단은 가입자 또는 피부양자가 신청하는 경우 건강보험증을 발급하여야 한다.
② 가입자 또는 피부양자가 요양급여를 받을 때에는 제1항의 건강보험증을 제42조제1항에 따른 요양기관(이하 "요양기관"이라 한다)에 제출하여야 한다. 다만, 천재지변이나 그 밖의 부득이한 사유가 있으면 그러하지 아니하다.
③ 가입자 또는 피부양자는 제2항 본문에도 불구하고 주민등록증(모바일 주민등록증을 포함한다), 운전면허증, 여권, 그 밖에 보건복지부령으로 정하는 본인 여부를 확인할 수 있는 신분증명서(이하 "신분증명서"라 한다)로 요양기관이 그 자격을 확인할 수 있으면 건강보험증을 제출하지 아니할 수 있다.
④ 요양기관은 가입자 또는 피부양자에게 요양급여를 실시하는 경우 보건복지부령으로 정하는 바에 따라 건강보험증이나 신분증명서로 본인 여부 및 그 자격을 확인하여야 한다. 다만, 요양기관이 가입자 또는 피부양자의 본인 여부 및 그 자격을 확인하기 곤란한 경우로서 보건복지부령으로 정하는 정당한 사유가 있을 때에는 그러하지 아니하다.
⑤ 가입자·피부양자는 제10조제1항에 따라 자격을 잃은 후 자격을 증명하던 서류를 사용하여 보험급여를 받아서는 아니 된다.
⑥ 누구든지 건강보험증이나 신분증명서를 다른 사람에게 양도하거나 대여하여 보험급여를 받게 하여서는 아니 된다.
⑦ 누구든지 건강보험증이나 신분증명서를 양도 또는 대여를 받거나 그 밖에 이를 부정하게 사용하여 보험급여를 받아서는 아니 된다.
⑧ 제1항에 따른 건강보험증의 신청 절차와 방법, 서식과 그 교부 및 사용 등에 필요한 사항은 보건복지부령으로 정한다.

과태료 ※ ④=119조(100만원 이하의 과태료)

규칙 제5조(건강보험증의 발급 신청 등)

① 가입자 또는 피부양자는 법 제12조제1항에 따른 건강보험증을 발급받으려면 별지 제10호서식의 건강보험증 발급 신청서를 공단에 제출해야 한다. 이 경우 「정보통신망 이용촉진 및 정보보호 등에 관한 법률」 제2조제1항제1호에 따른 정보통신망(이하 "정보통신망"이라 한다)을 통하여 해당 서류를 제출할 수 있다.
② 공단은 제1항에 따른 신청을 받으면 지체 없이 별지 제11호서식 또는 별지 제11호의2서식의 건강보험증을 신청인에게 발급해야 한다.
③ 공단은 법 제96조에 따라 제공받은 자료를 이용하여 가입자 또는 피부양자의 자격 취득·변동 사실을 확인한 경우에는 제2항에도 불구하고 가입자 또는 피부양자의 신청 없이 건강보험증을 발급할 수 있다.
④ 제2항 또는 제3항에 따라 건강보험증을 발급받은 가입자 또는 피부양자는 건강보험증에 기재된 내용이 변경된 경우에는 변경된 날부터 30일 이내에 별지 제10호서식의 건강보험증 기재사항 변경 신청서를 공단에 제출해야 한다.

규칙 제7조(건강보험증을 대체하는 신분증명서)

법 제12조제3항에서 "보건복지부령으로 정하는 본인 여부를 확인할 수 있는 신분증명서"란 다음 각 호의 증명서 또는 서류(관계 법령에서 인정하고 있는 전자적 방식의 증명서 또는 전자문서를 포함한다. 이하 이 조에서 같다)를 말한다. 이 경우 그 증명서 또는 서류에 유효기간이 적혀 있는 경우에는 그 유효기간이 지나지 않아야 한다.

1. 행정기관이나 공공기관이 발행한 증명서로서 사진이 붙어 있고, 주민등록번호 또는 외국인등록번호가 포함되어 본인임을 확인할 수 있는 국가보훈등록증, 장애인등록증, 외국인 등록증, 그 밖에 신분을 확인할 수 있는 증명서
2. 행정기관이나 공공기관이 기록·관리하는 것으로서 사진이 붙어 있고, 주민등록번호 또는 외국인등록번호가 포함되어 본인임을 확인할 수 있는 서류
3. 「전자서명법」 제2조제2호에 따른 전자서명(서명자의 실지명의를 확인할 수 있는 것을 말한다)이 첨부되어 있거나 「정보통신망 이용촉진 및 정보보호 등에 관한 법률」 제23조의3에 따른 본인확인기관이 제공하는 등 보건복지부장관이 정하여 고시하는 방법에 따라 본인 여부를 확인할 수 있는 증명서 또는 서류

규칙 제7조의2(본인 여부 및 자격 확인 등)

① 법 제12조제4항 본문에 따라 요양기관이 가입자 또는 피부양자의 본인 여부 및 그 자격을 확인하는 경우에는 공단이 운영하는 정보시스템(공단이 가입자 또는 피부양자 자격 및 보험급여 관리를 위하여 구축·운영하는 정보시스템을 말한다. 이하 이 조에서 같다)을 통하여 그 자격을 확인해야 한다. 다만, 불가피한 사유로 정보시스템을 통한 자격 확인이 불가능한 경우에는 공단의 이사장이 정하는 방법으로 그 자격을 확인해야 한다.
② 법 제12조제4항 단서에서 "보건복지부령으로 정하는 정당한 사유"란 다음 각 호의 어느 하나에 해당하는 경우를 말한다. 〈개정 2024.10.4.〉

1. 「응급의료에 관한 법률」 제2조제1호에 따른 응급환자에게 요양급여를 실시하는 경우 등 요양급여 실시가 지체되면 가입자 또는 피부양자의 생명 또는 신체에 위해가 발생할 우려가 있거나 그 밖에 이에 준하는 사유로 건강보험증이나 신분증명서를 제출하기 곤란한 경우
2. 그 밖에 가입자 또는 피부양자에 대한 본인 여부 및 자격 확인이 환자 진료에 불편이나 지장을 초래하는 등 부득이한 경우로서 보건복지부장관이 정하여 고시하는 경우

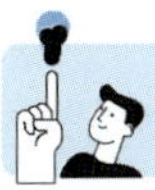

제 3 장 국민건강보험공단

제13조(보험자)

건강보험의 보험자는 국민건강보험공단(이하 "공단"이라 한다)으로 한다.

제14조(업무 등)

① 공단은 다음 각 호의 업무를 관장한다.

1. 가입자 및 피부양자의 자격 관리
2. 보험료와 그 밖에 이 법에 따른 징수금의 부과 · 징수
3. 보험급여의 관리
4. 가입자 및 피부양자의 질병의 조기발견 · 예방 및 건강관리를 위하여 요양급여 실시 현황과 건강검진 결과 등을 활용하여 실시하는 예방사업으로서 대통령령으로 정하는 사업
5. 보험급여 비용의 지급
6. 자산의 관리 · 운영 및 증식사업
7. 의료시설의 운영
8. 건강보험에 관한 교육훈련 및 홍보
9. 건강보험에 관한 조사연구 및 국제협력
10. 이 법에서 공단의 업무로 정하고 있는 사항
11. 「국민연금법」, 「고용보험 및 산업재해보상보험의 보험료징수 등에 관한 법률」, 「임금채권보장법」 및 「석면피해구제법」(이하 "징수위탁근거법"이라 한다)에 따라 위탁받은 업무
12. 그 밖에 이 법 또는 다른 법령에 따라 위탁받은 업무
13. 그 밖에 건강보험과 관련하여 보건복지부장관이 필요하다고 인정한 업무

② 제1항제6호에 따른 자산의 관리 · 운영 및 증식사업은 안정성과 수익성을 고려하여 다음 각 호의 방법에 따라야 한다.

1. 체신관서 또는 「은행법」에 따른 은행에의 예입 또는 신탁
2. 국가 · 지방자치단체 또는 「은행법」에 따른 은행이 직접 발행하거나 채무이행을 보증하는 유가증권의 매입
3. 특별법에 따라 설립된 법인이 발행하는 유가증권의 매입
4. 「자본시장과 금융투자업에 관한 법률」에 따른 신탁업자가 발행하거나 같은 법에 따른 집합투자업자가 발행하는 수익증권의 매입
5. 공단의 업무에 사용되는 부동산의 취득 및 일부 임대
6. 그 밖에 공단 자산의 증식을 위하여 대통령령으로 정하는 사업

③ 공단은 특정인을 위하여 업무를 제공하거나 공단 시설을 이용하게 할 경우 공단의 정관으로 정하는 바에 따라 그 업무의 제공 또는 시설의 이용에 대한 수수료와 사용료를 징수할 수 있다.

④ 공단은 「공공기관의 정보공개에 관한 법률」에 따라 건강보험과 관련하여 보유 · 관리하고 있는 정보를 공개한다.

영 제9조의2(공단의 업무)

법 제14조제1항제4호에서 "대통령령으로 정하는 사업"이란 다음 각 호의 사업을 말한다.

1. 가입자 및 피부양자의 건강관리를 위한 전자적 건강정보시스템의 구축 · 운영
2. 생애주기별 · 사업장별 · 직능별 건강관리 프로그램 또는 서비스의 개발 및 제공
3. 연령별 · 성별 · 직업별 주요 질환에 대한 정보 수집, 분석 · 연구 및 관리방안 제공
4. 고혈압 · 당뇨 등 주요 만성질환에 대한 정보 제공 및 건강관리 지원
5. 「지역보건법」 제2조제1호에 따른 지역보건의료기관과의 연계 · 협력을 통한 지역별 건강관리 사업 지원
6. 그 밖에 제1호부터 제5호까지에 준하는 사업으로서 가입자 및 피부양자의 건강관리를 위하여 보건복지부장관이 특히 필요하다고 인정하는 사업

제15조(법인격 등)

① 공단은 법인으로 한다.
② 공단은 주된 사무소의 소재지에서 설립등기를 함으로써 성립한다.

제16조(사무소)

① 공단의 주된 사무소의 소재지는 정관으로 정한다.
② 공단은 필요하면 정관으로 정하는 바에 따라 분사무소를 둘 수 있다.

제17조(정관)

① 공단의 정관에는 다음 각 호의 사항을 적어야 한다.
1. 목적
2. 명칭
3. 사무소의 소재지
4. 임직원에 관한 사항
5. 이사회의 운영
6. 재정운영위원회에 관한 사항
7. 보험료 및 보험급여에 관한 사항
8. 예산 및 결산에 관한 사항
9. 자산 및 회계에 관한 사항
10. 업무와 그 집행
11. 정관의 변경에 관한 사항
12. 공고에 관한 사항

② 공단은 정관을 변경하려면 보건복지부장관의 인가를 받아야 한다.

제18조(등기)

공단의 설립등기에는 다음 각 호의 사항을 포함하여야 한다.
1. 목적
2. 명칭
3. 주된 사무소 및 분사무소의 소재지
4. 이사장의 성명·주소 및 주민등록번호

제19조(해산)

공단의 해산에 관하여는 법률로 정한다.

제20조(임원)

① 공단은 임원으로서 이사장 1명, 이사 14명 및 감사 1명을 둔다. 이 경우 이사장, 이사 중 5명 및 감사는 상임으로 한다.
② 이사장은 「공공기관의 운영에 관한 법률」 제29조에 따른 임원추천위원회(이하 "임원추천위원회"라 한다)가 복수로 추천한 사람 중에서 보건복지부장관의 제청으로 대통령이 임명한다.
③ 상임이사는 보건복지부령으로 정하는 추천 절차를 거쳐 이사장이 임명한다.

④ 비상임이사는 다음 각 호의 사람을 보건복지부장관이 임명한다.
1. 노동조합·사용자단체·시민단체·소비자단체·농어업인단체 및 노인단체가 추천하는 각 1명
2. 대통령령으로 정하는 바에 따라 추천하는 관계 공무원 3명
⑤ 감사는 임원추천위원회가 복수로 추천한 사람 중에서 기획재정부장관의 제청으로 대통령이 임명한다.
⑥ 제4항에 따른 비상임이사는 정관으로 정하는 바에 따라 실비변상을 받을 수 있다.
⑦ 이사장의 임기는 3년, 이사(공무원인 이사는 제외한다)와 감사의 임기는 각각 2년으로 한다.

영 제10조(공무원인 임원)
법 제20조제4항제2호에 따라 기획재정부장관, 보건복지부장관 및 인사혁신처장은 해당 기관 소속의 3급 공무원 또는 고위공무원단에 속하는 일반직공무원 중에서 각 1명씩을 지명하는 방법으로 공단의 비상임이사를 추천한다.

규칙 제8조(상임이사 후보 추천 절차 등)
① 법 제20조제3항에 따른 상임이사 후보를 추천하기 위하여 공단에 상임이사추천위원회(이하 "상임이사추천위원회"라 한다)를 둔다.
② 상임이사추천위원회는 위원장을 포함한 5명의 위원으로 구성한다. 이 경우 위원장은 공단의 인사업무를 담당하는 상임이사(인사업무를 담당하는 상임이사 후보를 추천하는 경우에는 이사장이 지명하는 이사)로 하고, 위원은 이사장이 위촉하는 다음 각 호의 사람으로 한다.
1. 공단의 비상임이사 2명
2. 공단의 업무에 관한 전문지식과 경험이 풍부한 사람으로서 공단의 임직원이 아닌 사람 2명
③ 제1항과 제2항에서 규정한 사항 외에 후보자 심사 및 추천 방법, 위원의 제척·기피·회피 등 상임이사추천위원회 운영 등에 필요한 사항은 공단의 정관 또는 내규로 정한다.

제21조(징수이사)

① 상임이사 중 제14조제1항제2호 및 제11호의 업무를 담당하는 이사(이하 "징수이사"라 한다)는 경영, 경제 및 사회보험에 관한 학식과 경험이 풍부한 사람으로서 보건복지부령으로 정하는 자격을 갖춘 사람 중에서 선임한다.
② 징수이사 후보를 추천하기 위하여 공단에 이사를 위원으로 하는 징수이사추천위원회(이하 "추천위원회"라 한다)를 둔다. 이 경우 추천위원회의 위원장은 이사장이 지명하는 이사로 한다.
③ 추천위원회는 주요 일간신문에 징수이사 후보의 모집 공고를 하여야 하며, 이와 별도로 적임자로 판단되는 징수이사 후보를 조사하거나 전문단체에 조사를 의뢰할 수 있다.
④ 추천위원회는 제3항에 따라 모집한 사람을 보건복지부령으로 정하는 징수이사 후보 심사기준에 따라 심사하여야 하며, 징수이사 후보로 추천될 사람과 계약 조건에 관하여 협의하여야 한다.
⑤ 이사장은 제4항에 따른 심사와 협의 결과에 따라 징수이사 후보와 계약을 체결하여야 하며, 이 경우 제20조제3항에 따른 상임이사의 임명으로 본다.
⑥ 제4항에 따른 계약 조건에 관한 협의, 제5항에 따른 계약 체결 등에 필요한 사항은 보건복지부령으로 정한다.

규칙 제9조(징수이사 후보의 자격기준 및 심사기준 등)
① 법 제21조제1항에서 "보건복지부령으로 정하는 자격을 갖춘 사람"이란 법 제21조제2항에 따른 징수이사추천위원회(이하 "징수이사추천위원회"라 한다)가 정하는 단위 부서장 이상의 경력이 있는 사람으로서 법 제14조제1항제2호 및 제11호에 따른 업무에 관한 전문지식 및 경험을 갖추고 경영혁신을 추진할 수 있는 사람을 말한다.
② 법 제21조제4항에 따른 심사는 징수이사추천위원회가 징수이사 후보가 다음 각 호의 요소를 갖추고 있는지를 평가하여 이를 점수로 환산하는 방법으로 한다. 이 경우 각 호의 요소별 배점이나 그 밖에 심사에 필요한 사항은 징수이사추천위원회가 정한다.
1. 경영, 경제 및 사회보험에 관한 학식
2. 문제에 대한 예측 및 예방조치 능력
3. 조직관리 능력
4. 그 밖에 징수이사로서의 자질과 능력을 평가할 수 있는 것으로서 징수이사추천위원회가 정하는 요소
③ 징수이사추천위원회는 법 제21조제4항에 따라 징수이사 후보로 추천될 사람과 다음 각 호의 계약 조건에 대하여 협의하여야 한다.
1. 법에 따라 징수하는 보험료, 「국민연금법」, 「고용보험 및 산업재해보상보험의 보험료징수 등에 관한 법률」, 「임금채권보장법」, 「석면피해구제법」의 위탁에 따라 징수하는 연금보험료, 고용보험료, 산업재해보상보험료, 부담금 및 분담금 등의 징수 목표 및 민원관리에 관한 사항
2. 보수와 상벌 등 근로 조건에 관한 사항
3. 해임 사유에 관한 사항
4. 그 밖에 고용관계의 성립·소멸 등에 필요한 사항
④ 징수이사추천위원회의 회의는 재적위원 과반수의 출석으로 개의하고, 출석위원 과반수의 찬성으로 의결한다.

제22조(임원의 직무)

① 이사장은 공단을 대표하고 업무를 총괄하며, 임기 중 공단의 경영성과에 대하여 책임을 진다.
② 상임이사는 이사장의 명을 받아 공단의 업무를 집행한다.
③ 이사장이 부득이한 사유로 그 직무를 수행할 수 없을 때에는 정관으로 정하는 바에 따라 상임이사 중 1명이 그 직무를 대행하고, 상임이사가 없거나 그 직무를 대행할 수 없을 때에는 정관으로 정하는 임원이 그 직무를 대행한다.
④ 감사는 공단의 업무, 회계 및 재산 상황을 감사한다.

제23조(임원 결격사유)

다음 각 호의 어느 하나에 해당하는 사람은 공단의 임원이 될 수 없다.

1. 대한민국 국민이 아닌 사람
2. 「공공기관의 운영에 관한 법률」 제34조제1항 각 호의 어느 하나에 해당하는 사람

제24조(임원의 당연퇴임 및 해임)

① 임원이 제23조 각 호의 어느 하나에 해당하게 되거나 임명 당시 그에 해당하는 사람으로 확인되면 그 임원은 당연퇴임한다.
② 임명권자는 임원이 다음 각 호의 어느 하나에 해당하면 그 임원을 해임할 수 있다.

1. 신체장애나 정신장애로 직무를 수행할 수 없다고 인정되는 경우
2. 직무상 의무를 위반한 경우
3. 고의나 중대한 과실로 공단에 손실이 생기게 한 경우
4. 직무 여부와 관계없이 품위를 손상하는 행위를 한 경우
5. 이 법에 따른 보건복지부장관의 명령을 위반한 경우

제25조(임원의 겸직 금지 등)

① 공단의 상임임원과 직원은 그 직무 외에 영리를 목적으로 하는 사업에 종사하지 못한다.
② 공단의 상임임원이 임명권자 또는 제청권자의 허가를 받거나 공단의 직원이 이사장의 허가를 받은 경우에는 비영리 목적의 업무를 겸할 수 있다.

제26조(이사회)

① 공단의 주요 사항(「공공기관의 운영에 관한 법률」 제17조제1항 각 호의 사항을 말한다)을 심의·의결하기 위하여 공단에 이사회를 둔다.
② 이사회는 이사장과 이사로 구성한다.
③ 감사는 이사회에 출석하여 발언할 수 있다.
④ 이사회의 의결 사항 및 운영 등에 필요한 사항은 대통령령으로 정한다.

영 제11조(이사회의 심의·의결사항)

법 제26조제4항에 따라 다음 각 호의 사항은 공단의 이사회(이하 "이사회"라 한다)의 심의·의결을 거쳐야 한다. 다만, 법 제4조제1항에 따른 심의위원회의 심의·의결사항 및 법 제33조에 따른 재정운영위원회(이하 "재정운영위원회"라 한다)의 심의·의결사항은 제외한다.

1. 사업운영계획 등 공단 운영의 기본방침에 관한 사항
2. 예산 및 결산에 관한 사항
3. 정관 변경에 관한 사항
4. 규정의 제정·개정 및 폐지에 관한 사항
5. 보험료와 그 밖의 법에 따른 징수금(이하 "보험료등"이라 한다) 및 보험급여에 관한 사항
6. 법 제37조에 따른 차입금에 관한 사항
7. 법 제38조에 따른 준비금, 그 밖에 중요재산의 취득·관리 및 처분에 관한 사항

8. 그 밖에 공단 운영에 관한 중요 사항

영 제12조(이사회의 회의)

① 이사회의 회의는 정기회의와 임시회의로 구분한다.
② 정기회의는 매년 2회 정관으로 정하는 시기에 이사회의 의장이 소집한다.
③ 임시회의는 재적이사(이사장을 포함한다. 이하 같다) 3분의 1 이상이 요구할 때 또는 이사장이 필요하다고 인정할 때에 이사회의 의장이 소집한다.
④ 이사회의 회의는 재적이사 과반수의 출석으로 개의하고, 재적이사 과반수의 찬성으로 의결한다.
⑤ 이사회의 의장은 이사장이 된다.
⑥ 이사회의 회의 소집 절차 등 이사회 운영에 필요한 그 밖의 사항은 공단의 정관으로 정한다.

제27조(직원의 임면)

이사장은 정관으로 정하는 바에 따라 직원을 임면한다.

제28조(벌칙 적용 시 공무원 의제)

공단의 임직원은 「형법」 제129조부터 제132조까지의 규정을 적용할 때 공무원으로 본다.

제29조(규정 등)

공단의 조직·인사·보수 및 회계에 관한 규정은 이사회의 의결을 거쳐 보건복지부장관의 승인을 받아 정한다.

제30조(대리인의 선임)

이사장은 공단 업무에 관한 모든 재판상의 행위 또는 재판 외의 행위를 대행하게 하기 위하여 공단의 이사 또는 직원 중에서 대리인을 선임할 수 있다.

제31조(대표권의 제한)

① 이사장은 공단의 이익과 자기의 이익이 상반되는 사항에 대하여는 공단을 대표하지 못한다. 이 경우 감사가 공단을 대표한다.
② 공단과 이사장 사이의 소송은 제1항을 준용한다.

제32조(이사장 권한의 위임)

이 법에 규정된 이사장의 권한 중 급여의 제한, 보험료의 납입고지 등 대통령령으로 정하는 사항은 정관으로 정하는 바에 따라 분사무소의 장에게 위임할 수 있다.

영 제13조(이사장 권한의 위임)

법 제32조에서 "대통령령으로 정하는 사항"이란 다음 각 호의 권한을 말한다.

1. 법 제5조 및 제8조부터 제10조까지의 규정에 따른 자격 관리에 관한 권한
2. 법 제7조에 따른 사업장 관리에 관한 권한
3. 법 제53조에 따른 보험급여의 제한에 관한 권한
4. 법 제57조·제69조·제79조 및 제81조에 따른 보험료 등의 부과·징수, 납입 고지, 독촉 및 국세체납 처분의 예에 따른 징수에 관한 권한
5. 법 제58조에 따른 손해배상을 청구할 권리의 행사에 관한 권한
6. 법 제75조에 따른 보험료의 경감에 관한 권한
7. 법 제82조에 따른 분할납부 승인 및 승인취소에 관한 권한
8. 법 제109조 및 제110조에 따른 가입자 및 피부양자의 자격관리, 보험급여 제한 및 보험료의 부과·징수에 관한 권한
9. 「국민연금법」, 「고용보험 및 산업재해보상보험의 보험료징수 등에 관한 법률」, 「임금채권보장법」 및 「석면피해구제법」(이하 "징수위탁근거법"이라 한다)에 따라 위탁받은 연금보험료, 고용보험료, 산업재해보상보험료, 부

담금 및 분담금 등(이하 "징수위탁보험료등"이라 한다)의 납입 고지 및 독촉·체납처분 등 징수에 관한 권한

10. 그 밖에 법에 따른 공단 업무의 효율적인 수행을 위하여 공단의 정관으로 정하는 권한

제33조(재정운영위원회)

① 제45조제1항에 따른 요양급여비용의 계약 및 제84조에 따른 결손처분 등 보험재정에 관련된 사항을 심의·의결하기 위하여 공단에 재정운영위원회를 둔다.

② 재정운영위원회의 위원장은 제34조제1항제3호에 따른 위원 중에서 호선한다.

제34조(재정운영위원회의 구성 등)

① 재정운영위원회는 다음 각 호의 위원으로 구성한다.
1. 직장가입자를 대표하는 위원 10명
2. 지역가입자를 대표하는 위원 10명
3. 공익을 대표하는 위원 10명

② 제1항에 따른 위원은 다음 각 호의 사람을 보건복지부장관이 임명하거나 위촉한다.
1. 제1항제1호의 위원은 노동조합과 사용자단체에서 추천하는 각 5명
2. 제1항제2호의 위원은 대통령령으로 정하는 바에 따라 농어업인 단체·도시자영업자단체 및 시민단체에서 추천하는 사람
3. 제1항제3호의 위원은 대통령령으로 정하는 관계 공무원 및 건강보험에 관한 학식과 경험이 풍부한 사람

③ 재정운영위원회 위원(공무원인 위원은 제외한다)의 임기는 2년으로 한다. 다만, 위원의 사임 등으로 새로 위촉된 위원의 임기는 전임위원 임기의 남은 기간으로 한다.

④ 재정운영위원회의 운영 등에 필요한 사항은 대통령령으로 정한다.

영 제14조(재정운영위원회의 구성)

① 법 제34조제2항제2호에 따라 농어업인 단체, 도시자영업자단체 및 시민단체는 다음 각 호의 구분에 따라 같은 조 제1항제2호에 따른 위원을 추천한다.
1. 농어업인 단체 및 도시자영업자단체: 각각 3명씩 추천
2. 시민단체: 4명 추천

② 법 제34조제2항제3호에서 "대통령령으로 정하는 관계 공무원"이란 기획재정부장관 및 보건복지부장관이 해당 기관 소속의 4급 이상 공무원 또는 고위공무원단에 속하는 일반직공무원 중에서 각각 1명씩 지명하는 사람을 말한다.

영 제15조(재정운영위원회의 운영)

① 재정운영위원회의 회의는 정기회의와 임시회의로 구분한다.

② 정기회의는 매년 1회 정관으로 정하는 시기에 재정운영위원회의 위원장이 소집한다.

③ 임시회의는 공단 이사장 또는 재적위원 3분의 1 이상이 요구할 때 또는 재정운영위원회의 위원장이 필요하다고 인정할 때에 위원장이 소집한다.

④ 재정운영위원회의 위원장은 재정운영위원회 회의의 의장이 되며, 회의는 재적위원 과반수의 출석으로 개의하고, 출석위원 과반수의 찬성으로 의결한다.

⑤ 재정운영위원회의 회의 소집 절차 등 재정운영위원회 운영에 필요한 그 밖의 사항은 공단의 정관으로 정한다.

영 제16조(재정운영위원회의 간사)

① 재정운영위원회의 사무를 처리하기 위하여 재정운영위원회에 간사 1명을 둔다.

② 간사는 공단 소속 직원 중에서 위원장이 지명한다.

영 제17조(재정운영위원회의 회의록)

① 위원장은 재정운영위원회의 회의록을 작성하여 보관하여야 한다.

② 제1항에 따른 회의록에는 회의 경과, 심의사항 및 의결사항을 기록하고 위원장과 출석한 위원이 서명하거나 날인하여야 한다.

제35조(회계)

① 공단의 회계연도는 정부의 회계연도에 따른다.

② 공단은 직장가입자와 지역가입자의 재정을 통합하여 운영한다.

③ 공단은 건강보험사업 및 징수위탁근거법의 위탁에 따른 국민연금사업·고용보험사업·산업재해보상보험사업·임금채권보장사업에 관한 회계를 공단의 다른 회계와 구분하여 각각 회계처리하여야 한다.

제36조(예산)
공단은 회계연도마다 예산안을 편성하여 이사회의 의결을 거친 후 보건복지부장관의 승인을 받아야 한다. 예산을 변경할 때에도 또한 같다.

제37조(차입금)
공단은 지출할 현금이 부족한 경우에는 차입할 수 있다. 다만, 1년 이상 장기로 차입하려면 보건복지부장관의 승인을 받아야 한다.

제38조(준비금)
① 공단은 회계연도마다 결산상의 잉여금 중에서 그 연도의 보험급여에 든 비용의 100분의 5 이상에 상당하는 금액을 그 연도에 든 비용의 100분의 50에 이를 때까지 준비금으로 적립하여야 한다.
② 제1항에 따른 준비금은 부족한 보험급여 비용에 충당하거나 지출할 현금이 부족할 때 외에는 사용할 수 없으며, 현금 지출에 준비금을 사용한 경우에는 해당 회계연도 중에 이를 보전하여야 한다.
③ 제1항에 따른 준비금의 관리 및 운영 방법 등에 필요한 사항은 보건복지부장관이 정한다.

제39조(결산)
① 공단은 회계연도마다 결산보고서와 사업보고서를 작성하여 다음해 2월 말일까지 보건복지부장관에게 보고하여야 한다.
② 공단은 제1항에 따라 결산보고서와 사업보고서를 보건복지부장관에게 보고하였을 때에는 보건복지부령으로 정하는 바에 따라 그 내용을 공고하여야 한다.

규칙 제10조(결산보고서 등의 공고)
공단은 법 제39조제2항에 따라 결산보고서 및 사업보고서를 작성하여 보건복지부장관에게 보고한 경우에는 그 개요를 「신문 등의 진흥에 관한 법률」 제9조제1항에 따라 전국을 보급지역으로 등록한 일반일간신문, 인터넷 홈페이지나 그 밖의 효과적인 방법으로 공고해야 한다.

제39조의2(재난적의료비 지원사업에 대한 출연)
공단은 「재난적의료비 지원에 관한 법률」에 따른 재난적의료비 지원사업에 사용되는 비용에 충당하기 위하여 매년 예산의 범위에서 출연할 수 있다. 이 경우 출연 금액의 상한 등에 필요한 사항은 대통령령으로 정한다.

영 제17조의2(재난적의료비 지원사업에 대한 출연 금액의 상한)
법 제39조의2에 따라 공단이 「재난적의료비 지원에 관한 법률」에 따른 재난적의료비 지원사업에 출연하는 금액의 상한은 전전년도 보험료 수입액의 1천분의 1로 한다.

제40조(「민법」의 준용)
공단에 관하여 이 법과 「공공기관의 운영에 관한 법률」에서 정한 사항 외에는 「민법」 중 재단법인에 관한 규정을 준용한다.

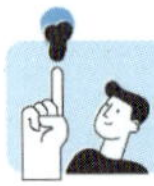

제 4 장 보험급여

제41조(요양급여)

① 가입자와 피부양자의 질병, 부상, 출산 등에 대하여 다음 각 호의 요양급여를 실시한다.
  1. 진찰 · 검사
  2. 약제 · 치료재료의 지급
  3. 처치 · 수술 및 그 밖의 치료
  4. 예방 · 재활
  5. 입원
  6. 간호
  7. 이송

② 제1항에 따른 요양급여(이하 "요양급여"라 한다)의 범위(이하 "요양급여대상"이라 한다)는 다음 각 호와 같다.
  1. 제1항 각 호의 요양급여(제1항제2호의 약제는 제외한다): 제4항에 따라 보건복지부장관이 비급여대상으로 정한 것을 제외한 일체의 것
  2. 제1항제2호의 약제: 제41조의3에 따라 요양급여대상으로 보건복지부장관이 결정하여 고시한 것

③ 요양급여의 방법 · 절차 · 범위 · 상한 등의 기준은 보건복지부령으로 정한다.

④ 보건복지부장관은 제3항에 따라 요양급여의 기준을 정할 때 업무나 일상생활에 지장이 없는 질환에 대한 치료 등 보건복지부령으로 정하는 사항은 요양급여대상에서 제외되는 사항(이하 "비급여대상"이라 한다)으로 정할 수 있다.

제41조의2(약제에 대한 요양급여비용 상한금액의 감액 등)

① 보건복지부장관은 「약사법」 제47조제2항의 위반과 관련된 제41조제1항제2호의 약제에 대하여는 요양급여비용 상한금액(제41조제3항에 따라 약제별 요양급여비용의 상한으로 정한 금액을 말한다. 이하 같다)의 100분의 20을 넘지 아니하는 범위에서 그 금액의 일부를 감액할 수 있다.

② 보건복지부장관은 제1항에 따라 요양급여비용의 상한금액이 감액된 약제가 감액된 날부터 5년의 범위에서 대통령령으로 정하는 기간 내에 다시 제1항에 따른 감액의 대상이 된 경우에는 요양급여비용 상한금액의 100분의 40을 넘지 아니하는 범위에서 요양급여비용 상한금액의 일부를 감액할 수 있다.

③ 보건복지부장관은 제2항에 따라 요양급여비용의 상한금액이 감액된 약제가 감액된 날부터 5년의 범위에서 대통령령으로 정하는 기간 내에 다시 「약사법」 제47조제2항의 위반과 관련된 경우에는 해당 약제에 대하여 1년의 범위에서 기간을 정하여 요양급여의 적용을 정지할 수 있다.

④ 제1항부터 제3항까지의 규정에 따른 요양급여비용 상한금액의 감액 및 요양급여 적용 정지의 기준, 절차, 그 밖에 필요한 사항은 대통령령으로 정한다.

영 제18조의2(약제에 대한 요양급여비용 상한금액의 감액 및 요양급여의 적용 정지 기준 등)

① 보건복지부장관은 법 제41조의2에 따라 약제에 대한 요양급여비용의 상한금액(법 제41조제3항에 따라 약제별 요양급여비용의 상한으로 정한 금액을 말한다. 이하 "상한금액"이라 한다)을 감액하거나 요양급여의 적용을 정지한 경우에는 그 사실을 공단과 심사평가원에 통보하여 상한금액 감액 및 요양급여의 적용 정지 내역을 기록 · 관리하도록 하여야 한다.

② 법 제41조의2제2항 및 제3항에서 "대통령령으로 정하는 기간"이란 각각 5년을 말한다.

③ 보건복지부장관은 법 제41조의2제1항 또는 제2항에 따른 상한금액 감액의 대상이 되는 약제 중 다음 각 호의 어느 하나에 해당하는 약제에 대해서는 상한금액을 감액하지 아니할 수 있다.
  1. 퇴장방지의약품(환자의 진료에 반드시 필요하나 경제성이 없어 「약사법」에 따른 제조업자 · 위탁제조판매업자 · 수입자가 생산 또는 수입을 기피하는 약제로서 보건복지부장관이 지정 · 고시하는 의약품을 말한다. 이하 같다)

2. 희귀의약품(적절한 대체의약품이 없어 긴급히 생산 또는 수입하여야 하는 약제로서 식품의약품안전처장이 정하는 의약품을 말한다. 이하 같다)
3. 저가의약품(상한금액이 보건복지부장관이 정하여 고시하는 기준금액 이하인 약제로서 보건복지부장관이 정하여 고시하는 의약품을 말한다)

④ 법 제41조의2제1항부터 제3항까지의 규정에 따른 약제에 대한 상한금액의 감액 및 요양급여의 적용 정지 기준은 별표 4의2와 같다.

영 제81조의2(규제의 재검토)

① 보건복지부장관은 제18조의2 제4항 및 별표 4의2 제2호에 따른 약제의 상한금액 감액 및 요양급여의 적용 정지 기준에 대하여 2019년 7월 1일을 기준으로 5년마다(매 5년이 되는 해의 기준일과 같은 날 전까지를 말한다) 그 타당성을 검토하여 개선 등의 조치를 해야 한다.

② 보건복지부장관은 제19조제1항 및 별표 2에 따른 본인일부부담금의 부담률 및 부담액에 대하여 2022년 1월 1일을 기준으로 3년마다(매 3년이 되는 해의 1월 1일 전까지를 말한다) 그 타당성을 검토하여 개선 등의 조치를 해야 한다.

제41조의3(행위 · 치료재료 및 약제에 대한 요양급여대상 여부의 결정 및 조정)

① 제42조에 따른 요양기관, 치료재료의 제조업자 · 수입업자 등 보건복지부령으로 정하는 자는 요양급여대상 또는 비급여대상으로 결정되지 아니한 제41조제1항제1호 · 제3호 · 제4호의 요양급여에 관한 행위 및 제41조제1항제2호의 치료재료(이하 "행위 · 치료재료"라 한다)에 대하여 요양급여대상 여부의 결정을 보건복지부장관에게 신청하여야 한다.

② 「약사법」에 따른 약제의 제조업자 · 수입업자 등 보건복지부령으로 정하는 자(이하 "약제의 제조업자등"이라 한다)는 요양급여대상에 포함되지 아니한 제41조제1항제2호의 약제(이하 이 조에서 "약제"라 한다)에 대하여 보건복지부장관에게 요양급여대상 여부의 결정을 신청할 수 있다.

③ 제1항 및 제2항에 따른 신청을 받은 보건복지부장관은 정당한 사유가 없으면 보건복지부령으로 정하는 기간 이내에 요양급여대상 또는 비급여대상의 여부를 결정하여 신청인에게 통보하여야 한다.

④ 보건복지부장관은 제1항 및 제2항에 따른 신청이 없는 경우에도 환자의 진료상 반드시 필요하다고 보건복지부령으로 정하는 경우에는 직권으로 행위 · 치료재료 및 약제의 요양급여대상의 여부를 결정할 수 있다.

⑤ 보건복지부장관은 제41조제2항제2호에 따라 요양급여대상으로 결정하여 고시한 약제에 대하여 보건복지부령으로 정하는 바에 따라 요양급여대상 여부, 범위, 요양급여비용 상한금액 등을 직권으로 조정할 수 있다.

⑥ 제1항 및 제2항에 따른 요양급여대상 여부의 결정 신청의 시기, 절차, 방법 및 업무의 위탁 등에 필요한 사항, 제3항과 제4항에 따른 요양급여대상 여부의 결정 절차 및 방법, 제5항에 따른 직권 조정 사유 · 절차 및 방법 등에 관한 사항은 보건복지부령으로 정한다.

제41조의4(선별급여)

① **요양급여를 결정함에 있어 경제성 또는 치료효과성 등이 불확실하여 그 검증을 위하여 추가적인 근거가 필요하거나, 경제성이 낮아도 가입자와 피부양자의 건강회복에 잠재적 이득이 있는 등 대통령령으로 정하는 경우에는 예비적인 요양급여인 선별급여로 지정하여 실시할 수 있다.**

② 보건복지부장관은 대통령령으로 정하는 절차와 방법에 따라 제1항에 따른 선별급여(이하 "선별급여"라 한다)에 대하여 주기적으로 요양급여의 적합성을 평가하여 요양급여 여부를 다시 결정하고, 제41조제3항에 따른 요양급여의 기준을 조정하여야 한다.

영 제18조의4(선별급여)

① 법 제41조의4제1항에 따른 선별급여(이하 "선별급여"라 한다)를 실시할 수 있는 경우는 다음 각 호와 같다.
1. 경제성 또는 치료효과성 등이 불확실하여 그 검증을 위하여 추가적인 근거가 필요한 경우
2. 경제성이 낮아도 가입자와 피부양자의 건강회복에 잠재적 이득이 있는 경우
3. 제1호 또는 제2호에 준하는 경우로서 요양급여에 대한 사회적 요구가 있거나 국민건강 증진의 강화를 위하여 보건복지부장관이 특히 필요하다고 인정하는 경우

② 법 제41조의4제2항에 따른 선별급여의 적합성평가(이하 "적합성평가"라 한다)는 다음 각 호의 구분에 따른다.
1. 평가주기: 선별급여를 실시한 날부터 5년마다 평가할 것. 다만, 보건복지부장관은 해당 선별급여의 내용 · 성격 또는 효과 등을 고려하여 신속한 평가가 필요하다고 인정하는 경우에는 그 평가주기를 달리 정할 수 있다.
2. 평가항목: 다음 각 목의 사항을 평가할 것
가. 치료 효과 및 치료 과정의 개선에 관한 사항
나. 비용 효과에 관한 사항

다. 다른 요양급여와의 대체가능성에 관한 사항
라. 국민건강에 대한 잠재적 이득에 관한 사항
마. 그 밖에 가목부터 라목까지의 규정에 준하는 사항으로서 보건복지부장관이 적합성평가를 위하여 특히 필요하다고 인정하는 사항
3. 평가방법: 서면평가의 방법으로 실시할 것. 다만, 보건복지부장관이 필요하다고 인정하는 경우에는 현장조사·문헌조사 또는 설문조사 등의 방법을 추가하여 실시할 수 있다.

③ 보건복지부장관은 적합성평가와 관련하여 전문적·심층적 검토가 필요하다고 인정하는 경우에는 보건의료 관련 연구기관·단체 또는 전문가 등에게 그 평가를 의뢰하여 실시할 수 있다.

④ 보건복지부장관은 적합성평가를 위하여 필요하다고 인정하는 경우에는 관계 중앙행정기관, 지방자치단체, 「공공기관의 운영에 관한 법률」에 따른 공공기관 또는 보건의료 관련 법인·단체·전문가 등에게 필요한 자료 또는 의견의 제출을 요청할 수 있다.

⑤ 제2항부터 제4항까지에서 규정한 사항 외에 적합성평가의 절차 및 방법 등에 필요한 사항은 보건복지부장관이 정하여 고시한다.

제41조의5(방문요양급여)

가입자 또는 피부양자가 질병이나 부상으로 거동이 불편한 경우 등 보건복지부령으로 정하는 사유에 해당하는 경우에는 가입자 또는 피부양자를 직접 방문하여 제41조에 따른 요양급여를 실시할 수 있다.

제42조(요양기관)

① 요양급여(간호와 이송은 제외한다)는 다음 각 호의 요양기관에서 실시한다. 이 경우 보건복지부장관은 공익이나 국가정책에 비추어 요양기관으로 적합하지 아니한 대통령령으로 정하는 의료기관 등은 요양기관에서 제외할 수 있다.
1. 「의료법」에 따라 개설된 의료기관
2. 「약사법」에 따라 등록된 약국
3. 「약사법」 제91조에 따라 설립된 한국희귀·필수의약품센터
4. 「지역보건법」에 따른 보건소·보건의료원 및 보건지소
5. 「농어촌 등 보건의료를 위한 특별조치법」에 따라 설치된 보건진료소

② 보건복지부장관은 효율적인 요양급여를 위하여 필요하면 보건복지부령으로 정하는 바에 따라 시설·장비·인력 및 진료과목 등 보건복지부령으로 정하는 기준에 해당하는 요양기관을 전문요양기관으로 인정할 수 있다. 이 경우 해당 전문요양기관에 인정서를 발급하여야 한다.

③ 보건복지부장관은 제2항에 따라 인정받은 요양기관이 다음 각 호의 어느 하나에 해당하는 경우에는 그 인정을 취소한다.
1. 제2항 전단에 따른 인정기준에 미달하게 된 경우
2. 제2항 후단에 따라 발급받은 인정서를 반납한 경우

④ 제2항에 따라 전문요양기관으로 인정된 요양기관 또는 「의료법」 제3조의4에 따른 상급종합병원에 대하여는 제41조 제3항에 따른 요양급여의 절차 및 제45조에 따른 요양급여비용을 다른 요양기관과 달리 할 수 있다.

⑤ 제1항·제2항 및 제4항에 따른 요양기관은 정당한 이유 없이 요양급여를 거부하지 못한다.

벌칙 ※ ⑤=117조(500만원 이하의 벌금)

영 제18조(요양기관에서 제외되는 의료기관 등)

① 법 제42조제1항 각 호 외의 부분 후단에서 "대통령령으로 정하는 의료기관 등"이란 다음 각 호의 의료기관 또는 약국을 말한다.
1. 「의료법」 제35조에 따라 개설된 부속 의료기관
2. 「사회복지사업법」 제34조에 따른 사회복지시설에 수용된 사람의 진료를 주된 목적으로 개설된 의료기관
3. 제19조제1항에 따른 본인일부부담금을 받지 아니하거나 경감하여 받는 등의 방법으로 가입자나 피부양자를 유인하는 행위 또는 이와 관련하여 과잉 진료행위를 하거나 부당하게 많은 진료비를 요구하는 행위를 하여 다음 각 목의 어느 하나에 해당하는 업무정지 처분 등을 받은 의료기관
가. 법 제98조에 따른 업무정지 또는 법 제99조에 따른 과징금 처분을 5년 동안 2회 이상 받은 의료기관
나. 「의료법」 제66조에 따른 면허자격정지 처분을 5년 동안 2회 이상 받은 의료인이 개설·운영하는 의료기관
4. 법 제98조에 따른 업무정지 처분 절차가 진행 중이거나 업무정지 처분을 받은 요양기관의 개설자가 개설한 의료기관 또는 약국

② 제1항제1호 및 제2호에 따른 의료기관은 요양기관에서 제외되려면 보건복지부장관이 정하는 바에 따라 요양기관 제외신청을 하여야 한다.
③ 의료기관 등이 요양기관에서 제외되는 기간은 제1항제3호의 경우에는 1년 이하로 하고, 제1항제4호의 경우에는 해당 업무정지기간이 끝나는 날까지로 한다.

규칙 제11조(요양기관의 인정 등)

① 법 제42조제2항에 따른 전문요양기관의 인정기준은 별표 2와 같다.
② 법 제42조제2항에 따라 전문요양기관으로 인정받으려는 요양기관은 별지 제12호서식의 전문요양기관 인정신청서에 다음 각 호의 서류를 첨부하여 보건복지부장관에게 제출하여야 한다.
  1. 시설, 장비 및 진료과목별 인력 현황 1부
  2. 최근 6개월 동안의 입원환자 진료실적 1부
③ 보건복지부장관은 요양기관을 전문요양기관으로 인정한 경우에는 별지 제13호서식의 전문요양기관 인정서를 발급하여야 한다.
④ 제1항부터 제3항까지의 규정에 따른 인정기준의 세부 내용, 그 밖에 전문요양기관의 인정에 필요한 사항은 보건복지부장관이 정하여 고시한다.

제42조의2(요양기관의 선별급여 실시에 대한 관리)

① 제42조제1항에도 불구하고, 선별급여 중 자료의 축적 또는 의료 이용의 관리가 필요한 경우에는 보건복지부장관이 해당 선별급여의 실시 조건을 사전에 정하여 이를 충족하는 요양기관만이 해당 선별급여를 실시할 수 있다.
② 제1항에 따라 선별급여를 실시하는 요양기관은 제41조의4제2항에 따른 해당 선별급여의 평가를 위하여 필요한 자료를 제출하여야 한다.
③ 보건복지부장관은 요양기관이 제1항에 따른 선별급여의 실시 조건을 충족하지 못하거나 제2항에 따른 자료를 제출하지 아니할 경우에는 해당 선별급여의 실시를 제한할 수 있다.
④ 제1항에 따른 선별급여의 실시 조건, 제2항에 따른 자료의 제출, 제3항에 따른 선별급여의 실시 제한 등에 필요한 사항은 보건복지부령으로 정한다.

벌칙 ※ ①, ③=제115조(1년 이하의 징역 또는 1천만원 이하의 벌금)

제43조(요양기관 현황에 대한 신고)

① 요양기관은 제47조에 따라 요양급여비용을 최초로 청구하는 때에 요양기관의 시설·장비 및 인력 등에 대한 현황을 제62조에 따른 건강보험심사평가원(이하 "심사평가원"이라 한다)에 신고하여야 한다.
② 요양기관은 제1항에 따라 신고한 내용(제45조에 따른 요양급여비용의 증감에 관련된 사항만 해당한다)이 변경된 경우에는 그 변경된 날부터 15일 이내에 보건복지부령으로 정하는 바에 따라 심사평가원에 신고하여야 한다.
③ 제1항 및 제2항에 따른 신고의 범위, 대상, 방법 및 절차 등에 필요한 사항은 보건복지부령으로 정한다.

규칙 제12조(요양기관 현황 신고 등)

① 요양기관은 법 제43조제1항에 따라 시설·장비 및 인력 등에 대한 현황을 신고하려면 별지 제14호서식의 요양기관 현황신고서[약국 및 「약사법」 제91조제1항에 따라 설립된 한국희귀·필수의약품센터(이하 "한국희귀·필수의약품센터"라 한다)의 경우에는 별지 제15호서식의 요양기관 현황 신고서(약국 및 한국희귀·필수의약품센터용)를 말한다] 및 별지 제16호서식의 의료장비 현황(변경) 신고서에 다음 각 호의 구분에 따른 서류를 첨부하여 건강보험심사평가원(이하 "심사평가원"이라 한다)에 제출하여야 한다. 다만, 법 제42조제1항제4호 및 제5호에 따른 요양기관은 다음 각 호의 구분에 따른 서류를 첨부하지 아니한다.
  1. 요양기관 현황 신고서의 경우에는 다음 각 목의 서류
    가. 의료기관 개설신고증, 의료기관 개설허가증, 약국개설등록증 또는 한국희귀의약품센터 설립허가증 사본 1부
    나. 삭제 〈2018.9.28.〉
    다. 요양기관의 인력에 관한 면허나 자격을 확인할 수 있는 서류
    라. 통장 사본 1부
  2. 의료장비 현황 신고서의 경우에는 다음 각 목의 서류
    가. 장비의 허가·신고·등록을 확인할 수 있는 서류
    나. 장비의 검사나 검사면제에 관한 사항을 확인할 수 있는 서류
    다. 장비를 구입하였거나 임차한 사실을 확인할 수 있는 서류
② 요양기관은 법 제43조제2항에 따라 요양기관의 인력·시설·장비 등의 내용이 변경된 경우에는 별지 16호서식의 의료장비 현황(변경) 신고서 및 별지 제17호서식의 요양기관 현황 변경신고서에 변경된 사항을 증명하는 서류를 첨부하

여 심사평가원에 제출하여야 한다. 다만, 요양급여비용 수령 계좌를 변경하려는 경우에는 개설자나 대표자의 인감증명서(법인인 경우에는 법인 인감증명서를 말한다) 또는 「본인서명사실 확인 등에 관한 법률」 제2조제3호에 따른 본인서명사실확인서를 첨부하여야 하며, 별지 제17호서식의 요양기관 현황 변경신고서에 그 등록된 인감을 날인하거나 본인서명사실확인서와 동일한 서명을 하여야 한다.

③ 제1항 및 제2항에 따른 신고서를 제출받은 심사평가원은 「전자정부법」 제36조제2항에 따른 행정정보의 공동이용을 통하여 사업자등록증명(신고인이 법 제42조제1항제4호 및 제5호에 따른 요양기관인 경우는 제외한다) 및 법인 등기사항증명서(법인인 경우만 해당한다)를 확인해야 하며, 신고인이 사업자등록증명을 확인하는 것에 동의하지 않는 경우에는 사업자등록증 사본을 첨부하도록 해야 한다. 〈신설 2024.8.1.〉

④ 제1항 및 제2항에도 불구하고 심사평가원은 특별시장 · 광역시장 · 특별자치시장 · 도지사 · 특별자치도지사(이하 "시 · 도지사"라 한다) 또는 시장 · 군수 · 구청장(자치구의 구청장을 말한다. 이하 같다)으로부터 다음 각 호의 사항을 통보받은 경우에는 요양기관이 별표 2의2 각 호의 구분에 따라 요양기관 현황(변경) 신고서 또는 의료장비 현황(변경) 신고서 및 첨부 서류를 심사평가원에 제출한 것으로 본다.

1. 「의료법 시행규칙」 제30조의2제2항에 따라 처리한 사항
2. 「약사법 시행규칙」 제9조의2제2항에 따라 처리한 사항
3. 「진단용 방사선 발생장치의 안전관리에 관한 규칙」 제3조의2제2항에 따라 처리한 사항
4. 「특수의료장비의 설치 및 운영에 관한 규칙」 제4조의2제2항에 따라 처리한 사항
5. 「약사법」 제23조제5항에 따라 보건복지부장관이 정하는 의료기관이 없는 지역 또는 약국이 없는 지역에 해당한다는 사실

⑤ 심사평가원은 제2항에 따라 제출받은 요양기관 현황 변경신고사항 중 다음 각 호의 사항을 소관 시 · 도지사 또는 시장 · 군수 · 구청장에게 통보하여야 한다.

1. 「의료법」 제33조제5항 및 같은 법 시행규칙 제26조제1항제2호에 따른 의료기관 개설자가 입원, 해외 출장 등으로 다른 의사 · 치과의사 · 한의사 또는 조산사에게 진료하게 할 경우 그 기간 및 해당 의사 등의 인적 사항
2. 「의료법」 제33조제5항 및 같은 법 시행규칙 제26조제1항제6호에 따른 의료기관의 의료인 수
3. 「의료법」 제33조제5항 및 같은 법 시행규칙 제28조제1항제5호에 따른 의료기관의 의료인 수

⑥ 심사평가원은 제1항과 제2항에 따라 신고받은 사항 중 요양급여비용 지급을 위하여 필요한 다음 각 호의 사항을 공단에 통보하여야 한다.

1. 요양기관의 명칭, 기호 및 소재지
2. 대표자의 성명 및 주민등록번호
3. 개설 신고(허가 · 등록)일, 폐업일
4. 사업자등록번호
5. 금융기관의 계좌명세 등

⑦ 요양기관이 제1항 및 제2항에 따라 심사평가원에 신고하여야 하는 장비 등 요양기관의 현황을 관리하는 데에 필요한 사항은 보건복지부장관이 정하여 고시한다.

규칙 제12조의2(보건의료자원 통합신고포털의 설치 · 운영)

① 심사평가원은 제12조에 따른 요양기관 현황신고 등과 관련된 업무를 처리하기 위하여 「전자정부법」 제9조제2항에 따른 전자민원창구(이하 "보건의료자원 통합신고포털"이라 한다)를 설치하여 운영할 수 있다.

② 요양기관은 보건의료자원 통합신고포털을 통하여 제12조제1항부터 제4항까지의 규정에 따른 요양기관 현황 등에 대하여 신고하거나 그 내역 등을 확인할 수 있다.

③ 보건복지부장관, 시 · 도지사, 시장 · 군수 · 구청장 및 심사평가원은 보건의료자원 통합신고포털과 보건복지부장관 및 각 지방자치단체가 운영하는 정보시스템을 연계하여 다음 각 호의 업무를 처리할 수 있다.

1. 시 · 도지사 및 시장 · 군수 · 구청장이 제12조제4항에 따라 심사평가원에 하는 통보
2. 심사평가원이 제12조제5항에 따라 시 · 도지사 및 시장 · 군수 · 구청장에 하는 통보
3. 심사평가원이 법 제96조제2항 및 영 제69조의2에 따라 요청하는 영 별표 4의3 제2호마목 · 카목 및 타목에 해당하는 자료의 제공
4. 그 밖에 요양기관의 시설 · 장비 및 인력 등 보건의료자원의 통합신고를 위하여 필요하다고 심사평가원이 보건복지부장관의 승인을 받아 정한 사항

④ 보건복지부장관, 시 · 도지사, 시장 · 군수 · 구청장 및 심사평가원은 제3항 각 호의 업무를 위하여 불가피한 경우 「개인정보 보호법 시행령」 제19조제1호 또는 제4호에 따른 주민등록번호 또는 외국인등록번호가 포함된 자료를 처리할 수 있다.

⑤ 보건의료자원 통합신고포털의 설치 · 운영 방법, 정보시스템의 연계 운영 방법, 그 밖에 보건의료자원 통합신고포털을 관리하는 데에 필요한 사항은 보건복지부장관이 정하여 고시한다.

제44조(비용의 일부부담)

① 요양급여를 받는 자는 대통령령으로 정하는 바에 따라 비용의 일부(이하 "본인일부부담금"이라 한다)를 본인이 부담한다. 이 경우 선별급여에 대해서는 다른 요양급여에 비하여 본인일부부담금을 상향 조정할 수 있다.

② 본인이 연간 부담하는 다음 각 호의 금액의 합계액이 대통령령으로 정하는 금액(이하 이 조에서 "본인부담상한액"이라 한다)을 초과한 경우에는 공단이 그 초과 금액을 부담하여야 한다. 이 경우 공단은 당사자에게 그 초과 금액을

통보하고, 이를 지급하여야 한다.

1. 본인일부부담금의 총액
2. 제49조제1항에 따른 요양이나 출산의 비용으로 부담한 금액(요양이나 출산의 비용으로 부담한 금액이 보건복지부장관이 정하여 고시한 금액보다 큰 경우에는 그 고시한 금액으로 한다)에서 같은 항에 따라 요양비로 지급받은 금액을 제외한 금액

③ 제2항에 따른 본인부담상한액은 가입자의 소득수준 등에 따라 정한다.

④ 제2항 각 호에 따른 금액 및 합계액의 산정 방법, 본인부담상한액을 넘는 금액의 지급 방법 및 제3항에 따른 가입자의 소득수준 등에 따른 본인부담상한액 설정 등에 필요한 사항은 대통령령으로 정한다.

영 제19조(비용의 본인부담)

① 법 제44조제1항에 따른 본인일부부담금(이하 "본인일부부담금"이라 한다)의 부담률 및 부담액은 별표 2와 같다.

② 본인일부부담금은 요양기관의 청구에 따라 요양급여를 받는 사람이 요양기관에 납부한다. 이 경우 요양기관은 법 제41조제3항 및 제4항에 따라 보건복지부령으로 정하는 요양급여사항 또는 비급여사항 외에 입원보증금 등 다른 명목으로 비용을 청구해서는 아니 된다.

③ 법 제44조제2항제1호에 따른 본인일부부담금의 총액은 요양급여를 받는 사람이 연간 부담하는 본인일부부담금을 모두 더한 금액으로 한다. 다만, 다음 각 호의 어느 하나에 해당하는 본인일부부담금은 더하지 않는다. 〈개정 2024.8.20.〉

1. 별표 2 제1호가목1)에 따라 상급종합병원·종합병원·병원·한방병원·요양병원(「장애인복지법」 제58조제1항제4호에 따른 장애인 의료재활시설로서 「의료법」 제3조의2의 요건을 갖춘 의료기관인 요양병원으로 한정한다)·정신병원 일반입원실의 2인실·3인실 및 정신과 입원실의 2인실·3인실을 이용한 경우 그 입원료로 부담한 금액

1의2. 별표 2 제1호다목3)에 따라 보건복지부장관이 정하여 고시하는 질병을 주 질병·부상으로 상급종합병원에서 받은 외래진료에 대해 같은 표 제1호나목 또는 제3호너목에 따라 부담한 금액. 다만, 다음 각 목의 어느 하나에 해당하는 사람이 부담한 금액은 제외한다.
   가. 임신부
   나. 6세 미만의 사람
   다. 별표 2 제1호 나목에 따른 의약분업 예외환자
   라. 별표 2 제3호카목에 따라 보건복지부장관이 정하여 고시하는 난임진료를 받은 사람
   마. 다음 법률 규정에 따라 의료지원을 받는 의료지원 대상자
      1) 「5·18민주유공자예우 및 단체설립에 관한 법률」 제33조
      2) 「고엽제후유의증 등 환자지원 및 단체설립에 관한 법률」 제6조제2항
      3) 「국가유공자 등 예우 및 지원에 관한 법률」 제41조
      4) 「독립유공자예우에 관한 법률」 제17조
      5) 「보훈보상대상자 지원에 관한 법률」 제50조
      6) 「제대군인지원에 관한 법률」 제20조
      7) 「참전유공자 예우 및 단체설립에 관한 법률」 제7조
      8) 「특수임무유공자 예우 및 단체설립에 관한 법률」 제32조

2. 별표 2 제3호라목5)·6)·9) 및 10)에 따라 부담한 금액
3. 별표 2 제3호사목 및 거목에 따라 부담한 금액
4. 별표 2 제4호에 따라 부담한 금액

4의2. 별표 2 제5호의2에 따라 부담한 금액

5. 별표 2 제6호에 따라 부담한 금액

④ 법 제44조제2항 각 호 외의 부분 전단에 따른 본인부담상한액(이하 "본인부담상한액"이라 한다)은 별표 3의 산정방법에 따라 산정된 금액을 말한다. 〈개정 2024.8.20.〉

⑤ 법 제44조제2항 각 호 외의 부분 후단에 따라 공단이 본인부담상한액을 넘는 금액을 지급하는 경우에는 당사자가 지정하는 예금계좌(「우체국예금·보험에 관한 법률」에 따른 체신관서 및 「은행법」에 따른 은행에서 개설된 예금계좌 등 보건복지부장관이 정하는 예금계좌를 말한다)로 지급해야 한다. 다만, 해당 예금계좌로 입금할 수 없는 불가피한 사유가 있는 경우에는 보건복지부장관이 정하는 방법으로 지급할 수 있다. 〈개정 2024.8.20.〉

⑥ 제2항 및 제5항에서 정한 사항 외에 본인일부부담금의 납부방법이나 본인부담상한액을 넘는 금액의 지급방법 등에 필요한 사항은 보건복지부장관이 정하여 고시한다.

규칙 제13조(외래진료 등의 경우 요양급여비용 총액에 관한 조건 등)

① 외래진료 및 고가의 특수 의료장비를 이용한 진료의 경우에 영 별표 2 제1호나목 및 제3호파목에 따른 요양급여비용 총액에 관한 조건 및 본인부담액은 별표 3과 같다.

② 약국 또는 한국희귀·필수의약품센터를 이용한 경우에 영 별표 2 제1호다목에 따른 요양급여비용 총액에 관한 조건 및 본인부담액은 별표 4와 같다.

규칙 제14조(본인부담액 경감 인정)

① 영 별표 2 제3호라목에 따라 본인부담액을 경감받을 수 있는 요건을 갖춘 희귀난치성질환자등은 본인부담액 경감 인정을 받으려면 경감 인정 신청서(전자문서를 포함한다)에 다음 각 호의 서류(전자문서를 포함한다)를 첨부하여 특별자치도지사·시장·군수·구청장에게 제출하여야 한다.

1. 영 별표 2 제3호라목에 따른 부양의무자(이하 "부양의무자"라 한다)와의 관계를 확인할 수 있는 가족관계등록부의 증명서(세대별 주민등록표 등본으로 부양의무자

와의 관계를 확인할 수 없는 경우만 해당한다)
2. 임대차계약서(주택을 임대하거나 임차하고 있는 사람만 해당한다)
3. 요양기관이 발급한 진단서 1부(6개월 이상 치료를 받고 있거나 6개월 이상 치료가 필요한 사람만 해당한다)

② 제1항에 따른 신청인의 가족, 친족, 이해관계인 또는 「사회보장급여의 이용 · 제공 및 수급권자 발굴에 관한 법률」 제43조에 따른 사회복지전담공무원은 신청인이 신체적 · 정신적인 이유로 신청을 할 수 없는 경우에는 신청인을 대신하여 제1항에 따른 신청을 할 수 있다. 이 경우 다음 각 호의 구분에 따른 서류를 제시하거나 제출해야 한다.
1. 신청인의 가족 · 친족 또는 이해관계인: 신청인과의 관계를 증명하는 서류
2. 사회복지 전담공무원: 공무원임을 증명하는 신분증

③ 제1항과 제2항에 따른 신청을 받은 특별자치도지사 · 시장 · 군수 · 구청장은 신청인이 제15조에 따른 기준에 해당하는지를 확인하여 부득이한 사유가 없으면 그 결과를 신청일부터 30일 이내에 공단에 통보하여야 한다. 다만, 다음 각 호의 어느 하나에 해당하는 경우에는 신청일부터 60일 이내에 통보할 수 있다.
1. 부양의무자의 소득 조사에 시간이 걸리는 특별한 사유가 있는 경우
2. 제1항에 따른 경감 인정 신청서를 제출한 희귀난치성질환자등 또는 부양의무자가 같은 항 또는 관계 법령에 따른 조사나 자료제출 요구를 거부 · 방해 또는 기피하는 경우

④ 공단은 제3항에 따른 확인 결과를 통보받았을 때에는 부득이한 사유가 없으면 통보를 받은 날부터 7일 이내에 영 별표 2 제3호라목에 따른 인정 여부를 결정하여 그 결과를 신청인에게 통보하여야 한다.

⑤ 제1항부터 제4항까지에서 규정한 사항 외에 본인부담액의 경감 인정 절차 등에 관하여 필요한 사항은 보건복지부장관이 정한다.

규칙 제15조(본인부담액 경감 대상자의 기준)

영 별표 2 제3호라목에 따른 소득인정액 산정의 기준이 되는 세대의 범위, 소득 및 재산의 범위, 소득인정액 산정방법 및 부양의무자가 부양능력이 없거나 부양을 받을 수 없는 경우의 구체적인 기준은 별표 5와 같다.

규칙 제16조(요양급여비용의 본인부담)

영 별표 2 제6호에 따라 본인이 요양급여비용을 부담하는 항목 및 부담률은 별표 6과 같다.

규칙 제17조(본인부담액 경감 적용 시기)

공단은 제14조제4항에 따라 본인부담액 경감 인정 결정을 한 사람에 대해서는 경감 인정 결정을 한 날부터 발생하는 본인부담액부터 경감한다.

제45조(요양급여비용의 산정 등)

① **요양급여비용은 공단의 이사장과 대통령령으로 정하는 의약계를 대표하는 사람들의 계약으로 정한다. 이 경우 계약기간은 1년으로 한다.**

② 제1항에 따라 계약이 체결되면 그 계약은 공단과 각 요양기관 사이에 체결된 것으로 본다.

③ 제1항에 따른 계약은 그 직전 계약기간 만료일이 속하는 연도의 5월 31일까지 체결하여야 하며, 그 기한까지 계약이 체결되지 아니하는 경우 보건복지부장관이 그 직전 계약기간 만료일이 속하는 연도의 6월 30일까지 심의위원회의 의결을 거쳐 요양급여비용을 정한다. 이 경우 보건복지부장관이 정하는 요양급여비용은 제1항 및 제2항에 따라 계약으로 정한 요양급여비용으로 본다.

④ 제1항 또는 제3항에 따라 요양급여비용이 정해지면 보건복지부장관은 그 요양급여비용의 명세를 지체 없이 고시하여야 한다.

⑤ 공단의 이사장은 제33조에 따른 재정운영위원회의 심의 · 의결을 거쳐 제1항에 따른 계약을 체결하여야 한다.

⑥ 심사평가원은 공단의 이사장이 제1항에 따른 계약을 체결하기 위하여 필요한 자료를 요청하면 그 요청에 성실히 따라야 한다.

⑦ 제1항에 따른 계약의 내용과 그 밖에 필요한 사항은 대통령령으로 정한다.

영 제20조(요양급여비용계약의 당사자)

법 제45조제1항에 따른 요양급여비용의 계약 당사자인 의약계를 대표하는 사람은 다음 각 호와 같다. 〈개정 2025.6.20.〉
1. 「의료법」 제3조제2항제1호가목에 따른 의원에 대한 요양급여비용: 같은 법 제28조제1항에 따른 의사회의 장
2. 「의료법」 제3조제2항제1호나목 및 제3호나목에 따른 치과의원 및 치과병원에 대한 요양급여비용: 같은 법 제28조제1항에 따른 치과의사회의 장
3. 「의료법」 제3조제2항제1호다목 및 제3호다목에 따른 한의원 및 한방병원에 대한 요양급여비용: 같은 법 제28조제1항에 따른 한의사회의 장
4. 「의료법」 제3조제2항제2호에 따른 조산원에 대한 요양급여비용: 같은 법 제28조제1항에 따른 조산사회 또는 「간호법」 제18조에 따른 간호사중앙회의 장 중 1명
5. 「의료법」 제3조제2항제3호가목 및 라목부터 바목까지의 규정에 따른 병원 · 요양병원 · 정신병원 및 종합병원에 대한 요양급여비용: 같은 법 제52조에 따른 단체의 장
6. 「약사법」 제2조제3호에 따른 약국 및 같은 법 제91조

에 따른 한국희귀·필수의약품센터에 대한 요양급여비용: 같은 법 제11조제1항에 따른 대한약사회의 장

7. 「지역보건법」에 따른 보건소·보건의료원 및 보건지소와 「농어촌 등 보건의료를 위한 특별조치법」에 따라 설치된 보건진료소에 대한 요양급여비용: 보건복지부장관이 지정하는 사람

영 제21조(계약의 내용 등)

① 법 제45조제1항에 따른 계약은 공단의 이사장과 제20조 각 호에 따른 사람이 유형별 요양기관을 대표하여 체결하며, 계약의 내용은 요양급여의 각 항목에 대한 상대가치점수의 점수당 단가를 정하는 것으로 한다.

② 제1항에 따른 요양급여 각 항목에 대한 상대가치점수는 요양급여에 드는 시간·노력 등 업무량, 인력·시설·장비 등 자원의 양, 요양급여의 위험도 및 요양급여에 따른 사회적 편익 등을 고려하여 산정한 요양급여의 가치를 각 항목 사이에 상대적인 점수로 나타낸 것으로 하며, 보건복지부장관이 심의위원회의 심의·의결을 거쳐 보건복지부령으로 정하는 바에 따라 고시한다.

③ 제2항에도 불구하고 다음 각 호의 경우에는 다음 각 호의 구분에 따른 방법으로 요양급여의 상대가치점수를 산정할 수 있다.

1. 「의료법」 제3조제2항제3호라목에 따른 요양병원(「장애인복지법」 제58조제1항제4호에 따른 장애인 의료재활시설로서 「의료법」 제3조의2의 요건을 갖춘 의료기관인 요양병원은 제외한다)에서 입원진료를 받는 경우: 해당 진료에 필요한 요양급여 각 항목의 점수와 약제·치료재료의 비용을 합산하여 증세의 경중도의 구분에 따른 1일당 상대가치점수로 산정
2. 「의료법」 제3조제2항제1호가목에 따른 의원, 같은 항 제3호가목 및 라목부터 바목까지의 규정에 따른 병원·요양병원·정신병원·종합병원, 같은 법 제3조의4에 따른 상급종합병원 또는 「지역보건법」 제12조에 따른 보건의료원에서 보건복지부장관이 정하여 고시하는 질병군[진단명, 시술명, 중증도, 나이 등을 기준으로 분류한 환자집단을 말한다]에 대하여 입원진료를 받는 경우: 해당 진료에 필요한 요양급여 각 항목의 점수와 약제·치료재료의 비용을 포괄하여 입원 건당 하나의 상대가치점수로 산정
3. 「호스피스·완화의료 및 임종과정에 있는 환자의 연명의료결정에 관한 법률」 제28조에 따라 호스피스·완화의료를 받는 경우: 해당 진료에 필요한 요양급여 각 항목의 점수와 약제·치료재료의 비용을 합산하여 1일당 상대가치점수로 산정

④ 제1항에 따라 계약을 체결할 때 상대가치점수가 고시되지 아니한 새로운 요양급여 항목의 비용에 대한 계약은 제2항에 따라 보건복지부장관이 같은 항목의 상대가치점수를 고시하는 날에 체결된 것으로 본다. 이 경우 그 계약은 그 고시일 이후 최초로 실시된 해당 항목의 요양급여부터 적용한다.

제46조(약제·치료재료에 대한 요양급여비용의 산정)

제41조제1항제2호의 약제·치료재료(이하 "약제·치료재료"라 한다)에 대한 요양급여비용은 제45조에도 불구하고 요양기관의 약제·치료재료 구입금액 등을 고려하여 대통령령으로 정하는 바에 따라 달리 산정할 수 있다.

영 제22조(약제·치료재료의 요양급여비용)

① 법 제46조에 따라 법 제41조제1항제2호의 약제·치료재료(제21조제2항 및 제3항에 따른 상대가치점수가 적용되는 약제·치료재료는 제외한다. 이하 이 조에서 같다)에 대한 요양급여비용은 다음 각 호의 구분에 따라 결정한다. 이 경우 구입금액(요양기관이 해당 약제 및 치료재료를 구입한 금액을 말한다. 이하 이 조에서 같다)이 상한금액(보건복지부장관이 심의위원회의 심의를 거쳐 해당 약제 및 치료재료별 요양급여비용의 상한으로 고시하는 금액을 말한다. 이하 같다)보다 많을 때에는 구입금액은 상한금액과 같은 금액으로 한다.

1. 한약제: 상한금액
2. 한약제 외의 약제: 구입금액
3. 삭제 〈2014.8.29.〉
4. 치료재료: 구입금액

② 제1항에 따른 약제 및 치료재료에 대한 요양급여비용의 결정 기준·절차, 그 밖에 필요한 사항은 보건복지부장관이 정하여 고시한다.

제47조(요양급여비용의 청구와 지급 등)

① 요양기관은 공단에 요양급여비용의 지급을 청구할 수 있다. 이 경우 제2항에 따른 요양급여비용에 대한 심사청구는 공단에 대한 요양급여비용의 청구로 본다.

② 제1항에 따라 요양급여비용을 청구하려는 요양기관은 심사평가원에 요양급여비용의 심사청구를 하여야 하며, 심사청구를 받은 심사평가원은 이를 심사한 후 지체 없이 그 내용을 공단과 요양기관에 알려야 한다.

③ 제2항에 따라 심사 내용을 통보받은 공단은 지체 없이 그 내용에 따라 요양급여비용을 요양기관에 지급한다. 이 경우 이미 낸 본인일부부담금이 제2항에 따라 통보된 금액보다 더 많으면 요양기관에 지급할 금액에서 더 많이 낸 금액을 공제하여 해당 가입자에게 지급하여야 한다.

④ 공단은 제3항 전단에 따라 요양급여비용을 요양기관에 지급하는 경우 해당 요양기관이 제77조제1항제1호에 따라 공단에 납부하여야 하는 보험료 또는 그 밖에 이 법에 따른 징수금을 체납한 때에는 요양급여비용에서 이를 공제하고 지급할 수 있다.

⑤ 공단은 제3항 후단에 따라 가입자에게 지급하여야 하는 금액을 그 가입자가 내야 하는 보험료와 그 밖에 이 법에 따른 징수금(이하 "보험료등"이라 한다)과 상계할 수 있다.

⑥ 공단은 심사평가원이 제47조의4에 따라 요양급여의 적정성을 평가하여 공단에 통보하면 그 평가 결과에 따라 요양급여비용을 가산하거나 감액 조정하여 지급한다. 이 경우 평가 결과에 따라 요양급여비용을 가산하거나 감액하여 지급하는 기준은 보건복지부령으로 정한다.

⑦ 요양기관은 제2항에 따른 심사청구를 다음 각 호의 단체가 대행하게 할 수 있다.

1. 「의료법」 제28조제1항에 따른 의사회 · 치과의사회 · 한의사회 · 조산사회 또는 같은 조 제6항에 따라 신고한 각각의 지부 및 분회
2. 「의료법」 제52조에 따른 의료기관 단체
3. 「약사법」 제11조에 따른 약사회 또는 같은 법 제14조에 따라 신고한 지부 및 분회

⑧ 제1항부터 제7항까지의 규정에 따른 요양급여비용의 청구 · 심사 · 지급 등의 방법과 절차에 필요한 사항은 보건복지부령으로 정한다.

벌칙 ※ ⑦=115조(1년 이하의 징역 또는 1천만원 이하의 벌금)

※ 거짓, 부정청구=115조(3년 이하의 징역 또는 3천만원 이하의 벌금)

※ 거짓, 부정 수급 또는 수급하게 함=115조(2년 이하의 징역 또는 2천만원 이하의 벌금)

규칙 제18조(요양급여비용의 가감지급 기준)

법 제47조제6항 후단에 따라 요양급여의 적정성 평가 결과에 따라 요양급여비용을 가산하거나 감액하여 지급하는 금액은 평가대상 요양기관의 평가대상기간에 대한 심사결정 공단부담액의 100분의 10 범위에서 보건복지부장관이 정하여 고시한 기준에 따라 산정한 금액으로 한다. 〈개정 2025.4.23.〉

규칙 제19조(요양급여비용의 청구)

① 법 제47조제1항에 따라 요양기관 또는 같은 조 제6항에 따른 대행청구단체가 요양급여비용을 청구하려면 요양급여비용 심사청구서에 급여를 받은 사람에 대한 요양급여비용 명세서를 첨부하여 심사평가원에 제출하여야 한다.

② 요양기관 또는 대행청구단체는 제1항에 따른 요양급여비용 명세서에 다음 각 호의 사항을 적어야 한다. 〈개정 2024.7.18.〉

1. 제2호 외의 경우: 다음 각 목의 사항
   가. 가입자(지역가입자의 경우에는 세대주를 말한다)의 성명 및 건강보험증 번호
   나. 요양급여를 받은 사람의 성명 및 주민등록번호
2. 요양급여를 받은 사람이 「위기 임신 및 보호출산 지원과 아동 보호에 관한 특별법」 제2조제3호에 따른 비식별화된 가명 또는 「사회보장급여의 이용 · 제공 및 수급권자 발굴에 관한 법률」 제7조의2제1항에 따른 전산관리번호를 부여받은 경우: 요양급여를 받은 사람의 성명 또는 가명, 전산관리번호 및 건강보험증 번호
3. 질병명 또는 부상명
4. 요양 개시 연월일 및 요양 일수
5. 요양급여비용의 내용
6. 본인부담금 및 비용청구액
7. 처방전 내용 등

③ 요양급여비용의 청구방법, 요양급여비용 심사청구서 및 요양급여비용 명세서의 서식 · 작성요령, 그 밖에 요양급여비용의 청구에 필요한 사항은 보건복지부장관이 정하여 고시한다.

규칙 제20조(요양급여비용의 심사 · 지급)

① 심사평가원은 요양급여비용에 대한 심사청구를 받으면 그 심사청구 내용이 법 제41조제2항부터 제4항까지에 따른 요양급여의 기준 및 법 제45조제4항에 따라 보건복지부장관이 고시한 요양급여비용의 명세에 적합한지를 보건복지부장관이 정하여 고시한 바에 따라 심사한다. 이 경우 심사평가원의 원장은 제12조, 제19조 및 법 제96조에 따라 제공받은 자료의 사실 여부를 확인할 필요가 있으면 소속 직원으로 하여금 현장 조사를 통하여 해당 사항을 확인하게 할 수 있다.

② 심사평가원의 원장은 제1항에 따라 심사를 하는 경우에는 요양급여비용에 대한 심사청구를 받은 날부터 40일(정보통신망을 통하여 통보하는 경우에는 15일) 이내에 심사하여 그 내용이 기재된 요양급여비용 심사결과통보서를 공단 및 해당 요양기관에 각각 송부해야 하며, 요양급여비용 심사결과통보서를 받은 공단은 지체 없이 요양급여비용 지급명세가 기재된 요양급여비용 지급통보서에 따른 요양급여비용을 해당 요양기관에 지급해야 한다. 이 경우 심사기간을 산정할 때 심사평가원의 원장이 요양급여비용에 대한 심사를 청구한 요양기관에 심사에 필요한 자료를 요청한 경우 등 특별한 사유가 있는 경우에는 그에 걸리는 기간은 제외한다.

③ 공단은 법 제47조제3항에 따라 요양기관에 지급할 요양급여비용에서 과다하게 납부된 본인부담액을 공제한 경우에는 그 공제 내용을 요양기관에 통보하여야 한다.

④ 요양급여비용 심사결과통보서 및 요양급여비용 지급통보서의 서식과 요양급여비용의 심사 · 지급에 필요한 사항은 보건복지부장관이 정하여 고시한다.

규칙 제21조(요양급여비용 지급 등의 특례)

① 보건복지부장관은 제19조제1항에 따른 요양기관 또는 대행청구단체의 요양급여비용 청구가 있음에도 불구하고 천재지변·파업 등 특별한 사유로 심사평가원이 제20조제2항에 따른 기간 내에 요양급여비용 심사를 하는 것이 불가능하거나 현저히 곤란하다고 판단하는 경우에는 공단으로 하여금 요양급여비용의 전부 또는 일부를 요양기관에 우선 지급하게 할 수 있다.

② 심사평가원은 공단이 제1항에 따라 요양급여비용을 요양기관에 우선 지급한 후 그 요양급여비용에 대하여 심사한 경우에는 요양급여비용 심사결과통보서를 공단 및 해당 요양기관에 각각 송부하여야 한다. 이 경우 공단은 심사평가원의 심사결과에 따라 제1항에 따라 요양기관에 지급한 요양급여비용을 정산하여야 한다.

③ 제1항과 제2항에 따른 요양급여비용의 청구, 지급 및 정산의 방법·절차 등에 관하여 필요한 사항은 보건복지부장관이 정하여 고시한다.

규칙 제22조(정보통신망 등에 의한 통보)

① 요양기관은 요양급여비용 심사청구서 및 명세서 등의 서류를 전산매체 또는 정보통신망을 통하여 공단 또는 심사평가원에 제출할 수 있다. 이 경우 영 제28조제2항에 따라 전산 관리에 관하여 보건복지부장관이 고시한 기준에 따라 적정하다고 결정된 소프트웨어를 사용해야 한다.

② 심사평가원은 요양급여비용 심사결과통보서 등을, 공단은 요양급여비용 지급통보서 등을 전산매체 또는 정보통신망을 이용하여 요양기관에 송부할 수 있다.

제47조의2(요양급여비용의 지급 보류)

① 제47조제3항에도 불구하고 공단은 요양급여비용의 지급을 청구한 요양기관이 「의료법」 제4조제2항, 제33조제2항·제8항 또는 「약사법」 제20조제1항, 제21조제1항을 위반하였거나, 「의료법」 제33조제10항 또는 「약사법」 제6조제3항·제4항을 위반하여 개설·운영되었다는 사실을 수사기관의 수사 결과로 확인한 경우에는 해당 요양기관이 청구한 요양급여비용의 지급을 보류할 수 있다. 이 경우 요양급여비용 지급 보류 처분의 효력은 해당 요양기관이 그 처분 이후 청구하는 요양급여비용에 대해서도 미친다.

② 공단은 제1항에 따라 요양급여비용의 지급을 보류하기 전에 해당 요양기관에 의견 제출의 기회를 주어야 한다.

③ 공단은 요양기관이 「의료법」 제4조제2항, 제33조제2항·제8항 또는 「약사법」 제20조제1항, 제21조제1항을 위반한 혐의나 「의료법」 제33조제10항 또는 「약사법」 제6조제3항·제4항을 위반하여 개설·운영된 혐의에 대하여 법원에서 무죄 판결이 선고된 경우 그 선고 이후 실시한 요양급여에 한정하여 해당 요양기관이 청구하는 요양급여비용을 지급할 수 있다.

④ 법원의 무죄 판결이 확정되는 등 대통령령으로 정하는 사유로 제1항에 따른 요양기관이 「의료법」 제4조제2항, 제33조제2항·제8항 또는 「약사법」 제20조제1항, 제21조제1항을 위반한 혐의나 「의료법」 제33조제10항 또는 「약사법」 제6조제3항·제4항을 위반하여 개설·운영된 혐의가 입증되지 아니한 경우에는 공단은 지급보류 처분을 취소하고, 지급 보류된 요양급여비용에 지급 보류된 기간 동안의 이자를 가산하여 해당 요양기관에 지급하여야 한다. 이 경우 이자는 「민법」 제379조에 따른 법정이율을 적용하여 계산한다.

⑤ 제1항 및 제2항에 따른 지급 보류 절차 및 의견 제출의 절차 등에 필요한 사항, 제3항에 따른 지급 보류된 요양급여비용 및 이자의 지급 절차 등에 필요한 사항은 대통령령으로 정한다.

영 제22조의2(요양급여비용의 지급 보류 등)

① 공단은 법 제47조의2제1항 전단에 따라 요양급여비용의 지급을 보류하려는 경우에는 해당 요양기관에 미리 다음 각 호의 사항을 적은 문서로 통지해야 한다.

1. 해당 요양기관의 명칭, 대표자 및 주소
2. 지급 보류의 원인이 되는 사실과 지급 보류의 대상이 되는 요양급여비용 및 법적 근거
3. 제2호의 사항에 대하여 의견을 제출할 수 있다는 뜻과 의견을 제출하지 아니하는 경우의 처리방법

② 제1항에 따라 통지를 받은 요양기관은 지급 보류에 이의가 있는 경우에는 통지를 받은 날부터 7일 이내에 요양급여비용의 지급 보류에 대한 의견서에 이의 신청의 취지와 이유를 적고 필요한 자료를 첨부하여 공단에 제출하여야 한다.

③ 공단은 제2항에 따라 요양기관이 제출한 의견서를 검토한 후 그 결과를 문서로 통보하여야 한다.

④ 법 제47조의2제4항 전단에서 "법원의 무죄 판결이 확정되는 등 대통령령으로 정하는 사유"란 다음 각 호의 어느 하나에 해당하는 사유를 말한다. 다만, 제2호 또는 제3호의 경우 불송치 또는 불기소를 받은 이후 해당 사건이 다시 수사 및 기소되어 법원의 판결에 따라 유죄가 확정된 경우는 제외한다. 〈개정 2024.8.20.〉

1. 무죄 판결의 확정
2. 불송치(혐의없음 또는 죄가안됨으로 한정한다. 이하 같다)
3. 불기소(혐의없음 또는 죄가안됨으로 한정한다. 이하 같다)

⑤ 법 제47조의2제1항 전단에 따라 요양급여비용의 지급 보류

결정을 받은 요양기관은 무죄 판결이나 불송치 또는 불기소를 받은 경우 그 사실을 공단에 통지해야 한다.
⑥ 제5항에 따라 통지를 받은 공단은 지체 없이 지급 보류된 요양급여비용과 지급 보류된 기간 동안의 이자를 지급해야 한다. 〈개정 2024.8.20.〉
⑦ 제1항부터 제6항까지에서 규정한 사항 외에 요양급여비용의 지급 보류 등에 필요한 해당 요양기관에 통지할 의견서 서식과 의견이 제출된 경우의 처리방법 등 세부사항은 공단이 정한다.

제47조의3(요양급여비용의 차등 지급)

지역별 의료자원의 불균형 및 의료서비스 격차의 해소 등을 위하여 지역별로 요양급여비용을 달리 정하여 지급할 수 있다.

제47조의4(요양급여의 적정성 평가)

① 심사평가원은 요양급여에 대한 의료의 질을 향상시키기 위하여 요양급여의 적정성 평가(이하 이 조에서 "평가"라 한다)를 실시할 수 있다.
② 심사평가원은 요양기관의 인력·시설·장비, 환자안전 등 요양급여와 관련된 사항을 포함하여 평가할 수 있다.
③ 심사평가원은 평가 결과를 평가대상 요양기관에 통보하여야 하며, 평가 결과에 따라 요양급여비용을 가산 또는 감산할 경우에는 그 결정사항이 포함된 평가 결과를 가감대상 요양기관 및 공단에 통보하여야 한다.
④ 제1항부터 제3항까지에 따른 평가의 기준·범위·절차·방법 등에 필요한 사항은 보건복지부령으로 정한다.

규칙 제22조의2(요양급여의 적정성 평가 기준 등)

① 법 제47조의4에 따른 요양급여의 적정성 평가(이하 "적정성평가"라 한다)는 의료의 안전성·효과성·효율성·환자중심성 등을 기준으로 하며, 세부적인 기준은 의약학적 타당성 및 계량화 가능성 등을 고려하여 심사평가원이 정하여 인터넷 홈페이지에 공개한다.
② 심사평가원은 요양기관별, 진료과목별, 지역별 및 질병·부상별로 구분하여 적정성평가를 실시한다.
③ 심사평가원의 원장은 적정성평가를 위하여 법 제96조제2항에 따라 제공받은 자료의 사실 여부를 확인할 필요가 있으면 소속 직원으로 하여금 해당 사항을 확인하게 할 수 있다.
④ 심사평가원은 매년 법 제66조제1항에 따른 진료심사평가위원회(이하 "심사위원회"라 한다)의 심의를 거쳐 다음 해의 적정성평가 계획을 수립해야 한다.
⑤ 제1항부터 제4항까지에서 규정한 사항 외에 적정성평가에 필요한 세부적인 사항은 보건복지부장관이 정하여 고시한다.

제48조(요양급여 대상 여부의 확인 등)

① 가입자나 피부양자는 본인일부부담금 외에 자신이 부담한 비용이 제41조제4항에 따라 요양급여 대상에서 제외되는 비용인지 여부에 대하여 심사평가원에 확인을 요청할 수 있다.
② 제1항에 따른 확인 요청을 받은 심사평가원은 그 결과를 요청한 사람에게 알려야 한다. 이 경우 확인을 요청한 비용이 요양급여 대상에 해당되는 비용으로 확인되면 그 내용을 공단 및 관련 요양기관에 알려야 한다.
③ 제2항 후단에 따라 통보받은 요양기관은 받아야 할 금액보다 더 많이 징수한 금액(이하 "과다본인부담금"이라 한다)을 지체 없이 확인을 요청한 사람에게 지급하여야 한다. 다만, 공단은 해당 요양기관이 과다본인부담금을 지급하지 아니하면 해당 요양기관에 지급할 요양급여비용에서 과다본인부담금을 공제하여 확인을 요청한 사람에게 지급할 수 있다.
④ 제1항부터 제3항까지에 따른 확인 요청의 범위, 방법, 절차, 처리기간 등 필요한 사항은 보건복지부령으로 정한다.

규칙 제22조의3(요양급여 대상 여부의 확인 방법·절차 등)

① 가입자나 피부양자는 법 제48조제1항에 따라 요양급여 대상에서 제외되는 비용인지 여부에 대한 확인을 요청하려면 별지 제17호의2서식의 요양급여 대상 여부 확인 요청서에 진료비 또는 약제비 계산서·영수증을 첨부하여 심사평가원에 제출해야 한다.
② 제1항에 따라 확인 요청을 받은 심사평가원은 요청을 받은 날부터 15일 이내에 제1항에 따른 확인 요청인(이하 이 조에서 "요청인"이라 한다)에게 그 결과를 알려야 한다.
③ 법 제48조제2항 후단에 따라 과다본인부담금(요양기관이 요청인으로부터 받아야 할 금액보다 더 많이 징수한 금액을 말한다. 이하 이 조에서 같다)이 있다는 통보를 받은 요양기관은 그 과다본인부담금을 요청인에게 지급할지 여부를

지체 없이 심사평가원에 알려야 한다.

④ 심사평가원은 요양기관이 과다본인부담금을 지급하지 않겠다는 사실을 통보하거나 지급 여부에 대한 통보를 하지 않은 경우에는 그 사실을 공단에 알려야 한다.

⑤ 제4항에 따른 통보를 받은 공단은 지체 없이 해당 요양기관에 지급할 요양급여비용에서 과다본인부담금을 공제하여 이를 요청인에게 지급하고, 그 결과를 관련 요양기관에 알려야 한다.

⑥ 제1항부터 제5항까지에서 규정한 사항 외에 요양급여 대상 여부 확인 요청 및 처리에 필요한 세부적인 사항은 보건복지부장관이 정하여 고시한다.

제49조(요양비)

① 공단은 가입자나 피부양자가 보건복지부령으로 정하는 긴급하거나 그 밖의 부득이한 사유로 요양기관과 비슷한 기능을 하는 기관으로서 보건복지부령으로 정하는 기관(제98조제1항에 따라 업무정지기간 중인 요양기관을 포함한다. 이하 "준요양기관"이라 한다)에서 질병·부상·출산 등에 대하여 요양을 받거나 요양기관이 아닌 장소에서 출산한 경우에는 그 요양급여에 상당하는 금액을 보건복지부령으로 정하는 바에 따라 가입자나 피부양자에게 요양비로 지급한다.

② 준요양기관은 보건복지부장관이 정하는 요양비 명세서나 요양 명세를 적은 영수증을 요양을 받은 사람에게 내주어야 하며, 요양을 받은 사람은 그 명세서나 영수증을 공단에 제출하여야 한다.

③ 제1항 및 제2항에도 불구하고 준요양기관은 요양을 받은 가입자나 피부양자의 위임이 있는 경우 공단에 요양비의 지급을 직접 청구할 수 있다. 이 경우 공단은 지급이 청구된 내용의 적정성을 심사하여 준요양기관에 요양비를 지급할 수 있다.

④ 제3항에 따른 준요양기관의 요양비 지급 청구, 공단의 적정성 심사 등에 필요한 사항은 보건복지부령으로 정한다.

벌칙 ※ ②(요양비명세서 또는 영수증 미발급)=117조(500만원 이하의 벌금)

규칙 제23조(요양비)

① 법 제49조제1항에서 "보건복지부령으로 정하는 긴급하거나 그 밖의 부득이한 사유"란 다음 각 호의 어느 하나에 해당하는 경우를 말한다.

1. 요양기관을 이용할 수 없거나 요양기관이 없는 경우
2. 만성신부전증 환자가 의사의 요양비처방전(의사의 소견이나 처방기간 등을 적은 서류로서 보건복지부장관이 정하여 고시하는 서류를 말한다. 이하 같다)에 따라 복막관류액 또는 자동복막투석에 사용되는 소모성 재료를 요양기관 외의 의약품판매업소에서 구입·사용한 경우
3. 산소치료를 필요로 하는 환자가 의사의 산소치료 요양비처방전에 따라 보건복지부장관이 정하여 고시하는 방법으로 산소치료를 받는 경우
4. 당뇨병 환자가 의사의 요양비처방전에 따라 혈당검사 또는 인슐린주사에 사용되는 소모성 재료나 당뇨병 관리기기를 요양기관 외의 의료기기판매업소에서 구입·사용한 경우
5. 신경인성 방광환자가 의사의 요양비처방전에 따라 자가도뇨에 사용되는 소모성 재료를 요양기관 외의 의료기기판매업소에서 구입·사용한 경우
6. 보건복지부장관이 정하여 고시하는 질환이 있는 사람으로서 인공호흡기 또는 기침유발기를 필요로 하는 환자가 의사의 요양비처방전에 따라 인공호흡기 또는 기침유발기를 대여받아 사용하는 경우
7. 수면무호흡증 환자가 의사의 요양비처방전에 따라 양압기(수면 중 좁아진 기도에 지속적으로 공기를 불어넣어 기도를 확보해 주는 기구를 말한다)를 대여받아 사용하는 경우

② 법 제49조제1항에서 "보건복지부령으로 정하는 기관"(이하 "준요양기관"이라 한다)이란 다음 각 호의 어느 하나에 해당하는 기관을 말한다.

1. 법 제42조제1항 후단에 따라 요양기관에서 제외된 의료기관 등
2. 만성신부전증 환자 중 복막투석으로 요양급여를 받고 있는 사람에게 다음 각 목의 물품을 판매하는 요양기관 외의 의약품판매업소(나목의 경우 공단에 등록한 의약품판매업소만 해당한다)
   가. 복막관류액
   나. 자동복막투석에 사용되는 소모성 재료
3. 산소치료를 필요로 하는 환자에게 의료용 산소발생기 등으로 산소치료 서비스를 제공하는 요양기관 외의 기관으로서 공단에 등록한 기관(해당 환자가 제공받는 경우만 해당한다)
4. 당뇨병 환자에게 혈당검사 또는 인슐린주사에 사용되는 소모성 재료나 당뇨병 관리기기를 판매하는 요양기관 외의 의료기기판매업소로서 공단에 등록한 업소
5. 신경인성 방광환자에게 자가도뇨에 사용되는 소모성 재료를 판매하는 요양기관 외의 의료기기판매업소로서 공단에 등록한 업소
6. 인공호흡기 또는 기침유발기를 필요로 하는 환자에게 이를 대여하는 요양기관 외의 기관으로서 공단에 등록한 기관
7. 양압기를 필요로 하는 환자에게 이를 대여하는 요양기관 외의 기관으로서 공단에 등록한 기관

③ 가입자나 피부양자가 법 제49조제1항에 따른 요양비를 지급받으려면 다음 각 호의 서류를 공단에 제출해야 한다.
1. 제1항제1호에 해당하는 사유로 질병·부상·출산[사산의 경우에는 임신 16주 이상인 경우를 말한다]에 대하여 요양을 받은 경우에는 별지 제18호서식의 요양비 지급청구서와 다음 각 목의 서류
가. 요양비 명세서(약국의 경우에는 요양비처방전을 말한다) 또는 세금계산서[「부가가치세법」 제32조제2항에 따른 전자세금계산서(이하 "전자세금계산서"라 한다)를 포함한다. 이하 같다] 사본 1부
나. 요양기관에서 요양을 받을 수 없었던 사유를 증명할 수 있는 서류 1부
2. 제1항제2호 또는 제5호에 해당하는 경우에는 별지 제18호서식의 요양비 지급청구서와 다음 각 목의 서류
가. 의사의 요양비처방전 1부
나. 세금계산서, 현금영수증 등 가입자나 피부양자가 지출한 금액 명세를 확인할 수 있는 서류 각 1부
3. 제1항제3호에 해당하는 경우에는 별지 제19호서식의 요양비 지급청구서와 다음 각 목의 서류
가. 의사의 요양비처방전 1부
나. 산소치료를 하였음을 증명할 수 있는 서류 1부
다. 세금계산서, 현금영수증 등 가입자나 피부양자가 지출한 금액 명세를 확인할 수 있는 서류 각 1부
4. 제1항제4호에 해당하는 경우에는 별지 제19호의2서식 또는 별지 제19호의3서식의 요양비 지급청구서와 다음 각 목의 서류
가. 의사의 요양비처방전 1부
나. 세금계산서, 현금영수증 등 가입자나 피부양자가 지출한 금액 명세를 확인할 수 있는 서류 각 1부
다. 연속혈당측정용 전극을 구입한 경우에는 해당 전극의 고유식별번호를 확인할 수 있는 서류 1부
5. 제1항제6호에 해당하는 경우에는 별지 제19호의4서식의 요양비지급청구서와 다음 각 목의 서류
가. 의사의 요양비처방전 1부
나. 인공호흡기 또는 기침유발기를 대여하였음을 증명할 수 있는 서류 1부
다. 세금계산서, 현금영수증 등 가입자나 피부양자가 지출한 금액 명세를 확인할 수 있는 서류 각 1부
6. 제1항제7호에 해당하는 경우에는 별지 제19호의5서식의 요양비 지급청구서와 다음 각 목의 서류
가. 의사의 요양비처방전 1부
나. 양압기를 대여하였음을 증명할 수 있는 서류 1부
다. 세금계산서, 현금영수증 등 가입자나 피부양자가 지출한 금액 명세를 확인할 수 있는 서류 각 1부
7. 요양기관 외의 장소에서 출산한 경우에는 별지 제18호서식의 요양비 지급청구서와 출산 사실을 증명할 수 있는 서류 1부

④ 준요양기관이 법 제49조제3항에 따라 공단에 요양비의 지급을 직접 청구하는 경우에는 다음 각 호의 서류를 공단에 제출해야 한다.
1. 제3항 각 호의 구분에 따른 서류
2. 별지 제19호의6서식의 요양비 지급청구 위임장 1부
3. 가입자나 피부양자의 신분증 사본 1부
4. 삭제 〈2022.10.26.〉

⑤ 제3항 및 제4항에도 불구하고 다음 각 호의 어느 하나에 해당하는 경우에는 해당 서류의 제출을 생략한다.
1. 다음 각 목의 어느 하나에 해당하는 경우: 요양비처방전
가. 요양비처방전을 발행한 의사가 그 요양비처방전을 요양비 관련 정보통신망(요양비 지급 청구 업무를 수행하기 위하여 공단이 관리·운영하는 정보통신망을 말한다. 이하 같다)을 통해 전송한 경우. 다만, 제1항제1호 및 제2호에 해당하는 경우는 제외한다.
나. 제1항제3호, 제6호 또는 제7호에 해당하여 요양비를 지급받은 가입자나 피부양자가 같은 종류의 요양비를 지급받으려는 경우로서 이미 제출한 요양비처방전의 처방기간이 지나지 않은 경우
2. 별지 제18호서식, 별지 제19호서식 및 별지 제19호의2서식부터 별지 제19호의5서식까지의 요양비 지급청구서에 전자세금계산서 또는 현금영수증의 승인번호, 작성·거래일 및 합계금액을 모두 기재하여 공단에 제출한 경우: 요양비 지급청구서에 기재된 승인번호에 해당하는 전자세금계산서 및 현금영수증

⑥ 공단은 제3항 또는 제4항에 따라 요양비의 지급청구를 받은 경우에는 청구를 받은 날부터 40일(요양비 관련 정보통신망을 통하여 제출받은 경우에는 15일) 이내에 그 내용의 적정성을 확인한 후 요양비를 지급해야 한다. 다만, 부득이한 사유가 있는 경우에는 30일의 범위에서 그 기한을 연장할 수 있다.

⑦ 제6항에도 불구하고 공단은 제2항제1호에 해당하는 요양기관 등 또는 법 제98조제1항에 따라 업무정지 중인 요양기관에서 요양을 받은 경우의 요양비 지급청구에 대해서는 심사평가원의 심사를 거쳐 요양비를 지급해야 한다.

⑧ 요양비의 지급금액은 보건복지부장관이 정하여 고시하는 금액으로 한다.

⑨ 제1항부터 제8항까지에서 규정한 사항 외에 요양비의 지급기준·절차·방법 및 의약품판매업소 등의 등록 기준·절차·취소와 그 밖에 요양비 지급청구 등에 관하여 필요한 사항은 보건복지부장관이 정하여 고시한다.

제50조(부가급여)
공단은 이 법에서 정한 요양급여 외에 대통령령으로 정하는 바에 따라 임신·출산 진료비, 장제비, 상병수당, 그 밖의 급여를 실시할 수 있다.

영 제23조(부가급여)

① 법 제50조에 따른 부가급여는 임신·출산(유산 및 사산을 포함한다. 이하 같다) 진료비로 한다.

② 제1항에 따른 임신·출산 진료비 지원 대상은 다음 각 호와 같다.

1. 임신·출산한 가입자 또는 피부양자
2. 2세 미만인 가입자 또는 피부양자(이하 "2세 미만 영유아"라 한다)의 법정대리인(출산한 가입자 또는 피부양자가 사망한 경우에 한정한다)

③ 공단은 제2항 각 호의 어느 하나에 해당하는 사람에게 다음 각 호의 구분에 따른 비용을 결제할 수 있는 임신·출산 진료비 이용권(이하 "이용권"이라 한다)을 발급할 수 있다.

1. 임신·출산한 가입자 또는 피부양자의 진료에 드는 비용
2. 임신·출산한 가입자 또는 피부양자의 약제·치료재료의 구입에 드는 비용
3. 2세 미만 영유아의 진료에 드는 비용
4. 2세 미만 영유아에게 처방된 약제·치료재료의 구입에 드는 비용

④ 이용권을 발급받으려는 사람(이하 이 조에서 "신청인"이라 한다)은 보건복지부령으로 정하는 발급 신청서에 제2항 각 호의 어느 하나에 해당한다는 사실을 확인할 수 있는 증명서를 첨부해 공단에 제출해야 한다.

⑤ 제4항에 따라 이용권 발급 신청을 받은 공단은 신청인이 제2항 각 호의 어느 하나에 해당하는지를 확인한 후 신청인에게 이용권을 발급해야 한다.

⑥ 이용권을 사용할 수 있는 기간은 제5항에 따라 이용권을 발급받은 날부터 다음 각 호의 구분에 따른 날까지로 한다.

1. 임신·출산한 가입자 또는 피부양자: 출산일(유산 및 사산의 경우 그 해당일)부터 2년이 되는 날
2. 2세 미만 영유아의 법정대리인: 2세 미만 영유아의 출생일부터 2년이 되는 날

⑦ 이용권으로 결제할 수 있는 금액의 상한은 다음 각 호의 구분에 따른다. 다만, 보건복지부장관이 필요하다고 인정하여 고시하는 경우에는 다음 각 호의 상한을 초과하여 결제할 수 있다.

1. 하나의 태아를 임신·출산한 경우: 100만원
2. 둘 이상의 태아를 임신·출산한 경우: 140만원

⑧ 제2항부터 제7항까지에서 규정한 사항 외에 임신·출산 진료비의 지급 절차와 방법, 이용권의 발급과 사용 등에 필요한 사항은 보건복지부령으로 정한다.

규칙 제24조(임신·출산 진료비 이용권의 신청 및 발급 등)

① 영 제23조제4항에 따라 임신·출산 진료비 이용권(이하 "이용권"이라 한다)의 발급을 신청하려는 사람은 산부인과 전문의 또는 「의료법」 제6조에 따른 조산사가 임신·출산 사실을 확인한 신청서를 공단에 제출해야 한다. 이 경우 임신 사실은 산부인과전문의만 확인할 수 있다.

② 영 제23조제5항에 따라 이용권을 발급받은 사람은 영 제23조제3항 각 호의 비용을 결제하려는 경우 요양기관에 이용권을 제시해야 한다.

③ 공단은 임신·출산과 관련된 진료 등의 사실을 확인한 후 지체 없이 요양기관에게 제2항에 따라 결제된 비용을 지급해야 한다.

④ 제1항부터 제3항까지에서 규정한 사항 외에 이용권의 신청 및 발급 등에 필요한 세부적인 사항은 보건복지부장관이 정하여 고시한다.

제51조(장애인에 대한 특례)

① **공단은 「장애인복지법」에 따라 등록한 장애인인 가입자 및 피부양자에게는 「장애인·노인 등을 위한 보조기기 지원 및 활용촉진에 관한 법률」 제3조제2호에 따른 보조기기(이하 이 조에서 "보조기기"라 한다)에 대하여 보험급여를 할 수 있다.**

② 장애인인 가입자 또는 피부양자에게 보조기기를 판매한 자는 가입자나 피부양자의 위임이 있는 경우 공단에 보험급여를 직접 청구할 수 있다. 이 경우 공단은 지급이 청구된 내용의 적정성을 심사하여 보조기기를 판매한 자에게 보조기기에 대한 보험급여를 지급할 수 있다.

③ 제1항에 따른 보조기기에 대한 보험급여의 범위·방법·절차, 제2항에 따른 보조기기 판매업자의 보험급여 청구, 공단의 적정성 심사 및 그 밖에 필요한 사항은 보건복지부령으로 정한다.

규칙 제26조(장애인 보조기기에 대한 보험급여기준 등)

① 법 제51조제1항에 따른 보조기기(소모품을 포함하며, 이하 "보조기기"라 한다)에 대한 보험급여의 범위 및 공단의 부담금액 등은 별표 7과 같다.

② 보조기기[제3항에 따른 활동형 수동휠체어, 틸팅형 수동휠체어(등받이 및 좌석 경사 조절형 수동휠체어를 말한다), 리클라이닝형 수동휠체어(등받이 경사 조절형 수동휠체어를 말한다), 전동휠체어, 의료용 스쿠터, 자세보조용구 및 이동식전동리프트는 제외한다]에 대한 보험급여를 받으려는 사람은 별지 제21호서식의 보조기기 급여 지급청구서에 다음 각 호의 서류를 첨부하여 공단에 제출해야 한다.

1. 「의료법」 제77조제4항 및 「전문의의 수련 및 자격 인정 등에 관한 규정」 제3조에 따른 전문과목 중 보조기기 유형별로 보건복지부장관이 정하여 고시하는 과목의 전문의가 발행한 별지 제22호서식 및 별지 제22호의2서식부터 별지 제22호의4서식까지에 따른 보조기기 처방전과 해당 검사 결과 관련 서류 1부. 다만, 지팡이·목발·흰지팡이 또는 보조기기의 소모품[전동휠체어 및 의료용 스쿠터용 전지로 한정한다]에 대한 보험급여

를 받으려는 경우에는 제외한다.

1의2. 별지 제23호서식의 보조기기 검수확인서 1부. 다만, 지팡이·목발·흰지팡이 또는 보조기기의 소모품(전동휠체어 및 의료용 스쿠터용 전지로 한정한다), 일반형 수동휠체어, 욕창예방방석, 욕창예방매트리스, 전·후방보행차, 돋보기 또는 망원경에 대한 보험급여를 받으려는 경우에는 제외한다.

2. 요양기관 또는 보조기기 제조·판매자가 발행한 세금계산서, 현금영수증 등 가입자나 피부양자가 지출한 금액 명세를 확인할 수 있는 서류 각 1부

3. 별표 7 제1호나목 전단에 따른 보조기기에 대한 보험급여를 받으려는 경우에는 표준코드와 바코드를 확인할 수 있는 보조기기 사진 1장

③ 보조기기 중 활동형 수동휠체어, 틸팅형 수동휠체어, 리클라이닝형 수동휠체어, 전동휠체어, 의료용 스쿠터, 자세보조용구 및 이동식전동리프트에 대한 보험급여를 받으려는 사람은 별지 제24호서식의 보조기기 급여 사전 승인 신청서에 별지 제22호서식 및 별지 제22호의2서식부터 별지 제22호의4서식까지에 따른 보조기기 처방전과 해당 검사 결과 관련 서류를 첨부하여 공단에 보조기기 급여 사전 승인을 신청해야 한다.

④ 공단은 제3항에 따른 신청을 받으면 해당 처방전에 적힌 장애상태 등을 확인하여 신청인이 급여 대상에 해당하는지를 결정·통보해야 하고, 급여 대상으로 통보받은 신청인은 별지 제21호서식의 보조기기 급여비 지급청구서에 다음 각 호의 서류를 첨부하여 공단에 제출해야 한다.

1. 별지 제23호서식의 보조기기 검수확인서(자세보조용구만 해당한다)
2. 별표 7 제1호나목 전단에 따른 보조기기에 대한 보험급여를 받으려는 경우에는 표준코드와 바코드를 확인할 수 있는 보조기기 사진 1장
3. 별표 7 제1호다목에 따라 공단에 등록한 보조기기 업소에서 발행한 세금계산서, 현금영수증 등 가입자나 피부양자가 지출한 금액 명세를 확인할 수 있는 서류 각 1부

⑤ 보조기기 판매업자가 법 제51조제2항 전단에 따라 공단에 보조기기 보험급여의 지급을 직접 청구하는 경우에는 다음 각 호의 서류를 공단에 제출해야 한다.

1. 제2항 각 호의 서류 또는 제4항 각 호의 서류 1부
2. 별지 제21호의2서식의 보조기기 급여 지급청구 위임장 1부
3. 가입자나 피부양자의 신분증 사본 1부
4. 삭제 〈2022.12.9.〉
5. 「장애인복지법」에 따라 개설된 의지·보조기 제조·수리업자이거나 「의료기기법」에 따라 허가받은 수입·제조·판매업자(보조기기 소모품 중 전동휠체어 및 의료용 스쿠터용 전지의 경우는 「의료기기법」에 따라 신고한 수리업자를 말한다)임을 증명하는 서류 1부. 다만, 다음 각 목의 어느 하나에 해당하는 경우에는 제외한다.
   가. 별표 7 제1호다목에 따라 공단에 등록한 보조기기 판매업자
   나. 지팡이, 목발 또는 흰지팡이를 판매한 경우
   다. 보조기기를 제조·수입한 자로서 해당 보조기기의 소모품 중 전동휠체어 및 의료용 스쿠터용 전지를 판매한 경우

⑥ 공단은 제2항, 제4항 및 제5항에 따른 지급청구를 받으면 청구된 내용의 적정성을 지체 없이 확인한 후 지급청구를 한 사람 또는 보조기기 판매업자에게 제1항에 따른 공단의 부담금액을 지급해야 한다.

⑦ 제1항부터 제6항까지에서 규정한 사항 외에 보조기기의 급여 기준 및 방법에 관한 세부적인 사항은 보건복지부장관이 정하여 고시한다.

제52조(건강검진)

① 공단은 가입자와 피부양자에 대하여 질병의 조기 발견과 그에 따른 요양급여를 하기 위하여 건강검진을 실시한다.

② 제1항에 따른 건강검진의 종류 및 대상은 다음 각 호와 같다.

1. 일반건강검진: 직장가입자, 세대주인 지역가입자, 20세 이상인 지역가입자 및 20세 이상인 피부양자
2. 암검진: 「암관리법」 제11조제2항에 따른 암의 종류별 검진주기와 연령 기준 등에 해당하는 사람
3. 영유아건강검진: 6세 미만의 가입자 및 피부양자

③ 제1항에 따른 건강검진의 검진항목은 성별, 연령 등의 특성 및 생애 주기에 맞게 설계되어야 한다.

④ 제1항에 따른 건강검진의 횟수·절차와 그 밖에 필요한 사항은 대통령령으로 정한다.

영 제25조(건강검진)

① 법 제52조에 따른 건강검진(이하 "건강검진"이라 한다)은 2년마다 1회 이상 실시하되, 사무직에 종사하지 않는 직장가입자에 대해서는 1년에 1회 실시한다. 다만, 암검진은 「암관리법 시행령」에서 정한 바에 따르며, 영유아건강검진은 영유아의 나이 등을 고려하여 보건복지부장관이 정하여 고시하는 바에 따라 검진주기와 검진횟수를 다르게 할 수 있다.

② 건강검진은 「건강검진기본법」 제14조에 따라 지정된 건강검진기관(이하 "검진기관"이라 한다)에서 실시해야 한다.

③ 공단은 건강검진을 실시하려면 건강검진의 실시에 관한 사항을 다음 각 호의 구분에 따라 통보해야 한다.

1. 일반건강검진 및 암검진: 직장가입자에게 실시하는 건강검진의 경우에는 해당 사용자에게, 직장가입자의 피부양자 및 지역가입자에게 실시하는 건강검진의 경우에는 검진을 받는 사람에게 통보
2. 영유아건강검진: 직장가입자의 피부양자인 영유아에게

실시하는 건강검진의 경우에는 그 직장가입자에게, 지역가입자인 영유아에게 실시하는 건강검진의 경우에는 해당 세대주에게 통보

④ 건강검진을 실시한 검진기관은 공단에 건강검진의 결과를 통보해야 하며, 공단은 이를 건강검진을 받은 사람에게 통보해야 한다. 다만, 검진기관이 건강검진을 받은 사람에게 직접 통보한 경우에는 공단은 그 통보를 생략할 수 있다.

⑤ 건강검진의 검사항목, 방법, 그에 드는 비용, 건강검진 결과 등의 통보 절차, 그 밖에 건강검진을 실시하는 데 필요한 사항은 보건복지부장관이 정하여 고시한다.

제53조(급여의 제한)

① 공단은 보험급여를 받을 수 있는 사람이 다음 각 호의 어느 하나에 해당하면 보험급여를 하지 아니한다.

1. 고의 또는 중대한 과실로 인한 범죄행위에 그 원인이 있거나 고의로 사고를 일으킨 경우
2. 고의 또는 중대한 과실로 공단이나 요양기관의 요양에 관한 지시에 따르지 아니한 경우
3. 고의 또는 중대한 과실로 제55조에 따른 문서와 그 밖의 물건의 제출을 거부하거나 질문 또는 진단을 기피한 경우
4. 업무 또는 공무로 생긴 질병·부상·재해로 다른 법령에 따른 보험급여나 보상 또는 보상을 받게 되는 경우

② 공단은 보험급여를 받을 수 있는 사람이 다른 법령에 따라 국가나 지방자치단체로부터 보험급여에 상당하는 급여를 받거나 보험급여에 상당하는 비용을 지급받게 되는 경우에는 그 한도에서 보험급여를 하지 아니한다.

③ 공단은 가입자가 대통령령으로 정하는 기간 이상 다음 각 호의 보험료를 체납한 경우 그 체납한 보험료를 완납할 때까지 그 가입자 및 피부양자에 대하여 보험급여를 실시하지 아니할 수 있다. 다만, 월별 보험료의 총체납횟수(이미 납부된 체납보험료는 총체납횟수에서 제외하며, 보험료의 체납기간은 고려하지 아니한다)가 대통령령으로 정하는 횟수 미만이거나 가입자 및 피부양자의 소득·재산 등이 대통령령으로 정하는 기준 미만인 경우에는 그러하지 아니하다.

1. 제69조제4항제2호에 따른 보수 외 소득월액보험료
2. 제69조제5항에 따른 세대단위의 보험료

④ 공단은 제77조제1항제1호에 따라 납부의무를 부담하는 사용자가 제69조제4항제1호에 따른 보수월액보험료를 체납한 경우에는 그 체납에 대하여 직장가입자 본인에게 귀책사유가 있는 경우에 한하여 제3항의 규정을 적용한다. 이 경우 해당 직장가입자의 피부양자에게도 제3항의 규정을 적용한다.

⑤ 제3항 및 제4항에도 불구하고 제82조에 따라 공단으로부터 분할납부 승인을 받고 그 승인된 보험료를 1회 이상 낸 경우에는 보험급여를 할 수 있다. 다만, 제82조에 따른 분할납부 승인을 받은 사람이 정당한 사유 없이 5회(같은 조 제1항에 따라 승인받은 분할납부 횟수가 5회 미만인 경우에는 해당 분할납부 횟수를 말한다. 이하 이 조에서 같다) 이상 그 승인된 보험료를 내지 아니한 경우에는 그러하지 아니하다.

⑥ 제3항 및 제4항에 따라 보험급여를 하지 아니하는 기간(이하 이 항에서 "급여제한기간"이라 한다)에 받은 보험급여는 다음 각 호의 어느 하나에 해당하는 경우에만 보험급여로 인정한다.

1. 공단이 급여제한기간에 보험급여를 받은 사실이 있음을 가입자에게 통지한 날부터 2개월이 지난 날이 속한 달의 납부기한 이내에 체납된 보험료를 완납한 경우
2. 공단이 급여제한기간에 보험급여를 받은 사실이 있음을 가입자에게 통지한 날부터 2개월이 지난 날이 속한 달의 납부기한 이내에 제82조에 따라 분할납부 승인을 받은 체납보험료를 1회 이상 낸 경우. 다만, 제82조에 따른 분할납부 승인을 받은 사람이 정당한 사유 없이 5회 이상 그 승인된 보험료를 내지 아니한 경우에는 그러하지 아니하다.

영 제26조(급여의 제한)

① 법 제53조제3항 각 호 외의 부분 본문에서 "대통령령으로 정하는 기간"이란 1개월을 말한다.

② 법 제53조제3항 각 호 외의 부분 단서에서 "대통령령으로 정하는 횟수"란 6회를 말한다.

③ 법 제53조제3항 각 호 외의 부분 단서에서 "대통령령으로 정하는 기준 미만인 경우"란 다음 각 호의 요건을 모두 충족한 경우를 말한다. 이 경우 소득은 제41조제1항에 따른 소득을 말하고, 재산은 제42조제1항제1호에 따른 재산을 말한다.

1. 법 제53조제3항제2호의 보험료를 체납한 가입자가 속한 세대의 소득이 336만원 미만이고, 그 세대의 재산에 대한 「지방세법」 제10조의2부터 제10조의6까지의 규정에 따른 과세표준(이하 "과세표준"이라 한다)이 450만원 미만일 것. 다만, 가입자가 미성년자, 65세 이상인 사람 또는 「장애인복지법」에 따라 등록한 장애인인 경우에는 그 소득 및 재산에 대한 과세표준이 각각 공단이 정하는 금액 미만일 것

2. 법 제53조제3항제2호의 보험료를 체납한 가입자가 「소득세법」 제168조제1항에 따른 사업자등록을 한 사업에서 발생하는 소득이 없을 것

④ 제3항에 따른 소득 및 재산의 확인 절차, 방법 및 시기 등에 관한 구체적인 사항은 공단이 정한다.

규칙 제27조(급여 제한에 관한 통지)

① 공단은 법 제53조 및 제109조제10항 · 제11항에 따라 보험급여를 제한하는 경우에는 문서로 그 내용과 사유를 가입자에게 알려야 한다. 〈개정 2025.4.23.〉

② 공단은 법 제79조에 따라 보험료의 납입고지를 할 때에는 법 제53조제3항 및 제109조제10항 · 제11항에 따른 급여 제한의 내용을 안내해야 한다. 〈개정 2025.4.23.〉

제54조(급여의 정지)

보험급여를 받을 수 있는 사람이 다음 각 호의 어느 하나에 해당하면 그 기간에는 보험급여를 하지 아니한다. 다만, 제3호 및 제4호의 경우에는 제60조에 따른 요양급여를 실시한다.

1. 삭제 〈2020.4.7.〉
2. 국외에 체류하는 경우
3. 제6조제2항제2호에 해당하게 된 경우
4. 교도소, 그 밖에 이에 준하는 시설에 수용되어 있는 경우

제55조(급여의 확인)

공단은 보험급여를 할 때 필요하다고 인정되면 보험급여를 받는 사람에게 문서와 그 밖의 물건을 제출하도록 요구하거나 관계인을 시켜 질문 또는 진단하게 할 수 있다.

제56조(요양비 등의 지급)

공단은 이 법에 따라 지급의무가 있는 요양비 또는 부가급여의 청구를 받으면 지체 없이 이를 지급하여야 한다.

제56조의2(요양비등수급계좌)

① 공단은 이 법에 따른 보험급여로 지급되는 현금(이하 "요양비등"이라 한다)을 받는 수급자의 신청이 있는 경우에는 요양비등을 수급자 명의의 지정된 계좌(이하 "요양비등수급계좌"라 한다)로 입금하여야 한다. 다만, 정보통신장애나 그 밖에 대통령령으로 정하는 불가피한 사유로 요양비등수급계좌로 이체할 수 없을 때에는 직접 현금으로 지급하는 등 대통령령으로 정하는 바에 따라 요양비등을 지급할 수 있다.

② 요양비등수급계좌가 개설된 금융기관은 요양비등수급계좌에 요양비등만이 입금되도록 하고, 이를 관리하여야 한다.

③ 제1항 및 제2항에 따른 요양비등수급계좌의 신청 방법・절차와 관리에 필요한 사항은 대통령령으로 정한다.

영 제26조의2(요양비등수급계좌의 신청 방법 및 절차 등)

① 법 제56조의2제1항 본문에 따라 요양비등을 수급자 명의의 지정된 계좌(이하 "요양비등수급계좌"라 한다)로 받으려는 사람은 요양비 지급청구서와 보조기기 급여 지급청구서 등에 요양비등수급계좌의 계좌번호를 기재하고, 예금통장(계좌번호가 기록되어 있는 면을 말한다) 사본을 첨부하여 공단에 제출해야 한다. 요양비등수급계좌를 변경하는 경우에도 또한 같다.

② 공단은 법 제56조의2제1항 단서에 따라 수급자가 요양비등수급계좌를 개설한 금융기관이 폐업 또는 업무정지나 정보통신장애 등으로 정상영업이 불가능하거나 이에 준하는 불가피한 사유로 이체할 수 없을 때에는 직접 현금으로 지급한다.

제57조(부당이득의 징수)

① 공단은 속임수나 그 밖의 부당한 방법으로 보험급여를 받은 사람・준요양기관 및 보조기기 판매업자나 보험급여 비용을 받은 요양기관에 대하여 그 보험급여나 보험급여 비용에 상당하는 금액을 징수한다.

② 공단은 제1항에 따라 속임수나 그 밖의 부당한 방법으로 보험급여 비용을 받은 요양기관이 다음 각 호의 어느 하나에 해당하는 경우에는 해당 요양기관을 개설한 자에게 그 요양기관과 연대하여 같은 항에 따른 징수금을 납부하게 할 수 있다.

1. 「의료법」 제33조제2항을 위반하여 의료기관을 개설할 수 없는 자가 의료인의 면허나 의료법인 등의 명의를 대여받아 개설·운영하는 의료기관
2. 「약사법」 제20조제1항을 위반하여 약국을 개설할 수 없는 자가 약사 등의 면허를 대여받아 개설·운영하는 약국
3. 「의료법」 제4조제2항 또는 제33조제8항·제10항을 위반하여 개설·운영하는 의료기관
4. 「약사법」 제21조제1항을 위반하여 개설·운영하는 약국
5. 「약사법」 제6조제3항·제4항을 위반하여 면허를 대여받아 개설·운영하는 약국

③ 사용자나 가입자의 거짓 보고나 거짓 증명(제12조제6항을 위반하여 건강보험증이나 신분증명서를 양도·대여하여 다른 사람이 보험급여를 받게 하는 것을 포함한다), 요양기관의 거짓 진단이나 거짓 확인(제12조제4항을 위반하여 건강보험증이나 신분증명서로 가입자 또는 피부양자의 본인 여부 및 그 자격을 확인하지 아니한 것을 포함한다) 또는 준요양기관이나 보조기기를 판매한 자의 속임수 및 그 밖의 부당한 방법으로 보험급여가 실시된 경우 공단은 이들에게 보험급여를 받은 사람과 연대하여 제1항에 따른 징수금을 내게 할 수 있다.

④ 공단은 속임수나 그 밖의 부당한 방법으로 보험급여를 받은 사람과 같은 세대에 속한 가입자(속임수나 그 밖의 부당한 방법으로 보험급여를 받은 사람이 피부양자인 경우에는 그 직장가입자를 말한다)에게 속임수나 그 밖의 부당한 방법으로 보험급여를 받은 사람과 연대하여 제1항에 따른 징수금을 내게 할 수 있다.

⑤ 요양기관이 가입자나 피부양자로부터 속임수나 그 밖의 부당한 방법으로 요양급여비용을 받은 경우 공단은 해당 요양기관으로부터 이를 징수하여 가입자나 피부양자에게 지체 없이 지급하여야 한다. 이 경우 공단은 가입자나 피부양자에게 지급하여야 하는 금액을 그 가입자 및 피부양자가 내야 하는 보험료등과 상계할 수 있다.

벌칙 ※ 대행청구단체의 종사자로 거짓이나 그 밖의 부정방법으로 요양급여 신청=제115조(3년 이하의 징역 또는 3천만원 이하의 벌금)

제57조의2(부당이득 징수금 체납자의 인적사항등 공개)

① 공단은 제57조제2항 각 호의 어느 하나에 해당하여 같은 조 제1항 및 제2항에 따라 징수금을 납부할 의무가 있는 요양기관 또는 요양기관을 개설한 자가 제79조제1항에 따라 납입 고지 문서에 기재된 납부기한의 다음 날부터 1년이 경과한 징수금을 1억원 이상 체납한 경우 징수금 발생의 원인이 되는 위반행위, 체납자의 인적사항 및 체납액 등 대통령령으로 정하는 사항(이하 이 조에서 "인적사항등"이라 한다)을 공개할 수 있다. 다만, 체납된 징수금과 관련하여 제87조에 따른 이의신청, 제88조에 따른 심판청구가 제기되거나 행정소송이 계류 중인 경우 또는 그 밖에 체납된 금액의 일부 납부 등 대통령령으로 정하는 사유가 있는 경우에는 그러하지 아니하다.

② 제1항에 따른 인적사항등의 공개 여부를 심의하기 위하여 공단에 부당이득징수금체납정보공개심의위원회를 둔다.

③ 공단은 부당이득징수금체납정보공개심의위원회의 심의를 거친 인적사항등의 공개대상자에게 공개대상자임을 서면으로 통지하여 소명의 기회를 부여하여야 하며, 통지일부터 6개월이 경과한 후 체납자의 납부이행 등을 고려하여 공개대상자를 선정한다.

④ 제1항에 따른 인적사항등의 공개는 관보에 게재하거나 공단 인터넷 홈페이지에 게시하는 방법으로 한다.

⑤ 제1항부터 제4항까지에서 규정한 사항 외에 인적사항등의 공개 절차 및 부당이득징수금체납정보공개심의위원회의 구성·운영 등에 필요한 사항은 대통령령으로 정한다.

영 제26조의3(부당이득 징수금 체납자의 인적사항 공개 및 공개 제외 사유 등)

① 법 제57조의2제1항 본문에서 "대통령령으로 정하는 사항"이란 징수금 발생의 원인이 되는 위반행위, 체납자의 성명(법인의 대표자 성명을 포함한다), 상호(법인의 명칭을 포함한다), 나이, 주소, 체납액(체납된 징수금, 연체금 및 체납처분비를 말한다. 이하 이 조에서 같다)의 종류·납부기한·금액 및 체납요지 등을 말한다.

② 법 제57조의2제1항 단서에서 "체납된 금액의 일부 납부 등 대통령령으로 정하는 사유가 있는 경우"란 다음 각 호의 어느 하나에 해당하는 경우를 말한다.

1. 법 제57조의2제3항에 따른 통지 당시 체납액의 100분의 10 이상을 그 통지일부터 6개월 이내에 납부한

경우
2. 「채무자 회생 및 파산에 관한 법률」 제243조에 따른 회생계획인가의 결정에 따라 체납액의 징수를 유예받고 그 유예기간 중에 있거나 체납액을 회생계획의 납부일정에 따라 납부하고 있는 경우
3. 징수금 발생의 원인이 되는 위반행위로 인하여 수사가 진행 중이거나 형사재판이 계속 중인 경우
4. 재해 등으로 재산에 심한 손실을 입은 경우 등으로서 법 제57조의2제2항에 따른 부당이득징수금체납정보공개심의위원회(이하 "부당이득징수금체납정보공개심의위원회"라 한다)가 같은 조 제1항에 따른 인적사항등을 공개할 실익이 없다고 인정하는 경우

③ 공단은 법 제57조의2제3항에 따른 통지를 할 때에는 체납액의 납부를 촉구하고, 같은 조 제1항 단서에 따른 경우에 해당하면 그에 관한 소명자료를 제출하도록 안내해야 한다.

영 제26조의4(부당이득징수금체납정보공개심의위원회의 구성 및 운영)
① 부당이득징수금체납정보공개심의위원회는 위원장 1명을 포함한 9명의 위원으로 구성한다.
② 부당이득징수금체납정보공개심의위원회의 위원장은 공단의 임원 중 해당 업무를 담당하는 상임이사가 되고, 위원은 공단의 이사장이 임명하거나 위촉하는 다음 각 호의 사람으로 한다.
1. 공단 소속 직원 3명
2. 보험급여 비용의 부당이득 징수에 관한 사무를 담당하는 보건복지부 소속 4급 또는 5급 공무원 1명
3. 법률, 회계 또는 사회보험에 관한 학식과 경험이 풍부한 사람 4명

③ 제2항제3호에 따른 위원의 임기는 2년으로 하며, 한 차례만 연임할 수 있다.
④ 부당이득징수금체납정보공개심의위원회의 회의는 위원장을 포함한 재적위원 과반수의 출석으로 개의하고, 출석위원 과반수의 찬성으로 의결한다.
⑤ 제1항부터 제4항까지에서 규정한 사항 외에 부당이득징수금체납정보공개심의위원회의 구성 및 운영에 필요한 사항은 공단이 정한다.

제58조(구상권)

① **공단은 제3자의 행위로 보험급여사유가 생겨 가입자 또는 피부양자에게 보험급여를 한 경우에는 그 급여에 들어간 비용 한도에서 그 제3자에게 손해배상을 청구할 권리를 얻는다.**
② 제1항에 따라 보험급여를 받은 사람이 제3자로부터 이미 손해배상을 받은 경우에는 공단은 그 배상액 한도에서 보험급여를 하지 아니한다.

규칙 제28조(제3자의 행위로 인한 급여 통보)
법 제58조에 따라 가입자(지역가입자의 경우에는 세대주를 포함한다)는 자신이나 피부양자에 대한 보험급여 사유가 제3자의 행위로 인한 것인 경우에는 별지 제25호서식의 제3자의 행위로 인한 급여 통보서를 지체 없이 공단에 제출하여야 한다.

제59조(수급권 보호)

① 보험급여를 받을 권리는 양도하거나 압류할 수 없다.
② 제56조의2제1항에 따라 요양비등수급계좌에 입금된 요양비등은 압류할 수 없다.

제60조(현역병 등에 대한 요양급여비용 등의 지급)

① 공단은 제54조제3호 및 제4호에 해당하는 사람이 요양기관에서 대통령령으로 정하는 치료 등(이하 이 조에서 "요양급여"라 한다)을 받은 경우 그에 따라 공단이 부담하는 비용(이하 이 조에서 "요양급여비용"이라 한다)과 제49조에 따른 요양비를 법무부장관·국방부장관·경찰청장·소방청장 또는 해양경찰청장으로부터 예탁 받아 지급할 수 있다. 이 경우 법무부장관·국방부장관·경찰청장·소방청장 또는 해양경찰청장은 예산상 불가피한 경우 외에는 연간 들어갈 것으로 예상되는 요양급여비용과 요양비를 대통령령으로 정하는 바에 따라 미리 공단에 예탁하여야 한다.
② 요양급여, 요양급여비용 및 요양비 등에 관한 사항은 제41조, 제41조의4, 제42조, 제42조의2, 제44조부터 제47조까지, 제47조의2, 제48조, 제49조, 제55조, 제56조, 제56조의2 및 제59조제2항을 준용한다.

영 제27조(현역병 등에 대한 요양급여비용 등의 지급)
① 법 제60조제1항 전단에서 "대통령령으로 정하는 치료 등"이란 법 제41조제1항제1호부터 제3호까지 및 제5호에 따른 요양급여를 말한다.
② 법 제60조제1항 후단에 따라 법무부장관·국방부장관·경

찰청장 · 소방청장 또는 해양경찰청장(이하 이 조에서 "기관장"이라 한다)은 해당 기관에서 연간 들어갈 것으로 예상되는 요양급여비용과 법 제49조에 따른 요양비(이하 "요양비"라 한다)를 공단이 지정한 계좌에 예탁해야 한다.

③ 공단은 예탁금 집행 현황을 분기별로 보건복지부장관 및 해당 기관장에게 통보하여야 한다.

④ 공단은 제2항에 따라 기관장이 예탁한 요양급여비용과 요양비가 공단이 부담해야 할 요양급여비용과 요양비에 미치지 못할 때에는 기관장에게 이를 즉시 청구하고, 기관장은 공단의 청구에 따라 요양급여비용과 요양비를 공단에 지급해야 한다.

⑤ 공단은 제2항에 따라 기관장이 예탁한 요양급여비용과 요양비에서 발생한 이자를 공단이 부담해야 할 요양급여비용에 사용할 수 있다.

제61조(요양급여비용의 정산)

공단은 「산업재해보상보험법」 제10조에 따른 근로복지공단이 이 법에 따라 요양급여를 받을 수 있는 사람에게 「산업재해보상보험법」 제40조에 따른 요양급여를 지급한 후 그 지급결정이 취소되어 해당 요양급여의 비용을 청구하는 경우에는 그 요양급여가 이 법에 따라 실시할 수 있는 요양급여에 상당한 것으로 인정되면 그 요양급여에 해당하는 금액을 지급할 수 있다.

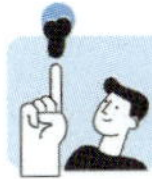

제 5 장 건강보험심사평가원

제62조(설립)

요양급여비용을 심사하고 요양급여의 적정성을 평가하기 위하여 건강보험심사평가원을 설립한다.

제63조(업무 등)

① 심사평가원은 다음 각 호의 업무를 관장한다.
1. 요양급여비용의 심사
2. 요양급여의 적정성 평가
3. 심사기준 및 평가기준의 개발
4. 제1호부터 제3호까지의 규정에 따른 업무와 관련된 조사연구 및 국제협력
5. 다른 법률에 따라 지급되는 급여비용의 심사 또는 의료의 적정성 평가에 관하여 위탁받은 업무
6. 그 밖에 이 법 또는 다른 법령에 따라 위탁받은 업무
7. 건강보험과 관련하여 보건복지부장관이 필요하다고 인정한 업무
8. 그 밖에 보험급여 비용의 심사와 보험급여의 적정성 평가와 관련하여 대통령령으로 정하는 업무

② 제1항제8호에 따른 보험급여의 적정성 평가의 기준 · 절차 · 방법 등에 필요한 사항은 보건복지부장관이 정하여 고시한다.

영 제28조(업무)

① 법 제63조제1항제8호에서 "대통령령으로 정하는 업무"란 다음 각 호의 업무를 말한다.
1. 법 제47조에 따른 요양급여비용의 심사청구와 관련된 소프트웨어의 개발 · 공급 · 검사 등 전산 관리
2. 법 제47조의4에 따른 요양급여의 적정성 평가 결과의 공개
3. 법 제49조제1항에 따라 지급되는 요양비 중 보건복지부령으로 정하는 기관에서 받은 요양비에 대한 심사
4. 법 제63조제1항제1호부터 제7호까지 및 이 항 제1호부터 제3호까지의 업무를 수행하기 위한 환자 분류체계 및 요양급여 관련 질병 · 부상 분류체계의 개발 · 관리
5. 법 제63조제1항제1호부터 제7호까지 및 이 항 제1호부터 제4호까지의 업무와 관련된 교육 · 홍보

② 제1항제1호 · 제2호 · 제4호에 따른 전산 관리, 적정성 평가 결과의 공개, 환자 분류체계 및 요양급여 관련 질병 · 부상 분류체계의 개발 · 관리의 절차 · 기준 · 방법과 그 밖에 필요한 사항은 보건복지부장관이 정하여 고시한다.

규칙 제30조(요양비의 심사 대상)
영 제28조제1항제2호에서 "보건복지부령으로 정하는 기관"이란 법 제98조제1항에 따라 업무정지 중인 요양기관 및 영 제18조제1항에 따라 요양기관에서 제외된 의료기관을 말한다.

제64조(법인격 등)
① 심사평가원은 법인으로 한다.
② 심사평가원은 주된 사무소의 소재지에서 설립등기를 함으로써 성립한다.

제65조(임원)
① 심사평가원에 임원으로서 원장, 이사 15명 및 감사 1명을 둔다. 이 경우 원장, 이사 중 4명 및 감사는 상임으로 한다.
② 원장은 임원추천위원회가 복수로 추천한 사람 중에서 보건복지부장관의 제청으로 대통령이 임명한다.
③ 상임이사는 보건복지부령으로 정하는 추천 절차를 거쳐 원장이 임명한다.
④ 비상임이사는 다음 각 호의 사람 중에서 10명과 대통령령으로 정하는 바에 따라 추천한 관계 공무원 1명을 보건복지부장관이 임명한다.
1. 공단이 추천하는 1명
2. 의약관계단체가 추천하는 5명
3. 노동조합 · 사용자단체 · 소비자단체 및 농어업인단체가 추천하는 각 1명
⑤ 감사는 임원추천위원회가 복수로 추천한 사람 중에서 기획재정부장관의 제청으로 대통령이 임명한다.
⑥ 제4항에 따른 비상임이사는 정관으로 정하는 바에 따라 실비변상을 받을 수 있다.
⑦ 원장의 임기는 3년, 이사(공무원인 이사는 제외한다)와 감사의 임기는 각각 2년으로 한다.

영 제29조(공무원인 임원)
법 제65조제4항에 따라 보건복지부장관은 보건복지부의 3급 공무원 또는 고위공무원단에 속하는 공무원 중에서 1명을 지명하는 방법으로 심사평가원의 비상임이사를 추천한다.

규칙 제31조(상임이사 후보의 추천 절차 등)
법 제65조제3항에 따른 심사평가원의 상임이사 추천 등에 관하여는 제8조를 준용한다. 이 경우 "공단"은 "심사평가원"으로, "이사장"은 "원장"으로 본다.

제66조(진료심사평가위원회)
① 심사평가원의 업무를 효율적으로 수행하기 위하여 심사평가원에 진료심사평가위원회(이하 "심사위원회"라 한다)를 둔다.
② 심사위원회는 위원장을 포함하여 90명 이내의 상근 심사위원과 1천명 이내의 비상근 심사위원으로 구성하며, 진료과목별 분과위원회를 둘 수 있다.
③ 제2항에 따른 상근 심사위원은 심사평가원의 원장이 보건복지부령으로 정하는 사람 중에서 임명한다.
④ 제2항에 따른 비상근 심사위원은 심사평가원의 원장이 보건복지부령으로 정하는 사람 중에서 위촉한다.
⑤ 심사평가원의 원장은 심사위원이 다음 각 호의 어느 하나에 해당하면 그 심사위원을 해임 또는 해촉할 수 있다.
1. 신체장애나 정신장애로 직무를 수행할 수 없다고 인정되는 경우
2. 직무상 의무를 위반하거나 직무를 게을리한 경우
3. 고의나 중대한 과실로 심사평가원에 손실이 생기게 한 경우
4. 직무 여부와 관계없이 품위를 손상하는 행위를 한 경우
⑥ 제1항부터 제5항까지에서 규정한 사항 외에 심사위원회 위원의 자격 · 임기 및 심사위원회의 구성 · 운영 등에 필요한 사항은 보건복지부령으로 정한다.

규칙 제32조(심사위원회 위원의 자격)

심사위원회의 위원은 다음 각 호의 어느 하나에 해당하는 사람이어야 한다. 다만, 법 제23조에 따른 결격사유에 해당하는 사람은 제외한다.

1. 의사 면허를 취득한 후 10년이 지난 사람으로서 의과대학 또는 의료기관에서 종사한 사람
2. 치과의사 면허를 취득한 후 10년이 지난 사람으로서 치과대학 또는 의료기관에서 종사한 사람
3. 한의사 면허를 취득한 후 10년이 지난 사람으로서 한의과대학 또는 의료기관에서 종사한 사람
4. 약사 면허를 취득한 후 10년이 지난 사람으로서 약학대학·의료기관·약국 또는 한국희귀·필수의약품센터에서 종사한 사람
5. 「고등교육법」 제2조제1호부터 제3호까지의 학교에서 전임강사 이상의 경력을 가진 사람으로서 보건의약관련 분야에 10년 이상 종사한 사람
6. 보건의약 또는 건강보험과 관련된 분야에 10년 이상 종사한 사람 중 보건복지부장관이 심사위원 자격이 있다고 인정하는 사람

규칙 제33조(심사위원의 임명 및 위촉)

① 법 제66조제3항에서 "보건복지부령으로 정하는 사람"이란 다음 각 호의 사람을 말한다.
  1. 심사평가원 원장이 공개경쟁의 방법으로 선발한 사람
  2. 공단 또는 의약계단체가 추천한 사람

② 법 제66조제4항에서 "보건복지부령으로 정하는 사람"이란 관련 의약분야별 전문학회 또는 의약계단체, 공단, 소비자단체 및 심사평가원 이사회가 추천하는 사람을 말한다.

③ 제1항제1호에 따라 공개경쟁의 방법으로 상근 심사위원을 임명하는 절차·방법 등은 심사평가원의 정관으로 정한다.

규칙 제34조(심사위원의 임기)

법 제66조제6항에 따라 심사위원의 임기는 2년으로 한다.

규칙 제35조(심사위원회의 위원장)

① 심사위원회에는 위원장 1명을 둔다.

② 심사위원회의 위원장은 심사평가원의 원장이 임명한다.

③ 심사위원회의 위원장이 부득이한 사유로 그 직무를 수행할 수 없을 때에는 심사평가원의 원장이 지명하는 위원이 그 직무를 대행한다.

④ 심사위원회 위원장의 임기는 2년으로 한다.

규칙 제36조(심사위원회의 회의 등)

① 심사위원회와 법 제66조제2항에 따른 진료과목별 분과위원회의 회의는 재적위원 3분의 1 이상이 요구할 때 또는 심사평가원 원장이나 심사위원회 위원장이 요구할 때에 소집한다.

② 위원장 및 분과위원회의 위원장은 제1항에 따른 각 회의의 의장이 되며, 각 회의는 재적위원 과반수의 출석으로 개의하고, 출석위원 과반수의 찬성으로 의결한다.

③ 제1항과 제2항에서 규정한 사항 외에 심사위원회와 분과위원회의 구성·운영 등에 필요한 사항은 심사평가원의 정관으로 정한다.

규칙 제37조(심사위원의 보수 등)

심사위원에게는 예산의 범위에서 보수·수당·여비, 그 밖에 필요한 경비를 지급할 수 있다.

제66조의2(진료심사평가위원회 위원의 겸직)

① 「고등교육법」 제14조제2항에 따른 교원 중 교수·부교수 및 조교수는 「국가공무원법」 제64조 및 「사립학교법」 제55조제1항에도 불구하고 소속대학 총장의 허가를 받아 진료심사평가위원회 위원의 직무를 겸할 수 있다.

② 제1항에 따라 대학의 교원이 진료심사평가위원회 위원을 겸하는 경우 필요한 사항은 대통령령으로 정한다.

영 제29조의2(진료심사평가위원회 위원의 겸직)

① 법 제66조의2제1항에 따라 진료심사평가위원회(이하 이 조에서 "심사위원회"라 한다) 위원의 직무를 겸하려는 교수·부교수 및 조교수(이하 "교수등"이라 한다)는 소속대학 총장에게 겸직 허가를 신청해야 한다. 이 경우 신청을 받은 소속대학 총장은 지체 없이 허가 여부를 해당 교수등에게 통보해야 한다.

② 제1항에서 규정한 사항 외에 근무조건, 보수 등 교수등이 심사위원회의 위원을 겸하기 위하여 필요한 세부 사항은 심사평가원의 정관으로 정한다.

제67조(자금의 조달 등)

① 심사평가원은 제63조제1항에 따른 업무(같은 항 제5호에 따른 업무는 제외한다)를 하기 위하여 공단으로부터 부담금을 징수할 수 있다.

② 심사평가원은 제63조제1항제5호에 따라 급여비용의 심사 또는 의료의 적정성 평가에 관한 업무를 위탁받은 경우에는 위탁자로부터 수수료를 받을 수 있다.

③ 제1항과 제2항에 따른 부담금 및 수수료의 금액·징수 방법 등에 필요한 사항은 보건복지부령으로 정한다.

규칙 제38조(부담금 등)

① 법 제67조제1항에 따른 부담금(이하 이 조에서 "부담금"이라 한다)은 법 제36조 및 제68조에 따라 보건복지부장관이 승인한 심사평가원의 예산에 계상된 금액으로 하되, 공단의 전전년도 보험료 수입의 1천분의 30을 넘을 수 없다.

② 법 제67조제2항에 따른 수수료는 심사평가원 원장이 업무를 위탁한 자와 계약으로 정하는 금액으로 하되, 의료급여비용 심사에 관한 비용은 보건복지부장관이 정하는 바에 따른다.

③ 심사평가원은 부담금이 회계연도가 시작되기 전까지 확정되지 아니한 경우에는 전년도 부담금에 준하여 해당 연도 부담금을 징수하고 부담금 확정 후 정산한다.

④ 심사평가원은 부담금을 분기별로 징수하고, 제2항에 따른 수수료는 월별로 징수한다.

⑤ 부담금 및 수수료의 징수 · 납부 절차 및 방법 등에 관하여 필요한 사항은 보건복지부장관이 정하는 바에 따른다.

제68조(준용 규정)

심사평가원에 관하여 제14조제3항 · 제4항, 제16조, 제17조(같은 조 제1항제6호 및 제7호는 제외한다), 제18조, 제19조, 제22조부터 제32조까지, 제35조제1항, 제36조, 제37조, 제39조 및 제40조를 준용한다. 이 경우 "공단"은 "심사평가원"으로, "이사장"은 "원장"으로 본다.

영 제30조(원장 권한의 위임)

법 제68조에 따라 준용되는 법 제32조에 따라 심사평가원의 원장이 분사무소의 장에게 위임할 수 있는 사항은 「의료법」 제3조의4에 따른 상급종합병원을 제외한 요양기관에 대한 다음 각 호의 권한으로 한다.

1. 법 제43조제1항 및 제2항에 따른 요양기관 현황신고 및 변경신고에 대한 처리 권한
2. 법 제47조제2항에 따른 요양급여비용에 대한 심사 권한
3. 법 제48조제1항 및 제2항에 따른 요양급여 대상 여부의 확인 요청에 대한 처리 권한
4. 법 제87조제2항에 따른 이의신청에 대한 결정 권한
5. 그 밖에 법에 따른 심사평가원 업무의 효율적인 수행을 위하여 심사평가원의 정관으로 정하는 권한

[전문개정 2024.12.10.]

영 제31조(준용 규정)

심사평가원 이사회의 심의 · 의결사항 및 회의에 관하여는 제11조(제5호는 제외한다) 및 제12조를 준용한다. 이 경우 "공단"은 "심사평가원"으로, "이사장"은 "원장"으로 본다.

규칙 제39조(준용 규정)

심사평가원의 결산보고서 등의 공고에 관하여는 제10조를 준용한다. 이 경우 "공단"은 "심사평가원"으로 본다.

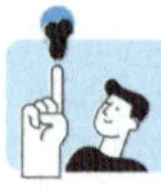

제 6 장 보험료

제69조(보험료)

① 공단은 건강보험사업에 드는 비용에 충당하기 위하여 제77조에 따른 보험료의 납부의무자로부터 보험료를 징수한다.

② 제1항에 따른 **보험료는 가입자의 자격을 취득한 날이 속하는 달의 다음 달부터 가입자의 자격을 잃은 날의 전날이 속하는 달까지 징수한다.** 다만, 가입자의 자격을 매월 1일에 취득한 경우 또는 제5조제1항제2호가목에 따른 건강보험 적용 신청으로 가입자의 자격을 취득하는 경우에는 그 달부터 징수한다.

③ 제1항 및 제2항에 따라 보험료를 징수할 때 가입자의 자격이 변동된 경우에는 변동된 날이 속하는 달의 보험료는 변동되기 전의 자격을 기준으로 징수한다. 다만, 가입자의 자격이 매월 1일에 변동된 경우에는 변동된 자격을 기준으로 징수한다.

④ **직장가입자의 월별 보험료액은 다음 각 호에 따라 산정한 금액으로 한다.**

1. **보수월액보험료: 제70조에 따라 산정한 보수월액에 제73조제1항 또는 제2항에 따른 보험료율을 곱하여 얻은 금액**
2. **보수 외 소득월액보험료: 제71조제1항에 따라 산정한 보수 외 소득월액에 제73조제1항 또는 제2항에 따른 보험료율을 곱하여 얻은 금액**

⑤ **지역가입자의 월별 보험료액은 다음 각 호의 구분에 따라 산정한 금액을 합산한 금액으로 한다. 이 경우 보험료액은**

세대 단위로 산정한다.
1. 소득: 제71조제2항에 따라 산정한 지역가입자의 소득월액에 제73조제3항에 따른 보험료율을 곱하여 얻은 금액
2. 재산: 제72조에 따라 산정한 재산보험료부과점수에 제73조제3항에 따른 재산보험료부과점수당 금액을 곱하여 얻은 금액

⑥ 제4항 및 제5항에 따른 월별 보험료액은 가입자의 보험료 평균액의 일정비율에 해당하는 금액을 고려하여 대통령령으로 정하는 기준에 따라 상한 및 하한을 정한다.

영 제32조(월별 보험료액의 상한과 하한)

법 제69조제6항에 따른 월별 보험료액의 상한 및 하한은 다음 각 호의 구분에 따른다.

1. 월별 보험료액의 상한은 다음 각 목과 같다.
   가. 직장가입자의 보수월액보험료: 보험료가 부과되는 연도의 전전년도 직장가입자 평균 보수월액보험료(이하 이 조에서 "전전년도 평균 보수월액보험료"라 한다)의 30배에 해당하는 금액을 고려하여 보건복지부장관이 정하여 고시하는 금액
   나. 직장가입자의 보수 외 소득월액보험료 및 지역가입자의 월별 보험료액: 보험료가 부과되는 연도의 전전년도 평균 보수월액보험료의 15배에 해당하는 금액을 고려하여 보건복지부장관이 정하여 고시하는 금액
2. 월별 보험료액의 하한은 다음 각 목과 같다.
   가. 직장가입자의 보수월액보험료: 보험료가 부과되는 연도의 전전년도 평균 보수월액보험료의 1천분의 50 이상 1천분의 85 미만의 범위에서 보건복지부장관이 정하여 고시하는 금액
   나. 지역가입자의 월별 보험료액: 가목에 따른 보수월액보험료의 100분의 90 이상 100분의 100 이하의 범위에서 보건복지부장관이 정하여 고시하는 금액

제70조(보수월액)

① 제69조제4항제1호에 따른 직장가입자의 보수월액은 직장가입자가 지급받는 보수를 기준으로 하여 산정한다.

② 휴직이나 그 밖의 사유로 보수의 전부 또는 일부가 지급되지 아니하는 가입자(이하 "휴직자등"이라 한다)의 보수월액보험료는 해당 사유가 생기기 전 달의 보수월액을 기준으로 산정한다.

③ 제1항에 따른 보수는 근로자등이 근로를 제공하고 사용자·국가 또는 지방자치단체로부터 지급받는 금품(실비변상적인 성격을 갖는 금품은 제외한다)으로서 대통령령으로 정하는 것을 말한다. 이 경우 보수 관련 자료가 없거나 불명확한 경우 등 대통령령으로 정하는 사유에 해당하면 보건복지부장관이 정하여 고시하는 금액을 보수로 본다.

④ 제1항에 따른 보수월액의 산정 및 보수가 지급되지 아니하는 사용자의 보수월액의 산정 등에 필요한 사항은 대통령령으로 정한다.

영 제33조(보수에 포함되는 금품 등)

① 법 제70조제3항 전단에서 "대통령령으로 정하는 것"이란 근로의 대가로 받은 봉급, 급료, 보수, 세비, 임금, 상여, 수당, 그 밖에 이와 유사한 성질의 금품으로서 다음 각 호의 것을 제외한 것을 말한다.
1. 퇴직금
2. 현상금, 번역료 및 원고료
3. 「소득세법」에 따른 비과세근로소득. 다만, 「소득세법」 제12조제3호차목·파목 및 거목에 따라 비과세되는 소득은 제외한다.

② 법 제70조제3항 후단에서 "보수 관련 자료가 없거나 불명확한 경우 등 대통령령으로 정하는 사유"란 다음 각 호의 어느 하나에 해당하는 경우를 말한다.
1. 보수 관련 자료가 없거나 불명확한 경우
2. 「최저임금법」 제5조에 따른 최저임금액 등을 고려할 때 보수 관련 자료의 신뢰성이 없다고 공단이 인정하는 경우

③ 보수의 전부 또는 일부가 현물로 지급되는 경우에는 그 지역의 시가를 기준으로 공단이 정하는 가액을 그에 해당하는 보수로 본다.

④ 법 제70조제3항 후단에 따라 보건복지부장관이 고시하는 금액이 적용되는 기간 중에 사업장 근로자의 보수가 확인되는 경우에는 공단이 확인한 날이 속하는 달의 다음 달부터 그 고시 금액을 적용하지 아니한다.

영 제34조(직장가입자에 대한 보수월액보험료 부과의 원칙)

① 법 제70조제1항에 따라 직장가입자에 대한 보수월액보험료는 매년 다음 각 호의 구분에 따라 산정된 보수월액을 기준으로 하여 부과하고, 다음 해에 확정되는 해당 연도의 보수 총액을 기준으로 제39조에 따라 보수월액을 다시 산정하여 정산한다. 다만, 법 제70조제3항 후단에 따라 보건복지부장관이 고시하는 금액이 적용되는 직장가입자에 대해서는 그 고시하는 금액이 적용되는 기간 동안 부과한 보수월액보험료의 정산을 생략할 수 있다.
1. 직장가입자의 자격을 취득하거나, 다른 직장가입자로 자격이 변동되거나, 지역가입자에서 직장가입자로 자격이 변동된 사람: 제37조에 따른 자격 취득 또는 변동

시의 보수월액
2. 제1호에 해당하지 아니하는 직장가입자: 전년도에 받은 보수의 총액을 기준으로 제36조에 따라 산정한 보수월액

② 제1항 각 호에 따른 보수월액의 적용기간은 다음 각 호와 같다.
1. 제1항제1호의 가입자: 자격 취득 또는 변동일이 속하는 달(매월 2일 이후에 자격이 변동된 경우에는 그 자격 변동일이 속한 달의 다음 달을 말한다)부터 다음 해 3월까지
2. 제1항제2호의 가입자: 매년 4월부터 다음 해 3월까지

영 제35조(보수월액 산정을 위한 보수 등의 통보)

① 사용자는 법 제70조제1항에 따른 보수월액의 산정을 위하여 매년 3월 10일까지 전년도 직장가입자에게 지급한 보수의 총액(법 제70조 및 이 영 제33조에 따라 산정된 금액으로서 가입자별로 1월부터 12월까지 지급한 보수의 총액을 말한다. 이하 같다)과 직장가입자가 해당 사업장·국가·지방자치단체·사립학교 또는 그 학교경영기관(이하 "사업장등"이라 한다)에 종사한 기간 등 보수월액 산정에 필요한 사항을 공단에 통보하여야 한다. 이 경우 법 제70조제3항 후단의 적용을 받는 직장가입자에 대해서는 통보를 생략할 수 있다.

② 사용자는 법 제70조제1항에 따른 보수월액 산정을 위하여 그 사업장이 다음 각 호의 어느 하나에 해당하면 그때까지 사용·임용 또는 채용한 모든 직장가입자(제3호의 경우에는 해당 직장가입자를 말한다)에게 지급한 보수의 총액 등 보수월액 산정에 필요한 사항을 공단에 통보하여야 한다.
1. 사업장이 폐업·도산하거나 이에 준하는 사유가 발생한 경우
2. 사립학교가 폐교된 경우
3. 일부 직장가입자가 퇴직한 경우

③ 제1항 전단에도 불구하고 사용자가 「소득세법」 제164조의3 제1항에 따라 전년도 직장가입자에게 지급한 보수의 총액에 관한 간이지급명세서를 원천징수 관할 세무서장, 지방국세청장 또는 국세청장에게 제출한 경우에는 제1항 전단에 따른 통보를 한 것으로 본다. 다만, 공단이 해당 간이지급명세서에서 기재 사항의 누락·오류 등으로 인하여 보수월액 산정에 필요한 사항을 확인할 수 없는 경우에는 그러하지 아니하다. 〈신설 2024.8.20.〉

규칙 제40조(보수 총액 등의 통보)

사용자는 영 제35조에 따라 직장가입자의 보수 총액 및 종사기간 등을 공단에 통보할 때에는 다음 각 호의 구분에 따른 서류를 공단에 제출하여야 한다.
1. 사용관계가 계속되는 경우: 별지 제26호서식의 직장가입자 보수 총액 통보서
2. 연도 중 영 제35조제2항 각 호의 어느 하나에 해당하게 된 경우: 별지 제8호서식의 직장가입자 자격상실 신고서

영 제36조(보수월액의 결정 등)

① 공단은 제35조에 따라 통보받은 보수의 총액을 전년도 중 직장가입자가 그 사업장등에 종사한 기간의 개월수로 나눈 금액을 매년 보수월액으로 결정한다. 다만, 사용자가 그 사업장등의 해당 연도 보수의 평균 인상률 또는 인하율을 공단에 통보한 경우에는 본문에 따라 계산한 금액에 그 평균 인상률 또는 인하율을 반영하여 산정한 금액을 매년 보수월액으로 결정한다.

② 사용자는 해당 직장가입자의 보수가 인상되거나 인하되었을 때에는 공단에 보수월액의 변경을 신청할 수 있다. 다만, 상시 100명 이상의 근로자가 소속되어 있는 사업장의 사용자는 다음 각 호에 따라 공단에 그 보수월액의 변경을 신청하여야 한다.
1. 해당 월의 보수가 14일 이전에 변경된 경우: 해당 월의 15일까지
2. 해당 월의 보수가 15일 이후에 변경된 경우: 해당 월의 다음 달 15일까지

③ 공단은 사용자가 제35조에 따른 통보를 하지 아니하거나 통보 내용이 사실과 다른 경우에는 법 제94조에 따라 그 사실을 조사하여 보수월액을 산정·변경할 수 있으며, 제2항에 따른 보수월액의 변경신청을 받은 경우에는 보수가 인상된 달 또는 인하된 달부터 보수월액을 변경할 수 있다.

④ 직장가입자가 둘 이상의 건강보험 적용 사업장에서 보수를 받고 있는 경우에는 각 사업장에서 받고 있는 보수를 기준으로 각각 보수월액을 결정한다.

⑤ 직장가입자의 보수월액을 제33조부터 제38조까지의 규정에 따라 산정하기 곤란하거나 보수를 확인할 수 있는 자료가 없는 경우 보수월액의 산정방법과 보수의 인상·인하 시 보수월액의 변경신청 등 필요한 사항은 재정운영위원회의 의결을 거쳐 공단의 정관으로 정한다.

규칙 제41조(보수월액의 변경신청)

사용자는 영 제36조에 따라 직장가입자의 보수월액 변경을 신청하려면 별지 제27호서식의 직장가입자 보수월액 변경신청서를 공단에 제출하여야 한다.

규칙 제42조(보수월액의 결정·변경 등의 통지)

공단은 영 제36조부터 제40조까지의 규정에 따라 가입자의 보수월액을 결정·변경한 경우 또는 보수월액보험료의 초과액을 반환하거나 보수월액보험료의 부족액을 추가 징수하는 경우에는 지체 없이 그 사실을 문서로 사용자에게 알려야 하며, 통지를 받은 사용자는 지체 없이 직장가입자에게 알려야 한다.

영 제37조(직장가입자의 자격 취득·변동 시 보수월액의 결정)

공단은 직장가입자의 자격을 취득하거나, 다른 직장가입자로 자격이 변동되거나, 지역가입자에서 직장가입자로 자격이 변동된 사람이 있을 때에는 다음 각 호의 구분에 따른 금액을 해당 직장가입자의 보수월액으로 결정한다.
1. 연·분기·월·주 또는 그 밖의 일정기간으로 보수가 정해지는 경우: 그 보수액을 그 기간의 총 일수로 나눈 금액의 30배에 상당하는 금액
2. 일·시간·생산량 또는 도급으로 보수가 정해지는 경우: 직장가입자의 자격을 취득하거나 자격이 변동된 달의 전 1개월 동안에 그 사업장에서 해당 직장가입자와

같은 업무에 종사하고 같은 보수를 받는 사람의 보수액을 평균한 금액
3. 제1호 및 제2호에 따라 보수월액을 산정하기 곤란한 경우: 직장가입자의 자격을 취득하거나 자격이 변동된 달의 전 1개월 동안 같은 업무에 종사하고 있는 사람이 받는 보수액을 평균한 금액

영 제38조(보수가 지급되지 않는 사용자의 보수월액 결정)

① 법 제70조제4항에 따른 보수가 지급되지 아니하는 사용자의 보수월액은 다음 각 호의 방법으로 산정한다. 이 경우 사용자는 매년 5월 31일까지[「소득세법」 제70조의2에 따라 세무서장에게 성실신고확인서를 제출한 사용자(이하 이 항에서 "성실신고사용자"라 한다)인 경우에는 6월 30일까지] 수입을 증명할 수 있는 자료를 제출하거나 수입금액을 공단에 통보하여야 하며, 산정된 보수월액은 매년 6월부터 다음 해 5월까지(성실신고사용자의 경우에는 매년 7월부터 다음 해 6월까지) 적용한다.
1. 해당 연도 중 해당 사업장에서 발생한 보건복지부령으로 정하는 수입으로서 객관적인 자료를 통하여 확인된 금액
2. 수입을 확인할 수 있는 객관적인 자료가 없는 경우에는 사용자의 신고금액

② 보수가 지급되지 아니하는 사용자의 보수월액을 결정하거나 변경하는 절차 등에 관하여는 제34조제1항, 제35조제2항 및 제36조를 준용한다.

③ 제1항 및 제2항에도 불구하고 다음 각 호의 어느 하나에 해당하는 경우 사용자의 보수월액은 그 각 호에서 정하는 금액으로 한다.
1. 제1항제1호 및 제2호에 따른 확인금액 또는 신고금액을 기준으로 산정한 보수월액이 해당 사업장에서 가장 높은 보수월액을 적용받는 근로자의 보수월액보다 낮은 경우(제2호나목에 해당하는 경우는 제외한다): 해당 사업장에서 가장 높은 보수월액을 적용받는 근로자의 보수월액
2. 다음 각 목의 어느 하나에 해당하는 경우: 해당 사업장 근로자의 보수월액을 평균한 금액
   가. 사용자가 제1항 각 호 외의 부분 후단에 따른 자료 제출과 수입금액 통보를 하지 않고, 같은 항 제1호에 따른 수입을 확인할 수 있는 객관적인 자료도 없는 경우
   나. 제1항제1호에 따른 확인금액이 0원 이하인 경우

규칙 제43조(보수가 지급되지 아니하는 사용자의 소득)

영 제38조제1항제1호에서 "보건복지부령으로 정하는 수입"이란 「소득세법」 제19조에 따른 사업소득을 말한다.

영 제39조(보수월액보험료의 정산 및 분할납부)

① 공단은 원래 산정·징수한 보수월액보험료의 금액이 제34조부터 제38조까지의 규정에 따라 다시 산정한 보수월액보험료의 금액을 초과하는 경우에는 그 초과액을 사용자에게 반환하여야 하며, 부족한 경우에는 그 부족액을 사용자로부터 추가로 징수하여야 한다.

② 사용자는 직장가입자의 사용·임용·채용 관계가 끝난 경우에는 해당 직장가입자가 납부한 보수월액보험료를 다시 산정하여 근로자와 정산한 후 공단과 정산 절차를 거쳐야 한다. 다만, 법 제70조제3항 후단에 따라 보건복지부장관이 고시하는 금액이 적용되는 직장가입자에 대해서는 그 고시하는 금액이 적용되는 기간에 부과한 보수월액보험료의 정산을 생략할 수 있다.

③ 사용자는 제1항에 따라 반환받은 금액 또는 추가 납부한 금액 중 직장가입자가 반환받을 금액 및 부담하여야 할 금액에 대해서는 해당 직장가입자와 정산하여야 한다.

④ 공단은 제1항에 따라 추가로 징수해야 할 금액(이하 "추가징수금액"이라 한다) 중 직장가입자가 부담하는 금액이 해당 직장가입자가 부담하는 보수월액보험료(추가징수금액을 고지하는 날이 속하는 달의 보수월액보험료를 말한다) 이상인 경우에는 사용자의 신청에 따라 12회 이내의 범위에서 분할하여 납부하게 할 수 있다.

⑤ 제1항부터 제4항까지에서 규정한 사항 외에 보수월액보험료의 정산 및 분할납부에 필요한 세부 사항은 공단의 정관으로 정한다.

영 제40조(공무원의 전출 시의 보수월액보험료 납부)

공무원인 직장가입자가 다른 기관으로 전출된 경우 전출된 날이 속하는 달의 보수월액보험료는 전출 전 기관의 장이 전출된 공무원에게 지급할 보수에서 이를 공제하여 납부한다. 다만, 전출한 기관의 장이 전출한 날이 속하는 달의 보수를 지급하지 아니한 경우에는 전입받은 기관의 장이 보수에서 공제하여 납부한다.

제71조(소득월액)

① 직장가입자의 보수 외 소득월액은 제70조에 따른 보수월액의 산정에 포함된 보수를 제외한 직장가입자의 소득(이하 "보수 외 소득"이라 한다)이 대통령령으로 정하는 금액을 초과하는 경우 다음의 계산식에 따른 값을 보건복지부령으로 정하는 바에 따라 평가하여 산정한다.

(연간 보수 외 소득 - 대통령령으로 정하는 금액) × 1 / 12

② 지역가입자의 소득월액은 지역가입자의 연간 소득을 12개월로 나눈 값을 보건복지부령으로 정하는 바에 따라 평가하여 산정한다.

③ 제1항 및 제2항에 따른 소득의 구체적인 범위, 소득월액을 산정하는 기준, 방법 등 소득월액의 산정에 필요한 사항은 대통령령으로 정한다.

영 제41조(소득월액)

① 소득월액(직장가입자의 경우에는 법 제71조제1항에 따른 보수 외 소득월액을 말하고, 지역가입자의 경우에는 같은 조 제2항에 따른 소득월액을 말한다. 이하 같다) 산정에 포함되는 소득은 다음 각 호와 같다. 이 경우 「소득세법」에 따른 비과세소득은 제외한다.
1. 이자소득: 「소득세법」 제16조에 따른 소득
2. 배당소득: 「소득세법」 제17조에 따른 소득
3. 사업소득: 「소득세법」 제19조에 따른 소득
4. 근로소득: 「소득세법」 제20조에 따른 소득
5. 연금소득: 「소득세법」 제20조의3에 따른 소득. 다만, 같은 조 제1항제1호의 공적연금소득의 경우에는 같은 조 제2항을 적용하지 않고 해당 과세기간에 발생한 연금소득 전부를 연금소득으로 한다.
6. 기타소득: 「소득세법」 제21조에 따른 소득

② 제1항 각 호의 소득의 구체적인 산정방법은 보건복지부령으로 정한다.

③ 제1항 각 호의 소득 자료의 반영시기는 다음 각 호의 구분에 따른다. 다만, 천재지변 등 부득이한 사유가 발생한 경우에는 공단의 정관으로 정하는 바에 따라 반영시기를 조정할 수 있다.
1. 매년 1월부터 10월까지의 소득월액 산정 시: 소득월액보험료(직장가입자의 경우에는 보수 외 소득월액보험료를 말하고, 지역가입자의 경우에는 소득에 대한 월별 보험료를 말한다. 이하 같다)가 부과되는 연도의 전전년도 자료. 다만, 제1항제5호의 연금소득 자료는 소득월액보험료가 부과되는 연도의 전년도 자료로 한다.
2. 매년 11월 및 12월의 소득월액 산정 시: 소득월액보험료가 부과되는 연도의 전년도 자료

④ 법 제71조제1항 계산식 외의 부분 및 같은 항의 계산식에서 "대통령령으로 정하는 금액"이란 각각 연간 2천만원을 말한다.

⑤ 제1항부터 제4항까지에서 규정한 사항 외에 소득 자료의 구체적인 종류 등 소득월액의 산정에 필요한 세부 사항은 공단의 정관으로 정한다.

규칙 제44조(소득 산정방법 및 평가기준)

① 영 제41조제2항에 따라 소득월액(직장가입자의 경우에는 법 제71조제1항에 따른 보수 외 소득월액을 말하고, 지역가입자의 경우에는 같은 조 제2항에 따른 소득월액을 말한다) 산정에 포함되는 소득은 다음 각 호의 구분에 따른 금액을 합산한 금액으로 한다. 다만, 제1호 및 제2호에도 불구하고 「소득세법」 제14조제3항제6호에 따른 소득이 1천만원 이하인 경우에는 해당 이자소득과 배당소득은 합산하지 않는다.
1. 영 제41조제1항제1호의 이자소득: 「소득세법」 제16조제2항에 따라 산정한 이자소득금액
2. 영 제41조제1항제2호의 배당소득: 「소득세법」 제17조제3항에 따라 산정한 배당소득금액
3. 영 제41조제1항제3호의 사업소득: 「소득세법」 제19조제2항에 따라 산정한 사업소득금액. 다만, 「소득세법」 제64조의2제1항제2호의 세액이 적용되는 같은 법 제14조제3항제7호에 따른 분리과세 주택임대소득에 대한 사업소득금액은 같은 법 제64조의2제2항에 따라 산정한다.
4. 영 제41조제1항제4호의 근로소득: 「소득세법」 제20조제1항 각 호에 따른 소득의 금액의 합계액
5. 영 제41조제1항제5호의 연금소득: 「소득세법」 제20조의3제1항 각 호에 따른 소득의 금액의 합계액
6. 영 제41조제1항제6호의 기타소득: 「소득세법」 제21조제3항에 따라 산정한 기타소득금액

② 법 제71조제1항에 따른 직장가입자의 보수 외 소득월액은 다음 각 호의 구분에 따라 평가한 금액을 합산하여 산정한다. 이 경우 각 호의 구분에 따른 소득은 법 제71조제1항의 계산식을 적용하여 산출한 금액에 법 제71조제1항에 따른 연간 보수 외 소득에서 각 호의 구분에 따른 소득이 차지하는 비율을 곱하여 산출한다.
1. 영 제41조제1항제1호부터 제3호까지 및 제6호의 소득: 해당 소득 전액
2. 영 제41조제1항제4호 및 제5호의 소득: 해당 소득의 100분의 50

③ 법 제71조제2항에 따른 지역가입자의 소득월액 산정방법에 관하여는 제2항 전단을 준용한다. 다만, 지역가입자의 소득월액이 28만원 이하인 경우에는 영 제32조제2호나목에 따른 월별 보험료액의 하한액을 영 제44조제1항에 따른 보험료율로 나누어 얻은 값을 해당 지역가입자의 소득월액으로 한다.

영 제41조의2(소득월액의 조정 등)

① 가입자는 폐업, 경영 실적의 변동 등 공단의 정관으로 정하는 사유로 제41조제1항 각 호의 어느 하나에 해당하는 소득(이하 이 조에서 "사업소득등"이라 한다)이 감소하거나 증가한 경우 그 사유에 해당함을 증명하는 서류를 첨부하여 소득월액보험료가 부과되는 시점의 사업소득등 자료를 소득월액 산정에 반영하여 조정해 줄 것을 공단에 신청할 수 있다. 〈개정 2024.8.20.〉

② 제1항의 조정 신청을 받은 공단은 제41조제3항에도 불구하고 소득월액보험료 부과 시점의 사업소득등 자료를 소득월액 산정에 반영하여 소득월액을 조정할 수 있으며, 이후 부과하는 해당 연도의 소득월액보험료는 조정된 소득월액을 기준으로 산정한다.

③ 제1항의 조정 신청을 한 가입자는 제2항에 따라 소득월액을 조정한 이후에 해당 연도의 사업소득등이 발생한 경우에는 그 사업소득등이 발생한 날이 속하는 달의 다음 달 1일부터 1개월 이내에 사업소득등의 발생 사실과 그 금액을 공단에 신고해야 하며, 그 이후 공단이 부과하는 해당 연도의

소득월액보험료는 신고한 사업소득등을 반영하여 조정된 소득월액을 기준으로 산정한다.

④ 공단은 제2항 또는 제3항에 따라 소득월액을 조정한 이후에 해당 연도의 사업소득등이 확인된 경우에는 그 확인된 사업소득등을 기준으로 해당 연도의 소득월액을 다시 산정하여 소득월액보험료를 정산할 수 있다.

⑤ 공단은 제2항 또는 제3항에 따라 소득월액을 조정하여 산정한 소득월액보험료의 금액이 제4항에 따라 다시 정산한 소득월액보험료의 금액보다 적은 경우에는 그 부족액을 가입자로부터 추가로 징수해야 한다.

⑥ 공단은 제5항에 따라 추가로 징수하는 소득월액보험료를 12회 이내의 범위에서 분할하여 납부하게 할 수 있다.

⑦ 공단은 제2항 또는 제3항에 따라 소득월액을 조정하여 산정한 소득월액보험료의 금액이 제4항에 따라 다시 정산한 소득월액보험료의 금액보다 많은 경우에는 그 초과액을 가입자에게 지급해야 한다. 이 경우 공단은 가입자에게 지급해야 하는 금액을 그 가입자가 내야 하는 보험료등과 상계할 수 있다. 〈신설 2024.8.20.〉

⑧ 제1항부터 제7항까지에서 규정한 사항 외에 소득월액의 조정 신청 절차, 소득월액의 조정 이후 사업소득등의 발생 신고 절차, 소득월액보험료의 산정·정산 및 분할 납부 등에 필요한 세부 사항은 공단의 정관으로 정한다. 〈개정 2024.8.20.〉

제72조(재산보험료부과점수)

① 제69조제5항제2호에 따른 재산보험료부과점수는 지역가입자의 재산을 기준으로 산정한다. 다만, 대통령령으로 정하는 지역가입자가 실제 거주를 목적으로 대통령령으로 정하는 기준 이하의 주택을 구입 또는 임차하기 위하여 다음 각 호의 어느 하나에 해당하는 대출을 받고 그 사실을 공단에 통보하는 경우에는 해당 대출금액을 대통령령으로 정하는 바에 따라 평가하여 재산보험료부과점수 산정 시 제외한다.

1. 「금융실명거래 및 비밀보장에 관한 법률」 제2조제1호에 따른 금융회사등(이하 “금융회사등”이라 한다)으로부터 받은 대출
2. 「주택도시기금법」에 따른 주택도시기금을 재원으로 하는 대출 등 보건복지부장관이 정하여 고시하는 대출

② 제1항에 따라 재산보험료부과점수의 산정방법과 산정기준을 정할 때 법령에 따라 재산권의 행사가 제한되는 재산에 대하여는 다른 재산과 달리 정할 수 있다.

③ 지역가입자는 제1항 단서에 따라 공단에 통보할 때 「신용정보의 이용 및 보호에 관한 법률」 제2조제1호에 따른 신용정보, 「금융실명거래 및 비밀보장에 관한 법률」 제2조제2호에 따른 금융자산, 같은 조 제3호에 따른 금융거래의 내용에 대한 자료·정보 중 대출금액 등 대통령령으로 정하는 자료·정보(이하 “금융정보등”이라 한다)를 공단에 제출하여야 하며, 제1항 단서에 따른 재산보험료부과점수 산정을 위하여 필요한 금융정보등을 공단에 제공하는 것에 대하여 동의한다는 서면을 함께 제출하여야 한다.

④ 제1항 및 제2항에 따른 재산보험료부과점수의 산정방법·산정기준 등에 필요한 사항은 대통령령으로 정한다.

영 제42조(재산보험료부과점수의 산정기준)

① 법 제72조제1항에 따른 재산보험료부과점수(이하 “재산보험료부과점수”라 한다)는 다음 각 호의 재산을 고려하여 산정하되, 구체적인 산정방법은 별표 4와 같다.

1. 「지방세법」 제105조에 따른 재산세의 과세대상이 되는 토지, 건축물, 주택, 선박 및 항공기. 다만, 종중재산, 마을 공동재산, 그 밖에 이에 준하는 공동의 목적으로 사용하는 건축물 및 토지는 제외한다.
2. 주택을 소유하지 않은 지역가입자의 경우에는 임차주택에 대한 보증금 및 월세금액

② 제1항에서 규정한 사항 외에 재산보험료부과점수의 산정에 필요한 세부 사항은 공단의 정관으로 정한다.

영 제42조의2(주택 관련 대출금액의 재산보험료부과점수 제외)

① 법 제72조제1항 단서에서 “대통령령으로 정하는 지역가입자”란 다음 각 호의 어느 하나에 해당하는 지역가입자를 말한다.

1. 보건복지부장관이 정하여 고시하는 1세대 1주택 세대에 속하는 지역가입자로서 다음 각 목의 요건을 모두 갖춘 지역가입자(이하 “1세대1주택자”라 한다)
   가. 해당 세대가 소유한 주택에 거주하기 위하여 소유자(소유자와 주민등록상 동일 세대를 구성하는 배우자나 직계존비속을 포함한다)가 「금융실명거래 및 비밀보장에 관한 법률」에 따른 금융회사등(이하 “금융회사등”이라 한다)으로부터 주택을 담보로 하는 대출 등 보건복지부장관이 정하여 고시하는 대출[대출 이자율을 낮추거나 대출 기간을 연장하기 위하여 해당 주택을 담보로 새로 대출을 받아 대출일과 같은 날 종전의 대출을 상환한 경우 새로 받은 대출(이하 이 조에서 “주택담보전환대출”이라 한다)을 포함한다. 이하 이 조에서 “주택담보대출등”이라 한다]을 받을 것
   나. 해당 세대가 주택에 대하여 최초로 주택담보대출등(주택담보전환대출은 제외한다)을 받은 날이 주택 소유권을 취득한 날의 전후 3개월 이내일 것

2. 보건복지부장관이 정하여 고시하는 1세대 무주택 세대에 속하는 지역가입자로서 다음 각 목의 요건을 모두 갖춘 지역가입자(이하 "1세대무주택자"라 한다)
   가. 해당 세대가 임차한 주택에 거주하기 위하여 임차인(임차인과 주민등록상 동일 세대를 구성하는 배우자나 직계존비속을 포함한다)이 금융회사등으로부터 임차주택의 보증금을 담보로 하는 대출 등 보건복지부장관이 정하여 고시하는 대출[대출 이자율을 낮추거나 대출 기간을 연장하기 위하여 해당 임차주택의 보증금을 담보로 새로 대출을 받아 대출일과 같은 날 종전의 대출을 상환한 경우 새로 받은 대출(이하 이 조에서 "보증금담보전환대출"이라 한다)을 포함한다. 이하 이 조에서 "보증금담보대출등"이라 한다]을 받을 것
   나. 해당 세대가 주택에 대하여 최초로 보증금담보대출등(보증금담보전환대출은 제외한다)을 받은 날이 「주택임대차보호법」 제3조의2제2항에 따른 임대차계약증서의 입주일과 전입일(외국인의 경우에는 「출입국관리법」에 따른 외국인등록표의 체류지 등록일 또는 변경신고일, 「재외동포의 출입국과 법적 지위에 관한 법률」에 따른 국내거소신고일 또는 이전신고일을 말한다) 중 빠른 날부터 전후 3개월(임대차계약을 변경·연장 또는 갱신하면서 대출받는 경우에는 임대차계약 변경일, 연장일 또는 갱신일부터 전후 3개월을 말한다) 이내일 것

② 법 제72조제1항 단서에서 "대통령령으로 정하는 기준 이하의 주택"이란 다음 각 호의 구분에 따른 요건을 충족하는 주택을 말한다.
1. 1세대1주택자의 경우: 주택담보대출등을 받아 구입한 주택의 재산세 과세표준금액이 「소득세법」 제52조제5항 본문에 따른 주택 기준시가에 「지방세법 시행령」 제109조의 공정시장가액비율을 곱한 금액 이하일 것
2. 1세대무주택자의 경우: 보증금담보대출등을 받아 임차한 임차주택의 보증금 및 월세금액을 보건복지부령으로 정하는 기준에 따라 평가한 금액이 「소득세법」 제52조제5항 본문에 따른 주택 기준시가의 30퍼센트 이하인 주택일 것

③ 법 제72조제1항 단서에 따라 대출금액을 평가한 금액은 다음 각 호의 구분에 따른 금액으로 한다. 이 경우 주택담보전환대출 금액이나 보증금담보전환대출 금액이 종전의 대출금액보다 큰 경우에는 그 차액을 제외한 대출금액을 기준으로 평가한다.
1. 1세대1주택자의 경우: 주택담보대출등 금액의 합산액(상환한 금액은 제외한다)에 「지방세법 시행령」 제109조의 공정시장가액비율을 곱한 금액. 이 경우 그 금액이 해당 주택의 재산세 과세표준금액보다 큰 경우에는 재산세 과세표준금액으로 하며, 그 금액이 5천만원을 넘는 경우에는 5천만원으로 한다.
2. 1세대무주택자의 경우: 보증금담보대출등 금액의 합산액(상환한 금액은 제외한다)의 30퍼센트. 이 경우 그 금액이 보증금의 30퍼센트에 해당하는 금액보다 큰 경우에는 보증금의 30퍼센트로 한다.

④ 법 제72조제3항에서 "대출금액 등 대통령령으로 정하는 자료 · 정보"란 다음 각 호의 자료 · 정보를 말한다.
1. 주택담보대출등 또는 보증금담보대출등을 받은 사람의 성명과 주민등록번호
2. 주택담보대출등 또는 보증금담보대출등의 종류, 기간, 금액, 담보 등 현황에 관한 정보
3. 그 밖에 재산보험료부과점수 산정에 필요한 자료·정보로서 보건복지부장관이 정하여 고시하는 자료·정보

⑤ 제1항부터 제4항까지에서 규정한 사항 외에 법 제72조제1항 단서에 따른 대출금액 평가에 필요한 세부 사항은 보건복지부장관이 정하여 고시한다.

규칙 제45조(보증금 및 월세금액의 평가방법)

영 별표 4 제1호나목에서 "보건복지부령으로 정하는 기준"이란 별표 8에 따른 보증금 및 월세금액의 평가방법을 말한다. 〈개정 2024.10.4.〉

제72조의2 삭제 〈2024.1.9.〉

제72조의3(보험료 부과제도에 대한 적정성 평가)

① 보건복지부장관은 제5조에 따른 피부양자 인정기준(이하 이 조에서 "인정기준"이라 한다)과 제69조부터 제72조까지의 규정에 따른 보험료, 보수월액, 소득월액 및 재산보험료부과점수의 산정 기준 및 방법 등(이하 이 조에서 "산정기준"이라 한다)에 대하여 적정성을 평가하고, 이 법 시행일로부터 4년이 경과한 때 이를 조정하여야 한다.

② 보건복지부장관은 제1항에 따른 적정성 평가를 하는 경우에는 다음 각 호를 종합적으로 고려하여야 한다.
1. 제4조제1항제5호의2나목에 따라 심의위원회가 심의한 가입자의 소득 파악 현황 및 개선방안
2. 공단의 소득 관련 자료 보유 현황
3. 「소득세법」 제4조에 따른 종합소득(종합과세되는 종합소득과 분리과세되는 종합소득을 포함한다) 과세 현황
4. 직장가입자에게 부과되는 보험료와 지역가입자에게 부과되는 보험료 간 형평성
5. 제1항에 따른 인정기준 및 산정기준의 조정으로 인한 보험료 변동

6. 그 밖에 적정성 평가 대상이 될 수 있는 사항으로서 보건복지부장관이 정하는 사항

③ 제1항에 따른 적정성 평가의 절차, 방법 및 그 밖에 적정성 평가를 위하여 필요한 사항은 대통령령으로 정한다.

영 제42조의7(보험료 부과제도에 대한 적정성 평가)

① 보건복지부장관은 법 제72조의3제1항에 따른 적정성 평가(이하 "적정성 평가"라 한다)를 위한 조사 및 연구를 실시할 수 있다.

② 보건복지부장관은 제1항에 따라 실시하는 조사 및 연구를 보험료 부과제도에 관한 전문성을 갖춘 연구기관, 대학, 비영리법인 또는 단체 등에 의뢰하여 실시할 수 있다.

③ 보건복지부장관은 관계 중앙행정기관, 지방자치단체 및 「공공기관의 운영에 관한 법률」에 따른 공공기관 등에 대하여 적정성 평가에 관한 의견 또는 자료의 제출을 요청할 수 있다.

④ 보건복지부장관은 제1항에 따른 적정성 평가를 실시한 경우 그 결과를 심의위원회에 알려야 한다.

영 제43조(지역가입자의 세대 분리)

공단은 지역가입자가 다음 각 호의 어느 하나의 사람에 해당하는 경우에는 그 가입자를 해당 세대에서 분리하여 별도 세대로 구성할 수 있다.

1. 해당 세대와 가계단위 및 생계를 달리하여 공단에 세대분리를 신청한 사람
2. 별표 2 제3호라목에 따른 희귀난치성질환자등으로서 본인부담액을 경감받는 사람
3. 「병역법」 제21조 또는 제26조에 따라 소집되어 상근예비역 또는 사회복무요원으로 복무하는 사람
4. 「대체역의 편입 및 복무 등에 관한 법률」 제17조에 따라 소집되어 대체복무요원으로 복무하는 사람

제73조(보험료율 등)

① 직장가입자의 보험료율은 1천분의 80의 범위에서 심의위원회의 의결을 거쳐 대통령령으로 정한다.

② 국외에서 업무에 종사하고 있는 직장가입자에 대한 보험료율은 제1항에 따라 정해진 보험료율의 100분의 50으로 한다.

③ 지역가입자의 보험료율과 재산보험료부과점수당 금액은 심의위원회의 의결을 거쳐 대통령령으로 정한다.

영 제44조(보험료율 및 재산보험료부과점수당 금액)

① 법 제73조제1항에 따른 직장가입자의 보험료율 및 같은 조 제3항에 따른 지역가입자의 보험료율은 각각 1만분의 709로 한다.

② 법 제73조제3항에 따른 지역가입자의 재산보험료부과점수당 금액은 208.4원으로 한다.

제74조(보험료의 면제)

① 공단은 직장가입자가 제54조제2호부터 제4호까지의 어느 하나에 해당하는 경우(같은 조 제2호에 해당하는 경우에는 1개월 이상의 기간으로서 대통령령으로 정하는 기간 이상 국외에 체류하는 경우에 한정한다. 이하 이 조에서 같다) 그 가입자의 보험료를 면제한다. 다만, 제54조제2호에 해당하는 직장가입자의 경우에는 국내에 거주하는 피부양자가 없을 때에만 보험료를 면제한다.

② 지역가입자가 제54조제2호부터 제4호까지의 어느 하나에 해당하면 그 가입자가 속한 세대의 보험료를 산정할 때 그 가입자의 제71조제2항에 따른 소득월액 및 제72조에 따른 재산보험료부과점수를 제외한다.

③ 제1항에 따른 보험료의 면제나 제2항에 따라 보험료의 산정에서 제외되는 소득월액 및 재산보험료부과점수에 대하여는 제54조제2호부터 제4호까지의 어느 하나에 해당하는 급여정지 사유가 생긴 날이 속하는 달의 다음 달부터 사유가 없어진 날이 속하는 달까지 적용한다. 다만, 다음 각 호의 어느 하나에 해당하는 경우에는 그 달의 보험료를 면제하지 아니하거나 보험료의 산정에서 소득월액 및 재산보험료부과점수를 제외하지 아니한다.

1. 급여정지 사유가 매월 1일에 없어진 경우
2. 제54조제2호에 해당하는 가입자 또는 그 피부양자가 국내에 입국하여 입국일이 속하는 달에 보험급여를 받고 그 달에 출국하는 경우

영 제44조의2(보험료가 면제되는 국외 체류기간)

법 제74조제1항 본문에서 "대통령령으로 정하는 기간"이란 3개월을 말한다. 다만, 업무에 종사하기 위해 국외에 체류하는 경우라고 공단이 인정하는 경우에는 1개월을 말한다.

제75조(보험료의 경감 등)

① 다음 각 호의 어느 하나에 해당하는 가입자 중 보건복지부령으로 정하는 가입자에 대하여는 그 가입자 또는 그 가입자가 속한 세대의 보험료의 일부를 경감할 수 있다.

1. 섬·벽지·농어촌 등 대통령령으로 정하는 지역에 거주하는 사람
2. 65세 이상인 사람
3. 「장애인복지법」에 따라 등록한 장애인
4. 「국가유공자 등 예우 및 지원에 관한 법률」 제4조제1항제4호, 제6호, 제12호, 제15호 및 제17호에 따른 국가유공자
5. 휴직자
6. 그 밖에 생활이 어렵거나 천재지변 등의 사유로 보험료를 경감할 필요가 있다고 보건복지부장관이 정하여 고시하는 사람

② 제77조에 따른 보험료 납부의무자가 다음 각 호의 어느 하나에 해당하는 경우에는 대통령령으로 정하는 바에 따라 보험료를 감액하는 등 재산상의 이익을 제공할 수 있다.

1. 제81조의6제1항에 따라 보험료의 납입 고지 또는 독촉을 전자문서로 받는 경우
2. 보험료를 계좌 또는 신용카드 자동이체의 방법으로 내는 경우

③ 제1항에 따른 보험료 경감의 방법·절차 등에 필요한 사항은 보건복지부장관이 정하여 고시한다.

영 제45조(보험료 경감 대상지역)

법 제75조제1항제1호에서 "섬·벽지·농어촌 등 대통령령으로 정하는 지역"이란 다음 각 호의 어느 하나에 해당하는 지역을 말한다.

1. 요양기관까지의 거리가 멀거나 대중교통으로 이동하는 시간이 오래 걸리는 지역으로서 보건복지부장관이 정하여 고시하는 섬·벽지 지역
2. 다음 각 목의 어느 하나에 해당하는 농어촌지역
   가. 군 및 도농복합 형태 시의 읍·면 지역
   나. 「지방자치법」 제2조제1항제2호에 따른 시와 군의 지역 중 동 지역으로서 「국토의 계획 및 이용에 관한 법률」 제36조제1항제1호에 따라 지정된 주거지역·상업지역 및 공업지역을 제외한 지역
   다. 「농어촌주민의 보건복지 증진을 위한 특별법」 제33조에 해당하는 지역
3. 요양기관의 이용이 제한되는 근무지의 특성을 고려하여 보건복지부장관이 인정하는 지역

영 제45조의2(계좌이체자 등에 대한 보험료 감액 등)

공단은 법 제75조제2항에 따라 전자문서로 납입 고지를 받거나 계좌 또는 신용카드 자동이체의 방법으로 보험료를 내는 납부의무자에 대해서는 그에 따라 절감되는 우편요금 등 행정비용의 범위에서 공단의 정관으로 정하는 바에 따라 보험료를 감액하거나 감액하는 금액에 상당하는 금품을 제공할 수 있다.

규칙 제46조(보험료 경감 대상자)

법 제75조제1항 각 호 외의 부분에서 "보건복지부령으로 정하는 가입자"란 다음 각 호의 어느 하나에 해당하는 사람을 말한다.

1. 영 제45조제1호에 해당하는 지역에 거주하는 가입자
2. 영 제45조제2호에 해당하는 지역에 거주하는 지역가입자로서 다음 각 목의 어느 하나에 해당하는 사람. 다만, 영 제45조제2호나목 및 다목에 해당하는 지역의 경우 라목에 해당하는 사람은 제외한다.
   가. 「농어업·농어촌 및 식품산업 기본법」 제3조제2호에 따른 농어업인
   나. 「수산업법」 제2조제12호에 따른 어업인
   다. 「광업법」 제3조제2호에 따른 광업에 종사하는 사람
   라. 「소득세법」 제19조에 따른 사업소득이 연간 500만원 이하인 사람
3. 영 제45조제3호에 해당하는 지역에 거주하는 직장가입자로서 보건복지부장관이 정하여 고시하는 사람
4. 법 제75조제1항제2호부터 제4호까지에 해당하는 지역가입자
5. 법 제75조제1항제5호에 해당하는 직장가입자 중 휴직기간이 1개월 이상인 사람
6. 법 제75조제1항제6호에 해당하는 가입자

제76조(보험료의 부담)

① 직장가입자의 보수월액보험료는 직장가입자와 다음 각 호의 구분에 따른 자가 각각 보험료액의 100분의 50씩 부담한다. 다만, 직장가입자가 교직원으로서 사립학교에 근무하는 교원이면 보험료액은 그 직장가입자가 100분의 50을, 제3조제2호다목에 해당하는 사용자가 100분의 30을, 국가가 100분의 20을 각각 부담한다.

1. 직장가입자가 근로자인 경우에는 제3조제2호가목에 해당하는 사업주

2. 직장가입자가 공무원인 경우에는 그 공무원이 소속되어 있는 국가 또는 지방자치단체
3. 직장가입자가 교직원(사립학교에 근무하는 교원은 제외한다)인 경우에는 제3조제2호다목에 해당하는 사용자

② 직장가입자의 보수 외 소득월액보험료는 직장가입자가 부담한다.
③ 지역가입자의 보험료는 그 가입자가 속한 세대의 지역가입자 전원이 연대하여 부담한다.
④ 직장가입자가 교직원인 경우 제3조제2호다목에 해당하는 사용자가 부담액 전부를 부담할 수 없으면 그 부족액을 학교에 속하는 회계에서 부담하게 할 수 있다.

제77조(보험료 납부의무)

① 직장가입자의 보험료는 다음 각 호의 구분에 따라 그 각 호에서 정한 자가 납부한다.
1. 보수월액보험료: 사용자. 이 경우 사업장의 사용자가 2명 이상인 때에는 그 사업장의 사용자는 해당 직장가입자의 보험료를 연대하여 납부한다.
2. 보수 외 소득월액보험료: 직장가입자

② 지역가입자의 보험료는 그 가입자가 속한 세대의 지역가입자 전원이 연대하여 납부한다. 다만, 소득 및 재산이 없는 미성년자와 소득 및 재산 등을 고려하여 대통령령으로 정하는 기준에 해당하는 미성년자는 납부의무를 부담하지 아니한다.
③ 사용자는 보수월액보험료 중 직장가입자가 부담하여야 하는 그 달의 보험료액을 그 보수에서 공제하여 납부하여야 한다. 이 경우 직장가입자에게 공제액을 알려야 한다.

영 제46조(지역가입자의 보험료 연대납부의무 면제 대상 미성년자)
법 제77조제2항 단서에서 "대통령령으로 정하는 기준에 해당하는 미성년자"란 다음 각 호의 어느 하나에 해당하는 미성년자를 말한다. 다만, 제41조제1항제2호의 배당소득 또는 같은 항 제3호의 사업소득으로서 「소득세법」 제168조제1항에 따른 사업자등록을 한 사업에서 발생하는 소득이 있는 미성년자는 제외한다.
1. 다음 각 목의 요건을 모두 갖춘 미성년자
   가. 제41조제1항에 따른 소득의 합이 연간 100만원 이하일 것
   나. 제42조제1항제1호에 해당하는 재산이 없을 것
2. 부모가 모두 사망한 미성년자로서 제1호가목의 요건을 갖춘 미성년자

제77조의2(제2차 납부의무)

① 법인의 재산으로 그 법인이 납부하여야 하는 보험료, 연체금 및 체납처분비를 충당하여도 부족한 경우에는 해당 법인에게 보험료의 납부의무가 부과된 날 현재의 무한책임사원 또는 과점주주(「국세기본법」 제39조 각 호의 어느 하나에 해당하는 자를 말한다)가 그 부족한 금액에 대하여 제2차 납부의무를 진다. 다만, 과점주주의 경우에는 그 부족한 금액을 그 법인의 발행주식 총수(의결권이 없는 주식은 제외한다) 또는 출자총액으로 나눈 금액에 해당 과점주주가 실질적으로 권리를 행사하는 주식 수(의결권이 없는 주식은 제외한다) 또는 출자액을 곱하여 산출한 금액을 한도로 한다.
② 사업이 양도·양수된 경우에 양도일 이전에 양도인에게 납부의무가 부과된 보험료, 연체금 및 체납처분비를 양도인의 재산으로 충당하여도 부족한 경우에는 사업의 양수인이 그 부족한 금액에 대하여 양수한 재산의 가액을 한도로 제2차 납부의무를 진다. 이 경우 양수인의 범위 및 양수한 재산의 가액은 대통령령으로 정한다.

영 제46조의2(사업의 양도·양수에 따른 제2차 납부의무)
① 법 제77조의2제2항 후단에 따라 제2차 납부의무를 지는 사업의 양수인은 사업장별로 그 사업에 관한 모든 권리(미수금에 관한 것은 제외한다)와 모든 의무(미지급금에 관한 것은 제외한다)를 포괄적으로 승계한 자로 한다.
② 법 제77조의2제2항 후단에 따라 제2차 납부의무의 한도가 되는 사업양수 재산의 가액은 다음 각 호의 금액으로 한다. 다만, 제2호에 따른 금액은 제1호에 따른 금액이 없거나 불분명한 경우에 한정하여 적용한다.
1. 양수인이 양도인에게 지급하였거나 지급하여야 할 금액이 있는 경우에는 그 금액
2. 양수한 자산 및 부채를 공단이 「상속세 및 증여세법」 제60조부터 제66조까지의 규정을 준용하여 평가한 후 그 자산총액에서 부채총액을 뺀 가액

③ 제2항에도 불구하고 다음 각 호의 어느 하나에 해당하는 경우에 사업양수 재산의 가액은 같은 항 제1호의 방법에 따라 산정한 금액과 제2호의 방법에 따라 산정한 금액 중 큰 금액으로 한다.
1. 제2항제1호에 따른 금액과 「상속세 및 증여세법」 제60조에 따른 시가의 차액이 3억원 이상인 경우
2. 제2항제1호에 따른 금액과 「상속세 및 증여세법」 제60조에 따른 시가의 차액이 그 시가의 100분의 30에 상당하는 금액 이상인 경우

제78조(보험료의 납부기한)

① 제77조제1항 및 제2항에 따라 보험료 납부의무가 있는 자는 가입자에 대한 그 달의 보험료를 그 다음 달 10일까지 납부하여야 한다. 다만, 직장가입자의 보수 외 소득월액보험료 및 지역가입자의 보험료는 보건복지부령으로 정하는 바에 따라 분기별로 납부할 수 있다.
② 공단은 제1항에도 불구하고 납입 고지의 송달 지연 등 보건복지부령으로 정하는 사유가 있는 경우 납부의무자의 신청에 따라 제1항에 따른 납부기한부터 1개월의 범위에서 납부기한을 연장할 수 있다. 이 경우 납부기한 연장을 신청하는 방법, 절차 등에 필요한 사항은 보건복지부령으로 정한다.

규칙 제47조(보험료의 분기별 납부)

① 법 제78조제1항 단서에 따라 보험료(직장가입자의 경우에는 보수 외 소득월액보험료를 말한다. 이하 이 조에서 같다)를 분기별로 납부하려는 직장가입자 및 지역가입자는 분기가 시작되는 달의 전달 말일까지 별지 제28호서식의 건강보험료 분기납부 신청서를 공단에 제출하여야 한다.
② 법 제78조제1항 단서에 따라 분기별로 납부하는 보험료의 납부기한은 해당 분기가 끝나는 달의 다음 달 10일로 한다.
③ 공단은 분기별로 납부하는 보험료의 납부의무자가 제2항에 따른 납부기한까지 보험료를 내지 아니하면 공단의 정관으로 정하는 절차에 따라 납부 의사를 확인한 후 분기별 납부를 제한할 수 있다.

규칙 제48조(보험료등의 납입고지 기한)

공단은 법 제79조에 따라 보험료와 그 밖에 법에 따른 징수금(이하 "보험료등"이라 한다)의 납입고지를 할 때에는 납부의무자에게 보험료등의 납부기한 10일 전까지 납입고지서를 발급하여야 한다.

규칙 제48조의2(납부기한의 연장)

① 법 제78조제2항 전단에서 "납입 고지의 송달 지연 등 보건복지부령으로 정하는 사유가 있는 경우"란 다음 각 호의 어느 하나에 해당하는 경우를 말한다.
1. 납부의무자의 책임 없는 사유로 납입고지서가 납부기한이 지나서 송달된 경우
2. 자동 계좌이체의 방법으로 보험료를 내는 경우로서 정보통신망의 장애 등 납부의무자의 책임 없는 사유로 납부기한까지 이체되지 아니한 경우
3. 그 밖에 보건복지부장관이 인정하는 부득이한 사유가 있는 경우

② 제1항 각 호의 사유로 납부기한의 연장을 신청하려는 사람은 해당 보험료의 납부기한으로부터 1개월 이내에 별지 제28호의2서식의 보험료 납부기한 연장신청서를 공단에 제출하여야 한다.
③ 공단은 제2항에 따른 납부기한 연장 신청을 받으면 그 연장 여부를 결정하여 지체 없이 납부의무자에게 문서 등으로 통지하여야 한다.

제78조의2(가산금)

① 사업장의 사용자가 대통령령으로 정하는 사유에 해당되어 직장가입자가 될 수 없는 자를 제8조제2항 또는 제9조제2항을 위반하여 거짓으로 보험자에게 직장가입자로 신고한 경우 공단은 제1호의 금액에서 제2호의 금액을 뺀 금액의 100분의 10에 상당하는 가산금을 그 사용자에게 부과하여 징수한다.
1. 사용자가 직장가입자로 신고한 사람이 직장가입자로 처리된 기간 동안 그 가입자가 제69조제5항에 따라 부담하여야 하는 보험료의 총액
2. 제1호의 기간 동안 공단이 해당 가입자에 대하여 제69조제4항에 따라 산정하여 부과한 보험료의 총액

② 제1항에도 불구하고, 공단은 가산금이 소액이거나 그 밖에 가산금을 징수하는 것이 적절하지 아니하다고 인정되는 등 대통령령으로 정하는 경우에는 징수하지 아니할 수 있다.

영 제46조의3(가산금)

① 법 제78조의2제1항 각 호 외의 부분에서 "대통령령으로 정하는 사유"란 다음 각 호의 어느 하나에 해당하는 경우를 말한다.
1. 근로자, 공무원 또는 교직원이 아닌 경우
2. 법 제6조제2항 각 호의 어느 하나에 해당하는 경우

② 법 제78조의2제2항에서 "가산금이 소액이거나 그 밖에 가산금을 징수하는 것이 적절하지 아니하다고 인정되는 등 대통령령으로 정하는 경우"란 다음 각 호의 어느 하나에 해당하는 경우를 말한다.

1. 가산금(법 제78조의2제1항에 따른 가산금을 말한다. 이하 같다)이 3천원 미만인 경우
2. 가산금을 징수하는 것이 적절하지 아니하다고 공단이 인정하는 부득이한 사유가 있는 경우

제79조(보험료등의 납입 고지)

① 공단은 보험료등을 징수하려면 그 금액을 결정하여 납부의무자에게 다음 각 호의 사항을 적은 문서로 납입 고지를 하여야 한다.

1. 징수하려는 보험료등의 종류
2. 납부해야 하는 금액
3. 납부기한 및 장소

② 삭제 〈2023.5.19.〉

③ 삭제 〈2023.5.19.〉

④ 직장가입자의 사용자가 2명 이상인 경우 또는 지역가입자의 세대가 2명 이상으로 구성된 경우 그 중 1명에게 한 고지는 해당 사업장의 다른 사용자 또는 세대 구성원인 다른 지역가입자 모두에게 효력이 있는 것으로 본다.

⑤ 휴직자등의 보험료는 휴직 등의 사유가 끝날 때까지 보건복지부령으로 정하는 바에 따라 납입 고지를 유예할 수 있다.

⑥ 공단은 제77조의2에 따른 제2차 납부의무자에게 납입의 고지를 한 경우에는 해당 법인인 사용자 및 사업 양도인에게 그 사실을 통지하여야 한다.

규칙 제50조(보수월액보험료 납입고지 유예와 그 해지 신청 등)

① 사용자는 법 제79조제5항에 따라 휴직이나 그 밖의 사유로 보수의 전부 또는 일부가 지급되지 아니하는 직장가입자(이하 "휴직자등"이라 한다)의 보수월액보험료에 대한 납입고지를 유예받으려면 휴직 등의 사유가 발생한 날부터 14일 이내에 별지 제30호서식의 휴직자등 직장가입자 보험료 납입고지 유예 신청서를 공단에 제출해야 한다. 〈개정 2025.4.23.〉

② 사용자는 제1항에 따라 제출한 신청서에 기재한 고지 유예 해지예정일을 변경하려는 경우에는 해당 변경사유가 발생한 날부터 14일 이내에 별지 제30호서식의 휴직자등 직장가입자 보험료 납입고지 유예 해지예정일 변경 신청서를 공단에 제출해야 한다. 〈신설 2025.4.23.〉

③ 사용자는 제1항 또는 제2항에 따른 신청서가 제출된 후 납입 고지 유예 사유가 없어진 경우에는 그 사유가 없어진 날부터 14일 이내에 별지 제30호서식의 휴직자등 직장가입자 보험료 납입고지 유예 해지 신청서를 공단에 제출해야 한다. 〈개정 2025.4.23.〉

④ 제1항의 신청에 따라 납입고지가 유예되는 보수월액보험료는 그 사유가 발생한 날이 속하는 달의 다음 달(사유가 발생한 날이 매월 1일인 경우에는 그 사유가 발생한 날이 속하는 달을 말한다)부터 그 사유가 없어진 날이 속하는 달(사유가 없어진 날이 매월 1일인 경우에는 그 사유가 없어진 날이 속하는 달의 직전 달을 말한다)까지에 해당하는 보수월액보험료 및 그 기간 중 영 제39조제1항에 따른 추가징수 보수월액보험료로 한다. 〈개정 2025.4.23.〉

⑤ 공단은 제4항에 따라 납입고지가 유예된 보수월액보험료를 법 제70조제2항에 따른 보수월액과 납입고지 유예기간 중의 보험료율을 적용하여 산정한다. 〈개정 2025.4.23.〉

⑥ 사용자는 제4항에 따라 납입고지가 유예된 보수월액보험료를 그 사유가 없어진 후 보수가 지급되는 최초의 달의 보수에서 공제하여 납부해야 한다. 다만, 납입고지가 유예된 보수월액보험료가 해당 직장가입자의 월 보수월액보험료의 3배 이상이고 해당 직장가입자가 원하는 경우에는 제2항에 따른 납입 고지 유예 해지 신청을 할 때에 해당 보수월액보험료의 분할납부를 함께 신청해야 한다. 〈개정 2025.4.23.〉

⑦ 사용자가 제6항 단서에 따라 분할납부를 신청한 경우에는 10회의 범위에서 해당 보수월액보험료를 균등하게 분할하여 납부할 수 있다. 이 경우 매월 분할납부하는 금액은 해당 직장가입자의 월 보수월액보험료 이상이어야 한다. 〈개정 2025.4.23.〉

제79조의2(신용카드등으로 하는 보험료등의 납부)

① 공단이 납입 고지한 보험료등을 납부하는 자는 보험료등의 납부를 대행할 수 있도록 대통령령으로 정하는 기관 등(이하 이 조에서 "보험료등납부대행기관"이라 한다)을 통하여 신용카드, 직불카드 등(이하 이 조에서 "신용카드등"이

라 한다)으로 납부할 수 있다.
② 제1항에 따라 신용카드등으로 보험료등을 납부하는 경우에는 보험료등납부대행기관의 승인일을 납부일로 본다.
③ 보험료등납부대행기관은 보험료등의 납부자로부터 보험료등의 납부를 대행하는 대가로 수수료를 받을 수 있다.
④ 보험료등납부대행기관의 지정 및 운영, 수수료 등에 필요한 사항은 대통령령으로 정한다.

영 제46조의4(신용카드등에 의한 보험료등의 납부)
① 삭제 〈2017.3.20.〉
② 법 제79조의2제1항에서 "대통령령으로 정하는 기관 등"이란 다음 각 호의 기관을 말한다.
1. 「민법」 제32조에 따라 금융위원회의 허가를 받아 설립된 금융결제원
2. 정보통신망을 이용하여 신용카드, 직불카드 등(이하 이 조에서 "신용카드등"이라 한다)에 의한 결제를 수행하는 기관 중 시설, 업무수행능력 및 자본금 규모 등을 고려하여 공단이 지정하는 기관
③ 법 제79조의2제3항에 따른 납부대행 수수료는 공단이 납부대행기관의 운영경비 등을 종합적으로 고려하여 승인한다. 이 경우 납부대행 수수료는 해당 보험료등 납부금액의 1천분의 10을 초과할 수 없다.
④ 공단은 신용카드등에 의한 보험료등의 납부에 필요한 사항을 정할 수 있다.

제80조(연체금)

① 공단은 보험료등의 납부의무자가 납부기한까지 보험료등을 내지 아니하면 그 납부기한이 지난 날부터 매 1일이 경과할 때마다 다음 각 호에 해당하는 연체금을 징수한다.
1. 제69조에 따른 보험료 또는 제53조제3항에 따른 보험급여 제한 기간 중 받은 보험급여에 대한 징수금을 체납한 경우: 해당 체납금액의 1천500분의 1에 해당하는 금액. 이 경우 연체금은 해당 체납금액의 1천분의 20을 넘지 못한다.
2. 제1호 외에 이 법에 따른 징수금을 체납한 경우: 해당 체납금액의 1천분의 1에 해당하는 금액. 이 경우 연체금은 해당 체납금액의 1천분의 30을 넘지 못한다.
② 공단은 보험료등의 납부의무자가 체납된 보험료등을 내지 아니하면 납부기한 후 30일이 지난 날부터 매 1일이 경과할 때마다 다음 각 호에 해당하는 연체금을 제1항에 따른 연체금에 더하여 징수한다.
1. 제69조에 따른 보험료 또는 제53조제3항에 따른 보험급여 제한 기간 중 받은 보험급여에 대한 징수금을 체납한 경우: 해당 체납금액의 6천분의 1에 해당하는 금액. 이 경우 연체금(제1항제1호의 연체금을 포함한 금액을 말한다)은 해당 체납금액의 1천분의 50을 넘지 못한다.
2. 제1호 외에 이 법에 따른 징수금을 체납한 경우: 해당 체납금액의 3천분의 1에 해당하는 금액. 이 경우 연체금(제1항제2호의 연체금을 포함한 금액을 말한다)은 해당 체납금액의 1천분의 90을 넘지 못한다.
③ 공단은 제1항 및 제2항에도 불구하고 천재지변이나 그 밖에 보건복지부령으로 정하는 부득이한 사유가 있으면 제1항 및 제2항에 따른 연체금을 징수하지 아니할 수 있다.

규칙 제51조(연체금 징수의 예외)
법 제80조제3항에서 "보건복지부령으로 정하는 부득이한 사유"란 다음 각 호의 어느 하나에 해당하는 경우를 말한다.
1. 전쟁 또는 사변으로 인하여 체납한 경우
2. 연체금의 금액이 공단의 정관으로 정하는 금액 이하인 경우
3. 사업장 또는 사립학교의 폐업·폐쇄 또는 폐교로 체납액을 징수할 수 없는 경우
4. 화재로 피해가 발생해 체납한 경우
5. 그 밖에 보건복지부장관이 연체금을 징수하기 곤란한 부득이한 사유가 있다고 인정하는 경우

제81조(보험료등의 독촉 및 체납처분)

① 공단은 제57조, 제77조, 제77조의2, 제78조의2, 제101조 및 제101조의2에 따라 보험료등을 내야 하는 자가 보험료등을 내지 아니하면 기한을 정하여 독촉할 수 있다. 이 경우 직장가입자의 사용자가 2명 이상인 경우 또는 지역가입자의 세대가 2명 이상으로 구성된 경우에는 그 중 1명에게 한 독촉은 해당 사업장의 다른 사용자 또는 세대 구성원인 다른 지역가입자 모두에게 효력이 있는 것으로 본다.

② 제1항에 따라 독촉할 때에는 10일 이상 15일 이내의 납부기한을 정하여 독촉장을 발부하여야 한다.
③ 공단은 제1항에 따른 독촉을 받은 자가 그 납부기한까지 보험료등을 내지 아니하면 보건복지부장관의 승인을 받아 국세 체납처분의 예에 따라 이를 징수할 수 있다.
④ 공단은 제3항에 따라 체납처분을 하기 전에 보험료등의 체납 내역, 압류 가능한 재산의 종류, 압류 예정 사실 및 「국세징수법」 제41조제18호에 따른 소액금융재산에 대한 압류금지 사실 등이 포함된 통보서를 발송하여야 한다. 다만, 법인 해산 등 긴급히 체납처분을 할 필요가 있는 경우로서 대통령령으로 정하는 경우에는 그러하지 아니하다.
⑤ 공단은 제3항에 따른 국세 체납처분의 예에 따라 압류하거나 제81조의2제1항에 따라 압류한 재산의 공매에 대하여 전문지식이 필요하거나 그 밖에 특수한 사정으로 직접 공매하는 것이 적당하지 아니하다고 인정하는 경우에는 「한국자산관리공사 설립 등에 관한 법률」에 따라 설립된 한국자산관리공사(이하 "한국자산관리공사"라 한다)에 공매를 대행하게 할 수 있다. 이 경우 공매는 공단이 한 것으로 본다.
⑥ 공단은 제5항에 따라 한국자산관리공사가 공매를 대행하면 보건복지부령으로 정하는 바에 따라 수수료를 지급할 수 있다.

영 제46조의5(보험료등의 체납처분 전 통보 예외)

법 제81조제4항 단서에서 "대통령령으로 정하는 경우"란 보험료등을 체납한 자가 다음 각 호의 어느 하나에 해당하는 경우를 말한다.

1. 국세의 체납으로 체납처분을 받는 경우
2. 지방세 또는 공과금(「국세기본법」 제2조제8호 또는 「지방세기본법」 제2조제1항제26호에 따른 공과금을 말한다. 이하 같다)의 체납으로 체납처분을 받는 경우
3. 강제집행을 받는 경우
4. 「어음법」 및 「수표법」에 따른 어음교환소에서 거래정지처분을 받는 경우
5. 경매가 시작된 경우
6. 법인이 해산한 경우
7. 재산의 은닉·탈루, 거짓 계약이나 그 밖의 부정한 방법으로 체납처분의 집행을 면하려는 행위가 있다고 인정되는 경우

규칙 제52조(체납자에 대한 공매대행의 통지 등)

① 공단은 법 제81조제5항에 따라 압류재산의 공매를 대행하게 하는 경우에는 다음 각 호의 사항을 적어 「금융회사부실자산 등의 효율적 처리 및 한국자산관리공사의 설립에 관한 법률」에 따라 설립된 한국자산관리공사(이하 "한국자산관리공사"라 한다)에 공매대행을 의뢰하여야 한다.
   1. 체납자의 성명, 주소 또는 거소
   2. 공매할 재산의 종류·수량·품질 및 소재지
   3. 압류에 관계되는 보험료등의 납부 연도·금액 및 납부기한
   4. 그 밖에 공매대행에 필요한 사항
② 공단은 제1항에 따라 공매대행을 의뢰한 경우에는 그 사실을 체납자, 담보물 소유자 및 그 재산에 전세권·질권·저당권 또는 그 밖의 권리를 가진 자와 압류한 재산을 보관하고 있는 자에게 알려야 한다.
③ 공단이 점유하고 있거나 제3자로 하여금 보관하게 한 압류재산은 한국자산관리공사에 인도할 수 있으며, 이를 인수한 한국자산관리공사는 인계·인수서를 작성하여야 한다. 다만, 제3자로 하여금 보관하게 한 재산에 대해서는 그 제3자가 발행하는 그 재산의 보관증을 인도함으로써 압류재산의 인도를 갈음할 수 있다.

규칙 제53조(공매대행 수수료)

법 제81조제6항에 따른 수수료 산정에 관하여는 「국세징수법 시행규칙」 제41조의5를 준용한다.

규칙 제54조(공매대행의 세부 사항)

이 규칙에서 규정한 사항 외에 한국자산관리공사가 공매를 대행하는 데에 필요한 사항은 공단이 한국자산관리공사와 협의하여 정한다.

제81조의2(부당이득 징수금의 압류)

① 제81조에도 불구하고 공단은 보험급여 비용을 받은 요양기관이 다음 각 호의 요건을 모두 갖춘 경우에는 제57조제1항에 따른 징수금의 한도에서 해당 요양기관 또는 그 요양기관을 개설한 자(같은 조 제2항에 따라 해당 요양기관과 연대하여 징수금을 납부하여야 하는 자를 말한다. 이하 이 조에서 같다)의 재산을 보건복지부장관의 승인을 받아 압류할 수 있다.
   1. 「의료법」 제33조제2항 또는 「약사법」 제20조제1항을 위반하였다는 사실로 기소된 경우
   2. 요양기관 또는 요양기관을 개설한 자에게 강제집행, 국세 강제징수 등 대통령령으로 정하는 사유가 있어 그 재산을 압류할 필요가 있는 경우
② 공단은 제1항에 따라 재산을 압류하였을 때에는 해당 요양기관 또는 그 요양기관을 개설한 자에게 문서로 그 압류 사실을 통지하여야 한다.

③ 공단은 다음 각 호의 어느 하나에 해당할 때에는 제1항에 따른 압류를 즉시 해제하여야 한다.
1. 제2항에 따른 통지를 받은 자가 제57조제1항에 따른 징수금에 상당하는 다른 재산을 담보로 제공하고 압류 해제를 요구하는 경우
2. 법원의 무죄 판결이 확정되는 등 대통령령으로 정하는 사유로 해당 요양기관이 「의료법」 제33조제2항 또는 「약사법」 제20조제1항을 위반한 혐의가 입증되지 아니한 경우

④ 제1항에 따른 압류 및 제3항에 따른 압류 해제에 관하여 이 법에서 규정한 것 외에는 「국세징수법」을 준용한다.

영 제46조의6(부당이득 징수금의 압류 등)

① 법 제81조의2제1항제2호에서 "강제집행, 국세 강제징수 등 대통령령으로 정하는 사유"란 다음 각 호의 어느 하나에 해당하는 경우를 말한다.
1. 국세, 지방세 또는 공과금의 체납으로 강제징수 또는 체납처분이 시작된 경우
2. 강제집행이 시작된 경우
3. 「어음법」 및 「수표법」에 따른 어음교환소에서 거래정지처분을 받은 경우
4. 경매가 시작된 경우
5. 법인이 해산한 경우
6. 재산의 은닉·탈루, 거짓 계약이나 그 밖의 부정한 방법으로 징수금을 면탈하려는 행위가 있다고 인정되는 경우
7. 「채무자 회생 및 파산에 관한 법률」에 따른 회생절차개시, 간이회생절차개시 또는 파산선고의 결정이 있는 경우
8. 국내에 주소 또는 거소를 두지 않게 된 경우
9. 법 제57조제1항 또는 제2항에 따른 징수금이 5억원 이상인 경우

② 법 제81조의2제3항제2호에서 "법원의 무죄 판결이 확정되는 등 대통령령으로 정하는 사유"란 다음 각 호의 어느 하나에 해당하는 경우를 말한다.
1. 법원의 무죄 판결이 확정된 경우
2. 검사가 공소를 취소한 경우

제81조의3(체납 또는 결손처분 자료의 제공)

① 공단은 보험료 징수 및 제57조에 따른 징수금(같은 조 제2항 각 호의 어느 하나에 해당하여 같은 조 제1항 및 제2항에 따라 징수하는 금액에 한정한다. 이하 이 조에서 "부당이득금"이라 한다)의 징수 또는 공익목적을 위하여 필요한 경우에 「신용정보의 이용 및 보호에 관한 법률」 제25조제2항제1호의 종합신용정보집중기관에 다음 각 호의 어느 하나에 해당하는 체납자 또는 결손처분자의 인적사항·체납액 또는 결손처분액에 관한 자료(이하 이 조에서 "체납등 자료"라 한다)를 제공할 수 있다. 다만, 체납된 보험료나 부당이득금과 관련하여 행정심판 또는 행정소송이 계류 중인 경우, 제82조제1항에 따라 분할납부를 승인받은 경우 중 대통령령으로 정하는 경우, 그 밖에 대통령령으로 정하는 사유가 있을 때에는 그러하지 아니하다.
1. 이 법에 따른 납부기한의 다음 날부터 1년이 지난 보험료 및 그에 따른 연체금과 체납처분비의 총액이 500만원 이상인 자
2. 이 법에 따른 납부기한의 다음 날부터 1년이 지난 부당이득금 및 그에 따른 연체금과 체납처분비의 총액이 1억원 이상인 자
3. 제84조에 따라 결손처분한 금액의 총액이 500만원 이상인 자

② 공단은 제1항에 따라 종합신용정보집중기관에 체납등 자료를 제공하기 전에 해당 체납자 또는 결손처분자에게 그 사실을 서면으로 통지하여야 한다. 이 경우 통지를 받은 체납자가 체납액을 납부하거나 체납액 납부계획서를 제출하는 경우 공단은 종합신용정보집중기관에 체납등 자료를 제공하지 아니하거나 체납등 자료의 제공을 유예할 수 있다.

③ 체납등 자료의 제공절차에 필요한 사항은 대통령령으로 정한다.

④ 제1항에 따라 체납등 자료를 제공받은 자는 이를 업무 외의 목적으로 누설하거나 이용하여서는 아니 된다.

영 제47조(체납 또는 결손처분 자료 제공의 제외 사유)

① 법 제81조의3제1항 각 호 외의 부분 단서에서 "대통령령으로 정하는 경우"란 법 제82조제1항에 따라 공단의 분할납부 승인을 받고 1회 이상 승인된 보험료를 납부하는 경우를 말한다. 다만, 법 제82조제3항에 따라 분할납부의 승인이 취소된 경우는 제외한다.

② 법 제81조의3제1항 각 호 외의 부분 단서에서 "대통령령으로 정하는 사유가 있을 때"란 다음 각 호의 어느 하나에 해당하는 때를 말한다.
1. 체납자가 「채무자 회생 및 파산에 관한 법률」 제243조에 따른 회생계획인가의 결정에 따라 체납액의 징수를 유예받고 그 유예기간 중에 있거나 체납액을 회생계획의 납부일정에 따라 내고 있는 때
2. 체납자가 다음 각 목의 어느 하나에 해당하는 사유로

체납액을 낼 수 없다고 공단이 인정하는 때
가. 재해 또는 도난으로 재산이 심하게 손실되었을 때
나. 사업이 현저하게 손실을 입거나 중대한 위기에 처하였을 때

영 제47조의2(체납 또는 결손처분 자료의 제공절차)

① 삭제 〈2023.11.7.〉
② 공단은 법 제81조의3제1항에 따라 「신용정보의 이용 및 보호에 관한 법률」 제25조제2항제1호의 종합신용정보집중기관(이하 "신용정보집중기관"이라 한다)에 체납등 자료(법 제81조의3제1항 각 호 외의 부분 본문에 따른 체납등 자료를 말한다. 이하 이 조에서 같다)를 제공할 때에는 문서로 제공하거나 정보통신망을 이용하여 전자적인 형태의 파일(자기테이프, 자기디스크, 그 밖에 이와 유사한 매체에 체납등 자료가 기록·보관된 것을 말한다)로 제공할 수 있다.
③ 공단은 제2항에 따라 체납등 자료를 제공한 후 체납액의 납부, 결손처분의 취소 등의 사유가 발생한 경우에는 해당 사실을 그 사유가 발생한 날부터 15일 이내에 해당 체납등 자료를 제공한 신용정보집중기관에 알려야 한다.
④ 제2항 및 제3항에서 규정한 사항 외에 체납등 자료의 제공에 필요한 사항은 공단이 정한다.

제81조의4(보험료의 납부증명)

① 제77조에 따른 보험료의 납부의무자(이하 이 조에서 "납부의무자"라 한다)는 국가, 지방자치단체 또는 「공공기관의 운영에 관한 법률」 제4조에 따른 공공기관(이하 이 조에서 "공공기관"이라 한다)으로부터 공사・제조・구매・용역 등 대통령령으로 정하는 계약의 대가를 지급받는 경우에는 보험료와 그에 따른 연체금 및 체납처분비의 납부사실을 증명하여야 한다. 다만, 납부의무자가 계약대금의 전부 또는 일부를 체납한 보험료로 납부하려는 경우 등 대통령령으로 정하는 경우에는 그러하지 아니하다.
② 납부의무자가 제1항에 따라 납부사실을 증명하여야 할 경우 제1항의 계약을 담당하는 주무관서 또는 공공기관은 납부의무자의 동의를 받아 공단에 조회하여 보험료와 그에 따른 연체금 및 체납처분비의 납부여부를 확인하는 것으로 제1항에 따른 납부증명을 갈음할 수 있다.

영 제47조의3(보험료의 납부증명 등)

① 법 제81조의4제1항 본문에서 "공사·제조·구매·용역 등 대통령령으로 정하는 계약"이란 다음 각 호의 어느 하나에 해당하는 계약을 말한다.
1. 「국가를 당사자로 하는 계약에 관한 법률」 제2조에 따른 계약. 다만, 「국고금 관리법 시행령」 제31조에 따른 관서운영경비로 그 대가를 지급받는 계약은 제외한다.
2. 「지방자치단체를 당사자로 하는 계약에 관한 법률」 제2조에 따른 계약. 다만, 「지방회계법 시행령」 제38조에 따른 일상경비로 그 대가를 지급받는 계약은 제외한다.
3. 「공공기관의 운영에 관한 법률」에 따른 공공기관이 체결하는 계약. 다만, 일상경비적 성격의 자금으로서 보건복지부장관이 정하여 고시하는 자금으로 그 대가를 지급받는 계약은 제외한다.

② 법 제81조의4제1항 단서에서 "납부의무자가 계약대금의 전부 또는 일부를 체납한 보험료로 납부하려는 경우 등 대통령령으로 정하는 경우"란 다음 각 호의 어느 하나에 해당하는 경우를 말한다.
1. 납부의무자가 지급받는 대가의 전부를 보험료와 그에 따른 연체금 및 체납처분비로 납부하거나 그 대가의 일부를 보험료와 그에 따른 연체금 및 체납처분비 전액으로 납부하려는 경우
2. 법 제81조에 따른 체납처분에 따라 공단이 그 계약 대가를 지급받는 경우
3. 「채무자 회생 및 파산에 관한 법률」에 따른 파산관재인이 납부증명을 하지 못하여 관할법원이 파산절차를 원활하게 진행하기 곤란하다고 인정하는 경우로서 파산관재인이 공단에 납부증명의 예외를 요청하는 경우
4. 「채무자 회생 및 파산에 관한 법률」에 따른 회생계획에서 보험료와 그에 따른 연체금 및 체납처분비의 징수를 유예하거나 체납처분에 의한 재산의 환가를 유예하는 내용을 정한 경우. 이 경우 납부사실을 증명하지 아니하여도 되는 보험료와 그에 따른 연체금 및 체납처분비는 해당 징수유예 또는 환가유예된 금액만 해당한다.

③ 법 제77조에 따른 보험료 납부의무자가 법 제81조의4제1항 본문에 따라 보험료와 그에 따른 연체금 및 체납처분비 납부사실의 증명을 받으려는 경우에는 보건복지부장관이 정하여 고시하는 바에 따라 공단에 그 증명을 요청해야 한다. 다만, 계약 대가를 지급받는 자가 원래의 계약자가 아닌 경우에는 다음 각 호의 구분에 따른 자가 납부사실의 증명을 요청해야 한다.
1. 채권양도로 인한 경우: 양도인과 양수인
2. 법원의 전부명령에 따르는 경우: 압류채권자
3. 「하도급거래 공정화에 관한 법률」 제14조제1항제1호 및 제2호에 따라 건설공사의 하도급대금을 직접 지급받는 경우: 수급사업자

제81조의5(서류의 송달)

제79조 및 제81조에 관한 서류의 송달에 관한 사항과 전자문서에 의한 납입 고지 등에 관하여 제81조의6에서 정하지

아니한 사항에 관하여는 「국세기본법」 제8조(같은 조 제2항 단서는 제외한다)부터 제12조까지의 규정을 준용한다. 다만, 우편송달에 의하는 경우 그 방법은 대통령령으로 정하는 바에 따른다.

영 제47조의4(우편송달)

공단이 법 제81조의5 단서에 따라 법 제79조 및 제81조에 따른 서류를 우편으로 송달할 때에는 일반우편으로 송달할 수 있다.

제81조의6(전자문서에 의한 납입 고지 등)

① 납부의무자가 제79조제1항에 따른 납입 고지 또는 제81조제1항에 따른 독촉을 전자문서교환방식 등에 의한 전자문서로 해줄 것을 신청하는 경우에는 공단은 전자문서로 고지 또는 독촉할 수 있다. 이 경우 전자문서 고지 및 독촉에 대한 신청 방법・절차 등에 필요한 사항은 보건복지부령으로 정한다.

② 공단이 제1항에 따라 전자문서로 고지 또는 독촉하는 경우에는 전자문서가 보건복지부령으로 정하는 정보통신망에 저장되거나 납부의무자가 지정한 전자우편주소에 입력된 때에 납입 고지 또는 독촉이 그 납부의무자에게 도달된 것으로 본다.

규칙 제54조의2(납입고지서의 전자고지 등)

① 법 제81조의6에 따른 전자문서에 의한 납입 고지 및 독촉(이하 "전자고지"라 한다)을 신청・변경・해지하려는 사람은 별지 제30호의2서식의 전자고지 서비스 신규・변경・해지 신청서를 공단에 제출해야 한다. 다만, 다음 각 호의 신고 또는 신청을 할 때에 전자고지를 신청한 경우에는 신청서를 제출한 것으로 본다.

1. 제3조제1항에 따른 사업장 적용신고
2. 제4조제1항에 따른 지역가입자의 자격 취득 또는 변동 신고
3. 제63조에 따른 임의계속가입 신청

② 공단은 제1항에 따라 전자고지 신청을 접수한 경우에는 그 신청에 따라 전자우편, 휴대전화, 공단이 관리하는 전자문서교환시스템 또는 건강보험 업무를 수행하기 위하여 공단이 관리・운영하는 정보통신망을 통해 전자고지를 해야 한다. 다만, 공단은 정보통신망의 장애 등으로 전자고지가 불가능한 경우에는 문서로 보험료등에 대한 납입고지 또는 독촉을 할 수 있다.

③ 전자고지의 개시 및 해지는 제1항에 따른 신청서를 접수한 날의 다음 날부터 적용한다.

④ 전자고지의 신청을 해지한 사람은 해지한 날부터 30일이 지난 날 이후에 전자고지를 다시 신청할 수 있다.

⑤ 법 제81조의6제2항에서 "보건복지부령으로 정하는 정보통신망"이란 공단이 관리하는 전자문서교환시스템 또는 건강보험 업무를 수행하기 위하여 공단이 관리・운영하는 정보통신망을 말한다.

제82조(체납보험료의 분할납부)

① 공단은 보험료를 3회 이상 체납한 자가 신청하는 경우 보건복지부령으로 정하는 바에 따라 분할납부를 승인할 수 있다.

② 공단은 보험료를 3회 이상 체납한 자에 대하여 제81조제3항에 따른 체납처분을 하기 전에 제1항에 따른 분할납부를 신청할 수 있음을 알리고, 보건복지부령으로 정하는 바에 따라 분할납부 신청의 절차・방법 등에 관한 사항을 안내하여야 한다.

③ 공단은 제1항에 따라 분할납부 승인을 받은 자가 정당한 사유 없이 5회(제1항에 따라 승인받은 분할납부 횟수가 5회 미만인 경우에는 해당 분할납부 횟수를 말한다) 이상 그 승인된 보험료를 납부하지 아니하면 그 분할납부의 승인을 취소한다.

④ 분할납부의 승인과 취소에 관한 절차・방법・기준 등에 필요한 사항은 보건복지부령으로 정한다.

규칙 제55조(체납보험료 분할납부의 승인 등)

① 법 제82조에 따라 보험료를 3회 이상 체납한 자가 보험료 분할납부의 승인을 받으려는 경우에는 별지 제31호서식의 건강보험 체납보험료 분할납부 신청서를 공단에 제출하여야 한다.

② 공단은 법 제82조제2항에 따라 체납 보험료 분할납부 신청의 절차・방법 등에 관한 사항을 법 제79조에 따라 보험료등을 징수할 때 납입 고지하는 문서와 법 제81조제4항에 따라 체납처분을 하기 전에 발송하는 통보서에 적어 안내하여야 하며, 필요한 경우에는 별도의 문서에 적거나 전화 통화, 휴대전화 문자전송 등의 방법으로 추가 안내할 수 있다.

③ 공단은 제1항에 따라 분할납부를 신청한 자가 법 제82조제3항에 따라 승인이 취소된 적이 있으면 분할납부의 승인을 하지 아니할 수 있다.
④ 공단은 제1항에 따라 분할납부를 신청한 자가 제3항에 해당하지 않는 경우에는 특별한 사유가 없으면 분할납부를 승인해야 한다. 이 경우 분할납부하는 횟수는 24회 이내로 정하고, 매월 납부할 금액(이하 "분할보험료"라 한다)은 해당 월별로 고지된 보험료 및 연체금 이상[제1항에 따라 분할납부를 신청한 달에 고지된 보험료가 영 제32조제2호에 따른 월별 보험료액의 하한액에 해당하는 가입자가 보험료를 체납한 경우(직장가입자가 보수월액보험료를 체납한 경우는 제외한다)에는 해당 월별로 고지된 보험료 및 연체금의 100분의 50 이상]으로 정하여 신청인에게 통보해야 한다.
⑤ 공단은 제4항에 따라 분할납부 승인을 받은 자(이하 "분할납부자"라 한다)에게 매회 납부기일 10일 전까지 분할보험료 납입고지서를 발급하여야 한다. 다만, 분할납부자가 분할납부 승인을 신청할 때에 분할횟수에 해당하는 납입고지서를 모두 발급해 줄 것을 요청하면 이를 한꺼번에 발급할 수 있다.
⑥ 공단은 법 제82조제3항에 따라 분할납부의 승인을 취소한 경우에는 지체 없이 그 사실을 해당 분할납부자에게 통보하여야 한다.

제83조(고액 · 상습체납자의 인적사항 공개)

① 공단은 이 법에 따른 납부기한의 다음 날부터 1년이 경과한 보험료, 연체금과 체납처분비(제84조에 따라 결손처분한 보험료, 연체금과 체납처분비로서 징수권 소멸시효가 완성되지 아니한 것을 포함한다)의 총액이 1천만원 이상인 체납자가 납부능력이 있음에도 불구하고 체납한 경우 그 인적사항 · 체납액 등(이하 이 조에서 "인적사항등"이라 한다)을 공개할 수 있다. 다만, 체납된 보험료, 연체금과 체납처분비와 관련하여 제87조에 따른 이의신청, 제88조에 따른 심판청구가 제기되거나 행정소송이 계류 중인 경우 또는 그 밖에 체납된 금액의 일부 납부 등 대통령령으로 정하는 사유가 있는 경우에는 그러하지 아니하다.
② 제1항에 따른 체납자의 인적사항등에 대한 공개 여부를 심의하기 위하여 공단에 보험료정보공개심의위원회를 둔다.
③ 공단은 보험료정보공개심의위원회의 심의를 거친 인적사항등의 공개대상자에게 공개대상자임을 서면으로 통지하여 소명의 기회를 부여하여야 하며, 통지일부터 6개월이 경과한 후 체납액의 납부이행 등을 감안하여 공개대상자를 선정한다.
④ 제1항에 따른 체납자 인적사항등의 공개는 관보에 게재하거나 공단 인터넷 홈페이지에 게시하는 방법에 따른다.
⑤ 제1항부터 제4항까지의 규정에 따른 체납자 인적사항등의 공개와 관련한 납부능력의 기준, 공개절차 및 위원회의 구성 · 운영 등에 필요한 사항은 대통령령으로 정한다.

영 제48조(고액 · 상습체납자의 인적사항 공개 및 공개 제외 사유 등)

① 법 제83조제1항 단서에서 "체납된 금액의 일부 납부 등 대통령령으로 정하는 사유가 있는 경우"란 다음 각 호의 어느 하나에 해당하는 경우를 말한다.
  1. 법 제83조제3항에 따른 통지 당시 체납된 보험료, 연체금 및 체납처분비(이하 이 조에서 "체납액"이라 한다)의 100분의 30 이상을 그 통지일부터 6개월 이내에 납부한 경우
  2. 「채무자 회생 및 파산에 관한 법률」 제243조에 따른 회생계획인가의 결정에 따라 체납액의 징수를 유예받고 그 유예기간 중에 있거나 체납액을 회생계획의 납부일정에 따라 내고 있는 경우
  3. 재해 등으로 재산에 심한 손실을 입었거나 사업이 중대한 위기에 처한 경우 등으로서 법 제83조제2항에 따른 보험료정보공개심의위원회(이하 "보험료정보공개심의위원회"라 한다)가 체납자의 인적사항 · 체납액 등(이하 "인적사항등"이라 한다)을 공개할 실익이 없다고 인정하는 경우
② 공단과 보험료정보공개심의위원회는 법 제83조제3항에 따른 인적사항등의 공개대상자를 선정할 때에는 체납자의 재산상태, 소득수준, 미성년자 여부, 그 밖의 사정을 종합적으로 고려하여 납부능력이 있는지를 판단하여야 한다.
③ 공단은 법 제83조제3항에 따라 인적사항등 공개대상자임을 통지할 때에는 체납액의 납부를 촉구하고, 같은 조 제1항 단서에 따른 인적사항등의 공개 제외 사유에 해당하면 그에 관한 소명자료를 제출하도록 안내하여야 한다.
④ 공단은 법 제83조제4항에 따라 인적사항등을 공개할 때에는 체납자의 성명, 상호(법인의 명칭을 포함한다), 나이, 업종 · 직종, 주소, 체납액의 종류 · 납부기한 · 금액, 체납요지 등을 공개해야 하고, 체납자가 법인인 경우에는 법인의 대표자를 함께 공개해야 한다.

영 제49조(보험료정보공개심의위원회의 구성 및 운영)

① 위원회는 위원장 1명을 포함한 11명의 위원으로 구성한다.
② 보험료정보공개심의위원회의 위원장은 공단의 임원 중 해당 업무를 담당하는 상임이사가 되고, 위원은 공단의 이사장이 임명하거나 위촉하는 다음 각 호의 사람으로 한다.
  1. 공단 소속 직원 4명
  2. 보험료 징수에 관한 사무를 담당하는 보건복지부 소속 3급 또는 4급 공무원 1명

3. 국세청의 3급 또는 4급 공무원 1명
4. 법률, 회계 또는 사회보험에 관한 학식과 경험이 풍부한 사람 4명

③ 제2항제4호에 따른 위원의 임기는 2년으로 한다.

④ 보험료정보공개심의위원회의 회의는 재적위원 과반수의 출석으로 개의하고, 출석위원 과반수의 찬성으로 의결한다.

⑤ 제1항부터 제4항까지에서 규정한 사항 외에 보험료정보공개심의위원회의 구성 및 운영에 필요한 사항은 공단이 정한다.

제84조(결손처분)

① 공단은 다음 각 호의 어느 하나에 해당하는 사유가 있으면 재정운영위원회의 의결을 받아 보험료등을 결손처분할 수 있다.
1. 체납처분이 끝나고 체납액에 충당될 배분금액이 그 체납액에 미치지 못하는 경우
2. 해당 권리에 대한 소멸시효가 완성된 경우
3. 그 밖에 징수할 가능성이 없다고 인정되는 경우로서 대통령령으로 정하는 경우

② 공단은 제1항제3호에 따라 결손처분을 한 후 압류할 수 있는 다른 재산이 있는 것을 발견한 때에는 지체 없이 그 처분을 취소하고 체납처분을 하여야 한다.

영 제50조(결손처분)

법 제84조제1항제3호에서 "대통령령으로 정하는 경우"란 다음 각 호의 경우를 말한다.
1. 체납자의 재산이 없거나 체납처분의 목적물인 총재산의 견적가격이 체납처분비에 충당하고 나면 남을 여지가 없음이 확인된 경우
2. 체납처분의 목적물인 총재산이 보험료등보다 우선하는 국세, 지방세, 전세권·질권·저당권 또는 「동산·채권 등의 담보에 관한 법률」에 따른 담보권에 따라 담보된 채권 등의 변제에 충당하고 나면 남을 여지가 없음이 확인된 경우
3. 그 밖에 징수할 가능성이 없다고 재정운영위원회에서 의결한 경우

제85조(보험료등의 징수 순위)

보험료등은 국세와 지방세를 제외한 다른 채권에 우선하여 징수한다. 다만, 보험료등의 납부기한 전에 전세권·질권·저당권 또는 「동산·채권 등의 담보에 관한 법률」에 따른 담보권의 설정을 등기 또는 등록한 사실이 증명되는 재산을 매각할 때에 그 매각대금 중에서 보험료등을 징수하는 경우 그 전세권·질권·저당권 또는 「동산·채권 등의 담보에 관한 법률」에 따른 담보권으로 담보된 채권에 대하여는 그러하지 아니하다.

제86조(보험료등의 충당과 환급)

① 공단은 납부의무자가 보험료등·연체금 또는 체납처분비로 낸 금액 중 과오납부한 금액이 있으면 대통령령으로 정하는 바에 따라 그 과오납금을 보험료등·연체금 또는 체납처분비에 우선 충당하여야 한다.

② 공단은 제1항에 따라 충당하고 남은 금액이 있는 경우 대통령령으로 정하는 바에 따라 납부의무자에게 환급하여야 한다.

③ 제1항 및 제2항의 경우 과오납금에 대통령령으로 정하는 이자를 가산하여야 한다.

영 제51조(과오납금의 충당 순서)

① 공단은 법 제86조제1항에 따라 같은 항에 따른 과오납금(이하 "과오납금"이라 한다)을 다음 각 호의 구분에 따라 각 목의 순서대로 충당해야 한다.
1. 보험료와 그에 따른 연체금을 과오납부한 경우
   가. 체납처분비
   나. 체납된 보험료와 그에 따른 연체금
   다. 앞으로 내야 할 1개월분의 보험료(납부의무자가 동의한 경우만 해당한다)
2. 법 제57조에 따른 징수금(이하 이 호에서 "징수금"이라 한다)과 그에 따른 연체금을 과오납부한 경우
   가. 체납처분비
   나. 체납된 징수금과 그에 따른 연체금
3. 가산금과 그에 따른 연체금을 과오납부한 경우
   가. 체납처분비
   나. 체납된 가산금과 그에 따른 연체금

② 공단은 제1항제1호부터 제3호까지의 규정에 따라 충당한

후 남은 금액이 있는 경우에는 다음 각 호의 구분에 따라 충당할 수 있다.

1. 제1항제1호에 따라 충당하고 남은 금액이 있는 경우: 같은 항 제2호 각 목의 순서에 따라 충당하고, 그 다음에 같은 항 제3호 각 목의 순서에 따라 충당할 것
2. 제1항제2호에 따라 충당하고 남은 금액이 있는 경우: 같은 항 제1호 각 목의 순서에 따라 충당하고, 그 다음에 같은 항 제3호 각 목의 순서에 따라 충당할 것
3. 제1항제3호에 따라 충당하고 남은 금액이 있는 경우: 같은 항 제1호 각 목의 순서에 따라 충당하고, 그 다음에 같은 항 제2호 각 목의 순서에 따라 충당할 것

영 제52조(과오납금의 충당 · 지급 시 가산 이자 등)

① 공단은 법 제86조제1항에 따라 과오납금을 보험료등 · 연체금 또는 체납처분비에 충당하거나 같은 조 제2항에 따라 충당하고 남은 금액을 환급하려는 경우에는 그 사실을 문서로 납부의무자에게 알려야 한다.

② 법 제86조제3항에서 "대통령령으로 정하는 이자"란 다음 각 호의 구분에 따른 날부터 과오납금을 보험료등 · 연체금 또는 체납처분비에 충당하는 날(환급의 경우에는 환급통지서를 발송한 날을 말한다)까지의 기간에 대하여 과오납금에 「국세기본법 시행령」 제43조의3제2항 본문에 따른 국세환급가산금의 이자율을 곱하여 산정한 금액을 말한다.

1. 보험료등, 연체금 또는 체납처분비가 2회 이상 분할 납부된 경우에는 다음 각 목의 구분에 따른 분할납부일의 다음 날
   가. 해당 환급금이 최종 분할납부된 금액보다 적거나 같은 경우: 최종 분할납부일
   나. 해당 환급금이 최종 분할납부된 금액보다 많은 경우: 해당 환급금이 가목의 경우에 해당될 때까지 최근 분할납부일의 순서로 소급하여 산정한 각 분할납부일
2. 공단이 제39조제1항에 따라 그 초과액을 사용자에게 반환하는 경우에는 다음 각 목의 구분에 따른 날
   가. 사용자가 제35조 및 제38조에 따라 직장가입자에게 지급한 보수의 총액 등을 그 통보기한까지 공단에 통보한 경우 그 통보기한일부터 7일이 지난 날. 다만, 그 통보기한을 지나서 통보한 경우에는 통보일부터 7일이 지난 날
   나. 사용자가 제36조제2항(제38조제2항에서 준용하는 경우를 포함한다)에 따라 공단에 보수월액 변경을 신청한 경우 그 신청일부터 7일이 지난 날
3. 제38조제2항에서 준용하는 제35조제2항 각 호의 사유로 사용자의 보수월액보험료를 정산하는 경우나 직장가입자의 사용 · 임용 · 채용 관계가 끝나 공단이 제39조제2항에 따라 사용자와 보수월액보험료를 다시 정산하여 반환하는 경우에는 다음 각 목의 구분에 따른 날
   가. 법 제9조제1항에 따른 자격 변동이 있는 경우: 자격 변동 신고를 한 날부터 7일이 지난 날
   나. 법 제10조제1항에 따른 자격 상실이 있는 경우: 자격 상실 신고를 한 날부터 7일이 지난 날
4. 제1호부터 제3호까지의 규정 외의 경우에는 과오납부한 날의 다음 날

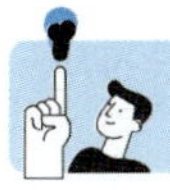

제 7 장 이의신청 및 심판청구 등

제87조(이의신청)

① **가입자 및 피부양자의 자격, 보험료등, 보험급여, 보험급여 비용에 관한 공단의 처분에 이의가 있는 자는 공단에 이의신청을 할 수 있다.**

② 요양급여비용 및 요양급여의 적정성 평가 등에 관한 심사평가원의 처분에 이의가 있는 공단, 요양기관 또는 그 밖의 자는 심사평가원에 이의신청을 할 수 있다.

③ 제1항 및 제2항에 따른 이의신청(이하 "이의신청"이라 한다)은 처분이 있음을 안 날부터 90일 이내에 문서(전자문서를 포함한다)로 하여야 하며 처분이 있은 날부터 180일을 지나면 제기하지 못한다. 다만, 정당한 사유로 그 기간에 이의신청을 할 수 없었음을 소명한 경우에는 그러하지 아니하다.

④ 제3항 본문에도 불구하고 요양기관이 제48조에 따른 심사평가원의 확인에 대하여 이의신청을 하려면 같은 조 제2항에 따라 통보받은 날부터 30일 이내에 하여야 한다.

⑤ 제1항부터 제4항까지에서 규정한 사항 외에 이의신청의 방법 · 결정 및 그 결정의 통지 등에 필요한 사항은 대통령령으로 정한다.

영 제53조(이의신청위원회)

법 제87조제1항 및 제2항에 따른 이의신청을 효율적으로 처리하기 위하여 공단 및 심사평가원에 각각 이의신청위원회를 설치한다.

영 제54조(이의신청위원회의 구성 등)

① 제53조에 따른 이의신청위원회(이하 "이의신청위원회"라 한다)는 각각 위원장 1명을 포함한 25명의 위원으로 구성한다.

② 공단에 설치하는 이의신청위원회의 위원장은 공단의 이사장이 지명하는 공단의 상임이사가 되고, 위원은 공단의 이사장이 임명하거나 위촉하는 다음 각 호의 사람으로 한다.

1. 공단의 임직원 1명
2. 사용자단체 및 근로자단체가 각각 4명씩 추천하는 8명
3. 시민단체, 소비자단체, 농어업인단체 및 자영업자단체가 각각 2명씩 추천하는 8명
4. 변호사, 사회보험 및 의료에 관한 학식과 경험이 풍부한 사람 7명

③ 심사평가원에 설치하는 이의신청위원회의 위원장은 심사평가원의 원장이 지명하는 심사평가원의 상임이사가 되고, 위원은 심사평가원의 원장이 임명하거나 위촉하는 다음 각 호의 사람으로 한다.

1. 심사평가원의 임직원 1명
2. 가입자를 대표하는 단체(시민단체를 포함한다)가 추천하는 사람 5명
3. 변호사, 사회보험에 관한 학식과 경험이 풍부한 사람 4명
4. 의약 관련 단체가 추천하는 사람 14명

④ 제2항과 제3항에 따라 위촉된 위원의 임기는 3년으로 한다.

영 제55조(이의신청위원회의 운영)

① 이의신청위원회의 위원장은 이의신청위원회 회의를 소집하고, 그 의장이 된다. 이 경우 위원장이 부득이한 사유로 직무를 수행할 수 없을 때에는 위원장이 지명하는 위원이 그 직무를 대행한다.

② 이의신청위원회의 회의는 위원장과 위원장이 회의마다 지명하는 6명의 위원으로 구성한다.

③ 이의신청위원회의 회의는 제2항에 따른 구성원 과반수의 출석으로 개의하고, 출석위원 과반수의 찬성으로 의결한다.

④ 이의신청위원회의 회의에 출석한 위원장 및 소속 임직원을 제외한 나머지 위원에게는 예산의 범위에서 수당과 여비, 그 밖에 필요한 경비를 지급할 수 있다.

⑤ 이의신청위원회의 회의에 부치는 안건의 범위, 그 밖에 이의신청위원회의 운영에 필요한 사항은 이의신청위원회의 의결을 거쳐 위원장이 정한다.

규칙 제56조(이의신청의 서식 등)

법 제87조제1항·제2항 및 영 제56조에 따라 공단의 처분에 대한 이의신청과 그 결정은 별지 제32호서식 및 별지 제33호서식에 따르고, 심사평가원의 처분 중 요양급여비용의 심사에 대한 이의신청과 그 결정은 별지 제34호서식 및 별지 제35호서식, 적정성평가에 대한 이의신청과 그 결정은 별지 제36호서식 및 별지 제37호서식에 따른다.

영 제56조(이의신청 등의 방식)

법 제87조제1항 및 제2항에 따른 이의신청 및 그에 대한 결정은 보건복지부령으로 정하는 서식에 따른다.

영 제57조(이의신청 결정의 통지)

공단과 심사평가원은 이의신청에 대한 결정을 하였을 때에는 지체 없이 신청인에게 결정서의 정본을 보내고, 이해관계인에게는 그 사본을 보내야 한다.

영 제58조(이의신청 결정기간)

① 공단과 심사평가원은 이의신청을 받은 날부터 60일 이내에 결정을 하여야 한다. 다만, 부득이한 사정이 있는 경우에는 30일의 범위에서 그 기간을 연장할 수 있다.

② 공단과 심사평가원은 제1항 단서에 따라 결정기간을 연장하려면 결정기간이 끝나기 7일 전까지 이의신청을 한 자에게 그 사실을 알려야 한다.

제88조(심판청구)

① 이의신청에 대한 결정에 불복하는 자는 제89조에 따른 건강보험분쟁조정위원회에 심판청구를 할 수 있다. 이 경우 심판청구의 제기기간 및 제기방법에 관하여는 제87조제3항을 준용한다.

② 제1항에 따라 심판청구를 하려는 자는 대통령령으로 정하는 심판청구서를 제87조제1항 또는 제2항에 따른 처분을 한 공단 또는 심사평가원에 제출하거나 제89조에 따른 건강보험분쟁조정위원회에 제출하여야 한다.

③ 제1항 및 제2항에서 규정한 사항 외에 심판청구의 절차·방법·결정 및 그 결정의 통지 등에 필요한 사항은 대통령령으로 정한다.

영 제59조(심판청구서의 제출 등)

① 법 제88조제1항에 따라 심판청구를 하려는 자는 다음 각 호의 사항을 적은 심판청구서를 공단, 심사평가원 또는 법 제89조에 따른 건강보험분쟁조정위원회(이하 "분쟁조정위원회"라 한다)에 제출하여야 한다. 이 경우 정당한 권한이 없는 자에게 심판청구서가 제출되었을 때에는 심판청구서를 받은 자는 그 심판청구서를 정당한 권한이 있는 자에게 보내야 한다.

1. 청구인과 처분을 받은 자의 성명·주민등록번호 및 주소(법인인 경우에는 법인의 명칭, 법인등록번호 및 주사무소의 소재지를 말한다. 이하 제60조제1호에서 같다)
2. 처분을 한 자(공단 이사장 또는 심사평가원 원장의 위임

을 받아 분사무소의 장이 처분을 한 경우에는 그 분사무소의 장을 말한다. 이하 같다)
3. 처분의 요지 및 처분이 있음을 안 날
4. 심판청구의 취지 및 이유
5. 청구인이 처분을 받은 자가 아닌 경우에는 처분을 받은 자와의 관계
6. 첨부서류의 표시
7. 심판청구에 관한 고지의 유무 및 그 내용

② 공단과 심사평가원은 제1항에 따라 심판청구서를 받으면 그 심판청구서를 받은 날부터 10일 이내에 그 심판청구서에 처분을 한 자의 답변서 및 이의신청 결정서 사본을 첨부하여 분쟁조정위원회에 제출하여야 한다.

③ 분쟁조정위원회는 제1항에 따라 심판청구서를 받으면 지체 없이 그 사본 또는 부본을 공단 또는 심사평가원 및 이해관계인에게 보내고, 공단 또는 심사평가원은 그 사본 또는 부본을 받은 날부터 10일 이내에 처분을 한 자의 답변서 및 이의신청 결정서 사본을 분쟁조정위원회에 제출하여야 한다.

④ 제1항 후단에 따라 심판청구서를 정당한 권한이 있는 자에게 보냈을 때에는 지체 없이 그 사실을 청구인에게 알려야 한다.

⑤ 법 제88조제1항 후단에 따른 심판청구 제기기간을 계산할 때에는 제1항에 따라 공단, 심사평가원, 분쟁조정위원회 또는 정당한 권한이 없는 자에게 심판청구서가 제출된 때에 심판청구가 제기된 것으로 본다.

영 제60조(심판청구 결정의 통지)

분쟁조정위원회의 위원장은 심판청구에 대하여 결정을 하였을 때에는 다음 각 호의 사항을 적은 결정서에 서명 또는 기명날인하여 지체 없이 청구인에게는 결정서의 정본을 보내고, 처분을 한 자 및 이해관계인에게는 그 사본을 보내야 한다.
1. 청구인의 성명·주민등록번호 및 주소
2. 처분을 한 자
3. 결정의 주문
4. 심판청구의 취지
5. 결정 이유
6. 결정 연월일

영 제61조(심판청구 결정기간)

① 분쟁조정위원회는 제59조제1항에 따라 심판청구서가 제출된 날부터 60일 이내에 결정을 하여야 한다. 다만, 부득이한 사정이 있는 경우에는 30일의 범위에서 그 기간을 연장할 수 있다.

② 제1항 단서에 따라 결정기간을 연장하려면 결정기간이 끝나기 7일 전까지 청구인에게 그 사실을 알려야 한다.

제89조(건강보험분쟁조정위원회)

① **제88조에 따른 심판청구를 심리·의결하기 위하여 보건복지부에 건강보험분쟁조정위원회(이하 "분쟁조정위원회"라 한다)를 둔다.**

② 분쟁조정위원회는 위원장을 포함하여 60명 이내의 위원으로 구성하고, 위원장을 제외한 위원 중 1명은 당연직위원으로 한다. 이 경우 공무원이 아닌 위원이 전체 위원의 과반수가 되도록 하여야 한다.

③ 분쟁조정위원회의 회의는 위원장, 당연직위원 및 위원장이 매 회의마다 지정하는 7명의 위원을 포함하여 총 9명으로 구성하되, 공무원이 아닌 위원이 과반수가 되도록 하여야 한다.

④ 분쟁조정위원회는 제3항에 따른 구성원 과반수의 출석과 출석위원 과반수의 찬성으로 의결한다.

⑤ 분쟁조정위원회를 실무적으로 지원하기 위하여 분쟁조정위원회에 사무국을 둔다.

⑥ 제1항부터 제5항까지에서 규정한 사항 외에 분쟁조정위원회 및 사무국의 구성 및 운영 등에 필요한 사항은 대통령령으로 정한다.

⑦ 분쟁조정위원회의 위원 중 공무원이 아닌 사람은 「형법」 제129조부터 제132조까지의 규정을 적용할 때 공무원으로 본다.

영 제62조(분쟁조정위원회의 구성 등)

① 분쟁조정위원회의 위원장은 보건복지부장관의 제청으로 대통령이 임명하고, 위원은 다음 각 호의 사람 중에서 보건복지부장관이 임명하거나 위촉한다.
1. 4급 이상 공무원 또는 고위공무원단에 속하는 일반직공무원으로 재직 중이거나 재직하였던 사람
2. 판사·검사 또는 변호사 자격이 있는 사람
3. 「고등교육법」 제2조제1호부터 제3호까지의 규정에 따른 학교에서 사회보험 또는 의료와 관련된 분야에 부교수 이상으로 재직하고 있는 사람
4. 사회보험 또는 의료에 관한 학식과 경험이 풍부한 사람

② 법 제89조제2항에 따른 당연직위원은 제1항제1호의 위원 중 법 제88조에 따른 심판청구에 관한 업무를 담당하는 공무원으로 한다.

영 제62조의2(분쟁조정위원회 위원의 해임 및 해촉)

보건복지부장관은 제62조제1항 각 호에 따른 분쟁조정위원회 위원이 다음 각 호의 어느 하나에 해당하는 경우에는 해당 분쟁조정위원회 위원을 해임하거나 해촉할 수 있다.
1. 심신장애로 인하여 직무를 수행할 수 없게 된 경우
2. 직무와 관련된 비위사실이 있는 경우
3. 직무태만, 품위손상이나 그 밖의 사유로 인하여 위원으로 적합하지 아니하다고 인정되는 경우

4. 제65조의2제1항 각 호의 어느 하나에 해당하는 데에도 불구하고 회피하지 아니한 경우
5. 위원 스스로 직무를 수행하는 것이 곤란하다고 의사를 밝히는 경우

영 제63조(분쟁조정위원회 위원장의 직무)

① 분쟁조정위원회의 위원장은 분쟁조정위원회를 대표하고, 분쟁조정위원회의 사무를 총괄한다.
② 분쟁조정위원회의 위원장이 부득이한 사유로 직무를 수행할 수 없을 때에는 위원장이 지명하는 위원이 그 직무를 대행한다.

영 제64조(분쟁조정위원회 위원의 임기)

분쟁조정위원회 위원의 임기는 3년으로 한다. 다만, 제62조제1항제1호에 따른 위원 중 공무원인 위원의 임기는 그 직위에 재임하는 기간으로 한다.

영 제65조(분쟁조정위원회의 회의)

① 분쟁조정위원회의 위원장은 분쟁조정위원회의 회의를 소집하고, 그 의장이 된다.
② 이 영에서 규정한 사항 외에 분쟁조정위원회 운영에 필요한 사항은 분쟁조정위원회의 의결을 거쳐 위원장이 정한다.

영 제65조의2(분쟁조정위원회 위원의 제척 · 기피 · 회피)

① 분쟁조정위원회의 위원(이하 이 조에서 "위원"이라 한다)이 다음 각 호의 어느 하나에 해당하는 경우에는 분쟁조정위원회의 심리 · 의결에서 제척된다.
1. 위원 또는 그 배우자나 배우자였던 사람이 해당 안건의 당사자가 되거나 그 안건의 당사자와 공동권리자 또는 공동의무자인 경우
2. 위원이 해당 안건의 당사자와 친족이거나 친족이었던 경우
3. 위원이 해당 안건에 대하여 증언 · 진술 · 자문 · 연구 또는 용역을 한 경우
4. 위원이나 위원이 속한 법인이 해당 안건의 당사자의 대리인이거나 대리인이었던 경우
5. 위원이 해당 안건의 원인이 된 처분이나 부작위에 관여하거나 관여하였던 경우

② 당사자는 위원에게 공정한 심리 · 의결을 기대하기 어려운 사정이 있는 경우에는 분쟁조정위원회에 기피 신청을 할 수 있고, 분쟁조정위원회는 의결로 이를 결정한다. 이 경우 기피 신청의 대상인 위원은 그 의결에 참여하지 못한다.
③ 위원은 제1항 각 호에 따른 제척 사유에 해당하는 경우에는 스스로 해당 안건의 심리 · 의결에서 회피하여야 한다.

영 제66조(분쟁조정위원회의 간사)

① 분쟁조정위원회의 사무를 처리하기 위하여 분쟁조정위원회에 간사 1명을 둔다.
② 간사는 보건복지부 소속 공무원 중에서 보건복지부장관이 지명한다.

영 제67조(분쟁조정위원회 위원의 수당)

분쟁조정위원회에 출석한 위원에게는 예산의 범위에서 수당과 여비, 그 밖에 필요한 경비를 지급할 수 있다. 다만, 공무원인 위원이 소관 업무와 직접 관련하여 출석하는 경우에는 그러하지 아니하다.

제90조(행정소송)

공단 또는 심사평가원의 처분에 이의가 있는 자와 제87조에 따른 이의신청 또는 제88조에 따른 심판청구에 대한 결정에 불복하는 자는 「행정소송법」에서 정하는 바에 따라 행정소송을 제기할 수 있다.

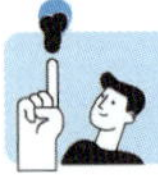

제 8 장 보 칙

제91조(시효)

① 다음 각 호의 권리는 3년 동안 행사하지 아니하면 소멸시효가 완성된다.
1. 보험료, 연체금 및 가산금을 징수할 권리
2. 보험료, 연체금 및 가산금으로 과오납부한 금액을 환급받을 권리
3. 보험급여를 받을 권리
4. 보험급여 비용을 받을 권리
5. 제47조제3항 후단에 따라 과다납부된 본인일부부담금을 돌려받을 권리
6. 제61조에 따른 근로복지공단의 권리

② 제1항에 따른 시효는 다음 각 호의 어느 하나의 사유로 중단된다.

1. 보험료의 고지 또는 독촉
2. 보험급여 또는 보험급여 비용의 청구

③ 휴직자등의 보수월액보험료를 징수할 권리의 소멸시효는 제79조제5항에 따라 고지가 유예된 경우 휴직 등의 사유가 끝날 때까지 진행하지 아니한다.

④ 제1항에 따른 소멸시효기간, 제2항에 따른 시효 중단 및 제3항에 따른 시효 정지에 관하여 이 법에서 정한 사항 외에는 「민법」에 따른다.

제92조(기간 계산)

이 법이나 이 법에 따른 명령에 규정된 기간의 계산에 관하여 이 법에서 정한 사항 외에는 「민법」의 기간에 관한 규정을 준용한다.

제93조(근로자의 권익 보호)

제6조제2항 각 호의 어느 하나에 해당하지 아니하는 모든 사업장의 근로자를 고용하는 사용자는 그가 고용한 근로자가 이 법에 따른 직장가입자가 되는 것을 방해하거나 자신이 부담하는 부담금이 증가되는 것을 피할 목적으로 정당한 사유 없이 근로자의 승급 또는 임금 인상을 하지 아니하거나 해고나 그 밖의 불리한 조치를 할 수 없다.

벌칙 ※ 115조(1년 이하의 징역 또는 1천만원 이하의 벌금)

제94조(신고 등)

① 공단은 사용자, 직장가입자 및 세대주에게 다음 각 호의 사항을 신고하게 하거나 관계 서류(전자적 방법으로 기록된 것을 포함한다. 이하 같다)를 제출하게 할 수 있다.

1. 가입자의 거주지 변경
2. 가입자의 보수·소득
3. 그 밖에 건강보험사업을 위하여 필요한 사항

② 공단은 제1항에 따라 신고한 사항이나 제출받은 자료에 대하여 사실 여부를 확인할 필요가 있으면 소속 직원이 해당 사항에 관하여 조사하게 할 수 있다.

③ 제2항에 따라 조사를 하는 소속 직원은 그 권한을 표시하는 증표를 지니고 관계인에게 보여주어야 한다.

과태료 ※ ①=119조(500만원 이하의 과태료)

제95조(소득 축소·탈루 자료의 송부 등)

① 공단은 제94조제1항에 따라 신고한 보수 또는 소득 등에 축소 또는 탈루가 있다고 인정하는 경우에는 보건복지부장관을 거쳐 소득의 축소 또는 탈루에 관한 사항을 문서로 국세청장에게 송부할 수 있다.

② 국세청장은 제1항에 따라 송부받은 사항에 대하여 「국세기본법」 등 관련 법률에 따른 세무조사를 하면 그 조사 결과 중 보수·소득에 관한 사항을 공단에 송부하여야 한다.

③ 제1항 및 제2항에 따른 송부 절차 등에 필요한 사항은 대통령령으로 정한다.

영 제68조(소득 축소·탈루 자료의 송부 절차)

① 공단은 법 제95조제1항에 따라 다음 각 호의 어느 하나에 해당하는 경우에는 제2항에 따른 소득축소탈루심사위원회의 심사를 거쳐 관련 자료를 보건복지부장관에게 제출하고 국세청장에게 송부하여야 한다.

1. 법 제94조제1항에 따라 사용자, 직장가입자 및 세대주가 신고한 보수 또는 소득 등(이하 "소득등"이라 한다)이 다음 각 목의 어느 하나에 해당하는 경우
   가. 국세청에 신고한 소득등과 차이가 있는 경우
   나. 해당 업종·직종별 평균 소득등보다 낮은 경우

다. 임금대장이나 그 밖의 소득 관련 서류 또는 장부 등의 내용과 다른 경우
2. 다음 각 목의 어느 하나에 해당하는 경우로서 소득등의 축소 또는 탈루가 있다고 인정되는 경우
가. 법 제94조제1항에 따른 자료 제출을 하지 아니하거나 3개월 이상 늦게 제출한 경우
나. 법 제94조제2항에 따른 조사를 3회 이상 거부·방해·기피한 경우
② 법 제95조제1항에 따른 소득등의 축소 또는 탈루 여부에 관한 사항을 심사하기 위하여 공단에 소득축소탈루심사위원회(이하 "소득축소탈루심사위원회"라 한다)를 둔다.
③ 소득축소탈루심사위원회는 위원장 1명을 포함한 5명의 위원으로 구성한다.
④ 소득축소탈루심사위원회의 위원장은 공단 소속 임직원 중에서 공단의 이사장이 임명한다.
⑤ 소득축소탈루심사위원회의 위원은 공단의 이사장이 임명하거나 위촉하는 다음 각 호의 사람으로 한다.
1. 공단의 직원 1명
2. 보건복지부 및 국세청 소속의 5급 이상 공무원 또는 고위공무원단에 속하는 일반직공무원 중에서 소속 기관의 장이 각각 1명씩 지명하는 사람 2명
3. 세무사 또는 공인회계사 1명
⑥ 제3항부터 제5항까지에서 규정한 사항 외에 소득축소탈루심사위원회 운영에 필요한 사항은 공단의 이사장이 정한다.

영 제69조(국세청 회신자료의 반영)

법 제95조제2항에 따라 국세청장으로부터 보수·소득에 관한 사항을 송부받은 공단은 그 결과를 해당 가입자의 보수 또는 소득에 반영하여야 한다.

규칙 제57조(소득 축소·탈루 자료 송부의 서식 등)

공단이 법 제95조제1항에 따라 국세청장에게 소득 축소·탈루 자료를 송부할 때에는 별지 제38호서식의 소득 축소·탈루 혐의자료 통보서에 따른다. 이 경우 사용자나 세대주가 공단에 신고하거나 제출한 보수 또는 소득에 관한 자료와 공단이 조사한 증명자료를 첨부하여야 한다.

제96조(자료의 제공)

① 공단은 국가, 지방자치단체, 요양기관, 「보험업법」에 따른 보험회사 및 보험료율 산출 기관, 「공공기관의 운영에 관한 법률」에 따른 공공기관, 그 밖의 공공단체 등에 대하여 다음 각 호의 업무를 수행하기 위하여 주민등록·가족관계등록·국세·지방세·토지·건물·출입국관리 등의 자료로서 대통령령으로 정하는 자료를 제공하도록 요청할 수 있다.
1. 가입자 및 피부양자의 자격 관리, 보험료의 부과·징수, 보험급여의 관리 등 건강보험사업의 수행
2. 제14조제1항제11호에 따른 업무의 수행
② 심사평가원은 국가, 지방자치단체, 요양기관, 「보험업법」에 따른 보험회사 및 보험료율 산출 기관, 「공공기관의 운영에 관한 법률」에 따른 공공기관, 그 밖의 공공단체 등에 대하여 요양급여비용을 심사하고 요양급여의 적정성을 평가하기 위하여 주민등록·출입국관리·진료기록·의약품공급 등의 자료로서 대통령령으로 정하는 자료를 제공하도록 요청할 수 있다.
③ 보건복지부장관은 관계 행정기관의 장에게 제41조의2에 따른 약제에 대한 요양급여비용 상한금액의 감액 및 요양급여의 적용 정지를 위하여 필요한 자료를 제공하도록 요청할 수 있다.
④ 제1항부터 제3항까지의 규정에 따라 자료 제공을 요청받은 자는 성실히 이에 따라야 한다.
⑤ 공단 또는 심사평가원은 요양기관, 「보험업법」에 따른 보험회사 및 보험료율 산출 기관에 제1항 또는 제2항에 따른 자료의 제공을 요청하는 경우 자료 제공 요청 근거 및 사유, 자료 제공 대상자, 대상기간, 자료 제공 기한, 제출 자료 등이 기재된 자료제공요청서를 발송하여야 한다.
⑥ 제1항 및 제2항에 따른 국가, 지방자치단체, 요양기관, 「보험업법」에 따른 보험료율 산출 기관 그 밖의 공공기관 및 공공단체가 공단 또는 심사평가원에 제공하는 자료에 대하여는 사용료와 수수료 등을 면제한다.

영 제69조의2(제공 요청 자료 등)

① 법 제96조제1항에서 "대통령령으로 정하는 자료"란 별표 4의3 제1호에 따른 자료를 말한다.
② 법 제96조제2항에서 "대통령령으로 정하는 자료"란 별표 4의3 제2호에 따른 자료를 말한다.
③ 법 제96조제1항 또는 제2항에 따라 자료의 제공을 요청받은 국가, 지방자치단체, 요양기관, 「보험업법」에 따른 보험회사 및 보험료율 산출 기관, 「공공기관의 운영에 관한 법률」에 따른 공공기관, 그 밖의 공공단체 등은 제1항 또는 제2항의 자료가 디스켓, 자기테이프, 마이크로필름, 광디스크 등 전산기록장치 또는 전산프로그램을 이용하여 저장되어 있는 경우에는 해당 형태로 자료를 제공할 수 있다.

제96조의2(금융정보등의 제공 등)

① 공단은 제72조제1항 단서에 따른 지역가입자의 재산보험료부과점수 산정을 위하여 필요한 경우 「신용정보의 이용 및 보호에 관한 법률」 제32조 및 「금융실명거래 및 비밀보장에 관한 법률」 제4조제1항에도 불구하고 지역가입자가 제72조제3항에 따라 제출한 동의 서면을 전자적 형태로 바꾼 문서에 의하여 「신용정보의 이용 및 보호에 관한 법률」 제2조제6호에 따른 신용정보집중기관 또는 금융회사등(이하 이 조에서 "금융기관등"이라 한다)의 장에게 금융정보등을 제공하도록 요청할 수 있다.

② 제1항에 따라 금융정보등의 제공을 요청받은 금융기관등의 장은 「신용정보의 이용 및 보호에 관한 법률」 제32조 및 「금융실명거래 및 비밀보장에 관한 법률」 제4조에도 불구하고 명의인의 금융정보등을 제공하여야 한다.

③ 제2항에 따라 금융정보등을 제공한 금융기관등의 장은 금융정보등의 제공 사실을 명의인에게 통보하여야 한다. 다만, 명의인이 동의한 경우에는 「신용정보의 이용 및 보호에 관한 법률」 제32조제7항, 제35조제2항 및 「금융실명거래 및 비밀보장에 관한 법률」 제4조의2제1항에도 불구하고 통보하지 아니할 수 있다.

④ 제1항부터 제3항까지에서 규정한 사항 외에 금융정보등의 제공 요청 및 제공 절차 등에 필요한 사항은 대통령령으로 정한다.

제96조의3(가족관계등록 전산정보의 공동이용)

① 공단은 제96조제1항 각 호의 업무를 수행하기 위하여 「전자정부법」에 따라 「가족관계의 등록 등에 관한 법률」 제9조에 따른 전산정보자료를 공동이용(「개인정보 보호법」 제2조제2호에 따른 처리를 포함한다)할 수 있다.

② 법원행정처장은 제1항에 따라 공단이 전산정보자료의 공동이용을 요청하는 경우 그 공동이용을 위하여 필요한 조치를 취하여야 한다.

③ 누구든지 제1항에 따라 공동이용하는 전산정보자료를 그 목적 외의 용도로 이용하거나 활용하여서는 아니 된다.

벌칙 ※ ③=115조(3년 이하의 징역 또는 1천만원 이하의 벌금)

제96조의4(서류의 보존)

① 요양기관은 요양급여가 끝난 날부터 5년간 보건복지부령으로 정하는 바에 따라 제47조에 따른 요양급여비용의 청구에 관한 서류를 보존하여야 한다. 다만, 약국 등 보건복지부령으로 정하는 요양기관은 처방전을 요양급여비용을 청구한 날부터 3년간 보존하여야 한다.

② 사용자는 3년간 보건복지부령으로 정하는 바에 따라 자격 관리 및 보험료 산정 등 건강보험에 관한 서류를 보존하여야 한다.

③ 제49조제3항에 따라 요양비를 청구한 준요양기관은 요양비를 지급받은 날부터 3년간 보건복지부령으로 정하는 바에 따라 요양비 청구에 관한 서류를 보존하여야 한다.

④ 제51조제2항에 따라 보조기기에 대한 보험급여를 청구한 자는 보험급여를 지급받은 날부터 3년간 보건복지부령으로 정하는 바에 따라 보험급여 청구에 관한 서류를 보존하여야 한다.

과태료 ※ 119조(100만원 이하의 과태료)

규칙 제58조(서류의 보존)

① 요양기관이 법 제96조의4제1항에 따라 보존해야 하는 서류는 다음 각 호와 같다.

1. 요양급여비용 심사청구서 및 요양급여비용 명세서
2. 약제 · 치료재료, 그 밖의 요양급여의 구성 요소의 구입에 관한 서류
3. 개인별 투약기록 및 처방전(약국 및 한국희귀 · 필수의약품센터의 경우만 해당한다)
4. 그 밖에 간호관리 등급료의 산정자료 등 요양급여비용 산정에 필요한 서류 및 이를 증명하는 서류
5. 제1호부터 제4호까지의 서류 등을 디스켓, 마그네틱테이프 등 전산기록장치를 이용하여 자기매체에 저장하고 있는 경우에는 해당 자료

② 법 제96조의4제1항 단서에서 "약국 등 보건복지부령으로 정하는 요양기관"이란 약국 및 한국희귀 · 필수의약품센터를 말한다.

③ 사용자가 법 제96조의4제2항에 따라 보존해야 하는 서류는 다음 각 호와 같다.

1. 사업장의 현황, 직장가입자의 자격 취득 · 변동 · 상실

및 보험료 산정과 관련하여 관련 규정에 따라 공단에 신고 또는 통보한 내용을 입증할 수 있는 서류
2. 제1호의 서류를 디스켓, 마그네틱테이프 등 전산기록 장치를 이용하여 자기매체에 저장하고 있는 경우에는 그 자료

④ 준요양기관(법 제49조제3항에 따라 요양비의 지급을 직접 청구한 경우만 해당한다)이 법 제96조의4제3항에 따라 보존해야 하는 서류는 다음 각 호와 같다. 다만, 요양비 관련 정보통신망을 통하여 제출한 서류와 제23조제5항제1호가목 및 같은 항 제2호에 따라 제출이 생략되는 서류는 제외한다.
1. 가입자나 피부양자에 대한 의사의 요양비처방전(제23조제5항제1호가목에 따라 제출을 생략한 경우는 제외한다), 요양을 실시하였음을 증명하는 서류, 세금계산서, 현금영수증 등 요양비 청구에 관한 서류
2. 제1호의 서류를 디스켓, 마그네틱테이프 등 전산기록 장치를 이용하여 자기매체에 저장하고 있는 경우에는 해당 자료

⑤ 보조기기 판매업자(법 제51조제2항에 따라 보조기기 보험급여의 지급을 직접 청구한 경우만 해당한다)가 법 제96조의4제4항에 따라 보존해야 하는 서류는 다음 각 호와 같다.
1. 가입자나 피부양자에 대한 보조기기 처방전, 보조기기 검수확인서, 세금계산서, 현금영수증 등 보조기기에 대한 보험급여 청구에 관한 서류
2. 제1호의 서류를 디스켓, 마그네틱테이프 등 전산기록 장치를 이용하여 자기매체에 저장하고 있는 경우에는 해당 자료

제97조(보고와 검사)

① 보건복지부장관은 사용자, 직장가입자 또는 세대주에게 가입자의 이동・보수・소득이나 그 밖에 필요한 사항에 관한 보고 또는 서류 제출을 명하거나, 소속 공무원이 관계인에게 질문하게 하거나 관계 서류를 검사하게 할 수 있다.

② 보건복지부장관은 요양기관(제49조에 따라 요양을 실시한 기관을 포함한다)에 대하여 요양・약제의 지급 등 보험급여에 관한 보고 또는 서류 제출을 명하거나, 소속 공무원이 관계인에게 질문하게 하거나 관계 서류를 검사하게 할 수 있다.

③ 보건복지부장관은 보험급여를 받은 자에게 해당 보험급여의 내용에 관하여 보고하게 하거나, 소속 공무원이 질문하게 할 수 있다.

④ 보건복지부장관은 제47조제7항에 따라 요양급여비용의 심사청구를 대행하는 단체(이하 "대행청구단체"라 한다)에 필요한 자료의 제출을 명하거나, 소속 공무원이 대행청구에 관한 자료 등을 조사・확인하게 할 수 있다.

⑤ 보건복지부장관은 제41조의2에 따른 약제에 대한 요양급여비용 상한금액의 감액 및 요양급여의 적용 정지를 위하여 필요한 경우에는 「약사법」 제47조제2항에 따른 의약품공급자에 대하여 금전, 물품, 편익, 노무, 향응, 그 밖의 경제적 이익등 제공으로 인한 의약품 판매 질서 위반 행위에 관한 보고 또는 서류 제출을 명하거나, 소속 공무원이 관계인에게 질문하게 하거나 관계 서류를 검사하게 할 수 있다.

⑥ 제1항부터 제5항까지의 규정에 따라 질문・검사・조사 또는 확인을 하는 소속 공무원은 그 권한을 표시하는 증표를 지니고 관계인에게 보여주어야 한다.

⑦ 보건복지부장관은 제1항부터 제5항까지에 따른 질문・검사・조사 또는 확인 업무를 효율적으로 수행하기 위하여 대통령령으로 정하는 바에 따라 공단 또는 심사평가원으로 하여금 그 업무를 지원하게 할 수 있다.

⑧ 제1항부터 제6항까지에 따른 질문・검사・조사 또는 확인의 내용・절차・방법 등에 관하여 이 법에서 정하는 사항을 제외하고는 「행정조사기본법」에서 정하는 바에 따른다.

벌칙 ※ ②=116조(1천만원 이하의 벌금)

과태료 ※ ①, ③, ④, ⑤=119조(500만원 이하의 과태료)

영 제69조의3(질문・검사・조사・확인 업무의 지원)

보건복지부장관은 법 제97조제7항에 따라 공단 또는 심사평가원으로 하여금 같은 조 제1항부터 제5항까지의 규정에 따른 질문・검사・조사・확인 업무를 지원하게 하려는 경우에는 공단 또는 심사평가원에 다음 각 호의 사항을 미리 통보해야 한다.
1. 해당 업무를 수행하는 공무원의 성명 및 직위
2. 공단 또는 심사평가원의 업무지원 내용 및 방법
3. 공단 또는 심사평가원의 업무지원 인력의 편성 규모 및 운영 계획
4. 그 밖에 공단 또는 심사평가원의 업무지원을 위해 보건복지부장관이 필요하다고 인정하는 사항

제98조(업무정지)

① 보건복지부장관은 요양기관이 다음 각 호의 어느 하나에 해당하면 그 요양기관에 대하여 1년의 범위에서 기간을

정하여 업무정지를 명할 수 있다. 이 경우 보건복지부장관은 그 사실을 공단 및 심사평가원에 알려야 한다.
1. 속임수나 그 밖의 부당한 방법으로 보험자·가입자 및 피부양자에게 요양급여비용을 부담하게 한 경우
2. 제97조제2항에 따른 명령에 위반하거나 거짓 보고를 하거나 거짓 서류를 제출하거나, 소속 공무원의 검사 또는 질문을 거부·방해 또는 기피한 경우
3. 정당한 사유 없이 요양기관이 제41조의3제1항에 따른 결정을 신청하지 아니하고 속임수나 그 밖의 부당한 방법으로 행위·치료재료를 가입자 또는 피부양자에게 실시 또는 사용하고 비용을 부담시킨 경우

② 제1항에 따라 업무정지 처분을 받은 자는 해당 업무정지기간 중에는 요양급여를 하지 못한다.
③ 제1항에 따른 업무정지 처분의 효과는 그 처분이 확정된 요양기관을 양수한 자 또는 합병 후 존속하는 법인이나 합병으로 설립되는 법인에 승계되고, 업무정지 처분의 절차가 진행 중인 때에는 양수인 또는 합병 후 존속하는 법인이나 합병으로 설립되는 법인에 대하여 그 절차를 계속 진행할 수 있다. 다만, 양수인 또는 합병 후 존속하는 법인이나 합병으로 설립되는 법인이 그 처분 또는 위반사실을 알지 못하였음을 증명하는 경우에는 그러하지 아니하다.
④ 제1항에 따른 업무정지 처분을 받았거나 업무정지 처분의 절차가 진행 중인 자는 행정처분을 받은 사실 또는 행정처분절차가 진행 중인 사실을 보건복지부령으로 정하는 바에 따라 양수인 또는 합병 후 존속하는 법인이나 합병으로 설립되는 법인에 지체 없이 알려야 한다.
⑤ 제1항에 따른 업무정지를 부과하는 위반행위의 종류, 위반 정도 등에 따른 행정처분기준이나 그 밖에 필요한 사항은 대통령령으로 정한다.

벌칙 ※ ②=115조(1년 이하의 징역 또는 1천만원 이하의 벌금)

과태료 ※ ④=119조(500만원 이하의 과태료)

영 제70조(행정처분기준)

① 법 제98조제1항 및 제99조제1항에 따른 요양기관에 대한 업무정지 처분 및 과징금 부과의 기준은 별표 5와 같다.
② 제1항에 따른 과징금의 징수 절차는 보건복지부령으로 정한다.

규칙 제59조(과징금의 징수 절차)

영 제70조제2항에 따른 과징금의 징수 절차에 관하여는 「국고금 관리법 시행규칙」을 준용한다.

규칙 제60조(행정처분 사실 등의 통지)

법 제98조제4항에 따라 업무정지 처분을 받았거나 업무정지 처분의 절차가 진행 중인 자는 행정처분을 받은 사실 또는 행정처분절차가 진행 중인 사실을 「우편법 시행규칙」 제25조제1항제4호가목에 따른 내용증명으로 양수인 또는 합병 후 존속하는 법인이나 합병으로 설립되는 법인에 지체 없이 알려야 한다.

제99조(과징금)

① 보건복지부장관은 요양기관이 제98조제1항제1호 또는 제3호에 해당하여 업무정지 처분을 하여야 하는 경우로서 그 업무정지 처분이 해당 요양기관을 이용하는 사람에게 심한 불편을 주거나 보건복지부장관이 정하는 특별한 사유가 있다고 인정되면 업무정지 처분을 갈음하여 속임수나 그 밖의 부당한 방법으로 부담하게 한 금액의 5배 이하의 금액을 과징금으로 부과·징수할 수 있다. 이 경우 보건복지부장관은 12개월의 범위에서 분할납부를 하게 할 수 있다.
② 보건복지부장관은 제41조의2제3항에 따라 약제를 요양급여에서 적용 정지하는 경우 다음 각 호의 어느 하나에 해당하는 때에는 요양급여의 적용 정지에 갈음하여 대통령령으로 정하는 바에 따라 다음 각 호의 구분에 따른 범위에서 과징금을 부과·징수할 수 있다. 이 경우 보건복지부장관은 12개월의 범위에서 분할납부를 하게 할 수 있다.
1. 환자 진료에 불편을 초래하는 등 공공복리에 지장을 줄 것으로 예상되는 때: 해당 약제에 대한 요양급여비용 총액의 100분의 200을 넘지 아니하는 범위
2. 국민 건강에 심각한 위험을 초래할 것이 예상되는 등 특별한 사유가 있다고 인정되는 때: 해당 약제에 대한 요양급여비용 총액의 100분의 60을 넘지 아니하는 범위

③ 보건복지부장관은 제2항 전단에 따라 과징금 부과 대상이 된 약제가 과징금이 부과된 날부터 5년의 범위에서 대통령령으로 정하는 기간 내에 다시 제2항 전단에 따른 과징금 부과 대상이 되는 경우에는 대통령령으로 정하는 바에 따라 다음 각 호의 구분에 따른 범위에서 과징금을 부과·징수할 수 있다.
1. 제2항제1호에서 정하는 사유로 과징금 부과대상이 되는 경우: 해당 약제에 대한 요양급여비용 총액의 100분의 350을 넘지 아니하는 범위
2. 제2항제2호에서 정하는 사유로 과징금 부과대상이 되는 경우: 해당 약제에 대한 요양급여비용 총액의 100분의

100을 넘지 아니하는 범위

④ 제2항 및 제3항에 따라 대통령령으로 해당 약제에 대한 요양급여비용 총액을 정할 때에는 그 약제의 과거 요양급여 실적 등을 고려하여 1년간의 요양급여 총액을 넘지 않는 범위에서 정하여야 한다.

⑤ 보건복지부장관은 제1항에 따른 과징금을 납부하여야 할 자가 납부기한까지 이를 내지 아니하면 대통령령으로 정하는 절차에 따라 그 과징금 부과 처분을 취소하고 제98조제1항에 따른 업무정지 처분을 하거나 국세 체납처분의 예에 따라 이를 징수한다. 다만, 요양기관의 폐업 등으로 제98조제1항에 따른 업무정지 처분을 할 수 없으면 국세 체납처분의 예에 따라 징수한다.

⑥ 보건복지부장관은 제2항 또는 제3항에 따른 과징금을 납부하여야 할 자가 납부기한까지 이를 내지 아니하면 국세 체납처분의 예에 따라 징수한다.

⑦ 보건복지부장관은 과징금을 징수하기 위하여 필요하면 다음 각 호의 사항을 적은 문서로 관할 세무관서의 장 또는 지방자치단체의 장에게 과세정보의 제공을 요청할 수 있다.

1. 납세자의 인적사항
2. 사용 목적
3. 과징금 부과 사유 및 부과 기준

⑧ 제1항부터 제3항까지의 규정에 따라 징수한 과징금은 다음 각 호 외의 용도로는 사용할 수 없다. 이 경우 제2항제1호 및 제3항제1호에 따라 징수한 과징금은 제3호의 용도로 사용하여야 한다.

1. 제47조제3항에 따라 공단이 요양급여비용으로 지급하는 자금
2. 「응급의료에 관한 법률」에 따른 응급의료기금의 지원
3. 「재난적의료비 지원에 관한 법률」에 따른 재난적의료비 지원사업에 대한 지원

⑨ 제1항부터 제3항까지의 규정에 따른 과징금의 금액과 그 납부에 필요한 사항 및 제8항에 따른 과징금의 용도별 지원 규모, 사용 절차 등에 필요한 사항은 대통령령으로 정한다.

영 제70조의2(과징금의 부과기준)

① 보건복지부장관은 법 제41조의2제3항에 따른 요양급여의 적용 정지 대상인 약제가 요양급여의 적용 정지 처분을 한 날이 속한 연도 또는 그 전년도에 요양기관으로부터 요양급여비용이 청구된 약제(제2항 각 호에 해당하는 약제는 제외한다)인 경우에는 법 제99조제2항제1호 또는 같은 조 제3항제1호에 따라 요양급여의 적용 정지를 갈음하여 과징금을 부과할 수 있다.

② 보건복지부장관은 법 제41조의2제3항에 따른 요양급여의 적용 정지 대상인 약제가 다음 각 호의 어느 하나에 해당하는 경우에는 법 제99조제2항제2호 또는 같은 조 제3항제2호에 따라 요양급여의 적용 정지를 갈음하여 과징금을 부과할 수 있다.

1. 퇴장방지의약품
2. 희귀의약품
3. 법 제41조제3항에 따라 요양급여의 대상으로 고시한 약제가 단일 품목으로서 동일제제(투여경로 · 성분 · 함량 및 제형이 동일한 제품을 말한다)가 없는 의약품
4. 그 밖에 보건복지부장관이 특별한 사유가 있다고 인정한 약제

③ 법 제99조제3항에서 "대통령령으로 정하는 기간"이란 5년을 말한다.

④ 제1항 및 제2항에 따른 과징금의 부과기준은 별표 4의2와 같다.

영 제70조의3(과징금의 부과 및 납부)

① 보건복지부장관은 법 제99조제1항부터 제3항까지의 규정에 따라 과징금을 부과하려는 때에는 과징금 부과대상이 되는 위반행위, 과징금의 금액, 납부기한 및 수납기관 등을 명시하여 이를 납부할 것을 서면으로 통지하여야 한다.

② 제1항에 따라 통지를 받은 자는 과징금 납입고지서에 기재된 납부기한까지 과징금을 수납기관에 납부해야 한다.

③ 제2항에 따른 수납기관은 과징금을 받은 경우 납부자에게 영수증을 내어주고, 지체 없이 납부사실을 보건복지부장관에게 통보하여야 한다.

영 제70조의4(과징금 미납자에 대한 처분)

① 보건복지부장관은 법 제99조제1항에 따라 과징금을 납부하여야 할 자가 납부기한까지 과징금을 내지 아니하면 같은 조 제5항 본문에 따라 납부기한이 지난 후 15일 이내에 독촉장을 발급하여야 한다. 이 경우 납부기한은 독촉장을 발급하는 날부터 10일 이내로 하여야 한다.

② 보건복지부장관은 과징금을 납부하여야 할 자가 제1항에 따른 독촉장을 받고도 그 납부기한까지 과징금을 내지 아니하면 법 제99조제5항 본문에 따라 과징금 부과처분을 취소하고 법 제98조제1항에 따른 업무정지 처분을 하거나 국세 체납처분의 예에 따라 징수하여야 한다.

③ 보건복지부장관은 법 제99조제5항 본문에 따라 과징금 부과처분을 취소하고 법 제98조제1항에 따른 업무정지 처분을 하는 경우에는 처분대상자에게 서면으로 그 내용을 통지하여야 한다. 이 경우 그 서면에는 처분의 변경사유와 업무정지 처분의 기간 등 업무정지 처분에 필요한 사항이 포함되어야 한다.

영 제71조(과징금의 지원 규모 등)

① 법 제99조제1항, 같은 조 제2항제2호 또는 같은 조 제3항 제2호에 따라 징수한 과징금의 용도별 지원 규모는 다음 각 호와 같다.

1. 「재난적의료비 지원에 관한 법률」에 따른 재난적의료비 지원사업에 대한 지원: 과징금 수입의 100분의 65
2. 「응급의료에 관한 법률」에 따른 응급의료기금 지원: 과징금 수입의 100분의 35

② 공단의 이사장과 「응급의료에 관한 법률」 제19조제2항에 따라 응급의료기금의 관리 · 운용을 위탁받은 자는 제1항에 따라 지원받은 과징금의 다음 해 운용계획서와 전년도 사용실적을 매년 4월 30일까지 보건복지부장관에게 제출하여야 한다.

③ 보건복지부장관은 제2항에 따라 제출받은 과징금 운용계획서와 과징금 사용실적을 고려하여 다음 해 과징금 지원액을 정한 후 이를 국가재정법령에서 정하는 바에 따라 예산에 반영하여야 한다.

제100조(위반사실의 공표)

① 보건복지부장관은 관련 서류의 위조 · 변조로 요양급여비용을 거짓으로 청구하여 제98조 또는 제99조에 따른 행정처분을 받은 요양기관이 다음 각 호의 어느 하나에 해당하면 그 위반 행위, 처분 내용, 해당 요양기관의 명칭 · 주소 및 대표자 성명, 그 밖에 다른 요양기관과의 구별에 필요한 사항으로서 대통령령으로 정하는 사항을 공표할 수 있다. 이 경우 공표 여부를 결정할 때에는 그 위반행위의 동기, 정도, 횟수 및 결과 등을 고려하여야 한다.

1. 거짓으로 청구한 금액이 1천 500만원 이상인 경우
2. 요양급여비용 총액 중 거짓으로 청구한 금액의 비율이 100분의 20 이상인 경우

② 보건복지부장관은 제1항에 따른 공표 여부 등을 심의하기 위하여 건강보험공표심의위원회(이하 이 조에서 "공표심의위원회"라 한다)를 설치 · 운영한다.

③ 보건복지부장관은 공표심의위원회의 심의를 거친 공표대상자에게 공표대상자인 사실을 알려 소명자료를 제출하거나 출석하여 의견을 진술할 기회를 주어야 한다.

④ 보건복지부장관은 공표심의위원회가 제3항에 따라 제출된 소명자료 또는 진술된 의견을 고려하여 공표대상자를 재심의한 후 공표대상자를 선정한다.

⑤ 제1항부터 제4항까지에서 규정한 사항 외에 공표의 절차 · 방법, 공표심의위원회의 구성 · 운영 등에 필요한 사항은 대통령령으로 정한다.

영 제72조(공표 사항)

법 제100조제1항 각 호 외의 부분 전단에서 "대통령령으로 정하는 사항"이란 다음 각 호의 사항을 말한다.

1. 해당 요양기관의 종류와 그 요양기관 대표자의 면허번호
2. 의료기관의 개설자가 법인인 경우에는 의료기관의 장의 성명
3. 그 밖에 다른 요양기관과의 구별을 위하여 법 제100조 제2항에 따른 건강보험공표심의위원회(이하 "공표심의위원회"라 한다)가 필요하다고 인정하는 사항

영 제73조(공표심의위원회의 구성 · 운영 등)

① 공표심의위원회는 위원장 1명을 포함한 9명의 위원으로 구성한다.

② 공표심의위원회의 위원장은 제1호부터 제4호까지의 위원 중에서 호선하고, 위원은 보건복지부장관이 임명하거나 위촉하는 다음 각 호의 사람으로 한다.

1. 소비자단체가 추천하는 사람 1명
2. 언론인 1명
3. 변호사 등 법률 전문가 1명
4. 건강보험에 관한 학식과 경험이 풍부한 사람으로서 의약계를 대표하는 단체가 추천하는 사람 3명
5. 보건복지부의 고위공무원단에 속하는 일반직공무원 1명
6. 공단의 이사장 및 심사평가원의 원장이 각각 1명씩 추천하는 사람 2명

③ 공표심의위원회 위원(제2항제5호의 위원은 제외한다)의 임기는 2년으로 한다.

④ 공표심의위원회의 위원장은 공표심의위원회를 대표하고, 공표심의위원회의 업무를 총괄한다.

⑤ 공표심의위원회의 위원장이 부득이한 사유로 직무를 수행할 수 없을 때에는 위원장이 지명하는 위원이 그 직무를 대행한다.

⑥ 공표심의위원회의 회의는 재적위원 과반수의 출석으로 개의하고, 출석위원 과반수의 찬성으로 의결한다.

⑦ 제1항부터 제6항까지에서 규정한 사항 외에 공표심의위원회의 구성 · 운영 등에 필요한 사항은 공표심의위원회의 의결을 거쳐 위원장이 정한다.

영 제73조의2(공표심의위원회 위원의 해임 및 해촉)

보건복지부장관은 제73조제2항 각 호에 따른 공표심의위원회 위원이 다음 각 호의 어느 하나에 해당하는 경우에는 해당 공표심의위원회 위원을 해임하거나 해촉할 수 있다.

1. 심신장애로 인하여 직무를 수행할 수 없게 된 경우
2. 직무와 관련된 비위사실이 있는 경우
3. 직무태만, 품위손상이나 그 밖의 사유로 인하여 위원으로 적합하지 아니하다고 인정되는 경우

4. 위원 스스로 직무를 수행하는 것이 곤란하다고 의사를 밝히는 경우

영 제74조(공표 절차 및 방법 등)

① 보건복지부장관은 법 제100조제3항에 따라 공표대상자인 사실을 통지받은 요양기관에 대하여 그 통지를 받은 날부터 20일 동안 소명자료를 제출하거나 출석하여 의견을 진술할 기회를 주어야 한다.

② 보건복지부장관은 법 제100조제4항에 따라 공표대상자로 선정된 요양기관에 대하여 보건복지부, 공단, 심사평가원, 관할 특별시 · 광역시 · 특별자치시 · 도 · 특별자치도와 시 · 군 · 자치구 및 보건소의 홈페이지에 6개월 동안 같은 조 제1항에 따른 공표 사항을 공고해야 하며, 추가로 게시판 등에도 공고할 수 있다.

③ 보건복지부장관은 법 제100조제4항에 따라 공표대상자로 선정된 요양기관이 같은 조 제1항 각 호에 해당하는 거짓 청구를 반복적으로 하거나 그 거짓 청구가 중대한 위반행위에 해당하는 경우 등 추가 공표가 필요하다고 인정하는 경우에는 제2항에 따른 공고 외에 「신문 등의 진흥에 관한 법률」에 따른 신문 또는 「방송법」에 따른 방송에 추가로 공표할 수 있다.

④ 제2항에 따른 공고 대상인 요양기관을 관할하는 특별시장 · 광역시장 · 특별자치시장 · 도지사 · 특별자치도지사, 시장 · 군수 · 구청장 또는 보건소의 장은 「의료법」 제33조제5항에 따른 변경허가 · 변경신고 등으로 제2항에 따른 공고기간 중 법 제100조제1항에 따른 공표 사항이 변경된 사실이 확인되었을 때에는 지체 없이 보건복지부장관에게 그 사실을 알려야 한다. 이 경우 보건복지부장관은 그 변경 사항이 제2항에 따른 공고 내용에 즉시 반영되도록 필요한 조치를 해야 한다.

⑤ 제1항부터 제4항까지에서 규정한 사항 외에 공표 절차 및 방법, 공표 사항의 변경 등에 필요한 사항은 보건복지부장관이 정한다.

제101조(제조업자 등의 금지행위 등)

① 「약사법」에 따른 의약품의 제조업자 · 위탁제조판매업자 · 수입자 · 판매업자 및 「의료기기법」에 따른 의료기기 제조업자 · 수입업자 · 수리업자 · 판매업자 · 임대업자(이하 "제조업자등"이라 한다)는 약제 · 치료재료와 관련하여 제41조의3에 따라 요양급여대상 여부를 결정하거나 제46조에 따라 요양급여비용을 산정할 때에 다음 각 호의 행위를 하여 보험자 · 가입자 및 피부양자에게 손실을 주어서는 아니 된다.

1. 제98조제1항제1호에 해당하는 요양기관의 행위에 개입
2. 보건복지부, 공단 또는 심사평가원에 거짓 자료의 제출
3. 그 밖에 속임수나 보건복지부령으로 정하는 부당한 방법으로 요양급여대상 여부의 결정과 요양급여비용의 산정에 영향을 미치는 행위

② 보건복지부장관은 제조업자등이 제1항에 위반한 사실이 있는지 여부를 확인하기 위하여 그 제조업자등에게 관련 서류의 제출을 명하거나, 소속 공무원이 관계인에게 질문을 하게 하거나 관계 서류를 검사하게 하는 등 필요한 조사를 할 수 있다. 이 경우 소속 공무원은 그 권한을 표시하는 증표를 지니고 이를 관계인에게 보여주어야 한다.

③ 공단은 제1항을 위반하여 보험자 · 가입자 및 피부양자에게 손실을 주는 행위를 한 제조업자등에 대하여 손실에 상당하는 금액(이하 이 조에서 "손실 상당액"이라 한다)을 징수한다.

④ 공단은 제3항에 따라 징수한 손실 상당액 중 가입자 및 피부양자의 손실에 해당되는 금액을 그 가입자나 피부양자에게 지급하여야 한다. 이 경우 공단은 가입자나 피부양자에게 지급하여야 하는 금액을 그 가입자 및 피부양자가 내야 하는 보험료등과 상계할 수 있다.

⑤ 제3항에 따른 손실 상당액의 산정, 부과 · 징수절차 및 납부방법 등에 관하여 필요한 사항은 대통령령으로 정한다.

과태료 ※ ②=119조(500만원 이하의 과태료)

영 제74조의2(손실 상당액 산정기준 등)

① 법 제101조제3항에 따라 공단이 「약사법」에 따른 의약품의 제조업자 · 위탁제조판매업자 · 수입자 · 판매업자 및 「의료기기법」에 따른 의료기기 제조업자 · 수입업자 · 수리업자 · 판매업자 · 임대업자(이하 "제조업자등"이라 한다)에 대하여 징수하는 손실에 상당하는 금액(이하 이 조에서 "손실 상당액"이라 한다)은 같은 조 제1항제1호부터 제3호까지의 위반행위로 보험자 · 가입자 및 피부양자가 부당하게 부담하게 된 요양급여비용 전액으로 한다.

② 공단은 제조업자등이 동일한 약제 · 치료재료에 대하여 법 제101조제1항제1호부터 제3호까지의 위반행위 중 둘 이상의 위반행위를 한 경우에는 각 위반행위에 따른 손실 상당액 중 가장 큰 금액을 손실 상당액으로 징수한다.

③ 공단은 법 제101조제3항에 따라 손실 상당액을 징수하려는 경우에는 다음 각 호의 사항을 포함한 문서로 약제 · 치료재료의 제조업자등에게 알려야 한다.

1. 위반행위의 내용 및 법적근거에 관한 사항
2. 징수금액 및 산정내역 등에 관한 사항
3. 납부기한, 납부방법 및 납부장소 등 납부에 필요한 사항

제101조의2(약제에 대한 쟁송 시 손실상당액의 징수 및 지급)

① 공단은 제41조의2에 따른 요양급여비용 상한금액의 감액 및 요양급여의 적용 정지 또는 제41조의3에 따른 조정(이하 이 조에서 "조정등"이라 한다)에 대하여 약제의 제조업자등이 청구 또는 제기한 「행정심판법」에 따른 행정심판 또는 「행정소송법」에 따른 행정소송에 대하여 행정심판위원회 또는 법원의 결정이나 재결, 판결이 다음 각 호의 요건을 모두 충족하는 경우에는 조정등이 집행정지된 기간 동안 공단에 발생한 손실에 상당하는 금액을 약제의 제조업자등에게서 징수할 수 있다.

1. 행정심판위원회 또는 법원이 집행정지 결정을 한 경우
2. 행정심판이나 행정소송에 대한 각하 또는 기각(일부 기각을 포함한다) 재결 또는 판결이 확정되거나 청구취하 또는 소취하로 심판 또는 소송이 종결된 경우

② 공단은 제1항의 심판 또는 소송에 대한 결정이나 재결, 판결이 다음 각 호의 요건을 모두 충족하는 경우에는 조정등으로 인하여 약제의 제조업자등에게 발생한 손실에 상당하는 금액을 지급하여야 한다.

1. 행정심판위원회 또는 법원의 집행정지 결정이 없거나 집행정지 결정이 취소된 경우
2. 행정심판이나 행정소송에 대한 인용(일부 인용을 포함한다) 재결 또는 판결이 확정된 경우

③ 제1항에 따른 손실에 상당하는 금액은 집행정지 기간 동안 공단이 지급한 요양급여비용과 집행정지가 결정되지 않았다면 공단이 지급하여야 할 요양급여비용의 차액으로 산정한다. 다만, 요양급여대상에서 제외되거나 요양급여의 적용을 정지하는 내용의 조정등의 경우에는 요양급여비용 차액의 100분의 40을 초과할 수 없다.

④ 제2항에 따른 손실에 상당하는 금액은 해당 조정등이 없었다면 공단이 지급하여야 할 요양급여비용과 조정등에 따라 공단이 지급한 요양급여비용의 차액으로 산정한다. 다만, 요양급여대상에서 제외되거나 요양급여의 적용을 정지하는 내용의 조정등의 경우에는 요양급여비용 차액의 100분의 40을 초과할 수 없다.

⑤ 공단은 제1항 또는 제2항에 따라 손실에 상당하는 금액을 징수 또는 지급하는 경우 대통령령으로 정하는 이자를 가산하여야 한다.

⑥ 그 밖에 제1항에 따른 징수절차, 제2항에 따른 지급절차, 제3항 및 제4항에 따른 손실에 상당하는 금액의 산정기준 및 기간, 제5항에 따른 가산금 등 징수 및 지급에 필요한 세부사항은 보건복지부령으로 정한다.

영 제74조의3(약제에 대한 쟁송 시 가산금 산정)

법 제101조의2제5항에서 "대통령령으로 정하는 이자"란 법 제101조의2제3항 또는 제4항에 따라 산정된 금액에 「국세기본법 시행령」 제43조의3제2항 본문에 따른 이자율을 곱하여 산정한 금액을 말한다.

규칙 제60조의2(약제에 대한 쟁송 시 손실상당액 징수 · 지급절차 등)

① 공단은 법 제101조의2제1항 또는 제2항에 따라 손실에 상당하는 금액을 징수하거나 지급할 경우에는 미리 다음 각 호의 사항을 법 제41조의3제2항에 따른 약제의 제조업자등(이하 이 조에서 "약제의 제조업자등"이라 한다)에게 통지해야 한다.

1. 법 제41조의2에 따른 요양급여비용 상한금액의 감액 및 요양급여의 적용 정지 또는 법 제41조의3에 따른 조정(이하 "조정등"이라 한다)의 제목 및 조정등의 대상이 된 약제
2. 약제의 제조업자등의 성명(법인인 경우 명칭 또는 상호를 말한다) 및 주소
3. 법 제101조의2제3항 또는 제4항에 따른 손실에 상당하는 금액 및 같은 조 제5항에 따른 가산금의 산정 내역
4. 제3호에 따른 금액의 납부 또는 지급 방법 및 그 기한에 관한 사항
5. 제3호 및 제4호에 대하여 의견을 제출할 수 있다는 뜻과 의견을 제출하지 않는 경우의 처리방법
6. 제5호에 따른 의견제출 기한

② 공단은 제1항제6호에 따른 의견제출 기간을 제1항에 따른 통지를 받은 날부터 10일 이상으로 정해야 한다.

③ 공단은 제1항제6호에 따른 의견제출 기간 내에 정당한 이유 없이 의견 제출이 없거나 제출된 의견에 상당한 이유가 없는 경우에는 약제의 제조업자등에게 지체 없이 다음 각 호의 구분에 따른 문서를 송부해야 한다.

1. 법 제101조의2제1항에 따라 손실에 상당하는 금액을 징수하는 경우: 법 제79조제1항에 따른 납입고지서
2. 법 제101조의2제2항에 따라 손실에 상당하는 금액을 지급하는 경우: 지급이유, 지급액, 지급방법 및 지급예정일이 기재된 문서

④ 공단은 법 제101조의2제2항에 따라 행정심판이나 행정소송에 대한 인용 재결 또는 판결이 확정된 날부터 1년 이내에 손실에 상당하는 금액을 약제의 제조업자등에게 지급해야 한다.

⑤ 법 제101조의2제3항 및 제4항에 따른 손실에 상당하는 금액 및 같은 법 제5항에 따른 가산금의 산정 기준은 별표 8의2에 따른다.

⑥ 제1항부터 제5항까지에서 규정한 사항 외에 손실에 상당하는 금액 및 가산금의 징수 · 지급절차, 산정기준 및 기간 등 징수 및 지급에 필요한 세부사항은 보건복지부장관의 승인을 받아 공단의 이사장이 정한다.

제102조(정보의 유지 등)

공단, 심사평가원 및 대행청구단체에 종사하였던 사람 또는 종사하는 사람은 다음 각 호의 행위를 하여서는 아니 된다.

1. 가입자 및 피부양자의 개인정보(「개인정보 보호법」 제2조제1호의 개인정보를 말한다. 이하 "개인정보"라 한다)를 누설하거나 직무상 목적 외의 용도로 이용 또는 정당한 사유 없이 제3자에게 제공하는 행위
2. 업무를 수행하면서 알게 된 정보(제1호의 개인정보는 제외한다)를 누설하거나 직무상 목적 외의 용도로 이용 또는 제3자에게 제공하는 행위

벌칙 ※ 1호=115조(5년 이하의 징역 또는 5천만원 이하의 벌금), 2호=115조(3년 이하의 징역 또는 3천만원 이하의 벌금)

제103조(공단 등에 대한 감독 등)

① 보건복지부장관은 공단과 심사평가원의 경영목표를 달성하기 위하여 다음 각 호의 사업이나 업무에 대하여 보고를 명하거나 그 사업이나 업무 또는 재산상황을 검사하는 등 감독을 할 수 있다.

1. 제14조제1항제1호부터 제13호까지의 규정에 따른 공단의 업무 및 제63조제1항제1호부터 제8호까지의 규정에 따른 심사평가원의 업무
2. 「공공기관의 운영에 관한 법률」 제50조에 따른 경영지침의 이행과 관련된 사업
3. 이 법 또는 다른 법령에서 공단과 심사평가원이 위탁받은 업무
4. 그 밖에 관계 법령에서 정하는 사항과 관련된 사업

② 보건복지부장관은 제1항에 따른 감독상 필요한 경우에는 정관이나 규정의 변경 또는 그 밖에 필요한 처분을 명할 수 있다.

과태료 ※ 119조(100만원 이하의 과태료)

제104조(포상금 등의 지급)

① 공단은 다음 각 호의 어느 하나에 해당하는 자 또는 재산을 신고한 사람에 대하여 포상금을 지급할 수 있다. 다만, 공무원이 그 직무와 관련하여 제4호에 따른 은닉재산을 신고한 경우에는 그러하지 아니한다.

1. 속임수나 그 밖의 부당한 방법으로 보험급여를 받은 사람
2. 속임수나 그 밖의 부당한 방법으로 다른 사람이 보험급여를 받도록 한 자
3. 속임수나 그 밖의 부당한 방법으로 보험급여 비용을 받은 요양기관 또는 보험급여를 받은 준요양기관 및 보조기기 판매업자
4. 제57조에 따라 징수금을 납부하여야 하는 자의 은닉재산

② 공단은 건강보험 재정을 효율적으로 운영하는 데에 이바지한 요양기관에 대하여 장려금을 지급할 수 있다.

③ 제1항제4호의 "은닉재산"이란 징수금을 납부하여야 하는 자가 은닉한 현금, 예금, 주식, 그 밖에 재산적 가치가 있는 유형·무형의 재산을 말한다. 다만, 다음 각 호의 어느 하나에 해당하는 재산은 제외한다.

1. 「민법」 제406조 등 관계 법령에 따라 사해행위 취소소송의 대상이 되어 있는 재산
2. 공단이 은닉사실을 알고 조사 또는 강제징수 절차에 착수한 재산
3. 그 밖에 은닉재산 신고를 받을 필요가 없다고 인정되어 대통령령으로 정하는 재산

④ 제1항 및 제2항에 따른 포상금 및 장려금의 지급 기준과 범위, 절차 및 방법 등에 필요한 사항은 대통령령으로 정한다.

영 제75조(포상금의 지급 기준 등)

① 법 제104조제1항 각 호의 어느 하나에 해당하는 자 또는 은닉재산을 신고하려는 사람은 공단이 정하는 바에 따라 공단에 신고해야 한다. 이 경우 2명 이상이 공동명의로 신고할 때에는 대표자를 지정해야 한다.

② 공단은 제1항에 따라 신고를 받으면 그 내용을 확인한 후 포상금 지급 여부를 결정하여 신고인(2명 이상이 공동명의로 신고한 경우에는 제1항 후단에 따른 대표자를 말한다. 이하 이조에서 같다)에게 통보하여야 한다.

③ 제2항에 따라 포상금 지급 결정을 통보받은 신고인은 공단이 정하는 바에 따라 공단에 포상금 지급을 신청하여야 한다.

④ 공단은 제3항에 따라 포상금 지급 신청을 받은 날부터 1개월 이내에 신고인에게 별표 6의 포상금 지급 기준에 따른 포상금을 지급하여야 한다.
⑤ 제1항에 따른 신고를 받은 후에 신고된 내용과 같은 내용의 신고를 한 사람에게는 포상금을 지급하지 아니한다.
⑥ 법 제104조제3항제3호에서 "대통령령으로 정하는 재산"이란 법 제57조에 따른 징수금을 납부해야 하는 자의 명의로 등기 또는 등록된 재산으로서 국내에 있는 재산을 말한다.
⑦ 제1항부터 제6항까지에서 규정한 사항 외에 포상금의 지급 기준과 방법 · 절차 등에 관하여 필요한 사항은 공단이 정한다.

영 제75조의2(장려금의 지급 등)

① 공단은 법 제104조제2항에 따라 다음 각 호의 어느 하나에 해당하는 방법으로 건강보험 재정 지출을 절감하는 데에 이바지한 요양기관에 장려금을 지급한다.
1. 성분 또는 효능이 같아 대체사용이 가능한 약제 중 요양급여비용이 보다 저렴한 약제를 처방하거나 조제하였을 것
2. 제70조의2제2항제1호에 따라 퇴장방지의약품으로 지정 · 고시된 약제 중에서 다른 약제에 비하여 저가이면서 약제의 특성상 다른 약제를 대체하는 효과가 있는 약제를 처방하거나 조제하였을 것
3. 보건복지부장관이 정하여 고시하는 기간 동안 의약품을 상한금액보다 저렴하게 구입하거나 전년도 약제 사용량보다 사용량을 줄였을 것

② 장려금은 제1항에 따른 처방 또는 조제로 인하여 건강보험 재정 지출에서 절감된 금액의 100분의 70을 넘지 아니하는 금액으로 한다.
③ 제1항제1호 및 제2호에 따라 장려금을 지급받으려는 요양기관은 법 제47조제2항에 따라 심사평가원에 요양급여비용의 심사청구를 할 때 함께 장려금 지급을 청구하여야 한다.
④ 제1항제3호에 따라 지급하는 장려금은 심사평가원이 그 금액을 산출하여 보건복지부장관의 승인을 받아 공단에 통보한다.
⑤ 제1항부터 제4항까지에서 규정한 사항 외에 장려금의 지급 기준과 방법 · 절차 등에 관하여 필요한 사항은 보건복지부장관이 정하여 고시한다.

제105조(유사명칭의 사용금지)

① 공단이나 심사평가원이 아닌 자는 국민건강보험공단, 건강보험심사평가원 또는 이와 유사한 명칭을 사용하지 못한다.
② 이 법으로 정하는 건강보험사업을 수행하는 자가 아닌 자는 보험계약 또는 보험계약의 명칭에 국민건강보험이라는 용어를 사용하지 못한다.

과태료 ※ 119조(100만원 이하의 과태료)

제106조(소액 처리)

공단은 징수하여야 할 금액이나 반환하여야 할 금액이 1건당 2천원 미만인 경우(제47조제5항, 제57조제5항 후단 및 제101조제4항 후단에 따라 각각 상계 처리할 수 있는 본인일부부담금 환급금 및 가입자나 피부양자에게 지급하여야 하는 금액은 제외한다)에는 징수 또는 반환하지 아니한다.

제107조(끝수 처리)

보험료등과 보험급여에 관한 비용을 계산할 때 「국고금관리법」 제47조에 따른 끝수는 계산하지 아니한다.

제108조 삭제 〈2023.6.13.〉

제108조의2(보험재정에 대한 정부지원)

① 국가는 매년 예산의 범위에서 해당 연도 보험료 예상 수입액의 100분의 14에 상당하는 금액을 국고에서 공단에 지원한다.
② 공단은 「국민건강증진법」에서 정하는 바에 따라 같은 법에 따른 국민건강증진기금에서 자금을 지원받을 수 있다.
③ 공단은 제1항에 따라 지원된 재원을 다음 각 호의 사업에 사용한다.
1. 가입자 및 피부양자에 대한 보험급여

2. 건강보험사업에 대한 운영비
3. 제75조 및 제110조제4항에 따른 보험료 경감에 대한 지원

④ 공단은 제2항에 따라 지원된 재원을 다음 각 호의 사업에 사용한다.
1. 건강검진 등 건강증진에 관한 사업
2. 가입자와 피부양자의 흡연으로 인한 질병에 대한 보험급여
3. 가입자와 피부양자 중 65세 이상 노인에 대한 보험급여

제109조(외국인 등에 대한 특례)

① 정부는 외국 정부가 사용자인 사업장의 근로자의 건강보험에 관하여는 외국 정부와 한 합의에 따라 이를 따로 정할 수 있다.

② 국내에 체류하는 재외국민 또는 외국인(이하 "국내체류 외국인등"이라 한다)이 적용대상사업장의 근로자, 공무원 또는 교직원이고 제6조제2항 각 호의 어느 하나에 해당하지 아니하면서 다음 각 호의 어느 하나에 해당하는 경우에는 제5조에도 불구하고 직장가입자가 된다.
1. 「주민등록법」 제6조제1항제3호에 따라 등록한 사람
2. 「재외동포의 출입국과 법적 지위에 관한 법률」 제6조에 따라 국내거소신고를 한 사람
3. 「출입국관리법」 제31조에 따라 외국인등록을 한 사람

③ 제2항에 따른 직장가입자에 해당하지 아니하는 국내체류 외국인등이 다음 각 호의 요건을 모두 갖춘 경우에는 제5조에도 불구하고 지역가입자가 된다.
1. 보건복지부령으로 정하는 기간 동안 국내에 거주하였거나 해당 기간 동안 국내에 지속적으로 거주할 것으로 예상할 수 있는 사유로서 보건복지부령으로 정하는 사유에 해당될 것
2. 다음 각 목의 어느 하나에 해당할 것
가. 제2항제1호 또는 제2호에 해당하는 사람
나. 「출입국관리법」 제31조에 따라 외국인등록을 한 사람으로서 보건복지부령으로 정하는 체류자격이 있는 사람

④ 제2항 각 호의 어느 하나에 해당하는 국내체류 외국인등이 다음 각 호의 요건을 모두 갖춘 경우에는 제5조에도 불구하고 공단에 신청하면 피부양자가 될 수 있다.
1. 직장가입자와의 관계가 제5조제2항 각 호의 어느 하나에 해당할 것
2. 제5조제3항에 따른 피부양자 자격의 인정 기준에 해당할 것
3. 국내 거주기간 또는 거주사유가 제3항제1호에 따른 기준에 해당할 것. 다만, 직장가입자의 배우자 및 19세 미만 자녀(배우자의 자녀를 포함한다)에 대해서는 그러하지 아니하다.

⑤ 제2항부터 제4항까지의 규정에도 불구하고 다음 각 호에 해당되는 경우에는 가입자 및 피부양자가 될 수 없다.
1. 국내체류가 법률에 위반되는 경우로서 대통령령으로 정하는 사유가 있는 경우
2. 국내체류 외국인등이 외국의 법령, 외국의 보험 또는 사용자와의 계약 등에 따라 제41조에 따른 요양급여에 상당하는 의료보장을 받을 수 있어 사용자 또는 가입자가 보건복지부령으로 정하는 바에 따라 가입 제외를 신청한 경우

⑥ 제2항부터 제5항까지의 규정에서 정한 사항 외에 국내체류 외국인등의 가입자 또는 피부양자 자격의 취득 및 상실에 관한 시기·절차 등에 필요한 사항은 제5조부터 제11조까지의 규정을 준용한다. 다만, 국내체류 외국인등의 특성을 고려하여 특별히 규정해야 할 사항은 대통령령으로 다르게 정할 수 있다.

⑦ 가입자인 국내체류 외국인등이 매월 2일 이후 지역가입자의 자격을 취득하고 그 자격을 취득한 날이 속하는 달에 보건복지부장관이 고시하는 사유로 해당 자격을 상실한 경우에는 제69조제2항 본문에도 불구하고 그 자격을 취득한 날이 속하는 달의 보험료를 부과하여 징수한다.

⑧ 국내체류 외국인등(제9항 단서의 적용을 받는 사람에 한정한다)에 해당하는 지역가입자의 보험료는 제78조제1항 본문에도 불구하고 그 직전 월 25일까지 납부하여야 한다. 다만, 다음 각 호에 해당되는 경우에는 공단이 정하는 바에 따라 납부하여야 한다.
1. 자격을 취득한 날이 속하는 달의 보험료를 징수하는 경우

2. 매월 26일 이후부터 말일까지의 기간에 자격을 취득한 경우

⑨ 제7항과 제8항에서 정한 사항 외에 가입자인 국내체류 외국인등의 보험료 부과·징수에 관한 사항은 제69조부터 제86조까지의 규정을 준용한다. 다만, 대통령령으로 정하는 국내체류 외국인등의 보험료 부과·징수에 관한 사항은 그 특성을 고려하여 보건복지부장관이 다르게 정하여 고시할 수 있다.

⑩ 공단은 지역가입자인 국내체류 외국인등(제9항 단서의 적용을 받는 사람에 한정한다)이 보험료를 대통령령으로 정하는 기간 이상 체납한 경우에는 제53조제3항에도 불구하고 체납일부터 체납한 보험료를 완납할 때까지 보험급여를 하지 아니한다. 이 경우 제53조제3항 각 호 외의 부분 단서 및 같은 조 제5항·제6항은 적용하지 아니한다. 〈신설 2024.10.22.〉

⑪ 제10항에도 불구하고 체류자격 및 체류기간 등 국내체류 외국인등의 특성을 고려하여 특별히 규정하여야 할 사항은 대통령령으로 다르게 정할 수 있다. 〈신설 2024.10.22.〉

영 제76조(외국인 등의 가입자 및 피부양자 자격취득 제한)

법 제109조제5항제1호에서 "대통령령으로 정하는 사유"란 다음 각 호의 어느 하나에 해당하는 경우를 말한다.

1. 「출입국관리법」 제25조 및 「재외동포의 출입국과 법적 지위에 관한 법률」 제10조제2항에 따라 체류기간 연장허가를 받지 아니하고 체류하는 경우
2. 「출입국관리법」 제59조제3항에 따라 강제퇴거명령서를 발급받은 경우

영 제76조의2(외국인 등의 가입자 자격취득 시기 등)

① 국내에 체류하는 재외국민 또는 외국인(이하 "국내체류 외국인등"이라 한다)은 법 제109조제6항 단서에 따라 다음 각 호의 구분에 따른 날에 가입자의 자격을 얻는다.

1. 법 제109조제3항제2호에 해당하는 사람으로서 같은 항 제1호에 따른 기간 동안 국내에 거주한 경우: 해당 기간이 경과한 날
2. 법 제109조제3항제2호에 해당하는 사람으로서 같은 항 제1호에 따라 국내에 지속적으로 거주할 것으로 예상할 수 있는 사유에 해당하는 경우: 국내에 입국한 날
3. 그 밖에 보건복지부장관이 체류자격, 체류기간 및 체류경위 등을 고려하여 그 자격취득 시기를 국내거주 국민과 다르게 정할 필요가 있다고 인정하여 고시하는 경우: 해당 고시에서 정하는 날

② 국내체류 외국인등은 법 제109조제6항 본문에서 준용하는 법 제10조에 따라 같은 조 제1항제1호·제4호 및 제5호에 따른 날에 가입자의 자격을 잃는다. 다만, 법 제109조제6항 단서에 따라 다음 각 호의 구분에 따른 날에도 그 자격을 잃는다.

1. 직장가입자: 다음 각 목의 어느 하나에 해당하는 날
   가. 「출입국관리법」 제10조의2제1항제2호 및 「재외동포의 출입국과 법적 지위에 관한 법률」 제10조제1항에 따른 체류기간이 종료된 날의 다음 날
   나. 「출입국관리법」 제59조제3항에 따른 강제퇴거명령서를 발급받은 날의 다음 날
   다. 법 제109조제5항제2호에 따라 사용자가 직장가입자의 가입 제외를 신청한 날. 다만, 법 제8조제2항에 따라 직장가입자 자격취득 신고를 한 날부터 14일 이내에 가입 제외를 신청한 경우에는 그 자격취득일로 한다.
   라. 그 밖에 보건복지부장관이 체류자격, 체류기간 및 체류경위 등을 고려하여 그 자격상실 시기를 국내거주 국민과 다르게 정할 필요가 있다고 인정하여 고시하는 경우: 해당 고시에서 정하는 날
2. 지역가입자: 다음 각 목의 어느 하나에 해당하는 날
   가. 제1호가목 및 나목에 따른 날
   나. 재외국민 또는 체류기간이 종료되지 아니한 외국인이 출국 후 1개월이 지난 경우: 그 출국한 날의 다음 날
   다. 법 제109조제5항제2호에 따라 지역가입자가 가입 제외를 신청한 날. 다만, 보험료를 납부하지 않은 지역가입자 또는 최초로 보험료를 납부한 날부터 14일이 지나지 않은 지역가입자가 보건복지부장관이 정하여 고시하는 요건을 갖추고 가입 제외를 신청하는 경우에는 그 자격을 취득한 날로 한다.
   라. 그 밖에 보건복지부장관이 체류자격, 체류기간 및 체류경위 등을 고려하여 그 자격상실 시기를 국내거주 국민과 다르게 정할 필요가 있다고 인정하여 고시하는 경우: 해당 고시에서 정하는 날

영 제76조의3(외국인 등의 피부양자 자격취득 시기 등)

① 국내체류 외국인등은 법 제109조제6항 단서에 따라 다음 각 호의 구분에 따른 날에 피부양자의 자격을 얻는다.

1. 직장가입자의 자녀(배우자의 자녀를 포함한다)인 「모자보건법」 제2조제4호에 따른 신생아의 경우: 출생한 날
2. 법 제109조제2항 각 호에 따른 주민등록, 국내거소신고 또는 외국인등록(이하 이 조에서 "주민등록등"이라 한다)을 한 날부터 90일 이내에 피부양자 자격취득을 신청한 경우
   가. 피부양자 자격취득 신청일 기준으로 법 제109조제4항 각 호에 따른 요건을 모두 충족한 경우: 해당 주민등록등을 한 날. 다만, 주민등록등을 한 이후에 직장가입이 된 경우에는 해당 직장가입이 된 날로 한다.
   나. 피부양자 자격취득 신청일 기준으로 법 제109조제4항제3호에 따른 요건만을 충족하지 못한 경우: 법 제109조제4항제3호에 따른 요건을 충족하게 된 날
3. 주민등록등을 한 날부터 90일이 경과하여 피부양자 자

격취득을 신청한 경우
가. 피부양자 자격취득 신청일 기준으로 법 제109조제4항 각 호에 따른 요건을 모두 충족한 경우: 자격취득 신청일. 다만, 주민등록등을 한 이후에 직장가입이 된 경우로서 해당 직장가입이 된 날부터 90일 이내에 피부양자 자격취득을 신청한 경우에는 그 직장가입이 된 날로 한다.
나. 피부양자 자격취득 신청일 기준으로 법 제109조제4항제3호에 따른 요건만을 충족하지 못한 경우: 법 제109조제4항제3호에 따른 요건을 충족하게 된 날
4. 그 밖에 보건복지부장관이 체류자격, 체류기간 및 체류경위 등을 고려하여 그 자격취득 시기를 국내거주 국민과 다르게 정할 필요가 있다고 인정하여 고시하는 경우: 해당 고시에서 정하는 날

② 국내체류 외국인등은 법 제109조제6항 본문에서 준용하는 법 제5조에 따라 같은 조 제3항에서 정한 날(사망, 부양자의 직장가입자 자격상실 또는 의료급여를 받는 경우만 해당한다)에 피부양자의 자격을 잃는다. 다만, 법 제109조제6항 단서에 따라 다음 각 호의 어느 하나에 해당하는 날에도 그 자격을 잃는다.
1. 「출입국관리법」 제10조의2제1항제2호 및 「재외동포의 출입국과 법적 지위에 관한 법률」 제10조제1항에 따른 체류기간이 종료된 날의 다음 날
2. 「출입국관리법」 제59조제3항에 따른 강제퇴거명령서를 발급받은 날의 다음 날
3. 그 밖에 보건복지부장관이 체류자격, 체류기간 및 체류경위 등을 고려하여 그 자격상실 시기를 국내거주 국민과 다르게 정할 필요가 있다고 인정하여 고시하는 경우: 해당 고시에서 정하는 날

영 제76조의4(보험료 부과 · 징수 특례 대상 외국인)

법 제109조제9항 단서에서 "대통령령으로 정하는 국내체류 외국인등"이란 지역가입자인 국내체류 외국인등 중에서 다음 각 호의 어느 하나에 해당하지 않는 사람을 말한다.
1. 「출입국관리법 시행령」 별표 1의2에 따른 결혼이민(F-6)의 체류자격이 있는 사람
2. 「출입국관리법 시행령」 별표 1의3에 따른 영주(F-5)의 체류자격이 있는 사람
3. 그 밖에 보건복지부장관이 체류경위, 체류목적 및 체류기간 등을 고려하여 국내거주 국민과 같은 보험료 부과 · 징수 기준을 적용할 필요가 있다고 인정하여 고시하는 체류자격이 있는 사람

영 제76조의5(외국인 등에 대한 급여제한 체납기간)

법 제109조제10항 전단에서 "대통령령으로 정하는 기간"이란 1개월을 말한다.
[본조신설 2025. 4. 15.]

영 제76조의6(외국인에 대한 급여제한의 예외사유)

① 공단은 법 제109조제11항에 따라 별표 6의2의 체류자격이 있는 지역가입자인 국내체류 외국인이 월별 보험료의 총 체납횟수(이미 납부된 체납보험료는 총 체납횟수에서 제외하며, 보험료의 체납기간은 고려하지 않는다)가 3회 미만인 경우에는 보험급여를 실시할 수 있다.
② 별표 6의2의 체류자격이 있는 지역가입자인 국내체류 외국인이 법 제109조제10항 전단에 따라 보험급여가 제한되는 기간에 받은 보험급여는 공단이 해당 급여를 받은 사실이 있음을 가입자에게 통지한 날부터 2개월이 지난 날이 속한 달의 납부기한 이내에 체납된 보험료를 완납한 경우에는 보험급여로 인정한다.
[본조신설 2025. 4. 15.]

규칙 제61조(외국인 등의 직장가입자 자격취득 신고 등)

① 사용자는 법 제109조제2항에 따라 국내에 체류하는 재외국민 또는 외국인(이하 "국내체류 외국인등"이라 한다)이 직장가입자가 되는 경우에는 그 직장가입자가 된 날부터 14일 이내에 별지 제6호서식의 건강보험 직장가입자 자격취득 신고서에 다음 각 호의 구분에 따른 서류를 첨부하여 공단에 제출하여야 한다. 다만, 공단이 법 제96조에 따라 국가 등으로부터 제공받은 자료로 주민등록, 국내거소신고 및 외국인등록 사실을 확인할 수 있는 경우에는 해당 서류를 첨부하지 아니한다.
1. 재외국민: 주민등록표 등본 1부
2. 외국인: 다음 각 목의 구분에 따른 서류
가. 「재외동포의 출입국과 법적지위에 관한 법률」 제2조제2호에 따른 외국국적동포: 국내거소신고증 사본 또는 국내거소신고 사실증명 1부
나. 그 밖의 외국인: 외국인등록증 사본 또는 외국인등록 사실증명 1부

② 사용자는 법 제109조제2항에 따라 직장가입자가 된 국내체류 외국인등이 직장가입자의 자격을 잃은 경우에는 그 자격을 잃은 날부터 14일 이내에 별지 제8호서식의 건강보험 직장가입자 자격상실 신고서를 공단에 제출하여야 한다.
③ 제1항 및 제2항에 따른 국내체류 외국인등의 직장가입자 자격 취득 및 상실 신고의 절차 및 방법 등에 필요한 세부사항은 보건복지부장관이 정하여 고시한다.

규칙 제61조의2(외국인 등의 지역가입자 자격취득 신고 등)

① 법 제109조제3항제1호에서 "보건복지부령으로 정하는 기간"이란 6개월 이상의 기간을 말하고, "보건복지부령으로 정하는 사유"란 다음 각 호의 어느 하나에 해당하는 경우를 말한다.
1. 「출입국관리법」 제10조제2호에 따른 영주자격을 받은 경우
2. 「출입국관리법 시행령」 별표 1의2 제21호에 따른 비전문취업(E-9)의 체류자격을 받은 경우
3. 「출입국관리법 시행령」 별표 1의2 제27호에 따른 결혼이민의 체류자격을 받은 경우
4. 보건복지부장관이 정하여 고시하는 유학 또는 일반연수의 체류자격을 받은 경우

② 법 제109조제3항제2호나목에서 "보건복지부령으로 정하는 체류자격"이란 별표 9에 따른 체류자격을 말한다.
③ 법 제109조제3항에 따라 국내체류 외국인등이 지역가입자가 된 경우에는 별지 제5호서식의 건강보험 지역가입자 자

격취득신고서에 다음 각 호의 구분에 따른 서류를 첨부하여 공단에 제출해야 한다. 다만, 공단이 법 제96조에 따라 국가 등으로부터 제공받은 자료로 주민등록, 국내거소신고, 외국인등록 사실 및 보험료 부과에 필요한 사항을 확인할 수 있는 경우에는 그 확인으로 제출을 갈음한다.

1. 재외국민: 다음 각 목의 서류
   가. 주민등록표 등본 1부
   나. 소득명세서 등 보험료 부과에 필요한 서류로서 보건복지부장관이 정하여 고시하는 서류 각 1부
2. 외국인: 다음 각 목의 서류
   가. 제61조제1항제2호의 서류 1부
   나. 소득명세서 등 보험료 부과에 필요한 서류로서 보건복지부장관이 정하여 고시하는 서류 각 1부

④ 법 제109조제3항에 따라 지역가입자가 된 국내체류 외국인등이 지역가입자의 자격을 잃은 경우에는 그 자격을 잃은 날부터 14일 이내에 별지 제7호서식의 건강보험 지역가입자 자격상실 신고서를 공단에 제출해야 한다.

⑤ 제1항부터 제4항까지에서 규정한 사항 외에 외국인등의 지역가입자 자격 취득 및 상실의 신청에 필요한 세부적인 사항은 보건복지부장관이 정해 고시한다.

규칙 제61조의3(외국인 등의 피부양자 자격취득 신고 등)

① 법 제109조제4항에 따라 국내체류 외국인등이 피부양자의 자격을 얻으려는 경우에는별지 제1호서식의 건강보험 피부양자 자격(취득 · 상실)신고서에 다음 각 호의 서류를 첨부하여 공단에 제출하여야 한다. 다만, 공단이 법 제96조에 따라 국가 등으로부터 제공받은 자료로 주민등록, 국내거소 신고 및 외국인등록 사실을 확인할 수 있는 경우에는 해당 서류를 첨부하지 아니한다.

1. 제61조제1항 각 호의 구분에 따른 서류 1부
2. 직장가입자와의 관계를 확인할 수 있는 서류로서 보건복지부장관이 정하여 고시하는 서류 1부

② 법 제109조제4항에 따라 피부양자의 자격을 얻은 국내체류 외국인등이 그 자격을 잃은 경우에는 별지 제1호서식의 건강보험 피부양자 자격(취득 · 상실)신고서에 그 상실 사유를 입증하는 서류를 첨부하여 공단에 제출하여야 한다.

③ 제1항 및 제2항에 따른 국내체류 외국인등의 피부양자 자격취득 및 상실의 신고 절차 및 방법 등에 필요한 세부 사항은 보건복지부장관이 정하여 고시한다.

규칙 제61조의4(외국인등의 가입 제외 신청 등)

① 법 제109조제5항제2호에 해당되는 지역가입자가 가입 제외를 신청하려면 지역가입자가 별지 제7호서식의 지역가입자 자격상실 신고서에 제3항 각 호의 구분에 따른 서류를 첨부하여 공단에 제출해야 한다.

② 법 제109조제5항제2호에 해당되는 직장가입자가 가입 제외를 신청하려면 사용자가 별지 제8호서식의 직장가입자 자격상실 신고서에 제3항 각 호의 구분에 따른 서류를 첨부하여 공단에 제출해야 한다.

③ 제1항 또는 제2항에 따라 지역가입자 또는 사용자가 공단에 제출해야 하는 서류는 다음 각 호의 구분에 따른다.

1. 외국의 법령에 따라 의료보장을 받는 경우: 다음 각 목의 서류
   가. 외국 법령의 적용 대상 여부에 대한 확인서 등 의료보장을 받을 수 있음을 증명하는 서류
   나. 국내체류 외국인등이 건강보험에 가입하지 않겠다는 취지를 적은 서류
2. 외국의 보험(법 제109조제2항 각 호에 따른 등록 또는 신고를 하기 전에 가입한 보험으로 한정한다)에 따라 의료보장을 받는 경우: 다음 각 목의 서류
   가. 보험계약서 등 의료보장을 받을 수 있음을 증명하는 서류
   나. 국내체류 외국인등이 건강보험에 가입하지 않겠다는 취지를 적은 서류
3. 사용자와의 계약 등에 따라 의료보장을 받는 경우: 다음 각 목의 서류
   가. 근로계약서 등 의료보장을 받을 수 있음을 증명하는 서류
   나. 사용자가 의료비를 지급한 사실을 증명하는 서류
   다. 국내체류 외국인등이 건강보험에 가입하지 않겠다는 취지를 적은 서류

④ 제1항 또는 제2항에 따라 가입 제외를 신청한 사람은 보건복지부장관이 정하여 고시하는 기간 동안 가입이 제외되며, 그 기간이 경과한 후 다시 법 제109조제5항제2호에 해당되는 경우에는 제1항 또는 제2항에 따른 가입 제외 신청을 다시 할 수 있다.

⑤ 제1항부터 제4항까지에서 규정한 사항 외에 국내체류 외국인등의 가입 제외 신청의 절차 및 방법 등에 필요한 세부사항은 보건복지부장관이 정하여 고시한다.

제110조(실업자에 대한 특례)

① 사용관계가 끝난 사람 중 직장가입자로서의 자격을 유지한 기간이 보건복지부령으로 정하는 기간 동안 통산 1년 이상인 사람은 지역가입자가 된 이후 최초로 제79조에 따라 지역가입자 보험료를 고지받은 날부터 그 납부기한에서 2개월이 지나기 이전까지 공단에 직장가입자로서의 자격을 유지할 것을 신청할 수 있다.

② 제1항에 따라 공단에 신청한 가입자(이하 "임의계속가입자"라 한다)는 제9조에도 불구하고 대통령령으로 정하는 기간 동안 직장가입자의 자격을 유지한다. 다만, 제1항에 따른 신청 후 최초로 내야 할 직장가입자 보험료를 그 납부기한부터 2개월이 지난 날까지 내지 아니한 경우에는 그 자격을 유지할 수 없다.

③ 임의계속가입자의 보수월액은 보수월액보험료가 산정된 최근 12개월간의 보수월액을 평균한 금액으로 한다.

④ 임의계속가입자의 보험료는 보건복지부장관이 정하여 고시하는 바에 따라 그 일부를 경감할 수 있다.

⑤ 임의계속가입자의 보수월액보험료는 제76조제1항 및 제77조제1항제1호에도 불구하고 그 임의계속가입자가 전액을 부담하고 납부한다.
⑥ 임의계속가입자가 보험료를 납부기한까지 내지 아니하는 경우 그 급여제한에 관하여는 제53조제3항・제5항 및 제6항을 준용한다. 이 경우 "제69조제5항에 따른 세대단위의 보험료"는 "제110조제5항에 따른 보험료"로 본다.
⑦ 임의계속가입자의 신청 방법・절차 등에 필요한 사항은 보건복지부령으로 정한다.

영 제77조(임의계속가입자 적용기간)

① 법 제110조제2항 본문에서 "대통령령으로 정하는 기간"이란 사용관계가 끝난 날의 다음 날부터 기산하여 36개월이 되는 날을 넘지 아니하는 범위에서 다음 각 호의 구분에 따른 기간을 말한다.
1. 법 제110조제1항에 따라 공단에 신청한 가입자(이하 "임의계속가입자"라 한다)가 법 제9조제1항제2호에 따라 자격이 변동되기 전날까지의 기간
2. 임의계속가입자가 법 제10조제1항에 따라 그 자격을 잃기 전날까지의 기간

② 「의료급여법」 제3조제1항제2호에 따른 수급권자가 되어 법 제10조제1항제5호에 따라 가입자의 자격이 상실된 임의계속가입자가 법 제8조제1항제1호에 따라 가입자의 자격을 다시 취득한 경우로서 다시 취득한 날이 제1항에 따른 사용관계가 끝난 날의 다음 날부터 36개월 이내이면 공단이 정하는 기간 안에 임의계속가입의 재적용을 신청할 수 있다. 이 경우 신청자는 가입자의 자격을 다시 취득한 날부터 제1항에 따른 기간 동안 임의계속가입자로서의 자격을 유지한다.
③ 제2항에서 규정한 사항 외에 임의계속가입의 재적용 신청에 필요한 신청기간, 절차, 방법 등은 공단이 정하는 바에 따른다.

규칙 제62조(임의계속가입을 위한 직장가입자 자격 유지기간)

법 제110조제1항에서 "보건복지부령으로 정하는 기간"이란 사용관계가 끝난 날 이전 18개월간을 말한다.

규칙 제63조(임의계속가입・탈퇴 및 자격 변동 시기 등)

① 법 제110조제2항에 따른 임의계속가입자(이하 "임의계속가입자"라 한다)가 되려는 사람은 별지 제39호서식의 임의계속가입 신청서에 다음 각 호의 서류를 첨부하여 공단에 제출하여야 한다.
1. 제2조제4항제1호에 따른 서류(주민등록표 등본으로 피부양자와 해당 임의계속가입자의 관계를 확인할 수 없는 경우만 해당한다)
2. 제2조제4항제2호에 따른 서류(피부양자가 장애인, 국가유공자 등 또는 보훈보상대상자의 경우만 해당한다)
3. 제2조제4항제3호에 따른 서류(피부양자가 별표 1의2 제1호다목에 따른 인정을 받으려는 경우만 해당한다)
4. 제61조제1항제1호 또는 제2호에 따른 서류 1부(재외국민 또는 외국인인 경우만 해당한다)

② 임의계속가입자로서의 자격을 더 이상 유지하지 않으려는 사람은 별지 제39호서식의 임의계속탈퇴 신청서를 공단에 제출하여야 한다.
③ 임의계속가입자는 다음 각 호의 어느 하나에 해당하는 날에 지역가입자 또는 직장가입자로 그 자격이 변동된다.
1. 영 제77조에 따른 기간이 끝나는 날의 다음 날
2. 제2항에 따른 임의계속탈퇴 신청서가 접수된 날의 다음 날
3. 직장가입자인 사용자, 근로자, 공무원 또는 교직원이 된 날

제111조(권한의 위임)

이 법에 따른 보건복지부장관의 권한은 대통령령으로 정하는 바에 따라 그 일부를 특별시장·광역시장·특별자치시장·도지사 또는 특별자치도지사에게 위임할 수 있다.

영 제81조(민감정보 및 고유식별정보의 처리)

① 공단(법 제112조에 따라 공단의 업무를 위탁받은 자를 포함한다)은 다음 각 호의 사무를 수행하기 위하여 불가피한 경우 「개인정보 보호법」 제23조에 따른 건강에 관한 정보, 같은 법 시행령 제18조제2호에 따른 범죄경력자료에 해당하는 정보, 같은 영 제19조 각 호에 따른 주민등록번호, 여권번호, 운전면허의 면허번호 또는 외국인등록번호가 포함된 자료를 처리할 수 있다.
1. 법 제7조에 따른 사업장의 신고에 관한 사무
2. 법 제14조제1항에 따른 업무에 관한 사무
3. 법 제60조에 따른 현역병 등에 대한 요양급여비용 지급에 관한 사무
4. 법 제61조에 따른 요양급여비용의 정산에 관한 사무
4의2. 법 제72조 및 제96조의2에 따른 금융정보등의 제공 요청에 관한 사무
4의3. 법 제81조의3에 따른 자료의 제공에 관한 사무
5. 법 제83조에 따른 체납자 인적사항등의 공개에 관한 사무
6. 법 제87조 및 제90조에 따른 이의신청 및 행정소송에 관한 사무
7. 법 제94조에 따른 신고 등에 관한 사무
8. 법 제95조에 따른 소득 축소・탈루 자료의 송부에 관한 사무
8의2. 법 제96조에 따른 자료의 제공 요청에 관한 사무
9. 법 제104조에 따른 포상금 지급에 관한 사무
10. 법 제112조에 따른 업무의 위탁에 관한 사무

② 심사평가원은 다음 각 호의 사무를 수행하기 위하여 불가피한 경우 「개인정보 보호법」 제23조에 따른 건강에 관한 정보, 같은 법 시행령 제19조에 따른 주민등록번호, 여권번호, 운전면허의 면허번호 또는 외국인등록번호가 포함된 자료를 처리할 수 있다.

1. 법 제43조에 따른 요양기관의 시설·장비 및 인력 등의 현황 신고에 관한 사무

1의2. 법 제48조에 따른 요양급여 대상 여부의 확인 등에 관한 사무

2. 법 제63조제1항에 따른 업무에 관한 사무
3. 법 제87조 및 제90조에 따른 이의신청 및 행정소송에 관한 사무
4. 법 제96조에 따른 자료의 제공 요청에 관한 사무

③ 요양기관(제2호의 경우에는 법 제47조제7항에 따라 요양기관을 대행하는 단체를 포함한다)은 다음 각 호의 사무를 수행하기 위하여 불가피한 경우 「개인정보 보호법」 제23조에 따른 건강에 관한 정보나 같은 법 시행령 제19조에 따른 주민등록번호, 여권번호, 운전면허의 면허번호 또는 외국인등록번호가 포함된 자료를 처리할 수 있다.

1. 법 제41조제1항에 따른 요양급여의 실시에 관한 사무
2. 법 제47조제1항 또는 제2항에 따른 요양급여비용의 청구에 관한 사무

④ 법 제49조제1항에 따른 준요양기관(이하 "준요양기관"이라 한다)은 법 제49조제3항에 따른 요양비 지급 청구에 관한 사무를 수행하기 위하여 불가피한 경우에는 「개인정보 보호법」 제23조에 따른 건강에 관한 정보나 같은 법 시행령 제19조에 따른 주민등록번호, 여권번호, 운전면허의 면허번호 또는 외국인등록번호가 포함된 자료를 처리할 수 있다.

⑤ 법 제51조제2항에 따른 보조기기를 판매한 자(이하 "보조기기 판매업자"라 한다)는 법 제51조제2항 전단에 따른 보험급여 지급 청구에 관한 사무를 수행하기 위하여 불가피한 경우에는 「개인정보 보호법」 제23조에 따른 건강에 관한 정보나 같은 법 시행령 제19조에 따른 주민등록번호, 여권번호, 운전면허의 면허번호 또는 외국인등록번호가 포함된 자료를 처리할 수 있다.

⑥ 보건복지부장관(법 제111조에 따라 보건복지부장관의 권한을 위임받거나 위탁받은 자를 포함한다)은 다음 각 호의 사무를 수행하기 위하여 불가피한 경우 제1항에 따른 자료를 처리할 수 있다.

1. 법 제81조제3항에 따른 체납처분 승인에 관한 사무
2. 법 제88조에 따른 심판청구에 관한 사무
3. 법 제97조에 따른 보고와 검사 등에 관한 사무
4. 법 제98조에 따른 업무정지 처분에 관한 사무
5. 법 제99조에 따른 과징금 부과·징수에 관한 사무
6. 법 제100조에 따른 위반사실 공표에 관한 사무

제112조(업무의 위탁)

① 공단은 대통령령으로 정하는 바에 따라 다음 각 호의 업무를 체신관서, 금융기관 또는 그 밖의 자에게 위탁할 수 있다.

1. 보험료의 수납 또는 보험료납부의 확인에 관한 업무
2. 보험급여비용의 지급에 관한 업무
3. 징수위탁근거법의 위탁에 따라 징수하는 연금보험료, 고용보험료, 산업재해보상보험료, 부담금 및 분담금 등(이하 "징수위탁보험료등"이라 한다)의 수납 또는 그 납부의 확인에 관한 업무

② 공단은 그 업무의 일부를 국가기관, 지방자치단체 또는 다른 법령에 따른 사회보험 업무를 수행하는 법인이나 그 밖의 자에게 위탁할 수 있다. 다만, 보험료와 징수위탁보험료등의 징수 업무는 그러하지 아니하다.

③ 제2항에 따라 공단이 위탁할 수 있는 업무 및 위탁받을 수 있는 자의 범위는 보건복지부령으로 정한다.

영 제78조(업무의 위탁)

공단은 법 제112조제1항에 따라 같은 항 각 호의 업무를 체신관서, 금융기관 또는 그 밖의 자에게 위탁하려면 위탁받을 기관의 선정 및 위탁계약의 내용에 관하여 공단 이사회의 의결을 거쳐야 한다.

규칙 제64조(업무의 위탁)

① 공단은 법 제112조제2항에 따라 국가기관·지방자치단체·심사평가원 및 「국민연금법」에 따른 국민연금공단에 다음 각 호의 업무를 위탁할 수 있다.

1. 가입자의 자격 취득·변경 및 상실 신고의 접수 및 처리
2. 건강보험증의 발급 및 가입자의 민원접수 및 처리
3. 요양급여비용의 지급에 관한 업무
4. 체납된 보험료등, 연체금 및 체납처분비의 조회 및 납부 사실 확인에 관한 업무

② 공단은 제1항에 따라 업무를 위탁하려면 수탁 기관 및 위탁 업무에 대하여 보건복지부장관의 승인을 받아야 한다.

③ 공단은 법 제112조제2항에 따라 임신·출산 진료비의 신청과 지급에 관한 업무를 다음 각 호의 구분에 따라 위탁한다.

1. 영 제23조제4항 및 제5항에 따른 이용권의 발급 신청 접수 및 발급에 관한 업무: 「금융산업의 구조개선에 관한 법률」 제2조제1호에 따른 금융기관 또는 「우체국예금·보험에 관한 법률」에 따른 체신관서
2. 제24조제3항에 따른 비용의 지급 및 정산에 관한 업무: 「사회보장급여의 이용·제공 및 수급권자 발굴에 관한 법률」 제29조에 따른 사회보장정보원 및 보건복지부장관이 정하여 고시하는 기관 또는 단체

④ 공단은 부득이한 경우를 제외하고는 매년 임신·출산 진료비의 지급에 들어갈 것으로 예상되는 비용을 제3항제2호에 따른 기관 또는 단체에 미리 예탁하여야 한다.

규칙 제65조(전자문서를 이용한 업무 처리 등)

① 공단 및 심사평가원은 법 · 영 및 이 규칙에 따른 청구 · 신청 · 신고 등을 전자문서로 하도록 할 수 있고, 통지 등의 업무를 전산매체 또는 정보통신망을 이용하여 전자문서로 처리할 수 있다.

② 제1항에 따라 전자문서로 처리하는 경우에는 「전자정부법」 제2조제7호 및 제7조를 준용한다.

제113조(징수위탁보험료등의 배분 및 납입 등)

① 공단은 자신이 징수한 보험료와 그에 따른 징수금 또는 징수위탁보험료등의 금액이 징수하여야 할 총액에 부족한 경우에는 대통령령으로 정하는 기준, 방법에 따라 이를 배분하여 납부 처리하여야 한다. 다만, 납부의무자가 다른 의사를 표시한 때에는 그에 따른다.

② 공단은 징수위탁보험료등을 징수한 때에는 이를 지체 없이 해당 보험별 기금에 납입하여야 한다.

영 제79조(보험료 및 징수위탁보험료등의 배분 등)

공단이 납부의무자의 신청에 따라 보험료 및 징수위탁보험료등을 1개의 납입고지서로 통합하여 징수한 경우(법 제81조 및 징수위탁근거법에 따라 체납처분의 방법으로 징수한 경우는 제외한다)에 징수한 보험료와 그에 따른 징수금 또는 징수위탁보험료등의 금액이 징수하여야 할 총액에 미치지 못하는 경우로서 납부의무자가 이를 납부하는 날까지 특별한 의사를 표시하지 아니한 경우에는 법 제113조제1항 본문에 따라 공단이 징수하려는 각 보험별 금액(법 및 징수위탁근거법에 따른 연체금 및 가산금을 제외한 금액을 말한다)의 비율로 배분하여 납부 처리하여야 한다.

제114조(출연금의 용도 등)

① 공단은 「국민연금법」, 「산업재해보상보험법」, 「고용보험법」 및 「임금채권보장법」에 따라 국민연금기금, 산업재해보상보험및예방기금, 고용보험기금 및 임금채권보장기금으로부터 각각 지급받은 출연금을 제14조제1항제11호에 따른 업무에 소요되는 비용에 사용하여야 한다.

② 제1항에 따라 지급받은 출연금의 관리 및 운용 등에 필요한 사항은 대통령령으로 정한다.

영 제80조(출연금의 관리)

공단은 법 제114조제1항에 따른 출연금을 각각 별도의 계정을 설정하여 관리하여야 한다.

제114조의2(벌칙 적용에서 공무원 의제)

제4조제1항에 따른 심의위원회 및 제100조제2항에 따른 건강보험공표심의위원회 위원 중 공무원이 아닌 사람은 「형법」 제127조 및 제129조부터 제132조까지의 규정을 적용할 때에는 공무원으로 본다.

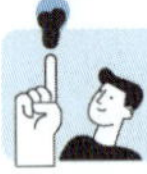

제 9 장 벌 칙

제115조(벌칙)

① 제102조제1호를 위반하여 가입자 및 피부양자의 개인정보를 누설하거나 직무상 목적 외의 용도로 이용 또는 정당한 사유 없이 제3자에게 제공한 자는 5년 이하의 징역 또는 5천만원 이하의 벌금에 처한다.

② 다음 각 호의 어느 하나에 해당하는 자는 3년 이하의 징역 또는 3천만원 이하의 벌금에 처한다.

1. 대행청구단체의 종사자로서 거짓이나 그 밖의 부정한 방법으로 요양급여비용을 청구한 자
2. 제102조제2호를 위반하여 업무를 수행하면서 알게 된 정보를 누설하거나 직무상 목적 외의 용도로 이용 또는 제3자에게 제공한 자

③ 제96조의3제3항을 위반하여 공동이용하는 전산정보자료를 같은 조 제1항에 따른 목적 외의 용도로 이용하거나 활용한 자는 3년 이하의 징역 또는 1천만원 이하의 벌금에 처한다.

④ 거짓이나 그 밖의 부정한 방법으로 보험급여를 받거나 타인으로 하여금 보험급여를 받게 한 사람은 2년 이하의 징역 또는 2천만원 이하의 벌금에 처한다.

⑤ 다음 각 호의 어느 하나에 해당하는 자는 1년 이하의 징역 또는 1천만원 이하의 벌금에 처한다.

1. 제42조의2제1항 및 제3항을 위반하여 선별급여를 제공한 요양기관의 개설자
2. 제47조제7항을 위반하여 대행청구단체가 아닌 자로 하여금 대행하게 한 자
3. 제93조를 위반한 사용자
4. 제98조제2항을 위반한 요양기관의 개설자
5. 삭제 〈2019.4.23.〉

제116조(벌칙)

제97조제2항을 위반하여 보고 또는 서류 제출을 하지 아니한 자, 거짓으로 보고하거나 거짓 서류를 제출한 자, 검사나 질문을 거부·방해 또는 기피한 자는 1천만원 이하의 벌금에 처한다.

제117조(벌칙)

제42조제5항을 위반한 자 또는 제49조제2항을 위반하여 요양비 명세서나 요양 명세를 적은 영수증을 내주지 아니한 자는 500만원 이하의 벌금에 처한다.

제118조(양벌 규정)

① 법인의 대표자나 법인 또는 개인의 대리인, 사용인, 그 밖의 종사자가 그 법인 또는 개인의 업무에 관하여 제115조부터 제117조까지의 규정 중 어느 하나에 해당하는 위반행위를 하면 그 행위자를 벌하는 외에 그 법인 또는 개인에게도 해당 조문의 벌금형을 과한다. 다만, 법인 또는 개인이 그 위반행위를 방지하기 위하여 해당 업무에 관하여 상당한 주의와 감독을 게을리하지 아니한 경우에는 그러하지 아니하다.

제119조(과태료)

① 삭제 〈2013.5.22.〉

② 삭제 〈2013.5.22.〉

③ 다음 각 호의 어느 하나에 해당하는 자에게는 500만원 이하의 과태료를 부과한다.

1. 제7조를 위반하여 신고를 하지 아니하거나 거짓으로 신고한 사용자
2. 정당한 사유 없이 제94조제1항을 위반하여 신고·서류제출을 하지 아니하거나 거짓으로 신고·서류제출을 한 자
3. 정당한 사유 없이 제97조제1항, 제3항, 제4항, 제5항을 위반하여 보고·서류제출을 하지 아니하거나 거짓으로 보고·서류제출을 한 자
4. 제98조제4항을 위반하여 행정처분을 받은 사실 또는 행정처분절차가 진행 중인 사실을 지체 없이 알리지 아니한 자
5. 정당한 사유 없이 제101조제2항을 위반하여 서류를 제출하지 아니하거나 거짓으로 제출한 자

④ 다음 각 호의 어느 하나에 해당하는 자에게는 100만원 이하의 과태료를 부과한다.

1. 삭제 〈2016.3.22.〉

2. 삭제 〈2018.12.11.〉
3. 제12조제4항을 위반하여 정당한 사유 없이 건강보험증이나 신분증명서로 가입자 또는 피부양자의 본인 여부 및 그 자격을 확인하지 아니하고 요양급여를 실시한 자
4. 제96조의4를 위반하여 서류를 보존하지 아니한 자
5. 제103조에 따른 명령을 위반한 자
6. 제105조를 위반한 자

⑤ 제3항 및 제4항에 따른 과태료는 대통령령으로 정하는 바에 따라 보건복지부장관이 부과・징수한다.

영 제82조(과태료의 부과기준)

법 제119조에 따른 과태료의 부과기준은 별표 7과 같다.

■ 국민건강보험법 시행령 [별표 2] 〈개정 2024.12.10.〉

본인일부부담금의 부담률 및 부담액(제19조제1항 관련)

1. 가입자 또는 피부양자는 요양급여비용 중 다음 각 목의 어느 하나에 해당하는 금액(100원 미만은 제외한다)을 부담한다. 다만, 입원진료의 경우에는 100원 미만의 금액도 부담한다.
   가. 입원진료(나목의 표 중 보건복지부장관이 정하는 의료장비를 이용한 진료의 경우는 제외한다) 및 보건복지부장관이 정하는 요양급여를 받은 경우(약국 또는 한국희귀·필수의약품센터인 요양기관에서 처방전에 따라 의약품을 조제받는 경우를 포함한다)는 다음의 구분에 따라 계산한 금액
      1) 요양급여비용 총액(보건복지부장관이 정하여 고시하는 식대와 장애인 치과진료에 대한 가산금액은 제외한다)의 100분의 20에 입원기간 중 식대[입원환자의 식사의 질과 서비스에 영향을 미치는 부가적 요소에 드는 비용에 해당하는 가산금액(이하 "식대가산금액"이라 한다)을 포함한다. 이하 이 호, 제2호 및 제3호가목·나목에서 같다]의 100분의 50을 더한 금액. 다만, 상급종합병원에서 법 제43조에 따라 신고한 입원병실 중 일반입원실의 2인실·3인실·4인실 및 정신과 입원실의 2인실·3인실·4인실을 이용한 경우에는 그 입원료에 한정하여 각각 100분의 50·100분의 40·100분의 30으로 하고, 종합병원·병원·한방병원·요양병원(「장애인복지법」 제58조제1항제4호에 따른 장애인 의료재활시설로서 「의료법」 제3조의2의 요건을 갖춘 의료기관인 요양병원으로 한정한다)·정신병원에서 법 제43조에 따라 신고한 입원병실 중 일반입원실의 2인실·3인실 및 정신과 입원실의 2인실·3인실을 이용한 경우에는 그 입원료에 한정하여 각각 100분의 40·100분의 30으로 하며, 보건복지부장관이 정하여 고시하는 격리 입원에 대해서는 그 입원료에 한정하여 100분의 10으로 한다.
      2) 「의료법」 제3조제2항제3호라목에 따른 요양병원(「장애인복지법」 제58조제1항제4호에 따른 장애인 의료재활시설로서 「의료법」 제3조의2의 요건을 갖춘 의료기관인 요양병원은 제외한다)에서 입원진료를 받는 사람 중 입원치료보다는 요양시설이나 외래진료를 받는 것이 적합한 환자로서 보건복지부장관이 정하여 고시하는 환자군에 해당하는 경우에는 요양급여비용 총액의 100분의 40에 입원기간 중 식대의 100분의 50을 더한 금액
   나. 외래진료의 경우 및 보건복지부장관이 정하는 의료장비·치료재료를 이용한 진료의 경우에는 다음 표의 구분에 따라 계산한 금액

기관 종류	소재지	환자 구분	본인일부부담금
상급종합병원	모든 지역	일반환자	진찰료 총액 + (요양급여비용 총액 − 진찰료총액) × 60/100. 다만, 임신부 외래진료의 경우에는 요양급여비용 총액의 40/100, 1세 미만 영유아 외래진료의 경우에는 요양급여비용 총액의 20/100으로 한다.
		의약분업 예외환자	진찰료 총액 + (요양급여비용 총액 − 약값 총액 − 진찰료 총액) × 60/100 + 약값 총액 × 30/100. 다만, 임신부 외래진료의 경우에는 (요양급여비용 총액 − 약값 총액) × 40/100 + 약값 총액 × 30/100, 1세 미만 영유아 외래진료의 경우에는 (요양급여비용 총액 − 약값 총액) × 20/100 + 약값 총액 × 21/100로 한다.
종합병원	동 지역	일반환자	요양급여비용 총액 × 50/100(임신부 외래진료의 경우에는 30/100, 1세 미만 영유아 외래진료의 경우에는 15/100)
		의약분업 예외환자	(요양급여비용 총액 − 약값 총액) × 50/100(임신부 외래진료의 경우에는 30/100, 1세 미만 영유아 외래진료의 경우에는 15/100) + 약값 총액 × 30/100(1세 미만 영유아의 경우에는 21/100)
	읍·면 지역	일반환자	요양급여비용 총액 × 45/100(임신부 외래진료의 경우에는 30/100, 1세 미만 영유아 외래진료의 경우에는 15/100)
		의약분업 예외환자	(요양급여비용 총액 − 약값 총액) × 45/100(임신부 외래진료의 경우에는 30/100, 1세 미만 영유아 외래진료의 경우에는 15/100) + 약값 총액 × 30/100(1세 미만 영유아의 경우에는 21/100)

<table>
<tr><th>기관 종류</th><th>소재지</th><th>환자 구분</th><th>본인일부부담금</th></tr>
<tr><td rowspan="4">병원,
치과병원,
한방병원,
요양병원,
정신병원</td><td rowspan="2">동
지역</td><td>일반환자</td><td>요양급여비용 총액 × 40/100(임신부 외래진료의 경우에는 20/100, 1세 미만 영유아 외래진료의 경우에는 10/100)</td></tr>
<tr><td>의약분업
예외환자</td><td>(요양급여비용 총액 − 약값 총액) × 40/100(임신부 외래진료의 경우에는 20/100, 1세 미만 영유아 외래진료의 경우에는 10/100) + 약값 총액 × 30/100(1세 미만 영유아의 경우에는 21/100)</td></tr>
<tr><td rowspan="2">읍 · 면
지역</td><td>일반환자</td><td>요양급여비용 총액 × 35/100(임신부 외래진료의 경우에는 20/100, 1세 미만 영유아 외래진료의 경우에는 10/100)</td></tr>
<tr><td>의약분업
예외환자</td><td>(요양급여비용 총액 − 약값 총액) × 35/100(임신부 외래진료의 경우에는 20/100, 1세 미만 영유아 외래진료의 경우에는 10/100) + 약값 총액 × 30/100(1세 미만 영유아의 경우에는 21/100)</td></tr>
<tr><td rowspan="2">의원,
치과의원, 한의원,
보건의료원</td><td rowspan="2">모든
지역</td><td>일반환자</td><td>요양급여비용 총액 × 30/100(임신부 외래진료의 경우에는 10/100, 1세 미만 영유아 외래진료의 경우에는 5/100).
다만, 요양급여를 받는 사람이 65세 이상이면서 해당 요양급여비용 총액이 보건복지부령으로 정하는 금액을 넘지 않으면 보건복지부령으로 정하는 금액을 본인일부부담금으로 한다.</td></tr>
<tr><td>의약분업예외환자</td><td>(요양급여비용 총액 − 약값 총액) × 30/100(임신부 외래진료의 경우에는 10/100, 1세 미만 영유아 외래진료의 경우에는 5/100) + 약값 총액 × 30/100(1세 미만 영유아의 경우에는 21/100).
다만, 요양급여를 받는 사람이 65세 이상이면서 해당 요양급여비용 총액이 보건복지부령으로 정하는 금액을 넘지 않으면 보건복지부령으로 정하는 금액을 본인일부부담금으로 한다.</td></tr>
<tr><td>보건소,
보건지소,
보건진료소</td><td>모든
지역</td><td></td><td>요양급여비용 총액 × 30/100. 다만, 요양급여비용 총액이 보건복지부령으로 정하는 금액을 넘지 않으면 보건복지부령으로 정하는 금액을 본인일부부담금으로 한다.</td></tr>
</table>

※ 비고
1. 위 표에서 "의약분업 예외환자"란 「약사법」 제23조제4항제3호 중 조현병(調絃病) 또는 조울증 등으로 자신 또는 타인을 해칠 우려가 있는 정신질환자, 같은 항 제4호 중 「감염병의 예방 및 관리에 관한 법률」에 따른 제1군감염병환자 및 같은 항 제8호 · 제9호에 해당하는 환자를 말한다. 다만, 제1호가목에 따라 요양급여비용 총액의 100분의 20을 적용받는 사람은 제외한다.
2. 위 표에서 "약값 총액"이란 요양기관이 해당 약제를 구입한 금액의 총액을 말한다.
3. 보건복지부장관이 정하는 의료장비를 이용한 입원진료인 경우의 요양급여비용 총액은 의료장비를 이용한 비용의 총액으로 한정한다.
4. 요양기관의 외래진료를 통하여 주기적으로 의사의 처방에 따라 구입(사용)하여야 하는 치료재료 중 보건복지부장관이 정하여 고시하는 치료재료의 경우에는 해당 치료재료 비용 및 관련 행위(교체를 위한 직접적 행위에 한정한다. 이하 같다) 비용을 제외한 요양급여비용 총액을 위 표의 요양급여비용 총액으로 하여 위 표에 따라 산정한 금액에 해당 치료재료 비용 및 관련 행위 비용의 100분의 20(1세 미만 영유아의 경우에는 14/100)을 더한 금액을 본인일부부담금으로 한다. 다만, 제3호마목이 적용되는 중증질환자는 제외한다.
5. 보건복지부장관이 정하는 질병의 환자가 요양기관(의원으로 한정한다)에 보건복지부장관이 정하는 절차 또는 방법에 따라 외래진료를 지속적으로 받겠다는 의사를 표시한 경우에는 해당 질병에 대하여 그 다음 진료부터 (진찰료 총액 × 20/100) + [(요양급여비용 총액 − 진찰료 총액) × 30/100]에 해당하는 금액을 본인일부부담금으로 한다. 다만, 요양급여를 받는 사람이 65세 이상인 경우에는 요양급여비용 총액이 보건복지부령으로 정하는 금액을 넘지 않으면 보건복지부령으로 정하는 금액을 본인일부부담금으로 한다.
6. 임신부가 유산 또는 사산을 한 경우 해당 유산 또는 사산에 따른 외래진료는 위 표에 따른 임신부 외래진료에 포함한다.

다. 약국 또는 한국희귀 · 필수의약품센터의 경우

1) 진료를 담당한 의사 또는 치과의사가 발행한 처방전에 따라 의약품을 조제받은 경우에는 요양급여비용 총액의 100분의 30(요양급여를 받는 사람이 65세 이상인 경우 요양급여비용 총액이 보건복지부령으로 정하는 금액을 넘지 않으면 보건복지부령으로 정하는 금액). 다만, 제1호가목 중 보건복지부장관이 정하는 요양급여를 받은 경우(약국 또는 한국희귀 · 필수의약품센터인 요양기관에서 처방전에 따라 의약품을 조제받는 경우를 포함한다)는 제외한다.

2) 「약사법」 제23조제3항제1호에 따라 의료기관이 없는 지역에서 조제하는 경우로서 진료를 담당한 의사 또는 치과의사가 발행한 처방전에 따르지 않고 의약품을 조제받은 경우에는 다음의 구분에 따라 산정한 금액

가) 요양급여비용 총액이 보건복지부령으로 정하는 금액을 넘는 경우에는 요양급여비용 총액의 100분의 40
나) 요양급여비용 총액이 보건복지부령으로 정하는 금액을 넘지 않는 경우에는 보건복지부령으로 정하는 금액

3) 1)에도 불구하고 상급종합병원 또는 종합병원의 의사가 발행한 처방전에 따라 질병의 중증도를 고려하여 보건복지부장관이 정하여 고시하는 질병에 대한 의약품을 조제받은 경우[읍·면 지역 소재 종합병원의 의사가 발행한 처방전에 따라 의약품을 조제받거나 「한국보훈복지의료공단법」에 따른 보훈병원의 의사나 「독립유공자예우에 관한 법률」, 「국가유공자 등 예우 및 지원에 관한 법률」, 「보훈보상대상자 지원에 관한 법률」, 「5·18민주유공자예우 및 단체설립에 관한 법률」, 「참전유공자예우 및 단체설립에 관한 법률」, 「고엽제후유의증 등 환자지원 및 단체설립에 관한 법률」, 「특수임무유공자 예우 및 단체설립에 관한 법률」 및 「제대군인지원에 관한 법률」에 따라 국가보훈부장관이 진료를 위탁한 상급종합병원 또는 종합병원의 의사가 해당 법률에서 정한 의료지원대상자에게 발행한 처방전에 따라 의약품을 조제받은 경우는 제외한다]에는 다음의 금액
가) 상급종합병원의 의사가 발행한 처방전에 따라 의약품을 조제받은 경우: 요양급여비용 총액의 100분의 50
나) 종합병원의 의사가 발행한 처방전에 따라 의약품을 조제받은 경우: 요양급여비용 총액의 100분의 40

2. 제1호에도 불구하고 제21조제3항제2호에 따라 보건복지부장관이 정하여 고시하는 질병군에 대하여 입원진료를 받는 경우에는 다음 각 목의 구분에 따라 계산한 금액에 입원기간 중 식대의 100분의 50을 더한 금액을 부담한다. 이 경우 질병군 분류번호 결정 요령, 평균 입원 일수, 입원실 이용 비용 등 해당 질병군의 본인일부부담금 산정에 필요한 사항은 보건복지부장관이 정하여 고시한다.
가. 다음 계산식에 따라 계산한 금액과 보건복지부장관이 정하여 고시하는 추가 산정액을 합한 금액의 100분의 20

[질병군별 기준 상대가치점수 + (입원 일수 - 질병군별 평균 입원 일수) × 질병군별 일당 상대가치점수] × 제21조제1항에 따라 정해진 상대가치점수의 점수당 단가

※ 비고
1. 위 표에서 "질병군별 기준 상대가치점수"란 질병군별 평균 입원 일수만큼 입원했을 때 발생하는 입원 건당 상대가치점수를 말한다.
2. 위 표에서 "질병군별 일당 상대가치점수"란 입원 일수가 1일 증가함에 따라 추가되는 질병군별 상대가치점수를 말한다.

나. 가목에도 불구하고 보건복지부장관이 정하여 고시하는 입원실을 이용한 경우에는 가목에 따라 계산한 금액에 보건복지부장관이 정하여 고시하는 입원료 계산식에 따라 계산한 금액을 더한 금액
다. 삭제 〈2021.11.1.〉
라. 가목 및 나목에도 불구하고 제1호나목에 따라 보건복지부장관이 정하는 의료장비를 이용한 진료의 경우에는 가목 또는 나목에 따라 계산한 금액에 제1호나목 표의 구분에 따라 계산한 금액을 더한 금액

3. 제1호와 제2호에도 불구하고 다음 각 목의 어느 하나에 해당하는 경우에는 그 각 목에서 정하는 금액을 부담한다. 다만, 상급종합병원·종합병원·병원·한방병원·요양병원(「장애인복지법」 제58조제1항제4호에 따른 장애인 의료재활시설로서 「의료법」 제3조의2의 요건을 갖춘 의료기관인 요양병원으로 한정한다)·정신병원에서 법 제43조에 따라 신고한 입원병실 중 일반입원실의 2인실·3인실 및 정신과 입원실의 2인실·3인실을 이용한 경우는 그 입원료에 한정하여 제1호가목1) 단서에서 정하는 금액을 부담한다.
가. 다음의 경우에는 입원기간 중 식대의 100분의 50
1) 자연분만 및 제왕절개분만에 대한 요양급여
2) 2세 미만 영유아 및 보건복지부장관이 정하여 고시하는 기준에 해당하는 2세 이상 영유아에 대한 입원진료로서 보건복지부장관이 정하는 요양급여
3) 보건복지부장관이 정하여 고시하는 결핵 질환을 가진 사람에 대하여 보건복지부장관이 정하는 요양급여
4) 「장기등 이식에 관한 법률」 제4조제2호에 따른 장기등기증자(뇌사자 또는 사망한 사람만 해당한다)의 장기등(같은 법 제4조제1호에 따른 장기등을 말한다) 적출에 대하여 보건복지부장관이 정하는 요양급여
나. 다음의 경우(라목에 해당하는 사람에 대한 요양급여는 제외한다)에는 요양급여비용 총액의 100분의 10에 입원기간 중 식대의 100분의 50을 더한 금액
1) 삭제 〈2017.9.29.〉
2) 보건복지부장관이 정하여 고시하는 희귀난치성 질환을 가진 사람에 대하여 보건복지부장관이 정하는 요양급여
3) 보건복지부장관이 정하여 고시하는 고위험 임신부에 대한 입원진료로서 보건복지부장관이 정하는 요양급여

4) 삭제 〈2018.12.24.〉

다. 다음의 경우에는 본인이 부담할 비용의 부담률의 100분의 70에 해당하는 금액

1) 1세 이상 6세 미만인 가입자 또는 피부양자가 상급종합병원, 종합병원, 병원, 치과병원, 한방병원, 요양병원, 정신병원, 의원, 치과의원, 한의원 및 보건의료원에서 외래진료를 받는 경우

2) 6세 미만인 가입자 또는 피부양자가 보건소, 보건지소 및 보건진료소에서 외래진료를 받는 경우로서 요양급여비용 총액이 보건복지부령으로 정하는 금액을 넘는 경우. 다만, 요양급여비용 총액이 보건복지부령으로 정하는 금액을 넘지 않는 경우에는 제1호 나목 표에 따른 금액을 부담한다.

3) 6세 미만인 가입자 또는 피부양자가 약국 또는 한국희귀·필수의약품센터인 요양기관에서 처방전에 따라 의약품을 조제받는 경우

라. 보건복지부장관이 정하여 고시하는 희귀난치성질환 또는 중증질환(이하 "희귀난치성질환등"이라 한다)을 가진 사람, 희귀난치성질환등 외의 질환으로 6개월 이상 치료를 받고 있거나 6개월 이상 치료가 필요한 사람 또는 18세 미만의 아동(이하 "희귀난치성질환자등"이라 한다) 중 해당 환자가 속한 세대(배우자를 포함한다)의 소득 및 재산을 더하여 계산한 가액(이하 "소득인정액"이라 한다)이 「국민기초생활 보장법」 제2조제11호에 따른 기준 중위소득의 100분의 50 이하이고, 희귀난치성질환자등의 1촌의 직계혈족 및 그 배우자(이하 "부양의무자"라 한다)가 없거나 부양의무자가 있어도 부양능력이 없거나 부양을 받을 수 없는 사람으로서 보건복지부령으로 정하는 바에 따라 공단의 본인일부부담금 경감 인정 신청(이하 "경감인정신청"이라 한다)을 하여 그 경감 인정을 받은 사람 또는 희귀난치성질환자등 중 본인일부부담금의 경감이 필요하다고 보건복지부장관이 정하는 사람으로서 경감인정신청을 한 사람에 대한 요양급여의 경우에는 다음의 구분에 따라 계산한 금액. 이 경우 소득인정액 산정의 기준이 되는 세대의 범위, 소득 및 재산의 범위, 소득인정액 산정방법 등 소득인정액의 산정에 필요한 사항 및 부양의무자가 부양능력이 없거나 부양을 받을 수 없는 경우의 구체적인 기준은 보건복지부령으로 정한다.

1) 희귀난치성질환등을 가진 사람인 경우에는 입원기간 중 식대(식대가산금액은 제외한다. 이하 이 목에서 같다)의 100분의 20

2) 희귀난치성질환등 외의 질환으로 6개월 이상 치료를 받고 있거나 6개월 이상 치료가 필요한 사람 또는 18세 미만의 아동인 경우에는 다음 표에 해당하는 금액에 입원기간 중 식대의 100분의 20을 더한 금액. 다만, 가목에 해당하거나 6세 미만 아동의 입원진료 또는 보건복지부장관이 정하여 고시하는 중증질환으로 요양급여를 받는 경우에는 입원기간 중 식대의 100분의 20만을 부담한다.

<table>
<tr><th>기관 종류</th><th colspan="2">구분</th><th>본인일부부담금</th></tr>
<tr><td>상급종합병원</td><td colspan="2">외래진료 및 입원진료</td><td>요양급여비용 총액의 100분의 14에 해당하는 금액. 다만, 다음의 어느 하나에 해당하는 경우에는 그 다음의 구분에 따라 계산한 금액을 부담한다.
가) 정신건강의학과 입원진료 또는 나목2)(치매는 제외한다)에 따라 보건복지부장관이 정하는 요양급여를 받는 경우에는 해당 요양급여비용 총액의 100분의 10
나) 제1호나목(임신부 외래진료만 해당한다), 이 호 나목2)(치매만 해당한다)·3), 마목, 차목 또는 하목에 따라 보건복지부장관이 정하는 요양급여를 받는 경우에는 해당 요양급여비용 총액의 100분의 5
다) 자목(6세 이상 15세 이하 아동의 입원진료만 해당한다)에 따라 보건복지부장관이 정하는 요양급여를 받는 경우에는 해당 요양급여비용 총액의 100분의 3
라) 1세 미만 영유아 외래진료의 경우에는 요양급여비용 총액의 100분의 5</td></tr>
<tr><td>종합병원,
병원,
치과병원,
한방병원,
요양병원,
정신병원</td><td>「의료급여법 시행령」 별표 1 제2호가목2)가)에 따른 만성질환자에 해당하는 사람이 그 만성질환에 대하여 외래진료를 받거나 해당 만성질환자가 나목2)(치매를 제외한다) 또는 마목에 따른 외래진료에 대하여 보건복지부장관이 정하는 요양급여를 받는 경우</td><td>「약사법」 제23조제4항에 따라 의사 또는 치과의사가 의약품을 직접 조제하는 경우와 법률 제8365호 약사법 전부개정법률 부칙 제8조에 따라 한의사가 한약 및 한약제제를 직접 조제하는 경우</td><td>1,500원. 다만, 1세 미만 영유아 외래진료의 경우에는 본인일부부담금 없음</td></tr>
</table>

<table>
<tr><th>기관 종류</th><th colspan="2">구분</th><th>본인일부부담금</th></tr>
<tr><td rowspan="2"></td><td></td><td>그 밖의 외래진료</td><td>1,000원. 다만, 1세 미만 영유아 외래진료의 경우에는 본인일부부담금 없음</td></tr>
<tr><td colspan="2">그 밖의 외래진료 및 입원진료</td><td>요양급여비용 총액의 100분의 14에 해당하는 금액. 다만, 다음의 어느 하나에 해당하는 경우에는 그 다음의 구분에 따라 계산한 금액을 부담한다.
가) 정신건강의학과 입원진료 또는 나목2)(치매는 제외한다)에 따라 보건복지부장관이 정하는 요양급여를 받는 경우에는 해당 요양급여비용 총액의 100분의 10
나) 제1호나목(임신부 외래진료만 해당한다), 이 호 나목2)(치매만 해당한다) · 3), 마목, 차목 또는 하목에 따라 보건복지부장관이 정하는 요양급여를 받는 경우에는 해당 요양급여비용 총액의 100분의 5
다) 자목(6세 이상 15세 이하 아동의 입원진료만 해당한다)에 따라 보건복지부장관이 정하는 요양급여를 받는 경우에는 해당 요양급여비용 총액의 100분의 3
라) 1세 미만 영유아 외래진료의 경우에는 요양급여비용 총액의 100분의 5</td></tr>
<tr><td rowspan="3">의원,
치과의원,
한의원,
보건의료원</td><td rowspan="2">외래진료</td><td>「약사법」 제23조제4항에 따라 의사 또는 치과의사가 의약품을 직접 조제하는 경우와 법률 제8365호 약사법 전부개정법률 부칙 제8조에 따라 한의사가 한약 및 한약제제를 직접 조제하는 경우</td><td>1,500원. 다만, 1세 미만 영유아 외래진료의 경우에는 본인일부부담금 없음</td></tr>
<tr><td>그 밖의 외래진료</td><td>1,000원. 다만, 1세 미만 영유아 외래진료의 경우에는 본인일부부담금 없음</td></tr>
<tr><td colspan="2">입원진료</td><td>요양급여비용 총액의 100분의 14에 해당하는 금액. 다만, 다음의 어느 하나에 해당하는 경우에는 그 다음의 구분에 따라 계산한 금액을 부담한다.
가) 정신건강의학과 입원진료 또는 나목2)(치매는 제외한다)에 따라 보건복지부장관이 정하는 요양급여를 받는 경우에는 해당 요양급여비용 총액의 100분의 10
나) 나목2)(치매만 해당한다) · 3), 마목 또는 차목(입원진료만 해당한다)에 따라 보건복지부장관이 정하는 요양급여를 받는 경우에는 해당 요양급여비용 총액의 100분의 5
다) 자목(6세 이상 15세 이하 아동의 입원진료만 해당한다)에 따라 보건복지부장관이 정하는 요양급여를 받는 경우에는 해당 요양급여비용 총액의 100분의 3</td></tr>
<tr><td>보건소,
보건지소,
보건진료소</td><td colspan="2">외래진료 및 입원진료</td><td>없음</td></tr>
<tr><td rowspan="3">약국,
한국희귀 · 필수의약품센터</td><td colspan="2">「약사법」 제23조제3항 단서에 따라 처방전에 따르지 않고 직접 조제한 경우</td><td>900원</td></tr>
<tr><td colspan="2">보건소, 보건지소 및 보건진료소를 제외한 요양기관에서 발급한 처방전에 따라 조제한 경우</td><td>500원</td></tr>
<tr><td colspan="2">보건소, 보건지소 및 보건진료소에서 발급한 처방전에 따라 조제한 경우</td><td>없음</td></tr>
</table>

※ 비고
1. 「약사법」 제23조제4항에 따라 의사 또는 치과의사가 의약품을 직접 조제하거나 법률 제8365호 약사법 전부개정법률 부칙 제8조에 따라 한의사가 한약 및 한약제제를 직접 조제하고 처방전을 함께 발급하는 경우에는 1,000원을 부담한다.
2. 외래진료로서 전산화단층촬영(CT), 자기공명영상진단(MRI) 등 보건복지부장관이 정하여 고시하는 장비를 이용한 진료에 대해서는 그 의료장비를 이용한 비용 총액의 100분의 14[나목2)(치매는 제외한다)에 따른 환자의 경우에는 100분의 10, 나목2)(치매만 해당한다), 마목, 하목 또는 제1호나목(임신부 외래진료만 해당한다)에 따른 환자 및 1세 미만 영유아 외래진료의 경우에는 100분의 5]를 부담한다.
3. 제21조제3항제2호에 따른 질병군에 대한 입원 진료의 경우 본인일부부담금은 제2호가목, 나목 또는 라목에 따라 계산한 금액에 위 표의 해당 기관 종류별 입원진료에 해당하는 본인부담률을 곱한 금액으로 한다.
4. 보건복지부장관이 정하여 고시하는 격리 입원에 대해서는 그 입원료에 한정하여 해당 입원료의 100분의 5를 부담한다.
5. 임신부가 유산 또는 사산을 한 경우 해당 유산 또는 사산에 따른 외래진료는 위 표에 따른 임신부 외래진료에 포함한다.

3) 희귀난치성질환등을 가진 사람 중 65세 이상인 사람이 틀니 요양급여를 받는 경우에는 해당 요양급여비용 총액의 100분의 5
4) 희귀난치성질환등 외의 질환으로 6개월 이상 치료를 받고 있거나 6개월 이상 치료가 필요한 사람 중 65세 이상인 사람이 틀니 요양급여를 받는 경우에는 해당 요양급여비용 총액의 100분의 15
5) 희귀난치성질환등을 가진 사람 중 65세 이상인 사람이 치과임플란트 요양급여를 받는 경우에는 해당 요양급여비용 총액의 100분의 10
6) 희귀난치성질환등 외의 질환으로 6개월 이상 치료를 받고 있거나 6개월 이상 치료가 필요한 사람 중 65세 이상인 사람이 치과임플란트 요양급여를 받는 경우에는 해당 요양급여비용 총액의 100분의 20
7) 2)에도 불구하고 희귀난치성질환등 외의 질환으로 6개월 이상 치료를 받고 있거나 6개월 이상 치료가 필요한 사람 또는 18세 미만의 아동이 상급종합병원 또는 종합병원의 의사가 발행한 처방전에 따라 질병의 중증도를 고려하여 보건복지부장관이 정하여 고시하는 질병에 대한 의약품을 조제받은 경우[읍·면 지역 소재 종합병원의 의사가 발행한 처방전에 따라 의약품을 조제받거나 「한국보훈복지의료공단법」에 따른 보훈병원의 의사나 「독립유공자예우에 관한 법률」, 「국가유공자 등 예우 및 지원에 관한 법률」, 「보훈보상대상자 지원에 관한 법률」, 「5·18민주유공자예우 및 단체설립에 관한 법률」, 「참전유공자예우 및 단체설립에 관한 법률」, 「고엽제후유의증 등 환자지원 및 단체설립에 관한 법률」, 「특수임무유공자 예우 및 단체설립에 관한 법률」 및 「제대군인지원에 관한 법률」에 따라 국가보훈부장관이 진료를 위탁한 상급종합병원 또는 종합병원의 의사가 해당 법률에서 정한 의료지원대상자에게 발행한 처방전에 따라 의약품을 조제받은 경우는 제외한다]에는 요양급여비용 총액의 100분의 3. 다만, 본인일부부담금이 500원 미만이 되는 경우에는 500원을 본인일부부담금으로 한다.
8) 삭제 〈2024.12.10.〉
9) 희귀난치성질환등을 가진 사람이 보건복지부장관이 정하여 고시하는 추나요법에 대하여 보건복지부장관이 정하는 요양급여를 받는 경우에는 해당 요양급여비용의 100분의 30. 다만, 보건복지부장관이 따로 정하여 고시하는 추나요법에 대하여 요양급여를 받는 경우에는 해당 요양급여비용의 100분의 80으로 한다.
10) 희귀난치성질환등 외의 질환으로 6개월 이상 치료를 받고 있거나 6개월 이상 치료가 필요한 사람 또는 18세 미만 아동이 보건복지부장관이 정하여 고시하는 추나요법에 대하여 보건복지부장관이 정하는 요양급여를 받는 경우에는 해당 요양급여비용의 100분의 40. 다만, 보건복지부장관이 따로 정하여 고시하는 추나요법에 대하여 요양급여를 받는 경우에는 해당 요양급여비용의 100분의 80으로 한다.

마. 보건복지부장관이 정하여 고시하는 중증질환자에 대하여 보건복지부장관이 정하는 요양급여(라목에 해당하는 사람에 대한 요양급여는 제외한다)의 경우에는 요양급여비용 총액의 100분의 5에 입원기간 중 식대의 100분의 50을 더한 금액
바. 65세 이상인 사람이 틀니 요양급여(라목에 해당하는 사람에 대한 요양급여는 제외한다)를 받는 경우에는 그 요양급여비용 총액의 100분의 30
사. 65세 이상인 사람이 치과임플란트 요양급여(라목에 해당하는 사람에 대한 요양급여는 제외한다)를 받는 경우에는 해당 요양급여비용 총액의 100분의 30
아. 삭제 〈2024.12.10.〉
자. 15세 이하 아동의 입원진료에 대하여 보건복지부장관이 정하는 요양급여[가목2) 및 라목에 해당하는 사람에 대한 요양급여는 제외한다]를 받는 경우에는 해당 요양급여비용 총액의 100분의 5에 입원기간 중 식대의 100분의 50을 더한 금액
차. 18세 이하 아동의 치아홈메우기 외래진료 또는 16세 이상 18세 이하 아동의 치아홈메우기 입원진료에 대하여 보건복지부장관이 정하는 요양급여(라목에 해당하는 사람에 대한 요양급여는 제외한다)를 받는 경우에는 해당 요양급여

비용 총액의 100분의 10

카. 보건복지부장관이 정하여 고시하는 난임진료(인공수정 및 체외수정시술을 포함한다)에 대하여 보건복지부장관이 정하는 요양급여(라목에 해당하는 사람에 대한 요양급여는 제외한다)를 받는 경우에는 해당 요양급여비용 총액의 100분의 30

타. 다음의 경우에는 본인일부부담금은 없는 것으로 한다.

1) 제25조제3항제1호에 따른 일반건강검진 결과에 따라 보건복지부장관이 정하여 고시하는 질환이나 질병에 대하여 추가적인 진료 또는 검사의 필요성이 인정되는 사람이 그 질환이나 질병에 대하여 일반건강검진을 받은 날이 속하는 연도의 다음 연도 1월 31일까지 보건복지부장관이 정하여 고시하는 요양급여(의원 및 병원만 해당하되, 결핵에 대한 진료 또는 검사의 경우에는 종합병원 및 상급종합병원도 해당한다)를 받는 경우

2) 「의료법」 제34조에 따른 원격의료에 대하여 보건복지부장관이 정하여 고시하는 요양급여를 받는 경우

3) 요양급여를 의뢰받은 요양기관이 환자의 상태가 호전됨에 따라 요양급여를 의뢰한 요양기관 등으로 환자를 회송(回送)하는 경우로서 해당 환자가 회송과 관련하여 보건복지부장관이 정하여 고시하는 요양급여를 받는 경우

파. 보건복지부장관이 정하여 고시하는 항목에 대해 정신건강의학과 외래진료를 받은 경우(라목에 해당하는 사람에 대한 요양급여는 제외한다)에는 다음 표에 따라 계산한 금액에 제1호나목에 따라 계산한 금액(다음 표에 따라 보건복지부장관이 정하여 고시하는 항목에 대한 요양급여비용을 계산한 금액은 제외한다)을 더한 금액. 다만, 6세 미만의 경우에는 본인이 부담할 비용의 부담률(제1호나목 및 다음 표에 따른 부담률을 말한다)의 100분의 70에 해당하는 금액으로 하고, 65세 이상인 경우에는 요양급여비용 총액이 보건복지부령으로 정하는 금액을 넘지 않으면 보건복지부령으로 정하는 금액으로 한다.

기관 종류	본인일부부담금
상급종합병원	보건복지부장관이 정하여 고시하는 항목에 대한 요양급여비용 × 40/100
종합병원	보건복지부장관이 정하여 고시하는 항목에 대한 요양급여비용 × 30/100
병원, 치과병원, 한방병원, 요양병원, 정신병원	보건복지부장관이 정하여 고시하는 항목에 대한 요양급여비용 × 20/100
의원, 치과의원, 한의원, 보건의료원	보건복지부장관이 정하여 고시하는 항목에 대한 요양급여비용 × 10/100

하. 보건복지부장관이 정하여 고시하는 조산아(早産兒)와 저체중 출생아의 외래진료(출생일부터 5년이 되는 날까지의 외래진료를 말한다)에 대한 요양급여로서 보건복지부장관이 정하는 요양급여의 경우에는 요양급여비용 총액의 100분의 5

1) 삭제 〈2019.10.22.〉

2) 삭제 〈2019.10.22.〉

3) 삭제 〈2019.10.22.〉

거. 가목1)·2)·3), 나목, 다목1), 마목, 자목 및 하목에도 불구하고 보건복지부장관이 정하여 고시하는 추나요법에 대하여 보건복지부장관이 정하는 요양급여를 받는 경우에는 해당 요양급여비용의 100분의 50. 다만, 보건복지부장관이 따로 정하여 고시하는 추나요법에 대하여 요양급여를 받는 경우에는 해당 요양급여비용의 100분의 80으로 한다.

너. 보건복지부장관이 정하여 고시하는 경증질환자가 상급종합병원에서 외래진료를 받는 경우에는 요양급여비용 총액에 보건복지부장관이 정하여 고시하는 본인부담률을 곱한 금액

더. 보건복지부장관이 정하여 고시하는 만성질환자가 의원에서 보건복지부장관이 정하여 고시하는 항목의 외래진료를 받는 경우에는 해당 요양급여비용의 100분의 20(1세 이상 6세 미만의 아동은 해당 요양급여비용의 100분의 14). 다만, 다음의 어느 하나에 해당하는 사람이 외래진료를 받는 경우에는 제외한다.

1) 임신부

2) 1세 미만의 영유아

3) 65세 이상인 사람(해당 요양급여비용이 보건복지부장관이 정하여 고시하는 금액 이하인 경우로 한정한다)

4) 희귀난치성질환등을 가진 사람

5) 소득인정액이 「국민기초생활 보장법」 제2조제11호에 따른 기준 중위소득의 100분의 50 이하인 사람으로서 보건복지부장관이 정하여 고시하는 요건에 해당하는 사람

러. 나목, 다목, 라목2), 너목 및 더목에도 불구하고 「감염병의 예방 및 관리에 관한 법률」 제2조제1호에 따른 감염병의 발생·유행 상황을 고려하여 보건복지부장관이 정하여 고시하는 감염병환자가 보건복지부장관이 정하여 고시하는 항목의 요양급여를 받는 경우에는 다음의 구분에 따라 산정한 금액

1) 해당 요양급여비용 총액에 보건복지부장관이 정하여 고시하는 본인부담률을 곱한 금액
2) 1)에도 불구하고 소득인정액이 「국민기초생활 보장법」 제2조제11호에 따른 기준 중위소득의 100분의 50 이하에 해당하는 등 보건복지부장관이 정하여 고시하는 요건에 해당하는 경우에는 해당 요양급여비용 총액의 100분의 20 범위에서 보건복지부장관이 정하여 고시하는 금액

4. 제1호부터 제3호까지의 규정에도 불구하고 법 제41조의4 및 이 영 제18조의4에 따른 선별급여 항목의 경우에는 요양급여비용의 100분의 100의 범위에서 보건복지부장관이 정하여 고시하는 금액을 부담한다.

5. 제1호 및 제3호에도 불구하고 「의료법」 제3조제2항제3호라목에 따른 요양병원 및 같은 호 마목에 따른 정신병원 외의 요양기관에서 입원진료를 받는 경우로서 법 제43조에 따라 신고한 입원병실 중 일반입원실에 16일 이상 연속하여 입원하는 환자의 경우에는 요양급여비용 총액 중 입원료에 한정하여 다음 표의 구분에 따라 계산한 금액을 부담한다. 다만, 제21조제3항제2호에 따라 보건복지부장관이 정하여 고시하는 질병군에 대하여 입원진료를 받는 경우 및 질병 또는 환자 특성상 16일 이상 장기입원이 불가피한 경우로 보건복지부장관이 정하여 고시하는 경우는 제외한다.

구분	본인일부부담금	
	입원일수 16일 이상 30일 이하	입원일수 31일 이상
가. 상급종합병원의 5인실 이상, 요양기관의 4인실 이상	16일째 입원일부터 30일째 입원일까지의 입원료 × 25/100	31일째 입원일부터의 입원료 × 30/100
나. 상급종합병원의 4인실, 종합병원 · 병원 · 한방병원의 3인실	16일째 입원일부터 30일째 입원일까지의 입원료 × 35/100	31일째 입원일부터의 입원료 × 40/100
다. 상급종합병원의 3인실, 종합병원 · 병원 · 한방병원의 2인실	16일째 입원일부터 30일째 입원일까지의 입원료 × 45/100	31일째 입원일부터의 입원료 × 50/100
라. 상급종합병원의 2인실	16일째 입원일부터 30일째 입원일까지의 입원료 × 55/100	31일째 입원일부터의 입원료 × 60/100

5의2. 제1호, 제3호(너목은 제외한다) 및 제4호에도 불구하고 연간 외래진료 횟수가 365회를 초과하는 사람은 그 초과 외래진료에 대한 요양급여비용 총액의 100분의 90을 부담한다. 다만, 다음 각 목의 어느 하나에 해당하는 경우에는 그렇지 않다.
가. 「아동복지법」에 따른 아동
나. 「모자보건법」에 따른 임산부
다. 다음의 사람 중에서 보건복지부장관이 정하여 고시하는 사람
1) 「장애인복지법」 제2조제2항에 따른 장애인
2) 희귀난치성질환등을 가진 사람
3) 제3호마목에 따른 중증질환자
4) 그 밖에 1)부터 3)까지의 규정에 준하는 사람으로서 불가피하게 연간 365회를 초과하는 외래진료가 필요한 사람

6. 제1호부터 제5호까지의 규정에도 불구하고 다음 각 목의 어느 하나에 해당하는 경우에는 보건복지부령으로 정하는 항목의 요양급여비용의 100분의 100의 범위에서 보건복지부령으로 정하는 금액을 부담한다.
가. 법 제53조제3항에 따라 급여가 제한되는 경우
나. 법 제54조제3호 및 제4호에 따라 급여가 정지되는 경우
다. 법 제109조제10항에 따라 공단이 보험급여를 하지 않는 경우
라. 「학교폭력 예방 및 대책에 관한 법률」 제2조제1호에 따른 학교폭력 중 학생 간의 폭행에 의한 경우
마. 보험재정에 상당한 부담을 준다고 인정되는 경우
바. 그 밖에 보건복지부령으로 정하는 경우

■ 국민건강보험법 시행규칙 [별표 1]

피부양자 자격의 인정기준 중 부양요건(제2조제1항제1호 관련)

가입자와의 관계	부양요건	
	동거 시	비동거 시
1. 배우자	• 부양 인정	• 부양 인정
2. 부모인 직계존속		
가. 부모(아버지 또는 어머니와 재혼한 배우자 포함)	• 부양 인정	• 부모(아버지 또는 어머니와 재혼한 배우자 포함)와 동거하고 있는 형제자매가 없거나, 있어도 보수 또는 소득이 없는 경우 부양 인정
나. 법률상의 부모가 아닌 친생부모(이하 "친생부모"라 한다)	• 부양 인정	• 친생부모의 배우자 또는 동거하고 있는 직계비속이 없거나, 있어도 보수 또는 소득이 없는 경우 부양 인정
3. 자녀(법률상의 자녀가 아닌 친생자녀 포함)인 직계비속	• 부양 인정	• 미혼(이혼 · 사별한 경우 포함)인 경우 부양 인정. 다만, 이혼 · 사별한 경우 자녀인 직계비속이 없거나, 있어도 보수 또는 소득이 없는 경우 부양 인정
4. 조부모 · 외조부모 이상인 직계존속	• 부양 인정	• 조부모 · 외조부모 이상인 직계존속과 동거하고 있는 직계비속이 없거나, 있어도 보수 또는 소득이 없는 경우 부양 인정
5. 손 · 외손 이하인 직계비속	• 부모가 없거나, 아버지 또는 어머니가 있어도 보수 또는 소득이 없는 경우 부양 인정	• 미혼(이혼 · 사별한 경우 포함)으로서 부모가 없는 경우 부양 인정. 다만, 이혼 · 사별한 경우 자녀인 직계비속이 없거나, 있어도 보수 또는 소득이 없는 경우 부양 인정
6. 직계비속의 배우자	• 부양 인정	• 부양 불인정
7. 배우자의 부모인 직계존속(배우자의 아버지 또는 어머니와 재혼한 배우자 포함)	• 부양 인정	• 배우자의 부모(아버지 또는 어머니와 재혼한 배우자 포함)와 동거하고 있는 배우자의 형제자매가 없거나, 있어도 보수 또는 소득이 없는 경우 부양 인정
8. 배우자의 조부모 · 외조부모 이상인 직계존속	• 부양 인정	• 배우자의 조부모 · 외조부모 이상인 직계존속과 동거하고 있는 직계비속이 없거나, 있어도 보수 또는 소득이 없는 경우 부양 인정
9. 배우자의 직계비속	• 미혼(이혼 · 사별한 경우 포함)인 경우 부양 인정. 다만, 이혼 · 사별한 경우 자녀인 직계비속이 없거나, 있어도 보수 또는 소득이 없는 경우 부양 인정	• 부양 불인정
10. 다음 각 목의 어느 하나에 해당하는 형제 · 자매 가. 30세 미만 나. 65세 이상 다. 「장애인복지법」 제32조에 따라 등록한 장애인 라. 「국가유공자 등 예우 및 지원에 관한 법률」 제4조 · 제73조 및 제74조에 따른 국가유공자 등(법률 제11041호로 개정되기 전의 「국가유공자 등 예우 및 지원에 관한 법률」 제73조의2에 따른 국가유공자 등을 포함한다)으로서 같은 법 제6조의4에 따른 상이등급 판정을 받은 사람 마. 「보훈보상대상자 지원에 관한 법률」 제2조에 따른 보훈보상대상자로서 같은 법 제6조에 따른 상이등급 판정을 받은 사람	• 미혼(이혼 · 사별한 경우 포함)으로 부모가 없거나, 있어도 부모가 보수 또는 소득이 없는 경우 부양 인정. 다만, 이혼 · 사별한 경우 자녀인 직계비속이 없거나, 있어도 보수 또는 소득이 없는 경우 부양 인정	• 미혼(이혼 · 사별한 경우 포함)으로 부모 및 직장가입자 외의 다른 형제 · 자매가 없거나, 있어도 부모 및 동거하고 있는 형제 · 자매가 보수 또는 소득이 없는 경우 부양 인정. 다만, 이혼 · 사별한 경우 자녀인 직계비속이 없거나, 있어도 보수 또는 소득이 없는 경우 부양 인정

■ 국민건강보험법 시행규칙 [별표 1의2] 〈개정 2025.4.23.〉

피부양자 자격의 인정기준 중 소득 및 재산요건(제2조제1항제2호 관련)

1. 직장가입자의 피부양자가 되려는 사람은 다음 각 목에서 정하는 소득요건을 모두 충족하여야 한다.
   가. 영 제41조제1항 각 호의 소득을 같은 조 제3항의 소득자료에 따라 산정한 합계액이 연간 2천만원 이하일 것
   나. 영 제41조제1항제3호의 사업소득(이하 이 표에서 "사업소득"이라 한다)이 없을 것. 다만, 피부양자가 되려는 사람이 다음의 어느 하나에 해당하고, 사업소득의 합계액이 연간 500만원 이하인 경우에는 사업소득이 없는 것으로 본다.
      1) 사업자등록이 되어 있지 않은 경우(「소득세법」 제19조제1항제12호에 따른 부동산업에서 발생하는 소득 중 주택임대소득이 있는 경우는 제외한다)
      2) 「장애인복지법」 제32조에 따라 장애인으로 등록한 경우
      3) 「국가유공자 등 예우 및 지원에 관한 법률」 제4조ㆍ제73조 및 제74조에 따른 국가유공자 등(법률 제11041호로 개정되기 전의 「국가유공자 등 예우 및 지원에 관한 법률」 제73조의2에 따른 국가유공자 등을 포함한다)으로서 같은 법 제6조의4에 따른 상이등급 판정을 받은 경우
      4) 「보훈보상대상자 지원에 관한 법률」 제2조에 따른 보훈보상대상자로서 같은 법 제6조에 따른 상이등급 판정을 받은 경우
   다. 피부양자가 되려는 사람이 「도시 및 주거환경정비법」에 따른 주택재건축사업으로 발생한 사업소득을 제외하면 가목 및 나목의 요건을 충족하는 경우 등 관계 자료에 의하여 공단이 인정한 경우에는 가목 및 나목의 요건을 충족하는 것으로 본다.
   라. 피부양자가 되려는 사람이 기혼자인 경우에는 부부 모두 가목부터 다목까지의 요건을 충족하여야 한다.

2. 직장가입자의 피부양자가 되려는 사람은 각 목에서 정하는 재산요건 중 어느 하나에 해당하여야 한다.
   가. 별표 1의 제1호부터 제9호까지에 해당하는 경우: 다음의 어느 하나에 해당할 것
      1) 영 제42조제1항제1호에 따른 재산에 대한 「지방세법」 제110조에 따른 재산세 과세표준의 합이 5억 4천만원을 초과하면서 9억원 이하이고, 영 제41조제1항 각 호에 따른 소득의 합계액이 연간 1천만원 이하일 것
      2) 영 제42조제1항제1호에 따른 재산에 대한 「지방세법」 제110조에 따른 재산세 과세표준의 합이 5억4천만원 이하일 것
   나. 별표 1의 제10호에 해당하는 경우: 영 제42조제1항제1호에 따른 재산에 대한 「지방세법」 제110조에 따른 재산세 과세표준의 합이 1억8천만원 이하일 것

■ 국민건강보험법 시행규칙 [별표 2]

전문요양기관의 인정기준(제11조제1항 관련)

전문요양기관은 다음 각 호의 어느 하나에 해당하는 요건을 갖추어야 한다.

1. 「의료법」 제3조ㆍ제36조에 따른 병원급 이상의 시설ㆍ장비ㆍ인력 등을 갖추고 결핵, 한센병, 정신질환, 심장질환, 재활치료, 그 밖에 보건복지부장관이 정하는 감염성 질환 및 만성질환 중 1개의 질환을 전문적으로 진료하는 의료기관으로서 해당 특정질환의 진료실적이 총 진료실적의 100분의 80 이상(심장질환을 전문적으로 진료하는 의료기관의 경우에는 심장수술 실적이 연간 300건 이상)이어야 한다.
2. 「전문의의 수련 및 자격 인정 등에 관한 규정 시행규칙」 제7조제1항ㆍ제2항 및 제4항에 따른 인턴 수련병원 지정기준 또는 레지던트 수련병원 지정기준을 충족하는 의료기관으로서 해당 과목의 진료실적이 총 진료실적의 100분의 50 이상이어야 한다.

■ 국민건강보험법 시행규칙 [별표 5] 〈개정 2024.10.4.〉

본인부담액 경감 대상자 기준(제15조 관련)

1. 소득인정액 기준

영 별표 2 제3호라목에 따른 소득인정액은 해당 환자가 속한 세대(이하 "소득인정액 산정기준세대"라 한다)의 소득평가액과 재산의 소득환산액을 더하여 산정한다.

가. 소득인정액 산정기준세대의 범위

구분	구체적 범위
소득인정액 산정기준세대에 포함되는 사람	1) 「주민등록법」 제6조제1항제1호에 따른 거주자 중 같은 법 시행령 제6조제1항에 따른 세대별 주민등록표에 기재된 사람(동거인은 제외한다) 2) 1) 외의 사람으로서 다음 각 항목의 어느 하나에 해당하는 사람 가) 1)에 해당하는 사람의 배우자(사실상 혼인관계에 있는 사람을 포함한다) 나) 1)에 해당하는 사람의 미혼자녀 중 30세 미만인 사람
소득인정액 산정기준세대에서 제외되는 사람	1) 현역군인 등 법률상 의무를 이행하기 위하여 다른 곳에서 거주하면서 의무 이행과 관련하여 생계를 보장받고 있는 사람 2) 외국에 3개월 이상 체류하는 사람 3) 「형의 집행 및 수용자의 처우에 관한 법률」 및 「치료감호법」 등에 따른 교도소 · 구치소 · 치료감호시설 등에 수용 중인 사람 4) 「국민기초생활 보장법」 제32조에 따른 보장시설에서 급여를 받고 있는 사람 5) 실종선고 절차가 진행 중인 사람 6) 가출 또는 행방불명의 사유로 경찰서 등 행정관청에 신고되어 1개월이 지난 사람

나. 소득평가액의 범위 및 산정기준은 「국민기초생활 보장법 시행령」 제5조의2를 준용한다. 이 경우 실제소득의 구체적인 범위는 같은 법 시행령 제5조에서 정하는 바에 따르되, 같은 조 제1항제4호나목에 해당하는 금액은 포함하지 아니한다.

다. 재산의 소득환산액은 지원세대의 재산(일반재산, 금융재산, 자동차) 가액(價額)에 소득환산율을 곱하여 산정하되, 소득환산의 대상이 되는 재산의 구체적인 범위, 소득환산액 산정방법, 재산가액 산정기준 및 소득환산율은 각각 다음 항목과 같다.

1) 소득환산의 대상이 되는 재산의 구체적인 범위는 「국민기초생활 보장법 시행령」 제5조의3제1항 각 호에서 정하는 바에 따른다. 다만, 「지방세법」 제124조에 따른 자동차 중 배기량 2,000cc 미만인 차령(車齡) 10년 이상의 자동차는 「국민기초생활 보장법 시행령」 제5조의3제1항제1호에 따른 일반재산에 포함시키고, 제1호가목의 소득인정액 산정기준세대에서 제외되는 사람의 재산을 소득인정액 산정기준세대에 포함되는 사람이 사용 · 수익하는 경우에는 이를 그 소득인정액 산정기준세대의 재산으로 본다.

2) 재산의 종류에 따른 구체적인 소득환산액 산정방법은 「국민기초생활 보장법 시행령」 제5조의4제1항에서 정하는 바에 따른다. 다만, 일반재산의 소득환산액을 산정하는 경우 같은 항 제1호가목의 경우에는 그 금액의 100분의 250에 해당하는 금액을 뺀다.

3) 재산가액 산정기준 및 소득환산율은 「국민기초생활 보장법 시행령」 제5조의3제3항 및 제5조의4제2항에서 정하는 바에 따른다.

2. 부양의무자 기준

가. 부양의무자가 있어도 부양능력이 없는 경우

1) 부양의무자가 부양해야 하는 본인부담액 경감 대상자가 1명인 경우: 부양의무자의 제1호나목에 따른 실제소득이 「국민기초생활 보장법」 제2조제11호에 따른 기준 중위소득의 100분의 120에 해당하는 금액 미만일 것

2) 부양의무자가 부양해야 하는 본인부담액 경감 대상자가 2명 이상인 경우: 부양의무자의 제1호나목에 따른 실제소득이 「국민기초생활 보장법」 제2조제11호에 따른 기준 중위소득의 100분의 120에 해당하는 금액에 본인부담액 경감 대상자 1명을 초과하는 인원당 기준 중위소득의 100분의 10에 해당하는 금액을 합한 금액 미만일 것

나. 부양의무자가 있어도 부양을 받을 수 없는 경우

1) 「병역법」에 따라 징집되거나 소집된 경우

2) 「해외이주법」 제2조에 따른 해외이주자에 해당하는 경우

3) 제1호가목의 소득인정액 산정기준세대에서 제외되는 자에 해당하는 경우

■ 국민건강보험법 시행규칙 [별표 6] 〈개정 2024.9.12.〉

요양급여비용의 본인부담 항목 및 부담률(제16조 관련)

1. 요양급여비용의 본인부담 항목

가. 다음에 해당하는 경우에는 그에 든 비용 총액(나목 및 라목부터 사목까지의 규정에 해당하는 비용이 있는 경우에는 그 비용을 포함한다)

1) 가입자 또는 피부양자가 「국민건강보험 요양급여의 기준에 관한 규칙」 제2조에 따른 요양급여의 절차에 따르지 않고 요양기관을 이용한 경우

2) 「병역법」에 따른 현역병(지원에 의하지 않고 임용된 하사를 포함한다), 전환복무된 사람 또는 무관후보생으로 군에 복무 중인 가입자 또는 피부양자 및 교도소 또는 그 밖에 이에 준하는 시설에 수용되어 있는 가입자 또는 피부양자가 요양기관을 이용한 경우

3) 법 제53조제3항 및 제4항에 따라 가입자 또는 피부양자가 보험료 체납으로 급여제한을 받은 기간에 요양기관을 이용한 경우

4) 「학교폭력 예방 및 대책에 관한 법률」 제2조제1호에 따른 학교폭력 중 학생 간의 폭행에 의한 부상 또는 질병으로 요양기관을 이용한 경우

5) 「의료법」 제3조제2항제3호라목의 요양병원 중 「장애인복지법」 제58조제1항제4호의 장애인 의료재활시설을 제외한 요양병원에서 입원진료를 받는 가입자 또는 피부양자가 「국민건강보험 요양급여의 기준에 관한 규칙」 제6조제1항에 따라 요양급여를 의뢰하지 않고 다른 요양기관에서 진료를 받는 경우

6) 법 제109조제10항에 따라 보험급여를 하지 않는 기간에 요양기관을 이용한 경우

나. 다음에 해당하는 경우에는 보건복지부장관이 정하여 고시하는 공단이 부담하는 요양급여비용의 상한금액을 초과하는 비용

1) 요양급여의 필요성이 의학적으로 인정되는 약제・치료재료로서 해당 약제・치료재료의 상한금액이 대체 가능한 약제・치료재료의 상한금액의 2배 이상인 경우

2) 약제・치료재료에 대한 요양급여비용이 연간 200억원 이상 들어 보험재정에 상당한 부담을 줄 우려가 있는 약제・치료재료의 경우

다. 다음의 어느 하나에 해당하는 보험급여 항목의 경우에는 해당 보험급여 항목의 성격, 유형 및 빈도 등을 고려하여 보건복지부장관이 정하여 고시하는 비용

1) 보건복지부장관이 정하여 고시하는 고가의 의료장비 또는 의료용품 등을 사용하는 보험급여 항목으로서 해당 항목의 요양급여 비용이 보험재정에 상당한 부담을 준다고 인정되는 경우

2) 대체가능한 다른 요양급여 항목에 비하여 상대적으로 보험급여 비용이 높아 보험재정에 상당한 부담을 준다고 인정되는 경우

라. 삭제 〈2018.6.29.〉

마. 혈액성분 채집술을 위한 혈액 제공 적합성 검사에서 부적합으로 판정되어 혈액성분 채집술을 하지 않은 경우 든 검사비용

바. 요양기관의 과실이 없는 상태에서 가입자 또는 피부양자가 기피하여 준비된 혈액을 폐기하였을 경우의 혈액비용과 미리 채혈한 자기혈소판을 수혈하지 못한 경우 이에 든 비용

사. 다음의 어느 하나에 해당하는 비용. 다만, 2) 또는 3)에 해당하는 경우로서 영 별표 2 제1호가목1) 단서에 따라 보건복지부장관이 정하여 고시하는 격리 입원에 관한 요양급여 또는 같은 별표 제3호타목에 따른 요양급여를 받는 경우에는 제외한다.

1) 「응급의료에 관한 법률」에 따라 요양기관의 구급차를 이용하여 이송되었을 경우의 이송처치료

2) 「응급의료에 관한 법률」 제31조의4제1항 및 같은 법 시행규칙 제18조의3제2항에 따라 보건복지부장관이 고시하는 한국 응급환자 중증도 분류기준(이하 "한국 응급환자 중증도 분류기준"이라 한다)에 따른 경증응급환자가 「응급의료에 관한 법률」 제26조에 따른 권역응급의료센터, 같은 법 제29조에 따른 전문응급의료센터 및 같은 법 제30조의2에 따른 권역외상센터(이하 "권역응급의료센터등"이라 한다)를 이용하는 경우 응급실 진료비(「응급의료에 관한 법률」에 따른 응급의료수가 및 그 밖에 응급실에서 실시하는 요양급여의 비용을 말한다. 다만, 「의료법」 제3조의4에 따른 상급종합병원의 진찰료는 제외한다. 이하 같다)

3) 한국 응급환자 중증도 분류기준에 따른 비응급환자가 권역응급의료센터등 또는 「응급의료에 관한 법률」 제30조에 따른 지역응급의료센터를 이용하는 경우 응급실 진료비

아. 삭제 〈2016.12.30.〉

자. 영 별표 2 제2호에 따라 보건복지부장관이 정하여 고시하는 질병군에 대한 입원진료의 경우에는 가목에 해당하는 비용 및 사목 중 이송처치료에 해당하는 비용

차. 「호스피스·완화의료 및 임종과정에 있는 환자의 연명의료결정에 관한 법률」 제28조에 따라 호스피스전문기관으로 지정된 요양기관에서 호스피스·완화의료의 입원진료를 받는 경우에는 가목에 해당하는 비용 및 사목 중 이송처치료에 해당하는 비용

2. 요양급여비용의 본인부담률: 요양급여비용의 100분의 100. 다만, 다음 각 목의 경우에는 해당 목의 구분에 따른 본인부담률을 적용한다.

가. 제1호다목: 100분의 70에서 100분의 100 범위에서 보건복지부장관이 정하여 고시하는 부담률

나. 제1호사목2)·3): 100분의 90

■ 암관리법 시행령 [별표 1]

암의 종류별 검진주기와 연령 기준 등(제8조제2항 관련)

암의 종류	검진주기	연령 기준 등
위암	2년	40세 이상의 남·여
간암	6개월	40세 이상의 남·여 중 간암 발생 고위험군
대장암	1년	50세 이상의 남·여
유방암	2년	40세 이상의 여성
자궁경부암	2년	20세 이상의 여성
폐암	2년	54세 이상 74세 이하의 남·여 중 폐암 발생 고위험군

※ 비고
1. "간암 발생 고위험군"이란 간경변증, B형간염 항원 양성, C형간염 항체 양성, B형 또는 C형 간염 바이러스에 의한 만성 간질환 환자를 말한다.
2. "폐암 발생 고위험군"이란 30갑년[하루 평균 담배소비량(갑) × 흡연기간(년)] 이상의 흡연력(吸煙歷)을 가진 현재 흡연자와 폐암 검진의 필요성이 높아 보건복지부장관이 정하여 고시하는 사람을 말한다.

학습요약

1 제정 목적

1) 국민의 질병 · 부상에 대한 예방 · 진단 · 치료 · 재활과 출산 · 사망 및 건강증진에 대하여 보험급여 실시
2) 국민보건 향상과 사회보장 증진에 이바지

2 용어 정의

1) **근로자**
직업의 종류와 관계없이 근로의 대가로 보수를 받아 생활하는 사람(법인의 이사와 임원 포함)으로서 공무원 및 교직원을 제외한 사람
2) **사용자**
(1) 근로자가 소속되어 있는 사업장의 사업주
(2) 공무원이 소속되어 있는 기관장으로서 대통령령으로 정하는 사람
(3) 교직원이 소속되어 있는 사립학교를 설립 · 운영하는 자
3) **사업장:** 사업소나 사무소
4) **공무원:** 국가나 지방자치단체에서 상시 공무에 종사하는 사람
5) **교직원:** 사립학교나 사립학교의 경영기관에서 근무하는 교원과 직원

3 적용 대상 ✪✪✪

1) **기본요건:** 국내에 거주하는 국민은 건강보험의 가입자 또는 피부양자가 됨
2) **적용대상 제외자**
(1) 의료급여 수급권자
(2) 독립 및 국가유공자 등 의료보호대상자
3) **적용 대상 해당자**
(1) 유공자등 의료보호대상자 중 건강보험의 적용을 보험자에게 신청한 사람
(2) 건강보험을 적용받고 있던 사람이 유공자 등 의료보호대상자로 되었으나 건강보험의 적용배제 신청을 보험자에게 하지 아니한 사람
(3) 피부양자는 다음 각 호의 어느 하나에 해당하는 사람 중 직장가입자에게 주로 생계를 의존하는 사람으로서 소득과 재산이 보건복지부령으로 정하는 기준 이하에 해당하는 사람
① 직장가입자의 배우자
② 직장가입자의 직계존속(배우자의 직계존속을 포함한다)
③ 직장가입자의 직계비속(배우자의 직계비속을 포함한다)과 그 배우자
④ 직장가입자의 형제 · 자매

(4) **피부양자 자격취득**
① 신생아: 출생한 날
② 직장 가입자의 자격취득일 또는 가입자의 자격변동일부터 90일 이내 피부양자 자격취득 신고한 경우
③ 직장가입자의 자격 취득일 또는 가입자의 자격 변동일부터 90일을 넘겨 피부양자 자격취득 신고를 한 경우: 국민건강보험공단에 피부양자 자격(취득 · 상실) 신고서를 제출한 날

4 가입자 종류

1) **직장가입자**
(1) 모든 사업장의 근로자 및 사용자와 공무원 및 교직원
(2) 직장가입자에서 제외되는 자
① 고용기간이 1개월 미만인 일용근로자
② 현역병, 전환복무된 사람 및 군간부후보생
③ 선거에 당선되어 취임하는 공무원으로서 매월 보수 또는 보수에 준하는 급료를 받지 아니하는 사람
④ 대통령령으로 정하는 사업장의 근로자 및 사용자와 공무원 및 교직원, 비상근 근로자(교직원, 시간제 공무원: 1개월 동안의 소정 근로시간이 60시간 미만인 단시간 근로자), 월 60시간 이내 단시간 근로자, 소재지 일정하지 않은 사업장 근로자

2) **지역가입자:** 직장가입자와 그 피부양자를 제외한 가입자

5 자격 취득 ✪

1) **자격취득시기**
(1) 가입자는 국내에 거주하게 된 날에 직장가입자 또는 지역가입자의 자격을 얻음
(2) 다음에 해당하는 사람은 그 해당되는 날에 각각 자격을 얻는다.
① 수급권자이었던 사람은 그 대상자에서 제외된 날
② 직장가입자의 피부양자이었던 사람은 그 자격을 잃은 날
③ 유공자등 의료보호대상자이었던 사람은 그 대상자에서 제외된 날
④ 보험자에게 건강보험의 적용을 신청한 유공자등 의료보호대상자는 그 신청한 날

2) **자격취득신고**
(1) 신고의무자
① 직장가입자의 사용자
② 지역가입자의 세대주
(2) 신고시기: 자격을 취득한 날부터 14일 이내에 보험자에게 신고

6 자격 변동

1) **자격변동시기**
(1) 지역가입자가 적용대상사업장의 사용자로 되거나, 근로자 · 공무원 또는 교직원(이하 "근로자등"이라 한다)으로 사용된 날
(2) 직장가입자가 다른 적용대상사업장의 사용자로 되거나 근로자 등으로 사용된 날
(3) 직장가입자인 근로자등이 그 사용관계가 끝난 날의 다음 날
(4) 적용대상사업장에 휴업 · 폐업 등의 사유가 발생한 날의 다음 날
(5) 지역가입자가 다른 세대로 전입한 날

2) **자격변동신고**
(1) 신고의무자
① 자격이 변동된 경우: 직장가입자의 사용자
② 자격이 변동된 경우: 지역가입자의 세대주
(2) 신고시기: 자격이 변동된 날부터 14일 이내에 보험자에게 신고

7 자격 상실 ✪

1) **자격상실시기**
(1) 사망한 날의 다음날
(2) 국적을 잃은 날의 다음날
(3) 국내에 거주하지 아니하게 된 날의 다음날
(4) 직장가입자의 피부양자가 된 날
(5) 수급권자가 된 날
(6) 건강보험을 적용받고 있던 사람이 유공자등 의료보호대상자가 되어 건강보험의 적용배제신청을 한 날
2) **자격상실신고**
(1) 신고의무자
① 직장가입자의 사용자
② 지역가입자의 세대주
(2) 신고시기: 자격을 상실한 날부터 14일 이내에 보험자에게 신고

8 국민건강보험공단 ✪✪✪

1) **보험자:** 건강보험의 보험자는 국민건강보험공단 ✪
2) **업무** ✪✪✪
(1) 가입자 및 피부양자의 자격 관리
(2) 보험료와 그 밖에 이 법에 따른 징수금의 부과 · 징수
(3) 보험급여의 관리
(4) 가입자 및 피부양자의 질병의 조기발견 · 예방 및 건강관리를 위하여 요양급여 실시현황과 건강검진 결과 등을 활용하여 실시하는 예방사업
(5) 보험급여 비용의 지급
(6) 자산의 관리 · 운영 및 증식사업
(7) 의료시설의 운영
(8) 건강보험에 관한 교육훈련 및 홍보
(9) 건강보험에 관한 조사연구 및 국제협력
(10) 법에서 공단의 업무로 정하고 있는 사항
(11) 「국민연금법」, 「고용보험 및 산업재해보상보험의 보험료징수 등에 관한 법률」, 「임금채권보장법」 및 「석면피해구제법」에 따라 위탁받은 업무
(12) 이 법 또는 다른 법령에 따라 위탁받은 업무
(13) 건강보험과 관련하여 보건복지부장관이 필요하다고 인정한 업무

9 요양급여 ✪✪✪

1) **요양급여 내용:** 가입자와 피부양자의 질병, 부상, 출산 등에 대하여 요양급여 실시 ✪
   (1) 진찰 · 검사
   (2) 약제 · 치료재료의 지급
   (3) 처치 · 수술 및 그 밖의 치료
   (4) 예방 · 재활
   (5) 입원
   (6) 간호
   (7) 이송
2) 보건복지부장관은 요양급여의 기준을 정할 때 업무나 일상생활에 지장이 없는 질환에 대한 치료 등 보건복지부령으로 정하는 사항은 요양급여의 대상에서 제외되는 사항(비급여 대상)으로 정할 수 있음 ✪
3) **약제에 대한 요양급여비용 상한금액의 감액:** 보건복지부장관이 100분의 20 범위에서 감액할 수 있음
4) **선별급여:** 경제성 또는 치료효과성 등이 불확실하여 그 검증을 위하여 추가적인 근거가 필요하거나, 경제성이 낮아도 가입자와 피부양자의 건강회복에 잠재적 이득이 있는 경우, 요양급여에 대한 사회적 요구가 있거나 국민건강 증진의 강화를 위하여 보건복지부장관이 특히 필요하다고 인정하는 경우, 선별급여로 지정할 수 있음
5) **방문요양급여:** 가입자 또는 피부양자가 질병이나 부상으로 거동이 불편한 경우 직접 방문하여 요양급여를 실시할 수 있음

10 요양기관 ✪✪✪

1) **요양급여(간호와 이송 제외)를 하는 요양기관** ✪✪
   (1) 「의료법」에 따라 개설된 의료기관
   (2) 「약사법」에 따라 등록된 약국
   (3) 「약사법」에 따라 설립된 한국희귀 · 필수의약품센터
   (4) 「지역보건법」에 따른 보건소 · 보건의료원 및 보건지소
   (5) 「농어촌 등 보건의료를 위한 특별조치법」에 따라 설치된 보건진료소
2) **요양기관에서 제외되는 의료기관 또는 약국**
   (1) 「의료법」에 따라 설립된 부속의료기관
   (2) 「사회복지사업법」에 의한 사회복지시설에 수용된 자의 진료를 주된 목적으로 개설한 의료기관
   (3) 가입자 또는 피부양자를 유인하는 행위 또는 이와 관련하여 과잉진료행위를 하거나 부당하게 많은 진료비를 요구하는 행위로 업무정지처분등을 받은 다음의 의료기관(제외되는 기간 1년 이하)
      ① 업무 정지(98조) 또는 과징금 처분(99조)을 5년 동안 2회 이상 받은 의료기관
      ② 면허자격정지 처분을 5년 동안 2회 이상 받은 의료인이 개설, 운영하는 의료기관
   (4) 업무정지처분의 절차가 진행중이거나 업무정지처분을 받은 요양기관의 개설자가 개설한 의료기관 또는 약국(제외되는 기간: 업무정지기간이 끝나는 날까지)

11 본인일부부담금

1) **입원:** 요양급여비용총액(식대 제외 금액)의 100분의 20에 해당하는 금액 + 식대의 100분의 50에 해당하는 금액

2) **외래진료의 경우**

기관 종류	소재지	환자 구분	본인일부부담금
상급종합병원	모든 지역	일반환자	진찰료 총액 + (요양급여비용 총액 – 진찰료총액) × 60/100. 다만, 임신부 외래진료의 경우에는 요양급여비용 총액의 40/100, 1세 미만 영유아 외래진료의 경우에는 요양급여비용 총액의 20/100으로 한다.
		의약분업 예외환자	진찰료 총액 + (요양급여비용 총액 – 약값 총액 – 진찰료 총액) × 60/100 + 약값 총액 × 30/100. 다만, 임신부 외래진료의 경우에는 (요양급여비용 총액 – 약값 총액) × 40/100 + 약값 총액 × 30/100, 1세 미만 영유아 외래진료의 경우에는 (요양급여비용 총액 – 약값 총액) × 20/100 + 약값 총액 × 21/100로 한다.
종합병원	동 지역	일반환자	요양급여비용 총액 × 50/100(임신부 외래진료의 경우에는 30/100, 1세 미만 영유아 외래진료의 경우에는 15/100)
		의약분업 예외환자	(요양급여비용 총액 – 약값 총액) × 50/100(임신부 외래진료의 경우에는 30/100, 1세 미만 영유아 외래진료의 경우에는 15/100) + 약값 총액 × 30/100(1세 미만 영유아의 경우에는 21/100)
	읍 · 면 지역	일반환자	요양급여비용 총액 × 45/100(임신부 외래진료의 경우에는 30/100, 1세 미만 영유아 외래진료의 경우에는 15/100)
		의약분업 예외환자	(요양급여비용 총액 – 약값 총액) × 45/100(임신부 외래진료의 경우에는 30/100, 1세 미만 영유아 외래진료의 경우에는 15/100) + 약값 총액 × 30/100(1세 미만 영유아의 경우에는 21/100)
병원, 치과병원, 한방병원, 요양병원, 정신병원	동 지역	일반환자	요양급여비용 총액 × 40/100(임신부 외래진료의 경우에는 20/100, 1세 미만 영유아 외래진료의 경우에는 10/100)
		의약분업 예외환자	(요양급여비용 총액 – 약값 총액) × 40/100(임신부 외래진료의 경우에는 20/100, 1세 미만 영유아 외래진료의 경우에는 10/100) + 약값 총액 × 30/100(1세 미만 영유아의 경우에는 21/100)
	읍 · 면 지역	일반환자	요양급여비용 총액 × 35/100(임신부 외래진료의 경우에는 20/100, 1세 미만 영유아 외래진료의 경우에는 10/100)
		의약분업 예외환자	(요양급여비용 총액 – 약값 총액) × 35/100(임신부 외래진료의 경우에는 20/100, 1세 미만 영유아 외래진료의 경우에는 10/100) + 약값 총액 × 30/100(1세 미만 영유아의 경우에는 21/100)
의원, 치과의원, 한의원, 보건의료원	모든 지역	일반환자	요양급여비용 총액 × 30/100(임신부 외래진료의 경우에는 10/100, 1세 미만 영유아 외래진료의 경우에는 5/100). 다만, 요양급여를 받는 사람이 65세 이상이면서 해당 요양급여비용 총액이 보건복지부령으로 정하는 금액을 넘지 않으면 보건복지부령으로 정하는 금액을 본인일부부담금으로 한다.
		의약분업 예외환자	(요양급여비용 총액 – 약값 총액) × 30/100(임신부 외래진료의 경우에는 10/100, 1세 미만 영유아 외래진료의 경우에는 5/100) + 약값 총액 × 30/100(1세 미만 영유아의 경우에는 21/100). 다만, 요양급여를 받는 사람이 65세 이상이면서 해당 요양급여비용 총액이 보건복지부령으로 정하는 금액을 넘지 않으면 보건복지부령으로 정하는 금액을 본인일부부담금으로 한다.
보건소, 보건지소, 보건진료소	모든 지역		요양급여비용 총액 × 30/100. 다만, 요양급여비용 총액이 보건복지부령으로 정하는 금액을 넘지 않으면 보건복지부령으로 정하는 금액을 본인일부부담금으로 한다.

※ 의약분업 예외환자: 조현병 또는 조울증 등으로 자신 또는 타인을 해칠 우려가 있는 정신질환자, 1군 감염병환자, 국가유공자 상이등급(1급–3급), 5 · 18 민주화운동부상자(장해등급 1급–4급), 고엽제 후유의증 고도장애인, 1급 · 2급 장애인 및 이에 준하는 장애인, 파킨슨병 환자 또는 한센병 환자, 장기이식을 받은 자, 후천성 면역결핍증 환자(다만, 입원진료에 따라 요양급여비용 총액의 100분의 20을 적용받는 사람은 제외)

12 요양비 ✪✪✪

공단은 가입자나 피부양자가 보건복지부령으로 정하는 긴급하거나 그 밖의 부득이한 사유로 요양기관과 비슷한 기능을 하는 기관으로서 보건복지부령으로 정하는 기관(제98조제1항에 따라 업무정지기간 중인 요양기관을 포함한다. 이하 "준요양기관"이라 한다)에서 질병 · 부상 · 출산 등에 대하여 요양을 받거나 요양기관이 아닌 장소에서 출산한 경우에는 그 요양급여에 상당하는 금액을 보건복지부령으로 정하는 바에 따라 가입자나 피부양자에게 요양비로 지급함 ✪✪

1) 보건복지부령으로 정하는 긴급하거나 그 밖의 부득이한 사유로 요양기관과 비슷한 기능을 하는 기관으로서 보건복지부령으로 정하는 기관에서 질병 · 부상 · 출산 등에 대하여 요양을 받은 경우
   (1) 요양기관을 이용할 수 없거나 요양기관이 없는 경우
   (2) 만성신부전증 환자가 의사의 요양비 처방전에 따라 복막관류액 또는 자동복막투석에 사용되는 소모성 재료를 요양기관 외의 의약품판매업소에서 구입 · 사용한 경우
   (3) 산소치료를 필요로 하는 환자가 의사의 산소치료 요양비 처방전에 따라 보건복지부장관이 정하여 고시하는 방법으로 산소치료를 받는 경우
   (4) 당뇨병 환자가 의사의 요양비 처방전에 따라 혈당검사 또는 인슐린주사에 사용되는 소모성 재료나 당뇨병 관리기기를 요양기관 외의 의료기기판매업소에서 구입 · 사용한 경우
   (5) 신경인성 방광환자가 의사의 요양비 처방전에 따라 자가도뇨에 사용되는 소모성 재료를 요양기관 외의 의료기기판매업소에서 구입 · 사용한 경우
   (6) 보건복지부장관이 정하여 고시하는 질환이 있는 사람으로서 인공호흡기 또는 기침유발기를 필요로 하는 환자가 의사의 요양비 처방전에 따라 인공호흡기 또는 기침유발기를 대여받아 사용하는 경우
   (7) 수면무호흡증 환자가 의사의 요양비 처방전에 따라 양압기(수면 중 좁아진 기도에 지속적으로 공기를 불어 넣어 기도를 확보해 주는 기구를 말한다)를 대여 받아 사용하는 경우

13 부가급여 ✪✪✪✪

1) 임신 · 출산(유산 및 사산 포함) 진료비, 장제비, 상병수당, 그 밖의 급여를 실시할 수 있음 ✪✪✪
2) 임신 · 출산 진료비 지원대상
   (1) 임신, 출산한 가입자 또는 피부양자
   (2) 2세 미만 가입자 또는 피부양자의 법정 대리인(출산한 가입자 또는 피부양자 사망한 경우)
3) 임신 · 출산 진료비 이용권(임신 · 출산과 관련된 진료에 드는 비용, 약제 · 치료재료의 구입에 드는 비용, 2세 미만 영유아의 진료에 드는 비용 및 처방된 약제 · 치료재료의 구입에 드는 비용)
4) 임신 · 출산 진료비 이용권 발급: 하나의 태아를 임신 · 출산한 경우 100만원, 둘 이상의 태아 임신, 출산: 140만원 범위 내에서 결제 가능

14 건강검진

1) **대상자**
   (1) 일반건강검진: 직장가입자, 세대주인 지역가입자, 20세 이상인 지역가입자 및 20세 이상인 피부양자
   (2) 암검진: 「암관리법」 제11조제2항에 따른 암의 종류별 검진주기와 연령 기준 등에 해당하는 사람
   (3) 영유아건강검진: 6세 미만의 가입자 및 피부양자
2) **시행:** 2년마다 1회 이상 실시하되, 사무직에 종사하지 아니하는 직장가입자에 대하여는 1년에 1회 실시

15 급여 제한 ✪✪✪

1) 고의 또는 중대한 과실로 인한 범죄행위에 그 원인이 있거나 고의로 사고를 일으킨 경우
2) 고의 또는 중대한 과실로 공단이나 요양기관의 요양에 관한 지시에 따르지 아니한 경우
3) 고의 또는 중대한 과실로 문서와 그 밖의 물건의 제출을 거부하거나 질문 또는 진단을 기피한 경우
4) 업무 또는 공무로 생긴 질병 · 부상 · 재해로 다른 법령에 따른 보험급여나 보상(報償) 또는 보상(補償)을 받게 되는 경우
5) 보험급여를 받을 수 있는 사람이 다른 법령에 따라 국가나 지방자치단체로부터 보험급여에 상당하는 급여를 받거나 보험급여에 상당하는 비용을 지급받게 되는 경우에는 그 한도에서 보험급여를 하지 아니함
6) 가입자가 대통령령으로 정하는 기간 이상 소득월액 보험료와 세대 단위의 보험료를 체납한 경우 그 체납한 보험료를 완납할 때까지 그 가입자 및 피부양자에 대하여 보험급여를 실시하지 아니할 수 있다. 다만, 월별 보험료의 총체납횟수(이미 납부된 체납보험료는 총체납횟수에서 제외하며, 보험료의 체납기간은 고려하지 아니한다)가 대통령령으로 정하는 횟수 미만이거나 가입자 및 피부양자의 소득 · 재산 등이 대통령령으로 정하는 기준 미만인 경우에는 그러하지 아니함
7) 납부의무를 부담하는 사용자가 보수월액보험료를 체납한 경우에는 그 체납에 대하여 직장가입자 본인에게 귀책사유가 있는 경우에 한하여 급여 제한 규정을 적용함(해당 직장가입자의 피부양자에게도 적용)
8) 공단으로부터 분할납부 승인을 받은 사람이 정당한 사유 없이 그 승인된 보험료를 내지 아니한 경우

16 급여 정지 ✪✪✪

1) 국외에 체류하는 경우
2) 현역병, 전환 복무된 사람, 군간부 후보생
3) 교도소, 그 밖에 이에 준하는 시설에 수용되어 있는 경우

17 건강보험심사평가원 ✪✪✪✪

1) 업무 ✪✪
   (1) 요양급여비용의 심사
   (2) 요양급여의 적정성 평가
   (3) 심사기준 및 평가기준의 개발
   (4) (1)~(3)에 따른 업무와 관련된 조사연구 및 국제협력
   (5) 다른 법률에 따라 지급되는 급여비용의 심사 또는 의료의 적정성 평가에 관하여 위탁받은 업무
   (6) 건강보험과 관련하여 보건복지부장관이 필요하다고 인정한 업무
   (7) 그 밖에 보험급여 비용의 심사와 보험급여의 적정성 평가와 관련하여 대통령령으로 정하는 업무

18 보험료 ✪✪✪

1) **직장가입자의 월별보험료**
   (1) 보수월액보험료 = 보수월액 × 보험료율: 직장가입자가 지급받는 보수를 기준으로 하여 산정
   (2) 보수 외 소득월액보험료 = 보수 외 소득월액 × 보험료율: 보수를 제외한 소득이 대통령령으로 정하는 금액을 초과하는 경우
   = (연간보수외 소득 − 대통령령으로 정하는 금액) × 1/12의 계산식에 따라 선정
2) **지역가입자의 월별보험료: 세대 단위 산정**
   (1) 소득: 소득월액 × 보험료율
   (2) 재산: 재산보험료 부과점수 × 재산보험료부과점수당 금액

3) **보험료의 면제**
   (1) 직장가입자: 1개월 이상 국외에서 업무에 종사하고 있는 경우(국내에 거주하는 피부양자가 없을 때에만 적용), 현역병, 전환 복무된 사람, 군간부 후보생, 교도소, 그 밖에 이에 준하는 시설에 수용되어 있는 경우
   (2) 지역가입자: 직장가입자 면제사유(국외체류, 현역병, 전환 복무된 사람, 군간부 후보생, 교도소, 그 밖에 이에 준하는 시설에 수용되어 있는 경우)의 어느 하나에 해당하면 그 가입자가 속한 세대의 보험료를 산정할 때 그 가입자의 소득월액 및 재산보험료부과점수를 제외
4) **보험료의 경감**
   (1) 섬 · 벽지 · 농어촌 등 대통령령으로 정하는 지역에 거주하는 사람
   (2) 65세 이상인 사람
   (3) 장애인
   (4) 국가유공자
   (5) 휴직자
   (6) 그 밖에 생활이 어렵거나 천재지변 등의 사유로 보험료를 경감할 필요가 있다고 보건복지부장관이 정하여 고시하는 사람
5) **보험료의 부담**
   (1) 직장가입자의 보수월액 보험료
      ① 근로자 = 직장가입자 50 + 사업주 50
      ② 공무원 = 직장가입자 50 + 국가나 지방자치단체 50
      ③ 사립학교 교원 = 직장가입자 50 + 사용자 30 + 국가 20
   (2) 직장가입자의 보수 외 소득월액 보험료: 직장가입자가 전액 부담
   (3) 지역가입자: 세대의 지역가입자 전원이 연대하여 부담
6) **납무의무**
   (1) 직장가입자 보수월액 보험료: 사용자
   (2) 직장가입자 보수 외 소득월액 보험료: 직장가입자
   (3) 지역가입자 보험료: 세대의 지역가입자 전원이 연대하여 납부

19 서류 보존

1) 요양기관은 요양 급여 끝난 날부터 5년간
2) 약국 등 요양기관 처방전은 요양급여 비용 청구한 날부터 3년간

20 요양기관 업무정지

보건복지부장관이 1년의 범위에서 기간을 정해 요양기관 업무정지 명함
1) 속임수나 그 밖의 부당한 방법으로 보험자 · 가입자 및 피부양자에게 요양급여비용을 부담하게 한 경우
2) 요양, 약제의 지급 등 보험급여에 대한 보고 또는 서류 제출에 따른 명령에 위반하거나 거짓 보고를 하거나 거짓 서류를 제출하거나, 소속 공무원의 검사 또는 질문을 거부 · 방해 또는 기피한 경우
3) 정당한 사유 없이 요양기관이 요양급여에 관한 행위 및 치료재료에 대해 요양급여대상 여부의 결정을 보건복지부장관에게 신청하지 아니하고 속임수나 그 밖의 부당한 방법으로 행위 · 치료재료를 가입자 또는 피부양자에게 실시 또는 사용하고 비용을 부담시킨 경우

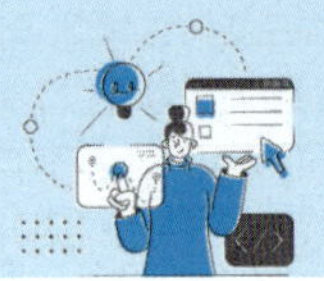

핵심문제

1. **국민건강보험법의 목적으로 옳은 것은?**

① 의료인의 직업 안정성 확보를 위해 제정되었다.
② 국민의 보건 향상과 사회보장 증진에 이바지함을 목적으로 한다.
③ 지방자치단체의 건강검진 업무를 위임하기 위해서이다.
④ 병원의 경영 효율을 극대화하기 위한 법률이다.
⑤ 국민에게 무상 진료를 제공하기 위해 만들어졌다.

☞ 법 제1조(목적)

2. **직장가입자에 해당하지 않는 사람은?**

① 시청에서 일하는 7급 행정직 공무원
② 국립대학병원 소속 정규직 의사
③ 사립대학교 전임강사로 4대 보험에 가입된 자
④ 개인의원에서 근무하며 월급을 받는 간호사
⑤ 의료보호 대상자인 국가유공자

☞ 법 제3조(정의)

3. **건강보험에서 직장가입자에게 생계를 의존하는 사람으로서 보수나 소득이 없는 사람 중 피부양자가 될 수 있는 사람은?**

① 직장가입자의 장인
② 직장가입자의 처제
③ 직장가입자의 자매
④ 직장가입자의 매형
⑤ 직장가입자의 형수

☞ 법 제5조(적용 대상 등)

정답 1. ② 2. ⑤ 3. ③

4. **직장가입자에 해당하는 사람은?**

① 소정근로시간이 월 60시간 미만인 단시간 근로자
② 소재지가 일정하지 않은 사업장의 근로자
③ 군 장교
④ 비상근 교직원
⑤ 1개월 이상 고용된 일반 사업장의 상시근로자

☞ 법 제6조(가입자의 종류)

5. **사업장의 사용자가 직장가입자가 되는 근로자를 사용하게 되었을 때, 보험자에게 신고해야 하는 기간으로 옳은 것은?**

① 자격취득일로부터 3일 이내
② 자격취득일로부터 5일 이내
③ 자격취득일로부터 7일 이내
④ 자격취득일로부터 10일 이내
⑤ 자격취득일로부터 14일 이내

☞ 법 제7조(사업장의 신고)

6. **가입자의 자격취득 시기로 옳지 않은 것은?**

① 국내에 거주하게 된 날
② 수급권자였던 사람이 대상자에서 제외된 날
③ 직장가입자의 피부양자였던 사람이 자격을 잃은 다음 날
④ 유공자 등 의료보호대상자가 건강보험 적용을 신청한 날
⑤ 보험자에게 건강보험의 적용을 신청한 유공자등 의료보호대상자는 그 신청한 날

☞ 법 제8조(자격의 취득 시기 등)

7. **가입자의 자격상실 시기로 옳지 않은 것은?**

① 사망한 날의 다음 날
② 국적을 잃은 날의 다음 날
③ 국내에 거주하지 않게 된 날의 다음 날
④ 직장가입자의 피부양자가 된 날
⑤ 군 복무를 시작한 날

☞ 법 제10조(자격의 상실 시기 등)

정답 4. ⑤ 5. ⑤ 6. ③ 7. ⑤

8. 건강보험의 보험자에 해당하는 기관은?

① 국민건강보험공단
② 건강보험심사평가원
③ 보건복지부
④ 건강보험정책심의위원회
⑤ 사회보장위원회

☞ 법 제13조(보험자)

9. 가입자와 피부양자의 요양급여에 해당하지 않는 것은?

① 이송
② 장제비
③ 입원
④ 수술
⑤ 간호

☞ 법 제41조(요양급여)

10. 요양기관에 해당하는 것은?

① 의료법 특례에 따라 개설된 부속의료기관
② 한국희귀·필수의약품센터
③ 업무정지 처분을 받은 개설자가 운영하는 약국
④ 사회복지시설 수용자를 위한 진료 전용 의료기관
⑤ 과징금 처분을 5년간 2회 이상 받은 의료기관

☞ 법 제42조(요양기관)

11. 요양급여비용을 계약으로 정할 때, 계약 당사자로 명시된 자는?

① 보건복지부장관
② 국민건강보험공단 이사장
③ 건강보험심사평가원장
④ 건강보험정책심의위원회 위원장
⑤ 요양기관을 대표하는 의약계 단체장

☞ 법 제45조(요양급여비용의 산정 등)

12. 요양급여비용은 국민건강보험공단 이사장과 의약계를 대표하는 자가 계약을 체결한다. 다음 중 계약 체결 당사자가 아닌 자는?

① 대한의사협회 회장
② 대한물리치료협회 회장
③ 대한한의사협회 회장
④ 대한약사회 회장
⑤ 대한치과의사협회 회장

☞ 시행령 제20조(요양급여비용계약의 당사자)

정답 8. ① 9. ② 10. ② 11. ② 12. ②

13. 산소치료를 필요로 하는 환자가 요양기관 외의 등록된 기관에서 의료용 산소발생기를 이용해 산소치료를 받은 경우, 해당 환자가 국민건강보험공단으로부터 받을 수 있는 급여는?

① 임의급여
② 장제비
③ 요양비
④ 장애인 보조기기 보험급여
⑤ 부가급여

☞ 법 제49조(요양비), 시행규칙 제23조(요양비)

14. 임신한 가입자가 요양급여 외에 임신 · 출산 진료비를 국민건강보험공단으로부터 받고자 한다. 이때 해당하는 급여는?

① 상병수당
② 치료재료비
③ 장애인 보조기기 보험급여
④ 부가급여
⑤ 건강검진비

☞ 법 제50조(부가급여)

15. 국민건강보험공단이 보험급여를 할 수 있는 경우는?

① 고의로 사고를 일으킨 후 치료를 받은 경우
② 산재보상을 받은 근로자가 동일 부상으로 요양을 받은 경우
③ 중대한 과실로 요양기관의 지시에 따르지 않은 경우
④ 장애인으로 등록된 피부양자가 보조기기를 구입한 경우
⑤ 공무 중 재해로 다른 법령에서 보상을 받은 경우

☞ 법 제51조(장애인에 대한 특례)

16. 국민건강보험공단에서 실시하는 일반건강검진 대상자에 해당되지 <u>않는</u> 사람은?

① 세대주인 35세 지역가입자
② 직장가입자의 35세 피부양자
③ 19세 지역가입자의 자녀
④ 직장가입자 본인
⑤ 세대주가 아닌 40세 지역가입자

☞ 법 제52조(건강검진)

정답 13. ③ 14. ④ 15. ④ 16. ③

17. 보험급여의 제한 사유에 해당하는 것은?

① 국외에 여행 중인 경우
② 현역병으로 복무 중인 경우
③ 과실로 인한 교통사고로 입원한 경우
④ 고의 또는 중대한 과실로 인한 범죄행위로 질병이 발생한 경우
⑤ 국외에서 업무에 종사하고 있는 경우

☞ 법 제53조(급여의 제한)

18. 급여의 제한 사유에 해당하는 것은?

① 질병의 조기 발견을 위한 일반건강검진을 받는 경우
② 장애인으로 등록된 가입자가 보조기기를 구입하는 경우
③ 고의 또는 중대한 과실로 요양기관의 지시에 따르지 않은 경우
④ 화상을 입고 외래에서 치료받은 경우
⑤ 전등 수리 중 전기감전으로 심정지되어 응급실 통해 입원한 경우

☞ 법 제53조(급여의 제한)

19. 국민건강보험 가입자인 A씨는 외국 여행 중 갑작스런 뇌졸중으로 수술을 받았다. 이때 A씨의 보험급여 처리에 대한 설명으로 옳은 것은?

① 급여 정지된다.
② 국민건강보험공단은 요양비를 외국 병원에 직접 지급한다.
③ 외국 진료의 경우 급여는 정지되지만 귀국 후 요양비 신청이 가능하다.
④ 제60조에 따라 보험급여비용을 공단이 지급한다.
⑤ 외국 체류 중 진료는 공단의 심사 후 요양급여가 자동 지급된다.

☞ 법 제54조(급여의 정지)

20. 교도소에 수용된 자의 보험급여 적용기준에 해당하는 것은?

① 보험료 경감
② 급여의 정지
③ 요양기관 변경
④ 급여의 제한
⑤ 본인부담금 면제

☞ 법 제54조(급여의 정지)

정답 17. ④ 18. ③ 19. ① 20. ②

21. 요양기관의 요양급여비용을 심사하는 기관에 해당하는 것은?

① 건강보험심사평가원 ② 건강보험분쟁조정위원회
③ 국민건강보험공단 ④ 보건복지부
⑤ 건강보험정책심의위원회

☞ 법 제65조(임원)

22. 건강보험심사평가원의 업무에 해당하는 것은?

① 보험급여비용의 지급
② 요양급여비용의 심사
③ 가입자 및 피부양자의 자격 관리
④ 보험급여의 관리
⑤ 보건복지부의 업무를 지원하기 위한 통계 자료 작성

☞ 법 제65조(임원)

23. 국민건강보험 직장가입자의 월별 보험료액을 정하는 기준에 해당하는 것은?

① 연간 총 보수 ② 기준소득월액
③ 보수월액 ④ 재산
⑤ 가구 총소득

☞ 법 제70조(보수월액), 시행령 제36조(보수월액의 결정 등)

24. 지역가입자의 보험료 산정 시 재산보험료 부과점수 기준으로 활용되는 항목은?

① 근로소득 ② 재산
③ 세대 구성 형태 ④ 직업 종류
⑤ 평균 가구소득

☞ 법 제72조(재산보험료부과점수)

25. 국민건강보험료 납부 의무가 면제되는 사람으로 옳은 것은?

① 65세 이상 고령자 ② 국가등록 장애인
③ 오지에 근무하게 된 간호사 ④ 군복무 중인 사회복무요원
⑤ 천재지변 피해자

☞ 법 제75조(보험료의 경감 등)

정답 21. ① 22. ② 23. ③ 24. ② 25. ④

11절

국민건강증진법

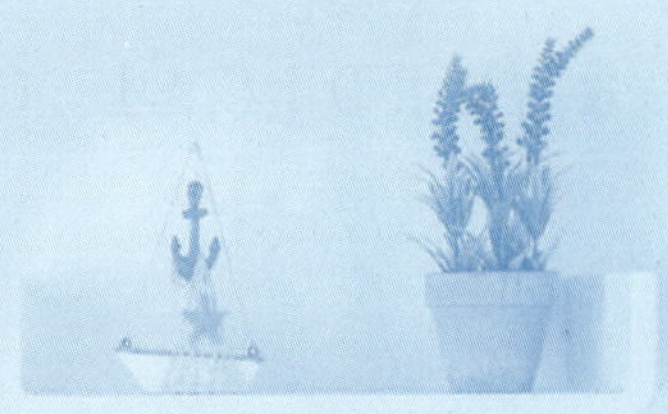

학습목표

1. 국민건강증진법 관련 용어를 정의한다.
2. 국민건강증진종합계획의 수립을 설명한다.
3. 건강관련 광고금지 사항을 설명한다.
4. 금연 및 절주 운동을 설명한다.
5. 금연구역에 대해 설명한다.
6. 국민건강영양조사를 설명한다.
7. 보건교육의 실시 등을 설명한다.
8. 건강증진사업 내용을 설명한다.

국민건강증진법

제정	1995.	1.	5.	법률 제4914호
개정	2019.	12.	3.	법률 제16719호
개정	2020.	4.	7.	법률 제17197호
개정	2020.	8.	11.	법률 제17472호
개정	2020.	12.	29.	법률 제17761호
개정	2020.	12.	29.	법률 제17773호
개정	2021.	12.	21.	법률 제18606호
개정	2023.	6.	13.	법률 제19446호
개정	2023.	8.	16.	법률 제19645호
개정	2024.	2.	20.	법률 제20325호
개정	2024.	8.	17.	법률 제19645호, 2023.8.16., 일부개정]

국민건강증진법 시행령

제정	1995.	9.	1.	대통령령 제14757호
개정	2020.	3.	17.	대통령령 제30535호
개정	2020.	6.	2.	대통령령 제30746호
개정	2020.	9.	11.	대통령령 제31013호
개정	2021.	6.	15.	대통령령 제31776호
개정	2021.	11.	30.	대통령령 제32160호
개정	2023.	9.	26.	대통령령 제33755호
개정	2025.	6.	21.	대통령령 제35597호, 2025.6.20., 타법개정

국민건강증진법 시행규칙

제정	1995.	9.	11.	보건복지부령 제11호
개정	2019.	9.	27.	보건복지부령 제672호
개정	2020.	6.	4.	보건복지부령 제729호
개정	2020.	9.	11.	보건복지부령 제749호
개정	2021.	6.	25.	보건복지부령 제801호
개정	2021.	7.	7.	보건복지부령 제817호
개정	2022.	6.	22.	보건복지부령 제892호
개정	2023.	11.	29.	보건복지부령 제980호
개정	2024.	7.	10.	보건복지부령 제1027호, 2024.7.10., 일부개정

한국보건의료인국가시험원의 국민건강증진법 출제영역

영역	해당조문	
1. 국민건강의 관리	제6조~제6조의5	건강친화 환경조성 및 건강생활의 지원 등, 건강친화기업 인증, 인증의 유효기간, 인증의 취소, 건강도시의 조성 등
	제7조	광고의 금지 등
	제8조~제8조의4	금연 및 절주운동 등, 주류광고의 제한 · 금지 특례, 절주문화 조성 및 알코올 남용 · 의존 관리, 금주구역 지정
	제9조~제9조의5	금연을 위한 조치, 담배에 관한 경고문구 등 표시, 가향물질 함유 표시 제한, 담배에 관한 광고의 금지 또는 제한, 금연지도원
	제10조	건강생활실천협의회
	제11조	보건교육의 관장
	제12조~제12조의6	보건교육의 실시 등, 보건교육사자격증의 교부 등, 국가시험, 보건교육사의 채용, 보건교육사의 자격취소, 청문
	제13조	보건교육의 평가
	제14조	보건교육의 개발 등
	제15조	영양개선
	제16조~제16조의3	국민영양조사 등, 신체활동장려사업의 계획수립 · 시행, 신체활동장려사업
	제17조	구강건강사업의 계획수립 · 시행
	제18조	구강건강사업
	제19조~제19조의2	건강증진사업 등, 시 · 도건강증진사업지원단 설치 및 운영 등
	제20조	검진
	제21조	검진결과의 공개금지

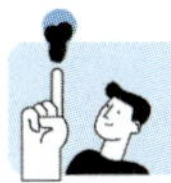

제 1 장 총 칙

제1조(목적)

이 법은 국민에게 건강에 대한 가치와 책임의식을 함양하도록 건강에 관한 바른 지식을 보급하고 스스로 건강생활을 실천할 수 있는 여건을 조성함으로써 국민의 건강을 증진함을 목적으로 한다.

영 제1조(목적)

이 영은 「국민건강증진법」에서 위임된 사항과 그 시행에 관하여 필요한 사항을 규정함을 목적으로 한다.

규칙 제1조(목적)

이 규칙은 「국민건강증진법」 및 같은 법 시행령에서 위임된 사항과 그 시행에 관하여 필요한 사항을 규정함을 목적으로 한다.

제2조(정의)

이 법에서 사용하는 용어의 정의는 다음과 같다.

1. "국민건강증진사업"이라 함은 보건교육, 질병예방, 영양개선, 신체활동장려, 건강관리 및 건강생활의 실천등을 통하여 국민의 건강을 증진시키는 사업을 말한다.
2. "보건교육"이라 함은 개인 또는 집단으로 하여금 건강에 유익한 행위를 자발적으로 수행하도록 하는 교육을 말한다.
3. "영양개선"이라 함은 개인 또는 집단이 균형된 식생활을 통하여 건강을 개선시키는 것을 말한다.
4. "신체활동장려"란 개인 또는 집단이 일상생활 중 신체의 근육을 활용하여 에너지를 소비하는 모든 활동을 자발적으로 적극 수행하도록 장려하는 것을 말한다.
5. "건강관리"란 개인 또는 집단이 건강에 유익한 행위를 지속적으로 수행함으로써 건강한 상태를 유지하는 것을 말한다.
6. "건강친화제도"란 근로자의 건강증진을 위하여 직장 내 문화 및 환경을 건강친화적으로 조성하고, 근로자가 자신의 건강관리를 적극적으로 수행할 수 있도록 교육, 상담 프로그램 등을 지원하는 것을 말한다.

제3조(책임)

① 국가 및 지방자치단체는 건강에 관한 국민의 관심을 높이고 국민건강을 증진할 책임을 진다.

② 모든 국민은 자신 및 가족의 건강을 증진하도록 노력하여야 하며, 타인의 건강에 해를 끼치는 행위를 하여서는 아니된다.

제3조의2(보건의 날)

① 보건에 대한 국민의 이해와 관심을 높이기 위하여 매년 4월 7일을 보건의 날로 정하며, 보건의 날부터 1주간을 건강주간으로 한다.

② 국가와 지방자치단체는 보건의 날의 취지에 맞는 행사 등 사업을 시행하도록 노력하여야 한다.

제4조(국민건강증진종합계획의 수립)

① 보건복지부장관은 제5조의 규정에 따른 국민건강증진정책심의위원회의 심의를 거쳐 국민건강증진종합계획(이하 "종합계획"이라 한다)을 5년마다 수립하여야 한다. 이 경우 미리 관계중앙행정기관의 장과 협의를 거쳐야 한다.

② 종합계획에 포함되어야 할 사항은 다음과 같다.

1. 국민건강증진의 기본목표 및 추진방향

2. 국민건강증진을 위한 주요 추진과제 및 추진방법
3. 국민건강증진에 관한 인력의 관리 및 소요재원의 조달방안
4. 제22조의 규정에 따른 국민건강증진기금의 운용방안
4의2. 아동·여성·노인·장애인 등 건강취약 집단이나 계층에 대한 건강증진 지원방안
5. 국민건강증진 관련 통계 및 정보의 관리 방안
6. 그 밖에 국민건강증진을 위하여 필요한 사항

영 제2조(국민건강증진종합계획의 수립 등)

① 보건복지부장관은 「국민건강증진법」(이하 "법"이라 한다) 제4조에 따른 국민건강증진종합계획(이하 "종합계획"이라 한다)의 효율적인 수립을 위하여 미리 종합계획안 작성지침을 작성하여 종합계획이 시행되는 해의 전전년도 12월말까지 관계 중앙행정기관의 장에게 통보하여야 한다.

② 관계 중앙행정기관의 장은 제1항에 따른 종합계획안 작성지침에 따라 소관별 계획안을 작성하여 종합계획이 시행되는 해의 전년도 3월말까지 보건복지부장관에게 제출하고, 보건복지부장관은 이를 종합한 종합계획안을 작성하여 법 제5조에 따른 국민건강증진정책심의위원회의 심의를 거쳐 확정한다.

③ 보건복지부장관은 확정된 종합계획을 관계 중앙행정기관의 장과 특별시장·광역시장·특별자치시장·도지사·특별자치도지사(이하 "시·도지사"라 한다)에게 통보해야 한다.

제4조의2(실행계획의 수립 등)

① 보건복지부장관, 관계중앙행정기관의 장, 특별시장·광역시장·특별자치시장·도지사·특별자치도지사(이하 "시·도지사"라 한다) 및 시장·군수·구청장(자치구의 구청장에 한한다. 이하 같다)은 종합계획을 기초로 하여 소관 주요시책의 실행계획(이하 "실행계획"이라 한다)을 매년 수립·시행하여야 한다.

② 국가는 실행계획의 시행에 필요한 비용의 전부 또는 일부를 지방자치단체에 보조할 수 있다.

영 제3조(실행계획의 수립)

① 특별시장·광역시장·도지사·특별자치도지사(관할 구역 안에 지방자치단체인 시·군이 있는 특별자치도의 도지사를 말한다)는 통보된 종합계획에 따라 특별시·광역시·도·특별자치도(관할 구역 안에 지방자치단체인 시·군이 있는 특별자치도를 말한다)의 매년도 실행계획을 수립하여 이를 시장·군수·구청장(자치구의 구청장을 말한다. 이하 같다)에게 통보하고, 시장·군수·구청장은 통보된 실행계획에 따라 시·군·구(자치구를 말한다)의 실행계획을 수립·시행해야 한다.

② 특별자치시장·특별자치도지사(관할 구역 안에 지방자치단체인 시·군이 있는 특별자치도의 도지사는 제외한다. 이하 제22조 및 제33조에서 같다)는 통보된 종합계획에 따라 특별자치시·특별자치도(관할 구역 안에 지방자치단체인 시·군이 있는 특별자치도는 제외한다)의 매년도 실행계획을 수립·시행해야 한다.

규칙 제2조(실행계획의 통보)

① 시장·군수·구청장(자치구의 구청장에 한한다. 이하 같다)은 「국민건강증진법 시행령」(이하 "영"이라 한다) 제3조에 따라 수립한 당해 시·군·구(자치구에 한한다. 이하 같다)의 실행계획을 매년 1월 31일까지 특별시장·광역시장·특별자치시장·도지사 또는 특별자치도지사(이하 "시·도지사"라 한다)에게 통보해야 하며, 이를 통보받은 시·도지사는 영 제3조에 따라 수립한 당해 특별시·광역시·특별자치시·도 또는 특별자치도(이하 "시·도"라 한다)의 실행계획과 관할시·군·구의 실행계획을 종합하여 매년 2월 10일까지 보건복지부장관에게 통보해야 한다.

② 시장·군수·구청장은 해당 연도의 실행계획추진실적을 다음해 1월 31일까지 시·도지사에게 통보해야 하며, 이를 통보받은 시·도지사는 해당 시·도의 실행계획추진실적과 관할시·군·구의 실행계획추진실적을 종합하여 다음해 2월 10일까지 보건복지부장관에게 통보해야 한다.

제4조의3(계획수립의 협조)

① 보건복지부장관, 관계중앙행정기관의 장, 시·도지사 및 시장·군수·구청장은 종합계획과 실행계획의 수립·시행을 위하여 필요한 때에는 관계 기관·단체 등에 대하여 자료 제공 등의 협조를 요청할 수 있다.

② 제1항의 규정에 따른 협조요청을 받은 관계 기관·단체 등은 특별한 사유가 없는 한 이에 응하여야 한다.

제5조(국민건강증진정책심의위원회)

① 국민건강증진에 관한 주요사항을 심의하기 위하여 보건복지부에 국민건강증진정책심의위원회(이하 "위원회"라 한다)를 둔다.

② 위원회는 다음 각 호의 사항을 심의한다.

1. 종합계획
2. 제22조의 규정에 따른 국민건강증진기금의 연도별 운용계획안·결산 및 평가
3. 2 이상의 중앙행정기관이 관련되는 주요 국민건강증진시책에 관한 사항으로서 관계중앙행정기관의 장이 심의를 요청하는 사항
4. 「국민영양관리법」 제9조에 따른 심의사항
5. 다른 법령에서 위원회의 심의를 받도록 한 사항
6. 그 밖에 위원장이 심의에 부치는 사항

영 제4조(국민건강증진정책심의위원회 위원의 임기 및 운영 등)

① 법 제5조에 따른 국민건강증진정책심의위원회(이하 "위원회"라 한다) 위원의 임기는 2년으로 하되, 연임할 수 있다. 다만, 공무원인 위원의 임기는 그 재직기간으로 한다.

② 위원회의 위원장은 위원회를 대표하고 위원회의 사무를 총괄한다.

③ 위원회의 회의는 재적위원 과반수의 출석으로 개의하고 출석위원 과반수의 찬성으로 의결한다.

④ 위원회는 심의사항을 전문적으로 연구·검토하기 위하여 분야별로 전문위원회를 둘 수 있다.

⑤ 이 영에서 정한 것 외에 위원회의 운영에 관하여 필요한 사항은 위원회의 의결을 거쳐 위원장이 정한다.

제5조의2(위원회의 구성과 운영)

① 위원회는 위원장 1인 및 부위원장 1인을 포함한 15인 이내의 위원으로 구성한다.

② 위원장은 보건복지부차관이 되고, 부위원장은 위원장이 공무원이 아닌 위원 중에서 지명한 자가 된다.

③ 위원은 국민건강증진·질병관리에 관한 학식과 경험이 풍부한 자, 「소비자기본법」에 따른 소비자단체 및 「비영리민간단체 지원법」에 따른 비영리민간단체가 추천하는 자, 관계공무원 중에서 보건복지부장관이 위촉 또는 지명한다.

④ 그 밖에 위원회의 구성·운영 등에 관하여 필요한 사항은 대통령령으로 정한다.

영 제4조의2(위원회 위원의 해촉 등)

보건복지부장관은 법 제5조의2제3항에 따른 위원이 다음 각 호의 어느 하나에 해당하는 경우에는 해당 위원을 해촉하거나 지명을 철회할 수 있다.

1. 심신장애로 인하여 직무를 수행할 수 없게 된 경우
2. 직무와 관련된 비위사실이 있는 경우
3. 직무태만, 품위손상이나 그 밖의 사유로 인하여 위원으로 적합하지 아니하다고 인정되는 경우
4. 위원 스스로 직무를 수행하는 것이 곤란하다고 의사를 밝히는 경

영 제5조(수당의 지급 등)

위원회 회의에 출석한 위원에게 예산의 범위 안에서 수당 및 여비를 지급할 수 있다. 다만, 공무원인 위원이 그 소관업무와 직접 관련하여 출석하는 경우에는 그러하지 아니하다.

영 제6조(간사)

위원회의 사무를 처리하기 위하여 위원회에 간사 1인을 두되, 간사는 보건복지부 소속공무원 중에서 보건복지부장관이 임명한다.

제5조의3(한국건강증진개발원의 설립 및 운영)

① 보건복지부장관은 제22조에 따른 국민건강증진기금의 효율적인 운영과 국민건강증진사업의 원활한 추진을 위하여 필요한 정책 수립의 지원과 사업평가 등의 업무를 수행할 수 있도록 한국건강증진개발원(이하 이 조에서 "개발원"이라 한다)을 설립한다.

② 개발원은 다음 각 호의 업무를 수행한다.

1. 국민건강증진 정책수립을 위한 자료개발 및 정책분석

2. 종합계획 수립의 지원
3. 위원회의 운영지원
4. 제24조에 따른 기금의 관리·운용의 지원 업무
5. 제25조제1항제1호부터 제10호까지의 사업에 관한 업무
6. 국민건강증진사업의 관리, 기술 지원 및 평가
7. 「지역보건법」 제7조부터 제9조까지에 따른 지역보건의료계획에 대한 기술 지원
8. 「지역보건법」 제24조에 따른 보건소의 설치와 운영에 필요한 비용의 보조
9. 국민건강증진과 관련된 연구과제의 기획 및 평가
10. 「농어촌 등 보건의료를 위한 특별조치법」 제2조의 공중보건의사의 효율적 활용을 위한 지원
11. 지역보건사업의 원활한 추진을 위한 지원
12. 그 밖에 국민건강증진과 관련하여 보건복지부장관이 필요하다고 인정한 업무

③ 개발원은 법인으로 하고, 주된 사무소의 소재지에 설립등기를 함으로써 성립한다.
④ 개발원은 다음 각 호를 재원으로 한다.
1. 제22조에 따른 기금
2. 정부출연금
3. 기부금
4. 그 밖의 수입금

⑤ 정부는 개발원의 운영에 필요한 예산을 지급할 수 있다.
⑥ 개발원에 관하여 이 법과 「공공기관의 운영에 관한 법률」에서 정한 사항 외에는 「민법」 중 재단법인에 관한 규정을 준용한다.

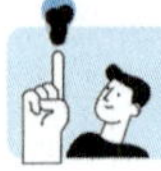

제 2 장 국민건강의 관리

제6조(건강친화 환경 조성 및 건강생활의 지원 등)

① 국가 및 지방자치단체는 건강친화 환경을 조성하고, 국민이 건강생활을 실천할 수 있도록 지원하여야 한다.
② 국가는 혼인과 가정생활을 보호하기 위하여 혼인전에 혼인 당사자의 건강을 확인하도록 권장하여야 한다.
③ 제2항의 규정에 의한 건강확인의 내용 및 절차에 관하여 필요한 사항은 보건복지부령으로 정한다.

규칙 제3조(건강확인의 내용 및 절차)

① 「국민건강증진법」(이하 "법"이라 한다) 제6조제3항의 규정에 의한 건강확인의 내용은 다음 각호의 질환으로서 보건복지부장관이 정하는 질환으로 한다.
1. 자녀에게 건강상 현저한 장애를 줄 수 있는 유전성질환
2. 혼인당사자 또는 그 가족에게 건강상 현저한 장애를 줄 수 있는 전염성질환

② 특별자치시장·특별자치도지사·시장·군수·구청장은 혼인하고자 하는 자가 제1항의 규정에 의한 내용을 확인하고자 할 때에는 보건소 또는 특별자치시장·특별자치도지사·시장·군수·구청장이 지정한 의료기관에서 그 내용을 확인받을 수 있도록 하여야 한다.
③ 제2항의 규정에 의하여 보건소장 또는 의료기관의 장이 혼인하고자 하는 자의 건강을 확인한 경우에는 「의료법」에 의한 진단서에 그 확인내용을 기재하여 교부하여야 한다.

제6조의2(건강친화기업 인증)

① 보건복지부장관은 건강친화 환경의 조성을 촉진하기 위하여 건강친화제도를 모범적으로 운영하고 있는 기업에 대하

여 건강친화인증(이하 "인증"이라 한다)을 할 수 있다.
② 인증을 받고자 하는 자는 대통령령으로 정하는 바에 따라 보건복지부장관에게 신청하여야 한다.
③ 인증을 받은 기업은 보건복지부령으로 정하는 바에 따라 인증의 표시를 할 수 있다.
④ 인증을 받지 아니한 기업은 인증표시 또는 이와 유사한 표시를 하여서는 아니 된다.
⑤ 국가 및 지방자치단체는 인증을 받은 기업에 대하여 대통령령으로 정하는 바에 따라 행정적·재정적 지원을 할 수 있다.
⑥ 인증의 기준 및 절차는 대통령령으로 정한다.

과태료 ※ ①, ④=34조(500만원 이하의 과태료)

영 제7조(건강친화기업 인증의 기준)

① 보건복지부장관은 법 제6조의2제1항에 따라 건강친화인증(이하 "건강친화인증"이라 한다)을 하려는 경우 다음 각 호의 사항을 심사·평가해야 한다.
  1. 건강친화 환경 조성을 위한 경영의 적극성
  2. 직원의 건강증진을 위한 근로 환경 조성
  3. 건강친화 프로그램의 수립 및 실시
  4. 그 밖에 보건복지부장관이 건강친화 환경의 조성을 촉진하는 데 필요하다고 인정하여 고시하는 사항
② 건강친화인증의 기준 등에 관하여 필요한 세부사항은 보건복지부장관이 정하여 고시한다.

영 제8조(건강친화인증의 절차)

① 법 제6조의2제2항에 따라 건강친화인증을 신청하려는 자는 보건복지부령으로 정하는 건강친화인증 신청서에 다음 각 호의 서류를 첨부하여 보건복지부장관에게 제출해야 한다.
  1. 건강친화 환경 조성을 위한 경영계획 및 실적
  2. 직원의 건강증진을 위한 근로 환경 조성 실적
  3. 건강친화 프로그램의 수립 및 실시 결과
  4. 그 밖에 건강친화 환경 조성에 관한 자료
② 보건복지부장관은 제1항에 따른 신청이 제7조에 따른 건강친화인증의 기준에 적합한 경우 신청자에게 보건복지부령으로 정하는 건강친화기업 인증서를 발급해야 한다.
③ 제1항 및 제2항에서 규정한 사항 외에 건강친화인증 절차에 관하여 필요한 세부사항은 보건복지부령으로 정한다.

규칙 제3조의2(건강친화기업 인증)

① 영 제8조제1항에 따른 건강친화인증 신청서는 별지 제1호서식에 따른다.
② 영 제8조제2항에 따른 건강친화기업 인증서(이하 "건강친화기업인증서"라 한다)는 별지 제1호의2서식에 따른다.
③ 건강친화기업인증서를 발급받은 자가 다음 각 호에 해당하는 경우에는 별지 제1호의3서식의 건강친화기업인증서 재발급 신청서에 다음 각 호의 구분에 따른 서류를 첨부하여 건강친화기업인증서의 재발급을 신청할 수 있다.
  1. 건강친화기업인증서를 잃어버린 경우: 사유서
  2. 건강친화기업인증서가 헐어 못쓰게 된 경우: 그 인증서
  3. 건강친화기업인증서의 기재사항이 변경된 경우: 변경사항을 증명하는 서류
④ 법 제6조의2제3항에 따른 건강친화기업 인증(이하 "인증"이라 한다)의 표시는 별표 1과 같다.

영 제9조(건강친화인증 기업에 대한 지원)

보건복지부장관과 지방자치단체의 장은 건강친화인증을 받은 기업에 법 제6조의2제5항에 따라 다음 각 호의 사항을 지원할 수 있다.
  1. 건강친화기업 홍보
  2. 건강친화 관련 시설개선 지원
  3. 건강친화 프로그램의 개발 및 보급 지원
  4. 건강친화 우수기업 선정 및 포상
  5. 그 밖에 보건복지부장관이 건강친화 환경의 조성을 촉진하는 데 필요하다고 인정하는 지원

제6조의3(인증의 유효기간)

① 인증의 유효기간은 인증을 받은 날부터 3년으로 하되, 대통령령으로 정하는 바에 따라 그 기간을 연장할 수 있다.
② 제1항에 따른 인증의 연장신청에 필요한 사항은 보건복지부령으로 정한다.

영 제9조의2(건강친화인증의 유효기간 연장)

보건복지부장관은 법 제6조의3제1항에 따라 건강친화인증의 유효기간을 연장하려는 경우 제7조에 따른 건강친화인증의 기준에 따라 재심사하여 3년의 범위에서 연장할 수 있다.

규칙 제3조의3(인증의 유효기간 연장 신청)

① 보건복지부장관은 인증의 유효기간이 끝나기 8개월 전까지 인증을 받은 자에게 연장의 절차에 관한 사항을 알려야 한다.
② 법 제6조의3제1항 및 영 제9조의2에 따라 인증의 유효기간을 연장하려는 자는 인증의 유효기간이 끝나기 6개월 전까지 별지 제1호서식의 인증 연장 신청서에 영 제8조제1항 각 호의 서류 및 건강친화기업인증서를 첨부하여 보건복지부장관에게 제출해야 한다.

제6조의4(인증의 취소)

① 보건복지부장관은 인증을 받은 기업이 다음 각 호의 어느 하나에 해당하면 보건복지부령으로 정하는 바에 따라 그 인증을 취소할 수 있다. 다만, 제1호에 해당하는 경우에는 인증을 취소하여야 한다.

1. 거짓이나 그 밖의 부정한 방법으로 인증을 받은 경우
2. 제6조의2제6항에 따른 인증기준에 적합하지 아니하게 된 경우

② 보건복지부장관은 제1항제1호에 따라 인증이 취소된 기업에 대해서는 그 취소된 날부터 3년이 지나지 아니한 경우에는 인증을 하여서는 아니 된다.

③ 보건복지부장관은 제1항에 따라 인증을 취소하고자 하는 경우에는 청문을 실시하여야 한다.

규칙 제3조의4(인증의 취소)

① 보건복지부장관은 법 제6조의4제1항에 따라 인증을 취소하려는 경우에는 미리 인증을 받은 자에게 취소 사유와 소명자료의 제출기간을 구체적으로 밝혀 취소의 예고통보를 해야 한다.

② 보건복지부장관은 제1항에 따라 취소의 예고통보를 받은 자가 제출기간 내에 소명자료를 제출하지 않은 경우에는 2차로 취소의 예고통보를 해야 한다.

③ 보건복지부장관은 인증을 받은 자가 2차로 예고통보한 소명자료의 제출기간 내에 소명자료를 제출하지 않거나 제출된 소명자료가 이유 없다고 인정되면 인증을 취소한다.

④ 보건복지부장관은 인증을 취소한 때에는 그 사실을 지체 없이 인증을 취소받는 자에게 통보해야 한다.

제6조의5(건강도시의 조성 등)

① 국가와 지방자치단체는 지역사회 구성원들의 건강을 실현하도록 시민의 건강을 증진하고 도시의 물리적·사회적 환경을 지속적으로 조성·개선하는 도시(이하 "건강도시"라 한다)를 이루도록 노력하여야 한다.

② 보건복지부장관은 지방자치단체가 건강도시를 구현할 수 있도록 건강도시지표를 작성하여 보급하여야 한다.

③ 보건복지부장관은 건강도시 조성 활성화를 위하여 지방자치단체에 행정적·재정적 지원을 할 수 있다.

④ 그 밖에 건강도시지표의 작성 및 보급 등에 관하여 필요한 사항은 보건복지부령으로 정한다.

규칙 제3조의5(건강도시지표의 작성 및 보급 등)

① 법 제6조의5제2항에 따른 건강도시지표(이하 이 조에서 "건강도시지표"라 한다)는 다음 각 호의 사항을 포함한다.

1. 법 제6조의5제1항에 따른 건강도시(이하 이 조에서 "건강도시"라 한다)를 이루기 위해 필요한 정책 기반 조성 현황
2. 건강도시를 구현하기 위한 관계 지방자치단체, 공공기관(「공공기관의 운영에 관한 법률」 제4조에 따른 공공기관을 말한다), 교육기관 및 연구단체 등과의 협력 정도
3. 건강도시 조성 활성화를 위한 지역 주민의 참여 수준
4. 그 밖에 건강도시를 구현하기 위하여 보건복지부장관이 필요하다고 인정하는 사항

② 보건복지부장관은 건강도시지표를 간행물 발간 또는 인터넷 홈페이지 게시 등을 통하여 지방자치단체 및 주민에게 널리 보급해야 한다.

제7조(광고의 금지 등)

① 보건복지부장관은 국민건강의식을 잘못 이끄는 광고를 한 자에 대하여 그 내용의 변경 등 시정을 요구하거나 금지를 명할 수 있다.

② 제1항의 규정에 따라 보건복지부장관이 광고내용의 변경 또는 광고의 금지를 명할 수 있는 광고는 다음 각 호와 같다.

1. 삭제 〈2020.12.29.〉
2. 의학 또는 과학적으로 검증되지 아니한 건강비법 또는 심령술의 광고
3. 그 밖에 건강에 관한 잘못된 정보를 전하는 광고로서 대통령령이 정하는 광고

③ 삭제 〈2016.12.2.〉

④ 제1항의 규정에 의한 광고내용의 기준, 변경 또는 금지절차 기타 필요한 사항은 대통령령으로 정한다.

제7조(광고의 금지 등)

① 보건복지부장관 또는 시·도지사는 국민건강의식을 잘못 이끄는 광고를 한 자에 대하여 그 내용의 변경 등 시정을 요구하거나 금지를 명할 수 있다. 〈개정 2024.1.30.〉

② 제1항에 따라 보건복지부장관 또는 시·도지사가 광고내용의 변경 또는 광고의 금지를 명할 수 있는 광고는 다음 각 호와 같다. 〈신설 2024.1.30.〉

1. 삭제 〈2020.12.29.〉
2. 의학 또는 과학적으로 검증되지 아니한 건강비법 또는 심령술의 광고
3. 그 밖에 건강에 관한 잘못된 정보를 전하는 광고로서 대통령령이 정하는 광고

③ 삭제 〈2016.12.2.〉

④ 제1항의 규정에 의한 광고내용의 기준, 변경 또는 금지절차 기타 필요한 사항은 대통령령으로 정한다.

[시행일: 2025.7.31.]

벌칙 ※ ①=32조(100만원 이하의 벌금)

제8조(금연 및 절주운동등)

① 국가 및 지방자치단체는 국민에게 담배의 직접흡연 또는 간접흡연과 과다한 음주가 국민건강에 해롭다는 것을 교육·홍보하여야 한다.

② 국가 및 지방자치단체는 금연 및 절주에 관한 조사·연구를 하는 법인 또는 단체를 지원할 수 있다.

③ 삭제 〈2011.6.7.〉

④ 「주류 면허 등에 관한 법률」에 의하여 주류제조의 면허를 받은 자 또는 주류를 수입하여 판매하는 자는 대통령령이 정하는 주류의 판매용 용기에 과다한 음주는 건강에 해롭다는 내용과 임신 중 음주는 태아의 건강을 해칠 수 있다는 내용의 경고문구를 표기하여야 한다.

⑤ 삭제 〈2002.1.19.〉

⑥ 제4항에 따른 경고문구의 표시내용, 방법 등에 관하여 필요한 사항은 보건복지부령으로 정한다.

제8조(금연 및 절주운동등)

① 국가 및 지방자치단체는 국민에게 담배의 직접흡연 또는 간접흡연과 과다한 음주가 국민건강에 해롭다는 것을 교육·홍보하여야 한다.

② 국가 및 지방자치단체는 금연 및 절주에 관한 조사·연구를 하는 법인 또는 단체를 지원할 수 있다.

③ 삭제 〈2011.6.7.〉

④ 「주류 면허 등에 관한 법률」에 의하여 주류제조의 면허를 받은 자 또는 주류를 수입하여 판매하는 자는 대통령령이 정하는 주류의 판매용 용기에 과다한 음주는 건강에 해롭다는 내용, 음주운전은 자신과 다른 사람의 생명을 위태롭게 할 수 있다는 내용과 임신 중 음주는 태아의 건강을 해칠 수 있다는 내용의 경고문구 또는 경고그림을 표기하여야 한다. 〈개정 2025.3.18.〉

⑤ 삭제 〈2002.1.19.〉

⑥ 제4항에 따른 경고문구 또는 경고그림의 표시내용, 방법 등에 관하여 필요한 사항은 보건복지부령으로 정한다. 〈개정 2025.3.18.〉

[시행일: 2026.3.19.]

벌칙 ※ ④=31조의2(1년 이하의 징역 또는 1천만원 이하의 벌금)

영 제13조(경고문구의 표기대상 주류)

법 제8조제4항에 따라 그 판매용 용기에 과다한 음주는 건강에 해롭다는 내용의 경고문구를 표기해야 하는 주류는 국내에

판매되는 「주세법」에 따른 주류 중 알코올분 1도이상의 음료를 말한다.

규칙 제4조(과음에 관한 경고문구의 표시내용 등)

① 법 제8조제4항에 따른 경고문구 표기는 과다한 음주가 건강에 해롭다는 사실을 명확하게 알릴 수 있도록 하되, 그 구체적인 표시내용은 보건복지부장관이 정하여 고시한다.

② 제1항에 따른 과음에 대한 경고문구의 표시방법은 별표 1의2와 같다.

③ 보건복지부장관은 제1항에 따른 경고문구와 제2항에 따른 경고문구의 표시방법을 정하거나 이를 변경하려면 6개월 전에 그 내용을 일간지에 공고하거나 관보에 고시하여야 한다.

④ 다음 각 호의 어느 하나에 해당하는 주류는 제3항에 따른 공고 또는 고시를 한 날부터 1년까지는 종전의 경고문구를 표기하여 판매할 수 있다.

1. 공고 또는 고시 이전에 발주 · 제조 또는 수입된 주류
2. 공고 또는 고시 이후 6월 이내에 제조되거나 수입된 주류

규칙 제23조(규제의 재검토)

보건복지부장관은 제4조제2항 및 별표 1의2에 따른 과음에 대한 경고문구의 표시방법에 대하여 2014년 1월 1일을 기준으로 3년마다(매 3년이 되는 해의 1월 1일 전까지를 말한다)그 타당성을 검토하여 개선 등의 조치를 해야 한다.

제8조의2(주류광고의 제한 · 금지 특례)

① 「주류 면허 등에 관한 법률」에 따라 주류 제조면허나 주류 판매업면허를 받은 자 및 주류를 수입하는 자를 제외하고는 주류에 관한 광고를 하여서는 아니 된다.

② 제1항에 따른 광고 또는 그에 사용되는 광고물은 다음 각 호의 사항을 준수하여야 한다. 〈개정 2025.3.18.〉

1. 음주자에게 주류의 품명 · 종류 및 특징을 알리는 것 외에 주류의 판매촉진을 위하여 경품 및 금품을 제공한다는 내용을 표시하지 아니할 것
2. 직접적 또는 간접적으로 음주를 권장 또는 유도하거나 임산부 또는 미성년자의 인물, 목소리 혹은 음주하는 행위를 묘사하지 아니할 것
3. 운전이나 작업 중에 음주하는 행위를 묘사하지 아니할 것
4. 제8조제4항에 따른 경고문구를 광고와 주류의 용기에 표기하여 광고할 것. 다만, 경고문구가 표기되어 있지 아니한 부분을 이용하여 광고를 하고자 할 때에는 경고문구를 주류의 용기하단에 별도로 표기하여야 한다.
4. 제8조제4항에 따른 경고문구 또는 경고그림을 광고와 주류의 용기에 표기하여 광고할 것. 다만, 경고문구 또는 경고그림이 표기되어 있지 아니한 부분을 이용하여 광고를 하고자 할 때에는 경고문구 또는 경고그림을 주류의 용기하단에 별도로 표기하여야 한다. [시행일: 2026.3.19.]
5. 음주가 체력 또는 운동 능력을 향상시킨다거나 질병의 치료 또는 정신건강에 도움이 된다는 표현 등 국민의 건강과 관련하여 검증되지 아니한 내용을 주류광고에 표시하지 아니할 것
6. 그 밖에 대통령령으로 정하는 광고의 기준에 관한 사항

③ 보건복지부장관은 「주세법」에 따른 주류의 광고가 제2항 각 호의 기준을 위반한 경우 그 내용의 변경 등 시정을 요구하거나 금지를 명할 수 있다.

벌칙 ※ ③=31조의2(1년 이하의 징역 또는 1천만원 이하의 벌금)

영 제10조(주류광고의 기준)

법 제8조의2제2항제6호에서 "대통령령으로 정하는 광고의 기준"이란 별표 1에 따른 기준을 말한다.

제8조의3(절주문화 조성 및 알코올 남용 · 의존 관리)

① 국가 및 지방자치단체는 절주문화 조성 및 알코올 남용 · 의존의 예방 및 치료를 위하여 노력하여야 하며, 이를 위한 조사 · 연구 또는 사업을 추진할 수 있다.

② 삭제 〈2024.1.9.〉

③ 보건복지부장관은 5년마다 「정신건강증진 및 정신질환자 복지서비스 지원에 관한 법률」 제10조에 따른 실태조사와 연계하여 알코올 남용 · 의존 실태조사를 실시하여야 한다.

제8조의3(절주문화 조성 및 알코올 남용·의존 관리 등)

① 국가 및 지방자치단체는 절주문화 조성, 음주폐해 예방 및 알코올 남용·의존의 예방 및 치료를 위하여 노력하여야 하며, 이를 위한 조사·연구 또는 사업을 추진할 수 있다. 〈개정 2025.3.18.〉

② 삭제 〈2024.1.9.〉

③ 보건복지부장관은 5년마다 「정신건강증진 및 정신질환자 복지서비스 지원에 관한 법률」 제10조에 따른 실태조사와 연계하여 알코올 남용·의존 실태조사를 실시하여야 한다.

[제목개정 2025.3.18.] [시행일: 2026.1.1.]

제8조의4(금주구역 지정)

① 지방자치단체는 음주폐해 예방과 주민의 건강증진을 위하여 필요하다고 인정하는 경우 조례로 다수인이 모이거나 오고가는 관할구역 안의 일정한 장소를 금주구역으로 지정할 수 있다.

② 제1항에 따라 지정된 금주구역에서는 음주를 하여서는 아니 된다.

③ 특별자치시장·특별자치도지사·시장·군수·구청장은 제1항에 따라 지정된 금주구역을 알리는 안내표지를 설치하여야 한다. 이 경우 금주구역 안내표지의 설치 방법 등에 필요한 사항은 보건복지부령으로 정한다.

과태료 ※ ②=34조(10만원 이하 과태료)

규칙 제5조(금주구역 안내표지의 설치 방법)
법 제8조의4제3항 전단에 따른 금주구역을 알리는 안내표지를 설치하는 방법은 별표 1의3과 같다.

제9조(금연을 위한 조치)

① 삭제 〈2011.6.7.〉

② 담배사업법에 의한 지정소매인 기타 담배를 판매하는 자는 대통령령이 정하는 장소외에서 담배자동판매기를 설치하여 담배를 판매하여서는 아니된다.

③ 제2항의 규정에 따라 대통령령이 정하는 장소에 담배자동판매기를 설치하여 담배를 판매하는 자는 보건복지부령이 정하는 바에 따라 성인인증장치를 부착하여야 한다.

④ 다음 각 호의 공중이 이용하는 시설의 소유자·점유자 또는 관리자는 해당 시설의 전체를 금연구역으로 지정하고 금연구역을 알리는 표지를 설치하여야 한다. 이 경우 흡연자를 위한 흡연실을 설치할 수 있으며, 금연구역을 알리는 표지와 흡연실을 설치하는 기준·방법 등은 보건복지부령으로 정한다. 〈개정 2025.4.1.〉

1. 국회의 청사
2. 정부 및 지방자치단체의 청사
3. 「법원조직법」에 따른 법원과 그 소속 기관의 청사
4. 「공공기관의 운영에 관한 법률」에 따른 공공기관의 청사
5. 「지방공기업법」에 따른 지방공기업의 청사
6. 「유아교육법」·「초·중등교육법」에 따른 학교[교사(校舍)와 운동장 등 모든 구역을 포함한다]

6의2. 「대안교육기관에 관한 법률」에 따른 대안교육기관(교사와 운동장 등 모든 구역을 포함한다) [시행일: 2025.10.2.]

7. 「고등교육법」에 따른 학교의 교사
8. 「의료법」에 따른 의료기관, 「지역보건법」에 따른 보건소·보건의료원·보건지소
9. 「영유아보육법」에 따른 어린이집
10. 「청소년활동 진흥법」에 따른 청소년수련관, 청소년수련원, 청소년문화의집, 청소년특화시설, 청소년야영장, 유스호스텔, 청소년이용시설 등 청소년활동시설
11. 「도서관법」에 따른 도서관
12. 「어린이놀이시설 안전관리법」에 따른 어린이놀이시설
13. 「학원의 설립·운영 및 과외교습에 관한 법률」에 따른 학원 중 학교교과교습학원과 연면적 1천제곱미터 이상의

학원
14. 공항·여객부두·철도역·여객자동차터미널 등 교통 관련 시설의 대기실·승강장, 지하보도 및 16인승 이상의 교통수단으로서 여객 또는 화물을 유상으로 운송하는 것
15. 「자동차관리법」에 따른 어린이운송용 승합자동차
16. 연면적 1천제곱미터 이상의 사무용건축물, 공장 및 복합용도의 건축물
17. 「공연법」에 따른 공연장으로서 객석 수 300석 이상의 공연장
18. 「유통산업발전법」에 따라 개설등록된 대규모점포와 같은 법에 따른 상점가 중 지하도에 있는 상점가
19. 「관광진흥법」에 따른 관광숙박업소
20. 「체육시설의 설치·이용에 관한 법률」에 따른 체육시설로서 1천명 이상의 관객을 수용할 수 있는 체육시설과 같은 법 제10조에 따른 체육시설업에 해당하는 체육시설로서 실내에 설치된 체육시설
21. 「사회복지사업법」에 따른 사회복지시설
22. 「공중위생관리법」에 따른 목욕장
23. 「게임산업진흥에 관한 법률」에 따른 청소년게임제공업소, 일반게임제공업소, 인터넷컴퓨터게임시설제공업소 및 복합유통게임제공업소
24. 「식품위생법」에 따른 식품접객업 중 영업장의 넓이가 보건복지부령으로 정하는 넓이 이상인 휴게음식점영업소, 일반음식점영업소 및 제과점영업소와 같은 법에 따른 식품소분·판매업 중 보건복지부령으로 정하는 넓이 이상인 실내 휴게공간을 마련하여 운영하는 식품자동판매기 영업소
25. 「청소년보호법」에 따른 만화대여업소
26. 그 밖에 보건복지부령으로 정하는 시설 또는 기관

⑤ 특별자치시장·특별자치도지사·시장·군수·구청장은 「주택법」 제2조제3호에 따른 공동주택의 거주 세대 중 2분의 1 이상이 그 공동주택의 복도, 계단, 엘리베이터 및 지하주차장의 전부 또는 일부를 금연구역으로 지정하여 줄 것을 신청하면 그 구역을 금연구역으로 지정하고, 금연구역임을 알리는 안내표지를 설치하여야 한다. 이 경우 금연구역 지정 절차 및 금연구역 안내표지 설치 방법 등은 보건복지부령으로 정한다.

⑥ 특별자치시장·특별자치도지사·시장·군수·구청장은 흡연으로 인한 피해 방지와 주민의 건강 증진을 위하여 다음 각 호에 해당하는 장소를 금연구역으로 지정하고, 금연구역임을 알리는 안내표지를 설치하여야 한다. 이 경우 금연구역 안내표지 설치 방법 등에 필요한 사항은 보건복지부령으로 정한다.
1. 「유아교육법」에 따른 유치원 시설의 경계선으로부터 30미터 이내의 구역(일반 공중의 통행·이용 등에 제공된 구역을 말한다)
2. 「영유아보육법」에 따른 어린이집 시설의 경계선으로부터 30미터 이내의 구역(일반 공중의 통행·이용 등에 제공된 구역을 말한다)
3. 「초·중등교육법」에 따른 학교 시설의 경계선으로부터 30미터 이내의 구역(일반 공중의 통행·이용 등에 제공된 구역을 말한다)

⑦ 지방자치단체는 흡연으로 인한 피해 방지와 주민의 건강 증진을 위하여 필요하다고 인정하는 경우 조례로 다수인이 모이거나 오고가는 관할 구역 안의 일정한 장소를 금연구역으로 지정할 수 있다.

⑧ 누구든지 제4항부터 제7항까지의 규정에 따라 지정된 금연구역에서 흡연하여서는 아니 된다.

⑨ 특별자치시장·특별자치도지사·시장·군수·구청장은 제4항 각 호에 따른 시설의 소유자·점유자 또는 관리자가 다음 각 호의 어느 하나에 해당하면 일정한 기간을 정하여 그 시정을 명할 수 있다.
1. 제4항 전단을 위반하여 금연구역을 지정하지 아니하거나 금연구역을 알리는 표지를 설치하지 아니한 경우
2. 제4항 후단에 따른 금연구역을 알리는 표지 또는 흡연실의 설치 기준·방법 등을 위반한 경우

과태료 ※ ②, ⑨=34조(500만원 이하의 과태료), ③=34조(300만원 이하의 과태료), ⑧=34조(10만원 이하의 과태료)

영 제15조(담배자동판매기의 설치장소)

① 법 제9조제2항에 따라 담배자동판매기의 설치가 허용되는 장소는 다음 각 호와 같다.
1. 미성년자등을 보호하는 법령에서 19세 미만의 자의 출입이 금지되어 있는 장소
2. 지정소매인 기타 담배를 판매하는 자가 운영하는 점포 및 영업장의 내부
3. 법 제9조제4항 각 호 외의 부분 후단에 따라 공중이

이용하는 시설 중 흡연자를 위해 설치한 흡연실. 다만, 담배자동판매기를 설치하는 자가 19세 미만의 자에게 담배자동판매기를 이용하지 못하게 할 수 있는 흡연실로 한정한다.

② 제1항의 규정에 불구하고 미성년자등을 보호하는 법령에서 담배자동판매기의 설치를 금지하고 있는 장소에 대하여는 담배자동판매기의 설치를 허용하지 아니한다.

규칙 제5조의2(성인인증장치)

법 제9조제3항의 규정에 따라 담배자동판매기에 부착하여야 하는 성인인증장치는 다음 각호의 1에 해당하는 장치로 한다.

1. 담배자동판매기 이용자의 신분증(주민등록증 또는 운전면허증에 한한다)을 인식하는 방법에 의하여 이용자가 성인임을 인증할 수 있는 장치
2. 담배자동판매기 이용자의 신용카드 · 직불카드 등 금융신용거래를 위한 장치를 이용하여 이용자가 성인임을 인증할 수 있는 장치
3. 그 밖에 이용자가 성인임을 인증할 수 있는 장치로서 보건복지부장관이 정하여 고시하는 장치

규칙 제6조(금연구역 등)

① 법 제9조제4항제24호에 따라 해당 시설의 전체를 금연구역으로 지정하여야 하는 휴게음식점영업소, 일반음식점영업소 및 제과점영업소는 다음 각 호의 구분에 따른 영업소로 한다.

1. 2013년 12월 31일까지: 150제곱미터 이상인 영업소
2. 2014년 1월 1일부터 2014년 12월 31일까지: 100제곱미터 이상인 영업소
3. 2015년 1월 1일부터: 모든 영업소

② 법 제9조제4항제24호에 따라 해당 시설의 전체를 금연구역으로 지정하여야 하는 식품자동판매기 영업소는 다음 각 호의 구분에 따른 영업소로 한다.

1. 2018년 12월 31일까지: 실내 휴게공간의 넓이가 75제곱미터 이상인 영업소
2. 2019년 1월 1일부터: 실내 휴게공간이 있는 모든 영업소

③ 법 제9조제4항제26호에서 "보건복지부령으로 정하는 시설 또는 기관"이란 「도로법」 제2조제2호가목에 따른 휴게시설 중 고속국도에 설치한 휴게시설(주유소, 충전소 및 교통 · 관광안내소를 포함한다) 및 그 부속시설(지붕이 없는 건물 복도나 통로, 계단을 포함한다)을 말한다.

④ 법 제9조제4항 후단 및 제6항 후단에 따른 금연구역을 알리는 표지와 흡연실을 설치하는 기준 · 방법은 별표 2와 같다.

규칙 제6조의2(공동주택 금연구역의 지정)

① 법 제9조제5항 전단에 따라 「주택법」 제2조제3호에 따른 공동주택(이하 "공동주택"이라 한다)의 복도 등에 대하여 금연구역의 지정을 받으려는 경우에는 별지 제1호의4서식의 공동주택 금연구역 지정 신청서(전자문서로 된 신청서를 포함한다)에 다음 각 호의 서류(전자문서를 포함한다)를 첨부하여 특별자치시장 · 특별자치도지사 · 시장 · 군수 · 구청장에게 제출하여야 한다. 이 경우 제2호에 따른 서류는 금연구역의 지정 신청일 전 3개월 이내에 동의한 것만 해당한다.

1. 해당 공동주택의 세대주 명부에 관한 서류
2. 별지 제1호의5서식의 금연구역 지정 동의서 또는 공동주택 세대주 2분의 1 이상이 금연구역 지정에 동의함을 입증하는 서류(공동주택의 복도 · 계단 · 엘리베이터 또는 지하주차장의 구분에 따라 동의한 서류를 말한다)
3. 해당 공동주택의 도면에 관한 서류
4. 해당 공동주택의 복도 · 계단 · 엘리베이터 또는 지하주차장의 내역에 관한 서류
5. 그 밖에 보건복지부장관이 공동주택 금연구역 지정을 위하여 필요하다고 인정하여 고시하는 서류

② 특별자치시장 · 특별자치도지사 · 시장 · 군수 · 구청장은 제1항에 따른 금역구역의 지정 신청을 받은 경우에는 세대주 동의에 대한 진위 여부를 확인하여야 한다.

③ 특별자치시장 · 특별자치도지사 · 시장 · 군수 · 구청장은 제1항에 따른 금연구역의 지정 검토를 위하여 필요한 경우에는 그 신청인에 대하여 제출 서류의 보완 또는 추가 서류의 제출 등을 명할 수 있다.

④ 특별자치시장 · 특별자치도지사 · 시장 · 군수 · 구청장은 법 제9조제5항 전단에 따라 금연구역을 지정한 경우에는 특별자치시 · 특별자치도 · 시 · 군 · 구의 인터넷 홈페이지와 해당 공동주택의 인터넷 홈페이지(인터넷 홈페이지가 있는 경우만 해당한다) 및 게시판에 다음 각 호의 사항을 공고하여야 한다.

1. 해당 공동주택의 명칭 및 소재지
2. 금연구역 지정 번호
3. 금연구역 지정 범위
4. 금연구역 지정 시행일

⑤ 제1항부터 제4항까지의 규정에 따른 금연구역 지정 신청, 지정 검토 또는 지정 공고 등에 필요한 세부사항은 보건복지부장관이 정하여 고시한다.

⑥ 공동주택의 금연구역 지정 해제에 관하여는 제1항부터 제4항까지의 규정을 준용한다.

규칙 제6조의3(공동주택 금연구역 안내표지)

① 특별자치시장 · 특별자치도지사 · 시장 · 군수 · 구청장은 법 제9조제5항 전단에 따라 금연구역을 지정한 경우에는 해당 공동주택의 출입구 및 금연구역 지정 시설의 출입구 등 보건복지부장관이 정하여 고시하는 장소에 금연구역 안내표지를 설치하여야 한다.

② 제1항에 따른 금연구역 안내표지에는 다음 각 호의 사항이 포함되어야 한다.

1. 금연을 상징하는 그림 또는 문자
2. 금연구역에서 흡연한 경우 법 제34조제3항에 따라 과태료 부과대상이 된다는 사실
3. 위반사항에 대한 신고전화번호
4. 그 밖에 금연구역의 안내를 위하여 보건복지부장관이 필요하다고 인정하는 사항

③ 제1항 및 제2항에 따른 금연구역 안내표지의 설치장소 및 안내내용에 필요한 세부사항은 보건복지부장관이 정하여 고시한다.

제9조의2(담배에 관한 경고문구 등 표시)

① 「담배사업법」에 따른 담배의 제조자 또는 수입판매업자(이하 "제조자등"이라 한다)는 담배갑포장지 앞면・뒷면・옆면 및 대통령령으로 정하는 광고(판매촉진 활동을 포함한다. 이하 같다)에 다음 각 호의 내용을 인쇄하여 표기하여야 한다. 다만, 제1호의 표기는 담배갑포장지에 한정하되 앞면과 뒷면에 하여야 한다.

1. 흡연의 폐해를 나타내는 내용의 경고그림(사진을 포함한다. 이하 같다)
2. 흡연이 폐암 등 질병의 원인이 될 수 있다는 내용 및 다른 사람의 건강을 위협할 수 있다는 내용의 경고문구
3. 타르 흡입량은 흡연자의 흡연습관에 따라 다르다는 내용의 경고문구
4. 담배에 포함된 다음 각 목의 발암성물질
   가. 나프틸아민
   나. 니켈
   다. 벤젠
   라. 비닐 크롤라이드
   마. 비소
   바. 카드뮴
5. 보건복지부령으로 정하는 금연상담전화의 전화번호

② 제1항에 따른 경고그림과 경고문구는 담배갑포장지의 경우 그 넓이의 100분의 50 이상에 해당하는 크기로 표기하여야 한다. 이 경우 경고그림은 담배갑포장지 앞면, 뒷면 각각의 넓이의 100분의 30 이상에 해당하는 크기로 하여야 한다.

③ 제1항 및 제2항에서 정한 사항 외의 경고그림 및 경고문구 등의 내용과 표기 방법・형태 등의 구체적인 사항은 대통령령으로 정한다. 다만, 경고그림은 사실적 근거를 바탕으로 하고, 지나치게 혐오감을 주지 아니하여야 한다.

④ 제1항부터 제3항까지의 규정에도 불구하고 전자담배 등 대통령령으로 정하는 담배에 제조자등이 표기하여야 할 경고그림 및 경고문구 등의 내용과 그 표기 방법・형태 등은 대통령령으로 따로 정한다.

벌칙 ※ 31조의2(1년 이하의 징역 또는 1천만원 이하의 벌금)

영 제16조(담배갑포장지에 대한 경고그림등의 표기내용 및 표기방법)

① 법 제9조의2제1항 및 제3항에 따라 다음 각 호의 담배의 담배갑포장지에 표기하는 경고그림 및 경고문구의 표기내용은 법 제9조의2제1항제1호부터 제3호까지의 내용을 명확하게 알릴 수 있어야 한다.

1. 제27조의2제1호의 궐련
2. 제27조의2제3호의 파이프담배
3. 제27조의2제4호의 엽궐련
4. 제27조의2제5호의 각련
5. 제27조의2제7호의 냄새 맡는 담배

② 제1항에 따른 경고그림 및 경고문구의 구체적 표기내용은 보건복지부장관이 정하여 고시한다. 이 경우 보건복지부장관은 그 표기내용의 사용기준 및 사용방법 등 그 사용에 필요한 세부사항을 함께 고시할 수 있다.

③ 보건복지부장관은 제2항에 따라 경고그림 및 경고문구의 구체적 표기내용을 고시하는 경우에는 다음 각 호의 구분에 따른다. 이 경우 해당 고시의 시행에 6개월 이상의 유예기간을 두어야 한다.

1. 정기 고시: 10개 이하의 경고그림 및 경고문구를 24개월 마다 고시한다.
2. 수시 고시: 경고그림 및 경고문구의 표기내용을 새로 정하거나 변경하는 경우에는 수시로 고시한다.

④ 법 제9조의2제1항 및 제3항에 따라 이 조 제1항 각 호의 담배의 담배갑포장지에 표기하는 경고그림・경고문구・발암성물질 및 금연상담전화의 전화번호(이하 "경고그림등"이라 한다)의 표기방법은 별표 1의2와 같다.

⑤ 제4항에 따른 경고그림등의 표기방법을 변경하는 경우에는 그 시행에 6개월 이상의 유예기간을 두어야 한다.

⑥ 「담배사업법」에 따른 담배(제1항 각 호의 담배를 말한다)의 제조자 또는 수입판매업자(이하 "제조자등"이라 한다)는 다음 각 호의 어느 하나에 해당하는 담배에 대해서는 제3항에 따른 고시 또는 제5항에 따른 변경이 있는 날부터 1년까지는 종전의 내용과 방법에 따른 경고그림등을 표기하여 판매할 수 있다.

1. 고시 또는 변경 이전에 발주・제조 또는 수입된 담배
2. 고시 또는 변경 이후 6개월 이내에 제조되거나 수입된 담배

⑦ 제1항부터 제6항까지에서 규정한 사항 외에 경고그림등의 표기내용 및 표기방법 등에 필요한 세부사항은 보건복지부령으로 정한다.

영 제16조의2(전자담배 등에 대한 경고그림등의 표기내용 및 표기방법)

① 법 제9조의2제4항에서 "전자담배 등 대통령령으로 정하는 담배"란 다음 각 호의 담배를 말한다.

1. 제27조의2제2호의 전자담배
2. 제27조의2제6호의 씹는 담배

3. 제27조의2제8호의 물담배
4. 제27조의2제9호의 머금는 담배

② 법 제9조의2제4항에 따라 이 조 제1항 각 호에 해당하는 담배의 담배갑포장지에 표기하는 경고그림 및 경고문구의 표기내용은 흡연의 폐해, 흡연이 니코틴 의존 및 중독을 유발시킬 수 있다는 사실과 담배 특성에 따른 다음 각 호의 구분에 따른 사실 등을 명확하게 알릴 수 있어야 한다.

1. 제27조의2제2호의 전자담배: 담배 특이 니트로사민(tobacco specific nitrosamines), 포름알데히드(formaldehyde) 등이 포함되어 있다는 내용
2. 제27조의2제6호의 씹는 담배 및 제27조의2제9호의 머금는 담배: 구강암 등 질병의 원인이 될 수 있다는 내용
3. 제27조의2제8호의 물담배: 타르 검출 등 궐련과 동일한 위험성이 있다는 내용과 사용 방법에 따라 결핵 등 호흡기 질환에 감염될 위험성이 있다는 내용

③ 법 제9조의2제4항에 따라 이 조 제1항 각 호에 해당하는 담배의 담배갑포장지에 표기하는 경고그림등(발암성물질은 제외한다. 이하 이 조에서 같다)의 표기방법은 별표 1의2와 같다.

④ 제1항 각 호에 해당하는 담배의 담배갑포장지에 표기하는 경고그림등의 표기내용, 표기방법 및 시행유예 등에 관하여는 제16조제2항, 제3항 및 제5항부터 제7항까지의 규정을 준용한다.

영 제16조의3(담배광고에 대한 경고문구등의 표기내용 및 표기방법)

① 법 제9조의2제1항 각 호 외의 부분 본문에서 "대통령령으로 정하는 광고"란 다음 각 호의 광고(판매촉진 활동을 포함한다. 이하 같다)를 말한다.

1. 법 제9조의4제1항제1호에 따라 지정소매인의 영업소 내부에 전시(展示) 또는 부착하는 표시판, 포스터, 스티커(붙임딱지) 및 보건복지부령으로 정하는 광고물에 의한 광고
2. 법 제9조의4제1항제2호에 따라 잡지에 게재하는 광고

② 법 제9조의2제1항 각 호 외의 부분 본문 및 같은 조 제3항에 따라 담배광고에 표기하는 경고문구의 표기내용은 다음 각 호의 구분에 따른다. 이 경우 경고문구의 구체적 표기내용은 보건복지부장관이 정하여 고시한다.

1. 담배(제16조의2제1항 각 호에 해당하는 담배는 제외한다)의 경우: 흡연이 건강에 해롭다는 사실, 흡연이 다른 사람의 건강을 위협할 수 있다는 사실 및 타르 흡입량은 흡연자의 흡연습관에 따라 다르다는 사실 등을 명확하게 알릴 수 있을 것
2. 제16조의2제1항 각 호에 해당하는 담배의 경우: 흡연이 니코틴 의존 및 중독을 유발시킬 수 있다는 사실 등을 명확하게 알릴 수 있을 것

③ 보건복지부장관은 제2항 각 호 외의 부분 후단에 따라 경고문구의 구체적 표기내용을 고시하는 경우에는 그 시행에 6개월 이상의 유예기간을 두어야 한다.

④ 법 제9조의2제1항 각 호 외의 부분 본문 및 같은 조 제3항에 따라 담배광고에 표기하는 경고문구·발암성물질 및 금연상담전화의 전화번호(이하 "경고문구등"이라 한다)의 표기방법은 별표 1의3과 같다.

⑤ 제4항에 따른 경고문구등의 표기방법을 변경하는 경우에는 그 시행에 6개월 이상의 유예기간을 두어야 한다.

영 제16조의4(광고내용의 검증 방법 및 절차 등)

① 보건복지부장관은 담배 광고에 국민의 건강과 관련하여 검증되지 아니한 내용이 포함되어 있다고 인정되면 해당 광고내용의 사실 여부에 대한 검증을 실시할 수 있다.

② 제조자등은 담배 광고를 실시하기 전에 보건복지부령으로 정하는 바에 따라 보건복지부장관에게 해당 광고내용의 사실 여부에 대한 검증을 신청할 수 있다.

③ 보건복지부장관은 제1항 또는 제2항에 따라 광고내용의 사실 여부에 대한 검증을 실시하기 위하여 필요한 경우에는 제조자등에게 관련 자료의 제출을 요청할 수 있고, 제출된 자료에 대하여 조사·확인을 할 수 있다.

④ 보건복지부장관은 제1항 또는 제2항에 따라 광고내용의 사실 여부에 대한 검증을 실시한 경우에는 그 결과를 제조자등에게 서면으로 통보하여야 한다.

규칙 제6조의4(금연상담전화 전화번호)

법 제9조의2제1항제5호에서 "보건복지부령으로 정하는 금연상담전화의 전화번호"란 1544-9030을 말한다.

규칙 제6조의6(광고내용의 사실 여부에 대한 검증 신청)

영 제16조의3제2항에 따라 담배 광고내용의 사실 여부에 대한 검증을 신청하려는 자는 별지 제1호의6서식의 담배광고 검증 신청서에 담배광고안과 광고내용을 증명할 수 있는 자료를 첨부하여 보건복지부장관에게 제출해야 한다.

제9조의3(가향물질 함유 표시 제한)

제조자등은 담배에 연초 외의 식품이나 향기가 나는 물질(이하 "가향물질"이라 한다)을 포함하는 경우 이를 표시하는 문구나 그림·사진을 제품의 포장이나 광고에 사용하여서는 아니 된다.

과태료 ※ 34조(500만원 이하의 과태료)

제9조의4(담배에 관한 광고의 금지 또는 제한)

① 담배에 관한 광고는 다음 각 호의 방법에 한하여 할 수 있다.

1. 지정소매인의 영업소 내부에서 보건복지부령으로 정하는 광고물을 전시 또는 부착하는 행위. 다만, 영업소 외부에 그 광고내용이 보이게 전시 또는 부착하는 경우에는 그러하지 아니하다.
2. 품종군별로 연간 10회 이내(1회당 2쪽 이내)에서 잡지[「잡지 등 정기간행물의 진흥에 관한 법률」에 따라 등록 또는 신고되어 주 1회 이하 정기적으로 발행되는 제책된 정기간행물 및 「신문 등의 진흥에 관한 법률」에 따라 등록된 주 1회 이하 정기적으로 발행되는 신문과 「출판문화산업 진흥법」에 따른 외국간행물로서 동일한 제호로 연 1회 이상 정기적으로 발행되는 것(이하 "외국정기간행물"이라 한다)을 말하며, 여성 또는 청소년을 대상으로 하는 것은 제외한다]에 광고를 게재하는 행위. 다만, 보건복지부령으로 정하는 판매부수 이하로 국내에서 판매되는 외국정기간행물로서 외국문자로만 쓰여져 있는 잡지인 경우에는 광고게재의 제한을 받지 아니한다.
3. 사회・문화・음악・체육 등의 행사(여성 또는 청소년을 대상으로 하는 행사는 제외한다)를 후원하는 행위. 이 경우 후원하는 자의 명칭을 사용하는 외에 제품광고를 하여서는 아니 된다.
4. 국제선의 항공기 및 여객선, 그 밖에 보건복지부령으로 정하는 장소 안에서 하는 광고

② 제조자등은 제1항에 따른 광고를 「담배사업법」에 따른 도매업자 또는 지정소매인으로 하여금 하게 할 수 있다. 이 경우 도매업자 또는 지정소매인이 한 광고는 제조자등이 한 광고로 본다.

③ 제1항에 따른 광고 또는 그에 사용되는 광고물은 다음 각 호의 사항을 준수하여야 한다.
1. 흡연자에게 담배의 품명・종류 및 특징을 알리는 정도를 넘지 아니할 것
2. 비흡연자에게 직접적 또는 간접적으로 흡연을 권장 또는 유도하거나 여성 또는 청소년의 인물을 묘사하지 아니할 것
3. 제9조의2에 따라 표기하는 흡연 경고문구의 내용 및 취지에 반하는 내용 또는 형태가 아닐 것
4. 국민의 건강과 관련하여 검증되지 아니한 내용을 표시하지 아니할 것. 이 경우 광고내용의 사실 여부에 대한 검증 방법・절차 등 필요한 사항은 대통령령으로 정한다.

④ 제조자등은 담배에 관한 광고가 제1항 및 제3항에 위배되지 아니하도록 자율적으로 규제하여야 한다.

⑤ 보건복지부장관은 문화체육관광부장관에게 제1항 또는 제3항을 위반한 광고가 게재된 외국정기간행물의 수입업자에 대하여 시정조치 등을 할 것을 요청할 수 있다.

벌칙 ※ 31조의2(1년 이하의 징역 또는 1천만원 이하의 벌금)

규칙 **제7조(담배에 관한 광고)**

① 법 제9조의4제1항제1호 본문 및 영 제16조제1호에서 "보건복지부령으로 정하는 광고물"이란 표시판, 스티커 및 포스터를 말한다.

② 법 제9조의4제1항제2호 본문에서 "여성 또는 청소년을 대상으로 하는 것"이란 잡지의 명칭, 내용, 독자, 그 밖의 그 성격을 고려할 때 여성 또는 청소년이 주로 구독하는 것을 말한다.

③ 법 제9조의4제1항제2호 단서에서 "보건복지부령으로 정하는 판매부수"란 판매부수 1만부를 말한다.

④ 법 제9조의4제1항제3호에서 "여성 또는 청소년을 대상으로 하는 행사"란 행사의 목적, 내용, 참가자, 관람자, 청중, 그 밖의 그 성격을 고려할 때 주로 여성 또는 청소년을 대상으로 하는 행사를 말한다.

제9조의5(금연지도원)

① 시・도지사 또는 시장・군수・구청장은 금연을 위한 조치를 위하여 대통령령으로 정하는 자격이 있는 사람 중에서 금연지도원을 위촉할 수 있다.

② 금연지도원의 직무는 다음 각 호와 같다.
1. 금연구역의 시설기준 이행 상태 점검
2. 금연구역에서의 흡연행위 감시 및 계도
3. 금연을 위한 조치를 위반한 경우 관할 행정관청에 신고하거나 그에 관한 자료 제공
4. 그 밖에 금연 환경 조성에 관한 사항으로서 대통령령으로 정하는 사항

③ 금연지도원은 제2항의 직무를 단독으로 수행하려면 미리 시・도지사 또는 시장・군수・구청장의 승인을 받아야 하며, 시・도지사 또는 시장・군수・구청장은 승인서를 교부하여야 한다.

④ 금연지도원이 제2항에 따른 직무를 단독으로 수행하는 때에는 승인서와 신분을 표시하는 증표를 지니고 이를 관계인에게 내보여야 한다.

⑤ 제1항에 따라 금연지도원을 위촉한 시・도지사 또는 시장・군수・구청장은 금연지도원이 그 직무를 수행하기 전에 직무 수행에 필요한 교육을 실시하여야 한다.
⑥ 금연지도원은 제2항에 따른 직무를 수행하는 경우 그 권한을 남용하여서는 아니 된다.
⑦ 시・도지사 또는 시장・군수・구청장은 금연지도원이 다음 각 호의 어느 하나에 해당하면 그 금연지도원을 해촉하여야 한다.
1. 제1항에 따라 대통령령으로 정한 자격을 상실한 경우
2. 제2항에 따른 직무와 관련하여 부정한 행위를 하거나 그 권한을 남용한 경우
3. 그 밖에 개인사정, 질병이나 부상 등의 사유로 직무 수행이 어렵게 된 경우
⑧ 금연지도원의 직무범위 및 교육, 그 밖에 필요한 사항은 대통령령으로 정한다.

영 제16조의5(금연지도원의 자격 등)
① 법 제9조의5제1항에서 "대통령령으로 정하는 자격이 있는 사람"이란 다음 각 호의 어느 하나에 해당하는 사람을 말한다.
1. 「민법」 제32조에 따른 비영리법인 또는 「비영리민간단체 지원법」 제4조에 따라 등록된 비영리민간단체에 소속된 사람으로서 해당 법인 또는 단체의 장이 추천하는 사람
2. 시・도지사 또는 시장・군수・구청장이 정하는 건강・금연 등 보건정책 관련 교육과정을 4시간 이상 이수한 사람
② 법 제9조의5제2항제4호에서 "대통령령으로 정하는 사항"이란 다음 각 호의 업무를 말한다.
1. 지역사회 금연홍보 및 금연교육 지원 업무
2. 지역사회 금연 환경 조성을 위한 지도 업무
③ 법 제9조의5제2항에 따른 금연지도원의 직무범위는 별표 1의4와 같다.
④ 시 · 도지사 또는 시장 · 군수 · 구청장은 법 제9조의5제5항에 따라 금연지도원에 대하여 금연 관련 법령, 금연의 필요성, 금연지도원의 자세 등에 대한 교육을 실시하여야 한다. 이 경우 시 · 도지사 또는 시장 · 군수 · 구청장은 효율적인 교육을 위하여 금연지도원에 대한 합동교육을 실시할 수 있다.
⑤ 시 · 도지사 또는 시장 · 군수 · 구청장은 금연지도원의 활동을 지원하기 위하여 예산의 범위에서 수당을 지급할 수 있다.
⑥ 제1항부터 제5항까지에서 규정한 사항 외에 금연지도원 제도 운영에 필요한 사항은 해당 지방자치단체의 조례로 정한다.

제10조(건강생활실천협의회)
① 시・도지사 및 시장・군수・구청장은 건강생활의 실천운동을 추진하기 위하여 지역사회의 주민・단체 또는 공공기관이 참여하는 건강생활실천협의회를 구성하여야 한다.
② 제1항의 규정에 의한 건강생활실천협의회의 조직 및 운영에 관하여 필요한 사항은 지방자치단체의 조례로 정한다.

제11조(보건교육의 관장)
보건복지부장관은 국민의 보건교육에 관하여 관계중앙행정기관의 장과 협의하여 이를 총괄한다.

제12조(보건교육의 실시 등)
① 국가 및 지방자치단체는 모든 국민이 올바른 보건의료의 이용과 건강한 생활습관을 실천할 수 있도록 그 대상이 되는 개인 또는 집단의 특성・건강상태・건강의식 수준등에 따라 적절한 보건교육을 실시한다.
② 국가 또는 지방자치단체는 국민건강증진사업관련 법인 또는 단체등이 보건교육을 실시할 경우 이에 필요한 지원을 할 수 있다.
③ 보건복지부장관, 시・도지사 및 시장・군수・구청장은 제2항의 규정에 의하여 보건교육을 실시하는 국민건강증진사업관련 법인 또는 단체 등에 대하여 보건교육의 계획 및 그 결과에 관한 자료를 요청할 수 있다.
④ 제1항의 규정에 의한 보건교육의 내용은 대통령령으로 정한다.

영 제17조(보건교육의 내용)
법 제12조에 따른 보건교육에는 다음 각 호의 사항이 포함되어야 한다.
1. 금연 · 절주등 건강생활의 실천에 관한 사항

2. 만성퇴행성질환등 질병의 예방에 관한 사항
3. 영양 및 식생활에 관한 사항
4. 구강건강에 관한 사항
5. 공중위생에 관한 사항
6. 건강증진을 위한 체육활동에 관한 사항
7. 그 밖에 건강증진사업에 관한 사항

제12조의2(보건교육사자격증의 교부 등)

① 보건복지부장관은 국민건강증진 및 보건교육에 관한 전문지식을 가진 자에게 보건교육사의 자격증을 교부할 수 있다.
② 다음 각호의 1에 해당하는 자는 보건교육사가 될 수 없다.
1. 피성년후견인
2. 삭제 〈2013.7.30.〉
3. 금고 이상의 실형의 선고를 받고 그 집행이 종료되지 아니하거나 그 집행을 받지 아니하기로 확정되지 아니한 자
4. 법률 또는 법원의 판결에 의하여 자격이 상실 또는 정지된 자

③ 제1항의 규정에 의한 보건교육사의 등급은 1급 내지 3급으로 하고, 등급별 자격기준 및 자격증의 교부절차 등에 관하여 필요한 사항은 대통령령으로 정한다.
④ 보건교육사 1급의 자격증을 교부받고자 하는 자는 국가시험에 합격하여야 한다.
⑤ 보건복지부장관은 제1항의 규정에 의하여 보건교육사의 자격증을 교부하는 때에는 보건복지부령이 정하는 바에 의하여 수수료를 징수할 수 있다.
⑥ 제1항에 따라 자격증을 교부받은 사람은 다른 사람에게 그 자격증을 빌려주어서는 아니 되고, 누구든지 그 자격증을 빌려서는 아니 된다.
⑦ 누구든지 제6항에 따라 금지된 행위를 알선하여서는 아니 된다.

벌칙 ※ ⑥, ⑦=31조의2(1년 이하의 징역 또는 1천만원 이하의 벌금)

영 제18조(보건교육사 등급별 자격기준 등)

① 법 제12조의2제3항에 따른 보건교육사의 등급별 자격기준은 별표 2와 같다.
② 보건교육사 자격증을 발급받으려는 자는 보건복지부령으로 정하는 바에 따라 보건교육사 자격증 발급신청서에 그 자격을 증명하는 서류를 첨부하여 보건복지부장관에게 제출하여야 한다.

규칙 제7조의3(보건교육사 자격증 발급절차)

① 영 제18조에 따라 보건교육사의 자격증(이하 "자격증"이라 한다)을 발급받으려는 자는 별지 제1호의7서식의 보건교육사 자격증 발급신청서(전자문서로 된 신청서를 포함한다)에 다음 각 호의 서류(전자문서를 포함한다)를 첨부하여 보건복지부장관(영 제32조에 따라 업무를 위탁한 경우에는 위탁받은 보건교육 관련 법인 또는 단체의 장을 말한다. 이하 이 조에서 같다)에게 제출해야 한다.
1. 6개월 이내에 촬영한 탈모 정면 상반신 반명함판(3 × 4센티미터) 사진 2매
2. 보건복지부장관이 정하여 고시하는 보건교육 업무 경력을 증명하는 서류(보건교육사 1급 자격증 발급을 신청하는 자 및 보건교육사 3급 자격을 취득한 자로서 보건교육 업무에 3년 이상 종사하고 보건교육사 2급 자격증 발급을 신청하는 자만 제출한다)
3. 졸업증명서 및 별표 4의 보건교육 관련 교과목 이수를 증명하는 서류

② 제1항에 따라 자격증을 발급받은 자가 그 자격증을 잃어버리거나 헐어서 못쓰게 되어 재발급 받으려는 때에는 별지 제2호서식의 보건교육사 자격증 재발급 신청서(전자문서로 된 신청서를 포함한다)에 다음 각 호의 서류(전자문서를 포함한다)를 첨부하여 보건복지부장관에게 제출하여야 한다.
1. 보건교육사 자격증(헐어서 못쓰게 된 경우에만 제출한다)
2. 6개월 이내에 촬영한 탈모 정면 상반신 반명함판(3 × 4센티미터) 사진 1매

③ 보건복지부장관은 제1항 및 제2항에 따라 자격증의 발급 또는 재발급신청을 받은 때에는 별지 제3호서식의 보건교육사 자격증 발급대장에 이를 기재한 후 별지 제4호서식의 보건교육사 자격증을 발급하여야 한다.
④ 보건교육사 3급 자격을 취득하고 보건교육 업무에 3년 이상 종사하여 보건교육사 2급 자격증 발급을 신청하는 자 또는 자격증을 재발급 받으려는 자는 법 제12조의2제5항에 따라 수수료로 1만원을 납부하여야 한다.

제12조의3(국가시험)

① 제12조의2제4항의 규정에 의한 국가시험은 보건복지부장관이 시행한다. 다만, 보건복지부장관은 국가시험의 관리를 대통령령이 정하는 바에 의하여 「한국보건의료인국가시험원법」에 따른 한국보건의료인국가시험원에 위탁할 수 있다.

② 보건복지부장관은 제1항 단서의 규정에 의하여 국가시험의 관리를 위탁한 때에는 그에 소요되는 비용을 예산의 범위 안에서 보조할 수 있다.
③ 보건복지부장관(제1항 단서의 규정에 의하여 국가시험의 관리를 위탁받은 기관을 포함한다)은 보건복지부령이 정하는 금액을 응시수수료로 징수할 수 있다.
④ 시험과목·응시자격 등 자격시험의 실시에 관하여 필요한 사항은 대통령령으로 정한다.

영 제18조의2(국가시험의 시행 등)

① 보건복지부장관은 법 제12조의3에 따른 보건교육사 국가시험(이하 "시험"이라 한다)을 매년 1회 이상 실시한다.
② 보건복지부장관은 법 제12조의3제1항 단서에 따라 시험의 관리를 「한국보건의료인국가시험원법」에 따른 한국보건의료인국가시험원에 위탁한다.
③ 제2항에 따라 시험의 관리를 위탁받은 기관(이하 "시험관리기관"이라 한다)의 장은 시험을 실시하려면 미리 보건복지부장관의 승인을 받아 시험일시·시험장소 및 응시원서의 제출기간, 합격자 발표의 예정일 및 방법, 그 밖에 시험에 필요한 사항을 시험 90일 전까지 공고하여야 한다. 다만, 시험장소는 지역별 응시인원이 확정된 후 시험 30일 전까지 공고할 수 있다.
④ 법 제12조의3제4항에 따른 시험과목은 별표 3과 같다.
⑤ 시험방법은 필기시험으로 하며, 시험의 합격자는 각 과목 4할 이상, 전과목 총점의 6할 이상을 득점한 자로 한다.

영 제18조의3(시험의 응시자격 및 시험관리)

① 법 제12조의3제4항에 따른 시험의 응시자격은 별표 4와 같다.
② 시험에 응시하려는 자는 시험관리기관의 장이 정하는 응시원서를 시험관리기관의 장에게 제출(전자문서에 따른 제출을 포함한다)하여야 한다.
③ 시험관리기관의 장은 시험을 실시한 경우 합격자를 결정·발표하고, 그 합격자에 대한 다음 각 호의 사항을 보건복지부장관에게 통보하여야 한다.
  1. 성명 및 주소
  2. 시험 합격번호 및 합격연월일

영 제18조의4(시험위원)

① 시험관리기관의 장은 시험을 실시하려는 경우 시험과목별로 전문지식을 갖춘 자 중에서 시험위원을 위촉한다.
② 제1항에 따른 시험위원에게는 예산의 범위에서 수당과 여비를 지급할 수 있다.

영 제18조의5(관계 기관 등에의 협조요청)

시험관리기관의 장은 시험 관리업무를 원활하게 수행하기 위하여 필요하면 국가·지방자치단체 또는 관계 기관·단체에 대하여 시험장소 제공 및 시험감독 지원 등 협조를 요청할 수 있다.

규칙 제7조의2(보건교육사 관련 교과목)

영 별표 4에서 "보건복지부령으로 정하는 보건교육 관련 교과목"이란 별표 4의 교과목을 말한다.

규칙 제7조의4(응시수수료)

① 법 제12조의3제3항에 따른 보건교육사 국가시험의 응시수수료는 7만8천원으로 한다.
② 보건교육사 국가시험에 응시하려는 사람은 제1항에 따른 응시수수료를 수입인지로 내야 한다. 다만, 시험 시행기관의 장은 이를 현금으로 납부하게 하거나 정보통신망을 이용하여 전자화폐·전자결제 등의 방법으로 납부하게 할 수 있다.
③ 제1항에 따른 응시수수료는 다음 각 호의 구분에 따라 반환한다.
  1. 응시수수료를 과오납한 경우: 그 과오납한 금액의 전부
  2. 시험 시행기관의 귀책사유로 시험에 응시하지 못한 경우: 납입한 응시수수료의 전부
  3. 응시원서 접수기간 내에 접수를 취소하는 경우: 납입한 응시수수료의 전부
  4. 시험 시행일 전까지 응시자격심사 과정에서 응시자격 결격사유로 접수가 취소된 경우: 납입한 응시수수료의 전부
  5. 응시원서 접수 마감일의 다음 날부터 시험 시행 20일 전까지 접수를 취소하는 경우: 납입한 응시수수료의 100분의 60
  6. 시험 시행 19일 전부터 시험 시행 10일 전까지 접수를 취소하는 경우: 납입한 응시수수료의 100분의 50

제12조의4(보건교육사의 채용)

국가 및 지방자치단체는 대통령령이 정하는 국민건강증진사업관련 법인 또는 단체 등에 대하여 보건교육사를 그 종사자로 채용하도록 권장하여야 한다.

제12조의5(보건교육사의 자격취소)

보건복지부장관은 보건교육사가 제12조의2제6항을 위반하여 다른 사람에게 자격증을 빌려준 경우에는 그 자격을 취소하여야 한다.

제12조의6(청문)

보건복지부장관은 제12조의5에 따라 자격을 취소하려는 경우에는 청문을 하여야 한다.

제13조(보건교육의 평가)

① 보건복지부장관은 정기적으로 국민의 보건교육의 성과에 관하여 평가를 하여야 한다.
② 제1항의 규정에 의한 평가의 방법 및 내용은 보건복지부령으로 정한다.

규칙 제8조(보건교육의 평가방법 및 내용)

① 보건복지부장관이 법 제13조의 규정에 의하여 국민의 보건교육의 성과에 관한 평가를 할 때에는 세부계획 및 그 추진실적에 기초하여 평가하여야 한다.
② 보건복지부장관은 필요하다고 인정하는 경우에는 제1항의 규정에 의한 평가외에 다음 각호의 사항을 조사하여 평가할 수 있다.
1. 건강에 관한 지식·태도 및 실천
2. 주민의 질병·부상 유무 등 건강상태
③ 영 제17조제7호에서 "기타 건강증진사업에 관한 사항"이라 함은 「산업안전보건법」에 의한 산업보건에 관한 사항 기타 국민의 건강을 증진시키는 사업에 관한 사항을 말한다.

제14조(보건교육의 개발등)

보건복지부장관은 정부출연연구기관등의설립 · 운영및육성에관한법률에 의한 한국보건사회연구원으로 하여금 보건교육에 관한 정보 · 자료의 수집 · 개발 및 조사, 그 교육의 평가 기타 필요한 업무를 행하게 할 수 있다.

제15조(영양개선)

① 국가 및 지방자치단체는 국민의 영양상태를 조사하여 국민의 영양개선방안을 강구하고 영양에 관한 지도를 실시하여야 한다.
② 국가 및 지방자치단체는 국민의 영양개선을 위하여 다음 각호의 사업을 행한다.
1. 영양교육사업
2. 영양개선에 관한 조사·연구사업
3. 기타 영양개선에 관하여 보건복지부령이 정하는 사업

규칙 제9조(영양개선사업)

법 제15조제2항제3호에서 "보건복지부령이 정하는 사업"이라 함은 다음 각호의 사업을 말한다.
1. 국민의 영양상태에 관한 평가사업
2. 지역사회의 영양개선사업

제16조(국민건강영양조사 등)

① 질병관리청장은 보건복지부장관과 협의하여 국민의 건강상태·식품섭취·식생활조사등 국민의 건강과 영양에 관한 조사(이하 "국민건강영양조사"라 한다)를 정기적으로 실시한다.
② 특별시·광역시 및 도에는 국민건강영양조사와 영양에 관한 지도업무를 행하게 하기 위한 공무원을 두어야 한다.
③ 국민건강영양조사를 행하는 공무원은 그 권한을 나타내는 증표를 관계인에게 내보여야 한다.
④ 국민건강영양조사의 내용 및 방법, 그 밖에 국민건강영양조사와 영양에 관한 지도에 관하여 필요한 사항은 대통령령으로 정한다.

영 제19조(국민건강영양조사의 주기)

법 제16조제1항에 따른 국민건강영양조사(이하 "국민건강영양조사"라 한다)는 매년 실시한다.

영 제20조(조사대상)

① 질병관리청장은 보건복지부장관과 협의하여 매년 구역과 기준을 정하여 선정한 가구 및 그 가구원에 대하여 국민건강영양조사를 실시한다.

② 질병관리청장은 보건복지부장관과 협의하여 노인·임산부등 특히 건강 및 영양 개선이 필요하다고 판단되는 사람에 대해서는 따로 조사기간을 정하여 국민건강영양조사를 실시할 수 있다.
③ 질병관리청장 또는 질병관리청장의 요청을 받은 시·도지사는 제1항에 따라 조사대상으로 선정된 가구와 제2항에 따라 조사대상이 된 사람에게 이를 통지해야 한다.

규칙 제11조(조사대상가구의 선정 등)

① 질병관리청장 또는 질병관리청장의 요청을 받은 시·도지사는 영 제20조제1항에 따라 법 제16조제1항에 따른 국민건강영양조사(이하 "국민건강영양조사"라 한다)를 실시할 조사대상 가구가 선정된 때에는 영 제20조제3항에 따라 별지 제5호서식의 국민건강영양조사 가구 선정통지서를 해당 가구주에게 송부해야 한다.
② 영 제20조에 따라 선정된 조사가구중 전출·전입등의 사유로 선정된 조사가구에 변동이 있는 경우에는 같은 구역안에서 조사가구를 다시 선정하여 조사할 수 있다.
③ 질병관리청장은 보건복지부장관과 협의하여 조사지역의 특성이 변경된 때에는 조사지역을 달리하여 조사할 수 있다.

영 제21조(조사항목)

① 국민건강영양조사는 건강조사와 영양조사로 구분하여 실시한다.
② 건강조사는 국민의 건강 수준을 파악하기 위하여 다음 각 호의 사항에 대하여 실시한다.
  1. 가구에 관한 사항
  2. 건강상태에 관한 사항
  3. 건강행태에 관한 사항
③ 영양조사는 국민의 영양 수준을 파악하기 위하여 다음 각 호의 사항에 대하여 실시한다.
  1. 식품섭취에 관한 사항
  2. 식생활에 관한 사항
④ 제2항 및 제3항에 따른 조사사항의 세부내용은 보건복지부령으로 정한다.

규칙 제12조(조사내용)

① 영 제21조제2항에 따른 건강조사의 세부내용은 다음 각 호와 같다.
  1. 가구에 관한 사항: 가구유형, 주거형태, 소득수준, 경제활동상태 등
  2. 건강상태에 관한 사항: 신체계측, 질환별 유병(有病) 및 치료 여부, 의료 이용 정도 등
  3. 건강행태에 관한 사항: 흡연·음주 행태, 신체활동 정도, 안전의식 수준 등
  4. 그 밖에 건강상태 및 건강행태에 관하여 질병관리청장이 정하는 사항
② 영 제21조제3항에 따른 영양조사의 세부 내용은 다음 각 호와 같다.
  1. 식품섭취에 관한 사항: 섭취 식품의 종류 및 섭취량 등
  2. 식생활에 관한 사항: 식사 횟수 및 외식 빈도 등
  3. 그 밖에 식품섭취 및 식생활에 관하여 질병관리청장이 정하는 사항

영 제22조(국민건강영양조사원 및 영양지도원)

① 질병관리청장은 국민건강영양조사를 담당하는 사람(이하 "국민건강영양조사원"이라 한다)으로 건강조사원 및 영양조사원을 두어야 한다. 이 경우 건강조사원 및 영양조사원은 다음 각 호의 구분에 따른 요건을 충족해야 한다. 〈개정 2024.11.26.〉
  1. 건강조사원: 다음 각 목의 어느 하나에 해당할 것
    가. 「의료법」 제2조제1항에 따른 의료인
    나. 「약사법」 제2조제2호에 따른 약사 또는 한약사
    다. 「의료기사 등에 관한 법률」 제2조제1항에 따른 의료기사
    라. 「고등교육법」 제2조에 따른 학교에서 보건의료 관련 학과 또는 학부를 졸업한 사람(졸업 예정인 사람을 포함한다) 또는 이와 같은 수준 이상의 학력이 있다고 인정되는 사람
  2. 영양조사원: 다음 각 목의 어느 하나에 해당할 것
    가. 「국민영양관리법」 제15조에 따른 영양사(이하 "영양사"라 한다)
    나. 「고등교육법」 제2조에 따른 학교에서 식품영양 관련 학과 또는 학부를 졸업한 사람(졸업 예정인 사람을 포함한다) 또는 이와 같은 수준 이상의 학력이 있다고 인정되는 사람
② 특별자치시장·특별자치도지사·시장·군수·구청장은 법 제15조 및 법 제16조의 영양개선사업을 수행하기 위한 국민영양지도를 담당하는 사람(이하 "영양지도원"이라 한다)을 두어야 하며 그 영양지도원은 영양사의 자격을 가진 사람으로 임명한다. 다만, 영양사의 자격을 가진 사람이 없는 경우에는 「의료법」 제2조제1항에 따른 의사 또는 「간호법」 제2조제1호에 따른 간호사의 자격을 가진 사람 중에서 임명할 수 있다. 〈개정 2025.6.20.〉
③ 국민건강영양조사원 및 영양지도원의 직무에 관하여 필요한 사항은 보건복지부령으로 정한다.
④ 질병관리청장 또는 특별자치시장·특별자치도지사·시장·군수·구청장은 국민건강영양조사원 또는 영양지도원의 원활한 업무 수행을 위하여 필요하다고 인정하는 경우에는 그 업무 지원을 위한 구체적 조치를 마련·시행할 수 있다.

규칙 제13조(국민건강영양조사원)

영 제22조제1항에 따른 건강조사원(이하 "건강조사원"이라 한다) 및 영양조사원(이하 "영양조사원"이라 한다)의 직무는 다음 각 호와 같다.
  1. 건강조사원: 제12조제1항에 따른 건강조사의 세부 내용에 대한 조사·기록
  2. 영양조사원: 제12조제2항에 따른 영양조사의 세부 내용에 대한 조사·기록

규칙 제14조(조사원증)

법 제16조제3항의 규정에 의한 조사원증은 별지 제9호서식에 의한다.

규칙 제15조(조사표 작성 등)

질병관리청장은 국민건강영양조사가 끝난 때에는 조사표를 작성하여 분류·집계 등 통계처리를 하고 이를 매년 공표해야 한다.

규칙 제16조(조사자료의 분석과 이용)

보건복지부장관 및 질병관리청장은 국민건강영양조사의 시기·대상·세부내용·결과 등을 분석하여 이를 국민건강영양개선을 위한 자료로 활용해야 한다.

규칙 제17조(영양지도원)

영 제22조제2항에 따른 영양지도원의 업무는 다음 각 호와 같다.

1. 영양지도의 기획·분석 및 평가
2. 지역주민에 대한 영양상담·영양교육 및 영양평가
3. 지역주민의 건강상태 및 식생활 개선을 위한 세부 방안 마련
4. 집단급식시설에 대한 현황 파악 및 급식업무 지도
5. 영양교육자료의 개발·보급 및 홍보
6. 그 밖에 제1호부터 제5호까지의 규정에 준하는 업무로서 지역주민의 영양관리 및 영양개선을 위하여 특히 필요한 업무

제16조의2(신체활동장려사업의 계획 수립·시행)

국가 및 지방자치단체는 신체활동장려에 관한 사업 계획을 수립·시행하여야 한다.

제16조의3(신체활동장려사업)

① 국가 및 지방자치단체는 국민의 건강증진을 위하여 신체활동을 장려할 수 있도록 다음 각 호의 사업을 한다.

1. 신체활동장려에 관한 교육사업
2. 신체활동장려에 관한 조사·연구사업
3. 그 밖에 신체활동장려를 위하여 대통령령으로 정하는 사업

② 제1항 각 호의 사업 내용·기준 및 방법은 보건복지부령으로 정한다.

영 제22조의2(신체활동장려사업)

법 제16조의3제1항제3호에서 "대통령령으로 정하는 사업"이란 다음 각 호의 사업을 말한다.

1. 신체활동증진 프로그램의 개발 및 운영 사업
2. 체육시설이나 공원시설 등 신체활동장려를 위한 기반시설 마련 사업
3. 신체활동장려에 관한 홍보사업
4. 그 밖에 보건복지부장관이 신체활동장려를 위해 필요하다고 인정하는 사업

규칙 제17조의2(신체활동장려사업)

① 법 제16조의3제1항제1호에 따른 신체활동장려에 관한 교육사업은 영·유아, 아동, 청소년, 중·장년, 노인 등 생애주기별 특성에 맞는 신체활동이 이루어질 수 있는 내용으로 구성한다.

② 법 제16조의3제1항제2호에 따른 신체활동장려에 관한 조사·연구사업은 국민건강영양조사와 함께 실시할 수 있다.

③ 영 제22조의2제1호에 따른 신체활동증진 프로그램의 개발 및 운영 사업은 직장, 학교 등 생활 환경을 고려하여 수립한다.

④ 제1항부터 제3항까지에서 규정한 사항 외에 신체활동장려사업의 구체적 내용·기준 및 방법은 보건복지부장관이 정할 수 있다.

제17조(구강건강사업의 계획수립·시행)

국가 및 지방자치단체는 구강건강에 관한 사업의 계획을 수립·시행하여야 한다.

제18조(구강건강사업)

① 국가 및 지방자치단체는 국민의 구강질환의 예방과 구강건강의 증진을 위하여 다음 각호의 사업을 행한다.

1. 구강건강에 관한 교육사업
2. 수돗물불소농도조정사업
3. 구강건강에 관한 조사·연구사업
4. 아동·노인·장애인·임산부 등 건강취약계층을 위한 구강건강증진사업
5. 기타 구강건강의 증진을 위하여 대통령령이 정하는 사업

② 제1항 각호의 사업내용·기준 및 방법은 보건복지부령으로 정한다.

영 제23조(구강건강사업)

법 제18조제1항제4호에서 "대통령령이 정하는 사업"이란 다음 각 호의 사업을 말한다.

1. 충치예방을 위한 치아홈메우기사업
2. 불소용액양치사업
3. 구강건강의 증진을 위하여 보건복지부령이 정하는 사업

규칙 제18조(구강건강사업의 내용등)

① 시·도지사 또는 시장·군수·구청장은 법 제18조의 규정에 의하여 구강건강실태를 조사하여 지역주민의 구강건강증진을 위한 사업을 시행하여야 한다.

② 시·도지사 또는 시장·군수·구청장이 수돗물에 대한 불소농도조정사업을 시행하고자 할 때에는 미리 보건복지부장관과 협의하여야 한다.

③ 수돗물에 대한 불소농도조정사업·불소용액양치사업등 구강건강사업의 관리기준 및 운영방법은 보건복지부장관이 정한다.

제19조(건강증진사업 등)

① 국가 및 지방자치단체는 국민건강증진사업에 필요한 요원 및 시설을 확보하고, 그 시설의 이용에 필요한 시책을 강구하여야 한다.

② **특별자치시장·특별자치도지사·시장·군수·구청장**은 지역주민의 건강증진을 위하여 보건복지부령이 정하는 바에 의하여 보건소장으로 하여금 다음 각호의 사업을 하게 할 수 있다.

1. **보건교육 및 건강상담**
2. **영양관리**
3. **신체활동장려**
4. **구강건강의 관리**
5. **질병의 조기발견을 위한 검진 및 처방**
6. **지역사회의 보건문제에 관한 조사·연구**
7. **기타 건강교실의 운영등 건강증진사업에 관한 사항**

③ 보건소장이 제2항의 규정에 의하여 제2항제1호 내지 제5호의 업무를 행한 때에는 **이용자의 개인별 건강상태를 기록하여 유지·관리**하여야 한다.

④ 건강증진사업에 필요한 시설·운영에 관하여는 보건복지부령으로 정한다.

규칙 제19조(건강증진사업의 실시 등)

① 법 제19조에 따라 건강증진사업을 행하는 특별자치시장·특별자치도지사·시장·군수·구청장은 보건교육·영양관리·신체활동장려·구강건강관리·건강검진 등에 필요한 인력을 확보해야 한다.

② 보건복지부장관은 법 제4조에 따른 기본시책과 건강증진사업 실시지역의 생활여건 등을 고려하여 법 제19조제2항에 따라 보건소장이 행하는 건강증진사업을 단계적으로 실시하게 할 수 있다.

③ 법 제19조제2항에 따라 건강증진사업을 행하는 보건소장은 다음 각 호의 시설 및 장비를 확보하여 지역주민에 대한 건강증진사업을 수행해야 한다.

1. 시청각교육실 및 시청각교육장비
2. 건강검진실 및 건강검진에 필요한 장비
3. 신체활동지도실 및 신체활동지도에 필요한 장비
4. 영양관리·구강건강사업등 건강증진사업에 필요한 시설 및 장비

④ 법 제19조제3항에 따라 보건소장이 개인별 건강상태를 기록한 때에는 보건복지부장관이 정하는 바에 따라 이를 유지·관리해야 한다.

제19조의2(시·도건강증진사업지원단 설치 및 운영 등)

① 시·도지사는 실행계획의 수립 및 제19조에 따른 건강증진사업의 효율적인 업무 수행을 지원하기 위하여 시·도건강증진사업지원단(이하 "지원단"이라 한다)을 설치·운영할 수 있다.

② 시·도지사는 제1항에 따른 지원단 운영을 건강증진사업에 관한 전문성이 있다고 인정하는 법인 또는 단체에 위탁할 수 있다. 이 경우 시·도지사는 그 운영에 필요한 경비의 전부 또는 일부를 지원할 수 있다.

③ 제1항 및 제2항에서 규정한 사항 외에 지원단의 설치·운영 및 위탁 등에 관하여 필요한 사항은 보건복지부령으로 정한다.

규칙 제19조의2(시 · 도건강증진사업지원단의 운영 등)

① 법 제19조의2제1항에 따른 시 · 도건강증진사업지원단(이하 이 조에서 "지원단"이라 한다)의 업무는 다음 각 호와 같다.
  1. 영 제3조에 따른 시·도 및 시·군·구 실행계획의 수립·시행 지원
  2. 관할 지역 내 건강증진사업 수행에 대한 기술 지원
  3. 관할 지역 내 민·관 건강증진 협력 사업 수행
  4. 관할 지역 내 건강증진사업에 대한 성과 관리 지원
  5. 그 밖에 관할 지역주민의 건강증진을 위하여 필요한 사항

② 시 · 도지사는 법 제19조의2제2항에 따라 지원단의 운영을 다음 각 호의 어느 하나에 해당하는 법인 또는 단체에 위탁할 수 있다.
  1. 「공공기관의 운영에 관한 법률」 제4조제1항에 따른 공공기관
  2. 「비영리민간단체 지원법」 제4조에 따라 등록된 비영리민간단체
  3. 「고등교육법」제2조에 따른 학교
  4. 「의료법」 제3조제2항제3호에 따른 병원급 의료기관
  5. 「민법」 제32조에 따라 설립된 비영리법인
  6. 그 밖에 보건복지부장관이 건강증진사업에 관한 전문성이 있다고 인정하는 법인 또는 단체

③ 시 · 도지사는 지원단의 운영을 위탁하려면 미리 위탁의 절차 및 방법 등을 7일 이상 공고해야 한다.

④ 지원단의 운영을 위탁받으려는 자는 다음 각 호의 서류(전자문서를 포함한다)를 시 · 도지사에게 제출해야 한다.
  1. 사업계획서 및 예산서
  2. 건강증진 업무 수행 실적에 관한 자료
  3. 고유번호증 사본(사업자등록증이 없는 경우에 한정한다)

⑤ 제4항에 따른 신청을 받은 시 · 도지사는 「전자정부법」 제36조제1항에 따른 행정정보의 공동이용을 통하여 다음 각 호의 서류를 확인해야 한다. 다만, 제2호의 경우 위탁을 받으려는 자가 그 확인에 동의하지 않는 경우에는 해당 서류의 사본을 첨부하도록 해야 한다.
  1. 법인 등기사항증명서(법인인 경우만 해당한다)
  2. 사업자등록증

⑥ 제1항부터 제5항까지에서 규정한 사항 외에 지원단의 운영 및 운영의 위탁 등에 필요한 사항은 지방자치단체의 조례로 정한다.

제20조(검진)

국가는 건강증진을 위하여 필요한 경우에 보건복지부령이 정하는 바에 의하여 국민에 대하여 건강검진을 실시할 수 있다.

규칙 제20조(건강검진)

① 법 제20조의 규정에 의하여 국가가 건강검진을 실시하는 경우에는 특별자치시장 · 특별자치도지사 · 시장 · 군수 · 구청장으로 하여금 보건소장이 이를 실시하도록 하여야 한다. 다만, 필요한 경우에는 영 제32조제2항제2호 또는 제3호의 기관에 위탁하여 실시하게 할 수 있다.

② 제1항의 규정에 의한 건강검진은 연령별 · 대상별로 검진항목을 정하여 실시하여야 한다.

제21조(검진결과의 공개금지)

제20조의 규정에 의하여 건강검진을 한 자 또는 검진기관에 근무하는 자는 국민의 건강증진사업의 수행을 위하여 불가피한 경우를 제외하고는 정당한 사유없이 검진결과를 공개하여서는 아니된다.

벌칙 ※ 31조(3년 이하의 징역 또는 3천만원 이하의 벌금)

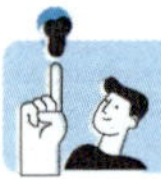

제 3 장 국민건강증진기금

제22조(기금의 설치 등)

① **보건복지부장관은** 국민건강증진사업의 원활한 추진에 필요한 재원을 확보하기 위하여 **국민건강증진기금**(이하 "기금"이라 한다)**을 설치**한다.

② 기금은 다음 각호의 재원으로 조성한다.
1. 제23조제1항의 규정에 의한 부담금
2. 기금의 운용 수익금

영 제26조(기금계정)

보건복지부장관은 법 제22조의 규정에 의한 국민건강증진기금(이하 "기금"이라 한다)의 수입과 지출을 명확히 하기 위하여 한국은행에 기금계정을 설치하여야 한다.

영 제27조(기금의 회계기관)

보건복지부장관은 기금의 수입과 지출에 관한 사무를 수행하게 하기 위하여 소속공무원중에서 기금수입징수관 · 기금재무관 · 기금지출관 및 기금출납공무원을 임명하여야 한다.

제23조(국민건강증진부담금의 부과 · 징수 등)

① 보건복지부장관은 「지방세법」 제47조제4호 및 제6호에 따른 제조자 및 수입판매업자가 판매하는 같은 조 제1호에 따른 담배(같은 법 제54조에 따라 담배소비세가 면제되는 것, 같은 법 제63조제1항제1호 및 제2호에 따라 담배소비세액이 공제 또는 환급되는 것은 제외한다. 이하 이 조 및 제23조의2에서 같다)에 다음 각 호의 구분에 따른 부담금(이하 "부담금"이라 한다)을 부과 · 징수한다.
1. 궐련: 20개비당 841원
2. 전자담배
가. 니코틴 용액을 사용하는 경우: 1밀리리터당 525원
나. 연초 및 연초 고형물을 사용하는 경우:
1) 궐련형: 20개비당 750원
2) 기타 유형: 1그램당 73원
3. 파이프담배: 1그램당 30.2원
4. 엽궐련: 1그램당 85.8원
5. 각련: 1그램당 30.2원
6. 씹는 담배: 1그램당 34.4원
7. 냄새 맡는 담배: 1그램당 21.4원
8. 물담배: 1그램당 1050.1원
9. 머금는 담배: 1그램당 534.5원

② 제1항에 따른 제조자 및 수입판매업자는 매월 1일부터 말일까지 제조장 또는 보세구역에서 반출된 담배의 수량과 산출된 부담금의 내역에 관한 자료를 다음 달 15일까지 보건복지부장관에게 제출하여야 한다.

③ 보건복지부장관은 제2항에 따른 자료를 제출 받은 때에는 그 날부터 5일 이내에 부담금의 금액과 납부기한 등을 명시하여 해당 제조자 및 수입판매업자에게 납부고지를 하여야 한다.

④ 제1항에 따른 제조자 및 수입판매업자는 제3항에 따른 납부고지를 받은 때에는 납부고지를 받은 달의 말일까지 이를 납부하여야 한다.

⑤ 보건복지부장관은 부담금을 납부하여야 할 자가 제4항의 규정에 의한 납부기한 이내에 부담금을 내지 아니하는 경우 납부기한이 지난 후 10일 이내에 30일 이상의 기간을 정하여 독촉장을 발부하여야 하며, 체납된 부담금에 대해서는 「국세기본법」 제47조의4를 준용하여 가산금을 징수한다.

⑥ 보건복지부장관은 제5항의 규정에 의하여 독촉을 받은 자가 그 기간 이내에 부담금과 가산금을 납부하지 아니한 때에는 국세체납처분의 예에 의하여 이를 징수한다.

⑦ 제1항에 따른 담배의 구분에 관하여는 담배의 성질과 모양, 제조과정 등을 기준으로 하여 대통령령으로 정한다.

과태료 ※ ②=34조(500만원 이하의 과태료)

영 제27조의2(담배의 구분)

법 제23조제1항에 따른 담배의 구분은 다음 각 호와 같다.
1. 궐련: 연초에 향료 등을 첨가하여 일정한 폭으로 썬 후 궐련제조기를 이용하여 궐련지로 말아서 피우기 쉽게 만들어진 담배와 이와 유사한 형태의 것으로서 흡연용으로 사용될 수 있는 담배
2. 전자담배: 니코틴 용액이나 연초 및 연초 고형물을 전자장치를 사용해 호흡기를 통해 체내에 흡입함으로써

흡연과 같은 효과를 낼 수 있도록 만든 담배와 이와 유사한 형태의 담배로서 그 구분은 다음 각 목에 따른다.
가. 니코틴 용액을 사용하는 전자담배
나. 연초 및 연초 고형물을 사용하는 전자담배
1) 궐련형
2) 기타 유형
3. 파이프담배: 고급 특수 연초를 중가향 처리하고 압착·열처리 등 특수가공을 하여 각 폭을 비교적 넓게 썰어서 파이프를 이용하여 피울 수 있도록 만든 담배와 이와 유사한 형태의 담배
4. 엽궐련: 흡연 맛의 주체가 되는 전충엽을 체제와 형태를 잡아 주는 중권엽으로 싸고 겉모습을 아름답게 하기 위하여 외권엽으로 만 잎말음 담배와 이와 유사한 형태의 담배
5. 각련: 하급 연초를 경가향하거나 다소 고급인 연초를 가향하여 가늘게 썰어, 담뱃대를 이용하거나 흡연자가 직접 궐련지로 말아 피울 수 있도록 만든 담배와 이와 유사한 형태의 담배
6. 씹는 담배: 입에 넣고 씹음으로써 흡연과 같은 효과를 낼 수 있도록 가공처리된 담배와 이와 유사한 형태의 담배
7. 냄새 맡는 담배: 특수 가공된 담배 가루를 코 주위 등에 발라 냄새를 맡음으로써 흡연과 같은 효과를 낼 수 있도록 만든 가루 형태의 담배와 이와 유사한 형태의 담배
8. 물담배: 장치를 이용하여 담배연기를 물로 거른 후 흡입할 수 있도록 만든 담배와 이와 유사한 형태의 담배
9. 머금는 담배: 입에 넣고 빨거나 머금으면서 흡연과 같은 효과를 낼 수 있도록 특수가공하여 포장된 담배가루, 니코틴이 포함된 사탕 및 이와 유사한 형태로 만든 담배

규칙 제20조의2(부담금 내역에 관한 자료제출의 서식 등)

① 법 제23조제2항에 따른 부담금의 내역에 관한 자료 제출은 별지 제11호서식(전자문서를 포함한다)에 따른다. 이 경우 다음 각 호의 서류(전자문서를 포함한다)를 첨부하여야 한다.
1. 제조담배 출고실적(보세구역 반출실적)을 증명할 수 있는 서류 1부
2. 과오납금을 증명할 수 있는 서류 1부(필요한 경우에 한정한다)
② 법 제23조제3항의 규정에 의한 부담금의 납부고지는 별지 제12호서식에 의한다.

제23조의2(부담금의 납부담보)

① 보건복지부장관은 부담금의 납부 보전을 위하여 대통령령이 정하는 바에 따라 제23조제1항에 따른 제조자 및 수입판매업자에게 담보의 제공을 요구할 수 있다.
② 보건복지부장관은 제1항에 따라 담보제공의 요구를 받은 제조자 및 수입판매업자가 담보를 제공하지 아니하거나 요구분의 일부만을 제공한 경우 특별시장·광역시장·특별자치시장·특별자치도지사·시장·군수 및 세관장에게 담배의 반출금지를 요구할 수 있다.
③ 제2항에 따라 담배의 반출금지 요구를 받은 특별시장·광역시장·특별자치시장·특별자치도지사·시장·군수 및 세관장은 이에 응하여야 한다.

영 제27조의3(국민건강증진부담금의 납부담보)

① 법 제23조의2에 따라 담배의 제조자 또는 수입판매업자로부터 제공받을 수 있는 국민건강증진부담금(이하 "부담금"이라 한다)의 담보액은 다음 각 호에서 정한 금액의 100분의 120(현금 또는 납부보증보험증권의 경우에는 100분의 110) 이상으로 한다.
1. 담배제조자의 경우에는 다음 각 목의 금액을 합한 금액
가. 법 제23조제3항에 따라 당해 제조자에게 납부고지할 예정인 부담금의 금액
나. 납부고지한 부담금 중 납부하지 아니한 금액
2. 담배수입판매업자의 경우에는 다음 각 목의 금액을 합한 금액
가. 법 제23조제3항에 따라 당해 수입판매업자에게 납부고지할 예정인 부담금의 금액
나. 납부고지한 부담금 중 납부하지 아니한 금액
② 담보의 종류는 다음 각 호의 어느 하나에 해당하는 것에 한한다.
1. 금전
2. 국채 또는 지방채
3. 보건복지부장관이 정하여 고시하는 유가증권
4. 납부보증보험증권
5. 토지
6. 보험에 든 등기 또는 등록된 건물·공장재단·광업재단·선박·항공기나 건설기계
③ 담배수입판매업자가 수입한 담배를 통관하려는 때에는 보건복지부장관이 보건복지부령이 정하는 바에 따라 발행한 국민건강증진부담금 납부담보확인서(이하 "납부담보확인서"라 한다)를 통관지 세관장에게 제출하여야 하며, 세관장은 납부담보확인서에 기재된 담보의 범위 내에서 통관을 허용하여야 한다.

규칙 제20조의3(납부담보확인서 등)

① 영 제27조의2제3항에 따라 수입담배를 통관하려는 담배수입판매업자는 별지 제13호서식의 국민건강증진부담금 납부담보확인신청서에 담보제공사실을 증명할 수 있는 서류를 첨부하여 보건복지부장관에게 제출하여야 한다.
② 보건복지부장관은 제1항에 따라 국민건강증진부담금 납부담

보확인신청서를 접수한 때에는 그 내용을 확인하고 별지 제14호서식의 국민건강증진부담금 납부담보확인서를 발급하여야 한다.

영 제27조의4(담보의 제공방법 및 평가 등)

① 부담금의 담보제공방법은 다음 각 호와 같다.

1. 부담금담보를 금전 또는 유가증권으로 제공하려는 자는 이를 공탁하고 그 공탁수령증을 보건복지부장관에게 제출하여야 한다. 다만, 등록된 국채·지방채 또는 사채의 경우에는 담보 제공의 뜻을 등록하고 그 등록필증을 제출하여야 한다.
2. 납부보증보험증권을 부담금담보로 제공하려는 자는 그 보험증권을 보건복지부장관에게 제출하여야 한다.
3. 토지·건물·공장재단·광업재단·선박·항공기 또는 건설기계를 부담금담보로 제공하려는 자는 그 등기필증 또는 등록필증을 보건복지부장관에게 제시하여야 하며, 보건복지부장관은 이에 따라 저당권의 설정을 위한 등기 또는 등록절차를 밟아야 한다.

② 납부담보 가액의 평가에 대하여는 「지방세기본법」 제66조를 준용한다. 이 경우 "납세보증보험증권"은 "납부보증보험증권"으로 본다.

영 제27조의5(담보제공요구의 제외)

보건복지부장관은 담배제조업 또는 수입판매업을 3년 이상 계속해서 영위하고 최근 3년간 부담금을 체납하거나 고의로 회피한 사실이 없는 자와 신용평가기관으로부터 보건복지부장관이 정하는 기준 이상의 평가를 받은 자에게는 부담금담보의 제공을 요구하지 아니할 수 있다.

제23조의3(부담금 부과·징수의 협조)

① 보건복지부장관은 부담금의 부과·징수와 관련하여 필요한 경우에는 중앙행정기관·지방자치단체 그 밖의 관계 기관·단체 등에 대하여 자료제출 등의 협조를 요청할 수 있다.

② 제1항의 규정에 따른 협조요청을 받은 중앙행정기관·지방자치단체 그 밖의 관계 기관·단체 등은 특별한 사유가 없는 한 이에 응하여야 한다.

③ 제1항 및 제2항의 규정에 따라 보건복지부장관에게 제출되는 자료에 대하여는 사용료·수수료 등을 면제한다.

영 제27조의6(담보에 의한 부담금충당)

제27조의3에 따른 담보를 제공한 자가 기한 내에 부담금을 납부하지 아니하거나 부족하게 납부한 때에는 그 담보물로 부담금·가산금 및 체납처분비에 충당할 수 있다. 이 경우 부족액이 있는 때에는 이를 징수하며, 잔액이 있는 때에는 이를 반환한다.

제24조(기금의 관리·운용)

① 기금은 보건복지부장관이 관리·운용한다.

② 보건복지부장관은 기금의 운용성과 및 재정상태를 명확히 하기 위하여 대통령령이 정하는 바에 의하여 회계처리하여야 한다.

③ 기금의 관리·운용 기타 필요한 사항은 대통령령으로 정한다.

제25조(기금의 사용 등)

① 기금은 다음 각호의 사업에 사용한다. 〈개정 2025.3.18.〉

1. 금연교육 및 광고, 흡연피해 예방 및 흡연피해자 지원 등 국민건강관리사업
1. 금연교육 및 광고, 흡연피해 예방 및 흡연피해자 지원, 절주교육 및 광고, 음주폐해 예방 등 국민건강관리사업
   [시행일: 2026.1.1.] 제25조제1항
2. 건강생활의 지원사업
3. 보건교육 및 그 자료의 개발
4. 보건통계의 작성·보급과 보건의료관련 조사·연구 및 개발에 관한 사업
5. 질병의 예방·검진·관리 및 암의 치료를 위한 사업
6. 국민영양관리사업
7. 신체활동장려사업
8. 구강건강관리사업
9. 시·도지사 및 시장·군수·구청장이 행하는 건강증진사업

10. 공공보건의료 및 건강증진을 위한 시설·장비의 확충
11. 기금의 관리·운용에 필요한 경비
12. 그 밖에 국민건강증진사업에 소요되는 경비로서 대통령령이 정하는 사업

② 보건복지부장관은 기금을 제1항 각호의 사업에 사용함에 있어서 아동·청소년·여성·노인·장애인 등에 대하여 특별히 배려·지원할 수 있다.

③ 보건복지부장관은 기금을 제1항 각호의 사업에 사용함에 있어서 필요한 경우에는 보조금으로 교부할 수 있다.

영 제30조(기금의 사용)

법 제25조제1항제12호에서 "대통령령이 정하는 사업"이란 다음 각 호의 사업을 말한다.

1. 만성퇴행성질환의 관리사업
2. 법 제27조의 규정에 의한 지도·훈련사업
3. 건강증진을 위한 신체활동 지원사업
4. 금연지도원 제도 운영 등 지역사회 금연 환경 조성 사업
5. 건강친화인증 기업 지원 사업
6. 절주문화 조성 사업

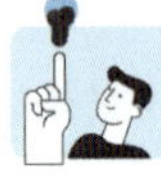

제 4 장 보 칙

제26조(비용의 보조)

국가 또는 지방자치단체는 매 회계연도마다 예산의 범위안에서 건강증진사업의 수행에 필요한 비용의 일부를 부담하거나 이를 수행하는 법인 또는 단체에 보조할 수 있다.

제27조(지도 · 훈련)

① 보건복지부장관 또는 질병관리청장은 보건교육을 담당하거나 국민건강영양조사 및 영양에 관한 지도를 담당하는 공무원 또는 보건복지부령으로 정하는 단체 및 공공기관에 종사하는 담당자의 자질향상을 위하여 필요한 지도와 훈련을 할 수 있다.

② 제1항에 따른 훈련에 관하여 필요한 사항은 보건복지부령으로 정한다.

규칙 제21조(지도 · 훈련대상)

법 제27조제1항에서 "보건복지부령이 정하는 단체 및 공공기관"이라 함은 법 제29조제2항의 규정에 의하여 보건복지부장관의 업무를 위탁받아 건강증진사업을 행하는 단체 및 공공기관을 말한다.

규칙 제22조(훈련방법등)

① 법 제27조의 규정에 의한 훈련은 보건복지부장관, 질병관리청장 또는 한국보건사회연구원장이 지정한 훈련기관이 행한다.

② 제1항의 규정에 의한 훈련기관의 장이 훈련대상자를 선발할 때에는 보건복지부장관 또는 질병관리청장이 정하는 바에 의하여 훈련을 받을 자가 공무원인 경우에는 보건복지부장관, 질병관리청장 또는 시 · 도지사, 단체 및 공공기관의 종사자인 경우에는 당해소속단체 및 공공기관의 장의 추천을 받아야 한다.

③ 기타 이 규칙에서 정한 것외에 훈련방법 · 시기등 훈련에 필요한 사항은 훈련기관의 장이 보건복지부장관 또는 질병관리청장의 승인을 얻어 정한다.

제28조(보고 · 검사)

① 보건복지부장관, 시·도지사 및 시장·군수·구청장은 필요하다고 인정하는 때에는 제7조제1항, 제8조제4항, 제8조의2, 제9조제2항부터 제4항까지, 제9조의2, 제9조의4 또는 제23조제1항의 규정에 해당하는 자에 대하여 당해업무에

관한 보고를 명하거나 관계공무원으로 하여금 그의 사업소 또는 사업장에 출입하여 장부・서류 기타의 물건을 검사하게 할 수 있다.

② 제1항의 규정에 의하여 검사를 하는 공무원은 그 권한을 나타내는 증표를 관계인에게 내보여야 한다.

과태료 ※ 34조②(300만원 이하의 과태료)

제29조(권한의 위임・위탁)

① 이 법에 따른 보건복지부장관의 권한은 대통령령으로 정하는 바에 따라 그 일부를 시・도지사에게 위임할 수 있다.

② 보건복지부장관은 이 법에 따른 업무의 일부를 대통령령으로 정하는 바에 따라 건강증진사업을 행하는 법인 또는 단체에 위탁할 수 있다.

③ 이 법에 따른 질병관리청장의 권한은 대통령령으로 정하는 바에 따라 그 일부를 소속기관의 장에게 위임할 수 있다.

영 제31조(권한의 위임)

① 법 제29조제1항에 따라 보건복지부장관은 다음 각 호의 사항을 시・도지사에게 위임한다.

1. 법 제7조에 따른 광고내용의 변경・금지명령 또는 관련 법령에 따른 시정의 요청(신문・잡지의 경우에는 관할지역에 발행소의 소재지가 있는 것에 한정하되 「신문 등의 진흥에 관한 법률」 제9조제1항제9호에 따라 주된 보급지역이 전국으로 등록된 것은 제외하며, 광고방송의 경우에는 관할지역의 주민을 주된 대상으로 하여 제작되어 방송되는 것에 한정하며, 그 밖의 광고의 경우에는 관할지역에 설치되거나 주로 배포되는 것에 한정한다)
2. 법 제9조의4에 따른 담배에 관한 광고의 금지 또는 제한(관할지역에서 행해지는 광고에 한정하며, 잡지에 게재하는 광고는 제외한다)

② 질병관리청장은 법 제29조제3항에 따라 다음 각 호의 권한을 질병대응센터장에게 위임한다.

1. 법 제16조제1항 및 이 영 제20조에 따라 실시하는 국민건강영양조사의 수행
2. 제22조에 따른 국민건강영양조사원의 채용 및 운영

영 제32조(업무위탁)

① 법 제29조제2항에 따라 보건복지부장관은 다음 각 호의 업무를 제2항에 따른 법인 또는 단체에 위탁할 수 있다.

1. 법 제6조제1항에 따른 건강친화 환경 조성과 건강생활의 지원사업

1의2. 법 제6조의2 및 제6조의3에 따른 건강친화인증과 그 유효기간 연장에 관한 접수・심사・평가

2. 법 제12조제1항에 따른 보건교육의 실시
3. 법 제12조의2제1항에 따른 보건교육사 자격증 교부를 위한 업무
4. 건강증진 및 만성퇴행성질환의 예방을 위한 조사・연구
5. 법 제20조에 따른 건강검진
6. 건강증진을 위한 신체활동장려와 절주문화 조성에 관한 사항
7. 제16조의4제3항에 따른 담배 광고내용의 사실 여부에 대한 검증에 필요한 자료의 조사・확인 업무
8. 법 제34조제5항에 따른 교육 또는 금연지원 서비스를 받았는지 여부의 확인 및 과태료 감면 대상자의 정보 관리에 관한 업무

② 보건복지부장관이 법 제29조제2항에 따라 그 업무의 일부를 위탁할 수 있는 법인 또는 단체는 다음 각 호의 기관으로 한다.

1. 「국민건강보험법」에 의한 국민건강보험공단
2. 「의료법」에 의한 종합병원 및 병원(치과병원 및 한방병원을 포함한다)
3. 보건복지부장관이 정하여 고시하는 보건교육 관련 법인 또는 단체

3의2. 법 제5조의3에 따른 한국건강증진개발원

4. 기타 건강증진사업을 행하는 법인 또는 단체

③ 보건복지부장관은 제1항 각 호에 따른 업무를 위탁한 때에는 수탁기관 및 위탁업무의 내용을 고시하여야 한다.

영 제32조의2(민감정보 및 고유식별정보의 처리)

① 보건복지부장관(제18조의2 및 제32조에 따라 보건복지부장관의 권한을 위탁받은 자를 포함한다)은 다음 각 호의 사무를 수행하기 위하여 불가피한 경우 「개인정보 보호법」 제23조에 따른 건강에 관한 정보, 같은 법 시행령 제18조제2호에 따른 범죄경력자료에 해당하는 정보, 같은 영 제19조제1호 또는 제4호에 따른 주민등록번호 또는 외국인등록번호가 포함된 자료를 처리할 수 있다.

1. 법 제12조의2에 따른 보건교육사 자격증 교부 및 결격사유의 확인에 관한 사무
2. 법 제12조의3에 따른 국가시험의 관리 및 합격자 발표에 관한 사무

② 질병관리청장(법 제29조제3항에 따라 질병관리청장의 권한을 위임받은 자를 포함한다)은 법 제16조에 따른 국민건강영양조사에 관한 사무를 수행하기 위하여 불가피한 경우 「개인정보 보호법」 제23조에 따른 건강에 관한 정보나 같은 법 시행령 제19조제1호에 따른 주민등록번호가 포함된 자료를 처리할 수 있다. 〈개정 2023.9.26.〉

③ 보건복지부장관(제32조에 따라 보건복지부장관의 업무를 위탁받은 자를 포함한다)은 법 제34조제5항에 따른 교육 또는 금연지원 서비스를 받았는지 여부의 확인 및 과태료

감면 대상자의 정보 관리에 관한 사무를 수행하기 위하여 불가피한 경우 「개인정보 보호법 시행령」 제19조제1호에 따른 주민등록번호가 포함된 자료를 처리할 수 있다.

제30조(수수료)

① 지방자치단체의 장은 건강증진사업에 소요되는 경비중 일부에 대하여 그 이용자로부터 조례가 정하는 바에 의하여 수수료를 징수할 수 있다.

② 제1항의 규정에 의하여 수수료를 징수하는 경우 지방자치단체의 장은 노인, 장애인, 생활보호법에 의한 생활보호대상자등에 대하여 수수료를 감면하여야 한다.

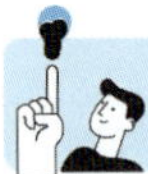

제 5 장 벌 칙

제31조(벌칙)

제21조를 위반하여 정당한 사유 없이 건강검진의 결과를 공개한 자는 3년 이하의 징역 또는 3천만원 이하의 벌금에 처한다.

※ 양벌규정

제31조의2(벌칙)

다음 각 호의 어느 하나에 해당하는 자는 1년 이하의 징역 또는 1천만원 이하의 벌금에 처한다. 〈개정 2025.3.18.〉

1. 정당한 사유 없이 제8조의2제3항에 따른 광고내용의 변경 등 명령이나 광고의 금지 명령을 이행하지 아니한 자
2. 제8조제4항을 위반하여 경고문구를 표기하지 아니하거나 이와 다른 경고문구를 표기한 자
2. 제8조제4항을 위반하여 경고문구 또는 경고그림을 표기하지 아니하거나 이와 다른 경고문구 또는 경고그림을 표기한 자 [시행일: 2026.3.19.]
3. 제9조의2를 위반하여 경고그림 · 경고문구 · 발암성물질 · 금연상담전화번호를 표기하지 아니하거나 이와 다른 경고그림 · 경고문구 · 발암성물질 · 금연상담전화번호를 표기한 자
4. 제9조의4를 위반하여 담배에 관한 광고를 한 자
5. 제12조의2제6항을 위반하여 다른 사람에게 자격증을 빌려주거나 빌린 자
6. 제12조의2제7항을 위반하여 자격증을 빌려주거나 빌리는 것을 알선한 자

※ 양벌규정

제32조(벌칙)

제7조제1항의 규정에 위반하여 정당한 사유없이 광고의 내용변경 또는 금지의 명령을 이행하지 아니한 자는 100만원 이하의 벌금에 처한다.

※ 양벌규정

제33조(양벌규정)

법인의 대표자나 법인 또는 개인의 대리인, 사용인 그 밖의 종업원이 그 법인 또는 개인의 업무에 관하여 제31조, 제31조의2 또는 제32조의 위반행위를 하면 그 행위자를 벌하는 외에 그 법인 또는 개인에게도 해당 조문의 벌금형을 과(科)한다. 다만, 법인 또는 개인이 그 위반행위를 방지하기 위하여 해당 업무에 관하여 상당한 주의와 감독을 게을리하지 아니한 경우에는 그러하지 아니하다.

제34조(과태료)

① 다음 각 호의 어느 하나에 해당하는 자에게는 500만원 이하의 과태료를 부과한다.
  1. 거짓이나 그 밖의 부정한 방법으로 제6조의2제1항에 따른 인증을 받은 자
  1의2. 제6조의2제4항을 위반하여 인증표시 또는 이와 유사한 표시를 한 자
  1의3. 제9조제2항의 규정에 위반하여 담배자동판매기를 설치하여 담배를 판매한 자
  2. 제9조제9항에 따른 시정명령을 따르지 아니한 자
  3. 제9조의3을 위반하여 가향물질을 표시하는 문구나 그림·사진을 제품의 포장이나 광고에 사용한 자
  4. 제23조제2항의 규정에 위반하여 자료를 제출하지 아니하거나 허위의 자료를 제출한 자
② 다음 각호의 1에 해당하는 자는 300만원 이하의 과태료에 처한다.
  1. 제9조제3항의 규정에 위반하여 성인인증장치가 부착되지 아니한 담배자동판매기를 설치하여 담배를 판매한 자
  2. 삭제 〈2011.6.7.〉
  3. 제28조의 규정에 의한 보고를 하지 아니하거나 허위로 보고한 자와 관계공무원의 검사를 거부·방해 또는 기피한 자
③ 다음 각 호의 어느 하나에 해당하는 자에게는 10만원 이하의 과태료를 부과한다.
  1. 제8조의4제2항을 위반하여 금주구역에서 음주를 한 사람
  2. 제9조제8항을 위반하여 금연구역에서 흡연을 한 사람
④ 제1항부터 제3항까지의 규정에 따른 과태료는 대통령령으로 정하는 바에 따라 보건복지부장관, 시·도지사 또는 시장·군수·구청장이 부과·징수한다.
⑤ 제3항에도 불구하고 과태료 납부 대상자가 대통령령으로 정하는 바에 따라 일정 교육 또는 금연지원 서비스를 받은 경우 시·도지사 또는 시장·군수·구청장은 과태료를 감면할 수 있다.

영 제33조(과태료의 부과기준 등)

① 법 제34조에 따른 과태료의 부과기준은 별표 5와 같다.
② 법 제34조에 따른 과태료의 부과권자는 다음 각 호의 구분에 따른다.
  1. 법 제34조제1항제1호 및 제1호의2의 경우: 보건복지부장관
  1의2. 법 제34조제1항제1호의3·제2호, 같은 조 제2항 제1호 및 같은 조 제3항제2호(법 제9조제4항부터 제6항까지의 규정에 따른 금연구역에서 흡연한 경우만 해당한다)의 경우: 특별자치시장·특별자치도지사·시장·군수·구청장
  2. 법 제34조제1항제3호 및 제4호의 경우: 보건복지부장관
  3. 법 제34조제2항제3호의 경우: 보건복지부장관, 시·도지사 또는 시장·군수·구청장
  3의2. 법 제34조제3항제1호의 경우: 해당 금주구역을 지정한 시·도지사 또는 시장·군수·구청장
  4. 법 제34조제3항제2호(법 제9조제7항에 따른 금연구역에서 흡연한 경우만 해당한다)의 경우: 해당 금연구역을 지정한 시·도지사 또는 시장·군수·구청장

영 제34조(과태료 감면의 기준 및 절차)

① 법 제34조제5항에 따라 과태료를 감면받으려는 사람은 보건복지부장관이 정하는 바에 따라 다음 각 호의 어느 하나에 해당하는 교육 또는 금연지원 서비스를 받아야 한다.
  1. 법 제12조제1항·제2항에 따른 보건교육(흡연의 폐해, 금연의 필요성 등에 관한 교육으로 한정한다) 또는 법 제25조제1항제1호에 따른 국민건강관리사업으로 실시하는 금연교육
  2. 법 제25조제1항제1호에 따른 국민건강관리사업으로 실시하는 금연치료 및 금연상담 등 금연지원 서비스
② 법 제34조제5항에 따라 과태료를 감면받으려는 사람은 해당 과태료에 대한 의견 제출 기한까지 보건복지부령으로 정하는 교육 및 금연지원 서비스 신청서를 시·도지사 또는 시장·군수·구청장에게 제출해야 한다. 이 경우 교육과 금연지원 서비스를 중복하여 신청할 수 없다.
③ 시·도지사 또는 시장·군수·구청장은 과태료 납부 대상자가 제2항에 따라 교육 및 금연지원 서비스를 신청한 경우에는 다음 각 호의 구분에 따른 기간 동안 과태료의 부과를 유예할 수 있다.
  1. 제1항제1호에 따른 교육을 신청한 경우: 교육을 신청

한 날부터 1개월

2. 제1항제2호에 따른 금연지원 서비스를 신청한 경우: 금연지원 서비스를 신청한 날부터 6개월

④ 법 제34조제5항에 따라 시 · 도지사 또는 시장 · 군수 · 구청장은 제3항에 따라 과태료의 부과를 유예받은 사람이 그 유예기간 이내에 보건복지부령으로 정하는 과태료 감면 신청서에 제1항에 따른 교육 또는 금연지원 서비스를 받았음을 증명하는 자료를 첨부하여 제출하는 경우에는 다음 각 호의 구분에 따른 기준에 따라 과태료를 감면할 수 있다. 다만, 과태료를 체납하고 있는 사람 또는 최근 2년간 법 제34조제5항에 따라 과태료를 2회 이상 감면받은 사람에 대해서는 과태료를 감면할 수 없다.

1. 제1항제1호에 따른 교육을 받은 경우: 100분의 50 감경
2. 제1항제2호에 따른 금연지원 서비스를 받은 경우: 전액 면제

⑤ 제4항제1호에 따른 과태료의 감경은 「질서위반행위규제법」 제18조에 따른 자진납부자에 대한 과태료의 감경과 중복하여 적용하지 않는다.

⑥ 시 · 도지사 또는 시장 · 군수 · 구청장은 제3항에 따라 과태료의 부과를 유예받은 사람이 그 유예기간 이내에 제4항에 따른 자료를 제출하지 않은 경우에는 지체 없이 법 제34조제3항에 따라 과태료를 부과해야 한다.

⑦ 시 · 도지사 또는 시장 · 군수 · 구청장은 제3항에 따라 과태료의 부과를 유예받은 사람이 그 유예기간 동안 법 제9조제8항을 위반하여 금연구역에서 흡연을 한 사실이 적발된 경우에는 지체 없이 법 제34조제3항에 따라 과태료를 부과해야 한다.

규칙 제22조의2(과태료 감면 신청서 등)

① 영 제34조제2항에 따른 교육 및 금연지원 서비스 신청서는 별지 제15호서식에 따른다.

② 영 제34조제4항에 따른 과태료 감면 신청서는 지 제16호서식에 따른다.

제35조 삭제 〈2017.12.30.〉

제36조 삭제 〈1999.2.5.〉

■ 국민건강증진법 시행령 [별표 1]

주류광고의 기준(제10조 관련)

1. 음주행위를 지나치게 미화하는 표현을 하지 않을 것
2. 알코올분 17도 이상의 주류를 방송광고하지 않을 것
3. 주류의 판매촉진을 위해 광고노래를 사용하지 않을 것
4. 다음 각 목의 어느 하나에 해당하는 방송광고를 하지 않을 것
   가. 「방송법」에 따른 텔레비전방송, 데이터방송, 이동멀티미디어방송 및 「인터넷 멀티미디어 방송사업법」에 따른 인터넷 멀티미디어 방송을 통한 7시부터 22시까지의 방송광고
   나. 「방송법」에 따른 라디오방송을 통한 17시부터 다음 날 8시까지의 방송광고 및 8시부터 17시까지 미성년자를 대상으로 하는 프로그램 전후의 방송광고
5. 「영화 및 비디오물의 진흥에 관한 법률」에 따른 영화상영관에서 같은 법 제29조제2항제1호부터 제3호까지의 규정에 따른 상영등급으로 분류된 영화의 상영 전후에 광고를 상영하지 않을 것
6. 다음 각 목의 시설, 장소나 행사에서 광고를 하지 않을 것
   가. 「대중교통의 육성 및 이용촉진에 관한 법률」 제2조제2호에 따른 대중교통수단 또는 같은 조 제3호에 따른 대중교통시설
   나. 「택시운송사업의 발전에 관한 법률」 제2조제1호에 따른 택시운송사업에 사용되는 자동차 또는 해당 자동차에 승객을 승차·하차시키거나 승객을 태우기 위해 대기하는 장소 또는 구역
   다. 「청소년 보호법」 제2조제1호에 따른 청소년을 대상으로 개최하는 행사
7. 「옥외광고물 등의 관리와 옥외광고산업 진흥에 관한 법률 시행령」 제3조제1호에 따른 벽면 이용 간판 또는 같은 조 제5호에 따른 옥상간판을 이용하여 7시부터 22시까지 동영상 광고를 하지 않을 것. 다만, 「주류 면허 등에 관한 법률」 제3조에 따라 주류 제조면허를 받은 자가 주류 제조장 시설의 간판을 이용하여 자사(自社)의 주류를 광고하는 경우는 제외한다.

■ 국민건강증진법 시행령 [별표 1의2]

담배갑 포장지에 대한 경고그림등의 표기방법(제16조제4항 및 제16조의2제3항 관련)

1. 위치

가. 담배갑 포장지의 앞면・뒷면에 경고그림 등을 표기하되, 상단에 표기한다.

나. 담배갑 포장지의 옆면에 경고문구를 표기하되, 옆면 넓이의 100분의 30 이상의 크기로 표기한다.

2. 형태

경고그림 등은 사각형의 테두리 안에 표기한다. 다만, 담배 제품의 모양이 원통형으로 되어 있는 등 불가피한 사유가 있는 경우에는 적절한 형태의 테두리 안에 표기한다.

3. 글자체

경고그림 등에 사용되는 글자는 고딕체로 표기한다.

4. 색상

경고그림 등에 사용되는 색상은 그 포장지와 보색 대비로 선명하게 표기한다. 다만, 경고그림의 색상은 보건복지부장관이 정하여 고시하는 경고그림의 색상을 그대로 표기한다.

※ 비고

1. 위 표의 제2호에 따른 사각형의 테두리는 두께 2밀리미터의 검정색 선으로 만들어야 한다.
2. 위 표의 제2호에 따른 사각형의 테두리 안에는 경고그림 등 외의 다른 그림, 문구 등을 표기해서는 안 된다.

■ 국민건강증진법 시행령 [별표 1의4]

금연지도원의 직무범위
(제16조의5제3항 관련)

직무	직무 범위
1. 금연구역의 시설기준 이행 상태 점검	법 제9조제4항에 따른 금연구역의 지정 여부를 점검하기 위한 다음 각 목의 상태 확인 업무 지원 가. 금연구역을 알리는 표지의 설치 위치 및 관리 상태 나. 금연구역의 재떨이 제거 등 금연 환경 조성 상태 다. 흡연실 설치 위치 및 설치 상태 라. 흡연실의 표지 부착 상태 마. 청소년 출입금지 표시 부착 상태
2. 금연구역에서의 흡연행위 감시 및 계도	금연구역에서의 흡연행위를 예방하기 위한 감시 활동 및 금연에 대한 지도 · 계몽 · 홍보
3. 금연을 위한 조치를 위반한 경우 관할 행정관청에 신고하거나 그에 관한 자료 제공	법 제9조제8항을 위반한 사람을 발견한 경우 다음 각 목의 조치 가. 금연구역에서의 흡연행위 촬영 등 증거수집 나. 관할 행정관청에 신고를 하기 위한 위반자의 인적사항 확인 등
4. 금연홍보 및 금연교육 지원	가. 금연을 위한 캠페인 등 홍보 활동 나. 청소년 등을 대상으로 한 금연교육 다. 금연시설 점유자 · 소유자 및 관리자에 대한 금연구역 지정 · 관리에 관한 교육 지원
5. 금연 환경 조성을 위한 지도	법 제9조제2항 및 제3항에 따른 담배자동판매기 설치 위치와 성인인증장치 부착 상태 확인 업무 지원

■ 국민건강증진법 시행령 [별표 2]

보건교육사의 등급별 자격기준
(제18조제1항 관련)

등급	자격기준
보건교육사 1급	보건교육사 1급 시험에 합격한 자
보건교육사 2급	1. 보건교육사 2급 시험에 합격한 자 2. 보건교육사 3급 자격을 취득한 후 보건복지부장관이 정하여 고시하는 보건교육 업무에 3년 이상 종사한 자
보건교육사 3급	보건교육사 3급 시험에 합격한 자

■ 국민건강증진법 시행령 [별표 3]

보건교육사 시험과목(제18조의2제4항 관련)

구분	시험 과목
보건교육사 1급	보건프로그램 개발 및 평가, 보건교육방법론, 보건사업관리
보건교육사 2급	보건교육학, 보건학, 보건프로그램 개발 및 평가, 보건교육방법론, 조사방법론, 보건사업관리, 보건의사소통, 보건의료법규
보건교육사 3급	보건교육학, 보건학, 보건프로그램 개발 및 평가, 보건의료법규

■ 국민건강증진법 시행령 [별표 4]

보건교육사 국가시험 응시자격

(제18조의3제1항 관련)

등급	응시자격
보건교육사 1급	1. 보건교육사 2급 자격을 취득한 후 시험일 현재 보건복지부장관이 정하여 고시하는 보건교육 업무에 3년 이상 종사한 자 2. 「고등교육법」에 따른 대학원 또는 이와 동등 이상의 교육과정에서 보건복지부령으로 정하는 보건교육 관련 교과목을 이수하고 석사 또는 박사학위를 취득한 후 시험일 현재 보건복지부장관이 정하여 고시하는 보건교육 업무에 2년 이상 종사한 자
보건교육사 2급	「고등교육법」 제2조에 따른 학교 또는 이와 동등 이상의 교육과정에서 보건복지부령으로 정하는 보건교육 관련 교과목을 이수하고 전문학사 학위 이상을 취득한 자
보건교육사 3급	1. 시험일 현재 보건복지부장관이 정하여 고시하는 보건교육 업무에 3년 이상 종사한 자 2. 2009년 1월 1일 이전에 보건복지부장관이 정하여 고시하는 민간단체의 보건교육사 양성과정을 이수한 자 3. 「고등교육법」 제2조에 따른 학교 또는 이와 동등 이상의 교육과정에서 보건복지부령으로 정하는 보건교육 관련 교과목 중 필수과목 5과목 이상, 선택과목 2과목 이상을 이수하고 전문학사 학위 이상을 취득한 자

■ 국민건강증진법 시행규칙 [별표 1의2]

과음에 대한 경고문구의 표시방법(제4조제2항 관련)

1. 표기방법

경고문구는 사각형의 선안에 한글로 "경고: "라고 표시하고, 보건복지부장관이 정하는 경고문구 중 하나를 선택하여 기재하여야 한다.

2. 글자의 크기 등

가. 경고문구는 판매용 용기에 부착되거나 새겨진 상표 또는 경고문구가 표시된 스티커에 상표면적의 10분의 1 이상에 해당하는 면적의 크기로 표기하여야 한다.

나. 글자의 크기는 상표에 사용된 활자의 크기로 하되, 그 최소크기는 다음과 같다.

(1) 용기의 용량이 300밀리리터 미만인 경우: 7포인트 이상

(2) 용기의 용량이 300밀리리터 이상인 경우: 9포인트 이상

3. 색상

경고문구의 색상은 상표도안의 색상과 보색관계에 있는 색상으로서 선명하여야 한다.

4. 글자체

고딕체

5. 표시위치

상표에 표기하는 경우에는 상표의 하단에 표기하여야 하며, 스티커를 사용하는 경우에는 상표밑의 잘 보이는 곳에 표기하여야 한다.

■ 국민건강증진법 시행규칙 [별표 1의3]

금주구역을 알리는 안내표지를 설치하는 방법(제5조 관련)

1. 안내표지 부착 위치

금주구역을 알리는 안내표지는 표지판이나 스티커의 형태로 해당 장소를 이용하는 일반 공중이 잘 볼 수 있도록 건물 담장, 벽면, 보도, 출입구 등에 설치하거나 부착해야 한다.

2. 안내표지 내용

가. 안내표지는 다음의 사항을 포함해야 한다.

1) 금주를 상징하는 그림이나 문자

(예시 1)	(예시 2)	(예시 3)
	금 주 구 역	금 주

2) 위반 시 조치사항

(예시)

> 이 장소는 금주구역으로서 이 구역에서 음주를 할 수 없습니다. 이를 위반하는 경우에는 「국민건강증진법」 제34조제3항제1호에 따라 10만원 이하의 과태료가 부과됩니다.

나. 지정된 금주구역의 규모나 구조에 따라 안내표지의 크기를 다르게 할 수 있으며, 바탕색 및 글씨 색상 등은 그 내용이 눈에 잘 띄도록 배색하여야 한다.

다. 안내표지의 글자는 한글로 표기하되, 필요한 경우에는 영어나 일본어 또는 중국어 등 외국어를 함께 표기할 수 있다.

라. 필요한 경우 안내표지 하단에 아래 사항을 기재할 수 있다.

: 위반사항을 발견하신 분은 전화번호 ○○○ – ○○○○로 신고해주시기 바랍니다.

■ 국민건강증진법 시행규칙 [별표 2]

금연구역을 알리는 표지와 흡연실을 설치하는 기준 · 방법(제6조제4항 관련)

1. 금연구역을 알리는 표지 설치 방법

가. 표지 부착

1) 법 제9조제4항 각 호의 어느 하나에 해당하는 시설의 소유자·점유자 또는 관리자는 해당 시설 전체가 금연구역임을 나타내는 표지판 또는 스티커를 달거나 부착하여야 한다.
2) 법 제9조제6항에 따라 금연구역을 지정한 특별자치시장·특별자치도지사·시장·군수·구청장은 지정된 장소가 금연구역임을 나타내는 표지판 또는 스티커를 설치하거나 부착하여야 한다.
3) 법 제9조제4항에 따른 해당 시설의 표지판 또는 스티커는 해당 시설을 이용하는 자가 잘 볼 수 있도록 건물 출입구에 부착하여야 하며, 그 외 계단, 화장실 등 주요 위치에 부착한다.
4) 법 제9조제6항에 따른 금연구역의 표지판 또는 스티커는 해당 구역을 이용하는 일반 공중이 잘 볼 수 있도록 건물 담장, 벽면, 보도(步道) 등에 설치하거나 부착하여야 한다.
5) 표지판 또는 스티커는 법 제9조제4항에 따른 해당 시설의 소유자·점유자·관리자 또는 법 제9조제6항에 따른 특별자치시장·특별자치도지사·시장·군수·구청장이 제작하여 부착하여야 한다. 다만, 보건복지부장관, 시·도지사 또는 시장·군수·구청장이 표지판 또는 스티커를 제공하는 경우에는 이를 부착할 수 있다.

나. 표지 내용

1) 각 목에 따른 표지판 또는 스티커에는 다음 사항이 포함되어야 한다.
   가) 금연을 상징하는 그림 또는 문자

(예시)

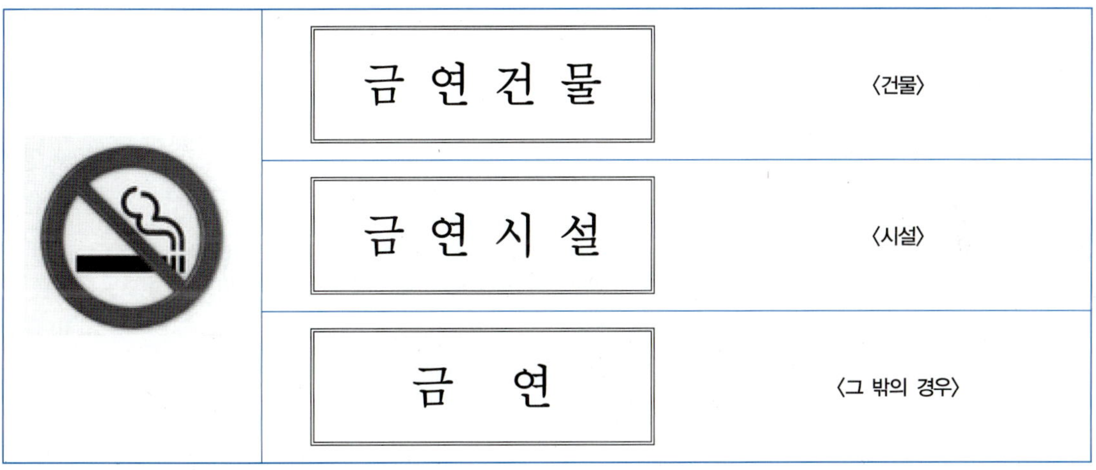

   나) 위반 시 조치사항

   (예시)

이 건물 또는 시설은 전체가 금연구역으로, 지정된 장소 외에서는 담배를 피울 수 없습니다. 이를 위반할 경우, 「국민건강증진법」에 따라 10만원 이하의 과태료가 부과됩니다.

2) 건물 또는 시설의 규모나 구조에 따라 표지판 또는 스티커의 크기를 다르게 할 수 있으며, 바탕색 및 글씨 색상 등은 그 내용이 눈에 잘 띄도록 배색하여야 한다.
3) 표지판 또는 스티커의 글자는 한글로 표기하되, 필요한 경우에는 영어, 일본어, 중국어 등 외국어를 함께 표기할 수 있다.
4) 필요한 경우 표지판 또는 스티커 하단에 아래 사항을 추가로 표시할 수 있다.
   : 위반사항을 발견하신 분은 전화번호 ○○○ – ○○○○로 신고해주시기 바랍니다.

2. 흡연실을 설치하는 기준 및 방법

가. 흡연실의 설치 위치

1) 법 제9조제4항제6호, 제8호, 제9호, 제10호, 제11호, 제12호 및 제15호에 해당하는 시설의 소유자・점유자 또는 관리자가 흡연실을 설치하는 경우에는 의료기관 등의 이용자 및 어린이・청소년의 간접흡연 피해를 예방하기 위해 실외에 흡연실을 설치하여야 한다. 이 경우 흡연실은 옥상에 설치하거나 각 시설의 출입구로부터 10미터 이상의 거리에 설치하여야 한다.

2) 법 제9조제4항 각 호의 어느 하나에 해당하는 시설 중 1)에 따른 시설 외 시설의 소유자・점유자 또는 관리자는 가급적 실외에 흡연실을 설치하되, 부득이한 경우 건물 내에 흡연실을 설치할 수 있다.

나. 흡연실의 표지 부착

1) 건물 내에 흡연실을 설치한 경우 해당 시설의 소유자・점유자 또는 관리자는 시설 전체가 금연구역이라는 표시와 함께 해당 시설을 이용하는 자가 잘 볼 수 있는 위치에 아래 예시와 같이 흡연실임을 나타내는 표지판을 달거나 부착하여야 한다.

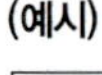

(예시)

흡 연 실

2) 건물 또는 시설의 규모나 구조에 따라 표지판 또는 스티커의 크기를 다르게 할 수 있으며, 바탕색 및 글씨 색상 등은 그 내용이 눈에 잘 띄도록 배색하여야 한다.

3) 표지판 또는 스티커의 글자는 한글로 표기하되, 필요한 경우에는 영어, 일본어, 중국어 등 외국어를 함께 표기할 수 있다.

4) 실외에 흡연실을 설치하는 경우 흡연이 가능한 영역을 명확히 알 수 있도록 그 경계를 표시하거나, 표지판을 달거나 부착하여야 한다.

다. 흡연실의 설치 방법

1) 실외에 흡연실을 설치하는 경우 자연 환기가 가능하도록 하고, 부득이한 경우에는 별도로 환기시설을 설치하여야 한다. 이 경우 해당 흡연실을 덮을 수 있는 지붕 및 바람막이 등을 설치할 수 있다.

2) 건물 내에 흡연실을 설치하는 경우 해당 시설의 규모나 특성 및 이용자 중 흡연자 수 등을 고려하여 담배 연기가 실내로 유입되지 않도록 실내와 완전히 차단된 밀폐 공간으로 하여야 한다. 이 경우 공동으로 이용하는 시설인 사무실, 화장실, 복도, 계단 등의 공간을 흡연실로 사용하여서는 아니 된다.

3) 건물 내 흡연실에는 흡연실의 연기를 실외로 배출할 수 있도록 환풍기 등 환기시설을 설치하여야 한다.

4) 흡연실에 재떨이 등 흡연을 위한 시설 외에 개인용 컴퓨터 또는 탁자 등 영업에 사용되는 시설 또는 설비를 설치하여서는 아니 된다.

학습요약

1 제정 목적

1) 국민에게 건강에 대한 가치와 책임의식을 함양하도록 건강에 관한 바른 지식을 보급함
2) 스스로 건강생활을 실천할 수 있는 여건을 조성함
3) 국민의 건강을 증진함

2 용어 정의

1) **국민건강증진사업:** 보건교육, 질병예방, 영양개선, 신체활동장려, 건강관리 및 건강생활의 실천등을 통하여 국민의 건강을 증진시키는 사업
2) **보건교육:** 개인 또는 집단으로 하여금 건강에 유익한 행위를 자발적으로 수행하도록 하는 교육
3) **영양개선:** 개인 또는 집단이 균형된 식생활을 통하여 건강을 개선시키는 것
4) **신체활동장려:** 개인 또는 집단이 일상생활 중 신체의 근육을 활용하여 에너지를 소비하는 모든 활동을 자발적으로 적극 수행 장려하는 것
5) **건강관리:** 개인 또는 집단이 건강에 유익한 행위를 지속적으로 수행함으로써 건강한 상태를 유지하는 것
6) **건강친화제도:** 근로자의 건강증진을 위하여 직장 내 문화 및 환경을 건강친화적으로 조성하고, 근로자가 자신의 건강관리를 적극적으로 수행할 수 있도록 교육, 상담 프로그램 등을 지원하는 것

3 국민건강증진종합계획

1) 보건복지부장관은 국민건강증진정책심의위원회의 심의를 거쳐 국민건강증진종합계획을 5년마다 수립
2) 포함할 사항
   (1) 국민건강증진의 기본목표 및 추진방향
   (2) 국민건강증진을 위한 주요 추진과제 및 추진방법
   (3) 국민건강증진에 관한 인력의 관리 및 소요재원의 조달방안
   (4) 국민건강증진기금의 운용방안
   (5) 아동 · 여성 · 노인 · 장애인 등 건강취약 집단이나 계층에 대한 건강증진 지원방안
   (6) 국민건강증진 관련 통계 및 정보의 관리 방안
   (7) 그 밖에 국민건강증진을 위하여 필요한 사항

4 건강친화환경조성 및 건강생활의 지원

1) 국가와 지방자치단체는 건강친화 환경 조성 및 국민이 건강생활을 할 수 있도록 지원
2) 국가는 혼인과 가정생활을 보호하기 위하여 혼인 당사자의 건강을 확인하도록 권장
3) 건강을 확인하여야 하는 내용
   (1) 자녀에게 건강상 현저한 장애를 줄 수 있는 유전성 질환
   (2) 혼인당사자 또는 그 가족에게 건강상 현저한 장애를 줄 수 있는 전염성질환

5 광고금지

1) **명령권자:** 보건복지부장관 또는 시 · 도지사
2) **광고내용의 변경 또는 광고의 금지를 명할 수 있는 광고**
   (1) 의학 또는 과학적으로 검증되지 아니한 건강비법 또는 심령술의 광고
   (2) 그 밖에 건강에 관한 잘못된 정보를 전하는 광고로서 대통령령이 정하는 광고

6 금연 및 절주운동

1) **교육 · 홍보:** 국가 및 지방자치단체는 국민에게 담배의 직접흡연 또는 간접흡연과 과다한 음주가 국민건강에 해롭다는 것을 교육 · 홍보하여야 함
2) **지원:** 국가 및 지방자치단체는 금연 및 절주에 관한 조사 · 연구를 하는 법인 또는 단체를 지원할 수 있음
3) **표기:** 주류 면허 등에 관한 법률에 의하여 주류제조의 면허를 받은 자 또는 주류를 수입하여 판매하는 자는 대통령령이 정하는 주류의 판매용 용기(알코올분 1도 이상의 음료)에 과다한 음주는 건강에 해롭다는 내용과 임신 중 음주는 태아의 건강을 해칠 수 있다는 내용의 경고문구 또는 경고그림을 표기하여야 함

7 주류광고의 제한 · 금지 특례

1) **광고 가능자:** 주류제조면허나 주류판매업면허를 받은 자 및 주류를 수입하는 자
2) **광고 준수 사항**
   (1) 음주자에게 주류의 품명 · 종류 및 특징을 알리는 것 외에 주류의 판매촉진을 위하여 경품 및 금품을 제공한다는 내용을 표시하지 아니할 것
   (2) 직접적 또는 간접적으로 음주를 권장 또는 유도하거나 임산부 또는 미성년자의 인물, 목소리 혹은 음주하는 행위를 묘사하지 아니할 것
   (3) 운전이나 작업 중에 음주하는 행위를 묘사하지 아니할 것
   (4) 과다한 음주는 건강에 해롭다는 내용과 임신 중 음주는 태아의 건강을 해칠 수 있다는 내용의 경고문구 표기(알코올분 1도 이상의 음료)
   (5) 음주가 체력 또는 운동 능력을 향상시킨다거나 질병의 치료 또는 정신건강에 도움이 된다는 표현 등 국민의 건강과 관련하여 검증되지 아니한 내용을 주류광고에 표시하지 아니할 것

8 절주문화 조성 및 알코올 남용 · 의존 관리

1) 국가나 지방자치단체는 절주문화 조성 및 알코올 남용 · 의존의 예방 및 치료를 위해 노력해야 됨
2) 보건복지부장관: 5년마다 알코올 남용 · 의존 실태조사 실시

9 금주구역 지정

1) **지정자:** 지방자치단체
2) **구역:** 음주폐해 예방과 주민 건강증진을 위해 필요하다고 인정될 경우 조례로 다수인이 모이거나 오고가는 관할 구역 안의 일정한 장소를 지정할 수 있음
3) **안내표지:** 특별자치시장 · 특별자치도지사 · 시장 · 군수 · 구청장이 설치해야 함

10 금연구역 ✪✪✪

1) **금연구역 지정자:** 시설의 소유자, 점유자 또는 관리자
2) **전체를 금연구역으로 지정해야 하는 시설**
   (1) 국회의 청사
   (2) 정부 및 지방자치단체의 청사
   (3) 법원과 그 소속기관의 청사
   (4) 공공기관의 청사
   (5) 지방공기업의 청사
   (6) 「유아교육법」 · 「초 · 중등교육법」에 따른 학교, 「대안교육기관에 관한 법률」에 따른 대안교육기관
   (7) 「고등교육법」에 따른 학교의 교사
   (8) 의료기관, 보건소 · 보건의료원 · 보건지소
   (9) 어린이집
   (10) 청소년수련관, 청소년수련원, 청소년문화의집, 청소년특화시설, 청소년야영장, 유스호스텔, 청소년이용시설 등 청소년활동시설
   (11) 도서관
   (12) 어린이놀이시설
   (13) 학교교과교습학원과 연 면적 1천제곱미터 이상의 학원
   (14) 공항 · 여객부두 · 철도역 · 여객자동차터미널 등 교통 관련 시설의 대기실 · 승강장, 지하보도 및 16인승 이상의 교통수단으로서 여객 또는 화물을 유상으로 운송하는 것
   (15) 어린이운송용 승합자동차
   (16) 연면적 1천 제곱미터 이상의 사무용 건축물, 공장 및 복합용도의 건축물
   (17) 객석 수 300석 이상의 공연장
   (18) 대규모 점포와 지하도에 있는 상점가
   (19) 관광숙박업소
   (20) 체육시설로서 1천명 이상의 관객을 수용할 수 있는 체육시설과 체육시설업에 해당하는 실내에 설치된 체육시설
   (21) 사회복지시설
   (22) 목욕장
   (23) 청소년게임제공업소, 일반게임제공업소, 인터넷컴퓨터게임시설제공업소 및 복합유통게임제공업소
   (24) 휴게음식점영업소, 일반음식점영업소 및 제과점영업소와 식품소분 · 판매업 중 실내 휴게공간을 마련하여 운영하는 식품자동판매기 영업소
   (25) 만화대여업소

(26) 그 밖에 보건복지부령으로 정하는 시설 또는 기관

3) **공동주택금연구역:** 공동주택의 거주세대 중 2분의 1 이상이 그 공동주택을 금연구역으로 지정할 것을 신청할 경우에 그 구역을 금연구역으로 지정하고 안내표지를 설치하여야 함

4) **금연구역임을 알리는 안내표지를 설치할 장소**
   (1) 유치원 시설의 경계선으로부터 30미터 이내의 구역
   (2) 어린이집 시설의 경계선으로부터 30미터 이내의 구역
   (3) 학교 시설의 경계선으로부터 30미터 이내의 구역

11 담배에 관한 경고문구 등 표시 ✪✪✪

1) 흡연의 폐해를 나타내는 내용의 경고그림(사진포함)
2) 흡연이 폐암 등 질병의 원인이 될 수 있다는 내용 및 다른 사람의 건강을 위협할 수 있다는 내용의 경고문구
3) 타르흡입량은 흡연자의 흡연습관에 따라 다르다는 내용의 경고문구
4) 담배에 포함된 발암성 물질: 나프틸아민, 니켈, 벤젠, 비닐 크롤라이드, 비소, 카드뮴
5) 금연상담 전화번호(1544-9030)

12 담배에 관한 광고의 금지 또는 제한 ✪✪

1) 담배에 관한 광고는 다음의 방법에 한하여 할 수 있음
   (1) 지정소매인의 영업소 내부에서 보건복지부령으로 정하는 광고물을 전시(展示) 또는 부착하는 행위(영업소 외부에 전시 또는 부착 금지)
   (2) 품종군별로 연간 10회 이내(1회당 2쪽 이내)에서 잡지(여성 또는 청소년 대상의 정기간행물 및 신문, 외국정기간행물 제외)에 광고를 게재하는 행위. 다만, 보건복지부령으로 정하는 판매부수 이하로 국내에서 판매되는 외국정기간행물로서 외국문자로만 쓰여져 있는 잡지인 경우에는 광고게재의 제한을 받지 아니함
   (3) 사회 · 문화 · 음악 · 체육 등의 행사(여성 또는 청소년을 대상으로 하는 행사는 제외)를 후원하는 행위. 이 경우 후원하는 자의 명칭을 사용하는 외에 제품광고를 하여서는 아니 됨
   (4) 국제선의 항공기 및 여객선, 그 밖에 보건복지부령으로 정하는 장소 안에서 하는 광고

2) 제조자 등은 1)에 따른 광고를 「담배사업법」에 따른 도매업자 또는 지정소매인으로 하여금 하게 할 수 있음. 이 경우 도매업자 또는 지정소매인이 한 광고는 제조자등이 한 광고로 봄

3) 1)에 따른 광고 또는 그에 사용되는 광고물은 다음 사항을 준수하여야 함
   (1) 흡연자에게 담배의 품명 · 종류 및 특징을 알리는 정도를 넘지 아니할 것
   (2) 비흡연자에게 직접적 또는 간접적으로 흡연을 권장 또는 유도하거나 여성 또는 청소년의 인물을 묘사하지 아니할 것
   (3) 표기하는 흡연 경고문구의 내용 및 취지에 반하는 내용 또는 형태가 아닐 것
   (4) 국민의 건강과 관련하여 검증되지 아니한 내용을 표시하지 아니할 것

4) 제조자 등은 담배에 관한 광고가 1) 및 3)에 위배되지 아니하도록 자율적으로 규제하여야 함

5) 보건복지부장관은 문화체육관광부장관에게 1) 또는 3)을 위반한 광고가 게재된 외국정기간행물의 수입업자에 대하여 시정조치 등을 할 것을 요청할 수 있음

13 보건교육 ✪✪✪

1) **보건교육의 실시**
   (1) 국가 및 지방자치단체는 국민이 올바른 보건의료의 이용과 건강생활 습관을 실천하도록 개인 또는 집단의 특성 · 건강상태 · 건강의식 수준에 따라 보건교육 실시

(2) 국가 또는 지방자치단체는 국민건강증진사업 관련 법인 또는 단체가 보건교육을 실시하면 지원 가능
(3) 보건복지부장관, 시 · 도지사 및 시장 · 군수 · 구청장은 보건교육을 실시하는 국민건강증진사업 관련 법인 또는 단체에 보건교육의 계획 및 결과 관련 자료를 요청할 수 있음

2) **보건교육 내용**
(1) 금연 · 절주 등 건강생활의 실천에 관한 사항
(2) 만성퇴행성질환 등 질병의 예방에 관한 사항
(3) 영양 및 식생활에 관한 사항
(4) 구강건강에 관한 사항
(5) 공중위생에 관한 사항
(6) 건강증진을 위한 체육활동에 관한 사항
(7) 그 밖에 건강증진사업에 관한 사항

3) **보건교육사** ✪✪
(1) 자격증 교부권자: 보건복지부장관
(2) 등급: 1급 내지 3급
(3) 보건교육사 1급의 자격증을 교부받고자 하는 자는 국가시험에 합격하여야 함: 보건복지부장관이 매년 1회 이상 실시
(4) 채용: 국가 및 지방자치단체는 대통령령이 정하는 국민건강증진사업관련 법인 또는 단체 등에 대하여 보건교육사를 그 종사자로 채용하도록 권장하여야 함
(5) 결격사유
① 피성년 후견인
② 금고 이상의 실형의 선고를 받고 그 집행이 종료되지 아니하거나 그 집행을 받지 아니하기로 확정되지 아니한 자
③ 법률 또는 법원의 판결에 의하여 자격이 상실 또는 정지된 자
(6) 자격취소: 다른 사람에게 자격증을 빌려준 경우 자격 취소

4) **보건교육 평가:** 보건복지부장관이 정기적으로 국민의 보건교육의 성과에 관하여 실시

5) **보건교육 개발 등:** 보건복지부장관이 한국보건사회연구원으로 하여금 보건교육에 관한 정보 · 자료의 수집 · 개발 및 조사, 그 교육의 평가 기타 필요한 업무를 행하게 할 수 있음

14 국민건강영양조사

1) **실시자:** 질병관리청장
2) **조사내용:** 건강조사(가구, 건강상태, 건강행태), 영양조사(식품섭취, 식생활)
3) **조사시기:** 매년 구역과 기준을 정하여 실시

15 신체활동장려사업

1) **실시자:** 국가 및 지방자치단체

2) **사업내용**
(1) 신체활동장려에 관한 교육사업
(2) 신체활동장려에 관한 조사 · 연구사업
(3) 그 밖에 신체활동장려를 위하여 대통령령으로 정한 사업(신체활동증진 프로그램의 개발 및 운영사업, 체육시설이나 공원시설 등 신체활동장려를 위한 기반시설 마련 사업, 신체활동장려에 관한 홍보사업, 그 밖에 보건복지부장관이 신체활동장려를 위해 필요하다고 인정하는 사업)

16 구강건강관리 ✪

1) **실시자:** 국가 및 지방자치단체
2) **사업내용:** 구강건강에 관한 교육
   (1) 구강건강에 관한 교육사업
   (2) 수돗물불소농도 조정사업
   (3) 구강건강에 관한 조사 · 연구사업
   (4) 아동 · 노인 · 장애인 · 임산부 등 건강 취약계층을 위한 구강건강증진사업
   (5) 기타 구강건강증진을 위해 대통령령이 정한 사업(치아홈메우기사업, 불소용액 양치사업, 구강건강의 증진을 위하여 보건복지부령이 정한 사업)

17 건강증진사업 내용 ✪✪✪

1) **실시자:** 특별자치시장 · 특별자치도지사 · 시장 · 군수 · 구청장이 보건소장으로 하여금 사업을 하게 할 수 있음
2) **사업내용**
   (1) 보건교육 및 건강상담
   (2) 영양관리
   (3) 신체활동장려
   (4) 구강건강의 관리
   (5) 질병의 조기발견을 위한 검진 및 처방
   (6) 지역사회의 보건문제에 관한 조사 · 연구
   (7) 기타 건강교실의 운영등 건강증진사업에 관한 사항

18 국민건강증진기금 ✪✪✪

1) **관리 · 운용자:** 보건복지부장관
2) **기금의 사용**
   (1) 금연교육 및 광고, 흡연피해 예방 및 흡연피해자 지원 등 국민건강관리사업
   (2) 건강생활의 지원사업
   (3) 보건교육 및 그 자료의 개발
   (4) 보건통계의 작성 · 보급과 보건의료관련 조사 · 연구 및 개발에 관한 사업
   (5) 질병의 예방 · 검진 · 관리 및 암의 치료를 위한 사업
   (6) 국민영양관리사업
   (7) 신체활동장려사업
   (8) 구강건강관리사업
   (9) 시 · 도지사 및 시장 · 군수 · 구청장이 행하는 건강증진사업
   (10) 공공보건의료 및 건강증진을 위한 시설 · 장비의 확충
   (11) 기금의 관리 · 운용에 필요한 경비
   (12) 그 밖에 국민건강증진사업에 소요되는 경비로서 대통령령이 정하는 사업
3) 보건복지부장관은 기금을 위 사업에 사용 시 아동 · 청소년 · 여성 · 노인 · 장애인 등에 대해 특별히 배려 · 지원할 수 있음

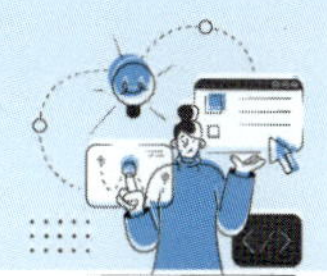

핵심문제

1. 국민건강증진법의 목적으로 옳은 것은?

① 질병의 예방과 치료
② 건강에 관한 바른 지식 보급
③ 국민보건 향상 및 사회보장 증진
④ 국민건강의 보호
⑤ 국민 삶의 질 향상

☞ 법 제1조(목적)

2. 국민건강증진법상 "국민건강증진사업"은 (   ) 등을 통하여 국민의 건강을 증진시키는 사업을 말한다. (   )에 맞는 것은?

가. 보건교육
나. 질병예방
다. 영양개선
라. 건강생활의 실천

① 가, 나, 다
② 가, 다
③ 나, 라
④ 라
⑤ 가, 나, 다, 라

☞ 법 제2조(정의)

3. 시장 · 군수 · 구청장은 지역주민의 건강증진을 위하여 보건복지부령이 정하는 바에 의하여 보건소장으로 하여금 건강증진사업을 실시하게 할 수 있다. 다음 중 보건소장이 행하는 건강증진사업은?

가. 건강교실운영
나. 영양관리 및 구강건강의 관리
다. 질병의 조기발견을 위한 검진 및 처방
라. 지역사회의 보건문제에 관한 조사 및 연구

① 가, 나, 다
② 가, 다
③ 나, 라
④ 라
⑤ 가, 나, 다, 라

☞ 법 제19조(건강증진사업 등)

정답 1. ② 2. ⑤ 3. ⑤

4. 과다한 음주는 건강에 해롭다는 경고문구를 표기해야 하는 주류는 국내에서 판매되는 주류 중 알코올 몇 도 이상의 음료를 말하나?

① 1도 이상　② 3도 이상
③ 5도 이상　④ 10도 이상
⑤ 15도 이상

☞ 법 제8조(금연 및 절주운동 등)

5. 국민건강증진 기금을 사용할 수 있는 사업은?

가. 건강생활의 지원사업　나. 국민영양관리사업
다. 구강건강관리사업　라. 보건교육 및 그 자료의 개발

① 가, 나, 다　② 가, 다　③ 나, 라
④ 라　⑤ 가, 나, 다, 라

☞ 법 제25조(기금의 사용)

6. 국민건강증진법에 따라 국민영양조사를 실시해야 하는 자는?

① 보건복지부장관　② 식품의약품안전청장
③ 시·도지사　④ 보건사회연구원장
⑤ 각 지역 보건소장

☞ 법 제16조(국민건강영양조사 등)

7. 국민건강증진법에 따라 국가와 지방자치단체가 실시하는 보건교육내용에 포함되는 것은?

가. 금연, 절주 등 건강생활 실천에 관한 사항
나. 건강증진을 위한 체육활동에 관한 사항
다. 공중위생에 관한 사항
라. 영양 및 식생활에 관한 사항

① 가, 나, 다　② 가, 다　③ 나, 라
④ 라　⑤ 가, 나, 다, 라

☞ 법 제12조(보건교육의 실시 등), 시행령 제17조(보건교육의 내용)

정답 4. ①　5. ⑤　6. ①　7. ⑤

8. **담배의 제조자 등이 담배갑 포장지 앞·뒷면에 표기해야 하는 발암성 물질로 맞는 것은?**

가. 카드뮴	나. 니켈
다. 벤젠	라. 수은

① 가, 나, 다 ② 가, 다 ③ 나, 라
④ 라 ⑤ 가, 나, 다, 라

☞ 법 제9조(담배에 관한 경고문구 등 표시)

9. **성인 인증 장치가 부착되지 아니한 담배자동판매기를 설치하여 담배를 판매한 자의 벌칙은?**

① 1년 이하 징역 또는 1천 만원 이하 벌금
② 10만원 이하의 과태료
③ 100만원 이하 과태료
④ 300만원 이하 과태료
⑤ 500만원 이하 과태료

☞ 법 제34조(과태료)

10. **국민건강증진 및 보건교육에 관한 전문지식을 가진 자에게 보건교육사의 자격증을 교부할 수 있는 사람은?**

① 시·도지사 ② 시장·군수·구청장
③ 교육과학기술부 장관 ④ 보건관련단체장
⑤ 보건복지부장관

☞ 법 제12조(보건교육의 실시 등)

11. **국민건강증진법의 기본계획 수립 주체는?**

① 질병관리청장 ② 국무총리
③ 보건복지부장관 ④ 건강보험심사평가원장
⑤ 대한간호협회장

☞ 법 제4조(국민건강증진종합계획의 수립)

정답 8. ① 9. ④ 10. ⑤ 11. ③

12. 국민건강증진사업이란 ( )을 통하여 국민의 건강을 증진시키는 사업을 말한다. ( )에 들어갈 단어로 <u>틀린</u> 것은?

① 보건교육 ② 질병예방
③ 영양개선 ④ 신체활동장려
⑤ 환경개선

☞ 법 제2조(정의)

13. 공중이 이용하는 시설의 소유자, 점유자 또는 관리자가 시설의 전체를 금연구역으로 지정될 수 없는 장소는?

① 공공기관의 청사
② 관광숙박업소
③ 병원
④ 유치원
⑤ 공연법에 따른 객석수 200석 이상의 공연장

☞ 법 제9조(금연을 위한 조치)

14. 담배 규제 조치가 <u>아닌</u> 것은?

① 담배갑 경고 그림 ② 청소년 대상 판매 금지
③ 공공장소 흡연 금지 ④ 담배 세금 인하
⑤ 담배 광고 제한

☞ 법 제9조(금연을 위한 조치)~제9조의4(담배에 관한 광고의 금지 또는 제한)

15. 금주구역에서 음주 시 부과되는 조치는?

① 경고 ② 구두 훈계
③ 과태료 ④ 형사처벌
⑤ 벌점 부여

☞ 법 제8조의4(금주구역 지정)

정답 12. ⑤ 13. ⑤ 14. ④ 15. ③

16. 국민건강증진법에 따라 시장 · 군수 · 구청장이 지역주민의 건강증진을 위하여 보건복지부령이 정한 바에 의하여 보건소장에게 실시하게 할 수 있는 사업으로 틀린 것은?

① 질병예방과 치료
② 보건교육 및 건강상담
③ 신체활동장려
④ 구강건강의 관리
⑤ 지역사회의 보건문제에 관한 조사·연구

☞ 법 제19조(건강증진사업 등)

17. 국민건강증진기금을 설치 · 운영할 수 있는 사람은?

① 대통령
② 한국은행장
③ 보건복지부장관
④ 대한간호협회장
⑤ 한국보건사회연구원장

☞ 법 제22조(기금의 설치 등)

18. 질병관리청장은 보건복지부장관과 협의하여 국민의 건강상태, 식품섭취, 식생활조사 등 국민의 건강과 영양에 관한 조사를 정기적으로 실시한다. 실시주기로 옳은 것은?

① 매년
② 2년마다
③ 3년마다
④ 4년마다
⑤ 5년마다

☞ 법 제16조(국민건강영양조사 등), 시행령 제19조(국민건강영양조사의 주기)

19. 국가 및 지방자치단체가 실시하는 구강건강사업에 해당하는 내용은?

① 수돗물 불소농도 조정 사업
② 치열교정 사업
③ 치주염 치료사업
④ 구강건강 치료사업
⑤ 치아미백 사업

☞ 법 제18조(구강건강사업)

정답 16. ① 17. ③ 18. ① 19. ①

20. 보건교육사에 대한 내용으로 틀린 것은?

① 등급은 1급 내지 3급으로 한다.

② 국가시험은 매년 1회 이상 실시한다.

③ 국가시험은 보건복지부장관이 한국보건의료인국가시험원에 위탁해서 시행한다.

④ 시험방법은 필기시험과 보건교육 실기시험으로 한다.

⑤ 국가 및 지방자치단체는 국민건강증진사업 관련 법인 또는 단체에 보건교육사를 채용하도록 권장하여야 한다.

☞ 법 제12조의2(보건교육사자격증의 교부 등)~제12조의4(보건교육사의 채용), 시행령 제18조(보건교육사 등급별 자격기준 등)~제18조의5(관계 기관 등에의 협조요청)

정답 20. ④

12절

혈액관리법

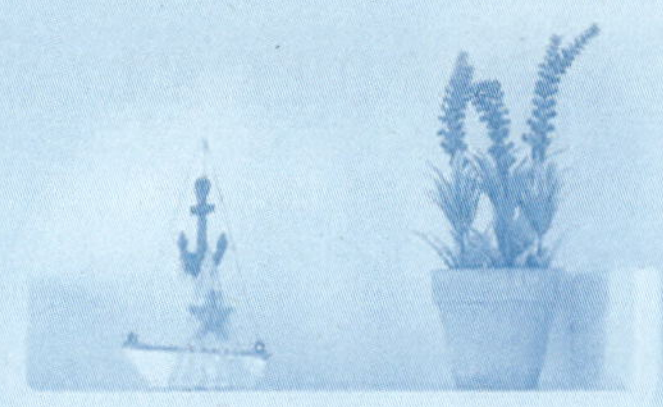

학습목표

1. 혈액관리법 관련 용어를 정의한다.
2. 채혈금지대상자의 범위를 설명한다.
3. 혈액매매 행위 등의 금지를 설명한다.
4. 헌혈자의 보호와 의무를 설명한다.
5. 헌혈자의 신원확인과 건강진단 내용을 설명한다.
6. 혈액의 안정성 확보를 설명한다.
7. 특정수혈부작용에 대한 조치를 설명한다.

혈액관리법

제정	1970. 8. 7.	법률 제2229호
개정	2019. 12. 3.	법률 제16732호
개정	2020. 2. 18.	법률 제17007호
개정	2020. 12. 19.	법률 제17796호
개정	2021. 3. 23.	법률 제17971호
개정	2021. 12. 21.	법률 제18626호
개정	2023. 6. 22.	법률 제18626호, 2021.12.21., 일부개정

혈액관리법 시행령

제정	1971. 6. 24.	대통령령 제5680호
개정	2019. 7. 2.	대통령령 제29950호
개정	2020. 9. 8.	대통령령 제30993호
개정	2020. 12. 1.	대통령령 제31209호
개정	2021. 6. 15.	대통령령 제31775호
개정	2023. 5. 9.	대통령령 제33454호
개정	2023. 6. 22.	대통령령 제33454호, 2023.5.9., 일부개정

혈액관리법 시행규칙

제정	1971. 11. 22.	보건사회부령 제384호
개정	2019. 8. 16.	보건복지부령 제666호
개정	2020. 6. 25.	보건복지부령 제736호
개정	2020. 9. 11.	보건복지부령 제749호
개정	2020. 12. 31.	보건복지부령 제744호
개정	2021. 12. 31.	보건복지부령 제851호
개정	2022. 9. 23.	보건복지부령 제912호
개정	2022. 10. 12.	보건복지부령 제913호
개정	2024. 5. 7.	보건복지부령 제1010호
개정	2024. 10. 14.	보건복지부령 제1063호, 2024.10.14., 일부개정

한국보건의료인국가시험원의 혈액관리법 출제영역

영역	해당조문	
1. 혈액매매행위 등 금지, 헌혈자 건강진단, 혈액의 안전성 확보, 특정수혈부작용 등	제2조	정의
	제3조	혈액매매행위 등의 금지
	제7조	헌혈자의 신원확인 및 건강진단 등
	제8조	혈액 등의 안전성 확보
	제10조~제10조의2	특정수혈부작용에 대한 조치, 특정수혈부작용 및 채혈부작용의 보상

제1조(목적)

이 법은 혈액관리업무에 관하여 필요한 사항을 규정함으로써 수혈자와 헌혈자를 보호하고 혈액관리를 적절하게 하여 국민보건의 향상에 이바지함을 목적으로 한다.

영 제1조(목적)

이 영은 「혈액관리법」에서 위임된 사항과 그 시행에 관하여 필요한 사항을 규정함을 목적으로 한다.

규칙 제1조(목적)

이 규칙은 「혈액관리법」 및 동법시행령에서 위임된 사항과 그 시행에 관하여 필요한 사항을 규정함을 목적으로 한다.

제2조(정의)

이 법에서 사용하는 용어의 뜻은 다음과 같다.

1. "혈액"이란 인체에서 채혈한 혈구 및 혈장을 말한다.
2. "혈액관리업무"란 수혈이나 혈액제제의 제조에 필요한 혈액을 채혈·검사·제조·보존·공급 또는 품질관리하는 업무를 말한다.
3. "혈액원"이란 혈액관리업무를 수행하기 위하여 제6조제3항에 따라 허가를 받은 자를 말한다.
4. "헌혈자"란 자기의 혈액을 혈액원에 무상으로 제공하는 사람을 말한다.
5. "부적격혈액"이란 채혈 시 또는 채혈 후에 이상이 발견된 혈액 또는 혈액제제로서 보건복지부령으로 정하는 혈액 또는 혈액제제를 말한다.
6. "채혈금지대상자"란 감염병 환자, 약물복용 환자 등 건강기준에 미달하는 사람으로서 헌혈을 하기에 부적합하다고 보건복지부령으로 정하는 사람을 말한다.
7. "특정수혈부작용"이란 수혈한 혈액제제로 인하여 발생한 부작용으로서 보건복지부령으로 정하는 것을 말한다.
8. "혈액제제"란 혈액을 원료로 하여 제조한 「약사법」 제2조에 따른 의약품으로서 다음 각 목의 어느 하나에 해당하는 것을 말한다.
   가. 전혈
   나. 농축적혈구
   다. 신선동결혈장
   라. 농축혈소판
   마. 그 밖에 보건복지부령으로 정하는 혈액 관련 의약품

8의2. "원료혈장" 이란 혈액제제 중 혈장분획제제(혈장을 원료로 일련의 제조과정을 거쳐 얻어진 의약품)의 제조를 위하여 혈액원이 혈장분획제제 제조업자에게 공급하는 혈장을 말한다.

9. "헌혈환급예치금"이란 제14조제5항에 따라 수혈비용을 보상하거나 헌혈사업에 사용할 목적으로 혈액원이 보건복지부장관에게 예치하는 금액을 말한다.
10. "채혈"이란 수혈 등에 사용되는 혈액제제를 제조하기 위하여 헌혈자로부터 혈액을 채취하는 행위를 말한다.
11. "채혈부작용"이란 채혈한 후에 헌혈자에게 나타날 수 있는 혈관미주신경반응 또는 피하출혈 등 미리 예상하지 못한 부작용을 말한다.

규칙 제2조(부적격혈액 및 판정기준)

「혈액관리법」(이하 "법"이라 한다) 제2조제5호에 따른 부적격혈액의 범위와 법 제8조제3항에 따른 혈액 및 혈액제제의 적격여부에 관한 판정기준은 별표 1과 같다.

규칙 제2조의2(채혈금지대상자)

법 제2조제6호에서 "보건복지부령으로 정하는 사람"이란 별표 1의2에 해당하는 사람을 말한다.

규칙 제3조(특정수혈부작용)

법 제2조제7호에 따른 특정수혈부작용은 다음 각호의 1과 같다.

1. 사망
2. 장애(「장애인복지법」 제2조의 규정에 의한 장애를 말한다)
3. 입원치료를 요하는 부작용
4. 바이러스등에 의하여 감염되는 질병
5. 의료기관의 장이 제1호 내지 제4호의 규정에 의한 부작용과 유사하다고 판단하는 부작용

규칙 제4조(혈액 관련 의약품)

법 제2조제8호마목에 따른 혈액 관련 의약품은 별표 2와 같다.

제3조(혈액 매매행위 등의 금지)

① 누구든지 금전, 재산상의 이익 또는 그 밖의 대가적 급부를 받거나 받기로 하고 자신의 혈액(제14조에 따른 헌혈증서를 포함한다)을 제공하거나 제공할 것을 약속하여서는 아니 된다.
② 누구든지 금전, 재산상의 이익 또는 그 밖의 대가적 급부를 주거나 주기로 하고 다른 사람의 혈액(제14조에 따른 헌혈증서를 포함한다)을 제공받거나 제공받을 것을 약속하여서는 아니 된다.
③ 누구든지 제1항 및 제2항에 위반되는 행위를 교사·방조 또는 알선하여서는 아니 된다.
④ 누구든지 제1항 및 제2항에 위반되는 행위가 있음을 알았을 때에는 그 행위와 관련되는 혈액을 채혈하거나 수혈하여서는 아니 된다.

벌칙 ※ 18조(5년 이하의 징역 또는 5천만원 이하의 벌금)

제4조(국가와 지방자치단체의 책무)

국가와 지방자치단체는 적극적인 헌혈기부문화를 조성하고 건강한 국민의 헌혈을 장려할 수 있도록 대국민 교육 및 홍보 등 필요한 지원책을 수립·시행하여야 한다.

제4조의2(국가헌혈추진협의회 구성 및 운영)

① 제4조에 따른 책무를 수행하기 위하여 보건복지부장관 소속으로 국가헌혈추진협의회(이하 "국가헌혈협의회"라 한다)를 둔다.
② 국가헌혈협의회는 다음 각 호의 사항을 심의한다.
 1. 헌혈기부문화 조성과 헌혈 장려를 위한 정책 방향의 설정 및 협력·조정
 2. 헌혈기부문화 조성과 헌혈 장려를 위한 제도 개선 및 예산 지원에 관한 사항
 3. 그 밖에 헌혈기부문화 조성과 헌혈 장려를 위하여 보건복지부장관이 필요하다고 인정하는 사항
③ 국가헌혈협의회의 구성·운영 등에 필요한 사항은 대통령령으로 정한다.

영 제2조(국가헌혈추진협의회의 구성)

① 「혈액관리법」(이하 "법"이라 한다) 제4조의2제1항에 따른 국가헌혈추진협의회(이하 "국가헌혈협의회"라 한다)는 위원장 1명을 포함하여 10명 이내의 위원으로 구성한다.
② 국가헌혈협의회의 위원장은 보건복지부 제2차관으로 한다.
③ 국가헌혈협의회의 위원은 다음 각 호의 중앙행정기관 소속 3급 공무원, 고위공무원단에 속하는 일반직공무원 또는 이에 상당하는 공무원 중에서 소속 기관의 장이 지명하는 사람이 된다.
 1. 기획재정부
 2. 교육부
 3. 국방부
 4. 행정안전부
 5. 국무조정실
 6. 그 밖에 보건복지부장관이 필요하다고 인정하는 중앙행정기관

영 제2조의2(국가헌혈협의회의 운영)

① 국가헌혈협의회의 위원장은 회의를 소집하고, 그 의장이 된다.
② 국가헌혈협의회의 회의는 재적위원 과반수의 출석으로 개의하고, 출석위원 과반수의 찬성으로 의결한다.
③ 국가헌혈협의회의 사무를 처리하기 위하여 국가헌혈협의회에 간사 1명을 두며, 간사는 보건복지부장관이 그 소속 공무원 중에서 지명한다.
④ 제1항부터 제3항까지에서 규정된 사항 외에 국가헌혈협의회 운영에 필요한 사항은 국가헌혈협의회의 의결을 거쳐 국가헌혈협의회의 위원장이 정한다.

제4조의3(헌혈 권장 등)

① 매년 6월 14일을 헌혈자의 날로 하고, 보건복지부장관은 헌혈자의 날의 취지에 적합한 기념행사를 실시하는 등 건강한 국민에게 헌혈을 권장할 수 있다.
② 보건복지부장관은 혈액원에 혈액관리업무에 필요한 경비의 전부 또는 일부를 보조할 수 있다.

③ 헌혈 권장에 필요한 사항은 대통령령으로 정한다.

영 제2조의3(헌혈의 권장)

① 보건복지부장관은 법 제4조의3제3항에 따라 혈액의 수급조절의 적정을 기하기 위하여 매년 헌혈권장에 관한 계획을 수립·시행해야 한다.

② 국가 및 지방자치단체의 기관은 제1항에 따른 헌혈권장에 적극 협조해야 하며, 대한적십자사 회장은 혈액의 수급조절을 위하여 공공단체·민간단체 또는 혈액원에 대하여 헌혈권장 등 필요한 협력을 요청할 수 있다.

③ 보건복지부장관은 국민의 헌혈정신을 고취하고 헌혈권장을 위하여 헌혈사상 고취기간을 설정할 수 있다.

④ 삭제 〈2023.5.9.〉

제4조의4(헌혈자 보호와 의무 등)

① 헌혈자는 숭고한 박애정신의 실천자로서 헌혈을 하는 현장에서 존중받아야 한다.

② 헌혈자는 안전한 혈액의 채혈 및 공급을 위하여 신상 및 병력에 대한 정보를 사실대로 성실하게 제공하여야 한다.

③ 혈액원이 헌혈자로부터 채혈할 때에는 쾌적하고 안전한 환경에서 하여야 한다.

④ 혈액원은 헌혈자가 자유의사로 헌혈할 수 있도록 헌혈에 관한 유의 사항을 설명하여야 하며, 헌혈자로부터 채혈에 대한 동의를 받아야 한다.

⑤ 헌혈 적격 여부를 판정하기 위한 문진 사항의 기록과 면담은 헌혈자의 개인비밀이 보호될 수 있는 환경에서 하여야 한다.

⑥ 혈액원은 채혈부작용의 발생 여부를 세심히 관찰하여야 하며, 채혈부작용을 예방하기 위하여 필요한 조치를 하여야 한다.

⑦ 헌혈자에게 채혈부작용이 나타나는 경우 혈액원은 지체 없이 적절한 조치를 하여야 한다.

⑧ 제1항부터 제7항까지에서 규정한 사항 외에 헌혈자를 보호하기 위하여 필요한 사항은 대통령령으로 정한다.

영 제3조(헌혈자의 보호)

혈액원은 법 제4조의4제8항에 따라 헌혈자에게 채혈직후 필요한 음료를 제공하는 등 헌혈자의 보호를 위한 조치를 해야 한다.

제4조의5(혈액관리기본계획의 수립)

① 보건복지부장관은 혈액의 안정적 수급 및 관리에 관한 정책을 효율적으로 추진하기 위하여 제5조에 따른 혈액관리위원회의 심의를 거쳐 혈액관리에 관한 기본계획(이하 "기본계획"이라 한다)을 5년마다 수립하여야 한다.

② 기본계획에는 다음 각 호의 사항이 포함되어야 한다.

1. 헌혈 증진과 혈액관리의 발전 방향 및 목표
2. 혈액관리에 관한 각 부처 및 기관·단체의 협조에 관한 사항
3. 헌혈 및 수혈의 안전성 향상 방안
4. 혈액제제의 안전성 향상, 안정적 수급 및 적정한 사용 방안
5. 그 밖에 보건복지부장관이 혈액관리를 위하여 필요하다고 인정하는 사항

③ 보건복지부장관은 기본계획을 수립할 때에는 미리 관계 중앙행정기관의 장과 협의하여야 한다.

④ 보건복지부장관은 기본계획의 수립·시행을 위하여 필요한 경우에는 관계 중앙행정기관의 장, 지방자치단체의 장, 관련 기관·단체 등에 필요한 자료 및 정보의 제공을 요청할 수 있다. 이 경우 자료 및 정보의 제공을 요청받은 자는 정당한 사유가 없으면 요청에 따라야 한다.

제4조의6(헌혈추진협의회의 구성)

① 특별시장·광역시장·특별자치시장·도지사·특별자치도지사(이하 "시·도지사"라 한다) 또는 시장·군수·구청장은 헌혈 증진을 위한 홍보 및 적극적인 헌혈기부문화 조성을 위하여 지역사회의 주민·단체 또는 공공기관이 참여

하는 헌혈추진협의회를 구성할 수 있다.
② 제1항에 따른 헌혈추진협의회의 구성 및 운영 등에 필요한 사항은 해당 특별시·광역시·특별자치시·도·특별자치도 또는 시·군·구의 조례로 정한다.

제4조의7(원료혈장 수급 관리 등)

① 보건복지부장관은 원료혈장의 공급 가격 관리 및 배분 등 안정적 수급을 도모하기 위하여 필요한 조치를 취할 수 있다.
② 원료혈장의 안정적 수급을 위하여 필요한 사항은 대통령령으로 정한다.

영 제3조의2(원료혈장 수급계획의 수립·시행)
① 보건복지부장관은 법 제4조의7에 따라 원료혈장의 안정적 수급을 위하여 매년 원료혈장의 안정적 수급에 관한 계획(이하 이 조에서 "수급계획"이라 한다)을 수립해야 한다.
② 보건복지부장관은 수급계획의 수립·시행을 위하여 필요한 경우에는 원료혈장을 공급하는 혈액원이나 원료혈장을 공급받는 혈장분획제제 제조업자에게 관련 자료 및 정보의 제공을 요청할 수 있다.
③ 제1항 및 제2항에서 규정한 사항 외에 수급계획의 수립 절차 및 보건복지부장관이 요청하는 자료·정보의 범위 등 수급계획의 수립·시행에 필요한 사항은 보건복지부장관이 정하여 고시한다.

제4조의8(헌혈자에 대한 예우 및 지원)

① 국가 및 지방자치단체는 헌혈기부문화 조성을 위하여 헌혈자를 위한 예우 증진 사업을 할 수 있다.
② 보건복지부장관은 헌혈에 관하여 특히 공로가 있는 자에게 훈장 또는 포장을 추천하거나 표창을 행할 수 있다.
③ 헌혈자 예우에 필요한 사항은 대통령령으로 정한다.

영 제3조의3(헌혈자를 위한 예우 증진 사업)
법 제4조의8에 따라 국가가 실시하는 헌혈자를 위한 예우 증진 사업은 다음 각 호와 같다.
1. 헌혈에 관하여 공로가 있는 자에 대한 유공 행사
2. 헌혈 장려를 위한 헌혈 교육 및 홍보 활동 지원
3. 그 밖에 헌혈자 예우를 위하여 보건복지부장관이 정하는 사업

제5조(혈액관리위원회의 설치 및 운영)

① 혈액관리에 관한 다음 각 호의 사항을 심의하기 위하여 보건복지부장관 소속으로 혈액관리위원회(이하 "위원회"라 한다)를 둔다.
1. 혈액관리제도의 개선 및 헌혈 추진 방안
2. 제15조제2항에 따른 헌혈환급적립금의 활용 방안
3. 혈액 수가의 조정
4. 혈액제제의 수급 및 안전성에 관한 사항
5. 혈액원의 개설 및 혈액관리업무의 심사평가에 관한 사항
6. 특정수혈부작용에 관한 사항
7. 기본계획의 수립에 관한 사항
8. 그 밖에 혈액관리에 관하여 보건복지부장관이 위원회의 회의에 부치는 사항
② 위원회는 위원장 1명과 부위원장 1명을 포함하여 15명 이내의 위원으로 구성하고, 그 임기는 2년으로 한다. 다만, 공무원인 위원의 임기는 그 재임기간으로 한다.
③ 위원회의 위원장은 혈액관리에 관한 학식과 행정 경험을 두루 갖추고 생명윤리에 대한 인식이 확고한 사람 중에서 보건복지부장관이 위촉한다.
④ 제1항부터 제3항까지에서 규정한 사항 외에 위원회의 구성 및 운영에 필요한 사항은 대통령령으로 정한다.

영 제4조(혈액관리위원회의 구성)

① 삭제 〈2005.1.29.〉

② 법 제5조의 규정에 의한 혈액관리위원회(이하 "위원회"라 한다)의 부위원장은 보건복지부의 3급 공무원, 고위공무원단에 속하는 일반직공무원 또는 이에 상당하는 공무원중에서 보건복지부장관이 임명한다.

③ 위원회의 위원은 다음 각호의 자중에서 보건복지부장관이 임명 또는 위촉한다.

1. 관계행정기관 소속 2급이나 3급 공무원 또는 이에 상당하는 공무원(고위공무원단에 속하는 공무원을 포함한다)
2. 혈액원에 종사하는 자를 대표하는 자
3. 비영리민간단체지원법 제2조의 규정에 의한 비영리민간단체의 장의 추천을 받은 자
4. 언론계를 대표하는 자
5. 변호사의 자격을 가진 자
6. 혈액관리업무에 관한 학식과 경험이 풍부한 자

영 제4조의2(위원회 위원의 해임 및 해촉)

보건복지부장관은 제4조제3항 각 호에 따른 위원이 다음 각 호의 어느 하나에 해당하는 경우에는 해당 위원을 해임하거나 해촉할 수 있다.

1. 심신장애로 인하여 직무를 수행할 수 없게 된 경우
2. 직무와 관련된 비위사실이 있는 경우
3. 직무태만, 품위손상이나 그 밖의 사유로 인하여 위원으로 적합하지 아니하다고 인정되는 경우
4. 위원 스스로 직무를 수행하는 것이 곤란하다고 의사를 밝히는 경우

영 제5조(위원회의 운영)

① 위원회의 위원장(이하 "위원장"이라 한다)은 위원회를 대표하고 위원회의 업무를 총괄하며, 부위원장은 위원장을 보좌하고 위원장이 부득이한 사유로 직무를 수행할 수 없는 때에는 그 직무를 대행한다.

② 위원장은 위원회의 회의를 소집하고, 그 의장이 된다.

③ 위원회의 회의는 보건복지부장관 또는 재적위원 3분의 1 이상의 요구가 있거나 위원장이 필요하다고 인정하는 때에 위원장이 소집한다.

④ 위원회의 회의는 재적위원 과반수의 출석으로 개의하고, 출석위원 과반수의 찬성으로 의결한다.

⑤ 위원장은 필요하다고 인정하는 경우에 관계공무원 또는 전문가를 위원회에 출석시켜 그 의견을 들을 수 있다.

⑥ 위원회의 서무를 처리하기 위하여 위원회에 간사 1인을 두되, 간사는 보건복지부장관이 그 소속공무원중에서 임명한다.

⑦ 위원장은 위원회에서 심의한 사항을 지체없이 보건복지부장관에게 보고하여야 한다.

⑧ 삭제 〈2005.1.29.〉

영 제5조의2(소위원회)

① 위원회는 심의사항을 전문적으로 검토하기 위하여 전문분야별로 소위원회를 둘 수 있다.

② 소위원회는 10명 이내의 위원으로 구성하고, 소위원회의 위원장은 소위원회의 위원중에서 호선한다.

③ 소위원회의 위원장은 소위원회의 심의결과를 위원회에 보고하여야 하고, 소위원회의 심의를 거친 사항중 위원장이 경미하다고 인정하는 사항에 대하여는 위원회의 심의를 거친 것으로 본다.

영 제5조의3(수당 등의 지급)

위원회 및 소위원회에 출석한 위원 · 관계전문가에 대하여는 예산의 범위안에서 수당과 여비를 지급할 수 있다. 다만, 공무원인 위원이 그 소관업무와 직접 관련하여 출석하는 경우에는 그러하지 아니하다.

영 제5조의4(운영세칙)

이 영에서 규정한 것 외에 위원회 및 소위원회의 운영에 관하여 필요한 사항은 위원회의 의결을 거쳐 위원장이 정한다.

제6조(혈액관리업무)

① 혈액관리업무는 다음 각 호의 어느 하나에 해당하는 자만이 할 수 있다. 다만, 제3호에 해당하는 자는 혈액관리업무 중 채혈을 할 수 없다.

1. 「의료법」에 따른 의료기관(이하 "의료기관"이라 한다)
2. 「대한적십자사 조직법」에 따른 대한적십자사(이하 "대한적십자사"라 한다)
3. 보건복지부령으로 정하는 혈액제제 제조업자

② 제1항제1호 및 제2호에 따라 혈액관리업무를 하는 자는 보건복지부령으로 정하는 기준에 적합한 시설 · 장비를 갖추어야 한다.

③ 제1항제1호 또는 제2호에 해당하는 자로서 혈액원을 개설하려는 자는 보건복지부령으로 정하는 바에 따라 보건복지부장관의 허가를 받아야 한다. 허가받은 사항 중 보건복지부령으로 정하는 중요한 사항을 변경하려는 경우에도 또한 같다.

④ 혈액관리업무를 하려는 자는 「약사법」 제31조에 따라 의약품 제조업의 허가를 받아야 하며, 품목별로 품목허가를 받거나 품목신고를 하여야 한다.

벌칙 ※ ①, ③, ④=18조(5년 이하의 징역 또는 5천만원 이하의 벌금), ②=19조(2년 이하의 징역 또는 2천만원 이하의 벌금)

규칙 **제5조(혈액제제제조업자)**

법 제6조제1항제3호에서 "보건복지부령이 정하는 혈액제제제조업자"라 함은 「약사법」 제31조에 따라 법 제2조제8호에 따른 혈액제제의 제조업허가를 받은 자를 말한다.

규칙 **제5조의2(시설 · 장비 등)**

법 제6조제2항의 규정에 의하여 혈액관리업무를 행하는 자가 갖추어야 할 시설 · 장비 등은 별표 4와 같다.

규칙 **제5조의3(혈액원의 개설허가 및 변경허가)**

① 법 제6조제3항의 규정에 의하여 혈액원의 개설허가를 받고자 하는 자는 별지 제1호서식에 의한 신청서에 다음 각호의 서류를 첨부하여 보건복지부장관에게 제출하여야 한다.
  1. 의료기관개설신고확인증 또는 의료기관개설허가증 사본(의료기관인 경우에 한한다)
  2. 법 제6조의3제2항의 규정에 의한 혈액제제제조관리자(이하 "제조관리자"라 한다)의 의사면허증 사본(법 제17조의3의 규정에 의하여 혈액제제를 자체에서 소비할 목적으로 공급하는 혈액원을 제외한다)
  3. 혈액원으로 사용하고자 하는 건물 부분의 평면도와 구조설명서
  4. 혈액원의 시설 · 장비 및 인력 현황을 기재한 서류
  5. 혈액사업계획서
  6. 제조하고자 하는 혈액제제의 품목 현황을 기재한 서류
  7. 업무지침서

② 보건복지부장관은 혈액원의 개설허가를 하는 때에는 별지 제1호의2서식에 의한 혈액원개설신청 및 허가대장에 해당사항을 기재하고, 신청인에게 별지 제1호의3서식에 의한 혈액원개설허가증을 교부하여야 한다.

③ 혈액원의 개설허가를 받은 자가 허가증을 분실 또는 훼손하여 재교부의 신청을 하고자 하는 때에는 별지 제1호의4서식에 의한 혈액원개설허가증 재교부신청서를 보건복지부장관에게 제출하여야 한다.

④ 법 제6조제3항에서 "보건복지부령이 정하는 중요한 사항"이라 함은 다음 각호의 어느 하나에 해당하는 사항을 말한다.
  1. 혈액원의 명칭
  2. 혈액원의 소재지
  2의2. 혈액원의 개설자
  2의3. 혈액원의 장
  3. 제조관리자
  4. 혈액제제 제조품목
  5. 혈액원 부속 채혈시설

⑤ 혈액원의 개설허가를 받은 자가 제4항 각호의 어느 하나에 해당하는 사항을 변경하기 위하여 변경허가를 받고자 하는 때에는 별지 제1호서식에 따른 신청서에 혈액원개설허가증과 변경내용을 증명하는 서류를 첨부하여 보건복지부장관에게 제출하여야 한다. 이 경우 제4항제5호에 따른 혈액원 부속 채혈시설을 새로 설치하거나 추가할 때에는 다음 각 호에 따른 서류를 제출하여야 한다.
  1. 혈액원 부속 채혈시설로 사용되는 건물의 평면도 및 구조설명서 각 1부
  2. 혈액원 부속 채혈시설의 시설 · 장비 및 인력 현황을 기재한 서류 1부
  3. 혈액원 부속 채혈시설 운영계획서 1부

⑥ 보건복지부장관은 변경허가를 하는 때에는 혈액원개설허가증을 재교부하여야 한다.

제6조의2(혈액관리업무의 금지 등)

① 제6조제3항에 따라 보건복지부장관의 허가를 받지 아니한 자는 혈액관리업무를 하지 못한다. 다만, 제6조제1항제3호에 해당하는 자는 그러하지 아니하다.

② 이 법에 따라 혈액원으로 허가받지 아니한 자는 혈액원 또는 이와 유사한 명칭을 사용하지 못한다.

벌칙 ※ ①=18조(5년 이하의 징역 또는 5천만원 이하의 벌금)

과태료 ※ ②=23조(200만원 이하의 과태료)

제6조의3(혈액제제 제조관리자 등)

① 혈액원에는 1명 이상의 의사를 두고 혈액의 검사 · 제조 · 보존 등 혈액제제 제조업무를 관리하게 하여야 한다.

② 제1항에 따라 혈액제제의 제조업무를 관리하는 사람(이하 "제조관리자"라 한다)은 혈액제제의 제조업무에 종사하는 사람에 대한 지도 · 감독에 관한 사항과 품질관리, 제조시설의 관리 및 그 밖에 그 제조관리에 관하여 보건복지부령으로 정하는 사항을 준수하여야 한다.

③ 혈액원의 장 등은 제조관리자의 관리업무를 방해하여서는 아니 되며, 제조관리자가 그 의무 이행을 위하여 필요한 사항을 요청하면 정당한 사유 없이 그 요청을 거부하여서는 아니 된다.

벌칙 ※ ②=21조(100만원 이하의 벌금)

규칙 제5조의4(제조관리자의 준수사항)

법 제6조의3제2항의 규정에 의하여 혈액원의 제조관리자가 준수하여야 하는 사항은 다음 각호와 같다.

1. 보건위생상 위해가 없도록 혈액의 검사·혈액제제의 제조·보존 등 혈액제제의 제조업무에 필요한 시설 및 장비를 위생적으로 관리할 것
2. 혈액제제 제조업무에 종사하는 자에 대한 교육계획을 수립하고 연 2회 이상 교육을 실시할 것
3. 혈액제제 제조업무가 업무지침서에 맞게 수행되는지 여부를 연 1회 이상 점검하고 그 내용을 기록할 것
4. 혈액제제 제조과정에 대한 시험검사를 실시할 것

제6조의4(혈액원의 휴업 등의 신고)

① 혈액원의 개설자가 그 업무를 휴업·폐업 또는 재개업하려는 경우에는 보건복지부령으로 정하는 바에 따라 보건복지부장관에게 신고하여야 한다. 이 경우 보건복지부장관은 그 내용을 검토하여 이 법에 적합하면 신고를 수리하여야 한다.

② 혈액원의 개설자는 제1항에 따라 폐업 또는 휴업의 신고를 할 때에는 제12조 또는 제12조의2에 따라 기록·보존하고 있는 혈액관리업무기록 등을 대한적십자사 회장에게 이관하여야 한다. 다만, 혈액원의 개설자가 보건복지부령으로 정하는 바에 따라 혈액관리업무기록 등의 보관계획서를 제출하여 보건복지부장관의 허가를 받은 경우에는 이를 직접 보관할 수 있다.

규칙 제5조의5(혈액원의 휴업 등의 신고 등)

① 혈액원의 개설자가 법 제6조의4제1항에 따라 휴업·폐업 또는 재개업하고자 하는 때에는 별지 제1호의5서식에 따른 혈액원 휴·폐업 및 재개업신고서를 보건복지부장관에게 제출해야 한다. 이 경우 휴업 또는 폐업신고시에는 혈액원 개설허가증을 첨부해야 한다.

② 법 제6조의4제2항 본문에 따라 혈액원을 폐업 또는 휴업하는 자가 대한적십자사 회장에게 이관해야 하는 서류는 다음 각 호와 같다.

1. 제14조제1항 각 호의 서류
2. 사용하지 않은 헌혈증서
3. 헌혈환급예치금 납부 관련 서류

③ 법 제6조의4제2항 단서에 따라 혈액관리업무기록 등을 자체 보관하기 위하여 허가를 받으려는 혈액원의 개설자는 별지 제1호의6서식에 따른 혈액관리업무기록보관계획서를 보건복지부장관에게 제출해야 한다.

제7조(헌혈자의 신원 확인 및 건강진단 등)

① 혈액원은 보건복지부령으로 정하는 바에 따라 채혈 전에 헌혈자에 대하여 신원 확인 및 건강진단을 하여야 한다.

② 혈액원은 보건복지부령으로 정하는 감염병 환자 및 건강기준에 미달하는 사람으로부터 채혈을 하여서는 아니 된다.

③ 혈액원은 신원이 확실하지 아니하거나 신원 확인에 필요한 요구에 따르지 아니하는 사람으로부터 채혈을 하여서는 아니 된다.

④ 보건복지부장관은 혈액제제의 안전성을 확보하기 위하여 필요하다고 인정할 때에는 관계 중앙행정기관의 장 또는 공공기관의 장으로 하여금 감염병 환자 또는 약물복용 환자 등의 관련 정보를 혈액원 등에 제공하도록 요청할 수 있다. 이 경우 관계 중앙행정기관의 장 또는 공공기관의 장은 정당한 사유가 없으면 그 요청에 따라야 한다.

⑤ 혈액원은 보건복지부령으로 정하는 바에 따라 헌혈자로부터 채혈하기 전에 채혈금지대상 여부 및 과거 헌혈경력과 그 검사 결과를 조회하여야 한다. 다만, 천재지변, 긴급 수혈 등 보건복지부령으로 정하는 경우에는 그러하지 아니하다.

⑥ 제4항과 제5항에 따른 정보제공의 범위 및 조회 등에 관한 구체적인 사항은 보건복지부령으로 정한다.

벌칙 ※ ①, ②, ③, ⑤=19조(2년 이하의 징역 또는 2천만원 이하의 벌금)

규칙 제6조(헌혈자의 건강진단 등)

① 법 제7조제1항에 따라 혈액원은 헌혈자로부터 채혈하기 전에 사진이 붙어 있어 본인임을 확인할 수 있는 주민등록증, 여권, 학생증, 그 밖의 신분증명서에 따라 그 신원을 확인하여야 한다. 다만, 학생, 군인 등의 단체헌혈의 경우 그 관리·감독자의 확인으로 갈음할 수 있다.

② 제1항에 따른 신원확인 후에 혈액원은 헌혈자에 대하여 채혈을 실시하기 전에 다음 각 호에 해당하는 건강진단을 실시하여야 한다.

1. 과거의 헌혈경력 및 혈액검사결과와 채혈금지대상자 여부의 조회
2. 문진·시진 및 촉진

3. 체온 및 맥박 측정
4. 체중 측정
5. 혈압 측정
6. 다음 각 목의 어느 하나에 따른 빈혈검사
   가. 황산구리법에 따른 혈액비중검사
   나. 혈색소검사
   다. 적혈구용적률검사
7. 혈소판계수검사(혈소판성분채혈의 경우에만 해당한다)

③ 혈액원은 제2항제1호에 따른 조회를 하려는 때에는 별지 제1호의7서식의 신청서(전자문서를 포함한다)를 대한적십자사 회장에게 제출해야 한다.

④ 대한적십자사 회장은 제3항에 따른 신청을 받은 때에는 제2항제1호에 따른 사항을 확인한 후 그 내용을 지체 없이 혈액원에 통지(전자문서를 포함한다)해야 한다.

⑤ 법 제7조제5항 단서에 따라 제2항제1호에 따른 조회를 하지 않을 수 있는 경우는 다음 각 호와 같다.
1. 헌혈자 본인에게 수혈하기 위하여 채혈하는 경우
2. 천재지변, 재해, 그 밖에 이에 준하는 사유로 인하여 전산 또는 유선 등의 방법으로 정보조회가 불가능한 경우
3. 긴급하게 수혈하지 아니하면 수혈자의 생명이 위태로운 경우로서 신속한 정보조회가 불가능한 경우

⑥ 법 제7조제6항에 따른 혈액원 등이 제공받을 수 있는 정보의 범위는 다음 각 호와 같다.
1. 감염병환자 및 약물복용환자 등의 주민등록번호 등 인적 사항
2. 진단명 또는 처방약물명
3. 진단일 또는 처방일

규칙 제7조(채혈금지대상자의 범위)

법 제7조제2항에 따른 감염병환자 및 건강기준에 미달하는 자는 별표 1의2와 같다. 다만, 헌혈자 본인에게 수혈하기 위하여 채혈을 하려는 때에는 별표 1의2에 따른 기준을 적용하지 아니한다.

제7조의2(채혈금지대상자의 관리)

① 보건복지부장관은 보건복지부령으로 정하는 바에 따라 채혈금지대상자의 명부를 작성·관리할 수 있다.

② 혈액원은 채혈금지대상자로부터 채혈을 하여서는 아니 된다.

③ 제2항에도 불구하고 혈액원은 보건복지부령으로 정하는 안전성검사를 통과한 채혈금지대상자에 대하여는 채혈을 할 수 있다. 이 경우 그 결과를 보건복지부령으로 정하는 바에 따라 보건복지부장관에게 보고하여야 한다.

④ 보건복지부장관은 채혈금지대상자 명부에 있는 사람에게 명부의 기재 사항 등을 대통령령으로 정하는 바에 따라 개별적으로 알릴 수 있다.

⑤ 제1항에 따른 채혈금지대상자의 명부를 작성·관리하는 업무에 종사하는 사람 또는 종사하였던 사람은 업무상 알게 된 비밀을 정당한 사유 없이 누설하여서는 아니 된다.

벌칙 ※ ②, ③, ⑤=19조(2년 이하의 징역 또는 2천만원 이하의 벌금)

영 제5조의5(채혈금지대상자에 대한 통지)

① 보건복지부장관은 법 제7조의2제4항에 따라 채혈금지대상자 명부에 기재된 자의 요청이 있는 경우 보건복지부령으로 정하는 바에 따라 채혈금지 사유 및 기간 등 관련 사항을 통지할 수 있다.

② 보건복지부장관은 제1항에 따른 통지를 하는 경우 밀봉하는 등의 방법으로 채혈금지대상자 본인 외의 사람은 알 수 없도록 하여야 하며, 채혈금지기간 동안 헌혈하지 않도록 안내하여야 한다.

③ 제1항 및 제2항에서 규정한 사항 외에 채혈금지대상자에 대한 통지에 관하여 필요한 사항은 보건복지부령으로 정한다.

규칙 제7조의2(채혈금지대상자의 관리 등)

① 법 제7조의2제1항에 따라 대한적십자사 회장은 별표 1의2의 채혈금지대상자를 별지 제1호의8서식의 채혈금지대상자 관리대장(전자문서를 포함한다)에 기록하고 관리해야 한다.

② 법 제7조의2제3항에 따라 혈액원은 별표 1의2 제5호에 따른 선별검사결과 부적격 요인에 해당하는 사람 중 같은 표 제2호가목2)에 따른 채혈금지기간이 지난 후 별표 4의2의 안전성 검사를 통과한 사람으로부터 채혈할 수 있다.

③ 혈액원은 제2항에 따른 안전성 검사를 실시하는 경우 검사대상자의 명단 및 검사결과 등을 별지 제1호의9서식(전자문서를 포함한다)에 따라 대한적십자사 회장을 거쳐 보건복지부장관에게 보고해야 한다.

④ 대한적십자사 회장은 혈액원으로부터 제3항에 따른 보고를 받은 경우 채혈금지대상자 관리대장에서 안전성 검사를 통과한 사람을 제외해야 한다.

⑤ 「혈액관리법 시행령」(이하 "영"이라 한다) 제5조의5제1항에 따른 채혈금지대상자에 대한 통지는 별지 제1호의10서식에 따른다.

제8조(혈액 등의 안전성 확보)

① 혈액원은 다음 각 호의 방법으로 혈액 및 혈액제제의 적격 여부를 검사하고 그 결과를 확인하여야 한다.

1. 헌혈자로부터 채혈
2. 보건복지부령으로 정하는 헌혈금지약물의 복용 여부 확인

② 혈액원 등 혈액관리업무를 하는 자(이하 "혈액원등"이라 한다)는 제1항에 따른 검사 결과 부적격혈액을 발견하였을 때에는 보건복지부령으로 정하는 바에 따라 이를 폐기처분하고 그 결과를 보건복지부장관에게 보고하여야 한다. 다만, 부적격혈액을 예방접종약의 원료로 사용하는 등 대통령령으로 정하는 경우에는 그러하지 아니하다.

③ 제1항에 따른 혈액 및 혈액제제의 적격 여부에 관한 판정기준은 보건복지부령으로 정한다.

④ 혈액원은 제1항제2호에 따른 확인 결과 부적격혈액을 발견하였으나 그 혈액이 이미 의료기관으로 출고된 경우에는 해당 의료기관에 부적격혈액에 대한 사항을 즉시 알리고, 부적격혈액을 폐기처분하도록 조치를 하여야 한다.

⑤ 혈액원은 부적격혈액의 수혈 등으로 사고가 발생할 위험이 있거나 사고가 발생하였을 때에는 이를 그 혈액을 수혈받은 사람에게 알려야 한다.

⑥ 혈액원은 헌혈자 및 그의 혈액검사에 관한 정보를 보건복지부령으로 정하는 바에 따라 보건복지부장관에게 보고하여야 한다.

⑦ 보건복지부장관은 제6항에 따라 보고받은 헌혈자 및 그의 혈액검사에 관한 정보를 적절히 유지·관리하여야 한다.

⑧ 제1항에 따른 혈액 및 혈액제제의 적격 여부 검사와 그 밖에 제4항 및 제5항의 부적격혈액 발생 시의 조치에 필요한 사항은 보건복지부령으로 정한다.

벌칙 ※ ①, ②, ④, ⑤=19조(2년 이하의 징역 또는 2천만원 이하의 벌금)

과태료 ※ ⑥=23조(200만원 이하의 과태료)

영 제6조(부적격혈액 폐기처분의 예외)

법 제8조제2항 단서에 따라 부적격혈액을 폐기처분하지 아니할 수 있는 경우는 다음 각 호와 같다.

1. 예방접종약의 원료로 사용되는 경우
2. 의학연구 또는 의약품·의료기기 개발에 사용되는 경우
3. 혈액제제 등의 의약품이나 의료기기의 품질관리를 위한 시험에 사용되는 경우

규칙 제8조(혈액의 적격여부 검사등)

① 혈액원은 법 제8조제1항에 따라 헌혈자로부터 혈액을 채혈한 때에는 지체 없이 그 혈액에 대한 간기능검사(ALT검사, 수혈용으로 사용되는 혈액만 해당한다), 비(B)형간염검사, 시(C)형간염검사, 매독검사, 후천성면역결핍증검사, 사람T세포림프친화바이러스(HTLV) 검사(혈장성분은 제외한다), 그 밖에 보건복지부장관이 정하는 검사를 실시하고, 혈액 및 혈액제제의 적격 여부를 확인하여야 한다. 다만, 다음 각 호의 어느 하나에 해당하는 경우로서 별표 1 제2호에 따른 혈액선별검사 중 B형간염바이러스(HBV)·C형간염바이러스(HCV)·사람면역결핍바이러스(HIV) 핵산증폭검사 및 사람T세포림프친화바이러스(HTLV) 검사를 하는 경우에는 그 결과를 수혈 후에 확인할 수 있다.

1. 섬 지역에서 긴급하게 수혈하지 아니하면 생명이 위태로운 상황 또는 기상악화 등으로 적격 여부가 확인된 혈액·혈액제제를 공급받을 수 없는 경우
2. 성분채혈백혈구 또는 성분채혈백혈구혈소판을 수혈하는 경우

② 제1항에도 불구하고 혈액원은 헌혈자 본인에게 수혈하기 위하여 헌혈자로부터 혈액을 채혈한 때에는 제1항에 따른 검사를 실시하지 아니할 수 있다.

③ 제1항에 따른 검사는 의사의 지도하에 「의료기사 등에 관한 법률」 제2조에 따른 임상병리사에 의하여 실시되어야 한다.

④ 혈액원은 제1항에 따른 검사 결과(후천성면역결핍증 검사결과를 제외한다)를 헌혈자에게 통보하여야 한다. 다만, 헌혈자가 적격으로 판정된 검사결과의 통보를 명시적으로 거부하는 경우에는 그러하지 아니하다.

규칙 제9조(헌혈금지약물의 범위)

법 제8조제1항제2호에서 "보건복지부령으로 정하는 헌혈금지약물"이란 다음 각 호의 구분에 따른 약물을 말한다.

1. 영구적 헌혈금지약물: 복용한 경우에는 영구적으로 헌혈이 금지되는 다음 각 목의 약물
   가. 에트레티네이트(Etretinate, 중증건선치료제) 성분의 약물
   나. 뇌하수체 유래 성장호르몬
   다. 소에서 유래한 인슐린
   라. 변종크로이츠펠트-야콥병(vCJD) 위험지역에서 채혈된 혈액의 혈청으로 제조된 진단시약
   마. 그 밖에 약물의 성분이나 특성 등을 고려하여 영구적 헌혈 제한이 필요하다고 보건복지부장관이 인정하여 고시하는 약물
2. 상대적 헌혈금지약물: 복용한 경우에는 일정기간 동안 헌혈이 금지되는 다음 각 목의 약물
   가. 아시트레틴 성분의 약물
   나. B형간염 면역글로불린 또는 태반주사제
   다. 두타스테라이드 성분의 약물
   라. 이소트레티노인 또는 피나스테라이드 성분의 약물
   마. 그 밖에 약물의 성분이나 특성 등을 고려하여 일정기간 헌혈 제한이 필요하다고 보건복지부장관이 인정하여 고시하는 약물

규칙 제10조(부적격혈액의 폐기처분전 처리)

① 법 제8조제2항의 규정에 의하여 혈액원 등 혈액관리업무를 하는 자(이하 "혈액원등"이라 한다)가 부적격혈액을 발견한

때에는 폐기처분 전까지 다음 각호의 방법에 의하여 처리하여야 한다.

1. 부적격혈액이 발견된 즉시 식별이 용이하도록 혈액용기의 겉면에 그 사실 및 사유를 기재할 것

2. 부적격혈액은 적격혈액과 분리하여 잠금장치가 설치된 별도의 격리공간에 보관할 것

② 삭제 〈2005.1.29.〉

규칙 제11조(부적격혈액의 폐기처분등)

① 혈액원등은 제10조제1항에 따른 부적격혈액을 「폐기물관리법 시행규칙」 제14조를 준용하여 폐기처분하여야 한다.

② 혈액원등은 매 연도말 기준으로 별지 제4호서식의 부적격혈액처리현황을 작성하여 다음달 10일까지 보건복지부장관에게 제출하여야 한다.

규칙 제11조의2(부적격혈액의 의료기관 통보 등)

① 법 제8조제4항에 따라 혈액원이 부적격혈액의 출고정보를 의료기관에 알리는 경우에는 다음 각 호의 사항이 포함된 별지 제4호의2서식의 부적격혈액 출고정보서(전자문서를 포함한다)에 따른다.

1. 공급혈액원에 관한 사항
2. 부적격혈액 정보에 관한 사항
3. 부적격혈액의 채혈일자 및 공급일자
4. 그 밖에 부적격혈액 출고정보에 대하여 의료기관에 알려야 할 필요가 있다고 보건복지부장관이 정하는 사항

② 제1항에 따라 부적격혈액 출고정보를 통보받은 의료기관은 다음 각 호의 구분에 따라 해당 부적격혈액(사용하지 아니한 부적격혈액만 해당한다)을 처리하여야 한다.

1. 폐기처분 전: 제10조제1항 각 호의 방법에 따라 부적격혈액을 관리할 것
2. 폐기처분 시: 제11조제1항의 방법에 따라 부적격혈액을 폐기처분할 것

③ 제1항에 따라 부적격혈액 출고정보를 통보받은 의료기관은 해당 부적격혈액을 이미 사용하였거나 제2항에 따라 처리한 경우에는 보건복지부장관이 정하는 바에 따라 그 사용내역 또는 처리결과를 혈액원에 지체없이 알려야 한다.

규칙 제11조의3(부적격혈액의 수혈자 통보 등)

① 혈액원은 다음 각 호의 어느 하나에 해당하는 경우 법 제8조제5항에 따라 부적격혈액의 수혈정보를 수혈자에게 알려야 한다. 〈신설 2024.10.14.〉

1. 제8조제1항에 따른 비(B)형간염검사 등 혈액매개감염병 관련 혈액선별검사 결과 부적격혈액으로 판정된 혈액이 출고되어 수혈된 경우
2. 혈액원의 제12조 각 호에 따른 혈액관리업무 수행 기준 위반으로 인해 부적격혈액이 출고되어 수혈된 경우
3. 그 밖에 수혈자의 생명과 안전을 확보하기 위하여 부적격혈액의 수혈정보를 통보할 필요가 있다고 보건복지부장관이 인정하는 경우

② 혈액원은 제1항에 따라 부적격혈액의 수혈정보를 수혈자에게 알리는 경우에는 다음 각 호의 사항이 포함된 별지 제4호의3서식의 부적격혈액 수혈정보서(전자문서를 포함한다)에 따른다. 〈개정 2024.10.14.〉

1. 공급혈액원에 관한 사항
2. 수혈 의료기관에 관한 사항
3. 수혈자 정보에 관한 사항
4. 부적격혈액 정보에 관한 사항
5. 부적격혈액의 채혈일자, 공급일자 및 수혈일자
6. 그 밖에 부적격혈액 수혈정보에 대하여 수혈자에게 알려야 할 필요가 있다고 보건복지부장관이 정하는 사항

③ 혈액원은 법 제8조제5항에 따른 부적격혈액 수혈정보 통보를 위하여 필요하다고 인정하는 경우에는 관계 행정기관 또는 의료기관에 필요한 자료를 요청할 수 있다. 〈개정 2024.10.14.〉

④ 혈액원이 제2항에 따른 부적격혈액의 수혈정보를 수혈자에게 알릴 수 없는 부득이한 사유가 있는 경우에는 지체없이 그 사실을 보건복지부장관에게 알려야 한다. 〈개정 2024.10.14.〉

규칙 제11조의4(헌혈자의 혈액정보 통보)

① 혈액원은 법 제8조제6항에 따라 헌혈자에 대한 다음 각 호의 혈액정보를 채혈일부터 3일 이내에 별지 제4호의4서식의 통보서(전자문서를 포함한다)에 기재하여 대한적십자사 회장에게 통보해야 한다.

1. 헌혈자의 인적사항
2. 혈액 및 혈액제제 종류
3. 헌혈일자 및 헌혈증서번호
4. 혈액검사 결과

② 혈액원은 제1항에 따라 혈액정보를 통보한 혈액을 공급하거나 폐기한 때에는 별지 제4호의4서식의 통보서(전자문서를 포함한다)에 다음 각 호의 어느 하나에 해당하는 사항을 기재하여 공급일 또는 폐기일부터 7일 이내에 대한적십자사 회장에게 통보해야 한다.

1. 혈액을 혈액제제로 제조하여 공급한 경우: 혈액제제의 공급일자 및 공급처(자체에서 소비할 목적으로 제조하는 경우를 포함한다)
2. 혈액이 부적격혈액으로 분류되어 폐기처분한 경우: 혈액제제의 폐기일자 및 폐기사유

제8조의2(혈액사고 발생 시의 조치 등)

① 보건복지부장관은 부적격혈액의 수혈 등으로 사고가 발생할 위험이 있거나 사고가 발생하였을 때에는 보건복지부령으로 정하는 바에 따라 혈액원등에 대하여 관련 혈액 및 혈액제제의 폐기 등 필요한 조치를 하거나 이를 하도록 명할 수 있다.

② 보건복지부장관은 제1항에 따른 조치를 하거나 이를 하도록 명할 때 필요하다고 인정하면 식품의약품안전처장 등

유관기관에 협조를 요청할 수 있다.
③ 보건복지부장관은 제1항과 제2항의 조치 및 협조에 필요한 유관기관 임무 수행지침을 제정하여 시행할 수 있으며, 해당 기관은 정당한 사유가 없으면 이를 성실히 이행하여야 한다.

제9조(혈액의 관리 등)

① 혈액원등은 채혈 시의 혈액량, 혈액관리의 적정 온도 등 보건복지부령으로 정하는 기준에 따라 혈액관리업무를 하여야 한다.
② 혈액원은 채혈한 혈액을 안전하고 신속하게 공급하기 위하여 혈액 공급 차량을 운영할 수 있다.
③ 제2항에 따른 혈액 공급 차량의 형태, 표시 및 내부 장치 등에 관한 구체적인 사항은 보건복지부령으로 정한다.

벌칙 ※ ①=19조(2년 이하의 징역 또는 2천만원 이하의 벌금)

규칙 제12조(혈액관리업무)

혈액원등이 법 제9조에 따른 혈액관리업무를 수행하는 때에는 다음 각 호의 구분에 따라 행하여야 한다.

1. 채혈업무
   가. 의사 또는 간호사는 채혈전에 제6조에 따른 건강진단을 실시하고 보건복지부장관이 고시하는 헌혈기록카드를 작성하여야 한다.
   나. 채혈은 채혈에 필요한 시설을 갖춘 곳에서 의사의 지도하에 행하여야 한다.
   다. 1인 1회 채혈량(항응고제 및 검사용 혈액을 제외한다)은 다음 한도의 110퍼센트를 초과하여서는 아니 된다. 다만, 희귀혈액을 채혈하는 경우에는 그러하지 아니하다.
      (1) 전혈채혈: 400밀리리터
      (2) 성분채혈: 500밀리리터
      (3) 2종류 이상의 혈액성분을 동시에 채혈하는 다종성분채혈: 600밀리리터
   라. 채혈은 항응고제가 포함된 혈액백 또는 성분채혈키트를 사용하여 무균적으로 하여야 한다.
   마. 혈액제제제조를 위하여 채혈된 혈액은 제조하기까지 다음의 방법에 따라 관리하여야 한다.
      (1) 전혈채혈: 섭씨 1도 이상 10도 이하에서 관리할 것. 다만, 혈소판제조용의 경우에는 섭씨 20도 이상 24도 이하에서 관리할 것
      (2) 혈소판성분채혈: 섭씨 20도 이상 24도 이하에서 관리할 것
      (3) 혈장성분채혈: 섭씨 6도 이하에서 관리할 것
   바. 삭제 〈2005.1.29.〉
2. 혈액제제의 보존업무
   가. 혈액제제의 보존온도·보존방법 및 보존기간등은 별표 2의2의 기준에 따라야 한다.
   나. 보존온도를 유지하는 장치와 그 유지온도를 기록하는 장치를 갖추어야 한다.
   다. 혈액제제의 부적격여부를 주기적으로 점검하여야 한다.
   라. 이상이 없는 혈액제제를 보존중에 폐기하거나 변질시키지 말아야 한다.
3. 혈액제제의 공급업무
   가. 혈액제제의 운송거리 및 시간을 고려하여 제2호 가목의 규정에 의한 보존온도를 유지할 수 있는 적절한 용기에 넣어 운송·공급하여야 한다.
   나. 혈액원은 혈액제제를 공급한 때에는 별지 제7호서식에 따른 혈액제제 운송 및 수령확인서를 2부 작성하여 1부는 3년간 보관하고 1부는 혈액제제를 수령한 자에게 내주며, 혈액제제를 수령한 자는 해당 확인서를 3년간 보관하여야 한다.
4. 품질관리 업무: 혈액원등은 제1호부터 제3호까지의 혈액관리업무를 시행함에 있어 보건복지부장관이 고시하는 업무절차 및 정도관리 등에 관한 표준업무규정을 준수하여야 한다.

규칙 제12조의2(혈액공급차량의 형태 등)

법 제9조제3항의 규정에 의한 혈액공급차량의 형태·표시 및 내부장치 등에 관한 기준은 별표 5와 같다.

제9조의2(의료기관의 준수사항)

① 병상 수와 혈액 사용량을 고려하여 보건복지부령으로 정하는 의료기관의 장은 안전하고 적정한 혈액 사용을 위하여 수혈관리위원회와 수혈관리실을 설치·운영하고 혈액 관련 업무를 전담하는 인력을 두는 등 필요한 조치를 하여야 한다.
② 제1항에 따른 수혈관리위원회의 구성과 운영, 수혈관리실의 설치와 운영 및 혈액 관련 업무를 전담하는 인력의 자격요건, 인원 수, 업무내용 등에 관하여 필요한 사항은 보건복지부령으로 정한다.

규칙 제12조의3(수혈관리위원회 및 수혈관리실의 설치 등)

① 법 제9조의2제1항에서 "보건복지부령으로 정하는 의료기관"이란 다음 각 호의 구분에 따른 의료기관을 말한다.
  1. 법 제9조의2제1항에 따른 수혈관리위원회(이하 "수혈관리위원회"라 한다)를 설치·운영해야 하는 의료기관: 다음 각 목의 구분에 따른 의료기관
    가. 2021년 6월 30일 이전: 1천개 이상의 병상을 갖춘 의료기관으로서 전년도 혈액제제 사용량이 2만단위 이상인 의료기관
    나. 2021년 7월 1일 이후: 100개 이상의 병상을 갖춘 의료기관으로서 전년도 혈액제제 사용량이 1천단위 이상인 의료기관
  2. 법 제9조의2제1항에 따른 수혈관리실(이하 "수혈관리실"이라 한다)을 설치·운영해야 하는 의료기관: 다음 각 목의 구분에 따른 의료기관
    가. 2021년 6월 30일 이전: 1천개 이상의 병상을 갖춘 의료기관으로서 전년도 혈액제제 사용량이 2만단위 이상인 의료기관
    나. 2021년 7월 1일부터 2022년 6월 30일까지의 기간: 500개 이상의 병상을 갖춘 의료기관으로서 전년도 혈액제제 사용량이 1만단위 이상인 의료기관
    다. 2022년 7월 1일 이후: 100개 이상의 병상을 갖춘 의료기관으로서 전년도 혈액제제 사용량이 5천단위 이상인 의료기관

② 수혈관리위원회는 다음 각 호의 사항을 심의한다.
  1. 수혈관리계획의 수립 및 시행
  2. 안전하고 적정한 수혈관리를 위한 자체 규정
  3. 수혈용 혈액의 보관량·사용량·폐기량의 적정성
  4. 수혈용 혈액의 안정적인 수급 방안
  5. 수혈 관련 부작용의 예방·대응방법
  6. 수혈 관련 교육 및 홍보 방법
  7. 그 밖에 안전하고 적정한 혈액 사용을 위하여 보건복지부장관이 정하는 사항

③ 수혈관리실은 다음 각 호의 업무를 수행한다.
  1. 수혈용 혈액의 보관·사용·폐기 현황의 관리
  2. 수혈 관련 자료의 수집·분석 및 평가
  3. 수혈의 적정성에 대한 평가
  4. 수혈 관련 부작용의 발생 감시 및 대응
  5. 수혈 관련 교육 및 홍보
  6. 그 밖에 수혈관리에 필요한 업무

④ 제1항부터 제3항까지에서 규정한 사항 외에 수혈관리위원회 및 수혈관리실의 설치 등에 필요한 사항은 보건복지부장관이 정한다.

규칙 제12조의4(수혈관리위원회의 구성 및 운영)

① 수혈관리위원회는 위원장 1명과 부위원장 1명을 포함한 7명 이상 15명 이하의 위원으로 구성한다.

② 수혈관리위원회의 위원장은 해당 의료기관의 장으로 하고, 부위원장은 위원 중에서 위원장이 지명한다.

③ 수혈관리위원회의 위원은 다음 각 호의 사람이 된다.
  1. 진료부서의 장
  2. 간호부서의 장
  3. 수혈관리실의 장(수혈관리실을 설치한 경우만 해당한다)
  4. 수혈관리 분야에 관한 학식과 경험이 풍부한 사람 중에서 위원장이 위촉하는 사람

④ 수혈관리위원회의 회의는 반기별로 1회 이상 개최한다. 다만, 재적위원 과반수가 요구하거나 위원장이 필요하다고 인정하는 경우에는 임시회의를 소집할 수 있다.

⑤ 수혈관리위원회의 회의는 재적위원 과반수의 출석으로 개의하고, 출석위원 과반수의 찬성으로 의결한다.

⑥ 제1항부터 제5항까지에서 규정한 사항 외에 수혈관리위원회의 구성 및 운영에 필요한 사항은 보건복지부장관이 정한다.

규칙 제12조의5(수혈관리실의 근무인력)

① 법 제9조의2제1항에 따라 의료기관의 장은 수혈관리실에 다음 각 호의 인력을 두어야 한다. 이 경우 다음 각 호의 인력 중 1명 이상은 수혈관리실에서 전담 근무해야 한다.
  1. 수혈관리에 관한 경험과 지식이 있는 의사 1명 이상
  2. 수혈관리에 관한 경험과 지식이 있는 간호사 1명 이상
  3. 수혈관리에 관한 경험과 지식이 있는 임상병리사 1명 이상 또는 의료기관의 장이 수혈관리를 위하여 필요하다고 인정하는 사람 1명 이상

② 수혈관리실에서 근무하는 사람은 별표 5의2에서 정한 교육기준에 따라 교육을 받아야 한다.

규칙 제21조(규제의 재검토)

① 보건복지부장관은 제12조의5 및 별표 5의2에 따른 수혈관리실의 근무인력 및 교육기준에 대하여 2022년 1월 1일을 기준으로 3년마다(매 3년이 되는 해의 1월 1일 전까지를 말한다) 그 타당성을 검토하여 개선 등의 조치를 해야 한다.

② 보건복지부장관은 제12조에 따른 혈액관리업무 수행 방법에 대하여 2019년 1월 1일을 기준으로 2년마다(매 2년이 되는 해의 1월 1일 전까지를 말한다) 그 타당성을 검토하여 개선 등의 조치를 해야 한다.

제10조(특정수혈부작용에 대한 조치)

① 의료기관의 장은 특정수혈부작용이 발생한 경우에는 보건복지부령으로 정하는 바에 따라 그 사실을 시·도지사에게 신고하여야 한다.

② 시·도지사는 제1항에 따른 특정수혈부작용의 발생 신고를 받은 때에는 이를 보건복지부장관에게 통보하여야 한다.

③ 보건복지부장관은 제2항에 따라 특정수혈부작용의 발생 신고를 통보받으면 그 발생 원인의 파악 등을 위한 실태조사

를 하여야 한다. 이 경우 특정수혈부작용과 관련된 의료기관의 장과 혈액원등은 실태조사에 협조하여야 한다.

과태료 ※ ①, ③=23조(200만원 이하의 과태료)

규칙 제13조(특정수혈부작용의 신고 등)

① 의료기관의 장은 법 제10조제1항에 따라 특정수혈부작용이 발생한 사실을 확인한 날부터 15일 이내에 해당 의료기관 소재지의 보건소장을 거쳐 특별시장 · 광역시장 · 특별자치시장 · 도지사 · 특별자치도지사(이하 "시 · 도지사"라 한다)에게 특정수혈부작용이 발생한 사실을 별지 제8호서식에 따라 신고해야 한다. 다만, 사망의 경우에는 지체 없이 신고해야 한다.

② 시 · 도지사는 매월 말일을 기준으로 별지 제9호서식의 특정수혈부작용 발생현황 보고서를 작성하여 다음 달 10일까지 보건복지부장관에게 제출해야 한다. 다만, 사망의 경우에는 지체 없이 제출해야 한다.

③ 법 제10조제3항에 따른 실태조사에는 다음 각 호의 내용이 포함되어야 한다.

1. 수혈자의 인적사항, 수혈기록 및 의무기록 조사
2. 헌혈자의 헌혈기록 및 과거 헌혈혈액 검사결과 조회
3. 수혈자 및 헌혈자의 특정수혈부작용 관련 진료내역 및 검사결과 확인
4. 헌혈혈액 보관검체 검사결과 확인
5. 헌혈자 채혈혈액 검사결과 확인

제10조의2(특정수혈부작용 및 채혈부작용의 보상)

① 혈액원은 다음 각 호의 어느 하나에 해당하는 사람에 대하여 특정수혈부작용 및 채혈부작용에 대한 보상금(이하 "보상금"이라 한다)을 지급할 수 있다.

1. 헌혈이 직접적인 원인이 되어 질병이 발생하거나 사망한 채혈부작용자
2. 혈액원이 공급한 혈액이 직접적인 원인이 되어 질병이 발생하거나 사망한 특정수혈부작용자

② 제1항에 따른 보상금은 위원회의 심의에 따라 결정되며, 보상금이 결정된 때에는 위원장은 그 심의 결과를 지체 없이 혈액원에 통보하여야 한다.

③ 제1항에도 불구하고 다음 각 호의 어느 하나에 해당하는 경우에는 보상금을 지급하지 아니할 수 있다.

1. 채혈부작용이 헌혈자 본인의 고의 또는 중대한 과실로 인하여 발생한 경우
2. 채혈부작용이라고 결정된 사람 또는 그 가족이 손해배상청구소송 등을 제기한 경우 또는 소송제기 의사를 표시한 경우

④ 제1항에 따라 지급할 수 있는 보상금의 범위는 다음 각 호와 같다. 다만, 혈액의 공급과정에서 혈액원의 과실이 없는 경우에는 제6호의 위자료만 지급할 수 있다.

1. 진료비
2. 장애인이 된 자에 대한 일시보상금
3. 사망한 자에 대한 일시보상금
4. 장제비
5. 일실소득
6. 위자료

⑤ 그 밖에 보상금의 산정 및 지급 등에 필요한 사항은 보건복지부령으로 정한다.

규칙 제13조의2(보상금의 산정 및 지급)

① 법 제5조제1항에 따른 혈액관리위원회는 법 제10조의2제1항에 따라 보상금을 산정하는 경우에는 다음 각 호의 사항을 고려하여야 한다.

1. 혈액원 및 헌혈자의 과실 수준
2. 채혈 또는 수혈과 사망 · 질병 등의 부작용 간 직접적 인과관계의 수준
3. 사망 · 질병 등 부작용의 유형 · 성격 및 피해정도
4. 그 밖에 보상금을 산정하는 데 특히 고려할 필요가 있다고 보건복지부장관이 정하는 사항

② 혈액원이 법 제10조의2제1항에 따른 보상금을 지급하는 경우에는 보상금을 받는 사람이 지정하는 예금계좌에 입금하여야 한다. 다만, 예금계좌가 없는 경우 등 부득이한 사유가 있는 경우에는 보상금을 받는 사람과 협의하여 그 지급 방법을 별도로 정할 수 있다.

③ 제1항 및 제2항에서 규정한 사항 외에 보상금의 산정 및 지급에 필요한 사항은 보건복지부장관이 정하여 고시한다.

제11조(혈액제제의 수가)

혈액원이 헌혈자로부터 채혈하여 제조한 혈액제제를 의료기관에 공급하는 가격과 혈액원으로부터 혈액제제를 공급받은 의료기관이 수혈자에게 공급하는 가격은 보건복지부장관이 정하여 고시한다.

벌칙 ※ 21조(100만원 이하의 벌금)

제12조(기록의 작성 등)

① 혈액원등은 보건복지부령으로 정하는 바에 따라 혈액관리업무에 관한 기록을 작성하여 갖추어 두어야 한다.
② 제1항에 따른 기록(제12조의2제1항에 따른 전자혈액관리업무기록을 포함한다)은 기록한 날부터 보건복지부령으로 정하는 기간 동안 보존하여야 한다.
③ 혈액관리업무에 종사하는 자는 이 법 또는 다른 법령에 특별히 규정된 경우를 제외하고는 건강진단·채혈·검사 등 업무상 알게 된 다른 사람의 비밀을 누설하거나 발표하여서는 아니 된다.

벌칙 ※ ③=19조(2년 이하의 징역 또는 2천만원 이하의 벌금)

규칙 제14조(서류의 작성등)

① 혈액원등은 법 제12조제1항에 따라 다음 각 호의 서류를 작성·비치하여야 한다.
  1. 별지 제1호의7서식에 의한 헌혈경력 및 검사결과 조회서
  2. 별지 제4호서식에 의한 부적격혈액처리현황
  2의2. 별지 제4호의2서식의 헌혈자 혈액정보 통보기록
  3. 보건복지부장관이 고시하는 헌혈기록카드
  4. 삭제 〈2005.1.29.〉
  5. 별지 제8호서식에 의한 특정수혈부작용발생신고기록
② 법 제12조제2항에서 "보건복지부령이 정하는 기간"이라 함은 10년을 말한다.

제12조의2(전자혈액관리업무기록 등)

① 혈액원등은 헌혈자 대장 등을 「전자서명법」에 따른 전자서명이 기재된 전자문서 등(이하 "전자혈액관리업무기록"이라 한다)으로 작성·보관할 수 있다.
② 혈액원등은 전자혈액관리업무기록을 안전하게 관리·보존하는 데에 필요한 시설 및 장비 등을 갖추어야 한다.
③ 누구든지 정당한 사유 없이 전자혈액관리업무기록에 저장된 개인정보를 탐지하거나 누출·변조 또는 훼손하여서는 아니 된다.
④ 제14조제3항에 따라 수혈을 요구받은 의료기관은 헌혈증의 유효성 여부를 확인하기 위하여 전자혈액관리업무기록을 조회할 수 있다.

벌칙 ※ ③=19조(2년 이하의 징역 또는 2천만원 이하의 벌금)

제13조(검사 등)

① 보건복지부장관은 혈액의 품질관리를 위하여 필요하다고 인정하면 혈액원등에 대통령령으로 정하는 바에 따라 필요한 보고를 하도록 명하거나, 관계 공무원에게 혈액원등의 사무실, 사업장, 그 밖에 필요한 장소에 출입하여 장부·서류 또는 그 밖의 물건을 검사하게 할 수 있다.
② 제1항에 따라 출입·검사를 하는 공무원은 그 권한을 표시하는 증표를 관계인에게 내보여야 한다.
③ 보건복지부장관은 혈액제제의 안전성을 보장하고 효과를 높이기 위하여 대통령령으로 정하는 바에 따라 혈액원의 혈액관리업무에 대한 심사평가를 할 수 있다.

과태료 ※ ①=23조(200만원 이하의 과태료)

영 제7조(기록제출)

보건복지부장관은 법 제13조제1항의 규정에 의하여 혈액원에 대하여 법 제12조제1항의 규정에 의한 혈액관리업무에 관한 기록을 제출하게 할 수 있다.

영 제7조의2(혈액관리업무 심사평가)

① 법 제13조제3항의 규정에 의한 심사평가는 정기평가와 수시평가로 구분하여 실시한다.

② 정기평가는 2년마다 실시하고, 수시평가는 정기평가를 받은 혈액원이 그 평가결과에 따른 평가수준을 지속적으로 유지하고 있는지를 확인할 필요가 있는 경우에 실시한다.
③ 심사평가의 기준은 다음 각호와 같다.
  1. 헌혈자 보호 등 채혈과정의 적정성에 관한 사항
  2. 혈액검사의 정확성에 관한 사항
  3. 혈액제제의 제조·보존·공급 및 품질관리의 안전성에 관한 사항
④ 보건복지부장관은 심사평가업무의 일부를 관계전문기관 또는 단체로 하여금 수행하게 할 수 있다.
⑤ 제3항의 규정에 의한 심사평가의 세부기준 그 밖에 심사평가에 관하여 필요한 사항은 보건복지부장관이 정하여 고시한다.

제13조의2(혈액원 및 의료기관의 혈액수급정보 제출)

① 혈액원은 혈액 공급량·재고량·폐기량 등 혈액관리에 관한 정보를 보건복지부장관에게 제출하여야 한다.
② 혈액원(의료기관이 개설한 혈액원 중 혈액제제를 자체에서 소비할 목적으로 공급하는 경우는 제외한다)으로부터 혈액을 공급받은 의료기관의 장은 해당 의료기관의 혈액 사용량·재고량·폐기량 등 혈액 사용에 관한 정보를 보건복지부장관에게 제출하여야 한다.
③ 제1항 및 제2항에 따른 제출정보의 내용, 제출 시기 및 제출 방법은 보건복지부령으로 정한다.

과태료 ※ ①, ②=23조(200만원 이하의 과태료)

규칙 제14조의2(혈액원 및 의료기관의 혈액수급정보 제출 내용 등)

① 법 제13조의2제1항에 따라 혈액원은 매일(토요일 및 공휴일은 제외한다) 정오까지 전날의 혈액관리에 관한 다음 각 호의 정보를 보건복지부장관에게 제출해야 한다.
  1. 혈액제제의 공급량, 공급일자 및 공급처
  2. 혈액제제의 폐기량, 폐기일자 및 폐기사유
  3. 혈액제제의 재고량
② 법 제13조의2제2항에 따라 혈액을 공급받은 의료기관의 장은 매일(토요일 및 공휴일은 제외한다) 정오까지 보건복지부장관이 정하는 바에 따라 전날의 혈액 사용에 관한 다음 각 호의 정보를 보건복지부장관에게 제출해야 한다. 다만, 제4호의 정보는 월별로 일괄하여 그 다음 달 1일까지 제출할 수 있다.
  1. 혈액을 공급받은 일시
  2. 혈액제제의 명칭, 혈액번호 및 혈액형
  3. 혈액제제의 사용량, 사용일시, 폐기량, 폐기일시 및 재고량
  4. 수혈자의 성별, 연령, 혈액형 및 진료과목
  5. 그 밖에 혈액의 사용현황을 파악하기 위하여 필요한 정보로서 보건복지부장관이 정하여 고시하는 정보
③ 보건복지부장관은 혈액부족 등으로 인해 필요한 경우 의료기관의 장에게 당일의 혈액 사용에 관한 제2항 각 호의 정보를 요청할 수 있으며, 요청을 받은 의료기관의 장은 특별한 사유가 없으면 이에 따라야 한다.
④ 법 제13조의2제2항에 따라 혈액을 공급받은 의료기관의 장은 병상 수, 혈액형·혈액제제별 전년도의 일평균 혈액 사용량 등 보건복지부장관이 정하여 고시하는 정보를 매년 1월 31일까지 보건복지부장관에게 제출해야 한다.
⑤ 제1항부터 제4항까지에서 규정한 사항 외에 혈액원 및 의료기관의 혈액수급정보 제출 시기·방법 등에 관한 사항은 보건복지부장관이 정한다.

제14조(헌혈증서의 발급 및 수혈비용의 보상 등)

① 혈액원이 헌혈자로부터 헌혈을 받았을 때에는 보건복지부령으로 정하는 바에 따라 헌혈증서를 그 헌혈자에게 발급하여야 한다. 이 경우 헌혈증서를 잃어버리거나 훼손되어 못쓰게 된 것이 확인된 경우에는 보건복지부령으로 정하는 바에 따라 재발급 받을 수 있다.
② 제1항에 따른 헌혈증서는 휴대전화에 의한 문자메시지, 전자우편 등의 수단으로 제공할 수 있다.
③ 제1항에 따른 헌혈자 또는 그 헌혈자의 헌혈증서를 양도받은 사람은 의료기관에 그 헌혈증서를 제출하면 무상으로 혈액제제를 수혈받을 수 있다. 다만, 재발급되어 유효하지 아니하게 된 헌혈증서를 사용한 경우 혈액제제의 수혈비용은 수혈자가 부담하여야 한다.
④ 제3항에 따라 수혈을 요구받은 의료기관은 정당한 이유 없이 그 요구를 거부하지 못한다.
⑤ 보건복지부장관은 의료기관이 제3항에 따라 헌혈증서 제출자에게 수혈을 하였을 때에는 보건복지부령으로 정하는 바에 따라 제15조제2항에 따른 헌혈환급적립금에서 그 비용을 해당 의료기관에 보상하여야 한다.

벌칙 ※ ①, ④=20조(1년 이하의 징역 또는 1천만원 이하의 벌금)

규칙 제15조(헌혈증서의 발급)

① 혈액원은 법 제14조제1항 전단에 따라 헌혈자로부터 헌혈을 받은 경우에는 별지 제10호서식의 헌혈증서를 지체없이 헌혈자에게 발급해야 한다.

② 대한적십자사 회장은 혈액원이 제1항에 따른 헌혈증서를 헌혈자에게 발급함에 지장이 없도록 그 용지를 미리 혈액원에 송부해야 한다.

규칙 제15조의2(헌혈증서의 재발급)

① 법 제14조제1항 후단에 따라 헌혈증서를 재발급 받으려는 사람은 별지 제10호의2서식의 헌혈증서 재발급 신청서(전자문서를 포함한다)를 혈액원에 제출해야 한다.

② 제1항에 따른 신청서를 받은 혈액원은 신청인의 사진이 붙어 있어 본인임을 확인할 수 있는 주민등록증, 여권, 학생증, 그 밖의 신분증명서에 따라 그 신원을 확인한 후 신청인에게 헌혈증서를 재발급해야 한다. 다만, 법 제14조제1항 후단에 따라 한 번 재발급되었거나 같은 조 제3항에 따라 의료기관에 그 헌혈증서를 제출하여 무상으로 혈액제제를 수혈받은 것이 확인된 경우는 제외한다.

규칙 제16조(헌혈증서에 의한 무상수혈)

① 법 제14조제3항 본문에 따라 무상으로 수혈받을 수 있는 혈액제제량은 헌혈 1회당 혈액제제 1단위로 한다.

② 헌혈증서를 제출받은 의료기관은 전자혈액관리업무기록 등을 통해 재발급되어 유효하지 않게 된 헌혈증서인지 여부를 확인해야 한다.

규칙 제17조(수혈비용의 보상)

① 법 제14조제5항에 따른 수혈비용의 보상은 혈액원의 의료기관에 대한 혈액공급가액과 의료기관의 혈액관리료 및 수혈수수료를 합한 금액으로 한다. 다만, 수혈을 받은 사람이 다른 법령의 규정에 따라 수혈비용의 일부를 지급받은 경우에는 그 금액을 제외한 금액으로 보상할 수 있다.

② 의료기관은 제1항에 따른 수혈비용의 보상을 받고자 할 때에는 별지 제11호서식의 수혈비용청구서에 별지 제12호서식의 수혈자내역서를 첨부하여 대한적십자사 회장에게 청구해야 한다.

③ 의료기관은 수혈을 받은 사람의 진료비 중 본인이 부담해야 할 비용에서 제2항에 따라 대한적십자사 회장에게 청구하는 금액을 공제해야 한다.

④ 대한적십자사 회장은 제2항에 따른 수혈비용의 보상청구를 받은 때에는 그 청구를 받은 날부터 1개월 이내에 이를 보상해야 한다.

제15조(헌혈환급예치금 및 헌혈환급적립금)

① 혈액원이 헌혈자로부터 헌혈을 받았을 때에는 보건복지부령으로 정하는 바에 따라 헌혈환급예치금을 보건복지부장관에게 내야 한다. 다만, 헌혈 혈액이 제8조제1항에 따른 검사 결과 부적격혈액으로 판정된 경우에는 헌혈환급예치금의 전부 또는 일부를 돌려주거나 면제할 수 있다.

② 보건복지부장관은 제1항에 따른 헌혈환급예치금으로 헌혈환급적립금(이하 "적립금"이라 한다)을 조성·관리한다.

③ 적립금은 다음 각 호의 어느 하나에 해당하는 용도에만 사용하여야 한다.

1. 제14조제5항에 따른 수혈비용의 보상
2. 헌혈의 장려
3. 혈액관리와 관련된 연구
4. 그 밖에 대통령령으로 정하는 용도

④ 적립금의 관리 및 운영 등에 필요한 사항은 대통령령으로 정한다.

벌칙 ※ ①=20조(1년 이하의 징역 또는 1천만원 이하의 벌금)

영 제8조(헌혈환급적립금의 용도)

법 제15조제3항제4호에서 "대통령령으로 정하는 용도"란 다음 각 호의 어느 하나에 해당하는 용도를 말한다.

1. 특정수혈부작용에 대한 실태조사 및 연구
2. 혈액원 혈액관리업무의 전산화에 대한 지원
3. 삭제 〈2009.1.30.〉

영 제9조(헌혈환급적립금의 관리 및 운영)

① 제10조제5호에 따라 헌혈환급적립금(이하 "적립금"이라 한다)의 조성·관리업무를 위탁받은 대한적십자사 회장은 적립금을 대한적십자사의 다른 회계와 구분하여 독립된 계정으로 운영해야 한다.

② 대한적십자사 회장은 적립금의 수입과 지출을 명확히 하기 위하여 「은행법」에 따른 은행에 적립금 계좌를 설정해야 한다.

규칙 제18조(예치금의 수납)

① 대한적십자사 회장은 법 제15조제1항에 따른 헌혈환급예치금(이하 "예치금"이라 한다)을 수납하고자 할 때에는 매월 해당 혈액원이 납부해야 할 예치금을 조사·결정하고 별지 제13호서식에 따라 이를 혈액원에 통지해야 한다.

② 제1항에 따라 통지를 받은 혈액원은 그 금액을 영 제9조제2항에 따른 금융기관에 납입해야 한다.

③ 예치금을 수납한 금융기관은 예치금의 납입자에게 영수증을 발급하고, 대한적십자사 회장에게 영수필통지서를 지체없이 송부해야 한다.

규칙 제19조(예치금납부의 면제)

① 혈액원이 법 제15조제1항 단서에 따라 부적격혈액(별표 1 제2호 및 제3호에 따른 부적격혈액에 한정한다)에 대한 예

치금의 납부를 면제받고자 하는 때에는 매월말 기준으로 별지 제14호서식의 헌혈환급예치금 납부면제 신청서를 작성하여 다음달 10일까지 대한적십자사 회장에게 신청해야 한다.

② 대한적십자사 회장은 제1항에 따른 예치금납부의 면제신청을 받은 때에는 혈액원이 이미 납부한 예치금 중에서 환불해야 한다.

③ 보건복지부장관은 법 제15조제1항 단서에 따라 매년 예치금납부면제비율을 정하여 고시해야 한다.

제16조(군의료기관에 대한 특례)

군의료기관에 설치하는 혈액원의 혈액관리업무에 관하여는 제4조의3, 제6조, 제8조, 제8조의2, 제9조, 제10조, 제12조, 제12조의2 및 제13조부터 제15조까지의 규정에도 불구하고 국방부장관이 보건복지부장관과 협의한 후 국방부령으로 정한다.

제17조(권한의 위임 · 위탁 등)

① 보건복지부장관은 이 법에 따른 권한의 일부를 대통령령으로 정하는 바에 따라 시 · 도지사에게 위임할 수 있다.

② 보건복지부장관은 이 법에 따른 다음 각 호의 업무를 대통령령으로 정하는 바에 따라 대한적십자사 회장에게 위탁할 수 있다.

1. 제7조의2제1항 및 제4항에 따른 채혈금지대상자 명부의 작성 · 관리 및 통지에 관한 업무
2. 제8조제6항 및 제7항에 따른 헌혈자의 혈액정보 관리에 관한 업무
3. 제14조제5항에 따른 보상업무
4. 제15조제1항에 따른 헌혈환급예치금의 수납업무
5. 제15조제2항에 따른 적립금의 조성 · 관리 업무

③ 보건복지부장관은 제2항에 따라 대한적십자사 회장에게 위탁한 업무 및 대한적십자사 회장이 수행하는 다음 각 호의 어느 하나에 해당하는 업무에 대하여 매년 예산의 범위에서 그 수행에 필요한 경비를 보조할 수 있다.

1. 제6조의4제2항에 따라 혈액원의 개설자로부터 이관받은 혈액관리업무기록(전자혈액관리업무기록을 포함한다)의 보존업무
2. 헌혈자의 헌혈경력 조회업무
3. 헌혈자의 혈액정보 관리에 관한 업무
4. 제14조에 따른 헌혈증서의 발급 및 수혈비용의 보상 업무

영 제10조(업무의 위탁)

보건복지부장관은 법 제17조제2항에 따라 다음 각 호의 업무를 대한적십자사 회장에게 위탁한다.

1. 법 제7조의2제1항 및 제4항에 따른 채혈금지대상자 명부의 작성 · 관리 및 통지에 관한 업무
2. 법 제8조제6항 및 제7항에 따른 헌혈자 및 그의 혈액검사에 관한 정보의 보고 접수 및 유지 · 관리에 관한 업무
3. 법 제14조제4항에 따른 보상업무
4. 법 제15조제1항에 따른 헌혈환급예치금의 수납업무
5. 법 제15조제2항에 따른 적립금의 조성 · 관리업무

영 제10조의2(민감정보 및 고유식별정보의 처리)

① 보건복지부장관(제10조에 따라 보건복지부장관의 업무를 위탁받은 자를 포함한다) 또는 혈액원은 다음 각 호의 사무를 수행하기 위하여 불가피한 경우 「개인정보 보호법」 제23조제1항에 따른 건강 및 성생활에 관한 정보, 같은 법 시행령 제18조제2호에 따른 범죄경력자료에 해당하는 정보, 같은 영 제19조제1호 또는 제4호에 따른 주민등록번호 또는 외국인등록번호가 포함된 자료를 처리할 수 있다.

1. 법 제6조에 따른 혈액관리업무 및 혈액원 개설 등에 관한 사무
2. 법 제7조에 따른 헌혈자의 신원확인 및 건강진단 등에 관한 사무
3. 법 제7조의2에 따른 채혈금지대상자의 관리에 관한 사무
4. 법 제8조에 따른 혈액의 안전성 확보에 관한 사무
5. 법 제8조의2에 따른 혈액사고발생시 조치 등에 관한 사무
6. 법 제10조에 따른 특정수혈부작용에 대한 조치에 관한 사무
7. 법 제10조의2에 따른 특정수혈부작용 및 채혈부작용의 보상에 관한 사무
8. 법 제12조에 따른 혈액관리업무에 관한 기록의 작성 등에 관한 사무
9. 법 제12조의2에 따른 전자혈액관리업무기록의 작성 등에 관한 사무
10. 법 제13조에 따른 품질관리 검사 등에 관한 사무

11. 법 제14조에 따른 헌혈증서의 발급 및 보상 등에 관한 사무
12. 법 제17조의3에 따른 혈액원의 개설허가 취소 등에 관한 사무

② 특별시장 · 광역시장 · 특별자치시장 · 도지사 · 특별자치도지사는 법 제10조제1항 및 제2항에 따른 특정수혈부작용 발생신고의 접수 및 통보에 관한 사무를 수행하기 위하여 불가피한 경우 「개인정보 보호법」 제23조제1항에 따른 건강 및 성생활에 관한 정보, 같은 법 시행령 제18조제2호에 따른 범죄경력자료에 해당하는 정보, 같은 영 제19조제1호 또는 제4호에 따른 주민등록번호 또는 외국인등록번호가 포함된 자료를 처리할 수 있다.

영 제10조의3(규제의 재검토)

보건복지부장관은 제11조 및 별표에 따른 과태료의 부과기준에 대하여 2014년 1월 1일을 기준으로 3년마다(매 3년이 되는 해의 1월 1일 전까지를 말한다) 그 타당성을 검토하여 개선 등의 조치를 하여야 한다.

제17조의2(사업계획의 제출 등)

① 제6조제3항에 따라 혈액원을 개설한 자는 혈액원의 회계를 다른 회계와 구분하여 회계처리하여야 한다.
② 혈액원의 회계연도는 정부의 회계연도에 따른다.
③ 혈액원은 매년 사업계획 및 예산안을 작성하여 해당 회계연도가 시작되기 1개월 전에 보건복지부장관에게 제출하여야 한다.
④ 혈액원은 매 회계연도 경과 후 3개월 이내에 수입 · 지출결산서에 「공인회계사법」 제7조에 따라 등록한 공인회계사 또는 같은 법 제24조에 따라 등록한 회계법인의 회계감사 보고서를 첨부하여 보건복지부장관에게 제출하여야 한다.
⑤ 대한적십자사가 「대한적십자사 조직법」 제21조제1항 및 같은 조 제3항에 따라 사업계획 · 예산안 및 결산서를 제출한 경우 이를 제3항 및 제4항에 따라 제출한 것으로 본다. 다만, 혈액원별로 혈액원의 사업계획 · 예산안 및 결산서를 제출한 경우에 한정한다.
⑥ 제3항 및 제4항에 따른 사업계획, 예산안 및 수입 · 지출결산서의 세부내용 및 제출 방법은 보건복지부령으로 정한다.

규칙 제19조의2(수입 · 지출결산서의 세부내용)

혈액원이 법 제17조의2제4항에 따라 제출하는 수입 · 지출결산서에는 다음 각 호의 내용이 포함되어야 한다.

1. 해당 회계연도의 재무상태표
2. 해당 회계연도의 사업계획과 집행실적의 대비표

제17조의3(개설허가의 취소 등)

① 보건복지부장관은 혈액원이 다음 각 호의 어느 하나에 해당하면 혈액원의 개설허가를 취소하거나 6개월의 범위에서 업무의 정지 또는 위반 사항에 대한 시정을 명할 수 있다.
1. 혈액원 개설허가를 받은 날부터 3개월이 지나도록 정당한 사유 없이 그 업무를 시작하지 아니한 경우
2. 개설허가를 받은 혈액원의 시설이 제6조제2항에 따른 시설 · 장비 기준에 적합하지 아니한 경우
3. 혈액원이 제조관리자를 두지 아니한 경우
4. 혈액원에 대한 제13조제1항에 따른 검사 또는 같은 조 제3항에 따른 심사평가 결과 혈액관리업무가 부적절하였음이 발견된 경우
5. 혈액원이 제17조의2제3항 및 제4항을 위반하여 사업계획, 예산안, 수입 · 지출결산서 또는 회계감사 보고서를 제출하지 아니한 경우
6. 그 밖에 이 법 또는 이 법에 따른 명령을 위반한 경우

② 보건복지부장관은 의료기관이 제9조의2제1항을 위반한 경우 위반 사항에 대한 시정을 명할 수 있다.
③ 제1항 및 제2항에 따른 행정처분의 세부적인 기준은 보건복지부령으로 정한다.

벌칙 ※ ②=21조(500만원 이하의 벌금)

규칙 제20조(행정처분의 기준)

법 제17조의3에 따른 행정처분의 기준은 별표 6과 같다.

제17조의4(적용의 배제)

제6조제1항제1호에 해당하는 자가 개설한 혈액원 중 혈액제제를 자체에서 소비할 목적으로 공급하는 경우에는 같은 조 제4항, 제6조의3, 제13조의2제1항 및 제17조의2를 적용하지 아니한다.

제18조(벌칙)

다음 각 호의 어느 하나에 해당하는 자는 5년 이하의 징역 또는 5천만원 이하의 벌금에 처한다.

1. 제3조를 위반하여 혈액 매매행위 등을 한 자
2. 제6조제1항을 위반하여 혈액관리업무를 할 수 있는 자가 아니면서 혈액관리업무를 한 자
3. 제6조제3항을 위반하여 허가받지 아니하고 혈액원을 개설한 자 또는 변경허가를 받지 아니하고 중요 사항을 변경한 자
4. 제6조제4항을 위반하여 의약품 제조업의 허가를 받지 아니하고 혈액관리업무를 한 자 또는 품목별로 품목허가를 받거나 품목신고를 하지 아니하고 혈액관리업무를 한 자
5. 제6조의2제1항을 위반하여 허가받지 아니하고 혈액관리업무를 한 자

제19조(벌칙)

다음 각 호의 어느 하나에 해당하는 자는 2년 이하의 징역 또는 2천만원 이하의 벌금에 처한다.

1. 제6조제2항을 위반하여 보건복지부령으로 정하는 기준에 적합한 시설·장비를 갖추지 아니한 자
2. 제7조제1항을 위반하여 채혈 전에 헌혈자에 대하여 신원 확인 및 건강진단을 하지 아니한 자
3. 제7조제2항을 위반하여 보건복지부령으로 정하는 감염병 환자 또는 건강기준에 미달하는 사람으로부터 채혈을 한 자
4. 제7조제3항을 위반하여 신원이 확실하지 아니하거나 신원 확인에 필요한 요구에 따르지 아니하는 사람으로부터 채혈을 한 자
5. 제7조제5항을 위반하여 채혈하기 전에 채혈금지대상 여부 및 과거 헌혈경력과 그 검사 결과를 조회하지 아니한 자
6. 제7조의2제2항 및 제3항을 위반하여 보건복지부령으로 정하는 안전성검사를 통과하지 못한 채혈금지대상자로부터 채혈을 하거나 안전성검사를 통과한 채혈금지대상자로부터 채혈을 한 후 그 결과를 보건복지부장관에게 보고하지 아니한 자
7. 제7조의2제5항을 위반하여 채혈금지대상자 명부의 작성·관리 업무상 알게 된 비밀을 정당한 사유 없이 누설한 자
8. 제8조제1항을 위반하여 보건복지부령으로 정하는 바에 따라 혈액과 혈액제제의 적격 여부를 검사하지 아니하거나 검사 결과를 확인하지 아니한 자
9. 제8조제2항을 위반하여 보건복지부령으로 정하는 바에 따라 부적격혈액을 폐기처분하지 아니하거나 폐기처분 결과를 보건복지부장관에게 보고하지 아니한 자

9의2. 제8조제4항을 위반하여 부적격혈액의 정보를 해당 의료기관에 알리지 아니하거나 폐기처분하지 아니한 자

9의3. 제8조제5항을 위반하여 부적격혈액을 수혈받은 사람에게 이를 알리지 아니한 자

10. 제9조제1항을 위반하여 채혈 시의 혈액량, 혈액관리의 적정 온도 등 보건복지부령으로 정하는 기준에 따라 혈액관리업무를 하지 아니한 자
11. 제12조제3항을 위반하여 건강진단·채혈·검사 등 업무상 알게 된 다른 사람의 비밀을 누설하거나 발표한 자
12. 제12조의2제3항을 위반하여 정당한 사유 없이 전자혈액관리업무기록에 저장된 개인정보를 탐지하거나 누출·변조 또는 훼손한 자

제20조(벌칙)

다음 각 호의 어느 하나에 해당하는 자는 1년 이하의 징역 또는 1천만원 이하의 벌금에 처한다.

1. 제14조제1항 또는 제4항을 위반하여 헌혈자에게 헌혈증서를 발급하지 아니하거나, 의료기관에 헌혈증서를 제출하면서 무상으로 혈액제제 수혈을 요구한 사람에 대하여 정당한 이유 없이 그 요구를 거절한 자
2. 제15조제1항을 위반하여 거짓이나 그 밖의 부정한 방법으로 헌혈환급예치금을 내지 아니한 자

제21조(벌칙)

① 제17조의3제2항에 따른 시정명령을 이행하지 아니한 자는 500만원 이하의 벌금에 처한다.
② 다음 각 호의 어느 하나에 해당하는 자는 100만원 이하의 벌금에 처한다.
1. 제6조의3제2항을 위반한 자
2. 제11조에 따라 고시된 혈액제제의 수가를 위반하여 혈액제제를 공급한 자

제22조(양벌규정)

법인의 대표자나 법인 또는 개인의 대리인, 사용인, 그 밖의 종업원이 그 법인 또는 개인의 업무에 관하여 제18조부터 제21조까지의 어느 하나에 해당하는 위반행위를 하면 그 행위자를 벌하는 외에 그 법인 또는 개인에게도 해당 조문의 벌금형을 과한다. 다만, 법인 또는 개인이 그 위반행위를 방지하기 위하여 해당 업무에 관하여 상당한 주의와 감독을 게을리하지 아니한 경우에는 그러하지 아니하다.

제23조(과태료)

① 다음 각 호의 어느 하나에 해당하는 자에게는 200만원 이하의 과태료를 부과한다.
1. 제6조의2제2항을 위반하여 혈액원 또는 이와 유사한 명칭을 사용한 자
2. 제8조제6항을 위반하여 보고를 하지 아니하거나 거짓으로 보고한 자
3. 제10조제1항을 위반하여 신고를 하지 아니한 자
4. 제10조제3항 후단을 위반하여 실태조사에 협조하지 아니한 자
5. 제13조제1항에 따른 보고를 하지 아니하거나 거짓으로 보고한 자 또는 검사를 거부·기피 또는 방해한 자
6. 제13조의2제1항·제2항에 따른 제출을 하지 아니하거나 거짓으로 제출한 자

② 제1항에 따른 과태료는 대통령령으로 정하는 바에 따라 보건복지부장관 또는 시·도지사가 부과·징수한다.

영 제11조(과태료의 부과기준)

법 제23조제1항에 따른 과태료의 부과기준은 별표와 같다.

■ 혈액관리법 시행규칙 [별표 1]

부적격혈액의 범위 및 혈액 · 혈액제제의 적격여부 판정기준(제2조 관련)

1. 채혈과정에서 응고 또는 오염된 혈액 및 혈액제제
2. 다음의 혈액선별검사에서 부적격기준에 해당되는 혈액 및 혈액제제

검사항목 및 검사방법		부적격기준
비(B)형간염검사	B형간염표면항원(HBsAg) 검사	양성
	B형간염바이러스(HBV) 핵산증폭검사	양성
시(C)형간염검사	C형간염바이러스(HCV) 항체 검사	양성
	C형간염바이러스(HCV) 핵산증폭검사	양성
후천성면역결핍증검사	사람면역결핍바이러스(HIV) 항체 검사	양성
	사람면역결핍바이러스(HIV) 핵산증폭검사	양성
사람T세포림프친화 바이러스(HTLV) 검사 (혈장성분은 제외한다)	사람T세포림프친화바이러스(HTLV) Ⅰ형/Ⅱ형 항체 검사(혈장성분은 제외한다)	양성
매독검사		양성
간기능검사(ALT검사, 수혈용으로 사용되는 혈액만 해당한다)		101 IU/L 이상
※ B형간염표면항원(HBsAg) 검사, C형간염바이러스(HCV) 항체 검사, 사람면역결핍바이러스(HIV) 항체 검사, 사람T세포림프친화바이러스(HTLV) Ⅰ형/Ⅱ형 항체 검사의 검사방법은 효소면역측정법(EIA) 또는 이와 동등이상의 감도를 가진 시험방법에 따라야 함		

※ 비고: 위 검사항목 외에 국민보건을 위하여 긴급하게 필요하다고 판단되는 혈액검사의 부적격 기준은 보건복지부장관이 별도로 정한다.

3. 제7조에 따른 채혈금지대상자 기준 중 감염병 요인, 약물 요인 및 선별검사결과 부적격 요인에 해당하는 자로부터 채혈된 혈액 및 혈액제제
4. 심한 혼탁을 보이거나 변색 또는 용혈된 혈액 및 혈액제제
5. 혈액용기의 밀봉 또는 표지가 파손된 혈액 및 혈액제제
6. 제12조제2호 가목에 따른 보존기간이 경과한 혈액 및 혈액제제
7. 그 밖에 안전성 등의 이유로 부적격 요인에 해당한다고 보건복지부장관이 정하는 혈액 및 혈액제제

■ 혈액관리법 시행규칙 [별표 1의2]

채혈금지대상자(제2조의2 및 제7조 관련)

I. 공통기준

1. 건강진단관련 요인

가. 체중이 남자는 50킬로그램 미만, 여자는 45킬로그램 미만인 자
나. 체온이 섭씨 37.5도를 초과하는 자
다. 수축기혈압이 90밀리미터(수은주압) 미만 또는 180밀리미터(수은주압) 이상인 자
라. 이완기혈압이 100밀리미터(수은주압) 이상인 자
마. 맥박이 1분에 50회 미만 또는 100회를 초과하는 자

2. 질병관련 요인

가. 감염병

1) 만성 B형간염, C형간염, 후천성면역결핍증, 바베스열원충증, 샤가스병 또는 크로이츠펠트-야콥병 등 「감염병의 예방 및 관리에 관한 법률」 제2조에 따른 감염병 중 보건복지부장관이 지정하는 혈액 매개 감염병의 환자, 의사환자, 병원체보유자
2) 일정기간 채혈금지 대상자
가) 말라리아 병력자로 치료종료 후 3년이 경과하지 아니한 자
나) 브루셀라증 병력자로 치료종료 후 2년이 경과하지 아니한 자
다) 매독 병력자로 치료종료 후 1년이 경과하지 아니한 자
라) 급성 B형간염 병력자로 완치 후 6개월이 경과하지 아니한 자
마) 그 밖에 보건복지부장관이 정하는 혈액매개 감염병환자 또는 병력자

나. 그 밖의 질병

1) 발열, 인후통, 설사 등 급성 감염성 질환이 의심되는 증상이 없어진지 3일이 경과하지 아니한 자
2) 암환자, 만성폐쇄성폐질환 등 호흡기질환자, 간경변 등 간질환자, 심장병환자, 당뇨병환자, 류마티즘 등 자가면역질환자, 신부전 등 신장질환자, 혈우병, 적혈구증다증 등 혈액질환자, 한센병환자, 성병환자(매독환자는 제외한다), 알콜중독자, 마약중독자 또는 경련환자. 다만, 의사가 헌혈가능하다고 판정한 경우에는 그러하지 아니하다.

3. 약물 또는 예방접종 관련 요인

가. 약물

1) 혈소판 기능에 영향을 주는 약물인 아스피린을 투여 받은 후 3일, 티클로피딘 등을 투여받은 후 2주가 경과하지 아니한 자(혈소판 헌혈의 경우에 한한다)
2) 이소트레티노인, 피나스테라이드 성분의 약물을 투여 받고 4주가 경과하지 아니한 자
3) 두타스테라이드 성분의 약물을 투여 받고 6개월이 경과하지 아니한 자
4) B형간염 면역글로불린, 태반주사제를 투여 받고 1년이 경과하지 아니한 자
5) 아시트레틴 성분의 약물을 투여 받고 3년이 경과하지 아니한 자
6) 제9조제2호마목에 따라 보건복지부장관이 인정하여 고시하는 약물의 투여자로서 해당 약물의 성격, 효과 및 유해성 등을 고려하여 보건복지부장관이 정하는 기간을 경과하지 아니한 자
7) 과거에 에트레티네이트 성분의 약물을 투여 받은 적이 있는 자, 소에서 유래한 인슐린을 투여 받은 적이 있는 자, 뇌하수체 유래 성장호르몬을 투여 받은 적이 있는 자, 변종크로이츠펠트-야콥병의 위험지역에서 채혈된 혈액의 혈청으로 제조된 진단시약 등 투여자, 제9조제1호마목에 따라 보건복지부장관이 인정하여 고시하는 약물의 투여자는 영구 금지

나. 예방접종

1) 콜레라, 디프테리아, 인플루엔자, A형간염, B형간염, 주사용 장티푸스, 주사용 소아마비, 파상풍, 백일해, 일본뇌염, 신증후군출혈열(유행성출혈열), 탄저, 공수병 예방접종을 받은 후 24시간이 경과하지 않은 사람
2) 홍역, 유행성이하선염, 황열, 경구용 소아마비, 경구용 장티푸스 예방접종을 받은 날부터 2주가 경과하지 않은

사람
3) 풍진, 수두 예방접종 또는 BCG 접종을 받은 날부터 4주가 경과하지 않은 사람

4. 진료 및 처치 관련 요인

가. 임신 중인 자, 분만 또는 유산 후 6개월 이내인 자. 다만, 본인이 출산한 신생아에게 수혈하고자 하는 경우에는 그러하지 아니하다.
나. 수혈 후 1년이 경과하지 아니한 자
다. 전혈채혈일로부터 8주, 혈장성분채혈, 혈소판혈장성분채혈 및 두단위혈소판성분채혈일로부터 14일, 백혈구성분채혈 및 한단위혈소판성분채혈일로부터 72시간, 두단위적혈구성분채혈일로부터 16주가 경과하지 아니한 자
라. 과거 경막 또는 각막을 이식 받은 경험이 있는 자

5. 선별검사결과 부적격 요인

과거 헌혈검사에서 B형간염검사, C형간염검사, 후천성면역결핍증검사, 인체(T)림프영양성바이러스검사(혈장성분헌혈의 경우는 제외한다) 및 그 밖에 보건복지부장관이 별도로 정하는 혈액검사 결과 부적격 기준에 해당되는 자

6. 그 밖의 요인

가. 제6조제2항제2호의 문진 결과 헌혈불가로 판정된 자
나. 그 밖에 의사의 진단에 의하여 건강상태가 불량하거나 채혈이 부적당하다고 인정되는 자

II. 개별기준

채혈의 종류	기준
320밀리리터 전혈채혈	1. 16세 미만인 자 또는 70세 이상인 자 2. 혈액의 비중이 1.053 미만인 자, 혈액 100밀리리터당 혈색소량이 12.5그램 미만인 자 또는 적혈구용적률이 38퍼센트 미만인 자 3. 과거 1년 이내에 전혈채혈횟수가 5회 이상인 자
400밀리리터 전혈채혈	1. 17세 미만인 자 또는 70세 이상인 자 2. 체중이 50킬로그램 미만인 자 3. 혈액의 비중이 1.053 미만인 자, 혈액 100밀리리터당 혈색소량이 12.5그램 미만인 자 또는 적혈구용적률이 38퍼센트 미만인 자 4. 과거 1년 이내에 전혈채혈횟수가 5회 이상인 자
혈장성분채혈	1. 17세 미만인 자 또는 70세 이상인 자 2. 혈액의 비중이 1.052 미만 또는 혈액 100밀리리터당 혈색소량이 12.0그램 미만인 자 3. 직전 헌혈혈액검사 결과 혈액 100밀리리터당 혈청단백량이 6.0그램 미만인 자
한단위 혈소판성분채혈	1. 17세 미만인 자 또는 60세 이상인 자 2. 혈액의 비중이 1.052 미만 또는 혈액 100밀리리터당 혈색소량이 12.0그램 미만인 자 3. 혈액 1마이크로리터당 혈소판수가 15만개 미만인 자 4. 한단위 혈소판성분채혈 72시간이 경과하지 아니한 자 5. 과거 1년 이내에 성분채혈횟수가 24회 이상인 자
두단위 혈소판성분채혈	1. 17세 미만인 자 또는 60세 이상인 자 2. 혈액의 비중이 1.052 미만 또는 혈액 100밀리리터당 혈색소량이 12.0그램 미만인 자 3. 혈액 1마이크로리터당 혈소판수가 25만개 미만인 자 4. 과거 1년 이내에 성분채혈횟수가 24회 이상인 자
혈소판 혈장 성분채혈	1. 17세 미만인 자 또는 60세 이상인 자 2. 혈액의 비중이 1.052 미만 또는 혈액 100밀리리터당 혈색소량이 12.0그램 미만인 자 3. 직전 헌혈혈액검사 결과 혈액 100밀리리터당 혈청단백량이 6.0그램 미만인 자 4. 혈액 1마이크로리터당 혈소판수가 15만개 미만인 자 5. 과거 1년 이내에 성분채혈횟수가 24회 이상인 자

채혈의 종류	기준
두단위 적혈구 성분채혈	1. 17세 미만인 자 또는 60세 이상인 자 2. 체중이 70킬로그램 미만인자 3. 혈액 100밀리리터당 혈색소량이 14.0그램 미만인 자 4. 과거 1년 이내에 전혈채혈횟수가 4회 이상 또는 성분채혈횟수가 24회 이상 또는 두단위적혈구성분채혈횟수가 2회 이상인 자

※ 비고: 65세 이상인 자의 헌혈은 60세부터 64세까지 헌혈한 경험이 있는 자에만 가능함

■ 혈액관리법 시행규칙 [별표 2]

혈액 관련 의약품(제4조 관련)

1. 백혈구제거적혈구	15. 성분채혈백혈구혈소판
2. 백혈구여과제거적혈구	16. 성분채혈혈소판
3. 세척적혈구	17. 백혈구여과제거 성분채혈혈소판
4. 동결해동적혈구	18. 성분채혈혈장
5. 농축백혈구	19. 다종백혈구여과제거성분채혈혈소판
6. 혈소판풍부혈장	20. 다종성분채혈혈장
7. 백혈구여과제거혈소판	21. 방사선조사(照射) 농축적혈구
8. 세척혈소판	22. 방사선조사 백혈구여과제거적혈구
9. 신선액상혈장	23. 방사선조사 세척적혈구
10. 동결혈장	24. 방사선조사 농축혈소판
11. 동결침전제제	25. 방사선조사 백혈구여과제거성분채혈혈소판
12. 동결침전물제거혈장	26. 방사선조사 다종백혈구여과제거성분채혈혈소판
13. 성분채혈적혈구	27. 방사선조사 세척혈소판
14. 성분채혈백혈구	

■ 혈액관리법 시행규칙 [별표 4의2]

선별검사결과 부적격자에 대한 안전성검사 및 판정기준(제7조의2 관련)

<table>
<tr><th>부적격 요인</th><th>안전성검사 방법</th><th>채혈금지대상 해제기준</th></tr>
<tr><td rowspan="3">B형간염</td><td>B형간염표면항원(HBsAg) 검사</td><td rowspan="3">다음 각 호의 어느 하나에 해당할 것
1. 모두 음성일 것
2. B형간염핵심항체(Anti-HBc) 검사 결과가 양성인 경우에는 다음 각 목에 모두 해당할 것
가. 완치 후 6개월이 지났을 것
나. B형간염표면항원(HBsAg) 검사 결과 및 B형간염바이러스(HBV) 핵산증폭검사(PCR 포함) 결과가 음성일 것
다. B형간염표면항체(Anti-HBs)의 추가 검사결과가 100 mIU/mL 이상일 것</td></tr>
<tr><td>B형간염핵심항체(Anti-HBc) 검사</td></tr>
<tr><td>B형간염바이러스(HBV)
핵산증폭검사[중합효소연쇄반응(PCR) 포함]</td></tr>
<tr><td rowspan="2">C형간염</td><td>C형간염바이러스(HCV) 항체 검사</td><td rowspan="6">모두 음성일 것</td></tr>
<tr><td>C형간염바이러스(HCV)
핵산증폭검사[중합효소연쇄반응(PCR) 포함]</td></tr>
<tr><td>사람T세포림프친화바이러스(HTLV) 감염증
(혈장성분헌혈의 경우는 제외한다)</td><td>사람T세포림프친화바이러스(HLTV)
I형/II형 항체 검사</td></tr>
<tr><td rowspan="2">후천성면역결핍증(AIDS)</td><td>사람면역결핍바이러스(HIV) 항체 검사</td></tr>
<tr><td>사람면역결핍바이러스(HIV)
핵산증폭검사[중합효소연쇄반응(PCR) 포함]</td></tr>
</table>

※ 비고
1. B형간염표면항원(HBsAg), B형간염핵심항체(Anti-HBc), C형간염바이러스(HCV) 항체, 사람면역결핍바이러스(HIV) 항체 및 사람T세포림프친화바이러스(HTLV) I형/II형 항체의 검사는 효소면역측정법(EIA) 또는 이와 같은 수준 이상의 감도를 가진 시험방법에 따라야 한다.
2. 위 검사 방법 외에 국민보건을 위하여 긴급하게 필요하다고 판단되는 안전성 검사 방법 및 채혈금지대상 해제기준은 보건복지부장관이 별도로 정한다.

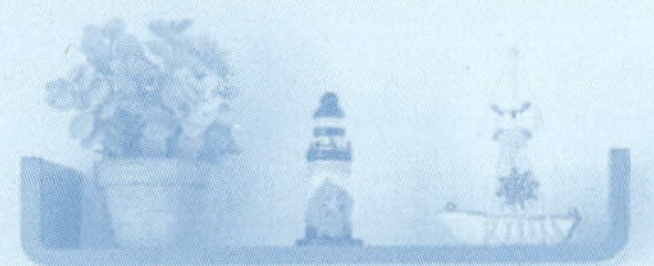

학습요약

1 제정 목적

1) 혈액관리업무에 관하여 필요한 사항을 규정
2) 수혈자 및 헌혈자를 보호
3) 혈액관리의 적정을 기함
4) 국민보건의 향상에 이바지함

2 용어 정의

1) **혈액:** 인체에서 채혈한 혈구 및 혈장
2) **혈액관리업무:** 수혈이나 혈액제제의 제조에 필요한 혈액을 채혈 · 검사 · 제조 · 보존 · 공급 또는 품질관리하는 업무
3) **혈액원:** 혈액관리업무를 수행하기 위하여 허가를 받은 자
4) **헌혈자:** 자기의 혈액을 혈액원에 무상으로 제공하는 자
5) **부적격혈액:** 채혈 시 또는 채혈 후에 이상이 발견된 혈액 또는 혈액제제로서 보건복지부령이 정하는 혈액 또는 혈액제제
6) **채혈금지대상자:** 감염병 환자, 약물복용 환자 등 건강기준에 미달하는 자로서 헌혈을 하기에 부적합하다고 보건복지부령으로 정하는 자
7) **특정수혈부작용:** 수혈한 혈액제제로 인하여 발생한 부작용으로서 보건복지부령이 정하는 것
8) **혈액제제:** 혈액을 원료로 하여 제조한 의약품으로 전혈, 농축적혈구, 신선동결혈장, 농축혈소판, 기타 보건복지부령으로 정하는 혈액 관련 의약품
9) **헌혈환급예치금:** 수혈비용을 보상하거나 헌혈사업에 사용할 목적으로 혈액원이 보건복지부장관에게 예치하는 금액
10) **채혈:** 수혈 등에 사용되는 혈액제제를 제조하기 위하여 헌혈자로부터 혈액을 채취하는 행위
11) **채혈부작용:** 채혈한 후에 헌혈자에게 나타날 수 있는 혈관미주신경반응 또는 피하출혈 등 미리 예상하지 못한 부작용

3 혈액매매 행위 금지 ✪✪✪

1) 누구든지 금전 · 재산상의 이익 또는 대가적 급부를 받거나 받기로 하고 자신의 혈액(헌혈증서 포함)을 제공하거나 이를 약속하여서는 아니 됨
2) 누구든지 금전 · 재산상의 이익 또는 그 밖의 대가적 급부를 주거나 주기로 하고 다른 사람의 혈액(헌혈증서 포함)을 제공받거나 제공받을 것을 약속하여서는 아니 됨
3) 누구든지 1), 2)의 규정에 위반되는 행위를 교사 · 방조 또는 알선하여서는 아니 됨
4) 누구든지 1), 2)의 규정에 위반되는 행위가 있음을 알았을 때에는 그 행위와 관련되는 혈액을 채혈하거나 수혈하여서는 아니 됨

4 혈액관리기본계획의 수립

보건복지부장관은 혈액의 안정적 수급 및 관리에 관한 정책을 효율적으로 추진하기 위하여 혈액관리위원회의 심의를 거쳐 혈액관리에 관한 기본계획을 5년마다 수립

5 혈액관리 업무 가능자

1) **의료기관**
2) **대한적십자사**
3) **혈액제제 제조업자:** 혈액관리업무 중 채혈을 할 수 없음

6 혈액관리업무

1) **채혈업무**
   (1) 의사 또는 간호사는 채혈 전에 건강진단을 실시하고 헌혈기록카드를 작성하여야 함
   (2) 채혈은 채혈에 필요한 시설을 갖춘 곳에서 의사의 지도하에 실시함
   (3) 1인 1회의 채혈량(항응고제 및 검사용 혈액 제외)은 다음 한도의 110퍼센트를 초과하여서는 안 됨. 단 희귀혈액을 채혈하는 경우에는 그러하지 아니함
      ① 전혈채혈: 400밀리리터
      ② 성분채혈: 500밀리리터
      ③ 2종류 이상의 혈액성분을 동시에 채혈하는 다종성분채혈: 600밀리리터
   (4) 채혈은 항응고제가 포함된 혈액백 또는 성분채혈키트를 이용하여 무균적으로 하여야 함
   (5) 혈액제제 제조를 위한 혈액의 관리 내용
      ① 전혈채혈: 섭씨 1도 이상 10도 이하에서 관리(혈소판제조용일 때는 섭씨 20도 이상 24도 이하)할 것
      ② 혈소판성분채혈: 섭씨 20도 이상 24도 이하에서 관리할 것
      ③ 혈장성분채혈: 섭씨 6도 이하에서 관리할 것
2) 혈액원은 다음의 혈액관리업무에 관한 기록(전자 혈액관리 업무 포함)을 작성하고 10년간 비치하여야 함
   (1) 헌혈경력 및 검사결과 조회서
   (2) 부적격 혈액처리 현황 및 헌혈자 혈액정보 통보기록
   (3) 헌혈기록카드
   (4) 특정수혈부작용발생 신고기록

7 헌혈자의 신원확인과 건강진단 ✪✪✪

1) **신원확인**
   (1) 혈액원은 헌혈자로부터 채혈하기 전에 사진이 붙어 있어 본인임을 확인할 수 있는 주민등록증, 여권, 학생증, 그 밖의 신분증명서에 따라 그 신원을 확인하여야 한다. 다만, 학생, 군인 등의 단체헌혈의 경우 그 관리·감독자의 확인으로 갈음할 수 있음
   (2) 혈액원은 감염병 환자 및 건강기준에 미달하는 사람으로부터 채혈을 하여서는 아니 됨
   (3) 혈액원은 신원이 확실하지 아니하거나 신원 확인에 필요한 요구에 따르지 아니하는 사람으로부터 채혈을 하여서는 아니 됨
   (4) 보건복지부장관은 혈액제제의 안전성을 확보하기 위하여 필요하다고 인정할 때에는 중앙행정기관의 장 또는 공공

기관의 장으로 하여금 감염병 환자 또는 약물복용 환자 등의 관련 정보를 혈액원 등에 제공하도록 요청할 수 있음

(5) 혈액원은 보건복지부령으로 정하는 바에 따라 헌혈자로부터 채혈하기 전에 채혈금지대상 여부 및 과거 헌혈경력과 그 검사 결과를 조회하여야 함. 다만, 천재지변, 긴급 수혈 등 보건복지부령으로 정하는 경우에는 그러하지 아니함

2) **건강진단**

(1) 과거의 헌혈경력 및 혈액검사결과와 채혈금지 대상자 여부의 조회
(2) 문진 · 시진 및 촉진
(3) 체온 및 맥박 측정
(4) 체중 측정
(5) 혈압 측정
(6) 빈혈검사
① 황산구리법에 따른 혈액비중검사
② 혈색소검사
③ 적혈구용적률검사
(7) 혈소판계수검사(혈소판성분채혈의 경우에만 해당)

3) **과거의 헌혈경력 및 혈액조사 결과와 채혈 금지 대상자 조회를 하지 않을 수 있는 경우**

(1) 헌혈자 본인에게 수혈하기 위해 채혈하는 경우
(2) 천재지변, 재해, 그 밖에 이에 준하는 사유로 전산 또는 유선 등의 방법으로 정보조회가 불가능한 경우
(3) 긴급하게 수혈하지 않으면 수혈자의 생명이 위급한 경우로 신속한 정보조회가 필요한 경우

8 채혈금지 대상자(공통기준) ✪✪✪

1) **건강진단관련 요인**

(1) 체중이 남자는 50킬로그램 미만, 여자는 45킬로그램 미만인 자
(2) 체온이 섭씨 37.5도를 초과하는 자
(3) 수축기혈압이 90밀리미터(수은주압) 미만 또는 180밀리미터(수은주압) 이상인 자
(4) 이완기혈압이 100밀리미터(수은주압) 이상인 자
(5) 맥박이 1분에 50회 미만 또는 100회를 초과하는 자

2) **질병관련 요인**

(1) 감염병
① 만성 B형간염, C형간염, 후천성면역결핍증, 바베스열원충증, 샤가스병 또는 크로이츠펠트 야콥병 등 「감염병의 예방 및 관리에 관한 법률」 제2조에 따른 감염병 중 보건복지부장관이 지정하는 혈액 매개 감염병의 환자, 의사환자, 병원체보유자
② 일정기간 채혈금지 대상자는 말라리아 병력자로 치료종료 후 3년, 브루셀라증 병력자로 치료종료 후 2년, 매독 병력자로 치료종료 후 1년, 급성 B형간염 병력자로 완치 후 6개월이 경과하지 아니한 자와 그 밖에 보건복지부장관이 정하는 혈액매개 감염병환자 또는 병력자임
(2) 그 밖의 질병
① 발열, 인후통, 설사 등 급성 감염성 질환이 의심되는 증상이 없어진지 3일이 경과하지 아니한 자
② 암환자, 만성폐쇄성폐질환 등 호흡기질환자, 간경변 등 간질환자, 심장병환자, 당뇨병환자, 류마티즘 등 자가면역질환자, 신부전 등 신장질환자, 혈우병, 적혈구증다증 등 혈액질환자, 한센병환자, 성병환자(매독환자는 제외한다), 알콜중독자, 마약중독자 또는 경련환자. 다만, 의사가 헌혈가능하다고 판정한 경우에는 가능함

3) **약물 또는 예방접종 관련 요인**

(1) 약물
① 혈소판 기능에 영향을 주는 약물인 아스피린을 투여 받은 후 3일, 티클로피딘 등을 투여받은 후 2주가 경과하지 아니한 자(혈소판 헌혈의 경우에 한한다)
② 이소트레티노인, 피나스테라이드 성분의 약물을 투여 받고 4주가 경과하지 아니한 자
③ 두타스테라이드 성분의 약물을 투여 받고 6개월이 경과하지 아니한 자
④ B형간염 면역글로불린, 태반주사제를 투여 받고 1년이 경과하지 아니한 자
⑤ 아시트레틴 성분의 약물을 투여 받고 3년이 경과하지 아니한 자

⑥ 보건복지부장관이 인정하여 고시하는 약물의 투여자로서 해당 약물의 성격, 효과 및 유해성 등을 고려하여 보건복지부장관이 정하는 기간을 경과하지 아니한 자
⑦ 과거에 에트레티네이트 성분의 약물을 투여 받은 적이 있는 자, 소에서 유래한 인슐린을 투여 받은 적이 있는 자, 뇌하수체 유래 성장호르몬을 투여 받은 적이 있는 자, 변종크로이츠펠트 야콥병의 위험지역에서 채혈된 혈액의 혈청으로 제조된 진단시약 등 투여자, 보건복지부장관이 인정하여 고시하는 약물의 투여자는 영구 금지

(2) 예방접종
① 콜레라, 디프테리아, 인플루엔자, A형간염, B형간염, 주사용 장티푸스, 주사용 소아마비, 파상풍, 백일해, 일본뇌염, 신증후군출혈열, 탄저, 공수병 예방접종을 받은 후 24시간이 경과하지 않은 사람
② 홍역, 유행성이하선염, 황열, 경구용 소아마비, 경구용 장티푸스 예방접종을 받은 날부터 2주가 경과하지 않은 사람
③ 풍진, 수두 예방접종 또는 BCG 접종을 받은 날부터 4주가 경과하지 않은 사람

4) **진료 및 처치 관련 요인**
(1) 임신 중인 자, 분만 또는 유산 후 6개월 이내인 자. 다만, 본인이 출산한 신생아에게 수혈하고자 하는 경우에는 그러하지 아니함
(2) 수혈 후 1년이 경과하지 아니한 자
(3) 전혈채혈일로부터 8주, 혈장성분채혈, 혈소판혈장성분채혈 및 두단위혈소판성분채혈일로부터 14일, 백혈구성분채혈 및 한단위혈소판성분채혈일로부터 72시간, 두단위적혈구성분채혈일로부터 16주가 경과하지 아니한 자
(4) 과거 경막 또는 각막을 이식 받은 경험이 있는 자

5) **선별검사결과 부적격 요인**
과거 헌혈검사에서 B형간염검사, C형간염검사, 후천성면역결핍증검사, 인체(T)림프영양성바이러스검사(혈장성분헌혈의 경우는 제외한다) 및 그 밖에 보건복지부장관이 별도로 정하는 혈액검사 결과 부적격 기준에 해당되는 자

6) **그 밖의 요인**
(1) 문진 결과 헌혈불가로 판정된 자
(2) 그 밖에 의사의 진단에 의하여 건강상태가 불량하거나 채혈이 부적당하다고 인정되는 자

7) **채혈금지 대상자의 관리**
(1) 보건복지부장관은 채혈금지대상자의 명부를 작성 · 관리할 수 있다.
(2) 혈액원은 채혈금지대상자로부터 채혈하여서는 아니 된다.
(3) 혈액원은 보건복지부령으로 정하는 안정성검사를 통과한 채혈금지대상자에 대하여는 채혈을 할 수 있다.
(4) 채혈금지대상과 명부에 있는 사람에게 명부의 기재사항 등을 개별적으로 알릴 수 있다.
(5) 채혈금지대상자의 명부를 작성 · 관리하는 업무에 종사하는 사람 또는 종사하였던 사람은 업무상 알게 된 비밀을 정당한 사유 없이 누설하여서는 아니 된다.

9 혈액 등의 안전성 확보 및 관리 ✪

1) 혈액원은 혈액 및 혈액제제에 대해 적격 여부 검사(방법: 헌혈자로부터 채혈, 헌혈금지 약물의 복용 여부 확인)를 하여야 하며, 그 결과를 확인하고 부적격혈액을 확인하면 이를 폐기처분하고 보건복지부장관에게 보고함. 다만 부적격혈액을 예방접종약의 원료로 사용하는 경우에는 그러하지 않음
2) 이미 의료기관으로 출고된 부적격혈액에 대해서는 의료기관에 이 사항을 즉시 알리고, 폐기처분하도록 조치하며, 부적격혈액의 수혈 등으로 사고가 발생할 위험이 있거나 발생하였을 때는 이를 수혈받은 사람에게 알려야 함
3) 혈액원은 헌혈자 및 그의 혈액검사에 관한 정보를 보건복지부장관에게 보고하여야 함
4) 보건복지부장관은 헌혈자의 혈액검사에 관한 정보를 적절히 유지 · 관리하여야 함
5) 보건복지부장관은 부적격혈액의 수혈 등으로 사고가 발생할 위험이 있거나 발생한 경우 혈액원 등에 대하여 혈액 및 혈액제제의 폐기 등의 조치를 명할 수 있으며 필요시 식품의약품안전처장 등 유관기관의 협조를 요청할 수 있음
6) 혈액관리업무를 하는 자(혈액원 등)가 부적격혈액을 발견한 때에는 즉시 식별이 용이하도록 혈액용기의 겉면에 그 사실 및 사유를 기재하고, 적격혈액과 분리하여 잠금장치가 설치된 별도의 격리공간에 보관함
7) 혈액원 등 혈액관리업무를 하는 자는 「폐기물관리법 시행규칙」에 따라 부적격혈액을 폐기처분하고 부적격혈액 처리 현황을 다음 달 10일까지 보건복지부장관에게 제출하여야 함.
8) 부적격 혈액 폐기처분 예외

(1) 예방접종약 원료로 사용하는 경우
(2) 의학연구 또는 의약품 · 의료기기 개발에 사용되는 경우
(3) 혈액제제 등의 의약품이나 의료기기의 품질관리를 위한 시험에 사용되는 경우

10 부적격 혈액 ✪✪✪

1) 채혈과정에서 응고 또는 오염된 혈액 및 혈액제제
2) 혈액선별검사에서 부적격기준에 해당되는 혈액 및 혈액제제

검사항목 및 검사방법		부적격기준
비(B)형간염검사	B형간염표면항원(HBsAg) 검사	양성
	B형간염바이러스(HBV) 핵산증폭검사	양성
시(C)형간염검사	C형간염바이러스(HCV) 항체 검사	양성
	C형간염바이러스(HCV) 핵산증폭검사	양성
후천성면역결핍증검사	사람면역결핍바이러스(HIV) 항체 검사	양성
	사람면역결핍바이러스(HIV) 핵산증폭검사	양성
사람T세포림프친화 바이러스(HTLV) 검사 (혈장성분은 제외한다)	사람T세포림프친화바이러스(HTLV) Ⅰ형/Ⅱ형 항체 검사(혈장성분은 제외한다)	양성
매독검사		양성
간기능검사(ALT검사, 수혈용으로 사용되는 혈액만 해당한다)		101 IU/L 이상
※ B형간염표면항원(HBsAg) 검사, C형간염바이러스(HCV) 항체 검사, 사람면역결핍바이러스(HIV) 항체 검사, 사람T세포림프친화바이러스(HTLV) Ⅰ형/Ⅱ형 항체 검사의 검사방법은 효소면역측정법(EIA) 또는 이와 동등이상의 감도를 가진 시험방법에 따라야 함		

※ 비고: 위 검사항목 외에 국민보건을 위하여 긴급하게 필요하다고 판단되는 혈액검사의 부적격 기준은 보건복지부장관이 별도로 정한다.

3) 채혈금지대상자 기준 중 감염병 요인, 약물 요인 및 선별검사결과 부적격 요인에 해당하는 자로부터 채혈된 혈액 및 혈액제제
4) 심한 혼탁을 보이거나 변색 또는 용혈된 혈액 및 혈액제제
5) 혈액용기의 밀봉 또는 표지가 파손된 혈액 및 혈액제제
6) 보존기간이 경과한 혈액 및 혈액제제
7) 그 밖에 안전성 등의 이유로 부적격 요인에 해당한다고 보건복지부장관이 정하는 혈액 및 혈액제제

11 특정수혈부작용과 채혈부작용

1) **정의**
(1) 특정수혈부작용: 사망, 장애, 입원치료를 요하는 부작용, 바이러스 등에 의하여 감염되는 질병, 의료기관의 장이 판단하는 부작용
(2) 채혈부작용: 채혈한 후에 헌혈자에게 나타날 수 있는 혈관미주신경반응 또는 피하출혈 등 미리 예상하지 못한 부

작용

2) **신고**

(1) 의료기관의 장: 특정수혈부작용 발생사실을 확인한 날부터 15일 이내에 당해의료기관 소재지의 보건소장을 거쳐 시·도지사에게 신고. 다만, 사망의 경우에는 지체 없이 신고하여야 함

(2) 시·도지사: 매월 말 기준으로 특정수혈부작용 발생현황보고서를 작성하여 다음달 10일까지 보건복지부장관에게 제출. 다만, 사망의 경우에는 지체 없이 제출하여야 함

(3) 보건복지부장관: 특정수혈부작용의 발생 신고를 받으면 그 발생원인의 파악 등을 위한 실태조사를 실시하여야 함

3) **보상**

(1) 보상금 지급사유

① 헌혈이 직접적인 원인이 되어 질병이 발생하거나 사망한 채혈부작용자

② 혈액원이 공급한 혈액이 직접적인 원인이 되어 질병이 발생하거나 사망한 특정수혈부작용자

(2) 보상금 미지급 사유

① 채혈부작용이 헌혈자 본인의 고의 또는 중대한 과실로 인하여 발생한 경우

② 채혈부작용이라고 결정된 사람 또는 그 가족이 손해배상청구소송 등을 제기한 경우 또는 소송제기 의사를 표시한 경우

(3) 보상금의 범위(단, 혈액의 공급과정에서 혈액원의 과실이 없는 경우에는 위자료만 지급함) ✪

① 진료비

② 장애인이 된 자에 대한 일시보상금

③ 사망한 자에 대한 일시보상금

④ 장제비

⑤ 일실소득

⑥ 위자료

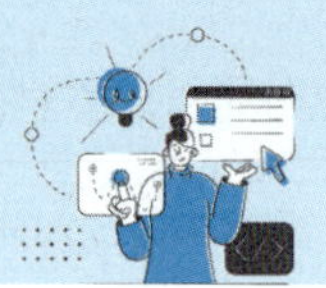

핵심문제

1. **혈액관리법의 목적으로 옳은 것은?**

가. 수혈자 및 헌혈자 보호
나. 혈액관리의 적절성을 기함
다. 국민보건의 향상에 기여
라. 국민을 질병으로부터 보호

① 가, 나, 다　② 가, 다　③ 나, 라
④ 라　⑤ 가, 나, 다, 라

☞ 법 제1조(목적)

2. **혈액 매매행위 금지 사항은?**

가. 김씨는 배가 고파 식당에서 식사를 하고 자신의 헌혈증서와 맞교환하였다.
나. 박 간호사는 김씨가 배가 고파 한끼 식사와 자신의 헌혈증서와 맞교환하는 것을 보고 그럴 수 있다고 생각했다.
다. 박 간호사는는 차씨와 정씨 사이의 관계(차씨는 정씨가 많은 수혈이 필요하다는 말에 자신의 헌혈증서를 주고 정씨의 사후 각막이식을 약속받음)를 알고 있었으나 급한 마음에 차씨의 피를 채혈하였다.
라. 임씨는 혈우병 환자에게 자신의 처남이 준 헌혈증서를 주겠다고 약속하였다.

① 가, 나, 다　② 가, 다　③ 나, 라
④ 라　⑤ 가, 나, 다, 라

☞ 법 제3조(혈액 매매행위 등의 금지)

3. **헌혈자의 채혈 전 실시해야 하는 건강진단 내용으로 옳지 <u>않은</u> 것은?**

① 문진·시진 및 촉진　② 체중 측정
③ 혈압 측정　④ 적혈구용적률검사
⑤ 키 측정

☞ 법 제7조(헌혈자의 신원 확인 및 건강진단 등), 시행규칙 제6조(헌혈자의 건강진단 등)

정답 1. ①　2. ①　3. ⑤

4. **다음 중 채혈 금지 대상자는?**

가. 채혈 전 건강진단 기준에 미달인 자
나. 감염병 예방 및 관리에 관한 법률에 따른 감염병 중 보건복지부장관이 지정하는 혈액 매개 감염병환자 또는 병력자
다. 수혈 받은 지 1년이 경과되지 않은 자
라. 수축기 혈압이 180mmHg인 환자

① 가, 나, 다　② 가, 다　③ 나, 라
④ 라　⑤ 가, 나, 다, 라

☞ 법 제7조(헌혈자의 신원 확인 및 건강진단 등), 시행규칙 제7조(채혈금지대상자의 범위), 별표 1의2(채혈금지대상자)

5. **채혈금지 대상자가 아닌 것은?**

① 체중이 43kg인 여자
② 체온이 섭씨 37.8도인 자
③ 수혈 후 1년이 경과하지 아니한 자
④ 분만 후 1개월 이내로 자신이 출산한 신생아에게 수혈하고자 하는 자
⑤ 암환자, 만성폐쇄성폐질환 등 호흡기질환자, 심장병환자, 당뇨병환자, 경련환자, 알콜중독자, 마약중독자 및 혈액질환자

☞ 법 제7조(헌혈자의 신원 확인 및 건강진단 등), 시행규칙 제7조(채혈금지대상자의 범위), 별표 1의2(채혈금지대상자)

6. **병원장이 특정수혈부작용이 발생사실을 확인한 날로부터 15일 이내 우선적으로 누구에게 신고하여야 하는가?**

① 특별시장　② 소재지 보건소장
③ 혈액원장　④ 도지사
⑤ 경찰서장

☞ 시행규칙 제13조(특정수혈부작용의 신고 등)

정답 4. ⑤　5. ④　6. ②

7. **채혈한 혈액의 적격 여부 검사항목은?**

가. 비(B)형 간염검사 나. 씨(C)형 간염검사
다. 에이엘티(ALT) 검사 라. 후천성면역결핍증검사

① 가, 나, 다 ② 가, 다 ③ 나, 라
④ 라 ⑤ 가, 나, 다, 라

☞ 법 제8조(혈액 등의 안정성 확보), 시행규칙 제8조(혈액의 적격여부 검사 등)

8. **혈액관리법에서 금지하고 있는 행위는?**

가. 헌혈증서를 매매하는 행위
나. 헌혈증서 매매를 알선하는 행위
다. 대가적 급부를 받기로 하고 자신의 혈액을 제공하는 행위
라. 대가적 급부를 주기로 하고 타인의 혈액을 제공하는 행위

① 가, 나, 다 ② 가, 다 ③ 나, 라
④ 라 ⑤ 가, 나, 다, 라

☞ 법 제3조(혈액 매매행위 등의 금지)

9. **헌혈증서의 교부 및 환부에 대한 설명은?**

가. 헌혈증서를 양도받은 사람은 무상으로 수혈받을 수 있다.
나. 헌혈증서는 타인에게 양도할 수 없다.
다. 의료기관은 헌혈증서 제시 시 정당한 이유없이 수혈을 거부할 수 없다.
라. 금전, 재산상의 이익 기타 대가적 급부를 받거나 받기로 하고 자신의 헌혈증서를 제공할 수 있다.

① 가, 나, 다 ② 가, 다 ③ 나, 라
④ 라 ⑤ 가, 나, 다, 라

☞ 법 제14조(헌혈증서의 발급 및 수혈비용의 보상 등)

정답 7. ⑤ 8. ⑤ 9. ②

10. 헌혈자의 보호와 의무에 관한 내용으로 옳지 않은 것은?

① 헌혈자는 숭고한 박애정신의 실천자로서 헌혈현장에서 존중받아야 한다.
② 헌혈자는 안전한 혈액의 채혈 및 공급을 위하여 신상 및 병력에 대한 정보를 사실대로 성실하게 제공하여야 한다.
③ 헌혈적격 여부 판정을 위한 문진사항의 기록과 면담은 헌혈자의 개인비밀이 보호될 수 있는 환경에서 실시하여야 한다.
④ 혈액원은 채혈 부작용의 발생 여부를 세심히 관찰하여야 하며, 채혈 부작용을 예방하기 위하여 필요한 조치를 취하여야 한다.
⑤ 헌혈자에게 채혈 부작용이 나타나는 경우 혈액원은 1시간 이내에 적절한 조치를 취하여야 한다.

☞ 법 제4조의4(헌혈자 보호와 의무 등)

11. 혈액관리법에 의해 보호받는 사람을 모두 고르시오.

가. 수혈자	나. 채혈자
다. 헌혈자	라. 혈액관리 업무담당자

① 가, 나, 다　② 가, 다　③ 나, 라
④ 라　⑤ 가, 나, 다, 라

☞ 법 제1조(목적)

12. 혈액관리업무란 수혈이나 혈액제제의 제조에 필요한 혈액을 (　)하는 업무를 말한다. (　) 안에 들어갈 단어가 아닌 것은?

① 채혈　② 제조　③ 보존
④ 검사　⑤ 헌혈

☞ 법 제2조(정의)

13. 혈액원이 헌혈자에 대해 채혈하기 전 실시해야 하는 검사로 옳은 것은?

① 빈혈검사　② B형 간염 검사
③ C형 간염 검사　④ 후천성면역결핍증 검사
⑤ 인체T세포림프친화바이러스 검사

☞ 시행규칙 제6조(헌혈자의 건강진단 등)

정답 10. ⑤　11. ②　12. ⑤　13. ①

14. 혈액관리법에 의한 채혈부작용은?

① 장애인복지법에 따른 장애
② 혈관미주신경반응
③ 채혈 후 예상되는 경미한 신체 증상
④ 입원치료를 요하는 부작용
⑤ 바이러스등에 의하여 감염되는 질병

☞ 법 제2조(정의)

15. 혈액관리법에 따라 가능한 행위는?

① 헌혈증서를 매매하는 행위
② 금전을 받고 헌혈증서를 알선하는 행위
③ 의료기관에 헌혈증서를 제시하고 무상으로 수혈받는 행위
④ 대가적 급부를 주기로 하고 타인의 혈액을 제공 받는 행위
⑤ 금전을 받기로 하고 자신의 혈액을 제공하는 행위

☞ 법 제3조(혈액 매매행위 등의 금지)

16. 채혈금지 대상자는?

① 풍진 접종 후 1개월 경과한 자
② 말라리아 치료 후 3년이 경과한 자
③ BCG 접종 후 3주 경과한 자
④ 황열 예방접종 후 3주가 경과한 자
⑤ 수두 예방접종 후 4주가 경과한 자

☞ 시행규칙 제7조의2(채혈금지대상자의 관리 등)

17. 혈액의 안전성 확보를 위해 혈액 및 혈액제제의 적격 여부를 검사하고 그 결과를 확인하여야 하는 곳은?

① 대한적십자사
② 보건복지부
③ 보건소
④ 의료기관
⑤ 혈액원

☞ 법 제8조(혈액 등의 안전성 확보)

정답 14. ② 15. ③ 16. ③ 17. ⑤

18. 부적격혈액을 폐기처분을 해야 하는 경우는?

① 의학연구에 사용되는 경우
② 예방접종약의 원료로 사용되는 경우
③ 이미 의료기관으로 출고된 경우
④ 성분 수혈 제제로 개발되기 위해 사용되는 경우
⑤ 혈액제제의 품질관리를 위한 시험에 사용되는 경우

☞ 법 제8조(혈액 등의 안전성 확보), 시행령 제6조(부적격혈액 폐기처분의 예외)

19. 수혈을 받은 자가 사망하였다면 의료기관의 장은 특정수혈부작용 발생 사실을 확인할 날로부터 며칠 이내에 신고하여야 하는가?

① 매월 말
② 7일 이내
③ 15일 이내
④ 다음 달 10일 이내
⑤ 지체없이

☞ 법 제10조(특정수혈부작용에 대한 조치), 시행규칙 제13조(특정수혈부작용의 신고 등)

20. 혈액원 등이 보건복지부령에 다라 작성한 혈액관리업무에 관한 기록을 보존하여야 하는 기간은?

① 1년
② 2년
③ 3년
④ 5년
⑤ 10년

☞ 법 제12조(기록의 작성 등), 시행규칙 제14조(서류의 작성 등)

정답 18. ③ 19. ⑤ 20. ⑤

13절

호스피스 · 완화의료 및 임종과정에 있는 환자의 연명의료결정에 관한 법률

(약칭: 연명의료결정법)

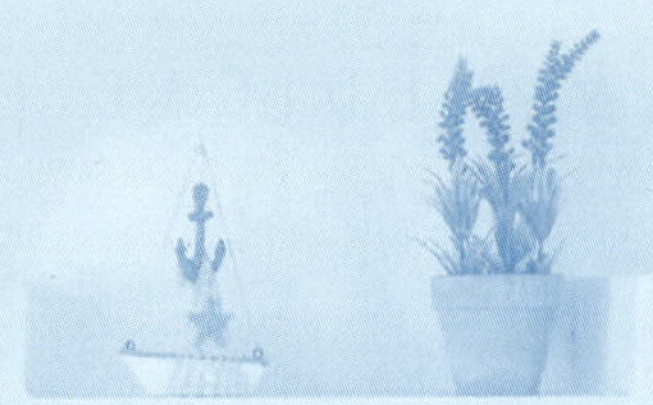

학습목표

1. 호스피스 · 완화의료 및 연명결정 관련 용어를 정의한다.
2. 호스피스와 연명의료 및 연명의료 중단 등 결정에 관한 기본원칙을 설명한다.
3. 연명의료계획서 및 사전연명의료의향서의 작성 · 등록을 설명한다.
4. 사전연명의료의향서 등록기관에 대하여 설명한다.
5. 환자의 의사 확인에 대한 사항을 이해한다.
6. 호스피스전문기관의 의료인의 설명의무를 이해한다.
7. 호스피스전문기관의 호스피스 이용에 관한 신청을 설명한다.

호스피스 · 완화의료 및 임종과정에 있는 환자의 연명의료결정에 관한 법률
(약칭: 연명의료결정법)

제정	2016.	2.	3.	법률 14013호
개정	2018.	3.	27.	법률 15542호
개정	2018.	12.	11.	법률 15912호
개정	2020.	4.	7.	법률 17218호
개정	2021.	12.	21.	법률 제18627호
개정	2023.	6.	13.	법률 제19466호
개정	2024.	6.	14.	법률 제19466호, 2023. 6. 13., 일부개정

호스피스 · 완화의료 및 임종과정에 있는 환자의 연명의료결정에 관한 법률 시행령

제정	2017.	7.	24.	대통령령 제28206호
개정	2018.	2.	2.	대통령령 제28620호
개정	2019.	3.	26.	대통령령 제29662호
개정	2022.	3.	8.	대통령령 제32528호
개정	2022.	12.	20.	대통령령 제33112호
개정	2022.	12.	20.	대통령령 제33112호, 2022. 12. 20., 타법개정

호스피스 · 완화의료 및 임종과정에 있는 환자의 연명의료결정에 관한 법률 시행규칙

제정	2017.	8.	4.	보건복지부령 제512호
개정	2018.	2.	2.	보건복지부령 제552호
개정	2019.	3.	26.	보건복지부령 제620호
개정	2022.	4.	14.	보건복지부령 제880호
개정	2023.	7.	31.	보건복지부령 제956호
개정	2024.	6.	14.	보건복지부령 제1018호
개정	2024.	6.	14.	보건복지부령 제1018호, 2024. 6. 14., 일부개정

한국보건의료인국가시험원의 연명의료결정법 출제영역

영역	해당조문	
1. 총칙과 호스피스 · 완화의료	제1조	목적
	제2조	정의
	제3조	기본원칙
	제4조	다른 법률과의 관계
	제5조	국가 및 지방자치단체의 책무
	제6조	호스피스의 날 지정
	제7조	종합계획의 시행 · 수립
	제8조	국가호스피스연명의료위원회
	제21조	호스피스사업
	제22조	자료제공의 협조 등
	제23조	중앙호스피스센터의 지정 등
	제24조	권역별호스피스센터의 지정 등
	제25조	호스피스전문기관의 지정 등
	제26조	변경 · 폐업 등 신고
	제27조	의료인의 설명의무
	제28조	호스피스의 신청
	제28조의2	호스피스종합정보시스템의 구축 · 운영
	제29조	호스피스전문기관의 평가
	제30조	호스피스전문기관의 지정 취소 등

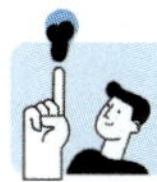

제 1 장 총 칙

제1조(목적)

이 법은 호스피스 · 완화의료와 임종과정에 있는 환자의 연명의료와 연명의료중단등결정 및 그 이행에 필요한 사항을 규정함으로써 환자의 최선의 이익을 보장하고 자기결정을 존중하여 인간으로서의 존엄과 가치를 보호하는 것을 목적으로 한다.

영 제1조(목적)

이 영은 「호스피스 · 완화의료 및 임종과정에 있는 환자의 연명의료결정에 관한 법률」에서 위임된 사항과 그 시행에 필요한 사항을 규정함을 목적으로 한다.

규칙 제1조(목적)

이 규칙은 「호스피스 · 완화의료 및 임종과정에 있는 환자의 연명의료결정에 관한 법률」 및 같은 법 시행령에서 위임된 사항과 그 시행에 필요한 사항을 규정함을 목적으로 한다.

제2조(정의)

이 법에서 사용하는 용어의 뜻은 다음과 같다.

1. "임종과정"이란 회생의 가능성이 없고, 치료에도 불구하고 회복되지 아니하며, 급속도로 증상이 악화되어 사망에 임박한 상태를 말한다.
2. "임종과정에 있는 환자"란 제16조에 따라 담당의사와 해당 분야의 전문의 1명으로부터 임종과정에 있다는 의학적 판단을 받은 자를 말한다.
3. "말기환자"란 적극적인 치료에도 불구하고 근원적인 회복의 가능성이 없고 점차 증상이 악화되어 보건복지부령으로 정하는 절차와 기준에 따라 담당의사와 해당 분야의 전문의 1명으로부터 수개월 이내에 사망할 것으로 예상되는 진단을 받은 환자를 말한다.
   가. 삭제 〈2018.3.27.〉
   나. 삭제 〈2018.3.27.〉
   다. 삭제 〈2018.3.27.〉
   라. 삭제 〈2018.3.27.〉
   마. 삭제 〈2018.3.27.〉
4. "연명의료"란 임종과정에 있는 환자에게 하는 심폐소생술, 혈액 투석, 항암제 투여, 인공호흡기 착용 및 그 밖에 대통령령으로 정하는 의학적 시술로서 치료효과 없이 임종과정의 기간만을 연장하는 것을 말한다.
5. "연명의료중단등결정"이란 임종과정에 있는 환자에 대한 연명의료를 시행하지 아니하거나 중단하기로 하는 결정을 말한다.
6. "호스피스 · 완화의료"(이하 "호스피스"라 한다)란 다음 각 목의 어느 하나에 해당하는 질환으로 말기환자로 진단을 받은 환자 또는 임종과정에 있는 환자(이하 "호스피스대상환자"라 한다)와 그 가족에게 통증과 증상의 완화 등을 포함한 신체적, 심리사회적, 영적 영역에 대한 종합적인 평가와 치료를 목적으로 하는 의료를 말한다.
   가. 암
   나. 후천성면역결핍증
   다. 만성 폐쇄성 호흡기질환
   라. 만성 간경화
   마. 그 밖에 보건복지부령으로 정하는 질환
7. "담당의사"란 「의료법」에 따른 의사로서 말기환자 또는 임종과정에 있는 환자(이하 "말기환자등"이라 한다)를 직접 진료하는 의사를 말한다.
8. "연명의료계획서"란 말기환자등의 의사에 따라 담당의사가 환자에 대한 연명의료중단등결정 및 호스피스에 관한

사항을 계획하여 문서(전자문서를 포함한다)로 작성한 것을 말한다.

9. "사전연명의료의향서"란 19세 이상인 사람이 자신의 연명의료중단등결정 및 호스피스에 관한 의사를 직접 문서(전자문서를 포함한다)로 작성한 것을 말한다.

규칙 제2조(말기환자의 진단 기준)

「호스피스 · 완화의료 및 임종과정에 있는 환자의 연명의료결정에 관한 법률」(이하 "법"이라 한다) 제2조제3호에 따라 담당의사와 해당 분야 전문의 1명이 말기환자 여부를 진단하는 경우에는 다음 각 호의 기준을 종합적으로 고려하여야 한다.

1. 임상적 증상
2. 다른 질병 또는 질환의 존재 여부
3. 약물 투여 또는 시술 등에 따른 개선 정도
4. 종전의 진료 경과
5. 다른 진료 방법의 가능 여부
6. 그 밖에 제1호부터 제5호까지의 규정에 준하는 것으로서 말기환자의 진단을 위하여 보건복지부장관이 특히 필요하다고 인정하는 기준

영 제2조(연명의료)

「호스피스 · 완화의료 및 임종과정에 있는 환자의 연명의료결정에 관한 법률」(이하 "법"이라 한다) 제2조제4호에서 "대통령령으로 정하는 의학적 시술"이란 다음 각 호의 시술을 말한다.

1. 체외생명유지술(ECLS)
2. 수혈
3. 혈압상승제 투여
4. 그 밖에 담당의사가 환자의 최선의 이익을 보장하기 위해 시행하지 않거나 중단할 필요가 있다고 의학적으로 판단하는 시술

규칙 제2조의2(호스피스 대상 질환)

법 제2조제6호마목에서 "보건복지부령으로 정하는 질환"이란 별표 1의 질환을 말한다.

제3조(기본 원칙)

① 호스피스와 연명의료 및 연명의료중단등결정에 관한 모든 행위는 환자의 인간으로서의 존엄과 가치를 침해하여서는 아니 된다.

② 모든 환자는 최선의 치료를 받으며, 자신이 앓고 있는 상병의 상태와 예후 및 향후 본인에게 시행될 의료행위에 대하여 분명히 알고 스스로 결정할 권리가 있다.

③ 「의료법」에 따른 의료인(이하 "의료인"이라 한다)은 환자에게 최선의 치료를 제공하고, 호스피스와 연명의료 및 연명의료중단등결정에 관하여 정확하고 자세하게 설명하며, 그에 따른 환자의 결정을 존중하여야 한다.

제4조(다른 법률과의 관계)

이 법은 호스피스와 연명의료, 연명의료중단등결정 및 그 이행에 관하여 다른 법률에 우선하여 적용한다.

제5조(국가 및 지방자치단체의 책무)

① 국가와 지방자치단체는 환자의 인간으로서의 존엄과 가치를 보호하는 사회적 · 문화적 토대를 구축하기 위하여 노력하여야 한다.

② 국가와 지방자치단체는 환자의 최선의 이익을 보장하기 위하여 호스피스 이용의 기반 조성에 필요한 시책을 우선적으로 마련하여야 한다.

제6조(호스피스의 날 지정)

① 삶과 죽음의 의미와 가치를 널리 알리고 범국민적 공감대를 형성하며 호스피스를 적극적으로 이용하고 연명의료에 관한 환자의 의사를 존중하는 사회 분위기를 조성하기 위하여 매년 10월 둘째 주 토요일을 "호스피스의 날"로 한다.

② 국가와 지방자치단체는 호스피스의 날의 취지에 부합하는 행사와 교육 · 홍보를 실시하도록 노력하여야 한다.

제7조(종합계획의 시행 · 수립)

① 보건복지부장관은 호스피스와 연명의료 및 연명의료중단등결정의 제도적 확립을 위하여 관계 중앙행정기관의 장과 협의하고, 제8조에 따른 국가호스피스연명의료위원회의 심의를 거쳐 호스피스와 연명의료 및 연명의료중단등결정에 관한 종합계획(이하 "종합계획"이라 한다)을 5년마다 수립 · 추진하여야 한다.

② 종합계획에는 다음 각 호의 사항이 포함되어야 한다.

1. 호스피스와 연명의료 및 연명의료중단등결정의 제도적 확립을 위한 추진방향 및 기반조성
2. 호스피스와 연명의료 및 연명의료중단등결정 관련 정보제공 및 교육의 시행 · 지원
3. 제14조에 따른 의료기관윤리위원회의 설치 · 운영에 필요한 지원
4. 말기환자등과 그 가족의 삶의 질 향상을 위한 교육프로그램 및 지침의 개발 · 보급
5. 제25조에 따른 호스피스전문기관의 육성 및 전문 인력의 양성
6. 다양한 호스피스 사업의 개발
7. 호스피스와 연명의료 및 연명의료중단등결정에 관한 조사 · 연구에 관한 사항
8. 그 밖에 호스피스와 연명의료 및 연명의료중단등결정의 제도적 확립을 위하여 필요한 사항

③ 보건복지부장관은 종합계획을 수립할 때 생명윤리 및 안전에 관하여 사회적으로 심각한 영향을 미칠 수 있는 사항에 대하여는 미리 「생명윤리 및 안전에 관한 법률」 제7조에 따른 국가생명윤리심의위원회와 협의하여야 한다.

④ 보건복지부장관은 종합계획에 따라 매년 시행계획을 수립 · 시행하고 그 추진실적을 평가하여야 한다.

⑤ 보건복지부장관은 종합계획을 수립하거나 주요 사항을 변경한 경우 지체 없이 국회에 보고하여야 한다.

제8조(국가호스피스연명의료위원회)

① 보건복지부는 종합계획 및 시행계획을 심의하기 위하여 보건복지부장관 소속으로 국가호스피스연명의료위원회(이하 "위원회"라 한다)를 둔다.

② 위원회는 위원장을 포함한 15인 이내의 위원으로 구성한다.

③ 위원장은 보건복지부차관이 된다.

④ 위원은 말기환자 진료, 호스피스 및 임종과정에 관한 학식과 경험이 풍부한 다양한 분야의 전문가들 중에서 보건복지부장관이 임명 또는 위촉한다.

⑤ 그 밖에 위원회의 조직 및 운영에 필요한 사항은 대통령령으로 정한다.

영 제3조(국가호스피스연명의료위원회)

① 법 제8조제1항에 따른 국가호스피스연명의료위원회(이하 "위원회"라 한다) 위촉 위원의 임기는 3년으로 하며, 한 차례만 연임할 수 있다. 다만, 위원의 해촉 등으로 인하여 새로 위촉된 위원의 임기는 전임 위원 임기의 남은 기간으로 한다.

② 보건복지부장관은 위원회의 위원이 다음 각 호의 어느 하나에 해당하는 경우에는 해당 위원을 해임하거나 해촉할 수 있다.

1. 정신 장애로 인하여 직무를 수행할 수 없게 된 경우
2. 직무와 관련된 비위 사실이 있는 경우
3. 직무태만, 품위손상이나 그 밖의 사유로 위원으로 적합하지 아니하다고 인정되는 경우
4. 위원 스스로 직무를 수행하는 것이 곤란하다고 의사를 밝히는 경우

③ 위원회의 위원장(이하 이 조에서 "위원장"이라 한다)은 위원회를 대표하며, 위원회의 업무를 총괄한다.

④ 위원장이 부득이한 사유로 직무를 수행할 수 없을 때에는 위원장이 지명하는 위원이 그 직무를 대행한다.

⑤ 위원회의 회의는 보건복지부장관이나 위원 3분의 1 이상이 요구할 때 또는 위원장이 필요하다고 인정할 때에 소집하고, 위원장이 그 의장이 된다.

⑥ 위원회의 회의는 재적위원 과반수의 출석으로 개의하고 출석 위원 과반수의 찬성으로 의결한다.

⑦ 위원회의 사무를 처리하기 위하여 위원회에 간사 1명을 두며, 간사는 보건복지부 소속 공무원 중에서 보건복지부장관이 지명한다.

⑧ 위원회의 회의에 참석한 위촉 위원에게는 예산의 범위에서 수당 · 여비와 그 밖에 필요한 경비를 지급할 수 있다.

영 제4조(전문위원회)

① 위원회는 위원회의 심의사항을 전문적으로 검토하기 위하여 필요한 경우 분야별 전문위원회를 둘 수 있다.

② 분야별 전문위원회는 위원장 1명을 포함하여 10명 이내의 위원으로 성별을 고려하여 구성한다.

③ 분야별 전문위원회의 위원장 및 위원은 보건복지부장관이 임명하거나 위촉한다.

영 제5조(운영세칙)

이 영에서 규정한 사항 외에 위원회와 분야별 전문위원회의 구

성 및 운영 등에 필요한 사항은 보건복지부장관이 정한다.

영 제14조의2(규제의 재검토)

보건복지부장관은 제8조에 따른 사전연명의료의향서 등록기관의 지정 요건에 대하여 2022년 1월 1일을 기준으로 5년마다(매 5년이 되는 해의 1월 1일 전까지를 말한다) 그 타당성을 검토하여 개선 등의 조치를 해야 한다.

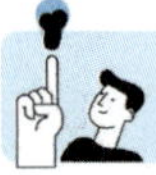

제 2 장 연명의료중단등결정의 관리체계

제9조(국립연명의료관리기관)

① 보건복지부장관은 연명의료, 연명의료중단등결정 및 그 이행에 관한 사항을 적정하게 관리하기 위하여 국립연명의료관리기관(이하 "관리기관"이라 한다)을 둔다.

② 관리기관의 업무는 다음 각 호와 같다.

1. 제10조에 따라 등록된 연명의료계획서 및 제12조에 따라 등록된 사전연명의료의향서에 대한 데이터베이스의 구축 및 관리
2. 제11조에 따른 사전연명의료의향서 등록기관에 대한 관리 및 지도·감독
3. 제17조제2항에 따른 연명의료계획서 및 사전연명의료의향서 확인 조회 요청에 대한 회답
4. 연명의료, 연명의료중단등결정 및 그 이행의 현황에 대한 조사·연구, 정보수집 및 관련 통계의 산출
5. 그 밖에 연명의료, 연명의료중단등결정 및 그 이행과 관련하여 대통령령으로 정하는 업무

③ 관리기관의 운영 등에 필요한 사항은 대통령령으로 정한다.

영 제6조(국립연명의료관리기관)

① 법 제9조제1항에 따른 국립연명의료관리기관(이하 "관리기관"이라 한다)의 장은 보건복지부장관이 임명하거나 위촉한다.

② 관리기관의 장은 관리기관의 효율적 운영을 위하여 필요하다고 인정하는 경우에는 보건복지부장관이 정하는 바에 따라 연명의료, 연명의료중단등결정 및 그 이행과 관련된 분야의 전문가로 구성되는 운영위원회를 둘 수 있다.

③ 관리기관의 장은 소관 업무를 수행하기 위하여 필요하다고 인정하는 경우에는 관계 중앙행정기관의 장, 지방자치단체의 장, 「공공기관의 운영에 관한 법률」 제4조에 따른 공공기관의 장 및 보건의료 관련 기관·법인·단체·전문가에게 자료 또는 의견의 제출을 요청할 수 있다.

④ 관리기관의 장은 보건복지부장관이 정하는 바에 따라 사업운영계획, 사업추진실적, 재정운용계획 및 재정집행내역 등을 보건복지부장관에게 보고하여야 한다.

⑤ 법 제9조제2항제5호에서 "대통령령으로 정하는 업무"란 다음 각 호의 업무를 말한다.

1. 법 제9조제2항제1호부터 제4호까지의 업무수행에 필요한 정보처리시스템의 구축·운영
2. 연명의료, 연명의료중단등결정 및 그 이행과 관련하여 의료기관 개설자, 의료인 또는 의료기관 종사자에 대한 교육 및 정보제공
3. 그 밖에 제1호 및 제2호에 준하는 업무로서 연명의료, 연명의료중단등결정 및 그 이행과 관련하여 보건복지부장관이 특히 필요하다고 인정하는 업무

제10조(연명의료계획서의 작성·등록 등)

① 담당의사는 말기환자등에게 연명의료중단등결정, 연명의료계획서 및 호스피스에 관한 정보를 제공할 수 있다.

② 말기환자등은 의료기관(「의료법」 제3조에 따른 의료기관 중 의원·한의원·병원·한방병원·요양병원 및 종합병원을 말한다. 이하 같다)에서 담당의사에게 연명의료계획서의 작성을 요청할 수 있다.

③ 제2항에 따른 요청을 받은 담당의사는 해당 환자에게 연명의료계획서를 작성하기 전에 다음 각 호의 사항에 관하여 설명하고, 환자로부터 내용을 이해하였음을 확인받아야 한다. 이 경우 해당 환자가 미성년자인 때에는 환자 및 그 법정대리인에게 설명하고 확인을 받아야 한다.

1. 환자의 질병 상태와 치료방법에 관한 사항

2. 연명의료의 시행방법 및 연명의료중단등결정에 관한 사항
3. 호스피스의 선택 및 이용에 관한 사항
4. 연명의료계획서의 작성·등록·보관 및 통보에 관한 사항
5. 연명의료계획서의 변경·철회 및 그에 따른 조치에 관한 사항
6. 그 밖에 보건복지부령으로 정하는 사항

④ 연명의료계획서는 다음 각 호의 사항을 포함하여야 한다.
1. 환자의 연명의료중단등결정 및 호스피스의 이용에 관한 사항
2. 제3항 각 호의 설명을 이해하였다는 환자의 서명, 기명날인, 녹취, 그 밖에 이에 준하는 대통령령으로 정하는 방법으로의 확인
3. 담당의사의 서명 날인
4. 작성 연월일
5. 그 밖에 보건복지부령으로 정하는 사항

⑤ 환자는 연명의료계획서의 변경 또는 철회를 언제든지 요청할 수 있다. 이 경우 담당의사는 이를 반영한다.

⑥ 의료기관의 장은 작성된 연명의료계획서를 등록·보관하여야 하며, 연명의료계획서가 등록·변경 또는 철회된 경우 그 결과를 관리기관의 장에게 통보하여야 한다.

⑦ 연명의료계획서의 서식 및 연명의료계획서의 작성·등록·통보 등에 필요한 사항은 보건복지부령으로 정한다.

규칙 제3조(연명의료계획서)

① 법 제10조제1항에 따른 연명의료계획서는 별지 제1호서식과 같다.

② 법 제10조제3항제6호에서 "보건복지부령으로 정하는 사항"이란 법 제14조제1항에 따른 의료기관윤리위원회의 이용에 관한 사항을 말한다.

③ 법 제10조제4항제5호에서 "보건복지부령으로 정하는 사항"이란 다음 각 호의 사항을 말한다.
1. 환자의 성명 및 주민등록번호
2. 환자가 말기환자 또는 임종과정에 있는 환자인지 여부
3. 연명의료계획서의 열람허용 여부
4. 담당의사의 소속 의료기관 및 면허번호

④ 담당의사는 법 제10조제1항부터 제4항까지의 규정에 따라 연명의료계획서를 작성하거나 같은 조 제5항에 따라 연명의료계획서의 변경 또는 철회 요청을 받은 경우에는 지체 없이 소속 의료기관의 장에게 보고하여야 한다.

⑤ 법 제10조제6항에 따라 의료기관의 장이 법 제9조제1항에 따른 국립연명의료관리기관(이하 "관리기관"이라 한다)의 장에게 연명의료계획서의 등록·변경 또는 철회 결과를 통보하는 경우에는 「호스피스·완화의료 및 임종과정에 있는 환자의 연명의료결정에 관한 법률 시행령」(이하 "영"이라 한다) 제6조제5항제1호에 따른 정보처리시스템을 통하여 할 수 있다.

영 제7조(연명의료계획서의 작성)

법 제10조제4항제2호에서 "대통령령으로 정하는 방법"이란 녹화를 말한다.

제11조(사전연명의료의향서 등록기관)

① 보건복지부장관은 대통령령으로 정하는 시설·인력 등 요건을 갖춘 다음 각 호의 기관 중에서 사전연명의료의향서 등록기관(이하 "등록기관"이라 한다)을 지정할 수 있다.
1. 「지역보건법」 제2조에 따른 지역보건의료기관
2. 의료기관
3. 사전연명의료의향서에 관한 사업을 수행하는 비영리법인 또는 비영리단체(「비영리민간단체 지원법」 제4조에 따라 등록된 비영리민간단체를 말한다)
4. 「공공기관의 운영에 관한 법률」 제4조에 따른 공공기관
5. 「노인복지법」 제36조제1항제1호에 따른 노인복지관

② 등록기관의 업무는 다음 각 호와 같다.
1. 사전연명의료의향서 등록에 관한 업무
2. 사전연명의료의향서에 관한 설명 및 작성 지원
3. 사전연명의료의향서에 관한 상담, 정보제공 및 홍보
4. 관리기관에 대한 사전연명의료의향서의 등록·변경·철회 등의 결과 통보

5. 그 밖에 사전연명의료의향서에 관하여 보건복지부령으로 정하는 업무
③ 등록기관의 장은 제2항에 따른 업무 수행의 결과를 기록·보관하고, 관리기관의 장에게 보고하여야 한다.
④ 국가와 지방자치단체는 등록기관의 운영 및 업무 수행에 필요한 행정적·재정적 지원을 할 수 있다.
⑤ 등록기관의 장은 등록기관의 업무를 폐업 또는 1개월 이상 휴업하거나 운영을 재개하는 경우 보건복지부장관에게 신고하여야 한다.
⑥ 등록기관의 장은 등록기관의 업무를 폐업 또는 1개월 이상 휴업하는 경우 보건복지부령으로 정하는 바에 따라 관련 기록을 관리기관의 장에게 이관하여야 한다. 다만, 휴업하려는 등록기관의 장이 휴업 예정일 전일까지 관리기관의 장의 허가를 받은 경우에는 관련 기록을 직접 보관할 수 있다.
⑦ 등록기관의 지정 절차, 업무 수행 결과 기록·보관 및 보고, 폐업 등의 신고절차에 관하여 필요한 사항은 보건복지부령으로 정한다.

벌칙 ※ ①(위반)=40조(1년 이하의 징역 또는 1천만원 이하의 벌금)

과태료 ※ ③(위반하여 업무 수행 결과를 기록·보관 또는 보고하지 아니한 자)=43조(300만원 이하의 과태료), ⑤(신고하지 아니한 자)=43조(200만원 이하의 과태료), ⑥(기록이관 의무를 하지 아니한 자)=43조(200만원 이하의 과태료)

영 제8조(사전연명의료의향서 등록기관의 지정 요건)

① 법 제11조제1항에 따른 사전연명의료의향서 등록기관(이하 "등록기관"이라 한다)의 지정 요건은 다음 각 호와 같다.
1. 소관 업무를 독립적으로 수행할 수 있는 사무실 및 상담실을 갖출 것
2. 소관 업무의 수행에 필요한 온라인 업무처리시스템을 갖출 것
3. 소관 업무를 전문적으로 수행할 수 있는 1개 이상의 전담부서와 2명 이상의 인력을 갖출 것

② 제1항에 따른 지정기준의 세부 내용 및 운영 등에 필요한 사항은 보건복지부장관이 정하여 고시한다.

규칙 제4조(등록기관의 지정 절차)

① 법 제11조제1항에 따라 사전연명의료의향서 등록기관(이하 "등록기관"이라 한다)의 지정을 받으려는 자는 별지 제2호서식의 사전연명의료의향서 등록기관 지정(변경)신청서(전자문서로 된 신청서를 포함한다)에 다음 각 호의 서류(전자문서를 포함한다)를 첨부하여 보건복지부장관에게 제출하여야 한다.
1. 법 제11조제1항 각 호에 해당하는 기관임을 증명하는 서류
2. 영 제8조제1항 각 호에 따른 지정 요건에 적합함을 증명하는 서류
3. 사업운영계획서

② 보건복지부장관은 제1항에 따른 지정 신청의 검토를 위하여 필요하다고 인정하는 경우에는 현지 확인을 할 수 있고, 관계 중앙행정기관 또는 지방자치단체의 장에게 자료 또는 의견의 제출 등을 요청할 수 있다.

③ 보건복지부장관은 법 제11조제1항에 따라 등록기관을 지정한 경우에는 별지 제3호서식의 사전연명의료의향서 등록기관 지정서를 발급하여야 하고, 보건복지부 인터넷 홈페이지에 그 지정 사실을 게재하여야 한다.

④ 법 제11조제1항에 따라 등록기관으로 지정받은 자가 다음 각 호의 어느 하나에 해당하는 사항을 변경하려는 경우에는 별지 제2호서식의 사전연명의료의향서 등록기관 지정(변경) 신청서(전자문서로 된 신청서를 포함한다)에 변경사항을 확인할 수 있는 서류(전자문서를 포함한다)를 첨부하여 보건복지부장관에게 제출하여야 한다.
1. 등록기관의 명칭
2. 등록기관의 소재지
3. 등록기관의 대표자
4. 영 제8조제1항 각 호에 따른 등록기관의 지정 요건

⑤ 제1항부터 제4항까지에서 규정한 사항 외에 등록기관의 지정절차 및 지정방법 등에 필요한 세부 사항은 보건복지부장관이 정하여 고시한다.

규칙 제5조(등록기관의 업무)

① 법 제11조제2항제5호에서 "보건복지부령으로 정하는 업무"란 사전연명의료의향서의 보존 및 관리에 관한 업무를 말한다.

② 등록기관은 법 제11조제3항에 따라 관리기관의 장에게 업무 수행의 결과를 보고하는 경우에는 영 제6조제5항제1호에 따른 정보처리시스템을 통하여 보고할 수 있다.

규칙 제6조(등록기관의 폐업 등 신고)

① 법 제11조제5항에 따라 등록기관의 장이 폐업, 휴업 또는 운영 재개를 하려는 경우에는 폐업, 휴업 또는 운영 재개 예정일 10일 전까지 별지 제4호서식의 사전연명의료의향서 등록기관 폐업(휴업, 운영 재개) 신고서(전자문서로 된 신고서를 포함한다)에 다음 각 호의 구분에 따른 서류(전자문서를 포함한다)를 첨부하여 보건복지부장관에게 제출하여야 한다.
1. 폐업 또는 휴업: 법 제11조제6항 본문에 따른 관련 기록의 이관에 관한 조치계획서
2. 운영 재개: 영 제8조제1항 각 호에 따른 지정 요건에 적합함을 증명하는 서류

② 보건복지부장관은 법 제11조제5항에 따라 등록기관의 폐업 또는 휴업 신고를 받은 경우에는 제1항제1호에 따른 조치계획서에 따라 관련 기록이 이관되었는지 여부를 확인·점

검하여야 한다.

규칙 제7조(등록기관의 기록 이관)

① 법 제11조제6항 본문에 따라 등록기관의 장이 관리기관의 장에게 이관하여야 하는 관련 기록은 사전연명의료의향서의 등록·변경 또는 철회와 관련된 모든 기록을 말한다.

② 법 제11조제6항 본문에 따라 등록기관의 장이 관리기관의 장에게 관련 기록을 이관하는 경우에는 휴업 또는 폐업 예정일 3일 전까지 이관하여야 한다.

③ 법 제11조제6항 단서에 따라 관련 기록의 직접 보관에 대한 허가를 받으려는 자는 별지 제5호서식의 관련 기록 직접 보관 허가신청서(전자문서로 된 신청서를 포함한다)에 다음 각 호의 서류(전자문서를 포함한다)를 첨부하여 관리기관의 장에게 제출하여야 한다.

1. 관련 기록에 대한 전체 목록
2. 관련 기록에 대한 보관계획서

④ 관리기관의 장은 제3항에 따른 허가 신청에 대하여 허가 여부를 결정한 경우에는 신청인에게 서면(전자문서를 포함한다)으로 그 결과를 알려야 한다.

⑤ 제1항부터 제4항까지에서 규정한 사항 외에 관련 기록의 이관 또는 직접 보관 허가 신청의 절차 및 방법 등에 필요한 세부 사항은 보건복지부장관이 정하여 고시한다.

제12조(사전연명의료의향서의 작성·등록 등)

① 사전연명의료의향서를 작성하고자 하는 사람(이하 "작성자"라 한다)은 이 조에 따라서 직접 작성하여야 한다.

② 등록기관은 작성자에게 그 작성 전에 다음 각 호의 사항을 충분히 설명하고, 작성자로부터 내용을 이해하였음을 확인받아야 한다.

1. 연명의료의 시행방법 및 연명의료중단등결정에 대한 사항
2. 호스피스의 선택 및 이용에 관한 사항
3. 사전연명의료의향서의 효력 및 효력 상실에 관한 사항
4. 사전연명의료의향서의 작성·등록·보관 및 통보에 관한 사항
5. 사전연명의료의향서의 변경·철회 및 그에 따른 조치에 관한 사항
6. 그 밖에 보건복지부령으로 정하는 사항

③ 사전연명의료의향서는 다음 각 호의 사항을 포함하여야 한다.

1. 연명의료중단등결정
2. 호스피스의 이용
3. 작성 연월일
4. 그 밖에 보건복지부령으로 정하는 사항

④ 등록기관의 장은 사전연명의료의향서를 제출받을 때 본인의 작성 여부를 확인한 후 작성된 사전연명의료의향서를 등록·보관하여야 한다.

⑤ 등록기관의 장은 제4항에 따른 등록 결과를 관리기관의 장에게 통보하여야 한다.

⑥ 사전연명의료의향서를 작성한 사람은 언제든지 그 의사를 변경하거나 철회할 수 있다. 이 경우 등록기관의 장은 지체 없이 사전연명의료의향서를 변경하거나 등록을 말소하여야 한다.

⑦ 등록기관의 장은 제6항에 따라 사전연명의료의향서가 변경 또는 철회된 경우 그 결과를 관리기관의 장에게 통보하여야 한다.

⑧ 사전연명의료의향서는 다음 각 호의 어느 하나에 해당하는 경우 그 효력이 없다. 다만, 제4호의 경우에는 그 때부터 효력을 잃는다.

1. 본인이 직접 작성하지 아니한 경우
2. 본인의 자발적 의사에 따라 작성되지 아니한 경우
3. 제2항 각 호의 사항에 관한 설명이 제공되지 아니하거나 작성자의 확인을 받지 아니한 경우
4. 사전연명의료의향서 작성·등록 후에 연명의료계획서가 다시 작성된 경우

⑨ 사전연명의료의향서의 서식 및 사전연명의료의향서의 작성·등록·보관·통보 등에 필요한 사항은 보건복지부령으로 정한다.

규칙 제8조(사전연명의료의향서)

① 법 제12조제1항에 따른 사전연명의료의향서는 별지 제6호 서식과 같다.

② 법 제12조제2항제6호에서 "보건복지부령으로 정하는 사항"이란 법 제11조제6항 및 제13조제3항에 따른 기록의 이관에 관한 사항을 말한다.

③ 법 제12조제3항제4호에서 "보건복지부령으로 정하는 사항"이란 다음 각 호의 사항을 말한다.

1. 작성자의 성명 및 주민등록번호
2. 작성자가 법 제12조제2항 각 호의 사항에 대한 설명을 이해하였다는 확인
3. 사전연명의료의향서의 열람허용 여부
4. 등록기관 및 상담자에 관한 사항

④ 등록기관의 장은 다음 각 호의 업무를 영 제6조제5항제1호에 따른 정보처리시스템을 통하여 수행할 수 있다.

1. 법 제12조제4항에 따른 사전연명의료의향서의 등록·보관
2. 법 제12조제5항 및 제7항에 따른 사전연명의료의향서의 등록·변경 또는 철회 결과의 통보

제13조(등록기관의 지정 취소)

① 보건복지부장관은 등록기관이 다음 각 호의 어느 하나에 해당하는 경우 그 지정을 취소할 수 있다. 다만, 제1호에 해당하는 경우에는 그 지정을 취소하여야 한다.

1. 거짓이나 그 밖의 부정한 방법으로 지정을 받은 경우
2. 제11조제1항에 따른 지정기준에 미달하는 경우
3. 제11조제2항 각 호의 업무를 정당한 사유 없이 이행하지 아니한 경우
4. 정당한 사유 없이 제34조제3항에 따른 명령·조사에 응하지 아니한 자

② 제1항에 따라 지정이 취소된 등록기관은 지정이 취소된 날부터 2년 이내에 등록기관으로 지정받을 수 없다.

③ 등록기관의 장은 제1항에 따라 지정이 취소된 경우 대통령령으로 정하는 바에 따라 보관하고 있는 기록을 관리기관의 장에게 이관하여야 한다.

벌칙 ※ ③(기록이관 의무를 하지 아니한 자)=43조(200만원 이하의 과태료)

영 제9조(기록의 이관)

① 등록기관의 장은 법 제13조제3항에 따라 보관하고 있는 기록을 관리기관의 장에게 이관할 때에는 등록기관의 지정이 취소된 날부터 30일 이내에 이관하여야 한다.

② 등록기관의 장은 법 제13조제3항에 따라 보관하고 있는 기록을 관리기관의 장에게 이관할 때에는 보관하고 있는 기록의 전체 목록을 작성하여 함께 제출하여야 한다.

③ 제1항 및 제2항에서 규정한 사항 외에 등록기관의 장이 보관하고 있는 기록의 이관을 위한 절차 및 방법 등에 필요한 세부 사항은 보건복지부장관이 정하여 고시한다.

제14조(의료기관윤리위원회의 설치 및 운영 등)

① 연명의료중단등결정 및 그 이행에 관한 업무를 수행하려는 의료기관은 보건복지부령으로 정하는 바에 따라 해당 의료기관에 의료기관윤리위원회(이하 "윤리위원회"라 한다)를 설치하고 이를 보건복지부장관에게 등록하여야 한다.

② 윤리위원회는 다음 각 호의 활동을 수행한다.

1. 연명의료중단등결정 및 그 이행에 관하여 임종과정에 있는 환자와 그 환자가족 또는 의료인이 요청한 사항에 관한 심의
2. 제19조제3항에 따른 담당의사의 교체에 관한 심의
3. 환자와 환자가족에 대한 연명의료중단등결정 관련 상담
4. 해당 의료기관의 의료인에 대한 의료윤리교육
5. 그 밖에 보건복지부령으로 정하는 사항

③ 윤리위원회의 위원은 위원장 1명을 포함하여 5명 이상으로 구성하되, 해당 의료기관에 종사하는 사람으로만 구성할 수 없으며, 의료인이 아닌 사람으로서 종교계·법조계·윤리학계·시민단체 등의 추천을 받은 사람 2명 이상을 포함하여야 한다.

④ 윤리위원회 위원은 해당 의료기관의 장이 위촉하고, 위원장은 위원 중에서 호선한다.

⑤ 제1항에도 불구하고 보건복지부령으로 정하는 바에 따라 다른 의료기관의 윤리위원회 또는 제6항에 따른 공용윤리

위원회와 제2항 각 호의 업무의 수행을 위탁하기로 협약을 맺은 의료기관은 윤리위원회를 설치한 것으로 본다.
⑥ 보건복지부장관은 의료기관이 제2항 각 호의 업무의 수행을 위탁할 수 있도록 공용윤리위원회를 지정할 수 있다.
⑦ 그 밖에 윤리위원회 및 공용윤리위원회의 구성 및 운영 등에 필요한 사항은 보건복지부령으로 정한다.
⑦ 보건복지부장관은 공용윤리위원회가 다음 각 호의 어느 하나에 해당하는 경우 그 지정을 해제할 수 있다. 〈신설 2025.4.1.〉
1. 정당한 사유 없이 제2항 각 호의 어느 하나에 해당하는 업무를 수행하지 아니한 경우
2. 제3항에 따른 윤리위원회의 구성 요건을 갖추지 못한 경우
3. 그 밖에 보건복지부령으로 정하는 사유에 해당하는 경우
⑧ 그 밖에 윤리위원회 및 공용윤리위원회의 구성, 운영 및 지정 해제 등에 필요한 사항은 보건복지부령으로 정한다. 〈개정 2025.4.1.〉
[시행일: 2025.10.2.]

과태료 ※ ①(윤리위원회를 설치하지 아니한 자)=43조(500만원 이하의 과태료)

규칙 제9조(의료기관윤리위원회의 등록 및 업무)
① 법 제14조제1항에 따른 의료기관윤리위원회(이하 "윤리위원회"라 한다)를 설치한 의료기관의 장은 해당 윤리위원회를 설치한 날부터 10일 이내에 보건복지부장관에게 등록하여야 한다.
② 제1항에 따라 윤리위원회를 등록하려는 의료기관은 별지 제7호서식의 의료기관윤리위원회 등록신청서(전자문서로 된 신청서를 포함한다)에 다음 각 호의 서류(전자문서를 포함한다)를 첨부하여 보건복지부장관에게 제출하여야 한다.
1. 윤리위원회의 위원에 관한 서류
2. 윤리위원회의 운영계획에 관한 서류
③ 법 제14조제2항제5호에서 "보건복지부령으로 정하는 사항"이란 다음 각 호의 사항을 말한다.
1. 연명의료중단등결정 및 그 이행에 관한 통계 분석
2. 연명의료중단등결정 및 그 이행에 관한 평가 및 개선방안 마련
3. 그 밖에 연명의료중단등결정과 그 이행의 적절한 운영을 위하여 보건복지부장관이 특히 필요하다고 인정하는 사항
④ 제1항에도 불구하고 법 제14조제5항에 따라 윤리위원회 업무의 수행에 대한 위탁 협약을 맺은 의료기관은 별지 제7호서식의 의료기관윤리위원회 등록신청서(전자문서로 된 신청서를 포함한다)에 위탁 협약서(전자문서를 포함한다)를 첨부하여 보건복지부장관에게 제출하여야 한다. 이 경우 해당 위탁 협약서에는 다음 각 호의 사항이 포함되어야 한다.
1. 위탁 내용
2. 위탁 기간
3. 위탁 비용
4. 위탁에 따른 권리·의무 등에 관한 사항
5. 위탁의 종료·해지 등에 관한 사항
6. 그 밖에 윤리위원회의 업무 성격을 고려하여 보건복지부장관이 특히 필요하다고 인정하는 사항

규칙 제10조(윤리위원회)
① 윤리위원회는 위원장 1명을 포함하여 5명 이상 20명 이하의 위원으로 구성한다.
② 윤리위원회 위원의 임기는 2년으로 한다.
③ 윤리위원회는 재적위원 과반수의 출석으로 개의하고, 출석위원 과반수의 찬성으로 의결한다. 다만, 법 제14조제2항 제1호 및 제2호에 따른 심의 안건은 재적위원 과반수의 찬성으로 의결한다.
④ 의료기관의 장은 윤리위원회의 효율적 업무 수행을 위하여 필요하다고 인정하는 경우에는 윤리위원회를 지원하는 전담기구 또는 전담인력을 둘 수 있다.
⑤ 제1항부터 제4항까지에서 규정한 사항 외에 윤리위원회의 구성 및 운영 등에 필요한 세부 사항은 보건복지부장관이 정한다.

규칙 제11조(공용윤리위원회)
① 보건복지부장관은 법 제14조제6항에 따라 윤리위원회 중에서 공용윤리위원회를 지정할 수 있다. 이 경우 해당 윤리위원회의 위원 구성, 운영 실태 및 업무 성과 등을 종합적으로 고려하여야 한다.
② 보건복지부장관은 법 제14조제6항에 따라 공용윤리위원회를 지정한 경우에는 별지 제8호서식의 공용윤리위원회 지정서를 발급하여야 한다.
③ 공용윤리위원회의 위원장은 소관 업무의 추진을 위하여 필요하다고 인정하는 경우에는 보건의료 관계 기관·단체·전문가 등에게 자료 또는 의견의 제출 등을 요청할 수 있다.
④ 공용윤리위원회의 위원장은 매년 업무추진현황 및 운영실적 등을 다음 해 1월 31일까지 보건복지부장관에게 보고하여야 한다.
⑤ 제1항부터 제4항까지에서 규정한 사항 외에 공용윤리위원회의 구성 및 운영 등에 필요한 세부 사항은 보건복지부장관이 정한다.

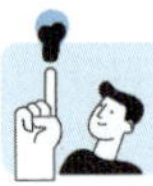

제 3 장 연명의료중단등결정의 이행

제15조(연명의료중단등결정 이행의 대상)

담당의사는 임종과정에 있는 환자가 다음 각 호의 어느 하나에 해당하는 경우에만 연명의료중단등결정을 이행할 수 있다.

1. 제17조에 따라 연명의료계획서, 사전연명의료의향서 또는 환자가족의 진술을 통하여 환자의 의사로 보는 의사가 연명의료중단등결정을 원하는 것이고, 임종과정에 있는 환자의 의사에도 반하지 아니하는 경우
2. 제18조에 따라 연명의료중단등결정이 있는 것으로 보는 경우

제16조(환자가 임종과정에 있는지 여부에 대한 판단)

① 담당의사는 환자에 대한 연명의료중단등결정을 이행하기 전에 해당 환자가 임종과정에 있는지 여부를 해당 분야의 전문의 1명과 함께 판단하고 그 결과를 보건복지부령으로 정하는 바에 따라 기록(전자문서로 된 기록을 포함한다)하여야 한다.

② 제1항에도 불구하고 제25조에 따른 호스피스전문기관에서 호스피스를 이용하는 말기환자가 임종과정에 있는지 여부에 대한 판단은 담당의사의 판단으로 갈음할 수 있다.

규칙 제12조(임종과정에 대한 판단 및 기록)

법 제16조에 따라 환자가 임종과정에 있는지 여부를 판단한 담당의사는 별지 제9호서식에 따라 그 판단 결과를 기록하여야 한다.

제17조(환자의 의사 확인)

① 연명의료중단등결정을 원하는 환자의 의사는 다음 각 호의 어느 하나의 방법으로 확인한다.

1. 의료기관에서 작성된 연명의료계획서가 있는 경우 이를 환자의 의사로 본다.
2. 담당의사가 사전연명의료의향서의 내용을 환자에게 확인하는 경우 이를 환자의 의사로 본다. 담당의사 및 해당 분야의 전문의 1명이 다음 각 목을 모두 확인한 경우에도 같다.
   가. 환자가 사전연명의료의향서의 내용을 확인하기에 충분한 의사능력이 없다는 의학적 판단
   나. 사전연명의료의향서가 제2조제4호의 범위에서 제12조에 따라 작성되었다는 사실
3. 제1호 또는 제2호에 해당하지 아니하고 19세 이상의 환자가 의사를 표현할 수 없는 의학적 상태인 경우 환자의 연명의료중단등결정에 관한 의사로 보기에 충분한 기간 동안 일관하여 표시된 연명의료중단등에 관한 의사에 대하여 환자가족(19세 이상인 자로서 다음 각 목의 어느 하나에 해당하는 사람을 말한다) 2명 이상의 일치하는 진술(환자가족이 1명인 경우에는 그 1명의 진술을 말한다)이 있으면 담당의사와 해당 분야의 전문의 1명의 확인을 거쳐 이를 환자의 의사로 본다. 다만, 그 진술과 배치되는 내용의 다른 환자가족의 진술 또는 보건복지부령으로 정하는 객관적인 증거가 있는 경우에는 그러하지 아니하다.
   가. 배우자
   나. 직계비속
   다. 직계존속
   라. 가목부터 다목까지에 해당하는 사람이 없는 경우 형제자매

② 담당의사는 제1항제1호 및 제2호에 따른 연명의료계획서 또는 사전연명의료의향서 확인을 위하여 관리기관에 등록 조회를 요청할 수 있다.

③ 제1항제2호나 제3호에 따라 환자의 의사를 확인한 담당의사 및 해당 분야의 전문의는 보건복지부령으로 정하는 바에 따라 확인 결과를 기록(전자문서로 된 기록을 포함한다)하여야 한다.

벌칙 ※ 본조의 환자의 의사에 반하여 연명의료를 시행하지 아니하거나 중단한 자=40조(1년 이하의 징역 또는 1천만원 이하의 벌금)

규칙 제13조(환자의 의사 확인)

① 법 제17조제1항제3호 각 목 외의 부분 본문에 따라 담당의사와 해당 분야의 전문의가 환자의 의사를 확인하는 경우에는 「가족관계의 등록 등에 관한 법률」 제15조제1항제1호에 따른 가족관계증명서(이하 "가족관계증명서"라 한다) 등 해당 환자의 가족임을 증명할 수 있는 서류를 확인해야 한다.

② 법 제17조제3항에 따른 연명의료중단등결정에 관한 환자의 의사 확인 결과는 다음 각 호의 구분에 따라 기록한다.

1. 법 제17조제1항제2호의 경우: 별지 제10호서식에 따라 기록할 것
2. 법 제17조제1항제3호의 경우: 별지 제11호서식에 따라 기록할 것

③ 법 제17조제1항제3호 각 목 외의 부분 단서에서 "보건복지부령으로 정하는 객관적인 증거가 있는 경우"란 환자 본인이 직접 작성한 문서, 녹음물, 녹화물 또는 이에 준하는 기록물에서 본인이 연명의료중단등결정에 관한 의사를 직접적으로 표명하는 경우를 말한다.

제18조(환자의 의사를 확인할 수 없는 경우의 연명의료중단등결정)

① 제17조에 해당하지 아니하여 환자의 의사를 확인할 수 없고 환자가 의사표현을 할 수 없는 의학적 상태인 경우 다음 각 호의 어느 하나에 해당할 때에는 해당 환자를 위한 연명의료중단등결정이 있는 것으로 본다. 다만, 담당의사 또는 해당 분야 전문의 1명이 환자가 연명의료중단등결정을 원하지 아니하였다는 사실을 확인한 경우는 제외한다.

1. 미성년자인 환자의 법정대리인(친권자에 한정한다)이 연명의료중단등결정의 의사표시를 하고 담당의사와 해당 분야 전문의 1명이 확인한 경우
2. 환자가족 중 다음 각 목에 해당하는 사람(19세 이상인 사람에 한정하며, 행방불명자 등 대통령령으로 정하는 사유에 해당하는 사람은 제외한다) 전원의 합의로 연명의료중단등결정의 의사표시를 하고 담당의사와 해당 분야 전문의 1명이 확인한 경우
   가. 배우자
   나. 1촌 이내의 직계 존속·비속
   다. 가목 및 나목에 해당하는 사람이 없는 경우 2촌 이내의 직계 존속·비속
   라. 가목부터 다목까지에 해당하는 사람이 없는 경우 형제자매

② 제1항제1호·제2호에 따라 연명의료중단등결정을 확인한 담당의사 및 해당 분야의 전문의는 보건복지부령으로 정하는 바에 따라 확인 결과를 기록(전자문서로 된 기록을 포함한다)하여야 한다.

벌칙 ※ 본조의 연명의료중단등결정에 반하여 연명의료를 시행하지 아니하거나 중단한 자=40조(1년 이하의 징역 또는 1천만원 이하의 벌금)

영 제10조(환자의 의사를 확인할 수 없는 경우의 연명의료중단등결정)

① 법 제18조제1항제2호에서 "행방불명자 등 대통령령으로 정하는 사유에 해당하는 사람"이란 다음 각 호의 어느 하나에 해당하는 사람을 말한다.

1. 경찰관서에 행방불명 사실이 신고된 날부터 1년 이상 경과한 사람
2. 실종선고를 받은 사람
3. 의식불명 또는 이에 준하는 사유로 자신의 의사를 표명할 수 없는 의학적 상태에 있는 사람으로서 해당 의학적 상태에 대하여 전문의 1명 이상의 진단·확인을 받은 사람

② 환자가족이 법 제18조제1항제2호에 따라 연명의료중단등결정의 의사표시를 하는 경우 그 가족 중에 제1항 각 호의 어느 하나에 해당하는 사람이 있는 경우에는 해당 사실을 증명할 수 있는 서류를 담당의사에게 제출하여야 한다.

규칙 제14조(환자의 의사를 확인할 수 없는 경우의 연명의료중단등결정 확인 결과 기록)

① 법 제18조제1항 각 호 외의 부분 본문에 따라 담당의사 또는 해당 분야의 전문의가 환자의 연명의료중단등결정을 확인하는 경우에는 가족관계증명서 등 해당 환자의 가족임을 증명할 수 있는 서류를 확인해야 한다.

② 법 제18조제1항제1호 및 제2호에 따라 연명의료중단등결정을 확인한 담당의사 및 해당 분야 전문의는 별지 제12호서식에 따라 그 확인 결과를 기록하여야 한다.

제19조(연명의료중단등결정의 이행 등)

① 담당의사는 제15조 각 호의 어느 하나에 해당하는 환자에 대하여 즉시 연명의료중단등결정을 이행하여야 한다.

② 연명의료중단등결정 이행 시 통증 완화를 위한 의료행위와 영양분 공급, 물 공급, 산소의 단순 공급은 시행하지 아니

하거나 중단되어서는 아니 된다.

③ 담당의사가 연명의료중단등결정의 이행을 거부할 때에는 해당 의료기관의 장은 윤리위원회의 심의를 거쳐 담당의사를 교체하여야 한다. 이 경우 의료기관의 장은 연명의료중단등결정의 이행 거부를 이유로 담당의사에게 해고나 그 밖에 불리한 처우를 하여서는 아니 된다.

④ 담당의사는 연명의료중단등결정을 이행하는 경우 그 과정 및 결과를 기록(전자문서로 된 기록을 포함한다)하여야 한다.

⑤ 의료기관의 장은 제1항에 따라 연명의료중단등결정을 이행하는 경우 그 결과를 지체 없이 보건복지부령으로 정하는 바에 따라 관리기관의 장에게 통보하여야 한다.

과태료 ※ ⑤ 연명의료중단등결정의 이행 결과를 관리기관의 장에게 알리지 아니한 자=43조(500만원 이하의 과태료)

규칙 제15조(연명의료중단등결정의 이행)

① 법 제19조제4항에 따라 연명의료중단등결정을 이행한 담당의사는 별지 제13호서식에 따라 그 과정 및 결과를 기록하여야 한다.

② 의료기관의 장이 법 제19조제5항에 따라 관리기관의 장에게 연명의료중단등결정 이행 결과를 통보하는 경우에는 영 제6조제5항제1호에 따른 정보처리시스템을 통하여 할 수 있다.

제20조(기록의 보존)

의료기관의 장은 연명의료중단등결정 및 그 이행에 관한 다음 각 호의 기록을 연명의료중단등결정 이행 후 10년 동안 보존하여야 한다.

1. 제10조에 따라 작성된 연명의료계획서
2. 제16조에 따라 기록된 임종과정에 있는 환자 여부에 대한 담당의사와 해당 분야 전문의 1명의 판단 결과
3. 제17조제1항제1호 및 제2호에 따른 연명의료계획서 또는 사전연명의료의향서에 대한 담당의사 및 해당 분야 전문의의 확인 결과
4. 제17조제1항제3호에 따른 환자가족의 진술에 대한 자료·문서 및 그에 대한 담당의사와 해당 분야 전문의의 확인 결과
5. 제18조제1항제1호·제2호에 따른 의사표시에 대한 자료·문서 및 그에 대한 담당의사와 해당 분야 전문의의 확인 결과
6. 제19조제4항에 따라 기록된 연명의료중단등결정 이행의 결과
7. 그 밖에 연명의료중단등결정 및 그 이행에 관한 중요한 기록으로서 대통령령으로 정하는 사항

벌칙 ※ 각 호에 따른 기록을 허위로 기록한 자=39조(3년 이하의 징역 또는 3천만원 이하의 벌금), 각 호에 따른 기록을 보존하지 아니한 자=40조(300만원 이하의 벌금)

영 제11조(연명의료중단등결정 관련 기록의 보존)

법 제20조제7호에서 "대통령령으로 정하는 사항"이란 법 제14조제2항제1호 또는 제2호에 따른 의료기관윤리위원회의 심의에 관련된 기록을 말한다.

제20조의2(교육명령)

① 보건복지부장관은 의료인이 과실로 제20조 각 호에 따른 기록을 허위로 작성한 경우 그 의료기관의 장에게 해당 의료기관의 의료인에 대한 교육을 명할 수 있다.

② 제1항에 따른 교육명령의 세부절차, 교육기관, 교육 방법 및 내용 등에 필요한 사항은 보건복지부령으로 정한다.

[본조신설 2025.4.1.] [시행일: 2025.10.2.]

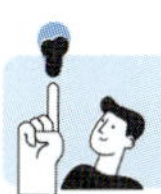

제 4 장 호스피스 · 완화의료

제21조(호스피스사업)

① 보건복지부장관은 호스피스를 위하여 다음 각 호의 사업을 실시하여야 한다.

1. 말기환자등의 적정한 통증관리 등 증상 조절을 위한 지침 개발 및 보급
2. 입원형, 자문형, 가정형 호스피스의 설치 및 운영, 그 밖에 다양한 호스피스 유형의 정책개발 및 보급
3. 호스피스의 발전을 위한 연구 · 개발 사업
4. 제25조에 따른 호스피스전문기관의 육성 및 호스피스 전문 인력의 양성
5. 말기환자등과 그 가족을 위한 호스피스 교육프로그램의 개발 및 보급
6. 호스피스 이용 환자의 경제적 부담능력 등을 고려한 의료비 지원사업
7. 말기환자, 호스피스의 현황과 관리실태에 관한 자료를 지속적이고 체계적으로 수집 · 분석하여 통계를 산출하기 위한 등록 · 관리 · 조사 사업(이하 "등록통계사업"이라 한다)
8. 호스피스에 관한 홍보
9. 그 밖에 보건복지부장관이 필요하다고 인정하는 사업

② 보건복지부장관은 제1항 각 호에 따른 사업을 대통령령으로 정하는 바에 따라 관계 전문기관 및 단체에 위탁할 수 있다.

영 제12조(호스피스 · 완화의료 사업의 위탁)

① 보건복지부장관은 법 제21조제2항에 따라 같은 조 제1항에 따른 사업을 다음 각 호의 어느 하나에 해당하는 전문기관 또는 단체에 위탁할 수 있다.

1. 법 제23조제1항 각 호 외의 부분 전단에 따른 중앙호스피스센터(이하 "중앙센터"라 한다)
2. 법 제24조제1항 각 호 외의 부분 전단에 따른 권역별 호스피스센터(이하 "권역별센터"라 한다)
3. 「공공기관의 운영에 관한 법률」 제4조에 따른 공공기관 중 그 설립 목적이 보건의료와 관련되는 공공기관
4. 위탁업무 수행에 필요한 조직 · 인력 및 전문성 등을 갖춘 기관 · 단체로서 보건복지부장관이 정하여 고시하는 기관 또는 단체

② 보건복지부장관은 법 제21조제2항에 따라 위탁하려는 경우에는 그 위탁 기준 · 절차 및 방법 등에 관한 사항을 미리 공고하여야 한다.

③ 보건복지부장관은 법 제21조제2항에 따라 위탁한 경우에는 그 위탁 내용 및 수탁자 등에 관한 사항을 관보에 고시하고, 보건복지부의 인터넷 홈페이지에 게재하여야 한다.

④ 법 제21조제2항에 따라 위탁받은 전문기관 및 단체는 사업운영계획, 사업운영실적, 재정운영계획 및 재정운영실적 등을 보건복지부장관에게 보고하여야 한다.

⑤ 제2항부터 제4항까지의 규정에 따른 위탁 기준 등의 공고, 위탁 내용 등의 고시 및 위탁업무의 보고 등에 필요한 세부사항은 보건복지부장관이 정하여 고시한다.

제22조(자료제공의 협조 등)

보건복지부장관은 제21조제1항제7호에 따른 등록통계사업에 필요한 경우 관계 기관 또는 단체에 자료의 제출이나 의견의 진술 등을 요구할 수 있다. 이 경우 자료의 제출 등을 요구받은 자는 정당한 사유가 없으면 이에 따라야 한다.

제23조(중앙호스피스센터의 지정 등)

① 보건복지부장관은 다음 각 호의 업무를 수행하게 하기 위하여 보건복지부령으로 정하는 기준을 충족하는 「의료법」 제3조제2항제3호마목에 따른 종합병원(이하 "종합병원"이라 한다)을 중앙호스피스센터(이하 "중앙센터"라 한다)로 지정할 수 있다. 이 경우 국공립 의료기관을 우선하여 지정한다.

1. 말기환자의 현황 및 진단 · 치료 · 관리 등에 관한 연구
2. 호스피스사업에 대한 정보 · 통계의 수집 · 분석 및 제공

3. 호스피스사업 계획의 작성
4. 호스피스에 관한 신기술의 개발 및 보급
5. 호스피스대상환자에 대한 호스피스 제공
6. 호스피스사업 결과의 평가 및 활용
7. 그 밖에 말기환자 관리에 필요한 사업으로서 보건복지부령으로 정하는 사업

② 보건복지부장관은 중앙센터가 제1항 각 호의 사업을 하지 아니하거나 잘못 수행한 경우에는 시정을 명할 수 있다.

③ 보건복지부장관은 중앙센터가 다음 각 호의 어느 하나에 해당하는 경우에는 그 지정을 취소할 수 있다.
1. 제1항에 따른 지정 기준에 미달한 경우
2. 제1항 각 호의 사업을 하지 아니하거나 잘못 수행한 경우
3. 제2항에 따른 시정명령을 따르지 아니한 경우

④ 제1항 및 제3항에 따른 중앙센터 지정 및 지정취소의 기준·방법·절차 및 운영에 관하여 필요한 사항은 보건복지부령으로 정한다.

규칙 제16조(중앙호스피스센터의 지정기준)

① 법 제23조제1항 각 호 외의 부분 전단에서 "보건복지부령으로 정하는 기준"이란 다음 각 호의 기준을 말한다.
1. 법 제25조제1항에 따른 호스피스전문기관(이하 "호스피스전문기관"이라 한다)의 지정을 받을 것
2. 다른 병동과 물리적으로 구분되는 호스피스·완화의료(이하 "호스피스"라 한다) 병동을 갖출 것
3. 소관 업무 수행에 필요한 독립된 사무실·연구실 및 회의실을 갖출 것
4. 소관 업무 수행에 필요한 독립된 온라인정보시스템을 갖출 것
5. 소관 업무를 전문적으로 수행할 수 있는 1개 이상의 전담부서와 10명 이상의 전담인력을 갖출 것

② 제1항에 따른 지정기준의 세부 내용 및 운영 등에 필요한 사항은 보건복지부장관이 정하여 고시한다.

규칙 제17조(중앙호스피스센터의 지정 및 지정 취소)

① 법 제23조제1항에 따른 중앙호스피스센터(이하 "중앙센터"라 한다)의 지정을 받으려는 자는 별지 제14호서식의 중앙호스피스센터(권역별호스피스센터) 지정신청서(전자문서로 된 신청서를 포함한다)에 다음 각 호의 서류(전자문서를 포함한다)를 첨부하여 보건복지부장관에게 제출하여야 한다.
1. 호스피스전문기관 지정서 사본
2. 제16조제1항에 따른 지정기준에 적합함을 증명하는 서류
3. 사업운영계획서 및 재정운용계획서

② 보건복지부장관은 제1항에 따른 지정 신청의 검토를 위하여 필요하다고 인정하는 경우에는 현지 확인을 할 수 있고, 관계 중앙행정기관 또는 지방자치단체의 장에게 자료 또는 의견의 제출 등을 요청할 수 있다.

③ 보건복지부장관은 법 제23조제1항에 따라 중앙센터를 지정한 경우에는 별지 제15호서식의 중앙호스피스센터(권역별호스피스센터) 지정서를 발급한다.

④ 보건복지부장관은 법 제23조제3항에 따라 중앙센터의 지정을 취소하려는 경우에는 그 사유를 명시하여 문서(전자문서를 포함한다)로 통지하여야 한다.

⑤ 제1항부터 제4항까지에서 규정한 사항 외에 중앙센터의 지정 또는 지정 취소의 방법 및 절차 등에 필요한 세부 사항은 보건복지부장관이 정하여 고시한다.

규칙 제18조(중앙호스피스센터의 운영)

① 중앙센터의 장은 소관 업무의 수행을 위하여 필요하다고 인정하는 경우에는 지방자치단체의 장 또는 보건의료 관계 기관·단체·전문가 등에게 자료 또는 의견의 제출 등을 요청할 수 있다.

② 중앙센터의 장은 소관 업무의 원활한 수행을 위하여 보건복지부장관이 정하는 바에 따라 법 제24조제1항에 따른 권역별호스피스센터(이하 "권역별센터"라 한다) 및 호스피스전문기관 등과 필요한 협조체계를 구축·운영하여야 한다.

③ 중앙센터의 장은 매년 사업운영계획, 사업운영실적, 재정운용계획 및 재정집행내역 등을 보건복지부장관에게 보고하여야 한다.

④ 제1항부터 제3항까지에서 규정한 사항 외에 중앙센터의 운영에 필요한 세부 사항은 보건복지부장관이 정하여 고시한다.

제24조(권역별호스피스센터의 지정 등)

① 보건복지부장관은 다음 각 호의 업무를 수행하게 하기 위하여 보건복지부령으로 정하는 기준을 충족하는 종합병원을 권역별호스피스센터(이하 "권역별센터"라 한다)로 지정할 수 있다. 이 경우 국공립 의료기관을 우선하여 지정한다.
1. 말기환자의 현황 및 진단·치료·관리 등에 관한 연구
2. 해당 권역의 호스피스사업의 지원
3. 해당 권역의 호스피스전문기관들에 관한 의료 지원 및 평가

4. 호스피스대상환자의 호스피스 제공
5. 해당 권역의 호스피스사업에 관련된 교육·훈련 및 지원 업무
6. 해당 권역의 호스피스에 관한 홍보
7. 말기환자 등록통계자료의 수집·분석 및 제공
8. 그 밖에 말기환자 관리에 필요한 사업으로서 보건복지부령으로 정하는 사업

② 보건복지부장관은 권역별센터가 제1항 각 호의 사업을 하지 아니하거나 잘못 수행한 경우에는 시정을 명할 수 있다.

③ 보건복지부장관은 권역별센터가 다음 각 호의 어느 하나에 해당하는 경우에는 그 지정을 취소할 수 있다.

1. 제1항에 따른 지정 기준에 미달한 경우
2. 제1항 각 호의 사업을 하지 아니하거나 잘못 수행한 경우
3. 제2항에 따른 시정명령을 따르지 아니한 경우

④ 제1항 및 제3항에 따른 권역별센터 지정 및 지정취소의 기준·방법·절차 및 운영에 관하여 필요한 사항은 보건복지부령으로 정한다.

규칙 제19조(권역별호스피스센터의 지정 및 운영 등)

① 법 제24조제1항 각 호 외의 부분 전단에 따른 권역별센터의 지정기준에 관하여는 제16조를 준용한다. 이 경우 제16조제1항제5호에 따른 "10명 이상의 전담인력"은 "4명 이상의 전담인력"으로 본다.

② 보건복지부장관은 법 제24조제1항에 따라 권역별센터를 지정할 경우에는 특별시·광역시·특별자치시·도·특별자치도(이하 "시·도"라 한다)별로 1개의 권역별센터를 지정한다. 다만, 해당 시·도의 의료자원 분포 및 주민 수 등을 고려하여 2개 이상의 시·도를 통합하여 1개의 권역별센터를 지정하거나 1개 시·도에 2개 이상의 권역별센터를 지정할 수 있다.

③ 권역별센터의 지정 또는 지정 취소의 절차 및 방법 등에 관하여는 제17조를 준용하고, 권역별센터의 운영에 관하여는 제18조를 준용한다.

제25조(호스피스전문기관의 지정 등)

① 보건복지부장관은 호스피스대상환자를 대상으로 호스피스전문기관을 설치·운영하려는 의료기관 중 보건복지부령으로 정하는 시설·인력·장비 등의 기준을 충족하는 의료기관을 입원형, 자문형, 가정형으로 구분하여 호스피스전문기관으로 지정할 수 있다.

② 제1항에 따라 지정을 받으려는 의료기관은 보건복지부령으로 정하는 바에 따라 보건복지부장관에게 신청하여야 한다.

③ 보건복지부장관은 제1항에 따라 지정받은 호스피스전문기관(이하 "호스피스전문기관"이라 한다)에 대하여 제29조에 따른 평가결과를 반영하여 호스피스사업에 드는 비용의 전부 또는 일부를 차등 지원할 수 있다.

④ 제1항 및 제2항에서 규정한 사항 외에 호스피스전문기관의 지정에 필요한 사항은 보건복지부령으로 정한다.

규칙 제20조(호스피스전문기관의 지정)

① 법 제25조제1항에 따른 호스피스전문기관의 지정기준은 별표 2와 같다.

② 법 제25조제2항에 따라 호스피스전문기관으로 지정받으려는 자는 별지 제16호서식의 호스피스전문기관 지정신청서(전자문서로 된 신청서를 포함한다)에 다음 각 호의 서류(전자문서를 포함한다)를 첨부하여 보건복지부장관에게 신청하여야 한다.

1. 의료기관 개설신고증명서 또는 개설허가증 사본
2. 별표 2에 따른 지정기준에 적합함을 증명하는 서류
3. 사업운영계획서
4. 최근 6개월 간 호스피스 진료실적보고서
5. 「의료법 시행규칙」 제64조의5에 따른 의료기관 인증서 사본(인증을 받은 경우만 해당한다)

③ 보건복지부장관은 제1항에 따른 지정 신청의 검토를 위하여 필요하다고 인정하는 경우에는 현지 확인을 할 수 있고, 지방자치단체의 장에게 필요한 협조를 요청할 수 있다.

④ 보건복지부장관은 법 제25조제1항에 따라 호스피스전문기관을 지정한 경우에는 별지 제17호서식의 호스피스전문기관 지정서를 발급하고 그 지정 사실을 보건복지부 인터넷 홈페이지에 게재하여야 한다.

⑤ 제1항부터 제4항까지에서 규정한 사항 외에 호스피스전문기관의 지정절차 및 지정방법 등에 필요한 세부 사항은 보건복지부장관이 정하여 고시한다.

제26조(변경 · 폐업 등 신고)

① 호스피스전문기관의 장은 보건복지부령으로 정하는 인력 · 시설 · 장비 등 중요한 사항을 변경하려는 경우 보건복지부장관에게 그 변경사항을 신고하여야 한다.
② 호스피스전문기관의 장은 호스피스사업을 폐업 또는 휴업하려는 경우 보건복지부장관에게 미리 신고하여야 한다.
③ 제1항 및 제2항에 따른 신고의 절차 등에 필요한 사항은 보건복지부령으로 정한다.

과태료 ※ 폐업 또는 휴업 등의 변경사항을 신고하지 아니한 자=43조(200만원 이하의 과태료)

규칙 제21조(호스피스전문기관의 변경 신고 등)

① 법 제26조제1항에 따라 호스피스전문기관이 다음 각 호의 사항을 변경하려는 경우에는 별지 제18호서식의 호스피스전문기관 변경신고서(전자문서로 된 신고서를 포함한다)에 해당 변경사항을 확인할 수 있는 서류(전자문서를 포함한다)를 첨부하여 보건복지부장관에게 제출하여야 한다.
1. 호스피스전문기관의 소재지
2. 호스피스전문기관의 대표자
3. 별표 2에 따른 인력 및 시설(입원실 · 임종실 · 상담실 · 가족실 및 목욕실만 해당한다)
4. 별표 2에 따른 호스피스 병동 전체의 병상 수 또는 입원실의 병상 수

② 법 제26조제2항에 따라 호스피스전문기관의 장이 폐업 또는 휴업하려는 경우에는 별지 제19호서식의 호스피스전문기관 휴업 · 폐업 신고서(전자문서로 된 신고서를 포함한다)에 다음 각 호의 서류(전자문서를 포함한다)를 첨부하여 보건복지부장관에게 제출하여야 한다.
1. 호스피스전문기관 지정서
2. 해당 호스피스전문기관의 입원환자에 대한 조치계획서

③ 제1항 및 제2항에서 규정한 사항 외에 호스피스전문기관의 변경 또는 폐업 · 휴업 신고의 절차 및 방법 등에 필요한 세부 사항은 보건복지부장관이 정하여 고시한다.

제27조(의료인의 설명의무)

① 호스피스전문기관의 의료인은 호스피스대상환자나 그 가족 등에게 호스피스의 선택과 이용 절차에 관하여 설명하여야 한다.
② 호스피스전문기관의 의사 또는 한의사는 호스피스를 시행하기 전에 치료 방침을 호스피스대상환자나 그 가족에게 설명하여야 하며, 호스피스대상환자나 그 가족이 질병의 상태에 대하여 알고자 할 때에는 이를 설명하여야 한다.

제28조(호스피스의 신청)

① 호스피스대상환자가 호스피스전문기관에서 호스피스를 이용하려는 경우에는 호스피스 이용동의서(전자문서로 된 동의서를 포함한다)와 의사가 발급하는 호스피스대상환자임을 나타내는 의사소견서(전자문서로 된 소견서를 포함한다)를 첨부하여 호스피스전문기관에 신청하여야 한다.
② 호스피스대상환자가 의사결정능력이 없을 때에는 미리 지정한 지정대리인이 신청할 수 있고 지정대리인이 없을 때에는 제17조제1항제3호 각 목의 순서대로 신청할 수 있다.
③ 호스피스대상환자는 언제든지 직접 또는 대리인을 통하여 호스피스의 신청을 철회할 수 있다.
④ 호스피스의 신청 및 철회 등에 필요한 사항은 보건복지부령으로 정한다.

규칙 제22조(호스피스의 신청 및 철회)

① 법 제28조제1항에 따른 호스피스 이용동의서는 별지 제20호서식과 같다.
② 법 제28조제2항에 따라 지정대리인이 호스피스 이용을 신청하는 경우에는 대리권의 지정에 관한 증명서류를, 법 제17조제1항제3호에 따른 사람이 신청하는 경우에는 가족관계증명서 등 해당 환자의 가족임을 증명할 수 있는 서류를 호스피스전문기관에 각각 제출해야 한다.
③ 법 제28조제3항에 따라 호스피스대상환자가 호스피스의 신청을 철회하는 경우에는 별지 제20호의2서식의 호스피스 이용 철회서를 제출하거나 구두로 할 수 있다. 다만, 대리인을 통하여 철회하는 경우에는 별지 제20호의2서식의 호스피스 이용 철회서와 대리권을 수여하였음을 증명하는 서류를 함께 제출해야 한다.
④ 호스피스전문기관의 장은 호스피스대상환자 등이 법 제28조제1항부터 제3항까지의 규정에 따른 호스피스의 신청 또는 철회를 위하여 제출한 서류의 내용을 법 제28조의2제1항에 따른 호스피스종합정보시스템(이하 "종합정보시스템"이라 한다)에 등록해야 한다.
⑤ 제1항부터 제4항까지에서 규정한 사항 외에 호스피스 신청 및 철회의 방법 · 절차 등에 필요한 세부 사항은 보건복지부장관이 정하여 고시한다.

제28조의2(호스피스종합정보시스템의 구축 · 운영)

① 보건복지부장관은 호스피스전문기관의 정보 및 호스피스의 신청 등 호스피스에 관한 업무를 전자적으로 처리할 수 있도록 호스피스종합정보시스템(이하 "종합정보시스템"이라 한다)을 구축·운영할 수 있다.

② 보건복지부장관은 종합정보시스템의 구축·운영에 관한 사무를 수행하기 위하여 불가피한 경우 「개인정보 보호법」 제24조에 따른 고유식별정보가 포함된 자료를 처리할 수 있다. 이 경우 보건복지부장관은 「개인정보 보호법」에 따라 해당 정보를 보호하여야 한다.

③ 보건복지부장관은 기관 간 정보 공유 및 협력체계 구축을 위하여 중앙센터, 권역별센터 및 호스피스전문기관과 필요한 정보연계를 위한 조치를 할 수 있다. 이 경우 정보연계 목적의 범위에서 해당 센터 및 기관은 종합정보시스템을 통하여 연계된 정보를 이용할 수 있다.

④ 종합정보시스템의 구축·운영, 종합정보시스템을 통한 호스피스의 이용 신청 등에 필요한 사항은 보건복지부령으로 정한다.

규칙 제22조의2(종합정보시스템을 통한 기관 간 정보연계)

보건복지부장관은 법 제28조의2제3항에 따라 호스피스전문기관의 장에게 종합정보시스템을 통한 다음 각 호의 정보연계를 요청할 수 있다.

1. 잔여 병상의 수·유형 등 현재 사용 가능한 호스피스 병상 관련 정보
2. 보유 질환, 성별 등 호스피스 이용 신청 후 대기 중인 환자 관련 정보
3. 그 밖에 기관 간 정보 공유 및 협력체계 구축을 위하여 보건복지부장관이 정보연계가 필요하다고 인정하는 정보

제29조(호스피스전문기관의 평가)

① 보건복지부장관은 호스피스의 질을 향상시키기 위하여 호스피스전문기관에 대하여 다음 각 호의 사항을 평가할 수 있다.

1. 시설·인력 및 장비 등의 질과 수준
2. 호스피스 질 관리 현황
3. 그 밖에 보건복지부령으로 정하는 사항

② 호스피스전문기관의 평가 시기·범위·방법·절차 등에 필요한 사항은 보건복지부령으로 정한다.

③ 보건복지부장관은 제1항에 따른 평가결과를 보건복지부령으로 정하는 바에 따라 공개할 수 있으며, 지원 및 감독에 반영할 수 있다.

④ 보건복지부장관은 제1항에 따른 평가업무를 대통령령으로 정하는 바에 따라 관계 전문기관 또는 단체에 위탁할 수 있다.

영 제13조(호스피스전문기관 평가업무 위탁)

① 보건복지부장관은 법 제29조제4항에 따라 법 제25조제1항에 따라 지정받은 호스피스전문기관(이하 "호스피스전문기관"이라 한다)의 평가업무를 다음 각 호의 어느 하나에 해당하는 전문기관 또는 단체에 위탁할 수 있다.

1. 중앙센터
2. 「공공기관의 운영에 관한 법률」 제4조에 따른 공공기관 중 그 설립 목적이 보건의료와 관련되는 공공기관
3. 위탁업무 수행에 필요한 조직·인력 및 전문성 등을 갖춘 기관·단체로서 보건복지부장관이 정하여 고시하는 기관 또는 단체

② 보건복지부장관은 법 제29조제4항에 따라 호스피스전문기관 평가업무를 위탁하는 경우 그 위탁 기준 등의 공고, 위탁 내용 등의 고시 및 위탁업무의 보고 등에 관하여는 제12조제2항부터 제5항까지의 규정을 준용한다.

규칙 제23조(호스피스전문기관의 평가)

① 법 제29조제1항에 따른 호스피스전문기관 평가는 다음 각 호의 구분에 따라 실시한다.

1. 평가 시기: 매년 정기적으로 실시할 것. 다만, 보건복지부장관이 필요하다고 인정하는 경우에는 수시 평가를 실시할 수 있다.
2. 평가 방법: 서면조사 및 현지조사의 방법으로 실시할 것. 다만, 보건복지부장관이 필요하다고 인정하는 경우에는 설문조사 또는 온라인조사의 방법을 병행하여 실시할 수 있다.
3. 평가 일정: 평가 실시 30일 전에 미리 통보할 것. 다만, 보건복지부장관은 평가 일정의 변경이 필요한 경우에는 평가 대상 호스피스전문기관과 협의하여 그 일정을 변경할 수 있다.

② 법 제29조제1항제3호에서 "보건복지부령으로 정하는 사항"이란 다음 각 호의 사항을 말한다.

1. 법 제25조제3항에 따라 지원받은 예산 집행의 적절성
2. 법 제27조에 따른 설명의무 이행의 적절성
3. 그 밖에 호스피스전문기관의 업무 평가를 위하여 보건복지부장관이 특히 필요하다고 인정하는 사항

③ 보건복지부장관은 호스피스전문기관 평가를 위하여 필요하다고 인정하는 경우에는 보건의료 관계 기관 · 단체 · 전문가 등에게 자료 또는 의견의 제출 등을 요청할 수 있다.

④ 보건복지부장관은 법 제29조제3항에 따라 호스피스전문기관에 대한 평가결과를 공개하는 경우에는 보건복지부 인터넷 홈페이지와 보건복지부장관이 지정하는 인터넷 홈페이지에 게재하여야 한다.

영 제14조(민감정보 및 고유식별정보의 처리)

① 보건복지부장관(제12조제1항 및 제13조제1항에 따라 보건복지부장관의 업무를 위탁받은 자를 포함한다), 중앙센터의 장(제3호의 사무만 해당한다), 권역별센터의 장(제5호의 사무만 해당한다) 또는 호스피스전문기관(제6호의2의 사무만 해당한다)은 다음 각 호의 사무를 수행하기 위하여 불가피한 경우 「개인정보 보호법」 제23조에 따른 건강에 관한 정보, 같은 법 시행령 제19조에 따른 주민등록번호, 여권번호 또는 외국인등록번호가 포함된 자료를 처리할 수 있다.

1. 법 제21조제1항에 따른 호스피스 · 완화의료를 위한 사업의 실시에 관한 사무
2. 삭제 〈2022.12.20.〉
3. 법 제23조제1항제1호 · 제2호 · 제5호 및 제6호에 따른 사무
4. 삭제 〈2022.12.20.〉
5. 법 제24조제1항제1호 · 제4호 및 제7호에 따른 사무
6. 삭제 〈2022.12.20.〉

6의2. 법 제28조에 따른 호스피스 · 완화의료 이용의 신청 및 철회에 관한 사무

7. 법 제29조에 따른 호스피스전문기관의 평가에 관한 사무

② 담당의사 또는 해당 분야의 전문의(제2호부터 제4호까지의 사무만 해당한다)는 다음 각 호의 사무를 수행하기 위하여 불가피한 경우 「개인정보 보호법」 제23조에 따른 건강에 관한 정보, 같은 법 시행령 제19조에 따른 주민등록번호, 여권번호 또는 외국인등록번호가 포함된 자료를 처리할 수 있다.

1. 법 제10조에 따른 연명의료계획서의 작성 · 변경 · 철회에 관한 사무
2. 법 제16조에 따른 환자가 임종과정에 있는지 여부에 대한 판단결과의 기록에 관한 사무
3. 법 제17조에 따른 연명의료중단등결정에 관한 환자의 의사 확인, 관리기관에 대한 등록 조회 및 환자의사 확인결과의 기록에 관한 사무
4. 법 제18조에 따른 연명의료중단등결정에 관한 의사표시의 확인 사무 및 그 확인 결과의 기록에 관한 사무
5. 법 제19조에 따른 연명의료중단등결정의 이행 등에 관한 사무

제30조(호스피스전문기관의 지정 취소 등)

① 보건복지부장관은 호스피스전문기관이 다음 각 호의 어느 하나에 해당하는 경우 그 지정을 취소하거나, 6개월 이내의 기간을 정하여 호스피스 업무의 정지를 명할 수 있다. 다만, 제1호에 해당하는 경우에는 그 지정을 취소하여야 한다.

1. 거짓이나 그 밖의 부정한 방법으로 지정을 받은 경우
2. 제25조제1항에 따른 지정 기준에 미달한 경우
3. 정당한 사유 없이 제29조에 따른 평가를 거부한 경우

② 제1항에 따른 호스피스전문기관 지정 취소의 기준 · 방법 · 절차 및 운영에 필요한 사항은 보건복지부령으로 정한다.

③ 제1항에 따라 지정이 취소된 호스피스전문기관은 지정이 취소된 날부터 2년 이내에는 호스피스전문기관으로 지정받을 수 없다.

규칙 제24조(호스피스전문기관 지정 취소)

① 법 제30조제1항에 따른 호스피스전문기관의 지정 취소 및 업무 정지의 세부 기준은 별표 3과 같다.

② 보건복지부장관은 법 제30조제1항에 따라 호스피스전문기관의 지정을 취소하거나 업무 정지를 명한 경우에는 보건복지부 인터넷 홈페이지와 보건복지부장관이 지정하는 인터넷 홈페이지에 그 내용을 게재하여야 한다.

③ 법 제30조제1항에 따라 지정 취소 또는 업무 정지를 받은 호스피스전문기관은 지정 취소 또는 업무 정지를 받은 날부터 7일 이내에 호스피스전문기관 지정서를 보건복지부장관에게 반납하여야 한다.

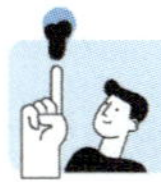

제 5 장 보 칙

제31조(민감정보 및 고유식별정보의 처리)

관리기관, 등록기관, 의료기관, 중앙센터, 권역별센터, 호스피스전문기관, 담당의사 및 해당 분야 전문의는 이 법에서 정한 연명의료의 결정 및 호스피스에 관한 사무를 수행하기 위하여 불가피한 경우 「개인정보 보호법」 제23조에 따른 건강에 관한 정보 및 같은 법 제24조에 따른 고유식별정보가 포함된 자료를 처리할 수 있다.

제32조(정보 유출 금지)

관리기관, 등록기관, 의료기관, 중앙센터, 권역별센터 및 호스피스전문기관에 종사하거나 종사하였던 사람은 연명의료중단등결정 및 그 이행 또는 호스피스 업무상 알게 된 정보를 유출하여서는 아니 된다.

벌칙 ※ 본조를 위반하여 정보를 유출한 자=39조(3년 이하의 징역 또는 3천만원 이하의 벌금)

제33조(기록 열람 등)

① 환자가족(이 조에서는 연령을 제한하지 아니한다)은 보건복지부령으로 정하는 바에 따라 관리기관의 장 또는 해당 의료기관의 장에게 환자의 연명의료중단등결정 또는 그 이행에 관한 기록의 열람을 요청할 수 있으며, 이 경우 요청을 받은 자는 정당한 사유가 없으면 사본을 교부하거나 그 내용을 확인할 수 있도록 하여야 한다.
② 제1항에 따른 기록 열람의 범위와 절차 및 열람 거부 등에 관하여 필요한 사항은 보건복지부령으로 정한다.

규칙 제25조(기록 열람 등)

① 법 제33조제1항에 따라 환자가족이 관리기관의 장 또는 해당 의료기관의 장에게 열람을 요청할 수 있는 기록은 다음 각 호와 같다.
  1. 관리기관의 장에게 열람을 요청할 수 있는 기록
    가. 법 제10조에 따라 작성된 연명의료계획서
    나. 법 제12조에 따라 작성된 사전연명의료의향서
    다. 법 제19조제4항에 따라 기록된 연명의료중단등결정 이행의 결과
  2. 의료기관의 장에게 열람을 요청할 수 있는 기록
    가. 법 제10조에 따라 작성된 연명의료계획서
    나. 법 제16조에 따라 기록된 임종과정에 있는 환자 여부에 대한 담당의사와 해당 분야 전문의의 판단 결과
    다. 법 제17조제1항제2호에 따른 사전연명의료의향서에 대한 담당의사 및 해당 분야 전문의의 확인 결과
    라. 법 제17조제1항제3호에 따른 환자가족의 진술에 대한 자료·문서 및 그에 대한 담당의사와 해당 분야 전문의의 확인 결과
    마. 법 제18조제1항제1호 및 제2호에 따른 의사표시에 대한 자료·문서 및 그에 대한 담당의사와 해당 분야 전문의의 확인 결과
    바. 법 제19조제4항에 따라 기록된 연명의료중단등결정 이행의 결과
    사. 영 제11조에 따른 의료기관윤리위원회의 심의에 관련된 기록
② 법 제33조제1항 전단에 따라 환자가족이 연명의료중단등결정 또는 이행에 관한 기록의 열람을 요청하는 경우에는 별지 제21호서식의 기록열람 신청서(전자문서로 된 신청서를 포함한다)에 다음 각 호의 서류(전자문서를 포함한다)를 첨부하여 관리기관 또는 해당 의료기관의 장에게 제출해야 한다.
  1. 열람을 요청하는 사람의 신분증 사본
  2. 가족관계증명서 등 해당 환자의 가족임을 증명할 수 있는 서류
③ 법 제33조제1항 후단에 따라 관리기관 또는 해당 의료기관의 장이 기록의 열람을 거부하는 경우에는 그 거부사유를 기재한 서면(전자문서를 포함한다)으로 하여야 한다.
④ 제1항부터 제3항까지에서 규정한 사항 외에 환자의 연명의료중단등결정 또는 그 이행에 관한 기록의 열람 또는 열람 거부의 절차·방법 등에 필요한 세부 사항은 보건복지부장관이 정하여 고시한다.

제34조(보고 · 조사 등)

① 보건복지부장관 또는 관리기관의 장은 연명의료중단등결정의 이행 또는 호스피스 등과 관련하여 필요하다고 인정하는 경우 등록기관 또는 의료기관의 장 및 그 종사자에게 그 업무에 관하여 필요한 명령을 하거나, 보고 또는 관련 서류의 제출을 명할 수 있다.

② 보건복지부장관 또는 관리기관의 장은 제1항에 따른 관련 서류 등을 관계 공무원에게 조사하게 할 수 있다. 이 경우 조사를 담당하는 관계 공무원은 그 권한을 표시하는 증표를 지니고 이를 내보여야 한다.

③ 등록기관 또는 의료기관의 장 및 그 종사자는 제1항 및 제2항에 따른 명령・조사에 정당한 사유가 없으면 응하여야 한다.

과태료 ※ ③(명령에 정당한 사유 없이 응하지 아니한 자)=43조(300만원 이하의 과태료

제35조(청문)

보건복지부장관은 다음 각 호의 어느 하나에 해당하는 처분을 하고자 하는 경우에는 청문을 하여야 한다.

1. 제13조에 따른 등록기관의 지정 취소
2. 제30조에 따른 호스피스전문기관의 지정 취소

제36조(유사명칭의 사용금지)

이 법에 따른 관리기관, 등록기관, 중앙센터, 권역별센터 또는 호스피스전문기관이 아니면 국립연명의료관리기관, 사전연명의료의향서 등록기관, 중앙호스피스센터, 권역별호스피스센터, 호스피스전문기관 또는 이와 유사한 명칭을 사용하지 못한다.

과태료 ※ 본조를 위반하여 국립연명의료관리기관, 사전연명의료의향서 등록기관, 중앙호스피스센터, 권역별호스피스센터, 호스피스전문기관 또는 이와 유사한 명칭을 사용한 자=43조(200만원 이하의 과태료)

제37조(보험 등의 불이익 금지)

이 법에 따른 연명의료중단등결정 및 그 이행으로 사망한 사람과 보험금수령인 또는 연금수급자를 보험금 또는 연금급여 지급 시 불리하게 대우하여서는 아니 된다.

제38조(연명의료 결정 등 비용의 부담)

제10조에 따른 연명의료계획서 작성, 제16조에 따른 임종과정에 있는 환자인지 여부에 대한 판단 및 제28조에 따른 호스피스의 신청을 위한 의사소견서 발급 및 호스피스의 이용 등에 따른 비용은 「국민건강보험법」에서 정하는 바에 따른다. 다만, 「국민건강보험법」에서 규정하지 아니한 비용은 보건복지부령으로 정하는 바에 따른다.

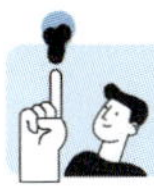

제 6 장 벌 칙

제39조(벌칙)

다음 각 호의 어느 하나에 해당하는 자는 3년 이하의 징역 또는 3천만원 이하의 벌금에 처한다.

1. 삭제 〈2018.3.27.〉
2. 제20조 각 호에 따른 기록을 허위로 기록한 자
3. 제32조를 위반하여 정보를 유출한 자

제40조(벌칙)

① 다음 각 호의 어느 하나에 해당하는 자는 1년 이하의 징역 또는 1천만원 이하의 벌금에 처한다.

1. 제11조제1항을 위반하여 보건복지부장관으로부터 지정받지 아니하고 사전연명의료의향서의 등록에 관한 업무를 한 자
2. 임종과정에 있는 환자에 대하여 제17조에 따른 환자의 의사 또는 제18조에 따른 연명의료중단등결정에 반하여 연명의료를 시행하지 아니하거나 중단한 자

② 제20조 각 호에 따른 기록을 보존하지 아니한 자는 300만원 이하의 벌금에 처한다.

제41조(자격정지의 병과)

이 법을 위반한 자를 유기징역에 처할 경우에는 7년 이하의 자격정지를 병과할 수 있다.

제42조(양벌규정)

법인의 대표자나 법인 또는 개인의 대리인, 사용인, 그 밖의 종업원이 그 법인 또는 개인의 업무에 관하여 제39조 또는 제40조의 어느 하나에 해당하는 위반행위를 하면 그 행위자를 벌하는 외에 그 법인 또는 개인에게도 해당 조문의 벌금형을 과(科)한다. 다만, 법인 또는 개인이 그 위반행위를 방지하기 위하여 해당 업무에 관하여 상당한 주의와 감독을 게을리하지 아니한 경우에는 그러하지 아니하다.

제43조(과태료)

① 다음 각 호의 어느 하나에 해당하는 자에게는 500만원 이하의 과태료를 부과한다.

1. 제14조제1항을 위반하여 윤리위원회를 설치하지 아니한 자
2. 제19조제5항을 위반하여 연명의료중단등결정의 이행 결과를 관리기관의 장에게 알리지 아니한 자

② 다음 각 호의 어느 하나에 해당하는 자에게는 300만원 이하의 과태료를 부과한다.

1. 제11조제3항을 위반하여 업무 수행 결과를 기록·보관 또는 보고하지 아니한 자
2. 제34조제3항에 따른 명령에 정당한 사유 없이 응하지 아니한 자

② 다음 각 호의 어느 하나에 해당하는 자에게는 300만원 이하의 과태료를 부과한다. 〈개정 2025.4.1.〉

1. 제11조제3항을 위반하여 업무 수행 결과를 기록·보관 또는 보고하지 아니한 자
2. 제20조의2제1항에 따른 교육명령을 이행하지 아니한 자
3. 제34조제3항에 따른 명령에 정당한 사유 없이 응하지 아니한 자

[시행일: 2025.10.2.]

③ 다음 각 호의 어느 하나에 해당하는 자에게는 200만원 이하의 과태료를 부과한다.

1. 제11조제5항 및 제26조를 위반하여 폐업 또는 휴업 등의 변경 사항을 신고하지 아니한 자
2. 제11조제6항 및 제13조제3항에 따른 기록이관 의무를 하지 아니한 자
3. 제36조를 위반하여 국립연명의료관리기관, 사전연명의료의향서 등록기관, 중앙호스피스센터, 권역별호스피스센터, 호스피스전문기관 또는 이와 유사한 명칭을 사용한 자

④ 제1항부터 제3항까지의 규정에 따른 과태료는 대통령령으로 정하는 바에 따라 보건복지부장관이 부과·징수한다.

영 제15조(과태료)

법 제43조제1항부터 제3항까지의 규정에 따른 과태료 부과기준은 별표와 같다.

■ 호스피스 · 완화의료 및 임종과정에 있는 환자의 연명의료결정에 관한 법률 시행규칙 [별표 1]

호스피스 대상 질환(제2조의2 관련)

질 환	질병코드 KCD	진단명
만성호흡부전	J42	상세불명의 만성 기관지염
	J45	천식
	J46	천식지속상태
	J47	기관지확장증
	J60	탄광부진폐증
	J61	석면 및 기타 광섬유에 의한 진폐증
	J62	실리카를 함유한 먼지에 의한 진폐증
	J64	상세불명의 진폐증
	J65	결핵과 연관된 진폐증
	J80	성인호흡곤란증후군
	J84	기타 간질성 폐질환
	J96	달리 분류되지 않은 호흡부전
	J98	기타 호흡장애

■ 호스피스 · 완화의료 및 임종과정에 있는 환자의 연명의료결정에 관한 법률 시행규칙 [별표 2]

호스피스전문기관의 지정기준(제20조제1항 관련)

1. 인력 기준

가. 입원형 호스피스전문기관

1) 의사 또는 한의사: 호스피스 병동의 연평균 1일 입원환자 20명당 전문의 1명 이상. 이 경우 소수점 이하는 올림한다.
2) 간호사: 호스피스 병동의 연평균 1일 입원환자 2명당 간호사 1명 이상. 이 경우 소수점 이하는 올림한다.
3) 사회복지사: 호스피스 병동 당 1급 사회복지사(「사회복지사업법」 제11조에 따른 사회복지사를 말한다. 이하 같다) 1명 이상

나. 가정형 호스피스전문기관

1) 의사 또는 한의사: 전문의 1명 이상
2) 간호사: 호스피스전문간호사, 가정전문간호사 또는 호스피스전문기관에서 2년 이상 호스피스 업무에 종사한 경력이 있는 간호사를 1명 이상 둘 것
3) 사회복지사: 1급 사회복지사 1명 이상

다. 자문형 호스피스전문기관

1) 의사 또는 한의사: 전문의 1명 이상
2) 간호사: 호스피스전문간호사, 종양전문간호사 또는 호스피스전문기관에서 2년 이상 호스피스 업무에 종사한 경력이 있는 간호사를 1명이상 둘 것
3) 사회복지사: 1급 사회복지사 1명 이상

2. 교육이수 기준

가. 제1호가목에 따른 인력(호스피스전문간호사를 제외한다)은 보건복지부장관이 인정하는 60시간 이상의 호스피스 교육을 이수하였을 것
나. 제1호나목 및 다목에 따른 인력(호스피스전문간호사를 제외한다)은 보건복지부장관이 인정하는 76시간 이상의 호스피스 교육을 이수하고, 호스피스전문간호사는 보건복지부장관이 인정하는 16시간의 호스피스 교육을 이수하였을 것

3. 시설 기준

가. 입원형 호스피스전문기관

구분	수량	설치 기준
병동	1개 이상	병동 당 병상 수는 29병상 이하로 할 것
입원실	3개 이상	1) 입원실 당 병상 수는 4병상 이하로 할 것 2) 1인용 입원실은 1개 이상 둘 것 3) 입원실 면적은 1병상 당 6.3제곱미터 이상으로 할 것 4) 흡인기(吸引器) 및 산소발생기, 욕창방지용품, 휠체어, 이동형 침대, 손씻기 시설 및 보건복지부장관이 정하는 환기시설을 설치할 것 5) 남성용 또는 여성용 입원실을 구분하여 설치할 것
간호사실	1개 이상	병동의 각 층마다 1개 이상 설치할 것
처치실	1개 이상	다른 시설과 구분되는 독립된 공간에 설치할 것
임종실	1개 이상	다른 시설과 구분되는 독립된 공간에 설치할 것
상담실	1개 이상	다른 시설과 구분되는 독립된 공간에 설치할 것
가족실	1개 이상	다른 시설과 구분되는 독립된 공간에 설치할 것
목욕실	1개 이상	목욕실 바닥은 문턱이 없고 미끄럼을 방지할 수 있도록 할 것
화장실	2개 이상	남성용 또는 여성용 화장실을 구분하여 설치할 것
이동시설	1개 이상	2층 이상인 병동에는 환자의 이동이 가능한 엘리베이터(휠체어 리프트를 포함한다)를 설치할 것
안전시설		1) 입원실, 목욕실 및 화장실에는 간호사실로 연락가능한 통신장치를 각각 설치할 것 2) 병동의 복도 · 계단 · 화장실 및 목욕실에는 보건복지부장관이 정하는 안전손잡이를 각각 설치할 것

나. 가정형 호스피스전문기관

구분	수량	설치 기준
상담실	1개 이상	다른 시설과 구분되는 독립된 공간에 설치할 것
사무실	1개 이상	다른 시설과 구분되는 독립된 공간에 설치할 것
이동차량	1대 이상	가정 방문용 차량을 구비할 것

다. 자문형 호스피스전문기관

구분	수량	설치 기준
임종실	1개 이상	다른 시설과 구분되는 독립된 공간에 설치할 것
상담실	1개 이상	다른 시설과 구분되는 독립된 공간에 설치할 것

4. 운영 기준

가. 제1호에 따른 인력 중 간호사 및 사회복지사는 호스피스 업무에만 전담할 것. 다만, 자문형 호스피스전문기관에 배치되는 사회복지사는 그러하지 아니한다.

나. 입원형 호스피스전문기관의 경우에는 당직의사 근무 체계와 간호사의 24시간 근무 체계를 갖추어 운영할 것

다. 별지 제20호서식에 따른 호스피스·완화의료 이용동의서를 상담실에 비치할 것

라. 제1호에 따른 인력은 보건복지부장관이 인정하는 연간 4시간 이상의 호스피스 보수교육을 받을 것

※ 비 고

1. 입원형 및 가정형을 함께 운영하는 호스피스전문기관이나 입원형 및 자문형을 함께 운영하는 호스피스전문기관의 경우에는 위 표 제1호나목3)·다목3)에 따른 사회복지사 인력기준에도 불구하고 입원형 호스피스전문기관에 소속된 사회복지사를 겸임 배치할 수 있다.
2. 입원형·가정형 및 자문형을 모두 운영하는 호스피스전문기관의 경우에는 위 표 제1호다목3)에 따른 사회복지사 인력 기준에도 불구하고 입원형 또는 가정형 호스피스전문기관에 소속된 사회복지사를 자문형 호스피스전문기관에 겸임배치할 수 있다.
3. 자문형 호스피스전문기관의 경우 해당 호스피스전문기관으로 지정된 의료기관에 소속된 다른 사회복지사가 있는 때에는 위 표 제1호다목3)에도 불구하고 해당 사회복지사를 겸임 배치할 수 있다.
4. 호스피스전문기관으로 지정된 후 위 표 제1호가목에 따른 인력의 결원에 따라 새로운 인력을 채용하는 경우 해당 채인력이 위 표 제2호에 따른 교육이수 기준을 충족하지 못하는 때에는 그 채용 후 3개월 이내에 위 표 제2호에 따른 교육이수 기준을 충족하게 할 수 있다.
5. 입원형 및 가정형을 함께 운영하는 호스피스전문기관, 입원형 및 자문형을 함께 운영하는 호스피스전문기관 또는 입원형·가정형 및 자문형을 모두 함께 운영하는 호스피스전문기관의 경우에는 위 표 제3호나목 및 다목에 따른 임종실 및 상담실의 설치 기준에도 불구하고 입원형 호스피스전문기관에 설치된 임종실 및 상담실을 대체하여 사용할 수 있다.
6. 가정형 및 자문형을 함께 운영하는 호스피스전문기관의 경우에는 위 표 제3호나목 및 다목에 따른 상담실의 설치 기준에도 불구하고 상담실을 1개만 설치할 수 있다.
7. 자문형 호스피스전문기관의 경우 위 표 제3호다목에 따른 임종실 설치 기준에도 불구하고 해당 호스피스전문기관으로 지정된 의료기관의 1인용 입원실을 임종실로 대체하여 사용할 수 있다.

학습요약

1 제정목적

1) 호스피스 · 완화의료와 임종과정에 있는 환자의 연명의료와 연명의료중단등결정 및 그 이행에 필요한 사항을 규정
2) 환자의 최선의 이익을 보장하고 자기결정을 존중하여 인간으로서의 존엄과 가치를 보호

2 용어의 정의 ✪

1) **임종과정:** 회생의 가능성이 없고, 치료에도 불구하고 회복되지 아니하며, 급속도로 증상이 악화되어 사망에 임박한 상태
2) **임종과정에 있는 환자:** 담당의사와 해당 분야의 전문의 1명으로부터 임종과정에 있다는 의학적 판단을 받은 자
3) **말기환자:** 적극적인 치료에도 불구하고 근원적인 회복의 가능성이 없고 점차 증상이 악화되어 보건복지부령으로 정하는 절차와 기준에 따라 담당의사와 해당 분야의 전문의 1명으로부터 수개월 이내에 사망할 것으로 예상되는 진단을 받은 환자
4) **연명의료:** 임종과정에 있는 환자에게 하는 심폐소생술, 혈액 투석, 항암제 투여, 인공호흡기 착용 및 그 밖에 대통령령으로 정하는 의학적 시술(체외생명유지술, 수혈, 혈압상승제 투여, 그 밖에 담당의사가 환자의 최선의 이익을 보장하기 위해 시행하지 않거나 중단할 필요가 있다고 의학적으로 판단하는 시술)로서 치료효과 없이 임종과정의 기간만을 연장하는 것
5) **연명의료중단 등 결정:** 임종과정에 있는 환자에 대한 연명의료를 시행하지 아니하거나 중단하기로 하는 결정
6) **호스피스 · 완화의료:** 암, 후천성면역결핍증, 만성 폐쇄성 호흡기질환, 만성 간경화, 그 밖에 보건복지부령으로 정하는 질환으로 말기환자로 진단을 받은 환자 또는 임종과정에 있는 환자와 그 가족에게 통증과 증상의 완화 등을 포함한 신체적, 심리사회적, 영적 영역에 대한 종합적인 평가와 치료를 목적으로 하는 의료
7) **담당의사:** 의사로서 말기환자 또는 임종과정에 있는 환자를 직접 진료하는 의사
8) **연명의료계획서:** 말기환자 등의 의사에 따라 담당의사가 환자에 대한 연명의료중단 등 결정 및 호스피스에 관한 사항을 계획하여 문서(전자문서 포함)로 작성한 것
9) **사전연명의료의향서:** 19세 이상인 사람이 자신의 연명의료중단 등 결정 및 호스피스에 관한 의사를 직접 문서(전자문서 포함)로 작성한 것

3 기본원칙

1) 호스피스와 연명의료 및 연명의료중단 등 결정에 관한 모든 행위는 환자의 인간으로서의 존엄과 가치를 침해하여서는 안 됨
2) 모든 환자는 최선의 치료를 받으며, 자신이 앓고 있는 상병의 상태와 예후 및 향후 본인에게 시행될 의료행위에 대하여 분명히 알고 스스로 결정할 권리가 있음
3) 의료인은 환자에게 최선의 치료를 제공하고, 호스피스와 연명의료 및 연명의료중단 등 결정에 관하여 정확하고 자세하게 설명하며, 그에 따른 환자의 결정을 존중하여야 함

4 국가 및 지방자치단체의 책무

1) 국가와 지방자치단체는 환자의 인간으로서의 존엄과 가치를 보호하는 사회적 · 문화적 토대를 구축하기 위하여 노력하여야 함
2) 국가와 지방자치단체는 환자의 최선의 이익을 보장하기 위하여 호스피스 이용의 기반 조성에 필요한 시책을 우선적으로 마련하여야 함

5 종합계획의 시행 · 수립

1) **수립자:** 보건복지부장관
2) **절차:** 관계 중앙행정기관의 장과 협의하고, 국가호스피스연명의료위원회의 심의를 거쳐 종합계획 수립
3) **수립시기:** 5년마다

6 연명의료계획서의 작성 · 등록

1) 담당의사는 말기환자 등에게 연명의료중단 등 결정, 연명의료계획서 및 호스피스에 관한 정보를 제공할 수 있음
2) 말기환자 등은 의료기관에서 담당의사에게 연명의료계획서의 작성을 요청할 수 있음
3) 담당의사는 해당 환자에게 연명의료계획서를 작성하기 전에 아래 사항에 관하여 설명하고, 환자로부터 내용을 이해하였음을 확인받아야 함(해당 환자가 미성년자인 때에는 환자 및 그 법정대리인에게 설명하고 확인을 받아야 함)
   (1) 환자의 질병 상태와 치료방법에 관한 사항
   (2) 연명의료의 시행방법 및 연명의료중단 등 결정에 관한 사항
   (3) 호스피스의 선택 및 이용에 관한 사항
   (4) 연명의료계획서의 작성 · 등록 · 보관 및 통보에 관한 사항
   (5) 연명의료계획서의 변경 · 철회 및 그에 따른 조치에 관한 사항
   (6) 의료기관 윤리위원회 이용에 관한 사항
4) 연명의료계획서에 포함될 사항
   (1) 환자의 연명의료중단 등 결정 및 호스피스의 이용에 관한 사항
   (2) 설명을 이해하였다는 환자의 서명, 기명날인, 녹취, 녹화
   (3) 담당의사의 서명 날인
   (4) 작성 연월일
   (5) 환자의 성명, 주민등록번호, 환자가 말기환자 또는 임종환자인지 여부, 연명의료계획서의 열람허용 여부, 담당의사의 소속의료기관 및 면허번호
5) 환자는 연명의료계획서의 변경 또는 철회를 언제든지 요청할 수 있음
6) 의료기관의 장은 작성된 연명의료계획서를 등록 · 보관하여야 하며, 연명의료계획서가 등록 · 변경 또는 철회된 경우 그 결과를 관리기관의 장에게 통보하여야 함
7) 연명의료계획서의 서식 및 연명의료계획서의 작성 · 등록 · 통보 등에 필요한 사항은 보건복지부령으로 정함

7 사전연명의료의향서 등록기관

1) 지역보건의료기관: 보건소, 보건의료원, 보건지소, 건강생활지원센터
2) 의료기관
3) 사전연명의료의향서에 관한 사업을 수행하는 비영리법인 또는 비영리단체
4) 공공기관: 정부 출연 및 설립 기관, 정부지원액이 총수입액의 1/2 초과 기관, 정부가 임원 임명권한 행사 등을 통하여 해당 기관의 정책 결정에 사실상 지배력 확보하고 있는 기관. 지방자치단체 설립 · 운영기관, 한국방송공사, 한국교육방송공사
5) 노인복지법에 따른 노인복지관(노인의 교양 · 취미생활 및 사회참여 활동 등에 대한 각종 정보와 서비스를 제공하고, 건강증진 및 질병예방과 소득 보장 · 재가복지, 그 밖에 노인의 복지증진에 필요한 서비스를 제공함을 목적으로 하는 시설)

8 사전연명의료의향서의 작성 · 등록 등

1) 사전연명의료의향서를 작성하고자 하는 사람은 직접 작성하여야 함
2) 등록기관은 작성자에게 그 작성 전에 설명해야 하는 사항(설명 후 작성자로부터 내용을 이해하였음을 확인받아야 함)
   (1) 연명의료의 시행방법 및 연명의료중단 등 결정에 대한 사항
   (2) 호스피스의 선택 및 이용에 관한 사항
   (3) 사전연명의료의향서의 효력 및 효력 상실에 관한 사항
   (4) 사전연명의료의향서의 작성 · 등록 · 보관 및 통보에 관한 사항
   (5) 사전연명의료의향서의 변경 · 철회 및 그에 따른 조치에 관한 사항
   (6) 폐업 또는 1개월 이상 휴업 및 지정 취소에 따른 기록 이관에 대한 사항
3) 사전연명의료의향서에 포함될 사항
   (1) 연명의료중단 등 결정
   (2) 호스피스의 이용
   (3) 작성 연월일
   (4) 작성자 성명 및 주민등록번호, 사전연명의료의향서 내용 설명 이해했다는 확인, 사전연명의료의향서 열람허용 여부, 등록기관 및 상담자에 관한 사항

9 의료기관윤리위원회의 설치 및 운영 등

1) 연명의료중단 등 결정 및 그 이행에 관한 업무를 수행하려는 의료기관은 의료기관에 의료기관윤리위원회를 설치하고 이를 보건복지부장관에게 등록하여야 함
2) 활동
   (1) 연명의료중단등결정 및 그 이행에 관하여 임종과정에 있는 환자와 그 환자가족 또는 의료인이 요청한 사항에 관한 심의
   (2) 담당의사 교체에 관한 심의
   (3) 환자와 환자가족에 대한 연명의료중단등결정 관련 상담
   (4) 의료기관의 의료인에 대한 의료윤리교육
   (5) 연명의료중단등결정 및 그 이행에 관한 통계 분석, 평가 및 개선방안 마련, 그 밖에 연명의료중단등결정과 그 이행의 적절한 운영을 위하여 보건복지부장관이 특히 필요하다고 인정하는 사항

10 연명의료중단 등 결정 이행의 대상

1) 연명의료계획서, 사전연명의료의향서 또는 환자가족의 진술을 통하여 환자의 의사로 보는 의사가 연명의료중단 등 결정을 원하는 것이고, 임종과정에 있는 환자의 의사에도 반하지 아니하는 경우
2) 연명의료중단 등 결정이 있는 것으로 보는 경우

11 환자가 임종과정에 있는지 여부에 대한 판단

1) 담당의사는 환자에 대한 연명의료중단 등 결정을 이행하기 전에 해당 환자가 임종과정에 있는지 여부를 해당 분야의 전문의 1명과 함께 판단하고 그 결과를 기록하여야 함
2) 호스피스 전문기관에서 호스피스를 이용하는 말기 환자가 임종과정에 있는지에 대한 판단은 담당 의사의 판단으로 갈음할 수 있음

12 환자의 의사 확인

1) 의료기관에서 작성된 연명의료계획서가 있는 경우
2) 담당의사가 사전연명의료의향서의 내용을 환자에게 확인하는 경우
3) 담당의사 및 해당 분야의 전문의 1명이 다음을 모두 확인한 경우
   (1) 환자가 사전연명의료의향서의 내용을 확인하기에 충분한 의사능력이 없다는 의학적 판단
   (2) 연명의료 범위에서 사전연명의료의향서가 작성, 등록 기준에 따라 작성되었다는 사실
   (3) 19세 이상의 환자가 의사를 표현할 수 없는 의학적 상태인 경우 환자의 연명의료중단 등 결정에 관한 의사로 보기에 충분한 기간 동안 일관하여 표시된 연명의료중단 등에 관한 의사에 대하여 환자가족 2명 이상의 일치하는 진술(환자가족이 1명인 경우에는 그 1명의 진술)이 있으며 담당의사와 해당 분야의 전문의 1명의 확인을 거친 경우
4) 환자가족의 범위
   (1) 배우자, 직계비속, 직계존속
   (2) 위에 해당하는 사람이 없는 경우 형제자매

13 환자의 의사를 확인할 수 없는 경우의 연명의료중단 등 결정

1) 미성년자인 환자의 법정대리인(친권자에 한정한다)이 연명의료중단 등 결정의 의사표시를 하고 담당의사와 해당 분야 전문의 1명이 확인한 경우
2) 환자가족 중 (1)~(4)에 해당하는 사람(19세 이상인 사람에 한정, 행방불명자 등 대통령령으로 정하는 사유에 해당하는 사람 제외) 전원의 합의로 연명의료중단 등 결정의 의사표시를 하고 담당의사와 해당 분야 전문의 1명이 확인한 경우
   (1) 배우자
   (2) 1촌 이내의 직계 존속 · 비속
   (3) (1)(2)에 해당하는 사람이 없는 경우 2촌 이내의 직계 존속 · 비속
   (4) (1)(2)(3) 해당하는 사람이 없는 경우 형제자매

14 연명의료중단 등 결정의 이행

1) 담당의사는 연명의료중단 등 결정 이행 대상 환자에 대하여 즉시 연명의료중단 등 결정을 이행하여야 함
2) 연명의료중단 등 결정 이행 시 통증 완화를 위한 의료행위와 영양분 공급, 물 공급, 산소의 단순 공급은 시행하지 아니하거나 중단되어서는 안 됨
3) 담당의사가 연명의료중단 등 결정의 이행을 거부할 때에는 해당 의료기관의 장은 윤리위원회의 심의를 거쳐 담당의사를 교체하여야 하며 이 경우 의료기관의 장은 연명의료중단 등 결정의 이행 거부를 이유로 담당의사에게 해고나 그 밖에 불리한 처우를 해서는 안 됨
4) 담당의사는 연명의료중단 등 결정을 이행하는 경우 그 과정 및 결과를 기록해야 함

15 기록의 보존

의료기관의 장은 연명의료중단 등 결정 및 그 이행에 관한기록을 연명의료중단 등 결정 이행 후 10년 동안 보존하여야 함

16 호스피스사업

1) 보건복지부장관은 호스피스사업을 실시
   (1) 말기환자 등의 적정한 통증관리 등 증상 조절을 위한 지침 개발 및 보급
   (2) 입원형, 자문형, 가정형 호스피스의 설치 및 운영, 그 밖에 다양한 호스피스 유형의 정책개발 및 보급
   (3) 호스피스의 발전을 위한 연구 · 개발 사업
   (4) 제25조에 따른 호스피스전문기관의 육성 및 호스피스 전문 인력의 양성
   (5) 말기환자등과 그 가족을 위한 호스피스 교육프로그램의 개발 및 보급
   (6) 호스피스 이용 환자의 경제적 부담능력 등을 고려한 의료비 지원사업
   (7) 말기환자, 호스피스의 현황과 관리실태에 관한 자료를 지속적이고 체계적으로 수집 · 분석하여 통계를 산출하기 위한 등록 · 관리 · 조사 사업
   (8) 호스피스에 관한 홍보
   (9) 그 밖에 보건복지부장관이 필요하다고 인정하는 사업

17 중앙호스피스센터 지정과 업무

1) 종합병원으로 지정, 국공립 의료기관을 우선하여 지정
2) 업무
   (1) 말기환자의 현황 및 진단 · 치료 · 관리 등에 관한 연구
   (2) 호스피스사업에 대한 정보 · 통계의 수집 · 분석 및 제공
   (3) 호스피스사업 계획의 작성
   (4) 호스피스에 관한 신기술의 개발 및 보급
   (5) 호스피스대상환자에 대한 호스피스 제공
   (6) 호스피스사업 결과의 평가 및 활용
   (7) 그 밖에 말기환자 관리에 필요한 사업으로서 보건복지부령으로 정하는 사업

18 권역별호스피스센터의 지정과 업무

1) 종합병원을 권역별호스피스센터(이하 "권역별센터"라 한다)로 지정, 국공립 의료기관을 우선하여 지정
2) 업무
   (1) 말기환자의 현황 및 진단 · 치료 · 관리 등에 관한 연구
   (2) 해당 권역의 호스피스사업의 지원
   (3) 해당 권역의 호스피스전문기관들에 관한 의료 지원 및 평가
   (4) 호스피스대상환자의 호스피스 제공
   (5) 해당 권역의 호스피스사업에 관련된 교육 · 훈련 및 지원 업무
   (6) 해당 권역의 호스피스에 관한 홍보
   (7) 말기환자 등록통계자료의 수집 · 분석 및 제공
   (8) 그 밖에 말기환자 관리에 필요한 사업으로서 보건복지부령으로 정하는 사업

19 호스피스전문기관의 지정과 업무

1) 호스피스대상환자를 대상으로 호스피스전문기관을 설치 · 운영하려는 의료기관 중 보건복지부령으로 정하는 시설 · 인력 · 장비 등의 기준을 충족하는 의료기관을 입원형, 자문형, 가정형으로 구분하여 호스피스전문기관으로 지정
2) 지정받으려는 의료기관은 보건복지부장관에게 신청

20 의료인의 설명의무

1) 호스피스전문기관의 의료인은 호스피스대상 환자나 그 가족 등에게 호스피스의 선택과 이용 절차에 관하여 설명하여야 함
2) 호스피스전문기관의 의사 또는 한의사는 호스피스를 시행하기 전에 치료 방침을 호스피스대상 환자나 그 가족에게 설명하여야 하며, 호스피스대상 환자나 그 가족이 질병의 상태에 대하여 알고자 할 때에는 이를 설명하여야 함

21 호스피스의 신청

1) 호스피스대상 환자가 호스피스전문기관에서 호스피스를 이용하려는 경우에는 호스피스 이용동의서(전자문서로 된 동의서를 포함한다)와 의사가 발급하는 호스피스대상 환자임을 나타내는 의사소견서(전자문서로 된 소견서를 포함한다)를 첨부하여 호스피스전문기관에 신청하여야 함
2) 호스피스대상 환자가 의사결정능력이 없을 때에는 미리 지정한 지정대리인이 신청할 수 있음
3) 호스피스대상 환자는 언제든지 직접 또는 대리인을 통해 호스피스 신청을 서면 또는 구두로 철회할 수 있음

22 호스피스 종합정보시스템의 구축 운영

1) 보건복지부장관은 호스피스전문기관의 정보 및 호스피스의 신청 등 호스피스에 관한 업무를 전자적으로 처리할 수 있도록 호스피스종합정보시스템(종합정보시스템)을 구축 · 운영할 수 있음
2) 보건복지부장관은 「개인정보 보호법」에 따라 해당 정보를 보호하여야 함
3) 보건복지부장관은 기관 간 정보 공유 및 협력체계 구축을 위하여 중앙센터, 권역별센터 및 호스피스전문기관과 필요한 정보연계를 위한 조치를 할 수 있음
4) 종합정보시스템의 구축 · 운영, 종합정보시스템을 통한 호스피스의 이용 신청 등에 필요한 사항은 보건복지부령으로 함

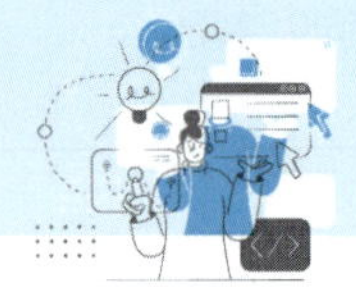

핵심문제

1. **연명의료결정법의 목적으로 옳지 않은 것은?**

① 환자의 자기결정권을 존중한다.
② 환자의 최선의 이익을 보장한다.
③ 환자의 삶의 질 향상에 기여한다.
④ 환자의 가족에게 모든 의료결정권을 부여한다.
⑤ 환자의 인간으로서의 존엄과 가치를 보호한다.

☞ 법 제1조(목적)

2. **연명의료결정법의 대상이 되는 말기환자의 질환으로 명시되지 않은 것은?**

① 암
② 고혈압
③ 만성 간경화
④ 후천성면역결핍증
⑤ 만성 폐쇄성 호흡기질환

☞ 법 제2조(정의)

3. **호스피스 · 완화의료를 받고자 하는 환자가 작성해야 하는 서류는?**

① 친권자 동의서
② 연명의료계획서
③ 사전연명의료의향서
④ 연명의료 중단 등 결정서
⑤ 호스피스 이용 동의서

☞ 법 제28조(호스피스의 신청)

4. **말기환자의 진단기준에 해당하지 않는 것은?**

① 환자의 연령
② 임상적 증상
③ 종전의 진료 경과
④ 다른 진료방법의 가능 여부
⑤ 다른 질병 또는 질환의 존재 여부

☞ 시행규칙 제2조(말기환자의 진단 기준)

정답 1. ④ 2. ② 3. ⑤ 4. ①

5. 연명의료중단 등 결정 시에도 중단하지 말아야 하는 사항은?

① 혈액 투석
② 심폐소생술
③ 항암제 투여
④ 인공호흡기 착용
⑤ 통증 완화를 위한 의료행위

☞ 법 제19조(연명의료중단등결정의 이행 등)

6. 호스피스와 연명의료 및 연명의료중단 등 결정에 관한 모든 행위에서 준수해야 하는 기본원칙이 아닌 것은?

① 환자는 최선의 치료를 받는다.
② 환자의 연령에 따라 연명의료가 결정되어야 한다.
③ 환자는 자신이 앓고 있는 상병의 상태를 알고 결정할 권리가 있다.
④ 의료인은 호스피스와 연명의료 등에 관해 환자의 결정을 존중해야 한다.
⑤ 환자는 향후 본인에게 시행될 의료해우이에 대해 알고 스스로 결정할 권리가 있다.

☞ 법 제3조(기본원칙)

7. 호스피스와 연명의료 및 연명의료중단등결정에 대한 종합계획의 시행과 수립의 주체자로 옳은 것은?

① 시·도지사
② 질병관리청장
③ 보건복지부장관
④ 국립연명의료관리위원장
⑤ 국가호스피스연명의료위원회

☞ 법 제7조(종합계획의 시행 · 수립)

8. 국가호스피스연명의료위원회에 관한 설명으로 옳지 않은 것은?

① 위원장은 보건복지부차관이 된다.
② 위원회는 보건복지부장관 소속으로 되어있다.
③ 위원회는 위원장을 포함한 15인 이내 위원으로 구성된다.
④ 사전연명의향서 등록기관에 대한 관리 및 지도감독을 한다.
⑤ 위원은 말기환자진료에 대한 학식과 경험이 풍부한 전문가들 중 위촉한다.

☞ 법 제8조(국가호스피스연명의료위원회)

정답 5. ⑤ 6. ② 7. ③ 8. ④

9. **국립연명의료관리기관의 업무로 옳지 않은 것은?**

① 사전연명의료의향서 등록기관에 대한 관리 및 지도·감독
② 환자와 환자가족에 대한 연명의료중단 등 결정 관련 상담
③ 연명의료, 연명의료중단 등 결정과 이행현황에 대한 조사
④ 사전연명의향서에 대한 데이터베이스 구축 및 관리
⑤ 연명의료계획서와 사전연명의료의향서 확인 조회 요청에 대한 회답

☞ 법 제9조(국립연명의료관리기관)

10. **연명의료계획서 작성 시 포함되지 않는 사항은?**

① 작성 연월일
② 환자의 서명
③ 담당의사의 서명날인
④ 보호자의 동의여부
⑤ 환자가 말기환자 또는 임종과정인지 여부

☞ 법 제10조(연명의료계획서의 작성 · 등록 등)

11. **사전연명의료의향서의 등록기관이 아닌 곳은?**

① 보건소
② 대법원
③ 의료기관
④ 공공기관
⑤ 노인복지관

☞ 법 제11조(사전연명의료의향서 등록기관)

12. **사전연명의료의향서의 효력이 있음에 해당되는 경우는?**

① 본인이 직접 작성하지 아니한 경우
② 본인의 자발적의사에 따라 작성되지 아니한 경우
③ 사전연명의료의향서 작성에 대한 설명이 제공된 경우
④ 사전연명의료의향서 작성에 작성자의 확인을 받지 아니한 경우
⑤ 사전연명의료의향서의 작성·등록 후에 연명의료계획서가 다시 작성된 경우

☞ 법 제12조(사전연명의료의향서의 작성 · 등록 등)

정답 9. ② 10. ④ 11. ② 12. ③

13. 임종과정에 있는 환자와 환자가족이 요청한 사항에 관하여 심의하고 연명의료중단등결정에 관한 상담을 하고자 할 때 이용할 수 있는 기관은?

① 보건소
② 대법원
③ 의료기관
④ 공공기관
⑤ 의료기관윤리위원회

☞ 법 제14조(의료기관윤리위원회의 설치 및 운영 등)

14. 담당의사가 환자에 대한 연명의료중단 등 결정을 이행하기 전에 해당 환자가 임종과정에 있는지 여부를 함께 판단할 수 있는 사람은?

① 담당의사 1명
② 해당분야 간호사 2명
③ 담당의사와 해당분야 자문의 1명
④ 해당분야 전문의 2명
⑤ 병원장 1명

☞ 법 제16조(환자가 임종과정에 있는지 여부에 대한 판단)

15. 연명의료중단 등 결정을 원하는 환자의 의사 확인 시 환자가족 ( )명 이상의 일치하는 진술이 있으면 담당의사와 해당분야 전문의 1명의 확인후 환자의 의사로 본다. ( )안에 들어갈 내용으로 옳은 것은?

① 1명
② 2명
③ 3명
④ 4명
⑤ 5명

☞ 법 제17조(환자의 의사 확인)

16. 의료기관의 장은 연명의료중단 등 결정과 이행에 관한 연명의료계획서 기록을 연명의료중단 등 결정 이행 후 ( )년 동안 보존하여야 한다. ( )에 들어갈 내용으로 옳은 것은?

① 1년
② 2년
③ 3년
④ 5년
⑤ 10년

☞ 법 제20조(기록의 보존)

정답 13. ⑤ 14. ③ 15. ② 16. ⑤

17. **호스피스전문기관에서 의료인의 설명의무에 관한 내용으로 옳은 것은?**

① 호스피스 전문기관의 지정절차에 대해 설명해야 한다.
② 호스피스 전문기관의 경제상태에 대해 설명해야 한다.
③ 호스피스의 선택과 이용절차에 관하여 설명해야 한다.
④ 중증증상 호소시 타병원으로의 의뢰방법을 설명해야 한다.
⑤ 호스피스 관련 최신 세계동향과 실태를 설명하여야 한다.

☞ 법 제27조(의료인의 설명의무)

18. **호스피스대상환자가 호스피스전문기관에서 호스피스를 이용하려고 신청할 때 필요한 서류는?**

① 의사소견서
② 연명의료계획서
③ 심폐소생거부동의서
④ 혈액투석거부동의서
⑤ 항암제투여 거부동의서

☞ 법 제28조(호스피스의 신청)

19. **환자가 의식이 없는 상태에서 연명의료중단 등을 결정할 때 환자 가족의 범위에 해당되지 <u>않는</u> 사람은?**

① 사촌
② 배우자
③ 직계존속
④ 직계비속
⑤ 형제자매

☞ 법 제18조(환자의 의사를 확인할 수 없는 경우의 연명의료중단등결정)

20. **보건복지부장관은 호스피스와 연명의료 및 연명의료중단 등 결정에 관한 종합계획을 (   )년마다 수립해야 하는가?**

① 1년
② 2년
③ 3년
④ 5년
⑤ 10년

☞ 법 제7조(종합계획의 시행 · 수립)

정답 17. ③ 18. ① 19. ① 20. ④

체계적 종합정리 **보건의약관계법규** 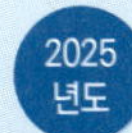

인 쇄 | 2025년 8월 10일
발 행 | 2025년 8월 19일

편 저 | 차 남 현 외
발행인 | 유 해 영
발행처 | **현 문 사**

주소 | 서울시 송파구 송파대로 201 테라타워 2차 A동 1401호 (문정동)
우) 05854
전화 | 02-511-5394~5 Fax | 02-517-4462
출판등록 | 1989년 3월 10일 제2017-000062호
Homepage | http://www.hyunmoon.co.kr
E-mail | hyunmoon@hyunmoon.co.kr

정가 37,000원
ISBN 979-11-7368-158-5